U0211027

豪华精装版

【珍藏本】

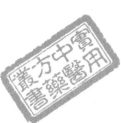

实用中医方药丛书

中医偏方全书

SHIYONG ZHONGYI FANGYAO CONGSHU
ZHONGYI PIANFANG QUANSHU

主编／周德生 张雪花

湖南科学技术出版社

《中医偏方全书》编委会名单

主　编： 周德生　张雪花

副主编： 谭奔腾　王超英　李新纯　罗银利　谭惠中　颜思阳

编　委：（按姓名拼音为序）

蔡昱哲	陈　艳	陈　瑶	陈　媛	陈湘鹏	陈卫蓉
邓　龙	郭雅玲	胡　华	江元璋	赖永金	黎秋凤
李　娟	李　庆	李　珊	李　中	李彩云	李林涛
李新纯	李振光	刘利娟	罗银利	全咏华	谭　蕊
谭奔腾	谭惠中	王超英	王洪海	文云波	吴兵兵
吴　芳	肖志红	肖志杰	谢运军	谢志胜	颜思阳
袁英媚	张　琳	张晓玲	张雪花	赵顺利	钟　捷
周达宇	周德生	周　韩	周颖璨	朱　婷	朱　耀

前　　言

　　何谓偏方？偏方作为正规医药知识的补充，指流传于民间某些地方，使用一些地方药物，不见于医药经典著作，以经验为主的治疗疾病的中药方剂。偏方往往被解读成"单方"、"土方"、"验方"、"便方"、"奇方"、"秘方"或"老方"，也有个别偏方成为"名方"，以至于造成偏方概念的混乱。我们总结偏方具有"简、便、廉、验、专、老"六大特点。

　　1. 民间偏方：其来源不为人知，或不见历代的医药经典著作记载，多为祖传或口耳相传而称为"老偏方"或者"秘方"。

　　2. 草药偏方：草者粗也，用药简单，或不是正统的药方，或者联合使用一些地方药物，未经有关部门同意上市出售而称为"土偏方"。

　　3. 小偏方：偏方较多使用地方青草药，药源易得、药味不多，方法简单，使用方便，易实施，易推广。大多数偏方药物简单，两三味即可，很多偏方只有一味药物，故又称"单方"。少数偏方流传范围较广或含药较多者，通常都有成药供售而成为"名方"，如云南白药、季德胜蛇药、龟龄集等。

　　4. 偏方治大病："偏方一味，气死名医"。有些病症，名医辨证论治，使尽招数，却无效果。一旦用了偏方后竟能应手而效，故称为"验方"。偏方不仅对常见病、多发病具有独特疗效，有时能轻而易举地治好某些疑难杂症、危重急症，以至于拍案称奇。但是其疗效因人而异，具有不确定性。

　　5. 专病偏方：偏方药物具有特一性，或不可替代，配伍剂量恰当，药专效宏，所以有时称为"奇方"。

　　6. 便用偏方：除个别偏方使用贵重稀缺药物资源外，一般而言，因为偏方是常用药，且药味较少，成本低，花费少，故称为"便方"。因此，偏方因灵验奇效，被患者及患者家属广泛接受和推崇，已成为中医临床不可或缺的治疗手段之一，越来越成为临床研究及学术研究的热点课题。

　　中医偏方是一个丰厚的"金矿"，涉及临床各科的每一个病种，具有重要的存在价值。

　　1. 临床应用价值：民间偏方历史悠久，许多治疗经验和方法，是在人类与疾病作斗争的长期实践中总结和锤炼出来的，它来源于实践，又指导实践，有很强的生命力。它的一个重要优势，就是植根于人民群众，在群众中广泛流传而存在，为人民群众的健康服务。由此说明，对民间偏方进行收集、整理、应用具有重要的现实价值，十分必要，势在必行。近年来，各地对民间偏方的收集与整理，更加重视和深入，各地各种民间治疗经验和偏方相继公开，有些偏方已经应用于临床实践中。例如，湖北省麻城市岐亭镇用野葡萄根治疗骨髓炎偏方，因其疗效显著，并且药源广泛，费用低廉，吸引了国内10多省市数千名患者前往求治，并有国外的患者慕名前往治疗；宜城市用甘石冰片散治疗疮疡溃后、烧烫伤所致溃烂、外伤感染坏死等，同样疗效突出，享誉省内外；罗田县以鸭掌金星草外敷治疗蜂窝织炎，很受当地人民欢迎。这些民间偏方都很有特色，而且疗效显著，可以广泛应用于临床，为中医药治疗疾病提供了重要的选择。

2. 科研创新价值：在科学技术迅速发展的今天，新形势给中医药工作者提出了更高和迫切的要求，国家中医药管理局要求"加强对著名中医药专家学术经验以及民间独特的诊疗方法进一步继承、发掘、整理和提高"，"必须注意对民间独特的诊疗技术进行认真发掘、整理和研究"。例如，江苏省灌南县五妙水仙膏（由黄柏、紫草、五倍子、碳酸钠、生石灰组成），具有去腐生新、清热解毒的作用，主治毛囊炎、结节性痒疹、寻常疣、神经性皮炎等；南京工业大学药学院药物研究所所长王德才教授作为主要研究人员参加的五妙水仙膏研究获1988年比利时布鲁塞尔国际博览会金奖。所以，科研主管部门非常重视名老中医经验的继承和总结以及民间散在经验独特诊疗技术的研究。在现代医学方面，化学合成药物的长年使用，使人们对它的毒副作用的认识越来越清晰。人们逐渐明白，化学药物有治疗疾病的一面，也有引起许多药源性疾病的一面，对于某些自身免疫性疾病、胶原性疾病、全身性疾病现代医学没有更好的办法，转而寄希望于中医，希望在民族民间医药里找到好的治疗方法。例如，晋代葛洪《肘后备急方》有"治诸疟单行方，青蒿一握，切，以水一升，渍，绞取汁"的记载。经过不断地实验研究和临床验证，青蒿治疗疟疾的疗效已为世界所公认，并研发出治疗疟疾的现代药品——青蒿素片、青蒿素栓、青蒿素注射液。这充分表明，许多民间偏方具有确切的疗效，值得深入地进行学术研究。

3. 经济开发价值：偏方可以开发成"现代制剂"并加以推广应用，扩大地方草药（或民族药物）的社会价值及经济价值。从历史上看，大部分中医名家、许多特色专科的形成都是来自民间中医，如华佗、孙思邈、李时珍、赵学敏、吴尚先等。许多中医著作记载的都是行之有效的民间疗法及民间偏方，至今仍在为一些基层中医院和乡村医生使用。例如，《备急千金要方》《本草纲目》《串雅》以及《理瀹骈文》等都记载了大量的民间医药经验和单方验方。新中国成立以来，中医药科研的许多成果也是源于这些著作中记载的民间偏方，并加以研究提高而开发出来的。如三九胃泰、宝宝一贴灵、雷公藤片、五妙水仙膏、蛇药片、三金片、女金片、丹参片、石淋通、利胆片、藿胆丸、溪黄草茶、正骨水、云南白药、灯盏素、中风草注射液等。

4. 文献价值：中医学博大精深，数千年的传统医学，积淀了数量庞大的偏方，是劳动人民长期同疾病作斗争的智慧结晶。新中国成立后，中医偏方的发掘、收集、整理、出版、研究等达到了一个新的高潮。如邹云翔、范宝书编校的《中医验方交流集续编》；西安市卫生局编著的《中国民间验方秘方汇集》；浙江省卫生厅编著的《浙江省中医秘方验方集（第1辑）》；河南省中医委员会编著的《河南省中医秘方验方汇编（续二）》，等等。1958年，河北省从征集的10多万首方剂中遴选得方万余首，集成《十万金方》，但当时未公开发行，于2000年更名为《重订十万金方》正式出版，扩大了该书的社会流传和学术实践。这次活动涉及范围之广，挖掘整理的偏方数量之多，堪称史无前例。

但是，中医偏方也存在严重的不足。在浩如烟海的偏方中，有"金子"也有"垃圾"。

1. 一些偏方的组方不缜密，缺乏中医药理论作指导。理、法、方、药不合逻辑，大剂量与药物滥用、配伍禁忌等充斥，如不顾及中医传统的十八反、十九畏、妊娠禁忌等，因偏方不合理用药导致药物不良反应的屡见报道。

2. 中医偏方的药名迥异，造成药物品种混乱。由于物种繁多，同一种药名在各地使用的品种不同，或同一品种在不同地区使用不同的中药名称，使得同物异名或同名异物现象普遍存在，而偏方也未注明药物产地，这就给临床用药选择带来疑惑。

3. 某些偏方的药物生用制用不分。由于偏方日久沿袭难免失实，或因地、因时、因人疾病不同，对药物的认识有别，对偏方的使用各异。如方中写乌头、天南星、马钱子等毒性药材，内服应用炮制品；外用适量，多为生品。混用只能导致毒副作用进一步增强，出现医疗事故也时有发生。

4. 某些偏方的用法、用量往往不确切。一些偏方用药常见用法过于简单或太繁琐；服药剂量、次数含糊不清；另外，剂量大、疗程长也是偏方用药存在的弊病，长期大剂量用药既可产生药物蓄积中毒，又浪费社会医药资源。因此，我们要带着批判的眼光细加甄别，科学对待，慎重使用。特别是那些不具备相应医学知识的人们，对偏方的作用真假难辨，盲目使用往往弊多利少。

基于以上认识，我们强调使用偏方的注意事项：①切不可自行盲目使用中医偏方，把自己的身体和生命当成试验品。一定要请有经验的执业医师进行指导，准确的疾病诊断是使用偏方的前提。②坚持辨证论治方法，有其证再用其方。对症选方并适时地进行药物加减、剂

中医偏方全书（珍藏本）

量调整。③要弄清一些同名或相近的药物的炮制、服法、剂量和疗程，特别是毒性药物更应高度重视。④在服用偏方时又服用其他药物，要注意偏方中的药物与其他药物有无配伍禁忌。即使没有配伍禁忌，两者服用间隔也以1～2小时为宜。⑤不要盲目相信中医偏方的作用而错过最佳的医治时间，切实维护自身健康，保障使用偏方的科学性、合理性、安全性、有效性。

本书以科为纲，以病统方，对临床常见症状和内科、外科、男科、妇科、儿科、皮肤科、眼耳鼻咽喉口腔科等常见病确有疗效的偏方作了全面推荐。

本书适合临床医药工作者、医药研究者、医药院校师生阅读参考，也适合患者、患者家属、中医药爱好者居家备用。

湖南中医药大学第一附属医院　周德生
湖南省第二人民医院　张雪花

目　录

中医偏方全书（珍藏本）

第三篇 外科疾病

《中医偏方全书（珍藏本）》

第四篇　妇科疾病

第五篇　儿科疾病

第六篇　传染性疾病

《中医偏方全书（珍藏本）》

第七篇　眼耳鼻咽喉口腔科疾病

中医偏方全书（珍藏本）

第一篇 常见症状

咳 嗽

咳嗽是人体的一种保护性反射动作，多由呼吸道疾病、胸膜疾病等因素引起。呼吸道内的病理性分泌物以及从外界进入呼吸道内的异物可借咳嗽排出体外。

中医学认为，其病位主要在肺，且与胃、肾、肝、脾、心等脏腑功能失调密切相关。《素问·咳论》云："五脏六腑皆令人咳，非独肺也。"咳嗽分风寒咳嗽、风热咳嗽、阴虚咳嗽，治疗宜温肺散寒、止咳化痰，宣肺清热、益气养阴、润肺止咳。

【偏方集成】

1. 鲜梨 500 克，川贝母末 6 克，白糖 30 克。将梨去皮、核，纳入川贝母末及白糖，合起放在碗内蒸熟，早、晚分食。适用于咳嗽阴虚证。

2. 花生米、白果、百合、北沙参各 25 克。水煎，取汁加冰糖调服，每日 1 剂。适用于咳嗽阴虚久咳。

3. 花生米、大枣、蜂蜜各 30 克。水煎至极烂，取汁服，每日 2 次。适用于咳嗽气阴两虚证。

4. 百合 25 克，雪梨（去皮、切块）1 个，冰糖 20 克。将百合用清水浸泡 1 夜，次日（连同清水）加清水半碗余，煮 1.5 小时，加入雪梨和冰糖再煮 30 分钟即成。适用于咳嗽阴虚证。

5. 银耳 15 克，冰糖 25 克，鸭蛋 1 个。将银耳与冰糖水煎沸，打入鸭蛋，搅匀服，每日 2 次。适用于咳嗽阴虚肺燥证。

6. 竹沥 30 克，粳米 100 克。将粳米煮成粥，加入竹沥搅匀，随意服食。适用于咳嗽风热痰火证。

7. 罗汉果半个，柿饼 3 个，冰糖 30 克。将罗汉果和柿饼中加水 2 碗半煮至 1 碗半，加入冰糖，去渣，早、中、晚分服。适用于咳嗽痰火蕴肺证。

8. 无花果 30 克，冰糖适量。水煎服，每日 1 次，连服 3～5 日。适用于咳嗽阴虚肺热证。

9. 鲜芦根 150 克，竹茹 20 克，生姜 2 片。将芦根洗净、切段，与竹茹、生姜水煎，取汁温服，每日 1 剂。适用于咳嗽痰热蕴肺证。

10. 陈海蜇（洗去盐味）、冰糖各适量。同蒸食，每日 1 次。适用于咳嗽肺肾阴虚证。

11. 蜂蜜、白及各 20 克，百部、瓜蒌各 25 克。将后 3 味水煎，去渣，取汁调入蜂蜜搅匀，2 次分服。适用于咳嗽阴虚肺热证。

12. 萝卜 1 个，葱白 6 根，生姜 15 克。将萝卜加水 3 碗煮熟，再放葱白、生姜，煮至 1 碗顿服。适用于咳嗽风寒袭肺证。

13. 红糖、大枣各 30 克，鲜姜 15 克。加水 3 碗煎至过半，顿服，服后取微汗即愈。适用于咳嗽风寒伤肺证。

14. 胡荽、饴糖各 30 克，大米 100 克。将大米洗净、煮汤，取汤 3 汤匙与胡荽、饴糖搅匀，蒸 10 分钟，趁热顿服（注意避风寒）。适用于咳嗽风寒伤肺证。

15. 白萝卜 1 个，蜂蜜 30 克，白胡椒 5 粒，麻黄 2 克。将萝卜洗净，切片，倒入蜂蜜及白胡椒、麻黄同蒸半小时，趁热顿服（卧床取汗即愈）。适用于咳嗽风寒伤肺证。

16. 燕窝（水浸泡）5 克，白梨 2 个，川贝母 10 克，冰糖 5 克。白梨挖去核，将其他 3 味同放梨内，盖好扎紧放碗中，隔水炖熟，服食。适用于咳嗽气阴两虚证。

17. 萝卜 1 个，白胡椒 5 粒，生姜 3 片，陈皮 1 片。水煎 30 分钟，取汁服，每日 2 次。适用于咳嗽痰湿蕴肺证。

18. 黄豆、冰糖各适量。将黄豆浸泡磨汁，煮沸，加入冰糖。每日清晨空腹服 1 碗。适用于咳嗽风热伤肺证。

19. 玉米须、橘皮各适量。水煎服，每日 2 次。适用于咳嗽风寒袭肺证。

20. 天冬、冰糖各 15 克。共制粗末，沸水冲泡 30 分钟，代茶饮用，每日 2 剂。适用于咳嗽肺阴亏虚证。

21. 白梨 1 个，蜂蜜 50 克。把白梨去核，填入蜂蜜，蒸熟服食，每日早、晚各 1 次，连服数日。适用于咳嗽阴虚肺燥证。

22. 燕窝 10 克，银耳 15 克，冰糖适量。将燕窝先用清水洗一遍，放入热水中浸泡 3～4 小时后择去毛绒，再放入热水中泡 1 小时，放入瓷罐或盖碗内，加入银耳、冰糖，隔水炖熟服食。适用于咳嗽肺阴亏虚证。

23. 鲜芥菜 80 克，鲜姜 10 克，食盐少许。将芥菜洗净、切块，生姜切片，加清水 4 碗煎至 2 碗，入食盐调味，每日分 2 次服，连服 3 日。适用于咳嗽风寒袭肺证。

24. 川贝母 5 克，甲鱼 1 只（约 500 克），鸡清汤 1 千克，葱、姜、花椒、料酒、食盐各适量。将甲鱼去头及内脏，切块，加入鸡清汤、川贝母、盐、料酒、花椒、葱、姜，上笼蒸 1 小时。趁热服食。适用于咳嗽肺阴虚证。

25. 枇杷叶、紫苏叶、甜杏仁、大蒜各 20 克，甘草 5 克。每日 1～2 剂，水煎 15 分钟，滤出药液，加水再煎 20 分钟，去渣取汁，2 次煎液兑匀，分服。适用于风热袭肺证。

26. 向日葵花（去子）1～2 朵。加冰糖炖服。每日 1 次，可常年服用。适用于咳嗽肺阴亏虚证。

27. 栀子花 15 克，白糖 10 克。混匀，腌制数小时，沸水冲泡 15～20 分钟，代茶饮用，每日 2 剂。适用于咳嗽风热袭肺证。

28. 生大蒜头（打碎）10 个，醋 120 克，红糖 60 克。浸 7 日，去渣，每次取半匙以开水冲服，每日 3 次。适用于咳嗽风寒袭肺证。

29. 桂花 3 克，陈皮 10 克。混匀，分 2 次放茶杯中冲入沸水浸泡 10 分钟，代茶饮用，每日 1 剂。适用于咳嗽痰湿蕴肺证。

30. 紫苏叶、胡颓子叶各 9 克，生姜 3 片，鹅不食草 6 克。每日 1 剂，水煎 2 次，取汁混匀，早、晚分服。适用于咳嗽风寒袭肺证。

31. 枇杷叶（去毛，蜜炙）10～15 克。水煎，以茶（为引）送服。适用于咳嗽痰浊蕴肺证。

32. 百部 30 克。水煎代茶饮，每日数次。适用于咳嗽风寒袭肺证。

33. 天竺子 15 克。水煎，早、晚分服。适用于痰热郁肺证。

34. 莱菔子 10 克。水煎，每日 1 剂，早、晚分服。适用于咳嗽痰热郁肺证。

35. 白前（焙干，研细末）适量。每日用开水送服 6 克。适用于咳嗽气逆痰壅证。

36. 僵蚕 30 克，茶 20 克。共为末，沸水冲泡，代茶饮用，每日 1 剂。适用于咳嗽痰阻气逆证。

37. 款冬花 10 克，冰糖 15 克。加水适量，煎至味出，趁温 1 次顿服。每日 1 剂，早、晚分服。适用于肺阴亏虚证。

38. 生橄榄（打碎）4 枚，冰糖 15 克。加水适量，煎至味出，趁温 1 次顿服。适用于咳嗽肺气虚证。

39. 梨（去核）1 个，内酥蜜，面裹，烧令熟，食之。适用于咳嗽肺阴亏虚证。

40. 威灵仙适量。水煎服，每日 1 次。适用于咳嗽寒咳证。

41. 嫩桑叶 60 克。水煎，每日 1 次，早、晚分服。适用于咳嗽风燥伤肺证。

42. 蜒蚰（鼻涕虫）若干条。放瓦上煅（存性），研末，每取 1～3 克，加生姜汁 1 茶匙调服。适用于咳嗽热痰涌喉证。

43. 豆腐皮、冰糖各适量。煮熟服食，适用于咳嗽肺热、咳嗽犯肺证。

44. 柿饼适量。水煎，早、晚分服。适用于咳嗽痰热蕴肺证。

45. 蚱蜢（草蜢）适量。去头、足，焙干，研末，每次服 6 克，每日 2 次。适用于咳嗽肺肾阴虚证。

46. 白木槿花 10 克。水煎，加白糖，早、晚分服。适用于咳嗽肺阴亏虚证。

47. 五味子 20 克，鸡蛋 10 个。将五味子放入瓦器内水煎半小时，待药汁凉透后放入鸡蛋，置阴湿处浸泡 7 日，每日早晨食鸡蛋 1 个。适用于咳嗽肺肾阴虚证。

48. 芝麻 120 克，白糖 30 克。炒熟，早、晚分服。适用于咳嗽肺阴亏虚证。

49. 川贝母末 3 克，大梨 1 个，冰糖末 10 克。梨去核，将川贝母末、冰糖纳入，封口，纸裹，煨熟，每日 1 次，早、晚分服。适用于咳嗽肺阴亏虚证。

50. 猪肾 2 枚，花椒 47 粒。水煎（淡食），早、晚分服。适用于咳嗽肺肾亏虚证。

51. 酸醋 5 毫升，鲤鱼 150 克。水煮（不用盐），食鱼喝汤。每日 1 次。适用于咳嗽肺气亏虚证。

52. 大皂角（去皮）适量。研末，炼蜜

为丸（如梧子大），以枣膏和汤服1丸，每日2次。适用于咳嗽痰阻气逆证。

53. 南瓜藤液（将瓜藤剪去头，插入瓶内经1夜，藤液流入瓶中，每日取液）适量。开水冲服，每日早、晚各1次。适用于咳嗽肺阴亏虚证。

54. 黑木耳、冰糖各10克。开水炖服，每日1次。适用于咳嗽肺阴亏虚证。

55. 丁香、肉桂各3克（共为末）。温水调敷肺俞穴，每日换1次。适用于咳嗽肺肾气虚证。

56. 马齿苋汁半茶杯，蜂蜜30克。开水冲服，每日1次。适用于咳嗽阴虚肺热证。

57. 仙鹤草适量。泡水服，每次10克，每日2次。适用于咳嗽肺燥伤络证。

58. 槐蕾3克（炒黄，蒸5～6次）。开水冲服，每日2次。适用于咳嗽肺燥伤络证。

59. 冬青叶10克，红糖少许。水煎，每日早、晚分服。适用于咳嗽风热袭肺证。

60. 半夏、枇杷叶（包煎）各12克，桔梗、甘草各6克。每日1剂，水煎2次，取汁混匀，分2次服。适用于咳嗽风寒袭肺证。

61. 腊梅花3～5克。沸水冲泡15～20分钟，代茶饮用，每日2～3剂。适用于咳嗽肺热伤络证。

62. 煅海浮石（研细末）120克，白糖180克。调匀，开水冲服，每次1汤匙，每日3次。适用于咳嗽痰热郁肺证。

63. 鱼腥草30克，鸭蛋（或鸡蛋）1个。将鱼腥草水煎，去渣，入鸡蛋煮熟，去壳后再煎，顿服，每日1次。适用于咳嗽肺热蕴肺证。

64. 苦杏仁、冰糖各10克。将杏仁去皮，捣烂，分3次加冰糖以开水冲服。适用于咳嗽风热犯肺证。

65. 莱菔子（炒）、苦杏仁（去皮、尖、炒）各等份。蒸为丸（如麻子大），每次数丸，每日2次。适用于咳嗽痰壅气逆证。

66. 胡椒10粒。研为末，撒于伤湿止痛膏上，贴背心。适用于咳嗽风寒袭肺证。

【生活调理】

1. 忌冷、酸、辣食物。

2. 忌花生、瓜子、巧克力。

3. 忌食鱼、虾、蟹。

4. 忌食补品。

5. 宜少盐少糖。

6. 不食或少食油煎炸食物。

7. 宜多喝水。

8. 饮食宜清淡。以新鲜蔬菜为主，适当吃豆制品，荤菜量应减少，可食少量瘦肉或禽、蛋类食品。食物以蒸煮为主。水果可给予梨、苹果、柑橘等。

发 热

发热为临床最常见症状之一，是指体温因某种原因超过正常范围。腋下温度37 ℃以上、口腔温度37.3 ℃以上、直肠温度37.6 ℃以上或一日内体温变异超出1 ℃，即为发热。其病因大多为感染或传染病及非感染性疾病，如细菌、病毒、真菌、支原体等感染，无菌性组织损伤，中枢性发热，癌性发热，变态反应引起发热，散热异常等。

中医学认为，其病因有外感和内伤之分。外感发热多以高热为主，有风热证、暑湿证、肺热证；内伤发热多以低热为主，可见肝郁发热、瘀血发热、气虚发热、血虚阴虚发热。治疗宜疏邪清解、益气除热、滋阴清热。

【偏方集成】

1. 银柴胡、知母、青蒿各10克，胡黄连5克。水煎服，早、晚分服。适用于发热阴虚证。

2. 桑叶15克，菊花10克。水煎代茶频饮，连服1周。适用于发热风热证。

3. 鲜薄荷20克，淡豆豉10克，粳米50克。熬粥，每日早、晚分服。适用于发热风热证。

4. 核桃仁2枚，葱白4根，生姜3片。共捣烂，水煎，分2次服。适用于发热风寒证。

5. 白茅根15克，紫苏叶10克。水煎代茶频饮。适用于发热风寒证。

6. 生姜3片，桂枝9克，粳米50克。熬粥，每日分2次服。适用于发热风寒证。

7. 绿豆50克，荷叶30克。同煮汤，喝汤食绿豆，每日分2次服。适用于发热暑

中医偏方全书（珍藏本）

湿证。

8. 龟甲 20 克，粳米 50 克，冰糖适量。同煮粥，每日分 2 次服。适用于发热阴虚证。

9. 柴胡 15 克，小米 50 克。熬粥，每日分 2 次服。适用于发热各种证型。

10. 大青叶 20 克，蒲公英 30 克，牛蒡子 10 克，葱白 2 根。加水浸泡 20 分钟以急火煎 5 分钟，凉服，每日分 3 次服。适用于发热外感风热证。

11. 薄荷 6 克，黄芩、柴胡各 10 克，马鞭草 30 克，甘草 5 克。水煎 2 次，每 4 小时服 1 次，每日 1～2 剂。适用于发热外感风热证。

12. 青蒿（后下）3 克，连翘、金银花各 10 克。水煎，每日分 2 次服。适用于发热外感风热证。

13. 生石膏 120 克，麻黄 3 克，桂枝 5 克。共研细末，水煎温服，2～3 小时服 1 次。适用于发热外感风热证。

14. 绿豆粉、薏苡仁各 15 克，杏仁 9 克，豆蔻（后下）3 克，黄芩 6 克。水煎服，每日 2 次。适用于发热暑温湿热证。

15. 青蒿（后下）5 克，板蓝根 30 克，黄芩 12 克，连翘 15 克。水煎服，每日 1 剂。适用于发热外感风热证。

16. 细叶香菜 20 克，鱼腥草 16 克。水煎，每日分 3 次服。适用于发热外感风热证。

17. 生地黄 20 克，女贞子 15 克。水煎，每日分 3 次服。适用于发热阴虚证。

18. 绿豆（研粉）125 克，鸡蛋 1 个。将绿豆粉炒热，与鸡蛋清混匀，捏成小饼贴于胸部（3 岁左右患儿敷 30 分钟，不满 1 岁敷 15 分钟取下）。适用于发热外感风热证。

19. 常山 5 克，柴胡、黄芩各 10 克，甘草 3 克。水煎服，每日 1 剂。适用于发热外感风热证。

20. 青蒿 4.5 克，鳖甲 6 克，牡丹皮 3 克，地骨皮 10 克。水煎，每日分 2 次服。适用于发热阴虚阳亢证。

21. 柴胡 9 克，野菊花 8 克。水煎，每日分 2 次服。适用于发热外感风热证。

22. 生石膏 30 克，粳米 20 克。每日 1 剂，加水煮熟服食。适用于发热外感风热证。

23. 金银花 10 克，连翘 5 克，淡竹叶 6 克，生甘草 3 克。水煎，每日分 2 次服。适用于发热外感风热证。

24. 大青叶 15 克，蒲公英 12 克，鸭跖草 10 克，玄参 9 克。水煎，每日分 2 次服。适用于发热外感风热证。

25. 知母 9 克，生石膏 25 克，生甘草 3 克，小米 15 克。水煎，每日分 2 次服。适用于发热肺热证。

26. 乌梅 12 克，苦瓜 15 克，薄荷 10 克，梨 1 个。每日 1 剂，加水 500 毫升，煮沸 15 分钟左右，去渣，加少许白糖调匀，分 3～5 次服，连服 2～3 日。适用于发热外感暑热证。

27. 白术（炒）50 克，山药 30 克，粳米 500 克。共研细末，每次 10～30 克，加水煮成糊状服食，连服 7 日。适用于发热饮食积滞证。

28. 鲜地龙 10 余条，75% 乙醇适量，白矾粉少许。把鲜地龙放在 75% 乙醇中浸泡 3 分钟，取出，撒上白矾粉，敷于肚脐上，外以塑料薄膜覆盖，用绷带包扎，2 小时左右取下。适用于发热各种证型。

29. 生石膏 18 克，薄荷（后下）4 克，鲜芦根 20 克，金银花 15 克。加水浸泡后浓煎 10 分钟，入薄荷煮 5 分钟，去渣服用，每日 2～3 次。适用于发热外感风热证。

30. 淡竹叶 12 克，生石膏 30 克，半夏 9 克，甘草 6 克。水煎，每日 1 剂，分 2 次服。适用于癌性发热。

31. 柴胡 10 克，金银花 30 克，连翘 15 克。每日 1 剂，水煎 2 次，代茶饮。适用于产后发热。

32. 冰片适量。研成细末，加入 3～4 倍蒸馏水，两者混匀。用棉花蘸取此溶液反复擦洗皮肤，以红为度。适用于各种原因所致的发热。

33. 当归、生地黄、红花、赤芍各 9 克。水煎服，每日 1 剂。适用于经行发热气滞血瘀型。

34. 蒲公英、赤芍、鱼腥草各 15 克，牡丹皮、蒲黄各 10 克。水煎服，每日 1 剂。适用于产后发热。

35. 熟地黄、当归各 12 克，干姜（炒黑）3 克。上为末，水煎温服。适用于产后发热。

36. 桃仁 10 克，川芎 6 克，益母草 15 克。水煎，每日 1 剂，分 2 次服。适用于产后发热。

37. 荆芥、薄荷各 15 克。煎水擦浴，得微汗而解。适用于风寒外感高热。

38. 石膏适量。用 20% 石膏煎液擦浴。适用于邪热入里之高热。

39. 麻油适量。苎麻刮痧。适用于高热而不恶寒者。有斑疹或出血倾向者慎用。

40. 菊花、金银花各 30 克。煎汁冷却，先浸泡毛巾，再用毛巾包冰块擦拭全身。适用于中暑高热者。

41. 鲜芭蕉树枝适量。绞汁服，每次 200 毫升，每日 3～6 次。适用于外感高热。

42. 青蒿 15～30 克，银柴胡 12～15 克，白芷、辛夷各 6～10 克。水煎服，每日 1 剂。适用于外感高热。

43. 鱼腥草 50 克，虎杖、威灵仙、败酱草各 10 克。水煎，每日 1 剂，分 3 次服，1 周为 1 个疗程。适用于肺热证。

44. 紫苏叶 30 克，生姜 9 克。水煎服，每日 1 剂。适用于风寒发热。

【生活调理】

1. 室内温度最好保持在 18 ℃～25 ℃。可在中午时开窗通风 3～5 分钟。如果是冬天，可在火炉上放一壶水，以便使空气新鲜、湿润。另外，患者的衣服不要穿得太多，被褥不要盖得太厚，出汗后要及时更换内衣、内裤。

2. 饮食宜清淡。患者应选用流食或半流食如小米粥、面片汤、鸡蛋汤、蛋羹等。多吃青菜和水果。

3. 注意口腔清洁卫生，每次饭后或睡觉醒来，要用清水或淡盐水漱口；对于婴幼儿，家长可用棉签蘸水清洗口腔。

4. 可采用乙醇擦浴、温水擦浴、冷敷等物理降温法；也可遵医嘱服用退热止痛药，不要滥用抗生素。要随时注意观察病情，按时给患者查体温，发现异常要及时送医院检查。

心　悸

心悸指患者自觉心中悸动，甚则不能自主的一类症状。患者自觉心脏搏动或心慌，伴有心前区不适感，心率缓慢时常感到心脏搏动强烈，心率加快时可感到心脏搏动，甚至可感到心前区振动。心悸与患者的精神因素有关。身心健康者在安静状态并不会感觉到自己的心脏在跳动，但在情绪激动或强烈体力活动后常感到心悸。然而为时短暂，静息片刻心悸消失。神经过敏者则不然，一般的心率突然加快或偶发的早搏也可感到心悸。心悸的感觉常与患者的注意力有关，也与心律失常存在时间的久暂有关。当患者注意力集中时，如夜间卧床入睡前或在阴森的环境中，心悸往往较易出现而明显。许多慢性心律失常者，由于逐渐适应而常感觉不到明显的心悸。心悸若得不到及时、恰当的控制，则可发生各种心脏病甚至死亡。

本病属中医学"惊悸"、"怔忡"范畴。本证的发生常与平素体质虚弱、情志所伤、劳倦、汗出受邪等有关。多因气血虚弱、痰饮内停、气滞血瘀等所致。其治疗应本着"虚则补之，实则泻之"的治则。

【偏方集成】

1. 人参、远志各 30 克，石菖蒲、灵芝各 15 克。上药为末，炼蜜为丸，如梧子大，辰砂为衣。每次 6 克，开水送下。适用于心悸心虚胆怯证。

2. 白术 10 克，当归 15 克，茯苓 13 克，黄芪（炒）20 克，甘草（炙）16 克。水煎，每日 1 剂，分 2 次服。适用于心悸心血亏虚证。

3. 丹参 20 克，茯苓 25 克，麦冬、天冬各 15 克。上药为末，炼蜜为丸。每次 60 克，开水送下。适用于心悸阴虚火旺证。

4. 桃仁、红花各 9 克，当归 20 克，赤芍 15 克。水煎，每日 1 剂，分 2 次服。适用于心悸心脉瘀阻证。

5. 猪肚 500 克，莲子 50 克。猪肚洗净，内装水发莲子（去心），用线缝合；将放有莲子的猪肚放入锅内，加清水，炖熟透放适量

〈中医偏方全书〉（珍藏本）

调料即可服用。适用于心悸脾胃不足证。

6. 猪心 350 克，高丽参、当归各 10 克。将高丽参、当归洗净，切细；猪心洗净，剖开；把当归、高丽参放入猪心内；把猪心放入炖盅内，加开水适量，炖盅加盖，文火隔水炖 3 小时，调味即可。适用于心悸心脾两虚证。

7. 兔肉 250 克，龙眼肉 30 克，桑椹 15 克，枸杞子 20 克。将龙眼肉、枸杞子、桑椹洗净；兔肉洗净，切块，用开水拖去血水；把全部用料一齐放入锅内，加清水适量，武火煮沸后，文火煮 2 小时，调味即可。适用于心悸心血亏虚证。

8. 羊心 50 克，红花 9 克。将羊心洗净后去脂肪，切小片，放入炖盅内，加适量清水和红花，隔水炖熟后，加食盐适量调味。适用于心悸心脉瘀阻证。

9. 牛蹄筋 500 克，黄精 30 克，玉竹 15 克，龙眼肉 20 克，姜 5 克。将黄精、玉竹、龙眼肉、姜洗净；牛蹄筋洗净，切块，并用开水拖去膻味；将全部用料一同放入锅内，加清水适量，武火煮沸后，文火煮 3 小时，调味即可。适用于心悸心血亏虚证。

10. 猪心 350 克，石菖蒲 10 克，陈皮 5 克，盐适量。将石菖蒲、陈皮洗净，猪心洗净切开；把全部用料一同放入炖盅内，加开水适量，炖盅加盖，文火隔水炖 2 小时，调味即可。适用于心悸痰蒙心窍证。

11. 猪瘦肉 500 克，玉竹 30 克，莲子 50 克，百合 10 克，大枣 20 克。将玉竹、莲子、百合、大枣洗净，猪瘦肉洗净切块；把全部用料一同放入锅内，加清水适量，武火煮沸后，文火煮 3 小时，调味即可。适用于心悸心脾两虚证。

12. 灵芝 50 克，猪瘦肉 100 克，大枣 30 克，姜 5 克，盐 3 克。将灵芝刮去杂质，洗净，切成小块；大枣洗净，猪瘦肉洗净，切块；把全部用料一同放入锅内，加清水适量，武火煮沸后，文火煮 3 小时，调味即可。适用于心悸心虚胆怯证。

13. 灵芝 20 克，黄精 60 克，蜂蜜 5 克。把灵芝、黄精分别洗净，放进锅内，倒入适量清水，放在火上烧开后用文火煎煮，取煎液 2 次，合并后加入蜂蜜煮沸即成。适用于心悸心虚火旺证。

14. 龙眼肉 350 克，大枣 250 克，姜汁 30 克，蜂蜜适量。先将龙眼肉、大枣洗净，放入锅内，加水适量，煎煮至熟烂；加入姜汁、蜂蜜，文火煮沸，调匀；待冷后，装瓶即可。每日 2 次，每次取 1 汤匙，开水化开，饭前食用。适用于心悸心血不足证。

15. 白参、橘皮、紫苏叶各 5 克，砂糖 30 克。加水 500 毫升，煎水代茶饮。适用于心悸心气不足证。

16. 百合 20 克，白米 50 克。煮粥食用，每日 1 次。适用于心悸心气不足证。

17. 小麦 50 克，大枣 15 个，甘草 10 克。水煮作汁，去渣代茶饮。适用于心悸心气不足证。

18. 酸枣（不去核）30 克，白米 50 克。先将酸枣煎煮，尔后去渣留汤，用汁煮米成粥食用。适用于心悸心血不足证。

19. 龙眼肉、炒酸枣仁各 10 克，芡实 12 克，煎水饮用。适用于心悸心血不足证。

20. 白米 50 克，桂心末 3 克。先将白米煮粥，粥半熟入桂心末。适用于心悸饮邪犯心证。

21. 人参 6 克，五味子 9 克，麦冬 9 克。将人参与五味子、麦冬共用文火煨煎，反复熬 3 次，将药液混合，频频当茶饮，熬过的人参，捞出嚼服。适用于心悸气阴两虚证。

22. 太子参、南沙参、紫丹参、苦参片各 9 克。水煎，每日 1 剂，分 2 次服。适用于心悸心脾两虚证。

23. 麻黄、桂枝各 9 克，生石膏 30 克，甘草 6 克。水煎，每日 1 剂，早、晚分服。适用于心悸水气上泛证。

24. 小麦面粉 3000 克，羊舌 300 克，羊腰子 400 克，鲜蘑菇 500 克。将羊舌、羊腰子、蘑菇洗净，一同煮，待熟时加入小麦面粉，每日 1 次，可常年服用。功效补心益肾。适用于心悸心肾不足证。

25. 番茄 200 克，菠菜 100 克，柠檬 150 克。将上药加水适量一同煮熟。适用于心悸心阴不足证。

26. 莲子 50 克，百合 30 克，燕窝 40 克。

将上药洗净，加水炖熟食用，每日1次。适用于心悸心阴不足证。

27. 羊心300克。将羊心洗净，加水炖熟服用，每日1次。适用于心悸心血亏虚证。

28. 薄荷25克，莲子100克。加水煎服，先煮莲子，后下薄荷，每日1次。适用于心悸心肾不交证。

29. 乌龟250克，鸡肉100克。将上药洗净，加水炖熟，喝汤食肉，每日1次，连服1周。适用于心悸气血两虚、心血瘀阻证。

30. 莲子（去皮、心）适量。煮食。适用于心悸心脾两虚证。

31. 珍珠层粉适量。每次3克，每日2～3次。适用于心悸心虚胆怯证。

32. 莲子、莲藕各等份。莲子磨成粉，与同重量的莲藕混合煎汤，连吃数周，即有效；或连续煎吃，以之代茶饮，效果更为卓著。适用于心悸心脾两虚证并有虚火者。

33. 鸡蛋2个。煮熟，取蛋黄，置勺内烤出油（即蛋黄油），加水饮之，每日1～2次。适用于心悸心肾不交证。

34. 荆沥3升。以火煎至1.5升，分4次服，日3次夜1次。适用于心悸心气亏虚证。

35. 龙眼核、大乌枣各500克。龙眼核去黑皮，长流水煮极烂，加大乌枣去核，捣烂如泥，和丸。每晨淡盐汤下9克，即愈。适用于心悸心血亏虚证。

36. 龙眼肉250克，切碎，装入瓷瓶中，加60度白酒400毫升浸泡15～20日。每日服10～20毫升。适用于心悸心气亏虚证。

37. 猪心1个，大枣15克。猪心带血剖开，放入大枣，置碗内加水，蒸熟食之。适用于心悸心气血虚证。

38. 猪心1个，朱砂1.5克。猪心洗净挖一深孔，入朱砂，用线绳捆紧，防止朱砂外溢，然后放入水锅内煮烂，吃肉饮汤，分2次吃完。适用于心悸心虚胆怯证。

39. 猪心1个，酸枣仁、远志各10克，朱砂（水飞）1.5克，秤砣1个。猪心剖开成十字形，将酸枣仁、远志放入十字口内，外撒朱砂，用碗装好；先将秤砣煮水1大碗，蒸上药服食，每周1次。适用于心悸心虚胆怯证。

40. 莲子、龙眼肉、大枣各20克，糯米50克。共煮粥服，每日1剂。适用于心悸心血不足证。

41. 朱砂1克，猪心1个。朱砂研粉，放入猪心内炖服。每周1次，连服3次。适用于心悸心神不安证。

42. 太子参叶1把，猪肉100克。炖服，每日1次。适用于心悸心气亏虚证。

43. 珍珠母40克。将珍珠母在酒精灯上加热至炸响不焦，研粉服。每次0.3克，每日3次。适用于心悸心虚胆怯证。

44. 灵芝、酸枣仁各30克。水煎服，每日1剂。适用于心悸阴虚火旺证。

45. 西洋参6克，莲子15克，冰糖20克。将西洋参切薄片，莲子不去心，与冰糖一起入锅，加清水适量，小火煎熬至莲子软烂即成。分3次空服，每日1剂。适用于心悸气阴亏虚证。

46. 黄莲9克，半夏、竹茹各10克，生姜6克，大枣12克。将上述药一起放入沙锅中，加清水适量，煎熬2次，滤去渣，取2次滤液合并即可，分3次或当饮料饮用，每日1剂。适用于心悸痰湿内阻证。

47. 玉竹250克，白糖300克。将玉竹洗净以冷水浸泡透，加水适量煎煮。每20分钟取药液1次，加水再煮，共煎3次，合并药液，继续用小火煎煮浓缩，到黏稠将要干锅时停火，待温，拌入白糖把药液吸净，拌匀晒干、压碎，装瓶备用。每次10克，以开水冲服，每日3次，连服数日。适用于心悸阴虚火旺证。

【生活调理】

1. 一定要注意控制情绪，保持精神乐观，情绪稳定，避免惊恐刺激及防止忧思喜怒等情志过极。

2. 饮食有节，宜进食营养丰富而易消化吸收的食物，少进食含动物脂肪多的饮食，少进咸、辣和酒、烟、浓茶、咖啡等。

3. 生活作息要有规律，适当注意休息，少房事，预防感冒等。轻证适当参加体育锻炼，如散步、太极拳、体操、气功等，可适当从事体力活动，以不觉劳累、不加重症状为度，避免剧烈活动。重症心悸患者应卧床。

中
医
偏
方
全
书
（
珍
藏
本
）

4. 心悸患者应坚持治疗，坚定信心。还应及早发现严重心律不齐疾病恶化或心搏骤停的先兆症状，做好急救准备。

咯 血

咯血是指血来自肺或气管因咳嗽而出血的症状，或不嗽而喉中咯出小血块或点血。

中医学认为多因外伤，或外邪犯肺、肝火犯肺、阴虚火旺、气不摄血等，致肺络损伤，血溢脉外。《张氏医通·诸血门》云："咯血者，不嗽而喉中咯出小块，或血点是也。其证最重，而势甚微，常咯两三口即止。盖缘房劳伤肾，阴火载血而上。亦有兼痰而出者，肾虚水泛为痰也。"亦有心经火旺，痰中带血丝。治疗以滋阴降火，清心退火等为主。

【偏方集成】

1. 鲜鸡冠花 25 克，猪肺 1 具，盐、料酒、姜片各适量。将猪肺反复漂洗干净，与鸡冠花、料酒、姜片一同入锅，加水适量，大火烧沸，撇去浮沫，改用文火煮 1 小时，去鸡冠花，调入盐，捞出猪肺切块，吃肉喝汤，分 3～5 次食完。适用于咯血火热蕴肺证。

2. 白果、麻黄各 10 克，苦杏仁、甘草各 9 克。水煎服，每日 1 剂。主治支气管扩张咯血。

3. 山茶花 30 克，蜂蜜 250 克。将山茶花研为细末，与蜂蜜混匀，贮存备用，每取 2 食匙，每日 3 次，温开水冲服。适用于咯血外邪犯肺证。

4. 藕节、侧柏叶、芥菜花各 15 克。将前 2 味制为粗末，与芥菜花一同放入保温杯中，冲入沸水，加盖闷 30 分钟，代茶饮用，每日 1 剂。适用于咯血火热蕴肺证。

5. 款冬花 12 克，糯米 100 克。将款冬花研为细末，备用，将糯米淘洗干净，加水煮粥，熟后调款冬花末服食，每日 1 剂，分 2 次服。适用于咯血肺火燔灼证。

6. 款冬花、百合（蒸、焙）各适量。上等份为细末，炼蜜为丸，如龙眼大，每次 1 丸，食后临卧细嚼，姜汤咽下，噙化尤佳。

适用于咯血肺火燔灼证。

7. 猪瘦肉 200 克，月季花 20 克。将月季花洗净，与切成块状的猪肉一同入锅，加水煮至肉烂，吃肉喝汤，每日 1 剂，分 2 次服。适用于咯血火热郁肺证。

8. 麦冬 15 克，款冬花 20 克，百合 10 克。将麦冬、百合共制粗末，与款冬花一同放入保温杯中，冲入沸水，加盖闷 30 分钟，代茶饮用，每日 1 剂。适用于咯血阴虚火旺证。

9. 白及 20 克，百合 100 克，南沙参、百部各 50 克。将上 4 味共研细末，混匀，装瓶备用，每次取 6～10 克，用温开水冲服，每日 3 次。适用于咯血阴虚火旺证。

10. 黄芪 10 克，甘草 5 克。水煎服，每日 1 剂。适用于咯血气不摄血证。

11. 黑姜炭 6 克，侧柏炭 50 克，大蓟、小蓟各 25 克，白茅根 40 克。水煎分服，用童便 30 毫升兑服，重症可日、夜服 2 剂，连续服至咯血完全止后停药。适用于咯血阴虚火旺证。

12. 万年青根（全草亦可）适量。捣汁 1 杯饮；或万年青 15 克，水煎加白糖服。适用于咯血阴虚火旺证。

13. 槐花（炒）适量。研为末，每次服 3～5 克，每日 2～3 次。适用于咯血火热蕴肺证。

14. 白及、三七、海螵蛸各 150 克。烘干，共研细末。每次服 10 克，每日 3 次。适用于咯血诸证。

15. 仙鹤草 50 克，墨旱莲 20 克，桑白皮、地骨皮各 15 克，百合 30 克。水煎服，每日 1 剂。适用于咯血肝火犯肺证。

16. 生龙骨、生牡蛎各 30 克，生赭石 25 克，鱼腥草 20 克。咯血 100 毫升以下者，每日 1 剂，分 3 次服；咯血 100 毫升以上者，每日 2 剂，分 3 次服。适用于咯血阴虚火旺证。

17. 南沙参 15 克，黄芩 10 克，麦冬 25 克，槐花炭 9 克。水煎，每日 1 剂，分 2 次服。适用于咯血阴虚火旺证。

18. 款冬花 12 克，薏苡仁 15 克，西洋参、甘草、白菊花各 6 克。水煎服，每日 1 剂。适用于咯血外邪犯肺证。

19. 扶桑花 50 克，猪肺 1 具。将猪肺洗净切块，与扶桑花一同入锅，加水煮至熟透，吃肉喝汤，隔日 1 剂。适用于咯血痰火郁肺证。

20. 玉米须、冰糖各 60 克。将玉米须洗净切段，与冰糖一同入锅煎汤，代茶饮用，每日 1 剂。适用于咯血肝火犯肺证。

21. 海螵蛸 50 克。研为末，阿胶烊化为丸，藕节煎汤送服，每次 10 克，每日 2～3 次。适用于咯血诸证。

22. 蚕豆花 60 克，糯米 120 克。将蚕豆花与淘洗干净的糯米一同入锅，加水煮粥食用，每日 1 剂，分 2 次服。适用于咯血火热蕴肺证。

23. 熟地黄 30 克。研为末，分 3 次以开水冲服，每日 1 剂。适用于咯血阴虚火旺证。

24. 仙人掌根（切片）100 克，白糖 50 克。水煎，饭后服。适用于咯血火热蕴肺证。

25. 血余炭适量。研细末，每次 3～6 克，开水送服。适用于咯血肝火犯肺证。

26. 三七（研末冲服）3～6 克，川郁金、牛膝各 10 克，生大黄 6～10 克。后 3 味药水煎，冲三七末服。适用于咯血阴虚火旺证。

【生活调理】

1. 预防感冒，外出时要根据天气变化增添衣服，防止受寒感冒。

2. 注意饮食，饮食以富含维生素的食物为首选。

3. 房间要经常通风，保持适宜温度（一般为 18 ℃～25 ℃）和湿度（一般为40％～70％）。

4. 要适当进行体育锻炼和呼吸功能锻炼。

5. 患有呼吸道疾病的患者一定要戒烟戒酒，以减少引发咯血的诱因。

6. 要保持心情舒畅。中医认为情志变化与心情有一定关系，如"喜伤心"、"忧伤肺"，所以预防咯血要注意修心养性。

胸　痛

胸痛由胸部疾病（也包括胸壁疾病）所引起。胸痛的剧烈程度不一定与病情轻重相平行，是临床上的常见症状。它不仅见于呼吸系统疾病，也可见于心血管系统、消化系统、神经系统以及胸壁组织的病变。不同部位、器官以及不同疾病引起的胸痛的性质、伴随症状和发生的时间不尽相同。

胸痛是指胸部发生疼痛，属患者的一种自觉症状。多与寒邪内侵、饮食失调、情志失节、劳倦内伤、年迈体虚等因素有关。其病机有虚实两端，实为寒凝、血瘀、气滞、痰浊，痹阻胸阳，阻滞心脉；虚为气虚、阴伤、阳衰，心失所养。治疗上实证用理气、活血、宣肺、清热、化湿等法；虚证用通阳宣痹、回阳救逆、滋养肝阴等法。

【偏方集成】

1. 白芍、延胡索各 6 克，川楝子、柴胡各 9 克，枳壳 5 克。水煎，每日 1 剂，分 2 次服。适用于胸痛肝气不舒证。

2. 薤白 30 克，生姜 1 克，火葱 10 克，粳米 150 克，食盐少许。将薤白去皮洗净、生姜洗净，分别切成薄片，待用；火葱洗净，切成短节待用；将粳米淘洗，放入沙锅内，加入薤白、生姜，水适量，置武火上烧沸，再用文火熬至粥熟。放入火葱短节和食盐少许，搅匀即成。适用于胸痛寒凝心脉证。

3. 当归末适量。酒服 9 克，频服。适用于胸痛气滞血瘀证。

4. 丹参、红花、五灵脂、血竭各 9 克。水煎，每日 1 剂，分 2 次服。适用于胸痛心血瘀阻证。

5. 韭菜根 15 根。将韭菜根加水适量，煎服。适用于胸痛心血瘀阻证。

6. 沙参、熟地黄、川楝子各 9 克，麦冬 12 克。水煎，每日 1 剂，分 2 次服。适用于胸痛肝阴不足证。

7. 川楝子、延胡索各 20 克，瓜蒌子 12 克。水煎，每日 1 剂，分 2 次服。适用于胸痛气滞心胸证。

8. 桂心末（或干姜）适量。温酒服 9 克，须臾六七服。适用于胸痛胸阳不振证。

9. 姜半夏、陈皮、枳壳各 15 克，生姜 3 片。水煎，每日 1 剂，分 2 次服。适用于胸痛痰浊闭阻证。

10. 郁金 15 克，延胡索 20 克，青皮 10 克。水煎，每日 1 剂，分 2 次服。适用于胸痛气滞心胸证。

11. 薤白 15 克，瓜蒌子 10 克，半夏 6 克。水煎，每日 1 剂，分 2 次服。适用于胸痛痰浊闭阻证。

12. 半夏 9 克，茯苓 10 克，陈皮 6 克，枳壳 12 克。水煎，每日 1 剂，分 2 次服。适用于胸痛气滞痰阻证。

13. 川贝母 15 克，桔梗 50 克，枳壳 30 克。上药炒焦研末，每次服 10 克，每日 3 次。适用于胸痛气逆痰阻证。

14. 郁金 10 克，青皮 6 克。水煎，每日 1 剂，分 2 次服。适用于胸痛气滞心胸证。

15. 瓜蒌、薤白、枳壳、桔梗各 9 克。水煎，每日 1 剂，分 2 次服。适用于胸痛气滞心胸证。

16. 延胡索 10 克，川楝子 20 克。水煎，每日 1 剂，分 2 次服。适用于胸痛气滞心胸证。

17. 枳壳 30 克，肉桂 10 克。上药炒焦研末，每次服 6 克，每日 3 次。适用于胸痛气滞心胸证。

18. 瓜蒌 15 克，薤白 10 克，枳壳 12 克，白酒适量。白酒为引，水煎，每日 1 剂，分 2 次服。适用于胸痛胸阳闭塞、肺气上逆证。

19. 川芎、炒枳壳、醋香附各 6 克，甘草 3 克。水煎，每日 1 剂，分 2 次服。适用于胸痛肝气不舒证。

20. 当归、川芎、香附、延胡索、郁金各 20 克。水煎，每日 1 剂，分 2 次服。适用于胸痛气滞血瘀证。

21. 丹参 10 克，桃仁 15 克，香附子 18 克，郁金 20 克，瓜蒌 30 克。水煎，每日 1 剂，分 2 次服。适用于胸痛气滞血瘀证。

22. 郁金 18 克，赤芍 15 克，枳壳 10 克，香附子 12 克。水煎，每日 1 剂，分 2 次服。适用于胸痛气滞血瘀证。

23. 青皮、陈皮各 18 克，枳壳 15 克，香附 12 克，生姜 3 片。水煎，每日 1 剂，分 2 次服。适用于胸胁痛气滞血瘀证。

24. 桃仁 15 克，香附子、郁金各 20 克。水煎，每日 1 剂，分 2 次服。适用于胸胁痛气滞血瘀证。

25. 瓜蒌 12 克，薤白 15 克，法半夏 9 克，白酒少许。水煎，每日 1 剂，分 2 次服。适用于胸痛寒凝心脉证。

26. 山楂 10 个，红糖 30 克。山楂打碎，加红糖，水煎服，每日 1 剂。适用于胸痛气滞血瘀证。

27. 桃仁、粳米各 60 克。桃仁煮熟去皮，取汁和粳米同煮粥食，每日 1 剂。适用于胸痛气滞血瘀证。

28. 陈皮 10 克，半夏 9 克，鸡血藤 30 克，葛根 8 克。水煎，每日 1 剂，早、晚分服。适用于胸痛气滞痰阻证。

29. 瓜蒌 30 克，葱白 15 克，陈皮、川芎、五灵脂各 15 克。水煎，每日 1 剂，早、晚分服。适用于胸痛气滞痰阻证。

30. 三七末适量。每次 1.5～3 克，每日 3 次，开水送下。适用于胸痛心血瘀阻证。

【生活调理】

1. 注意观察胸痛发生的具体部位、性质、持续时间、诱发因素以及伴发症状，这样有利于对原发疾病的诊断。

2. 居室宜空气新鲜，阳光充足，温暖安静。保持大便通畅，切忌努责。

3. 外感胸痛者的饮食宜高热量、低脂肪，内伤胸痛者的饮食宜低脂肪、低胆固醇，且少食多餐，不宜过饱。可多食些水果、蔬菜，忌辛辣刺激和肥甘厚味之品。

半身汗出

半身汗出即身体的左右一侧或上下一半汗出，现代医学对于半身汗出的病因病机多认为是自主神经紊乱所致，而导致自主神经紊乱的疾病均可导致半身汗出，如急性脑血管疾病、脊髓疾病，交感神经和副交感神经系统的受损均可导致自主神经紊乱，表现为半身汗出。

本病中医学又称"偏汗"，中医学认为是气血偏衰、阴阳不相接洽之证候。它见于左侧或右侧，上半身或下半身。皆为风痰或风湿之邪阻滞经脉，或营卫不调，或气血不和所致。多见于风湿或偏瘫患者。若老人出偏汗可能为中风先兆。《素问·生气通天论》云："汗出偏沮，使人偏枯。"

【偏方集成】

1. 小麦 25 克，大枣 5 枚，龙眼肉 10 克。水煎饮汤，每日 2 次，10 日为 1 个疗程。适用于半身汗出营卫不调证。

2. 大枣 10 枚，乌梅 7 克，浮小麦 15 克。将浮小麦用纱布包好后，与诸味水煎后加糖适量饮用，每日 1 次，8～15 日为 1 个疗程。适用于半身汗出营卫不调证。

3. 大枣 10 枚，糯稻根须 15 克。水煎服。每日 2～3 次，5～10 日为 1 个疗程。适用于半身汗出肺卫不固证。

4. 牡蛎 3 克，蛤蚧粉 18 克，大枣 5 枚。水煎，分 2 次服。适用于半身汗出阴虚火旺证。

5. 桑椹 10 克，五味子 4 克。水煎服，每日 2 次，5～7 日为 1 个疗程。适用于半身汗出阴虚火旺证。

6. 人参 10 克，莲子（去心）10 枚，冰糖 30 克。前 2 味用适量水泡发后加冰糖蒸 1 小时即可食用；人参可留待次日再加莲子用同样方法蒸熟食用，可连用 3 次。适用于半身汗出肺卫不固证。

7. 沙参、玉竹、百合、山药各 15 克，猪瘦肉 100 克。加水适量，共煲 1 小时以上，调味吃肉喝汤，每日 1 次。适用于半身汗出肺卫不固证。

8. 乌梢蛇 10 克，生姜 2 片。水煎服，每日 1 剂。适用于半身汗出风痰阻络证。

9. 神曲 12 克，山楂、胡黄连各 6 克，海浮石、糯稻根须各 9 克。水煎，每日 1 剂，分 3 次服。适用于半身汗出阴虚火旺证。

10. 枸杞子 20～30 克，乳鸽（去毛及内脏）1 只。加水适量，放炖盅内，隔水炖熟，调味吃肉喝汤。适用于半身汗出阴虚火旺证。

11. 百合 20 克，粳米 50 克，白糖少许。将百合洗净与粳米同煮，待熟时加入白糖再煮 10 分钟，即可食用，吃饱。适用于半身汗出阴虚火旺证。

12. 黄芪 20 克，粳米 50 克，白糖适量。将黄芪煎汁，用汁煮粳米为粥，放入白糖调味温服。适用于半身汗出肺卫不固证。

13. 浮小麦 15 克，山药 15 克，白糖少许。前 2 味药同煎取汁 150 毫升，加白糖调

味，每次 50 毫升，早、晚各服 1 次。适用于半身汗出阴虚火旺证。

14. 甘草 10 克，大枣 5 枚，小麦 30 克。加清水 2 碗，煎至 1 碗，去渣饮汤，每日 2 次。适用于半身汗出阴虚火旺证。

15. 核桃 5～8 个，五味子 2～3 克，蜂蜜适量。核桃去壳取仁，五味子洗净，共捣成糊状服食，每日 2 次。适用于半身汗出。

16. 黑芝麻、桑椹各 10 克。加水煮食，每日 1 次。适用于半身汗出。

17. 黑枣（去核）50 克，糯米 100 克。煮成稀饭，可加糖，经常吃有效。适用于半身汗出。

18. 百合、蜂蜜各 100 克。蒸 1 小时后取出放凉，每日早、晚各服 1 汤匙；或用百合煮大米粥，吃时加蜂蜜，常吃效果颇佳。适用于半身汗出。

19. 大枣（去核）50 克，浮小麦 30 克。煎汤，吃枣喝汤，每日 1 剂。适用于半身汗出营卫不调证。

20. 大蒜、瓜蒌各 1 个。先将大蒜捣烂，再与瓜蒌同煎，每日 1～2 次。适用于半身汗出风痰阻络证。

21. 五倍子 20 克。研为末，人乳 20 毫升调，蒸熟做丸如龙眼大，每次用 1 丸置脐中，核桃壳盖之，以绢缚定即止。适用于半身汗出诸证。

22. 黄柏、煅龙骨各 30 克，白矾 10 克，槐花、五倍子、郁金各 15 克。取以上诸药加水 1500 毫升，煎沸 25 分钟后去渣存汁，待用。药水加热至沸，手足放盆上先行熏蒸至水温凉时，再将手足浸泡药水 15 分钟，每日早、晚各 1 次。适用于半身汗出阴虚火旺证。

23. 熟地黄 60 克，地骨皮、沙参、牡丹皮各 15 克，北五味子 3 克。水煎，分 2 次服。适用于半身汗出营卫不调证。

24. 山药 20 克（鲜品 100～200 克），鲤鱼片 200 克，萝卜丝 100 克，海带一大条。山药用冷水浸 2 小时，与海带（洗净切块）同煮，煮熟后，将鲤鱼片、萝卜丝放入同煮熟，用盐、味精调味食用。适用于半身汗出气血不和证。

25. 淡菜 100 克，陈皮 60 克。焙干共研

细末，蜜炼为丸，每次服 6 克，每日 3 次。适用于半身汗出风湿阻络证。

26. 紫甘蔗皮适量，小麦一把。水煎，去蔗皮，食麦饮汁。适用于半身汗出阴虚火旺证。

27. 蛤蜊肉、韭菜（韭黄更佳）各适量。炒熟食用。适用于半身汗出阴虚火旺证。

28. 黑豆 15 克，黄芪 10 克，浮小麦 6 克。水煎，分 2 次服。适用于半身汗出肺卫不固证。

29. 鲜猪心 1 只，浮小麦 45 克，大枣 5 枚。将猪心洗净切片，浮小麦用布包扎好，与大枣一起加水适量，煮熟后加入少许调料，吃肉和枣、喝汤；每日 1 剂，分 2 次服，7 日为 1 个疗程。适用于半身汗出肺卫不固证。

30. 燕窝 6 克，白木耳 10 克（用清水泡发），冰糖适量。蒸熟食用。适用于半身汗出阴虚火旺证。

31. 猪腰 1 对，杜仲（或核桃仁）30 克。猪腰中间切开，剥去白色筋膜，与杜仲（或核桃仁）同煮食之。适用于半身汗出肺卫不固证。

32. 龙眼肉 15 克，大枣、黑豆各 50 克。一起放入锅内，用 3 碗水煮至约 2 碗，分早、晚 2 次服。适用于半身汗出营卫不调证。

33. 黑芝麻、桑椹各 10 克。水煮，每日 1 次。适用于半身汗出阴虚火旺证。

34. 太子参、生黄芪各 9 克，浮小麦 15 克，大枣 10 枚。水煎代茶饮，7～14 日为 1 个疗程。适用于半身汗出肺卫不固证。

35. 羊肚 50 克，黑豆 30 克，黄芪 15 克。水煎后饮汤吃羊肚及黑豆，每日 2 次，5～10 日为 1 个疗程。适用于半身汗出肺卫不固证。

36. 苦参、黄柏、艾叶、明矾各 30 克。煎水浸泡 30 分钟，每日 1 剂。适用于半身汗出阴虚火旺证。

37. 郁金 30 克，五倍子 9 克。研成细末，取 10 克细末，用适量蜂蜜调成 2 块药饼，置于两乳头上，外用纱布覆盖，胶布固定，每日 1 次。适用于半身汗出肺卫不固证。

38. 五倍子、煅龙骨粉各等份。用冷开水调成糊状，敷脐部，外用纱布固定，每日 1 次。适用于半身汗出阴虚火旺证。

39. 黄柏 10 克。研成细末，用冷开水调成 2 块药饼，置于两乳头上，外用纱布固定，每日 1 次。适用于半身汗出阴虚火旺证。

40. 五倍子 10 克。焙细末，以漱口水调敷脐上，以帛缚一宿即止。适用于半身汗出肺卫不固证。

【生活调理】

1. 及时治疗可能引起神经系统疾病的病变，如动脉硬化、糖尿病、冠状动脉粥样硬化性心脏病、高脂血症、高黏滞血症、肥胖病、颈椎病等。

2. 重视中风的先兆征象，如头晕、头痛、肢体麻木、昏沉嗜睡、性格反常。一旦中风发作，应及时到医院诊治。

3. 消除中风的诱发因素，如情绪波动、过度疲劳、用力过猛等。要注意心理预防，保持精神愉快，情绪稳定。

4. 饮食要有合理结构，以低盐、低脂肪、低胆固醇为宜，适当多食豆制品、蔬菜和水果，戒除吸烟、酗酒等不良习惯。

胃　痛

本病中医学称"胃脘痛"，以上腹部近心窝处疼痛为特征。根据中医辨证，引起胃痛的原因有外感寒邪、饮食伤胃、肝气不舒横逆犯胃，火郁犯胃，脾胃虚寒，血络瘀阻等。治疗以理气和胃止痛为主，审证求因，辨证施治。分别以消食导滞，温中散寒止痛，疏肝理气止痛，活血化瘀理气止痛，养阴益胃，温中健脾。

【偏方集成】

1. 茉莉花 5 克，丁香 3 克，黄酒 50 毫升。共隔水蒸 10 分钟，温服，每日 1 剂。适用于胃脘痛肝气犯胃证。

2. 姜黄、郁金、海螵蛸各 30 克。共为细末，开水冲服，每次 10 克，每日 3～4 次。适用于胃脘痛肝气犯胃证。

3. 生姜 30 克，鸡蛋 1 枚，香油 30 毫升。生姜切碎，鸡蛋打匀，入香油煎熬，每日 3 次，连服 3～5 日。适用于寒邪客胃证。

4. 干姜 1～3 克，葱白 15 克，制附子 3～5 克，粳米 50 克，红糖少许。制附子、干姜研末，粳米煮粥，待粥煮沸后，加入葱白、制附子、干姜末及红糖，同煮为稀粥；或用干姜、制附子先煎汁，去渣后，下葱白、粳米、红糖一并煮粥。适用于胃脘痛脾胃虚寒证。

5. 生姜 15 克，狗肉 250 克，胡萝卜 50克。共入锅中炖熟，加少许盐，食肉喝汤，每晚 1 次。适用于胃痛脾胃虚寒证。

6. 威灵仙 12 克，鸡蛋 1 枚。加水浓煎威灵仙，取沸汁冲蛋清，顿服，每日 1 次。适用于胃痛。

7. 生姜 2 片，肉豆蔻 5～10 克，粳米 50克。肉豆蔻捣碎研末，粳米煮粥，待煮沸后加入肉豆蔻末及生姜，同煮为粥。适用于胃痛瘀血停胃证。

8. 鸡蛋 2 个，用花生油煎黄，与辣椒叶10 克水煎沸，加入盐少许调味，顿服，每日2 次。适用于胃痛虚寒证。

9. 乌金草根、紫金砂根各等份。晒干，共研细末，每次 3～6 克，每日 3 次，温水或酒送服。适用于胃痛肝气犯胃证。

10. 鲜土豆 100 克，生姜 10 克，鲜橘汁100 毫升。前 2 味榨汁，与鲜橘汁调匀，每日30 毫升，分 3 次温服。适用于胃痛寒邪犯胃证。

11. 粮食酒 500 克，小黄莲子（又名土五味子）100 克，红糖适量。泡成药酒，每日饮用。适用于胃痛瘀血停胃证。

12. 生黄芪 5 克，生甘草 2.5 克，大黄 1克，天仙子 0.2 克。共研细末打片，每片 0.3克，每次服 8 片，每日 3～4 次。适用于胃痛脾胃虚寒证。

13. 丁香 10 克，肉桂 20 克。共研细末，混匀，装瓶备用，每次 3～5 克，于饭前用开水送服，每日 1～2 次。适用于胃痛寒邪犯胃证。

14. 海螵蛸 20 克，延胡索、陈皮各 10克，白及（研末分 2 次冲服）12 克。水煎，每日 1 剂，分 2 次服。适用于胃痛肝气犯胃证。

15. 海螺蜗牛、牡蛎各 30 克，茯苓 15克。水煎，每日 1 剂，早、晚分服。适用于胃痛脾胃虚寒证。

16. 柴胡 10 克，煅瓦楞子、海螵蛸各 20克。可做煎剂服，也可以做散剂服，饭前半小时服下。适用于胃痛肝气犯胃证。

17. 白及、海螵蛸各 150 克，花椒、青木香、厚朴各 100 克。上药共为散剂，饭前半小时服半匙，每日 2～3 次，1～2 个月为 1个疗程；未愈者，可服第 2 个疗程。适用于胃痛肝气犯胃证。

18. 丁香 3～5 粒，黄酒 1 盅。将上 2 味一同放入碗中，隔水蒸 10 分钟，乘温饮用，每日 1～2 剂。适用于胃痛寒邪犯胃证。

19. 桂花、丁香各 5～7 朵，黄酒 50 毫升将上 3 味同放入碗中，隔水蒸 10～15 分钟，乘温饮用，每日 1 剂。适用于胃痛寒邪犯胃证。

20. 丁香 3 克，佛手花 5 克，黄酒 50 毫升。共隔水蒸 10 分钟，温服，每日 1 剂。适用于胃脘痛肝气犯胃证。

21. 芫花 5 克，延胡索 15 克，香附 10克，米醋适量。先将芫花入米醋中浸泡，煎煮三五沸，取出烘干；延胡索用醋炒。上 2味研细末，混匀备用。每次 3 克，以香附煎汤送服，每日 1～2 次。适用于胃脘痛肝气犯胃证。

22. 春砂花 30 克，粳米 50 克。将春砂花研为细末，粳米入锅加水煮粥，熟后调入药末 3 克，常年食用，每日 1～2 次。适用于胃痛肝气犯胃证。

23. 厚朴花、桂花各 3 克。将上 2 味入杯中，用沸水冲泡，代茶饮用，每日 2 剂。适用于胃痛肝气犯胃证。

24. 猪肚 500 克，蒲公英 50 克。加水煮熟至烂，吃肚饮汤，每周 1 次。适用于胃痛阴虚火旺证。

25. 党参、扁豆各 9 克，苍术 6 克，焦三仙 10 克。水煎，每日 1 剂，分 2 次服。适用于胃痛脾胃虚弱证。

26. 苦瓜花 20 克，粳米 100 克。将苦瓜花研为细末，粳米入锅加水煮粥，熟后调入药末，候温服食。每日 1 剂，分 2 次服。适用于胃痛阴虚火旺证。

27. 花椒、苍术各 6 克，丁香 3 克。水煎，每日 1～2 剂，去渣顿服。适用于胃脘痛脾胃虚寒证。

28. 荔枝壳 100 克，陈皮 10 克。共研细末，每次 10 克，温开水冲服，饭前 1 次服下，每日 2～3 次。适用于胃脘痛肝气犯胃证。

29. 猪肚 1 个，小茴香 30 克，当归 10 克，生姜 15 克。先将猪肚洗净，纳入小茴香、当归、生姜，用纱布包好，放入沙锅内，加水适量，用文火煮至烂熟，去药渣，切块，调味食用，每 3 日 1 剂。适用于胃痛寒邪犯胃证。

30. 焦山楂 15 克，香附 12 克，延胡索 9 克。水煎，每日 1 剂，分 2 次服。适用于胃脘痛饮食伤胃证。

31. 香附 9 克，焦三仙 1 克，延胡索、苍术各 6 克，牵牛子 12 克。水煎，每日 1 剂，分 2 次服。适用于胃脘痛饮食伤胃证。

32. 甘松 10 克，乌药 15 克，肉桂 5 克，麦芽 25 克。水煎，每日 1 剂，分 2 次服。适用于胃脘疼痛、食欲不振。

33. 鸡内金 10 克，肉桂、荜茇各 6 克，苏打粉 30 克。先将前 3 味药共研为细末，再加入苏打粉调匀，每次 5 克，每日 3 次，开水冲服。适用于胃脘痛饮食伤胃证。

34. 鸡屎藤 50 克，厚朴、红花各 5 克，白术 10 克。共为细末，开水冲服，每次 10 克，每日 2～3 次。适用于胃脘痛瘀血停胃证。

35. 生石膏 30 克，豆腐 2 块，加适量水煲 2 小时，调味饮汤。适用于胃痛肝胃郁热证。

36. 百合 30 克，糯米 60 克，加水煲粥，粥将成加入冰糖，熔化后服食。适用于胃痛胃阴亏虚证。

37. 三七末 5 克，鸡蛋 2 个，白糖适量。将鸡蛋打入碗中，加入三七末和冰糖拌匀，隔水炖熟服食。适用于胃痛瘀血停胃证。

38. 白芍 30～60 克，甘草 15～30 克。水煎，每日 1 剂，分 2 次服。适用于胃脘痛胃阴亏虚证。

39. 生姜 60～120 克，红糖 120 克，大枣 7 枚。同煎后吃枣喝汤，每日 1 剂，连服 2 剂。适用于胃痛寒邪客胃证。

40. 小茴香、荔枝核、吴茱萸各 6 克。水煎，每日 1 剂，去渣顿服。适用于胃脘痛肝气犯胃证。

41. 生姜、橘皮各 12 克。水煎服，每日 2～3 次。功效止痛止呕。适用于胃痛寒邪客胃证。

42. 丹参、海螵蛸、甘草各 30 克，三七 9 克。共为细末，开水冲服，每次 3 克，每日 2～3 次。适用于胃脘痛瘀血停胃证。

43. 生姜、生萝卜比例为 1：10，盐少量。前 2 味捣汁，加少量盐，每次服 150 毫升，每日 2～3 次。适用于胃痛寒邪客胃证。

44. 佛手 6 克，香附 9 克。水煎，每日 1～2 剂，去渣顿服。适用于胃脘痛肝气犯胃证。

45. 鲜生姜 10 克，胡椒 2 克，白芥子 4 克。后 2 味药研末过筛，和鲜生姜共捣为药饼，纱布包裹，敷脐中，外用胶布固定。适用于胃寒脾胃虚寒证。

46. 麦芽（炒）20 克，山楂 15 克，白糖 10 克。沸水冲泡 10～15 分钟，代茶饮用，每日 1 剂。适用于胃脘痛饮食伤胃证。

47. 白胡椒 10 粒，大黄 3 克。共研细末，开水冲服，每日 1～2 次。适用于胃脘痛饮食伤胃证。

48. 生姜汁 1 汤匙，鲜牛奶 150～200 毫升。共加少量白糖，煮开温服。适用于胃病脾胃虚寒证。

49. 五灵脂 80 克，硫黄 40 克，海螵蛸 20 克。共为细末，每次 6 克，每日 3～4 次，开水冲服。适用于胃脘痛瘀血停胃证。

50. 生姜 2 片，葱白 3 段，吴茱萸 2 克，粳米 30～60 克。吴茱萸研末，用粳米先煮粥，待粥熟后再下葱白、生姜、吴茱萸粉同煮，每日服 1～2 次。适用于胃痛寒邪客胃证。

51. 鲜姜 50 克，猪肚 20 克，肉桂 5 克。猪肚切丝，同姜与肉桂放碗内，加水炖至熟烂，分 2 次吃完。适用于胃痛脾胃虚寒证。

52. 干姜 10 克，胡椒 10 粒。共捣碎研末，用温开水冲服，每日 2 次。适用于胃痛脾胃虚寒证。

53. 鲜佛手 12～15 克（干品 6 克）。开

水冲泡服。适用于胃痛肝气犯胃证。

54. 高粱酒 90 克，冰糖 45 克。将冰糖放碗内加酒点燃，待自熄，余存冰糖用开水冲服。适用于胃痛瘀血停胃证。

【生活调理】

1. 饮食有节，防止暴饮暴食，宜进食易消化的食物，忌生冷、粗硬、酸辣刺激性食物。

2. 注意营养平衡，平素的饮食应供给富含维生素的食物，以利于保护胃黏膜和提高其防御能力，并促进局部病变的修复。

3. 首先要纠正不良的饮食习惯。多食清淡，少食肥甘及各种刺激性食物，如含酒精及香料的食物。谨防食物过酸、过甜、过咸、过苦、过辛，不可使五味有所偏嗜。有吸烟嗜好的患者，应戒烟。

4. 尽量避免烦恼、忧虑，保持乐观情绪。

5. 平常尽量穿舒适宽松的衣服，以避免腹部受压。

6. 不要在激烈运动之前或之后马上进餐加重胃部负荷。

吐酸和嘈杂

吐酸是指胃中酸水上泛的症状，又称泛酸；若随即咽下称吞酸，若随即吐出称吐酸。可单独出现，但常与胃痛兼见。嘈杂是指胃中空虚，似饥非饥，似辣非辣，似痛非痛，莫可名状，时作时止的病证。可单独出现，又常与胃痛、吐酸兼见。临床治疗主要从调理脾胃入手。

【偏方集成】

1. 白萝卜、葱各适量。切块取汁饮，或将山药去皮、蒸熟加糖压饼食。适用于吐酸和嘈杂胃热证。

2. 山楂片 200 克，大枣（烤焦）10 枚，鸡内金 2 个，白糖少许。煮服，每日 3 次。适用于吐酸和嘈杂胃虚证。

3. 猪肝 50 克，珍珠草 25 克。煎汤服，每日 2 次。适用于吐酸和嘈杂胃热证。

4. 寒水石 100 克。研极细末，每次 6 克，开水送下。适用于吐酸和嘈杂胃热证。

5. 蜂蜜 1 杯。隔水蒸熟后，于饭前空腹 1 次服下，每日 3 次，连服 2～3 周。适用于吐酸和嘈杂胃热证。

6. 玫瑰花片 6～10 克。冲入沸水，代茶饮。适用于吐酸和嘈杂胃寒证。

7. 豆浆 1 碗，白糖 25 克。煮沸，空腹饮用，每日 2 次。适用于吐酸和嘈杂胃热证。

8. 白鲜皮根适量。洗净，抽去梗心，阴干后研为细粉，成人每次 5 克，每日 2 次，空腹白开水送下，或用鸡蛋 1 个加食用油煎服更好。适用于吐酸和嘈杂胃热证。

9. 枯矾（煅白矾）1 份，蜂蜜 2 份。将枯矾研末，放入蜂蜜中，搅拌均匀，每次饭前口服 10 毫升。适用于吐酸和嘈杂胃热证。

10. 生姜 90 克，猪胃 1 个。生姜切片，装猪胃内，放沙锅内加水炖熟，切丝，加盐调味，餐时当副食，可分数次服。适用于吐酸和嘈杂胃寒证。

11. 鲜白叶根 60 克。加水 1200 毫升，煎成 300 毫升，每次服 100 毫升，每日 3 次。适用于吐酸和嘈杂胃热证。

12. 砂仁 2 克。将上药慢慢细嚼，嚼碎的药末随唾液咽下，每次嚼 2 克，每日 3 次。适用于吐酸和嘈杂胃虚证。

13. 甘草 12 克，陈皮 20 克。共研末，每次服 2 克，每日 2 次。适用于吐酸和嘈杂气滞证。

14. 蒲公英（炒焦）120 克，红糖 27 克。共研成粉末即成，每次服 9 克，每日 3 次。适用于吐酸和嘈杂胃热证。

15. 陈皮 9 克，延胡索 20 克。将 2 药用醋炒，研成粉末即成，每次服 2 克，每日 3 次。适用于吐酸和嘈杂气滞证。

16. 枳壳 15 克，木香 3 克。共研为末，每日服 3 次。适用于吐酸和嘈杂气滞证。

17. 青木香适量。研细末，每次服 3 克。适用于吐酸和嘈杂气滞证。

18. 枯矾 90 克。蒸饼丸如梧子大，每次饮 15 丸，每日 1 次。适用于吐酸和嘈杂胃热证。

19. 金橘 200 克，豆蔻 20 克，白糖适量。加适量水煎煮金橘 5 分钟，然后加豆蔻、白糖，小火略煮片刻，随意温服。适用于吐酸和嘈杂气滞证。

20. 橘皮 60 克。去瓤，加水 1 升，煎 5 合，顿服，或加枳壳尤良。适用于吐酸和嘈杂气滞证。

21. 花椒（炒研）120 克，面糊为丸如梧子大，每次 10 丸，醋汤下。适用于吐酸和嘈杂气滞证。

22. 花椒、芝麻各等份。研为末，蒸饼为丸如梧子大，每次 10 丸，茶汤下。适用于吐酸和嘈杂胃寒证。

23. 荜澄茄、高良姜各等份。研为末。每次 6 克，水 60 毫升，煎 10 沸，入醋少许，服之。适用于吐酸和嘈杂胃寒证。

24. 白芥子 10 克。研为末，酒服 3 克。适用于吐酸和嘈杂胃寒证。

25. 旋覆花 10 克，紫苏叶 1 克。煎汤温服。适用于吐酸和嘈杂胃寒证。

26. 芦根 30 克。煎浓汁频饮。适用于吐酸和嘈杂胃热证。

27. 红莲子 10 颗。细嚼咽。适用于吐酸和嘈杂胃热证。

28. 赤小豆 10 克。煮汁徐服。适用于吐酸和嘈杂胃热证。

29. 黄连 5 克，紫苏叶 2 克。煎服。适用于吐酸和嘈杂胃热证。

30. 母丁香、神曲各适量。炒，等份为末，米饮服 3 克。适用于吐酸和嘈杂气滞证。

31. 党参（拍破）90 克，水 1 升。煮取120 毫升，热服，每日 2 次。适用于吐酸和嘈杂胃虚证。

32. 干柿 3 枚。连蒂捣烂，酒服甚效，切勿以他药杂之。适用于吐酸和嘈杂气滞证。

33. 莲子为末，入少许肉豆蔻末，米汤调服之。适用于吐酸和嘈杂胃热证。

34. 麻仁 10 克。水研取汁，放盐少许，吸食。适用于吐酸和嘈杂胃热证。

35. 蚕茧 10 个，煮汁，烹鸡子 3 枚食之，以无灰酒下，每日 2 次。适用于吐酸和嘈杂胃寒证。

36. 陈年伏龙肝 100 克。为末，米饮汤服 10 克。适用于吐酸和嘈杂胃寒证。

37. 鸡内金 1 个。烧存性，酒调服。适用于吐酸和嘈杂胃虚证。

38. 乳香、硫黄、陈艾各 6 克。研为细末，用好酒一杯，煎数滚，乘热用鼻嗅之，外用生姜擦胸前。适用于吐酸和嘈杂胃寒证。

【生活调理】

1. 保暖护养。秋凉之后，昼夜温差变化大，要注意胃部的保暖，适时增添衣服，夜晚睡觉盖好被褥，以防腹部着凉而引发胃痛、吐酸、嘈杂或加重旧病。

2. 饮食调养。饮食应以温、软、淡、素、鲜为宜，做到定时定量、少食多餐，使胃中经常有食物与胃酸中和。

3. 调畅情志。保持精神愉快和情绪稳定，避免紧张、焦虑、恼怒等不良情绪的刺激。同时，注意劳逸结合，防止过度疲劳而殃及胃病的康复。

恶心和呕吐

恶心和呕吐都是一种反射动作，通过这种反射动作，可将胃内容物吐出。有胃内容物排出称呕吐，无胃内容物排出称恶心。恶心和呕吐可单独或同时发生，但多数两者相伴发生，以呕吐为主要症状的疾病，除习惯性或神经性呕吐外，其他并不多见。呕吐物开始为胃内容物，如持续不止，可吐出胆汁或肠液。治疗中，偏于邪实者，治宜祛邪为主，分别采用解表、消食、化痰、解郁等法；偏于正虚者，治宜扶正为主，分别采用健运脾胃、益气养阴等法。

【偏方集成】

1. 芦根煎浓汁频饮。适用于恶心呕吐胃热证。

2. 麦冬（粗末）10 克，党参（粗末）、白糖（后下）各 15 克。沸水冲泡，代茶饮用，每日 1 剂。适用于恶心呕吐胃阴不足证。

3. 黄连、紫苏梗各 10 克。每日 1 剂，水煎，去渣频服。适用于恶心呕吐外邪犯胃证。

4. 乌梅 12 克，冰糖 15 克。水煎服，每日 1 次。适用于恶心呕吐胃阴亏虚证。

5. 藿香、竹茹、生姜各 7 克。水煎服。适用于恶心呕吐外邪犯胃证。

6. 枳实、厚朴、大黄、芒硝各 30 克。

每日 1 剂，水煎 15 分钟，滤出药液，加水再煎 20 分钟，去渣，2 次水煎液兑匀，频服。适用于呕吐恶心食滞内停证。

7. 花椒（研细末）3～5 克，生姜（研细末）5 克，红糖 10 克。温开水冲服，每日 1～2 剂。适用于恶心呕吐外邪犯胃证。

8. 伏龙肝 60 克。水煎，取澄清汁服。适用于恶心呕吐脾胃阳虚证。

9. 广藿香、紫苏叶各 10 克，黄连 3 克。共为粗末，沸水冲泡，代茶饮用，每日 1 剂。适用于恶心呕吐伤暑证。

10. 荷叶 9 克。烧灰存性，研细末，每次服 0.9 克，每日 1 次，连服数日。适用于恶心呕吐肝气犯胃证。

11. 薏苡仁、粳米各 30 克。将薏苡仁洗净加水煮烂，再加粳米煮成粥服。每日 1 次，连服 2～3 日。适用于恶心呕吐湿热犯胃证。

12. 生白芍 30 克，甘草 60 克。共研细末，以温开水冲服，每次 10 克，每日 2 次。适用于恶心呕吐肝气犯胃证。

13. 紫苏梗、藿香、半夏各等份。共研细末，每次 9 克，分 3 次服。适用于恶心呕吐外邪犯胃证。

14. 生姜 9 克，伏龙肝 30 克。水煎，每日 1 剂，分 2 次服。适用于恶心呕吐脾胃阳虚证。

15. 鲜橘皮 30 克。沸水冲泡，代茶饮用，每日 1～2 剂。适用于恶心呕吐痰饮内阻证。

16. 鲜白扁豆 120 克，粳米 150 克，红糖适量。白扁豆与洗净的粳米一同下锅煮粥，加红糖食之。适用于恶心呕吐脾胃虚弱证。

17. 陈皮 9 克。煎汤，加姜汁服。适用于恶心呕吐痰饮内阻证。

18. 生姜汁 1 食匙。沸水冲泡，代茶饮用，每日 1～2 剂。适用于恶心呕吐肝气犯胃证。

19. 白梅花 5 克，萝卜生嚼数片，或嚼生菜，每日次数不拘。适用于呕吐胃热证。

20. 白豆蔻 3 粒。捣细，好酒 1 盏，温服，并饮数次。适用于恶心呕吐脾胃阳虚证。

21. 广藿香（粗末）15 克。沸水冲泡 15～20 分钟，代茶饮用，每日 1 剂。适用于恶心呕吐外邪犯胃证。

22. 鲜芦根 30 克，广藿香 10 克，白糖适量。先将鲜芦根和广藿香加水适量煎煮，取汁，兑入白糖，调味即可，每日 1 剂，分 1～2 次温服。适用于恶心呕吐湿热犯胃证。

23. 竹茹、蒲公英各 30 克，白糖适量。前 2 味加水适量煎煮，取汁兑白糖调味即可。每日 1 剂，代茶分次饮用。适用于恶心呕吐湿热犯胃证。

24. 生姜汁 1 盏，白蜜 250 克。生姜汁煎滚收贮，白蜜炼熟亦收贮，每次姜汁 1 匙，蜜 2 匙，沸汤调服，每日 5～7 次。适用于恶心呕吐外邪犯胃证。

25. 神曲、山楂各 100 克，土茯苓、陈皮、厚朴各 50 克。共为细末，开水冲服，每次 10 克，每日 2～3 次。适用于呕吐食滞内停证。

26. 麦芽、神曲各 10 克，山楂 5 克，红糖（后下）15 克。水煎，取汁加入红糖饮用，每日 1 剂。适用于恶心呕吐食滞内停证。

27. 半夏（洗去滑）、小麦面各 500 克。为末，水和为丸，如弹子大，水煮熟；初服 4～5 丸，次服加至 14～15 丸。适用于恶心呕吐痰饮内阻证。

28. 薤白 10 克，陈皮 15 克，生姜 3 克。共为粗末，沸水冲泡 30 分钟，代茶饮用，每日 1 剂。适用于恶心呕吐痰饮内阻证。

【生活调理】

1. 呕吐严重者可暂禁食，待呕吐减轻后给予流质、半流质，逐渐过渡到普食，忌油腻、甜黏之品。若呕吐量多时，应注意补充水分，遵医嘱输液，防止损伤津液。

2. 起居有常，生活有节，避免风寒暑湿秽浊之邪的入侵。

3. 保持心情舒畅，避免精神刺激，对肝气犯胃者，尤当注意。

4. 呕吐后需协助给以口鼻清洁，给以温热水洗脸，漱口。

5. 注意观察二便是否通畅。大便不通者，可用蜂蜜、麻仁润肠丸等润肠通便。

6. 对呕吐不止的患者，应卧床休息，密切观察病情变化。服药时，尽量选择刺激性气味小的，否则随服随吐，更伤胃气。服药

中医偏方全书（珍藏本）

方法，应少量频服为佳，以减少胃的负担。根据患者情况，以热饮为宜，并可加入少量生姜或姜汁，以免格拒难下，逆而复出。

呃　逆

呃逆是指胃气上逆动膈，以气逆上冲、喉间呃呃连声、声短而频、难以自制为主要表现的病证。病变的关键脏腑在胃，还与肝、脾、肺、肾诸脏腑有关。基本病机是胃失和降，膈间气机不利，胃气上逆动膈。治疗以理气和胃、降逆止呃为基本治法。

【偏方集成】

1. 半夏 10 克，糯米 3 克，生姜 1 片，大枣 3 枚。煎服。适用于呃逆胃中寒冷证。

2. 荜澄茄、高良姜各 30 克。研为末，每次 6 克，水 60 毫升，煎 10 沸，入醋少许，服之。适用于呃逆胃中寒冷证。

3. 黄连 12 克，吴茱萸 2 克。煎汤饮。适用于呃逆胃火上逆证。

4. 白芥子 50 克。为末，酒服 6 克。适用于呃逆胃中寒冷证。

5. 砂仁 2 克，慢慢细嚼，将嚼碎的药末随唾液咽下，每日 3 次。适用于呃逆气机郁滞证。

6. 山药、粳米各 100 克，枸杞子 20 克。将山药、枸杞子、粳米淘洗干净入锅同煮至熟烂，放温即可食用。适用于呃逆脾肾阴虚证。

7. 柿蒂 10 克，丁香、生姜片各 3 克。放入沙锅，加适量水煎煮，弃渣留汤，加入适量红糖搅匀即可。温热时饮汤，每日 1 剂，分 2 次服，连服 3 日为 1 个疗程。适用于呃逆脾胃阳虚证。

8. 通天草 15 克，赭石 30 克。水煎服。适用于呃逆胃火上逆证。

9. 乳香、硫黄、陈艾各 6 克。为细末，用好酒一杯，煎数滚，乘热用鼻嗅之，外用生姜擦胸前。适用于呃逆胃中寒冷证。

10. 橘皮、半夏、柿蒂、丁香各适量。研成细末后用生姜汁调成糊状敷于脐孔，连用 2～7 日。适用于呃逆气机郁滞证。

11. 党参 10 克，柿蒂 8 克，丁香 3 克，生姜 3 片，粳米 50～100 克，红糖适量。前 4 味洗净加水混煎，弃渣留汁，加入淘洗干净的粳米煮粥，粥熟后加红糖搅匀调味，宜温热服食，每日早、晚各 1 次。适用于呃逆脾胃虚寒证。

12. 生姜捣汁，加蜜 1 匙，温热服。适用于呃逆胃中寒冷证。

13. 旋覆花（布包）20 克，柿蒂 30 克。每日 1 剂，水煎，取汁代茶饮。适用于呃逆气机郁滞证。

14. 柿蒂 7 个，烧存性，研末酒调服。适用于呃逆气机郁滞证。

15. 刀豆适量。烧存性，白汤调服，立止。适用于呃逆脾胃阳虚证。

16. 生石膏（打碎）50 克，鲜淡竹叶 30～50 克，柿蒂 10 个，白糖（后下）20 克。每日 1 剂，水煎 2 次，取汁混匀，加入白糖，分 2 次服。适用于呃逆阴虚火旺证。

17. 干姜 60 克，制附子 40 克，黄酒 500 克。前 2 味，共碎细，同酒置于净瓶中，浸渍，封口，7 日后开取饮用，每次食前温饮 1～2 杯，每日 3 次。适用于呃逆胃中寒冷证。

18. 陈核桃 5 个。吃 2 次即愈。适用于呃逆胃阴不足证。

19. 白胡椒 2 克，砂仁、沉香各 3 克。每日 1 剂，水煎，分 2 次服，重者可重复剂量。适用于呃逆气机郁滞证。

20. 高良姜适量。研为末，加水 60 毫升，煎取 50 毫升，入少许醋，煎至 30 毫升，温服。适用于呃逆胃中寒冷证。

21. 浓煮芦根汁饮之。适用于呃逆胃火上逆证。

22. 南沙参 20 克，柿蒂 10 个，冰糖（捣碎，后下）15 克。每日 1 剂，水煎 2 次，取汁混匀，分 2 次服。适用于呃逆胃阴不足证。

23. 荔枝 7 个。连壳烧灰为末，开水调服。适用于呃逆气机郁滞证。

24. 黄连 3 克，紫苏叶 2～4 克。水煎，温服。适用于呃逆胃火上逆证。

25. 丁香、柿蒂各 50 克。研末，每次服 12 克，加生姜 5 片。适用于呃逆气机郁滞证。

26. 大枣 10 枚，生姜、橘皮、柿蒂各 15

克。水煎服，每日 1 剂，连服 3 剂。适用于呃逆胃中寒冷证。

27. 丁香、柿蒂、旋覆花各 5 克，人参 3 克，生姜 5 片。水煎服。适用于呃逆脾胃阳虚证。

28. 白梅花 5 克，柿蒂 5 个，生姜 3 片。水煎服，每日 1 剂。适用于呃逆气郁痰阻证。

29. 黑栀子 10 克。煎浓汁，入生姜汁少许，和服。适用于呃逆胃火上逆证。

30. 半夏 15 克，生姜 8 克。水煎服。适用于呃逆胃中寒冷证。

31. 花椒、芝麻各 50 克。为末，蒸饼为丸如梧子大，每次 10 丸，茶汤下。适用于呃逆气机郁滞证。

32. 枳壳 15 克，木香 3 克。为末，每次白汤服 30 克，可再服。适用于呃逆气机郁滞证。

33. 威灵仙、蜂蜜各 30 克。每日 1 剂，水煎 20 分钟，去渣温服。适用于呃逆脾胃阳虚证。

【生活调理】

1. 应保持精神舒畅，避免暴怒、过喜等不良情志刺激。

2. 注意寒温适宜，避免外邪侵袭。

3. 饮食宜清淡，忌生冷、辛辣、肥腻之物，避免饥饱无常，发作时应进食易消化物。少吃寒凉及辛辣刺激性食物。因为寒冷刺激可发生一时性呃逆，辛辣食物食入过量也可引起胃内积热而出现呃逆。

4. 生活规律。养成良好的生活习惯，如吃饭不要过快，要充分咀嚼，每顿饭最好有汤或稀粥搭配食用，以防一时性呃逆的发生。

5. 防止精神性呃逆。多发生于癔症患者，尤其以 15～20 岁的年轻女性居多，可出现频繁呃逆。所以防止癔症发作是预防呃逆的关键。

泄　泻

泄泻是指排便次数增多，粪质稀薄，甚至泻出水样便为特征的病症。古将大便稀薄，时作时止，病势缓者称"泄"；大便清稀，如水直下，病势急者称"泻"。现在临床一般统称泄泻。西医将病程在 4 周以内者称急性腹泻，4 周以上者称慢性腹泻。急性腹泻以各种病原微生物及寄生虫引起的急性肠道感染为主要病因，慢性腹泻则以慢性肠道感染、肠道肿瘤、吸收不良性腹泻、非感染性炎性病变（溃疡性结肠炎、克罗恩病等）等为主要病因。

中医学认为凡外感寒湿暑热，或饮食所伤，情志失调，或久病脾胃虚弱，导致脾胃运化功能失常，清浊不分，皆可发生泄泻。本病病位在肠，但关键病变脏腑在脾胃，与肝、肾密切相关。脾虚湿盛是泄泻发病的关键，故以运脾化湿为泄泻的治疗原则。

【偏方集成】

1. 大蒜 2～3 瓣。捣烂，敷双足心 2～4 小时后揭去，以不起疱为度，每日 1 次。适用于泄泻脾胃虚弱证。

2. 莲子（水浸、去皮）、薏苡仁各 30 克，粳米 50 克。每日 1 剂，加水煮粥，分 2 次服。适用于泄泻脾胃虚弱证。

3. 棉花根 100 克。水煎服，每日 1 剂。适用于泄泻脾胃虚弱证。

4. 车前子末 6 克，六一散 10 克。以少许填脐眼，胶布贴紧，每日换药 1 次。适用于泄泻湿热伤中证。

5. 山楂片 20 克，大枣 10 枚，鸡内金 2 个，白糖少许。将山楂片及大枣烤焦呈黑黄色，加入鸡内金、白糖后煮水，每日 2～3 次，连服 2 日。适用于泄泻食滞肠胃证。

6. 山楂、山药、白糖各适量。将山楂去核洗净与山药同煮，冷后加白糖搅匀并压成薄片。适用于泄泻食滞肠胃证。

7. 肉豆蔻 1.5 克为末，鸡蛋 1 个拌炒食，至多 3 服。适用于泄泻肾阳虚衰证。

8. 五味子 60 克，吴茱萸 15 克。共轧细末，每次 6 克，每日 2～3 次，米汤送下。适用于泄泻肾阳虚衰证。

9. 黄建兰花 10 克。每日 1 剂，沸水冲泡，代茶饮用。适用于泄泻脾胃虚弱证。

10. 绿豆 60 克，车前草 30 克。水煎，分 2 次温服。适用于泄泻湿热伤中证。

11. 荷梗或荷叶蒂 30～60 克，水煎取汁，加入麦芽糖 1～2 匙调服，每日 1 剂，分

2 次服。适用于泄泻肝气乘脾证。

12. 龙眼肉 15～20 克，生姜 3～5 克。水煎服，每日 1 剂。适用于泄泻脾胃虚弱证。

13. 凤尾草 30～60 克。水煎服或加冰糖适量炖服。适用于泄泻湿热伤中证。

14. 鸡内金适量。焙焦研末，每次 1 克，每日 3 次。适用于泄泻脾胃虚弱证。

15. 党参 20 克，炒粳米 30 克。隔日 1 剂，水煎，代茶饮用。适用于泄泻脾胃虚弱证。

16. 车前子适量。研为末，米饮送下 10 克。适用于泄泻湿热伤中证。

17. 苦参 20 克。每日 1～2 剂，水煎，去渣顿服。适用于泄泻暑湿伤中证。

18. 石榴皮 1 个，红糖 25 克。每日 1 剂，将石榴皮水煎，取汁调入红糖，分 2 次服。适用于泄泻脾胃虚弱证。

19. 乌梅 10 克，车前草 9 克，玫瑰花 2 克，蜂蜜 20 克。将乌梅、车前草洗净，加水 700 毫升煎至 500 毫升，入玫瑰花煮沸，调入蜂蜜服，每日 1 剂。适用于泄泻暑湿伤中证。

20. 丁香、木香各 10 克，肉桂 6 克。共为末，装纱布袋内浸湿，敷脐，每日 1 剂。适用于泄泻肝气乘脾证。

21. 槐花（炒）100 克。为末，米汤下。适用于泄泻肝气乘脾证。

22. 金樱子 30 克。水煎，饭后服。适用于泄泻肾阳虚衰证。

23. 益智 60 克。浓煎饮之。适用于泄泻肾阳虚衰证。

24. 百合、芡实各 50 克，大米 100 克。煮粥，每日 1 剂，分 2 次服。适用于泄泻脾肾阳虚证。

25. 把鲜姜剁成碎末，放在一块药布上，贴在肚脐处，用橡皮膏粘牢即可。适用于泄泻寒湿内盛证。

26. 将白胡椒粉或云南白药敷于肚脐上，上面用消毒棉纱盖住。适用于泄泻寒湿内盛证。

27. 马齿苋 30 克，黄芩 15 克，蒲公英 12 克，广藿香 9 克，木香 6 克。水煎，每日 1～2 剂，水煎 15 分钟，滤出药液，加水再煎 20 分钟，去渣，2 次煎液兑匀，分服。适用于泄泻湿热伤中证。

28. 葛根 30 克，黄芩 12 克，黄连 10 克，炙甘草 6 克。水煎，每日 1 剂，分 2 次服。适用于泄泻湿热内蕴证。

29. 胡椒末适量。和饭作饼，敷贴脐上。适用于泄泻寒湿内盛证。

30. 荔枝肉 30 克，炒白扁豆 20 克。水煎，每日 1 剂，分 2 次服。适用于泄泻脾胃虚弱证。

31. 芡实 200 克，老鸭 1 只。将芡实放入宰杀后并除去内脏、洗净血水的鸭腹内，炖至熟烂，加姜、葱、食盐、味精适量，佐餐食用。适用于泄泻脾胃虚弱证。

32. 大葱 100 克，盐若干。共炒热后，用布包裹热敷于腹部、背部和腰部。适用于泄泻寒湿内盛证。

33. 鲜艾叶 300 克。加水 2000 毫升熬汤，去渣，趁热熏洗双足，每日 3～4 次。适用于泄泻寒湿内盛证。

34. 山药、金樱子各 15 克，芡实 50 克，粳米 60 克。将金樱子水煎，去渣，入山药、芡实、粳米煮成粥，每日 1 剂，分 2 次服。适用于泄泻脾肾阳虚证。

35. 五倍子适量。研末，水调糊，贴肚脐。适用于泄泻湿热伤中证。

36. 益智（捣碎）60 克。水煎浓汁温服。适用于泄泻脾肾阳虚证。

37. 锅巴 120 克，炒山楂 100 克。共研细末，空腹白糖水送服，每次 6～9 克，每日 2～3 次。适用于泄泻食滞肠胃证。

38. 滑石 10 克，黄柏 9 克，甘草 5 克。共研细末，每次服 3 克，每日 3 次。适用于泄泻湿热伤中证。

39. 车前子 15 克（或车前草 30～60 克），藿香 10 克，生姜 9 克。水煎服。适用于泄泻寒湿伤中证。

40. 山楂、乌梅各 10 克，红糖适量。每日 1～2 剂，沸水冲泡 30 分钟，代茶饮用。适用于脾胃虚弱证。

41. 五味子 60 克，吴茱萸 15 克。吴茱萸泡 7 次，同五味子炒研细末，每次服 6 克。适用于泄泻脾肾阳虚证。

42. 生花椒 40 粒。以米浆水浸 1 宿，空心，滚水吞下，久服暖脏腑。适用于泄泻寒湿内盛证。

43. 鲜稻根适量。洗去泥，熬成膏，早、晚滚水冲兑，入白糖 3 克，调匀服。适用于泄泻肾阳亏虚证。

44. 番石榴叶（从树上摘下来的鲜叶）适量。开水洗净，即入口嚼烂吞下。适用于泄泻脾胃虚弱证。

【生活调理】

1. 急性泄泻患者应予流质或半流质饮食。若泄泻而耗伤胃气，可给予淡盐汤、饭汤、米粥以养胃气。若虚寒腹泻，可予淡姜汤饮用，以振奋脾阳，调和胃气。

2. 饮食宜吃营养丰富的清淡食品，如薏苡仁粥、粟米粥、白山药粥、白扁豆粥、大枣等。切忌食用黏滑油腻及不易消化的食物。

3. 注意神志的调节，保持乐观心志，慎防风寒湿邪侵袭。

便 血

便血，又称血便、下血、结阴，指血从大便而下，或血便夹杂而下，或单纯下血，或大便前后下血。可见于胃肠道炎症、溃疡、息肉、肿瘤，以及某些血液病、急性传染病、肠道寄生虫病等引起的大便下血。凡见大便中有血，如大便前、后下血，或血便夹杂，或单纯下血者，均可从便血论治。注意应与痢疾、痔疮相鉴别。中医病因病机：湿热之邪侵及肠道或饮食不节，过食辛辣，嗜饮酒浆等均可导致湿热内蕴，下注肠道，损伤肠道络脉，迫血下溢而致便血；中焦虚寒，脾阳虚亏，统血无力，血溢肠中，发生便血。辨证要点：便血有远血、近血之分，便血色鲜红者，其来较近；便血色紫者，其来较远。此外，下血鲜红，其来如溅者，又称肠风下血；浊而色暗者，又称脏毒。

【偏方集成】

1. 赭石 25 克，白茅根 50 克，小蓟 20 克，生地黄 15 克。水煎，分 2 次服，每日 1 剂。适用于便血各种证型。

2. 生地黄 15 克，槐花 10 克，侧柏叶 25 克，伏龙肝 20 克。水煎服，每日 2 次。适用于便血各种证型。

3. 墨旱莲 10 克。水煎，代茶饮用，每日 2 剂。适用于便血肠道湿热证。

4. 三七 7～10 克，郁金、熟地黄、牛膝各 10 克。每日 1 剂，水煎 2 次，合并煎液后分服。适用于便血脾不摄证。

5. 蚕豆叶 30 克，侧柏叶 10 克。将蚕豆叶、侧柏叶捣烂取汁，加酒适量，每日 1～2 次。适用于便血肠道湿热证。

6. 柿饼 200 克，地榆炭 100 克。柿饼瓦上焙成炭和地榆炭共研为细末。每次 9 克，加白糖少许冲服。适用于便血各种证型。

7. 紫珠草、地榆各等份。水煎，每次 50 毫升，每日 4 次。适用于便血肠道湿热证。

8. 炒椿皮 30 克。研成细末，白糖为引，白开水送服，早、晚分 2 次服。适用于便血肠道湿热证。

9. 鲜荷蒂（即荷叶中心部分）5 个。去茎（也可用干品，用量减半），洗净剪碎，加水适量，煎煮 1 小时，去渣，加冰糖少许，温饮，每日 2～3 次。适用于便血肠道湿热证。

10. 花椒 10 克，冬瓜皮 6 克。将花椒炒黄，与冬瓜皮共研细末，每次服 1～2 克，每日 3 次。适用于便血脾胃虚寒证。

11. 生大黄粉适量。每日 3 次，每次 3 克口服。适用于便血肠道湿热证。

12. 金银花、菊花、茵陈、甘草各 20 克。共为细末，每次取 10 克，水煎代茶饮。适用于便血肠道湿热证。

13. 茜草 20 克，猪蹄 1 个。将猪蹄洗净切开，与茜草同煎，喝汤吃猪蹄，每日 1 次。适用于便血肠道湿热证。

14. 淡豆豉、大蒜各 100 克。共捣为丸，每次服 10 克，每日 3 次。适用于便血肠道湿热证。

15. 黄花菜 30 克，木耳、血余炭各 6 克。先用水煎黄花菜和木耳，煮成 1 碗水，冲血余炭服，每日 1 次。适用于便血各种证型。

16. 石榴 1 个，红糖适量。石榴煅炭研末，加红糖拌匀，开水送服，每次服 6～9 克，每日 1 次。适用于便血各种证型。

中医偏方全书（珍藏本）

17. 枸杞子 30 克。焙干为末，以黄酒冲服，每次 10 克，每日 3 次。适用于便血气血亏虚证。

18. 莲子 60 克，猪直肠 1 段。将莲子去心和外衣，入猪肠内，两头扎紧，加水煮至烂熟，取出，调味服，每日 1 次。适用于便血肠道湿热证。

19. 鹿角胶 15～30 克，粳米 100 克。每日 1 剂，将粳米洗净，水煎至五成熟，加入鹿角胶煮至粥熟，分 2 次服，连服 3～5 日。适用于便血脾胃虚寒证。

20. 墨旱莲适量。瓦上焙研末，每次服 6 克，米汤下。适用于便血肠道湿热证。

21. 天南星适量。石灰炒焦，黄色为末，酒糊丸如梧子大，每次酒下 20 丸。适用于便血肠道湿热证。

22. 僵蚕（去头用丝绵包好）120 克，大枣 150 克。同煮烂，去蚕早、晚食之。适用于便血脾胃虚寒证。

23. 生地黄 30 克，丝瓜 25 克，调料适量。每日 1 剂，将生地黄洗净、切片，水煎，去渣，同丝瓜煮熟后投入调料，分 2 次服。适用于便血阴血亏虚证。

24. 荔枝、大枣各 6 枚，核桃仁 30 克，黑茶叶、椿皮各 9 克。每日 1 剂，水煎，代茶饮用。适用于便血脾胃虚寒证。

25. 石菖蒲 90 克，酒 250 毫升。煮成 100 毫升，分 2 次服。适用于便血肠道湿热证。

26. 木槿花 20 克，粳米 100 克，白糖 15 克。每日 1 剂，将木槿花晒干、研细末，粳米加水煮粥，熟后加入药末、白糖，分 2 次服。适用于便血肠道湿热证。

27. 王不留行适量。研末，每次服 3 克，每日 1 次。适用于便血肠道湿热证。

28. 鸡蛋壳去内膜，将壳用新瓦上下盖，火煅为末，清米饮空腹下 9 克。适用于便血各种证型。

29. 荆芥适量。炒为末，每次米汤服 6 克，妇女用酒下，亦可拌面作馄饨食之。适用于便血脾胃虚寒证。

30. 赤小豆 300 克，米醋 500 毫升。将赤小豆洗净，用米醋浸软，隔水蒸熟，晒干

研末，温开水送服，每次 6～10 克，每日 2～3 次。适用于便血肠道湿热证。

31. 地锦草 25 克。水煎顿服，或研末每次 10 克，冷开水冲服。适用于便血各种证型。

32. 血余炭 6 克，黑木耳 15 克，金针菜 30 克。将黑木耳、金针菜水煎，取汁兑入血余炭服，每日 1 剂。适用于便血各种证型。

33. 石榴花、侧柏叶各 10 克。加适量水煎，去渣，每日 1 剂，分 2 次服。适用于便血各种证型。

34. 椿皮适量。去粗皮，童便浸，晒干为末，大枣肉为丸如梧子大，每次 5～10 丸，酒送下。或椿皮 30 克，蜜炙，水煎服。适用于便血肠道湿热证。

35. 苦参 60 克，蜂蜜适量。将苦参研细末，以蜂蜜调为丸（如绿豆大），温开水送服，每次 3 克，每日 3 次。适用于便血肠道湿热证。

36. 木瓜（研末）6 克，蜂蜜 6 克。用白开水将蜂蜜（亦可多用 6 克）溶解，冲木瓜末服，每日早、晚各 1 次，可连续服用。适用于便血脾胃虚寒证。

37. 黄泥土 30 克，焦地榆 15 克，红糖 50 克。取水一大碗，煎焦地榆，去渣，滤药汁半碗，将黄泥土研末过筛，并红糖入药中，调匀温服。适用于便血各种证型。

38. 椿树皮（蜜炒）75 克，艾叶（炒）、黄芩（炒）各 6 克。共研细末，黄酒送服，每次 9 克，每日 1 次。适用于便血肠道湿热证。

39. 乌梅（去核）1 个。烧过为末，每次服 6 克，茶调服立止。适用于便血肠道湿热证。

40. 槐花 12 克，炒荆芥 8 克，侧柏叶、枳壳各 6 克。水煎，每日 1 剂，分 2 次服。适用于便血肠道湿热证。

41. 侧柏叶适量。烧灰，调下 6 克。适用于便血脾胃虚寒证。

【生活调理】

1. 注意饮食有节，起居有常。劳逸适度，避免情志过极。对便血证患者要注意精神调摄，消除其紧张、恐惧、忧虑等不良

情绪。

2. 在便血期间注意休息，减少活动，忌久坐、久站，以卧床休息为宜。

3. 宜进食清淡、易于消化、富有营养的食物，如新鲜蔬菜、水果、瘦肉、蛋等，忌食辛辣香燥、油腻黏滞之品，戒除烟酒。蔬果中以莲藕、空心菜、苋菜、茄子、香椿、石榴、苹果等具有良好的止血功效，可多食。

4. 严密观察病情的发展和变化，若出现头昏、心慌、汗出、面色苍白、四肢湿冷、脉芤或细数等，应及时救治，以防产生厥脱之证。便血量大或频频便血者，应暂予禁食，并应积极治疗引起血证的原发疾病。

尿频、尿急和尿痛

尿频、尿急、尿痛，是患者排尿时自己觉察到的一种不舒服的感觉，它是尿道发炎时常见的症状。这3种症状多同时出现，统称为尿路刺激征或膀胱刺激征。如急性肾盂肾炎、尿道炎、膀胱炎等，常可出现此类症状。尿频是指在一定时间内，排尿次数明显超过正常范围。正常成人，白天平均小便4～6次，夜间睡觉后至天亮起床前平均为0～2次。尿频有生理性与病理性之分，前者多由饮水过多、寒冷、精神紧张等引起；后者可由泌尿系统疾病和神经元性疾病引起，如膀胱疾病、前列腺炎、糖尿病、尿崩症等，病理性尿频常同时伴有尿急、尿痛症状。尿急是指尿意一来就迫不及待地须立即排尿的症状，常同时伴有尿频。多见于急性膀胱炎、膀胱内异物、前列腺增生等。尿痛是指排尿时，体内某部位发生疼痛的感觉。排尿开始尿痛，多由前尿道炎引起；排尿后期尿痛，常为后尿道、膀胱、前列腺炎引起；尿痛伴有尿急、尿频者，病变多在膀胱；尿痛合并排尿困难，甚至排不出尿者，多为尿道有疾病。

本病属中医学"淋证"范畴。即是因外感湿热、饮食不节、情志失调、禀赋不足或劳伤久病所致的以小便频急涩痛、淋漓刺痛、小腹拘急或痛引腰腹为主症的一类病证。淋证的主要病机是湿热蕴结下焦，肾与膀胱气

化不利。若二便灼热刺痛者为热淋；若湿热蕴结、尿液煎熬成石，则为石淋；若湿热下注，气化不利，无以分清泌浊，脂液随小便而去，小便如脂如膏，则为膏淋；若膀胱湿热，灼热血络，迫血妄行，小便涩痛有血，则为血淋。证有虚实之别，故临床辨证治疗时需辨明证候之虚实，标本之缓急，实则清利、虚则补益，同时结合病程的强弱等因素辨证论治。

【偏方集成】

1. 车前草、鱼腥草、白花蛇舌草、益母草、茜草各15克。水煎，每日1剂，早、晚各服1次。适用于尿频、尿急和尿痛热淋证。

2. 栀子10克，淡豆豉15克，荠菜30克（鲜品60克）。将上药先用水浸泡30分钟，再煎煮30分钟，每剂煎2次，将2次煎出的药液混合，每日1剂，分2次服。适用于尿频、尿急和尿痛热淋证。

3. 马齿苋60克。捣汁饮服。适用于尿频、尿急和尿痛热淋证。

4. 鲜车前草、粳米各100克。以车前草洗净切碎与粳米同煮粥，每日1次。适用于尿频、尿急和尿痛热淋证。

5. 棕榈根30克，猪瘦肉500克。一起炖至肉熟为止。功效止血、祛湿、消肿解毒。适用于尿频、尿急和尿痛血淋证。

6. 黑槐子末、大黄末各2克，鸡蛋1枚。将2味药共放于鸡蛋中搅匀，白面糊口煮熟，每次服2枚，每日1次，停2日，服后多喝开水。适用于尿频、尿急和尿痛血淋证。

7. 血余炭10克，地骨皮、车前子各20克，五灵脂5克。水煎服，每日2次。适用于尿频、尿急和尿痛膀胱湿热证。

8. 葡萄1500克，蜂蜜、盐各适量。将葡萄去皮切片，用蜂蜜泡10分钟，焙干，再浸再焙，连续3次。每次嚼服数片，盐水送服，每日3次。适用于尿频、尿急和尿痛热淋证。

9. 桑寄生50克，石韦、冬葵子各15克，瞿麦20克，海金沙25克。水煎，每日1剂，分2次服。适用于尿频、尿急和尿痛石淋证。

10. 鲜芥菜250克，鸡蛋1枚。将芥菜

中医偏方全书（珍藏本）

洗净切碎，鸡蛋打碎，2 味加水煮汤，午餐前顿服，每日 1 次，以愈为度。适用于尿频、尿急和尿痛石淋证。

11. 大黄、海金沙各 30 克，鸡蛋数枚。将大黄、海金沙共研为细末，用蛋清调和为丸，如绿豆大，每次服 5 克，每日 2 次。功效通淋利湿。适用于尿频、尿急和尿痛石淋、砂淋证。

12. 芹菜 1500 克。将芹菜洗净，捣烂取其汁，加热至沸，每次服 60 克，每日 3 次。适用于尿频、尿急和尿痛血淋证。

13. 乱发若干，麝香少许，米醋适量。将乱发烧为灰，不拘多少，为末，入麝香少许，米醋适量，每次服 6 克。适用于尿频、尿急和尿痛血淋证。

14. 茄叶适量。将其熏干为末，每次 6 克，温酒或盐汤下，隔年者尤为佳。适用于尿频、尿急和尿痛血淋证。

15. 薏苡仁 30 克，萆薢 6～10 克，粳米 100 克。将萆薢单煎取汁，与薏苡仁、粳米同煮为粥。适用于尿频、尿急和尿痛膏淋证。

16. 杉树根 50 克，桃仁 6 克，鲜鸡蛋 1 只。加水适量，煮至蛋熟，吃蛋喝汤，早、晚各 1 次，连服 5 日。适用于尿频、尿急和尿痛膏淋证。

17. 生藕节 500 克，白冬瓜 250 克。两者洗净切片，加水煮汤，代茶饮。适用于尿频、尿急和尿痛血淋证。

18. 玉米须 30 克，灯心草、车前子各 10 克，猪小肚 1 个。适用于尿频、尿急和尿痛热淋证。

19. 车前子、木通、五味子各 12 克，柴胡 30 克，黄柏 16 克。水煎，每日 1 剂，早、晚服。适用于尿频、尿急和尿痛热淋证。

20. 豌豆苗 30 克，薏苡仁、粳米各 50 克，味精、盐、麻油少量。先将粳米与薏苡仁煮粥，沸后加入豌豆苗同煮，食时加上述调料。适用于尿频、尿急和尿痛热淋证。

21. 核桃仁 10 克，大麦 3 克，甘草、灯心草各 1 克。将上药加水共煎 40 分钟，取液，温服。功效补肾、健脾、清利湿热。适用于尿频、尿急和尿痛劳淋证。

22. 生黄花 60 克，鲜鲤鱼 1 条（500 克左右）。两者加水共煮，入调料后饮汤吃肉。适用于尿频、尿急和尿痛劳淋证。

【生活调理】

1. 注意外阴清洁，不憋尿，多饮水，每 2～3 小时排尿 1 次，房事后即行排尿，防止秽浊之邪从下阴上犯膀胱。妇女在月经期、妊娠期、产后更应注意外阴卫生，以免虚体受邪。

2. 避免纵欲过劳，保持心情舒畅，以提高机体抗病能力。

3. 养成良好的饮食起居习惯，饮食宜清淡，忌肥腻辛辣酒醇之品。

腹　痛

腹痛是指胃脘以下，耻骨毛际以上部位发生疼痛为主症的病证。凡外邪入侵，饮食所伤，情志失调，跌仆损伤，以及气血不足，阳气虚弱等原因，引起腹部脏腑气机不利，经脉气血阻滞，脏腑经络失养，均可发生腹痛。腹痛常见的证型有寒邪内阻、湿热积滞、饮食停滞、气机郁滞、瘀血阻滞和中虚脏寒。

【偏方集成】

1. 生姜 30 克，花椒 6 克，乌梅 12 克。水煎顿服。适用于腹痛寒邪内阻证。

2. 川芎 6 克，制香附 18 克，白芍 18 克。水煎，每日 1 剂，分 2 次服。适用于腹痛肝郁气滞证。

3. 生姜 6 克，葱白 30 克，吴茱萸 2 克，粳米适量。生姜、葱白切碎，吴茱萸研为细末。先用粳米煮粥，待粥熟后放入吴茱萸末及生姜、葱白，再煮 3～5 分钟，温热服。适用于腹痛寒邪内阻证。

4. 大黄、砂仁各 10 克，莱菔子 30 克。共研细末，温开水送服，每次 3～6 克，每日 2 次。适用于腹痛饮食积滞证。

5. 生姜 30 克，新鲜狗肉 100～150 克，葱白 3 段，粳米 100 克。狗肉切丁，余味放入沙锅内，加水 800～1000 毫升，煮至肉烂米开粥稠为度，每日早、晚空腹温热服食。适用于腹痛中虚脏寒证。

6. 干姜、香附（酒炒）、大黄（酒炒）各 15 克。共研细末，温开水送服，每次 3～6

克，每日 2 次。适用于腹痛中虚脏寒证。

7. 生姜 15 克，吴茱萸 9 克。水煎，去渣分服。适用于腹痛寒邪内阻证。

8. 生姜 30 克，葱白 105 克。共捣烂取汁，热酒冲服。适用于腹痛寒邪内阻证。

9. 干姜 2～3 克，制附子 5～10 克，葱白 2 茎，粳米 100 克，红糖适量。前 2 味入沙锅，煮 1 个半小时，再入葱白、粳米、红糖同煮粥，早、晚空腹服之。适用于腹痛中虚脏寒证。

10. 山楂肉、小茴香、橘核各 20 克。将 3 味炒为细末后，温黄酒送服，每次 6 克，每日 3 次。适用于腹痛饮食积滞证。

11. 干姜 10 克，制附子 9 克，肉桂（研末）1.5 克。水煎干姜、制附子，去渣，放入肉桂末，搅匀分服。适用于腹痛寒邪内阻证。

12. 生松叶（即松毛）120 克。捣汁，开水冲汁服。适用于腹痛各种证型。

13. 白芍 45 克。水 300 毫升煎取 200 毫升，饭后服之有效。适用于腹痛各种证型。

14. 吴茱萸 6 克，石菖蒲 10 克，黄酒 1 小杯。将前 2 味共研细末，热黄酒送服，每次 3 克，每日 2 次。适用于腹痛寒邪内阻证。

15. 炒莱菔子 10 克，延胡索 18 克，丹参 12 克。将前 2 味共研细末，用丹参煎汤送服，每次 10 克，每日 2 次。适用于腹痛肝郁气滞证。

16. 白胡椒 2 克，鸡蛋 1 个，加水共煮 5 分钟后，将鸡蛋去壳再煮 10 分钟，吃蛋喝汤，每日 2 次。适用于腹痛寒邪内阻证。

17. 蔓荆子 15 克。研末，用开水送服，每日 1 次。适用于腹痛热邪壅滞证。

18. 当归尾 5 克，小茴香 1 克，郁李仁 6 克，桃仁 9 粒，西红花 1.5 克。每日 1 剂，水煎，代茶饮用。适用于腹痛瘀血内停证。

19. 桃树根 50 克。洗净切片水煎服，每日 1 次。适用于腹痛瘀血内停证。

20. 山楂 9 克，红糖适量。山楂炒焦成炭，研细末，加红糖，开水冲，温后，顿服。适用于腹痛饮食积滞证。

21. 生姜 5 片，红糖 60 克，白酒适量。生姜切成片，沏姜糖水加白酒少许温服。适用于腹痛中虚脏寒证。

22. 生姜、红糖、白糖各 15 克，艾叶 10 克，大枣 6 枚。水煎，温服。适用于腹痛中虚脏寒证。

23. 大蒜 10 头，用酒浸泡 2 月，每次可服 1～2 头；如来不及浸泡，可用生大蒜煮食。适用于腹痛气滞胃肠证。

24. 山楂 120 克，白糖适量。将山楂洗净，去核切片，炒焦研末，每次 15～20 克，白糖水送服，每日 2 次。适用于腹痛饮食积滞证。

25. 莱菔子（炒）15 克，广木香 4.5 克。共研细末，用开水冲服，每日 1 剂。适用于腹痛饮食积滞证。

26. 五灵脂、蒲黄各 10 克，米醋半碗。将五灵脂、蒲黄共研细末，与米醋共煮沸，顿服。适用于腹痛瘀血内停证。

27. 乌药 10 克，当归 6 克。共研细末，温开水送服，每次 4 克，每日 3 次。适用于腹痛肝郁气滞证。

28. 川楝子 30 克，延胡索、黄芩各 15 克。共研细末，混匀，每次 3 克，每日 2 次，温开水送服。适用于腹痛肝郁气滞证。

29. 大黄（酒炒）、干姜、香附（酒炒）各 15 克。共研细末，每次 3～6 克，每日 2 次，温开水送服。适用于腹痛肝郁气滞证。

30. 胡椒 37 枚，用白酒送服。适用于腹痛寒邪内阻证。

31. 肉桂 6 克。研为细末，和米饭为丸（如绿豆大），温开水送服，每次 1.5 克。适用于腹痛中虚脏寒证。

32. 葱头 240 克，捶烂炒热敷肚脐处。适用于腹痛寒邪内阻证。

33. 苦参 30 克，醋 110 毫升。煎至 80 毫升，分 2 次服。适用于腹痛湿热内阻证。

34. 荔枝核 15 克，橘核 10 克，红糖 20 克。将荔枝核、橘核捣碎，水煎，取汁加入红糖调匀，温服。适用于腹痛寒邪内阻证。

35. 广木香适量。蘸水磨汁冲服。适用于腹痛气滞胃肠证。

36. 生姜汁、连须葱头各适量。共捣烂，涂于患者脐孔内，再点燃艾条，隔药悬灸 4 分钟，灸后盖上纱布固定。适用于腹痛寒邪内阻证。

中医偏方全书（珍藏本）

37. 生姜 30 克，白胡椒 2 克，白芥子 3～5 克。后 2 味研为细末，与生姜共捣烂，敷于脐孔内，盖以纱布固定，敷药 1～2 小时。适用于腹痛寒邪内阻证。

38. 白胡椒（研细）6 克，红糖 60 克，烧酒 60 克，共煨热服；或用白胡椒 7 个，嚼碎开水吞服。适用于腹痛寒邪内阻证。

39. 炮姜 10 克，五灵脂 4.5 克，黄酒 1 小杯。五灵脂、炮姜共研细末，以热黄酒送服。适用于腹痛气滞血瘀证。

40. 石菖蒲根 27 克。研细末，每次 9 克，酒送下，每日 3 次。适用于腹痛寒邪内阻证。

41. 生姜 10 片，葱白 7 根，共捣烂，热酒冲服取汗。适用于腹痛寒邪内阻证。

42. 黄荆子（晒干）适量。炒研末和红糖服。适用于腹痛饮食积滞证。

43. 枳实、白芍各 15 克。共炒黄、研末，每次 6 克，每日 2 次，温开水送服。适用于腹痛肝气郁滞证。

44. 小茴香 3 克，盐 1 撮。开水冲服。适用于腹痛寒邪内阻证。

45. 丁香 2 粒，黄酒 50 毫升。共隔水炖 10 分钟，热服。适用于腹痛寒邪内阻证。

46. 芥末 9～15 克。加醋和卤水熬浓，摊厚纸上或布块上，按腹痛处贴上。如皮肤发赤起疱，即去药。适用于腹痛寒邪内阻证。

47. 吴茱萸 3 克，木香 2.4 克。共研细末，开水冲服，每日 2 剂。适用于腹痛寒邪内阻证。

48. 生荜澄茄根 15 克，水 2 碗。煎水分服。适用于腹痛各种证型。

49. 白芥子适量。微炒为末，蒸饼丸如小豆大，每次姜汤吞下 10 丸。适用于腹痛寒邪内阻证。

50. 枫树叶 7 片（1 次量）。烘干研末，开水送下，每日 2 次，隔 4 小时服 1 次。适用于腹痛寒邪内阻证。

51. 小胡椒（研末）7 枚，大枣 7 枚，核桃 7 枚。烧焦研细末，用烧酒、红糖熬成汤，1 次服下即可。适用于腹痛寒邪内阻证。

52. 穿山甲片（土炒脆）适量。研末，白糖调，每次 6～9 克，陈酒送下。适用于腹痛瘀血内停证。

53. 山楂 30 克，神曲 15 克，粳米 100 克，红糖 20 克。将山楂、神曲煎水，取汁备用；粳米加水煮成粥，兑入煎汁、红糖，再煮二三沸即可服食，每日 1 剂。适用于腹痛饮食积滞证。

【生活调理】

1. 注意寒温调摄，避免外邪入侵。

2. 饮食有节、防止暴饮暴食，以免损伤脾胃元气。

3. 保持心情愉快，避免忧思郁怒等不良精神因素的刺激。

4. 合理、科学地安排膳食。过于冰冷、滚烫的食物会刺激胃黏膜，因此应当吃温暖和易消化的食物，保护胃黏膜和肠道健康。夏季脾胃功能弱，如果一入秋就吃得很油腻，会加重肠胃负担，不妨服用一些益气健脾、理气和胃的保健品，帮助肠胃调整适应。

水　肿

水肿系指血管外的组织间隙中有过多的体液积聚，为临床常见症状之一。与肥胖不同，水肿表现为手指按压皮下组织少的部位（如小腿前侧）时，有明显的凹陷。中医学称水气，亦称水肿。水肿是一个常见的病理过程，其积聚的体液来自血浆，其钠与水的比例与血浆大致相同。习惯上，将过多的体液在体腔中积聚称积水或积液，如胸腔积液、腹水、心包积水等。

中医学认为水肿是由外邪、饮食、劳倦等病因，引起肺失通调，脾失转输，肾失开阖，膀胱气化不利，导致津液输布失常，水液潴留，泛溢肌肤，以眼睑、头面、四肢、腹背甚至全身浮肿为主要临床表现的一类病证，严重者还可伴有胸腔积液、腹水。辨证以阴阳为纲，阳水以祛邪为主，应予发汗、利水或攻逐，同时配合清热解毒、理气化湿等法；阴水当以扶正为主，健脾、温肾，同时配以利水、养阴、活血、祛瘀等法。

【偏方集成】

1. 栀子适量。将栀子去皮取仁，炒，捣为细末，米汤送下 6～9 克；若胃热病在上者，带皮用之。适用于水肿湿热壅盛证。

2. 紫苏 240～300 克。煮汤，全身洗，洗后安睡出汗为度。适用于水肿风水相搏证。

3. 茯苓 15 克，干姜 5～10 克，大枣 5 枚，粳米 100 克。将干姜、茯苓水煎，去渣，入大枣、粳米煮粥食用，每日 1 剂。适用于水肿脾阳不振证。

4. 紫背浮萍 60～100 克（鲜者加倍），白术 60 克。水煎，每日 1 剂，早、晚分服。适用于水肿风水相搏证。

5. 砂仁 5 克，蝼蛄（焙干）1 个。共为细末，黄酒冲服，每日 1～2 剂。适用于水肿瘀血互结证。

6. 丝瓜络 2 条，巴豆 50 粒，粳米 250 克。将丝瓜络剪块，巴豆去壳，同炒至巴豆呈深黄色时去巴豆，入粳米与丝瓜络同炒至米黄为度，取米研粉，每次 10～15 克，每日 2 次，薏苡仁汤送下。适用于水肿脾肾阳虚证。

7. 赤小豆 60 克，大麦芽 100 克。加水炖服，每日 1 剂。适用于水肿脾阳不振证。

8. 淡竹叶 20 克，白茅根 60 克，车前子 40 克。水煎服，每日 1 剂。适用于水肿湿热浸淫证。

9. 荸荠粉 30 克，车前草、滑石各 60 克。水煎服，每日 1 剂，连服 1 周。适用于水肿湿热壅盛证。

10. 玉米须 50 克，车前子 20 克，甘草 10 克。水煎，每日 1 剂，早、晚分服。适用于水肿湿热壅盛证。

11. 蚯蚓粪适量。研为末，隔年醋调涂患处。适用于水肿瘀水互结证。

12. 芥菜 500 克，鲍鱼 80 克，贝母 20 克。将上药洗净，同煮，喝汤食肉，每日 1 次，常年服用。适用于水肿脾阳不振证。

13. 鸭肉 1.5 千克，赤小豆 250 克。先煮鸭肉，后下赤小豆，每日 1 次，连服 1 个月。适用于水肿脾阳不振证。

14. 葛根 960 克，鲫鱼 640 克，猪排骨（大排）640 克。先炖排骨、鲫鱼，后下葛根，喝汤食肉，每日 1 次，连服 1 周。适用于水肿湿热壅盛证。

15. 败荷叶适量。烧研，每次 6 克，每日 3 次，米汤下。适用于水肿风水相搏证。

16. 鸡血藤根 50 克，红糖 100 克。煎服，连服 3～4 日。适用于水肿风水相搏证。

17. 甘遂（研末）1.5 克，鸡蛋 1 个。将鸡蛋打 1 个小孔，将药末放入蛋内烧熟食用。适用于水肿水湿浸淫证。

18. 益智（研末）适量。每次 9 克，每日 3 次，酒送下。适用于水肿脾肾阳虚证。

19. 薏苡仁 60 克，冬瓜 200 克，白糖 30 克。将薏苡仁加水煮粥，将熟时加入冬瓜块煮熟，加入白糖服食，每日 1 剂。适用于水肿水湿浸淫证。

20. 玉米须、白茅根各 50 克。共煎汤，加适量白糖分次服用。适用于水肿湿热壅盛证。

21. 赤小豆 60 克，鲤鱼（去肠脏）1 条，生姜 10 克。共炖汤，不放盐，吃鱼饮汤。适用于水肿脾阳不振证。

22. 芫花根 10 克，大枣 10 枚。共捣为丸（如绿豆大），每次服 1 克，每日 1～2 次。适用于水肿脾肾阳虚证。

23. 黄芪 60 克，猪瘦肉适量。共煎汤，不放盐，吃肉饮汤。适用于水肿脾气虚证。

24. 金樱子根（晒干）500 克，黄酒 1.5 千克。上药同煎，煎成 500 克，分 3 日服，每日早、晚饭后各 1 次，忌食生冷及盐类；或金樱子根 30 克，水煎加糖服。适用于水肿脾阳不振证。

25. 薏苡仁 60 克，黑豆 100 克。按常法煮粥食用，每日 1 剂。适用于水肿脾肾两虚证。

26. 鲜扁豆 100 克，大米 100 克。煮粥服。适用于水肿湿热壅盛证。

27. 车前子（包煎）10 克，发菜 15 克，冰糖适量。将车前子、发菜水煎半小时，去车前子，加入冰糖服食，每日 1 剂。适用于水肿水湿浸淫证。

28. 夏枯草 400 克，绿豆芽 500 克，白糖 200 克。将夏枯草加水煮沸数次，去渣，再加绿豆芽、白糖，待绿豆芽煮熟，连汤服用。适用于水肿湿毒浸淫证。

29. 白菜 500 克，薏苡仁 30 克。共煎汤，不放盐，饮汤吃菜，每日 1～2 次，常年服用。适用于水肿水湿浸淫证。

30. 山药、糯米各 100 克，莲子 50 克，大枣 15 枚，白糖适量。按常法煮粥，分 2 次服，每日 1 剂。适用于水肿肾阳衰弱证。

31. 牵牛子（微炒）60 克，捣末，水牛尿浸 1 宿，清晨入葱白 1 把，煎 10 余沸，去渣，空腹分 2 次服，水从小便出。适用于水肿水湿浸淫证。

32. 樟树子 9 克。水煎代茶饮。适用于水肿水湿浸淫证。

33. 马齿苋 1 把，晚大米少许。煮食之。适用于水肿湿热壅盛证。

34. 杏仁、晚大米各适量。杏仁去皮尖，研碎，同晚大米煮粥，食之。适用于水肿瘀水互结证。

【生活调理】

1. 避免风邪外袭，患者应注意保暖；感冒流行季节，外出戴口罩，避免去公共场所；居室宜通风；平时应避免冒雨涉水，或湿衣久穿不脱，以免邪外侵。

2. 注意调摄饮食。水肿重者应予无盐饮食，轻者予低盐饮食（每日食盐 3～4 克）；若因营养障碍而致水肿者，不必忌盐，饮食应富含蛋白质，清淡易消化。

3. 劳逸结合，调畅情志。

4. 若每日尿量少于 500 毫升，要警惕癃闭的发生。

腰　痛

腰痛是以腰部一侧或两侧疼痛为主要症状的一种病证。腰痛常可放射到腿部，常伴有外感或内伤症状。引起腰痛的原因很多，约有数十种，比较常见的有肾虚、腰椎骨质增生、骨刺、椎间盘突出症、腰椎肥大、椎管狭窄、腰部骨折、椎管肿瘤、腰部急慢性外伤或劳损、腰肌劳损、强直性脊柱炎、肾脏疾病、风湿病、脊椎及脊髓疾病等都可以致腰痛。

中医学认为腰痛可因感受寒湿、湿热，或跌仆外伤，气滞血瘀，或肾亏体虚所致。其病理变化常表现出以肾虚为本，感受外邪、跌仆闪挫为标的特点。临证首先宜分辨表里

虚实寒热，感受外邪属实，治宜祛邪通络，根据寒湿、湿热的不同，分别予以温散或清利；外伤腰痛属实，治宜活血祛瘀、通络止痛为主；内伤致病多属虚，治宜补肾固本为主，兼顾肝脾；虚实兼见者，宜辨主次轻重，标本兼顾。

【偏方集成】

1. 胡椒根 50 克，蛇肉 250 克。共煲汤，调味服食。适用于腰痛寒湿证。

2. 生山药、嫩桑枝各 30 克，淡干姜 9 克。水煎，每日 1 剂，分 2 次服。适用于腰痛风湿证。

3. 白术 30 克，薏苡仁 20 克，苍术 15 克。水煎，每日 1 剂，早、晚分服。适用于腰痛寒湿证。

4. 橘子（炒，去皮）适量。上为细末，每次 5 克，酒调下，未止再服。适用于腰痛瘀血证。

5. 补骨脂 10 克。炒后研为末，黄酒冲服，每日 1 次。适用于腰痛肾阳虚证。

6. 杜仲 30 克，猪腰 1～2 个。加适量水共煲汤服用，每日 1 次，连服数周。适用于腰痛肾阳虚证。

7. 延胡索 30 克。研细末，开水冲服，每次 6 克，每日 2 次。适用于腰痛气滞血瘀证。

8. 枳实 15 克，麦冬 10 克，陈橘皮 9 克。上药研为粗末，每次服 10 克，每日 1 次，连服 3 周。适用于腰痛气滞证。

9. 仙茅（9 蒸 9 晒），好酒 250 毫升。仙茅浸酒，半个月后可饮用，每日 2 次，早、晚各 1 次。适用于腰痛肾阳虚证。

10. 红花 10 克，秦艽、防风、党参各 20 克。水煎服，每日 1 剂。适用于腰痛风湿证。

11. 牛膝叶 500 克，薏苡仁 100 克。于豉汁中相和，煮作羹，和盐、酱空腹食之，每日 1 次，连服 1 周。适用于腰痛寒湿证。

12. 五灵脂、苍术、川乌各 50 克。共为末，每次服 3 克，每日 3 次。适用于腰痛风湿证。

13. 槟榔适量。研为末，每次 5 克，酒送服。适用于腰痛寒湿证。

14. 鹿角屑 100 克。熬令黄，捣末，空

腹暖酒 1 盏，每日 1 次。适用于腰痛肾阳虚证。

15. 伸筋草 20 克，鸡血藤 15 克。每日 1 剂，水煎服。适用于腰痛风湿证。

16. 鳖甲 1 枚。捣末，每次调服 6 克，每日 1 次，连服 1 周。适用于腰痛瘀血证。

17. 黄柏、狗脊各 9 克。每日 1 剂，水煎服。适用于腰痛湿热证。

18. 威灵仙 500 克。洗净，好酒浸 7 日，为末，面糊为丸如梧子大，每次以药酒下 20 丸，每日 1 次。适用于腰痛肾阳虚证。

19. 石花适量。浸酒饮之，每次 20 毫升，每日 2 次，早、晚分服。适用于腰痛瘀血证。

20. 新亚麻 250 克。熬香杵末，每日 10 克，温酒、蜜汤、姜汁皆可送服下。适用于腰痛风寒湿证。

21. 制附子 5 克，苍术 10 克，粳米 100 克，葱白少许。将附子、苍术研为细末，与粳米加水煮粥，熟后加入葱白末，每日 1 剂，分 2 次服。适用于腰痛风湿证。

22. 羊肾适量。去膜，阴干为末，酒服 6 克，每日 2 次。适用于腰痛肾阳虚证。

23. 制草乌 15 克，生姜 10 克，盐少许。共捣研成细末，加酒少许炒热，布包外敷贴痛处。适用于腰痛寒湿证。

24. 葱白 30 克，大黄 10 克。共捣烂，炒热后外敷贴痛处。适用于腰痛湿热证。

25. 当归、川芎、乳香、没药各 30 克，醋 300 毫升。先将诸药在醋中浸泡 4 小时，再移入锅内加热数十沸，然后以纱布放入醋内浸透，趁热敷贴腰痛处，冷则更换，每次连续敷 4～6 小时，每日 1 次。适用于腰痛瘀血证。

26. 土鳖虫 7 只，白酒 30 毫升。前药焙干研成粗末，用白酒浸泡 1 昼夜，去渣，分服，每日 1 剂。适用于腰痛湿热证。

27. 大黄（切如豆大）10 克，生姜（切）5 克。上药同炒令焦黄，以水 1 大盏，浸 1 宿，五更去渣顿服。适用于腰痛瘀血证。

28. 炒补骨脂、炒杜仲、核桃仁各 240 克，山药适量。将山药洗净、蒸熟；补骨脂、杜仲共研细末，核桃仁捣烂，共和匀；以山

药糊和制丸（如梧子大），每次 50～60 丸，每日 1～2 次，淡盐水送服。适用于腰痛肾阳虚证。

29. 蛤蚧 1 对，白酒 100 毫升。将蛤蚧去头、足、鳞，切成小块，浸于酒中，封固 2 个月。每次饮 30 毫升，每日 1 次。适用于腰痛肾阳虚证。

30. 薏苡仁 30 克，制附片 6 克，木瓜、川牛膝各 9 克。水煎，每日 1 剂，分 2 次服。适用于腰痛寒湿证。

31. 炒黑牵牛子 15 克，炒延胡索 10 克，当归（去芦）9 克，补骨脂 20 克（酒浸 1 宿，瓦上炒熟）。上为细末，以独头蒜湿纸裹煨熟，研成膏子为丸，如梧子大，每次 10～15 丸，空腹、食前温酒送下，每日 2 次。适用于腰痛瘀血证。

32. 葛根、升麻、防风、荆芥各 10 克。水煎，每日 1 剂，早、晚分服，连服 1 周。适用于腰痛寒湿证。

33. 麋茸 10 克（治如鹿茸，无麋茸以鹿茸代），小茴香（炒香）5 克，菟丝子（酒浸晒干，用纱布包碾取末）15 克，羊肾 2 对。前 3 味为末，入羊肾中，醪酒煮烂，去膜，研如泥，上药为丸，如梧子大，阴干如肾膏，少入酒糊佐之；每次 30～50 丸，空腹温酒、盐汤送下。适用于腰痛肾阳虚证。

34. 白龙须（为粗末）90 克，白酒 300 毫升。共浸泡 3 日，去渣服，每次 10 毫升，每日 3 次。适用于腰痛寒湿证。

35. 杜仲 500 克，羊肾 3～4 枚。杜仲去皮炙黄分作 10 剂，每夜取 1 剂，以水 1 升浸至五更，煎三分，取汁，以羊肾切下，再煮 3～5 沸，如作羹法，和以椒、盐，空腹顿服。适用于腰痛肾阳虚证。

36. 肉桂 30 克，吴茱萸 90 克，生姜 120 克，花椒 60 克。共炒热，以绢帕包裹，熨痛处，冷则再换炒热。适用于腰痛肾阳虚证。

37. 草苁蓉 500 克，好酒 1 升。将上药浸入酒中，1 日后即可饮用，每日早、晚各 1 次，适量饮用。适用于腰痛肾阳虚证。

38. 松根（切片）500 克，酒 200 毫升。将松根 9 蒸 9 晒，用酒浸于瓶中，封口，7 日后开封取用，每次于食前温饮 1～2 杯。适用

于腰痛风寒湿证。

39. 干姜50克，苍术10克，当归15克，95％乙醇适量。将上药研细末，过筛。加乙醇于患部外敷热烤，每日1次。适用于腰痛寒湿证。

40. 生附子10克，吴茱萸15克，蛇床子20克。共研为末，每次10克，以生姜汁调如膏，摊放帛上，于痛处熁，用衣服系定；觉痛热即愈，未退再贴。适用于腰痛肾阳虚证。

41. 芥子末，酒调贴之。每日1次，连用1周。适用于腰痛痰湿证。

【生活调理】

1. 避免坐卧湿地，若涉水、淋雨或身劳汗出后即应换衣擦身，暑天湿热郁蒸时应避免夜宿室外或贪冷喜水。勿勉力举重，不做没有准备动作的剧烈运动。

2. 早晨起床首先活动腰部。平时多做收缩腹肌、伸展腰肌的运动，以及散步、倒步行走和骑自行车等，都能防止和减轻腰疼。

3. 学会放松，减少紧张情绪。紧张情绪可使血液中激素增多，促使腰间盘肿大而导致腰疼，所以合理安排工作和休息，保持愉快心境对防止腰疼有很大帮助。

4. 保持正确姿势。无论做什么都不能违背生理功能。久坐者坐时要使背部紧靠椅背，以使腰部肌肉得到放松和休息，时而向后伸腰也是预防腰疼的好方法。

5. 改进饮食生活、避免肥胖。若体形已发胖则要实行科学减肥。因为肥胖会给脊椎带来过大的负荷，同时由于腹肌松弛而不能起到对脊椎的支撑作用，会迫使脊椎发生变形。

便　秘

便秘是排便次数明显减少，每2～3日或更长时间1次，无规律，粪质干硬，常伴有排便困难感的病理现象。有些正常人数日才排便1次，但无不适感，这种情况不属便秘。便秘的主要表现是大便次数减少，间隔时间延长；或正常，但粪质干燥，排出困难；或粪质不干，排出不畅，可伴见腹胀、腹痛、食欲减退、嗳气反胃等症。常可在左下腹扪及粪块或痉挛之肠型。由于引起便秘的原因很多，也很复杂，因此，一旦发生便秘，尤其是比较严重、持续时间较长的便秘，应及时到医院检查，查找引起便秘的原因，以免延误原发病的诊治，以便能及时、正确、有效地解决便秘的痛苦，切勿滥用泻药。

中医学认为，便秘主要由燥热内结、气机郁滞、津液不足和脾肾虚寒所引起。基本病变属大肠传导失常，同时与肺、脾、胃、肝、肾等脏腑的功能失调有关。治疗以通下为主，并应针对不同的病因采取相应的治法。

【偏方集成】

1. 牛奶250克，粳米100克，白糖适量。粳米煮粥，粥成入牛奶及白糖调匀，空腹服食。适用于气虚秘。

2. 何首乌20～30克，大米60克，大枣10枚，冰糖适量。先将何首乌加水煎取药汁，再加大米、大枣共煮粥，粥成入冰糖后服。适用于血虚秘。

3. 海参30克，木耳20克，猪大肠150克。将猪大肠洗净，与木耳、海参共炖熟，调味服食。适用于血虚秘。

4. 阿胶（捣碎）10克，葱白20克。将葱白水煎，入阿胶末烊化服，每日1剂，连服5～7日。适用于冷秘。

5. 火麻仁、柏子仁各10克。共为细末，冲服，每日2～3次。适用于阴虚秘。

6. 肉苁蓉15克，羊肉60克，大米100克。先煎肉苁蓉及羊肉，去渣取汁，入米煮粥，调味服食。适用于阳虚秘。

7. 芒硝5克。研为细末，置伤湿止痛膏中央，外敷双足心涌泉穴处，每日1换，连续3～5日。适用于热秘。

8. 枳实10克。水煎20分钟，去渣顿服，每日1～2剂。适用于气秘。

9. 生大黄、焦山楂各等份。将2药择净，研为细末，装瓶备用；使用时每次取药末10克，用米醋或清水适量调为稀糊状，外敷于患者双足心涌泉穴及肚脐孔处，敷料包扎，胶布固定，每日1换，连续3～5日。适用于热秘。

10. 鲜苋菜、粳米各100克。按常法煮粥食用。每日 1 剂。适用于热秘。

11. 大黄 10 克，枳实、厚朴、玄明粉（冲）各 5 克。水煎，每日 1 剂，分 2 次服。适用于热秘。

12. 熟桑椹 60 克，冰糖 15 克。水煎服，每日 1 剂，连服 15～20 日。适用于血虚秘。

13. 百合 50 克，蜂蜜适量。加水煮至熟透，加蜂蜜服食。适用于热秘。

14. 玄参、麦冬、生地黄各 30 克。水煎，每日 1 剂，分 2 次服。适用于阴虚秘。

15. 蜂蜜、甘蔗汁各 1 杯。拌匀，每日早、晚空腹饮。适用于热秘。

16. 大黄 5～10 克。研为细末，醋调为稀糊状，置伤湿止痛膏中心，贴双足心涌泉穴，10～15 小时后取下。适用于热秘。

17. 黄芪、玉竹各 30 克，兔肉、盐各适量。加水煮熟，盐调味服食。适用于气虚秘。

18. 黑芝麻、核桃仁各等份，蜂蜜适量。黑芝麻、核桃仁炒熟，研成细末，装于瓶内，每次 30 克，每日 1 次，加蜂蜜，温水调服。适用于冷秘。

19. 锁阳 15 克，桑椹、蜂蜜各 30 克。将前 2 味水煎 2 次，取汁混匀，兑入蜂蜜，每日 1 剂，分 2 次服。适用于冷秘。

20. 火麻仁、郁李仁、槟榔各 15 克，糯米 100 克。将火麻仁捣烂，水研取汁；槟榔捣碎，郁李仁水浸、去皮；糯米洗净后加水煮成粥，加入另 3 味再煮 1～2 沸，每日 1 剂，分 2 次服。适用于气秘。

21. 橘皮、白糖、蜂蜜各适量。将橘皮洗净，切细丝，加白糖、蜂蜜适量，煮沸，冷却，每次服 1 汤匙，每日 3 次。适用于气秘。

22. 银耳 10 克，大枣 15 枚，冰糖适量。隔水炖 1 小时后服食。适用于血虚秘。

23. 白术 60 克，生地黄 30 克，升麻 3 克。水煎 15 分钟，滤出药液，加水再煎 20 分钟，去渣，2 次煎液兑匀，每日 1 剂，分服。适用于气血虚秘。

24. 新鲜茭白 120 克，旱芹菜 60 克。水煎服，每日 1 次。适用于热秘。

25. 生白芍 30 克，生甘草 12 克。水煎，每日 1 剂，分 2 次服。适用于热秘。

26. 芦荟适量。煮汤食用，每日 1 次。适用于热秘。

27. 黄芪 20 克，黑芝麻 60 克，蜂蜜适量。将黑芝麻捣烂磨成糊状，煮熟后调蜂蜜，用黄芪煎水去渣冲服。适用于气虚秘。

【生活调理】

1. 进食高纤维饮食，多吃新鲜蔬菜，每日加食糠皮、麦麸等，可增加饮食中纤维的摄取量，以扩充粪便体积，促进肠蠕动，减少便秘的发生。

2. 大量饮水，尤其在食用高纤维食品时，每日至少要喝 8 杯水。特别是晨起喝一杯淡盐开水，对保持肠道清洁通畅、软化粪便大有益处。

3. 常食用蜂蜜、淀粉，可减少便秘的发生，因为蜂蜜对肠道有润滑作用，淀粉可吸收水分使粪便软化。

4. 适量运动。

5. 维持规律的排便习惯。每日定时排便，最好是在早餐过后排便，养成良好习惯。

胁 痛

胁痛是以胁肋部一侧或两侧疼痛为主要表现的病症。胁痛多与肝胆疾病有关。凡情志抑郁、肝气郁结，或过食肥甘、嗜酒无度，或久病体虚、忧思劳倦，或跌仆外伤等皆可导致胁痛。辨证时，应先分气血虚实，一般气郁者多为胀痛，痛处游走不定；血瘀者多为刺痛，痛有定处；虚证胁痛多隐隐作痛，实证胁痛多疼痛突发、痛势较剧。治疗当根据"通则不痛"的理论，以疏肝和络止痛为基本治则。实证之胁痛，宜用理气、活血、清利湿热之法；虚证之胁痛，宜补中寓通，采用滋阴、养血、柔肝之法。

【偏方集成】

1. 北沙参、玉竹各 30 克，老鸭半只。加水煲至烂熟，加盐调味服食。适用于胁痛肝阴不足证。

2. 青皮（为粗末）150 克，米醋适量。共拌匀，炒热，装入布袋，热熨痛处（冷则加热），每次 30 分钟，每日 2 次。适用于胁痛肝气郁结证。

中医偏方全书（珍藏本）

3. 黄连 2.4 克，吴茱萸（泡）1.2 克。水煎，每日 1 剂，早、晚分服。适用于胁痛肝胆湿热证。

4. 五味子 10 克，芹菜、胡萝卜各 60 克，米醋、白糖、盐、香油各适量。将五味子浸米醋中，3 日后即成五味子醋；芹菜去叶、切段，胡萝卜切成粗条，加水略煮沸。捞出 3 味放入盘中，加入白糖、盐、香油拌匀服食。适用于胁痛肝气郁结证。

5. 黄连 150 克。为末，蒸饼糊丸，服之。适用于胁痛肝胆湿热证。

6. 葱白 20 克，莱菔子 15 克。共捣烂后加热，外敷贴于痛处。适用于胁痛肝郁气滞证。

7. 虎杖 30 克，郁金 15 克，川楝子 10 克。水煎，每日 1 剂，早、晚分服。适用于胁痛肝胆湿热证。

8. 姜黄、枳壳各 15 克，肉桂、甘草各 6 克。水煎，每日 1 剂，早、晚分服。适用于胁痛肝郁气滞证。

9. 薏苡仁 100 克，金钱草 50 克。每日 1 剂，将金钱草水煎，去渣，入洗净的薏苡仁煮成粥，分 2 次服。适用于胁痛肝胆湿热证。

10. 枳壳、炙甘草各等份。研为末，每次 6 克，以盐煎葱白汤调下。适用于胁痛肝郁气滞证。

11. 小茴香 15 克，炒枳壳 10 克。面炒共为末，每次 6 克，盐酒调服。适用于胁痛肝郁气滞证。

12. 大瓜蒌 1 个，甘草 6 克，红花 6 克。瓜蒌连皮捣烂，水煎服。适用于胁痛肝络失养证。

13. 苏木适量。熬汤饮，每日 1 次，连服数周。适用于胁痛肝气郁结证。

14. 春砂花（研细末）6 克，粳米 100 克。将粳米加水煮成粥，加入药末，每日 1 剂，分 2 次服。适用于胁痛肝气郁结证。

15. 蛇胆 0.6 克。用灯心草煎汤，调匀服。适用于胁痛瘀血阻络证。

16. 丁香 3 克，茉莉花 5 克，黄酒 50 毫升。隔水炖沸，温服，每日 1 剂。适用于胁痛肝气郁结证。

17. 香附 30 克，盐适量。混合后捣烂，外敷贴于痛处。适用于胁痛肝郁气滞证。

18. 代代花、陈皮各 6 克，甘草 3 克。沸水冲泡，代茶饮用，每日 1～2 剂。适用于胁痛肝气郁结证。

19. 生芡实 180 克，生鸡内金 90 克，白面 250 克，白糖适量。先将芡实用水淘去浮皮，晒干轧细过筛；再将鸡内金轧细过筛，置盆内浸以滚水半日许；再入芡实、白糖、白面，用所浸原水和作极薄小饼，烙成焦黄色，随意食之。适用于胁痛痰气郁结证。

20. 柴胡 9 克，川芎 10 克，白芍 15 克。水煎服。适用于胁痛肝气郁结证。

21. 厚朴花、桂花各 2 克。沸水冲泡，代茶饮用，每日 2 剂。适用于胁痛肝气郁结证。

22. 绿萼梅、绿茶各 6 克。沸水冲泡，代茶饮用，每日 1～2 剂。适用于胁痛肝气郁结证。

23. 佛手 10 克，生姜 6 克，白糖 15 克。将前 2 味水煎，取汁加入白糖服，每日 2 剂。适用于胁痛肝气郁结证。

24. 葱白 120 克，生姜 60 克，白萝卜 500 克。共捣烂炒热，分作 2 包，趁热敷于胸胁疼痛处；2 包轮流交换敷之，冷即换，久之汗出，痛即止。适用于胁痛肝气郁结证。

25. 红花 1.5 克，甘草 6 克，大瓜蒌 1 个（30～60 克，连皮捣烂）。水煎服，每日 1 剂。适用于胁痛瘀血阻络证。

26. 五灵脂、蒲黄各 10 克，米醋、水各半碗。将五灵脂、蒲黄共研细末，加入米醋和水同煎服，每日 1～2 剂。适用于胁痛瘀血阻络证。

27. 柴胡 12 克，川楝子 10 克，广木香（后下）6 克。水煎，每日 1 剂，早、晚分服。适用于胁痛肝胆湿热证。

28. 垂盆草 30 克。水煎服，每日 1 次，连服 2 周为 1 个疗程。适用于胁痛肝胆湿热证。

29. 白芍 15 克，川楝子、炒谷芽各 10 克。水煎，每日 1 剂，早、晚分服。适用于胁痛肝阴不足证。

30. 竹茹、香附、建神曲各 10 克，橘红、半夏各 6 克。水煎，每日 1 剂，分 2 次服。适用于胁痛痰湿中阻证。

31. 素馨花10克，冰糖适量。用开水泡服，早、晚分服。适用于胁痛肝气郁结证。

32. 三七花15克，郁金10克，猪瘦肉100克。共煲汤，加盐调味吃肉饮汤。适用于胁痛瘀血阻络证。

33. 鸡骨草30克，猪瘦肉100克。共煲汤，加盐调味吃肉饮汤，每日1次。适用于胁痛肝胆湿热证。

【生活调理】

1. 保持思想安定，饮食宜清淡，忌辛辣、肥腻等食物；中药汤剂宜热服；避免剧烈活动，注意休息。

2. 生活起居要有规律，养成早起早睡的习惯，避免熬夜伤阴。

黄　疸

黄疸又称黄胆，俗称黄病，是一种由于血清中胆红素升高致使皮肤、黏膜和巩膜发黄的症状和体征。通常，血液中的胆红素浓度高于2～3mg/dL时，皮肤、黏膜、巩膜便会出现肉眼可辨别的颜色。病因有：①由于红细胞破坏增加，胆红素生成过多而引起的溶血性黄疸。②肝细胞病变以致胆红素代谢失常而引起的肝细胞性黄疸。③肝内或肝外胆管系统发生机械性梗阻，影响胆红素的排泄，引起的梗阻性（阻塞性）黄疸。④肝细胞有某些先天性缺陷，不能完成胆红素的正常代谢而引起的先天性非溶血性黄疸。

中医学认为黄疸以身黄、目黄、尿黄为主要症状。本证多因外感湿热疫毒所致，内伤常与饮食、劳倦、病后有关。病理因素有湿邪、热邪、寒邪、疫毒、气滞、瘀血6种，但以湿邪为主。治疗以化湿邪、利小便为纲。

【偏方集成】

1. 桃竹根须（剪下洗净）不拘多少。先炽酒服二三次，后炆猪瘦肉二三次，即愈，每次用30～60克。适用于黄疸胆腑郁热证。

2. 西瓜皮、赤小豆各30克。共洗净，加水用文火煮成稀粥，每日早、晚分服。适用于黄疸湿重于热证。

3. 丹参30克，灵芝15克，田鸡（青蛙）250克。将田鸡去皮洗净，同丹参、灵芝加适量水煲汤，盐调味饮汤食肉。适用于阴黄气滞血瘀证。

4. 葱白30克，新鲜车前草叶45克，粳米适量。将葱白、鲜车前草叶洗净切碎，水煎去渣，放入粳米煮为稀粥，早、晚各服1次。适用于阳黄热重于湿证。

5. 桂心3克，茯苓10克，桑白皮5克，粳米60克。将前3味水煎20分钟，去渣，入粳米煮成粥，每日清晨空腹服。适用于阴黄脾虚湿滞证。

6. 大枣5枚，鸡内金6克。水煎服。适用于阴黄寒湿阻遏证。

7. 茵陈60克，附子、干姜各30克。共研细末炒热，填满脐孔，取剩余部分布包裹于脐上，外用布包扎固定，每日换药1次，病愈停药。适用于阴黄寒湿阻遏证。

8. 茵陈15克，干姜6克，红糖适量。先煎茵陈、干姜，去渣取汁，溶入红糖代茶饮。适用于阴黄寒湿阻遏证。

9. 凤尾草30克。水煎服，每日1剂。适用于阳黄热重于湿证。

10. 茵陈9克，干姜3克，茯苓6克。水煎取汁，调入红糖，再煮片刻，分2次饮用。适用于阴黄寒湿阻遏证。

11. 白茯苓粉20克，赤小豆50克，薏苡仁100克，白糖30克。将赤小豆加水浸软，与薏苡仁加水煮熟，兑入茯苓粉、白糖再煮1～2沸，每日1剂，分2次服。适用于阳黄热重于湿证。

12. 绿茶0.5～1克，鲜白茅根50～100克（干品25～50克），鲜车前草150克（干品75克）。白茅根、车前草加水300毫升，煮沸10分钟，加绿茶，每日1剂，分2次服。适用于黄疸热重于湿证。

13. 丝瓜根5棵，黄酒60毫升。丝瓜根洗净切细捣烂，用水一大碗煎八分去渣候温，用黄酒冲服。适用于黄疸热重于湿证。

14. 秦艽40克，酒250毫升。以酒浸3～5日，每次1小盅饮服，每日1～2次。适用于黄疸湿热炽盛证。

15. 生姜、鲜茵陈各适量。共捣烂取汁服，每日2～3次。适用于阳黄湿重于热证。

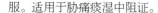

16. 干姜、白芥子各适量。共研细末，贮瓶备用，每取药末适量加温开水调如膏状敷脐孔，上盖纱布，胶布固定，口中觉有辣味时除去；每日 1 次，10 次为 1 个疗程。适用于阴黄寒湿阻遏证。

17. 柳叶 15 克。水煎服，每日 2 剂。适用于阳黄湿重于热证。

18. 炮姜、附子、茵陈各 3 克。水煎服。适用于阴黄寒湿阻遏证。

19. 鲜茭白根 30 克。水煎服。适用于黄疸湿热炽盛证。

20. 鲜茵陈蒿 200 克（干品 50 克）。水煎口服，每日 2 次，忌食辛辣。适用于黄疸热重于湿证。

21. 茵陈 9 克，白术 6 克，干姜 3 克。水煎服。适用于阴黄寒湿阻遏证。

22. 鸡骨草 60 克，大枣 8 枚。水煎代茶饮。适用于阳黄疫毒炽盛证。

23. 益母草 30 克。水煎服，每日 1 剂，连服 5～6 日（孕妇忌服）。适用于黄疸湿重于热证。

24. 溪黄草 60 克，猪肝 50 克。水煎服。适用于阳黄胆腑郁热证。

25. 大枣、花生、冰糖各 15 克。水煎服。适用于阴虚寒湿阻遏证。

26. 金钱草 15 克，鸡内金 5 克，红花 6 克。水煎，每日 1 剂，分 2 次服。适用于黄疸气滞血瘀证。

27. 鲜桑白皮 15 克，冰糖 10 克。水煎服，每日 1～2 次。适用于阳黄热重于湿证。

28. 鲜车前叶 15 克，红花 6 克，葱白 1 茎，粳米 30 克。车前叶、葱白洗净切碎，同红花煮汁去渣，然后与粳米煮粥，分 2 次服。适用于阳黄湿重于热证。

29. 栀子 10 克。水煎加母乳服，每日 1 次。适用于黄疸热重于湿证。

30. 玉米须 30 克，茵陈 6 克，黄芩 15 克。水煎，每日 1 剂，分 2 次服。适用于黄疸热重于湿证。

31. 车前草 20 克，半边莲 15 克，茵陈 10 克。每日煎水，代茶饮。适用于黄疸热重于湿证。

32. 土大黄 9 克，茵陈 15 克。水煎，1次服用。适用于黄疸热重于湿证。

33. 郁金 3 克。研为极细末，温开水送服，每次 1.5～3 克，每日 3 次。适用于阳黄热重于湿证。

34. 积雪草、冰糖各 30 克。水煎服，每日 1 剂。适用于黄疸湿重于热证。

35. 苦参（研）60 克，龙胆（碎）40 克，牛胆汁 30 克。入蜜，丸如梧子大，每次 50 丸，空腹生姜甘草汤下。适用于黄疸热重于湿证。

36. 大田螺 10～20 只，黄酒半小杯。田螺洗净取出螺肉加入黄酒拌和炖熟，饮汤，每日 1 次。适用于阳黄湿重于热证。

37. 海金沙 15 克。研为细末，温开水送服，每次 2 克，每日 3 次，连服 7 日为 1 个疗程。适用于阳黄湿重于热证。

38. 茵陈蒿 18 克，栀子 14 枚，大黄 6克。上 3 味，以水 2 升，先煮茵陈蒿，至 1.2升，纳 2 味，煮取 600 毫升，去滓，分 3 次服；小便当利，尿如皂角汁状，色正赤。适用于黄疸热重于湿证。

39. 满天星（连根洗净捣烂）约半茶盅，猪瘦肉 120 克，共煮，饮汤食肉。适用于阳黄热重于湿证。

【生活调理】

1. 饮食有节，勿嗜酒，勿进食不洁之品及恣食辛热肥甘之物。

2. 应注意休息，保持心情舒畅。

3. 急性黄疸患者须卧床；恢复期和转为慢性久病患者，可适当参加体育活动，如散步、打太极拳等。

头　痛

头痛通常是指局限于头颅上半部，包括眉弓、耳轮上缘和枕外隆突连线以上部位的疼痛。头痛是临床上最为常见的症状之一，是人体对各种致痛因素所产生的主观感觉，属于疼痛的范畴。致痛因素可以是物理的、化学的、生物化学的或机械性的等。这些因素刺激了位于颅内外组织结构中的感觉神经末梢，通过相应的传导通路传到大脑而感知。

中医学认为头痛是指因外感六淫、内伤

杂病而引起的，以头痛为主要表现的一类病证。外感头痛属实证，以风邪为主，治以疏风，兼以散寒、清热、祛湿。内伤头痛多属虚证或虚实夹杂证，虚者以滋阴养血、益肾填精为主；实者当平肝、化痰、行瘀；虚实夹杂者，酌情兼顾并治。

【偏方集成】

1. 杜仲 30 克，夏枯草 25 克，菊花 10 克。水煎服，每日 1 次。适用于头痛肝阳上亢证。

2. 金盏银盘（全草）30～60 克，狗肝菜（全草）或大青叶 30～60 克，九里香叶 15～30 克。水煎 30 分钟，分 2 次服。适用于头痛风热证。

3. 胆南星、荆芥穗各 30 克，生姜汁少许。前 2 味研成细末，用生姜汁调成丸，每次服 6 克，每日 2 次，饭后服。适用于头痛痰湿证。

4. 鹌鹑蛋 5 只，胡萝卜 30 克，荷叶 20 克，菊花、山药各 15 克，大枣 10 枚，红糖适量。加水共煮至蛋熟，吃蛋喝汤，连服 6 剂。功效补血止头痛。适用于头痛血虚证。

5. 乳香、没药、延胡索各 10 克，葛根 30 克。水煎服，每日 1 剂。适用于头痛血瘀证。

6. 大蒜 3 个、葱白 10 根。切碎，加入煮熟的粥中，再熬一次，趁热吃完；多穿衣服或盖上棉被，保持身体的温暖。适用于头痛风寒证。

7. 藿香 15 克，荷叶 30～50 克，白芷 5 克，粳米 100 克，冰糖适量。荷叶洗净，与藿香、白芷共煎取汁，与粳米同煮为粥，调入冰糖温服。每日 2 次。适用于头痛风湿证。

8. 薄荷 30 克，粳米 60 克。将薄荷煎汤候冷，用粳米煮粥，待粥将成时，加入冰糖适量及薄荷汤，再煮一二沸即可。功效疏散风热，清利咽喉。适用于头痛风热证。

9. 板蓝根 50 克，生地黄 30 克。水煎，每日 1 剂，分 2 次服。适用于头痛阴虚证。

10. 蔓荆子 6 克，石楠叶 10 克。水煎常服，煎汤代茶。适用于头痛风热证。

11. 虎杖 2 克，徐长卿、川芎、蔓荆子各 3 克。水煎，每日 1 剂，分 2 次服。适用于

头痛风寒证。

12. 钩藤 10 克，炙全蝎、大川芎、广地龙各 15 克，紫丹参 10 克。上药研末，每次 3 克，开水送下，发作时日服 3 次，不发作日服 1 次，避免久服。适用于头痛血瘀证。

13. 菊花、石膏、川芎各 15 克。共研为末，每次 10 克，茶调下，每日 2 次，早、晚各 1 次。适用于头痛风热证。

14. 地龙（炒）20 克，姜汁、半夏饼、赤茯苓各 15 克。研为末，每次取 3～5 份，以生姜荆芥汤送服，每日 2 次。适用于头痛风热证。

15. 石菖蒲、万年青各 15 克，山羊角 30 克，白菊花 12 克，川芎 6 克。水煎，每日 1 剂，分 2 次服。适用于头痛肝阳上亢证。

16. 山楂 30 克，荷叶 12 克，白菊花 10 克。水煎服，每日 1～2 剂。适用于头痛肝阳上亢证。

17. 薄荷叶 15 克。开水冲泡 5 分钟后服用，早、晚各 1 次。适用于头痛伤风证。

18. 川芎 10 克，茶叶 15 克。加水 200 毫升煮成 100 毫升，饭前热服，每日 2 次，早、晚各 1 次。适用于头痛伤风证。

19. 川芎 10 克，当归 18 克，细辛 3 克。水煎，每日 1 剂，分 2 次服。适用于头痛血虚证。

20. 生姜片 120 克，老葱头 30 克，鲤鱼头 2 个，酒 60 克。同糯米 500 克加水煮饭，每日 1 次，连服 1 个月。适用于头痛气血亏虚证。

21. 紫苏叶 15 克，皂荚（炙，去皮、去子）20 克，芫花（醋炒焦）10 克。共研为末，加炼蜜做成丸子，如梧子大，每次 20 丸，饭后荆芥汤送下。适用于头痛风热证。

22. 僵蚕、蚕沙、川芎各 10 克。水煎，每日 1 剂，分 2 次服。适用于头痛风热证。

23. 荆芥穗、石膏各适量。等份，研末。每次 10 克，每日 2 次，茶调下。适用于头痛风热证。

24. 川乌头、天南星各等份。为末，葱汁调涂太阳穴。适用于头痛痰瘀互结证。

25. 生石膏、荞麦粉各 30 克，醋适量。共研细末，用少许醋调成糊状，敷于患处，

中医偏方全书（珍藏本）

药末干后，再加醋调敷。适用于头痛风热证。

26. 桑叶、石斛、麦冬各 10 克，千日红花、菊花各 15 克。水煎服，每日 1 剂。适用于头痛风热证。

27. 地龙（去土、焙干）、乳香各等份。研为末，每次取 1 克作纸捻烧出烟，以鼻嗅入。适用于头痛瘀血证。

28. 麝香 1.5 克，皂角末 10 克。包在薄纸中，放头痛部位发中，外用布包炒盐趁热熨贴，盐冷则换，如此几次，不再发病。适用于头痛瘀血证。

29. 石决明 30 克，钩藤、夏枯草各 15 克。水煎，每日 1 剂，分 2 次服。适用于头痛肝阳上亢证。

30. 生大黄、芒硝、胆南星各 10 克，瓜蒌 30 克。水煎服，每日 1 剂。适用于头痛里热腑实证。

31. 乳香、蓖麻仁各等份，捣成饼，贴太阳穴。适用于头痛瘀血证。

32. 松子仁、黑芝麻、枸杞子、杭菊花各 15 克。水煎服，每日 1 剂。适用于头痛血虚证。

33. 大黄、芒硝各等份。上药研末，用井底泥捏作饼，贴太阳穴。适用于头痛风热证。

34. 益母草、墨旱莲各 15 克，白茅根 30 克。水煎，每日 1 剂，分 2 次服。适用于头痛阴虚证。

35. 栀子末、蜂蜜各适量。将 2 药浓敷舌上，得吐即止痛。适用于头痛风痰上扰证。

36. 金银花 30 克，蜂蜜 150 克，山楂 10 克。将山楂、金银花水煎 3～5 分钟，滤取药液，加水再煎 1 剂，滤取药液，2 次药液合并，加蜂蜜调服，每次 20～30 毫升，每日 2～3 次。适用于头痛风热证。

37. 石膏、牡蛎各 200 克。研细，每次 30 克，新汲水送下，同时用水调少量药滴鼻内。适用于头痛风热证。

38. 黄芩 60 克，川芎 30 克，白芷 15 克，荆芥 12 克，薄荷 5 克。共为细末，用茶水送服，每次 6～9 克，每日 2～3 次。适用于头痛风热证。

39. 当归 30 克，加酒 300 毫升。煮成

150 毫升饮下，每日分 2 次服。适用于头痛瘀血证。

40. 硫黄 10 克，铅粉适量。研为末，和饭做成丸子，如梧子大，痛时，以冷水送服 5 丸。适用于头痛肾虚证。

41. 川芎（研细）适量。每次取 10 克，茶汤调服。适用于头痛气虚证。

42. 龙眼肉、大枣各 50 克。水煎，每日 1 剂，分 2 次服。适用于头痛气虚证。

43. 草薢、旋覆花、虎头骨（酥、炙）各等份。共为末。将发病时，以温酒送服 10 克，暖卧取汗即愈。适用于头痛风热证。

44. 白芷、川芎各 10 克。研为细末，以黄牛脑黏末，加酒煮熟，趁热吃下；酒醉无妨，醒则其病如失。适用于头痛风寒证。

45. 生白果 60 克。捣裂，加水 500 毫升文火煎至 300 毫升，分 2 次服（可连煎 3 次，服 3 日）；或白果仁炒干，研末，每次 5 克，大枣煎汤送服。适用于头痛气虚证。

46. 全蝎 3 克，蜈蚣 2 条。研粉吞服，每次 1.5～2 克，每日 2 次。适用于头痛血瘀证。

47. 香白芷（炒）75 克，川芎（炒）、甘草（炒）、川乌头（半生半熟）各 30 克。上药为末，每次 3 克，每日 1 次，细茶薄荷汤调下。适用于头痛伤风证。

48. 川草乌（病重者生用；轻者用制品）6 克，白芷 18 克，僵蚕 15 克，生甘草 9 克。研细末，分 6 包，每日 1 包，分 3 次饭后清茶调服。适用于头痛风寒证。

49. 桑叶、山楂各 15 克，菊花、金银花各 20 克。共为粗末，分 4 次用沸水冲泡代茶饮，每日 1 剂。适用于头痛肝阳上亢证。

50. 川芎 250 克，蔓荆子 100 克，草红花 20 克，当归 50 克。共研细末，每次 6 克，每日 2 次，饭后 1 小时服。适用于头痛瘀血证。

【生活调理】

1. 外感头痛应膳食清淡、慎用补虚之品，宜食有助于疏风散邪的食物，如葱、姜、豆豉、藿香、芹菜、菊花等。风热头痛者宜多食绿豆、白菜、萝卜、芹菜、藕、百合、生梨等具有清热作用的食物。

2. 内伤头痛虚证者以补虚为主，同时应辨明具体病因和兼症等不同情况，选用性味适当的食疗方剂，配合富于营养的食物，如肉类、蛋类、海味类以及山药、龙眼、木耳、核桃、芝麻、莲子等；肝肾亏虚及气血不足者，宜食大枣、黑豆、荔枝、龙眼肉、鸡肉、牛肉、龟肉、鳖肉等滋补肝肾、补益气血的食物。

3. 热敷，有些患者偏好热敷颈部或洗热水澡。

4. 深呼吸是缓解头痛、紧张的好方法，当胃部的起伏比胸腔还明显时，表明动作正确。

5. 避免嘈杂，过多噪声是引发紧张性头痛的常见原因。

眩　晕

眩晕是目眩和头晕的总称，眼花、视物不清和昏暗发黑为眩，视物旋转或如天旋地转不能站立为晕，因两者常同时并见，故称眩晕。引起眩晕的疾病种类很多，大约有上百种病可以引起眩晕。按照病变部位的不同，大致可以分为中枢性眩晕和周围性眩晕两大类。中枢性眩晕是由脑组织、脑神经疾病引起，比如听神经瘤、脑血管病变等，约占眩晕患者总数的 30%。周围性眩晕约占 70%，多数周围性眩晕与耳部疾病有关。周围性眩晕发作时多伴有耳蜗症状（听力的改变、耳鸣）和恶心、呕吐、出冷汗等自主神经系统症状。常见疾病有高血压病、动脉硬化症、脑血栓、内耳疾病。

中医学认为，眩是眼目昏花，晕是头脑旋转，二者同时并现，统称眩晕。眩晕基本病理变化，不外虚实两端。虚者为髓海不足，或气血亏虚，清窍失养；实者为风、火、痰、瘀扰乱清窍。治疗原则是补虚泻实，调整阴阳。虚者当滋养肝肾，补益气血，填精生髓；实证当平肝潜阳，清肝泻火，化痰行瘀。

【偏方集成】

1. 车前子（布包）15 克，粳米 60 克，玉米粉适量。车前子煎水去渣，入粳米煮粥，玉米粉用冷水溶和，调入粥内煮熟吃，每日 1 剂，常吃。适用于眩晕痰湿壅盛证。

2. 人参（另煎兑入）15 克，黄芪 25 克，肉桂 6 克，炙甘草 10 克。水煎服，每日 1 剂。适用于眩晕气血亏虚证。

3. 枸杞子 15 克，大枣 10 枚，鸡蛋 2 枚。前 2 味加水煮 30 分钟，将鸡蛋打破调入煮熟，早、晚分 2 次服。适用于眩晕气血亏虚证。

4. 鸡肉 250 克，何首乌、当归、枸杞子各 20 克。加水共煮，食肉饮汤。适用于眩晕气血不足证。

5. 牛肝 100 克，枸杞子 30 克。牛肝切成片，与枸杞子加水共煮，食牛肝饮汤，每日 1 剂。适用于眩晕肝血不足证。

6. 甘菊新鲜嫩芽（或幼苗）15～30 克，粳米 60 克，冰糖适量。甘菊洗净，与粳米、冰糖煮粥，早、晚餐服用，每日 1 剂，连服 7 日。适用于眩晕肝火亢盛证。

7. 芹菜 500 克，苦瓜 60 克，同煮汤饮用；或用芹菜 250 克，苦瓜 30 克，用沸水烫 2 分钟，切碎绞汁，加白糖适量，开水冲服，每日 1 剂，连服数日。适用于眩晕阴虚阳亢证。

8. 川芎、白芷各 30 克，鳙鱼头 1 个，精盐适量。将鳙鱼头、川芎、白芷分别洗净，加水炖熟，加盐调味服食，每日 1 剂。适用于眩晕气血亏虚证。

9. 乌鸡 1 只，黄芪 15 克，粳米 100 克。乌鸡剖洗干净，浓煎鸡汁，黄芪煎汁，与粳米共煮粥，早、晚趁热服食。适用于眩晕气血两亏证。

10. 荔枝肉 50 克，山药、莲子各 10 克，大米 250 克。前 3 味加入适量水同煎煮至软烂时再放入大米，煮成粥即可。每日 2 次。适用于眩晕脾虚血亏证。

11. 龙眼肉 50 克，鸡蛋 1 枚，大枣 30 枚，粳米适量。同煮常服。适用于眩晕气血不足证。

12. 人参粉（片）3 克，粳米 100 克，冰糖适量。前 2 味加清水适量同煮成粥，再把熬成汁的冰糖徐徐加入粥中，搅匀即成。适用于眩晕中气不足证。

13. 苍耳子叶适量。晒干为末，每次 3

中医偏方全书（珍藏本）

克，每日3次，酒调下；若吐，则以蜜为丸如梧子大，每次20丸。适用于眩晕肝阳上亢证。

14. 白菊花适量。为末，每次酒服3克，或浸酒或嫩茎叶作羹，连服数日，以愈为度。适用于眩晕风热上扰证。

15. 五味子（捣）120克，白酒300克。将五味子浸入酒中1个月，滤渣，每日早、晚各服1杯。适用于眩晕肾精不足证。

16. 吴茱萸30克，醋适量。将吴茱萸研为细末，于睡前用醋调敷于双足涌泉穴，次晨除去，连用10～15日。适用于眩晕肝阳上亢证。

17. 茺蔚子10克，枸杞子15克，粳米100克。将茺蔚子、枸杞子水煎，去渣，入洗净的粳米煮粥服食，每日1剂。适用于眩晕肝阳上亢证。

18. 天麻、钩藤各（先煎）30克，川牛膝、益母草各10克。水煎服。适用于眩晕肝阳上亢证。

19. 蔓荆子30克，粳米50克。将蔓荆子捣碎，水煎，去渣，入粳米煮粥，空腹服食，每日1剂。适用于眩晕肝阳上亢证。

20. 当归、生地黄各15克，红花、赤芍各6克，枳壳10克。水煎服。适用于眩晕瘀血阻窍证。

21. 阿胶15克，糯米60克。将阿胶烊化，加入煮沸的糯米粥内调匀即可服食，每日1剂。适用于眩晕气血亏虚证。

22. 羊头（包括羊脑）1个，黄芪20克。水煎服食。适用于眩晕肾精不足证。

23. 鲜葛根（洗净切片）适量，沙参、麦冬各20克。经水磨后澄取淀粉，晒干，每次用葛根沙参麦冬粉30克与粳米60克煮粥吃，每日1剂，可以常食。适用于眩晕阴阳两虚证。

24. 薏苡仁30克，苦杏仁（去皮、尖）15克，陈皮10克，粳米100克，白糖适量。将苦杏仁、陈皮水煎，去渣，入薏苡仁、粳米煮成粥，加入白糖即可服食，每日1剂。适用于眩晕痰湿中阻证。

25. 槐角、川芎各30克。共为末，每日9克，清茶调服。适用于眩晕风热上冲证。

26. 炒甘草4克，炮姜10克。水煎服，每日1剂。适用于眩晕痰湿中阻证。

27. 天麻30克，母鸡1只。加水共煮至肉烂透，随意食之。适用于眩晕肝阳上亢证。

28. 枸杞叶、石斛各15克，枸杞子、龙眼肉、甘草各10克。水煎服，每日1剂。适用于眩晕肾精不足证。

29. 向日葵盘1只，冰糖适量。水煎服，每日1剂，连服7日。适用于眩晕肝阳上亢证。

30. 鲜小蓟根30克。水煎，空腹服，每日1剂。适用于眩晕血热上攻证。

31. 独活30克，鸡蛋6个。加水煮，蛋熟敲裂壳，再煮15分钟，去渣吃蛋，每日1次，每次2个，3日为1个疗程，连吃2～3个疗程。适用于眩晕风湿扰窍证。

32. 白羊角1个，糖适量。白羊角切片，炒，加糖，水煎服。适用于眩晕肝阳上亢证。

33. 沉香（磨汁）45毫升，半夏（炮）12克，生姜10片。加水500毫升，煎至250毫升，饭后温服。适用于眩晕痰湿中阻证。

34. 葛根粉30克，粳米50克。粳米洗净浸泡一宿，与葛根粉同入沙锅内，加水500毫升，用文火煮至米开粥稠即可，当半流质饮料，不计时稍温食。适用于眩晕风湿扰窍证。

35. 墨旱莲50克，女贞子、桑椹各60克，枸杞子30克。共研细末，过筛，炼蜜为丸（如梧子大），淡盐水送服，每次10丸，每日2次。适用于眩晕肝肾阴虚证。

36. 桑叶10克，新鲜荷叶1张，粳米100克，白糖适量。先将桑叶、新鲜荷叶洗净煎汤，取汁去渣，加入粳米（洗净）同煮成粥，兑入白糖调匀即可，供早、晚餐温热服，或作点心服食。适用于眩晕肝阳上亢证。

37. 大黄500克。酒浸，9蒸9晒，为末，水泛为丸（如绿豆大），每次60丸，饭后临卧清茶送服。适用于眩晕痰火扰窍证。

38. 煅石决明30克，粳米100克。将煅石决明打碎入沙锅内，加水200毫升，猛火先煎1小时，去渣取汁，加入粳米，再加水600毫升，煮为稀粥，每日早、晚温热食，5～7日为1个疗程。平素脾胃虚寒者不宜服用。适用于眩晕阴虚阳亢证。

39. 鲜白果（去皮衣）2 枚。研烂，空腹开水冲服。适用于眩晕肾精不足证。

40. 天麻 10 克，猪脑 1 个。洗净，同放炖盅内，加水适量，隔水炖熟服食。适用于眩晕肝阳上亢证。

41. 五月艾（生用）45 克，黑豆 30 克，鸡蛋 2 个。加水共煲熟服食。适用于眩晕气血虚证。

42. 决明子 6 克，桑叶、菊花、枸杞子各 10 克。水煎，每日 1 剂，分 2 次服。适用于眩晕肝阳上亢证。

43. 天麻 120 克，川芎 500 克。共研为末，炼蜜为丸（如弹子大），每次嚼 1 丸，清茶送服。适用于眩晕肝阳上亢证。

【生活调理】

1. 患者应保持心情舒畅；医生应多做解释工作以消除患者紧张情绪及顾虑。

2. 发作时应卧床休息，室内宜安静，空气要通畅，光线尽量暗些。避免刺激性食物及烟酒，饮食宜少盐。

3. 眩晕由颈椎病引起者，睡眠时要选用合适枕头，避免长期低头工作，要注意保暖。

4. 眩晕由高血压、动脉硬化引起者，要经常测量血压，保持血压稳定，控制饮食及血脂，饮食宜清淡，情绪要稳定。眩晕由贫血引起者应适当增加营养，可应用食物疗法及辅助药物治疗。

四肢麻木

四肢麻木是指四肢肌肤不仁、不知痛痒的病症，但不包括半身麻木。如果高血压患者出现四肢麻木，则常视作中风预兆。

引起四肢麻木的原因很多，主要有风寒入络、气血失荣、肝风内动、风痰阻络及湿热留阻等。病因不同，治法方药也不同。

【偏方集成】

1. 黄芪 20 克，川芎 10 克，钩藤、菊花各 12 克，陈黄酒 500 毫升。前 4 味炒至爆裂色退时，加陈黄酒，泡，密封冷却，过滤，每次适量饮服，每日 2 次，饭后服下。适用于四肢麻木肝阳化风证。

2. 木耳 50 克，桃仁 15 克，蜂蜜 50 毫升，酒 50 毫升。先将木耳用开水泡开，洗去尘土，然后与桃仁共捣烂，加蜂蜜、酒放碗内蒸熟吃。适用于四肢麻木血瘀阻络证。

3. 地黄 60 克，白酒 500 毫升。地黄洗净，泡入白酒内封固，浸 7 日以上即可饮用，每次饮 1 小盅，于晚临睡前饮最佳。适用于四肢麻木阴血不足证。

4. 天麻 30 克，白酒 500 毫升。泡 7 日后服，每次服 10～20 毫升，每日 2～3 次。适用于四肢麻木风湿痹阻证。

5. 淫羊藿 60 克，酒 500 毫升。前药装入布袋中，浸入酒内封固，3 日后即可饮用，每晚临睡前饮 1 小盅。适用于四肢麻木肝肾亏虚证。

6. 透骨草 30 克，苍耳子 15 克，陈艾 18 克，酒适量。前 3 味加水适量熬成汤剂，再倒入盆中加酒调匀，趁热先熏后洗患处，每日 2～3 次，连续熏洗 5～7 日为 1 个疗程。适用于四肢麻木风湿痹阻证。

7. 紫苏（杵碎）60 克，以水 300 毫升，研取汁，煮粳米 60 克作粥，调入葱、椒、姜、豉食之。适用于四肢麻木风湿痹阻证。

8. 陈醋 250 毫升，煎 5 沸，葱白 500 克，煮 1 沸，滤出，以布染，趁热裹之。适用于四肢麻木风寒阻络证。

9. 松叶 500 克，酒 250 毫升。渍 21 日，每次服 15 毫升，每日 5～6 次。适用于风寒阻络证。

10. 白金凤花适量。每朝取 9 朵，口嚼，温酒送下；或多收阴干，入火酒浸，常服甚妙。适用于四肢麻木风湿痹阻证。

11. 五加皮适量。酿酒，日逐服数杯。诸药浸酒，唯五加皮与酒相合，且味美，常服有益，于此病更宜。煮酒时入药于内，泥之，满月后可服。适用于四肢麻木风湿痹阻证。

12. 苍耳子（去刺为末）90 克。加水 500 毫升，煎 2 盏，去渣，饮服无时。适用于四肢麻木风湿痹阻证。

13. 生姜、香葱各 120 克，米醋 120 克。先将生姜、香葱洗净，切成小块，与米醋一起煎煮，趁热熏洗患处，每日 1 次，连治 5～

中医偏方全书（珍藏本）

第一篇　常见症状

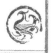
中医偏方全书（珍藏本）

7 日。适用于四肢麻木气滞血瘀证。

14. 制半夏、陈皮、枳实各 9 克，制南星、甘草各 6 克。水煎服，早、晚各 1 次。适用于四肢麻木风痰阻络证。

15. 苍术 20 克，黄柏 60 克，川牛膝、炙龟板各 30 克。面糊为丸，每次服 9～12 克，每日 3 次。适用于四肢麻木湿热郁阻证。

16. 玉叶金花适量。晒干为末，每次 5 克，酒下。适用于四肢麻木风湿痹阻证。

17. 麻皮 120 克。烧存性，每次 9 克，黄酒冲服，每日 1 剂，早、晚分服。适用于四肢麻木气滞血瘀证。

18. 鸡蛋皮不限量。洗净后炒，研为末，每次 6 克，每日 2 次，开水送下。适用于四肢麻木气滞血瘀证。

19. 桂枝、川牛膝、川木瓜各 9 克，核桃仁 120 克。水煎，每日 1 剂，早、晚分服。适用于四肢麻木气滞血瘀证。

20. 生黄芪、当归各 30 克，苍耳、天麻各 6 克。水煎，每日 1 剂，早、晚分服。适用于气滞血瘀引起的麻木。

21. 当归、生地黄、白芍各 15 克，桂枝 12 克。水煎，每日 1 剂，早、晚分服。适用于四肢麻木营卫不和证。

22. 党参、白术各 12 克，当归、川芎各 9 克，桂枝 9 克。水煎，每日 1 剂，早、晚分服。适用于四肢麻木营卫不和证。

23. 金毛狗脊、牛膝（酒炒）、海风藤、杜仲（盐炒）、当归身各 20 克。水煎（可泡酒内服），每日 1 剂，早、晚分服。适用于四肢麻木肝肾亏虚证。

24. 桑枝 9 克，金银花、黑豆各 15 克，青皮、赤小豆各 6 克。水煎，每日 1 剂，早、晚分服。适用于四肢麻木湿热闭阻证。

25. 黄芪、桂枝、芍药各 9 克，生姜 18 克，大枣 12 枚。水煎，每日 1 剂，早、晚分服。适用于四肢麻木营卫不和证。

【生活调理】

四肢麻木患者应该首先到医院神经内科进行检查，以判断神经有无损害，受过何种刺激。若是神经方面的问题，还需要作肌电图检查，进一步确认神经受损程度、范围、性质。如果是其他原因引起的四肢麻木，则应转到其他相关科室治疗。神经损伤引起的四肢麻木，要根据神经损伤的程度、范围、性质来选择药物治疗或手术治疗。药物治疗通常配合针灸、理疗同时进行。手术治疗则是通过手术引开受压迫神经以达到解除神经受压迫、刺激的目的。病情治愈程度，主要取决于神经病变原因和性质，如果是周围神经（除脑、脊髓以外的神经）损伤，一般恢复的时间比较长。

耳鸣和耳聋

耳鸣是指患者耳内或头内有声音的主观感觉，多因听觉功能紊乱所致。由耳部病变引起者，常与耳聋（或眩晕）同时存在；由其他因素引起者，可不伴有耳聋（或眩晕）。患者自觉耳内鸣响如闻蝉声或潮声。听觉系统的传音、感音功能异常所致听觉障碍或听力减退，统称耳聋。轻者为"重听"，在一般情况下，能听到对方提高的讲话声；重者为耳聋，听不清或听不到外界声音。因耳部病变部位及性质不同，耳聋的程度有所差异。耳鸣、耳聋往往同时存在，其病因病理基本相同，故将二者合在一起。

耳鸣、耳聋是耳科疾病的 2 种症状，往往同时存在，病因基本一致。外因风热侵袭，暴震外伤；内因肝火上扰清窍、痰热蕴结耳窍，或脾肾虚弱、气血乏源、耳窍失养所致。耳鸣除出现于耳科疾病外，亦可出现于内、外、神经、精神等科疾病中，但不伴耳聋。治疗可分别施以疏风散邪、清热泻火、化痰通窍，或健脾益气、补肾益精等法，同时可配合针灸。

【偏方集成】

1. 白毛乌鸡 1 只，甜酒 120 毫升。同煎熟食，随意食用。适用于耳鸣耳聋肾虚证。

2. 熟地黄 50 克，黄柏、石菖蒲各 9 克。将上药放入锅内加水 500 毫升，文火煎成 250 毫升，温服。适用于耳鸣耳聋阴虚火旺证。

3. 枸杞子、茱萸、山药各 90 克，猪腰 500 克。先剔去猪腰筋膜腺体，洗净，尔后用纱布包前 3 味药，与猪腰一起加水煎，至猪腰热为度；取出猪腰切成花块，用炒锅把素油烧热，爆炒猪腰，加葱、姜、蒜作料即可。经常食用，不拘限量。适用于耳鸣耳聋肾虚证。

4. 女贞子、墨旱莲各 15 克。水煎服，每日 1 剂。适用于耳鸣耳聋肝肾阴虚证。

5. 骨碎补 20 克，猪肾 1 具。将骨碎补烧去毛，用盐水炒为末，纳入猪肾内，炖熟喝汤食肾。适用于耳鸣耳聋肾阳虚证。

6. 葛根、川芎、续断各 15 克。水煎，每日 1 剂，分 2 次服。适用于耳鸣耳聋风热袭肺证。

7. 柴胡、香附各 30 克，川芎 15 克。上药研为细末，每次 9 克，温水调下，早、晚各 1 次。适用于耳鸣耳聋气血瘀滞证。

8. 补骨脂、核桃仁各 12 克，路路通 20 克。水煎，每日 1 剂，分 2 次服。适用于耳鸣、耳聋肾阳虚证。

9. 菊花、石菖蒲、木通各等份。共研为细末，用黄酒送服，每次 3 克，每日 3 次。适用于耳鸣耳聋风热袭肺证。

10. 磁石 30 克，木通、石菖蒲各 80 克，白酒 1700 克。将磁石捣碎，用纱布包裹；石菖蒲用米泔水浸 2 日后切碎，微火烤干；把 3 味药装入纱布袋里，与白酒同置入容器中，密封浸泡 7 日后即可服用，每日早、晚各服 20～30 毫升。适用于耳鸣耳聋肝肾阴虚证。

11. 菊花 500 克，地黄、当归、枸杞子各 200 克，米 1000 克，神曲适量。将菊花、地黄、当归、枸杞子煎汁，滤渣；米煮半熟沥干；神曲压成粉。再将米、神曲入汁内搅匀，装坛内，周围保温，令发酵，7 日后可服用；每次服 20～30 毫升，每日 2 次。适用于耳鸣耳聋阴虚火旺证。

12. 巴豆仁、花椒、石菖蒲、全蝎、松香各等份。将以上 5 味药共研细末，装瓶备用，临用时，将黄蜡熔化，和诸药末做成药条，放入耳内；每日换药 1 次，7 日为 1 个疗程，间隔 3～5 日再进行下 1 个疗程。适用于肾虚型耳鸣耳聋痰瘀阻络证。

13. 磨盘草根 60 克，猪耳朵软骨 1 具。两者同煮，加盐少许调服，每日 1 次，连服 1 周。适用于耳鸣耳聋肾虚证。

14. 老母猪耳朵 1 对，皂角刺适量（根据患者年龄：1 岁 1 枚）。将皂角刺放在猪耳朵上，文火煮熟去皂角刺，吃肉喝汤。适用于耳鸣耳聋风热袭肺证。

15. 全蝎（去尾）适量。研细末，每次 3 克，每日 2 次，黄酒送服。适用于耳鸣耳聋风热袭肺证。

16. 枸杞子、桑椹各 100 克。上药加水浓煎取汁，入蜂蜜调成稠膏，每次 10 毫升，每日 2 次。适用于耳鸣耳聋肾虚证。

17. 黑芝麻、核桃仁各 20 克。上药共捣碎与白糖调服，连用 10 日。适用于耳鸣耳聋肾虚证。

18. 龙胆、泽泻、牛膝各 10 克。水煎，每日 1 剂，分 2 次服，连服数日。适用于耳鸣耳聋肝火上亢证。

19. 葛根适量。研末，用空心胶囊装后吞服，每次 3～4 粒，每日 2～3 次，1 个月为 1 个疗程。适用于耳鸣耳聋风热袭肺证。

20. 熟地黄 50 克，黄柏、石菖蒲各 10 克，将上述药物放入沙锅内加水 500 毫升，浓煎为 250 毫升温服，每日 1 剂。适用于耳鸣耳聋阴虚火旺证。

21. 百合 90 克。研末，每次用温水冲服 9 克，每日 2 次。适用于耳鸣耳聋阴虚火旺证。

22. 鹿肾 1000 克，母鸡 500 克。两者炖熟，食肉喝汤，每日 1 次。适用于耳鸣耳聋肾阴不足证。

23. 菊花、芦根、丝瓜皮各 30 克。水煎，每日 1 剂，早、晚分 2 次服。适用于耳鸣耳聋痰火郁结证。

24. 槐花、车前子各 20 克。水煎，每日 1 剂，分 2～3 次服。适用于耳鸣耳聋痰火郁结证。

25. 白术 12 克，麦芽 20 克，山药、吴茱萸各 15 克。水煎，每日 1 剂，早、晚分 2 次服。适用于耳鸣耳聋脾胃虚弱证。

26. 磁石 40 克，粳米 60 克，猪肾 1 具，生姜 3 克，大葱 1 根。水煎服。适用于耳鸣耳聋阴虚阳亢证。

27. 鲜石菖蒲 500 克，雄鸡 1 只。先将鲜石菖蒲水煎取药液 1500 毫升，再将雄鸡肉切块入药液内，文火煮熟，食肉服汤，一剂

中医偏方全书（珍藏本）

分 3 日食完。适用于耳鸣耳聋痰火蕴结证。

28. 猪脑 150 克，枸杞子 3 克，山药 15 克，粳米 100 克。同煮熟服食，每日 1 次，连服 1 个月。适用于耳聋阴虚火旺证。

29. 石菖蒲 10 克，胡椒 6 克，鸡蛋 7 个。将前 2 味药共研为细末，分别装入 7 个鸡蛋内，蒸熟，每日食 1 个。适用于耳鸣耳聋痰阻耳窍证。

30. 桑椹、枸杞子各 100 克。将上药用水煎取浓汁，再加蜂蜜浓缩成 200 毫升药膏，每次 10 毫升，每日 2 次，温开水送服。适用于耳鸣耳聋肾阴虚证。

31. 野花生根 30 克，枸杞子、杜仲各 15 克，猪瘦肉 20 克。将上药共用水煎至肉熟，食肉服汤，每日 1 剂。适用于耳鸣耳聋肾阳亏虚证。

【生活调理】

1. 禁食辛辣、香燥之物，如韭菜、葱、蒜、花椒、咖喱等。

2. 禁食咸寒、甜腻之物，如海鲜、肥肉、甜点等。

3. 戒烟。烟中有害物质可损伤循环系统，加重耳内神经、血管缺氧，加剧耳鸣。

4. 减少暴震声和长时间的噪声接触，高危人群（工作在高强度噪声环境中）要注意噪声防护或佩戴防护耳罩、耳塞等。

5. 适当调整工作节奏，放松耳鸣患者的情绪。

6. 咖啡因和酒精常常可使耳鸣症状加重，因此要注意改变不良习惯。

遗　精

遗精是指不因性交而精液自行泄出的现象，有生理性与病理性、梦遗与滑精之分。梦遗是指睡眠过程中，做梦时遗精、醒后方知的病证。梦遗可以是性梦引发的结果，也可以是由被褥过暖、内裤过紧、衣被对阴茎刺激或阴茎受压的结果。滑精又称"滑泄"，指夜间无梦而遗，甚至清醒时精液自动滑出的病证。滑精是遗精的一种，是遗精发展到了较重的阶段。生理性遗精是指未婚青年或婚后分居，无性交的射精，一般 2 周或更长时间遗精 1 次，不引起身体任何不适。阴茎勃起功能正常，可以无梦而遗，也可有梦而遗。病理性遗精比较复杂，诸多病因均可引起。性神经过敏会引起遗精。西医可见于包茎、包皮过长、尿道炎、前列腺疾病等。有梦而遗往往是清醒滑精的初起阶段，梦遗、滑精是遗精轻重不同的两种证候。

中医将精液自遗现象称遗精或失精。有梦而遗者称"梦遗"；无梦而遗，甚至清醒时精液自行滑出者称"滑精"。多由肾虚精关不固，或心肾不交，或湿热下注所致。造成封藏不固的原因以先天不足、禀赋素亏，或后天损伤过度，伤及元阴、元阳为主。精室受扰而遗精，多为湿热痰火下注而遗泄，也有阴虚内热、虚火（相火）扰动精室者。

【偏方集成】

1. 莲子 30 克，百合 30 克，猪瘦肉 200～250 克。将莲子、百合、猪瘦肉入锅，加适量水，置文火上煲熟，调味后服用。适用于遗精肾气亏虚证。

2. 螺蛳 500 克，白酒适量。将螺蛳洗净泥土，放铁锅中炒热，加适量白酒和水，煮至汤将尽时盛出，用牙签挑螺蛳肉蘸调料吃。适用于遗精。

3. 白茯苓适量。压碾成细面，每次取 6 克，每日 2 次，用米汤送服，连服 10 日为 1 个疗程，愈后再服 1 个疗程以巩固疗效。适用于遗精脾气亏虚证。

4. 鸡内金适量。焙干研末，每次 3 克，每日 2 次，早、晚各用开水送服。适用于遗精脾气亏虚证。

5. 扁豆叶 15 克，藕节 90 克。水煎，每日 1 剂，分 2 次服。适用于遗精脾虚痰盛证。

6. 白果仁 6 克，芡实 9 克。炒干研末，冲服。适用于遗精精滑不固证。

7. 泽泻 9～12 克。水煎，每日 1 剂，分早、晚 2 次服。适用于遗精下焦湿热证。

8. 枸杞子 20 克，乌梅 10 克，鸡肠 30 克。鸡肠洗净，盐腌制 10 分钟，洗净后，切成小段；置锅中，加清水 500 毫升，加枸杞子、乌梅，急火煮开，去浮沫，加黄酒、葱、姜、食盐，改文火煲 30 分钟，即可食用。适用于遗精肾阴虚证。

9. 龟肉 200 克，益智 50 克。龟活杀，去甲壳、内脏，洗净切碎，置锅中，加清水 500 毫升，加益智及葱、姜、黄酒、盐，急火煮开，去浮沫，改文火煲 30 分钟，分次食用。适用于遗精肾阴虚证。

10. 猪肾 1 具，附子末 3 克。将猪肾劈开，放入附子末，加水慢火炖熟，趁热食之，饮酒 1 盏送服。适用于遗精肾阳虚证。

11. 金樱子 500 克，续断、淫羊藿、蛇床子各 50 克，白酒 250 毫升。将 4 味药研粗末，浸于白酒中，密封瓶口，半个月后启用，每日早、晚各服 25 毫升，10 日为 1 个疗程，可服至病愈。适用于遗精肾阳虚证。

12. 朱砂（研细如面）15 克，芦荟（研细）20 克。在药末中滴白酒少许，调为丸，每次服 3.5 克，每日 3 次。适用于遗精心肾不交证。

13. 熟地黄、龟甲、黄柏、知母各 15 克。水煎服，每日 1 剂。适用于遗精阴虚火旺证。

14. 鹿角胶 20 克，粳米 50 克，生姜 3 片。先煮粳米，沸后加入鹿角胶、生姜，同煮为稀粥服食，早、晚服，3～5 日为 1 个疗程。适用于遗精肾阳虚证。

15. 菟丝子 30～60 克（鲜品 60～100 克），粳米、白糖各适量。先将菟丝子洗净后捣碎，水煎，去渣取汁，然后加入粳米煮粥，将成时调入白糖，稍煮即可，早、晚分 2 次服食。适用于遗精肾精不足证。

16. 生地黄、枸杞子各 30 克，乳鸽（去毛和内脏）1 只。将上 3 味入灼盅内，加水适量，隔水炖熟，饮汤吃肉，一般 3 日炖 1 次，3～5 日为 1 个疗程。适用于遗精肝肾阴虚证。

17. 韭菜 150 克，鲜虾仁 50 克。炒熟食，饮酒，每周 2～3 次，连服数周。适用于遗精肾阳虚证。

18. 人参、五味子、枸杞子、金樱子、石菖蒲各适量。将上药共研为细末，炼蜜为丸，每粒 10 克，每次服 1 丸，每日 2 次。适用于遗精肾虚证。

19. 金樱子（熬膏）500 克，芡实 90 克。先将芡实连壳捣碎，晒干研为末，与金樱子膏调为丸，如梧子大，每次 50 丸，每日 2 次，盐汤送下。适用于遗精肾虚证。

20. 莲子 300 克，猪肚 1 个。莲子酒浸 2 宿，猪肚洗净，放入莲子，缝紧煮熟，取出晒干后研为末，酒煮米糊为丸，如梧子大，每次 50 丸，于饭前以温酒送下。适用于遗精肾精不固证。

21. 菟丝子 500 克，牡蛎、金樱子、茯苓各 120 克。将上药共研为细末，炼蜜为丸。每次服 9 克，每日 2 次。适用于遗精肾精不固证。

22. 玄参、沙参各 30 克，莲子、锁阳各 15 克。水煎，每日 1 剂，早、晚分服。适用于遗精阴虚内热证。

23. 龙骨 90 克，牡蛎 60 克，韭菜子 200 克。将上药共研为细末，每次服 9 克，每日 3 次。适用于遗精肾精不固证。

24. 鸡蛋 1 个，芡实、莲子（去心）、山药各 9 克，白糖适量。将芡实、莲子、山药熬煎成药汤，再放入鸡蛋煮熟，汤内加入白糖即可，吃蛋喝汤，每日 1 次。适用于遗精肾虚证。

25. 莲子心 3 克，车前草 6 克。水煎代茶饮。适用于遗精下焦湿热证。

26. 莲子心 6 克，朱砂 0.3 克。压成细面调匀，用开水调服，每日 1 次。适用于遗精心火亢盛证。

27. 丁香、细辛各 20 克，95% 乙醇 100 毫升。将 2 药浸泡于乙醇内半个月，滤出液，用其涂抹龟头。适用于遗精阳虚证。

28. 五倍子 20 克。将五倍子用文火煎熬半小时，再加入适量温开水，趁热熏蒸阴茎、龟头数分钟，待水温降至 40 ℃ 左右时，可将龟头浸泡在药液中 5～10 分钟。每晚 1 次，15～20 日为 1 个疗程，一般为 1～2 个疗程，待龟头皮肤黏膜变厚、变粗即可。适用于遗精肾虚证。

29. 蛇床子、细辛、石榴皮各 10 克，菊花 5 克。水煎，凉后于性交前浸泡阴茎部。适用于遗精肾虚证。

30. 罂粟壳粉、诃子肉粉、煅龙骨粉、煅牡蛎粉各等份。用冷开水将上药调成糊状，于性交前半小时涂龟头部。适用于遗精肾虚证。

31. 生牡蛎、白菜各 15 克，芡实 20 克，莲子、益智、金樱子各 10 克。将上药共研细末，做成药带，缚于腰间及下腹部。适用于遗精肾虚证。

32. 蜂房、白芷各 10 克。将 2 味药烘干，共研细末，用醋调成面团状，临睡前敷脐上，外用纱布盖上，以橡皮膏固定，每日 1 次，连用 3～5 次。适用于遗精肾阳虚证。

33. 仙鹤草 30 克，黄芩、牡丹皮各 9 克。水煎，用煎液熏洗双足，每次 20～30 分钟，每晚 1 次。适用于遗精湿热下注证。

34. 熟地黄 25 克，山茱萸 20 克，鱼鳔(蛤粉炒成珠)、云苓各 15 克，芡实 8 克。上药为末，炼蜜为丸，如梧子大，每次 3～4 丸，早、晚熟汤送下。适用于遗精肾阴虚证。

35. 羊腿肉 250 克，芡实 50 克。羊腿肉洗净，切成小块，开水浸泡 1 小时，去浮沫；置锅中，加清水 500 毫升，加芡实及黄酒、葱、姜、盐、味精，急火煮开 3 分钟，改文火煲 30 分钟，分次食用。适用于遗精肾阳虚证。

36. 麻雀 2 只，河虾 50 克。麻雀活杀，去头、爪、皮毛及内脏，洗净；河虾洗净，去壳。麻雀、河虾同置碗中，加黄酒、葱、姜、盐、味精等，隔水清炖 30 分钟，分次食用。适用于遗精肾阳虚证。

【生活调理】

1. 遗精时不要用手捏住阴茎不使精液涌出，以免败精贮留精宫，变生他病。遗精后不要受凉，不能马上用水洗涤，以防寒邪乘虚而入。

2. 消除杂念，不看色情书画、录像、电影、电视，戒除手淫。

3. 适当活动，增强体质，陶冶情操。

4. 慎起居。少吸烟，少饮酒、茶、咖啡，少食葱、蒜等辛辣刺激性食品。

5. 不用烫水洗澡。睡时宜屈膝侧卧位，被褥不宜过厚，内裤不宜过紧。

阳　强

阳强，是指阴茎异常勃起，阳事易举，甚至持续较久举而不衰之证。本病中医学称

"强中"，又称阴茎异常勃起，多为阴虚火旺、肝郁不舒，或败精阻窍所致。本病或情志抑郁，肝郁化热，肝火盛强而致；或恣食肥甘，饮食失节，脾运失常，聚湿生热，湿热下注，湿聚生痰化热，痰火内蕴而致；或同房不能排精、败精阻窍，或肝郁气滞血瘀，或相火邪热灼络、瘀血阻滞，或房事过度、肾阴亏耗、阴虚不能制阳、虚阳妄动，或肾水不能上济心火而心肾不交所致。阳强病理表现有虚实之分，虚证多见肾虚；实证常见肝病。阳强总的治法是以滋阴清热，潜阳软坚，清肝泻火，滋阴软坚为主。

【偏方集成】

1. 桃仁 10 克，墨鱼 1 条 (约 250 克)。墨鱼洗净切块，连骨与桃仁煲汤，调味饮汤食鱼。适用于阳强败精阻窍证。

2. 益母草 30 克，黑豆 60 克，红糖适量。加水 3 碗煎至 1 碗，调入红糖服食。适用于阳强败精瘀阻证。

3. 龟甲、牡蛎 (先煎) 各 24 克，昆布、海藻各 60 克。上 4 味药水煎，每日 1 剂，分 2 次服，同服成药知柏地黄丸，每次 1 丸。适用于阳强阴虚火旺证。

4. 白芍 90 克，玄参 30 克，甘草 60 克。水煎，每日 1 剂，分 2 次服。适用于阳强阴虚火旺证。

5. 芒硝 60 克。分握两手心 30 分钟 (任其自然烊化)，每日 2 次。适用于阳强阴虚火旺证。

6. 芒硝 50～100 克。炒热后以棉布包好，热敷关元、中极穴，每次 30 分钟，每日 1～2 次。适用于阳强阴虚火旺证。

7. 芒硝 50 克。研为粉，用纱布分包，每晚睡前外敷两手。适用于阳强痰阻经络证。

8. 芍药 90 克，玄参 30 克，甘草 60 克。水煎服，每日 1 剂，分 2 次服。适用于阳强肾阴虚证。

9. 生地黄、知母、龙骨、大黄、枳壳各 3 克。水煎，每日 1 剂，分 2 次服。适用于阳强阴虚火旺证。

10. 黑豆 250 克，甘草 30 克。水煎，早、晚分 2 次服。适用于阳强邪热灼络证。

11. 河蚌壳 30 克，黄柏 15 克，桃仁 10

克。水煎 1 小时，分 2 次服。适用于阳强相火灼络证。

12. 鲜丝瓜汁（或西瓜汁）适量，五倍子（研末）30 克，如意金黄散 120 克。用瓜汁调五倍子末、如意金黄散成糊状，涂敷阴茎及阴囊，用纱布包裹，每日 2 次。适用于阳强痰火内蕴证。

13. 玄参、麦冬各 90 克，肉桂 3 克。水煎，每日 1 剂，分 2 次服。适用于阳强相火灼络证。

14. 韭菜子、补骨脂各 30 克。将上药研末，每次服 3 克，用水 3 煎，每日 3 次。适用于阳强肾虚火旺证。

15. 生地黄 15 克，黄柏、车前子各 10 克，丝瓜络 5 克。水煎服。适用于阳强阴虚火旺证。

16. 丹参、红花、赤芍各 15 克，土茯苓 20 克。水煎服。适用于阳强瘀血阻络证。

17. 水蛭（阴干）9 条，木香、苏合香 3 克。上 3 药研为细末，和蜜少许为饼。阳强时以饼擦左脚心可治阳强不倒。

18. 玄参 90 克，山茱萸 30 克，沙参 60 克，地骨皮、牡丹皮各 25 克。水煎服，每日 1 剂。适用于阳强肾阴亏损证。

19. 泽泻 15 克。水煎代茶饮，每日 1 剂。适用于阳强相火妄动证。

20. 黑豆 15 克，甘草 6 克。煎汤频服。适用于阳强阴虚火旺证。

【生活调理】

1. 注意节制房事，戒除手淫，以免损精伤肾。注意精神调节，不可郁怒伤肝。

2. 少食肥甘厚味，以免伤脾碍胃、助湿生痰。

健忘症

健忘症是指遇事易忘而思维意识仍属正常的症状。发病原因多样，最主要的原因是年龄，当前发病率有低龄化趋势，但相对于年轻人而言，40 岁以上的中老年更易患健忘症。此外，持续的压力和紧张会使脑细胞产生疲劳，而使健忘症恶化；过度吸烟、饮酒、缺乏维生素等，可以引起暂时性记忆力恶化。

本病中医学称"善忘"、"喜忘"、"好忘"。多因心气心血亏损所致。辨证可分为心脾气血两虚、阴虚火旺、肾精不足、痰瘀内阻等证。健忘以虚证为多，一般根据其症状，以补益心脾、滋填肾精为治疗大法。但虚中往往夹实，上述各证俱可夹痰、夹瘀，治宜补泻兼施。

【偏方集成】

1. 决明子、杭菊、灯心草各 150 克。将以上 3 味药加工成粗末，装入枕头中作枕芯，枕之睡眠。适用于记忆力减退。

2. 肉桂 1～2 克。研细末，每晚睡前 30 分钟贴敷于双足涌泉穴，外以胶布固定。适用于健忘症肾阳亏虚证。

3. 蜘蛛香花、黄茉莉花各 30 克，合欢花 50 克。共研细粉，装入布袋内缝好，睡前垫在枕头上。适用于健忘症肝郁气滞症。

4. 丹参、远志、硫黄各 20 克。共研细末，每取适量，以白酒调贴于脐中，再以棉花填至脐平，外以胶布固定，每晚换药 1 次。适用于健忘症瘀血内阻证。

5. 洋金花、首乌藤、苦参各 200 克。装入布袋并紧扎袋口，置不锈钢桶内，加入自来水 200 升浸泡 2 小时，用蒸汽煮沸 10 分钟，将所得药液取 100 升放入浴盆中，加入自来水 100 升，待水温降至 40 ℃时盆浴，每次 30 分钟，每日 1 次，10 次为 1 个疗程。适用于健忘症阴虚火旺证。

6. 茯神 15 克，五味子 10 克，磁石（先煎 30 分钟）、刺五加各 20 克。煎 30 分钟，去渣，将干净纱布浸药液热敷前额及太阳穴部，每晚睡前敷 20 分钟，敷后即睡。适用于健忘症心脾两虚证。

7. 肉桂、黄连各 30 克。共研末，每次服 6 克。适用于健忘症心肾不交证。

8. 龙齿 10 克，黄连 1 克。加水 1 碗煎至半碗，饮服。适用于健忘症阴虚火旺证。

9. 龙胆 15 克，五味子 6 克。水 1 碗煎半碗，临睡前服。适用于健忘症阴虚火旺证。

10. 夏枯草、半夏各 10 克。水煎服。适用于健忘症肝郁化火证。

11. 玄参 12 克，生百合 30 克。水煎，临睡前空腹服。适用于健忘症心脾两虚证。

中医偏方全书（珍藏本）

《中医偏方全书》（珍藏本）

12. 首乌藤、高粱米各 30 克，炒酸枣仁 15 克。水煎服。适用于健忘症心脾两虚证。

13. 鲜百合（用清水浸 1 昼夜）、生酸枣仁、熟酸枣仁各 10 克。将酸枣仁水煎去渣，加百合煮熟服食。适用于健忘症心脾两虚证。

14. 炒酸枣仁 60 克，茯神 30 克。共研末，每晚睡前以蜂蜜调服 6～10 克。适用于健忘症心脾两虚证。

15. 茯神 30 克，磁石粉 10 克。水煎服。适用于健忘症心脾两虚证。

16. 甘草、小麦各 1 杯，大枣 10 枚。水煎，分 3 次温服。适用于健忘症心脾两虚证。

17. 黑芝麻、核桃仁、桑叶各 30 克。捣烂为泥（每丸 3 克），每次 3 丸，每日 2 次。适用于健忘症心脾两虚证。

18. 炙甘草 15 克。水煎服。适用于健忘症心脾两虚证。

19. 白果 10 克。水煎，每日 1 剂，早、晚分服。适用于健忘症心肾不交证。

20. 蜂蜜 30 克，炒酸枣仁末 15 克。分 2 次冲服。适用于健忘症心脾两虚证。

21. 龙眼肉 200 克，60°白酒 400 毫升。密封浸泡，每日摇动 1 次，半个月后饮用，每次 10～20 毫升，每日 2 次。适用于健忘症肾精不足证。

22. 磁石 30 克，杭菊、黄芩、首乌藤各 15 克。水煎，滤液，每晚 1 剂，加热水洗足，洗后即睡，并保持室内安静。适用于健忘症心脾两虚证。

23. 黑豆、磁石各 200 克。共制粗末，装入枕头中作枕芯。适用于健忘症阴虚火旺证。

24. 珍珠粉、丹参粉、硫黄粉、冰片各 5 克。混匀，敷于神阙，外用胶布固定，5～7 日换药 1 次。适用于健忘症心脾两虚证。

25. 阿胶 10 克，白酒 10～15 毫升，鸡蛋 1 个。一同隔水蒸至阿胶溶化，取出乘热打入鸡蛋搅匀，再蒸至蛋熟，顿服，每日 2 次。适用于健忘症气血两虚证。

26. 枸杞子 60 克，白酒 500 毫升。一同密封浸泡 7 日，即可饮用，每晚 1 小杯。适用于健忘症阴虚火旺证。

27. 核桃仁、大枣各 60 克，苦杏仁（去皮、尖）30 克，酥油、蜂蜜各 30 毫升，白酒 1.5 升。将蜂蜜、酥油溶化，倒入白酒和匀，随将其余 3 味药研碎后放入酒内，密封浸泡 21 日即可饮用，每次 15 毫升，每日 2 次。适用于健忘症瘀痰内阻证。

28. 白龙骨、远志各等份。共研为末，每次 1 匙，每日 3 次，饭后酒送服。适用于健忘症阴虚火旺证。

29. 远志 10 克。研为末，开水冲服。适用于健忘症心脾两虚证。

30. 糯稻根 60 克。水煎，每晚服 1 碗。适用于健忘症心脾两虚证。

31. 芹菜根 60 克。水煎服。适用于健忘症阴虚火旺证。

32. 酸枣仁 15 克。焙焦为末，顿服，每日 1 次。适用于健忘症心脾两虚证。

33. 莲子心 30 个。水煎，入盐少许，每晚临睡时服。适用于健忘症阴虚火旺证。

34. 珍珠母适量。研极细末，临睡前服 1.5～2.5 克。适用于健忘症阴虚火旺证。

35. 桑椹 15 克。水煎常服。适用于健忘症肾精不足证。

36. 灯心草、鲜淡竹叶各 30 克。睡前煎服，代茶饮。适用于健忘症阴虚火旺证。

37. 炒酸枣仁 20 克，麦冬（去心）10 克。共研末，每次 6 克，睡前开水送服。适用于健忘症心脾两虚证。

【生活调理】

1. 勤于用脑。"用进废退"是生物界发展的一条普遍规律，大脑亦是如此。勤奋的工作和学习往往可以使人的记忆力保持良好的状态。对新事物要保持浓厚的兴趣，敢于挑战。中老年人经常看新闻、电视、电影，听音乐，特别是下象棋、围棋，可以使大脑精力集中，脑细胞处于活跃状态。此外，有意识地记一些东西，如喜欢的歌词、写日记等对记忆力也很有帮助。

2. 保持良好情绪。

3. 经常参加体育锻炼。

4. 养成良好的生活习惯。尤其要保证睡眠的质量和时间，睡眠使脑细胞处于抑制状态，消耗的能量得到补充。多吃维生素、矿物质、纤维素丰富的蔬菜水果及银杏叶提取物。如果需要集中注意力、记忆力做事，可以事先喝一杯咖啡。

5. 摸索一些适合自己的记忆方法。对一定要记住的事情可写在笔记本上或便条上，外出购物或出差时列好清单，将必须处理的事情写在日历上等。另外，联想、归类都是一些良好的记忆习惯。

吐　血

吐血即血从口中吐出，可以是上消化道出血，也可以是支气管扩张咯血。胃十二指肠溃疡、肝硬化导致的食管胃底静脉曲张破裂、大量喝酒或长期服用某些激素药物（如泼尼松）或解热镇痛药（如阿司匹林、吲哚美辛、布洛芬等）易引起上消化道出血。胃癌也是引起上消化道出血的常见疾病。临床表现多先有恶心，然后呕血，继而排出黑便。

中医学认为吐血多因嗜食酒热辛肥、郁怒忧思、劳欲体虚等，致胃热壅盛、肝郁化火，或心脾气虚、血失统御而成；亦有因外感引发者。吐血分为外感吐血、内伤吐血、阴虚吐血、劳心吐血、劳伤吐血、气郁吐血、蓄热吐血、伤胃吐血、伤酒吐血等。临证需分辨虚实，实证多由胃热及肝火所致，虚证多属脾气虚弱。治疗以清热、泻火、降逆、凉血止血，或益气摄血为大法。忌用升散燥热之物。

【偏方集成】

1. 大黄 15 克，黄连 10 克，茜草根 20 克，紫珠草 30 克。水煎服。适用于吐血胃热伤络证。

2. 生大黄粉适量。每次 3 克，每日 3 次。温水送服。适用于吐血胃热伤络证。

3. 生大黄粉、生黄芪各 15 份，黄连 9 份，生地黄 30 份，生甘草 6 份。上药研细末过 20 目筛后混匀，分 30 克包装备用。取生大黄粉 30 克，加水 200 毫升，煮沸 2 分钟，过滤去渣凉服，每日 1 包，分 2 次服；重症每日 2 包，分 4 次服，5 日为 1 个疗程。适用于吐血胃热伤络证。

4. 党参 18 克，炒白术 15 克，血余炭 10 克，炒地榆 15 克，白及 12 克，炙甘草 6 克。

水煎服。适用于吐血脾不统血证。

5. 生地黄 2.5 千克，白蜜 1 升。生地黄捣取汁，干沙锅内微火煮 2~3 沸，投白蜜，再煎至 3 升，每次服半升，每日 3 次。适用于吐血阴虚火旺证。

6. 茶叶、香油、白蜜各 120 克。茶叶煎水 2 壶，入余药，煮至起泡，每日 3 次，7 日服尽。适用于吐血脾不统血证。

7. 百草霜 9 克，米酒适量。酒煮开送服百草霜。适用于吐血脾不统血证。

8. 干姜适量。焙干研末，每次 3 克，童便 10 毫升送下。适用于吐血脾不统血证。

9. 鸡蛋 2 个，三七粉 3 克，藕汁 1 杯，陈酒半小杯。同蒸熟食之。适用于吐血脾不统血证。

10. 猪血块焙炭、血余炭各 3 克，黄酒适量。研为细末，每次 6 克，酒兑开水冲服。适用于吐血脾不统血证。

11. 蛋黄 2 个，阿胶 40 克，米酒 500 毫升，盐适量。酒入罐中文火煮沸，加阿胶化开，再入蛋黄、盐拌匀，早、晚各服 1 次。适用于吐血脾不统血证。

12. 全当归 30 克，秋石 9 克，黄酒适量。水煎服，以酒为引。适用于吐血胃热伤络证。

13. 牡丹皮 10 克，生地黄 20 克，鲜白茅根 30 克。水煎取汁，每日 1 剂，分 3 次服。适用于吐血胃热伤络证。

14. 生大黄粉、三七粉各 3 克。以开水吞服，每日 1 剂。适用于吐血胃热伤络证。

15. 白及 10 克，大黄 30 克。研细末，每次以开水吞服 1.5 克，每日 3 次。适用于吐血胃热伤络证。

16. 龙胆、麦冬各 10 克，鲜白茅根 50 克。水煎取汁，每日 1 剂，分 2 次服。适用于吐血肝火犯胃证。

17. 黄柏、麦冬各 10 克，小蓟 30 克，蜂蜜适量。前 3 味水煎取汁加蜂蜜饮服。适用于吐血肝火犯胃证。

18. 侧柏叶 30 克。加水 500 毫升，煎至 150 毫升，分 2 次送服云南白药，每次 0.5 克。适用于吐血肝火犯胃证。

19. 生山药 50 克，三七粉 3 克。生山药

中医偏方全书（珍藏本）

中医偏方全书（珍藏本）

煎水取浓汁，送服三七粉，早、晚各 1 次。适用于吐血心脾两虚证。

20. 党参、枣皮各 10 克。煮水取汁，送服云南白药 0.5 克，早、晚各 1 次。适用于吐血脾不统血证。

21. 阿胶 20 克，水 100 毫升，三七粉 3 克。阿胶加水加热溶化后送服三七粉，早、晚各 1 次。适用于吐血心脾两虚证。

22. 白参 10 克。煮水取汁，每次送服云南白药 0.5 克，每日 3 次。适用于吐血脾不统血证。

23. 仙鹤草 6 克，大枣 7 枚。煎水取汁服用。适用于吐血脾不统血证。

24. 黄芪 30 克，紫背浮萍 50 克。研细末，每次用姜枣煎水送服 3 克，每日 3 次。适用于吐血脾不统血证。

25. 淡附子 6 克，党参、炒白术 9 克，姜炭 10 克，炙甘草 3～9 克。水煎服。适用于吐血脾不统血证。

26. 藕汁、萝卜汁各 100 毫升。温服。适用于吐血胃热灼络证。

27. 荷叶适量。焙干为末，每次米汤调服 10 克，每日 2 次。适用于吐血胃热灼络证。

28. 生藕 240 克，侧柏叶 60 克。捣取汁，冷开水冲服。适用于吐血胃热灼络证。

29. 藕节 5 个，白茅根 30 克，韭菜汁少许。前 2 味水煎取汁，加韭菜汁服。适用于吐血胃热灼络证。

30. 丝瓜藤。焙焦研末，每次服 3 克。适用于吐血胃热灼络证。

31. 鲜藕汁（加水煮沸）150～200 毫升，三七粉 5 克，生鸡蛋 1 个。将三七粉、鸡蛋调匀，入沸汤中，加油、盐调味食用，每日 2 次。适用于吐血胃热灼络证。

32. 生西瓜子 500～1000 克。水煎，去渣，入适量冰糖调匀，代茶饮，不间断。适用于吐血胃热灼络证。

33. 龙眼核。烧炭研细，内服。适用于吐血诸证。

34. 白茅根 1 把。水煎服。适用于吐血胃热灼络证。

35. 杨梅根皮 200 克，猪瘦肉 250 克。炖熟食。适用于吐血诸证。

36. 仙人掌花 9～15 克。煎汤服。适用于吐血胃热灼络证。

37. 芦荟适量。浸酒，酌量服。适用于吐血胃热灼络证。

38. 白木槿花 9～13 朵。酌加开水、冰糖，炖半小时，饭前服，每日 2 次。适用于吐血胃热伤络证。

39. 槐花 50 克。炒或烧存性，研末，每次适量开水冲服。适用于吐血胃热伤络证。

40. 生水牛角、桔梗各等份。每日 6 克。酒送服。适用于吐血胃热伤络证。

41. 荆芥穗适量。为末，以生地黄汁调服 6 克。适用于吐血胃热伤络证。

【生活调理】

1. 注意生活起居有节，避免过度劳累。

2. 饮食量适宜，不能暴饮暴食或过饥过饱，忌辛辣之品及过量饮酒。

3. 保持心情舒畅。

4. 加强锻炼，增强体质，防止外邪侵袭人体，尤其在寒热交替季节，防止感凉诱发该病。

5. 吐血者，饮食宜清淡，多食易消化、富有营养的食品，戒烟、酒；吐血量大者，要禁食，并严密观察病情变化和发展，做到及时发现、及时治疗。

产后呕吐

产后呕吐是指产后出现食欲减退、挑食、清晨恶心及轻度呕吐等症状，一般在产后 4 周即自行消失，对生活和工作影响不大，不需特殊治疗。少数妇女反应严重，呈持续性呕吐，甚至不能进食、进水，伴有上腹隐闷不适、头晕乏力或喜食酸咸之物等。本病多见于精神过度紧张、神经系统功能不稳定的孕妇，与胃酸水平降低、胃肠道蠕动减弱、绒毛膜促性腺激素增多及肾上腺皮质激素减少等也有一定关系。

本病中医学称"恶阻"、"阻病"等。多因产后恶露去少，积为败血散于脾胃；或因产后血去过多，脾虚气滞犯胃所致。临床上一般分为脾胃虚弱与肝胃不和两种类型，宜健脾和胃、降逆止呕或平肝和胃、降逆止呕。

【偏方集成】

1. 葫芦 30 克。水煎，每日 1 剂，分 3 次服，连服 1 周。适用于产后呕吐各种证型。

2. 柚子片 15 克。水煎，每日 1 剂，分 2 次服，连服 1 周。适用于产后呕吐脾虚气滞证。

3. 柿蒂 30 克，冰糖 60 克。水煎柿蒂，取汁调入冰糖，顿服，连服 1 周。适用于产后呕吐肝胃不和证。

4. 陈皮 15 克，生姜 10 克，红糖 20 克。水煎代茶饮，连服 1 周。适用于产后呕吐肝胃不和证。

5. 鲜姜汁 1 汤匙，甘蔗汁 1 杯。调匀温服，连服 1 周。适用于产后呕吐脾胃虚弱证。

6. 鲜姜 200 克，韭菜 300 克，白糖适量。前 2 味切碎、捣烂，取汁加白糖调服，连服 1 个月。适用于产后呕吐脾胃虚弱证。

7. 鲜姜 10 克，莱菔子 5 克，柚皮 15 克。加水 1 碗煎至半碗，顿服，每日 1 次，连服 1 周。适用于产后脾胃虚弱证。

8. 鲜姜 5 克，伏龙肝 30 克。水煎，每日 1 次，连服 1 周。适用于产后呕吐脾胃虚弱证。

9. 生姜 12 克，茯苓 15 克，半夏 6 克。水煎，每日 1 次，连服 1 周。适用于产后呕吐肝胃不和证。

10. 鲜姜 50 克，白糖 30 克。水煎，代茶频饮。适用于产后呕吐脾胃虚弱证。

11. 鲜鲤鱼 1 条，粳米 100 克。洗净后煮粥食，每日 2 次。适用于产后呕吐脾胃虚弱证。

12. 绿豆 10 克，白扁豆 15 克，刀豆 25 克，生姜 5 克。水煎代茶饮，连服 1 周。适用于产后呕吐脾胃虚弱证。

13. 乌梅、生姜各 10 克，红糖适量。水煎，早、晚分服。适用于产后呕吐肝胃不和证。

14. 大雪梨 1 个，丁香 15 粒。将梨洗净、去核，纳入丁香，蒸熟，去丁香服食，每日 1 次，连服数日。适用于产后呕吐肝胃不和证。

15. 鲜姜 1 片。嚼服，每日数次。适用

于产后呕吐脾胃虚弱证。

16. 朱砂（另研）、丁香各 1.8 克，五灵脂 3 克。将后 2 味研末，入朱砂调匀，以猪胆糊为丸（如鸡头大），以生姜陈皮汤送服，每次 1 丸，连服 1 周。适用于产后呕吐肝胃不和证。

17. 诃子 45 克，人参 30 克，甘草 15 克。共研细末，分 2 次以半夏、生姜、葱白煎汤调服，连服 1 周。适用于产后呕吐脾胃虚弱证。

18. 莲子 45 克，白茯苓 30 克，丁香 1.5 克。共研细末，米饮送服，每日 2 次，连服 1 周。适用于产后呕吐肝胃不和证。

19. 白芍 15 克，生姜 10 克。以酒、水各半煎，每日 1 剂，分 3 次服。适用于产后呕吐肝胃不和证。

20. 绿茶 10 克，竹茹 30 克。将竹茹加水 500 毫升煮沸 15 分钟，加入绿茶，每日 1 剂，分 3 次温服。适用于产后呕吐胃阴虚证。

21. 生粉葛 50 克，茶油适量，黄酒 300 毫升。将生粉葛切丝，以茶油炸黄，加黄酒煮沸食，每日 1 次。适用于产后呕吐脾胃虚弱证。

22. 绿茶 1～1.5 克，莲子 25～30 克。将莲子加水煮熟，加入绿茶后，每日 1 剂，分 3 次温服。适用于产后呕吐肝胃不和证。

23. 赭石（先煎）60 克，姜半夏 10 克，砂仁 6 克。水煎，慢慢呷服；若呕吐不能服药，加入适量生姜汁同服。适用于产后呕吐肝胃不和证。

24. 制香附 30 克，广藿香 6 克，甘草 10 克。共研细末，开水送服，每次 6 克，每日 1 次，连服 1 周。适用于产后呕吐肝胃不和证。

25. 生姜 10 克，陈皮 15 克。水煎 2 次，分 2 次服。适用于产后呕吐肝胃不和证。

26. 伏龙肝 30 克。水煎至 1 碗，去渣，取澄清液分 4 次服。适用于产后呕吐。

27. 黄芩 6 克，白术 10 克，竹茹 15 克。水煎，每日 1 剂，分 2 次服。适用于产后呕吐脾胃虚弱证。

28. 黄连 1.5 克，紫苏叶 3 克。开水冲泡，代茶饮，每日 1 剂。适用于产后呕吐肝胃不和证。

中医偏方全书（珍藏本）

29. 枇杷叶 30 克，竹茹 20 克。水煎，每日 1 剂，分 3～4 次服，连服 1 周。适用于产后呕吐肝胃不和证。

30. 柚子皮（水浓煎）1 个，生姜（绞汁）60 克。调匀服。适用于产后呕吐肝胃不和证。

31. 法半夏 9 克，茯苓 15 克，陈皮、广藿香各 5 克，生姜 3 克。水煎，每日 1 剂，分 2 次服。适用于产后呕吐肝胃不和证。

32. 党参 15 克，生姜 3 克，半夏 6 克。水煎，每日 1 剂，分 2～3 次服。适用于产后呕吐肝胃不和证。

33. 生姜 30 克，乌梅 10 克。绞汁擦舌，每日数次。适用于产后呕吐肝胃不和证。

34. 丁香 15 克，半夏 20 克，生姜 30 克。将前 2 味研末，以生姜煎浓汁敷脐部，每日 1 次，连用 3～4 日。适用于产后呕吐肝胃不和证。

35. 艾叶 250 克，苍术 30 克。同揉碎后用细麻纸卷成条状（卷紧），点燃后灸中脘穴（脐上 4 寸）、内关穴、足三里（灸时离皮肤 1 寸左右，至局部皮肤潮红为度）。适用于产后呕吐脾胃虚弱证。

36. 胡荽 250 克，紫苏叶、广藿香各 6 克，砂仁 1.5 克。煎水熏蒸房间。适用于产后呕吐肝胃不和证。

【生活调理】

1. 保持情志的安定与舒畅。

2. 居室尽量布置得清洁、安静、舒适。避免异味的刺激。呕吐后应立即清除呕吐物，并用温开水漱口，保持口腔清洁。

3. 注意饮食卫生，宜以营养价值稍高且易消化的饮食为主，宜少吃多餐。

4. 保持每日的液体摄入量，平时宜多吃一些西瓜、生梨、甘蔗等水果。

5. 呕吐严重者，须卧床休息。

6. 保持大便通畅。

7. 呕吐较剧者，可在食前含生姜 1 片于口中，以达到暂时止呕的目的。

产后发热

产褥期内高热寒战或发热持续不退，并伴有其他症状者，称产后发热。表现为分娩后持续发热，或突然高热，并伴有其他症状，常见如下。

①感冒发热。产后体虚，易感风寒，常伴有畏寒、头痛肢体酸痛等症状。

②乳胀发热。产后 2～4 日（在乳腺分泌之前），因静脉及淋巴管回流瘀滞，使乳房过度膨胀，局部出现硬块，稍有触痛伴有发热，一般 1～2 日后自然消退。乳腺开始分泌后，如有乳腺管阻塞而乳汁积聚可引起发热，发热可超过38 ℃，这时乳房局部可作热敷，吸空乳汁后体温即下降，如局部有硬结且出现红肿有压痛，并伴有发热时，应考虑乳腺炎的可能。

③感染发热。产褥期由于体力消耗较多，机体抵抗力降低，加之产道局部的创伤，病原体可经生殖道引起感染。体温可超过38 ℃，伴有畏寒，下肢部疼痛，检查底部压痛，恶露增多并有臭味，白细胞增高，统称产褥感染。重症可危及产妇的生命。

产后发热多因分娩时失血耗气，正气亏损，或产时不洁感染邪毒；或产妇元气虚弱，卫外不固，感受风寒、风热之邪；或产后恶露不下，瘀血停滞，瘀久化热；或产后血虚，营阴不足，虚热内生等引起。常见有外感风寒、外感风热、血瘀发热、血虚内热、食滞发热、感染邪毒、邪在少阳等。

【偏方集成】

1. 荆芥 3～5 克，泽兰 10～15 克，秦艽 5～10 克，炮姜炭 2～5 克。水煎，每日 1 剂，分 2 次服。适用于产后发热外感风邪证。

2. 人参 4.5 克，天花粉 6 克，黄芩 10 克，柴胡 9 克，甘草、生姜各 3 片。水煎，每日 1 剂，分 2 次服。适用于产后发热气虚证。

3. 人参、当归各等份（共研为末），猪腰子（切片）1 个，糯米 1 握，葱白 2 个。将后 3 味同煮熟，取汁一碗，调入人参、当归末，饭前温服。适用于产后发热气血亏虚证。

4. 延胡索适量。炒后研细，每次 5 克，酒送下，每日 1 次，连服 1 周。适用于产后发热瘀血内阻证。

5. 当归 9 克，黄芪、白芍（酒炒）各 6

克，生姜 5 片。加水一碗半，煎至 7 成，温服。适用于产后发热气血亏虚证。

6. 杜仲、枣肉各适量。杜仲去皮，瓦上焙干，捣为末，煮枣肉调末为丸，每次 1 丸，糯米汤送下，每日 2 次。适用于产后发热气血亏虚证。

7. 石膏 30～40 克，薏苡仁 20 克，当归 12 克，甘草 5 克。水煎服，每日 1 剂。适用于产后发热湿热瘀血证。

8. 阿胶、生马齿苋各 120 克，蒲公英 60 克，金银花 30 克，皂角刺 12 克。水煎服，每日 1 次，连服 1 周。适用于产后发热邪毒热盛证。

9. 丹参 30 克，红花、当归、桃仁各 12 克。水煎服，每日 1 次，连服 1 周。适用于产后发热瘀血内阻证。

10. 桃仁 10 克，白藕 250 克，红糖 30 克。将前 2 药洗净，加水 500 毫升，煎取 300 毫升，加红糖调匀，每日 1 次，吃藕喝汤。适用于产后发热瘀血内阻证。

11. 人参 10 克，黄芪 30 克，当归身 20 克。水煎服，每日 1 次。适用于产后发热气血亏虚证。外感余热未清或感染高热者忌服。

12. 紫花地丁 20 克，蒲公英 30 克，败酱草 40 克，红糖 25 克。将前 3 药加水 500 毫升，煎至 400 毫升，去渣，加红糖调匀，每日 2 次，每次 200 毫升温服。适用于产后发热邪毒热盛证。

13. 黑豆 1 茶杯，连根葱头 5 个。黑豆炒至烟起，再入连根葱头同炒，随入好酒 1 盅、水 250 毫升，煎至 1 杯，温服出汗。适用于产后发热外感风邪证。

14. 太子参 10 克，玄参 12 克，淡竹叶 6 克，生石膏 30 克，生地黄 15 克。上述 5 药先煎生石膏 20 分钟，入余药再煎，分 9 次服，连服 4 天。适用于产后发热气虚证。

15. 老鹳草 20 克，伸筋草、透骨草各 30 克。将三草捣烂，加盐炒热，外敷于双足涌泉、至阳、腰夹脊、关元、阳陵泉、昆仑及阿是穴，敷料覆盖，胶布固定，每日换药 1 次。适用于产后发热瘀血内阻证。

16. 乳香 12 克，樟脑 3 克。上药共研细末，加凡士林适量调敷于双足涌泉、关元穴

和环跳部，敷料覆盖，胶布固定，每日换药 1 次。适用于产后发热瘀血内阻证。

【生活调理】

1. 做好产前检查及孕期卫生指导，产前患有贫血、营养不良、急性外阴炎、阴道炎和宫颈炎者，应及时治疗。妊娠 2 个月后禁止性生活和盆浴。尽量避免不必要的阴道检查。

2. 临产时应尽量进食和饮水，宫缩间隙抓紧时间休息，避免过度疲劳，接生者应严格执行无菌操作。对于有胎膜早破、产程延长、软产道损伤和产后出血者，除对症治疗外，还应给予抗生素预防感染。

3. 产后要注意卫生，保持会阴清洁，尽可能早地下床活动，以促进子宫收缩和恶露的排出。产褥期加强营养以增强机体抵抗力。

4. 发热期间应多饮水，高热时要吃流质或半流质食物。必要时可采用酒精擦体降温，但不能随意用退热药，以免掩盖病情而延误治疗。

小儿呕吐

呕吐是小儿常见症状之一。可由消化系统疾病引起，也可见于全身各系统和器官的多种疾病；可以为单一的症状，也可以是多种危重疾病的复杂症状之一。因此对呕吐必须认真分析，找出病因，及时处理。

中医学认为，呕吐是由于胃气上逆所致。有物有声者，谓之呕；有物无声者，谓之吐；有声无物者，谓之干呕。《圣济总录》云："小儿呕吐者，脾胃不和也。或因啼呼未定而遽饮乳；或因乳中伤冷，令儿饮之，皆致呕吐。"多因乳食过多，停滞中脘，损伤胃气，不能运化所致。亦有因感触惊异、蛔虫内扰和痰饮壅盛而成。临床常分伤乳吐、伤食吐、寒吐、热吐、积吐、虫吐、惊吐、痰湿吐等。治疗以和胃降逆为主，根据具体病因和临床表现的不同，可酌情采用温中散寒、疏肝和胃、泄热通腑等治法，呕吐较多者，往往胃气受损，津液亏耗较重，必要时可减少乳食，代之以米汤、糖（或盐）水等，也可以配合输液疗法，以纠正体内电解质代谢的失衡。

《中医偏方全书（珍藏本）》

中医偏方全书（珍藏本）

【偏方集成】

1. 六神曲 15 克，丁香 1.5 克。沸水冲泡，代茶饮。适用于小儿呕吐饮食积滞证。

2. 六神曲、焦山楂各 10 克，炒莱菔子 6 克，炒鸡内金 5 克。共研细末，加少许淀粉，以白开水调敷于小儿脐上，外用绷带固定，次晨取下。适用于小儿呕吐饮食积滞证。

3. 大黄、丁香、甘草各等份。共研细末，每次 5 克，撒敷于脐部，每日换药 1 次，连用 2～3 日。适用于小儿呕吐胃肠积热证。

4. 香附（研细末）10 克，生姜（捣汁）20 克。开水调匀，以手指蘸药汁在小儿胃脘部上下左右轻轻搓揉 15 分钟，每日 2 次。适用于小儿脾胃虚寒证。

5. 黄瓜、胡萝卜各 1 根，大白菜叶 2 片。分别切丝，调成凉拌菜，佐餐食之。适用于小儿呕吐胃肠积热证。

6. 小米锅巴（研细末）、红糖各适量。开水冲服，每次 10 克，每日 1 次，连服 7 日。适用于小儿呕吐脾胃不和证。

7. 桂皮 5 克，山楂 20 克，红糖 30 克。将山楂洗净、去核，与桂皮、红糖水煎，去渣热服，每次 15 毫升，每日 3 次，7 日为 1 个疗程。适用于小儿呕吐饮食积滞证。

8. 粳米 50 克，砂仁 1 克，胡椒 20 粒，食盐少许。将砂仁、胡椒研磨后布包，先煮粳米至沸，放入砂仁与胡椒同煮成粥，去胡椒、砂仁、盐调味；每日晨起空腹食，连服 20 日。适用于小儿呕吐肝胃不和证。

9. 白扁豆 10 克，芡实 25 克，莲子、山药各 20 克。共研细末，加入白糖，作成饼服。适用于小儿呕吐脾胃不和证。

10. 焦山楂 10～15 克。水煎，频服。适用于小儿呕吐饮食积滞证。

11. 鸡内金 10 克，炒麦芽 15 克。水煎服。适用于小儿呕吐饮食积滞证。

12. 绿豆适量，白米 50 克。同煮成粥，分次温服。适用于小儿呕吐胃肠积热证。

13. 荸荠适量。洗净、去皮，水煎煮，少量多次服食。适用于小儿呕吐胃肠积热证。

14. 鲜生姜适量。捣汁，开水冲服。适用于小儿呕吐外邪犯胃证。

15. 小茴香 3～5 克，大米适量。将大米煮成粥，调入小茴香煮沸数次，早、晚温服。适用于小儿呕吐脾胃虚寒证。

16. 干姜末 1～2 克，粳米 100 克。煮粥食，每日早晨空腹服食。适用于小儿呕吐脾胃虚寒证。

17. 合欢花 20 克（鲜品 40 克），粳米 50 克，红糖适量。同煮粥分服。适用于小儿呕吐肝气犯胃证。

18. 陈皮（研细末）3～5 克，粳米 50 克。将粳米加水煮作稀粥，入陈皮末稍煮片刻，每日早、晚温热服食，5 日为 1 个疗程。适用于小儿呕吐肝胃不和证。

19. 鲜土豆 100 克，生姜 10 克，鲜橘汁 30 毫升，佛手 20 克。将土豆、生姜、佛手同榨汁，兑入鲜橘汁调匀，温服，每日 1 次。适用于小儿呕吐肝气犯胃证。

20. 佛手 10 克，生姜 2 片。水煎，取汁调入白糖温服。适用于小儿呕吐肝胃气滞证。

21. 高良姜 5 克，粳米 50 克。水煎高良姜，去渣，入粳米煮成粥，空腹服食。适用于小儿呕吐脾胃虚寒证。

22. 竹茹、芦根各 10 克，生姜 3 片。水煎，取汁代茶饮。适用于小儿呕吐胃肠积热证。

23. 枇杷叶（布包）5～10 克（鲜品 30～60 克），粳米 50 克，鲜芦根 30 克，冰糖少许。将枇杷叶与鲜芦根（洗净、切段）水煎，去渣，入粳米煮成粥，加入冰糖稍煮片刻，即可服食。适用于小儿呕吐胃肠积热证。

24. 鬼针草 3～5 棵。水煎浓汁，熏洗双足，连用 3～4 次；1～5 岁熏洗足心，6～15 岁熏洗到脚面。适用于小儿呕吐饮食积滞证。

25. 胡椒 1 克，葱白 1 根。将胡椒研末，与葱白同捣烂，做成 2 丸，樟丹为衣，压成饼状。贴敷足心。适用于小儿呕吐脾胃虚寒证。

26. 山楂 100 克，白糖 25 克。将山楂洗净、去核，切碎，水浓煎，取汁加入白糖调服。每次 50 毫升，每日 3 次，连服 3 日。适用于小儿呕吐饮食积滞证。

27. 莱菔子 50 克。炒熟，研细末，温开水冲服，每次 5 克，每日 2 次，连服 5 日。适用于小儿呕吐饮食积滞证。

28. 青梅 20 个。洗净、去核，水煎，去渣取汁，每次 20 毫升，每日数次，连服 3 日。适用于小儿呕吐肝胃不和证。

29. 萝卜 1 个。洗净、切碎、捣烂，榨汁，隔水炖服，每次 15 毫升，每日数次。适用于小儿呕吐饮食积滞证。

30. 鸡内金 2 个，面粉 100 克，盐、芝麻各适量。将鸡内金洗净、晒干，用小火焙干研细末，与面粉、芝麻、盐和匀，制成薄饼，置烤箱内烤熟服食；每次 2 张，每日 1 次，连服 3 日。适用于小儿呕吐饮食积滞证。

31. 西瓜皮 1 个，白糖 50 克。将西瓜皮洗净、切碎，加水 1 升，煎汤，去渣，加入白糖频饮。适用于小儿呕吐热积肠证。

32. 生姜、竹茹各 50 克。将生姜切薄片，与竹茹同加水 1 升煎汤，去渣服，每次 30 毫升，每日 3 次，连服 3 日。适用于小儿呕吐肝胃不和证。

【生活调理】

1. 饮食定时定量，食物宜新鲜、清洁，不要过食辛辣、炙烤和肥腻的食物。

2. 哺乳不宜过急。哺乳后可抱正小儿身体轻拍背部。

3. 呕吐较轻者，可以进食易消化的流质食物，少食多餐。呕吐较重者，暂予禁食。

4. 呕吐时令小儿侧卧。

5. 服药时药液不要太热，可采用少量多次的服法。

小儿惊风

惊风俗称抽风，是小儿时期常见的一种急重病证，以临床出现抽搐、昏迷为主要特征。任何季节均可发生，一般以 1～5 岁小儿为多见，年龄越小，发病率越高。其病情往往比较凶险，变化迅速，可威胁小儿生命。本病西医学称小儿惊厥。其中伴有发热者，多为感染性疾病所致。颅内感染性疾病常见有脑膜炎、脑脓肿、脑炎、脑寄生虫病等；颅外感染性疾病常见有高热惊厥、各种严重感染（如中毒性菌痢、中毒性肺炎、败血症等）。不伴有发热者，多为非感染性疾病所致，除常见的癫痫外，还有水及电解质素乱

低血糖、药物中毒、食物中毒、遗传代谢性疾病、脑外伤、脑瘤等。

中医学认为，惊风是一种恶候。临床上可归纳为八候，即搐、搦、颤、掣、反、引、窜、视。八候出现，表示惊风已发作；但惊风发作时，不一定八候全部出现。由于惊风的发病有急有缓，证候表现有虚有实、有寒有热，临证常分为急惊风和慢惊风。凡起病急暴，属阳属实者，统称急惊风；凡病势缓慢，属阴属虚者，统称慢惊风。本病以清热、豁痰、镇惊、息风为治疗原则。

【偏方集成】

1. 水牛角 10 克，石菖蒲 3 克，磁石 15 克，大枣 3 枚。水煎服，每日 1 次。适用于小儿惊风温邪内陷证。

2. 龙骨 15 克，鸡内金 6 克，防风 3 克，黄瓜叶 10 克，水仙花 2 克。水煎服，每日 1 次。适用于小儿惊风饮食积滞证。

3. 龙眼肉 10 克，合欢花 3 克，甘草 1 克。水煎服，每日 2 次，连服 1 周。适用于小儿惊风肝郁脾虚证。

4. 钩藤（后下）6 克，地龙、僵蚕、全蝎各 3 克，羚羊角粉（冲服）0.2 克。水煎 2 次，每日 1 剂，早、中、晚分服。适用于小儿惊风惊恐动风证。

5. 党参 10 克，白术 5 克。水煎服。适用于小儿惊风脾胃虚弱证。

6. 柴胡 5 克，钩藤 3 克，金银花 6 克。水煎服。适用于小儿惊风风热证。

7. 吴茱萸 2 克，白芥子 1 克。以醋调敷双足心。适用于小儿惊风肝肾阴虚证。

8. 生栀子、桃仁、杏仁、面粉各等份。共研细末，以鸡蛋清调敷双足心涌泉穴。适用于小儿惊风风热证。

9. 天竹黄 0.9 克，朱砂 0.6 克，薄荷叶 3～4 片。共为细末，未满 1 个月的婴儿分 2 次服，5～6 个月婴儿 1 次服完。适用于小儿惊风痰热扰窍证。

10. 马鞭草 6 克，钩藤 10 克。水煎，每日 1 剂，分 3 次服。适用于小儿惊风风热证。

11. 炙全蝎、蜈蚣、炙僵蚕、天麻各 10 克。共研细末，每次服 3～5 克，每日 2～3 次。适用于小儿惊风惊恐动风证。

中医偏方全书（珍藏本）

12. 地龙 6 条，生石膏 10 克。水浓煎，分次灌服。适用于惊风温邪内陷证。

13. 全蝎 3 尾，僵蚕 7 个，朱砂 1.5 克。共研极细末，以母乳调服。不足周岁患儿每次服 0.5 克，超过周岁者加倍。适用于小儿惊风惊恐动风证。

14. 胡椒、肉桂、炮姜各 3 克，丁香 10 粒，伏龙肝 100 克。将前 4 味药研末，水煎伏龙肝 20 分钟，去渣，入药末煎 15 分钟，温服，视患儿年龄适当减用量。适用于小儿惊风脾肾阳虚证。

15. 乌药适量。磨水灌服，每次 1～2 汤匙。适用于小儿惊风脾肾阳虚证。

16. 田螺壳 3 克，麝香少许。将田螺壳烧灰，与麝香以温开水调匀服。适用于小儿惊风温邪内陷证。

17. 僵蚕、全蝎各 5 克，桑叶 6 克，天麻 2.5 克。水煎服。适用于小儿惊风风热证。

18. 金银花 7 克，钩藤 5 克，朱砂 3 克，蝉蜕 9 克。水煎服。适用于小儿惊风风热证。

19. 钩藤 4.5 克，栀子 6 克。水煎服。适用于小儿惊风风热证。

20. 山羊角 30 克。削片，水煎服，每日 2 次。适用于小儿惊风温邪内陷证。

21. 蔓荆子 5 克，蝉蜕 3 克，大枣 3 枚。水煎服，每日 2 次。适用于小儿惊风风热证。

22. 钩藤 6 克，地龙、全蝎各 3 克，龙胆 2 克。水煎 2 次，每日 1 剂，早、中、晚分服。适用于小儿惊风惊恐动风证。

【生活调理】

1. 平时加强体育锻炼，提高抗病能力。

2. 避免时邪感染，注意饮食卫生。

3. 按时预防接种，避免跌仆惊骇。

4. 有高热惊厥史患儿，在外感发热初起时，要及时降温，服用止痉药物。

5. 积极治疗原发疾病。

6. 对长期卧床的患儿，要经常改变体位，必要时可垫海绵垫褥或气垫褥等；经常用温水擦澡、擦背或用温热毛巾行局部按摩，避免发生褥疮。

7. 昏迷、抽搐、痰多的患儿，应注意保持呼吸道通畅，防止窒息。

8. 注意加强营养，不会吞咽者可给予鼻饲。

9. 抽搐时切勿用力强制，以免扭伤骨折。可将患儿头部歪向一侧，用纱布包裹压舌板，放在上下牙齿之间，防止咬伤舌体。

10. 保持安静，避免刺激。密切注意病情变化。

小儿夜啼

小儿夜啼是指小儿在夜间常常啼哭不止或时哭时止，多见于半岁以下婴儿。生理性小儿夜啼多与饥饿、口渴、太热、太闷、尿布潮湿、白天过度兴奋等有关，经哺乳、饮水、按摩、抓痒、调节寒温、更换尿片夜啼可止。婴幼儿在环境改变，或不见平素亲昵的人，或缺少喜欢的玩具时，其心不悦，也会发生夜啼。病理性夜啼多见于发热、佝偻病、蛲虫病、骨和关节结核，或经常鼻塞、扁桃体过大妨碍呼吸等，与季节无明显关系。

中医学认为，本病病因多为脾寒、心热、惊骇、积滞所致。脾寒腹痛是导致夜啼的常见原因，常由孕母素体虚寒，素食生冷，胎禀不足，脾寒内生；或因护理不当，腹部中寒；或用冷乳哺食，中阳不振，以致寒邪内侵，凝滞气机，不通则痛，因痛而啼。若孕母脾气急躁，或平素恣食香燥炙烤之物，或过服温热药物，蕴蓄之热遗于胎儿，出生后将养过温，受火热之气熏灼，心火上炎，积热上扰，则心神不安而啼哭不止。由于心火过亢，阴不能潜阳，故夜间不寐而啼哭不宁。彻夜啼哭之后，阳气耗损，无力抗争，故白天入寐；正气未复，入夜又啼，周而复始，循环不已。心主惊而藏神，小儿神气怯弱，智慧未充，若见异常之物，或闻特异声响，而致惊恐；惊则伤神，恐则伤志，致使心神不宁，神志不安，寐中惊惕，因惊而啼。因脾寒气滞者，治以温脾行气；因心经积热者，治以清心导赤；因惊恐伤神者，治以镇惊安神。

【偏方集成】

1. 茯苓 10 克，山药 5 克。煎汤，加糖调服。适用于小儿夜啼脾虚证。

2. 蝉蜕 3 克，薄荷 1.5 克，灯心草 1.2

克。水煎服，每日 2 次。适用于小儿夜啼心热内扰证。

3. 砂仁末 0.3 克，乳汁 15 毫升。每日 1 次，混匀，隔水蒸化，分 1～2 次服，连服 3～5 日。适用于小儿夜啼心热内扰证。

4. 雪梨汁 30 毫升，灯心草 2 克，冰糖 10 克。将灯心草水煎，取汁与雪梨及冰糖混匀，隔水蒸化，顿服，每日 1 次，连服 5～7 日。适用于小儿夜啼心热内扰证。

5. 黄花菜 15 克，莲子心 1 克，冰糖 15 克。熬汤服，每日 1 次，连服 5～7 日。适用于小儿夜啼心热内扰证。

6. 浮小麦 15 克，大枣 6 枚，炙甘草 4.5 克，冰糖适量。将所有药材放入纱布袋中，加入 1500 毫升水，熬煮 45 分钟，即可代茶饮用。适用于小儿夜啼心热内扰证。

7. 青黛粉 10 克。蜂蜜调服，每次 0.5 克，每日 2 次。适用于小儿夜啼心热内扰证。

8. 钩藤 2～4 克，蝉蜕 1～3 克。水煎频服。适用于小儿夜啼心热内扰证。

9. 五倍子 10 克。研细末，每次用适量，水调敷于脐中。适用于小儿夜啼痰热内扰证。

10. 浮小麦 6 克，甘草 3 克，大枣 2 枚，蝉蜕 1.5 克，钩藤 3 克。水煎，加白糖频服。适用于小儿夜啼心热内扰证。

11. 蝉蜕 5～7 只。去足、洗净，水煎至 100 毫升，稍加白糖，每日分 3～4 次服。适用于小儿夜啼心热内扰证。

12. 钩藤 5 克，枳壳 3 克，蝉蜕、灯心草各等份。共为细末，每晚 3 克。适用于小儿夜啼心热内扰证。

13. 紫苏子 6 克，白芥子 9 克，莱菔子 5 克。水煎服，每日 1 次，连服 1 周。适用于小儿夜啼伤乳积滞证。

14. 灯心草 3 克。开水冲服。适用于小儿夜啼心热内扰证。

15. 伏龙肝 1 块。开水泡服。适用于小儿夜啼中虚脾寒证。

16. 地龙 1 条。水煎服，每日 1 次，连服 1 周。适用于小儿夜啼暴受惊恐证。

17. 丁香 3 粒。研细末，同米饭捣成饼，贴患儿肚脐。适用于小儿夜啼中虚脾寒证。

18. 淡豆豉 9 克，黑栀子 6 克。水煎服，

每日 1 次，连服 1 周。适用于小儿夜啼心热内扰证。

19. 葱白 1 根，胡椒 3 粒，艾叶 3 片。将胡椒研末，艾叶揉绒，再与葱白同捣烂，加入热白饭中，热敷于小儿脐部神阙穴，外用布扎紧固定，每日换药 1 次。适用于小儿夜啼中虚脏寒证。

20. 栀子（研细末）1 粒，面粉 9 克，白酒 5 毫升。调匀，敷于患儿双手动脉搏动处，24 小时后取下。适用于小儿夜啼心热内扰证。

21. 吴茱萸 6 克，五倍子 9 克，砂仁 5 克，面粉 15 克。共研细末，清水调敷两足心，每日 1 次。适用于小儿夜啼暴受惊恐证。

22. 淡竹叶 6 克，灯心草 1 克，母乳 100 毫升。将前 2 味水煎 2 次，取汁 50 毫升，兑入乳汁调匀，每次服 30 毫升，每日 1 剂。适用于小儿夜啼心热内扰证。

23. 紫苏叶 3 克，黄连 1 克，白糖适量。将前 2 味水煎取汁，加入白糖，代茶喂服，每日 1 剂。适用于小儿夜啼心热内扰证。

24. 干姜 5 克，粳米 30 克，乳汁 100 毫升。将干姜、粳米洗净，加水煮粥，熟后兑入乳汁，再稍煮即成，每日 1 剂，分 3～4 次服。适用于小儿夜啼受寒证。

25. 浮小麦 15 克，大枣 6 克，炙甘草、蝉蜕各 3 克。水煎，取汁加葡萄糖，代茶饮用，每日 1 剂。适用于小儿夜啼心热内扰证。

26. 钩藤 6 克，乳汁 100 毫升。将钩藤水煎，取汁，兑入乳汁服，每次服 20～30 毫升，每日 1 剂。适用于小儿夜啼暴受惊恐证。

27. 酸枣仁 10 克。捣碎，水煎，取汁，加入白糖，每日 1 剂，分 2 次服。适用于小儿夜啼暴受惊恐证。

28. 甘草 3 克，大枣 3 枚，浮小麦 10 克。水煎，频服。适用于小儿夜啼暴受惊恐证。

【生活调理】

1. 要注意防寒保暖，但也勿衣被过暖。

2. 孕妇及乳母不可过食寒凉及辛辣热性食物，勿受惊吓。

3. 将婴儿抱在怀中入睡，不要通宵开启灯具，养成良好的睡眠习惯。

4. 注意保持周围环境安静祥和，检查衣服被褥有无异物刺伤皮肤。

5. 婴儿无故啼哭不止，要注意寻找原因，如饥饿、过饱、闷热、寒冷、虫咬、尿布浸渍、衣被刺激等。

小儿遗尿

小儿遗尿通常指小儿在熟睡时不自主地排尿，俗称尿床，一般至4岁时20%的小儿有遗尿，10岁时5%的小儿有遗尿，有少数患儿遗尿症状持续到成年期。没有明显尿路或神经系统器质性病变者称原发性遗尿，占70%～80%；继发于下尿路梗阻（如尿道瓣膜）、膀胱炎、神经源性膀胱（神经病变引起的排尿功能障碍）者称继发性遗尿。患儿除夜间尿床外，日间常有尿频、尿急或排尿困难、尿流细等症状。与大脑皮质的功能发育不完善等因素有关。

中医学认为遗尿主要与肾及膀胱虚寒、不能固摄密切相关，此外还与心、肺、脾、肾等脏腑功能失调有关。下元虚寒、闭藏失职、肺脾气虚、水液不摄及肝经湿热、蕴结膀胱，均可导致该病。治则为补肾固脬止遗。

【偏方集成】

1. 覆盆子根15克。水煎，猪瘦肉汤冲服。适用于小儿遗尿肾虚不固证。

2. 金樱子1500克。熬成膏，酌加白糖，每次服1大汤匙，每日2次。适用于小儿遗尿肾虚不固证。

3. 白果10～15克，羊肾1个，羊肉、粳米各50克，葱白3克。将羊肾洗净，去腺体脂膜、切丁，葱白洗净、切成节，羊肉洗净，白果、粳米淘净，同加水煮成粥，温热服食，每日2次。适用于小儿遗尿肾虚不固证。

4. 桑螵蛸20克，高粱米50～100克。将桑螵蛸水煎3次，过滤后合并煎液（500毫升），与高粱米（淘洗干净）同煮成粥，每日早、晚温服，连用1～2个月。适用于小儿遗尿肾虚不固证。

5. 芡实50克，金樱子20克，白糖适量。将金樱子煮汁100毫升，加芡实煮粥，加入白糖温热服食，每日2次。适用于小儿遗尿肾虚不固证。

6. 鸡内金、桑螵蛸各9克，大枣7枚。水煎服，每日1剂，连服7日。适用于小儿遗尿脾虚不摄证。

7. 韭菜子10克。研末，和白面烙成饼，分2次服食。适用于小儿遗尿肾虚不固证。

8. 荔枝、大枣各10枚。将大枣煮熟并去皮、核，荔枝去核取肉，加入枣泥，略加水以小火煮服。适用于小儿遗尿肾虚不固证。

9. 鲤鱼1条，糯米250克。将糯米洗净后放在瓦盆内加水，鲤鱼放在糯米上，加姜丝、油、料酒，炖熟食。适用于小儿遗尿脾虚不摄证。

10. 熟白果5～7枚。每日1剂，连用10日，不宜久服。适用于小儿遗尿肾虚不固证。

11. 乌药适量。研为末，每次6克，米汤调服，每日2次。适用于小儿遗尿肾虚不固证。

12. 益智仁45克，甜酒30毫升。同煎7分，去渣，温服。适用于小儿遗尿肾虚不固证。

13. 鹿角不拘多少。炒为末，空服以热酒调服9～15克。适用于小儿遗尿肾虚不固证。

14. 茯苓（为末）120克，白面500克。水调作饼，烧熟，空腹服食。适用于小儿遗尿脾虚不摄证。

15. 连须葱根适量。煎汤服，作菜和饭也可。适用于小儿遗尿肾虚不固证。

16. 鹿角霜适量。研末，温酒调服9克。适用于小儿遗尿肾虚不固证。

17. 韭菜子1杯，糯米2碗，水1大碗。同煮粥，分3次服。适用于小儿遗尿肾虚不固证。

18. 羊肚（羊胃）1个。盛水令满，用线扎紧羊肚两端，煮熟，取（羊肚内）水顿服。适用于小儿遗尿肾虚不固证。

19. 五倍子3克。研末，醋调敷脐部，10日为1个疗程。适用于小儿遗尿肾虚不固证。

20. 芡实、粳米各30克，茯苓、莲子各15克。共入锅中煮粥食用，每日1次，连服4～6日。适用于小儿遗尿心肝郁热证。

21. 桑螵蛸20克（11岁以上可增至20～

40 克）、益智仁 15 克（11 岁以上可增至 30～40 克）。2 日 1 剂，水煎服（夜间服用）。适用于小儿遗尿肾虚不固证。

22. 猪膀胱 1 枚，糯米 60 克。将猪膀胱切开、洗净，纳入糯米蒸熟食，3～7 日食 1 个。适用于小儿遗尿肾虚不固证。

23. 桑螵蛸 30 个。水煎，睡前顿服；或放瓦上焙黄、研末，睡前以黄酒服 2 克。适用于小儿遗尿肾虚不固证。

24. 鸡肝 1 具，肉桂 5 克。同炖熟服。适用于小儿遗尿心肝郁热证。

25. 羊膀胱（洗净、切块）1 个，补骨脂适量。同炖熟服食。适用于小儿遗尿肾虚不固证。

26. 狗肉 150 克，黑豆 20 克。将狗肉洗净、切块，与黑豆同以文火煨熟，调味后分次服食。用于 5 岁以上儿童无虚寒者，宜在冬季服用，连吃 15 日。适用于小儿遗尿肾虚不固证。

27. 荔枝肉 10 克。每晚睡前食，连用 1～2 个月，以秋、冬季较适宜。适用于小儿遗尿肾虚不固证。

28. 鲜韭菜（切碎）50 克，粳米 100 克。同煮粥，温热服食，每日 2～3 次。适用于小儿遗尿肾虚不固证。

29. 花生米 200 克。煎汤，煮糯米饭食，可长期服用。适用于小儿遗尿脾虚不摄证。

30. 猪腰 1 具，桑螵蛸 7 个。炖熟服食。适用于小儿遗尿肾虚不固证。

【生活调理】

1. 勿使患儿过度疲劳和情绪激动，控制睡前饮水量。每晚夜间按时唤醒排尿。

2. 鼓励患儿消除紧张情绪，建立战胜遗尿的信心，积极配合治疗。

3. 注重孩子的大小便训练。

4. 晚饭不要过咸，晚餐后少吃甜食和高蛋白饮食，尽量少喝水、饮料、牛奶等，可吃少量水果。

小儿厌食

小儿厌食是指小儿（主要是 3～6 岁）较长期食欲减退或食欲缺乏的症状，并非一种独立的疾病。临床表现为：食欲减退，或食量减少（重则拒食）。可伴有脸色苍白（或萎黄），消瘦，乏力，大便稀或干，腹部不适，多汗，心烦易怒，手足心发热，睡觉时辗转不安等。某些慢性病，如消化性溃疡、慢性肝炎、结核病、消化不良及长期便秘等都可能是厌食症的原因（仅占 9%）。小儿厌食多由于不良的饮食习惯、不合理的饮食制度、不佳的进食环境及家长和孩子的心理因素所致。

本病中医学属"脾胃病"。中医学认为小儿脏腑娇嫩，各系统功能发育不够完善，消化功能还很薄弱。本病无明显的季节性，但暑湿当令，因脾阳易受困遏，可使症状加重。其发生以饮食不节、喂养不当为主要病因。还有少数患儿是由于疾病耗伤脾气，或伤及脾阴所致。治疗原则应以调和脾胃、恢复运化功能为主。

【偏方集成】

1. 白矾（研细末）6 克，面粉适量。以米醋调敷双足涌泉穴，外以伤湿止痛膏固定，每日 1 换，连续 3～5 日。适用于小儿厌食胃阴亏虚证。

2. 葱白 1 根，生姜 3 片，小茴香 10 克。同捣烂，炒热后敷肚脐，外以敷料包扎、胶布固定，每日 1 换，连续 5～7 日。适用于小儿厌食脾胃虚弱证。

3. 鸡内金 15 克，香橼 10 克。共研细末，每次服 1～2 克。适用于小儿厌食脾胃不和证。

4. 炒白术、鸡内金、陈皮各等份（共研细末），芝麻（炒后捣末）、红糖各适量。混匀，4 岁以下小儿每次服 1～3 克，5 岁以上每次服 3～6 克；每日 2～3 次，连用 3～5 周。适用于小儿厌食脾胃虚弱证。

5. 全蝎 8 克，鸡内金 10 克。共研极细末，装瓶备用。2 岁以下小儿每次服 0.3 克，3 岁以上小儿每次服 0.6 克，每日 2 次，连服 4 日为 1 个疗程，每个疗程间隔 3 日（服药期间禁食生冷油腻食物），连用 1～2 个疗程。适用于小儿厌食脾胃不和证。

6. 雪梨汁 100 毫升，酸梅 10 枚，白糖 50 克。将酸梅洗净，用温开水泡软，加白糖同捣烂，去核，冲入梨汁，用凉开水调至 500 毫升，置冰箱内保存备用。1～2 岁小儿每次 15 毫升，3～5 岁每次 30 毫升，6 岁以上每次 50 毫升，连服 3～5 日。适用于小儿厌食胃阴亏虚证。

7. 厚朴、鸡内金各 3 克，谷芽 6 克。水煎服，每日 1 剂，连服 3～6 日。适用于小儿厌食饮食积滞证。

8. 无花果叶 3 克，柠檬叶 1.5 克，羊肝适量。无花果叶、柠檬叶研末，蒸羊肝食，连服 3～5 日。适用于小儿厌食胃阴亏虚证。

9. 鸡内金 1 个，羊肝（或鸡肝）适量。鸡内金研末，蒸羊肝（或鸡肝）食，每日 1 次，连续 3～5 日。适用于小儿厌食饮食积滞证。

10. 针刺四缝穴。先将四缝穴局部消毒，然后用 5 号一次性注射器针头在双手四缝穴上快速点刺，用手挤压出血（渗出黄白色液体），每周 2～3 次。适用于小儿厌食饮食积滞证。

11. 木香、丁香、肉桂、莱菔子各等份。共研细末，每次取 5～10 克，用鸡蛋清调敷肚脐，外用敷料固定，每日换药 1 次，3 日为 1 个疗程；同时针刺四缝穴。适用于小儿厌食脾胃不和证。

12. 疳积草 15 克，葱白、生姜各 30 克。同捣烂，以鸡蛋清调敷双足涌泉穴，外以敷料包扎，胶布固定，每日 1 换，连用 5～7 日。适用于小儿厌食饮食积滞证。

13. 鲫鱼 100 克，薏苡仁 15 克，羊肉 50～100 克。将鲫鱼如常法洗净，羊肉切片，与薏苡仁同煮汤，加作料调服。每日或隔日 1 次，连服 7 次。适用于小儿厌食脾胃虚弱证。

14. 山楂 5～10 个，鸡内金粉 10 克，山药粉或糯米粉、糖适量。煮粥，上午、下午食用。适用于小儿厌食饮食积滞证。

15. 生姜 150 克，党参 50 克，山药 20 克，蜂蜜 300 克。将生姜捣碎、取汁，党参、山药研末，同蜂蜜搅匀，煎膏。热粥送服，每次 1 汤匙，每日 3 次，连服数日。适用于小儿厌食脾胃虚弱证。

16. 鸡内金、苍术各 1.5 克，香附 3 克。共研末，与猪瘦肉一起蒸食，每日早、晚分服。适用于小儿厌食脾胃不和证。

17. 鹅不食草 5 克，鸡内金 1.5 克。共研末，与猪瘦肉一起蒸食，每日早、晚分服，连续 3～6 日。适用于小儿厌食饮食积滞证。

18. 陈皮、香附各 3 克，木香 1.5 克，鹅不食草 6 克。水煎服，每日 1 剂，连服 3～7 日。适用于小儿厌食脾胃不和证。

19. 山楂 30～40 克，大米 50～100 克，白糖 10 克。将山楂水煎取浓汁，去渣，入大米、白糖煮成粥，上午、下午分食，7～10 日为 1 个疗程。适用于小儿厌食饮食积滞证。

20. 山楂片 20 克，大枣 10 枚，鸡内金 2 个，白糖少许。将山楂片及大枣烤焦（黑黄色），加入鸡内金、白糖水煎，温服，每日 2～3 次，连服 2 日。适用于小儿厌食饮食积滞证。

21. 鲜白萝卜 500 克，蜂蜜 150 克。将白萝卜洗净，切块，放沸水内煮沸即捞出，晾晒半日，加蜂蜜以大火煮沸，调匀，饭后冷食数块，连服数日。适用于小儿厌食饮食积滞证。

22. 莱菔子 10 克，陈皮 7 克，白扁豆 20 克（炒黄，打碎）。水煎浓汁，每日 1 剂，分 1～2 次服。连服 5～7 日（2 岁以下小儿酌减）。适用于小儿厌食饮食积滞证。

23. 谷芽 30 克，麦芽 24 克，焦锅巴 50 克。水煎浓汁，每日 1 剂，分 1～2 次服，连服 3～5 日（1 岁以下小儿酌减）。适用于小儿厌食饮食积滞证。

24. 炒芝麻 10 克，炒牵牛子 30 克。共为末，1 岁小儿每次 1.5 克（每增 1 岁加 1 克），掺饭中吃。适用于小儿厌食饮食积滞证。

25. 炒麦芽 20 克，炒鸡内金 30 克。共研末，1 岁左右小儿每次服 2～3 克，每日 3 次，年龄大者酌加。适用于小儿厌食饮食积滞证。

26. 莲子 18 克，山药 24 克，柠檬 1/3 只，冰糖 50 克。每日 1 剂，将莲子、山药洗净，用温开水泡软，与柠檬捣成酱，沸水冲泡 15 分钟，加入冰糖调匀，分 2～3 次服，连服 3～5 日（2 岁以下小儿酌减）。适用于小儿厌食胃阴亏虚证。

【生活调理】

1. 饮食搭配要合理。小儿生长需要各种营养，每日不仅要吃肉、乳、蛋、豆，还要吃五谷杂粮、蔬菜、水果。每餐要求荤素、粗细、干稀搭配，才能达到营养平衡。

2. 烹调方法要讲究。烹制食物一定要适合小儿的年龄特点。如断奶后，小儿消化能力还比较弱，所以就要求饭菜做得细、软、烂；随着年龄的增长，小儿咀嚼能力增强了，饭菜加工逐渐趋向于粗、整。所做的食物要颜色鲜艳，以激发小儿的食欲。

3. 进餐环境要改善。进餐时，应该排除各种干扰，让小儿专心吃饭。

4. 吃饭要定时定量，控制零食。小儿正餐包括早餐、中餐、午后点心和晚餐，"三餐一点"形成规律，消化系统才能有劳有逸地工作。

5. 节制冷饮，少吃甜食。

6. 防止挑食，改进偏食。

7. 适量运动，定时排便。

咽喉疼痛

咽喉疼痛是指由各种原因造成咽喉局部炎症而出现疼痛的现象，是咽喉病常见的临床症状，常见于急慢性扁桃体炎、急慢性咽炎、急慢性喉炎及咽部脓肿等病。

本病中医学又称"喉咙痛"、"咽嗌痛"。多因风热、风寒、湿热、郁火、阴虚等因素引起。

【偏方集成】

1. 板蓝根、山豆根各 15 克，甘草 10 克，胖大海 5 克。沸水冲泡 20 分钟，频饮。适用于咽喉疼痛火热证。

2. 桑叶、菊花、苦杏仁（捣碎）各 10 克，冰糖适量。沸水冲泡 15 分钟，频饮，每日 1 剂。适用于咽喉疼痛火热证。

3. 麦冬、莲子各 15 克，冰糖适量。水煎，代茶饮。适用于咽喉疼痛阴虚火旺证。

4. 无花果 25 克，冰糖适量。水煎服，每日 1 次。适用于咽喉疼痛火热证。

5. 百合 20 克，香蕉（去皮）2～3 只，冰糖适量。水煎，每日 1 次服食。适用于咽喉疼痛火热证。

6. 西瓜皮 250 克。加水 2 大碗，熬至 1 大碗，加入少许冰糖，冷服。适用于咽喉疼痛火热证。

7. 萝卜汁 400 毫升，生姜汁 50 毫升，白糖 50 克。冲兑，每次 30 毫升，每日 2 次。适用于咽喉疼痛火热证。

8. 升麻 10 克，切片含咽；或升麻 15 克，水煎服（取吐）。适用于咽喉疼痛风热证。

9. 牛蒡子、马兰子各 2 克。共为末，空腹温水服 1 小匙。适用于咽喉疼痛火热证。

10. 射干 3 克，黄芩、生甘草、桔梗各 2 克。共为末，水调，顿服。适用于咽喉疼痛风热证。

11. 生半夏 10 克。研为末，吹鼻内，涎出即愈。适用于咽喉疼痛痰盛闭阻证。

12. 绿矾 500 克，米醋 1500 克。拌匀，晒干，吹喉，痰涎出尽，再用高良姜末少许，入茶内漱口咽下。适用于咽喉疼痛痰盛闭阻证。

13. 紫菀 1 茎。洗净，纳入喉中，恶痰出即愈。适用于咽喉疼痛痰盛闭阻证。

14. 蛇蜕、当归各 10 克。共为末，温酒调服 3 克（取吐）。适用于咽喉疼痛风热证。

15. 丝瓜根 20 克。以瓦瓶盛水浸数小时，取水饮服。适用于咽喉疼痛风热证。

16. 玄参、牛蒡子（半生半炒）各 30 克。共为末，以新汲水 30 毫升，调丸，每服 3 克，每日 2 次。适用于咽喉疼痛风热证。

17. 灯笼草 10 克。炒焦研末，酒调服。适用于咽喉疼痛火热证。

18. 苍耳子 1 把，老姜 1 块。研汁，酒调服。适用于咽喉疼痛风热证。

19. 梅子 10 颗。置盐卤中，喉痛时含服。适用于咽喉疼痛风热证。

20. 白矾 30 克，薄荷脑 1 克。分作 20 份，每份以水 100 毫升调匀，含漱。适用于咽喉疼痛火热证。

21. 龙胆 20 克。水煎服。适用于咽喉疼痛火热证。

22. 黄芪叶、灯心草各 10 克。烧灰，吹喉。适用于咽喉疼痛火热证。

中医偏方全书（珍藏本）

23. 菊花、麦冬、木蝴蝶、枸杞子各 10 克。开水泡服。适用于咽喉疼痛火热证。

24. 车前草、灯心草各 15 克。水煎频饮。适用于咽喉疼痛火热证。

25. 山豆根 10 克。含化，咽津。适用于咽喉疼痛火热证。

26. 鲜野荞麦叶 10 克。捣汁，入醋 1 匙，以棉蘸扫，涎出即愈。适用于咽喉疼痛风热证。

27. 蛇床子 10 克。烧烟于瓶中，口含瓶嘴，吸烟。适用于咽喉疼痛热腐成脓证。

28. 青艾叶 10 克。捣汁，灌喉中。适用于咽喉疼痛火热证。

29. 马勃 5 克，蜂蜜适量。拌匀，水调服。适用于咽喉疼痛火热证。

30. 桔梗 10 克。含之咽津。适用于咽喉疼痛火热证。

31. 猪牙皂（捣烂）10 克。酸醋调和，入喉 4～5 匙。适用于咽喉疼痛风痰闭阻证。

32. 僵蚕 10 克。为末，生姜汁调服。适用于咽喉疼痛痰盛闭阻证。

33. 半枝莲 15 克。捣汁服。适用于咽喉疼痛火盛证。

34. 益母草（冬季用根）15 克。捣烂，以新汲水绞汁服。适用于咽喉疼痛火盛证。

35. 茶叶适量。用纱布袋装好，沸水泡茶（茶汁比饮用茶水稍浓），凉后加蜂蜜搅匀服，半小时 1 次，连用 2 日。适用于咽喉疼痛痰盛闭阻证。

36. 黄柏 90 克，黄连 15 克，栀子 30 克，米酒 500 毫升。合煎数百沸，去渣，凉服，每日 100 毫升。适用于咽喉疼痛火热证。

37. 大青叶 9～15 克。水煎服。适用于咽喉疼痛火热证。

38. 鲜鸭跖草 9～15 克。捣汁服。适用于咽喉疼痛火热证。

39. 射干 6 克，山豆根、金果榄各 9 克。水煎服。适用于咽喉疼痛风热证。

40. 荆芥、防风各 6 克，金银花 10～15 克。水煎服，每日 1 剂。适用于咽喉疼痛风热证。

41. 苦杏仁 10 克，雪梨（去皮、核，切块）1 个，冰糖 30 克。同置碗内加少许水，蒸 1 小时左右，吃梨喝汤，每日 1 次。适用于咽喉疼痛阴虚火旺证。

42. 绿茶、青果各 6 克，胖大海 3 枚，蜂蜜 1 匙。先将青果放入适量清水中煎沸片刻，然后冲泡绿茶、胖大海，盖闷片刻，入蜂蜜调匀，徐徐饮汁。适用于咽喉疼痛痰盛闭阻证。

43. 生橄榄（打碎）20 枚，冰糖 50 克。水煎，分 3 次服。适用于咽喉疼痛火热证。

44. 虾蟆衣、凤尾草、霜梅肉各适量。前 2 味擂烂，入霜梅肉煮酒，绞汁，以鹅翎刷患处，吐痰即消。适用于咽喉疼痛痰盛闭阻证。

45. 麻黄 10 克。以青布裹，烧烟筒中熏喉。适用于咽喉疼痛风热证。

46. 远志 10 克。为末，吹之，涎出为度。适用于咽喉疼痛痰盛闭阻证。

47. 灯心草（阴阳瓦烧存性）1 把，炒盐 1 匙。吹喉。适用于咽喉疼痛火热证。

48. 胆矾 8 克，僵蚕 15 克。共研末，每以少许吹喉。适用于咽喉疼痛痰盛闭阻证。

49. 金银花（连茎叶）适量。捣烂，取汁半碗，煎 8 分服。适用于咽喉疼痛风热证。

50. 灯心草适量。烧灰，吹喉。适用于咽喉疼痛风热证。

51. 蓖麻子适量。研烂，纸卷作筒，烧烟熏吸即通。适用于咽喉疼痛热腐成脓证。

52. 石菖蒲根 20 克。嚼汁，兑酒（1 杯）服。适用于咽喉疼痛痰涎阴闭证。

53. 马兰根（叶）60 克。加水 1 碗，煎至 1 小盏，细服。适用于咽喉疼痛火热证。

54. 芒硝 30 克。细细含咽。适用于咽喉疼痛火热证。

55. 芥菜子 30 克。为末，水调敷于喉下（干即易去），数次即愈。适用于咽喉疼痛痰盛闭阻证。

【生活调理】

1. 饮食有节，起居有常，忌过食辛辣醇酒及肥甘厚味。多吃富含维生素 C 的水果蔬菜，以及富含胶原蛋白的食物，如猪蹄、鱼、牛奶、豆类、动物肝脏、瘦肉等。

2. 饮食以清淡易消化食物为宜。忌烟、酒、姜、椒、芥、蒜及一切辛辣之物。

3. 注意保暖防寒。经常开窗通风，保持室内合适的温度和湿度。

4. 积极治疗原发疾病，如伤风鼻塞、鼻窒、鼻渊、龋齿等。

牙 痛

牙痛是指因各种原因引起的牙齿疼痛，为口腔疾病常见的症状。可见于龋齿、牙髓炎、根尖周炎和牙本质过敏等。遇冷、热、酸、甜等刺激时，牙痛发作或加重。

本病属中医学"牙宣"、"骨槽风"范畴。手、足阳明经脉分别入下齿、上齿，大肠、胃腑积热，或风邪外袭经络，郁于阳明而化火，火邪循经上炎而发为牙痛。肾阴不足，虚火上炎亦可引起牙痛。亦有多食甘酸之物，口齿不洁，垢秽蚀齿而作痛者。治以祛邪止痛。

【偏方集成】

1. 苦杏仁（去皮、尖）15 克。加少许食盐，煎汤，含漱，每日 3～4 次。适用于牙痛胃火炽盛证。

2. 五倍子、花椒各 60 克，雄黄 6 克。共研细末，用纱布包黄豆粒大，酒泡装瓶备用，取 1 粒，置痛处 10 分钟即可。适用于牙痛风寒外侵证。

3. 生半夏粉 10 克，生苍术粉 5 克，细辛粉 2 克，冰片 0.5 克。混匀，用棉球蘸药粉揉痛处。适用于牙痛胃火炽盛证。

4. 芒硝 1 块。咬于痛处。适用于牙痛胃火炽盛证。

5. 制附子适量。研末，每取适量擦痛处。适用于牙痛风寒外受证。

6. 葱白 1 根，白矾 15 克。共捣烂，置于痛处，5 小时换 1 次。适用于牙痛阴虚火旺证。

7. 五倍子 60 克。研细末，冷水调敷两腮颊。适用于牙痛胃火炽盛证。

8. 大黄末（冲）、黄连各 3 克，黄芩 9 克，甘草 5 克，生地黄 12 克。水煎服，每日 1 剂。适用于牙痛胃火炽盛证。

9. 徐长卿 12 克。水煎 2 次，取液混合，每日 1 剂，分 2 次服。适用于牙痛风寒外授证。

10. 淡竹叶 20 片。水煎 40 分钟，打入 2 个荷包蛋，每日早、晚分服。适用于牙痛胃火炽盛证（孕妇忌用）。

11. 生姜、大蒜各 6 克，茶叶、威灵仙各 12 克。同捣烂，以香油、鸡蛋清调敷贴合谷穴、涌泉穴。适用于牙痛肾阴亏虚证。

12. 补骨脂 10 克，粗盐 5 克。炒后研细，擦痛处。适用于牙痛肾阴亏虚证。

13. 生石膏（火煅，淡酒淬）30 克，防风、荆芥、细辛、白芷各 5 克。共研细末，每日擦牙。适用于牙痛胃火上炎证。

14. 杨梅树皮（及根）适量。水煎，含漱。适用于牙痛诸证。

15. 干姜（炮）、花椒各等份。共为末，擦患处。适用于牙痛风寒外侵证。

16. 木香末适量，加少许麝香，擦牙，同时以盐汤漱口。适用于牙痛风寒外侵证。

17. 鲜鸡血适量。煮熟热服。适用于牙痛胃火炽盛证。

18. 大米适量，生地黄 100 克。同煮成粥，加白糖调匀，冷服。适用于牙痛胃阴亏虚证。

19. 百合、莲子、大米各适量。煮粥，冷食，每日 1 次。适用于牙痛阴虚火旺证。

20. 荸荠、生藕节、鲜白茅根各适量。水煎，取汁饮，每日数次。适用于牙痛阴虚火旺证。

21. 白胡椒 10 克。研末，以乙醇调成糊状，分 4 次放入牙洞内。适用于牙痛风寒外侵证。

22. 马鞭草 30 克。水煎服，每日 1 剂。适用于牙痛胃火炽盛证。

23. 苦瓜 1 条。捣烂如泥，加白糖调匀，静置 2 小时，滤液，冷服，连服 3 次。适用于牙痛胃火炽盛证。

24. 八角茴香适量，乌头 6 克。八角茴香烧灰，以乌头熬水 1 茶杯送服。适用于牙痛风寒外侵证。

25. 香蕉 3 根。去皮，抹少许盐吃，每日 2 次。适用于牙痛胃火炽盛证。

26. 咸鸭蛋 2 枚，牡蛎 50 克，粳米 60 克。将咸鸭蛋和粳米煮粥，熟时捞起咸鸭蛋

第一篇 常见症状

《中医偏方全书》（珍藏本）

去壳后切碎，与牡蛎一起放入粥内再煮片刻，调味食用。适用于牙痛肝火犯胃证。

27. 绿豆 100 克，甘草 15 克。加水煮熟，去渣，每日分 2 次服食。适用于牙痛胃火炽盛证。

28. 猪腰 1 个，食盐少许，骨碎补 15 克。同炖熟服，每日 1 剂。适用于牙痛肾阴亏虚证。

29. 荜茇、白芷、细辛、防风各 5 克，高良姜 6 克，黄连 4.5 克，冰片 3 克，雄黄 2 克。前 6 味焙干研末，加冰片、雄黄和匀。适用于牙痛风火上犯证。

30. 猪肉适量，水芹鲜根 30 克。水煎分服。适用于牙痛胃火炽盛证。

31. 鲜姜（洗净，切片）100 克，丝瓜（洗净，切段）500 克。水煎 3 小时，每日分 2 次服。适用于牙痛胃火炽盛证。

【生活调理】

1. 注意口腔卫生，养成早、晚刷牙，饭后漱口的好习惯。

2. 发现蛀牙，及时治疗。

3. 睡前不宜吃糖、饼干等食物。

4. 多吃清胃火及清肝火的食物，如南瓜、西瓜、荸荠、芹菜、萝卜等。

5. 忌酒及热性食品。

6. 保持心胸豁达，情绪宁静。

7. 保持大便通畅。

8. 少吃硬食及过酸、过冷、过热食物。

牙龈出血

牙龈出血是指血液自牙缝或牙龈渗出，是牙周病或全身疾病在牙龈组织上出现的一种症状，为口腔科常见的症状之一。近年来，牙周病与糖尿病的关系也越来越被医学界所认识。

本病中医学称"牙衄"，多由胃热或阴虚引起。由胃热引起者，轻者无明显不适，牙龈轻度红肿，仅在刷牙时容易出血，色鲜红，量不多；胃热较重者，牙龈渗血量多，牙龈红肿疼痛，伴有口苦而渴、大便结、小便黄等。由阴虚引起者，牙龈渗血时发时止，牙龈微微红肿，伴有心烦、手足心热、咽干舌

燥、腰酸胀等，宜用滋阴泻火的方药。

【偏方集成】

1. 寒水石粉 30 克，朱砂 5 克，甘草、冰片各少许。共研末，敷患处。适用于牙龈出血胃火炽盛证。

2. 百草霜末适量。擦患处，每日数次。适用于牙龈出血胃火炽盛证。

3. 白矾 15 克。加水 250 毫升煮至 150 毫升，含漱，每日数次。适用于牙龈出血胃火炽盛证。

4. 淡竹叶适量。水煎浓汁，含漱，每日数次，连用 1 个月。适用于牙龈出血胃火炽盛证。

5. 地龙末、枯矾各 5 克，麝香少许。研匀，擦患处。适用于牙龈出血胃火炽盛证。

6. 满天星适量。捣烂，用醋调匀，取汁含漱，每日 3～5 次。适用于牙龈出血胃火炽盛证。

7. 鲜铺地草 60 克。煎水漱口；或捣烂，调醋搽牙龈。适用于牙龈出血胃火炽盛证。

8. 鲜龙胆、鲜萱草根各适量。分别洗净、捣烂，绞汁，含漱，每日数次。适用于牙龈出血胃火炽盛证。

9. 白茅根 100 克。水煎，代茶饮。适用于牙龈出血胃火炽盛证。

10. 墨旱莲 60 克，女贞子 40 克。每次服 15 克，每日 2 次，15 日为 1 个疗程，连服 1～2 个疗程。适用于牙龈出血阴虚火旺证。

11. 玉竹 15 克，墨旱莲 9 克。水煎，加醋调服，每日 1 剂，连服数日。适用于牙龈出血阴虚火旺证。

12. 苦参 30 克，枯矾 5 克。共研末，擦牙，每日 3 次。适用于牙龈出血阴虚火旺证。

13. 麦冬适量。煎汤漱口，每日 3 次，连用 1 个月。适用于牙龈出血胃火炽盛证。

14. 蜂蜜 15 克，青果 20 克，杭菊 5 克。将后 2 味水煮 5 分钟，去渣取汁，加蜂蜜调匀，分 3 次服。适用于牙龈出血风热证。

15. 蜂蜜 15 克，斑鸠菜 10 克，荷叶 16 克。将后 2 味加水煎 5 分钟，去渣取汁，加蜂蜜调匀，分 3 次服。适用于牙龈出血风热证。

16. 生大黄（用开水泡 10 分钟）5 克，

蜂蜜 15 克，西红柿（洗净，榨汁）2 个。混匀，顿服，每日 1～2 次。适用于牙龈出血胃火炽盛证。

17. 酸藤果 6～9 克。水煎，每日早、晚分服。适用于牙龈出血脾不统血证。

18. 枸杞子 15 克，墨旱莲 10 克。水煎，每日 1 剂，含服。适用于牙龈出血阴虚火旺证。

19. 大蓟、小蓟、白茅根各 15 克。水煎，每日 1 剂，含服。适用于牙龈出血胃火炽盛证。

20. 墨旱莲 60 克。水煎，每日 1 剂，分 3 次服。适用于牙龈出血阴虚火旺证。

21. 鲜石榴皮、食醋各适量。同捣，取汁，含漱，每日数次。适用于牙龈出血脾不统血证。

【生活调理】

1. 注意口腔卫生，若为大量牙垢、牙石导致出血，可到口腔科请医生清洁牙齿，并口服抗生素 1 周。

2. 由于残根、残冠引起的牙龈出血者，应拔除残冠、残根，以后镶假牙；若为制作不良的牙套或不良修复体导致的牙龈出血，应重新制作牙套或重补牙。

3. 牙龈出血者，最好选用新型保健牙刷，并采用竖刷法。

4. 血液病引起的牙龈出血者，暂时可采用明胶海绵压迫止血，也可用牙周塞治剂填塞等止血法处理。同时由血液专科作全身治疗，忌牙周手术。

5. 经常吃些鲜枣，喝些绿豆汤，在暑天用西瓜皮煎汤代茶饮。

口　臭

口臭又称口气，是指口腔散发出的令人厌烦的难闻气味。口臭多为实证，由肺、胃壅热所致。牙龈炎、牙周炎、龋齿等都可能导致口臭。

中医学认为，口臭的产生源于人体的各种急慢性疾病，即由于胸腹不畅，浊气上逆，胃阴耗伤，虚热内生，胃阴受损，津液不足，虚火上蒸；肺阴受损则气逆上冲；精气血受

损则虚火郁热内结，阴虚津亏，胃肠肝胆虚火郁热上蒸，肝火犯胃，火气上炎，脾虚气滞，寒热互结，升降失司所致。治以清虚热、泻实热、调气机。

【偏方集成】

1. 桂花、菊花各 6 克。每日 1 剂，分 2～3 次以开水泡服。适用于口臭胃热上炎证。

2. 绿茶 25 克。开水泡服，或饮茶并嚼食茶叶，每日 3～4 次。适用于口臭胃热上炎证。

3. 薄荷、茉莉花各 5 克。每日 1 剂，分 2 次以开水泡服。适用于口臭肺胃热盛证。

4. 广藿香 15 克。水煎，可代茶饮，每日 1 剂，开水泡服，可多次煎服。适用于口臭痰湿蕴肺证。

5. 鲜淡竹叶 15 克，绿茶 9 克。水煎分服，每日 1 剂。适用于口臭肝火犯胃证。

6. 生大黄 3～9 克。开水冲泡 10 分钟，即可服用。适用于口臭胃火上炎证。

7. 陈皮 20 克，生姜片 10 克，甘草、茶叶各 5 克，水 1 升。将水烧开，入陈皮、生姜片、甘草、茶叶泡 10 分钟左右，去渣服。适用于口臭饮食积滞证。

8. 鲜芦根 50 克。洗净，水煎去渣，代茶饮，可常饮用。适用于口臭胃热上炎证。

9. 广藿香、佩兰各 10 克。水煎，去渣，每日 4 次；重者可含漱 1 分钟后缓缓咽下。适用于口臭肺胃热盛证。

10. 火麻仁、郁李仁各 6 克。水煮，去渣，睡前顿服。适用于口臭胃热热证。

11. 百合、绿豆各 15 克。煮汤，加糖拌匀，每日早、晚分服。适用于口臭肺胃热盛证。

12. 生山楂 10 克，陈皮 6 克，生甘草 4.5 克。水煎代茶饮。适用于口臭饮食积滞证。

13. 升麻、生地黄、牡丹皮、生石膏、当归各 10 克。水煎，每日 1 剂，早、晚分服，连服 1 周。适用于口臭胃火上炎证。

14. 白牵牛子、藿香叶、稻糠灰各 30 克。研末，瓶贮备用，每日 3 次。适用于口臭胃火上炎证。

15. 芦根 30 克，大米 50 克。将芦根洗

净后以大火煮 15 分钟，去渣，入大米煮成粥，每早空腹顿服，连用 5 剂。适用于口臭胃火上炎证。

16. 黄瓜 50 克，大米 100 克。将黄瓜去皮、切片，与大米煮粥食，每日数次。适用于口臭肝火盛证。

【生活调理】

1. 养成饭后漱口的习惯，注意剔除残留在牙缝中的肉屑。

2. 平时勤喝水，注意保持口腔湿润。

3. 坚持每顿饭后刷牙。

4. 积极治疗口腔疾病，如牙周炎、肝炎、胃病等。

5. 吃饭时不要吃得过饱。

6. 空腹时间不宜过长。

7. 因食用刺激性食物（如大蒜）引起的口臭，可嚼茶叶或口香糖。

8. 睡眠时间不宜过长。

9. 每次就餐前做 10 次深呼吸。

10. 忌过量饮酒。

11. 睡前不吃零食。

12. 生吃蔬菜和苹果。

皮肤瘙痒

皮肤瘙痒是临床上常见的皮肤病之一。多见于成年人，尤其是老年人。瘙痒是发生于皮肤并引起搔抓的一种自觉症状，无原发性皮肤损害。其发生原因比较复杂，致病因素包括内因或外因，或两者兼有；内因多导致全身性瘙痒，外因可引起泛发性或局限性瘙痒。皮肤瘙痒是皮脂腺萎缩使皮脂分泌减少、皮肤干燥所致，尤其在干燥的冬季，皮脂流失加重，极易发病。其瘙痒程度和持续时间可因人而异。患者瘙痒部位多有明显的抓痕、血痂等，严重者可并发感染，出现渗液、脓痂等，但不伴有红斑、丘疹、水疱、脓疱等继发性皮肤瘙痒。瘙痒可发生在身体任何部位，以胫前（小腿前侧）、背部最为多见。

本病中医学称"痒风"、"风瘙痒"。急性瘙痒症多由于风、湿、热所致，故以清热去风为治疗原则。慢性瘙痒症，多由血虚生风，或血瘀气滞所致，故以养血祛风，或以养血去风兼活血化瘀为治则。阴囊瘙痒症和女阴瘙痒症多由肝胆湿热引起，当以清泻肝胆湿热为治则。

【偏方集成】

1. 苦参、蛇床子各 30 克，75％乙醇 200 毫升。同浸泡 3 日，滤渣，取汁擦患处。适用于皮肤瘙痒风盛证。

2. 当归、白芍、川芎、红花各 9 克。水煎服。适用于皮肤瘙痒血虚证。

3. 大枣 20 枚，绿豆 100 克，猪油 1 匙，冰糖适量。加水煮至绿豆开花即可服用，每日 1 剂，连用 3 日。适用于皮肤瘙痒血热证。

4. 黄芪、珍珠母各 30 克，白芍、苦参各 12 克。水煎服，每日 1 剂，连服 2 周。适用于皮肤瘙痒气虚风盛证。

5. 干姜 9 克，桂枝 6 克，大枣 10 枚。水煎服，每日 1 剂，7 日为 1 个疗程。适用于皮肤瘙痒风寒证。

6. 生甘草 20 克，蛇床子 30 克。水煎 2 次，去渣，2 次煎液混匀后浓缩至 200 毫升，装瓶备用；每取适量，擦患处，每日 2～3 次。适用于皮肤瘙痒湿热证。

7. 人参 240 克，白蒺藜、石南枝各 60 克，苦参（以酒浆、姜汁各浸泡 1 日，晾干）500 克，僵蚕 45 克，玳瑁 120 克，甘草 15 克。共研细末，炼蜜为丸（如绿豆大），每次 30～60 粒，每日 1～2 次。适用于皮肤瘙痒风湿证（孕妇慎用）。

8. 棉花子、蒜瓣、丝瓜络各 30 克。煎水洗患处，每日 1 次。适用于皮肤瘙痒血热证。

9. 花椒、艾叶各 50 克。加水 2 升，煎开 20 分钟，洗浴，每日 1 次，每剂用 3 次，连用 3～5 剂。适用于皮肤瘙痒风寒证。

10. 浮萍、苍耳子、徐长卿各等份。研末，制成水丸，每日 3 次，每次 5～10 克。适用于皮肤瘙痒风盛证。

11. 桃仁 6 克，大米 50 克。同加水煮粥，加白糖调服，每日 1 次。适用于皮肤瘙痒血瘀证。

12. 苦参 100 克，食用白醋适量。同浸泡 3～5 日即成，每次取 30～50 毫升加入温水中洗浴（或用棉签蘸液搽患处），每日 2～3 次，连用 5～7 日。适用于皮肤瘙痒风盛证。

13. 首乌藤、鸡血藤、乌梢蛇各 20 克，上等白酒适量。同浸泡 1 周即成，每次取 30～50 毫升加入温水中洗浴，连用 5～7 日。适用于皮肤瘙痒血虚血瘀证。

14. 荆芥、防风、苦参、丝瓜络各 30 克。水煎，取汁，待温洗浴，每次 10～20 分钟，每日 2～3 次，连续 5～7 日。适用于皮肤瘙痒风盛证。

15. 红花、紫草、栀子、大黄各等份（研细末），冰片适量。混匀，每次取少许，以凡士林调敷于脐孔处，外以敷料包扎，胶布固定，每日换药 1 次，连用 1～2 周。适用于皮肤瘙痒血热证。

16. 苦参、白鲜皮、紫草、防风各 10 克。水煎，取汁待温足浴，每日 2 次，每次 10～30 分钟，连用 5～7 日。适用于皮肤瘙痒风湿证。

17. 蒺藜、何首乌各等份。研细末，每晚洗浴后，取药末适量，以米醋调敷于双足涌泉穴，外以敷料包扎，胶布固定，每晚贴敷，次晨取下，连用 7～10 日。适用于皮肤瘙痒血虚风盛证。

18. 白醋与甘油按 3∶7 的比例混合。每日 1 次或每周 2～3 次。适用于皮肤瘙痒血虚证。

19. 蝉蜕、防风、艾叶、白蒺藜各 15 克。水煎，滤渣，待温度适宜时，以纱布蘸液外洗患处，每日 2～3 次，2 日 1 剂。适用于皮肤瘙痒风盛证。

20. 红花、桃仁、苦杏仁、栀子各 15 克（共研末），冰片 7 克。以凡士林或蜂蜜调敷脐内，外用纱布包裹，1～2 日换药 1 次，7 次为 1 个疗程。适用于皮肤瘙痒气滞血瘀证。

21. 艾叶 90 克，花椒、雄黄各 6 克，防风 30 克。水煎 5 分钟，取汁熏洗患处，每日 2 次。适用于皮肤瘙痒风寒证。

【生活调理】

1. 认真查找病因，积极治疗原发病。

2. 注意调节神经功能（避免紧张），保持心情愉快，遇事豁达开朗。

3. 饮食宜清淡，多吃新鲜水果和蔬菜。避免饮酒、喝浓茶及食用辛辣刺激性食物。

4. 保持室内空气新鲜，温度适宜。

5. 避免气候环境变化对皮肤的刺激。特别是寒风的侵袭、被褥太暖及汗液的刺激。

6. 保持皮肤卫生。洗澡不要太勤，洗澡时要使用中性沐浴液；不要用力搓洗，更不要用热水烫洗。

7. 衣服要宽松、舒适，贴身尽量穿着质地柔软的纯棉衣物。

8. 保持大便通畅，养成定时排便的习惯。

中医偏方全书（珍藏本）

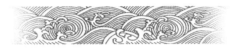

第二篇　内科疾病

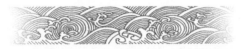

第一章　呼吸系统疾病

急性上呼吸道感染

急性上呼吸道感染是鼻腔、咽或喉部急性炎症的概称。本病有70％～80％由病毒引起。细菌感染可直接或继发于病毒感染，以溶血性链球菌为多见，其次为流感嗜血杆菌、肺炎链球菌和葡萄球菌等。当有受凉、淋雨、过度疲劳等诱发因素，使全身或呼吸道局部防御功能降低时，原已存在于上呼吸道或从外界侵入的病毒或细菌可迅速繁殖，引起本病，尤其是老幼体弱或有慢性呼吸道疾病如鼻窦炎、扁桃体炎者更易罹患。本病的临床表现不一，从单纯的鼻部症状到广泛的上呼吸道炎症均可出现。常以鼻塞、流涕、咳嗽、咳痰、咽喉不适、畏寒发热为主，可伴有头痛、疲乏无力、肌肉酸痛、腹痛、腹泻、目赤、畏光、流泪等症状，表现为普通感冒、病毒性咽炎和喉炎、细菌性咽-扁桃体炎、疱疹性咽峡炎和咽结膜热。

本病与中医学的"感冒"类似，又称"伤风"、"冒风"、"冒寒"、"重伤风"，以感受"外邪"致病为主，尤以风邪致病最为常见，认为本病多为卫外功能减弱，外邪乘虚而入，病邪犯肺，肺卫不和所致。目前的临床研究提出风寒束表、风热犯表、暑湿伤表、气虚感冒、阴虚感冒等辨证方法。

【偏方集成】

1. 白菜心300克，白萝卜100克。分别切成碎末，加水500毫升，煎20分钟后，趁热喝，每日3次。适用于急性上呼吸道感染。

2. 鲜萝卜汁150克，生姜汁10克，白糖或蜂蜜适量。加在一起调匀，再加入开水，趁热喝，每日3次。适用于急性上呼吸道感染。

3. 紫苏叶5克，生姜3克。洗净切碎，放入茶杯内，冲入沸水300毫升，加盖泡10分钟，再放入红糖适量调匀，趁热饮用，每日3次。适用于急性上呼吸道感染。

4. 生萝卜250克，米醋适量。萝卜洗净切片，加米醋浸数小时，当菜下饭，每日1剂。功效辛凉解表、消食解毒。适用于流行性感冒。

5. 将一瓣生蒜含于口中，生津则咽下，直至大蒜无味时吐掉，连续含服3瓣。功效辛温解表，解毒杀菌。适用于感冒初起，症见鼻流清涕、风寒咳嗽等。

6. 大白萝卜1个。洗净，捣烂取汁，滴入鼻内。适用于感冒头痛。

7. 鸡蛋（打碎）1个，冰糖（捣碎）30克。混合调匀，临睡前用开水冲服。功效养阴润燥，清肺止咳。适用于感冒，症见流清涕、咳嗽、发冷等。

8. 乌梅4个，红糖100克。加水共煮，煮成浓汤，分2次服。功效解表散寒，发汗退热。适用于感冒，症见发热、畏寒等。

9. 葱白头、生姜各30克，盐6克。将上述3味捣成糊状，再加入1盅白酒调匀，然后用纱布包好，涂擦前胸、后背、手心、足心及腋窝、肘窝，涂擦一遍后即安卧。适用于感冒。

10. 薄荷粉30克，红糖500克。将红糖放入锅内，加水少许，用文火熬稠，加入薄荷粉调匀，再继续熬至可拉丝、不黏手时即停火，将薄荷糖倒在涂有熟菜油的搪瓷盘内稍冷，切成小块即成，可随时食用。适用于风热感冒。

11. 粳米50克，葱白、白糖各适量。先煮粳米，待粳米将熟时把切成段的葱白 2～3 根及白糖放入即可，每日 1 次，趁热服，取微汗。功效解表散寒，和胃补中。适用于风寒感冒。

12. 淡豆豉 15 克，连须葱白 30 克，生姜 3 片，黄酒 50 克。豆豉加水 1 小碗，煎煮 10 分钟，再加洗净的连须葱白、生姜，继续煎 5 分钟，最后加黄酒，出锅，每日 2 次，趁热一次服完。功效解表和中。适用于风寒感冒。

13. 生姜片 15 克，葱白适量，红糖 20 克。将葱白切成 3 厘米长的段（共 3 段）与生姜一起，加水 250 毫升煮沸，加入红糖即可，趁热一次服下，盖被取微汗。功效止呕吐，除风湿寒热，发汗解表，和中散寒。适用于风寒感冒，症见发热头痛、身痛无汗者。

14. 荆芥、紫苏叶、生姜各 10 克，茶叶 6 克，红糖 30 克。将荆芥、紫苏叶洗净，与茶叶、生姜一并放文火上煎沸，加红糖溶化即成，随量服。功效发汗解表。适用于风寒感冒。

15. 香薷 10 克，厚朴 5 克，白扁豆 5 克（或加白糖适量）。将香薷、厚朴剪碎，白扁豆炒黄捣碎，放入保温杯中，用沸水冲泡，盖严浸 1 小时，代茶频饮。功效解表清暑，健脾利湿。适用于夏季感冒的暑湿证。

16. 桑叶、菊花各 5 克，薄荷 3 克，苦竹叶、白茅根各 30 克。将桑叶、菊花、苦竹叶、白茅根、薄荷洗净，放入茶壶内，用开水泡 10 分钟即成，代茶随时饮用。功效辛凉解表。适用于风热感冒。

17. 杭菊花 30 克，白糖适量。将杭菊花放茶壶内开水浸泡，加白糖适量，代茶饮。功效通肺气、止咳逆，清三焦郁火。适用于风热感冒初起、头痛发热。

18. 金银花 30 克，山楂 10 克，蜂蜜 250 克。将金银花、山楂入锅，加水适量，置武火上烧沸，3 分钟后取药液 1 次，再加水煎熬 1 次，将 2 次药液合并，放入蜂蜜，搅拌均匀即成，每日 3 次，或随时饮用。功效辛凉解表，清热解毒。适用于风热感冒。

19. 金银花 30 克，薄荷 10 克，鲜芦根 60 克。金银花、芦根加水 500 毫升，煮 15 分钟，后下薄荷煮沸 3 分钟，滤去渣，加适量白糖，每日 3～4 次，温热服。功效清热凉血解毒。适用于发热较重的风热型感冒。

20. 黄豆 10 克，胡荽 30 克。黄豆加适量水煎煮，15 分钟后加入胡荽，再煎 15 分钟，去渣即成，每日 1 次，一次服完。功效辛温解表，健脾胃。适用于流行性感冒。

21. 鲜地瓜 100 克，葛根 50 克。地瓜洗净切片，和葛根一起，加水适量煎煮，去渣即可，每日 1 剂，一次服完。功效发表解肌，解热生津。适用于流行性感冒。

22. 大蒜 6 克，板蓝根 12 克，大青叶 20 克，薄荷 6 克。混合水煎，饮服，每日 1 次。适用于风寒感冒。

23. 大蒜 10 克，艾叶 30 克，薄荷叶 20 克，大青叶、石菖蒲各 12 克。混合捣烂，装入布袋内，平时挂在小儿胸前。适用于小儿暑湿感冒。

24. 大蒜（削成条状或圆柱状）。塞入鼻孔，20 分钟后取出，每日早、中、晚各 1 次。适用于感冒流涕者。

25. 大蒜 1 头，米醋适量。大蒜捣碎，加水煮沸，再加入米醋，装入小茶壶中，使热气从壶嘴冒出，对准口鼻熏制。适用于外感风寒、头痛鼻塞以及流行性感冒。

26. 大蒜、生姜、薄荷各 24 克。将以上材料捣烂成膏，装瓶备用，用时取药膏适量，敷脐孔上，盖纱布，用胶布固定，每日更换 1 次。适用于急性上呼吸道感染。

27. 大蒜 6 克，贝母 15 克。贝母先用水煎，熟后放入大蒜，再煮 5 分钟，然后捞出大蒜，吃蒜，喝贝母汤。适用于急性上呼吸道感染。

28. 大蒜 400 克，生姜 100 克，柠檬 3～4 个，蜂蜜 70 毫升，白酒 800 毫升。大蒜去皮蒸 5 分钟后切片，柠檬去皮切片，生姜切片，与蜂蜜共浸泡酒中 3 个月备用，过滤后饮用，但不可过量。适用于急性上呼吸道感染。

29. 大蒜 60 克，淡豆豉 30 克。大蒜、豆豉放水中煎汤，每日 1 剂，连服 3 日。适用于急性上呼吸道感染。

30. 莲子 500 克。去壳，炒黄研末，密封贮藏备用，成人每次服 2.5～4 克，每日 3 次；儿童酌减。适用于急性上呼吸道感染。

31. 青蒿 100 克。煎汁一碗，每日 1 剂，分 2 次食用。适用于急性上呼吸道感染。

32. 冬青叶一把。捣烂，冲开水服。适用于急性上呼吸道感染。

33. 半边莲适量。洗净焙干研细末。每次 5 克，冷开水调服。适用于急性上呼吸道感染。

34. 生莱菔子 5 克。研末，加酒少许和葱温服。适用于急性上呼吸道感染。

35. 大白菜根 5 个（加水 5 杯，煎取 4 杯），青萝卜 250 克（用其头及根部，取汁 4 小杯）。以白菜根水冲萝卜汁服，每 3 小时热服 1 次，分 4 次服完；儿童可加糖适量服之。适用于急性上呼吸道感染。

36. 黄花菜 10 克，红糖 25 克。水煎服。适用于急性上呼吸道感染。

37. 椿树皮一把。水煎服。适用于急性上呼吸道感染。

38. 紫苏叶 15 克，生姜 10 克，香菜 1 握。水煎热服。适用于急性上呼吸道感染。

39. 马鞭草一握。剪短，水煎服。适用于急性上呼吸道感染。

40. 白胡椒末 12.5 克，醋 2 茶杯。开水冲服。适用于急性上呼吸道感染。

41. 荆芥、薄荷各 9 克，辛夷 6 克。3 药共研末，放入茶杯内，用沸水浸泡 10 分钟，代茶频饮。适用于急性上呼吸道感染。

42. 鹅不食草、闹羊花各 120 克，细辛 45 克，冰片 15 克。前 3 味药共研细末，加入冰片再研细调匀，贮瓶备用，取药末少许，药棉裹之，塞鼻中取嚏。适用于风寒感冒。

43. 冰片 0.6 克，白芷 3 克。共研细末，混匀，贮瓶密封备用。用时，取药粉适量，药棉裹之，塞一侧鼻孔内，每个鼻孔塞 30 分钟，左右交替，每日 3 次，连用 3 日为 1 个疗程。适用于风寒感冒。

44. 鹅不食草、闹羊花、薄荷各 120 克，冰片 15 克。研细末和匀，贮瓶备用。每用适量，棉裹塞鼻，左右交替使用，每次塞 30 分钟，每日 3 次，连用 3 日为 1 个疗程。适用于风热感冒。

45. 冬虫夏草 3 克，鸡蛋 2 个，冰糖 30 克。隔水炖服。适用于急性上呼吸道感染。

46. 金银花 5 克，菊花 4 克，花茶 3 克（如咽干痒或痛可加胖大海 3 粒、冰糖 10 克）。以开水冲泡 5 分钟后饮用，每日 1 剂，连饮 3 日。适用于急性上呼吸道感染。

47. 黄芩 15 克。水煎服，每日 3 次。功效清热燥湿，泻火解毒。适用于急性上呼吸道感染。

48. 苹果（去皮）5 个。切成小块，加水 1 升，煮沸 5 分钟，自然冷却到 40 ℃，加少许柠檬汁和适量蜂蜜搅拌均匀，每日多次少量饮用。适用于感冒。

49. 五味子 15 克，甘草 10 克。水煎，每日 1 剂，分 3 次服。适用于感冒。

50. 西瓜、番茄各适量。去皮，与西瓜子一起榨汁，随意饮用。适用于夏季感冒发热。

51. 鲜橘皮 50 克，冰糖适量。用开水冲泡代茶饮用。适用于急性上呼吸道感染。

52. 藿香 45 克。水煎服，频饮。适用于感冒发热、咳嗽。

53. 薄荷 15 克，灯心草 15 克，枇杷叶、紫苏叶各 6 克。水煎服，每日 3 次。适用于伤风感冒，症见发热、鼻塞、呕吐。

54. 萱草花 6 克，红糖 15 克。水煎服，频饮。适用于急性上呼吸道感染。

55. 木贼草（去节）30 克，生姜、葱白各 15 克。水煎服，趁热饮，即汗。适用于风寒体虚无汗。

56. 紫苏、荆芥各 15 克，大青叶、鸭跖草各 30 克。水煎服。适用于感冒。

57. 香薷 30 克。放入茶杯用开水 400 毫升冲泡，加盖，待温服；药渣可加开水 200 毫升冲泡服用。适用于夏日感冒。

58. 铁冬青树皮 50 克，车前草全草 50 克，墨旱莲全草 15 克。水煎，分 3 次服。适用于感冒发热、头痛。

59. 牡荆叶、金银花各 50 克，山芝麻根 25 克。水煎，分 3 次服。适用于感冒发热、头痛。

60. 野菊花、薄荷各 30 克，桔梗 12 克。水煎，分 2 次服，连服至愈。适用于流感发热，鼻塞流清涕，头痛，喉痛，咳嗽，全身骨节酸痛。

61. 白杨树内白皮 200 克。水煎，当茶饮。适用于流行性感冒。

62. 半边莲 3 克。晒干，研细末，温开水调服。适用于流行性感冒。

63. 鲜鱼腥草 100 克。榨汁，冲服蜂蜜 30 克，每日 2 次。适用于流行性感冒。

64. 三丫苦叶 15 克。加水 500 克，煎成 300 克。适用于流行性感冒。

65. 黄皮叶 20 克，大叶桉叶 15 克。加水 500 克，煎成 300 克。适用于流行性感冒。

66. 白矾、吴茱萸各 10 克。研末，用蛋清 1 个调匀，敷两手心及脚心。适用于风热感冒。

【生活调理】

1. 宜多吃新鲜蔬菜和维生素含量高的水果，如梨、苹果、枇杷、橘子、无花果等。宜多吃清淡、营养丰富的食物，如豆制品、精瘦肉、排骨、大骨等。宜常吃大骨萝卜汤、瘦肉、骨头骨髓蛋白质含量高，营养丰富。

2. 宜食温热的食物，尽量不饮冷饮，尽量少食用人工配制的含气饮料。

3. 苦瓜适量水煎服可预防流感。

4. 晚上经常用 10 枚大枣、5 片生姜煎茶喝，会增加人体的抗寒能力，可防止感冒及其他呼吸道疾病。

5. 如遇流感盛行，通常可将醋加热或将醋泼到暖气片上，散发出的蒸气能预防流感。

6. 风油精擦人中、太阳、印堂等穴位，可防感冒。

7. 晨起以凉水洗脸或敷鼻，盐水漱口，清除口腔余痰及微生物，两手伸开，对掌相搓，不少于 20 次，两手拇指屈曲，用其第一指关节按摩迎香穴，不少于 30 次，以达热困感为度；然后手掌伸开，分别用小指关节的侧面或小鱼际处推按两侧枕后风池穴，不少于 30 次，以达酸困感为度；两手伸开，交叉轮流拍胸，不少于 20 次，两臂伸直，向前向上逐渐高举过头，同时深吸气，然后两臂向两侧分开向下靠拢身旁，同时深吸气（尽量用腹式呼吸），不少于 10 次。

8. 积极戒烟，开窗通气，保证室内空气流通和清洁，睡前用热水洗脚，并按摩涌泉穴。

9. 多喝水可以加快病毒的排出，最好是白开水；如果喝不下去，可以加果汁或茶调口味。

10. 蜂蜜中含有多种生物活性物质，能提高人体的免疫功能，每日早、晚 2 次冲服，可有效地预防和治疗感冒及其他病毒性疾病。

急性气管-支气管炎

急性气管-支气管炎是由病毒、细菌感染，物理、化学刺激或过敏所引起的气管-支气管黏膜的广泛急性炎症。常发生在上呼吸道病毒感染的基础上，由细菌引起气管、支气管黏膜的继发性炎症；此外，也曾见于慢性气管炎患者的急性发作。儿童和老年人在流行性感冒过程中，常易并发肺炎链球菌或葡萄球菌所致的急性气管-支气管炎。和成人一样，小儿急性气管－支气管炎的病因也分为感染性和非感染性因素。在感染性因素中，病原体主要是各种病毒或细菌，并多在病毒感染的基础上继发细菌性感染。病毒以鼻病毒、流感病毒、副流感病毒及腺病毒为多见，细菌以肺炎链球菌、A 组乙型溶血性链球菌、流感嗜血杆菌、卡他莫拉菌、葡萄球菌为多见，偶见革兰阴性杆菌感染。

本病相当于中医学的"外感咳嗽"，外感咳嗽四季皆可发病，以冬春尤多，一般预后良好。中医学认为咳嗽的致病原因主要为感受外邪。病位主要在肺脾，此外小儿脾胃薄弱，易为乳食、生冷所伤，致脾失健运，水谷不能化生精微，痰浊内生，也是引起本病的重要环节，若外感咳嗽日久不愈，可耗伤气阴，发展为内伤咳嗽，出现肺阴耗伤或肺脾气虚之证。中医治疗以疏散外邪，宣通肺气为基本原则，一般尽量避免使用西药镇咳剂和镇静剂。

【偏方集成】

1. 猪胆 1 个，牛肺 1 具，花椒 30 克，蜂蜜适量。将猪胆用低温烘干，研成细末，花椒研末，牛肺烘干研细，加蜂蜜拌匀，做成丸，每次 6～10 克，每日 3 次。功效清热化痰。适用于气管炎急性期已过、有热证，症见口干兼有黏性黄稠痰者。

2. 紫苏叶 6 克，天冬、陈皮各 9 克，枇杷叶、桑白皮各 15 克，水煎，每日 1 剂，分 2 次服。能止咳化痰。适用于急性支气管炎。

3. 鱼腥草 30 克，奶浆草、薄荷各 6 克，东风橘 15 克。水煎，每日 1 剂，分 2 次服。功效清热养阴，化痰止咳。适用于急性支气管炎。

4. 鱼腥草 30 克。水煎服，每日 1 剂。功效清热解毒，排脓消痈。适用于急性支气管炎风热证。

5. 黄芩末 10 克，郁金末 8 克。水煎服，每日 1 剂。功效清热燥湿，行气解郁。适用于急性支气管炎。

6. 陈皮 20 克，海藻 15 克。水煎 2 次混合，每 3 小时 1 次，每剂分 4 次服完。功效燥湿清热化痰，润肺散结。适用于急性支气管炎。

7. 取较大之新淡竹，自离地面第 3～第 4 节起，每节上端钻洞 1 个，抽取竹液，经灭菌处理后备用。每日服 2 次，每次用 20 毫升，5 日为 1 个疗程。适用于急性支气管炎。

8. 茶叶 6 克，款冬花、紫菀各 3 克。用开水冲泡，每日代茶饮。功效止咳化痰，平喘。适用于急性支气管炎。

9. 陈皮 5 克，法半夏 20 克，白矾 15 克，川贝母 10 克，薄荷 1 克。各药研细末和匀，每次 5～10 克，每日 2 次，开水送服。适用于急性支气管炎。

10. 枇杷叶（去毛、蜜炙）15～25 克。水煎，以茶为引送服，每日 1 剂。功效止咳化痰。适用于急性支气管炎。

11. 天竺子（或南天竹子）10 克。水煎服，每日 1 剂。功效清热、镇咳。适用于治疗小儿支气管炎。

12. 白芥子 10 克。水煎服，每日 2 剂。功效豁痰、利气、散结。适用于急性支气管炎。

13. 鲜金钱草 50 克。冷开水洗净，榨取药汁，开水冲服；或用干金钱草 50 克，水煎服。功效清热利水。适用于急性支气管炎。

14. 霜打无花果 500 克，蜂蜜 200 克。煮成膏状，放入瓶中，每日早、晚空腹各吃 1 汤匙无花果蜜汁。适用于急性支气管炎。

15. 陈皮、半夏各 12 克，枇杷叶 20 克，香油适量。将上药共研细末，用香油调成膏状，敷贴于肩髃、承山穴上，每日换药 1 次，可连用 3～5 日。适用于急性支气管炎风寒证。

16. 大白萝卜 1 个，蜂蜜 100 克。将萝卜挖空，装入蜂蜜后锅中蒸熟，温食，每次 6 克，每日 1 次。适用于急性气管-支气管炎。

17. 白萝卜 1 个，陈皮 10 克，白胡椒 5 粒，生姜 3 片。一同放入锅中，加入清水适量，煮熟后趁热饮汤。适用于急性气管炎风寒证多痰者。

18. 桑白皮、金银花、车前草各 25～50 克。水煎服，每日 1 剂。适用于急性支气管炎。

19. 丝瓜花 10 克，蜂蜜 20 克。将丝瓜花洗净，放入杯中，加开水冲泡，盖上盖闷 10 分钟，倒入蜂蜜搅匀，代茶饮用。适用于急性气管-支气管炎肺热证，症见咳嗽、喘急气促者。

20. 桑白皮、枇杷叶各 12 克。水煎服，每日 1 剂。功效清肺降气，止咳平喘。适用于急性支气管炎风热证。

21. 炙麻黄 4.5 克，杏仁 9 克，生甘草 3 克。水煎服，每日 1 剂。功效清热化痰，祛痰止咳，润肺散结。适用于急性支气管炎。

22. 韭菜根（洗净）3 小把，大枣 50 克。水煎服。功效补肝肾，健脾和胃。适用于急性支气管炎。

23. 葱须 7 个，梨 1 个，白糖 15 克。水煎，吃梨喝汤。功效清热燥湿，润肺止咳化痰。适用于急性支气管炎。

24. 白萝卜片、干姜片、梨片各适量。水煎，随意服。功效健脾消食，温中散寒，润肺定喘，止咳化痰。适用于急性支气管炎。

25. 大蒜 20 头，猪瘦肉 100 克，盐、酱油各适量。猪瘦肉切片，于旺火锅上热油煸炒，下蒜瓣再炒，放入调料稍炒即成。功效止咳化痰。适用于支气管炎咳嗽。

26. 橘饼 30 克，大蒜（切碎）1.5 克。水煎，内服。功效健脾化痰，温肺散寒，止

中医偏方全书（珍藏本）

咳消痰。适用于急性支气管炎。

27. 绿茶（如龙井茶等）15 克，鸡蛋 2 个。将蛋壳刷洗干净，与茶叶一起放入沙锅内，和水 2 碗煎煮，蛋熟去皮再煮，水煮干时吃蛋。功效止咳平喘。适用于支气管炎咳嗽。

28. 茶叶、橘皮各 2 克，红糖 30 克。开水泡 6 分钟，午饭后服 1 次。功效镇咳化痰，健脾开胃。适用于支气管炎咳嗽。

29. 芝麻油 20 毫升，醋 50 毫升，鸡蛋 1 个。油炒鸡蛋加醋炖，吃蛋喝汤，早、晚各 1 次。功效补肺气，止咳化痰，润肠通便，消积解毒。适用于急性支气管炎。

30. 青果 400 克，萝卜 500～1000 克。煎汤代茶饮，任意饮服。功效健脾消食，止咳化痰，顺气利尿，清热解毒。适用于急性支气管炎。

31. 萝卜适量。将白萝卜洗净不去皮，切成薄片，放于碗中，上面放麦芽糖 2～3匙，搁置一夜，即有溶成的萝卜糖水，有止咳化痰之效。适用于急性支气管炎。

32. 白萝卜 250 克，麻黄 3 克，杏仁 15克，炙甘草 3 克，蜂蜜 30 克。将白萝卜洗净，切片，放入蒸碗内，加洗净的麻黄、炙甘草、杏仁，加蜂蜜，放入蒸笼内，大火蒸 30 分钟即成，早、晚分 2 次服，麻黄、炙甘草、杏仁也可一同嚼食。适用于急性支气管炎风寒证。

33. 紫苏叶 30 克，生姜 20 克，大枣 20枚。先将紫苏叶洗净，切碎，放入碗中，生姜、大枣分别洗净，生姜切成片，与紫苏叶同入沙锅，加水适量，先用大火煮沸，改以小火煨煮 40 分钟，待大枣熟烂成花状时，取出大枣，过滤取汁，将滤汁和大枣回入沙锅，小火煮沸即成，早、晚分 2 次服。适用于急性支气管炎。

34. 鲜清明菜 100 克，桔梗 15 克。鲜清明菜、桔梗加水 500 毫升煎至 250 毫升，去渣留汁，分 2 次服。适用于支气管炎风寒证，痰难咳出。

35. 豆腐 500 克，白糖 60 克，生萝卜汁 1 酒杯。混合煮沸，每剂分 2 次服。功效清凉滋养，健脾消食，化痰定喘。适用于支气管炎。

36. 淡豆豉 15 克，干姜 30 克，白糖 250克。前 2 味水煎 30 分钟取药汁 1 次，然后加水再煎取汁 1 次，2 次药汁合并，用小火熬浓，加麦芽糖调匀，再熬至成丝状不黏手后，待稍冷，切块食用。适用于支气管炎。

37. 鲜枇杷叶 50 克，竹茹 25 克，陈皮 10 克，蜂蜜适量。前 3 味洗净取汁，加蜂蜜调匀服用，每日 1 剂。适用于急性支气管炎肺热证。

38. 桑叶 15 克，杏仁、冰糖各 9 克。加水 300 毫升，煎至 100 毫升，趁热服用，每日 1 剂。适用于急性支气管炎。

39. 核桃仁 5 枚，生姜汁 30～50 毫升。核桃仁捣烂，用生姜汁送服。适用于风寒咳嗽、畏寒、痰稀者。

40. 鲜茼蒿 90 克，冰糖适量。鲜茼蒿水煎去渣，加入冰糖溶化后服。适用于风寒咳嗽、咳痰清稀、畏寒、舌淡、苔薄白者。

41. 柚皮 3～6 克。水煎服，每日 3 次。适用于风寒咳嗽，症见咽痒、吐白痰、舌淡、脉浮者。

42. 豆浆 1 碗，饴糖 15 克。豆浆加饴糖共煮沸，空腹服。功效清肺化痰止咳。适用于痰火喘咳，发热口干，痰黄稠难咳出者。

43. 蕹菜、白萝卜、蜂蜜各等份。蕹菜、白萝卜同捣烂，取汁 1 杯，用蜂蜜调。适用于肺热咳嗽，鼻出血，发热，口干，痰黄稠者。

44. 鲜百合 20 克，糯米 50 克。共煮粥，冰糖调服。健脾补肺，止咳定喘。适用于急性支气管炎。

45. 鸭梨 3 个，粳米 50 克。鸭梨去核切片，取汁，粳米熬粥，将熟时兑入梨汁调匀服。功效清心润肺，止咳除烦。适用于急性支气管炎。

46. 山药（煮熟，捏泥）200 克，粟米（炒熟研粉）250 克，杏仁（去皮尖，炒熟研粉）500 克。每日早上用开水冲泡粟米杏仁粉 10 克，兑入山药泥适量，调入麻油后服。功效益气补虚，温中润肺。适用于小儿久咳不愈或反复发作等。

47. 鹌鹑 1 只，红糖、黄酒各适量。鹌鹑洗净，加红糖、黄酒共煮熟，食肉喝汤。适用于肺气虚久咳气短，四肢无力，言语低下，胃纳差者。

48. 南沙参、百合各 15 克，川贝母 3 克。共为粗末，沸水冲泡 30 分钟，代茶饮用。适用于急性支气管炎燥热证。

49. 紫苏 10 克，桔梗、陈皮、甘草各 3 克。共为粗末，每日 1～2 剂，沸水冲泡 30 分钟，代茶饮用。适用于急性支气管炎风寒证。

50. 生石膏 30 克，桑叶、苦杏仁各 10 克，甘草 3 克。水煎 2 次，取汁混匀，每日 1 剂，早、晚分服。适用于急性支气管炎风热证。

51. 生石膏、川贝母各 9 克，天竺黄 6 克，牛黄 0.6 克。共为极细末，每日 1 剂，分 3 次以开水冲服。适用于急性支气管炎。

52. 南沙参、车前子、甘草各 10 克。水煎 20 分钟，去渣，每日 1 剂，分 3 次服。适用于急性支气管炎。

53. 木棉树根 30 克。水煎，每日 1 剂，去渣顿服。适用于急性支气管炎。

54. 百部 15 克。水煎，每日 1 剂，去渣，顿服。适用于急性支气管炎。

55. 车前子（布包）9～15 克，甘草 3～6 克。水煎 20 分钟，温服，每日 1 次，连服 3～5 日。适用于急性支气管炎。

56. 面粉 50 克，冰糖 30 克，花椒 50 粒，雪梨 1 个。将梨去皮，用筷子尖在表面均匀地戳 50 个小孔，把花椒逐粒按入；面粉揉成面团，擀成圆皮，包在梨子表面，放入烘箱内烘热（或放在柴草灰内煨熟），取出，剥去面皮，挑出花椒；将梨装入盘内，冰糖放锅内加少许水炼成汁，浇在梨子上，即可服食，每次 1 个，每日 2 次。适用于急性支气管炎。

57. 生姜 10 克，川贝母末 5 克，鸡蛋 2 枚，豆油少许。将生姜洗净、切丝，用豆油炸黄；将川贝母末放入鸡蛋中调匀、煎熟，与姜丝同服，每日 1 次，连服 5 日。适用于急性支气管炎。

58. 大蒜 15～30 克。去皮、洗净、捣烂，开水浸泡 48 小时，调入白糖，每日分 2～3 次服。适用于急性支气管炎。

59. 苦杏仁 10 克，鸭梨 1 个，冰糖少许。将苦杏仁去皮、尖，打碎，鸭梨去核、切块，加水同煮熟，加入冰糖（令其溶化）代茶饮，每日数次。适用于急性支气管炎燥热证。

60. 绿豆 60 克，薄荷 6 克。将绿豆洗净，加水浸泡后煮成粥，投入洗净的薄荷煮沸温服，每日 1 次，连服 3 日。适用于急性支气管炎。

61. 红皮白心萝卜适量，饴糖 2～3 汤匙。将萝卜带皮切碎，加入饴糖静置 12 小时，取汁频饮，每日数次。适用于急性支气管炎。

62. 棉油 100 克，鸡蛋 2 枚。用棉油以文火将鸡蛋炸熟（破壳）服食，每日 1 次，连服 5 日。适用于急性支气管炎。

【生活调理】

1. 保持室内空气新鲜，室内通风每日 2 次，每次 15～30 分钟。维持适宜的室温（18 ℃～20 ℃）与湿度（50%～60%），以充分发挥呼吸系统的自然防御功能。

2. 饮食护理。给予高蛋白、高维生素、高热量的饮食，食物宜清淡、易消化，避免油腻、辛辣。在患者病情允许时，鼓励患者多饮水，每日保证饮水在 1500 毫升以上。

3. 避免诱因。患者咳嗽、咳痰明显时注意休息，避免劳累，改善活动环境，避免烟雾、化学物质等有害理化因素的刺激，避免吸入环境中的变应原。

4. 观察用药效果，及时发现不良反应，做好病情观察，以便提供诊疗依据。帮助患者有效排痰，做好健康指导，如增强体质、加强耐寒锻炼。

5. 注意保证充足的睡眠和适当的休息。发病时应增加日间卧床休息时间，调整好饮食，保证足够的能量摄入。

6. 大量饮水。水是痰液最好的生理稀释剂，每日最少饮 2 升水。如有发热，在此基础上还需增加。咳嗽可服用溴己新、喷托维林、可待因等镇咳药物。

7. 急性支气管炎一般 1 周可治愈。部分儿童患者咳嗽的时间要长些，以后会逐渐减轻、消失，适当地服些止咳药即可。

中医偏方全书（珍藏本）

8. 发热时要注意多卧床休息。小儿患支气管炎时多为中低热。如果体温在 38.5 ℃以下，一般无需给予退热药，主要针对病因治疗，从根本上解决问题。如果体温高，较大儿童可予物理降温，即用冷毛巾头部湿敷或用温水擦澡。但幼儿不宜采用此方法，必要时应用药物降温。

9. 保持家庭良好环境，所处居室要温暖，通风和采光良好，并且空气中要有一定湿度，防止过分干燥。家中的吸烟者最好戒烟或去室外吸烟，防止烟害的不利影响。

10. 发现咳嗽咳痰症状要及时就医，以便及早诊断和及早治疗。

11. 该病多数在家里治疗，尤其是儿童和老年，自我照顾和自我保护能力差，且病情多变，应注意生活上的关照，帮助按时用药，及时提供清淡饮食和足量水分。

12. 如有病情恶化，出现持续高热、呼吸困难、喘憋加重，应及时送医院诊治，以免延误治疗，引起不良后果。

慢性支气管炎

慢性支气管炎，是由于感染或非感染因素引起气管、支气管黏膜及其周围组织的慢性非特异性炎症。其病理特点是支气管腺体增生、黏液分泌增多。临床表现为有连续 2 年以上，每年持续 3 个月以上的咳嗽、咳痰或气喘等症状。早期症状轻微，多在冬季发作，春暖后缓解；晚期炎症加重，症状长年存在，不分季节。疾病进展又可并发阻塞性肺气肿、肺源性心脏病，严重影响健康。它是一种常见病，以 50 岁以上的老年人多见。病因尚未完全清楚，当机体抵抗力减弱时，在呼吸道存在不同程度敏感性或易感性的基础上，有一种或多种外因的存在，长期反复发作，便可发展成慢性支气管炎。如长期吸烟损害呼吸道黏膜，加上微生物的反复感染，可发生慢性支气管炎，甚至发展成慢性阻塞性肺气肿或慢性肺源性心脏病。

本病属中医学"咳嗽"、"喘证"、"咳喘"等范畴，并与"肺胀"、"痰饮"等病证有一定的内在联系，其中以"咳嗽"论述最多。

中医学理论体系认为，此病的发生与发展常与外邪的反复侵袭，肺、脾、肾三脏功能失调密切相关。

【偏方集成】

1. 大蒜 250 克，红糖 90 克，米醋 250 毫升。将大蒜捣成糊状，与红糖一同放入米醋中，每次 1 小匙，每日 3 次，温开水送服。适用于慢性支气管炎。

2. 蜂蜜 50 克，鸡蛋 1 个。将蜂蜜放入锅中，加水适量，煮沸后打入鸡蛋，待鸡蛋熟后，空腹食蛋饮汤，每日早、晚各 1 次。适用于慢性支气管炎。

3. 核桃仁 500 克，生姜 120 克，蜂蜜适量。将核桃仁、生姜共捣如泥，炼蜜为丸，如芡实大，每次 1 丸，每日 1 次，晚上含服。适用于慢性支气管炎，症见咳嗽、咳痰。

4. 灵芝、百合各 15 克，南、北沙参各 10 克。水煎服，每日 1 剂。适用于慢性支气管炎。

5. 枇杷叶（去毛、蜜炙）15～25 克。水煎，以茶为引送服，每日 1 剂。功效止咳化痰。适用于慢性支气管炎。

6. 天竺子（或南天竹子）10 克。水煎服，每日 1 剂。功效清热、镇咳。适用于慢性支气管炎。

7. 白芥子 10 克。水煎服，每日 2 剂。功效豁痰，利气，散结。适用于慢性支气管炎。

8. 羊肉 500 克，小麦（去皮）60 克，生姜 9 克。炖成稀糊状，用盐调味，早、晚分服，连用 1 个月。适用于慢性支气管炎寒证。

9. 海蜇 50 克，荸荠 100 克。煮汤。适用于慢性支气管炎热证。

10. 核桃 6 个。去壳，分 2 次服，连用半个月。适用于慢性支气管炎劳累后或秋冬季反复发作。

11. 生萝卜、鲜藕、蜂蜜各 250 克，梨 2 个。将萝卜、藕、梨切碎后绞汁，加入蜂蜜服用，热咳者可生服，寒咳者蒸熟后加 3～5 滴姜汁服用。适用于慢性支气管炎。

12. 大蒜、食醋各 250 克，红糖 90 克。将大蒜去皮捣烂，浸泡在糖醋溶液中，1 周后取其汁服用，每次 1 汤匙，每日 3 次。适用于慢性支气管炎。

13. 白萝卜（洗净切片）250 克，冰糖 60 克，蜂蜜适量。加水适量煮至熟烂，食萝卜饮汤，每日早、晚各 1 次。适用于慢性支气管炎。

14. 白萝卜（洗净切片）250 克，生姜 7 片，红糖 30 克。加水适量煎汁服用，每日早、晚各 1 次。适用于慢性支气管炎。

15. 麦芽糖、蜂蜜、大葱汁各适量。熬溶后装瓶备用，每次取服 1 茶匙，每日 3 次。适用于慢性支气管炎。

16. 鸡蛋 2 枚，香油 50 克，食醋适量。将鸡蛋打散放香油中炸熟，加食醋食之，早、晚各 1 次。适用于慢性支气管炎。

17. 花生米 100～150 克。加冰糖和水各适量煮至熟烂，食花生米饮汤，每日 1～2 次。适用于慢性支气管炎。

18. 杏仁 15 克，蜂蜜 1 茶匙。杏仁反复捣烂加水滤汁，再加蜂蜜 1 茶匙，用开水冲服，每日 2～3 次。适用于慢性支气管炎。

19. 南瓜 500 克，大枣 15 枚，红糖适量。南瓜去皮切成小块，与大枣、红糖一起加水适量煮汤服食，每日 1～2 次。适用于慢性支气管炎。

20. 鲜橙 1 个，冰糖 15 克。鲜橙连皮切成 4 瓣，加冰糖隔水炖半小时，连皮食之，早、晚各 1 个。适用于慢性支气管炎。

21. 甜杏仁 10 克。细嚼慢咽，每日 2 次。功效止咳、化痰、定喘。适用于慢性支气管炎。

22. 雪梨 1 个，冰糖适量。雪梨挖去果核，填入冰糖，隔水蒸熟食之，每日早、晚各 1 个。适用于慢性支气管炎。

23. 芝麻、生姜各 50 克。共捣烂，加水适量煎汁服用，每日 1 剂。适用于慢性支气管炎。

24. 鲜百合 2～3 个。洗净捣烂滤汁，用温开水冲服，每日 2～3 次。适用于慢性支气管炎。

25. 大蒜 100 克，猪瘦肉 500 克。大蒜去皮拍碎，猪瘦肉洗净切片，加调料炒熟食之。适用于慢性支气管炎。

26. 紫苏子（捣成泥）30 克，陈皮（切碎）10 克，粳米 50 克，红糖适量。加水煮成粥，早、晚温服。适用于慢性支气管炎急性加重期及慢性迁延期咳嗽气喘、痰多、便秘的患者。

27. 海蜇 100 克，鲜芦根 60 克。洗净共煎饮汤。适用于慢性支气管炎急性加重期及慢性迁延期咳嗽痰黄、胸闷气急、口干便秘的患者。

28. 鲜百合 30 克，麦冬 9 克，粳米 50 克。加水煮成粥，食时加适量冰糖。适用于慢性支气管炎肺肾阴虚证。

29. 人参 3 克，核桃仁 30 克。水煎服，每日 1 剂。适用于慢性支气管炎脾肾阳虚证。

30. 鲜橘皮 30 克，粳米 100 克。先将鲜橘皮反复洗净外表皮，入锅，加水煎煮 15 分钟，过滤取汁，粳米淘净后放入沙锅，加入鲜橘皮汁，加水适量，先用大火煮沸，改以小火煨煮成稠粥，早、晚 2 次分服。适用于慢性支气管炎。

31. 莱菔子 20 克。将莱菔子淘净，晾干，放入有盖杯中，用沸水冲泡，加盖，闷 15 分钟即可饮用，当茶时常饮服，一般可冲泡 3 次。适用于慢性支气管炎。

32. 生萝卜 500 克，生梨 300 克，生荸荠 200 克。将生萝卜、生梨、生荸荠连皮切碎，放入榨汁机中，榨取汁，用洁净纱布过滤即成，早、中、晚 3 次分服。适用于慢性支气管炎痰热阻肺证。

33. 鲜鱼腥草 50 克，猪肺 300 克。将猪肺煲汤，加精盐少许，待猪肺熟烂后放入洗净的鱼腥草煨煮 3 分钟，即成，当日吃完。适用于慢性支气管炎痰热阻肺证。

34. 鲜猪胆 2 只，蜂蜜 10 克。先将猪胆用凉开水清洗干净，切开取汁，入瓶中备用，每次取胆汁 3 克，与蜂蜜 5 克搅合均匀，每日 2 次，温开水送服。适用于慢性支气管炎痰热阻肺证。

35. 棉花根 100 克。水煎 2 小时以上，分 3 次服。适用于慢性支气管炎。

36. 白果仁、甜杏仁各 1 份，核桃仁、花生仁各 2 份。共研末和匀，每日早晨取 20 克，加鸡蛋 1 个，煮 1 小碗服下，连服半年。适用于慢性支气管炎。

中医偏方全书（珍藏本）

《中医偏方全书（珍藏本）》

37. 冬瓜子 15 克，红糖适量。共捣烂碾细，开水冲服，每日 2 次。适用于慢性支气管炎剧烈咳嗽。

38. 炒芥菜子 3 克，炒莱菔子 6 克，橘皮、甘草各 6 克。水煎服。适用于慢性支气管炎咳嗽、痰多者。

39. 红皮白心大萝卜 250 克，麦芽糖 25 克。萝卜洗净切片，加麦芽糖放置半天，取其汁液饮服，每日 2～3 次。适用于慢性支气管炎。

40. 柚核 15 克，冰糖适量。先煎柚核，去渣取汁，加入冰糖再煮至溶化，分 2 次用温水服用。适用于慢性支气管炎。

41. 鲜荷叶 1 片，鲜冬瓜 500 克，食盐适量。荷叶、冬瓜加适量的水煮汤，加盐调味，饮汤食冬瓜。适用于慢性支气管炎。

42. 百合 100 克，蜂蜜 150 克。蜂蜜、百合上笼蒸 1 小时，调匀，凉后可食用，早、晚各 1 汤匙。功效化痰止咳。适用于慢性支气管炎。

43. 五味子适量。研成细末，将药末放在胶布中心，贴脐部及肺俞、膏肓、膻中、气海穴等。适用于慢性支气管炎。

44. 款冬花、佛耳草、熟地黄各等份。将 3 味药用纸卷成香烟状，点燃后吸其烟。适用于慢性支气管炎。

45. 蜂蜜 250 克，鸡蛋 10 个。将蜂蜜加水煮沸，打入鸡蛋，每日早、晚空腹吃蛋喝汤，连用 5 日。适用于慢性支气管炎。

46. 杏仁（去皮尖，捣成泥）10 克，猪肺 50 克，粳米 30～60 克。猪肺加清水煮成七成熟，捞出切碎；然后将粳米与杏仁泥、猪肺同煮成粥，每日服 2 次。适用于慢性支气管炎。

47. 松子仁 50 克，粳米 100 克，白糖 30 克。将松子仁、粳米淘洗干净，一同入锅加水煮粥，熟后加入白糖即成，每日 1 剂。功效养阴清热，润肺止咳。适用于慢性支气管炎肺燥证。

48. 鲜马齿苋 60 克，麦冬 15 克，何首乌 12 克。将上 3 味水煎取汁，分 3 次服，每日 1 剂，连服 3 剂。功效清热化痰，润肺止咳。适用于慢性支气管炎肺燥证。

49. 补骨脂 10 克，核桃仁 60 克。将补骨脂捣碎，水煎 2 次，取汁混匀即成。每日早、晚各取核桃仁嚼食，用补骨脂汤送服。功效补肾纳气，止咳定喘。适用于慢性支气管炎肾虚证。

50. 万寿菊 10 克。将万寿菊放入杯中，冲入沸水，加盖焖 15～20 分钟，代茶饮用，每日 1 剂。功效平肝清热，祛风化痰。适用于慢性支气管炎肝郁化火证。

51. 春砂花 5 克，陈皮 12 克。将上 2 味放入保温杯中，冲入沸水，加盖焖 30 分钟，代茶饮用，每日 1 剂。功效理气健脾，燥湿化痰。适用于慢性支气管炎脾虚痰湿证。

52. 白兰花 100 克，蜂蜜 250 克。将白兰花晒干，研为细末，入蜂蜜调匀，装瓶备用；每次取 2 食匙放入杯中，以温开水冲服，每日 3 次。功效清热润燥，止咳化痰。适用于慢性支气管炎。

53. 款冬花、紫菀各 100 克，生姜 3 片。将款冬花、紫菀共研细末，混匀备用，每次取上末 5 克，用姜汤送服，每日 3 次。功效润肺下气，止咳化痰。适用于慢性支气管炎。

54. 生姜 9 克，杏仁 15 克，核桃仁 30 克，冰糖 15 克。将上 4 味共捣烂，放入沙锅内，水煎饮服，每日 1 剂，连服 15～20 日。功效散寒化痰，补肾纳气。适用于慢性支气管炎肾阳虚证。

55. 白屈菜 20 克，茯苓 10 克，款冬花、黄精各 5 克。水煎服，10 日为 1 个疗程。功效止咳平喘，消炎祛痰。适用于慢性支气管炎。

56. 牛奶参 12 克，鸡屎藤 18 克，车前草 15 克，蔓荆子 15 克，五味子 15 克。水煎服，10 日为一疗程，可服 3～5 个疗程。功效扶正固本，止咳化痰。适用于慢性支气管炎。

【生活调理】

1. 预防慢性支气管炎的复发，首先应选择合适的锻炼身体的方法，也可服用一些能够增加机体免疫力的药物，同时要注意个人卫生，注意保暖，避免受凉，预防感冒，避免接触和吸入各种诱发因素。

2. 一般来说，单纯型慢性支气管炎患者肺功能基本正常，在疾病的稳定期对运动的耐受性较好，对运动方式的选择自由度较大，包括游泳、球类运动等都可以进行，主要以个人的主观症状来调节运动量；喘息性支气管炎患者存在某种程度的肺功能受损，对剧烈活动的耐受性较差，应根据自己的身体状况选择锻炼方式，运动量由小到大，运动时间由短到长，保证运动后无明显的气喘发作，心率一般不超过（170－年龄）次/分钟。

3. 注意补充营养，可以适当地多吃一些富含蛋白质的豆类、蛋清、瘦肉等，并要保证新鲜蔬菜、水果的足量摄入。

4. 加强耐寒锻炼，提高机体抗病能力。

5. 戒烟，是预防慢性支气管炎最重要的措施。

6. 积极运动。户外运动应在好天气到空气清新的场所进行，运动不要剧烈，也不要出汗太多，而且要注意运动后的保暖，避免着凉。

7. 居室要勤开窗通风，保证室内空气清新。

8. 生活起居要有规律，保证睡眠充足，避免过度劳累。

9. 及时根治感冒、鼻炎、咽喉炎、慢性扁桃体炎等，以预防慢性支气管炎的发生。一旦出现咽喉痛、咳嗽等呼吸道感染症状，一定不可掉以轻心，更不能乱用药，要及时到医院接受正规治疗，以免贻误、加重病情。

10. 控制职业性或环境污染，改善工作条件及卫生习惯。对在粉尘、烟雾及有害气体较多的环境中工作的人，应严格做好劳动保护，尽量查明并避免接触过敏因素，如花粉、粉尘、油漆等。

11. 采取综合性的措施，积极治疗和控制慢性支气管炎，以达到长期缓解和稳定病情，阻止或延缓病情进一步发展的目的。体质虚弱的慢性支气管炎患者可采用扶正固本的中药或饮食药膳、针灸疗法、按摩疗法、冬病夏治等治疗调养方法进行调治，以提高机体抗病能力，预防感冒发生，减少慢性支气管炎急性发作。

12. 对并发有慢性阻塞性肺气肿、慢性肺源性心脏病的患者，更应积极治疗，尽最大努力缓解、稳定病情，阻止其进一步加重，防止呼吸衰竭、心力衰竭等发生，最大限度地减轻患者的痛苦，提高其生活质量。

阻塞性肺气肿

阻塞性肺气肿是指由肺部各种慢性疾病或其他原因引起的细支气管狭窄，终末细支气管远端气腔过度充气并伴气腔壁膨胀、破裂的病理状态。临床上以呼吸困难逐渐加重为主要表现，以老年人多发病。其发病机制尚未完全明了。一般认为，它是由慢性支气管炎继发，由于细支气管的炎症使其管腔狭窄，或不完全堵塞而造成的；吸烟可通过使肺泡弹性减退，影响气体排出，造成肺泡内过度充气而形成肺气肿；肺泡壁弹性减弱或破裂等也可促进肺气肿形成。本病可分为气肿型、支气管型、混合型3类，老年人以气肿型为多，是一种慢性进展性疾病，多在冬春季或气候急剧变化时发作或加重。

本病属中医学"咳嗽"、"痰饮"范畴。中医学认为，邪客于肺，肺气壅塞不得宣畅而上逆，故咳嗽；痰湿为有形之阴邪，脾虚生痰，痰阻肺络，气道不利，故平素咳痰较多；人体气机升降，全赖脾之中焦斡旋转运，今脾不输精，水谷精气凝聚为痰，升清降浊失常，则消瘦、乏力、体重减轻、上腹部胀痛；病程日久，元气不足，心脉阻滞，或真阳欲脱，真元外散，而致肺心衰竭，故见发绀、心动过速、嗜睡、精神恍惚，甚至发生呼吸衰竭或心力衰竭。故本病与肺、脾、肾、心四脏密切相关。中医以化痰、理气、补虚为治疗原则。

【偏方集成】

1. 小米50克，羊胎1具。先煮羊胎至半熟，后入小米熬成粥，粥肉同食，每日2次。功效补肾益气，止咳纳气。适用于阻塞性肺气肿肾虚证。

2. 百合粉20克，糯米50克。加水煮至米化汤稠，加冰糖适量，早、晚分2次温服，20日为1个疗程。功效补肺滋阴，止咳化痰。适用于阻塞性肺气肿。

3. 鸡蛋1个，蟾蜍1只。将鸡蛋放入蟾蜍腹中，外包黄泥封固，在火中煨熟，吃蛋，

中医偏方全书（珍藏本）

每日 1 个。功效补肺气，治久咳。适用于阻塞性肺气肿。

4. 百合 40 克，猪肺 1 具。百合去皮根洗净切碎，猪肺用清水清洗干净后切成小块，把 2 味放入锅内，加料酒、盐、胡椒面共炖烂，再加入味精调味食用。适用于阻塞性肺气肿。

5. 白果仁、甜杏仁各 100 克，核桃仁、花生仁各 200 克。共捣烂和匀，每日晨用 20克，加水 1 小碗，煮沸，打入鸡蛋 1 个，加冰糖适量顿服，连用半年。适用于阻塞性肺气肿。

6. 白果、蜂蜜各适量。将白果炒后去壳，加水煮熟，加入蜂蜜，连汤食，每日 2 次。适用于阻塞性肺气肿。

7. 无花果若干，冰糖适量。将无花果捣碎，取汁去渣，每次取约 50 毫升，加入冰糖，用开水冲服，每日 1 次，或分 2 次冲服。适用于阻塞性肺气肿。

8. 南瓜 1000 克，蜂蜜 100 克，冰糖 50克。将南瓜顶部开口，挖去一部分瓤，装入蜂蜜和冰糖，再将开口盖好，蒸至熟烂，早晚服，连用 7 日。适用于阻塞性肺气肿。

9. 绿茶约 15 克，鸡蛋 2 枚。将绿茶与鸡蛋一起加水约 300 毫升，同煮至蛋熟，去壳，再煮至水干，食蛋，不拘时。适用于阻塞性肺气肿。

10. 核桃仁 30 克，补骨脂 10 克。将核桃仁与补骨脂一起加水约 500 毫升，煮约半小时，取汁，加适量红糖，早、晚分 2 次温服。适用于阻塞性肺气肿。

11. 杏仁 6 克，梨 1 个。将梨洗净，切下小块，挖去心（种子），把杏仁捣碎装入，再盖上切下的小块，加水煮熟或炖熟，吃梨喝汤，每晚 1 次。适用于阻塞性肺气肿。

12. 苦杏仁、冰糖各等份。将苦杏仁带皮研碎，与冰糖混研制成杏仁糖，早、晚各服 3～6 克，10 日为 1 个疗程。适用于阻塞性肺气肿。

13. 猪肺 1 个，诃子（捣烂）6 克，五味子（轻捣）9 克，葶苈子 12 克。先将猪肺洗净，切成条状；将以上 3 味中药用纱布包好，连同猪肺一并置于沙锅内，加水 500～600 毫

升，文火煎煮，至猪肺熟烂；药液煎剩至 300毫升时，取出药包，食猪肺喝汤（吃时不加盐或酱油，可加入适量香油调味）；1 剂可分服 5～6 次，每日 2～3 次，2 日内服完。适用于阻塞性肺气肿。

14. 冬虫夏草 10 枚，公鸭 1 只。先将冬虫夏草洗干净，放在锅内用香油炒到稍变色，放入切好的鸭肉块炒片刻，加入适当的水一同炖煮，再加入调料和少许食盐；将鸭肉炖熟后，每日早晚加热后吃肉半小碗，可将汤随肉喝下。适用于阻塞性肺气肿。

15. 五灵脂 75 克，木香 15 克，马兜铃、葶苈子各 3 克，枣肉适量。前 4 味研为细末，用枣肉和丸，每丸 10 克，每日 3 次，每次 1丸。适用于阻塞性肺气肿。

16. 补骨脂（酒蒸为末）300 克，核桃仁（去皮研烂）600 克，蜂蜜、米酒各适量。将前 2 味研末，用蜂蜜调成稀糊状，每日清晨用米酒送服 25 毫升，不能饮酒者，用温开水送服，每日 1 次。功效温肾纳气。适用于阻塞性肺气肿肾不纳气证。

17. 橘红 10 克，米粉 500 克，白糖 200克。橘红研细末，与白糖和匀为馅；米粉以水少许湿润，放蒸锅屉布上蒸熟；冷后压实，切为夹心方块米糕，不拘时酌量食用。适用于阻塞性肺气肿。

18. 生石膏 30 克，杏仁泥 10 克，冬瓜子 20 克，鲜竹叶 10 克，竹沥 20～30 克。将生石膏、杏仁泥、冬瓜子、鲜竹叶（洗净）共入沙锅煎汁，去渣，再分数次调入竹沥水，分 2 次饮用。适用于阻塞性肺气肿。

19. 核桃仁 50 克，莱菔子（研粉）、冰糖各 10 克。将冰糖熬化，再加入上药拌匀，制成糖块，每日时时含化。适用于阻塞性肺气肿。

20. 粳米 60 克，川贝母 5～10 克，白糖适量。先以粳米、白糖煮粥，待粥将成时，调入川贝母极细粉末 5～10 克，再煮二三沸即可，温热服食。功效润肺养胃，化痰止咳。适用于阻塞性肺气肿。

21. 黄芪 25 克，鸡蛋 1 个。将黄芪放入奶锅煮开，将鸡蛋洗净后放入煮熟，鸡蛋取出去皮后再放入奶锅文火煮半小时即可，去

掉黄芪渣，吃鸡蛋喝汤，每晚睡觉前服，坚持数月。适用于阻塞性肺气肿。

22. 白梨、冰糖各适量。将白梨去皮切成片，和冰糖同放入锅里煮，水开后文火煮40分钟即可。每晚睡觉前服，坚持数月。适用于阻塞性肺气肿。

23. 桑白皮15克，猪肺半具，大枣10枚。猪肺切片，加水与其余共文火炖烂，吃枣、肺，喝汤，分2次服。适用于阻塞性肺气肿。

24. 鸡蛋1个，鲜姜（切碎）30克。将鸡蛋液放碗里同时放入切碎的姜，再倒入凉水共搅匀，蒸熟一次吃下，每日2次。适用于阻塞性肺气肿。

25. 白梨500克，薏苡仁50克，冰糖30克。加水一大碗，共煮至半碗，一次服下，每日2次，连服1个月。适用于阻塞性肺气肿。

26. 杏仁、核桃仁各等份。共研为细末，每次服3克，每日3次，服用时加生蜂蜜少许搅拌。适用于阻塞性肺气肿肺肾气虚证。

27. 紫河车粉适量。每次服1.5克，每日2次。适用于阻塞性肺气肿。

28. 红参3克，五味子20粒（一次量）。研末，每日服2次。适用于阻塞性肺气肿。

29. 核桃仁60克，补骨脂12克，砂仁3克。水煎服。适用于阻塞性肺气肿。

30. 黑芝麻（炒）250克，生姜（捣汁去渣）、白蜜（蒸熟）、冰糖（捣碎蒸溶与白蜜混合调匀）各20克。将黑芝麻与生姜汁拌匀再炒，冷后再与白蜜、冰糖拌匀，瓷瓶收贮，每日早、晚各服1茶匙。适用于阻塞性肺气肿。

31. 珍珠粉60克，青黛6克。麻油调服，分8次服，每日2次。适用于阻塞性肺气肿。

32. 人参、五味子各10克，麦冬20克，桔梗、罂粟壳各15克。加水500毫升，分3次服。适用于阻塞性肺气肿。

33. 人参15克，核桃9克，生姜3片。水煎服。适用于阻塞性肺气肿。

34. 紫花杜鹃75克，矮地茶50克。水煎2次，每日1剂，分2次服。适用于阻塞性肺气肿肺脾两虚证。

35. 新鲜荠菜适量。洗净置石臼中杵烂，用布包好绞汁频饮。适用于阻塞性肺气肿。

36. 鸡骨丹茎、叶、花各9～15克。上药加水煎服。适用于阻塞性肺气肿。

37. 生山药适量，甘蔗汁半碗。将生山药捣烂后与甘蔗汁和匀，炖微熟后内服，每日2次。适用于阻塞性肺气肿。

38. 南瓜根30克，黄牛肉60克。清水煮至肉熟烂为度，去渣温服，每日1次。适用于阻塞性肺气肿。

39. 老母鸡1只，生姜250克。同煮熟后，捞去生姜，吃鸡肉服汤汁，不放盐。适用于阻塞性肺气肿。

40. 新鲜紫河车1具，龙眼、大枣各500克，冰糖250克。将新鲜紫河车稍用水洗后放入沙锅内煮熟，取出用手撕成细丝，再放入原汤，加龙眼、大枣熬成冻样，冷后藏入瓷器内，每日1次。适用于阻塞性肺气肿。

41. 北瓜6只，麦芽糖1500克，生姜汁半杯。北瓜连皮切碎，放铜锅内（不可用铁器），加水4碗，文火慢煎，将瓜捣烂，滤清汁，再放铜锅内加麦芽糖搅匀同熬炖熟，再加生姜汁半杯，一同收膏服用。适用于阻塞性肺气肿。

42. 明矾50克。明矾磨成粉，用陈醋（最好用镇江陈醋）调成糊状，每晚睡前取黄豆大1团敷足掌心（涌泉穴，两足都敷），用布包好，次日晨揭去，连用7日。适用于阻塞性肺气肿。

43. 莱菔子20克，粳米50克。将莱菔子水研滤过取汁约100克，与淘洗干净的粳米一同加400克水，煮成稀粥。每日2次，温热食用。凡体质虚弱者不宜服用，忌与人参等补气药物同服。功效化痰平喘，行气消食。适用于阻塞性肺气肿。

44. 贝母10克，粳米60克，白糖适量。将粳米淘洗干净，加适量水煮粥，待粥将成调入川贝母极细粉和白糖，再煮二三沸即成，每日2次，温热食用。功效润肺养胃，化痰止咳。适用于阻塞性肺气肿。

45. 麻黄5～15克，五味子20～50克，山药100～150克，葶苈子30克。水煎服，每日1剂。适用于阻塞性肺气肿。

中医偏方全书（珍藏本）

中医偏方全书（珍藏本）

46. 莱菔子细末适量。每次服 5～10 克，每日 2 次。适用于阻塞性肺气肿。

47. 紫金牛 30 克，麻黄 10 克。水煎服。适用于阻塞性肺气肿。

48. 五味子、川贝母、麻黄各等份。研末，每次服 5 克，每日 3 次。适用于阻塞性肺气肿。

49. 重楼 30 克，紫金牛 3 克。水煎服。适用于阻塞性肺气肿。

50. 百合 100 克，麻黄 10 克。水煎服。适用于阻塞性肺气肿。

【生活调理】

1. 氧疗护理。给予持续低流量、低浓度（25%～29%）氧气吸入，并向患者讲解吸氧的目的、方法及注意事项，使患者能坚持长期氧疗。

2. 呼吸肌功能锻炼。其目的是使浅而快的呼吸转变为深而慢的有效呼吸，加强胸、腹呼吸肌肌力和耐力，改善呼吸功能。

3. 体育锻炼。根据病情制定有效的锻炼计划。锻炼方式多种多样，如散步、练太极拳、骑自行车、做体操等。病情较重者应鼓励进行床上活动。锻炼以不感觉到疲劳为宜。

4. 科学、合弹地安排膳食。患者要少食多餐，饮食上应根据患者的喜好，选择营养丰富、易消化的食物。清淡为主，尽量色香味俱全，从感观上刺激患者的食欲；避免进食辛辣刺激性食物；勿暴饮暴食；避免摄入容易引起腹胀及便秘的食物。

5. 心理护理。应多与患者沟通交流，增强患者战胜疾病的信心，发动家庭支持系统，多方面努力以减轻患者焦虑、恐惧的心理，以便配合治疗。

6. 要注意天气的变化，及时增减衣服，避免受凉、感冒及劳累等诱发因素。

7. 长期吸烟是促进慢性支气管炎发生发展的一个重要原因，因此，慢性支气管炎并发肺气肿的患者务必戒烟。

慢性肺源性心脏病

慢性肺源性心脏病是肺组织、胸廓或肺动脉血管的慢性病变导致肺循环阻力增加、肺动脉高压，进而引起右心室肥厚、扩张，最终发展为右心功能代偿不全及呼吸衰竭的一种心脏病。临床以反复咳喘、咳痰、水肿、发绀等为主要特征。该病早期心肺功能尚能代偿；晚期出现呼吸循环衰竭，并伴有多种并发症。其急性发作以冬春季为主，肺心功能衰竭常因急性呼吸道感染引起。本病多由慢性支气管炎、肺气肿引起，并且急性呼吸道感染常诱发肺、心功能衰竭及难以逆转的多器官功能衰竭，病死率较高。

本病属中医学"喘证"、"痰饮"、"心悸"、"水肿"、"肺胀"等范畴。多因内伤之咳、哮、喘、饮等慢性肺部疾患，迁延失治，久病肺虚，肺失宣降；肺虚及脾，生湿生痰，痰浊潴留；肺虚及肾，肾不纳气，日久累及心；肺虚卫外不固，外邪侵袭，致使本病反复发作加剧。其病位在肺，进而侵及脾、肾、心等脏器，致使病情经久不愈。临床证候有虚实之分，实者多见痰热壅肺、寒饮停肺、气滞血瘀证，虚者则以肺肾气虚、阳虚水泛证最为常见。实者泻痰热、温寒饮、理滞气、化瘀血，虚者补肺肾为治则。

【偏方集成】

1. 附子 10～20 克，葶苈子 30 克，五味子 20～50 克，茯苓 20～30 克，地龙 20 克。水煎服，每日 1 剂。适用于慢性肺源性心脏病。

2. 黄芪 30 克，附子 9 克，白术 12 克。水煎服，每日 1 剂。适用于慢性肺源性心脏病。

3. 黄芪 80 克，甘草 30 克，淫羊藿 60 克，水蛭、葶苈子各 50 克。上药为细末，早、晚开水各送服 5 克。适用于慢性肺源性心脏病。

4. 附子 20 克，白糖适量。水煎 1 小时以上，服之。适用于慢性肺源性心脏病。

5. 葶苈子 30 克，益母草 60 克。水煎服。适用于慢性肺源性心脏病。

6. 茯苓、猪苓各 30 克，玉竹 50 克。水煎服。适用于慢性肺源性心脏病。

7. 白头翁、泽泻各 30 克。水煎服。适用于慢性肺源性心脏病。

8. 党参、黄芪各 200 克，白术 150 克，防风 30 克，蛤蚧 5 对，蜂蜜适量。将上药（除蜂蜜外）共研细末、混匀后炼蜜为丸，每次 1 丸（每丸 6 克），每日 2 次，用温开水送服，连服或间断服 3 个月。适用于慢性肺源性心脏病。

9. 人参 3 克，五味子 20 粒。取人参、五味子共研细末，温开水送服，每日 2～3 次。适用于慢性肺源性心脏病。

10. 黄芩 15 克，麻黄 6 克，杏仁 12 克，附子 5 克。水煎服，每日 1 剂。适用于慢性肺源性心脏病。

11. 梨 1 个，杏仁 9 克。将梨切盖挖洞去核，将杏仁捣烂塞入洞内，以原盏封口，水煮，每日 1 次，晚上服。适用于慢性肺源性心脏病。

12. 猪胰 3 具，大枣 100 枚，酒 2 升。浸泡数日，绞去渣，每次服 20 毫升，每日 2～3 次。适用于慢性肺源性心脏病。

13. 泽漆茎叶 30～60 克，鸡蛋 2 个。把泽漆茎叶洗净切碎，加水 500 毫升，再加鸡蛋同煮，蛋熟去壳并刺小孔数个，续放入药锅中煮数沸，去渣，先食鸡蛋，后服药汤，每日 1 剂。适用于慢性肺源性心脏病。

14. 经霜白萝卜适量。水煎代茶饮。功效下气，止咳化痰。适用于慢性肺源性心脏病。

15. 生姜汁适量，杏仁 15 克，核桃仁 30 克。捣烂加蜂蜜适量，炖服。适用于慢性肺源性心脏病。

16. 黑芝麻 15 克，生姜 15 克，瓜蒌 12 克。水煎服，每日 1 剂。功效润肺清肺，温中化痰。适用于慢性肺源性心脏病。

17. 炒白芥子、橘皮、甘草各 6 克，炒莱菔子 9 克。水煎服。适用于慢性肺源性心脏病急性发作时。

18. 牡蛎 50 克，紫菜、远志各 15 克。水煎服。适用于慢性肺源性心脏病。

19. 牛肺（切块）150～200 克，糯米适量。文火焖熟，起锅时加入生姜汁 10～15 毫升，拌匀调味服用。适用于慢性肺源性心脏病。

20. 人参 3～6 克，核桃 5 枚。加水适量，煎汤服用。适用于慢性肺源性心脏病。

21. 紫苏子 12 克，粳米 100 克，冰糖少许。先将紫苏子洗净，捣碎，与粳米、冰糖一同入锅内，加水适量，先用武火煮沸，再改为文火煮成粥，每日早、晚 2 次温服。适用于慢性肺源性心脏病。

22. 款冬花 12 克，冰糖 10 克，放入盅内，加适量水，隔水炖，去渣饮糖水。适用于慢性肺源性心脏病。

23. 冬虫夏草 10 克，鲜紫河车 1 个。放入盅内，加水适量，隔水炖熟服之。适用于慢性肺源性心脏病。

24. 鲜桃 500 克，粳米 100 克，麦冬 30 克，北沙参、桑叶各 50 克。将鲜桃洗净，去皮、核，切块备用；将粳米洗净放入盛有清水的沙锅中，先用大火烧开后，将桃块与北沙参、麦冬、桑叶一同放入沙锅中，用水煎半小时即可，每次 50～100 克，每日食 2～3 次。适用于慢性肺源性心脏病。

25. 鲜柑叶、杏仁各 30 克，桔梗、芦根各 20 克。将以上原料洗净后放入盛有清水的沙锅中，先用大火将水烧开，再用小火煎煮半小时左右即可，每次 100～200 毫升，每日 2～3 次。适用于慢性肺源性心脏病。

26. 麻黄 9 克，苦杏仁 10 克，橘核 15 克，桃仁 12 克，蜂蜜 50 克。将前 4 味水煎 2 次，去渣，滤汁，调入蜂蜜即可，分 3 次服，每日 1 剂，宜热服。适用于慢性肺源性心脏病。

27. 西洋参 6 克，麦冬 15 克，五味子 10 克，山茱萸 20 克，冰糖 50 克。将前 4 味水煎 2 次，去渣，取滤液合并，加冰糖溶化即成，每日 1～2 剂，频饮或鼻饲。适用于慢性肺源性心脏病。

28. 松子仁、核桃仁各 30 克，蜂蜜 25 克。将松子仁、核桃仁打烂，加水煮汤，加入蜂蜜即成，每晚服 1 剂，连服数周。适用于慢性肺源性心脏病。

29. 芝麻 15 克，生姜 10 克，鲜瓜蒌 1 个。先将鲜瓜蒌（干品亦可）切烂，与芝麻、生姜加清水煮成汤即可，分 3 次服完，每日 1 剂。适用于慢性肺源性心脏病。

30. 苦杏仁、核桃仁各 6 克，蜂蜜适量。前 2 味共研细末，加蜂蜜少许调服，每次 3

中医偏方全书（珍藏本）

《中医偏方全书（珍藏本）》

克，每日 3 次。适用于慢性肺源性心脏病。

31. 生梨 1 个，柿饼 2 个。水煎服，每日 2 剂。适用于慢性肺源性心脏病。

32. 炙黄芪 30～60 克，党参 15～30 克，白糖 20 克，粳米 100 克。将炙黄芪、党参水煎 2 次，去渣，取药液，与粳米共煮成粥，调入白糖即成，佐餐食用，每周 2～3 次，常吃为佳。适用于慢性肺源性心脏病。

33. 党参 30 克，生姜 5 克，粳米 50 克，白糖适量。将党参、生姜用水煎 2 次，取药液与粳米煮粥，加入白糖即可。每日代早餐服用，坚持常吃。适用于慢性肺源性心脏病脾虚水湿证。

34. 鲜牡蛎肉 50 克，紫菜、远志各 15 克。先水煎远志，去渣取药液；紫菜、鲜牡蛎肉煮成汤，沸后加入远志液即可，佐餐食用，每日 1 剂，连服数周。适用于慢性肺源性心脏病肺肾阴虚证。

35. 姜汁 10～15 克，牛肺 150～200 克，糯米 100 克。将牛肺洗净、切成块，与糯米加水共煮，沸后用文火焖熟，拌姜汁食用，每日 1 剂，连服 1 周。适用于慢性肺源性心脏病肺虚咳嗽者。

36. 青头鸭子 1 只，粳米 100 克，调料适量。将青头鸭杀后，洗净，去毛和内脏，余水去腥味；将鸭肉放入沙锅内煮烂后加入粳米、清水煮成鸭肉粥，再下姜粒、葱花、胡椒粉等调料调匀，不要放盐，佐餐食用，分 4 次服完。适用于慢性肺源性心脏病。

37. 冬虫夏草 10 克，新鲜紫河车 1 具。选用优质冬虫夏草，去杂质；把紫河车洗净，用开水汆几次，焯去腥味，沥干后，切成小片，与冬虫夏草一并放入蒸锅内隔水蒸至熟烂为止，吃紫河车、喝汤，每周 2 次。适用于慢性肺源性心脏病。

38. 赤小豆 30 克，鲤鱼 1 尾。煮汤，可加胡椒、姜葱少许，每日吃 1 次可利尿消肿；也可常吃冬瓜、萝卜等利尿去痰的食物。适用于慢性肺源性心脏病下肢水肿。

39. 白胡椒 20 粒，木鳖子 100 克，黑、白丑各 50 克。烘干后研末，再用 4 个白壳鸡蛋清调拌，敷在足踝上部（男左女右），敷 15 小时，隔半个月再敷，忌吃梨。适用于慢性

40. 大牛蛙 1 只，胡椒 10 粒。大牛蛙去内脏，洗净，将胡椒放入蛙腹内，用线缝合，入锅加水适量，煮至蛙肉熟，饮汤吃蛙肉，每日 1 剂。适用于慢性肺源性心脏病咳吐白泡沫痰量多者。

41. 鹌鹑 1 只，冬虫夏草 3～5 条。鹌鹑宰杀后去毛和内脏，将冬虫夏草洗净后放入鹌鹑腹内，再塞进葱、姜适量，隔水蒸熟即成，佐餐食用，每周 2 剂。适用于慢性肺源性心脏病。

42. 薏苡仁 50 克，核桃仁 15 克，芡实、大枣（去核）各 10 克。同煮成粥，早、晚餐各服 1 剂。适用于慢性肺源性心脏病气喘而脚肿者。

43. 鱼腥草 100 克，鲜猪肺（切成片）200 克。同煮成汤，吃肺片（可蘸少许酱油吃）喝汤，每日 1～2 剂，连吃 1 周以上。适用于慢性肺源性心脏病咳吐黄稠痰或咳痰不利者。

44. 冬虫夏草 10 条，老母鸭 1 只。将鸭宰后去净毛和内脏，将冬虫夏草填入鸭腹入沙锅加水煮沸后，慢火煨炖至鸭肉烂熟，吃时用酱油、醋少许调味，不放盐；1 只鸭分多次吃完，1 周吃 1～2 只鸭。适用于慢性肺源性心脏病。

45. 生晒参（或红参）粉 3 克，蛤蚧粉 2 克，粳米（或糯米）50 克。先用粳米煮粥，待粥将熟时放入生晒参、蛤蚧粉，搅匀煮熟，早、晚各吃 1 剂。适用于慢性肺源性心脏病。

46. 徐长卿 6 克。放暖水瓶内浸泡 3 小时代茶饮。适用于慢性肺源性心脏病。

47. 地龙肉、生甘草各 30 克。共研细末，每次 3 克，每日 2 次，温水冲服。适用于慢性肺源性心脏病。

48. 莪术、三棱、当归各 15 克，丹参 30 克，黄芪 60 克。水煎，每日 1 剂，分 2 次服，15 日为 1 个疗程。适用于慢性肺源性心脏病。

49. 丝瓜络 15 克，蜂蜜 2 匙。煎水，兑入蜂蜜，分上午、下午服，3 周为 1 个疗程。适用于慢性肺源性心脏病。

50. 细茶叶 1000 克，红糖 500 克。将红糖调少许开水，炒细茶叶，每日 90～120 克

煎水服。适用于慢性肺源性心脏病。

51. 麻黄 10 克，豆腐 120 克。将麻黄、豆腐放在沙锅内加适量水同煮 1 小时，去麻黄，饮汤食豆腐，每日 1 次。适用于慢性肺源性心脏病。

52. 天鹅蛋 2 个，仙人掌 250 克，猪肉 500 克。炖熟后加红糖适量服用。适用于慢性肺源性心脏病。

53. 小冬瓜（尚未脱花者）1 个，米泡子 1 碗，冰糖 20 克。将冬瓜切开，内放冰糖，和米泡子煮服，每日 1 剂。适用于慢性肺源性心脏病。

54. 白及 60 克，川贝母 120 克，白糖、蜂蜜各 50 克。先熬蜂蜜，次放白糖，再放白及、川贝母浸膏，早、晚各服 1 匙。适用于慢性肺源性心脏病。

55. 鱼腥草、鸭跖草、半枝莲各 30 克。水煎服。适用于慢性肺源性心脏病。

56. 野芥麦根、虎杖根、芦根各 30 克。水煎服。适用于慢性肺源性心脏病。

57. 黄芩、金银花、桑白皮各 15 克，水煎服。适用于慢性肺源性心脏病。

58. 海蛤粉 10 克，青黛 3 克。用米汤调成糊状，一次服用。适用于慢性肺源性心脏病。

【生活调理】

1. 生活要有规律，顺应自然时节，秋冬季节变换时注意保暖，避免受风寒，导致诱发或加重病情。

2. 适宜吃高热量、高蛋白、易消化的食物。心力衰竭者应该控制好钠、水的摄入。忌烟酒，患者也可长期家庭氧疗。

3. 讲究卫生，进行呼吸锻炼、耐寒锻炼，提高机体抗病能力。积极治疗支气管及肺部疾病，减少感冒和各种呼吸道疾病的发生。

4. 改善环境卫生及劳动条件，防止大气污染，开展防烟、防尘工作，加强保护，避免慢性支气管炎及其肺气肿的发生。

5. 开展体育锻炼，增强体质，提高呼吸道的耐寒能力。缓解期患者可进行力所能及的体育锻炼，并进行菌苗或核酸酪素注射，以提高免疫力，减少感冒发生。

6. 本病的发作与加重，与环境因素密切相关，因此，住址的选择和居住环境的调适就显得十分重要。有条件时，住址应选择在环境幽雅、静谧、阳光充足、空气新鲜、平坦、气候干燥之处。房屋周围种些花草树木，可添几分秀丽之色，使人感到充满生机，还可以起到吸附有毒气体、杀菌、隔音、提供氧气之功效。房屋的朝向也很重要，它与居室的日照、通风直接相关，一般以朝南为好，冬暖夏凉，且南向居室也利于通风。

支气管哮喘

支气管哮喘是由嗜酸性粒细胞、肥大细胞和 T 淋巴细胞等多种炎症细胞参与的呼吸道慢性炎症。这种炎症使易感者对各种激发因子具有呼吸道高反应性，并可引起呼吸道缩窄，表现为反复发作性的喘息、呼吸困难、胸闷或咳嗽等症状，常在夜间和（或）清晨发作、加剧，常常出现广泛多变的可逆性气流受限，多数患者可自行缓解或经治疗缓解。支气管哮喘可发生于任何年龄。有资料表现，全世界约有 1 亿哮喘患者，已成为严重威胁公众健康的一种主要慢性疾病。我国哮喘的患病率约为 1%，儿童可达 3%。支气管哮喘的病因较复杂，大多认为是一种多基因遗传病，受遗传因素和环境因素（吸入物、感染、食物、气候变化、精神因素、运动、药物等）的双重影响。其发病与变态反应有关，已被公认的主要是 I 型变态反应，患者多为特异性体质，常伴有其他过敏性疾病，当机体接触某些致敏物质（抗原）后，便产生特异性抗体，以后若再接触同一抗原，即可发生抗原-抗体反应，导致哮喘发作。

本病属中医学"哮证"、"痰饮"、"喘证"等范畴。宿痰内伏于肺为本病的主因，常为外邪、饮食、情志、劳倦或接触过敏而诱发。发病时以痰随气升，气因痰阻，壅塞气道，肺管狭窄，气道不利为主要病机。若反复发作，久延不已，寒痰伤阳，热痰伤阴，可导致肺、脾、肾三脏皆虚，出现本虚标实之候。中医以化痰浊、理滞气、补脾肾为治则。

中医偏方全书（珍藏本）

【偏方集成】

1. 金果榄 9 克。水煎服。适用于支气管哮喘。

2. 天葵子 30 克。用盐水浸泡一夜，研末，每次 1.5 克，姜开水吞服。适用于支气管哮喘。

3. 马鞭草 5～10 克，兖州卷柏 10～30 克，冰糖 20～30 克。水煎服。适用于支气管哮喘。

4. 天葵子根 15～30 克，乌药 9 克，醉鱼草 6 克，红糖适量。水煎服。适用于支气管哮喘。

5. 毛茛草适量。洗净后用蒸馏水泡半小时，将叶与根切开，分别捣烂，贮于加盖瓶内备用；用 8 厘米见方的光面纸，中剪一洞，垫于皮肤上，露出太渊、肺俞穴，将捣烂的根敷于此二穴上，固定，时间 20～30 分钟；亦可改敷天突、肾俞穴。适用于支气管哮喘。

6. 人参根 30 克。水煎 1 杯，冲蜂蜜服。适用于支气管哮喘。

7. 赤楠根 30 克。煨水服。适用于支气管哮喘。

8. 蟾蜍 1 个，鸡蛋 1 个。将蟾蜍开膛，去掉内脏，把鸡蛋放入，再用线将开膛处缝合，然后用黄泥包裹，放入温火中烧，约将鸡蛋烧熟时，将鸡蛋取出，去壳服下，每 2～3 日吃 1 个。适用于支气管哮喘寒哮证。

9. 看瓜（又称金瓜、吊瓜，或用西瓜也可）500 克，冰糖 27 克，蜂蜜 30 克。将瓜顶切下一块，掏出些瓜瓤，把冰糖和蜂蜜放入，再将切下的瓜顶盖好，放在碗内，连碗一同上锅（不能用铁锅）蒸 1 小时，取出，每日吃 1 个，分 3 次吃，连吃 5～7 日。适用于支气管哮喘寒哮证。

10. 地龙适量。焙干，研粉，装胶囊，每服 3 克，每日 2 次。适用于支气管哮喘寒哮证。

11. 红皮萝卜 1500 克，鸡蛋、绿豆各适量。冬至时买红皮萝卜，去头去尾，洗净，用无油垢的洁刀切成一分厚的片，用线串起，阴干，每次用萝卜干 3 片，鸡蛋 1 个，绿豆 6 克，共放入锅内，加水煮 30 分钟，剥去蛋皮吃蛋和萝卜、喝汤；从三伏头天开始吃，连

吃 30 天。适用于支气管哮喘间歇期。

12. 紫河车 1 个。洗净，用沙锅煮 2 小时，空腹一次吃下，吃后 2 小时内不再进食。适用于支气管哮喘虚证。

13. 曼陀罗叶适量。卷成烟卷状，点燃吸入。适用于缓解哮喘状态。

14. 皂角（水煎）15 克，浸白芥子 30 克。12 小时后焙干，每次口服 1～1.5 克，每日 3 次。功效祛痰降气。适用于支气管哮喘。

15. 仙人掌 100 克。把上面的刺和皮用小刀削掉，蘸上蜂蜜煎熬，熬好后服下，每日 2 次，早晨、晚上各服 1 次。适用于支气管哮喘。

16. 苹果、鸡蛋各 1 个。选底部较扁平的苹果，用小刀将顶部连蒂旋一个倒三角形，取出果核，挖出部分果肉，使其内部成杯状，但不能挖漏；取鲜鸡蛋，破壳将蛋清、蛋黄倒入果内，将倒三角形果盖上，放笼屉内蒸 40 分钟；取出趁热服，每日 1 个，连服 3 个。适用于支气管哮喘。

17. 青皮萝卜 500 克，鸡蛋 1 个。萝卜煎水 500 毫升，冲鸡蛋，成萝卜鸡蛋花，每日早、晚各饮 1 次。适用于支气管哮喘。

18. 桂枝 50 克，豆腐 500 克。将桂枝插在豆腐上方，加水适量煮熟后，吃豆腐喝汤。适用于支气管哮喘。

19. 大蒜、红糖、醋各适量。整个大蒜浸入醋中，加入红糖，1 周后每日早晨空腹吃大蒜 1～2 瓣，并喝一些糖醋汁；也可以将去皮的蒜瓣泡入醋中，加糖，半个月后食用；连服 10～15 日。适用于支气管哮喘。

20. 独头蒜 7 头，小甜瓜 2 个。瓜洗净，开孔，纳入独头蒜，蒸熟食用，每日 1 次，7 日为 1 个疗程。适用于支气管哮喘。

21. 大蒜、核桃、生姜各适量。共捣如泥，细嚼慢吃，如辛辣可以加热服食。适用于支气管哮喘。

22. 紫皮蒜 50 克，红糖 60 克。大蒜捣泥，放红糖加水熬成膏，早、晚各 1 匙，开水送服。适用于支气管哮喘。

23. 大蒜 10 克，冰糖 200 克，蜂蜜、生姜、黑芝麻各 250 克。先取姜汁，煮溶冰糖，蒜捣泥；黑芝麻炒香放凉后拌生姜汁，炒干，

再用蒜泥、蜂蜜、冰糖拌匀，装瓶保存；早、晚各服1汤匙，温开水送服。适用于支气管哮喘。

24. 大蒜20克，鲜姜9克，大枣2个，糯米150克。蒜、姜切片，与大枣、糯米熬粥。早、晚餐食用。适用于支气管哮喘寒哮证，症见喘促气短、喉中痰鸣、痰液稀白、恶寒无汗、头身疼痛等。

25. 大蒜2头，鸡蛋1个，醋适量。以上3味同煮，蛋熟后剥皮再煮5分钟即成，食蛋，每次1个，每日2次，连服数日。适用于支气管哮喘。

26. 紫皮蒜10～15克，麝香1～1.5克。大蒜捣泥，麝香研末；患者俯卧，用肥皂水、盐水洗净局部皮肤，将麝香末均匀撒在第7～第12胸椎棘突处宽2.6～3.3厘米的脊椎部中线长方区域内，接着把蒜泥敷于麝香之上；60～70分钟后将麝香和蒜泥取下，擦洗局部，再涂以消毒硼酸软膏，覆盖塑料薄膜，并以胶布固定；大蒜数目可根据年龄和体型而定。适用于支气管哮喘。

27. 大蒜60克，生姜50克。大蒜、生姜共捣为泥，用布包裹好，用蒜姜布包在患者背部第3胸椎处反复摩擦，擦至发热为度。适用于支气管哮喘。

28. 绿茶2克，石韦25克。煮服，每次服5克，每日2次。适用于支气管哮喘发作期。

29. 紫皮蒜60克，红糖90克。共煮成糊状。每次服5克，每日3次。适用于支气管哮喘发作期。

30. 桃仁、杏仁各12克，蜂蜜30克，生姜10克。共煮为汁，每次服5毫升，每日2次。适用于支气管哮喘发作期。

31. 麻黄10克，枳实20克。共为细粉，每次服0.25～0.5克，每日3次。适用于支气管哮喘发作期。

32. 地龙适量。研为细粉，每次服0.25克，每日3次。适用于支气管哮喘发作期。

33. 僵蚕30克。研为细粉，每次服0.25克，每日3次。适用于支气管哮喘发作期。

34. 艾叶20克，神曲10克。共为细末，每次服0.5克，每日3次。适用于支气管哮喘发作期。

35. 海螵蛸15克，枯矾5克。共为细末，每次服1克，每日3次。适用于支气管哮喘发作期。

36. 桃仁、杏仁、栀子仁、白胡椒、糯米各10克。共为细末，蛋清调糊，每次10克，分2份，于睡前敷足掌心（涌泉穴）双侧，次晨取下，每日1次，连用5～7日。适用于支气管哮喘发作期。

37. 细辛10克，胡椒20克，白芥子30克。共为细末，生姜汁调糊，涂贴背部双侧肺俞穴（第3胸椎下，旁开两横指处），固定，每日1次。如见局部不适可停用。适用于支气管哮喘发作期。

38. 芡实10克，核桃仁6克，红糖4克，大米15克。共为粥，分次食用。适用于支气管哮喘缓解期。

39. 冰糖50克，雪梨100克，百合20克。共煮为汁，每次食20毫升，每日3次。适用于支气管哮喘缓解期。

40. 豆腐100克，萝卜200克，白糖150克。共煮取汁，每次20毫升，每日3次。适用于支气管哮喘缓解期。

41. 百合30克，白果15克。煮汁加白糖服，每次10毫升，每日3次。适用于支气管哮喘缓解期。

42. 五味子10克，南瓜50克。煮汁加白糖服，每次10毫升，每日3次。适用于支气管哮喘缓解期。

43. 蜂蜜30克，萝卜100克。共煮取汁，每次10毫升，每日3次。适用于支气管哮喘缓解期。

44. 梨100克，玉竹30克。加水300毫升，煮开取汁，分10次，每日3次。适用于支气管哮喘缓解期。

45. 银耳25克，糯米200克。煮粥，分次服。适用于支气管哮喘缓解期。

46. 椒目10克，核桃仁20克。共为细末，每次1克，每日3次。适用于支气管哮喘缓解期。

47. 白芥子10克，莱菔子10克，紫苏子10克。共为细面，醋调，每次5克，敷脐中，每日1次。适用于支气管哮喘缓解期。

48. 灵芝（为面）适量。每次 0.25 克，每日 2 次，饭前服。适用于支气管哮喘稳定期。

49. 枸杞子 20 克，大枣 20 克。共煮为汁，每次服 2 克，每日 3 次。适用于支气管哮喘稳定期。

50. 五味子 10 克，黄精 20 克。共为细面，每次服 0.25 克，每日 3 次。适用于支气管哮喘稳定期。

51. 黄芪 30 克，玉米须 100 克。加水 200 毫升，煮至 100 毫升，每次 10 毫升，每日 2 次，加糖服。适用于支气管哮喘稳定期。

52. 紫河车干粉 150 克，白糖适量。每次 3 克，每日 2 次，饭前服。适用于支气管哮喘稳定期。

53. 红糖 1 克，核桃仁 3 克。同服，每日 2 次。适用于支气管哮喘稳定期。

54. 冰糖 50 克，山药 100 克。共为细粉，每次服 3 克，每日 3 次。适用于支气管哮喘稳定期。

55. 太子参 5 克，牡蛎、大枣各 10 克。共为细末，每次服 3 克，每日 3 次，服时可加白糖。适用于支气管哮喘稳定期。

56. 海螵蛸 10 克，蛤蚧 5 克。共为细末，每次 3 克，蜜调敷脐，每日 1 次。适用于支气管哮喘稳定期。

57. 萝卜、猪肺各 500 克。共煮，年长儿每次食肺 20 克，每日 2 次；年幼儿每次饮汤 20 毫升，每日 2 次。适用于支气管哮喘。

58. 人参 5 克，大枣 20 克。共为细面，每次服 0.25 克，每日 3 次。适用于支气管哮喘。

59. 鸡蛋 1 个，醋适量。煮熟，食蛋，每日 1 个，食时加少量盐。适用于支气管哮喘。

60. 猪胎盘 1 个。洗净切碎，加少量盐水煮成糊状，每次服 5 克，每日 3 次。适用于支气管哮喘。

61. 吴茱萸、明矾各 10 克。共为细末，醋调为糊，每次 5 克，敷涌泉穴（足掌心处）双侧、固定，8 小时取下，每日 1 次。适用于支气管哮喘。

62. 鹌鹑蛋 1~2 个。用开水冲服，每日 2 次。适用于支气管哮喘。

63. 萝卜、大枣、苹果、白糖各 100 克。加水煮开，每次服 10 毫升，每日 3 次。适用于支气管哮喘。

64. 白梨 200 克，枸杞子 20 克。共煮取汁 150 毫升，每次服 5 毫升，每日 3 次。适用于支气管哮喘。

65. 甜豆浆 50 毫升。每日 3 次食用。适用于支气管哮喘。

66. 鸡蛋 1 个，生姜 15 克。姜切碎，同鸡蛋调拌，炒焦吃（忌吃生冷）。适用于支气管哮喘。

67. 万年青根 120 克，大枣 5 枚。同煮，水干为度，取大枣食之。适用于支气管哮喘。

68. 核桃（去壳）、南沙参各 250 克。共捣成绒，白糖同米汤蒸服。适用于支气管哮喘。

69. 百合 500 克，枸杞子 120 克。共研末，炼白蜜为丸，如梧子大，每次服 9 克，开水送下。适用于支气管哮喘。

70. 豆腐 1 块，麻黄 1.5 克，冰糖少许。隔水蒸熟后服。适用于支气管哮喘。

71. 芝麻 250 克，生姜、冰糖、蜂蜜各 125 克。先将生姜捣烂取汁，然后将芝麻洗净浸拌于姜汁内，放入锅中用文火炒熟，出锅放凉后，再将冰糖与蜂蜜溶化在一起，并加入姜汁、芝麻，搅拌均匀，置于容器里，每日早起和晚睡前各服一汤匙；一般连续服用 10 日至半个月，病情便有明显减轻或解除，若病情严重，可再多服用几日。适用于支气管哮喘。

72. 蜂蜡 50 克，红皮鸡蛋、香油各适量。将蜂蜡放在锅内，打入鸡蛋，蛋熟马上放一勺香油，出锅即吃，每早空腹服用；服此药方时不吃早饭，多喝开水，以免大便干燥；7 日 1 个疗程，休息 3 日，再服。适用于支气管哮喘。

73. 胡椒 7 粒，桃仁 10 粒，杏仁 4 粒，栀子仁 3 克。捣烂，用鸡蛋清调匀成糊状，敷于双侧涌泉穴。适用于支气管哮喘。

74. 麻黄、杏仁、甘草各等份（碾成细末），葱白 3 根。一同捣烂如泥，敷于脐部，盖上不透水的油纸或塑料薄膜，胶布固定，半日后取下，每日 2 次。适用于支气管哮喘急性期。

75. 生姜 10 片，大枣 10 枚，粳米 100 克。文火煮约 10 分钟，即可食用，每日 1 剂，分 2 次食用。适用于哮喘患者缓解期，症见胸闷不适、气急、痰多质稀色白者。

76. 银杏 8 枚，大枣 10 枚，糯米 50 克。将银杏、大枣、糯米加适量水，煮成粥，每日早、晚分 2 次服，15 日为 1 个疗程，可连用 3 个疗程。适用于支气管哮喘缓解期。

77. 绿茶 15 克，鸡蛋 2 个。用绿茶、鸡蛋加水 1 碗半同煮，蛋熟后去壳再煮，至水煮干，每日 2 次。适用于支气管哮喘缓解期。

78. 猪肺 250 克，核桃 30 克，生姜 15 克。猪肺洗净切片，与核桃、生姜一起炖熟。每日 3 次，1～2 日内服完。适用于支气管哮喘肾虚证日久不愈、反复发作者。

79. 豆腐 500 克，麦芽糖 100 克，生萝卜汁 1 杯。将以上三者混合煮开即可，此为 1 日用量，分早、晚 2 次服。适用于支气管哮喘肺热证。

80. 野猪胆 1 个。内服；或将野猪胆阴干研末，温开水送服，每日 1 次，每次 1 克。适用于支气管哮喘。

81. 杏仁（打碎）5～10 克，冬瓜子 30 克，地龙 3～5 克。同入锅，加水适量煎 30 分钟，去渣取汁，加入冰糖适量调匀，温服，每日 3 次。功效清热化痰、止哮平喘。适用于小儿支气管哮喘，症见痰稠色黄、面红、胸闷膈满、渴喜冷饮、声高息涌、小便黄赤、大便干燥而秘结者。

82. 人参 6 克，核桃仁 5 个，生姜 5 片。诸味水煎取汁，临卧前服。功效固肾纳气、止咳平喘。适用于支气管哮喘肾虚不能纳气，症见胸满喘急、夜不能卧等。

83. 猪肺半个（约 150 克），五味子、诃子各 10 克。猪肺切细，充分浸泡后加适量水，与五味子、诃子同煮成汤，调味服。功效补益肺肾、平喘。适用于支气管哮喘，症见腰酸膝软、气短乏力。

84. 瘦肉（切细）100 克，五味子 5 克，核桃仁 20 克。加水共煎服。功效补肾纳气、温肺定喘。适用于支气管哮喘肺肾两虚证，

症见咳喘无力、自汗、动则气促。

85. 牛胎盘（切小块，沸水略煮后去血水和腥味）半个，柚皮（切块）20 克。共加水小火煨，烂熟后即可吃肉饮汤。功效益气养血、纳气平喘。适用于老年人支气管哮喘，症见哮喘反复发作、经久不愈、气短神疲、动则喘促。

86. 丝瓜花 10 克，蜂蜜 15 毫升。丝瓜花晾干，沸水冲泡，加盖闷浸 10 分钟，入蜂蜜搅匀服食。功效清热止喘。适用于支气管哮喘，症见肺热咳嗽痰黄、喘急气促。

87. 黄芪、粳米各 50 克，大枣 10～15 个，白糖适量。黄芪入水中煎，去渣取汁，入大枣、粳米熬粥，粥成后调白糖，每日当晚餐食。功效健脾补肺、益气平喘。适用于支气管哮喘、病史日久、反复发作者。

88. 甜杏仁 20 克，核桃仁 10 克，菠菜子 5 克。共加水煎汤饮。功效滋肾纳气，止咳喘。适用于支气管哮喘，症见口燥咽干、咳痰白黏、面红足冷。

89. 青天葵 6 克，蛤蚧 1 对，苦杏仁 10 克，猪瘦肉（切细）100 克。同加适量水，小火慢煲 2 小时后调味服。功效清肺化痰，纳气平喘。适用于支气管哮喘。

90. 杏仁（去皮尖后捣碎）10 克，莱菔子（炒熟）15 克，粳米 100 克，冰糖适量。前 2 味共加水 200 毫升煎，去渣取汁煮粳米成粥，入冰糖服食，每日 2 次。适用于支气管哮喘。

91. 核桃仁、山药各 30 克，粳米 100 克。加适量水，共煮粥食。功效补益肺肾，平喘。适用于支气管哮喘肺肾阴虚证，症见气短咳喘、腰酸乏力。

【生活调理】

1. 注意气候变化，做好保暖防寒工作，防止感冒。

2. 锻炼身体，增强抗病能力。

3. 忌烟，避免接触有刺激性的气味、灰尘。饮食忌生、肥腻、辛辣、腥膻。

4. 防止过度疲劳，保持情绪愉快。

5. 老年哮喘患者蛋白质的消耗量大，因此在饮食中要注意补充蛋白质，以增强抵抗力，特别要补充一些生理价值高的蛋白质，

如鸡蛋、牛奶、瘦肉、家禽、鱼以及大豆和大豆制品。不能吃助湿、生痰、动火的油腻海腥，以及刺激呼吸道的食品。

6 老年人应多吃含维生素 C 的食品，以预防感冒、治疗哮喘，如鲜柑、橘、橙、柚、西红柿、菠菜、大白菜、小白菜等。

7. 多食有祛痰、平喘、止咳、润肺作用的食品，如木耳、花生、丝瓜、竹笋、萝卜、藕、海带、梨等。

支气管扩张

支气管扩张是一种具有特征性的支气管化脓性疾病，大多数病例继发于反复呼吸道感染和支气管阻塞，从而致使支气管弹性纤维、肌层、软骨组织破坏。一旦发生支气管化脓性炎症，即可突然出现咳大量脓痰和咯血。患者反复发作，极易导致心肺功能下降。

本病属中医学"咯血"、"肺痈"、"咳嗽"等范畴，病因为痰浊阻肺、郁久化热、热盛血瘀、蓄结痈脓。由于外感邪热、纵酒、愤怒、忧郁、疾呼，使血行加速、血热妄行而致咯血。疾病初期为实证，后因病情迁延、反复发作、邪热伤阴、余邪羁留，可转为虚实夹杂之证。中医以化痰、清热、止血、养阴为治则。

【偏方集成】

1. 瘦牛肉块、南瓜各 500 克，生姜 25 克。牛肉、生姜加水 1500 克，下锅炖煮至八成熟，再加入南瓜，炖至熟烂后加食盐、味精调味，分几次吃饭时食用。适用于支气管扩张咳吐浓痰者。

2. 生姜、葱白各 15 克，炙麻黄 6～19 克。一起煎煮成汤药，每日 1 次。适用于支气管扩张。

3. 银耳、糯米各 50 克，鲜藕 500 克。将藕去节，洗净后搅碎榨成藕汁；银耳和糯米加水后，一起煮成粥，粥将稠时，加入藕汁，煮熟后，加入适量的冰糖服食。适用于支气管扩张咯血、干咳少痰者。

4. 百合 3000 克，枇杷 1000 克，蜂蜜 300 克。百合洗净，将去皮去核的枇杷与蜂蜜一起放入锅内加水拌匀，用文火焖熟，然后用小火炒至不黏手，取出冷却，每日 2 次，每次 2 食匙，开水冲服。适用于支气管扩张咳嗽、咯血鲜红、口干咽燥者。

5. 川贝母、杏仁各 10 克，百合 20 克，粳米 100 克，蜂蜜 30 克，梨 3 个。将川贝母、杏仁、百合一起捣成碎末，把梨榨成汁后一起放进锅内，和粳米一起加水煮粥，粥将熟时，加入蜂蜜，再煮片刻即可，空腹服用，每日 1 次，10 日为 1 个疗程。适用于支气管扩张。

6. 杏仁 60 克，猪肺 1 个。猪肺洗净后，切成细片，与杏仁同煮至烂熟，加姜汁、食盐调味食用，日常食用。适用于支气管扩张痰湿蕴肺证。

7. 鲜梨、柿饼各 1 个，鲜藕 500 克，鲜荷叶 1 张，大枣 10 个，白菜根 30 克。将鲜梨去核，注意鲜梨不要去皮，藕去节，鲜荷叶、柿饼去蒂，大枣去核，鲜白菜根去心，加水一起煮熟即可，用茶饮服。适用于支气管扩张火热灼肺证，症见喉痒咳嗽、痰中带血，或咯血无痰、胸肋胀满、身热烦躁、口干口苦。

8. 白鸭 1 只，冬虫夏草 6 克。宰杀白鸭，去内脏及毛，洗净；冬虫夏草包在纱布里，用线缝好，放入鸭腹中，加水煨煮至肉烂为度，放食盐少许，食肉饮汤，分 4～6 次 3 日内服完。适用于支气管扩张。

9. 百合 100 克，蜂蜜 35 克，白糖 50 克，糖桂花少许。先将百合剥开，去老瓣及根，然后同蜂蜜、白糖一起放入沙锅内，加清水 1 大碗，大火烧沸，加盖后转小火炖约 15 分钟，放入糖桂花，待凉食用，喝汤。适用于支气管扩张火热灼肺证。

10. 南沙参、麦冬、茜草炭、槐花炭各 15 克，黄芩 10 克。水煎服，每日 1 剂，每日 2 次。功效养阴清热，凉血止血。适用于支气管扩张。

11. 黄芪 25 克，茯苓、海蛤粉各 15 克，五倍子 10 克，诃子 5 克。除海蛤粉外余 4 味水煎 2 次，取汁混匀，加入海蛤粉即成，每日 1 次，2 次分服。功效健脾利湿，止咳化痰。适用于支气管扩张之咳嗽、咳白痰而不咯血者。

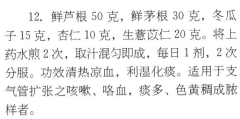

12. 鲜芦根 50 克，鲜茅根 30 克，冬瓜子 15 克，杏仁 10 克，生薏苡仁 20 克。将上药水煎 2 次，取汁混匀即成，每日 1 剂，2 次分服。功效清热凉血，利湿化痰。适用于支气管扩张之咳嗽、咯血，痰多、色黄稠成脓样者。

13. 海蜇、胡萝卜各 200 克。将海蜇漂洗干净、切碎，胡萝卜洗净、切片，一同放入锅内，加水煎汤，代茶频饮。每日 1 剂。能清热润燥，化滞祛痰。适用于支气管扩张。

14. 松子仁 250 克，白砂糖 500 克，食用油少许。将松子仁炒熟，备用；将白砂糖放入铝锅内，加水少许，以文火煎熬至用铲挑起即起丝状时，停火；趁热加入炒熟的松子仁，调匀后倒入表面涂过食用油的盘中，再将糖压平，待稍冷，用刀划成小块，冷却后，掰成小块，贮于冰箱。每次 10 克，每日 1 次，内服。功效养阴润肺，生津止咳。适用于支气管扩张。

15. 猪肺 500 克，薏苡仁 50 克，大米 100 克，葱末、姜丝、精盐各适量。将猪肺洗净，入锅煮熟，捞出，切成丁备用；取猪肺丁 100 克，与薏苡仁、大米一同放入锅中，加猪肺汤煮粥，熟后加入姜丝、葱末、精盐即成，每日 1～2 剂。功效补肺健脾，利湿化痰。适用于支气管扩张。

16. 黄精 30 克，冰糖 50 克。将黄精用清水泡发，再与冰糖一同放入锅内，水煎 1 小时，吃黄精喝汤，每日 2 剂。功效补脾润肺，止咳化痰。适用于支气管扩张。

17. 川贝母 15 克，雪梨 2 个，猪肺 40 克，冰糖 10 克。将雪梨去皮、核，切块；猪肺洗净，切片，备用；沙锅内加水适量，放入上 4 味，大火烧沸，改用文火煮 60 分钟即成，每日 1 剂，2 次分服。功效清热润肺，止咳化痰。适用于支气管扩张。

18. 白及、百部各 90 克，杏仁、核桃仁各 150 克，蜂蜜 400 毫升。将前 4 味共同研为细末，炼蜜为丸，每丸重 10 克，密封冷藏备用；每次口服 1 丸，每日 3 次，温开水送服。适用于支气管扩张。

19. 白及粉 15 克，大枣 5 枚，蜂蜜 25 克，糯米 100 克。将大枣和糯米淘洗干净，加适量水煮粥，待粥将熟时加入蜂蜜和白及粉，改用小火稍煮片刻，待粥汤稠黏时即成，每日 2 次，温热食用，10 日为 1 个疗程。功效补肺止血，养胃生肌。适用于支气管扩张。

20. 鱼腥草 30 克，粳米 50 克。将鱼腥草洗净，加适量水煮汁，水开后加入淘洗干净的粳米，按常法煮成菜粥，每日 2 次，温热食用，10 日为 1 个疗程。功效清热解毒，健脾益胃。适用于支气管扩张。

21. 鲜白茅根 2000 克，麦冬 100 克，牡丹皮 30 克，桔梗 30 克，蜂蜜 1000 克。将鲜白茅根洗净沥干，剪成小段；麦冬、牡丹皮、桔梗洗净，加水浸泡 30 分钟；以上 4 味连同浸液一并倒入大沙锅内，加冷水浸没，中火烧开后改用小火慢煎 1 小时，约剩 500 克时滤取药液，加水复煎取药液，合并药液，放入大搪瓷盆中，加入蜂蜜，隔水用大火蒸 2 小时，离火冷却，装瓶收贮。每次 50 毫升内服，每日 2 次。功效补肺祛痰，养血止血，调和气血。适用于支气管扩张。

22. 人参粉（或片）3 克，粳米 100 克。以上 2 味加适量清水，大火烧沸，移小火熬熟，另取冰糖少许熬汁，加入粥中。功效益气养血。适用于支气管扩张，症见气虚懒言，动则气喘，少气懒言者。

23. 当归、党参各 15 克，母鸡 1 只，生姜、葱、黄酒、精盐各适量。将当归、党参放入去毛净膛的鸡腹内，与调料一起放入沙锅，加适量水，将沙锅置大火上烧沸，移小火炖熬，肉熟即成。功效益气养血，补虚扶正。适用于支气管扩张气血两亏证，症见神疲乏力、面色少华。

24. 肺形草 30 克。水煎，每次 150 毫升，每日 2 次，连服 1 个月，症状缓解后，可用开水冲泡作茶饮服。适用于支气管扩张。

25. 仙鹤草 45 克。以水 2 碗煎至半碗顿服，每日 1 次。适用于支气管扩张。

26. 墨旱莲 250 克。墨旱莲捣烂取汁，煎沸数分钟冲糖（适量），每日分 4 次服。适用于支气管扩张。

27. 鲜白茅根 50～100 克，冰糖适量。白茅根洗净，加适量清水煨极烂，后加冰糖烊化，每日早、晚食之。适用于支气管扩张。

中医偏方全书（珍藏本）

28. 广郁金适量。加水磨汁，以丝绵蘸药汁擦洗背部，每日 2 次，每次 10 分钟，3 日为 1 个疗程。适用于支气管扩张。

【生活调理】

1. 饮食宜清淡，应该多食新鲜蔬菜及水果，如橘子、梨子、枇杷等，忌食油腻、含糖量过高的食物，做菜也不应放过多的盐。禁食如韭菜、辣椒、大蒜、葱等一切辛辣刺激性的食品，忌食海鲜发物，如虾、螃蟹、黄鱼等，坚决戒除嗜酒等不良习惯。

2. 生活要有规律，注意劳逸结合，在季节更替的时候，应注意适当增减衣被，寒温得当。

3. 加强锻炼，适当的运动可以提高自身免疫力，防止各类呼吸系统疾病的发生。练习气功可以增强呼吸肌的能力及呼吸系统的免疫功能，特别是可以选择强壮功、内养功等功法。

4. 在有氧环境下，做适当的运动，有助于改善肺部的呼吸功能，可以帮助排痰，减少肺部感染的机会。在病情得到控制之后，可选择天气好的日子，在空气新鲜的地方适当进行散步、慢跑等运动，对患者的身体恢复及精神状态都有很大的帮助和益处。

5. 预防疾病，及时预防并且治疗麻疹、猩红热、百日咳、上呼吸道感染等疾病。积极防治急性与慢性呼吸系统感染，积极治疗慢性支气管炎或肺结核等病，以控制病情的发展。

呼吸衰竭

呼吸衰竭是指各种原因引起的呼吸系统通气和换气功能严重障碍，以致机体与外界之间不能进行有效的气体交换，导致缺氧或伴有高碳酸血症，从而引起一系列临床变化的综合征。本病以呼吸困难为临床主症，临床表现为呼吸困难、发绀等。确诊需做动脉血气分析，在海平面正常大气压、静息状态、呼吸空气、无异常血液分流的情况下，动脉血氧分压小于 60 毫米汞柱伴或不伴二氧化碳分压大于 50 毫米汞柱，并排除心内解剖分流和原发心排血量降低等致低氧因素者，即

称呼吸衰竭。按病程可分为急性呼吸衰竭和慢性呼吸衰竭。

本病属中医学"喘证"、"脱证"范畴。多因温病热毒内盛，或火热搏结阳明，或痰浊壅盛，痹阻于肺，导致喘促气急。此外，心肾阳虚，水气凌心射肺，气阴两竭，肺气衰竭均可致喘脱之证。中医以利水泻肺、温阳纳气为治则。

【偏方集成】

1. 蝗虫 6 只。去足、翅，水煎去渣，加黄酒少许，每日 2 次温服。适用于呼吸衰竭。

2. 枇杷叶、白绒草各 30 克，鱼腥草 15 克。水煎服。适用于呼吸衰竭。

3. 甘草藤茎、百合各 15 克，冰糖 30 克。水煎服。适用于呼吸衰竭。

4. 算盘子根 250 克，猪蹄适量。同炖服。适用于呼吸衰竭。

5. 竹节参 9 克，藕节 15 克，川贝母 6 克。水煎服。适用于呼吸衰竭。

6. 八角莲 12 克，猪肺 60～120 克。加糖适量，煲服。适用于呼吸衰竭。

7. 马齿苋嫩叶 7 片。蒸麦芽糖服。适用于呼吸衰竭。

8. 土燕窝、川贝母各适量。加冰糖蒸服。适用于呼吸衰竭。

9. 生晒参 10 克，核桃仁 50 克，生姜 15 克，大枣 10 枚。水煎服，每日 1 剂；或用人参 10 克煎水服，同时吃生姜、大枣、核桃仁，每日 1 剂。适用于呼吸衰竭。

10. 玉竹、沙参各 25 克，鸭肉 200 克。加调料焖煮 1 小时余后食用，每日 1 剂。适用于呼吸衰竭。

11. 甲鱼 1 只，川贝母 10 克。加调料煮熟后食用，每日 1 剂。适用于呼吸衰竭肺阴虚证。

12. 百合 20 克，花生米 50 克，梨 100 克，猪肺 200 克。加调料煮熟后食用。适用于呼吸衰竭肺阴虚证。

13. 蟾蜍粉适量。每次 10 毫克，每日 3～4 次。适用于呼吸衰竭喘促欲脱之症。

【生活调理】

1. 给予患者清淡、富含营养的饮食，忌辛辣油腻食物。水肿明显者，应限制盐的摄

入。忌烟酒。

2. 增强体质，避免各种引起呼吸衰竭的诱因；鼓励患者进行耐寒锻炼和呼吸功能锻炼，如用冷水洗脸，可循序渐进地进行，以提高呼吸道抗感染能力；继续进行缩唇呼吸训练；合理安排膳食，加强营养，达到改善体质的目的；避免吸入刺激性气体，劝告吸烟患者戒烟；避免劳累和情绪激动等不良因素刺激；少去人群拥挤的地方，避免与呼吸道感染者接触，减少感染的机会。

3. 嘱患者按医嘱服药；慢性阻塞性肺疾病患者及其家属应学会合理的家庭氧疗方法及注意事项。

4. 若有咳嗽加剧、痰液增多和变黄、气急加重等变化，应尽早就医。

5. 长期家庭氧疗。缺氧可引起细胞损伤，长期氧疗能纠正低氧血症，减慢肺功能恶化、延缓肺心病形成，减轻呼吸困难、提高患者生存率。凡确诊慢性呼吸功能不全、呼吸困难、发绀及血氧饱和度低于90％者均应给予氧疗。

6. 病室或家居环境宜清洁，开窗通风是保持空气流通、清洁最有效、最经济和最安全的措施；温湿度适宜，但要注意保暖，防止受凉，预防感冒，避免与周围感冒患者接触。

7. 注意个人卫生，不随地吐痰，防止病菌污染空气传染他人。

8. 注意生活规律，适当参加耐力锻炼。

9. 呼吸功能锻炼。坚持呼吸功能的锻炼可稳定病情、改善肺功能，尤其是老年患者。指导患者做腹式呼吸、缩唇呼吸。①腹式呼吸：放松肩膀和颈部，一手置于胸前，另一手置于腹部肚脐处，吸气时胸部不动、腹部鼓起，呼气时经口缩唇呼气、腹部内陷。②缩唇呼吸：闭嘴，平静用鼻吸气，默数"1、2"，然后将嘴唇缩成吹口哨状缓慢呼气，默数"1、2、3、4"，吸呼时间比为1：2。③以上2种呼吸训练在放松情况下进行，每日2次，每次10～20分，切忌过度使劲或勉强控制呼吸节律，以免引起胸闷和头晕等症状。通过腹式呼吸时膈肌的运动和缩唇呼吸促使气体均匀而缓慢地呼出，可以减少肺内

残气量，增加肺的有效通气量，改善通气功能。

成人型呼吸窘迫综合征

成人型呼吸窘迫综合征（ARDS）是指严重感染、创伤、休克等肺内外疾病引起的以肺泡毛细血管损伤为主要表现的临床综合征，属于急性肺损伤的严重阶段。临床主要表现为以进行性呼吸频速、窘迫和低氧血症为特征的急性呼吸衰竭。

本病属中医学"喘证"、"喘脱"、"厥脱"、"肺痿"等范畴，主要由于各种原因引起肺脏虚损，继而肾精亏损，心气、心阳衰惫，最后导致亡阴、亡阳之危候。

ARDS属中医"喘、满、闭、脱"等急重症范围。中医学在长期实践中对ARDS认识较早，中医著作记载的损伤、产后、温病、失血、痈疽等原因所致的喘症，原无肺部疾患，而有明确诱因，且以呼吸窘迫为突出表现，与ARDS的临床特点极为相似。本病的发生，多由于原发病治疗失当，或病情恶化，正气已虚，邪气尚实，病邪犯肺，肺气虚损，宣降失职所致。其临床表现为气短气喘，呼吸不利；若肺气虚衰，不能通调水道，下输膀胱，影响津液布散，加之肺虚及脾，脾失健运，水谷不能化生精微，则变生痰浊，痰浊内聚，而见咳喘气急，痰多胸闷；若肺虚及心，心气受损，不能有效帅血运行，使血液凝滞，脉络瘀阻，则见胸闷刺痛，唇舌指甲发绀等症；若肺虚及肾，肾虚既不能纳气归元，又不能蒸化水液，气不归元则无根而浮逆，水不化气则凌心射肺，而致咳喘倚息不得卧，心悸气短，动则尤甚；终期咳喘气急不能入睡，食纳极差或不能进食，导致气阴衰败，元阳欲脱，而现喘促欲脱之证。中医以泻肺定喘、开闭固脱为治则。

【偏方集成】

1. 蟾酥粉适量。每次服10毫克，每日3～6次。适用于成人型呼吸窘迫综合征喘促欲脱者。

2. 麝香、牛黄、冰片，按1：2：2的比例研末混合而成。每次服1.5～3克，每日

1～2 次。功效开窍醒神，且能豁痰开闭，减少呼吸道分泌物，保持呼吸道通畅。适用于成人型呼吸窘迫综合征。

3. 吉林参 30 克。文火煎成浓汁，顿服。适用于成人型呼吸窘迫综合征。

4. 葶苈子、厚朴各 15 克，大枣、大黄、枳实各 10 克。水煎服。适用于成人型呼吸窘迫综合征湿壅肺证，症见喘促气壅，痰多黏腻，咳吐不利，胸中满闷，恶心，舌苔白腻，脉滑。

5. 鸭梨 20 个。去核，榨取汁，兑炼蜜收膏，每服 20 毫升，每日 2 次。功效润肺止咳。适用于成人型呼吸窘迫综合征。

6. 鲜百合、粳米各 50 克，杏仁（去皮尖，打碎）10 克。共煮稀粥，加白糖适量温服。功效润肺化痰止咳。适用于成人型呼吸窘迫综合征。

7. 青色新鲜甘蔗适量，粳米 100 克。甘蔗洗净后榨汁 100 毫升，同粳米加水煮粥，每日 2～3 次。功效润肺。适用于成人型呼吸窘迫综合征。

8. 白芥子（研末）、延胡索各 30 克，甘遂、细辛各 15 克，麝香 1.5 克。研末杵匀，姜汁调涂肺俞、百劳等穴，10 日一换。适用于成人型呼吸窘迫综合征痰湿壅肺证。

9. 鲜竹沥水 30 毫升。每日服 3 次。适用于成人型呼吸窘迫综合征热毒犯肺证。

10. 人工牛黄粉 3 克。每日 3 次，口服。适用于成人型呼吸窘迫综合征热毒犯肺证。

11. 鹿血 2 克，好酒适量。鹿血以酒调服。适用于成人型呼吸窘迫综合征，高血压患者忌服。

12. 鲜筋骨草、蜂蜜各适量。将雪里青捣汁，与蜜匀，每次 2 匙；每日 5～7 次，开水冲服。适用于成人型呼吸窘迫综合征。

【生活调理】

1. 对高危患者，应加强监护。

2. 密切观察病情变化，及时纠正呼吸循环衰竭。

3. 积极配合治疗原发病因。

4. 腹式呼吸。把腹部当皮球，用鼻吸气使腹部隆起，略停 2 秒后，经口呼出至腹壁下陷。每分钟五六次即可。一般每日 2 次，

在城市可选在上午 10 时和下午 4 时，每次约 10 分钟。无论是吸还是呼都要尽量达到"极限"量，即吸到不能再吸，呼到不能再呼为度。同理，腹部也要相应收缩与胀大到极点，如果每口气直达下丹田则更好。由于心肌梗死、脑出血和其他血管意外的发生，都直接（如深呼吸锻炼）或间接（如高强度体力劳动、暴怒、大笑等）与强烈的深呼吸有关，因此，对已发生动脉硬化，尤其是高血压、心血管和脑血管疾病的患者，均不宜进行深呼吸锻炼，以免诱发心脑血管意外。

5. 改善机体的营养状况。增强营养、高糖分、蛋白质及各种维生素的摄入量。必要时可静脉滴注复合氨基酸、血浆、白蛋白。

6. 坚持每日做呼吸体操。

7. 应给予强有力的营养支持，及时给予高蛋白、高脂肪饮食，不能进食者应予鼻饲，必要时从静脉供给高营养，避免摄入过量的碳水化合物，以免增加二氧化碳的产生和呼吸肌的负担。忌辛辣、肥腻之品，平素以清淡易消化之品为主。平时多食富含维生素 A 的食物，如动物肝脏、胡萝卜、南瓜、甜薯和番茄，多食柑橘类水果等富含维生素 C 的食物。

8. 定时翻身叩背，保持呼吸道通畅，及时清除呼吸道分泌物，作雾化吸入。痰液黏稠时可给予化痰药物，必要时行气管切开，持续给氧（5～6 L/min）。防止食物或药物误入呼吸道。

9. 预防褥疮，做好皮肤护理，避免局部受压，防止出现压力性溃疡。每 2 小时翻身一次，臀部垫气圈，腰部垫软枕。

10. 做好口腔护理，避免口腔感染。用生理盐水进行口腔清理，每日 2 次。

11. 保持环境清洁，防止交叉感染。定时开窗通风，避免受凉感冒。

12. 对清醒患者应给予生理生活上的关心和照顾，以及精神上的安慰，以使其配合治疗。

肺　炎

肺炎是由带有细菌、病毒、支原体等的

飞沫经呼吸道感染而发病，主要有细菌性肺炎和病毒性肺炎。细菌性肺炎是由肺炎双球菌感染所致，还与病毒、立克次体、衣原体、支原体、真菌、原虫、物理、化学和过敏反应等因素有关。临床表现为起病急骤、高热、寒战、咳嗽、胸痛、咳唾铁锈色痰。体温达39℃～40℃时，伴头痛、呼吸急促、心率加快、周身肌肉酸痛、极度疲乏如有中毒症状；或间有肾功能不全，则面色潮红、胸痛、咳嗽加剧、咯血痰；重症肺炎可因充血性心力衰竭而见颈静脉曲张、肝大、周围水肿。病毒性肺炎是由多种病毒所引起的一种原发性支气管肺炎。起病多缓慢，头痛、发热、咳嗽、痰多呈黏液性，可出现持续性高热、心悸、气促、发绀、咯血和极度衰弱，甚至休克、心力衰竭，少数患者可发生呼吸窘迫综合征。

细菌性肺炎属中医学"温病"范畴。中医学认为肺合皮毛，主卫表，温病初期，肺卫首当其冲，所以有发热、恶寒。温热转里入气，肺气壅闭，失于宣达，则咳嗽胸痛。邪热上蒸，血络破损，气血充斥，所以头痛面赤、痰血或出现斑疹。血滞阳气不充，而发绀。胃气失于通降，而波及肝胆，胆汁外溢，而见有腹部胀痛、恶心呕吐、大便秘结、腹泻、黄疸。邪热入营，心神受扰，故烦躁不安。津阴欲竭，阳气虚弱，故神识昏迷，肢体发冷，面色苍白。

病毒性肺炎属中医学"发热"、"咳嗽"范畴，多见于儿童和老年人。中医认为其主要与温热之邪上犯，侵犯肌表，卫失于宣畅，热邪犯肺，肺失清肃，津液被灼，热邪炽盛，心神受扰，邪盛正虚，心阳衰竭等因素有关，从而导致内闭外脱的危象。中医以卫气营血辨证论治。

【偏方集成】

1. 鱼腥草30克，桔梗15克，生石膏60克。将上药水煎2次，取汁混匀即成。每日1剂，分2次服。功效清热宣肺，化痰降逆。适用于肺炎痰热上壅证，症见高热不退、咳嗽气粗、痰鸣气喘、口渴尿少、烦躁不安等。

2. 金银花50克，当归25克，玄参12.5克，蒲公英15克。将上药水煎2次，取汁混匀即成。每日1剂，分2次服。功效清热降火，滋阴润燥。适用于肺炎热盛伤阴证，症见高热神昏、狂言烦躁、呼吸气短、虚烦汗出等。

3. 墨鱼1条（约250克），塘葛菜60克，姜丝、葱末、料酒、盐、酱油、香油、胡椒粉各适量。将墨鱼洗净切条，塘葛菜洗净切碎，一同放入锅内，加水适量，大火烧沸，撇去浮沫，投入姜丝、葱末、料酒，再用文火煮20分钟，调入盐、酱油、香油、胡椒粉即成；每日1剂，2次分服。功效滋阴养血，健脾益气，利水消肿。适用于肺炎。

4. 生石膏60～100克，粳米100克。将生石膏打碎，水煎30分钟，去渣，加入洗净的粳米煮粥食用，每日2剂。功效清热泻火，除烦止渴。适用于肺炎热盛伤阴证。

5. 鲜香蕉根200克，盐少许。将香蕉根洗净切碎，捣烂绞取其汁，放入碗内，隔水蒸熟，调入盐饮用，每日1剂。功效清热解毒，利尿消肿。适用于肺炎。

6. 鲜白茅根150克，鲜藕200克，白糖30克。将鲜白茅根、鲜藕分别洗净切碎，捣绞取汁，混匀后加入白糖，代茶饮用，每日2剂。功效清热凉血，利尿止渴。适用于肺炎。

7. 金银花30克，鲜芦根60克，薄荷6克，白糖20克。将芦根洗净切段，与金银花一同入锅水煎15分钟，后入薄荷再煮沸3分钟，取汁，加入白糖即可饮服，每日1～2剂。功效清热解毒，止渴除烦。适用于肺炎热盛伤阴证。

8. 绣球花叶5～10片，蜂蜜15毫升。将绣球花叶洗净，切细，放入茶杯中，冲入沸水，加盖闷15～29分钟，调入蜂蜜，代茶饮用，每日3剂。功效清热解毒。适用于大叶性肺炎。

9. 王不留行根50克，冰糖（捣碎）20克。将王不留行根洗净切碎，水煎取汁，加入冰糖末令溶即成，每日1～2剂。功效清热润肺，消肿。适用于肺炎初起。

10. 川贝母18克，蜂蜜60克。将川贝母研末，与蜂蜜和匀，每日1剂，分2次用温开水冲服。功效清热化痰，润肺止咳。适用于肺炎。

中医偏方全书（珍藏本）

11. 白茅根、鱼腥草各 30 克，金银花 15 克，连翘 12 克，杏仁 9 克，水煎服，每日 1 剂。适用于肺炎风热犯肺证。

12. 葶苈子 10 克，大黑枣 4 枚。水煎服，每日 1～2 剂。适用于肺炎。

13. 鱼腥草 60 克，金银花、鸡骨草各 30 克。将上药共研细末，制成丸药，如绿豆大小，每次 10 克，每日 3 次，温开水送服。适用于肺炎。

14. 夏枯草、白茅根各 60 克。水煎服，每日 1 剂。适用于肺炎。

15. 生栀子 90 克，桃仁、明矾各 9 克。将上药共研细末，调成膏状，分敷于双肺、俞穴和胸部，纱布覆盖，胶布固定。适用于肺炎早期。

16. 紫皮大蒜（去皮）20 克，白糖 10 克，陈醋 10 毫升。共捣如泥，加开水适量，1 次冲服，每日 2 次。适用于肺炎。

17. 白果（去壳）100 克，麻油 200 毫升。将麻油烧开，投入白果仁后，立即取下，倒入罐中，封严，埋入地下 50 厘米处，1 个月后取出；第一日嚼服 1 粒，以后每日增加 1 粒，增至 30 粒不再增加。适用于肺炎。

18. 猪肺 250 克，雪梨 500 克，川贝母 10 克。将猪肺切片，加清水，洗去泡沫；雪梨去外皮，切成碎块；将猪肺、雪梨与川贝母一同放入沙锅内，加入冰糖及清水适量，文火煮 3 小时即可，每日 1 次，佐餐食用。功效清肺化痰，养肺益气。适用于肺炎。

19. 活鲤鱼 1 尾，火腿数片，玉兰数片，香菇数片，葱、姜、料酒、食盐、醋、奶汤（鸡、鸭、肘子和骨头炖的汤）各适量。将鲤鱼去鳞、内脏，洗净切成瓦块状，与葱、姜一起放入油炒，久颠翻几下，加料酒、食盐等调料，然后加入奶汤，再加适量的火腿片、玉兰片、香菇片，炖约 3 分钟盛入火锅内食用。适用于肺炎。

20. 板栗 250 克，猪瘦肉 500 克，食盐、姜、豆豉各少许。将板栗去皮，猪肉切块，加食盐等调料，加入适量的水红烧，熟烂即可，佐餐食用。适用于肺炎。

21. 鲜荠菜 100 克，鲜姜 10 克，盐少许。将荠菜洗净切碎，生姜切片，加清水 4 碗，煮至 2 碗，用盐调味，每日 2 次。适用于肺炎。

22. 薏苡仁 200 克，百合 50 克。将上 2 味放入锅中，加水 5 碗，煎熬成 3 碗，分 3 次服，1 日吃完。适用于肺炎。

23. 紫皮大蒜 30 克，粳米 100 克。大蒜去皮，将蒜放沸水中煮 10 分钟后捞出，然后将粳米放入煮蒜水中，煮成稀粥，再将蒜放入粥内，同煮片刻即成，早、晚温热食服。适用于肺炎真菌感染者。

24. 薄荷叶（后下）12 克，蝉蜕 9 克，生石膏（先煎）18 克，甘草 4.5 克。水煎，每日 1 剂，分 2 次服。功效辛凉解肌、透表散热。适用于肺炎。

25. 鲜活泥鳅 90～120 克。先用温热水洗去黏液，然后去肠脏，洗净；用铁锅加食用油少许，将泥鳅稍煎至金黄色，加清水 350 毫升，煮至 100～150 毫升，加食盐少许调味，饮汤，泥鳅可食也可不食。适用于肺炎。

26. 银耳 12 克，雪梨 1 个（约 150 克），冰糖 15 克。先将雪梨去核（保留皮），并切成块状；银耳用清水洗净，与雪梨同放沙锅内，用慢火煮汤，汤成后加入冰糖溶化即可，每日 2 次。适用于肺炎阴虚肺燥证。

27. 罗汉果 1～3 个，甜杏仁 10 克，鲜猪肺 250 克。先将猪肺用清水浸泡洗净，切成小块并挤出泡沫，甜杏仁用水浸洗去皮，将两物与罗汉果一起放沙锅内，加入适量清水煲汤，调味后饮汤及吃汤料。适用于热盛伤阴，阴虚肺燥的症状。

28. 秋梨 20 个，大枣 1000 克，鲜藕 1500 克，鲜姜 300 克，冰糖、蜂蜜各适量。先将梨、枣、藕、姜砸烂取汁，加热熬膏，加冰糖待溶化后，再用蜜收膏，可早、晚随意服用。适用于肺炎。

29. 大青叶 15 克，板蓝根 15 克，草河车 10 克，柴胡 10 克，僵蚕 10 克。水煎服，每日 1 剂。适用于病毒性肺炎。

30. 天竺黄 6 克，牛黄 1.5 克，羚羊角粉 3 克，共为细末。每次服 0.3 克，每日 3 次。适用于肺炎。

31. 僵蚕适量。研细末，每次 1～1.5 克，冲服，每日 3 次，连服 7 日为 1 个疗程。

适用于腺病毒性肺炎。

32. 白芥子末、面粉各 30 克。温水调和，敷于患儿的背部，外用纱布包好，每次 15 分钟，每日 1 次，若出现皮肤发红可缩短外敷时间，3 次为 1 个疗程。适用于肺炎后期痰多咳嗽不愈者。

33. 大黄、芒硝、大蒜各 20 克。共研末捣后敷胸，如无不良反应，每次敷 15 分钟，连用 3～5 日。适用于肺炎后期缠绵不愈者。

34. 甘草 8 克，连翘、黄芩各 6 克。加水文火煎至 150 毫升，成人分 3 次饭前服，小儿酌减之。适用于肺炎。

35. 鱼腥草 30 克，桔梗 15 克。水煎至 200 毫升，1 次服 30 毫升，每日 3～4 次。适用于肺炎。

36. 三白草 30 克，桔梗 15 克。水煎，每日 3～4 次，每次服 30 毫升。适用于肺炎。

37. 白茅根、鲜芦根适量。捣烂取汁，代茶频饮，可缓和病症。适用于肺炎。

38. 蒲公英适量。捣烂，制成丸剂如花生米大，每次服 2 丸，每日 3 次，口含溶化，慢慢吞下，以饭后服用为宜；亦可用此药 6 丸，加鸡蛋清适量，捣匀后敷于胸部。适用于肺炎。

39. 生香蕉根 120 克。捣烂取汁，加盐少许调服，患儿酌减。适用于肺炎。

40. 卷柏 120 克。加冰糖适量水煎，每次服 60 克，每日 2 次。适用于肺炎。

41. 石椒草 1000 克。加水 3000～4000 毫升，煎至 1000 毫升，滤液置冰箱内保存，每次服 30 毫升，每日 3 次。适用于大叶性肺炎。

42. 大蒜适量。将大蒜置乳钵中捣碎，根据所需浓度加入温水或糖浆浸渍 4 小时，过滤后即可，每次服 15～20 毫升，4 小时 1 次。适用于肺炎。

43. 鱼腥草、大青叶各 30 克，栝蒌皮 15 克。水煎，每日 1 剂，分 2 次服。热退后药量酌减。适用于肺炎。

44. 三白草、厚朴、连翘各 12 克。研为末，用桑枝煎汤，1 次服下。适用于病毒性肺炎。

45. 胡荽、大青叶各 3～9 克，酢浆草、

艾苎心各 3 克，长果母草 5～10 克。捣烂敷胸部。适用于肺炎。

46. 鱼腥草 21～30 克，走马箭 9～15 克，竹节蓼 6～12 克。水煎冲白糖服，药量视年龄大小可适当加减。适用于肺炎。

47. 鱼腥草、鸭跖草各 30 克，水煎服。适用于肺炎。

48. 鱼腥草 15 克，鸭跖草 30 克，三丫苦 15 克，紫菀、枇杷叶各 9 克。水煎，每日 1 剂，分 3 次服。适用于肺炎。

49. 龙胆 3 克。水煎服。适用于肺炎。

50. 马兰 12 克，鸭儿芹 15 克，叶下红 9 克，野油菜 10 克。水煎服。适用于肺炎。

51. 鲜土牛膝根 500 克。捣烂，加入适量开水，绞取汁 500 毫升隔水蒸半小时；1～2 岁每次服 15 毫升，3～5 岁每次 20～25 毫升，每隔 4～6 小时 1 次。适用于肺炎。

52. 羊蹄草、古羊藤各等份。每 500 克煎浓液 500 毫升。3 个月至 3 岁每次服 20～40 毫升，3 岁以上酌情增加。适用于肺炎。

53. 鲜羊蹄草 250 克。洗净去根后捣烂，绞汁口服；1 岁以内每次 10 毫升，每日 3 次，2 岁以上酌情增加。适用于肺炎痰热闭肺证。

54. 羊蹄草、爵床、蟛蜞菊各 10～15 克。水煎服。适用于肺炎。

55. 蛇附子根、瓜子金、枸骨根各 9 克。水煎服，每日 1 剂。适用于肺炎。

56. 大青叶、板蓝根各 15 克。水煎，每日 1 剂，分 3 次服。适用于病毒性肺炎。

57. 大青叶、板蓝根各 15 克，紫河车、柴胡、僵蚕各 9 克。水煎服。适用于病毒性肺炎。

58. 了哥王 3～10 克。水煎 2～3 小时，每日服 1 剂。适用于肺炎。

59. 海金沙根、马兰根、忍冬藤根各 30 克，瓜子金 18 克。水煎服。适用于肺炎。

60. 海金沙根、鱼腥草各 30 克，接骨金粟兰、矮脚茶各 15 克。水煎，每日 1 剂，分 2 次服。适用于肺炎。

61. 虎杖 500 克。切片，加水 5 升，煎至 1 升，年长儿每次服 25～30 毫升，每日 3 次，热退症轻，药量减半。适用于肺炎。

62. 爵床 5～10 克，吊竹梅、狗肝菜各

中医偏方全书（珍藏本）

10～20克。水煎服。适用于肺炎。

63. 地锦草、铁苋菜、白花蛇舌草、乌蕨各30克。加水煎煮过滤，浓缩至100毫升，分2～3次服。适用于肺炎。

【生活调理】

1. 注意休息，劳逸结合。应戒烟，避淋雨、受寒、过度劳累、酗酒，避免到人多的公共场所，预防上呼吸道感染，适当参加体育锻炼，增强机体抗病能力。

2. 给予高营养饮食，鼓励多饮水。

3. 告知患者，肺炎经积极治疗后，一般可彻底治愈，减轻患者的焦虑。

4. 尽量多饮水，吃一些容易消化或半流汁食物，以利湿化痰，及时排痰。忌烟酒，慎用辛辣刺激性食品，以避免引起过度的咳嗽。肺炎常伴有高热，机体消耗甚大，故应提供高能量，进食高蛋白且易于消化的食物。可适当多吃水果，以增加水分和维生素。维生素C能增强人体抵抗力，维生素A对保护呼吸道黏膜有利。要适当多吃些滋阴润肺的食品，如梨、百合、木耳、萝卜、芝麻等。

5. 要注意居室卫生。居室要经常保持清洁，空气新鲜，阳光充足，定期采用食醋熏蒸消毒。要注意保暖，以防寒邪侵袭，诱发感冒。

6. 要常练气功。每晚临睡前，坐在椅子上，身躯直立，两膝自然分开，手轻放于大腿上，头正目闭，全身放松，意守丹田，吸气于胸中，呼气时从上向下轻拍，约10分钟；然后用手背随呼吸轻叩背部肺俞穴。此法有清肃利气之功效。

7. 要增强呼吸功能。逐渐由胸式呼吸转为腹式呼吸，即呼吸时鼓起肚子以使腹肌下降，气沉丹田，动作力求悠而慢，以增强呼吸深度。

肺尘埃沉着病

肺尘埃沉着病又称尘肺，是由于在职业活动中长期吸入生产性粉尘并在肺内潴留而引起的以肺组织弥漫性纤维化为主要病变的各种疾病的总称。它是一种危害严重的职业病，易并发尘性支气管炎、支气管扩张、肺结核、肺气肿、肺部感染及肺部肿瘤等疾病，疾病晚期可由于呼吸循环系统功能衰竭而危及生命。目前尘肺尚无根治方法，死亡率高。由于吸入粉尘的种类和性质不同，尘肺的类型、病变的发生和发展情况也各有不同。许多工业生产过程都可以产生粉尘而引起肺尘埃沉着病，因此肺尘埃沉着病是当前我国危害最广泛而严重的职业病。在我国现行的职业病中，有12种法定肺尘埃沉着病。它们是矽肺、煤工肺尘埃沉着病、石墨肺尘埃沉着病、碳黑肺尘埃沉着病、石棉肺尘埃沉着病、滑石肺尘埃沉着病、水泥肺尘埃沉着病、云母肺尘埃沉着病、陶工肺尘埃沉着病、铝肺尘埃沉着病、电焊肺尘埃沉着病和铸工肺尘埃沉着病。其中以矽肺最为严重。矽肺是最早描述的肺尘埃沉着病，是由于生产过程中长期吸入大量含游离二氧化硅的粉尘所引起的以肺纤维化改变为主的肺部疾病，故又称硅沉着病。

本病属中医学"胸痹"、"咳喘"、"肺痨"范畴。中医学认为脾阳不足，运化失职，水湿内停，凝聚为痰，痰湿壅阻肺窍，故咳嗽、咳痰；粉尘重坠，其性燥烈，沉结肺内，阻于肺络，渐致尘浊瘀结，气机失畅，胸阳不展，故见胸痛，神疲乏力；脾气不足，消化力弱，水谷精气不能上荣清窍，故头晕，胃纳减退；心肾不交则心悸；肺主气，司呼吸，肺气不利，则气短急促；病深日久，肾虚不固，气不摄纳，统摄无权，则气短乏力；肾阴不足，虚火灼伤肺络，则咯血；气血两伤，易致阴阳离决。

【偏方集成】

1. 冬虫夏草3～4条。用水连续煎熬2次，制成300～400毫升的汤药，分次少量频繁服用；亦可以将冬虫夏草烘干后研磨成细粉，用开水冲泡服用，每次坚持服用直到症状消失。适用于肺尘埃沉着病。

2. 猪肺1具。去气管后洗净切成片，取2个青萝卜洗净后切块，加水一起煮成汤，分次服用。适用于肺尘埃沉着病。

3. 橘饼2～3个，银耳15～20克，冰糖适量。将橘饼、银耳用适量的清水置于文火上炖煮若干小时后，待银耳较嫩糯汁稠时，加入冰糖即可。每日食用1小碗。适用于肺尘埃沉着病。

4. 南瓜1000克，瘦牛肉250克，鲜姜适量。取牛肉洗净后切块，与姜用水一起炖煮。将去皮后的南瓜切块，在牛肉快熟之前加入锅中，再炖至熟烂，加适量调料调味即可，分数次服用。适用于肺尘埃沉着病。

5. 黄豆芽、猪血各250克。将洗净后的黄豆芽与猪血一起煮成汤，吃菜喝汤。适用于肺尘埃沉着病。

6. 蛤蚧数只，蜂蜜30克，鲜萝卜适量。将蛤蚧焙干后研成细末，每次6克，加蜂蜜、萝卜用煮沸的开水冲服，长期食用。适用于矽肺肺肾两虚证。

7. 猪瘦肉50克，夏枯草15～25克，沙参15克。将猪瘦肉、夏枯草、沙参一起煮成汤后，加入调味料调味即可，每日1次，7日为1个疗程。适用于矽肺火燥伤阴证。

8. 白及适量。研磨成细粉后，撒或涂于皮肤上。适用于肺尘埃沉着病。

9. 合欢皮15克。将合欢皮洗净切碎，水煎服。每日1剂。适用于肺尘埃沉着病。

10. 鲜枇杷叶1000克，川贝母（研末）15克，硼砂（研末）10克。将枇杷叶放入沙锅中，加水适量，煎取浓汁，去渣，再浓缩至稠厚，然后调入川贝母末、硼砂末，和匀，熬炼成膏，候冷，每日早、晚各服1次，以温开水冲服。适用于肺尘埃沉着病。

11. 天冬（去心）、麦冬（去心）、杏仁（去皮、尖）、川贝母各30克，蜂蜜500克。将前4味共研细末，加入蜂蜜熬炼成膏，每晚睡前服1食匙，以温开水冲服。适用于矽肺火燥伤阴证。

12. 皂角（去皮酥炙）30克，桔梗15克，白及30克，甘草10克，川贝母15克。将上药共研细末，炼蜜为丸。每次3克，温开水送下。每日早、晚各1次。功效祛痰开窍，宣肺排脓。适用于肺尘埃沉着病。

13. 当归、白芍、枳实各30克，甘草、莱菔子各15克。将上药水煎2次，取汁混匀即成。每日1剂，早、晚分服。适用于肺尘埃沉着病。

14. 猪瘦肉60克，夏枯草、沙参各15克，盐、味精各适量。将猪瘦肉洗净切块，与夏枯草、沙参一同入锅，加水煎汤，用盐、味精调味，吃肉喝汤。每日1剂，连服7剂为1个疗程。适用于肺尘埃沉着病。

15. 红甘蔗1000克，萝卜1000克，蜂蜜、饴糖、麻油、鸡蛋各适量。将甘蔗、萝卜洗净切碎，捣烂取汁，与蜂蜜、饴糖、麻油调匀，熬炼成膏，贮罐备用。每日清晨取上膏2匙，打入鸡蛋2个，拌匀后上笼蒸熟食用。适用于肺尘埃沉着病。

16. 人参9克，蛤蚧1对，共研细末，温开水冲服，每次服0.9～1.2克，每日2次。适用于肺尘埃沉着病。

17. 黄芪15克，党参15克，鲤鱼1条。将鲤鱼活杀洗净，用油稍煸后加入酒、葱、姜，再入黄芪、党参和适量盐同煮汤，食鱼喝汤。功效补虚益气，利水。适用于矽肺肺肾两虚证。

18. 山药60克，薏苡仁60克，柿霜3克。将山药、薏苡仁洗净捣碎，加水煮烂。调入柿霜即可食用。功效健脾补虚，化痰止咳。适用于矽肺脾虚痰湿证。

19. 百合（鲜、干品均可）、银耳各适量，加冰糖煮羹服食。功效清热润肺。适用于矽肺阴虚肺热证。

20. 鱼腥草60克，猪肚1个。上2味洗净后将鱼腥草放入猪肚内炖熟后喝汤吃猪肚。适用于矽肺肺蕴痰热证。

21. 木贼草30克。水煎服，每日2次。3个月为1个疗程。适用于肺尘埃沉着病。

22. 黄豆芽250克，猪血250克，蒜头2瓣，黄酒、盐、味精、葱、生姜、植物油各适量。将黄豆芽去根洗净。猪血划成小方块，漂洗干净。炒锅上火，放油烧热，先爆蒜泥葱姜，下猪血并烹上黄酒，加水煮沸，放入黄豆芽，再煮2分钟，调味即成。饮汤吃豆芽和猪血，每日1剂。适用于肺尘埃沉着病。

23. 石上柏（全草）适量。制成25%的水溶液，每日用10克雾化吸入。3～6个月为1个疗程。适用于肺尘埃沉着病。

24. 白石榴花、夏枯草各50克，黄酒少许。白石榴花与夏枯草同煎汤。服时加少许黄酒饮用。适用于肺尘埃沉着病。

中医偏方全书（珍藏本）

25. 石上柏（全草）20 克，桔梗 15 克，鱼腥草 12 克，生甘草 10 克。将上药水煎，每日 1 剂，分 3～4 次口服。2 个月为 1 个疗程。可连服 2～3 个疗程，直至症状消失时为止。适用于肺尘埃沉着病。

26. 蛤蚧 2 对，补骨脂 50 克，蜂蜜 30 克。前 2 味研粗粉。服时用蜂蜜水对半冲服，每次 6 克，每日 1 次。适用于肺尘埃沉着病。

27. 冬虫夏草 150 克，核桃仁 150 克，白及 100 克，莱菔子 500 克。共同研粉，成小丸。每次服 10 克，每日 2 次。适用于肺尘埃沉着病。

28. 冬虫夏草（研粉）2 克，神曲 3 克，麝香 1 克。共研细，调匀用竹沥适量调和成面块状，再用沙锅竹笼屉蒸 3 次晾 3 次，再研细；每次用温开水冲服 3 克。适用于肺尘埃沉着病。

29. 鲜白萝卜 250 克，冰糖 30 克，姜半夏粉 5 克，浙贝母粉 5 克。服用。适用于肺尘埃沉着病。

30. 海参（加温水泡数小时，剖开，挖去肠杂及腹内泥沙，用刀刮去海参外部之泥沙，再换温水浸泡，并煮沸，再换温水浸泡，方能煮烂，否则，吃了不消化）30 克，鲜梨 2 只，黑豆 30 克。共炖煮，喝汤，吃海参、黑豆及梨。适用于肺尘埃沉着病。

31. 鸡 1 只，麻雀 3 只，黄精 30 克。鸡及麻雀去内脏，去毛与黄精共入沙锅内，小火炖 1～3 小时，喝汤，吃鸡及麻雀。适用于肺尘埃沉着病。

32. 重楼 15 克，通光藤 15 克，白及 15 克。用鲜品或者干品，水煎服，每日 1 剂，5～7 日为 1 个疗程。适用于肺尘埃沉着病。

【生活调理】

1. 忌食白酒、大蒜、樱桃以及花椒、辣椒、茴香、桂皮等辛辣刺激性食物。

2. 最近，有关医疗科技人员研究证实，由于猪血中的血类蛋白被人体的胃酸分解后，产生一种可以消毒、滑肠的分解物，这一新物质，能与侵入人体内的粉尘和有害金属微粒发生生化反应，最后从消化道排出体外。这一发现，科学地揭示了吃猪血能除尘的民间说法的科学依据。所以，肺尘埃沉着病患者宜常吃猪血。

3. 肺尘埃沉着病患者常饮茶，能减轻症状。冶炼工人、电焊工、车工等容易患肺尘埃沉着病的人，应常饮茶能预防肺尘埃沉着病的发生，这种预防方法简便易行。茶中所含的鞣酸能与金属盐类毒物结合、沉淀，阻止毒物的吸收，茶精能与金属粉发生化学反应，使进入人体内的金属粉尘变为可溶性物质，茶精的利尿作用又可加速这些异物随尿液排出体外。因此，每日喝茶可预防肺尘埃沉着病的发生，也能减轻肺尘埃沉着病的症状。

4. 忌吸烟，肺尘埃沉着病患者平素就有咳嗽、胸痛等症状，要是吸烟，肯定会使这些症状加重。而且烟草是一种毒物，对人体有害无益。

5. 忌营养不足，肺尘埃沉着病是一种慢性病，如果营养不足，抗病能力将日趋低下，使肺尘埃沉着病这种职业病缠绵难愈，造成终身痛苦。

6. 应忌性生活过度，中医认为性生活过度必伤肾。而肺与肾关系密切，肾衰则肺尘埃沉着病难以痊愈。

7. 肺尘埃沉着病患者宜多吃高蛋白质、多维生素和含钙质丰富的食品，宜多吃新鲜瓜果蔬菜，宜吃有清热、利尿、化痰、止咳作用的食品，宜吃具有吸附或排除矽尘作用的食物，肺尘埃沉着病后期体质羸弱者也宜吃具有补肺益肾的食物。忌食辛辣刺激的食物。

8. 肺尘埃沉着病患者可选用修炼气功来增强呼吸系统的功能，相应的气功功法有站桩功、吐纳功、气功太极十五势、自我经穴导引法等。患者可根据实际情况选择适当的功法，以整体锻炼为主，综合运用调身、调息、调心三类练功手段，掌握练功原则，坚持长期锻炼，逐步改善呼吸功能，增强体质，达到防治疾病的目的。

9. 工作场所防尘很重要，个人防尘习惯可以预防矽肺。确保在工作中个人防护用具的使用，遵守防尘操作规程。对于从事相关行业的工人应定期做身体检查，对不适合从事该条件工作的工人应及时调换。定期做 X

线胸片透视检查。

肺 不 张

任何原因使气道通气阻塞，空气不能进入阻塞远端的肺脏，肺泡内的空气渐被吸收，所属肺段或肺叶不能膨胀者谓肺不张。由于肺的解剖学特点，临床上以右中叶肺不张多见，称为中叶综合征。肺不张可分为先天性或后天获得性两种。先天性肺不张是指婴儿出生时肺泡内无气体充盈，临床上有严重的呼吸困难与发绀，患儿多在出生后死于严重的缺氧。临床绝大多数肺不张为后天获得性。

中医无肺不张病名。但根据本病的临床表现，属中医学"短气"、"胸痹"、"咳嗽"、"喘证"范畴。其病多因平素肺热，热甚伤津，或因病后津液枯槁，痨咳日久，肺气失于濡养，虚热内灼，或因误用汗、吐、下法，肺失濡养所致。中医以养津液、清肺热为治疗原则。

【偏方集成】

1. 僵蚕、茶叶各 100 克。共为细末，每次取 5 克，以蜂蜜 10 克调服，每日 3 次。适用于肺不张。

2. 冬瓜子 30 克，桔梗 15 克。水煎服，每日 1 剂。适用于肺不张痰浊阻肺，咳痰不爽者。

3. 皂荚、制南星各 8 克，桔梗、陈皮各 10 克。水煎服，每日 1 剂。适用于肺不张痰浊阻肺，咳痰不爽者。

4. 白芥子 15 克，紫苏子 12 克，枳壳 10 克。水煎，每日 1 剂。适用于肺不张痰浊阻肺证。

5. 炙麻黄 8 克，法半夏 12 克，桑白皮、款冬花各 10 克。水煎服，每日 1 剂。适用于肺不张痰浊阻肺，寒湿偏盛者。

6. 鲜荸荠 10 克，鲜萝卜 250 克。捣烂后取汁，煎服。适用于肺不张。

7. 梨 1 个，银耳 6 克，川贝母 3 克。水煎服。适用于肺不张。

8. 柚子 1 只，去内层白囊，切碎，放于有盖碗中，加适量饴糖（或蜂蜜），隔水蒸至烂熟，每日早、晚各 1 汤匙，冲入少许热黄酒内服。适用于肺不张。

9. 沸水泡橘饼，饮汤食饼。适用于肺不张。

10. 甜杏仁 15～20 克，桑白皮 15 克，猪肺 250 克。加清水适量炖服。适用于肺不张。

11. 芦根、白茅根各 30 克，香菇、蘑菇各适量，鸡蛋 2 个，盐、味精、麻油各适量。前 2 味水煎 15～20 分钟取汁，药汁加入香菇、蘑菇煮沸片刻，加入搅匀的鸡蛋再煮沸，制成蛋花汤，加盐、味精调味，淋上麻油用。每日 1 剂，佐餐服用。适用于肺不张。

12. 鲜石韦 24 克，五味子、桑白皮、杏仁各 6 克，冰糖 30 克。水煎服，每日 1 剂，分 2 次服。适用于肺不张。

13. 川贝母、款冬花各 15 克，百部 30 克，饴糖 250 克。前 3 味为末和匀，与饴糖拌匀备用。每次 1 匙，每日 3 次。适用于肺不张。

14. 大瓜蒌 1 个，杏仁、川贝母各 9 克，蜂蜜 30 克。前 3 味水煎取汁，蜂蜜调味服用。每日 1 剂，分 2 次服。适用于肺不张。

15. 麦冬、天冬各 20～30 克，松子仁 15～30 克，粳米 100～200 克。前 2 味水煎半小时取汁，药液加粳米、松子仁煮成稀粥服用，每日 1 剂，分 2 次服。适用于肺不张肺虚燥热证。

16. 天花粉 10～20 克，鲜枇杷叶 30～50 克，糯米 250 克。天花粉水煎半小时取汁，用药汁浸泡糯米 1 夜，枇杷叶去毛，洗净后包粽子，煮熟食用。每日 1 剂，分数次服。适用于肺不张肺虚燥热证。

17. 百合 150～250 克，绿豆 50～100 克，冰糖适量。前 2 味水煎至豆熟，入冰糖煮溶即可，每日 1 剂，分 2 次服。适用于肺不张肺虚燥热证。

18. 椰子汁、梨汁各 50～100 毫升，豆浆 200 毫升，冰糖或蜂蜜适量。豆浆煮沸，入其他 3 味调溶服用。每日 1 剂，分次饮服。适用于肺不张肺虚燥热证。

19. 生麦冬 15 克，紫菀 9 克，饴糖 30 克。前 2 味水煎取汁，入饴糖调味服用。每日 1 剂，分 2 次服。适用于肺不张肺虚燥

中医偏方全书（珍藏本）

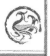

热证。

20. 沙参 30～50 克，玉竹 30～60 克，老雄鸭 1 只（约 2000 克），葱、姜、味精、盐各少许。鸭去毛及内脏，洗净入沙锅内，故入诸药，加清水适量，先用武火煮沸，改用文火焖煮 1 小时以上，使鸭肉酥烂，加盐、味精调味后服用。每日随量佐餐服用 2 次，1 剂可用 2～3 日。适用于肺不张肺虚燥热证。

21. 生山药、生薏苡仁各 60 克，柿霜饼 24 克。前 2 味捣成粗末，加水煮至熟烂，柿霜饼切碎调入拌匀服用。每日 1 剂，分 2 次服。适用于肺不张虚寒肺痿。

22. 太子参 20～30 克，沙参 15～20 克，大枣 15 枚，蜂蜜适量。前 2 味水煎 30 分钟取汁，药汁加大枣再煮熟，调蜂蜜服用。每日 1 剂，分 2 次服。适用于肺不张虚寒证。

23. 黄精、麦冬各 9～15 克，冰糖适量。3 味一起水煎，取汁服用。每日 1～2 剂，分 1～2 次服。适用于肺不张虚寒证。

24. 冬虫夏草 10 克，乌龟 1～2 只，盐、味精、黄酒各适量。乌龟去内脏洗净，与冬虫夏草一起炖熟，加黄酒、盐、味精调味服用。每日 1 剂。适用于肺不张虚寒证。

25. 银耳 20 克，鹌鹑蛋 12 只，白糖少许。银耳水发洗净，隔水蒸熟待用，鹌鹑蛋煮熟去壳，清水加糖煮沸，入银耳、鹌鹑蛋，稍煮沸片刻即可食用。每日 1 剂，分 2 次服。适用于肺不张虚寒证。

26. 银耳 10 克，生梨 1～2 只，荸荠 12 只，糯米粉 50 克，桂花、白糖各少许。银耳水发洗净，加水炖煮半小时待用，糯米粉用水调和，搓成小丸子，入沸水内煮熟，加白糖、桂花调味，最后倒入梨、荸荠块及银耳稍煮，即可服用。每日 1 剂，分数次服食。适用于肺不张虚寒证。

27. 生姜、甘草、人参各 9 克，大枣 6 枚。水煎，每日 1 剂，分 2 次温服。10 日为 1 个疗程。适用于肺不张虚寒证。

28. 紫河车 1 具。将紫河车洗净研末备用。每次 3 克，每日 1 次，温水送下。10 日为 1 个疗程。适用于肺不张虚寒证。

29. 枸杞子、桑椹各 20 克，五味子 4.5 克，大枣 15 枚，蜂蜜适量。前 4 味加水煎煮半小时取汁，与蜂蜜调匀服用。每日 1～2 剂，分 1～2 次服。适用于肺不张肺肾两虚证。

30. 熟羊脂、熟羊髓、白蜜各 150 克，生姜汁 10 毫升，生地黄汁 50 毫升。先下羊脂煮沸，再加羊髓煮沸和匀，下白蜜、生地黄汁、生姜汁和匀，一起煮熬成膏备用。每次 1 匙，空腹温黄酒调服，每日 1～2 次。适用于肺不张肺肾两虚证。

31. 芡实 30 克，乌骨鸡 1 只，盐、味精、黄酒各适量。乌骨鸡去毛及内脏洗净，将芡实纳入鸡腔腹内，加水炖熟，加盐、味精、黄酒调味服用。每日 1 次，佐餐随意服食，1 周可服 2～3 剂。适用于肺不张肺肾两虚证。

32. 冬虫夏草 10 克，浓鸭汤适量，粳米 100～150 克。3 味一起煮成稀粥服用。每日 1 剂，分 2 次服。适用于肺不张肺肾两虚证。

33. 山药 30 克，女贞子 10～15 克，甲鱼 1 只。甲鱼用热水烫令其排尿，再切开去肠杂洗净，女贞子、山药填入甲鱼腹内，隔水炖熟服用。每 1～2 日 1 剂，分 1～2 次服。适用于肺不张肺肾两虚证。

34. 金针菇 250 克，海参（泡发洗净）50 克，猪腰 1 对，盐、味精、黄酒、食油各适量。猪腰切开洗净，切成腰花块，金针菇洗净，切成小段，2 味与海参一起入油锅煸炒，加盐、味精、黄酒调味服用。每日 1 剂，佐餐服食。适用于肺不张肺肾两虚证。

35. 罂粟壳、五味子各 30 克，蜂蜜适量。将上述 2 味药研极细末，装入瓶中密封备用。用时以蜂蜜调成膏。先将脐部用 75% 乙醇消毒后，置调好的膏药于脐内，用胶布密盖固定。每日换药 1 次。直至痊愈。10 日为 1 个疗程。适用于肺不张。

【生活调理】

1. 生活、起居有节，饮食上不宜过食辛辣刺激及煎炙的食物。以清淡易于消化食物为主，戒烟、酒，忌辛辣刺激、滋腻厚味和甜味食物。应以培补肺肾、益气定喘、补肾纳气为原则，宜常吃具有补肺气、固肾气、益精气作用的食品。多吃新鲜蔬菜和水果，如柑、橘、梨、苹果、百合、荸荠等。

2. 注意周围环境卫生，消除烟尘的空气污染。

3. 积极防治引起肺不张这一并发症的各种疾病。属肿瘤引起的肺不张，应争取手术切除。

4. 利用体位改变，或帮助翻身拍背，起到排痰作用，必要时采用吸痰方法。

5. 注意休息，鼓励患者用咳嗽或深呼吸，并补充水分，给予痰咳净、蛇胆川贝液等祛痰止咳。

肺 脓 肿

肺脓肿是指肺部感染细菌，先发生化脓性病变，继而组织坏死，形成脓肿。发病急骤，主要症状以高热、咳嗽和咳吐大量脓臭痰，体温可高达 39 ℃～40 ℃。伴有出汗、畏寒、胸痛、气急，其他还有精神萎顿，终身乏力，饮食减退。有时痰中带血或中等量咯血等，部分患者会出现胸膜炎，支气管扩张，脓气胸或胸脓肿。

本病属中医学"肺痈"范畴。其病机总属邪热郁肺，蒸液成痰，邪阻肺络，血滞成瘀，痰热与瘀血郁结，蕴酿成痈，血败肉腐化脓，肺损络伤，脓疡溃破外泄。病理演变过程有初期（表证期）、成痈期、溃脓期、恢复期等阶段。治疗以清热解毒、化痰排脓为主要方法。结合病程不同阶段施治：初期取清肺散邪为治；成痈期以清热解毒、化痰消痈；溃脓期则排脓祛毒；恢复期视邪正盛衰，或养阴益气，或扶正祛邪。

【偏方集成】

1. 金银花、蒲公英、鲜芦根各 30 克，板蓝根 15 克。将上药水煎 2 次，取汁混匀即成。每日 1 剂，早、晚分服。功效清热除烦，解毒消肿。适用于肺脓肿初期，症见发热微恶寒，咳嗽，胸痛，咳则痛甚，呼吸不利，痰黏量少，口燥咽干等。

2. 金银花、冰糖各 20 克，菊花、桑叶、杏仁各 10 克。将除冰糖外其余 4 味水煎 2 次，取汁混匀，加入冰糖末令溶即成。每日 1 剂，早、晚分服。功效疏风清热，润肺止咳。适用于肺脓肿初期。

3. 桃仁 15 克，薏苡仁 30 克，粳米 100 克。先将桃仁捣烂为末，加水研汁（滤取汁去渣），然后与淘洗干净的薏苡仁、粳米一同入锅，加水煮粥服食。每日 1 剂。功效破血行瘀，利湿排脓。适用于肺脓肿成痈期。

4. 鲜芦根 150 克，竹茹 20 克，生姜 2 片，粳米 100 克。将芦根洗净切段，与竹茹一同入锅，水煎去渣，再入淘洗干净的粳米煮粥，将熟时入生姜，稍煮数沸即成。每日 1 剂。功效清热除烦，降逆化痰。适用于肺脓肿成痈期。

5. 黄柏、黄芩、黄连各 30 克。将上 3 味共研细末，混匀，装瓶备用。每次取上末 10 克，用温开水冲服，每日 3 次。功效清热泻火，燥湿解毒。适用于肺脓肿成痈期。

6. 生甘草 60 克，苦桔梗 24 克，将上 2 味水煎 2 次，取汁混匀即成。每日 1 剂，早、晚分服。功效清热解毒，宣肺排脓。适用于肺脓肿溃脓期，症见咳吐脓血，或痰如米粥，腥臭异常，胸中烦满而痛，甚则喘不能卧，面赤身热，烦渴喜饮等。

7. 苇茎、薏苡仁各 30 克，粳米 100 克。将苇茎洗净切段，水煎服。适用于肺脓肿，神疲乏力，自汗，盗汗，口干咽燥等。

8. 桔梗 20 克，玉竹、冰糖各 15 克，杏仁 10 克，薏苡仁 50 克。将前桔梗、玉竹、杏仁水煎去渣，再入薏苡仁、冰糖煮粥食用。每日 1 剂。功效养阴润燥，利湿排脓。适用于肺脓肿恢复期，症见身热渐退，咳嗽减轻，脓痰日渐减少，胸部隐痛，气短，神疲乏力，自汗，盗汗，口干咽燥等。

9. 鱼腥草、芦根各 75 克，白茅根 40 克，桑叶、十大功劳叶各 19 克。水煎服，每日 1 剂。适用于肺脓肿。

10. 青黛 4 克，乳香、牙皂各 7.5 克，紫草、寒水石各 12 克。共研细粉，温开水送服。3 岁以下，每次服 1.5 克，每日 3 次。3 岁以上，每次 3 克，每日 3 次。适用于肺脓肿。

11. 苍耳全草（不用苍耳子）26～40 克，山楂 12 克，诃子 12～19 克，猪倒肺（即肺尖部的两个小叉）一副（无猪肺，可用鸡心肺代之）。加水 1000 毫升，煎取 500 毫升；

再加水 500 毫升煎至 300 毫升，去渣。分 2 次服。服时加食盐少许。适用于肺脓肿。

12. 樟树叶适量。研细末，略滤过，以酒调服。不饮酒者用生姜研服。适用于肺脓肿。

13. 杏仁 10 枚，粳米 60～100 克，冰糖 15 克。将杏仁洗净，去核切碎，备用。锅内加水适量，下入淘洗干净的粳米煮粥，五成熟时加入杏仁、冰糖，再煮至粥熟即可食用。每日 1 剂。功效清热润肺，止咳化痰。适用于肺脓肿恢复期。

14. 芙蓉花 300 克，蜂蜜 500 毫升。将芙蓉花洗净，放入锅内，加水煎煮，每 3 小时滤取煎液 1 次，共取 3 次，合并煎液后再入锅用文火浓缩至稠厚状，入蜂蜜熬炼成膏，候凉，盛入罐中，密闭储存备用。每日 3 次，连服 7 日为 1 个疗程。功效清热凉血，解毒消肿。适用于肺脓肿。

15. 款冬花 5 克，桔梗 6 克，生薏苡仁 10 克，甘草 3 克。将上 4 味水煎 2 次，取汁混匀即成。每日 1 剂，分 2 次服。功效清热润肺，止咳化痰。适用于肺脓肿。

16. 精牛肉 250 克，南瓜 500 克，生姜 25 克，盐、味精各适量。将牛肉、南瓜、生姜分别洗净切块，锅内加水适量，放入牛肉、生姜，煮至八成熟时放入南瓜块，再煮至肉烂，加入盐、味精即成。隔日 1 剂，分次服食。适用于肺脓肿。

17. 猪肺 500 克，薏苡仁 150 克。将猪肺洗净，入沸水中焯 2～3 分钟，捞出切块。锅内加水适量，放入猪肺块、薏苡仁，大火烧沸，撇去浮沫，改用文火煮至米烂肉熟，调味食用。每日 1 剂，分 2～3 次服下。适用于肺脓肿。

18. 豆腐 300 克，麦冬、天冬、百部各 15 克。将豆腐洗净切块备用，麦冬、天冬、百部放入沙锅内，水煎去渣，再入豆腐块，煎煮 10 分钟，调味后即可食用。每日 1 剂，分 2～3 次食完。适用于肺脓肿。

19. 鲜鱼腥草 250 克，盐、味精、花椒粉、辣椒油、白糖各适量。将鱼腥草去杂洗净，切成段，放入调味品拌匀，装盘即可食用。每日 1 剂。适用于肺脓肿。

20. 冰糖、冬瓜子各 250 克，将冬瓜子仁捣烂，与冰糖一同放入碗内，冲入开水，隔水蒸 20～30 分钟即成。每日 1 剂。功效清热润肺，利湿排脓。适用于肺脓肿。

21. 猪肺 300 克，绿豆 150 克，银杏 60 克。将猪肺洗净切块，与洗净的绿豆、银杏（去皮）一同放入锅内，加水煮熟，不加调料，连汤食用。每日 1 剂，分 2～3 次食完。能清热解毒，益肺消肿。适用于肺脓肿。

22. 紫皮大蒜 1 头，醋 100 毫升。将紫皮蒜去皮洗净捣烂，与醋调匀，入沙锅内煎 10 分钟，饭后 1 次服下。功效解毒杀菌，破瘀排脓。适用于肺脓肿。

23. 白茅根 30 克，鱼腥草 30 克。将上 2 味共制粗末，放入保温杯中，冲入沸水，加盖闷 30 分钟，代茶饮用。每日 1 剂。适用于肺脓肿。

24. 陈醋 500 毫升，大蒜 250 克。农历腊月初八用上等老陈醋浸泡大蒜瓣，3 日后，每日用蒜瓣佐餐并早、晚各饮 1 盅。功效宣窍通闭，解毒排脓。适用于肺脓肿。

25. 败酱草 90 克，川贝母 10 克，大枣 5 枚。将上 3 味水煎 2 次，取汁混匀即成。每日 1 剂。功效清热润肺，破瘀排脓。适用于肺脓肿。

26. 白及、糯米各 30 克，蒲公英、金银花各 15 克。将上药水煎 2 次，取汁混匀即成。每日 1 剂，早、晚分服。功效清热解毒，敛肺止血。适用于肺脓肿咳吐脓血。

27. 猪瘦肉 60 克，夏枯草 15 克。将猪瘦肉洗净切块，与夏枯草入锅煎煮，吃肉饮汤。每日 1 剂。功效滋阴降火，开郁散结。适用于肺脓肿。

28. 鱼腥草 60 克，金荞麦 50 克，败酱草 50～100 克，瓜蒌 30 克。水煎服，每日 1 剂。适用于肺脓肿。

29. 单用金荞麦 250 克。加水 1250 毫升，隔水文火蒸煮 3 小时，得浓汁 1 升，放入冰箱，每次服 40 毫升，每日 3 次。适用于肺脓肿。

30. 鱼腥草 250 克，鸡蛋 2 个。鱼腥草煎汤，打入鸡蛋煮吃。适用于肺脓肿。

31. 金银花 150 克，甘草 30 克。水 500

毫升，煎至 250 毫升，再入黄酒（或白酒）250 毫升略煎。分 3 次于 1 昼夜服尽。重者每日 2 剂，服至大小便通利，则药力到。适用于肺脓肿。

32. 玄参 60 克，麦冬 90 克，生甘草 15 克，金银花 300 克。水煎，温服。适用于肺脓肿。

33. 重楼 60 克，厚朴 30 克。水煎服。适用于肺脓肿。

34. 川贝母 30 克，金荞麦 60 克。水煎服。适用于肺脓肿。

35. 瓜蒌 50 克，大黄 30 克，败酱草 100 克。水煎服。适用于肺脓肿。

36. 鲜马齿苋汁 500 克，蜂蜜 100 克。以上 2 味微火熬膏，成人每次服 20 克，小儿每次 10 克，用沸水冲泡，代茶饮，每日 2 次。适用于肺脓肿。

37. 冬瓜子 90 克，鲜芦根 100 克。以上 2 味加水共煮，去渣取汁，代茶饮。适用于肺脓肿。

38. 金银花、菊花、杏仁各 10 克，蜂蜜 30 克。将杏仁研成泥，然后前 3 味共煎煮成药汁，去渣取汁，储存在瓶中。临用时加入蜂蜜。代茶频饮。功效疏风散热，宣肺化痰，解毒。适用于肺脓疡初期，症见咳嗽胸隐痛，或咳则痛甚，呼吸不利，痰涎黏滞浓浊，恶寒发热。

39. 鲜芦根 120 克，冰糖 30 克。将芦根切碎，加 1500 克水，煎成 500 克，去渣取汁，入冰糖使溶化，代茶饮。功效疏风清热，清肺散邪。适用于肺脓疡初期。

40. 鱼腥草、芦根各 30 克，白糖适量。前 2 味加水煎汤，去渣取汁，然后加入白糖，代茶饮。适用于肺脓疡初期。

41. 野荞麦根、羊乳根各 30 克。将上药加水煎汤，去渣取汁，代茶饮。能清热解毒排脓。适用于肺脓疡初期和溃脓期。

42. 薏苡仁 2500 克，糯米和酒曲各适量。薏苡仁磨成粉，加入蒸熟的糯米，与酒曲同置容器中，密封，置保温处酿酒即成。每次服 100 克，每日 3 次。适用于肺脓肿。

43. 薏苡仁、芡实各 25 克，白酒 500 克。前 2 味去杂质，淘洗干净，置容器中，

加入白酒，密封，经常摇动几下，浸泡 15 日后即成。每次服 10～15 克，每日 2 次。适用于肺脓肿。

44. 鲜鱼腥草、山海螺各 30～60 克，金银花 15 克，绿茶 6 克。煎鱼腥草、山海螺，金银花 3 味，沸 10～15 分钟后加入绿茶，少沸即可。每日 1 剂，不拘时频频饮服。适用于肺脓肿。

45. 鲜鱼腥草 60 克，薏苡仁 90 克，甜杏仁、大枣各 30 克，鸡蛋清 4 个，蜂蜜适量。将甜杏仁、薏苡仁、大枣去核洗净，一同放入沙锅内，加适量水，用大火煮沸后转用小火炖 1 小时，鲜鱼腥草略洗后放入锅中，再炖约 30 分钟，取药汁。将鸡蛋清放入碗中，加入蜂蜜，取沸药汁冲熟，搅匀。每日 1 次，连服 15 日。适用于肺痈初起，热毒炽盛，正气未伤者不宜服用。

46. 冰糖 30 克，冬瓜子 30 克。将冬瓜子洗净捣成末，放在碗中，加入冰糖，冲入开水，用小火隔水炖熟。每日 2 次，连服 5～7 日。适用于肺脓肿。

47. 田鸡 250 克，南瓜 500 克，大蒜 60 克，葱 15 克。将田鸡去皮和内脏后洗净切块，大蒜去衣洗净，南瓜洗净切块，一同放入开水锅内，用大火煮沸后转用小火炖 30 分钟，加葱调味。佐餐食用。肺痈中、后期出现咳吐脓血，属于痰热壅肺成痈者不宜服用。能化痰排脓，清热解毒。适用于肺痈属痰浊壅肺者。

48. 白鸭 1 只（约 1500 克），生薏苡仁 50 克，杏仁、桃仁各 30 克，盐、葱、生姜、黄酒各适量。将活鸭宰杀去毛及内脏，再将生薏苡仁、杏仁、桃仁分别研碎，纳入鸭膛中，放入锅中，加入黄酒、葱、姜和适量水，用大火煮沸后转用小火炖至鸭肉熟烂，加盐调味。佐餐食用。适用于肺脓肿。

49. 鲜鱼腥草 50 克，金银花、杏仁各 25 克，猪肺 200 克。将鱼腥草、金银花、杏仁同入布袋。猪肺切片，用手挤去泡沫，洗净后与药袋同入锅中，加适量水，一同炖汤，调味服用。饮汤吃猪肺。功效清热止咳，解毒消炎。适用于肺痈咳嗽吐脓血痰。

50. 皂角刺根皮 30 克，猪瘦肉 120 克。

将上药加少许水拌和，隔水蒸熟服食。每日1次（或分2次服用），连服数次。适用于肺脓肿。

51. 鲜芦根90克，百合30克，白糖适量。前2味加水煎汤，去渣取汁，加入白糖。代茶饮。功效清热解毒，润肺化痰。适用于肺脓疡初期。

52. 冬瓜子90克，鲜芦根100克。将上药加水共煮，去渣取汁。代茶饮。功效清热生津，宣肺化痰。适用于肺脓疡而未溃破者。

53. 薏苡仁120克，陈醋240克。两药一同放入锅中，小火炖浓汁，分数次服用。适用于肺脓肿。

54. 桔梗、鲜苇茎各60克，甘草30克。水煎2次，每煎作2次服，每日2次。适用于肺脓疡溃脓期。

55. 鱼腥草30克，桔梗15克。水煎服，每日1剂。适用于肺脓肿成痈期。

56. 鲜苇茎90克，冬瓜子60克，鲜马齿苋120克，桃仁9克。水煎2次，每煎分2次服，每日2次。适用于肺脓肿成痈期。

57. 大青叶、凤眼草各30～60克。水煎服，每日2剂，分4次服完。适用于肺脓肿。

58. 蒲公英20克，忍冬藤40克，酒适量。上药加水煎煮，去渣，取汁，加适量酒，分次于餐前服用，每日1剂，每剂2～3煎。适用于肺脓肿。

59. 商陆、生姜各15克，银朱0.6克。水煎服。每日1剂，分2次服。服后微出汗。适用于肺脓肿。

60. 百合30克，蜂蜜15克。将百合与蜂蜜同置碗中，蒸烂，拌匀。每日2次，每日1剂。连服1周。适用于肺脓肿。

61. 猪肺1具，白萝卜、猪油各200克。将猪肺洗净切片，将猪油放入锅内，化开，待热后，放入适量葱、姜煸一煸，倒入猪肺翻炒。烹入少量黄酒，注入1升清水，再投入萝卜，烧沸后，撇去浮沫，盖上锅盖，烧约半小时，加精盐适量，撒上青蒜末即成。吃肉喝汤，每次适量。适用于肺脓肿。

62. 鲜马齿苋、蜂蜜各100克。取马齿苋捣烂，绞汁500克，加蜂蜜100克，用小火熬成膏状。每次服20毫升，每日2次，服至病愈。适用于肺脓肿。

63. 巴豆根2.5克，饴糖15克，茄冬皮5克。水2碗煎至8分服之。适用于肺脓肿。

64. 芝麻糊、桑白皮各100克，雄鸡1只（500克左右）。加水4碗炖雄鸡（内脏拿掉），早、晚服之。服3～4次即愈。口渴者可作茶饮之。适用于肺脓肿。

65. 白及末15克，调入藕粉内当点心食，一般服100～150克白及末。适用于肺脓肿。

66. 淡竹叶捣汁，每次服2盅。适用于肺脓肿。

67. 橘叶绞汁1杯服之，吐出脓血愈。适用于肺脓肿。

68. 翻白草30克，猪肺1具。酒、水各半，炖1小时，取汤服。适用于肺脓肿。

69. 鱼腥草30克，鸡蛋1个。鱼腥草加水1碗浸泡1小时，煎沸即可（不可复煎），滤去药渣，鸡蛋入内，搅和。每日1～2次，细细咽下，连服15～20日。适用于肺脓肿。

70. 老韭菜750克，洗净切碎捣取汁，米汤一大碗，上药和匀，隔水蒸45分钟；糯米250克放水煮熟，晒干炒黄研末；白糖150克，糖、粉和匀。每日3次，每次1茶匙韭汁（约20毫升），1茶匙米粉。服前韭菜汁隔水蒸5分钟。上药为1周量。适用于肺脓肿。

【生活调理】

1. 患者要保持心情舒畅，要对疾病有正确的认识。不要恼怒，防止气郁化火加重病情；不要心急，免得心火盛而耗伤肺的津液；不要思想负担过重，避免伤及脾胃而使肺失去水谷精微的濡润，使肺津更亏，肺热更盛。只有精神舒畅，正气充沛，邪才得除。

2. 注意休息。本病是一种破坏性消耗性疾病，患者应充分休息，并顺应四时变化，以保持身体良好状态和抗病能力。

3. 改善环境。积极改善环境，控制空气的污染，保证生活、工作环境空气的清洁和新鲜，对于患者的康复是十分重要的。

4. 膳食安排。患者应吃品种较多、富有各种营养的食物，特别应给予高蛋白、高热量饮食，如增加摄入鱼、瘦肉、蛋、乳类、动物内脏和豆制品类，以补充消耗；且应多吃些水果、蜂蜜类，有利于润肺化痰。患者应少吃油腻、油炸食物，黄鱼、带鱼、鸡、虾、蟹、鸭蛋、毛笋等腥发食物，以及辛辣刺激性食物有助热伤津和刺激呼吸道的作用，故患者应忌之，以免加重病情。

5. 患者应充分饮水，补充体液，以不断弥补消耗。

6. 患者从事适当的运动对促进疾病的好转是很重要的一项措施，运动能增加气血的运行，促使正气旺盛，从而有利于逐邪外出。特别是慢性患者，散步、打太极拳、做呼吸操、练太极功等都有助于疾病的痊愈。

7. 本病是一种破坏性的消耗性疾病，需消耗人体大量气血津液，但疾病前期邪气很盛，治疗应以祛邪为主，不宜过早应用补益之物，以免邪气滞留而不利于治疗，造成邪气壅盛、喘咳、胸闷作痛等症。

肺纤维化

肺弥漫性肺间质纤维化是由于各种原因引起肺泡壁炎症，有淋巴细胞、浆细胞或巨细胞浸润，间质中有蛋白性渗出物，最后发展为肺间质纤维化。肺脏间质组织由胶原蛋白、弹性素及蛋白醣类构成，当纤维母细胞受到化学性或物理性伤害时，会分泌胶原蛋白进行肺间质组织的修补，进而造成肺脏纤维化，即肺脏受到伤害后，人体修复产生的结果。本病起病隐匿，进行性加重。表现为进行性气急，干咳少痰或少量白黏痰，晚期出现以低氧血症为主的呼吸衰竭。查体可见胸廓呼吸运动减弱，双肺可闻及细湿啰音或捻发音。有不同程度发绀和杵状指。晚期可出现右心衰竭征。

本病属中医学"肺痿"范畴。多因咳喘日久不愈，肺气受损，津液耗伤，致肺叶枯萎不荣，痿弱不用。是以气短、咳吐浊唾涎沫为主要表现的内脏痿病类疾病。因津伤则燥，燥盛则干，肺叶弱而不用则痿。病理性质有肺燥津伤、肺气虚冷之分，病理表现有虚热和虚寒两类。临床分为肺气虚损、气阴两虚，痰瘀阻肺，脾肾阳虚，瘀血内阻等证型。

【偏方集成】

1. 丝瓜络 20 克。水煎服，每日 2～3 次。适用于肺弥漫性肺间质纤维化。

2. 锦灯笼 10 枚。水煎服，每日 3 次。适用于肺弥漫性肺间质纤维化。

3. 山茱萸 24 克，紫苏子 18 克，三棱 15 克。水煎，每日 1 剂，分 2 次服，1 个月为 1 个疗程。适用于肺弥漫性肺间质纤维化。

4. 莲子 50 克，栗子 20 只，糯米 100～150 克。将莲子、栗子洗净，糯米淘洗后一起煮粥即可。随意食用。适用于肺纤维化，症见五脏虚损之咳喘乏力、气短。

5. 柏子仁、酸枣仁各 10～15 克，猪心 1 个。将柏子仁、酸枣仁洗净，猪心放在清水中反复泡洗。将酸枣仁、柏子仁置于猪心内，隔水炖熟即可。食用。适用于特发性肺纤维化缓解期，气血亏虚之心悸健忘失眠。

6. 白鳝 250 克，黑豆 30 克，调料适量。将白鳝去肠杂、洗净、切段。于锅内放入黑豆，用文火炒香，再加水煮至六成烂，投入鱼段，加黄酒、葱节、姜片、盐、酱油、白糖，用文火焖烩至酥烂，调入味精。佐餐服食。适用于特发性肺纤维化肺肾两虚证，症见虚羸少气，久咳不愈等。

7. 天花粉、葛根、桔梗各 10 克，豆粉 500 克，白糖 250 克。将天花粉、葛根、桔梗切片、烘干后研细末待用。在盘内将上面的药末加入豆粉、白糖和匀，加清水调湿，然后抖散在抹了油的饭盒内，上笼沸水武火蒸至熟（约 30 分钟）。将糕蒸熟后取出，用刀切成约 25 克的小块即成。随意服食。适用于肺纤维化。

8. 西红柿 250 克，粳米、大枣各 100 克，冰糖适量。将粳米与大枣洗净，一同放入适量的清水中煮粥，待熟加入切成丁的西红柿、冰糖后再煮沸。每日 1 剂，分 2 次服。适用于肺纤维化脾虚气弱证，症见食少乏力，肺虚咳嗽等。

9. 枸杞子叶、白糖各 6 克，冬笋、冬菇各 50 克，调料适量。将冬笋、冬菇切成细丝待用，炒锅置火上烧热，放猪油至七成热时，下入冬笋、冬菇，略炒后放入枸杞子叶颠翻数下，加入盐、味精、白糖，再炒几下，起

《中医偏方全书（珍藏本）》

锅装盘。佐餐之用。适用于特发性肺纤维化血虚有热证。

10. 鲜石韦25克，冰糖31克。开水3杯煎，每日3次，分服。饭后咳甚者加五味子、桑白皮、杏仁各6克，同煎服。适用于肺纤维化。

11. 北五味子50克，紫苏叶18克，人参12克，白糖100克。将上药用水3升煎至1.5升，去渣留汁。每日数次饮用。7日为1个疗程。适用于肺痿阴虚内热证。

12. 罗汉果适量。将罗汉果切碎备用。泡水代茶或者煎水饮服。适用肺痿虚热证。

13. 白木耳15克，冰糖10克。将白木耳和冰糖同煮。每日1剂，分1～2次服用。7日为1个疗程。适用于肺痿虚热证。

14. 鲜白萝卜250克，冰糖30克，姜半夏粉5克，浙贝母粉5克。将鲜白萝卜与冰糖、姜半夏、浙贝母同煮，去渣取汁。温服，每日1剂，分2次服用。7日为1个疗程。姜半夏与贝母用量不宜过多。适用于肺痿痰多者。

15. 沙参30～50克，玉竹30～50克，老雄鸭1只（约2千克），葱、姜、味精、盐少许。将鸭宰杀后，除去毛和内脏，洗净放入沙锅内，再放沙参、玉竹、葱、姜、清水适量，用武火烧沸后，再转用文火焖煮1小时以上，最后放入盐、味精，搅匀即成。吃鸭肉喝汤，可佐餐，每周2次。5次为1个疗程。适用于肺痿肺热液干者。

16. 新鲜鹿血2毫升，白酒适量。用注射器抽取鹿血，用白酒调服。每日2次。15日为1个疗程。适用于肺痿。

17. 沙参15～30克，粳米50～100克，砂糖足量。同煮为稀薄粥，早、晚温食，3～5日为1个疗程。适用于肺弥漫性肺间质纤维化。

18. 山药100克，粟米100克，杏仁20克，酥油适量。山药煮熟，粟米炒为面，杏仁炒熟，去皮尖，切为末。每日空腹开水调杏仁末10克，山药、粟米各适量，入酥油少许食之。适用于肺弥漫性肺间质纤维化。

19. 黄芩250克，沙参125克，龙眼肉120克，蜂蜜适量。先将黄芩、沙参、龙眼肉浸泡透发后，加热煎煮，取液3次，加蜜，倍熬膏，待冷装瓶备用。每次1汤匙冲服，每日多次。适用于肺弥漫性肺间质纤维化。

20. 紫河车1具。将紫河车洗净研末备用。每日1次，每次3克，温水送下。10日为1个疗程。适用于肺痿虚寒证。

21. 梨、川贝母各适量。将梨切一小口，纳入川贝母，蒸熟后食之。适用于肺弥漫性肺间质纤维化。

22. 党参、冬虫夏草、五味子各适量，蛤蚧1对，共为细末，服之。适用于肺弥漫性肺间质纤维化。

23. 紫河车粉、蛤蚧粉、地龙粉、五味子各等份。制成蜜丸或水丸，每次服5克，每日2次。适用于肺弥漫性肺间质纤维化。

24. 百合、枸杞子各适量。研末蜜丸。每日3次，每次10克。适用于肺弥漫性肺间质纤维化肺肾阴虚证。

25. 紫衣核桃仁适量。每晚临睡前缓嚼，用淡盐水送服。适用于肺弥漫性肺间质纤维化。

26. 荆芥、防风、大蒜各适量，鸡1只。先将鸡剖开去内脏，将荆芥、防风、大蒜（用纱布包好）装鸡腹内炖熟，吃肉、蒜，喝汤。适用于肺弥漫性肺间质纤维化素体虚弱，又感风寒见咳嗽、气短者。

27. 五味子适量。加水煎半小时，冷却。用鸡蛋放入浸泡，10日后，每日晨取一个，糖水或热黄酒冲服。适用于肺弥漫性肺间质纤维化后期患者。

28. 鲜萝卜、蜂蜜各适量。水煎服。适用于肺弥漫性肺间质纤维化初期见咳嗽症状，兼风寒者。

29. 罂粟壳30克，五味子30克，蜂蜜适量。将前2味药研极细末，装入瓶中密封备用。用时以蜂蜜调成膏。先将脐部用75%乙醇消毒后，置调好的膏药于脐内，用胶布密盖固定。每日换药1次。直至痊愈。10日为1个疗程。适用于肺弥漫性肺间质纤维化。

【生活调理】

1. 注意保暖，避免受寒，避免感染。感染后会加重特发性肺纤维化症状和病情。

2. 要有舒适的居住环境。房间要安静，

空气要清新、湿润、流通，避免烟雾、香水、空气清新剂等带有浓烈气味的刺激因素，也要避免吸入过冷、过干、过湿的空气。居室要经常打扫，但要避免干扫，以免尘土飞扬。房间里不宜铺设地毯、地板膜，也不要放置花草。被褥、枕头不宜用羽毛或陈旧棉絮等易引起过敏的物品填充，而且要经常晒、勤换洗。

3. 规律运动，保持体型。肺疾病和气短使患者活动力下降，易疲劳，缺氧使特发性肺纤维化患者产生了恐惧和心理压力，因此有慢性肺疾病的患者，有时为了避免气短而限制活动，特别是家属也要劝患者少活动，否则有害（身体）。

4. 保持良好的营养和适当的体重。

5. 学会放松有助于控制因气短而产生的恐惧；身体和精神放松可以避免因肌肉紧张而消耗过多的氧气。

胸腔积液

胸腔积液是由胸膜原发或其他疾病继发而引起的胸膜腔液体潴留，主要原因是炎症所导致的渗出液和非炎症病因所产生的漏出液两大类。化脓性感染造成的胸腔积液称脓胸。较多血液进入胸膜腔称血胸。胸导管或其他淋巴管破裂，使乳糜液漏入胸膜腔，称乳糜胸。引起胸腔积液的原因很多，国内资料统计以结核分枝杆菌感染最为多见，结核分枝杆菌可从原发的肺门淋巴结病灶通过淋巴管到达胸膜，也可以胸膜下结核病灶蔓延至胸膜引起结核性胸膜炎。本病多发于壮年，男多于女。

本病属中医学"饮证（悬饮）"范畴，其发病因素为内、外因两种。外因为寒邪袭肺，饮邪流胁，悬结不散；寒湿浸渍，由表及里，困遏脾胃运化功能，水湿聚而成饮。内因为饮食不节，暴饮暴食，饥饱不均，恣食生冷，伤及脾胃；或素体素虚，食少饮多，水停不消，阻滞阳气，中州失运，湿聚成饮；或阳气虚弱、劳倦、纵欲太过，久病体虚，伤及脾肾之阳，水液失于输化，停而为饮。这些因素往往相互影响，致使脾、肺、肾功能失调，三焦不利，气道闭塞，津液停聚胸胁化为悬饮。悬饮的病理性质总属阳虚阴盛。本病初期急发者多责之于肺、三焦，而病久必邪恋正损、虚及脾肾，故常见饮邪郁化为痰热，阻塞气机变化，形成虚实夹杂之证。

【偏方集成】

1. 白术 10 克，茯苓 15 克，柴胡 6 克，猪苓 15 克，黄芩 10 克。水煎服。适用于胸腔积液。

2. 瓜蒌 15 克，半夏 9 克，黄连 10 克，柴胡 12 克，葶苈子 15 克。水煎服。适用于胸腔积液。

3. 夏枯草 500 克。加水 2 升，煮取 1 升，每次服 30～50 毫升，每日 3 次。适用于结核性胸膜炎导致的胸腔积液。

4. 甘遂、大戟、芫花各 15 克，大枣 250 克。前 3 味研末，大枣去核打泥，和丸如绿豆大。每日 7 粒，连服 7 日，停 3 日后再服。适用于胸腔积液。

5. 苍耳草 25 克。水煎服。适用于结核性脓胸引起的胸腔积液。

6. 大黄、芒硝各 9 克，甘遂 3 克。水煎，分早、晚 2 次服，每日 1 剂。适用于结核性渗出性胸膜炎。

7. 大枣 10 枚，葶苈子 15 克。水煎，分 2 次食大枣肉，饮汤。每日 1 剂，连食 10 日。适用于胸腔积液。

8. 天南星 400 克，白矾 100 克。共研为细末，炼蜜为丸，每次服 10 克，每日 3 次。适用于结核性渗出性胸膜炎。

9. 枳实（麸炒去囊）、半夏（汤洗）、陈皮（去白）各 60 克，黑牵牛（取头末）90 克。研为细末，水煮面糊为丸如梧子大，每次 50 丸，餐后生姜汁下。适用于胸腔积液。

10. 甘遂 28 克，白芥子 14 克。共研为细末，装瓶备用。每次服 1～3 克，每日 3 次，3 周为 1 个疗程。适用于结核性胸膜炎。

11. 甘遂适量。研末装入胶囊，每粒 0.2 克，每次 3 粒，每日 3 次，餐前大枣 10 枚煎汤送服。适用于胸腔积液。

12. 橘络、白芍各适量。先用橘络 6～9 克泡开水当茶饮 1 日，第 2 日用橘络 9 克加白芍 6 克，开水泡代茶饮。适用于结核性胸

中医偏方全书（珍藏本）

膜炎者。

13. 荸荠菜根叶 250 克，猪骨 500 克。荸荠菜根洗净，加猪骨（捣碎）共水煮，分 3 次服。适用于结核性胸膜炎者。

14. 猪肉 60 克，夏枯草 15 克。洗净，切块，入锅同煮，吃肉饮汤。每日 1 剂。适用于胸腔积液。

15. 猪肝 100 克，皂角刺 1.5 克。洗净，切片同煮，吃肝饮汤。适用于胸腔积液。

16. 甘草 30 克。水煎取汁，分 3 次餐后服，每日 1 剂，同时配合抽取积液，效果更好。适用于胸腔积液。

17. 牛肺 150 克，糯米 120 克，生姜汁 15 毫升。洗净，切块同煮，调生姜汁同服。适用于胸腔积液。

18. 仙人掌 6～12 克。水煎服，每日 3 次。适用于胸腔积液。

19. 枇杷种子 5～15 克。水煎服，每日 3 次。适用于胸腔积液。

20. 何首乌根 9～21 克。水煎服。适用于胸腔积液。

21. 川贝母 12 克，雪梨 6 个，糯米、冬瓜各 100 克，冰糖 180 克，白矾适量。现将糯米煮成稀饭，再将糯米稀饭、冬瓜条、冰糖屑、川贝母分成 6 等份，放入 6 个雪梨中，再放入碗中，上锅蒸熟，食用雪梨 1 个，早、晚各 1 次。适用于胸腔积液。

22. 甲鱼 1 只，贝母 5 克，鸡清汤 1000 克，作料适量。上笼蒸 1 小时，蒸热食，佐餐。适用于胸腔积液。

23. 海蜇 30 克，鲜荸荠 15 克。一起放入沙锅中，加水适量，小火煮 1 小时即可。适用于胸腔积液。

24. 玉竹 15 克，猪瘦肉 100 克，盐、味精各适量。加水 4 碗，煎至 2 碗，饮汤、食肉，每日 2 次。适用于胸腔积液。

25. 鲜鱼腥草 250～1000 克。将新鲜鱼腥草捣汁饮。适用于脓胸引起的胸腔积液。

26. 鲜芦根 100～150 克，竹茹 15～20 克，粳米 60 克，生姜 2 片。先将芦根、竹茹同煎取汁，去渣，入粳米煮粥，欲熟时加生姜，熟即食。适用于胸腔积液。

27. 白芥子 60 克，白胡椒 10 克，细辛

20 克。共研为细末，装瓶备用，用甘油调药末外敷于胸背部，每日 1 次。适用于渗出性胸膜炎。

28. 大蒜适量。炒熟，熨帖肚脐。适用于胸腔积液。

29. 山药适量。将山药去皮捣成泥糊状，贴两胁，干后更换，贴药前先喝一碗姜糖水。适用于胸腔积液。

30. 万年青根茎适量。捣烂，与饭粒制成糊状，贴于胸部。适用于胸腔积液。

31. 香附 30 克。捣烂，调醋敷于胸前，盖以纱布，每日更换 1 次。适用于胸膜炎疼痛。

32. 石蒜鳞茎、蓖麻子各等份。入瓷器内共捣烂，涂于纸上，敷于两足，外用布包扎，每日 1 换，连用数次。适用于胸膜炎导致的胸腔积液。

33. 柞树皮 150 克，地骨皮 15 克，干蟾皮 2 只。水煎，每日 1 剂，分 2 次服。适用于胸腔积液。

【生活调理】

1. 要注意饮食清洁，加强营养，以高蛋白、高钙质、高维生素的饮食为主，多食蔬菜水果，少食刺激性饮食。不恣食生冷，不暴饮暴食，保持脾胃功能的正常。

2. 居住地要保持清洁和干燥，注意个人卫生，避免湿邪侵袭。

3. 加强锻炼，增强体质，平素应适当进行体育锻炼，增加室外活动，如多散步、打太极拳、练气功等，以增强体质，提高抗病能力。

4. 患病后既要及时正确地治病，又要慎起居，节饮食，调情志，增加营养，以利于及早康复。

5. 避免外邪侵袭，生活起居要有规律，保持精神舒畅，情绪稳定，以免加重或诱发本病。

6. 防止感染。

肺　癌

肺癌是原发性支气管肺癌的简称，是最常见的肺部原发性恶性肿瘤之一，其起源于

支气管黏膜。肺癌的临床表现取决于其发生部位、发展阶段和并发症。早期多无明显的症状和体征，仅 X 线检查时发现，多数患者以反复或持续咳嗽（干咳或呛咳）咳吐白色泡沫状黏液或痰涎，经常规抗感染治疗无效，再以 X 线或 CT 检查而发现。有部分患者也可以出现胸闷、胸痛或咯血、呼吸急促等症状。至晚期，患者可出现低热、咳嗽不已、形体消瘦等，或因肿瘤压迫、转移而引起其他并发症。

本病属中医学"肺积"、"咳嗽"、"咯血"等范畴。其发病原因主要由于体内脏腑功能失调、正气内虚、外界毒邪乘虚而入，导致气血津液代谢失常，气滞、血瘀、痰湿停聚、邪毒内结于肺所致。发病可累及五脏六腑，病性多属正虚邪实，以正虚为发病基础。

【偏方集成】

1. 大蒜适量。大蒜捣烂压汁，每次服 10～30 毫升，每日 2 次。适用于肺癌。

2. 大蒜、猪肺各适量。大蒜炒猪肺片。当菜吃，不拘多少。适用于肺癌。

3. 大蒜 50 克，败酱卤汁 300 毫升，鲜鸡蛋 2 个。用大蒜和败酱卤汁煮熟鸡蛋。吃蛋喝汤，每日 1 次。适用于肺癌患者周身发热不退、烦躁口干者。

4. 川贝母 10 克，雪梨 2 个，猪肺 250 克。梨削皮切成块，猪肺洗净切片，与贝母同置于沙锅内，加冰糖少许，清水适量，小火熬煮 3 小时后服用。功效润肺补肺，除痰。适用于肺癌。

5. 蜂蜜、绿茶各适量。开水冲泡后饮用。功效润肺止咳。适用于肺癌肺阴虚者。

6. 仙鹤草 30 克，大枣 20 枚，糯米 50 克。共煮成粥。早、晚空腹温服。功效消肿解毒，收敛止血。适用于肺癌咯血者。

7. 甜杏仁 6 克，绿茶 10 克。将杏仁打碎倒入锅内，水适量，中火烧沸后，立即倒入装有绿茶的杯中，加盖闷 5 分钟即可饮用。适用于肺癌。

8. 灵芝、白花蛇舌草各 50 克，蟾蜍皮 10 克。水煎，每日 1 剂，分 2 次服，3 个月为 1 个疗程，1 年中服药 2～3 个疗程。功效扶正固本，清热解毒，抗癌消肿。适用于肺癌。

9. 淫羊藿、莪术、桃仁、青天葵、浙贝母各 10 克。水煎，每日 1 剂，分 2 次服，1 年后每日服 1 剂，长期服药。功效补益肾气，清热解毒，化痰祛瘀。适用于肺癌。

10. 兖州卷柏 45 克，青壳鸭蛋 2 个。水煎，服食。适用于肺癌。

11. 灯笼草 30 克，猪膀胱（去油）1 个。水炖服，连服 3～5 日。适用于肺癌。

12. 木棉花 14 朵，冰糖适量。同炖服。适用于肺癌。

13. 石韦叶适量。刷去孢子囊群，水煎服。适用于肺癌。

14. 紫茉莉 120 克，冬蜜适量。紫茉莉洗净，捣烂取汁，调冬蜜服。适用于肺癌。

15. 山稔干果适量。用童便浸 2 周，取出以水冲洗干净，晒干，放新瓦片焙干研末。适用于肺癌。

16. 紫背天葵 9 克，墨旱莲、紫珠草、藕片各 15 克。水煎服。适用于肺癌。

17. 川贝母 10 克，雪梨 2 个，猪肺 250 克，冰糖适量。上物一并放入沙锅中，加水适量，先武火烧沸，再用文火熬煮 3 小时，然后调味服食。食肺、梨，饮汤。每日 1 剂，分 2 次服食。适用于肺癌肺阴亏损证。

18. 三七末 5 克，白及粉 15 克，大枣 10 枚，蜂蜜 25 克，粳米 100 克。将三七末、白及粉混匀另包备用；粳米、大枣同入沙锅中，文火煮豆粥熟，加入药粉及蜂蜜，调匀后再煮 1～2 沸即可。每日 1 剂，早、晚空腹服食。适用于肺癌肺肾两虚者。

19. 蘑菇 30 克，野葡萄根 60 克，蜂蜜适量。前 2 味煎汤，蜂蜜调味服，每日 1 剂。适用于肺癌痰湿瘀阻证者。

20. 瓜蒌、冬瓜子各 15 克，鱼腥草、草河车、薏苡仁各 30 克，白糖适量。先将瓜蒌、冬瓜子、草河车煎汤，去渣后，加鱼腥草、薏苡仁煮粥，白糖调味服食，每日 1 剂。适用于肺癌痰湿瘀阻证。

21. 垂盆草、白英各 30 克。水煎，每日 1 剂，早、晚分服。适用于肺癌。

22. 鲜鸡蛋 1 个，斑蝥 2 只。在鸡蛋壳上开一小孔，取斑蝥，去头、足、翅后，放入蛋中，用纸封包，外包烂泥如皮蛋状，置火上或火内烘烤至泥干，去斑蝥，吃鸡蛋。每日或隔日 1 次，连用 5 日，休息 5 日后再用。3 个月为 1 个疗程。个别患者服后有轻微尿道刺激症状，可服生甘草泡茶或绿豆汤缓解之。适用于肺癌。

23. 核桃树枝 40 克，鸡蛋 4 枚。共煮，吃蛋喝汤，每日 1 次或分服，可连服 1～2 个月。适用于肺癌。

24. 活蟾蜍 3 只，黄酒 500 毫升。共蒸 1 小时，滤去蟾蜍取酒，置于凉冷处，每次服 10 毫升，每日 3 次。适用于肺癌。

25. 羊胆或猪胆汁半只。每次温水冲服适量，连服 7 日，休息 3 日再服。适用于各期肺癌。

26. 紫草根、重楼各 60 克，前胡 30 克，人工牛黄 10 克。前 3 味制成流浸膏，干燥研细加入牛黄和匀。每次 2 克，每日 3 次。适用于中晚期肺癌。

27. 蜒蚰（鼻涕虫）30 条，猪瘦肉 150 克。以半匙盐分 3 次去蜒蚰黏垢，放清水洗净，除去破碎的蜒蚰。取蜒蚰和猪瘦肉加水煮 2 小时，浓缩为 30 毫升，服汁，每次 30 毫升，每日 1 次。适用于中晚期肺癌。

28. 铁树叶、芙蓉叶各 30 克，泽漆 15 克。水煎，每日 1 剂，分 2 次服。适用于中晚期肺癌。

29. 卷柏 60 克，白花蛇舌草 30 克。水煎，每日 1 剂，早、晚分服。适用于中晚期肺癌。

30. 石上柏、土牛膝、马鞭草各 30 克。水煎，每日 1 剂，分 2 次服。适用于肺癌。

31. 砒石 2 克，巴豆（去壳研末）7 枚，生葱 7 茎。煎煮捣烂成饼。纱布包敷两手心，每次敷 5 昼夜，间隔 5 日，第 1 个月敷 3 次，第 2 个月敷 2 次，间隔 10 日，以后每个月或隔月 1 次。适用于中晚期肺癌。注意砒石、巴豆均为大毒中药。

32. 木香 15 克，马兜铃（去壳炒）、五灵脂、葶苈子各 7.5 克。上药共研细末，枣肉和丸，如梧子大。每次 20 丸，每日 3 次，生姜汤送下。适用于肺癌瘀热互结，咳喘、胸胁疼痛者。

33. 玉茭子（玉米）叶、枣叶各 60 克，桑叶、大青叶、淡竹叶各 6 克。用新鲜玉茭子叶先煎，再和其他叶煎，文火煎 10 分钟，或开水泡当茶饮。每日可饮数次，1 日量为 500 毫升。适用于肺癌。

34. 狼毒 3 克，鸡蛋 2 枚。狼毒水煎后捞出，再打入鸡蛋，煮熟后吃蛋喝汤。适用于肺癌。注意狼毒为有毒药物。

35. 石上柏 25～100 克，猪瘦肉 100 克，或大枣 6 枚。加水 6～8 碗，煎 6 小时，成 1 碗左右，每日 1 剂，连服 1～3 个月。适用于肺癌。个别患者服药后出现头晕现象，可能与煎煮时间较短有关。

36. 蒙自木蓝根 15～30 克，白酒 500 克。把蒙自木蓝根放入白酒中浸泡 7 日后启用，每次服 5～10 毫升，每日 3 次，或每日 9～15 克，水煎服。适用于肺癌。

37. 全蝎 15 克，金钱白花蛇 1 条，六轴子 4.5 克，炙蜈蚣 10 条，钩磁 30 克。共研极细末，分作 10 包，每次 1 包，第 1 日服 2 次，以后每晚服 1 包，服完 10 包为 1 个疗程。适用于肺癌。

38. 炒东北鳕干鱼鳔、伏龙肝各 40 克。共研细末，每次服 10 克，每日 3 次。适用于肺癌。

39. 半枝莲、白英各 30 克。水煎服，每日 1 剂。适用于肺癌。

40. 铁包金、穿破石各 50 克，紫草、虎乳灵芝各 15 克。水煎服，每日 1 剂。适用于肺癌。

41. 蒿母根适量。焙干，压粉。每次空腹用黄酒热服 2 克，每日 2 次。适用于肺癌。

42. 苏铁叶 300 克，大枣 10 枚。水煎，每日 1 剂，分 2 次服。适用于肺癌。

43. 白毛藤、佛甲草各 50 克。水煎服，每日 1 剂。适用于肺癌。

44. 葵树子、半枝莲各 60 克，水煎服，每日 1 剂。适用于肺癌。

45. 八角莲末 1.5 克。吞服。适用于肺癌。

46. 海浮石 60 克。捣为末，炼蜜为丸，每丸 3～5 克，每次以粥饮下 10 丸，每日 3～4 次。适用于肺癌高热，咳嗽不止者。

47. 白木耳、竹参各 6 克，淫羊藿 3 克。

先将白木耳及竹参用冷水发胀，然后加水一小碗及冰糖、猪油适量调和，最后取淫羊藿稍加碎截，置碗中共蒸。服时去淫羊藿渣，参、耳连汤内服。适用于肺癌咳嗽。

48. 海蜇、荸荠各 30 克。水煎服，15 日为 1 个疗程。适用于肺癌咳痰困难者。

49. 桃耳七、大羌活、太白贝母、沙参各 6 克。水煎服。适用于肺癌咳嗽。

50. 薄荷、桔梗各 10 克，瓜蒌 30 克，杏仁 15 克，甘草 5 克，冰片 3 克。蒸气吸入，每日 3 次，每次 30 分钟。适用于肺癌。

51. 鸡蛋 1 个，三七末 3 克，藕汁 1 小杯，陈酒半小杯。水炖煮食，每日服 1 次。适用于肺癌咯血者。

52. 紫菀、茜草根各等份。共为细末，炼蜜为丸，如樱桃大，每次 1 丸，放口内含化。适用于肺癌咯血。

53. 杏仁 10 克，鲜藕 30 克，白梨 50 克。水煎服，每日 1 剂。适用于晚期肺癌见咳嗽咯血，津液损伤者。

54. 龙葵、白英、白花蛇舌草各 30 克，雷公藤 15 克，干蟾皮 9 克。加水煎 15 分钟，滤出药液，再加水煎 20 分钟，去渣，两煎药液兑匀。每日 1 剂，分 4 次服。适用于肺癌。

55. 牡荆子、天冬、半枝莲各 30 克，牛蒡子 20 克，山豆根 15 克。加水煎 15 分钟，滤出药液，再加水煎 20 分钟，去渣，两煎药液兑匀。每日 1 剂，分 4 次服。适用于肺癌。

56. 乌骨藤、槲寄生各 30 克，前胡、苦参、山慈菇各 15 克。加水煎 15 分钟，滤出药液，再加水煎 20 分钟，去渣，两煎药液对匀。每日 1 剂，分 4 次服。适用于肺癌。

57. 蜂房、僵蚕各 120 克。蜂蜜适量。将前 2 味研成细末，炼蜜为丸。每次 6 克，每日 2 次，连服 1～2 个月。适用于肺癌。

58. 过路黄 30～60 克。水煎服，每日 1 剂。适用于肺癌。

59. 石打穿、半枝莲各适量。煎水代茶饮。适用于肺癌。

60. 猪胆半只。取汁，温开水冲服，连服 7 日，休息 3 日，再服。适用于肺癌。

61. 蟾蜍胆适量。每次 5 枚温开水冲服，每日 2 次，连服 2 个月。适用于肺癌。

62. 甘草 10 克，雪梨 2 个，猪肺 1 个（约 250 克）。加少许清水和冰糖，小火熬煮后服用，每日 1 次。适用于肺癌湿浊蕴肺者。

63. 猪瘦肉 250 克，腊鸭肾 3 个，西洋菜 200 克，无花果 4 个，南北杏共 10 克，食盐适量。共炖，食肉饮汤。每日 1 次。适用于肺癌阴虚毒热者。

64. 水鸭 1 只（去毛去内脏后得肉约 500 克），冬虫夏草 10 克。洗净，纳入鸭腹中，丝线缝合。以水适量，慢火炖熟，加食盐调味服食。适用于肺癌咯血及晚期癌症形体虚衰。

65. 银杏（去壳，泡 1 日，去膜心）20 枚，鲜橄榄 10 克（去核，略捣烂），冰糖适量。用清水 3 碗，慢火煎至 1 碗，慢慢咽饮，并吃渣。适用于肺癌咳嗽痰血，或肺癌放疗中而见咽干咳嗽者。

66. 甲鱼（宰后洗净约 500 克，切碎）1 只，龙眼肉（洗净）15 克，薏苡仁 30 克（洗净）。用水慢火炖熟，和盐调味服食。适用于肺癌痰多咳喘虚衰者。

67. 百合 40 克，大米 100 克。煮粥食用。适用于肺癌干咳，痰血，心中烦热者。

68. 枸杞子 40 克，猪瘦肉 150 克，甲鱼 500 克左右。将枸杞子洗净，猪瘦肉切细，甲鱼去内脏，切块。将上述原料放入锅内，加适量冷水烧熟，撒上盐调味，即可食用。适用于肺癌术后少气乏力者。

69. 百合 40 克，三七 15 克，兔肉 250 克。将百合洗净，三七切片，兔肉切丝一起放入锅内，加适量冷水炖熟，加盐调味后，饮汤或佐餐。适用于肺癌放疗期间。

【生活调理】

1. 治疗期间应注意休息，不可过多运动，应注意调理生活起居，改善生活环境，保持室内空气新鲜，居住在平房或楼房底层的更应该注意经常开窗通气，防止被细菌、病毒等感染。

2. 忌食腊味、熏肉、油炸及盐渍的食物。忌辛辣刺激性食物，如葱、蒜、韭菜、姜、花椒、辣椒、桂皮等。食物要以清淡、细软、易消化吸收为主。

3. 肺癌患者的精神调理非常重要，对疾

病的远期疗效有直接影响。医护人员应帮助患者调整心理状态，正确对待所患疾病，鼓励患者树立未来的生活目标，克服精神上和情绪上的紧张，做好为实现生活目标而承受治疗的心理准备。

4. 修炼气功对肺癌患者的体质恢复有益。针对不同的疾病阶段，可以选择不同的锻炼方法。如放松功、内养功、郭林气功、太极气功、练功十八法等。

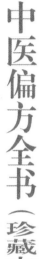

第二章 循环系统疾病

急性左心衰

急性心力衰竭多由于各种心脏病变在不同诱因影响下发生急性心功能不全，导致心排血量减低、组织器官灌注不足和（或）急性瘀血综合征。其可分为左心衰、右心衰和全心衰，也可分为收缩功能衰竭和舒张功能衰竭。急性心力衰竭临床以急性左心衰较常见，主要表现为急性肺水肿，重者伴心源性休克急性肺水肿的症状包括突发严重呼吸困难，呼吸频率每分钟 30～40 次，强迫端坐位、面色灰白、发绀、大汗、烦躁、频繁咳嗽、咳粉红色泡沫样痰等，极重者可因脑缺氧而神志模糊。

本病属中医学"惊悸"、"怔忡"、"痰饮"、"血证"等范畴。一般分为心肾气虚、阳虚、气阳两虚或心肾阴虚、阴阳两虚等。

【偏方集成】

1. 生黄芪 18 克，知母 9 克，柴胡、桔梗各 5 克，升麻 3 克。水煎服。适用于急性心力衰竭心气亏虚证，表现为气短不足以息，或努力呼吸，又似乎喘，或气息将停，危在顷刻，或见寒热往来，或咽干作渴，或满闷怔忡，或神昏健忘，脉沉迟微弱。

2. 五味子、人参、麦冬、陈皮各 10 克。水煎服。适用于急性心力衰竭心气亏虚证。

3. 人参 8 克，炒葶苈子 150 克，天南星 9 克，半夏 90 克。上药为细末，生姜汁调面糊为丸，如黍米大。每次 50 丸，生姜汤送服。适用于急性心力衰竭亡阳欲脱，水饮凌心证。表现为气逆咳喘，面色苍白，口唇发绀，冷汗淋漓如油，手足逆冷，舌暗淡，苔白滑，脉结代或疾数无力。

4. 生黄芪、薏苡仁各 30 克，橘皮 3 克，粳米 100 克，同煮为粥，每日吃 1 次即可。适用于急性心力衰竭。

5. 龙眼肉 30 克，丹参、远志各 15 克。煮汤，食用即可。每日 1 次，1 个月为 1 个疗程。适用于急性心力衰竭。

6. 鲤鱼肉 250 克，赤小豆 50 克。煮汤，每日 1 次。适用于急性心力衰竭。

7. 油菜 100 克，香菇 20 克。将油菜洗净切好，香菇洗净泡软后去蒂备用。待锅内油热后爆香蒜末，放入香菇、油菜及食盐、味精、香油炒熟即可。佐餐食用。适用于急性心力衰竭。

8. 炒好的莜麦面 40 克。将莜面粉用开水冲泡，并用勺子不断搅拌成糊状，即可食用。每日 1 次。适用于急性心力衰竭。

9. 冬菇 20 枚，大枣 8 枚。调味料适量。将冬菇洗净泡发待用。用有盖炖盅 1 个，加入清水、冬菇、大枣、盐、味精、料酒、姜片、熟花生油各少许，用牛皮纸封好后，大火炖 1 小时左右，佐餐食用。适用于急性心力衰竭。

10. 山楂 50 克，大枣 100 克。将大枣山楂去核洗净，一同放入锅内煮熟即可食用。早、晚餐服用。功效活血，温阳，安神。适用于急性心力衰竭。

11. 赤小豆 90 克，鲤鱼 300～500 克。煲炖，熟烂后服食，每日数次。适用于急性心力衰竭。

12. 黄芪 30～60 克，粳米 100 克，红糖少量，陈皮末 1 克。先将黄芪浓煎取汁，再入粳米、红糖同煮，待粥成时调入陈皮末少许，稍沸即可，早、晚温热分服。适用于急性心力衰竭。

《中医偏方全书（珍藏本）》

13. 葶苈子 10～20 克，大枣 5～10 枚。水煎，每日 1 剂，分 2～3 次服。适用于心急气喘，咳吐痰涎者。

14. 人参、三七、檀香各适量。将 3 药等分为末，每次 2～3 克，温开水送服，每日 2～3 次。适用于心力衰竭气虚血滞证。

15. 赤小豆 90 克，鲤鱼 300～500 克。煲炖，熟烂后服食，每日数次。适用于心力衰竭。

16. 党参（或人参）、白术各 10 克，黄芪 12 克。水煎，每日 1 剂，分 2 次服。适用于心力衰竭气血两虚证。

17. 附片、干姜各 10 克，白术、桂枝各 12 克。水煎，每日 1 剂，分 2 次服。适用于心力衰竭阳虚水肿证。

18. 制附片、肉桂各 6 克，人参、淫羊藿各 9 克。水煎，每日 1 剂，分 2 次服。适用于心力衰竭阳气虚衰证。

19. 黄芪 10～15 克，党参 10 克，益母草 10～12 克。水煎，待温，分次服。适用于心力衰竭。

20. 南瓜适量。煮熟的南瓜 1 碗，加入猪油 15 克和适量的盐吃下，每日 1 次。适用于急性左心衰通便。

21. 向日葵花（去子）1～2 朵。加冰糖炖服。适用于左心衰咳嗽痰多。

22. 大蒜 60 克。水煎服。适用于左心衰咳嗽痰多。

23. 枇杷叶（去毛，蜜炙）10～15 克。水煎以茶为引送服。适用于左心衰咳嗽痰多。

24. 天竺子 15 克。水煎服。适用于左心衰咳嗽痰多。

25. 经霜白萝卜适量。水煎，代茶饮。适用于左心衰咳嗽痰多。

26. 萝卜汁 1 杯，姜汁 3 滴。和匀顿服。适用于左心衰咳嗽痰多。

27. 白前适量。焙干，研细末，每日用开水送服 6 克。适用于左心衰咳嗽痰多。

28. 款冬花 10 克，冰糖 15 克。加水适量，煎至味出，趁温 1 次顿服。适用于左心衰咳嗽痰多。

29. 生橄榄（打碎）4 枚，冰糖 15 克。加水适量，煎至味出，趁温 1 次顿服。适用于左心衰咳嗽痰多。

30. 鲜姜 60 克，红糖（炒焦）30 克。将姜放在红糖中加水煮沸 10 分钟，去姜温服。适用于左心衰咳嗽痰多。

31. 梨（去核）1 个。内酥蜜，面裹，烧令熟，食之。适用于左心衰咳嗽痰多。

32. 干姜 90 克，猪肾 2 具，水 1 升。煮至半升，稍服取汗。适用于左心衰咳嗽痰多。

33. 荞麦面、鸡蛋各适量。荞麦面和鸡蛋清和成团搽胸部。本方治胸肺胀满，咳嗽不安。适用于左心衰咳嗽痰多。

34. 炒莱菔子、炒杏仁（去皮尖）各等份。蒸为丸，如麻子大，每次服数丸，每日 2 次。适用于左心衰咳嗽痰多。

35. 杏仁、核桃（去壳）各 120 克。共捣为泥，贮罐内，每日早、晚各服 10 克，空腹服下。适用于左心衰咳嗽痰多。

36. 皂角（去皮）适量。研为末，以蜜为丸如梧子大，每次枣膏和汤服 1 丸，每日 3 次，夜晚加服 1 次。适用于左心衰咳嗽痰多。

37. 桔梗 45 克。捣为末，用童便半升，煎取四合，去渣温服。适用于左心衰咳嗽痰多。

38. 蝙蝠（去翅足）1 个。烧令焦为末，米汤调下。适用于左心衰咳嗽痰多。

39. 粟壳（去筋膜）适量。蜜炙为丸，蜜汤下。适用于左心衰咳嗽痰多。

40. 乌母鸡 1 只，好陈醋 500 克。鸡去毛及内脏，切碎以醋煮熟，分 3～5 顿热吃，病轻者 1 只即可，重者 2～3 只。适用于左心衰咳嗽痰多。

41. 小猪睾丸 2 个。烧存性，黄酒冲服。适用于急性左心衰喉中痰鸣。

42. 鳖蛋 3 个。用烧酒炖熟，调冰糖少许服。轻症连服 2 次，重症连服 3 次。适用于急性左心衰喉中痰鸣。

43. 鲫鱼 3 条。去肠杂，放瓦上焙干研末。每次 3～5 克，早晚或饭后以酒冲服。适用于急性左心衰喉中痰鸣。

44. 白果仁 10 枚。捣烂，开水冲服，每日 1 次。适用于急性左心衰喉中痰鸣。

45. 地龙适量。晒干，为末，每次 10 克，水煎服。或将地龙研末，每次 3～5 克，冲酒服。适用于急性左心衰喉中痰鸣。

46. 无花果适量。捣汁半杯，用开水冲服，每日1次。适用于急性左心衰喉中痰鸣。

47. 海螵蛸适量。洗净在瓦上焙枯，研成细粉。成人每日15克，分2次服，患儿每日6克，加红糖拌匀，开水送服。适用于急性左心衰喉中痰鸣。

48. 鹅卵石30克。以熏醋浸1夜后晒干，用炭火煅透，去火气研细末，每次3～5克，每日2次，温开水送下。适用于急性左心衰喉中痰鸣。

49. 五味子15克。水煎服。适用于急性左心衰喉中痰鸣。

50. 鲜白芥子适量。研细末，取少许，蜜调或水调，摊布上，贴背部肺俞穴，3小时后揭去。适用于急性左心衰喉中痰鸣。

51. 丝瓜藤（霜打过）120克。水3碗，煎至1碗，早、晚分2次服，自愈。适用于急性左心衰喉中痰鸣。

52. 僵蚕7条。焙黄研末，每日分数次米汤送下。适用于急性左心衰喉中痰鸣。

53. 霜桑叶30克。煎汤代茶饮。适用于急性左心衰喉中痰鸣。

54. 老南瓜1个，麦芽糖2斤。将南瓜挖个小洞，去瓜子，把麦芽糖放入瓜内蒸熟。每日早、晚各吃1汤匙。适用于急性左心衰呼吸困难。

55. 茯苓粉90克，大枣10枚，粳米150克，盐、味精、胡椒粉各适量。将粳米、大枣淘洗干净，与茯苓粉一同放入沙锅内加水适量，大火烧沸，改用文火煮至粥熟，调入盐、味精、胡椒粉即成。每日1剂，分2次服。适用于急性左心衰呼吸困难。

56. 大戟、芫花、甘遂各适量。研末，取少量敷于膻中穴，本方治心力衰竭尿少水肿者。适用于急性左心衰。

57. 桃仁、红花各10克，当归15克，川芎6克。用水煎服，去渣取汁（300毫升），兑入热水中，调温到40℃左右，洗浴时，用鼻子吸10分钟，以无不适感为度。适用于急性左心衰。

【生活调理】

1. 少食多餐。心力衰竭的患者不宜吃得过多，以减少餐后胃肠过度充盈及横膈抬高，避免心脏负荷过重。晚饭应早些吃，宜清淡。

2. 限制食盐、钠的摄入。应根据病情选用低盐、无盐、低钠的食物。轻度心力衰竭患者每日食盐不要超过5克，中度心力衰竭患者不要超过2.5克。宜选用含钠低的蔬菜，如豆浆、豇豆、鲜豌豆；水果中，尽量少吃含安息香酸钠的罐头水果果汁。

3. 少饮水。充血性心力衰竭的患者一般饮水被限制在每日1～1.5升，但也可根据病情有所不同。对于伴有肾功能减退的患者，由于排水能力减低，在采取低钠饮食的同时，更应控制水分的摄入，否则可能引起稀释性低钠血症，加重病情。、

4. 适度补充维生素。多吃一些鲜嫩蔬菜、山楂、鲜枣、香蕉、草莓、橘子等，必要时应口服补充维生素B或维生素C等。如果缺少维生素B，可引起脚气性心脏病，并诱发高排血量型的充血性心力衰竭；而缺乏叶酸可引起心脏增大伴充血性心力衰竭。

5. 多吃含钾高的食物。如果钾摄入不足，会导致低钾血症，引起肠麻痹、心律失常，诱发洋地黄中毒等，这时应摄食含钾高的食物，如干蘑菇、紫菜、荸荠、大枣、香菜、香椿、菠菜、苋菜、香蕉及谷类等。

6. 预防感冒。在感冒流行季节或气候骤变的情况下，患者要减少外出，出门应戴口罩并适当增添衣服。患者还应少去人群密集的地方，若发生呼吸道感染，会导致病情恶化。

7. 调节情绪。要保持心情的平和舒畅，避免过度激动、紧张等不良情绪。

慢性心力衰竭

慢性心力衰竭是指慢性原发性心肌病变和心室因长期压力或容量负荷过重，使心肌收缩力减弱，不能维持心排血量。分为左侧、右侧心力衰竭和全心力衰竭。常见病因是风湿性心脏病、高血压、缺血性心脏病、心肌炎、主动脉瓣狭窄或关闭不全、室间隔缺损、肺源性心脏病、肺动脉瓣狭窄等。任何年龄可发生，一般可控制症状，常有反复发作，

中医偏方全书（珍藏本）

《中医偏方全书（珍藏本）》

有部分患者可获痊愈。心力衰竭的临床表现与何侧心室或心房受累有密切关系，左心衰的临床特点主要是由于左心房和（或）右心室衰竭引起肺瘀血、肺水肿；而右心衰的临床特点是由于右心房和（或）右心室衰竭引起体循环静脉瘀血和水钠潴留。左心衰表现为呼吸困难、咳嗽、咳痰、咯血，其他可有疲乏无力、失眠、心悸、少尿及肾功能损害症状等；右心衰表现为上腹部胀满、颈静脉怒张、水肿、发绀；神经系统可有神经过敏、失眠，嗜睡等症状。

本病属中医学"怔忡"、"惊悸"、"心悸"、"胸痹"、"水肿"等范畴。

【偏方集成】

1. 鲜万年青根茎或叶 50～75 克。煎煮 2 次，各得 20 毫升煎液，分别于早、晚做保留灌肠。适用于慢性心力衰竭。

2. 鲜万年青根茎或叶 30～60 克。首煎加水 150 毫升，煎至 60 毫升。第二煎加水 120 毫升，煎至 40 毫升。两次煎液混合，每次 30 毫升，每日分 3 次服。心力衰竭控制后应即改用维持量，以防中毒。适用于慢性心力衰竭。

3. 南瓜 1 个，麦芽糖 1 千克。将南瓜挖个小洞，去瓜子，把麦芽糖放入瓜内蒸熟。每日早、晚各吃 1 汤匙。适用于慢性心力衰竭呼吸困难。

4. 茯苓粉 90 克，大枣 10 枚，粳米 150 克，盐、味精、胡椒粉各适量。将粳米、大枣淘洗干净，与茯苓粉一同放入沙锅内加水适量，大火烧沸，改用文火煮至粥熟，调入盐、味精、胡椒粉即成。每日 1 剂，分 2 次服。适用于慢性心力衰竭呼吸困难。

5. 向日葵花（去子）1～2 朵。加冰糖炖服。适用于慢性心力衰竭咳嗽多痰。

6. 隔年陈向日葵茎适量。水煎服。治老年咳嗽。适用于慢性心力衰竭咳嗽多痰。

7. 生白矾 30 克。为末，醋调匀，敷两足心。适用于慢性心力衰竭咳嗽多痰。

8. 生大蒜头（打碎）10 个，醋 120 克，红糖 60 克。将蒜浸入醋中，入红糖，浸 7 日，滤去渣，每次开水冲服半匙，每日 3 次。适用于慢性心力衰竭咳嗽多痰。

9. 大蒜 60 克。水煎服，治咳嗽痰多。适用于慢性心力衰竭。

10. 枇杷叶（去毛，蜜炙）10～15 克。水煎，以茶为引送服。适用于慢性心力衰竭咳嗽多痰。

11. 天竺子 15 克，水煎服。适用于慢性心力衰竭咳嗽多痰。

12. 经霜白萝卜适量。水煎，代茶饮。适用于慢性心力衰竭咳嗽多痰。

13. 萝卜汁 1 杯，姜汁 3 滴。和匀顿服。适用于慢性心力衰竭咳嗽多痰。

14. 白前适量。焙干，研细末，每日用开水送服 6 克。适用于慢性心力衰竭咳嗽多痰。

15. 款冬花 10 克，冰糖 15 克。加水适量，煎至味出，趁温 1 次顿服。适用于慢性心力衰竭咳嗽多痰。

16. 生青果（打碎）4 枚，冰糖 15 克。加水适量，煎至味出，趁温 1 次顿服。适用于慢性心力衰竭咳嗽多痰。

17. 鲜姜 60 克，红糖（炒焦）30 克。将姜放在红糖中加水煮沸 10 分钟，去姜温服。适用于慢性心力衰竭咳嗽多痰。

18. 梨（去核）1 个。内酥蜜，面裹，烧令熟，食之。适用于慢性心力衰竭咳嗽多痰。

19. 干姜 90 克，猪肾 2 具，水 1 升。煮至半升，稍服取汗。适用于慢性心力衰竭咳嗽多痰。

20. 糯米糖、松明火焦（即用多脂老松，劈成细条点燃成焦灰）各适量。松明火烧得愈焦愈好。连焦带糖尽量食之，连服 3～4 日。适用于慢性心力衰竭。

21. 剑花 2 个。煮汤或当茶饮。功效行气止痛，止咳化痰。适用于慢性心力衰竭咳嗽多痰。

22. 燕窝、西洋参各 5 克。先将燕窝用清水浸透，择去羽毛杂物，洗净，晾去水气，同西洋参一起放进炖盅内，注入八成满的开水，加盖，隔水炖 3 小时以上。饮用。适用于慢性心力衰竭咳嗽多痰。

23. 橘皮、白糖各适量。鲜橘皮或泡软的干橘皮适量，洗净，切成丝，放入铝锅，加大约橘皮质量一半的白糖，添水没过橘皮为度，大火煮沸后，再改用小火煮至余液将干时，将橘皮盛出放在盘内，待冷，再撒入大约橘皮质量一半的白糖，拌匀。食用。适用于慢性心力衰竭咳嗽多痰。

24. 花生米、白果、百合、北沙参各 25 克，冰糖适量。水煎取汁，加冰糖服。每日 1 剂。适用于慢性心力衰竭咳嗽多痰。

25. 燕窝 10 克，大米 100 克，冰糖 50 克。将燕窝放温水中浸软，择去绒毛污物，再放入开水碗中继续涨发。取上等大米淘洗干净后放入锅内，加清水三大碗，旺火烧开，改用文火熬煮。将发好纯净的燕窝放入锅中与大米同煮约 1 小时，加入冰糖溶化后即成。适用于慢性心力衰竭咳嗽多痰。

26. 涎萝卜 1 个，白胡椒 5 粒，生姜 3 片，陈皮 1 片。加水共煎 30 分钟。每日饮汤 2 次。功效下气消痰。适用于慢性心力衰竭咳嗽多痰。

27. 罗汉果半个，柿饼 2～3 个，冰糖少许。将罗汉果洗净，与柿饼一起加清水二碗半煎至一碗半，加冰糖少许调味，去渣。每日分 3 次饮用。适用于慢性心力衰竭咳嗽多痰。

28. 海螵蛸 150 克，红糖少许。将海螵蛸晒干，用小刀刮成粉末，每次 15 克，用红糖拌吃，早、晚各 1 次。适用于慢性心力衰竭咳嗽多痰。

29. 鲤鱼 1 条，糯米 200 克。将鲤鱼去鳞，纸裹炮熟，去刺研末，同糯米煮粥，空腹食之。适用于慢性心力衰竭咳嗽多痰。

30. 生芝麻 15 克，冰糖 10 克。芝麻与冰糖共放碗中，开水冲饮。适用于慢性心力衰竭咳嗽多痰。

31. 灯心草 1 把。煎汤，睡前代茶饮。适用于慢性心力衰竭不寐。

32. 白莲米适量。临睡嚼 7 枚咽下。适用于慢性心力衰竭不寐。

33. 鲜花生叶适量。煎汤服。适用于慢性心力衰竭不寐。

34. 茯神 15 克，生鸡蛋黄 1 枚。将茯神用水煎取 1 杯，稍停，兑鸡蛋黄 1 枚，搅匀备用。睡前，先以温水洗十分钟，然后将鸡蛋趁热服下，时间不久即可安眠。适用于慢性心力衰竭不寐。

35. 核桃仁、红糖各适量。核桃仁捣碎和红糖一起开水冲服，饭后用。适用于慢性心力衰竭不寐。

36. 珍珠母 6 克。研细末，每次 0.2 克，每晚睡前服。适用于慢性心力衰竭不寐。

37. 龙眼肉 15 克，鸡蛋 1 个。先加水煮龙眼肉，出味后加入鸡蛋，蛋熟后加糖少许服食。适用于慢性心力衰竭不寐。

38. 五味子 6 克。泡酒常服。适用于慢性心力衰竭不寐。

39. 半夏 10 克，糯米 30 克。水煎服，连服 3 剂，药后顿觉心中畅快，不但能入睡，且无噩梦惊扰。适用于慢性心力衰竭不寐。

40. 糯稻根 60 克。水煎，每晚服 1 大碗。适用于慢性心力衰竭不寐。

41. 芹菜根 60 克。水煎服。适用于慢性心力衰竭不寐。

42. 酸枣仁 15 克。焙焦为末，顿服，每日 1 次。适用于慢性心力衰竭不寐。

43. 朱砂 1 克，猪心 1 个。把朱砂放入猪心内，炖 2 小时，猪心、朱砂同服。适用于慢性心力衰竭不寐。

44. 西洋参 6 克。开水泡在碗里，密盖半小时，空腹饮下，晚上睡前再泡再饮。连服数日。适用于慢性心力衰竭不寐。

45. 黄花菜 30 克。水煎半小时去渣，入冰糖再煎 2 分钟，待冰糖溶化后，于睡前 1 小时饮服。或黄花菜炖肉佐膳也有效。适用于慢性心力衰竭不寐。

46. 鲜橘叶适量。加水煮 10 分钟后入砂糖搅。适用于慢性心力衰竭不寐。

47. 大麦芒 6 克。炕黄，水煎浓汁服。适用于慢性心力衰竭下肢水肿。

48. 生猪肝 1 具。细切，顿食之，勿用盐，只可用苦酒。适用于慢性心力衰竭下肢水肿。

49. 榆皮适量。捣屑，杂水作粥食，小便利。适用于慢性心力衰竭下肢水肿。

50. 桑枝、赤小豆各适量。桑枝烧灰淋汁，煮赤小豆，空腹食饱，饥仰食尽，不得吃饭。适用于慢性心力衰竭下肢水肿。

51. 白商陆根（去皮）适量。切如小豆

许1大盏，水2升，煮1升，入米1盏，煮成粥，空腹服，即微利，不得杂食。适用于慢性心力衰竭下肢水肿。

52. 鲤鱼1条（重500克以上）。和冬瓜、葱白作羹食之。适用于慢性心力衰竭下肢水肿。

53. 蝼蛄5枚。干，研为末，食前汤调1～3克，小便通效。适用于慢性心力衰竭下肢水肿。

54. 用冬瓜不限多少。任吃。适用于慢性心力衰竭下肢水肿。

55. 黄瓜1个。剖作2片不去子，醋煮一半，水煮一半，俱烂，空腹顿服，须臾水下。适用于慢性心力衰竭下肢水肿。

56. 蚕豆1把。煎汤洗。适用于慢性心力衰竭下肢水肿。

57. 鲜浮萍500克。水煎，熏洗。适用于慢性心力衰竭下肢水肿。

58. 冬瓜皮适量。煎汤，浴洗。适用于慢性心力衰竭下肢水肿。

59. 黑豆（煮去皮）适量。干，研为末，米汤调下3～6克。适用于慢性心力衰竭下肢水肿。

60. 雄猪胆1个，大蒜120克。猪胆内入大蒜，煮烂淡食五六个。适用于慢性心力衰竭下肢水肿。

61. 败荷叶适量。烧研，每次6克，米汤下，每日3次。适用于慢性心力衰竭下肢水肿。

62. 大豆90克。以水360毫升，煮令熟，出豆澄汁，更内美酒30毫升，微火煎如汤，服60毫升，渐增之，令小便下。适用于慢性心力衰竭下肢水肿。

63. 赤小豆100克。水煮熟，早、晚分2次服食。适用于慢性心力衰竭下肢水肿。

64. 陈蚕豆（至少3年）适量。煎汤服。适用于慢性心力衰竭下肢水肿。

65. 虫笋（即陈竹笋被虫咬者）60克。切片，水煎，温服。适用于慢性心力衰竭下肢水肿。

66. 小麦芽6克。炕黄，水煎熬浓汁，去渣服之，小便如注，肿消。适用于慢性心力衰竭下肢水肿。

【生活调理】

1. 预防感冒。在感冒流行季节或气候骤变情况下，患者要减少外出，出门应戴口罩并适当增添衣服，患者还应少去人群密集之处。患者若发生呼吸道感染，则非常容易使病情急剧恶化。

2. 适量活动。做一些力所能及的体力活动，但切忌活动过多、过猛，更不能参加较剧烈的活动，以免心力衰竭突然加重。

3. 饮食宜清淡。少食含盐和油腻饮食，多食蔬菜水果。对于已经出现心力衰竭的患者，一定要控制盐的摄入量。盐摄入过多会加重体液潴留，加重水肿，但也不必完全免盐。

4. 健康的生活方式。一定要戒烟、戒酒，保持心态平衡，不让情绪过于兴奋波动，同时还要保证充足的睡眠。

快速性心律失常

快速性心律失常是常见的心血管急症，其临床表现为突发性的心搏过速，心搏每分钟达100～250次，发作时限可由数秒至数周不等。患者病发时会突然感到心脏急剧跳动、忐忑不安、胸闷、头晕、乏力、胸痛或有压迫感、面色苍白、四肢厥冷、血压降低，偶可晕厥。该症可根据脉象作出判断，发作时脉象多为数脉、疾脉、促脉及洪脉。

本病属中医学"心悸"、"怔忡"范畴。中医所指的心悸是气血及阴阳亏虚，或邪毒、痰饮、瘀血阻滞心脉，致心失濡养，心脉不畅，心神不宁，因而引起心中悸动、忐忑不安、不能自主或脉搏参伍不调的一种病证。

【偏方集成】

1. 酸枣仁、何首乌各30克，桑寄生、葛根各30～60克，蝉蜕20～50克。水煎服，每日1剂。适用于快速性心律失常。

2. 苦参30克，黄连、炙甘草各5克，丹参、酸枣仁各20克。水煎取汁，每日1剂，分3次服用。适用于快速性心律失常。

3. 苍术20克。水煎服，每日3次。3日为1个疗程，一般服2～3个疗程。适用于快速性心律失常。

4. 万年青、当归各 15～30 克, 炙甘草 6～9 克。水煎服, 10 日为 1 个疗程。适用于脉数、疾或促患者。

5. 苦参、益母草各 20 克, 炙甘草 15 克。水煎服, 10 日为 1 个疗程。适用于快速性心律失常患者。

6. 桑寄生 20～30 克。水煎服, 10 日为 1 个疗程。适用于阵发性心房颤动或心房扑动。

7. 缬草 30 克。水煎服, 10～15 日为 1 个疗程。适用于心悸而脉数、动或促者。

8. 紫石英 10～15 克。水煎服, 每日 1 次, 10 日为 1 个疗程。适用于快速性心律失常。

9. 菖蒲 3 克, 远志 6 克, 朱茯神 9 克。水煎服。适用于快速性心律失常。

10. 黄连 3 克, 茯神、炒枣仁各 6 克。水煎服。适用于快速性心律失常。

11. 茯神、炒枣仁、远志各 9 克, 柏子仁 15 克。水煎服。适用于快速性心律失常。

12. 核桃仁、黑芝麻、桑叶各等份。共捣泥为丸, 早、晚各服 9 克。适用于快速性心律失常。

13. 龙眼肉 15～30 克。嚼服, 每日 1～2 次。适用于快速性心律失常。

14. 合欢皮 12 克, 首乌藤 18 克。水煎服。适用于快速性心律失常。

15. 冬瓜子 30～60 克, 薏苡仁 30 克, 冬瓜适量。共煮汤服。适用于快速性心律失常痰浊阻滞证。

16. 红参 10 克, 蛤蚧 1 对, 大枣 5 枚, 生姜 5 片, 大米 100 克。红参、蛤蚧共研末, 大枣、生姜煎取汁, 加米煮成粥后, 调入红参、蛤蚧末服用。适用于快速性心律失常心肾阳虚证。

17. 珍珠层粉 1 克, 蜜糖 1 匙, 小米 30 克。小米煮粥, 粥成入珍珠层粉、蜜糖。适用于快速性心律失常。

18. 党参、当归、五味子各 15 克, 猪心 1 个。剖开猪心, 将党参、当归、五味子放入猪心内扎好, 煮熟后去药食猪心。适用于快速性心律失常心气虚弱者。

19. 龙眼肉 30 克, 西洋参 6 克, 白糖 3 克。将 3 味共入碗内加盖, 置饭锅中蒸成膏状, 每次服 1 匙, 每日 3 次。适用于快速性心律失常心阴不足证。

20. 麦冬 10 克, 生地黄汁 30 毫升 (或干地黄 50 克), 鲜藕 60 克。先煎麦冬、干地黄取汁, 两汁合匀; 或先煎麦冬, 取汁前入生地黄汁, 稍煮, 然后兑入藕汁。每日分 2 次温服。适用于快速性心律失常心肾不交者。

21. 炙黄芪、党参各 30 克, 枣仁 20 克, 大米 100 克, 白糖适量。炙黄芪、党参切片, 冷水浸半小时, 入沙锅煮沸, 改用小火煎取浓汁, 取汁前半小时加入枣仁, 取汁与大米分 2 次煮粥。适用于快速性心律失常心脾两虚者。

22. 桃仁 21 枚, 生地黄 30 克, 大米 100 克, 桂心 30 克, 生姜 2 片。桃仁去皮尖, 桂心研末, 大米研细, 用适量白酒将生地黄浸泡后取汁; 生姜、桃仁绞取汁, 先以适量清水煮米作粥, 沸后下桃仁、生地黄汁, 生姜汁, 煮至粥熟, 调入桂心末, 空腹食之。适用于快速性心律失常瘀血阻络者。

23. 鲜茼心草 30 克 (干品 6 克), 冰糖适量。水煎服, 每日 1 剂, 15 日为 1 个疗程。可间隔 2～3 日后再服, 一般连续使用 2～3 个疗程。适用于快速性心律失常。

24. 酸枣仁 30～45 克, 粳米 100 克。把酸枣仁捣碎, 浓煎取汁, 再用粳米加水适量同煮, 待米半生半熟时, 兑入酸枣仁汁再煮为粥。晚餐时温热服食。适用于快速性心律失常。

25. 大南枣 10 枚。蒸软去核, 配人参 3 克, 布包, 藏饭锅内蒸烂, 捣匀为丸, 如弹子大, 收贮用之。适用于快速性心律失常。

26. 乌豆、大枣各 50 克, 龙眼肉 15 克。加清水 3 碗煎至 2 碗, 早、晚分服。适用于快速性心律失常。

27. 柏子仁 10～15 克, 猪心 1 个。纳柏子仁于猪心内, 隔水炖熟, 中餐服食。适用于快速性心律失常。

28. 大枣 20 枚, 葱白适量。将大枣用水洗净, 放入水中煎煮 20 分钟, 然后加入葱白, 再煎 10 分钟。每日 1 剂, 分 2～3 次服。适用于快速性心律失常。

中医偏方全书 (珍藏本)

《中医偏方全书（珍藏本）》

29. 茯苓细粉、米粉、白糖各等份。加水适量，调成糊，以微火在平锅里摊烙成极薄的煎饼，早、晚分作主食吃。适用于快速性心律失常。

30. 桑椹 15 克。用桑椹煮水，代茶饮。适用于快速性心律失常。

31. 茉莉花、石菖蒲各 6 克，清茶 10 克。共研粗末，每日 1 剂，沸水冲泡，随意饮用。适用于快速性心律失常。

32. 猪心 1 个，大枣 15 克。猪心带血剖开，放入大枣，置碗内加水，蒸熟，每日中餐食之。适用于快速性心律失常。

33. 猪心 1 个，党参 15 克，丹参、北芪各 10 克。将后 3 味药用纱布包好，加水与猪心共炖熟，吃肉饮汤，每日 1 次。适用于快速性心律失常。

34. 百合 60～100 克，糖适量。用百合加糖煎水，每日 1 次。适用于快速性心律失常。

35. 新鲜生蛇（肉）、猪瘦肉各 150 克。加水适量煲汤，用盐调味，佐膳。适用于快速性心律失常。

36. 莲子、五味子各 9 克，龙眼肉 15 克，百合 12 克。水煎服，每日 1 剂。适用于快速性心律失常。

37. 莲子适量。磨成粉，与同重量的藕混合煎汤来吃，连吃数周，即有效，或连续煎吃，以之代茶饮。适用于快速性心律失常。

38. 桃仁、枣仁、柏子仁各 10 克，粳米 60 克，白糖 15 克。将桃仁、枣仁、柏子仁打碎，加水适量，置武火煮沸 30～40 分钟，滤渣取汁，将粳米淘净入锅，倒入药汁，武火烧沸，文火熬成粥，早晚皆可，佐餐服用。功效活血化瘀，养心安神，润肠通便。适用于快速性心律失常瘀血内阻证，症见胸部憋闷，时或绞痛；心失所养之心悸气短、失眠。

39. 韭菜适量。捣烂取汁，每日早晨服 1 杯，常服可使血压恢复正常。适用于快速性心律失常所致的低血压。

40. 莲子 30 克，大枣 10 枚，生姜 6 片。将上药煎煮后去渣取汁。每日 1 剂，早、晚分 2 次服。适用于快速性心律失常所致的低血压。

41. 人参果 30 克，白酒 500 克。浸泡 10～15 日后服用。每次服 10～20 毫升，每日 2 次。适用于心悸。

42. 赤茯苓、白茯苓各等份。为末，以新汲水清洗，澄去新沫，控干，另取地黄汁，同好酒熬成膏，和为丸，如弹子大，空腹盐酒嚼下。适用于快速性心律失常。

43. 甘草 3 克，石菖蒲 1.5～3 克。水煎，每日 1 剂，分 2 次服。适用于快速性心律失常。

44. 龙眼核 500 克。去黑皮，煮极烂，加大乌枣（去核）500 克，捣烂如泥，做成丸。每日晨淡盐汤送下 9 克。适用于快速性心律失常。

45. 猪瘦肉 300 克，黄精 80 克。共炖至烂。每日可连汤带肉分食。适用于快速性心律失常所致的低血压。

46. 赤茯苓、麦冬（去心）各 30 克，粟米 60 克。前 2 味细锉，先以水 2 大盏半，煎至 1 盏半，去渣，下粟米煮粥，温食之。适用于快速性心律失常。

47. 莲子（去皮心）适量。煮食，久之。适用于快速性心律失常。

【生活调理】

1. 搞好室内外环境卫生，保持空气流通，阳光充足。

2. 饮食有节，起居有常。平素饮食不宜过饱，饮食应以清淡而富有营养、易消化者为主，少食肥甘、湿热之品。戒烟、酒、辛辣、浓茶、咖啡等。当患者有水肿时，应低盐或戒盐。生活有一定规律，保证一定的休息和睡眠，注意劳逸结合。

3. 保持心情舒畅，勿忧虑，避免情志内伤，树立战胜疾病的信心。根据身体条件，可以做适当的体力活动，以不感觉疲劳为度。预防感冒。

4. 注意寒暑变化，避免外邪侵袭。防止因感受风、寒、湿、热等外邪，诱发心悸，或使病情加重。

5. 心悸发作频繁兼胸痛重症患者，应卧床休息，并注意观察呼吸、脉搏、心率变化，描记心电图。有条件者，应做 24 小时动态心电图等检查。

6. 如有风湿痹证，或有气血不足之证，宜及早治疗。

7. 心悸重证，发现面色苍白肢冷、大汗、昏厥者，按闭证或脱证急救。

8. 合理安排日常生活和工作，适当参加有益身心健康的活动，保持良好的心情，适当参加体育锻炼，如散步、打太极拳、练气功，起床或睡前按摩等，对于有慢性肺源性心脏病者要提高呼吸道局部防御能力，并应长期重视氧疗，减少发病机会。

9. 药物或非药物治疗。对于严重的恶性心律失常，尤其持续性室性心动过速或心房颤动，必须采取有效积极治疗，防止猝死的发生。这类患者可以长期口服抗心律失常药物或采用非药物治疗手段，如射频消融技术、植入型心律转复除颤器的应用等。

10. 对于无症状心律失常的老年人应定期进行体格检查，及早发现并给予预防治疗，防止发展致恶性心律失常。对于缺血性心律失常，应着眼于从根本上纠正心肌缺血，改善心肌代谢，适当配合抗心律失常药物，并做好长期随访工作。

缓慢性心律失常

缓慢性心律失常是临床常见病，是以心率缓慢、心室率低于 60 次/min 为特征的一类心律失常，缓慢性心律失常是心血管疾病的常见病证之一，主要包括窦性心动过缓、房室传导阻滞、病态窦房结综合征。本病多发于冠心病、心肌炎、高血压性心脏病、原发性心肌病等。其临床特点为心率缓慢和血流动力学改变，能引起一系列临床症状，甚至出现阿-斯综合征、心脏性猝死。部分患者发作时或会感到头晕、乏力、胸闷、胸痛等，但也可以全无症状。

本病属中医学"心悸"、"胸痹"、"眩晕"、"迟脉症"范畴，是以持久的脉搏缓慢为主，伴有心悸、胸闷、气短乏力、面色㿠白、畏寒肢冷、腰膝酸软、头晕耳鸣，甚至晕厥等为特征的一类病证。古代医家对本病的认识已较系统，如王肯堂《证治准绳·悸》中云："自悸之由，不越两种，一者虚也，二者饮也。气虚者阳气内虚，心下空虚，正气内动而为悸也。其停饮者，由水停心下，心为火而恶水，水既内停，心自不安，故为悸也。"认为上焦阳气不足，心阳不振，鼓动无力，下焦阳气亏虚，肾阳不足，温煦无权，不能蒸化水液，停聚而为饮，饮邪上犯，心阳被抑，因而引起心悸。明确提出心肾阳虚是本病的主要病因病机。

【偏方集成】

1. 酸枣仁 30～45 克，粳米 100 克。把酸枣仁捣碎，浓煎取汁，再用粳米加水适量同煮，待米半生半熟时，兑入酸枣仁汁再煮为粥。晚餐时温热服食。适用于缓慢性心律失常。

2. 鹿茸 3 克。研末，米汤水冲服，每日 1 次，3 日为 1 个疗程。疗程之间间隔 7～10 日，可连续应用 3～4 个疗程。有很好的补肾阳，温命火之作用。适用于缓慢性心律失常。

3. 当归、生姜各 75 克，羊瘦肉 1000 克，大料、桂皮少许。文火焖至肉烂熟，去药渣，食肉服汤，每次适量。适用于缓慢性心律失常。

4. 人参末 3 克，冰糖少量，粳米 100 克。同入沙锅煮粥，早、晚空腹分服。适用于缓慢性心律失常。

5. 柏子仁 10～15 克，猪心 1 个。纳柏子仁于猪心内，隔水炖熟，中餐服食。适用于缓慢性心律失常。

6. 人参 3～5 克（或党参 15 克），麦冬 10 克。水煎，饮汤食参，每日 2 剂。适用于缓慢性心律失常。

7. 用 20% 乙醇将人参茎叶制成 50% 的浸剂。每日 3 次，剂量从每日 60～90 毫升开始，逐渐增加，通常持续在每日 150～300 毫升。适用于缓慢性心律失常。

8. 天麻适量。研成细粉，每次服 2 克，每日 2 次。适用于缓慢性心律失常。

9. 天麻 6～9 克。加水一大碗，小火煎至半碗服用。第二次煎煮可加水大半碗，小火煎至半碗饮用。每日 2 次。适用于缓慢性心律失常。

10. 天麻 15 克，童雌鸡 1 只。先把鸡处理干净。再将天麻放入鸡腹中，炖（或蒸）2

《中医偏方全书》（珍藏本）

小时，食肉，饮汤。适用于缓慢性心律失常引起的头晕。

11. 青壳鸭蛋 1 个，大枣 10 枚。加少许水搅匀蒸熟，早晨空腹服，连用 5 日。忌辣物。适用于缓慢性心律失常引起的头晕。

12. 大黄适量。酒炒，研为末，清茶送服 6 克。适用于缓慢性心律失常引起的头晕。

13. 黄芪 30 克，白术、柴胡各 15 克。同加适量水煎 40 分钟，去渣取汁，入粳米 100 克煮烂粥食。适用于缓慢性心律失常所致的乏力。

14. 黄芪 30 克，山茱萸 10 克。加适量水共煎 30 分钟，去渣取汁，入猪瘦肉片 100 克煮烂熟，调味。饮汤食肉。适用于缓慢性心律失常所致的乏力。

15. 生韭菜或根 2.5 千克。捣汁饮。适用于缓慢性心律失常所致的胸痛。

16. 甘草 50 克。水煎，分早、中、晚 3 次服用。适用于缓慢性心律失常所致的胸痛。

17. 酸枣根 20 克。水煎服。适用于缓慢性心律失常所致的胸痛。

18. 蒲葵叶 20 克。烧灰存性，研成细粉末，分 2 次服，每隔 4 小时 1 次。适用于缓慢性心律失常所致的胸痛。

19. 血余炭 9 克。研细末内服。适用于缓慢性心律失常所致的胸痛。

20. 伏龙肝 3 克。研细末，冷痛用白酒送下，热痛用开水送下。适用于缓慢性心律失常所致的胸痛。

21. 桃仁 7 枚（去皮尖）。研细末吞服。适用于缓慢性心律失常所致的胸痛。

22. 三七末适量。每次 1.5～3 克，每日 3 次，开水送下。适用于缓慢性心律失常所致的胸痛。

23. 生山楂适量。水煎，每次 15～30 克。适用于缓慢性心律失常所致的胸痛。

24. 延胡索 10 克。水煎服。或微火上炒令香，为细末，每次服 6 克。本方治心气痛。适用于缓慢性心律失常所致的胸痛。

25. 刘寄奴穗适量。为末，每次服 9 克，白酒送下。适用于缓慢性心律失常所致的胸痛。

26. 胡椒 14 粒，绿豆 21 粒。同研末，

27. 桑耳适量。烧存性，热酒服 6 克。适用于缓慢性心律失常所致的胸痛。

28. 陈仓米适量。烧灰，和蜜服之。适用于缓慢性心律失常所致的胸痛。

29. 晚蚕沙 30 克。滚汤泡过，滤取清水，饮之即止。适用于缓慢性心律失常所致的胸痛。

30. 伏龙肝末 1 匙。热则用温水服，冷则用酒调服。适用于缓慢性心律失常所致的胸痛。

31. 生麻油 10 毫升。饮服。适用于缓慢性心律失常所致的胸痛。

32. 猪心 1 具。每岁入胡椒 1 粒。如 20 岁，入 20 粒同盐酒煮食。适用于缓慢性心律失常所致的胸痛。

33. 古钱（打碎）1 枚，大核桃 3 枚。同炒热，入醋 1 碗冲服。适用于缓慢性心律失常所致的胸痛。

34. 釜底黑 6 克。热童便调下。适用于缓慢性心律失常所致的胸痛。

35. 螺狮壳适量。烧为末，开水下。适用于缓慢性心律失常所致的胸痛。

36. 荔枝核 7 枚。烧存性为末，调酒服。适用于缓慢性心律失常所致的胸痛。

37. 黄连 240 克。为末，以水 400 毫升，煮取 90 毫升，去渣，适寒温饮 30 毫升，每日 3 次。适用于缓慢性心律失常所致的胸痛。

38. 桃仁 7 枚。去皮尖，研细，汤水合顿服，酒服亦良。适用于缓慢性心律失常所致的胸痛。

39. 白矾末适量。饭粒粘白矾末为丸，每次服 0.9 克。适用于缓慢性心律失常所致的胸痛。

40. 麻油 50 毫升。煎滚，冲入烧酒 20 毫升，趁热饮之。适用于缓慢性心律失常所致的胸痛。

41. 乌豆 50 克，龙眼肉 15 克，大枣 50 克。加清水 3 碗煎至 2 碗，早、晚分服。适用于缓慢性心律失常。

42. 羊肉 60 克，黑豆 30 克，山药、枸杞子各 20 克。将上述原料用水煎熟。喝汤吃

羊肉。每日 1 次。适用于缓慢性心律失常。

43. 苦酸枣仁 15 克，粳米 100 克。苦酸枣仁炒黄研末，将粳米煮粥，临熟下酸枣面儿。空腹食用，每日 1～2 次。功效养心安神，滋阴敛汗。适用于缓慢性心律失常，症见心悸不宁，心烦少寐，头晕目眩，手足心热，盗汗等。

44. 槐花 5 克。将槐花用沸水冲泡代茶饮用。连服 1 个月。本方可治疗胸闷、心悸。适用于心律失常。

45. 附子 10～15 克。久煎（2 小时）后取汁，每日分 3 次服，每日 1 剂。适用于缓慢性心律失常。

46. 太子参叶 1 把，猪肉 100 克。炖服，每日 1 次。适用于缓慢性心律失常。

47. 羊肉（切块洗净）300 克，麻雀（去毛及内脏，洗净）2 只，熟附子 15 克，生姜 3 片。一起放入锅内，加清水适量，武火煮沸后，文火煲 2 小时，调味食用。适用于缓慢性心律失常。

【生活调理】

1. 窦性心动过缓一般愈后较好，不影响工作和日常生活，对严重生理性的窦性心动过缓及病窦，治疗比较困难，预后不良。

2. 饮食宜高热量、高维生素而易消化的食物，避免食用过硬不消化及带刺激性的食物。应坚持少食多餐的原则，多吃新鲜的水果和蔬菜，少吃辛辣、厚味油腻的食物，尤其要禁烟酒、浓茶和咖啡。

3. 保证睡眠充足。睡眠充足可以使心神得以滋养，可以预防心悸的发生。

4. 平时可服用益气养心的药膳，如人参粥、大枣粥、莲子粥等。

5. 心律失常的发生多与情绪的波动有关。因此，要注意保持情绪的稳定，避免精神刺激。培养乐观情绪，促使疾病早日康复。

6. 保持心情舒畅，注意劳逸结合，可适当地练气功、打太极拳、散步等，以使筋脉气血流通。

7. 房室阻滞可安装永久性人工心脏起搏器，术后可以维持正常生活及工作，如果没有症状就可以暂时不用治疗。

8. 保持环境的安静。远离噪声污染，以免诱发或加重病情。

9. 注意季节的变化。随着季节的变化，适时地调整衣服，避免外邪入侵，防止诱发或加重病情。

10. 注意病情的变化。注意自己的血压、呼吸以及体温的变化。对于身体的变化应及时到医院检查，可以减少心律失常的发生。

休　克

休克是一种由于有效循环血量锐减、全身微循环障碍引起重要生命器官（脑、心、肺、肾、肝）严重缺血、缺氧的综合征。其典型表现是面色苍白、四肢湿冷、血压降低、脉搏微弱、神志模糊。引发休克的因子主要通过血量减少、心排血量减少及外周血管容量增加等途径引起有效循环血量剧减、微循环障碍，导致组织缺血、缺氧，代谢紊乱，重要生命器官遭受严重的乃至不可逆的损害。

本病属中医学"厥症"、"脱证"范畴，并认为"厥"是急症，"脱"是危症。

【偏方集成】

1. 人参 10～30 克。煎服或炖服。适用于心源性休克。

2. 大枣 100 克，花生仁 100 克。温水泡后放锅中加水适量，小火煮到熟软，再加蜂蜜 200 克，至汁液黏稠停火，也可用高压锅煮 30 分钟左右，蜂蜜可待花生仁、大枣熟后入锅。大枣补气，花生衣补血，花生仁滋润，蜂蜜补气。适用于休克。

3. 新鲜连根菠菜 200～300 克，猪肝 150 克。将菠菜洗净，切段，猪肝切片，锅内水烧开后，加入生姜丝和少量盐，再放入猪肝和菠菜，水沸后肝熟，饮汤食肝及菜。可佐餐食用。适用于休克。

4. 大枣 12 枚，枸杞子、红糖各 30 克，血糯米 50 克。洗净大枣、枸杞子、血糯米，置于铁锅中加清水，先用旺火煮沸，改用文火煨粥，粥成时加入红糖，调匀。每日 1 剂，早、晚分服。适用于休克。

5. 阿胶 9 克，黄芪 18 克，大枣 10 枚。先水煎黄芪、大枣，水沸 1 小时后取汤，将阿胶纳入汤药中溶化，服用。每日 1 剂。适

中医偏方全书（珍藏本）

用于休克。

6. 枸杞子 25 克，大枣 30 枚，红糖适量。加水煮到枣烂为止，一次服完，每日 1 次，连服 1 周。适用于低血压休克。

7. 甘草 20 克，桂枝 40 克，肉桂 50 克。将 3 种药混合，分 3 日当茶饮服。适用于低血压休克。

8. 党参 30 克。浸泡在 1 瓶中国红葡萄酒或其他高级红葡萄酒内，3 日后即可服用。每日晚上睡前服半小酒杯（约 25 克）。服完 1 瓶即可见效。适用于低血压休克。

9. 鲫鱼 2 条，糯米 50 克。将鲫鱼去肚杂洗净，与糯米共煮粥，再加油、盐、葱、姜调味服用，每周 2 次，连服 2 个月。适用于低血压休克。

10. 党参、黄精各 30 克，炙甘草 20 克。水煎服，每日 1 剂。适用于低血压休克。

11. 猪瘦肉 300 克，黄精 80 克。共炖至烂。每日可连汤带肉分食。适用于低血压休克。

12. 大枣 10 枚，黄芪 16 克，糯米 50 克。先煮黄芪去渣，用汤汁与大枣、糯米同煮成粥，每晚 1 次，连用 2 个月。适用于低血压休克。

13. 栗子（去壳）、猪脊肉各 200 克。洗净切块，煲汤，加食盐及味精调味服食。每周 1 次，连服 1 个月。适用于低血压休克。

14. 韭菜适量。捣烂取汁，每日早晨服 1 杯。适用于低血压休克。

15. 莲子 30 克，大枣 10 枚，生姜 6 片。将上药煎煮后去渣取汁。每日 1 剂，早、晚分 2 次服。适用于低血压休克。

16. 乌骨鸡 1 只，当归 60 克，黄芪 50 克，红糖 150 克，米酒 50 毫升。将鸡剖肚洗净。将后 4 种共放入鸡腹中，再将鸡肚皮缝紧，入锅隔水蒸熟，吃肉喝汤，每半个月吃 1 次，连吃 2 个月。适用于低血压休克。

17. 冬虫夏草 12 枚，鸭 1 只。先杀好鸭去内脏洗净，将冬虫夏草置于鸭腹中，加佐料，炖熟食之。适用于低血压休克。

18. 黄芪 30 克，白术、柴胡各 15 克。同加适量水煎 40 分钟，去渣取汁，入粳米 100 克煮粥食。适用于休克。

19. 黄芪 30 克，山茱萸 10 克。加适量水共煎 30 分钟，去渣取汁，入猪瘦肉片 100 克煮烂熟，调味。饮汤食肉。适用于休克。

20. 鸡腿肉 150 克，人参 15 克，麦冬 25 克。将洗好去皮的鸡腿肉和适量冷水同时入锅，在文火中煨开 10 分钟后，下入洁净的药物，直煨至肉烂，加入少量盐、味精，食用。适用于心肌梗死引起的休克。

21. 红参 20～40 克，附子 10～20 克，麻黄 5～15 克，细辛 5～10 克，枳实 30～50 克。水煎服，每日 1 剂。适用于休克。

22. 阿胶 30 克，山茱萸 50 克，麦冬 20 克，生姜、款冬花各 15 克。水煎服，每日 1 剂。适用于休克。

【生活调理】

1. 体位。休克时应采取中凹卧位，患者头胸部抬高 20°～30°，下肢抬高 15°～20°，使用抗休克裤。

2. 保暖。

3. 保持呼吸道通畅一般用鼻导管吸氧，流量 4～6 升/min，严重缺氧或发绀时应增加至 6～8 升/min，或根据病情采用面罩或正压给氧。

4. 尽快建立静脉通路。

5. 镇静止痛。

原发性高血压

高血压可分为原发性及继发性两大类。在绝大多数患者中，高血压的病因不明，称之为原发性高血压，占总高血压患者的 95% 以上，在不足 5% 的患者中，血压升高是某些疾病的一种临床表现，本身有明确而独立的病因，称为继发性高血压。原发性高血压又称高血压病，患者除了可引起高血压本身有关的症状以外，长期高血压还可成为多种心脑血管疾病的重要危险因素，并影响重要脏器如心、脑、肾的功能，最终可导致这些器官的功能衰竭。近年来，尽管人们对高血压的研究或认知已有很大提高，相应的诊断或治疗方法也在不断进步，但它迄今仍是心脑血管疾病死亡的主要原因之一。

本病属中医学"眩晕"、"头痛"、"心

悸"、"胸痹"、"中风"、"水肿"等范畴。

【偏方集成】

1. 菠菜根 100 克，海蜇皮 50 克，香油、盐、味精各适量。先将海蜇洗净切成丝，再用开水烫过，然后将用开水焯过的菠菜根与海蜇加调料同拌，即可食用。功效平肝、清热、降压。适用于高血压之面赤、头痛。

2. 松花蛋 1 枚，淡菜 50 克，大米 50 克。松花蛋去皮，淡菜浸泡洗净，同大米共煮作粥，可加少许盐调味。食粥，每日晨空腹用。功效清心降火。适用于高血压。

3. 鹅蛋 1 枚，花椒 1 粒。在鹅蛋顶端打一小孔，将花椒装入，面糊封口蒸熟。每日吃 1 枚蛋，连吃 7 日。功效清热解毒。适用于原发性高血压。

4. 鲜西红柿 2 个。将西红柿洗净，蘸白糖每日晨空腹吃。功效清热降血压、止血。适用于原发性高血压。

5. 菊花、槐花、绿茶各 3 克。以沸水沏。待浓后频频饮用。平时可常饮。功效清热、散风。适用于高血压引起的头晕头痛。

6. 生花生米、醋各适量。生花生米（带衣者）半碗，用好醋倒至满碗，浸泡 7 日。每日早、晚各吃 10 粒。血压下降后可隔数日服用 1 次。功效清热、活血。适用于高血压。

7. 风干西瓜皮 30 克，决明子 15 克。加水煎汤，代茶饮。功效清热散风。适用于原发性高血压。

8. 玉米须 60～80 克。将玉米须晒干，洗净，加水煎。每日饮 3 次，坚持服用。功效利尿，利胆，止泻。适用于高血压。

9. 猪脑 1 副，山药 30 克，枸杞子 10 克，盐少许。将山药、枸杞子用纱布包扎好，与猪脑加水共炖，将熟时下盐或调料。食之。功效补肾益精。适用于原发性高血压。

10. 金银花、菊花各 24～30 克。若头晕明显者，加桑叶 12 克，若动脉硬化、血脂高者加山楂 24～30 克。本方为 1 日剂量。每日分 4 次，每次用沸水冲泡 10～15 分钟后当茶饮，冲泡 2 次弃掉另换。可连服 3～4 周或更长时间。适用于原发性高血压。

11. 黑木耳 6 克，柿饼 50 克，冰糖少许。加水共煮烂，一日服完。适用于原发性

高血压。

12. 鲜向日葵叶 120 克。洗净煎汤。每日分 3 次服。适用于原发性高血压。

13. 核桃仁 30 克，糯米 100 克。将核桃仁打碎，糯米洗净。加清水适量煮成稀粥，加少许糖调味即成。每日早晨空腹顿服。功效调补阴阳。适用于原发性高血压。

14. 白茄子 2 个。洗净切开置碗内，加细盐、食用植物油各适量，隔水蒸食。最好不要削皮，茄子皮中含有大量的营养成分和有益健康的化合物。功效祛风通络，降血压。适用于原发性高血压。

15. 豆油适量，鸡蛋 2 枚，红糖 30 克。打鸡蛋和红糖加水搅拌均匀，豆油在锅内烧热，倒入锅内煎熟。空腹服用，连服 10 日。适用于原发性高血压。

16. 黑木耳适量。用清水浸泡 1 夜后，上屉蒸 1～2 小时，再加入适量冰糖，每日服 1 碗。适用于原发性高血压。

17. 荸荠、海蜇头（洗去盐分）各 30～60 克。煮汤，每日分 2～3 次服。适用于原发性高血压。

18. 鲜葫芦适量。捣烂取汁，以蜂蜜调服，每日 2 次，每次半杯至 1 杯。适用于原发性高血压。

19. 西瓜翠衣、决明子各 9 克。水煎服。适用于原发性高血压。

20. 滇常山根 10～30 克。水煎去渣，加米酒煮鸡蛋 1 枚，内服。适用于原发性高血压。

21. 生鱼片 200 克，菠菜 250 克，蒜茸、姜花、葱段各少许。菠菜去根，洗净，略切几段，放入沸水中焯过，捞起滤去水分，生鱼片用少许味精、盐稍浸渍。起油锅，先下蒜蓉、姜花、葱段爆香，入生鱼片，烹黄酒，略炒，再下菠菜翻炒几下，调味勾芡即可。功效清热除烦，养肝降压。佐餐食用。适用于原发性高血压。

22. 淡菜 30 克，皮蛋 1 枚，粳米 100 克。粳米加适量清水煮粥，待米开时加入洗净的淡菜同煮，粥将成时放入切碎的皮蛋，稍煮，加盐 1～2 克调味。每日早晨食用，连食 5～7 日为 1 个疗程。功效滋阴降火，清热除烦。

适用于原发性高血压。

23. 芹菜 250 克。芹菜用沸水烫 2 分钟，切碎绞汁，可适当调味。每日 2 次，每次 1 小杯。功效平肝降压。适用于原发性高血压。

24. 黄鳝 120 克，西瓜翠衣、芹菜各 150 克，姜、葱、蒜各少许。将黄鳝活剖，去内脏、脊骨及头，用少许盐腌去黏液，并放入开水中余去血腥，切片。西瓜翠衣切条，芹菜去根叶，切段，均下热水中焯一下捞起备用。炒锅内加麻油，下姜、蒜蓉及葱爆香，放入鳝片稍炒，再入西瓜翠衣、芹菜翻炒至熟，调味勾芡即可。佐餐食用。功效清热平肝，利尿降压。适用于原发性高血压。

25. 菊花末 15 克，粳米 100 克。菊花去蒂，研成细末备用。粳米加水适量，用武火烧沸，改用文火慢熬，粥将成时调入菊花末，稍煮片刻即可。可作早晚餐食用。功效清热疏风，清肝明目。适用于原发性高血压。

26. 天麻 9 克，鸭蛋 2 枚。将鸭蛋放入盐水中浸 7 日后，在顶端钻 1 小孔，倒出适量鸭蛋清，再灌入已研成细末的天麻（若鸭蛋不充盈，可将倒出的鸭蛋清重新装入，至充盈为度）。然后用麦面作饼将鸭蛋上的小孔封闭，随即将鸭蛋完全包裹，放在炭火灰中煨熟。每日早晨空腹时用开水送食鸭蛋 2 枚，可连服 5～7 日。适用于原发性高血压。

27. 芹菜 100 克，海带 50 克。芹菜洗净切段，海带洗净切丝，然后分别在沸水中焯一下捞起，一起倒上适量香油、醋、盐、味精调味食用。适用于原发性高血压。

28. 何首乌 60 克。水煎浓汁，去渣后加粳米 100 克，大枣 3～5 枚，冰糖适量，同煮为粥，早、晚食之。功效补肝肾，益精血，乌发，降血压。适用于原发性高血压。

29. 罗布麻叶 6 克，五味子 5 克，冰糖适量。开水冲泡代茶饮。常饮此茶可降压，改善高血压症状，并可防治冠心病。适用于原发性高血压。

30. 糖、醋浸泡 1 个月以上的大蒜瓣若干。每日吃 6 瓣蒜，并饮其糖醋汁 20 毫升，连服 1 个月。适用于高血压。

31. 新鲜荷叶 1 张，粳米 100 克，冰糖少许。将鲜荷叶洗净煎汤，再用荷叶汤同粳米、冰糖煮粥。早、晚餐温热食。适用于原发性高血压。

32. 绿豆、海带各 100 克，大米适量。将海带切碎与其他 2 味同煮成粥。可长期当晚餐食用。适用于原发性高血压。

33. 海带 20 克，决明子 15 克。用适量水煎煮，食海带饮汤。功效消痰散结利水，清肝明目润肠，降压、降脂。适用于高血压肝阳上亢伴高脂血症的患者。

34. 葛根粉 15 克，粳米 100 克。同煮成粥服食。功效清热生津，止渴止泻。适用于高血压烦躁口渴者。

35. 生花生壳 120 克。水煎，每次 1 剂，分 2 次服。或用生花生壳研为细粉，每次 2 克，每日 3 次。以上两法，均以 20 日为 1 个疗程。适用于高血压。

36. 花生全草 30～45 克。洗净切碎，水煎当茶饮，每日 1 剂，2 周为 1 个疗程。适用于高血压。

37. 白鸡冠花 80 克。水煎至 200 毫升。每次服 100 毫升，每日 2 次。适用于高血压。

38. 明矾 3～3.5 千克。捣碎成花生米大小的块粒，装进枕芯中，常用此当枕头。适用于高血压。

39. 刺儿菜 200～300 克。洗净（干刺儿菜约 10 克），加水 500 克左右，用文火熬 30 分钟左右（干菜时间要长些），待熬好的水温降至 40 ℃左右时一次服下，把菜同时吃掉更好。每日煎服 1～2 次。适用于高血压。

40. 鲜藕 1250 克，生芝麻、冰糖各 500 克。鲜藕切成条或片状，生芝麻压碎后，放入藕条（片）中，加冰糖，上锅蒸熟，分成 5 份，凉后食用，每日 1 份。适用于高血压。

41. 山楂 1500 克，生地黄 30 克，白糖适量。山楂洗净去子放不锈钢锅内煮烂，放入白糖，煮熟凉后放冰箱储藏。每日不计时食用。适用于高血压。

42. 天麻 40 克，地龙 30 克，龙骨 100 克。共捣碎如茶状，小火煎沸 10 分钟，离火，去渣代茶，分 2 日服。适用于高血压。

43. 芹菜籽 10 克。用纱布包好，放 5000 克水煎汤，早、中、晚饮 1 杯。不怕辣者，可早、中、晚食生蒜 2 头。适用于高血压，症见头晕、失眠、烦躁。

44. 桃干、绿葡萄干各 100 克，大枣 50 克，柠檬酸 2 克。将桃干、绿葡萄干、大枣洗净，开水浸泡，微火煮 1 小时，加入柠檬酸后过滤，每日服 100～500 毫升。适用于高血压。

45. 海蜇皮 125 克，荸荠（洗净，连皮用）375 克。加水 1000 毫升，煎至 250 毫升，空腹顿服。适用于高血压。

46. 炙黄芪 30 克，陈皮 3 克。水煎，每日 1 剂，分 2 次服或少量分次服，连用 2～3 周。适用于高血压。

47. 新鲜马齿苋 150 克。水煮 2 分钟，捞出阴干，加少许油盐和捣烂的大蒜，拌成凉菜，分 2 餐食用。连食 15 日以上。适用于高血压。

48. 决明子（炒微黄）20～30 克，金银花 10～15 克，杭菊花 15 克。用开水冲泡当茶饮。每日 1 剂，可长期饮用。适用于高血压。

49. 何首乌、丹参各 15 克，蜂蜜 30 克。先将何首乌、丹参加水煎汤，去渣后调入蜂蜜，每日服 1 次。功效滋阴，补益五脏，通经活络。适用于高血压。

50. 鲜芹菜 250 克。将芹菜洗净，放入沸水中烫 2 分钟，取出后切碎绞汁。每次服 1 小杯，每日 2 次。适用于高血压。

51. 罗布麻叶 6 克，山楂 15 克，五味子 5 克，冰糖适量。将上述 4 味用开水冲泡，代茶饮，不限量。适用于高血压。

52. 冰糖 50 克，食醋 100 克。将冰糖放入食醋中溶化。每次 10 克，每日 3 次，饭后服用。适用于高血压。溃疡患者和胃酸过多者不宜服用。

53. 新鲜荷叶 5 张，猪瘦肉、大米各 250 克，盐、酱油、淀粉等各适量。先将大米洗净，用砂盆捣成米粉；猪瘦肉切成厚片，加入酱油、淀粉等搅拌均匀，备用；将荷叶洗净裁成 10 块，把肉和米粉包入荷叶内，卷成长方形，放蒸笼中蒸 30 分钟，取出即可。适用于轻度高血压。

54. 带衣花生米 500 克，食醋 100 毫升。带衣花生米置于容器中，加食醋，密封浸泡 1

周，每晚临睡前吞服 2～4 粒，疗程不限。适用于轻度高血压。

55. 芹菜（连根）、粳米各 60 克。将芹菜洗净切碎，与粳米一起煮粥，每日早、晚餐服食，连服 7～8 日为 1 个疗程。适用于轻度高血压。

56. 白木耳 3 克。放入清水中浸泡 12 小时，冰糖隔水炖 1 小时，每晚睡前服之，疗程不限。适用于轻度高血压。

57. 菊花 10 克，生山楂、决明子各 15 克，冰糖适量。冰糖与 3 味药同煎，去渣取汁，代茶饮。适用于高血压。

58. 天麻 10 克，鲜橘皮 20 克。水煎，代茶饮。适用于高血压。

59. 荠菜 250 克，粳米 100 克。将荠菜洗净切碎与粳米同煮粥。每日 1 次。适用于高血压肝火上炎证。

60. 荸荠、海蜇皮各 50～100 克。荸荠、海蜇皮浸洗，除去盐分，煮汤饮，每日 2 次。适用于高血压。

61. 菠菜根、海蜇皮各 100 克，香油、盐、味精各适量。先将海蜇皮洗净切丝，再用开水烫过，然后将开水焯过的菠菜根与海蜇皮加调料同拌，即可食用。每日 1 次。适用于高血压。

62. 海参 20 克，白米 60 克。同煮粥调味食用。适用于高血压。

63. 淡菜 30 克，皮蛋 1 枚，粳米 60 克。共煲粥调味服食。适用于高血压。

64. 韭菜 100 克，蛤蜊肉 150 克。加水适量煮熟，调味服食。适用于高血压。

65. 桃仁 10 克，莲藕 250 克。将莲藕洗净切成小块，加清水适量煮汤，调味饮汤食莲藕。适用于高血压。

66. 桃仁 10 克，新鲜牛血 200 克。新鲜牛血（切成块状），与桃仁加清水适量煲汤，盐少许调味，饮汤食牛血。适用于高血压。

67. 鸡清汤 500 毫升，蕨菜 200 克，皮蛋 2 枚，姜丝、盐、味精、麻油各适量。鸡清汤烧开后，放入蕨菜（先余水，切段）、姜丝和盐，煮熟后，放入皮蛋丁，下味精，淋麻油，分 2 次趁热服。适用于高血压。

68. 香椿芽 100 克，五香豆腐干 100 克，

中医偏方全书（珍藏本）

皮蛋 2 枚，醋、盐、味精、麻油各适量。将香椿芽洗净放入滚开水中加盖，温浸 5 分钟，取出切碎；五香豆腐干切粒，皮蛋去壳洗净切粒，同放入碗中，加入醋、盐、味精、麻油，拌匀，淹浸入味即成。适用于高血压。

69. 大蒜、糖、醋各适量。取瓶放入大蒜（带皮），用糖、醋浸泡数日。早晨空腹吃糖醋蒜 1~2 瓣，并连带喝一些糖醋汁，连食 10~15 日。适用于高血压。

70. 大蒜、大米各适量。大蒜放沸水中煮 1~2 分钟捞出，下米煮粥于蒜水中，煮成粥后再放入大蒜同煮几分钟即成。连蒜带米一起食用。适用于高血压。

71. 大蒜 5 瓣，洋葱 5 片，芹菜 100 克，荸荠带皮 5 个，番茄 1 个。将以上原料加 4 碗水，文火煮成 1 碗。睡前 1 次服完。适用于高血压。

72. 大蒜适量，决明子 15 克。同煎汤，当茶饮。适用于高血压。

73. 大蒜适量，鲜马兜铃根 50 克。加适量白糖共煎。饮服。每日 1 剂。适用于高血压。

74. 大蒜、吴茱萸各 10 克。共捣烂成泥状。敷于双侧足心，用纱布包扎固定，24 小时后取下，每 3 日敷药 1 次。适用于高血压。

75. 杭白菊、钩藤各 6 克，生山楂、决明子各 10 克，冰糖适量。钩藤、决明子、山楂煎汁，约 500 毫升，冲泡菊花，调入冰糖，代茶饮。适用于高血压。

76. 黄瓜藤 1 把。洗净加水煎成浓汤。每日 2 次，每次 1 小杯。功效清热，利尿。适用于高血压。

77. 生鱼肉（草鱼或海鱼肉均可）200 克，玉兰花瓣 15 个，鸡蛋 5 枚，味精、料酒、香油及盐各适量。将鱼肉去刺切碎，玉兰花切成丝或末，两者混拌成泥。取蛋清，用筷子搅匀发稠，放入少许香油、料酒、味精及盐。然后将鱼肉玉兰泥做成数个小球，放入配好的蛋清中蘸匀，捞出后码在盘子中央。将整盘玉兰鱼球放在开锅的蒸屉上蒸 5 分钟，食用。适用于高血压虚火上升证。

78. 香蕉 3 只，西瓜皮（鲜品加倍）、玉米须各 60 克，冰糖适量。香蕉去皮与西瓜皮、玉米须共煮，加冰糖调服。每日 2 次。功效平肝，泄热，利尿，润肠。适用于高血压肝阳上亢证。

79. 柠檬 1 个，荸荠 10 个，白糖适量。将柠檬洗净，切片；荸荠洗净，去皮切片，备用。锅内加水适量，放入柠檬片、荸荠片，大火烧沸，改用文火煮 5~10 分钟，调入白糖即成。每日 1 剂，分 2 次服，连服 10~15 日。适用于高血压。

80. 夏枯草 12 克，龙胆、甘草各 6 克，益母草、白芍各 9 克。水煎服，每日 1 剂。适用于高血压。

81. 夏枯草、菊花各 10 克，决明子、钩藤各 15 克。水煎服。用药 1 周后决明子加至 30 克，水煎分 2 次服用。适用于高血压。

82. 青葙子 30 克。水煎 2 次，每日 1 剂，分 3 次服，7 日为 1 个疗程。适用于高血压。

83. 鲜嫩山楂果 1~2 枚。泡茶饮用，每日数次。适用于高血压。

84. 葛根适量。洗净切成薄片，每日 30 克，加水煮沸后当茶饮用。适用于高血压。

85. 莲子心 12 克。开水冲泡后代茶饮用，每日早、晚各饮 1 次。适用于高血压。

【生活调理】

1. 调畅情志。保持轻松愉快的情绪，避免过度紧张。在工作 1 小时后最好能休息 5~10 分钟，可做操、散步等调节自己的神经。心情郁怒时，要转移一下注意力，通过轻松愉快的方式来松弛自己的情绪。忌情绪激动、暴怒，防止发生脑出血。

2. 饮食有节。应节制日常饮食，少吃脂肪、甜食、盐。饮食以清淡为主，多食蔬菜水果。多吃些芹菜、韭菜、白菜、菠菜等纤维素多的蔬菜，以保持大便通畅。切忌大便干燥，高血压患者用力解大便，容易发生脑出血、心绞痛。忌暴饮暴食，食盐摄入量每日不超过 5 克，肥胖者应控制食量及热量，减轻体重。要保持良好的睡眠状态，睡前用温水浸泡脚，避免看小说，看紧张恐怖的电影电视。性生活使人处于高度兴奋状态，神经血管紧张，应节制性欲。

3. 戒烟少酒。烟碱（尼古丁）可收缩微细血管，使心搏加快，血压升高，少量喝酒可使微循环扩张，增加血管弹性，有一定好处。提倡戒烟少酒。大量喝酒及喝烈性酒则肯定是有害无益的。

4. 劳逸结合。如从事高度紧张的工作，要掌握好对自己情绪的调节，注意劳逸结合，争取多休息，避免有害的慢性刺激（如噪声）的影响。重体力劳动、剧烈运动是不适宜的。负重、长跑、搬运重物应予禁止。但轻体力劳动是可以的，长期卧床并无好处。

5. 坚持锻炼。应坚持打太极拳、练气功，每日早、晚各 1 次，可改善血液循环，减少外周阻力而使血压降低。洗澡不要用热水或冷水，以减少血压骤然变化，以洗温水为宜。

6. 坚持服药。对中、晚期高血压病，坚持服药治疗是十分重要的。如一种药物产生耐药性而失效时，应及时更换其他药物。不遵医嘱，随意停药，会使血压急剧升高而发生危险。平时应经常测量血压。

心 绞 痛

心绞痛是一种由冠状动脉供血不足，心肌急剧和暂时的缺血与缺氧而导致阵发性前胸压榨感或疼痛为特点的临床证候。本病的发作多在劳累、激动、受寒、饱食、吸烟时。发作时心电图有心肌缺血等表现。

本病属中医学"胸痹"、"心痛"、"厥心痛"、"真心痛"等范畴。本病多因中老年脏腑功能渐衰，膏粱厚味损伤脾胃，或七情内伤所致气滞、血瘀、痰浊内生，使脉络不通，不通则痛而发病。心痛病位在心，其本在肾。肾为先天之本，心肾二脏以经络相连。肾阴不足，不能上济于心，阴虚生内热，热结于里，煎熬血液而成瘀滞，阻于心脉，心失所养，而致心痛，肾阳不足，心失温煦，亦可致心阳不足，鼓动无力，而成瘀滞。血瘀痰阻，又以血瘀为多见，因寒凝、热结、痰阻、气滞、气虚等因素皆可致血脉郁滞，而为瘀证，血瘀停着不散，心脉不通，故疼痛如刺如绞而痛处不移。

【偏方集成】

1. 山楂 30～40 克（鲜品 60 克）。煎汤代茶饮，每日数次，每次适量。适用于心绞痛。

2. 黑芝麻、白糖各 500 克。将黑芝麻洗净烤熟后磨碎，加入白糖搅拌均匀。每次 3～4 勺，每日 3 次。病情轻者连续食用 2 个月。适用于心绞痛。

3. 蒲黄、五灵脂（用布包）各 6 克，葛根 10 克，丹参 5 克。水煎，每日 1 剂，服时，加研末降香 3 克，冲服。适用于心绞痛。

4. 龙眼肉 250 克，麦冬 150 克，炒酸枣仁 120 克，西洋参 30 克，蜂蜜适量。将前 4 味药加水煎煮 3 次，滤取并合并煎液，再以文火将煎液浓缩，然后放入蜂蜜熬至膏状。每日早、晚各服 15～30 克。适用于心绞痛阴虚阳闭证。

5. 藏红花 1 克。泡水代茶饮，每日 1 剂。适用于心绞痛。

6. 栀子、桃仁各 12 克，炼蜜 30 克。将前 2 味药研末，加蜜调成糊状。把糊状药摊敷在心前区，纱布覆盖，第 1 周每 3 日换药 1 次，以后每周换药 1 次，6 次为 1 个疗程。适用于心绞痛。

7. 老榕树根、余甘根各 30 克，菅草根 15 克。将 3 药共入锅煎水。饭后服用，每周服药 6 日，连服 4 周为 1 个疗程。适用于心绞痛。

8. 鸡蛋 25 枚，朱砂、珍珠粉各 3 克。将鸡蛋煮熟，取出蛋黄，放入锅内用文火炒，至出黑烟为度。然后放在双层纱布里榨取蛋黄油，榨后再炒，至第 2 次为止，再将朱砂、珍珠粉加入蛋黄内搅匀。每日 1 剂，连服 10 剂。适用于心绞痛。

9. 桃仁、酸枣仁、柏子仁各 10 克，粳米 60 克，白糖 15 克。将桃仁、酸枣仁、柏子仁打碎，加水适量，置武火煮沸 30～40 分钟，滤渣取汁，将粳米淘净入锅，倒入药汁，武火烧沸，文火熬成粥，加白糖调味，早晚皆可。适用于心绞痛淤血内阻证。

10. 丹参 30 克，檀香 6 克，白糖 15 克。将丹参、檀香洗净入锅，加水适量，武火烧沸，文火煮 45～60 分钟，滤汁去渣加白糖调

中医偏方全书（珍藏本）

味，即成。每日 1 剂，分 3 次服。适用于心绞痛。

11. 猪心 1 个，薤白 150 克，胡椒粉适量。猪心洗净入锅，加水适量，武火烧沸煮熟，倒入薤白，文火煮炖至猪心软透。适用于心绞痛。

12. 丹参 15 克，苏木、三七、红花各 10 克，高粱白酒 1000 克，诸药洗净晾干，放入酒瓶内加盖密封 15～20 日即可，每日 1～2 次，每次服 10～15 毫升。适用于心绞痛瘀血内阻证。

13. 丹参 30 克，白酒 500 克。浸泡。每次饭前饮服 10 毫升，每日 2～3 次。适用于心绞痛。

14. 三七粉 3 克，肉桂粉 1.5 克，当归 30 克。用当归煎汤冲服三七粉、肉桂粉。每日分 3 次服。适用于心绞痛。

15. 鲜葛根适量，粳米 100 克。葛根切片磨碎，加水搅拌，沉淀取粉，取葛根粉 30 克，与粳米同煮粥，每日早、晚服食。适用于心绞痛。

16. 西洋参、川三七、鸡内金各等份。水煎服，每日早、晚各 1 次。适用于心绞痛。

17. 瓜蒌、薤白各 12 克，白酒适量。将 3 味慢火同煎服，每日 2 次，餐后服用。适用于心绞痛。

18. 玉竹、山楂各 500 克，糖粉、白糊精各适量。山楂水煎 2 次，每次 15 分钟，玉竹水煎 2 次，每次 30 分钟；合并 2 药，沉淀，取清液，浓缩成清膏，加入 3 倍量的糖水，1 倍量的白糊精；搅匀，制颗粒，干燥，过筛。每次服 22 克，开水冲服，每日 3 次。适用于心绞痛。

19. 七成熟的青柿子 1000 克，蜂蜜 2000 克。将柿子洗净去柿蒂，切碎捣烂，用消毒纱布绞汁，再将汁放入沙锅内，先用大火后改小火煎至浓稠时，加蜂蜜，再熬至黏稠，停火，冷却，装瓶。开水冲饮，每次 1 汤匙，每日 3 次。适用于心绞痛。

20. 芭蕉花 250 克，猪心 1 个。将上 2 物放于沙锅内，加水适量，共炖 2 小时。喝汤食心，每日 1 剂，连服数日。适用于心绞痛。

21. 生栀子 15 克，三七粉 3 克。用沸水浸泡半小时，代茶饮，每日 1 剂，连服数日。适用于心绞痛。

22. 桃枝 1 把，酒 500 毫升。将桃枝切成小细条，加入酒，煎取半毫升，顿服。适用于心绞痛。

23. 丹参 30 克，糯米 50 克，大枣 3 枚，红糖少许。丹参加水煎汤，去渣后入糯米、大枣、红糖煮粥，温热食，每日 2 次，10 日为 1 个疗程，隔 3 日再服。适用于心绞痛。

24. 银杏叶 5 克。将上药洗净，切碎，开水焖泡半小时，每日 1 次，代茶饮。适用于心绞痛。

25. 冬菇 20 个，大枣 8 枚，料酒、盐、味精、姜片、花生油各适量。冬菇用冷水洗净泥沙，大枣洗净待用，用有盖炖盅 1 个，加进清水、冬菇、大枣、盐、味精、料酒、姜片、熟花生油少许，用牛皮纸封好后，急火炖 1 小时左右，出笼起盅即可。适用于心绞痛。

26. 核桃 2 枚，大枣 2 枚，生姜 15 克。将核桃和大枣分别煨熟，生姜下锅煮成半碗汤，核桃去壳，大枣去核后细嚼，用姜汤送下，每日 1 剂。适用于心绞痛。

27. 薤白、瓜蒌子各 10 克，半夏 5 克。水煎去渣，黄酒冲服，每日 2 次。适用于心绞痛。

28. 薤白 10～15 克（鲜品 30～45 克），粳米 100 克。共煮粥。煮熟后油盐调味食用。功效宽胸行气止痛。适用于心绞痛。

29. 丹参 50 克，白檀香、砂仁各 10 克。水煎服。适用于心绞痛。

30. 蒲葵叶 20 克。烧灰存性，研成细粉末，分 2 次服，每隔 4 小时 1 次。适用于心绞痛。

31. 桃仁 7 枚。去皮尖，研细末吞服。适用于心绞痛。

32. 晚蚕沙 30 克。滚汤泡过，滤取清水，饮之即止。适用于心绞痛。

33. 安息香 0.3～1.5 克。研末，沸汤服下。适用于心绞痛。

34. 真麻油 50 毫升。煎滚，冲入烧酒 20 毫升，趁热饮之。适用于心绞痛。

35. 菊花 3 克，生山楂片、决明子各 15

克，放入保温杯中，用沸水冲泡，盖严浸泡半小时，每日数次。适用于心绞痛。

36. 何首乌30～60克，粳米100克，大枣3枚，冰糖少许。何首乌入沙锅煎取浓汁，去渣，与粳米、大枣、冰糖同煮为粥。早、晚食用，每次适量。适用于心绞痛。

37. 香蕉50克。捣烂，加入等量茶水，再放少量蜂蜜，制成香蕉茶频饮。适用于心绞痛。

38. 红参、麦冬、黄芪各6克，陈皮5克。水煎服，每日1剂。适用于心绞痛。

39. 丹参、何首乌各25克。水煎去渣取汁，再调入蜂蜜25克拌匀，每日1剂。适用于心绞痛。

40. 茶树根、余甘根各30克，茜草根15克。水煎服，每日1剂，每周服6日，连服4周为1个疗程。适用于心绞痛。

41. 五灵脂、蒲黄各30克。共研细末。每次6～10克，热黄酒送服，早、晚各1次。适用于心绞痛。

42. 延胡索、川楝子各30克。研细末，分6包，每次1包，每日3次，开水冲服。适用于心绞痛。

43. 香菇、蘑菇、黑木耳各25克，豆腐200克。将香菇、蘑菇、黑木耳泡发切碎，放入油锅爆炒，加水煮至软熟加豆腐和调味料，煮5～10分钟即可。每日1次，10日为1个疗程。适用于心绞痛。

44. 白菊花300克。加温水浸泡过夜，次日煎2次，每次半小时，待沉淀后除去渣，再浓缩至500毫升。每次服25毫升，每日2次。2个月为1个疗程。用于缓解心绞痛症状，总有效率达80%。适用于心绞痛。

45. 盐肤木根茎45克。水煎至30毫升，每次服10毫升，每日3次。总疗程为4～8周。适用于心绞痛。

46. 毛冬青根100～150克。水煎服，每日1剂。适用于心绞痛。

47. 郁金、香附各10克，甘草6克。水煎服。适用于心绞痛。

48. 大蒜6瓣，玉米50克。蒜瓣用糖醋浸渍1日。玉米磨碎煮成粥，将糖醋放入，再煮片刻，入少许调料即成。趁温热服用。

连服15日，现煮现食。适用于冠心病。

49. 大蒜、青木香各10克，醋20毫升。以醋浸大蒜和青木香。取汁顿服。适用于心绞痛。症见突然心前区疼痛、胸闷气短、心悸，天气寒冷时疼痛易发作或加剧，心痛彻背。

50. 大蒜、葱白各30克，山楂、荷叶、薏苡仁各50克。共水煎，代茶饮服。适用于心绞痛，症见胸闷如窒而痛，气短喘促，肢体沉重，形体肥胖，痰多，舌苔浊腻。

51. 大蒜20克，橘皮50克，生姜、枳实各10克。水煎服，每日1剂。适用于心绞痛气滞痰阻证。

52. 大蒜5头，薤白10～15克（鲜品30～60克），葱白2根，粳米100克。葱、蒜、薤白切碎与粳米熬粥。食用，每日1剂，每日1～2次。适用于心绞痛。

53. 大蒜1头，蜈蚣1条，马蜂窝3克。水煎服，每日1剂，每日1～2次。适用于心绞痛。

54. 细辛2克，高良姜、荜茇、檀香各5克。煎汁制成喷雾剂，在心绞痛发作前夕或发作时，直接喷洒在患者的口舌、鼻腔附近。适用于心绞痛。

【生活调理】

1. 少食多餐，避免过饱。吃饭过饱，会使胃内充满食物，为了有助于消化和吸收，血液会大量地流向胃肠部位，造成冠状动脉供血减少，容易诱发心绞痛。除此之外，饱餐时摄入大量的高脂肪食物，导致血脂升高，血液黏度增加，形成血栓，最终诱发心绞痛。因此，要坚持饮食有节的原则。

2. 多吃豆类食品。经常吃豆类食品，既可以改善膳食的营养素的供给，还可以避免吃肉类过多而对身体产生的负面影响。豆类食品中含有丰富的亚油酸和磷脂，具有降低血中胆固醇的作用。因此，豆类是预防高血压、冠心病、心绞痛的良好食品，心绞痛患者可以适量多吃一些。

3. 勤沐浴。沐浴可以行气活血、舒筋通络、解除疲劳。但是在饱餐之后不宜沐浴，也忌洗冷水浴。因为突然的寒冷刺激容易引发血管痉挛，加重病情。

4. 注意休息。如果有轻微的心绞痛发作，最好稍稍卧床休息一会儿。平时可正常工作，但不宜过度劳累。稍觉身体舒适一些，可以在卧室内散步。

5. 养成定时排便的好习惯。心绞痛发作的一个重要原因是便秘用力，所以，做到"腹中常清"是很重要的。要养成定时排便的好习惯，排便要自然，不强忍，不强挣。如果出现便秘的状况，应从饮食上调理，多吃点蜂蜜、香蕉或做一些腹部的按摩等。

6. 轻便着装。心绞痛患者应穿柔软、宽松的衣服。多选择透气性强、棉质的料子。气温变化，也要随之增减衣物，做到勤洗勤换。

7. 避免饮食不当。大量脂肪餐、过度饱食、酗酒是引起心绞痛发作的最常见诱因。建议戒肉食（包括蛋类），以素食为主。主食里尽量多一些红薯、山药、豆类和新鲜蔬菜、新鲜水果。同时坚持每日进食 10～20 克（干时的重量）黑木耳，每日煮 10～15 克灵芝水分 2 次（早、晚各 1 次）服用。

8. 避免情绪过分激动。发怒、精神高度紧张，以及过分焦虑和应激情况也是心绞痛发作的高危因素。

9. 避免大量吸烟，特别是 1 日吸烟达 20 支以上时，烟草中的尼古丁、焦油和其他有害物质会对冠状动脉血管产生强烈刺激，诱发冠状动脉血管痉挛而引起心绞痛发作。

10. 随身携带药物，以备应急时用。冠心病心绞痛发作具有突发性特点，尽管患者小心翼翼地防范各种诱因和促发因素，但往往只能减少发作，不能完全制止发作。因此，患者需要注意备有能够预防和缓解心绞痛发作的应急药物，最好将急救盒随时带在身上。另外，在出现心慌不适或心绞痛发作时，立即安静休息也是不可忽视的重要防治环节，对此要给予重视并及时实施。

11. 坚持锻炼。运动锻炼可提高心肌和运动肌的耐力和效率，促进血液循环，有利于改善对缺氧的耐受性。即便曾经有过心绞痛的冠心病人同样不可忽视运动锻炼，在稳定期可根据身体状况选择适宜的运动项目，如太极拳、老年体操、散步及慢跑等。运动锻炼每日 1～2 次，每次活动时间应控制在 50 分钟内，每周 3～5 次，长期坚持方有益处。

心肌梗死

心肌梗死是由于冠状动脉急性闭塞，血流中断，引起严重而持久的缺血性心肌坏死。临床表现一般呈突发性的、剧烈而持久的胸骨后疼痛，伴有面白唇青、手足逆冷、发热等症状。有时候会引起心律失常、心力衰竭、休克等合并症，常有生命危险。导致心肌梗死的发生常有一些诱因，像过劳、情绪激动、大出血、休克、脱水、外科手术或严重心律失常等。

本病属中医学"真心痛"范畴。主要病因有气滞血瘀、痰浊闭塞、心气不足、阴血亏虚等。

【偏方集成】

1. 新鲜山楂 1 千克，茯苓 250 克，蜂蜜 250 克。将上述原料煎汁熬露。每次喝 5～10 毫升，每日 3 次。功效活血通络。适用于慢性心肌梗死。

2. 山楂 50 克，银耳 20 克，蜂蜜 250 克。将银耳切碎，与山楂、蜂蜜一起入锅熬羹。每次 5 毫升，每日 3 次。适用于缓解心肌梗死引起的疼痛。

3. 大枣、莲子各 15 克，粳米 50 克。将莲子、大枣、粳米一同入锅煮粥。每日 1 次，可做早餐食用。适用于心肌梗死。

4. 新鲜栗子 300 克，玉米粉 50 克，桂花酱 15 克，调料适量。将新鲜栗子剥壳，煮熟备用。将栗子、白糖及热水放入锅内煮 20 分钟。然后将玉米粉用水调匀，迅速拌在栗子羹中，淋上桂花酱即可。每日早、晚空腹食用。适用于心肌梗死。

5. 炙黄芪 30 克，党参 20 克，当归、桃仁各 10 克，大枣 15 克。煎汁去渣。分 3 次服用。1 个月为 1 个疗程。适用于缓解心肌梗死引起的疼痛。

6. 柠檬 1 个，荸荠 10 个。上 2 味水煎，可食可饮。适用于心肌梗死。

7. 黑木耳 15 克，猪腿肉 50 克，豆腐 2 块，植物油、细盐、黄酒、酱油、米醋、蒜泥、豆瓣辣酱、花椒、辣油、味精各适量。发黑木耳备用；猪肉洗净，切成肉碎，加细盐、黄酒、酱油拌匀，备用；豆腐切成小方块；起油锅，放植物油2匙，中火烧热油后，倒入肉碎、蒜泥，炒香，再下黑木耳，豆瓣辣酱，翻炒3分钟后，加淡肉汤或清汤一碗，倒入豆腐，然后加细盐少许；再烧10分钟，加淀粉糊、米醋、花椒粉、辣油、味精，拌和成羹；小沸后装碗。适用于心肌梗死。

8. 茯苓细粉、米粉、白糖各等份。加水适量，调成糊，以微火在平锅里摊烙成极薄的煎饼，早、晚分作主食吃。适用于心肌梗死引起的心律失常。

9. 薤白、陈皮各20克，粳米50克。将薤白、陈皮煎汁去渣后，加入粳米煮粥。分次服用。适用于缓解心肌梗死引起的疼痛。

10. 桑椹15克。用桑椹煮水，代茶饮。适用于心肌梗死引起的心律失常。

11. 木耳30克。焙干为末，白水送下。适用于心肌梗死。

12. 薤白10～15克（鲜品30～45克），粳米100克。薤白同粳米煮粥，可供早、晚餐，温热服食。适用于心肌梗死。

13. 桂心1～2克，茯苓10克，粳米50～100克。用粳米煮粥，桂心、茯苓加水煎汁，取汁入粥中同煮，沸后即可。适用于心肌梗死。

14. 芥菜头4个，粳米50～100克。洗净芥菜头切成片，与粳米适量清水煮成稀粥，熟后食用。适用于心肌梗死。

15. 山楂15克，荷叶12克，糯米100克。糯米加水煮粥，同时放入切碎的山楂、荷叶，以文火煮烂后，温服。适用于心肌梗死。

16. 桃仁20克，生地黄30克，桂心3～5克，生姜1块，粳米100克，白酒适量。桃仁去皮尖，桂心研成末，粳米研细待用。用适量白酒将生地黄、生姜和桃仁绞取汁液。粳米加水煮粥，煮沸后放入桃仁、生地黄、生姜汁，粥熟调入桂心末，搅匀，空腹服食。适用于心肌梗死。

17. 生山楂10克，炒决明子6克，杭菊花3克。用600～800毫升开水冲泡，加盖闷10分钟，不烫时可代茶频饮。每日1剂。适用于预防心肌梗死。

18. 鸡腿肉150克，人参15克，麦冬25克。将洗好去皮的鸡腿肉和适量冷水同时入锅，在文火中煨开10分钟后，下入洁净的药物，直煨至肉烂，加入少量盐，味精，食用。适用于心肌梗死引起的休克。

19. 人参30克，大枣5枚。人参研为粗末，加大枣，水煎。每次3克，温开水送服，或水煎浓汁，饮服。适用于心肌梗死。

20. 三七末适量。每次1.5～3克，每日3次，开水送下。适用于心肌梗死引起的胸痛。

21. 延胡索10克。水煎服。或微火上炒令香，为细末，每次服6克。适用于心肌梗死。

22. 刘寄奴穗适量。为末，每次9克，白酒送下。适用于心肌梗死引起的胸痛。

23. 胡椒14粒，绿豆21粒。同研末，白汤调服即止。适用于心肌梗死引起的胸痛。

24. 桑耳适量。烧存性，热酒服6克。适用于心肌梗死引起的胸痛。

25. 陈仓米适量。烧灰，和蜜服之。适用于心肌梗死引起的胸痛。

26. 晚蚕沙30克。滚汤泡过，滤取清水，饮之即止。适用于心肌梗死引起的胸痛。

27. 伏龙肝末1匙。热则用温水服。冷则用酒调服。适用于心肌梗死引起的胸痛。

28. 鲜鱼腥草根适量。嚼服，每日9克。适用于心肌梗死引起的胸痛。

29. 安息香0.3～1.5克。研末，沸汤服下。适用于心肌梗死。

30. 猪心1个。每岁入胡椒1粒。如20岁，入20粒同盐酒煮食。适用于心肌梗死引起的胸痛。

31. 荔枝核7枚。烧存性为末，调酒服。适用于心肌梗死。

32. 干漆适量。略炒为末，每次3克，用水至50毫升，同煎至25毫升，次入醋半盏调匀，顿服之。适用于心肌梗死。

33. 隔年老葱白3～5根。去皮须叶，擂为膏。将患者口斡开，用银铜匙将葱膏送入咽喉中，用香油120克灌送膏，油不可少用。

中医偏方全书（珍藏本）

《中医偏方全书（珍藏本）》

适用于心肌梗死。

34. 黄连 240 克。为末，以水 400 毫升，煮取 90 毫升，绞去渣，适寒温饮 30 毫升，每日 3 次。适用于心肌梗死。

35. 茉莉花、石菖蒲各 6 克，清茶 10 克。共研粗末，每日 1 剂，沸水冲泡，随意饮用。适用于心肌梗死。

36. 白矾末适量。饭粒黏白矾末为丸，每次服 0.9 克。适用于心肌梗死。

37. 真麻油 50 毫升。煎滚，冲入烧酒 20 毫升，趁热饮之。适用于心肌梗死。

38. 山羊血 0.3 克。烧酒化下。适用于心肌梗死。

39. 淡豆豉 15 克。煎汤 250 毫升。适用于心肌梗死。

40. 野田小蒜（五月五日采）不拘多少。以好醋煮软，顿食。适用于心肌梗死。

41. 苦酒 60 毫升，破鸡子 1 枚。合搅饮之，好酒亦佳。适用于心肌梗死。

42. 大枣 20 枚，葱白适量。将大枣用水洗净，放入水中煎煮 20 分钟，然后加入葱白，再煎 10 分钟。每日 1 剂，分 2~3 次服。适用于心肌梗死引起的心律失常。

43. 桂心末适量（或干姜）。温酒服 9 克，须臾六七服。适用于心肌梗死。

44. 当归末适量。酒服 9 克，频服。适用于心肌梗死。

45. 苦参 20 克。水煎服，每日 1 剂，1 周为 1 个疗程。适用于心肌梗死引起的心律失常。

46. 苦参 20 克，益母草 20 克，炙甘草 15 克。水煎服，每日 1 剂，每剂煎 2 次。1 周为 1 个疗程。适用于心肌梗死引起的心律失常。

47. 鲜茵心草 30 克（干品 6 克），冰糖适量。水煎服，每日 1 剂，15 日为 1 个疗程。可间隔 2~3 日后再服，一般连续使用 2~3 个疗程。适用于心肌梗死。

48. 酸枣仁 30~45 克，粳米 100 克。把酸枣仁捣碎，浓煎取汁，再用粳米加水适量同煮，待米半生半熟时，兑入酸枣仁汁再煮为粥。晚餐时温热服食。适用于心肌梗死引起的心律失常。

49. 大南枣 10 枚，人参 3 克。大南枣蒸软去核，配人参，布包，藏饭锅内蒸烂，捣匀为丸，如弹子大，收贮用之。适用于心肌梗死引起的心律失常。

50. 乌豆、大枣各 50 克，龙眼肉 15 克。加清水 3 碗煎至 2 碗，早、晚分服。适用于心肌梗死引起的心律失常。

51. 当归、生姜各 75 克，羊瘦肉 1000 克，大料、桂皮少许。文火焖至肉烂熟，去药渣，食肉服汤，每次适量。适用于心肌梗死引起的心律失常。

【生活调理】

1. 限制总热能，急性心肌梗死 2~3 日时以流质为主，每日总热能为 2.09~3.35 兆焦（500~800 千卡），液体量约 1 升。可食用藕粉、米汤、菜水、去油过筛肉汤、淡茶水、大枣泥汤、宝宝乐等。应少量多餐，避免一次量过多，以预防心律失常。凡胀气、刺激性流质饮食不宜吃，如豆浆、牛奶、浓茶、咖啡等，应结合血电解质及病情变化，调整饮食中钾、钠的供给量。

2. 控制液体量，减轻心脏负担，口服液体量应控制在每日 1 升，可进食浓米汤、厚藕粉、枣泥汤、去油肉绒、鸡绒汤、薄面糊等。

3. 清淡饮食，选择容易消化吸收的食物，少量多餐为主，病情好转后改为半流质饮食，总热能每日 4.18 兆焦（1000 千卡）左右。可食用的有鱼类、鸡蛋清、瘦肉末、嫩碎蔬菜及水果，主食用面条、面片、馄饨、面包、米粉、粥等。不要过热过冷，保持大便通畅，排便时不可用力过猛。

4. 限制脂类，按低脂肪、低胆固醇、高多不饱和脂肪酸的饮食原则，病情稳定后，患者逐渐恢复活动，饮食可逐渐增加或进软食。

5. 补充矿物质，注意钾钠平衡，适当增加镁的摄入量，结合临床病情的变化，随时调整水和电解质的失调，伴有原发性高血压或充血性心力衰竭时应限钠。病情严重不能口服者，应选用完全胃肠外营养。恢复期饮食治疗按冠心病饮食治疗原则。

6. 饮食调养。心肌梗死患者，应忌暴饮暴食，尽量不要喝刺激性饮料。因为暴饮暴食会加重心肌耗氧、心肌梗死。特别是高脂饮食后，还容易引起血脂增高，局部血流缓慢，血小板易于凝血，诱发心肌梗死。此外，还应少吃易产生胀气的食物，如豆类、土豆、葱、蒜及过甜食物等。

7. 注意季节调养。深秋和冬季是心肌梗死的易发季节，除了保暖防寒外，还应多吃一些营养丰富的食物，尤以各种药粥最为适宜。

8. 精神调养。保持心情愉快、舒畅，避免过激情绪。树立战胜疾病的信心。

9. 劳逸结合。坚持体育锻炼并注意休息。在锻炼的过程中要防止过于劳累，尽量少进行激烈运动。休息的时候，可以听音乐、下棋、练书法等，舒畅情志。

10. 避免搬重物。搬重物时必然要弯腰屏气，这对呼吸、循环系统的影响与用力屏气大便是类似的，是老年人诱发心肌梗死的常见原因。

风湿性心脏瓣膜病

风湿性心脏瓣膜病是指风湿性心脏炎遗留下来的以心瓣膜病变为主的心脏病，患风湿性心脏病后风湿活动仍可反复发作而加重心脏瓣膜损害。风湿性心脏瓣膜病患者一般先有风湿热病史，如风湿性咽喉炎、风湿性关节炎、风湿性心肌炎等。其致病微生物是A型溶血性链球菌。经济落后、生活水平低、卫生条件差的地区较易发病。该病的临床表现因不同的病种而有差别。最常见的症状是活动后心慌、气促、胸闷，反复咳嗽及头晕等。严重者有咯血、晕厥、心前区痛、水肿、腹水等。晚期患者可因左心衰、右心衰或心搏骤停而猝死。

本病属中医学"心痹"、"心悸"、"水肿"、"喘证"等范畴。病因多为外感风湿邪毒，内舍于心，或久病失治，邪毒入心所致。病机关键为气阴亏虚，湿饮瘀阻，心阳不振，病位在心，与肺、脾、肾关系密切。本病大都呈现本虚标实，且以标实为主。

【偏方集成】

1. 老茶树根（10 年以上者）60 克，枫荷梨 30 克，万年青 6 克，糯米酒少许。将上 4 味水煎 30 分钟，取汁饮服，每日 1 剂。功效祛风，利湿、强心。适用于风湿性心脏瓣膜病。

2. 老茶树根（愈老愈佳）60 克，糯米酒 1 小杯。将茶树根洗净切片，加水及糯米酒，共置沙锅内煎煮 40 分钟，取汁即可，每日 1 剂，睡前顿服。功效祛风除湿，利水消肿、宁心安神。适用于风湿性心脏瓣膜病。

3. 向日葵花盘 1 个。将其切成两半，每取一半，水煎取汁饮用，每日半个葵花盘，分 2 次服。功效祛风湿，宁心神。适用于风湿性二尖瓣狭窄。

4. 薏苡仁 30 克，水发海带 60 克，鸡蛋 2 枚，调料适量。将薏苡仁、海带一同放入锅内，加水煮沸 20 分钟，打入鸡蛋搅匀，调味即可，每日 1 剂，分 2 次服。功效利尿，强心、活血，软坚。适用于风湿性心脏瓣膜病。

5. 淡竹叶 30～60 克，肥玉竹、生地黄各 12 克，甘草 6 克。水煎，每日分 2～3 次服。适用于风湿性心脏瓣膜病。

6. 猪腰 500 克，当归 10 克，党参 20 克，酱油、葱、姜、油、盐各适量。把猪腰切开，去网膜、导管，放入当归、党参，炖熟。取出待凉，切成腰花，淋上调料。适用于风湿性心脏瓣膜病。

7. 山药 20 克，猪瘦肉 50 克，枸杞子 10 克。用水煮熟食。功效益气养血。适用于风湿性心脏瓣膜病。

8. 鲜鱼 350 克，冬瓜 500 克，葱白 7 根，大蒜 5 瓣，味精适量。将鲜鱼去杂，洗净，冬瓜去皮、瓤、切块，将鱼、冬瓜加葱白、大蒜用水煎熟。适用于风湿性心脏瓣膜病。

9. 龙眼肉 30 克，远志 9 克，丹参 15 克。水煎服。适用于风湿性心脏瓣膜病。

10. 玉竹 50 克，猪心 100 克。将玉竹洗净、切段，用水稍润，煎煮 2 次，收取煎液约 1.5 升。猪心剖开，洗净，与药液、生葱、花椒同置锅内，煮熟捞起，撇净浮沫，在锅内加卤汁适量，放入盐、白糖、味精和香油（油食品），加热成浓汁，将其均匀涂在猪心内外。每日 2 次，佐餐食用。适用于风湿性心脏瓣膜病阴血不足证。

《中医偏方全书》（珍藏本）

11. 桑椹 200 克，白糖 500 克。将白糖放入沙锅内，加少许水用小火煎熬至较稠时，加入桑椹碎末，搅匀，再继续熬至用铲挑起即成丝状而不黏手时停火，将糖倒在表面涂过食用油的大搪瓷盘中，待稍冷，把糖分割成小块。随量服食。适用于风湿性心脏瓣膜病肝肾阴虚证，症见心悸怔忡，头晕目眩，视物模糊，便秘（便秘食品）。

12. 梅花 5～10 克，粳米 50～100 克。粳米淘洗干净，加水煮粥，待粥半熟时，加入梅花、少许白糖同煮为粥。早餐服用，每日 1 次，连服 7 日。适用于风湿性心脏病肝郁气滞证，症见胸闷疼痛，心悸气短。

13. 莪术 25 克，猪心 1 个。将莪术洗净切片，与猪心加水适量煮熟，放入少许调料调味。食肉饮汤，每日 1 剂，连服数日。适用于风湿性心脏病气血不足证。

14. 黄精 50 克，粳米 100 克。黄精用清水浸泡后捞出，切碎备用。粳米淘洗干净，与黄精放入锅内，加清水，武火烧沸后改用小火煮至粥成。晨起作早餐食用。适用于风湿性心脏病阴精亏损，心悸怔忡，气短乏力。

15. 活泥鳅 100 克，党参 20 克。将泥鳅洗净去头尾及内脏，入少许食盐及姜腌制 15 分钟。锅内放油烧七成热，入泥鳅炒至半熟，入清汤或开水，加入党参同炖至熟烂，加入姜末、盐等作料，起锅前再加葱花、味精。每日 1 次，佐餐食用。适用于风湿性心脏病脾虚有湿，心悸气短，身体困重，大便不实。

16. 猪腰 1 个，人参、当归各 10 克，山药 30 克，猪腰对切，去除筋膜，冲洗干净，在背面用刀划作斜纹，切片备用。人参、当归放入沙锅中，加清水煮沸 10 分钟，再加入猪腰、山药，略煮至熟后加麻油、葱、姜。佐餐食用，每日 1 次，连服 7 日。适用于风湿性心脏病气血两虚证，症见心悸怔忡，气短懒言，自汗，腰痛。

17. 防己 15 克，玉竹、白术各 10 克，黄芪、茯苓各 30 克。共熬水服，当茶饮，连服 3～6 剂。适用于风湿性心脏病。

【生活调理】

1. 营养和饮食。给予高热量易消化饮食，如鱼、肉、蛋、奶等，少量多餐，多给

蔬菜和水果。心功能不全者给低盐饮食，并限制水分摄入。饮食禁忌：戒刺激性饮食和兴奋性药物如辣椒、生姜、胡椒、烟、酒和大量饮浓茶，服咖啡因、苯丙胺等兴奋药对心脏也会带来负担，在风湿性心脏瓣膜病患者心功能不佳时，尤当注意。适量地限制食盐的摄入：与限制食盐道理相同，风湿性心脏瓣膜病患者应少吃含钠丰富的食品如香蕉等，以免引发水肿。缓进饮料：一次喝大量的水、茶、汤、果子汁、汽水或其他饮料时，会迅速增加血容量，进而增加心脏负担。因此进食饮料不要太多，最好一次不超过 500 毫升。需要多喝水时，分成几次喝，每次少一点，相隔时间长一些。

2. 休息。包括体力和精力两个方面。患者症状不明显时可适当做些轻工作，但不要参加重体力劳动，以免增加心脏负担。患者伴有心功能不全或风湿活动时应绝对卧床休息，一切生活均应由家人协助。对患者态度要和蔼、避免不良刺激。

3. 预防呼吸道感染。病室要阳光充足、空气新鲜、温度适宜，防止因呼吸道感染引起风湿活动、加重病情。

4. 要注意观察患者的体温，若患者发热，说明有感染或风湿活动。风湿活动时脉搏增快与体温增高不成比例（一般情况下，体温每升高 1 ℃，脉搏增加 10 次/min 左右），即脉搏增快较多，应及时进行检查和治疗。

5. 若患者有呼吸困难或在夜间发生阵发性呼吸困难，是左心衰的早期表现，应让患者半卧位或两腿下垂，减少回心血量以减轻肺水肿。若有水肿提示右心衰，应记录液体出入量，观察体重，并注意皮肤护理、勤翻身，防止褥疮。

6. 注意观察脉律是否规则、脉率的快慢和脉搏的强弱，发现异常及时报告医师。

感染性心内膜炎

感染性心内膜炎指因细菌、真菌和其他微生物（如病毒、立克次体、衣原体、螺旋体等）直接感染而产生心瓣膜或心室壁内膜的炎症，有别于由于风湿热、类风湿、系统

性红斑狼疮等所致的非感染性心内膜炎。过去将本病称为细菌性心内膜炎，由于不够全面现已不沿用。感染性心内膜炎典型的临床表现，有发热、杂音、贫血、栓塞、皮肤病损、脾大和血培养阳性等。感染性心内膜炎按其起病及病程可分为急性与亚急性两型，但两者之间并无明显之界限。一般认为，急性型大多发生于正常心脏，但也易在原有心脏基础上发生。病原菌多为毒力较大的化脓性细菌，全身感染中毒症状严重，如不及时治疗，多在6周内死亡。亚急性型多在心脏病基础上发生，80%发生于风湿性心脏病患者，常为草绿色链球菌所引起，病程较长，均6周以上。

本病属中医学"心瘅"范畴。因外感温热病邪，或因手术等创伤，温毒之邪乘虚侵入，内舍于心，损伤心之肌肉、内膜。以发热、心悸、胸闷等为主要表现的内脏瘅（热）病类疾病。

【偏方集成】

1. 黄芩、紫花地丁、连翘各10～15克。水煎服，每日1剂。适用于感染性心内膜炎。

2. 大青叶、蒲公英各15克。水煎服，每日1剂。适用于感染性心内膜炎。

3. 鸡蛋清适量。涂抹在脚心处。适用于病毒性心内膜炎发热。

4. 用高度数的白酒擦脚心、手心、前心后背，十几分钟就可见效。要用力些。适用于病毒性心内膜炎发热。

5. 绿茶0.5～1.5克，淡竹叶30～50克。加水1000毫升，先煮淡竹叶，煮沸5分钟，加绿茶，每日1剂，分4次服，（可加开水适量浸泡，再服）。适用于病毒性心内膜炎发热。

6. 茶叶2克，金银花1克。同放杯中，用沸水冲泡6分钟后饮用。餐后饮1杯。适用于病毒性心内膜炎。

7. 绿茶1～3克，生石膏粉50～100克。先将生石膏粉加水1000毫升，煮沸15分钟，后加入茶叶即可。每日1剂，分4次温服。适用于病毒性心内膜炎发热。

8. 绿茶1～2克，青蒿10～15克，取青蒿洗净、滤干，与绿茶一起，放入杯中，用刚烧开的沸水冲泡大半杯，立即加盖，5分钟后可饮。头汁饮之快尽，略留余汁，再泡再饮，直至冲淡为止。适用于病毒性心内膜炎发热。

9. 苦瓜1个。去瓤，再纳入茶叶后接合，挂于通风处阴干。每次切苦瓜干5～10克，水煮或泡水代茶饮。适用于病毒性心内膜炎发热。

10. 绿茶5～10克，沙梨200～250克。沙梨洗净切片（连皮），加水1000毫升煮沸后，加入绿茶即可。每日1～2剂，分4次温饮，或用沙梨适量（约500克）洗净榨汁，调茶汤饮。适用于病毒性心内膜炎。

11. 花椒50粒，侧柏叶15克。共捣碎，加入500毫升白酒中密封，浸半个月，每日早晨空腹温饮5～10毫升。适用于病毒性心内膜炎发热。

12. 鲜竹叶菜120克。洗净，捣烂绞汁，温热，以酒送服。适用于病毒性心内膜炎发热。

13. 鲜白颈蚯蚓7条。洗净捣烂，入冰片1.5克调和贴于患儿囟门，半小时后除去。适用于病毒性心内膜炎发热。

14. 马鞭草25克。水煎服。适用于病毒性心内膜炎发热。

15. 地龙适量。研末，每次口服3～5克，每日2次。适用于病毒性心内膜炎发热。

16. 冰片适量。研细末，加3～4倍的蒸馏水，混合调匀。用消毒纱布蘸液擦浴全身皮肤和颈部、腋部、腹股沟、腘窝、肘窝表浅大血管等处，以红为度。适用于病毒性心内膜炎发热。

17. 重楼5～20克。水煎服。适用于病毒性心内膜炎发热。

18. 犀角末3克。水煎，频服。适用于病毒性心内膜炎发热。

19. 新鲜鸭血适量。加清水适量，盐少许，隔水蒸熟，然后加入首乌酒1～2汤匙稍蒸片刻后服。每日1次，连服4～5次为1个疗程。低热患者忌用。适用于病毒性心内膜炎贫血。

20. 银耳15克，大枣30克，大米100克。将银耳去蒂、洗净、浸泡，大枣去核。

中医偏方全书（珍藏本）

大米洗净后加适量水，与银耳、大枣同煮。每次 150 毫升，每日服食，早、晚各 1 次。适用于病毒性心内膜炎贫血。

21. 龙眼肉 5 枚，莲子、芡实各 20 克。水煎服。适用于病毒性心内膜炎贫血。

22. 猪皮 100～150 克，黄酒半碗，红糖 50 克。以黄酒加等量清水煮猪皮，待猪皮烂熟调入红糖。每日分 2 次服。适用于病毒性心内膜炎贫血。

23. 何首乌 240 克。放白米饭上蒸之，晒干后，捣为细末。每日早晨用鸡蛋 1 枚，打碎倾入碗内，加何首乌末 15 克，调匀，蒸食。适用于病毒性心内膜炎。

24. 大枣 7 枚，红豆 50 克，花生红衣适量。三味共同熬汤，连汤共食之。适用于病毒性心内膜炎贫血。

25. 三七适量。浸泡于清水中，2 日后取出，切成薄片，风干或晒干，或烘干。将三七片投入鸡油中，以文火煎炸，至微黄色为度。捞出，研细末。取童子鸡 1 只，去内脏，将熟三七粉 15～20 克撒入鸡腹内，加入适量清水或黄酒，文火炖烂，饮汤食肉，每日分 2～3 次食完。适用于病毒性心内膜炎贫血。

26. 鸡蛋 1 枚。打成蛋花，加入熟制三七粉 5 克，搅匀，炖熟食用，每日 1 次。功效补血生血。适用于病毒性心内膜炎贫血。

27. 西红柿 2 个，鸡蛋 1 枚。洗净，煮熟，同时食下，每日 1～2 次。适用于病毒性心内膜炎贫血。

28. 牛奶稀释的花蜜 100～150 克。每昼夜食用。适用于病毒性心内膜炎贫血。

29. 黑木耳 15 克，大枣 15 枚。将黑木耳、大枣用温水泡发放入小碗中，加水和适量冰糖，再将碗放置蒸锅中，蒸 1 小时，每日服 2 次，吃黑木耳、大枣，喝汤。适用于病毒性心内膜炎贫血。

30. 猪肝（羊肝、牛肝、鸡肝均可）100～150 克，大米 100 克，葱、姜、油、食盐各适量。将猪肝洗净切成小块，与大米、葱、姜、油、盐一起入锅，加水约 700 克，煮成粥，待肝熟粥稠即可食。每日早、晚空腹趁热顿食。适用于病毒性心内膜炎贫血。

31. 豆腐 250 克，猪血（羊血、牛血也可）400 克，大枣 10 枚。将大枣洗净，与豆腐、猪血同放入锅中，加适量水，煎煮成汤。饮汤，食枣。15 日为 1 个疗程。适用于病毒性心内膜炎贫血。

32. 荔枝干、大枣各 7 枚。将荔枝干与大枣共煎水。每日 1 剂，分 2 次服。适用于病毒性心内膜炎贫血。

33. 新鲜羊骨 1000 克，粳米 200 克。羊骨洗净捶碎，加水熬汤，去渣后，入粳米共煮成粥。食用时加适量调料温服，10～15 日为 1 个疗程。适用于病毒性心内膜炎贫血。

34. 糙糯米 100 克，薏苡仁 50 克，大枣 15 枚。同煮成粥。食用时加适量白糖。适用于病毒性心内膜炎贫血。

35. 制何首乌 60 克，大枣 3～5 枚，粳米 100 克。先以制何首乌煎取浓汁去渣，加入大枣和粳米煮粥，将成，放入红糖适量，再煮一二沸即可。温热服。何首乌忌铁器，煎汤煮粥时需用砂锅或搪瓷锅。适用于病毒性心内膜炎贫血。

36. 猪肝 150 克，菠菜适量。猪肝洗净切片与淀粉、盐、酱油、味精适量调匀，放入油锅内与焯过的菠菜炒熟，或用猪肝 50 克洗净切片，放入沸水中煮至近熟时，放入菠菜，开锅加入调料，吃肝吃菜喝汤。适用于病毒性心内膜炎贫血。

37. 存放了 2～3 年的老红萝卜籽 1 把，猪肝 1 片。将新鲜猪肝洗净，切成薄片备用，淘好萝卜籽备用。先将老红萝卜籽放进锅里干炒至焦，把炒焦的籽捣成粉状备用。倒入适量的油烧热，放入猪肝片，炒熟后，起锅之前，放入备好的老红萝卜粉，并加入白糖。搅拌均匀后起锅服用即可。坚持吃 1 个月左右。适用于病毒性心内膜炎肝大。

38. 党参 15 克，大枣 10 枚，糯米 250 克，白糖 60 克。水煎党参、大枣 40 分钟，去党参，把糯米淘净放入锅内，并酌情加清水，常法煮焖为饭，饭熟将白糖撒上即成。佐餐食用，分早、晚空腹服。适用于病毒性心内膜炎心脾亏虚证。

39. 鲜羊心（约 60 克）1 个。羊心洗净，放入已做好的五味盐汤中浸 1 昼夜取出，用竹签串住羊心，到火上炙熟。空腹 1 次服完，连服 3 日。适用于病毒性心内膜炎阳虚水泛证。

【生活调理】

1. 有心瓣膜病或心血管畸形及人造瓣膜的患者应增强体质，注意卫生，及时清除感染病灶。

2. 在做牙科和上呼吸道手术或机械操作，低位胃肠道、胆囊、泌尿生殖道的手术或操作，以及涉及感染性的其他外科手术时，都应预防性应用抗生素。

3. 有心功能不全及咯血者，应卧床休息。

4. 加强肢体功能锻炼。

5. 劳逸结合，避免心脏负担加重。

6. 坚持用药，尤其有并发症者。

7. 保持心情舒畅。

8. 慢性风湿性心脏病患者，一旦出现发热，关节疼痛，心悸明显可能是风湿活动的表现，应尽早去医院治疗。

9. 长期卧床，易引起脑、肺、冠状动脉血栓，因此病情稳定后应适当活动。

10. 已婚育龄妇女应行避孕术。

原发性心肌病

原发性心肌病是一组发病缓慢、病因未明，以心脏增大为特点，最后发展为心力衰竭的心脏病。最初可无自觉不适，以后可在劳累时或轻度劳动时出现气急、心悸、胸闷、呼吸困难等症状。心脏质量增加，各心腔扩大，心肌灰白而松弛，室壁厚度近乎正常，心内膜也可增厚，可有心腔内附壁血栓，常有心肌纤维化，也可心壁成片受损，心脏起搏系统亦可受侵。可分为扩张型、肥厚型、限制型等类型。①扩张型心肌病以充血性心力衰竭为主，其中以气急和浮肿最为常见。最初在劳动或劳累后气急，以后在轻度活动或休息时也有气急，或有夜间阵发性气急，并常见头晕，心前区疼痛等症状，少数患者有晕厥，各种心律失常均可见到，还可发生栓塞及猝死。②肥厚型心肌病起病多缓慢。约1/3的患者有家族史，症状大多开始于30岁以前，男女同样罹患。主要症状为呼吸困

难，多于劳累后出现；心前区疼痛，亦多在劳累后出现，似心绞痛，但可不典型；乏力、头晕与昏厥，多在活动时发生；心悸；心力衰竭，多见于晚期患者，常合并有心房纤颤。③限制型心肌病较少见，多发生在南方，呈散发分布，起病比较缓慢。早期可有发热，逐渐出现乏力、头晕、气急，气急程度较扩张型心肌病为轻，以下肢水肿、腹水为突出表现。

本病属中医学"心动悸"、"怔忡"、"胸痹"等范畴。主要为先天禀赋特异体质，后天失调，反复感受"毒邪"，致使气滞血瘀，心脉痹阻，或伤及气阴，气阴两虚，日久及阳，心肾阳虚，水气凌心射肺，进一步发展则为阳虚欲脱之危象。总之，本病以脾肾阳虚，心阳不振为本，毒邪、瘀血、水饮、痰浊为标，其病位在心，波及脾、肺、肾诸脏。

【偏方集成】

1. 苦参 20 克。水煎服。每日 1 剂，1 周为 1 个疗程。适用于心肌病所致心悸。

2. 苦参、益母草各 20 克，炙甘草 15 克。水煎，每日 1 剂，每剂煎 2 次。1 周为 1 个疗程。适用于心肌病所致心悸。

3. 鲜茴心草 30 克（干品 6 克）。加入冰糖适量，水煎服，每日 1 剂，15 日为 1 个疗程。可间隔 2～3 日后再服，一般连续使用 2～3 个疗程。适用于心肌病所致心悸。

4. 酸枣仁 30～45 克，粳米 100 克。把酸枣仁捣碎，浓煎取汁，再用粳米加水适量同煮，待米半生半熟时，兑入酸枣仁汁再煮为粥。晚餐时温热服食。适用于心肌病所致心悸。

5. 大南枣 10 枚。蒸软去核，配人参 3 克，布包，藏饭锅内蒸烂，捣匀为丸，如弹子大，收贮用之。适用于心肌病所致心悸。

6. 乌豆、大枣各 50 克，龙眼肉 15 克。加清水 3 碗煎至 2 碗，早、晚分服。适用于心肌病所致心悸。

7. 延胡索 10 克。水煎服。或微火上炒令香，为细末，每次服 6 克。适用于心肌病胸痛。

8. 伏龙肝末 1 匙。热则用温水服。冷则用酒调服。适用于心肌病胸痛。

中医偏方全书（珍藏本）

9. 柏子仁 10～15 克，猪心 1 个。纳柏子仁于猪心内，隔水炖熟，午餐服食。适用于心肌病所致心悸。

10. 人参 3～5 克（或党参 15 克），麦冬 10 克。水煎，饮汤食参，每日 2 剂。适用于心肌病所致心悸。

11. 大枣 20 枚，葱白适量。将大枣用水洗净，放入水中煎煮 20 分钟，然后加入葱白，再煎 10 分钟。每日 1 剂，分 2～3 次服。适用于心肌病所致心悸。

12. 茯苓细粉、米粉、白糖各等份。加水适量，调成糊，以微火在锅里摊烙成极薄的煎饼，早、晚分作主食吃。适用于心肌病所致心悸。

13. 桑椹 15 克。用桑椹煮水，代茶饮。适用于心肌病所致心悸。

14. 桂心末（或干姜）适量。温酒服 9 克，每 1～3 小时可重复使用 1 次。适用于心肌病胸痛。

15. 茉莉花、石菖蒲各 6 克，清茶 10 克。共研粗末，每日 1 剂，沸水冲泡，随意饮用。适用于心肌病。

16. 酸枣仁 15 克，粳米 100 克。将酸枣仁炒黄研末备用，将粳米洗净加水煮作粥，临熟，下酸枣仁末，再煮，空腹食之。适用于心肌病。

17. 猪心 1 个，党参 15 克，丹参、北芪各 10 克。将后 3 味药用纱布包好，加水与猪心共炖熟，吃肉饮汤。每日 1 次。适用于心肌病所致心悸。

18. 百合 60～100 克，白糖适量。用百合加白糖煎水服，每日 1 次。适用于心肌病所致心悸。

19. 新鲜生蛇（肉）150 克，猪瘦肉 150 克。2 味加水适量煲汤，用食盐调味。适用于心肌病所致心悸。

20. 龙眼肉 15 克，百合 12 克，莲子、五味子各 9 克。水煎服，每日 1 剂。适用于心肌病所致心悸。

21. 莲子心 1.5 克。开水冲泡代茶饮。适用于心肌病所致心悸。

22. 龙眼肉适量。泡茶喝，或煮桂圆粥食。适用于心肌病所致心悸。

23. 龙眼肉 125 克，白酒 500 克。将洗净、干燥后研成粉的龙眼肉装入纱布袋内，扎紧袋口，放入酒坛内加入白酒，密封坛口，每日晃动 1 次，7 日后改为每周晃动 1 次，浸泡 100 日即可。适用于心肌病所致心悸。

24. 桃仁、酸枣仁、柏子仁各 10 克，粳米 60 克，白糖 15 克。将桃仁、酸枣仁、柏子仁打碎，加水适量，置武火煮沸 30～40 分钟，滤渣取汁，将粳米淘净入锅，倒入药汁，武火烧沸，文火熬成粥。早晚皆可。适用于心肌病所致心悸。

25. 鸽子蛋 300 克，泡红椒末 1 大匙，生菜叶 1 片，姜末、蒜末、葱花各适量。生菜叶洗净，垫入盘底，鸽子蛋洗净，放碗内加清水和少许盐，上笼用小火蒸熟。取出泡在凉水中，去壳，加少许盐拌匀，吸干水分，均匀裹粘豆面。锅内放油烧热，将鸽子蛋逐个入油内炸至皮酥，色棕红，捞出控油。锅内留余油烧热，煸香泡红椒末，烹入调料烧开，用水淀粉勾薄芡成鱼香汁，将鸽子蛋倒入裹匀味汁，置于生菜叶上，撒香葱花即可。适用于心肌病所致心悸。

26. 银耳 10 克，鸡蛋 1 枚，冰糖 60 克，猪油适量。水发银耳摘去蒂头，拣去杂质，漂洗洁净，加水适量，急火煮沸后改用文火煮熟，至银耳酥烂，加入冰糖，搅拌至溶化。鸡蛋取蛋清加少许水搅匀后入锅中，再以文火令沸，出锅前加入熟猪油少许即成。早晨或睡前服食。适用于心肌病所致心悸。

27. 白木耳 15 克，瘦肉 150 克，大枣 10 枚。将干白木耳水发洗净，瘦肉切丝放入煲汤锅内加水 2000 毫升煲汤，每日 3 次。适用于心肌病所致心悸。

28. 桃仁 7 枚。去皮尖，研细，汤水合顿服，酒服亦良。适用于心肌病胸痛。

29. 白矾末适量。饭粒粘白矾末为丸，每次服 0.9 克。适用于心肌病胸痛。

30. 真麻油 50 毫升。煎滚，冲入烧酒 20 毫升，趁热饮之。适用于心肌病胸痛。

31. 野田小蒜（五月五日采）不拘多少。以好醋煮软，顿食立愈。适用于心肌病胸痛。

32. 五味子 60 克，白酒 500 毫升。将五味子洗净，装入玻璃瓶中，加入白酒共浸泡，每日振摇 1 次。半个月后服用，每次服适量，每日 3 次。适用于心肌病所致心悸。

33. 人参 30 克，白酒 500 克。浸泡 10～15 日后服用。每次服 10～20 毫升，服 2 日。适用于心肌病所致心悸。

34. 赤茯苓、白茯苓各等份。上为末，以新汲水按洗，澄去新沫，控干，另取地黄汁，同好酒熬成膏，搓和为丸，如弹子大，空心盐酒嚼下。适用于心肌病所致心悸。

35. 龙眼核 500 克。去黑皮，煮极烂，加大乌枣 500 克，去核，捣烂如泥，做成丸。每日晨淡盐汤送下 9 克。适用于心肌病所致心悸。

36. 莲子适量。磨成粉，与同质量的藕混合煎汤来吃，连吃数周，或连续煎吃，以之代茶饮。适用于心肌病所致心悸。

37. 乌豆 50 克，龙眼肉 15 克，大枣 50 克。加清水 3 碗煎至 2 碗，早、晚分服。适用于心肌病所致心悸。

38. 大枣 20 枚，葱白适量。将大枣用水洗净，放入水中煎煮 20 分钟，然后加入葱白，再煎 10 分钟。每日服 2～3 次，每日 1 剂。适用于心肌病所致心悸。

39. 赤茯苓、麦冬（去心）各 30 克，粟米 60 克。前 2 味药细锉，先以水 2 大盏半，煎至 1 盏半，去渣，下粟米煮作粥，温食之。适用于心肌病所致心悸。

40. 朱砂 3 克，猪心 1 个。把朱砂装入猪心内，加水蒸煮，熟后食用。适用于心肌病所致心悸。

41. 蒲葵叶 20 克。烧灰存性，研成细粉末，分 2 次服，每隔 4 小时 1 次。适用于心肌病胸痛。

42. 猪心 1 个，大枣 15 克。猪心带血剖开，放入大枣，置碗内加水，蒸熟，每日中餐食之。适用于心肌病所致心悸。

【生活调理】

1. 调整情绪，促进身心休息。

2. 饮食要易消化、低盐、高维生素，少食多餐。

3. 有心悸或呼吸困难时，应立即停止活动，患者半卧位并氧气吸入；密切观察心率、心律、血压、呼吸的变化。

病毒性心肌炎

病毒性心肌炎是病毒侵犯心脏引起心肌炎性病变为主要表现的疾病。以肠道病毒如柯萨奇 B 族病毒、流感病毒、风疹病毒、水痘病毒、腺病毒等引起的心肌炎最多见。本病以学龄前期及学龄儿童多见，预后大多良好，除少数迁延不愈，一般均在 6～12 个月内恢复。但少数可发生心力衰竭、心源性休克等。病毒性心肌炎的临床症状具有轻重程度差异大，症状表现常缺少特异典型性的特点。约有半数患者在发病前（1～3 周）有上呼吸道感染和消化道感染史。但他们的原症状常轻重不同，有时常轻到易被患者所忽视，须仔细询问才被注意到。

本病属中医学"风温"、"心悸"、"怔忡"等范畴。一般认为本病是外感六淫病毒侵犯心脏，耗伤气阴或以气阴两虚之体，复感六淫病毒外邪而发病。

【偏方集成】

1. 毛冬青根皮 60～120 克。水煎服。适用于病毒性心肌炎。

2. 竹笋 120 克，猪瘦肉 50 克。将竹笋切丝，猪瘦肉切片，用花生油爆炒，加适量调味料即可。可当正餐食用。适用于病毒性心肌炎。

3. 龙眼肉、莲子各 15 克，粳米 50 克。将龙眼、莲子洗净浸泡，加入粳米煮粥。可早、晚服用。适用于病毒性心肌炎恢复期、慢性期和后遗症的辅助治疗。

4. 黄豆 100 克，海带 50 克，胡萝卜、调料各适量。将海带洗净切段，与黄豆一起入锅煮汤，然后加适量调料调味即可。适用于病毒性心肌炎。

5. 黄芪 50～100 克，大青叶 100～150 克，穿心莲 30～50 克，金银花 60 克，甘草 50 克。水煎服，每日 1 剂。适用于病毒性心肌炎。

6. 黄芪 60 克。水煎，分 3 次服。适用于病毒性心肌炎。

7. 毛冬青 30 克，黄芪、板蓝根各 15 克，五味子 6 克。小儿剂量酌减。水煎，每日 1 剂，分 2 次服。适用于病毒性心肌炎。

8. 虾壳 25 克，酸枣仁、远志各 15 克。共煎汤服，每日 1 剂。适用于病毒性心肌炎。

9. 银耳（白木耳）15 克，太子参 25 克，冰糖适量。水煎服。适用于病毒性心肌炎。

10. 黄芪 30～50 克。水煎服，连服 3～5 个月。适用于病毒性心肌炎。

11. 菠菜 20 克，蒲公英 30 克，茜草 15 克。水煎服。适用于病毒性心肌炎。

12. 赤小豆 50 克，丹参 20 克。水煎服。适用于病毒性心肌炎。

13. 白莲子适量。去皮心，煮食，久之，自愈。适用于病毒性心肌炎心悸。

14. 珍珠层粉适量。每次 3 克，每日 2～3 次。适用于病毒性心肌炎心悸。

15. 板蓝根 30 克，荸荠 20 克，生姜 3 片。水煎服。适用于病毒性心肌炎。

16. 朱砂 3 克，猪心 1 个。把朱砂装入猪心内，加水蒸煮，熟后食用。适用于病毒性心肌炎心悸。

17. 鸡蛋 2 枚。煮熟，取蛋黄，置勺内烤出油（即蛋黄油），加点水饮之，每日 1～2 次。适用于病毒性心肌炎心悸。

18. 绿茶 0.5～1.5 克，淡竹叶 30～50 克。加水 1 升，先煮淡竹叶，煮沸 5 分钟，加绿茶，每日 1 剂，分 4 次服。适用于急性病毒性心肌炎初起发热者。

19. 茶叶 2 克，金银花 1 克。同放杯中，用沸水冲泡 6 分钟后饮用。餐后饮 1 杯。适用于急性病毒性心肌炎初起发热者。

20. 绿茶 1～3 克，生石膏粉 50～100 克。先将生石膏粉加水 1 升，煮沸 15 分钟，后加入茶叶即可。每日 1 剂，分 4 次温服。适用于急性病毒性心肌炎初起发热者。

21. 绿茶 1～2 克，青蒿 10～15 克。青蒿洗净，滤干，与绿茶一起放入杯中，用刚烧开的沸水冲泡大半杯，立即加盖，5 分钟后可饮。头汁饮之快尽，略留余汁，再泡再饮，直至冲淡为止。适用于急性病毒性心肌炎初起发热者。

22. 苦瓜 1 个。去瓤，再纳入茶叶后接合，挂于通风处阴干。每次切苦瓜干 5～10 克，水煮或泡水代茶饮。功效清热解毒。适

用于急性病毒性心肌炎初起发热者。

23. 绿茶 5～10 克，沙梨 200～250 克。沙梨洗净切片（连皮），加水 1000 毫升煮沸后，加入绿茶即可。每日 1～2 剂，分 4 次温饮，或用沙梨适量（约 500 克）洗净榨汁，调茶汤饮。适用于急性病毒性心肌炎初起发热者。

24. 花椒 50 粒，侧柏叶 15 克。共捣碎，加入 500 毫升白酒中密封，浸泡半个月，在呼吸道及消化道传染病流行季节，每日早晨空腹温饮 5～10 毫升。适用于急性病毒性心肌炎初起发热者。

25. 鲜竹叶菜 120 克。洗净，捣烂绞汁，温热，以酒送服。适用于急性病毒性心肌炎初起发热者。

26. 龙眼核 500 克。去黑皮，煮极烂，加大乌枣（去核）500 克，捣烂如泥，做成丸。每日晨淡盐汤送下 9 克。适用于病毒性心肌炎，心律失常者。

27. 莲子适量。磨成粉，与同质量的藕混合煎汤来吃，连吃数周，或连续煎吃，以之代茶饮。适用于病毒性心肌炎，心律失常者。

28. 乌豆、大枣各 50 克，龙眼肉 15 克。加清水 3 碗煎至 2 碗，早、晚分服。适用于病毒性心肌炎，心律失常者。

29. 大枣 20 枚，葱白适量。将大枣用水洗净，放入水中煎煮 20 分钟，然后加入葱白，再煎 10 分钟。每日 1 剂，分 2～3 次服。适用于病毒性心肌炎，心律失常者。

30. 黄芪、白术、桑寄生各 30 克。水煎服，每日 3 次。适用于病毒性心肌炎。

31. 黄芩适量。切碎，加 4 倍量水浸泡 4 小时，过滤残渣，再加 2 倍水浸泡 2 次，合并滤液，用 20％明矾液倒入浸液中，调节 pH 为 3.5（每 100 千克黄芩，需明矾 6～8 千克），产生黄色沉淀，静置 4 小时，弃去上层清液，将沉淀物装入布袋中加水过滤，烘干，粉碎，造粒压片。每次 2～3 片。适用于病毒性心肌炎之发热。

32. 猪心 1 个。带血剖开，放入大枣 15 克，置碗内加水，蒸熟食之。适用于病毒性心肌炎心悸。

33. 龙眼肉 250 克。切碎，装入瓷瓶中，加 60°白酒 400 毫升浸泡 15～20 日。每日服 10～20 毫升。适用于病毒性心肌炎心悸。

【生活调理】

1. 卧床休息，一般常规全休 3 个月，半休 6 个月左右。重症心肌炎患者应严格卧床休息至体温正常，心电图及胸部 X 线变化恢复正常再逐步起床活动。加强身体锻炼，提高机体抗病能力，避免劳累以预防病毒、细菌感染。发病后注意休息，进营养丰富之饮食，以利心脏恢复。

2. 给予高热量、高蛋白、足够维生素之易消化饮食。

3. 生活规律，加强营养，避免感冒、潮湿。

4. 患病后应坚持治疗休息，至临床痊愈后，用超声心动图追踪心脏大小、室壁运动。

急性心包炎

急性心包炎是心包的脏层和壁层的急性炎症，可以同时合并心肌炎和心内膜炎。临床表现主要有胸痛、呼吸困难、心包摩擦音和心包积液等。国内急性心包炎常见的病因是结核性、化脓性、非特异性和肿瘤性。心包渗液是急性心包炎引起一系列病理生理改变的主要原因。心包渗液由于重力作用首先积聚于心脏的膈面，当渗液增加时充盈胸骨后心包间隙，除心包反褶的心房后面这部分外，心脏的两侧均可充满渗液。由于渗液的急速或大量积蓄，使心包腔内压力上升，当达到一定程度时就限制心脏的扩张，心室舒张期充盈减少，心搏量降低。此时机体的代偿机制通过升高静脉压以增加心室的充盈，增强心肌收缩力以提高射血分数，加快心率使心排血量增加，升高周围小动脉阻力以维持动脉血压，如此保持相对正常的休息时心排血量。如心包渗液继续增加，心包腔内压力进一步增高，心搏量下降达临界水平时，代偿机制衰竭，于是升高的静脉压已不能增加心室的充盈，射血分数下降，过速的心率使心室舒张期缩短和充盈减少，不再增加每分钟心排血量，小动脉收缩达极限，动脉血压下降，导致心排血量显著下降，循环衰竭而产生休克，此即为心脏压塞或称心包堵塞。

【偏方集成】

1. 鲜白颈蚯蚓 7 条。洗净捣烂，入冰片 1.5 克调和贴于患儿囟门，半小时后取去。适用于急性心包炎发热。

2. 马鞭草 25 克。水煎服。适用于急性心包炎发热。

3. 地龙适量。研末，每次服 3～5 克，每日 2 次。适用于急性心包炎发热。

4. 冰片适量。研细末，加 3～4 倍的蒸馏水，混合调匀。用消毒纱布蘸液擦浴全身皮肤和颈部、腋部、腹股沟、腘窝、肘窝表浅大血管等处，以红为度。适用于急性心包炎发热。

5. 重楼 5～20 克。水煎服。适用于急性心包炎发热。

6. 鸡蛋清适量。涂抹在脚心处。适用于急性心包炎发热。

7. 绿茶 0.5～1.5 克，淡竹叶 30～50 克。加水 1 升，先煮淡竹叶，煮沸 5 分钟，加绿茶，每日 1 剂，分 4 次服。适用于急性心包炎发热。

8. 茶叶 2 克，金银花 1 克。同放杯中，用沸水冲泡 6 分钟后饮用。餐后饮一杯。适用于急性心包炎发热。

9. 绿茶 1～3 克，生石膏粉 50～100 克。先将生石膏粉加水 1 升，煮沸 15 分钟，后加入茶叶即可。每日 1 剂，分 4 次温服。适用于急性心包炎发热。

10. 花椒 50 粒，侧柏叶 15 克。共捣碎，加入 500 毫升白酒中密封，浸泡半个月，在呼吸道及消化道传染病流行季节，每日早晨空腹温饮 5～10 毫升。适用于急性心包炎发热。

11. 鲜竹叶菜 120 克。洗净，捣烂绞汁，温热，以酒送服。适用于急性心包炎发热。

12. 黄芪 30 克，白术、柴胡各 15 克。同加适量水煎 40 分钟，去渣取汁，入粳米 100 克煮烂粥食。适用于急性心包炎乏力。

13. 黄芪 30 克，山茱萸 10 克。加适量水共煎 30 分钟，去渣取汁，入猪瘦肉片 100 克煮烂熟，调味，饮汤食肉。适用于急性心

中医偏方全书（珍藏本）

包炎乏力。

14. 桃仁 7 枚。去皮尖，研细末吞服。适用于急性心包炎心前区锐痛和钝痛，可向左肩、颈、上肢、肩脚或上腹部放射。

15. 三七末适量。每次 1.5～3 克，每日 3 次，开水送下。适用于急性心包炎心前区锐痛和钝痛，可向左肩、颈、上肢、肩脚或上腹部放射。

16. 延胡索 10 克。水煎服。或微火上炒令香，为细末，每次服 6 克。适用于急性心包炎心前区锐痛和钝痛，可向左肩、颈、上肢、肩脚或上腹部放射。

17. 鲜鱼腥草根适量。嚼服，每日 9 克。适用于急性心包炎心前区锐痛和钝痛，可向左肩、颈、上肢、肩脚或上腹部放射。

18. 安息香 0.3～1.5 克。研末，沸汤服下。适用于急性心包炎心前区锐痛和钝痛，可向左肩、颈、上肢、肩脚或上腹部放射。

19. 败笔头 3 个。烧灰，天落水服。适用于急性心包炎心前区锐痛和钝痛，可向左肩、颈、上肢、肩脚或上腹部放射。

20. 猪心 1 个。每岁入胡椒 1 粒。如 20 岁，入 20 粒同盐酒煮食。适用于急性心包炎心前区锐痛和钝痛，可向左肩、颈、上肢、肩脚或上腹部放射。

21. 古钱（打碎）1 个，大核桃 3 个。同炒热，入醋 1 碗冲服。适用于急性心包炎心前区锐痛和钝痛，可向左肩、颈、上肢、肩脚或上腹部放射。

22. 螺狮壳适量。烧为末，开水下。适用于急性心包炎心前区锐痛和钝痛，可向左肩、颈、上肢、肩脚或上腹部放射。

23. 荔枝核 7 个。烧存性为末，调酒服。适用于急性心包炎心前区锐痛和钝痛，可向左肩、颈、上肢、肩脚或上腹部放射。

24. 干漆适量。略炒为末，每次服 3 克，用水 50 毫升，同煎至 25 毫升，次入醋半盏调匀，顿服之。适用于急性心包炎心前区锐痛和钝痛，可向左肩、颈、上肢、肩脚或上腹部放射。

25. 隔年老葱白 3～5 根。去皮须叶，擂为膏。将患者口斡开，用银、铜匙将葱膏送入咽喉中，用香油 120 克灌送膏，油不可少

用，但得葱膏下喉中其人即苏。适用于急性心包炎心前区锐痛和钝痛，可向左肩、颈、上肢、肩脚或上腹部放射。

26. 黄连 240 克。为末，以水 400 毫升，煮取 90 毫升，绞去渣，适寒温饮 30 毫升，每日 3 次。适用于急性心包炎心前区锐痛和钝痛，可向左肩、颈、上肢、肩脚或上腹部放射。

27. 丹参、红花各适量。煎汁，浓缩成膏体，贴敷于心前区，24 小时更换 1 次。适用于急性心包炎。

28. 白矾末适量。饭粒粘白矾末为丸，每次服 0.9 克。适用于急性心包炎心前区锐痛和钝痛，可向左肩、颈、上肢、肩脚或上腹部放射。

29. 真麻油 50 毫升。煎滚，冲入烧酒 20 毫升，趁热饮之。适用于急性心包炎心前区锐痛和钝痛，可向左肩、颈、上肢、肩脚或上腹部放射。

30. 山羊血 0.3 克。烧酒化下。适用于急性心包炎心前区锐痛和钝痛，可向左肩、颈、上肢、肩脚或上腹部放射。

31. 木耳 30 克。焙干为末，白水送下，3 服痊愈。适用于急性心包炎心前区锐痛和钝痛，可向左肩、颈、上肢、肩脚或上腹部放射。

32. 淡豆豉 15 克。煎汤 250 毫升服。适用于急性心包炎心前区锐痛和钝痛，可向左肩、颈、上肢、肩脚或上腹部放射。

33. 野田小蒜（五月五日采）不拘多少，以好醋煮软，顿食立愈。适用于急性心包炎心前区锐痛和钝痛，可向左肩、颈、上肢、肩脚或上腹部放射。

34. 苦酒 60 毫升，破鸡子 1 枚。合搅饮之，好酒亦佳。适用于急性心包炎心前区锐痛和钝痛，可向左肩、颈、上肢、肩脚或上腹部放射。

35. 蒸大豆适量。煮之，以囊盛，更番熨心上，冷复易之。适用于急性心包炎心前区锐痛和钝痛，可向左肩、颈、上肢、肩脚或上腹部放射。

36. 桂心末（或干姜）适量。温酒服 9 克，须臾六七服。适用于急性心包炎心前区

锐痛和钝痛，可向左肩、颈、上肢、肩脚或上腹部放射。

37. 当归末适量。酒服 9 克，频服。适用于急性心包炎心前区锐痛和钝痛，可向左肩、颈、上肢、肩脚或上腹部放射。

38. 白艾（成熟者）90 克。以水 180 毫升，煮取 60 毫升，去渣顿服之。适用于急性心包炎心前区锐痛和钝痛，可向左肩、颈、上肢、肩脚或上腹部放射。

39. 老南瓜 1 个，麦芽糖 1 千克。将南瓜挖个小洞，去瓜子，把麦芽糖放入瓜内蒸熟。每日早、晚各吃 1 汤匙。适用于急性心包炎呼吸困难。

40. 茯苓粉 90 克，大枣 10 枚，粳米 150 克，盐、味精、胡椒粉各适量。将粳米、大枣淘洗干净，与茯苓粉一同放入沙锅内加水适量，大火烧沸，改用文火煮至粥熟，调入盐、味精、胡椒粉即成。每日 1 剂，分 2 次服。适用于急性心包炎呼吸困难。

41. 板蓝根 10 克，芦根 20 克，甘草 5 克。共同煎汤服用。每日 1 次，连服 7 日。适用于急性心包炎。

42. 丹参 500 克，黄豆 1000 克，蜂蜜 250 克，冰糖 30 克，黄酒 1 小勺。煎汁服。适用于急性心包炎。

43. 新鲜山楂 1000 克，桃仁 100 克，蜂蜜 250 克。将上述原料煎汁熬露。每次 1 小匙，每日 1 次，3 个月为 1 个疗程。功效活血逐瘀。适用于心包炎。

44. 黑豆 30 克，鲤鱼 1 条。将鲤鱼去掉鱼鳞、内脏，将乌豆洗净放于鱼腹中，用水煮至鱼香肉烂，成浓汁。每日 1 次。活血化瘀、利尿消肿。适用于心包炎。

45. 薏苡仁 100 克，冬瓜 500 克。将冬瓜洗净去皮切块，用纱布取汁，将冬瓜汁和薏苡仁一起放入锅内，用大火煮沸后改小火炖 1 小时左右。每日 1 次。连服 5 日。功效活血化瘀、利尿消肿。适用于急性心包炎。

46. 核桃 100 克，山楂、白糖各 50 克。将核桃洗净，加水磨成浆，再加适量清水稀释。山楂入锅，加水，用中火煎熬 3 次，每次 20 分钟，去渣取浓汁。把锅洗净后置于火上，倒入山楂汁，加入白糖搅拌，待溶化后放入核桃浆，搅匀，煮沸即可。适用于急性心包炎。

47. 人参 6 克（单煎），碎石膏 30 克（包煎），知母 12 克，甘草 5 克。将上述原料用水煮汤，去渣取汁。每日 1 剂，连服 5 日。功效清热解毒。适用于急性心包炎。

48. 白茅根 50 克，赤小豆 100 克。将白茅根和赤小豆共煮煎汤取汁。每日 1 剂，连服 5 日。功效活血化瘀、利尿消肿。适用于急性心包炎。

【生活调理】

1. 卧床休息，取半卧位。

2. 给予高蛋白、多维生素及易消化性食物。

3. 高热时可采用物理降温或口服退热药物。

4. 疼痛剧烈时可口服消炎痛 25 毫克，每日 3 次，必要时加安定以镇静。

5. 休克取平卧位、头稍低，并速送医院急救。

缩窄性心包炎

缩窄性心包炎为心包炎症后心脏被坚厚、僵硬、纤维化的心包所包围，影响心室正常充盈，回心血量减少，引起心排血量降低和静脉压增高等一系列循环障碍的临床表现，发病率约占心脏病总数的 1.6%。部分由结核性、化脓性和非特异性心包炎引起，也见于心包外伤后或类风湿关节炎的患者。有许多缩窄性心包炎患者虽经心包病理组织检查也不能确定其病因。心包肿瘤和放射治疗也偶尔可引起本病。心包缩窄使心室舒张期扩张受阻，心室舒张期充盈减少，使心搏量下降。为维持心排血量，心率必然增快，同时上、下腔静脉回流也因心包缩窄而受阻，出现静脉压升高、颈静脉怒张、肝大、腹水、下肢水肿等。吸气时周围静脉回流增多而已缩窄的心包使心室失去适应性扩张的能力，致静脉压增高，吸气时颈静脉更明显扩张，称 Kussmaul 征。

本病属中医学"心悸"、"胸痹"、"喘证"、"水肿"等范畴。

中医偏方全书（珍藏本）

【偏方集成】

1. 鸡蛋清涂抹在脚心处。适用于缩窄性心包炎发热。

2. 高度数的白酒擦脚心、手心、前心、后背，十几分钟就可见效。要用力些。适用于缩窄性心包炎发热。

3. 绿茶 0.5～1.5 克，淡竹叶 30～50 克。加水 1 升，先煮淡竹叶，煮沸 5 分钟，加绿茶，分 4 次服，每日 1 剂（可加开水适量浸泡，再服）。适用于缩窄性心包炎发热。

4. 茶叶 2 克，金银花 1 克。同放杯中，用沸水冲泡 6 分钟后饮用。餐后饮一杯。适用于缩窄性心包炎发热。

5. 绿茶 1～3 克，生石膏粉 50～100 克，先将生石膏粉加水 1 升，煮沸 15 分钟，后加入茶叶即可。每日 1 剂，分 4 次温服。适用于缩窄性心包炎发热。

6. 苦瓜 1 只。去瓤，再纳入茶叶后接合，挂于通风处阴干。每次切苦瓜干 5～10 克，水煮或泡水代茶饮。适用于缩窄性心包炎发热。

7. 绿茶 5～10 克，沙梨 200～250 克。沙梨洗净切片（连皮）加水 1000 毫升煮沸后，加入绿茶即可。每日 1～2 剂，分 4 次温饮，或用沙梨适量（约 500 克）洗净榨汁，调茶汤饮。适用于缩窄性心包炎发热。

8. 花椒 50 粒，侧柏叶 15 克。共捣碎，加入 500 毫升白酒中密封，浸半个月，在呼吸道及消化道传染病流行季节，每日早晨空腹温饮 5～10 毫升。适用于缩窄性心包炎发热。

9. 鲜竹叶菜 120 克洗净，捣烂绞汁，温热，以酒送服。适用于缩窄性心包炎发热。

10. 鲜白颈蚯蚓 7 条。洗净捣烂，入冰片 1.5 克调和，贴于患儿囟门，半小时后除去。适用于缩窄性心包炎发热。

11. 马鞭草 25 克。水煎服。适用于缩窄性心包炎发热。

12. 地龙适量。研末，每次服 3～5 克，每日 2 次。适用于缩窄性心包炎发热。

13. 鲜生姜 9～12 克，桂枝 6 克，大枣 5～6 枚，粳米 60～90 克。煮粥，供早、晚餐用。适用于缩窄性心包炎下肢水肿。

14. 重楼 5～20 克。水煎服。适用于缩窄性心包炎发热。

15. 犀角末 3 克。水煎，频服。适用于缩窄性心包炎发热。

16. 牛肉 100 克，蚕豆 70 克。将牛肉洗净切成薄片，与蚕豆共放入锅内，加水适量，煮烂，入花生油及少许盐调味。每日 1 剂，连渣带汁 1 次饮完，连服 7～10 日。适用于缩窄性心包炎下肢水肿。

17. 冬瓜皮 30 克，莱菔子 15 克。煎 1 碗汤 1 次服下，每日 2 次，连用 10～15 日。忌吃油炸食物。适用于缩窄性心包炎腹水。

18. 白薯叶 1000 克。将白薯叶洗净，煮熟，食叶饮汤。此偏方有利尿消肿的功效。适用于缩窄性心包炎腹水。

19. 鲜鸭肉 500 克，黄芪（布包）、薏苡仁各 100 克。鲜鸭肉洗净切碎，黄芪（布包）、薏苡仁一起加水煮至肉烂，不放盐及其他调味品服用。每次 250 毫升左右，每日 2 次，连用 10～14 日。功效利尿消肿。适用于缩窄性心包炎腹水。

20. 大蒜 60～90 克，西瓜 1 个（1500～2000 克）。先用尖刀在西瓜皮上挖一个三角形的孔洞，大蒜去皮纳入西瓜内，再用挖去的瓜皮塞堵洞口，将其洞口向上隔水蒸熟。吃蒜和瓜瓤，趁热服下。适用于缩窄性心包炎腹水。

21. 鲜鲤鱼 1 条（约 500 克），赤小豆 100 克，冬瓜 200 克。鲜鲤鱼去鳞及内脏，与赤小豆一起加水煮至半熟时，加冬瓜，再煮至肉烂汤白，不放盐及其他调味品，纱布过滤后去渣服用。每次服 250 毫升左右，每日 2 次，连用 10～14 日。适用于缩窄性心包炎腹水。

22. 刺嫩芽籽 500 克，鸡蛋 20 枚（1 个疗程的用量）。将刺嫩芽籽用沙锅在文火上焙干，研成细末。取鸡蛋 2 枚，打入碗中，并将研成细末的刺嫩芽籽 25 克放入碗中与鸡蛋一起搅拌均匀。炒锅内放入少许素油，烧热后放入搅拌好的鸡蛋和刺嫩芽籽的细末。炒至金黄色，熟后食用。清晨空腹时服用，每日 1 次，20 日为 1 个疗程。适用于缩窄性心包炎腹水。

23. 猪胆 4 个，绿豆面 500 克。将猪胆阴干或烘干，研末，同绿豆面加水捏成豆丸。每次服 6～9 克，每日 3 次。适用于缩窄性心包炎腹水。

24. 鲜黑鱼 250 克，冬瓜连皮 500 克，赤小豆 100 克，葱头 3 个。鲜黑鱼去鳞、去肠杂，洗净。冬瓜洗净，切片。葱头切片。黑鱼、葱头、冬瓜、赤小豆放入锅中，加适量清水，共炖熟烂即可。鱼汤共食促进腹水消退。适用于缩窄性心包炎腹水。

25. 鳖甲 15 克，大枣 10 枚，食醋 5 克，白糖适量。将鳖甲拍碎，大枣洗净，二者共放入锅中，加水适量，置于小火上慢炖 1 小时，加入白糖、食醋稍炖即成。适用于缩窄性心包炎腹水。

26. 干姜 3～6 克，茯苓 9 克，大枣 3 枚，粳米 50 克。先煎前 2 味药，去渣，再与大枣、粳米煮成粥，每日 1 次。适用于缩窄性心包炎下肢水肿。

27. 生猪肝 1 具。细切，炖食之，勿用盐。只可用苦酒。适用于缩窄性心包炎下肢水肿。

28. 榆皮适量。捣屑，杂米作粥食，小便利。适用于缩窄性心包炎下肢水肿。

29. 白商陆根适量。去皮，切如小豆许 1 大盏，水 2 升，煮 1 升，入米 1 盏，煮成粥，空腹服，即微利，不得杂食。适用于缩窄性心包炎下肢水肿。

30. 乌豆 1 升。以水 5 升，煮 3 升，去渣，入酒 5 升，更煎取 3 升，分 3 次温服。适用于缩窄性心包炎下肢水肿。

31. 鲤鱼 1 条（极大者）。去头尾及骨，唯取肉。以水 2 升，小豆 1 升，合煮取 2 升，以上汁生布绞去渣，顿服尽，如不尽，分 3 次服，利尽即瘥。适用于缩窄性心包炎下肢水肿。

32. 黄瓜 1 个。切开 2 片不去子，醋煮一半，水煮一半，俱烂，空腹顿服，须臾水下。适用于缩窄性心包炎下肢水肿。

33. 蚯蚓粪适量。为末，隔年醋调涂患处。适用于缩窄性心包炎下肢水肿。

34. 蓖麻子适量。捣烂，敷之。适用于缩窄性心包炎下肢水肿。

35. 冬瓜皮适量。煎汤，浴洗。适用于缩窄性心包炎下肢水肿。

36. 黑豆适量。煮去皮，干，为末，米饮调下 3～6 克。适用于缩窄性心包炎下肢水肿。

37. 雄猪胆 1 个，大蒜 120 克。雄猪胆内入大蒜，煮烂淡食 5～6 个，忌盐、酱、醋，百日自消。适用于缩窄性心包炎下肢水肿。

38. 杏仁适量。用水泡，去皮尖，研碎，同晚大米煮粥，食之。适用于缩窄性心包炎下肢水肿。

39. 青雄鸭 1 只。以水 5 升，煮取 1 升，饮尽，厚盖之取汗。适用于缩窄性心包炎下肢水肿。

40. 败荷叶适量。烧研，每次 6 克，每日 3 次，米汤下。适用于缩窄性心包炎下肢水肿。

41. 牵牛适量。研末，入猪肾煨熟，温酒下。适用于缩窄性心包炎下肢水肿。

42. 大豆 90 克。以水 360 毫升，煮令熟，出豆澄汁，入美酒 30 毫升，微火煎如汤，服 60 毫升，渐增之，令小便下。适用于缩窄性心包炎下肢水肿。

43. 甘遂 1.5 克。研末，用 1 枚鸡蛋打 1 个小孔，将药末放入蛋内烧熟食用。适用于缩窄性心包炎下肢水肿。

44. 赤小豆 100 克。水煮熟，早、晚分 2 次服食。适用于缩窄性心包炎下肢水肿。

45. 青蛙 1 只。去头、足、五脏后，放新瓦上焙干，研成末，分 4 次开水冲服。适用于缩窄性心包炎下肢水肿。

46. 酸枣树根适量。水煎，当茶饮。适用于缩窄性心包炎下肢水肿。

47. 陈蚕豆（至少 3 年）适量。煎汤喝水。适用于缩窄性心包炎下肢水肿。

48. 硫黄 3 克。辗为细末，入鸡蛋内，搅匀、蒸膏，作 1 次服，连服几次。适用于缩窄性心包炎下肢水肿。

49. 小麦芽 6 克。炕黄，水煎熬浓汁，去渣服之，小便如注，肿消。适用于缩窄性心包炎下肢水肿。

50. 大麦芒 6 克。炕黄，水煎浓汁服。

中医偏方全书（珍藏本）

适用于缩窄性心包炎下肢水肿。

51. 核桃（去皮）20 枚，大枣（去核）20 枚，蜂蜜 60 克。核桃与大枣共捣一处，再加蜂蜜煮之，每次服 3 匙，元酒冲服。适用于缩窄性心包炎下肢水肿。

52. 赤小豆 120 克。水煎，当茶饮。适用于缩窄性心包炎下肢水肿。

53. 虫笋（即陈竹笋被虫咬者）60 克。切片，水煎，温服。适用于缩窄性心包炎下肢水肿。

54. 金樱子根（晒干）500 克。用黄酒1500 克煎成 500 克，分 3 日服。每日早、晚餐后各服 1 次。忌食生冷及盐类。或金樱子根 30 克。水煎加糖服。适用于缩窄性心包炎下肢水肿。

55. 鲜浮萍 500 克。水煎，熏洗。适用于缩窄性心包炎下肢水肿。

56. 益智适量。为末，每次 9 克，每日 3 次，酒送下。适用于缩窄性心包炎下肢水肿。

57. 桐树皮 30 克。水煎服，每日 2 次，同时忌盐。适用于缩窄性心包炎下肢水肿。

58. 樟树子 9 克。水煎，代茶饮。适用于缩窄性心包炎下肢水肿。

59. 鸽子 1 只。将腊肉、赤小豆、葫芦、梨壳蒌各少许放入鸽子肚中，不加任何作料，加水煮熟后，连汤带肉食用。每日 1 次，连吃 3 日。适用于缩窄性心包炎下肢水肿。

60. 玉米须 18 克，西瓜皮 30 克，冬瓜皮 30 克，赤小豆 45 克。水煎服。适用于缩窄性心包炎。

61. 竹笋、老葫芦各 60 克。水煎。适用于缩窄性心包炎下肢水肿。

62. 花生米 12 克，蚕豆 25 克，红糖适量。将上物放入沙锅中加凉开水至煮沸，水呈棕红色并有混浊时即可。食花生米及蚕豆，可不喝汤。适用于缩窄性心包炎下肢水肿。

63. 冰片适量。研细末，加 3～4 倍的蒸馏水，混合调匀。用消毒纱布蘸液擦浴全身皮肤和颈部、腋部、腹股沟、腘窝、肘窝表浅大血管等处，以红为度。适用于缩窄性心包炎发热。

【生活调理】

1. 本病主要是针对病因进行预防，积极治疗原发性疾病。

2. 对于确诊结核性感染或怀疑结核性感染而引起本病的患者，出院后应继续抗结核治疗，告知患者切勿随意停药，需按医嘱足量定时服药。

3. 指导患者合理膳食，加强营养支持，以提高身体的抵抗力。

心血管神经症

心血管神经症是以心血管疾病的有关症状为主要表现的临床综合征，是神经症的一种类型。是由神经功能失调而引起的心血管系统功能紊乱的一组精神神经症状。这种患者多伴有身体其他部位神经症的症状群。大多发生在青年和壮年，以 20～40 岁者多见，尤其是围绝经期妇女更多见。病理上无器质性心脏病证据。心血管神经症的原因，往往与不良的环境和躯体因素有关。由于内外因素的影响，使调节、支配心血管系统的自主神经的正常活动受到了干扰，心脏也就出现了一时性的功能紊乱。疑病心理也是发生心血管神经症的原因，患者常常对一时性的心前区不适感疑虑重重，并对此长期放心不下，担心患了某种"心脏病"。在这种情况下，如果加上旁人，尤其医务人员的不恰当的解释，更会促使患者产生焦虑、紧张的心理，从而增加了患者的心理负担，对心脏的关心更为强烈。

本病属中医学"惊悸"、"不寐"、"虚劳"等范畴。多因久病气血亏耗，失血之后阴血耗伤，使心失所养，神不潜藏，或过劳多思，用心过度，伤及心脾，心阴暗耗，心神失养，热病之后阴津更伤，肾阴不足，水不济火等引致心悸、疲惫、眩晕、气短、胸痛。

【偏方集成】

1. 苦参 20 克。水煎服，每日 1 剂，1 周为 1 个疗程。适用于心血管神经症心悸而脉数者。

2. 苦参 20 克，益母草 20 克，炙甘草 15 克。水煎服，每日 1 剂，每剂煎 2 次。1 周为 1 个疗程。适用于心血管神经症心悸而脉数的患者。

3. 鲜茼心草 30 克（干品 6 克），冰糖适量。水煎服。每日 1 剂，15 日为 1 个疗程。可间隔 2～3 日后再服，一般连续使用 2～3 个疗程。适用于心血管神经症心悸。

4. 酸枣仁 30～45 克，粳米 100 克。把酸枣仁捣碎，浓煎取汁，再用粳米加水适量同煮，待米半生半熟时，兑入酸枣仁汁再煮为粥。晚餐时温热服食。适用于心血管神经症。

5. 大南枣 10 枚，人参 3 克。大南枣蒸软去核，人参布包，藏饭锅内蒸烂，捣匀为丸，如弹子大，收贮用之。适用于心血管神经症。

6. 乌豆 50 克，龙眼肉 15 克，大枣 50 克。加清水 3 碗煎至 2 碗，早、晚分服。适用于心血管神经症。

7. 灯心草 1 把。煎汤，睡前代茶饮。适用于心血管神经症失眠。

8. 猪心 1 个，每岁入胡椒 1 粒。如 20 岁，入 20 粒同盐酒煮食。适用于心血管神经症心前区疼痛。

9. 柏子仁 10～15 克，猪心 1 个。纳柏子仁于猪心内，隔水炖熟，中餐服食。适用于心血管神经症。

10. 晚蚕沙 30 克。滚汤泡过，滤取清水，饮之即止。适用于心血管神经症心前区疼痛。

11. 人参 3～5 克（或党参 15 克），麦冬 10 克。水煎，饮汤食参，每日 2 剂。适用于心血管神经症各种心律失常。

12. 灵芝茉 1.5～3 克。开水送服，每日 2～3 次。适用于心血管神经症。

13. 太子参、丹参、桑寄生、甘松各 10～20 克。水煎，每日 1 剂，分 2 次服。适用于心血管神经症早搏。

14. 苦参、鹿衔草、炙甘草各 10～15 克。水煎，每日 1 剂，分 2 次服。适用于心血管神经症早搏。

15. 大枣 20 枚，葱白适量。将大枣用水洗净，放入水中煎煮 20 分钟，然后加入葱白，再煎 10 分钟。每日 1 剂，分 2～3 次服。适用于心血管神经症。

16. 茯苓细粉、米粉、白糖各等份。加水适量，调成糊，以微火在平锅里摊烙成极薄的煎饼，早、晚分作主食吃。适用于心血管神经症。

17. 桑椹 15 克。用桑椹煮水，代茶饮。适用于心血管神经症。

18. 茉莉花、石菖蒲各 6 克，清茶 10 克。共研粗末，每日 1 剂，沸水冲泡，随意饮用。适用于心血管神经症。

19. 猪心 1 个，大枣 15 克。猪心带血剖开，放入大枣，置碗内加水，蒸熟，每日中餐食之。适用于心血管神经症。

20. 酸枣仁 15 克，粳米 100 克。将酸枣仁炒黄研末备用，将粳米洗净加水煮作粥，临熟，下酸枣仁末，再煮，空腹食之。适用于心血管神经症。

21. 百合 60～100 克，糖适量。用百合加糖煎水，每日服 1 次。适用于心血管神经症。

22. 桑耳适量。烧存性，热酒服 6 克。适用于心血管神经症心前区疼痛。

23. 莲子、五味子各 9 克，龙眼肉 15 克，百合 12 克。水煎服，每日 1 剂。适用于心虚所致的心悸。

24. 白莲米适量。临睡嚼 7 枚咽下。适用于心血管神经症失眠。

25. 鲜花生叶不拘多少。煎汤服。适用于心血管神经症失眠。

26. 茯神 15 克，生鸡子黄 1 枚。将茯神用 1 杯半水煎取 1 杯，稍停，兑鸡子黄 1 枚，搅匀备用。睡前，先以温水洗 10 分钟，然后将鸡子黄趁热服下，不久即可安眠。适用于心血管神经症失眠。

27. 桃仁、酸枣仁、柏子仁各 10 克，粳米 60 克，白糖 15 克。将桃仁、酸枣仁、柏子仁打碎，加水适量，置武火煮沸 30～40 分钟，滤渣取汁，将粳米淘净入锅，倒入药汁，武火烧沸，文火熬成粥。早晚皆可，佐餐服用。适用于心血管神经症。

28. 珍珠母 6 克。研细末，每次服 0.2 克，每晚睡前服。适用于心血管神经症失眠。

29. 首乌藤、大枣各 60 克。水煎服。适用于心血管神经症失眠。

30. 龙眼肉 15 克，鸡蛋 1 枚。先加水煮

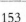

龙眼肉，出味后加入鸡蛋，蛋熟后加糖少许服食。适用于心血管神经症失眠。

31. 五味子 6 克。泡酒常服。适用于心血管神经症失眠。

32. 半夏 10 克，糯米 30 克。水煎服，连服 3 剂，药后顿觉心中畅快，不但能入睡，且无噩梦惊扰。适用于心血管神经症失眠。

33. 乌豆、大枣各 50 克，龙眼肉 15 克。加清水 3 碗煎至 2 碗，早、晚分服。适用于心血管神经症。

34. 莲子适量。磨成粉，与等份的藕混合煎汤来吃，连吃数周，即有效，或连续煎吃，以之代茶饮。适用于心血管神经症。

35. 五味子 60 克，白酒 500 毫升。将五味子洗净，装入玻璃瓶中，加入白酒共浸泡，每日振摇 1 次。半个月后服用，每次服适量，每日 3 次。适用于心血管神经症。

36. 人参果 30 克，白酒 500 克。浸泡 10～15 日后服用。每次服 10～20 毫升，服 2 日。适用于心悸。

37. 黄精、肉苁蓉各 250 克，粮白酒 5 升。水煎服。适用于心悸。

38. 赤茯苓、白茯苓各等份。上为末，以新汲水按洗，澄去新沫，控干，另取地黄汁，同好酒熬成膏，搓和为丸，如弹子大，空腹盐酒嚼下。适用于心血管神经症。

39. 甘草 3 克，石菖蒲 1～3 克。水煎，每日 1 剂，分 2 次服。适用于心血管神经症。

40. 万年青根 18 克。每日 1 剂，早、晚煎服，连用 4 日，以后根据需要再用。适用于早搏。

41. 龙眼核、大乌枣各 500 克。龙眼核去黑皮，煮极烂，大乌枣去核，捣烂如泥，做成丸。每日晨淡盐汤送下 9 克。适用于心血管神经症。

42. 猪心 1 个，朱砂 3 克。朱砂装入猪心内，加水蒸煮，熟后食用。适用于心血管神经症。

43. 胡椒 14 粒，绿豆 21 粒。同研，白汤调服即止。适用于心血管神经症心前区疼痛。

44. 鸡蛋 2 枚，煮熟，取蛋黄，置勺内烤出油（即蛋黄油），加点水饮之，每日 1～2

次。适用于心血管神经症。

45. 猪瘦肉 200 克，百合 50 克，盐少许。猪瘦肉切成小块，加百合和盐，共煮烂熟，一次炖服。适用于心血管神经症。

46. 鲜花生叶 40 克。水煎服，每日 2 次。适用于心血管神经症。

47. 龙眼肉 250 克。切碎，装入瓷瓶中，加 60°白酒的 400 毫升浸泡 15～20 日。每日服 10～20 毫升。适用于心血管神经症。

48. 猪心 1 个，朱砂 1.5 克。猪心洗净挖一深孔，放入朱砂，用线绳捆紧，防止朱砂外溢，然后放入水锅内煮烂，吃肉饮汤，分 2 次吃完。适用于心血管神经症。

49. 酸枣仁 15 克。焙焦为末，顿服，每日 1 次。适用于心血管神经症失眠。

50. 西洋参 6 克。开水泡在碗里，密盖半小时，空腹饮下，晚上睡前再泡再饮。连服数日。适用于心血管神经症失眠。

51. 黄花菜 30 克。水煎半小时去渣，入冰糖再煎 2 分钟，待冰糖溶化后，于睡前 1 小时饮服。或黄花菜炖肉佐膳也有效。适用于心血管神经症失眠。

52. 鲜橘叶适量。加水煮 10 分钟后入白糖服。适用于心血管神经症失眠。

53. 生韭菜或根 2500 克。捣汁饮。适用于心血管神经症心前区疼痛。

54. 甘草 50 克。水煎，分早、中、晚 3 次服用。适用于心血管神经症心前区疼痛。

55. 酸枣根 20 克。水煎服。适用于心血管神经症心前区疼痛。

56. 蒲葵叶 20 克。烧灰存性，研成细粉末，分 2 次服，每隔 4 小时 1 次。适用于心血管神经症心前区疼痛。

57. 血余炭 9 克。研细末，口服。适用于心血管神经症心前区疼痛。

58. 伏龙肝 3 克。研细末，冷痛用白酒送下，热痛用开水送下。适用于心血管神经症心前区疼痛。

59. 三七适量。研末，每次 1.5～3 克，每日 3 次，开水送下。适用于心血管神经症心前区疼痛。

60. 延胡索 10 克。水煎服。或微火上炒令香，为细末，每次服 6 克。适用于心血管神经症心前区疼痛。

61. 绿茶 1 克,莲子心 3 克。开水冲泡,加盖,5 分钟后可饮,餐后饮用。头汁饮之将尽,可略留余汁,再泡再饮至冲淡为止。适用于心血管神经症。

62. 青茶 10 克,茉莉花、石菖蒲各 6 克。共研粗末,沸水冲泡,随意饮用,每日 1 剂。适用于心血管神经症。

63. 大枣、淮小麦各 30 克,炙甘草 10 克。水煎服。适用于心血管神经症。

【生活调理】

1. 要正确认识该病。患者有必要对自己的疾病原因、性质及表现形式有大概的认识,以解除不必要的思想顾虑,培养乐观开朗的情绪,树立战胜疾病的信心。医务人员对患者要关心和同情,但要恰如其分,否则会给患者造成"病情严重",甚至于"死到临头"的错觉。恰如其分的坚定和理解态度,对消除患者疑病心理和稳定病情是十分重要的。

2. 不要因为"心脏病"而卧床休息,如不伴有其他疾病,还是不休息为好。工作若不是强体力劳动,可以坚持正常的工作和劳动。对缺少体力活动的患者,还要适当参加一些体育活动或体力劳动,以便增强体质,改善大脑的神经功能,同时也可以调整支配心血管系统的神经功能。卧或坐的生活不利于精神和心脏生理变化的康复。

3. 正确对待自己,合理安排生活、工作和学习,使之有规律。正确地去面对生活、工作、学习、家庭、婚姻等问题,提高抵御各种精神刺激的能力。只有这样,精神和躯体才能在平静而有规律的生活中,不至于过分疲劳、焦虑和紧张,心脏受益自然可想而知了。

直立性低血压

直立性低血压是内环境稳定受损的常见临床表现,见于 15%～20% 的一般老年人。其患病概率随年龄、患心血管病和基础血压的增高而增多。许多老年人其体位变化时血压有大范围的变化,并与其基础卧位收缩期血压的高低密切相关。即当基础卧位收缩期

血压最高时,体位性的收缩期血压下降最大,直立性低血压立位时收缩期血压下降 320 毫米汞柱(2.7 千帕)。直立性低血压是老年人晕厥和昏倒的重要危险因素,即使在无其他自律神经系统功能失调证据者中也是如此。头晕、神志模糊是直立性低血压常见的临床表现。

【偏方集成】

1. 人参 6 克,麦冬 15 克,五味子 9 克。水煎后服用,每日 1 剂,连服 1 周。适用于直立性低血压。

2. 肉桂、桂枝、甘草各 10 克。开水浸泡代茶饮,连服 10～20 日。适用于直立性低血压。

3. 黄精、党参各 30 克,炙甘草 10 克。水煎服,每日 1 剂。适用于直立性低血压。

4. 莲子 15 粒,红参片 6 克,冰糖 30 克。将莲子洗净,用清水泡发后,放碗中,加入红参片和冰糖,加适量水,上笼蒸 1 小时即可。每日或隔日食 1 次。功效补气壮阳,温中散寒,益肺养心。适用于直立性低血压。

5. 莲子 50 粒,猪肚 1 个。莲子去心,猪肚洗净,将莲子装入猪肚内,缝合后置锅中,加水清炖,熟后放冷。食时切成肚丝,同莲子放入盘中,加芝麻油、盐、蒜、姜丝、味精等调料即可。连续食用 1 个月。功效滋阴补肾,健脾和胃。适用于直立性低血压。

6. 红葡萄酒 750 毫升,龙眼肉 120 克。将龙眼肉加入葡萄酒内,浸泡半个月后饮用。每晚佐餐,饮 25 毫升,饮完后,龙眼渣可食。功效滋阴补脾,健胃强身,增进食欲,舒筋活血,益气安神。适用于直立性低血压。

7. 鲜山药 200 克,太子参 20 克,薏苡仁 50 克,大枣 15 枚。山药洗净、刮皮、切块待用,薏苡仁淘洗干净待用,太子参用水冲洗后,用适量清水泡胀,大枣洗净。然后一同入沙锅,加水 1000 毫升,沸后改小火煮至薏苡仁烂熟即成。佐餐,早、晚各 1 次。功效补气养血,健脾生津,养肝益肾。适用于直立性低血压。

8. 阿胶、红糖各 30 克,紫糯米 100 克。糯米淘洗干净,锅中加水 800 毫升,沸后,将糯米倒入,再沸几次后,改小火煮粥,直

155

至米烂，再将阿胶和红糖入粥中，继续煮至溶化，拌匀即可。佐餐，每日1次，连服1个月。功效补血益气，滋阴养肝，止血调经。适用于直立性低血压。

9. 高丽参10克，炙甘草5克。水煎4小时，顿服。适用于直立性低血压。

10. 肉桂、桂枝、甘草各15克，五味子25克。水煎服。适用于直立性低血压。

11. 附子、牡蛎各15克，干姜、炙甘草各30克。水煎，每日1剂，水煎2次，1次服下。适用于直立性低血压。

12. 天麻、紫苏梗各12克，桂枝10克。水煎服。适用丁直立性低血压。

13. 枸杞子25克，大枣30枚，红糖适量。加水煮至大枣烂为止，1次服完，每日1次，服1周后可恢复正常。适用于直立性低血压。

14. 甘草20克，桂枝40克，肉桂50克。将3种药混合，分3日当茶饮服。适用于直立性低血压。

15. 党参30克。浸泡在1瓶中国红葡萄酒或其他高级红葡萄酒内，3日后即可服用。每日晚上睡前服半小酒杯（约25克）。服完1瓶即可见效。适用于直立性低血压。

16. 鲫鱼2条，糯米50克。将鲫鱼去肚杂洗净，与糯米共煮粥，再加油、盐、葱、姜调味服用，每周2次，连服2个月。适用于直立性低血压。

17. 冬虫夏草12枚，鸭1只。先杀好鸭去内脏洗净，将冬虫夏草置于鸭腹中，加作料，炖熟食之。适用于直立性低血压。

18. 党参、黄精各30克，炙甘草20克。煎服。适用于直立性低血压。

19. 猪瘦肉300克，黄精80克。共炖而烂。每日可连汤带肉分食。适用于直立性低血压。

20. 大枣10枚，黄芪16克，糯米50克。先煮黄芪去渣，用汤汁与大枣、糯米同煮成粥，每晚1次，连用2个月。适用于直立性低血压。

21. 栗子（去壳）、猪脊肉各200克。猪脊肉洗净切块，与栗子一起煲汤，加盐及味精调味服食。每周1次，连服1个月。适用

于直立性低血压。

22. 韭菜适量。捣烂取汁，每日早晨服1杯，常服可使血压恢复正常。适用于直立性低血压。

23. 莲子30克，大枣10枚，生姜6片。将上药煎煮后去渣取汁。每日1剂，早、晚分2次服。适用于直立性低血压。

24. 乌骨鸡1只，当归60克，黄芪50克，红糖150克，米酒50毫升。将鸡剖肚洗净。把后4味共放鸡腹中，再将鸡肚皮缝紧，入锅隔水蒸熟，吃肉喝汤，每半个月吃1次，连吃2个月。适用于直立性低血压。

25. 红参、西洋参各10克，阿胶20克，麦冬15克，山茱萸30克。水煎服，每日1剂。适用于直立性低血压。

26. 人参15～25克，桂枝、甘草各15克，附子（先煎1小时）15～30克。每日1剂，水煎服。适用于直立性低血压。

27. 麦冬30克。水煎服，每日1剂。适用于直立性低血压。

28. 麦冬、人参各等份。为末，每次服5克，每日2～3次。适用于直立性低血压。

29. 山茱萸50克。开水浸泡代茶饮。适用于直立性低血压。

30. 人参10克，制附子5克。水煎服，连服2个月。适用于直立性低血压。

【生活调理】

1. 早期对身体姿势加以调整即有效，如平卧时适当抬高头部；穿弹力紧身衣裤和弹力长袜能减少患者直立时静脉回流的瘀积；起床或下地时动作应缓慢，双下肢活动片刻后再缓慢起立，可减轻发作；避免喝酒或过高室温，或浴池浸泡、桑拿浴等诱发血压过低；慎用影响血压的药。

2. 高盐饮食。

3. 有症状的患者不宜于餐前服降血压药，餐后宜平卧。减少降压药物的剂量和用少食多餐法进食可能也有帮助。最近的资料提示在某些患者中进餐后步行可有助于恢复正常循环，但这种疗法只宜在严密监测之下施行。

第三章　消化系统疾病

急性胃炎

急性胃炎是由各种病因引起的急性胃黏膜炎症，主要表现为胃黏膜充血、水肿、渗出、糜烂和出血。当有明显糜烂或出血时就称急性糜烂性胃炎或急性出血性胃炎。本病病因多样，多由药物和应激引起胃黏膜损害，表层上皮细胞坏死脱落而产生糜烂，固有膜血管损害则引起出血和血浆外渗，出血可为新鲜出血或暗红陈旧出血或上皮下出血。症状轻重不一，部分患者可无症状。常有上腹痛、嗳气、恶心、呕吐和食欲减退；有时以突然发现黑便或呕血作为首发症状。少量出血仅大便隐血试验阳性，大量出血可引起出血性休克。在所有上消化道出血的疾病中，急性糜烂性胃炎的发病率仅次于溃疡病。

本病属中医学"胃脘痛"范畴。急性出血性胃炎中医诊断为"血证"，包括呕血与便血。本病是由于暴饮暴食，多食生冷酒醴、肥甘不节之物，或感受风、寒、暑、湿之邪，脾胃运化失调；或暴怒伤肝，肝气横逆犯胃而伤及脾胃络脉，胃失和降而致。病性以实证居多。

【偏方集成】

1. 生姜 10 克。切片如钱币厚，加水煮沸约 10 分钟，撤火去渣热服。适用于急性胃炎寒凝证。

2. 生姜（以新鲜老姜为佳，切片）、红糖各 15 克。两者开水泡服或先水煎生姜 10 分钟后再加入红糖，去渣，趁热顿服。适用于急性胃炎寒凝证。

3. 吴茱萸 60 克，肉桂、全当归各 10 克，蜂蜜适量。前 3 味药共研末，调蜜成丸，每次约 3 克，温开水送下。适用于急性胃炎寒凝证。

4. 高良姜、香附各 10 克，吴茱萸 6 克，陈皮 12 克。水煎服。服时加生姜汁 1 汤匙或水煎时加生姜 3 片。适用于急性胃炎寒凝证。

5. 旋覆花 10 克，紫苏叶 15 克，生姜汁少许。前 2 味水煎后，加姜汁口服。适用于急性胃炎寒凝证。

6. 高良姜根、草豆蔻各等份。共为细末，装瓶密贮，勿漏气。服用时取生姜 3 片，大枣 5 枚，红糖 1 匙煎取浓汤，稍温后与 6 克药粉调和服之，每日 2 次。适用于急性胃炎寒凝证。

7. 生姜 10 克，伏龙肝 100 克。先煎伏龙肝，取澄清液，再与生姜共煎取汁，每日服 2 次。适用于急性胃炎寒凝证。

8. 大蒜适量。连皮放热灰中煨热，去皮捣烂，用油纱布 2 层包裹，敷肚脐。局部有烧灼感时去掉，每日 1 次。适用于急性胃炎寒凝证。

9. 生姜 6 克，茶叶 8 克。生姜捣烂，入茶叶，加水 2 碗，浓煎半碗，1 次服用。适用于急性胃炎寒凝证。

10. 鲜芦根 20 克，黄连 10 克，生姜汁少许。前两味水煎，加生姜汁少许口服。适用于急性胃炎胃热证。

11. 栀子适量。研为细末，鸡蛋清或水调成糊状，敷肚脐或两脚心，每隔 12 小时，把药膏取下，再加鸡蛋清或水，使之保持一定湿度，连敷 3～4 日。适用于急性胃炎胃热证。

12. 白萝卜干 20 克，马齿苋、野荠菜各 150 克，生姜 3 片。加水煎服，每日 1～2 次。适用于急性胃炎温热证。

13. 宣木瓜（切片）、白扁豆各 12 克，藿香梗 6 克，广陈皮 9 克，生姜 3 片，大枣 5 枚。水煎，分 3 次服。适用于急性胃炎湿热证。

14. 焦山楂 15 克，延胡索 9 克，香附子 12 克。水煎，每日 1 剂，分 2 次服。适用于急性胃炎食滞证。

15. 焦山楂、焦神曲、焦麦芽、炒枳壳各 10 克，焦槟榔、厚朴、鸡内金、青皮、木香各 6 克。水煎，每日 1 剂，分 2 次服。适用于急性胃炎食滞证。

16. 北沙参、山药各 30 克。将北沙参、山药分别洗净切碎，一同入锅，加适量水，先浸渍 2 小时，再煎煮 40 分钟，取汁；药渣加适量水再煎煮 30 分钟，去渣取汁，合并两次药汁。每日 1 剂，分早、晚 2 次温服。适用于急性胃炎。

17. 新鲜马齿苋 120 克，绿豆 40 克左右。加水煎汤，每日 1 次，连服 4 日。适用于急性肠胃炎。

18. 木棉花 30 克。加适量的白糖，用清水煎浓汁，滤渣留汁即可饮用。适用于急性肠胃炎引起的腹泻。

19. 枸杞子 25 克，藕粉 50 克。先将藕粉加适量水小火煮沸后，再加入枸杞子，煮沸后，可食用。每次 150 克，每日 2 次。适用于急性胃炎。

20. 蜂蜜 20 克，鲜桃 1 个。先将鲜桃去皮，去核后压成汁，再加入蜂蜜和适量温开水即成。每次 100 毫升，每日 1～2 次。适用于急性胃炎。

21. 橙子 1 个，蜂蜜 50 克。将橙子用水浸泡去酸味，然后带皮切成 4 瓣。橙子、蜂蜜放入锅内，加清水适量，用武火烧沸后，转用文火煮 20～25 分钟，捞出橙子，留汁即成。代茶饮。适用于急性胃炎。

22. 鲜藕适量，粳米 100 克，红糖少许。将鲜藕洗净，切成薄片，粳米淘净。将粳米、藕片、红糖放入锅内，加清水适量，用武火烧沸后，转用文火煮至米烂成粥。每日 2 次，早、晚餐食用。适用于急性胃炎。

23. 粳米 50 克，桂花心、茯苓各 2 克。粳米淘净。桂花心、茯苓放入锅内，加清水适量，用武火烧沸后，转用文火煮 20 分钟，滤渣，留汁。粳米、汤汁放入锅内，加适量清水，用武火烧沸后，转用文火煮，至米烂成粥即可。每日 2 次，早、晚餐服用。适用于急性胃炎。

24. 鲜橘皮 25 克，粳米 50 克。先将鲜橘皮洗净后，切成块，与粳米共同熬煮，待粳米熟后食用。每日 1 次，早餐食用。适用于急性胃炎。

25. 鲜嫩生姜 1 块，陈米醋 1 小杯。先将生姜洗净去皮，切碎后，绞汁 1 小杯，再与米醋调合至匀，顿服。适用于急性胃炎以呕吐为主者。

26. 香樟树皮（刮去外层黄黑色皮，取第 2 层皮）50 克，陈米醋 1 小杯（约 100 毫升）。将树皮洗净，加水 1 碗，浓煎 30 分钟，去渣取汁约 1 小碗，稍凉后陈米醋兑入调匀，温服。适用于急性胃炎，以疼痛为主者。

27. 龙眼核适量。焙干研成细粉。每次 25 克，每日 2 次，白开水送服，功效补脾和胃。适用于急性胃肠炎。

28. 枣树皮 20 克。水煎去渣，加红糖 15 克调服，每日 1 次，适用于急性胃肠炎。

29. 大蒜 2 头。烧灰存性，煮水服之，适用于急性胃肠炎。

30. 番薯藤 60～90 克。加盐炒焦，冲水煎服，适用于急性胃肠炎之上吐下泻。

31. 新鲜的火炭母 60 克，加入 150 克猪血炖汤，肉熟后调入适量食盐，起锅滤汤即可。只喝汤。适用于急性肠胃炎引起的腹泻。

32. 鲜鸡屎藤叶 60 克，大米 30 克。用清水将大米泡软后，加入鲜鸡屎藤叶，捣烂后加适量清水煮成糊，调入红糖后即可食用。功效健胃消食。适用于急性肠胃炎引起的胃痛等。

【生活调理】

1. 要养成良好的饮食规律和习惯，以少食多餐、清淡易于消化饮食为宜，忌暴饮暴食、饥饱无常，忌长期饮食生冷、醇酒、辛辣、刺激性食物。

2. 保持心情愉快，性情开朗，避免忧思恼怒等情志内伤。

3. 要劳逸结合，起居有常，避免外邪内侵。

慢性胃炎

慢性胃炎是由多种原因引起的胃黏膜慢性炎症。本病病程迁延，大多无明显症状，部分有消化不良的表现，如上腹部饱胀不适，以进餐后明显，无规律的隐痛、嗳气、反酸、食欲不振、恶心呕吐等。少数可有上消化道出血表现，一般为少量出血。慢性胃炎最常见病因是胃黏膜幽门螺杆菌感染，其次是十二指肠反流、刺激性食物和药物、免疫因素，以及口腔、咽喉的慢性感染灶等。发病率随年龄增加而增加，男性稍多于女性。我国多数是以胃窦为主的全胃炎，最终导致不可逆的胃腺体的萎缩，甚至消失。

本病属中医学"胃络痛"范畴，将慢性萎缩性胃炎归属于"胃痞"范畴。中医学认为"胃络痛"多由于饮食不节，损伤脾胃，或情志失调，气郁伤肝，肝气犯胃等各种不良因素长期刺激，使胃之气机紊乱，络脉失和所致，属于以无规律的胃脘疼痛、痞胀等为主要表现的痛病类疾病；"胃痞"者多因胃病日久，胃络失和而萎缩，属于以长期食少、胃部痞胀、腹泻、消瘦乏力为主要表现的内脏痿病类疾病。

【偏方集成】

1. 生姜 15 克，韭菜、牛奶各 250 克。先将韭菜、生姜切碎后捣烂，再用纱布绞取汁液，一起放入锅内，再向其中加入牛奶，一起加热煮沸后每日早晚趁热服用。适用于慢性胃炎寒邪客胃证。

2. 丁香、木香、厚朴、豆蔻各 3 克。将其一起用水煎服。适用于慢性胃炎寒邪客胃证。

3. 炒小茴香 30 克，粳米 200 克。将小茴香装于纱布袋内扎口，入锅加水先煮半小时或 40 分钟弃药包，再加入洗净的粳米及适量水同煮至熟。酌加盐、味精调味即可。早、晚服用。适用于慢性胃炎寒邪客胃证。

4. 生姜、大蒜各 100 克，米醋 500 克。将生姜洗净，与大蒜一同切片，浸泡在米醋中，密封贮存 1 个月即可饮用。餐后服用，每次 10 毫升。或在菜肴中酌量加用。适用于

慢性胃炎寒邪客胃证。

5. 薏苡仁、山药、白扁豆各 30 克，佛手 9 克。水煎服，每日 1 剂，连服 7～10 日。适用于慢性胃炎湿热中阻证。

6. 麦饭石、大米各 100 克。先将麦饭石捣碎成粉粒状，加水浸泡半小时后，放火上煮沸，用纱布滤取汁，去麦饭石；再将淘洗干净的大米放入锅内，用文火煮至米烂成粥。每日 2 次，早、晚餐服用。适用于慢性胃炎湿热中阻证。

7. 焦山楂 15 克，延胡索 9 克，香附子 12 克。水煎，每日 1 剂，分 2 次服。适用于慢性胃炎饮食伤胃证。

8. 佛手 20 克，粳米 100 克。将佛手煮成汤后去除残渣。将粳米加水适量煮粥，待粥成后加入冰糖，并加佛手汤再稍煮即可，每日服用 2 次。适用于慢性胃炎肝气犯胃证。

9. 桂子 3 克，玫瑰花 1 克。将桂子研成粉末后与玫瑰花一起开水冲泡，每日服 3 次。适用于慢性胃炎肝气犯胃证。

10. 佛手 12 克，猪瘦肉 50 克。煮汤饮用。适用于慢性胃炎肝气犯胃证。

11. 金橘根 30 克，鲜猪肚 1 个。金橘根洗净切碎；鲜猪肚洗净切碎，加清水 1000 毫升，沙锅煲汤，文火炖至 350 毫升左右，饮汤食肉。适用于慢性胃炎肝气犯胃证。

12. 生姜、橘皮各 20 克。水煎服，每日 2～3 次。适用于慢性胃炎肝气犯胃证。

13. 佛手 80 克。每次取香气浓郁的佛手放入烧瓶内，加水适量，盖上瓶塞后接好冷凝管；用酒精炉给烧瓶加热，待烧开后收取蒸馏液。每次 1 杯，每日 2～3 次，温热饮用，连服 4 日左右。适用于慢性胃炎肝气犯胃证。

14. 玫瑰花约 40 克。每年 4～6 月间，在玫瑰花蕾将开放时，选取朵大、瓣厚、色紫、鲜艳、香气浓者，分批采摘后，用小火迅速烘干；烘时将花摊成薄层，花冠向下，待其干燥后，再翻转烘干其余部分；将干玫瑰花放入烧瓶内，加入适量清水，将瓶塞盖上，接上冷凝管；然后将烧瓶置于酒精炉上加热，烧开后收取蒸馏液即得玫瑰露（即玫瑰花的蒸馏液）。每次 80 毫升左右，每日 2～

3次，温热饮用，连服约6日。适用于慢性胃炎肝气犯胃证。

15. 陈香橼约60克。每年9～10月份，采摘香橼的成熟果实，切成薄片后晒干或晾干备用；把陈香橼片放入烧瓶内，加入适量清水，盖上瓶塞后接好冷凝管；然后用酒精炉给烧瓶加热，待烧开后收取蒸馏液即得。每次1杯，每日1～2次，连用4日。适用于慢性胃炎肝气犯胃证。

16. 鲜萝卜汁100毫升，粳米100克。先将萝卜洗净捣烂，取汁100毫升，同粳米一块加水500毫升，煮为稀粥。早、晚温热服用。适用于慢性胃炎肝气犯胃证。

17. 槟榔10～15克。水煎取汁，与粳米50～100克共煨粥。每日服1～2次。适用于慢性胃炎肝气犯胃证。

18. 赤小豆500克，玫瑰花15克，鲜活鲤鱼1条。将鲤鱼剖杀去内脏，将赤小豆、玫瑰花洗净放入沙锅，清水炖烂后，去掉玫瑰花，调味分次食用。适用于慢性胃炎瘀血停胃证。

19. 丹参25克，檀香15克，炙甘草10克。水煎去渣取汁，调入蜂蜜50毫升温服。每日1次。适用于慢性胃炎瘀血停胃证。

20. 羊肉100克，高粱米100克，盐少许。羊肉切丁，加盐，同高粱米共煮粥食。适用于慢性胃炎脾胃虚弱证。

21. 炒扁豆、党参、玉竹、山楂、乌梅各30克。加水煎至扁豆熟透时，适当放入白糖饮用之。适用于慢性胃炎脾胃虚弱证。

22. 牛肉1000克，砂仁、陈皮各5克，生姜15克，桂皮3克，盐少许。先炖牛肉至半熟，然后将以上各味共炖烂，服前加盐调味，取汁饮用。适用于慢性胃炎脾胃虚弱证。

23. 大枣（去核）、党参各10克，陈皮6克。煎水代茶饮。每日1次，连服5～7日。适用于慢性胃炎脾胃虚弱证。

24. 党参30克，大枣10枚，陈皮3克。煎汤代茶，经常饮用。适用于慢性胃炎脾胃虚弱证。

25. 鲫鱼1条（约250克），生姜30克，橘皮10克，胡椒3克，盐少许。将鲫鱼去鳞、鳃及肠杂，洗净；生姜、橘皮等洗净切

碎，与胡椒一同装布袋，填入鱼肚内，加适量水，小火煨熟。空腹吃鱼喝汤。适用于慢性胃炎脾胃虚寒证。

26. 猪肚150克，生姜15克，肉桂3克，盐适量。将猪肚洗净，放入碗内或陶瓷器皿中。加入生姜、肉桂、盐和水适量，隔水炖熟。佐餐食用，饮汤吃肚，分2次吃完。适用于慢性胃炎脾胃虚寒证。

27. 乳鸽1只，山药30克，砂仁15克，生姜5克，胡椒10克，盐适量。将乳鸽宰杀，去毛及内脏，洗净，下油锅用姜爆至微黄；山药、胡椒洗净，与乳鸽一同放入沙锅中，加适量水，先用旺火煮沸，再转用小火炖2小时，然后加入打碎的砂仁，再炖15～20分钟，加盐调味。佐餐食用。适用于慢性胃炎脾胃虚寒证。

28. 党参25克，大米50克。党参洗净切碎，大米洗净，用铁锅炒至微黄，加清水1000毫升，沙锅慢炖至350毫升，分次食用。适用于慢性胃炎脾胃虚寒证。

29. 肉桂1～2克，粳米100克，白糖适量。先将肉桂研成细末；再将粳米、白糖共放入锅内，加水煮为稀粥，然后取肉桂末1～2克，调入粥中，改用文火，再煮沸。早、晚餐时空腹温食。适用于慢性胃炎脾胃虚寒证。

30. 干姜1克，大枣30克，鸡内金10克，面粉500克，白糖300克，发面适量（用酵母发面）。将干姜、大枣、鸡内金放入锅内，用武火烧沸后，转用文火煮20分钟，去渣留汁。面粉、白糖、酵母放入盆内，加药汁、清水适量，揉成面团。待面团发酵后，做成糕坯。将糕坯上笼用武火蒸15～20分钟即成。每日1次，作早餐食用。适用于慢性胃炎脾胃虚寒证。

31. 猪肚1个，白胡椒15克，生姜9克。白胡椒压碎，生姜切丝，共纳入洗净的猪肚内，用线扎紧，并加水少许。将猪肚放入沙锅中酌加清水，文火煨炖至熟，即可调味服食。饮汤吃肚，2～3日服1次，连服3～5次。适用于慢性胃炎脾胃虚寒证。

32. 韭菜250克，生姜25克。洗净切碎绞汁。然后将姜、韭菜汁和250毫升牛奶共煮沸即成。每日2次，早、晚顿服。适用于

慢性胃炎脾胃虚寒证。

33. 羊肉 300 克，山药 500 克，粳米 150 克。羊肉、山药研碎后，与粳米共煨粥。粥成后，酌加姜汁、盐、味精，趁热服。适用于慢性胃炎脾胃虚寒证。

34. 高良姜 15 克，粳米 100 克。高良姜研成末加水 2000 毫升煎至 1500 毫升，滤渣备用，粳米淘净后掺入煮成良姜粥，经常食之。适用于慢性胃炎脾胃虚寒证。

35. 茱萸根 30 克或干果 6 克，葱白适量。以粳米煮粥，将熟时放入茱萸根和葱白。适用于慢性胃炎脾胃虚寒证。

36. 北沙参、山药各 30 克。将北沙参、山药分别洗净切碎，一同入锅，加适量水，先浸渍 2 小时，再煎煮 40 分钟，取汁药渣加适量水再煎煮 30 分钟，去渣取汁，合并两次药汁。每日 1 剂，分早、晚 2 次温服。适用于慢性胃炎胃阴不足证。

37. 沙参、山药各 12 克，玉竹 9 克，枸杞子 10 克，野水鸭肉（切片）150 克。放入沙锅内，煮汤饮用。适用于慢性胃炎胃阴不足证。

38. 藿山、石斛各适量。研成粉末，以干燥的瓶子装好待用，每次 1.5 克，早、晚各 1 次。适用于慢性胃炎胃阴不足证。

39. 山药 50 克，新鲜羊乳 500 毫升，白糖或蜂蜜适量。将山药在锅中炒至微黄，扎碎辗为细末；将羊乳烧沸，加入山药末和白糖搅匀即成。每日服 1 次。适用于慢性胃炎胃阴不足证。

40. 净鸭 1 只（约 2000 克），玉竹、沙参各 20 克，各种调料适量。将玉竹、沙参洗净，切片，混合加水煮提取 2 次得玉竹、沙参浓缩汁约 40 毫升；鸭子由背部劈开，洗净，放盆内，加入盐、料酒、葱各少许，入笼蒸至熟烂；锅内注入原汤、鸭子、玉竹和沙参浓缩汁、盐、料酒、白糖、葱，文火焖至鸭肉熟烂，食肉喝汤。适用于慢性胃炎胃阴不足证。

41. 玉竹 15 克，山药 20 克，净白鸽 1 只，盐及调料各适量。将鸽子肉切块，放沙锅中，加玉竹、山药、盐、调料，加水 500 毫升，文火炖煮 60 分钟，肉熟烂后饮汤食

肉。适用于慢性胃炎胃阴不足证。

42. 北沙参 30 克，红皮鸡蛋 2 枚，冰糖适量。将沙参切成小块，鸡蛋洗净，加水适量，共煮，水沸 10 分钟后取蛋去壳，放汤中再煮，并加冰糖，5 分钟后即成。取汤温热，食蛋。每日 1 次，连用 1 个月。适用于慢性胃炎胃阴不足证。

43. 生姜、橘皮各 20 克。水煎取汁。每日 3 次。适用于慢性胃炎，以胃痛为主要表现者。

44. 冰糖 500 克，黄酒 500 毫升，鸡蛋 12 枚。文火沸后打入鸡蛋，搅匀，共熬成焦黄色时即成。每次 20 毫升，每日 3 次，餐前服。适用于慢性胃炎阴虚证。

45. 鸡蛋壳适量。焙黄，研为细末。每次 1～3 克，每日 2 次。适用于慢性胃炎，以吐酸、吞酸为主要表现者。

46. 干姜、核桃仁各适量。干姜洗净切片，加水煎汤。核桃仁嚼细后用姜汤送服。适用于慢性胃炎，以吐酸、吞酸为主要表现者。

47. 鲜马铃薯适量。将其洗净后榨取汁液，然后每次餐前服用 2 匙。适用于慢性胃炎。

48. 鲜土豆适量。洗净榨汁，每次在餐前服用 2 汤匙。适用于慢性胃炎。

49. 徐长卿 4 克，麦冬、青橘叶、白芍各 3 克，生甘草 2 克，绿茶、玫瑰花各 1.5 克。上药共研细末，开水冲泡，3 个月为 1 个疗程。适用于慢性胃炎。

50. 猪精肉、鲜平菇各 250 克，料酒、盐、葱段、姜片、生油各适量。先将猪肉洗净，入沸水锅片刻；然后把肉块放入锅中加入料酒，摆上葱节、姜片，注入清水适量，先用武火烧沸，后改用文火炖至肉熟烂，倒入平菇熟透入味即成。佐餐食用。适用于慢性胃炎。

51. 海螵蛸、生花生仁、炒花生仁各 150 克。将上 3 味共碾成细粉，搅匀装入容器中备用。每次 1～2 匙，每日 3 次。7～10 日为 1 个疗程。适用于慢性胃炎。

52. 核桃仁 150 克，白糖 200 克，山楂 50 克。核桃仁用水浸 30 分钟，洗净后，再加

少许清水，磨成茸浆，越细越好，装入盆内，再加适量的清水稀释调匀待用（约200克）；山楂用水冲洗干净，山楂要拍破放入锅内，加清水适量，用中火煎熬成汁，去渣留汁约1000克。再将山楂汁倒入锅内，加白糖搅匀，待溶化后，再将核桃浆缓缓倒入锅内，边倒边搅匀，烧至微沸，即成。代茶饮。适用于慢性胃炎。

53. 鲫鱼2条，糯米50克。将鲫鱼去肠杂后与糯米同煮粥食用，早、晚餐食用，可常服用。适用于慢性胃炎。

54. 木瓜500克，生姜30克，米醋50克。上述食物共同放入沙锅内，加适量水煮成汤。每2日服1剂，每剂分3次服完。适用于慢性胃炎。

55. 蚕蛹适量。焙干研粉。每次服5～10克，每日2次。适用于慢性胃炎。

56. 粳米100克。水浸后用麻纸五六层包妥，烧灰，研细末，姜水冲服。适用于慢性胃炎。

57. 鲜牛奶250毫升。煮沸，打入鹌鹑蛋1枚，搅匀，再沸即成。每日晨起空腹服用。适用于慢性胃炎。

58. 牛肉50克，山药15克，香菇、粳米各100克。牛肉煮熟切薄片，山药洗净切片，香菇洗净切条，粳米洗净，加水共煨粥。可酌加葱、姜汁、盐、味精，趁热调服。适用于慢性胃炎。

59. 黑豆粉、糯米粉各1000克，黑芝麻500克。分别炒熟，黑芝麻研末。将上述3味混匀，瓶贮备用。每次50～100克，每日3次，可酌加白糖，冲入沸水搅糊服用。适用于慢性胃炎。

【生活调理】

1. 要养成良好的饮食规律和习惯，以少食多餐、清淡易于消化为宜，忌暴饮暴食、饥饱无常，忌长期饮食生冷、醇酒、辛辣、刺激性食物。

2. 保持心情愉快，性情开朗，避免忧思恼怒等情志内伤。

3. 要劳逸结合，起居有常，避免外邪内侵。

消化性溃疡

消化性溃疡主要指发生在胃和十二指肠球部的与胃液的消化作用有关的慢性溃疡，胃酸/胃蛋白酶的消化作用是溃疡形成的基本因素。溃疡是指黏膜缺损超过黏膜肌层者而言，故不同于糜烂。十二指肠溃疡（DU）的发病，主要由于胃酸分泌过多，损害因素增强；而胃溃疡（GU）则主要由于保护因素削弱所致。部分胃溃疡的发病与胃运动障碍有关，由于胃蠕动减弱导致胃窦部潴留，刺激G细胞分泌胃泌素，促进胃酸分泌和胃溃疡发生。现已公认，幽门螺杆菌感染是胃和十二指肠溃疡发病的主要原因。此外，精神因素、遗传因素和吸烟也与本病发病有关。胃溃疡多发生于与泌酸区相毗邻的胃窦小弯部，十二指肠溃疡多发生于球部。溃疡多单发，如胃的前后壁处均有溃疡，称对吻溃疡；胃和十二指肠同时发生溃疡，称复合溃疡。溃疡多呈圆形或椭圆形，胃溃疡直径一般<2.5厘米，十二指肠溃疡直径一般<1厘米。溃疡壁与底光滑、整齐，表面常覆以纤维素膜或纤维脓性膜，呈灰白色或黄白色，深度一般至少达黏膜肌层。如穿透浆膜可引起穿孔，侵蚀血管可引起大出血，多次复发或病灶破坏过多，愈合后的瘢痕收缩可致局部畸形和幽门梗阻。

本病属中医学"胃疡"范畴。中医学认为多因情志郁怒，饮食不节，或因外邪侵袭，药物刺激等，使脾胃失健，胃络受损而出现溃疡。属于以经常性胃脘疼痛为主要表现的内疡类疾病。早期多由外邪、情志、饮食所伤，后期可见脾虚、肾虚而成虚实夹杂，最终致胃气失和，气机不利，胃失濡养。

【偏方集成】

1. 枇杷叶、鲜芦根各10克。将枇杷叶用刷子去毛，洗净，烘干。鲜芦根切成片，和枇杷叶一起放入锅内，加清水适量，用武火烧沸后，转用文火煮20～30分钟即成。代茶饮，温服。适用于消化性溃疡胃热证。

2. 槟榔、炒莱菔子各10克，橘皮1块，白糖少许。将槟榔捣碎，橘皮洗净。槟榔、橘皮、莱菔子放入锅内，加清水适量，用武火烧沸后，转用文火煮 30 分钟，去渣留汁，加白糖搅匀即成。代茶饮。适用于消化性溃疡气滞证。

3. 姜黄 18 克，炒香附 15 克。共研细末，每次服 2～3 克。适用于消化性溃疡气滞证。

4. 鲜佛手 15 克（干品 6 克），核桃仁 20 克。用水冲泡代茶饮。适用于消化性溃疡肝气犯胃证。

5. 桃仁、五灵脂各 15 克。微炒为末，米醋为丸如豆粒大，每次服 15～20 粒，开水送服，孕妇忌服。适用于消化性溃疡瘀血停胃证。

6. 金橘根 30 克，猪肚 1 个。将金橘根和猪肚洗净切碎，加水 4 碗，煲成 1 碗半，加盐少量调味。每 2 日吃 1 次。适用于消化性溃疡脾胃虚弱证。

7. 鲜柚皮 1 个，粳米 60 克，葱适量。柚皮放炭火上烧去棕黄色的表层并刮净后放清水中泡 1 日，切块加水煮开后放入粳米煮粥，加葱花、盐、香油调味后食用。每 2 日吃柚皮 1 个，连食 4～5 个。适用于消化性溃疡脾胃虚弱证。

8. 黑枣、玫瑰各适量。黑枣去核，装入玫瑰花，放碗中盖好，隔水煮烂即成。每次吃枣 5 枚，每日 3 次，经常食用。适用于消化性溃疡脾胃虚弱证。

9. 鸡蛋 1 枚，莲藕 250 克。鸡蛋液搅匀，加藕汁 30 毫升，酌情加冰糖调味拌匀，隔水煮熟即成。每日 1 剂，连服 8～10 日。适用于消化性溃疡脾胃虚弱证。

10. 鲜仙人掌 30～60 克，牛肉 60 克。将仙人掌洗净切碎，牛肉切片，共同炒熟，加适量调味品后食用。每日 1 次，连食 5～10 日。适用于消化性溃疡脾胃虚弱证。

11. 荜澄茄、豆蔻各等份。研末，每次服 1.5～3 克。适用于消化性溃疡脾胃虚寒证。

12. 百合 30 克，丹参 20 克。水煎，空腹服。适用于消化性溃疡胃阴不足证。

13. 百合 30 克，乌药、延胡索各 9 克。水煎，空腹服。适用于消化性溃疡胃阴不

足证。

14. 海螵蛸、贝母各 50 克，炒糯米 500 克。共为细末，每次 15～20 克，每日 3～4 次。适用于消化性溃疡阴虚证。

15. 羊奶 250 克，竹沥水 15 克，蜂蜜 20 克，韭菜汁 10 克。将羊奶放入锅内，烧沸后，加竹沥水、蜂蜜、韭菜汁，再继续用火烧沸即成。代茶饮。适用于消化性溃疡。

16. 扁豆、粳米各 30 克，白及 15 克。加 3 碗水煎 1 小时后，去掉白及喝粥，每日 1 剂，连服 1～2 周。适用于消化性溃疡。

17. 猪肚半个，粳米 50 克，薏苡仁 30 克，三七 6 克。将猪肚剁成肉浆，加水放入沙锅炖熟，然后加入粳米、薏苡仁、三七煮沸 30 分钟后去掉三七食用，每日 1 剂，连服 1～2 周。适用于消化性溃疡。

18. 白及 15 克，三七 6 克，海螵蛸 18 克，煅瓦楞子 24 克。水煎 2 次，每次 30 分钟，每日 1 剂，分 2 次温服，以 30 日为 1 个疗程。适用于消化性溃疡。

19. 小羊肠浸泡、洗净、翻开，用玉米粉外撒，翻转羊肠，放适量油盐，煮食。每日 3 次，连食 1 个月。适用于消化性溃疡。

20. 重楼 20 克，鲜猪肚 1 个。在猪肚内塞入已用水浸透的重楼，扎紧猪肚两端。再加水及盐文火慢煲，最后倒出药渣，喝汤食肉。每隔 4 日用 1 剂，连用 1 个月左右。适用于胃溃疡。

21. 韭菜白 300 克，鲜蜂蜜 250 克，鲜猪油 200 克。将前 1 味药烤干研粉，后 2 味拌匀成蜜油。每次服蜜油 9 克，加韭菜白 6 克，每日 3 次，连用 1～3 周。适用于胃溃疡。

22. 野荞麦根 90 克，猪骨头适量。炖服，每日 1 剂，连服 7 日，此后每隔 2 日服 1 剂，连服 1～3 周。适用于胃溃疡。

23. 海螵蛸 50 克，浙贝母 200 克。共研细末，混匀即得。每次 4 克，每日 2 次，连服 1～3 周。适用于胃溃疡。

【生活调理】

1. 要养成良好的饮食规律和习惯，以少食多餐、清淡易于消化饮食为宜，忌暴饮暴食、饥饱无常，忌长期饮食生冷、醇酒、辛辣、刺激性食物。

2. 保持心情愉快，性情开朗，避免忧思恼怒等情志内伤。

3. 要劳逸结合，起居有常，避免外邪内侵。

肝 硬 化

肝硬化是临床常见的慢性进行性肝病，由一种或多种病因长期或反复作用形成的弥漫性肝损害。病理组织学上有广泛的肝细胞坏死、残存肝细胞结节性再生，结缔组织增生与纤维隔形成，导致肝小叶结构破坏和假小叶形成，肝脏逐渐变形、变硬而发展为肝硬化。临床上以肝功能损害和门脉高压症为主要表现，并有多系统受累，晚期常出现上消化道出血，肝性脑病，继发性感染等并发症。

本病属中医学"肝积"范畴。中医学认为由于多种原因如久患肝病、饮食不节、嗜酒过度、情感忧郁等致使肝络瘀滞不通，刚体失却柔和、疏泄失职。以右胁痛，或胁下肿块，腹胀纳少及肝瘀证候为主要表现的积聚类疾病。其病位在肝，涉及脾胃、肾；其病性虚实夹杂，虚在肝、脾、肾、气、血、阴、阳，实在气、血、水湿。

【偏方集成】

1. 黑芝麻 10 克，茯苓 15 克，生姜 3 片，大米 100 克。将姜切成片，茯苓捣碎，浸泡半小时后煎取药汁，共煎 2 次。将两次汤汁混合后，再同大米和黑芝麻煮为稀粥。早、晚餐服用。适用于肝硬化水湿内阻证。

2. 百合 60 克，大米 100 克，生姜 3 片。将百合洗净切碎，同大米煮粥，早、晚餐服用。适用于肝硬化水湿内阻证。

3. 荷叶 50 克，鲜鸭肉 500 克，薏苡仁 100 克。将鲜鸭肉洗净切碎成块，同薏苡仁、荷叶放在一起，加水煮至肉烂，不放盐和其他调味品，每次 250 毫升左右，每日 2 次，连服 10～14 日。适用于肝硬化水湿内阻证。

4. 香薷 10 克，粳米 50～100 克。先将香薷洗净，加水煎汁，去渣，然后加入粳米煮粥。每日 2 次，早、晚餐服用。适用于肝硬化水湿内阻证。

5. 鲜鲤鱼 1 条（约 500 克），赤小豆 100 克，冬瓜 200 克。将鲜鲤鱼去鳞去内脏后同赤小豆一起煮到半熟时加入冬瓜，再煮至肉烂汤白，不放盐及其他调味品，熟后用纱布过滤去渣。每次服 250 毫升左右，每日 2 次，连服 10～14 日。适用于肝硬化水湿内阻证。

6. 大蒜 60～90 克，西瓜 1 个（1500～2000 克）。先用尖刀在西瓜皮上挖一个三角形的孔洞，大蒜去皮纳入西瓜内，再用挖去的瓜皮塞堵洞口，将其洞口向上隔水蒸熟。吃蒜和西瓜瓤，趁热服下。适用于肝硬化水湿内阻证。

7. 榆白皮 30 克，灯心草 5 克。水煎，每日 1 剂，分 2 次服。适用于肝硬化水湿内阻证。

8. 桑树根、荷叶各 30 克，生姜 6 克。水煎，每日 1 剂，分 2 次服。适用于肝硬化水湿内阻证。

9. 猪胆 4 个，绿豆面 500 克。用猪胆调绿豆面为绿豆大，每次 6～10 克，每日 3 次，服完为止。适用于肝硬化水湿内阻证。

10. 鸡儿肠叶（切碎）30 克，卷柏 15 克，猪肥肉 30 克，糯米 50 克。现将卷柏以水 2 碗煎取 1 碗，再入猪肥肉、鸡儿肠叶共煮，每日 1 剂，连服 4～5 日。适用于肝硬化水湿内阻证。

11. 九头狮子草适量。取其根洗净晒干，磨粉，用小火焙成咖啡色，装入胶囊，每粒 0.3 克，每次 13～16 粒，每 3～7 日服 1 次，儿童减半，早餐后 2 小时温开水送服，连服至腹水消失。适用于肝硬化水湿内阻证。

12. 冬瓜 150 克，鲤鱼 1 条。将鲤鱼洗净，冬瓜洗净切块，共入锅中加水煮，吃瓜喝汤。适用于肝硬化水湿内阻证。

13. 芫花 10 克，甘遂、大戟各 10 克。上药研细末，清晨空腹取 1.5 克，以大枣 10 枚煎汤送服，得利止服。如利而病不除，增至 3 克，但不可久服。适用于肝硬化水湿内阻证。

14. 海带 50 克，荔枝核、小茴香、青皮各 15 克。共加水煮，每日服 1 次。适用于肝硬化寒凝肝脉证。

15. 红花、素馨花各 9 克，猪胰 1 具。

将猪胰洗净，切块，入红花、素馨花隔水炖熟，饮汤食猪胰。适用于肝硬化气滞血瘀证。

16. 郁李仁 10～15 克，粳米 50 克。先将郁李仁捣烂，加水 500 毫升，煎至 400 毫升，过滤取汁，入粳米常法煮粥，每日早、晚温热服食。适用于肝硬化脾胃虚弱证。

17. 当归、党参各 15 克，母鸡 1 只（约 1000 克），葱、姜、料酒、盐各适量。将母鸡洗净，当归、党参放入鸡腹内，置沙锅内，加水入调料。沙锅置旺火上煮沸后，改用文火煨至烂，吃肉饮汤。适用于肝硬化脾胃虚弱证。

18. 何首乌 20 克，大枣 10 枚，鸡蛋 2 枚。将何首乌、大枣、鸡蛋加水适量同煮，蛋熟去壳后再煮，将水煎至 1 碗，去药渣再调味。饮汤吃蛋，每日 1 次，连服 15～20 日。适用于肝硬化肝血不足证。

19. 南枣 10 枚，枸杞子 30 克，鸡蛋 2 枚。将枸杞子、南枣洗净后加水适量，文火炖 1 小时后打入鸡蛋，再煮片刻，做成荷包蛋即成。饮汤吃蛋，每日 2 次。适用于肝硬化肝肾阴虚证。

20. 山药片 30 克，龙眼肉 20 克，甲鱼 1 只（约 500 克）。先将甲鱼在 45 ℃温水中使其排尽尿液，后烫死去肠杂及头爪；然后连甲带肉加水适量，与山药、龙眼肉清炖至烂熟。饮汤吃肉。适用于肝硬化肝肾阴虚证。

21. 甲鱼 1 只（500～700 克），枸杞子 30 克，水口蘑 10 克，辅料（盐、味精、葱段、姜片、料酒、清汤）适量。将甲鱼去内脏洗净切块，在沸水中焯过，与枸杞子、水口蘑和辅料一起上笼清蒸至烂熟。隔日 1 次，食肉喝汤。适用于肝硬化肝肾阴虚证。

22. 桂花 10 克，青蛙（去皮、内脏）3 只，白米 50 克。蛙肉、白米同煮粥，粥将成时，入桂花，再煮沸片刻，调味食粥及蛙肉。每日 1 次。适用于肝硬化脾肾阳虚证。

23. 田鸡 250 克，葱白、姜块各 3 克，米酒、盐、味精各少许。将田鸡剥皮去内脏，放入碗内，加适量水，放入米酒、葱白、姜、盐，用大火煮至烂熟。饮汤食用。适用于肝硬化脾肾阳虚证。

24. 刺嫩芽籽 500 克，鸡蛋 20 枚（1 个

疗程的用量）。将刺嫩芽籽用沙锅在文火上焙干，研成细末。取鸡蛋 2 枚，打入碗中，并将研成细末的刺嫩芽籽 25 克放入碗中，与鸡蛋一起搅拌均匀。炒锅内放入少许素油，烧开后放入搅拌好的鸡蛋和刺嫩芽籽的细末。炒至金黄色，熟后食用。清晨空腹时服用，每日 1 次，20 日为 1 个疗程。适用于肝硬化。

【生活调理】

1. 应完全戒酒。

2. 保持心情愉快舒畅，肝气条达，避免过怒、过悲、过劳及过度紧张。

3. 进食富于营养而易消化的饮食；禁食辛辣、油腻、酒热之品及粗硬食物。

4. 如肝硬化腹水应限盐限水。

5. 注意休息。

慢性胰腺炎

慢性胰腺炎，又称慢性复发性胰腺炎，是指胰实质的反复性或持续性炎症。患者胰腺体部分或广泛纤维化或钙化，腺泡萎缩，胰导管内结石形成，伴不同程度的内外分泌功能障碍。可先有急性胰腺炎，亦可无明显急性胰腺炎病史。特点是反复发作，病变发展使胰腺导管僵硬，一处或多处狭窄，引流不畅越来越重，更易引起反复发作。临床上主要表现为反复发作性或持续性腹痛、腹泻或脂肪泻、消瘦、黄疸、腹部包块和糖尿病等。与长期饮酒、胆管结石、炎症、胆道蛔虫病等有关，多见于中、老年患者。

本病属中医学"胰胀"范畴。多因胰、胆等病的长期影响，邪毒蕴胰，使胰体受损，脾失健运。以反复发作的脘腹胀满、消瘦、腹泻等为主要表现的内脏胀（著）病类疾病。其病位在胰，涉及肝、胆、脾、胃；病性多属虚实夹杂。气滞、湿热、血瘀为标，气阴两虚为本。

【偏方集成】

1. 蒲公英 30 克，柴胡 10 克，枳壳 15 克。水煎，每日 1 剂，分 3 次服，连服半个月以上。适用于慢性胰腺炎肝胆湿热证。

2. 郁金粉 20 克，白矾粉 15 克，火硝粉 30 克，滑石粉 60 克，甘草粉 10 克。研细混

中医偏方全书（珍藏本）

匀，每次 10 克，每日 3 次，大麦粥送下。适用于慢性胰腺炎肝胆湿热证。

3. 金钱草 20 克，茵陈、佛手各 15 克，栀子 10 克，甘草 3 克。水煎服，每日 1 剂，可长期服，也可每个月服药 3 周，停 1 周，连续 2～3 个月后停药观察。适用于慢性胰腺炎肝胆湿热证。

4. 陈皮 10 克，鲜佛手或鲜柠檬、山楂、金钱草各 15 克。将其中的一种中药代茶饮，每日换一味。适用于慢性胰腺炎气机郁滞证。

5. 鲜莱菔子 150 克（干品 60～90 克），红糖适量。鲜莱菔子用纱布包好，捣成汁（干品则研成细末），调入红糖即可。每日 1 剂，连服数日。适用于慢性胰腺炎气滞血瘀证。

6. 山楂、炒麦芽各 10 克。将山楂洗净，切成薄片。将山楂片、炒麦芽放入杯内，加开水，盖上杯盖，泡 30 分钟即成。代茶饮。适用于慢性胰腺炎气滞血瘀证。

7. 山药 20 克，大枣 10 枚，粳米 50 克。如常法煮粥食。适用于慢性胰腺炎脾气亏虚证。

8. 猪、羊等动物胰脏数量不限。焙干研细末，每次服 6 克，每日 3 次。适用于慢性胰腺炎脾气亏虚证。

9. 大黄 30 克。水煎服。一般每日最少用 30 克。以舌苔黄腻程度及大便次数调整药量，以正常为准。适用于慢性胰腺炎伴顽固性便秘者。

10. 鸡内金或鸡肫 250 克。焙黄研末吞服，每次 6～10 克，每日 3 次。适用于慢性胰腺炎患者以消化不良、腹部隐痛、腺管阻塞为主要表现者。

11. 陈皮 10 克，丁香 5 克，粳米 50 克。将陈皮切碎与丁香共同煮沸，再放入粳米煮熟即可。每日 1 剂，早、晚服食。适用于慢性胰腺炎。

12. 砂仁 10 克，冬瓜 300 克。先将砂仁煮沸后，再入切成片的冬瓜，待冬瓜熟后加入适量调味品即可。可用于餐后汤饮，也可当做菜肴。适用于慢性胰腺炎。

13. 山楂糕（京糕）750 克，小米 25 克。把山楂糕切成条或者片，待小米粥八成熟时放入，待小米粥完全熟透时食用。适用于慢性胰腺炎。

【生活调理】

1. 忌暴饮暴食。宜饮食有节，进食易消化、富有营养的食物。

2. 忌浓茶、咖啡、酒、动物内脏、肥鸭等，忌油腻、煎炒、油炸食品。

3. 戒酒。慢性胰腺炎一旦确诊，就应完全戒酒，否则，极易加重病情。

4. 保持心情舒畅，预防情志内伤。

5. 避免受寒，注意休息。

慢性胆囊炎

慢性胆囊炎指胆囊慢性炎症性病变，大多为慢性结石性胆囊炎，占 85%～95%，少数为非结石性胆囊炎，如伤寒带菌者。本病可由急性胆囊炎反复发作迁延而来，也可慢性起病。临床表现无特异性，常见的是右上腹部或心窝部隐痛，食后饱胀不适，嗳气，进食油腻食物后可有恶心，偶有呕吐。在老年人，可无临床症状，称无症状性胆囊炎。本病多见于女性，发病年龄多在 30～50 岁，是临床常见的消化系统疾病。

本病属中医学"胆胀"范畴。多因湿热痰瘀等邪阻滞于胆，或因情志郁怒等刺激，使胆气瘀滞不舒。以反复发作右上腹疼痛、痞胀等为主要表现的内脏胀（著）病类疾病。病位在胆，涉及肝、脾和胃。多为实证，日久迁延可致气阴两虚，形成本虚标实之证。

【偏方集成】

1. 鲜土豆（马铃薯）1000 克，蜂蜜适量。将土豆洗净捣烂，用干净纱布包好绞汁，将汁放入锅内用慢火煮至黏稠时，加入 1 倍左右的蜂蜜，再煮沸后停火，待冷却后装瓶备用。每次食用 10～20 克，早、晚空腹各食用 1 次。适用于慢性胆囊炎肝胆湿热证。

2. 江米 100 克。炒黄，擀成面，加上 1 个猪苦胆汁，捏成丸，早、晚各吃 1 粒。适用于慢性胆囊炎肝胆湿热证。

3. 猪苦胆 1 个，绿豆 1 把。绿豆洗干净装到猪苦胆里晒干，用瓦片焙好，研磨成小指甲那么大小的小颗粒，早、晚空腹各服用

10 粒。适用于慢性胆囊炎肝胆湿热证。

4. 丹参 500 克，郁金 250 克，茵陈 100 克，蜂蜜 1000 克，黄酒适量。把丹参、郁金、茵陈倒入大沙锅，加冷水浸没，浸泡 2 小时后，先用中火烧沸，加黄酒 2 匙，改用小火慢煎 1 小时，约剩下 1 大碗药液时，滤出头汁，再加冷水 3 大碗，煎二汁，约剩下大半碗药液时，滤出、弃渣，将头汁、二汁、蜂蜜一起倒入碗盆内，拌匀，碗盆加盖用旺火隔水蒸 2 小时，离火、冷却、装瓶、盖紧。每日 2 次，每次 1～2 匙，餐后开水冲服，3 个月为 2 个疗程。适用于慢性胆囊炎肝胆湿热证。

5. 山楂、山药、白糖各适量。将山楂去核，同山药共蒸熟，冷后加白糖搅匀，压为薄饼服食，每日 1 剂。适用于慢性胆囊炎饮食停滞证。

6. 干姜、胡椒、砂仁各 6 克，肉桂、陈皮各 3 克，猪肚 1 个，调料适量。将猪肚洗净，诸药布包，加水同煮至猪肚烂熟后，去渣取汁饮服，猪肚取出切片，调味服食，2 日 1 剂。适用于慢性胆囊炎饮食停滞证。

7. 陈皮 20 克，槟榔 200 克，丁香、豆蔻、砂仁各 10 克。将诸药洗净，放入锅中。加清水适量，武火煮沸后，转文火慢煮；煮至药液干后，停火候冷。待药液冷后，将槟榔取出，用刀剁为黄豆大小的碎块备用。每次饭后含服少许。适用于慢性胆囊炎肝气犯胃证。

8. 丹参 30 克，大枣 10 克，田鸡 250 克。将丹参布包，大枣去核，田鸡去皮洗净。加水同炖至田鸡熟后，去药包，加入食盐、味精等调服，每日 1 剂。适用于慢性胆囊炎肝气犯胃证。

9. 牛蒡子 10 克，猪瘦肉 150 克，胡萝卜丝 100 克，调味品适量。将牛蒡子水煎取汁备用。猪瘦肉洗净切丝，用牛蒡子煎液加淀粉等调味。锅中放素油烧热后，下肉丝爆炒，而后下胡萝卜及调味品等，炒熟即成，每日 1 剂。适用于慢性胆囊炎肝胃郁热证。

10. 金币草 30 克，淡竹叶 10 克，大米 50 克，白糖适量。将金币草、淡竹叶择净，放入锅中，加清水适量，浸泡 5～10 分钟后

水煎取汁，加大米煮粥，待粥熟时，调入白糖，再煮两沸即成，每日 1 剂。适用于慢性胆囊炎肝胃郁热证。

11. 山楂 10 克，三七 3 克，大米 50 克，蜂蜜适量。将三七研为细末，先取山楂、大米煮粥，待沸时调入三七、蜂蜜，煮至粥熟服食，每日 1 剂，早餐服食。适用于慢性胆囊炎瘀血停滞证。

12. 猪瘦肉 250 克，无花果 60 克，大枣 5 枚，黑木耳 15 克，调料适量。将猪肉洗净、切片；大枣去核；黑木耳发开洗净，与无花果等同放锅中，加清水适量煮沸后，调入葱、姜、椒、盐等。待熟后，味精调服，每日 1 剂。适用于慢性胆囊炎瘀血停滞证。

13. 桃仁 6 克，当归 10 克，墨鱼 1 条，调味品适量。将墨鱼去头、骨，洗净，切丝，桃仁、当归布包，加水同煮沸后去浮沫。文火煮至墨鱼熟透，去药包，调味服食。适用于慢性胆囊炎瘀血停滞证。

14. 鲜嫩小麦秆 100 克（采取春天已灌浆，尚未成熟的小麦），白糖少许。麦秆加水煮半小时左右，加白糖使之微甜代茶饮，每日半小碗，每日 3 次。适用于慢性胆囊炎。

15. 红瓤西瓜 14 克，冻粉 1.5 克，白糖 60 克，香蕉油 1 滴，清水 90 克。西瓜瓤去掉种子，切碎，挤出瓜汁，冻粉切成寸段，在瓜汁中加白糖 15 克，放入冻粉煮化，搅均匀，凉透，凝结成冻，即成西瓜酪。清水加入剩余白糖烧开，凉透，加上香蕉油，把西瓜酪割成小块，在盘子四周浇上糖水即成。适用于慢性胆囊炎。

16. 白糖 200 克，苹果 1 个，芦荟 150 克。苹果去皮去仁核，芦荟洗净，一起用瓷器煮，早、晚各 1 次。适用于慢性胆囊炎。

17. 核桃仁（研成末）800 克，白糖 50 克，香油 100 克。拌匀，每日早上空腹吃 1～2 勺。适用于慢性胆囊炎。

18. 啤酒 1 瓶，红糖 250 克。放到器皿里温化了。每日喝，连用 3 次。适用于慢性胆囊炎。

19. 鸭蛋 7 枚，苣荬菜 750 克。一起煮熟，每日吃 1 枚鸭蛋喝 1 碗汤。适用于慢性胆囊炎。

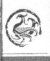

中医偏方全书（珍藏本）

20. 蒲公英全草 15 克。水煎服，每次 1 小碗（不能用铁锅），每日 3 次。适用于慢性胆囊炎。

【生活调理】

1. 每日少食多餐，且定时定量。以低脂肪，蛋白食物为主，同时兼顾维生素，矿物质和膳食纤维丰富的食物。每日饮水量宜多不宜少。多吃粗纤维食物，保持大便通畅。

2. 适当进行体力劳动与体育锻炼，进食后不宜久坐，应散步片刻。

3. 按摩穴位理疗法。用手指以画圈的方式在下列穴位上按揉，按揉力度应使得局部感到酸胀。每穴，顺时针、逆时针方向各 36 圈。主要穴位有曲池，内关，阳陵穴，胆囊穴，悬钟，丘墟。由家人给患者进行背部、下肢拔火罐，每次 10 分钟，每日或隔日 1 次。主要穴位有天宗，膈俞，肾俞，胆俞，中脘，胆囊穴。

反流性食管炎

反流性食管炎是由于食管下端括约肌功能失调，过多的胃或十二指肠内容物反流入食管而引起胃灼热等症状，并可导致食管黏膜组织损害的病变，在内镜下可见食管黏膜糜烂、溃烂等炎症病变。反流性食管炎是多种因素造成的消化道动力障碍性疾病。其主要发病机制是抗反流防御机制减弱和反流物对食管黏膜攻击作用的结果。主要表现为胃灼热，反流，反酸，胸痛，吞咽困难，可伴发咽喉炎，慢性咳嗽和哮喘。可出现上消化道出血、食管狭窄、Barrett 食管等并发症。

本病属中医学"食管瘅"范畴，也属"反胃"、"吞酸"等范畴。中医学认为本病多因染受邪毒，或因刺激性饮食及毒品的损伤，或因瘀热内蕴以及长期胃气上逆等导致食管受损，脉络瘀滞所致。

【偏方集成】

1. 秋梨 1 个，丁香 15 个。秋梨挖去核，放入丁香，蒸熟后去掉丁香，吃梨。适用于反流性食管炎寒证。

2. 鸡肫 2 只，花椒 20 粒，盐少许。将鸡肫里外洗净，放入花椒，加盐少许，湿纸包裹数层，火上煨熟，取出即可，切成薄片，趁热食用。每次吃 1 只，每日 2 次，连用 1 周。适用于反流性食管炎寒证。

3. 吴茱萸、延胡索、川楝子各 9 克。水煎服，每日 1 剂。适用于反流性食管炎寒证。

4. 豆蔻、紫苏叶、赭石各 9 克。水煎服，每日 1 剂。适用于反流性食管炎寒证。

5. 猪肚 1 个，蒲公英、生地黄、麦冬各 100 克。将以上各药用水煮熟，加入作料后，再稍煮一会儿即可，吃猪肚，饮汤。适用于反流性食管炎热证。

6. 石见穿、半枝莲、急性子各 15 克，水煎服，每日 1 剂。适用于反流性食管炎热证。

7. 绿豆、粳米各适量。熬成稀粥食用。适用于反流性食管炎热证。

8. 半夏 9 克，鸡蛋、醋各适量。把半夏和醋放入锅内，煎 30 分钟，留醋取出半夏，趁热打入鸡蛋，搅匀服下。每日 1 次，晚间睡前服。适用于反流性食管炎痰湿中阻证。

9. 竹沥 30 克。开水冲泡，每日 2 次。适用于反流性食管炎痰热证。

10. 新鲜萝卜缨 300 克，食油、盐适量。萝卜缨洗净、切断，放入热油锅内炒熟，加盐少量调味，即可食用。适用于反流性食管炎饮食停滞证。

11. 牛奶 250 克，山药、面粉各 30 克。将山药切成丁状，加水、文火炖煮，至汤浓后再加入牛奶，调入面粉糊，煮沸。以上为 1 次量。每日 1~2 次，空腹服用，1 个月为 1 个疗程。适用于反流性食管炎脾胃虚弱证。

12. 紫河车粉 6 克，新鲜牛奶 200 克，粳米 100 克，白糖适量。先将粳米煮粥，待粥将熟时，加入牛奶煮至粥熟，调入紫河车粉、白糖即成。可供早、晚餐，温热服食。适用于反流性食管炎脾胃虚弱证。

13. 菱粉 30~60 克，粳米 100 克，红糖少许。先将粳米煮粥，至半熟时，调入菱粉、红糖同煮为粥。供早、晚餐或点心服食。适用于反流性食管炎脾胃虚弱证。

14. 猪肚 1 个，黄芪、党参各 150 克。将黄芪、党参洗净切片，猪肚洗净，参芪以纱布包好放入猪肚中，麻线扎紧，加适量清水，用文火炖煮，熟后去掉药包即可，趁热食肚饮汤，分4～6次食完，每日吃2次，连吃1周。适用于反流性食管炎脾胃虚弱证。

15. 鸡（约750克）1只，黄芪30克，猴头菇100克，大枣6枚，生姜3片。将鸡、黄芪、大枣、生姜同放锅中，加清水适量，用武火煮沸后，改用文火煲2小时，捞去黄芪，加入猴头菇，并放盐，再煲至菇熟，加味精调味后，即可食用。适用于反流性食管炎脾胃虚弱证。

16. 牛肉500克，八角茴香、陈皮各10克。将牛肉用温水洗净，切成小块，与八角茴香、陈皮同放入锅中，加黄酒、酱油，并放适量清水，用武火煮沸后，改用文火煮2小时，加味精调味，即可食用。适用于反流性食管炎脾胃虚寒证。

17. 白及、海螵蛸、枳实各100克。研磨成粉，每次10克，每日3次。适用于反流性食管炎以反酸为主要表现者。

18. 韭菜汁18克，姜汁12克，人乳15克。将以上几味一起煮沸，微热后即可，餐前1次服下；另外，可在餐后再用陈皮3克，煎汤漱口，每日1次，连用3日。适用于反流性食管炎反酸、呕吐者。

19. 厚朴花、玫瑰花各6克。开水冲泡频饮。适用于反流性食管炎痞满胸痛者。

20. 紫苏叶、莱菔子各9克。水煎服。适用于反流性食管炎痞满胸痛者。

21. 鲜藕、鲜白茅根各120克。将鲜藕和鲜白茅根洗净后，用水煮成汤汁即可，频饮。适用于反流性食管炎伴出血者。

22. 红参、海藻各60克，水蛭90克。共为细末，分作70包，每次1包，每日2次，开水冲服。适用于反流性食管炎。

23. 赭石15克，伏龙肝30克。水煎2次，取上清液分服。适用于反流性食管炎。

24. 大枣50克，带蚕蛹的蚕茧20个，适量白糖。将洗净的大枣和蚕茧一起入锅，加800克水。煮沸后改用小火慢煎15分钟。滤汁入大碗，加入白糖调味即成。适用于反流性食管炎。

25. 青果250克，萝卜500克。青果及萝卜（切成小片）一起放入锅内，加清水煎汤，代茶饮，连用5～7日。适用于反流性食管炎。

26. 薤白30克，薏苡仁60克。将薤白和薏苡仁加水煮至烂熟后，取汁即可，代茶频饮。适用于反流性食管炎初起者。

27. 韭汁、生姜汁各1份，牛乳6份，梨汁、藕汁各3份。将以上各汁混在一起，搅匀后煮沸，温服，每次20毫升，每日3次。适用于反流性食管炎初起者。

28. 鸡蛋壳适量。晒干，捻成粉末，不要太细，每日餐后20分钟吞一勺，不喝水咽下。适用于反流性食管炎。

29. 鲜仙人掌30～60克，牛肉60～90克。将仙人掌洗净，切细；牛肉用温水焯过，切片，放碗中，加生粉、酒、味精等调味品，拌好放置10分钟。炒锅放火上烧热，放入花生油，下牛肉煸炒几下，然后入仙人掌同炒至熟，起锅盛盘，即可食用。适用于反流性食管炎。

30. 云南白药1克，纯藕粉2匙。先取藕粉加温水少许，和匀后再加冷开水调匀，在小火上加热成糊状，再入云南白药、白糖适量拌匀，卧床吞咽取仰、俯、右、左侧位，各含一口，使药充分作用于患处，1小时内勿饮水。适用于反流性食管炎。

31. 鲜鬼笔50克，上药置打浆机中打浆过滤加75％乙醇100毫升，浸泡7日即可使用。用时摇匀，患者暴露胸部皮肤，先用温水擦干净，用脱脂棉蘸本液少许涂擦胸骨外皮肤，以疼痛明显部位为主，每次涂擦3遍，每日3次。适用于反流性食管炎。

【生活调理】

1. 要养成有规律的生活与饮食习惯，忌暴饮暴食、饥饱不匀，以清淡易消化的食物为宜，忌粗糙多纤维饮食，尽量避免进食浓茶、咖啡和辛辣食物。

2. 进食宜细嚼慢咽。

3. 保持乐观的情绪，避免过度劳累与紧张。

功能性消化不良

功能性消化不良是指具有上腹痛、上腹

胀、早饱、嗳气、食欲不振、恶心、呕吐等上腹不适症状，经检查排除了引起这些症状的胃肠道、肝胆及胰腺等器质性疾病的临床综合征，症状可持续或反复发作，症状发作时间每年超过 1 个月。流行病学调查显示因消化不良症状就诊者占内科门诊总数的 30% 左右，占消化内科专科门诊的 70%，其中，功能性消化不良占消化内科专科门诊的 30%～40%。病因和发病机制至今尚未清楚，可能与动力障碍，内脏感觉过敏，胃底对食物的容受性舒张功能下降有关。

本病属中医学"胃脘痛"、"痞满"、"嘈杂"、"呃逆"、"反胃"、"呕吐"、"郁证"等范畴。中医学认为本病的病因包括禀赋不足、饮食不节、情志不舒、感邪后误治等。本病的病位在胃，涉及肝、脾两脏。初病时实证为主，久则常见虚实夹杂、寒热错杂之证。病机特点是本虚标实，本虚为脾胃虚弱，标实为气血、痰湿等郁滞中焦，气机不通。

【偏方集成】

1. 大麦芽、神曲各 20 克。将大麦芽、神曲烘干，研末。用适量热黄酒冲服。每日早、晚各 1 次。适用于功能性消化不良饮食积滞证。

2. 鸡内金 7 个。将鸡内金晒干，放在瓦上烘焦，研末。将鸡内金末用热水冲服。早、晚餐前各 1 次，分 7 日服完。适用于功能性消化不良饮食积滞证。

3. 山楂 3 钱，鸡内金 1 钱。加半碗水煮熟，餐前吃完，每日 2 次，连用 3 日。适用于功能性消化不良饮食积滞证。

4. 薄荷适量。泡茶饮。适用于功能性消化不良。

5. 生蒜瓣适量。捣碎，加入饭菜中食用。适用于功能性消化不良。

6. 小茴适量。泡水喝。适用于功能性消化不良。

7. 茴香籽适量。将茴香籽嚼碎吞下，每餐后吃一茶匙。适用于功能性消化不良。

8. 杏仁 10 粒，或者在温牛奶中加一茶匙杏仁油饮用。适用于功能性消化不良。

9. 砂仁 40 克，豆蔻 60 克。共研细面，每次服 5 克。适用于功能性消化不良。

10. 海螵蛸、白及各 30 克，浙贝母 12 克。共为细末，每次服 6 克，每日 4 次。适用于功能性消化不良。

11. 鲜鸭肫 1～2 个，谷芽 15～20 克，麦芽 15～30 克，盐、味精各适量。将鸭肫割开，除去肫内脏物，但不要剥去鸭内金（即贴在肫内壁的金黄色厚膜），洗净，与谷芽、麦芽同放入瓦锅内，加水适量，将锅置文火上焖煮，至鸭肫熟透即成，服用时加盐、味精调味，饮汁食肉。适用于功能性消化不良。

12. 鲜火炭母 60 克，猪血 150～200 克，盐、味精、香油各适量。将火炭母洗净，猪血用开水烫过，用刀划成小块，同放于锅内，加水适量，置文火上煮汤。猪血块内部变色后即成。服用时，加盐、味精调味，饮汤食血。适用于功能性消化不良。

13. 新鲜萝卜 250 克，酸梅 2 枚，盐适量。将萝卜洗净切成薄片，与酸梅同放入铝锅内，加清水 3 碗，置文火上煎煮，清水只剩 1 碗时，加盐少许调味即成，服用时去渣饮汁。适用于功能性消化不良。

14. 鲜精瘦羊肉 250 克，切小块先煮烂，再和粳米同煮粥，每日吃 2 次。适用于功能性消化不良。

15. 粳米 100 克，砂仁 5 克。粳米煮粥，砂仁研末放入粥中，再稍煮即可。适用于功能性消化不良。

16. 佛手 20 克，粳米 100 克。佛手煎汤去渣，粳米加水适量，煮粥。粥成后加冰糖并入佛手汤稍煮即可。每日 2 次。适用于功能性消化不良。

17. 茶叶、米各 1 把。炒至焦黄，添水煮沸，将水分次服下。适用于功能性消化不良。

18. 大麦芽、六神曲、生山楂各 20 克。水煎，早、晚各 1 次，空腹服。适用于功能性消化不良饮食积滞证。

19. 生谷芽、麦芽各 15 克。加水煎 30 分钟，餐后当茶饮。适用于功能性消化不良饮食积滞证。

20. 红曲 15 克。加水煎取药汁 150 毫升，频频代茶饮。适用于功能性消化不良饮食积滞证。

21. 大枣 10 枚，鲜橘皮 10 克（干品 3克）。大枣用锅炒焦，与橘皮共放入杯内，以沸水浸泡 10 分钟。餐前代茶频饮，可治食欲不振；餐后代茶频饮，可治疗消化不良。

22. 山楂 15 克，麦芽 10 克，莱菔子 8克，大黄 2 克。放入杯中，开水冲泡，每日 1剂，随时饮用。适用于功能性消化不良饮食积滞证。

23. 陈年普洱茶 12 克，大米 100 克。先将普洱茶块加清水煮取茶汁，然后将茶汁与大米同放粥锅内煮粥。适用于功能性消化不良。

24. 神曲 15 克，大米 50 克。先将神曲捣碎，加水煎取药汁，然后把药汁与大米同放锅内煮粥，温热食用。适用于功能性消化不良饮食积滞证。

【生活调理】

1. 建立良好的作息规律和生活习惯，注意劳逸结合。

2. 定时饮食，进食时集中精力，细嚼慢咽，避免暴饮暴食，忌食肥甘厚味、辛辣刺激之物，戒烟戒酒。

3. 培养广泛的兴趣和爱好，分散对消化道不适症状的关注。

4. 保持心情舒畅，避免劳累和生气。

肠 结 核

肠结核是结核分枝杆菌引起的肠道慢性特异性感染。结核分枝杆菌侵犯肠道主要是经口感染。患者多有开放性肺结核或喉结核，因经常吞下含结核分枝杆菌的痰液而引起本病。经常和开放性肺结核患者密切接触，也可被感染。肠结核主要位于回盲部即回盲瓣及其相邻的回肠和结肠。结核菌数量和毒力与人体对结核菌的免疫反应程度影响本病的病理性质，按大体病理，肠结核可分为溃疡性肠结核、增生性肠结核、混合型肠结核。其主要临床表现为腹痛、腹泻与便秘，腹部肿块，低热，盗汗，倦怠，消瘦，贫血等。

本病属中医学"痢疾"、"腹痛"、"泄泻"等范畴。本病病位在肠，与脾、肾等脏腑关系密切。本病发生是由于正气亏虚，再感染

"痨虫"所致。如忽视消毒隔离，与肺痨患者共餐，或肺痨患者经常吞咽含有痨虫的痰液，均可引起痨虫侵犯肠道，从而导致脾肾亏虚，气滞血瘀等本虚标实之证。

【偏方集成】

1. 鲜马齿苋 60 克。洗净，水煎，早、晚分服，1～2 个月为 1 个疗程。适用于肠结核。

2. 鲜百合适量。捣烂，加水滤汁，煮沸，待凉后慢慢饮之。适用于肠结核。

3. 鲜山芝麻根、百部、积雪草各 30 克，冰糖 15 克。水煎，分 3 次服。适用于肠结核。

4. 鬼针草、葫芦草各 15 克，鲜马齿苋 45 克。水煎，每日 1 剂，分 2 次温服。适用于肠结核。

5. 杜鹃花、墨旱莲、白木槿花各 15 克，白茶花 10 克。水煎，每日 1 剂，分 2 次温服。适用于肠结核。

6. 鲜苋菜 300 克，田鸡 2 只（约 150克），大蒜、扁豆、粳米各 60 克。先将田鸡剥皮，去内脏，其余各用料洗净。把苋菜放入锅内，加清水适量，文火煲半小时，去渣取汁，放入粳米、扁豆、大蒜、田鸡煲 1 小时，调味佐膳。适用于肠结核。

7. 鲜马齿苋 1500 克，黄酒 1250 毫升。鲜马齿苋洗净捣烂，放入黄酒中浸 3～4 日，纱布滤取汁，贮于瓷瓶，每日餐前饮 15～20毫升。适用于肠结核。

8. 紫皮蒜若干。第 1 个疗程 10 日，每日 3 次，每次 25 克；第 2 个疗程 20 日，每日 3 次，每次 20 克；第 3 个疗程 30 日，每日 3次，每次 15 克；第 4 个疗程 12 个月，维持量每日 2 次，每次 10 克，均在吃饭时服。若改用白皮蒜，用量均加倍。适用于肠结核，症见腹痛、腹泻、乏力、发热、盗汗、消瘦等。

9. 绿茶 1 克，十大功劳叶 10 克。十大功劳叶（可连枝）用冷开水快速洗净，加绿茶，用刚沸之开水冲泡大半杯，加盖，10 分钟可饮。饮之将尽，略留余汁，再泡再饮，直至冲淡弃渣。适用于肠结核。

10. 光鸭 1 只，冬虫夏草 10 克。冬虫夏草装入鸭腹，加调料蒸 2 小时取出食用。适

用于肠结核。

11. 活甲鱼 1 只（约 500 克）。加调料，清蒸至烂熟后食用。适用于肠结核。

12. 百合 20 克，麦冬、百部各 10 克，粳米 100 克。前 3 味共煎取汁，与粳米一起煮粥食用。适用于肠结核。

13. 百部 20 克。水煎服，每日 1 剂。适用于肠结核。

14. 山药、鲜藕各 500 克。山药蒸熟后去皮捣烂成泥状，鲜藕捣烂搅汁，两者混匀后食用。适用于肠结核。

15. 嫩光鸡 1 只（乌骨鸡更佳），黄芪 20克，西洋参 3 克，百部 10 克，冬笋片 30 克，熟火腿 3 片。文火炖 2 小时后食用。适用于肠结核。

【生活调理】

1. 重视休息疗养，配合食疗、体疗，加强摄生，戒酒色，节起居，息妄想，适寒温。

2. 应注意各种营养的补充，保证足够的热量、维生素和蛋白质的供应。久病体虚患者更应进食滋补类食品。控制脂肪的摄取。忌温热辛燥、香燥的饮食，如辣椒、生姜、羊肉等，亦忌烟酒。

3. 保持乐观的心态，对疾病治愈充满信心。

吸收不良综合征

吸收不良综合征是一种由小肠对营养物质吸收受到障碍所引起的综合征。临床分为原发性和继发性两类。原发性吸收不良综合征是因小肠黏膜具有某种缺陷，影响物质吸收和脂肪酸在细胞内的再酯化引起的。继发性吸收不良综合征见于多种因素造成的消化不良或吸收障碍，主要因素有：肝、胆、胰疾病导致的咽炎及胰消化酶的缺乏；胃大部切除术后、短肠综合征、消化道 pH 的改变及小肠疾病或肠系膜疾病等均可影响小肠的吸收功能和消化功能；全身性疾病及部分免疫性缺陷所致的消化吸收功能不全。常见有麦胶性肠病和热带口炎性腹泻。主要临床表现为反复发生的脂肪泻，可伴有腹部膨胀和产气、体重减轻及贫血。

本病属中医学"濡泄"、"飧泄"、"洞泄"、"下利"等泄泻范畴。晚期可表现为"虚劳"。中医学认为本病的病因不外乎感受外邪、饮食所伤、情志失调及脏腑虚弱所致。主要病变部位在脾胃与大小肠，涉及肝肾。脾虚湿盛，传化功能失常是本病的基本病机。故健脾化湿是本病治疗大法，并根据辨证分型分别采用清热利湿、消食导滞、健脾燥湿、温补脾肾、固涩止泻等法。

【偏方集成】

1. 羊乳 500 毫升，竹沥水、蜂蜜各 20毫升，韭菜汁 10 毫升。羊乳煮开后，依次加入上药后调匀，分次温服。适用于吸收不良综合征。

2. 鲜活黄鳝 200 克，黄芪 30 克，大枣10 枚。黄鳝宰杀后去内脏、切段，与黄芪、大枣同入沙锅，加适量水和植物油少许，小火煲煮烂。适用于吸收不良综合征。

3. 陈皮 9 克，海螵蛸 12 克，猪瘦肉 50克，粳米适量。陈皮、海螵蛸与粳米煮粥，熟后去陈皮及海螵蛸加入瘦肉片再煮，食盐少许调味食用。适用于吸收不良综合征。

4. 阿胶 30 克，糯米 10 克，红糖少许。先将糯米加水做粥，快熟时放入已捣碎的阿胶，边煮边搅匀，稍煮 2～3 分钟即可。适用于吸收不良综合征。

5. 香附 9 克，猴头菇 30 克。香附洗净煎汤，去渣后，取汤液加入猴头菇煮熟，放入油、盐少许调味。喝汤吃猴头菇，每日 1剂，分次服完。适用于吸收不良综合征。

6. 鲜生姜汁 5 毫升，鲜牛奶 250 毫升，白糖适量。将牛奶、生姜汁、白糖同放入锅内煮沸。每日服 1～2 次。适用于吸收不良综合征。

7. 猪肠 1 段，马齿苋适量。猪肠洗净，把马齿苋塞入猪肠内，扎紧两头，炖烂，空腹 1 次服完，每日 1 次。适用于吸收不良综合征。

8. 鲜蚌肉 500 克，白糖 60 克。鲜蚌肉用冷开水洗净后，放入白糖浸 1 小时，蚌肉即慢慢缩小，用汤匙取汁服，每次服 3 汤匙，每日 3 次。适用于吸收不良综合征。

9. 黄鳝 1 条，薏苡仁 60 克。同煮汤服

中医偏方全书（珍藏本）

食，每日 1 次。适用于吸收不良综合征。

10. 猪瘦肉 250 克，海参 30 克。煮汤服食，每日 1 次。适用于吸收不良综合征。

11. 炒糯米 500 克，炒莲子、炒麦芽、红糖各 300 克，炒鸡内金 180 克。共研细末，可当米糊煮熟食用。适用于吸收不良综合征。

12. 鲜红薯叶 60 克，红薯 90 克，鸡内金 9 克。水煎，每日 1 剂，分 3 次服。适用于吸收不良综合征。

13. 白扁豆 30 克，苍术 15 克，木贼 10 克。水煎，每日 1 剂，分早、晚 2 次服。适用于吸收不良综合征。

14. 鲫鱼 1～2 条，糯米 50 克。同煮粥服食。适用于吸收不良综合征。

15. 黑糯米 120 克，猪大肠 10～13 厘米。先将黑糯米浸透灌入猪大肠内，再加水煲熟，汤药并服，每日 1 剂。适用于吸收不良综合征。

16. 鸡内金（研末）10 克。沸水冲泡当茶饮，每日 2 次。适用于吸收不良综合征。

17. 黑芝麻、花生各 30 克，糙米 60 克。磨糊煎服，每日 1 剂，连服数剂。适用于吸收不良综合征。

18. 鸡胆 15 克，黄连、黄芩各 7.5 克，甘草 3 克。上 4 味糊丸以银箔为衣。适用于吸收不良综合征。

19. 胡黄连、五灵脂各等份。为末，猪胆汁为丸，麻子大，每次 30 丸，米饮下。适用于吸收不良综合征。

20. 鸡屎藤 15 克，青皮 6 克。水煎，每日 1 剂，分 3 次服。适用于吸收不良综合征。

【生活调理】

1. 饮食上最好采用高热量，高蛋白质，高维生素，易消化，无刺激性的低脂肪饮食。可食用一些对消化吸收有帮助的食物，如山楂、山药、莲子、扁豆、芡实等。避免进食生冷不洁的食物及忌食难消化或清肠润滑的食物。

2. 应限制体力劳动，不宜在热环境中生活。

3. 起居有常，注意调畅情志，保持乐观心志，慎防风寒湿邪侵袭。

肠易激综合征

肠易激综合征是胃肠道最为常见的功能性疾病之一，主要累及大肠或小肠，是由肠管运动与分泌功能异常所引起。其特点是肠道无结构上的缺陷，但对刺激有过度的反应或反常现象，表现为结肠性腹痛、便秘、腹泻，或便秘与腹泻交替出现。本病多为精神因素所引起，病理改变纤维镜可见肠管痉挛，充气激惹性疼痛，黏液分泌可能增加或可见轻度的充血水肿。主要表现以肠道功能紊乱为主，患者常见腹泻、腹部不适、腹胀、肠鸣音亢进或便秘等症状。体检可触及乙状结肠肠段有敏感性压痛。可分为腹泻型、便秘型、腹泻便秘交替型、黏液便型四种。血、尿、粪常规检查、X 线钡剂造影、结肠镜检一般无器质性改变，应与其他肠道器质性病变相鉴别。

本病属中医学"腹痛"、"便秘"、"泄泻"范畴。主要由于情志失调，致肝郁气滞，肝脾不和，引起肠道气机不利，传导失司。此外，饮食、劳倦、寒湿等因素均可影响病证的加重和发展。本病证候表现在胃肠，但其主要病机在于肝脾气机不调，运化失常，大肠传导失司，日久及肾，形成肝、脾、肾、肠、胃诸脏腑功能失调。早期多属于肝郁脾虚；若夹寒、夹热、夹痰形成肝脾不调，寒热夹杂；后期累及肾，表现为脾肾阳虚；波及血分可见气滞血瘀等证候。故临床辨证需辨明虚实、寒热、气滞、兼夹的主次及相互关系。治疗以调理肝脾气机为主，兼以健脾温肾。

【偏方集成】

1. 干姜 1～3 克，高良姜 3～5 克，粳米 100 克。干姜、高良姜取汁去渣，再入粳米共煮粥，粥成后少量服用，逐渐加量，早、晚各 1 次。适用于肠易激综合征寒湿内盛证。

2. 炮附子、煨姜各 10 克，粳米 100 克。前 2 味捣细为末，与粳米同煮为粥。空腹食用，每日 2 次。适用于肠易激综合征寒湿内盛证。

3. 绿茶 10 克，干姜（切丝）3 克。放入瓷杯中，以沸水冲泡，温浸片刻趁热频服。

中医偏方全书（珍藏本）

适用于肠易激综合征寒热互结证。

4. 白萝卜汁 30 毫升，饴糖 20 毫升。白萝卜汁中加入饴糖，沸水适量搅匀饮用。适用于肠易激综合征寒热互结证。

5. 白糖 500 克，香橼粉 15 克，砂仁粉 10 克。白糖加水适量熬至浓稠，放入香橼粉、砂仁粉，拌匀继续煎熬至丝状时停火。将糖倒在瓷盘中，待冷切块即成。每次 3 块，每日 2 次。适用于肠易激综合征气滞血瘀证。

6. 桃仁（去皮尖）、黄芪、生地、红糖各 10 克，粳米 100 克，桂心粉 2 克。前 3 味同煎取汁，入粳米煮粥，粥熟加桂心粉、红糖，每日分 2 次服。适用于肠易激综合征气滞血瘀证。

7. 佛手 5 克，玫瑰花 6～10 克。沸水冲泡，代茶饮。适用于肠易激综合征肝郁脾虚证。

8. 莲子、糯米各 200 克（炒香），茯苓 100 克。共研细末，加白糖适量混匀做糕，蒸熟后切块即成。适用于肠易激综合征脾胃虚弱证。

9. 白术 30 克，干姜 6 克，鸡内金 15 克，熟枣肉 250 克，面粉适量。前 3 味研粉，枣肉制成枣泥，加面粉和面做薄饼，烙熟进食。适用于肠易激综合征脾胃虚弱证。

10. 补骨脂 15 克，猪腰 1 个。洗净切小块，炖熟后加少许食盐调味，每日分 2 次服食。适用于肠易激综合征脾肾阳虚证。

11. 山药、芡实各 50 克，粳米 100 克。煮粥，粥成入红糖调味，早、晚分食。适用于肠易激综合征脾肾阳虚证。

12. 吴茱萸、公丁香各 50 克，肉桂 60 克，广木香 80 克。将上药研末混匀，取药粉 3～5 克，取姜汁或葱白汁调成糊状（也可干用）敷于脐部，用伤湿止痛膏覆盖，用热水袋湿敷 30 分钟，24 小时换药 1 次，14 日为 1 个疗程。适用于肠易激综合征。

13. 生姜 12 克，艾叶 9 克，大枣 6 枚，红糖、白糖各 15 克。去除姜皮，切成薄片备用。用清水洗净艾叶的粉尘备用。大枣用清水略泡后洗净，剥去枣核备用。以上各物准备就绪后，一同放进沙锅内，加适量清水用中火煮，待温后加入红糖、白糖饮用。适用

于肠易激综合征。

14. 当归、生姜、红糖各 15 克。将当归放入锅中，隔水稍蒸，使当归变软，然后切薄片备用。生姜用清水洗净泥沙，去除姜皮，切薄片备用。以上物品准备就绪，一同放进沙锅内，加进适量清水用中火煮，待温后饮用。适用于肠易激综合征。

15. 决明子、净蜂蜜各 30 克。决明子放入沙锅内，微炒后加适量清水用文火煎，煎好后，取药汁，放入蜂蜜拌匀，早、晚各服 1 次。适用于便秘型肠易激综合征。

16. 雪梨（或鸭梨）500 克，蜂蜜 250 克。梨洗净去柄核，切片后煮至七成熟，水将干时，加蜂蜜和少许清水小火煮透，待冷罐存备食。适用于便秘型肠易激综合征。

17. 沙参、麦冬、玉竹、生地黄各 10 克，同煎取汁，入少量冰糖，代茶饮。适用于便秘型肠易激综合征。

18. 肉桂 6 克，黄芪 30 克，炙甘草 9 克，大米 100 克，白糖适量。将黄芪、肉桂、炙甘草一同放进沙锅内，加水 600 毫升，用中火煮 20 分钟，然后捞出药渣，将大米加入药汁中一同煮粥。待粥将熟时，加入适量白糖调匀，稍煮即可。适用于肠易激综合征。

【生活调理】

1. 避免精神刺激，解除紧张情绪，保持乐观态度是预防本病的关键。

2. 对可疑不耐受的食物，如虾、蟹、牛奶、花生等尽量不食，辛辣、冰冻、油腻生冷食物及烟酒要禁忌。同时避免泻药及理化因素对肠道的刺激。饮食定量，不过饥过饱，养成良好的生活习惯。

3. 适当参加文体活动，积极锻炼身体，增强体质，预防疾病。

4. 少食多餐。腹泻患者应食少渣、易消化、低脂肪，高蛋白食物；便秘者应食多纤维蔬菜、粗粮等，建立定时排便习惯。

慢性腹泻

健康人每日解成形便一次，粪便量不超过 200～300 克。腹泻指排便次数增多（>3 次/d），粪便量增加（>200 克/d），粪质稀薄

（含水量＞85％）。腹泻超过 3～6 周或反复发作，即为慢性腹泻。

本病属中医学"泄泻"范畴。中医学认为本病与脾虚湿盛的关系最为密切，脾虚失运，水谷不化精微，湿浊内生，谷反为滞，水反为湿，混杂而下，并走大肠，而为泄泻。若平时脾胃素弱，复因情志失调，以致肝气郁结，横逆乘脾，运化失司，也可形成泄泻，若久病之后，损伤肾阳，或年老体衰，阳气不足，脾失温煦，运化失常，也可导致泄泻。但肝肾所致的泄泻，也多在脾虚的基础上产生的，故云"泄泻之本，无不由于脾胃"。慢性腹泻病程迁延，反复发作，可达数月、数年不愈。

【偏方集成】

1. 红糖、白糖各等份。放在碟子里，用白水煮 3 枚鸡蛋，趁热剥皮蘸糖吃，蘸得越多越好，3 枚鸡蛋全吃完。适用于慢性腹泻寒湿内盛证。

2. 鸡蛋 2～3 枚、生姜、红糖各适量。将生姜切片，调和鸡蛋，炒熟吃，随喝红糖水 1 碗。适用于慢性腹泻寒湿内盛证。

3. 桂皮、丁香各 6 克。共研细末置于肚脐，用胶布固定。适用于慢性腹泻寒湿内盛证。

4. 鹌鹑 1 只，赤小豆 50 克，生姜数片。鹌鹑去毛及内脏洗净，与赤小豆、生姜煮熟食用。适用于慢性腹泻湿热伤中证。

5. 白芷 9 克，白术 18 克，白芍 15 克，桔梗 6 克。水煎服，每日 2 次。适用于慢性腹泻肝郁脾虚证。

6. 赤石脂、禹余粮、浮小麦、大枣各 30 克，甘草 10 克。水煎，每日 1 剂，分 2 次服。适用于慢性腹泻肝郁脾虚证。

7. 苹果 2 个。烤熟去皮，蘸红糖少许服之。每次 2 个，每日 2 次。适用于慢性腹泻肝郁脾虚证。

8. 白面、糯米、大枣各等份。白面、糯米炒熟，大枣去核，焙干，共研细末，每次 25～50 克，水调服。适用于慢性腹泻脾胃虚弱证。

9. 饭锅巴、炒莲子各等份。研成粉，拌入适量白糖。每次食 50 克左右，每日 3 次。适用于慢性腹泻脾胃虚弱证。

10. 荔枝干 25 克，大枣 6 枚。水煎服。适用于慢性腹泻脾胃虚弱证。

11. 鲜山楂肉、山药各等份。加适量白糖，调匀蒸熟，冷后压薄饼food。适用于慢性腹泻脾胃虚弱证。

12. 猪肚、大米、山药各适量。猪肚洗净切片，与大米、山药煮粥，加盐、姜调味服食。适用于慢性腹泻脾胃虚弱证。

13. 黄牛肉适量。用姜、盐调味，煮汤适量常服。适用于慢性腹泻脾胃虚弱证。

14. 公丁香、肉桂、草豆蔻各 5 克，鸭子 1 只（约 1000 克）。鸭子洗净；公丁香、肉桂、草豆蔻用清水 3500 毫升煎熬 2 次，每次 20 分钟，滤出汁，约 3000 毫升，将药汁倒入沙锅，放入鸭子，加葱、姜，用文火煮至七成熟，捞出晾凉。在锅中放卤汁，将鸭子入卤汁煮熟，抹麻油即成。适用于慢性腹泻脾胃虚寒证。

15. 猪腰 2 个，骨碎补 30 克。煮食，喝汤食腰。适用于慢性腹泻肾阳虚衰。

16. 炒五倍子 150 粒。研末，将药末面糊为丸，每丸 0.5 克。每次 5 丸，每日 3 次，米汤送下。适用于慢性腹泻次数多数量少并兼脱肛者。

17. 核桃叶 1 把（250 克左右）。放盆中，倒入大半盆开水，盖上闷 10 多分钟，等能下手时，用手洗脚和小腿肚子（膝关节下部），洗到能下脚时，把双脚放入盆中，直到水不热为止，最好用铝盆放在火上烧热后再洗第 2 次，每日洗 2 次，每日换新叶，洗到病好为止。适用于慢性腹泻。

18. 枣树皮 100～150 克。洗净，加适量清水煎 30 分钟，煎至 200～300 毫升汤液，1 次服下。适用于慢性腹泻。

19. 大蒜 1 头。切片，一汤匙茶叶，加水一大碗，烧开后再煮一两分钟，温时服下。适用于慢性腹泻。

20. 酸石榴 1 个。捣烂成泥，倒入温开水中，再用干净纱布滤出石榴水，放点白糖饮用。适用于慢性腹泻。

21. 茶叶适量。用铁锅在火上炒焦后，沏成浓茶，稍温时服下。适用于慢性腹泻。

22. 臭椿树根适量。烧成炭，研成末，每日早上抓一把放在粥里吃。适用于慢性腹泻。

23. 白糖 2～3 勺（约 30 克）。放瓷碗中，倒二锅头酒，没过白糖少许。用火点燃白酒，用不锈钢勺不断搅拌，至白酒全部蒸发，稍凉吃下溶化的白糖。每日 2～3 次。适用于慢性腹泻。

24. 杨梅适量。洗净控干，泡白酒中，泡 2～3 日即可食用，服用时一般喝 2～3 口白酒，吃 1～2 个杨梅。适用于慢性腹泻。

25. 白胡椒 4～5 粒，金橘干 2 个。放碗中，倒少许高度白酒，将酒点燃，待乙醇燃烧完，趁热将其吃下，所剩液体喝下。适用于慢性腹泻。

26. 红尖椒籽适量。每日早、中、晚各服 10～20 粒。适用于慢性腹泻。

27. 紫皮蒜 3～4 瓣。捣成蒜泥，敷在肚脐眼上，外面贴上纱布，再用胶布固定好。每人体质不同，须掌握用量，皮肤过敏者，要垫一块净布。适用于慢性腹泻。

28. 大蒜、糖各适量。生大蒜煨熟去皮，和糖服食。适用于慢性腹泻。

29. 大蒜 2 头。将大蒜放火上烤，烤至表皮变黑时取下，放入适量的水煮，食其汁液即可。适用于慢性腹泻。

30. 臭椿树皮 1 块（250～300 克）。刮掉外面的黑皮，与 1 枚鸡蛋同煮，煮熟后早晨空腹食蛋，每日 1 次。注意一定要选用鲜树皮，若刨到新鲜椿树根更效果更佳。适用于慢性腹泻。

31. 大枣适量。煮沸 15 分钟，放入绿茶后再稍煮片刻，取汁冲蜂蜜服用，每日 2 次。适用于慢性腹泻。

32. 鸡蛋 1 枚。白水煮鸡蛋，趁热吃下。适用于慢性腹泻。

33. 鸡蛋 2 枚，食醋 150 克。用搪瓷器皿盛食醋，打入鸡蛋一起煮，鸡蛋煮熟后连同食醋一起服下。适用于慢性腹泻。

34. 石榴果皮 15 克。水煎，加红糖适量，每日服 2 次。适用于慢性腹泻。

35. 豆腐适量。醋煎透食用。适用于慢性腹泻。

36. 鲜黄瓜叶适量。切碎调醋煎鸡蛋。适用于慢性腹泻。

【生活调理】

1. 一般应进食柔软、易消化、富有营养和足够热量的食物。宜少量多餐，补充多种维生素。勿食生、冷、油腻及多纤维素的食物。

2. 注意食品卫生，避免肠道感染诱发或加重本病。忌烟酒、辛辣食品、牛奶和乳制品。

3. 注意劳逸结合，不可太过劳累。

4. 平时要保持心情舒畅，避免精神刺激，解除各种精神压力。

5. 注意衣着，保持冷暖相适；适当进行体育锻炼以增强体质。

肝性脑病

肝性脑病是由肝病引起的、以代谢紊乱为基础、中枢神经系统功能失调的综合征，其主要临床表现是意识障碍、行为失常和昏迷。门体分流性脑病强调门静脉高压，肝门静脉与腔静脉间有侧支循环存在，从而使大量门静脉血绕过肝脏流入体循环，是脑病发生的主要机制。对于有严重肝病尚无明显的肝性脑病的临床表现，而用精细的智力测验或电生理检测可发现异常情况者，称之为轻微肝性脑病，是肝性脑病发病过程中的一个阶段。导致肝性脑病的肝病可为重症肝炎、暴发性肝功能衰竭、肝硬化、原发性肝癌、严重胆道感染及妊娠期急性脂肪肝。

本病属中医学"肝厥"范畴。中医学认为本病是因肝气严重损害，浊毒痰火内盛，不得外泄而熏蒸、蒙蔽脑神。在肝病症状的基础上，出现以神识昏蒙为主要表现的肝病及脑的厥病类疾病。其病位在肝，涉及脑；其病性属闭厥邪实为主，若气阴衰竭则转为厥脱。

【偏方集成】

1. 菖蒲 9 克，天麻 6 克，钩藤 12 克。水煎服，每日 1 次。适用于肝性脑病。

2. 龟甲、鳖甲、牡蛎各 15 克。水煎服，每日 1 次。适用于肝性脑病。

3. 甘遂 6 克。研为末，放在猪心里，缚紧，煨熟。取药出，加辰砂末 3 克，分成四份，每次服一份。以大便下恶物为效，否则须再次服药。适用于肝性脑病。

4. 菖蒲 9 克。捣成末服用。适用于肝性脑病。

5. 铁落适量。水煎服。适用于肝性脑病。

6. 雌黄、炒铅丹各 30 克。共研为末，加麝香少许，在牛乳汁半升中熬成膏，仔细捣匀，做成丸子，如麻子大。每次 3～5 丸，温水送下。适用于肝性脑病。

7. 龙葵适量。研为末，每次服少许，温酒送下。适用于肝性脑病。

8. 甘蓝、凝水石各等份，研为末，加水调匀敷头上。适用于肝性脑病。

9. 生川乌头（去皮）7.5 克，五灵脂 15 克。共研为末，加猪心和成丸子，如梧子大。每次 1 丸，姜汤送下。适用于肝性脑病。

10. 琥珀、防风各 3 克，朱砂 1.5 克。共研为末，以猪乳调 0.6～0.9 克涂入口中。适用于肝性脑病。

11. 琥珀、朱砂各少许，全蝎 1 枚。共研为末，以麦门冬汤调 0.6～0.9 克送服。适用于肝性脑病。

12. 鹅蛋 1 枚。打入碗内加适量白糖搅匀，蒸熟早晨空服，连吃 5 日。适用于肝性脑病。

13. 猪脊髓 200 克，甲鱼 1 只，调味品适量。将甲鱼用沸水烫死，去甲壳、内脏、头、爪；猪脊髓洗净备用。将甲鱼肉与葱、姜同放锅中，武火烧沸后，改文火煮至甲鱼肉将熟时，下猪脊髓，煮沸，再下胡椒、味精、盐、料酒等，煮熟服食。适用于肝性脑病。

14. 大黄 60 克，芒硝 20 克，乌梅 30 克。水煎，每日 1 剂，700 毫升灌肠，2～7 日为 1 个疗程。实施治疗时，药液尽量抵达结肠。适用于肝性脑病。

【生活调理】

1. 积极防治肝病。避免一切诱发肝性脑病的因素。严密观察肝病患者，及时发现肝性脑病的前驱期和昏迷前期的表现并进行适当治疗。

2. 患者应禁食蛋白质，补充高糖、高维生素食物。有腹水者忌盐。昏迷不能进食者可经鼻胃管供食。纠正患者的负氮平衡，以用植物蛋白为最好。植物蛋白含蛋氨酸、芳香族氨基酸较少，含支链氨基酸较多，且能增加粪氮排泄。此外，植物蛋白含非吸收性纤维，被肠菌酵解产酸有利于氨的排出，且有利于通便，故适用于肝性脑病患者。

食 管 癌

食管癌是原发于食管的恶性肿瘤，以鳞状上皮癌多见。临床上以进行性吞咽困难为其最典型的症状。早期主要表现为胸骨后不适，食物通过有异物感或摩擦感；到了中晚期则出现不同程度的吞咽困难，进食梗阻，胸骨后疼痛，体重下降等。食管癌的发生与该地区的生活条件、饮食习惯、存在强致癌物、缺乏一些抗癌因素及有遗传易感性等有关。

本病属中医学"食管癌"范畴，亦诊断为"噎膈"。中医学认为噎膈的病因是以内伤饮食、情志、脏腑失调为主，形成气滞、痰阻、血瘀 3 种邪气阻滞食管，邪毒瘀热内蕴，气血瘀滞，日久生成，使食管狭窄。噎膈病位在食管，属胃气所主，其病变脏腑关键在胃，与肝、脾、肾关系密切。初起以实证为主，久则化生燥热，耗伤阴血，津枯血燥，病性虚实夹杂，晚期阴损及阳，阳气亏虚。

【偏方集成】

1. 大黄鱼鳔 100 克。将黄鱼鳔洗净，沥干，用香油炸至酥脆，取出，压成粉末，等冷装瓶备用。每次 5 克，每日 3 次，温水送服。功效祛风活血，解毒抗癌。适用于食管癌。

2. 蜂房、全蝎各 20 克，山慈菇、白僵蚕各 25 克，蟾蜍皮 15 克，酒 450 毫升。将药捣碎，酒浸于净器中，7 日后开取，每次空腹饮 10～15 毫升，每日 3 次。适用于食管癌。

3. 龙葵、万毒虎、白英、白花蛇舌草、半枝莲各 100 克。水煎服，每日 1 剂。功效清热解毒。适用于食管癌。

中医偏方全书（珍藏本）

4. 穿破石、三棱、马鞭草若干。水煎服，每日1剂。功效活血解毒散结。适用于食管癌。

5. 活壁虎5条，白酒500毫升。以锡壶盛酒，将壁虎放入，2日后即可服用。每次服10毫升（慢慢吮之），早、中、晚餐前半小时服。功效祛瘀消肿。适用于食管癌全梗阻者。

6. 菱角末、薏苡仁、肉桂各10克。先将菱角末、薏苡仁、肉桂焙干，研粉即成，用米汤调服。适用于食管癌呕吐加重者。

7. 半夏18克，附子1.5～3克，栀子9克。水煎取汁，分3次服。适用于食管癌。

8. 茯苓18克，杏仁12克，桑白皮3克。水煎，取汁服用。适用于食管癌。

9. 冬凌草50～90克。沸水冲泡，加白糖，每日1次，2～3个月为1个疗程。适用于食管癌。

10. 枸杞子30克，乌骨鸡100克，调料适量。将枸杞子、乌骨鸡加调料后煮烂，然后打成匀浆或加适量淀粉或米汤，成薄糊状，煮沸即成，每日多次服用。功效补虚强身，滋阴退热。适用于食管癌体质虚弱者。

11. 活鲫鱼1条（约300克），大蒜适量。鲫鱼去肠杂留鳞，大蒜切成细块，填入鱼腹，纸包泥封，晒干。炭火烧干，研成细末即成。每次3克，每日3次，用米汤送服。功效解毒，消肿，补虚。适用于食管癌初期。

12. 紫苏30克，醋适量。将紫苏研成细末，加水1500毫升，水煮过滤取汁，加等量醋后再煮干，每次1.5克，每日3次。功效利咽，宽中。适用于食管癌吞咽困难者。

13. 鸡蛋1枚，菊花5克，藕汁适量，陈醋少许。鸡蛋液与菊花、藕汁、陈醋调匀后，隔水蒸熟即成，每日1次。功效止血活血，消肿止痛。适用于食管癌咳嗽加重、呕吐明显者。

14. 阿胶6克，猪瘦肉100克，调料适量。先加水炖猪瘦肉，熟后加阿胶炖化，加调料即成，每日1次。适用于食管癌患者食疗。

15. 鲜芦根30克，红米50克。用清水1500毫升煎煮芦根，取汁1000毫升，加红米于汁中煮粥即成。适用于食管癌患者食疗。

16. 鸡蛋1枚，羊奶150毫升，冰糖20克。先将冰糖打碎溶入羊奶中，煮沸后冲入鸡蛋，稍为搅拌成蛋花，即可食用，每日2～3次。适用于食管癌患者食疗。

【生活调理】

1. 食管癌不是胃口差，而是吞咽艰难、不能进食，形成机体的耗费，所以应尽量多吃一些能进入食管的饮食，例如半流食和全流食，注重半流食和全流食的质量，不要约束热量，要做到养分丰厚，饭菜细致柔软，容易消化和吸收，必要时可做匀浆膳，要素膳及混合奶等饮食。

2. 患者应放松，不可因进食艰难而着急生气，家庭应给予精神上的支持、生活上的照顾。

3. 适当进行体育锻炼以增强体质。

胃　癌

胃癌或胃腺癌是指发生于胃黏膜上皮的恶性肿瘤，系消化道最常见的恶性肿瘤之一，其中腺癌占95%。早期胃癌多无症状，也无体征。进展期胃癌最早出现的症状是不同程度的上腹部疼痛、饱胀等消化道症状，常同时伴有纳差、体重减轻。出现并发症或转移时可出现其他特殊症状，主要的并发症有出血、幽门或贲门梗阻、穿孔。目前本病的病因和发病机制仍未完全阐明，但是普遍认为与幽门螺杆菌的感染、特殊的饮食习惯、遗传及免疫因素有关，同时某些疾病如胃溃疡、慢性萎缩性胃炎、胃息肉被视为癌前状态，可能共同参与胃癌的致病。本病以男性多见。

本病属中医学"胃癌"范畴，亦可属"癥积"范畴。中医学认为本病多由情志不遂，肝气不畅或饮食不节，损伤脾胃，以致气滞血瘀，痰浊邪毒瘀血结聚胃脘，日久恶变而成癥积，久之气血亏虚，身体羸瘦而成难治之病，属于胃脘的癌病类疾病。初期实证居多，痰浊、气滞、血瘀、邪毒互结为主，后期邪毒结聚化热，灼伤胃阴，或阴损及阳，脾胃阳虚，以虚实夹杂或虚证为主。

【偏方集成】

1. 白扁豆500克。磨粉，面粉半碗，一碗半水下锅煮热就可吃。（吃此方以前3小时不可吃下任何东西，效力才可收）。时间：定在上午八点左右吃下，及晚上八点左右再服一次（每次吃后要躺在床上不可动）。适用于胃癌。

2. 花生米、鲜藕根各50克，鲜牛奶200毫升，蜂蜜30毫升。捣烂共煮，每晚服50毫升。功效益气养阴，清热解毒。适用于胃癌。

3. 半枝莲、白茅根各30克。水煎代茶饮，每日1剂。功效清热解毒，凉血化瘀。适用于胃癌。

4. 枯矾（捶烂）9克，白醋180克。煎煮5分钟。澄清一口吸尽。功效涤胃消肿。适用于胃癌。

5. 泽漆120克，葶苈子（熬）、大黄各60克。各为细末，混匀，炼蜜为丸如梧子大，每次服2丸，每日3次。功效化痰祛瘀，解毒行瘀。适用于胃癌。

6. 高良姜、槟榔等若干。各炒为末。米饮调下6克。功效温中暖胃，理气止痛。适用于胃癌疼痛。

7. 知母50克，冰糖100克，老公鸡1只。将公鸡去毛、内脏，切碎，与知母、冰糖共熬成膏，每次服2～5大匙，长期服用。功效益气养血，和胃调中。适用于胃癌。

8. 菱粉30克，粳米50克。粳米淘洗干净，如常法煮粥，待粳米熟时，调入菱粉，用小火烧至粥成，每日2次。适用于胃癌。

9. 猪肚1个，胡椒、花生各30克，肉桂9克，砂仁6克。加盐少许煮烂，每日服50克。功效温阳益胃。适用于胃癌脾胃虚寒证。

10. 陈白头翁45克，大枣5枚，槟榔10克，党参15克。水煎服，每日1剂。功效益气和中，解毒散结。适用于胃癌。

11. 瓜蒌15～30克。水煎服，每日1剂。功效清热化瘀，散结消肿。适用于胃癌。

12. 沉香、豆蔻、紫苏各3克。共为末，每次2克，柿蒂汤下。功效调中理脾，降逆止呕。适用于胃癌久呃。

13. 海藻子、昆布、紫菜、牡蛎、蛤粉各15克。水煎服，每日1剂。功效软坚散结，清热化浊。适用于胃癌。

14. 墓回头30克，生姜3片，红糖30克。水煎代茶饮，每日1剂。功效活血化瘀，消肿散结。适用于胃癌。

15. 大皂荚（去皮炙酥）1条，大枣30克。水煎服，每日1剂。功效益气扶正，化痰散结。适用于胃癌。

16. 牛涎、好蜜各250克，木鳖子仁30克。研末，共入铜器熬稠，每次以2匙和粥与食，每日3次。功效益阴养胃，散结行瘀。适用于胃癌。

17. 白茅根9克，重楼、白花蛇舌草各30克。水煎服，每日1剂。功效活血破结，清热解毒。适用于胃癌。

18. 冰片45克，硼砂10克，枯矾15克，95％乙醇500毫升。将前3味投入乙醇混匀后装瓶备用，外擦疼痛部位，不拘于时。功效消肿散结止痛。适用于胃癌疼痛者。

19. 乌蛇粉240克，庞虫、蜈蚣各90克。共为细末，炼蜜为丸，每丸3克，早、晚各服1丸，以温开水送服。功效活血通络，散结消肿。适用于胃癌疼痛者。

20. 大黄若干。每次服3克，每日2～4次，直到大便隐血试验转为阴性。功效止血。适用于胃癌合并出血。

【生活调理】

1. 患者应注意顺应四时气候变化，生活起居有节，生活环境良好，劳逸结合，保持身体内环境的平衡，有利于提高自身的抗病能力，避免其他疾病的发生。

2. 忌丧志。即对疾病要充满信心，不要乱投医乱服药，在饮食上不必过多忌嘴，只要想吃，吃后无不适，都可让其适量地吃，让患者把自己当正常人看待，解除精神上的抑郁，过多的忌嘴，会造成精神上的负担。

3. 忌疲劳，忌烦恼。过度的疲劳，是癌症复发与转移的重要原因，疲劳使正气受损，烦恼使气血不畅，都将影响机体的抵抗力。

4. 勤就医。任何局部的不适与障碍，久而会影响整体的改变，因此，即使与癌症部位无关的症状，也应尽早就医，及时消除病痛，不要拖延或硬挺。

5. 宜多吃能增强免疫力、抗胃癌作用的食物，宜多吃高营养食物，防治恶病质。

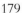

中医偏方全书（珍藏本）

原发性肝癌

原发性肝癌是指肝细胞或肝内胆管上皮细胞发生的恶性肿瘤。原发性肝癌是我国常见的恶性肿瘤之一，其死亡率在消化系统恶性肿瘤中居第三位，仅次于胃癌和食管癌。本病多见于中年男性，男女之比为（2～5）：1。原发性肝癌的病因和发病机制尚未完全明确，根据高发区流行病学调查，可能与病毒性肝炎、肝硬化、黄曲霉毒素、饮用水污染、遗传因素等有关。根据大体形态可分为块状型、结节型、弥漫型；根据组织学可分为肝细胞型、胆管细胞型、混合型。主要临床表现为肝区疼痛，肝大，黄疸，肝硬化征象，进行性消瘦，发热，食欲不振，乏力，恶病质等。可并发肝性脑病，上消化道出血，肝癌结节破裂出血，继发感染。

本病属中医学"肝癌"范畴。中医学认为多继发于肝积、肝著等病之后，或因常食霉变食物，或其他有害毒物损伤等所致。以右胁疼痛，肝大坚硬，呕恶腹胀，渐现黄疸等为主要表现的发生于肝的癌病类疾病。本病正虚于内，邪毒蕴结，病位在肝，与脾、胆、胃密切相关。

【偏方集成】

1. 佛手片、鲜猪肝、生姜、盐、葱各适量。将佛手片置锅中，加清水 500 毫升，煮沸约 20 分钟，滤渣取汁；将猪肝洗净，切成片，加姜、盐、葱略腌片刻，锅中药汁煮沸后倒入猪肝，煮沸后即可服用。功效疏肝解郁，行气止痛。适用于肝癌气滞血瘀证。

2. 陈皮、青果各等份。陈皮、青果分别洗净，置锅中，加清水 500 毫升，急火煮开 3 分钟，改文火煮 20 分钟，滤渣取汁，分次饮用。功效疏肝理气，行气活血。适用于肝癌气滞血瘀证。

3. 冰片 15 克，白酒适量。将冰片溶白酒中，装瓶备用，需要时用棉棒蘸此药酒擦涂疼痛部位，10～15 分钟见效。功效活血散结止痛。适用于肝癌疼痛。

4. 芡实 51 克，三七（捣碎）15 克，乌龟 1 只（约 500 克），猪瘦肉 90 克。乌龟去内脏斩碎，猪瘦肉切细，入芡实、三七，加水适量，炖至烂熟，和盐调味即成。适用于肝癌疼痛。

5. 木鳖子（去壳）3 克，独头蒜、雄黄各 1.5 克。杵为膏，入醋少许，蜡纸贴患处。功效散血清热，除痈消痞。适用于肝癌疼痛。

6. 活癞蛤蟆（去内脏）1 只，雄黄 30 克。将雄黄放入蛤蟆腹内，加温水少许捣成糊状，敷在肝区最痛处，夏天敷 6～8 小时换 1 次，冬天可 24 小时换 1 次。功效解毒化瘀，散结止痛。适用于肝癌疼痛。

7. 活蟾蜍 3 只，黄酒 500 克。将蟾蜍用黄酒煮沸半小时，去蟾蜍取酒，贮藏备用，每次 10 毫升，每日 3 次，连服 30 日，休息 30 日后再服，3 个月为 1 个疗程。功效清热解毒，化瘀消肿。适用于肝癌。

8. 龙葵 60 克，十大功劳叶 30 克。每日 1 剂，水煎服。功效清热解毒，活血消瘀。适用于肝癌。

9. 雄黄、朱砂、五倍子、山慈菇各等份。共研极细粉，吸入疗法，每次少量。功效解毒化瘀，消肿散结。适用于肝癌。

10. 斑蝥、陈皮各 500 克，糯米 5000 克。将糯米洗净，沥干，加入斑蝥后置锅内用微火炒至焦黄，拣去斑蝥，糯米研碎，另将陈皮研粉，混合均匀。口服首用量每次 10～15 克，每日 3 次，维持量每次 5～6 克，每日 3 次，于餐后温开水冲服。适用于肝癌。

11. 鲜白花蛇舌草 120 克，蜂蜜 30 克。白花蛇舌草洗净榨汁，约榨 2 次，弃渣留汁。年在 50 岁以上的患者，可将蜂蜜和入汁中；50 岁以下之患者，则用开水冲食盐少许，和入汁中，盛以瓷碗或茶缸，隔水炖熟，取出温服。适用于肝癌。

12. 鲜桃子树叶 10000 克，蜈蚣 9 条，穿山甲、王不留行、砒霜各 3 克，碾成粉末混匀，加 10000 克水，熬制，待冷却后，就是膏状物体，每次服 1 勺左右。适用于肝癌。

13. 大枣 8 枚，小枣 10 枚，铁树叶 1 片，半枝莲 30 克，白花蛇舌草 60 克。第一遍：加一定量水，以泡过药为宜，泡 2 小时或直接加热煮沸，调为文火，熬到药汤剩余适量，100～200 毫升，倒出药汤，凉至适口后服用。

第二遍：在药罐中加入开水，同样以泡过药为宜，用文火熬到药剩余适量服用，反复熬五六次。适用于肝癌。

【生活调理】

1. 加强营养，忌入酒食辛辣，不宜进食粗糙食物。

2. 避免情绪波动，要保持心情豁达，积极乐观，树立战胜疾病的信心。

3. 保持大便通畅，甚至要稀软，每日2～3次。如果大便干燥，一定不要用力，否则可能引发肝癌破裂大出血。

4. 适当运动，运动以慢走、散步为宜，早晚到公园打太极拳、练气功，均有调理身体、帮助康复的作用。少去人群聚集的公共场所，以免患感冒等流行性或传染性疾病。

上消化道出血

上消化道出血是指食管、胃、十二指肠、上段空肠（十二指肠悬韧带以下约50厘米一段）以及胰管和胆道病变引起的出血，其临床表现以呕血和黑粪为主，是常见的内科急症。其常见病因是消化性溃疡，食管胃底静脉曲张破裂，急性糜烂出血性胃炎、胃癌等。

本病属中医学"血证"范畴。中医学认为多由感受外邪，情志过极，饮食不节，劳倦过度，久病或热病等原因引起。其基本病机为火热熏灼、破血妄行，气虚不摄、血溢脉外，瘀血内阻、血不归经。治疗原则为治火、治气、治血。

【偏方集成】

1. 白及粉1.5～3克，三七1.5～2克。每日3次或6小时1次，温开水调成糊状内服（按1克粉剂加水8毫升的比例）。服后半小时内不饮水。血止后续服3日。如无三七，单味白及适当加量，效亦相仿。适用于上消化道出血。

2. 白蜜60克，望江青30克。望江青煎汁，冲白蜜服。适用于上消化道出血。

3. 附子、姜炭、炙甘草各3～9克，党参、炒冬术各9克。水煎服，每日1剂。适用于上消化道出血寒证。

4. 大黄、黄连、黄芩各3克。上3味，以水600毫升，煮取200毫升，顿服之。适用于上消化道出血热证。

5. 羊蹄根、麦冬各15克。水煎服。适用于上消化道出血热证。

6. 大生地黄15～30克，大熟地黄30～60克，三七4.5～9克，牡丹皮9克，荆芥炭4.5克。水煎服，每日1剂。适用于上消化道出血虚证。

7. 川大黄细末、肉桂细末各3克，生赭石细末18克。将川大黄末、肉桂末和匀，用赭石末煎汤送下。适用于上消化道出血。

8. 三七、白及各40%，生大黄20%。按比例配成药末，每次3～4克，每日3～4次，温开水调服。适用于上消化道出血。

9. 藕汁、萝卜汁各100毫升。温服。适用于上消化道出血。

10. 海螵蛸3份，白及2份，三七粉1份。上药按比例配制，共研极细末，贮瓶备用。每次5～10克，每日2～3次，温开水送下。适用于上消化道出血。

11. 焦地榆、白及各30克，阿胶、仙鹤草、棕榈炭各15克。水煎，每日1剂，分2次服。或共研细末，每次5～10克，每日2次，凉开水送服。适用于上消化道出血。

12. 大黄、白及各等份。上药共研细末，每次3～4.5克，每日3～4次，温开水送服。出血量多势急者，可每2小时服药1次。适用于上消化道出血。

13. 鲜马齿苋250克，醋酸适量。将马齿苋洗净，用油、盐炒至将熟时，加入醋酸，熟时取出，连渣服，每日1次。适用于上消化道出血。

14. 木棉花14朵，猪瘦肉适量。同炖服。适用于上消化道出血。

15. 日本蛇根草、杏香兔耳风、抱石莲各15克。水煎服。适用于上消化道出血。

16. 中华补血草30克，侧柏叶、紫珠草各15克。水煎服。适用于上消化道出血。

17. 长叶铁角蕨60克。水煎服。适用于上消化道出血。

18. 黄柏、侧柏叶各15克。水煎服。适用于上消化道出血。

19. 鲜蛇莓60～90克，冰糖适量。鲜蛇

中医偏方全书（珍藏本）

莓洗净，捣烂绞汁，加冰糖炖服。适用于上消化道出血。

20. 野枇杷叶、墨旱莲、一点红各15克，艾叶9克。水煎服。适用于上消化道出血。

21. 白茅根30克，八角莲根15克，天花粉9克。水煎服。适用于上消化道出血。

22. 鲜臭尾枫叶适量。洗净，捣烂绞汁约半杯，冲蜂蜜服。适用于上消化道出血。

23. 伏石蕨、白茅根各30克。水煎服。适用于上消化道出血。

24. 杜虹花叶30克，侧柏叶10克，龙芽草15克。水煎服。适用于上消化道出血。

25. 豆腐柴叶30克，墨旱莲、龙芽草各15克。水煎服。适用于上消化道出血。

26. 龙芽草、白茅根、小蓟各30克。水煎服。适用于上消化道出血。

27. 墨旱莲30克，万年荞15克。水煎，分3次服。适用于上消化道出血。

28. 山捻子适量。晒干，炒黑如炭，研细末，存贮备用。每次15～30克，以开水冲服。适用于上消化道出血。

29. 山铁树150克，龙芽草、白茅根各60克。水煎服。适用于上消化道出血。

30. 贝血飞9克，红白二丸3克，白茅根15克。共研细末，以童便为引，水煎服。适用于上消化道出血。

31. 鲜白茅根（白嫩去心）、马兰头（连根）、湘莲子、大枣各120克。先将白茅根、马兰头洗净，同入锅内浓煎2～3次，滤去渣，再加入湘莲子、大枣入罐内，用文火炖之。晚间临睡时取食30克。适用于上消化道出血。

32. 凉水果根茎30克。水煎服。适用于上消化道出血。

33. 六月雪适量。同猪肉炖服。适用于上消化道出血。

34. 鲜金锦香30克，当归6克。水煎服。适用于上消化道出血。

35. 铁树叶、紫金牛各15克，糯米饭草12克，青石蚕9克。水煎服。适用于上消化道出血。

36. 凤尾蕉花1～3朵。酌冲开水和冰糖

顿服。适用于上消化道出血。

37. 鲜石蝴蝶全草、仙鹤草各30～90克。水煎，冲黄酒、红糖服。适用于上消化道出血。

38. 白接骨根茎或全草适量。研末冲服。适用于上消化道出血。

39. 地苓30克。煎汤，分4次服，隔4小时服1次。适用于上消化道出血。

【生活调理】

1. 注意饮食有节，起居有常，劳逸适度。宜进食清淡、易于消化、富有营养的食物，如新鲜蔬菜、水果、瘦肉、蛋类等，忌食辛辣香燥、油腻炙煿之品，戒除烟酒。

2. 避免情志过极，要注意精神调摄，消除其紧张、恐惧、忧虑等不良情绪。

3. 注意休息。重者应卧床休息，严密观察病情的发展和变化。

4. 吐血量大或频频吐血者，应暂予禁食。

下消化道出血

下消化道出血是指距十二指肠悬韧带50厘米以下的肠段，包括空肠、回肠、结肠以及直肠病变引起的出血，习惯上不包括痔、肛裂引起的出血在内，其临床表现以便血为主，轻者仅呈粪便潜血或黑粪，出血量大则排出鲜血便，重者出现休克。

本病属中医学"血证"范畴。中医学认为多由感受外邪，情志过极，饮食不节，劳倦过度，久病或热病等原因引起。其基本病机为火热熏灼、破血妄行，气虚不摄、血溢脉外，瘀血内阻，血不归经。治疗原则为治火、治气、治血。

【偏方集成】

1. 乌龟1只（250～500克），葱、姜、冰糖各适量。乌龟去头和内脏，洗净，切块。以素油煸炒，加姜、葱、冰糖等调料，然后再烹酱油、黄酒，加水适量，以小火煨炖，直至炖烂即可。适用于下消化道出血。

2. 藕粉、糯米粉、白糖各25克。藕粉、糯米粉、白糖以水和成面团，入笼蒸熟，任意煮食或煎食均可。适用于下消化道出血气

虚不摄证。

3. 小白菜 250 克，食盐、白糖各少许，小白菜洗净，切碎，以食盐腌拌 10 分钟，用清洁纱布绞取汁液，加白糖适量。每日 3 次，空腹饮用。适用于下消化道出血脾胃虚寒证。

4. 鲜藕汁 1 小杯，三七粉 5 克，生鸡蛋 1 枚。鲜藕汁加水适量煮沸，三七粉与生鸡蛋调匀入沸汤中，加少量油、盐。每日 2 次佐餐食用。适用于下消化道出血。

5. 鲜荷叶 100 克，鲜藕节 200 克，蜂蜜 50 克。将荷叶剪碎，藕节切碎，共放于蒜罐中，加蜂蜜后捣烂，再倒入锅内，加水适量，煎煮 1 小时即成，每日 1 碗。适用于下消化道出血。

6. 豆腐渣适量。炒焦后研细，用红糖水送服，每次 6～9 克，每日 2 次。适用于下消化道出血。

7. 白鸡冠花 30 克。加 750 克水，煎剩 300 克，去渣取汁，打入 1 枚鸡蛋，煮熟后加适量白糖服食，每日 1 次，连服 1 周。适用于下消化道出血。

8. 鲜苦瓜根 120 克。水煎服。适用于下消化道出血。

9. 荔枝、核桃仁、大枣各 6 枚，茶叶 9 克。加水煎汤，当茶饮服。适用于下消化道出血。

10. 黄花菜 30 克，白木耳 15 克。用水煎煮成 1 碗水后，冲入血余炭 6 克，服食。适用于下消化道出血。

11. 香蕉皮适量。烧熟食用。适用于下消化道出血。

12. 蛇菇、棕根、威灵仙各 9 克，黄鳝适量。前 3 味水煎，取药液炖黄鳝吃。适用于肠风下血。

13. 鲜土黄连 30 克。水煎服。适用于肠风下血。

14. 马甲子根 30～60 克，猪瘦肉适量。同炖服。适用于肠风下血。

15. 中华补血草 30 克，大蓟根 15 克，生地黄 20 克。水煎服。适用于下消化道出血。

16. 鲜牛白藤 30 克，红糖少许。水煎服。适用于下消化道出血。

17. 落葵、白扁豆根各 30 克，老母鸡 1 只。将老母鸡宰杀、洗净、切块，加落葵、白扁豆根同炖，食鸡肉喝汤。适用于下消化道出血。

18. 翻白草根 45 克，猪大肠适量。将猪大肠洗净、切块，合翻白草根炖服。适用于下消化道出血。

19. 吊竹梅 30 克，紫珠草、瓜蒌各 15 克。水煎服。适用于下消化道出血。

20. 杜虹花叶 30 克，地榆、槐花各 10 克，白茅根 15 克。水煎服。适用于下消化道出血。

21. 豆腐柴根叶 30 克，紫珠草、白茅根各 15 克。水煎服。适用于下消化道出血。

22. 栀子花 30～60 克。水煎服。适用于下消化道出血。

23. 鸭跖草 30 克，紫珠草、白茅根各 15 克。水煎服。适用于下消化道出血。

24. 异叶地锦藤茎、黄酒各 500 克。加水煎，每日 4 次，分 2 日服完。适用于下消化道出血。

25. 大青根、苦参各适量。水煎服。适用于下消化道出血。

26. 大种鹅儿肠、青藤香各 6 克，猪肉 250 克。加水炖，汤肉并服。适用于下消化道出血。

27. 乌韭根茎 9～15 克（鲜品加倍）。水煎服。适用于下消化道出血。

28. 山稔子 30 克。加水 2 碗，煎至大半碗服。每日 1 剂，连服数剂。适用于下消化道出血。

29. 鲜山铁树叶 150 克。水煎，加白糖调服。适用于下消化道出血。

30. 龙胆 3～9 克。水煎服。适用于下消化道出血。

31. 金锦香、木槿花各适量。炖服。也可单用金锦香 30 克，加冰糖 15 克，冲开水顿服。适用于下消化道出血。

32. 多鳞毛蕨 15 克，地榆 9 克。水煎，兑红糖服。适用于下消化道出血。

33. 凤尾草 21～30 克，猪大肠适量。猪大肠洗净，与凤尾草同炖熟，去渣，食肠与汤。适用于下消化道出血。

中医偏方全书（珍藏本）

34. 水牛膝、落地金钱各适量。炖肉吃。适用于下消化道出血。

35. 白花刺根、苦参各 9 克。煨水服。适用于下消化道出血。

36. 合掌消根 30 克，猪瘦肉 120 克。水煎服。适用于下消化道出血。

37. 辣柳草 30 克。同猪肉炖服。适用于下消化道出血。

38. 鲜红田乌草 30～45 克。捣烂绞汁，调童便服。适用于下消化道出血。

【生活调理】

1. 注意饮食有节，起居有常，劳逸适度。宜进食清淡、易于消化、富有营养的食物，如新鲜蔬菜、水果、瘦肉、蛋类等，忌食辛辣香燥、油腻炙煿之品，戒除烟酒。

2. 避免情志过极，要注意精神调摄，消除其紧张、恐惧、忧虑等不良情绪。

3. 注意休息。重者应卧床休息，严密观察病情的发展和变化。

第四章　泌尿系统疾病

急性肾小球肾炎

急性肾小球肾炎常简称急性肾炎。广义上系指一组病因及发病机制不一，但临床上表现为急性起病，以血尿、蛋白尿、水肿、高血压和肾小球滤过率下降为特点的肾小球疾病，故也常称为急性肾小球肾炎综合征。可发生于任何年龄，以儿童为多见，多数有溶血性链球菌感染史。急性肾小球肾炎的病理改变主要为弥漫性毛细血管内皮增生及系膜增殖性改变，程度轻重不等，轻者可见肾小球血管内皮细胞有轻中度增生，系膜细胞也增多，重者增生更明显，且有炎症细胞浸润等渗出性改变。增殖的细胞及渗出物可引起肾小球毛细血管腔狭窄，引起肾血流量及肾小球滤过率下降。一般在4～6周内逐渐恢复，少数呈进行性病变，演变成慢性肾小球肾炎。

本病与中医学中的"皮水"相似。属"水肿"、"尿血"等范畴。本病初期以标实邪盛为主，以水肿为突出表现，病变主要在肺脾两脏，恢复期则虚实夹杂，病变主要在脾肾两脏，病久则正虚邪恋，水湿内聚，郁久化热，灼伤脉络，耗损肾阴。结合临床，本病急性期常证可分为风寒束肺、风热犯肺、热毒浸淫、湿热内蕴、寒湿浸渍等证型；变证分为水气上凌心肺、邪犯厥阴、水毒内闭等证型。恢复期分为气虚邪恋、肾阴不足两型。

【偏方集成】

1. 车前草、白花蛇舌草各30克。水煎服。适用于急性肾小球肾炎。

2. 益母草120克。煎汁，分4次服，每

4小时服1次。适用于急性肾小球肾炎。

3. 荔枝草50克。加水500毫升，将荔枝草洗净切碎后加水煎汁，每日3次，服时加白蜜10毫升。适用于急性肾小球肾炎有热象者。

4. 鲜白茅根250克。煎汁，每日1剂，分2次服。适用于急性肾小球肾炎。

5. 荸荠50克，玉带40克，玉米须适量。葱、姜、味精少许。用玉米须煮水后，取出玉米须，剩下的煎水备用。把新鲜的荸荠洗净去皮切成片；玉带洗净后切成丝，与荸荠片同放入锅内，再加玉米须煎出的清液。加葱、姜等作料，以文火炖熟后调入少许味精即成。此汤味美，色泽鲜艳，有清热生津、利咽消肿、化痰利水之功。适用于急性肾小球肾炎早期，症见眼睑水肿、咽喉肿痛、目赤、声嘶音哑、小便黄赤不爽等。

6. 商陆10克，猪瘦肉60克。炖汤服，也可吃肉，每日1剂。适用于急性肾小球肾炎。

7. 韭菜30克，鸭蛋2枚，糖适量。水煎服，每日1剂。适用于急性肾小球肾炎。

8. 鲜车前草、鲜玉米须各60克。水煎，每日1剂，分2次服。适用于急性肾小球肾炎血尿显著者。

9. 浮萍、白茅根各100克，赤小豆30克。水煎服。适用于急性肾小球肾炎血尿显著者。

10. 刺黄连根15克，白茅根60克。水煎，每日1剂，分3次服。适用于急性肾小球肾炎。

11. 野芥菜根适量，盐少许。将野芥菜根洗净后，加入盐捣烂，放在脐上半小时，即可用布带包扎好，每日换药2次，连续进

185

行数日。适用于急性肾炎小便不畅者。

12. 冬瓜皮 15 克，白茅根、白糖各 30 克。水煎服，每日 1 剂。适用于急性肾小球肾炎。

13. 玉米须、白菜根各 30 克。水煎服，每日 1 剂。适用于急性肾小球肾炎。

14. 鲜车前草、鱼腥草、白花蛇舌草、金钱草各 10 克，甘草 8 克。水煎，每日 1 剂，分 2 次服。功效清利湿热，解毒消肿。适用于急性肾小球肾炎。

15. 土茯苓 50～100 克。水煎服，每日 1 剂。功效健脾利水。适用于急性肾小球肾炎寒湿证，症见面浮肢肿，或全身浮肿，小便短少，纳呆，腹胀，或大便溏薄，倦怠乏力，或畏寒肢冷，舌苔白腻，脉沉弦或细。

16. 炙麻黄 10 克，连翘 15 克，赤小豆 30 克，桑白皮 12 克。水煎，每日 1 剂，分 2 次服。适用于急性肾小球肾炎风水证。

17. 金银花、菊花各 15～30 克，绿茶少许。水煎，代茶饮。适用于急性肾小球肾炎风热犯肺，咽喉肿痛者。

18. 猪肾 1 具，党参 15 克，黄芪、芡实各 20 克。猪肾剖开去筋膜，洗净后与党参、黄芪、芡实共同煮汤。适用于急性肾小球肾炎水肿、高血压等症已消退，但尚残留蛋白尿者。

19. 水灵芝适量。研为细末，每次 0.2 克，每日 2 次。功效清热利湿。适用于急性肾小球肾炎小便不利，尿路感染较重的湿热证，症见面浮肢肿，小便短赤，或为浓茶样，口干苦，皮肤有脓胞疮，舌苔薄黄或黄白腻，脉弦或数。

20. 藕节 150 克。水煎，代茶饮。适用于急性肾小球肾炎血尿明显者。

21. 冬瓜 400 克，赤小豆 50 克。加水适量煮粥食用。适用于急性肾小球肾炎初期浮肿、少尿者。

22. 马齿苋 200～250 克（鲜品 500 克），红糖适量。水煎服，每日 1 剂。功效疏风清热。适用于急性肾小球肾炎风热证，症见恶风发热，鼻塞流浊涕，咽痛，或咳嗽，面浮肢肿。或全身浮肿，小便短赤，关节酸楚，舌红，苔薄腻或薄黄，脉浮数或弦数者。

23. 麻黄 10 克，生石膏 30 克，白术 12 克，甘草 6 克。水煎，每日 1 剂，分 2 次服。适用于急性肾小球肾炎风水泛滥证偏寒者。

24. 苦杏仁 10 克，牵牛子 9 克，白茅根、石膏各 30 克。水煎，每日 1 剂，分 2 次服。适用于急性肾小球肾炎风水泛滥证偏热者。

25. 赤小豆 30 克，苦杏仁 9 克，蒲公英、野菊花各 15 克。水煎，每日 1 剂，分 2 次服。适用于急性肾小球肾炎湿毒浸淫证。

26. 石韦、白茅根各 30 克。水煎服，每日 1 剂，也可代茶饮。适用于急性肾小球肾炎下焦湿热证，症见小便短赤，或为浓茶样，口干苦，面浮肢肿，皮肤上有脓疱疮，舌苔薄黄或黄白腻，脉弦或数。

27. 玉米须 60 克。水煎服，每日 1 剂。适用于急性肾小球肾炎浮肿患者。

28. 鲜白茅根 250 克。水煎服，每日 1 剂。适用于急性肾小球肾炎血尿显著者。

29. 生姜 5 片，粳米 50 克。煮粥，快熟时放入葱、醋适量，趁热食用，覆被取汗。适用于急性肾小球肾炎初期，头面浮肿伴有发热、无汗、头痛、恶心者。

30. 鲤鱼 1 条，赤小豆 50 克。先煮鲤鱼取汁，另水煮赤小豆做粥，临熟入鱼汁调匀（不入作料），晨起做早餐。适用于急性肾小球肾炎全身浮肿、少尿明显者。

31. 冬瓜皮、冬瓜子、车前子各 30 克，白茅根 60 克。水煎，每日 1 剂，分 2 次服。适用于急性肾小球肾炎水湿浸淫证。

32. 羌活、大腹皮各 12 克，茯苓皮、泽泻各 15 克，赤小豆 30 克。水煎，每日 1 剂，分 2 次服。适用于急性肾小球肾炎湿热内盛证。

33. 鲜荠菜 100 克（干品 50 克）。洗净切碎，同大米 50 克煮粥，每日分次吃完。适用于小儿急性肾小球肾炎出现水肿血尿者。

34. 西瓜皮 60 克，鲜白茅根 75 克。加水适量，煎汤饮，每日 2 次。适用于急性肾小球肾炎血尿显著者。

35. 生地黄 20 克，小蓟 15 克，淡竹叶 10 克，栀子 12 克。水煎，每日 1 剂，分 2 次服。适用于急性肾小球肾炎下焦热盛证。

36. 黄柏、知母各 12 克，生地黄、茯苓各 15 克。水煎，每日 1 剂，分 2 次服。适用于急性肾小球肾炎阴虚湿热证。

37. 青蛙 2 只，蝼蛄 7 个，陈葫芦 15 克。微炒，研成细末或作丸剂，每次 6 克，每日 3 次，以温酒送服。适用于急性肾小球肾炎。

38. 川芎 5 克，当归、山药、白术各 10 克。水煎，每日 1 剂，分 2 次服。适用于急性肾小球肾炎脾肾阳虚证。

39. 生地黄、茯苓各 20 克，知母 12 克，山药 15 克。水煎，每日 1 剂，分 2 次服。适用于急性肾小球肾炎脾肾阴虚证。

40. 鲜生鱼 1 条（100～150 克），连皮冬瓜 250 克，赤小豆 30 克，葱头 3 枚。鱼去鳞和内脏，放入连皮冬瓜、赤小豆、葱头，加清水适量，煲汤服食，不要加盐。适用于急性肾小球肾炎出现水肿血尿者。

41. 灯心花 5 克，鲫鱼 1 条，大米 30 克。煮成稀粥食用。一般 2～4 次。适用于急性肾小球肾炎出现水肿血尿者。

42. 党参、山药、茯苓各 15 克，黄芪、熟地黄各 18 克。水煎，每日 1 剂，分 2 次服。适用于急性肾小球肾炎脾肾气虚证。

43. 鲜乌鱼 1 条，连皮冬瓜 500 克，赤小豆 50 克，葱头 3 枚。乌鱼去鳞和内脏，放入连皮冬瓜、赤小豆、葱头。加清水适量，不加盐，煮汤，分多次服食。适用于急性肾小球肾炎水肿消退后的调理。

44. 鲜荠菜 100 克（干品 30 克）。洗净，加水 3 碗，煎至 1 碗时，加鸡蛋 1 枚（去壳搅匀），煮熟，饮汤吃蛋，每日 1～2 次。适用于小儿急性肾小球肾炎水肿血尿症状者。

45. 益母草、珍珠草、车前草各 30 克。水煎，每日 1 剂，分 2 次服。适用于急性肾小球肾炎出现水肿血尿者。

46. 鲜白茅根、玉米须各 50 克。将白茅根、玉米须洗净后用水煎汁，或单味白茅根 60 克。煎水，代茶饮，每日 3～5 次。适用于急性肾小球肾炎颜面浮肿、恶寒发热，小便不利者。

47. 冬虫夏草 3～5 克，枸杞子 12 克，鸡肉 75～100 克，蜜枣 1 枚，水 180 毫升。放入炖熟，少许油、盐调味。适用于急性肾小球肾炎水肿消退后的调理。

48. 鲜藿香 50 克，生姜、红糖各 15 克。将藿香洗净，切成短节。生姜洗净，切成薄片。将姜片、藿香、红糖同入沸水中，熬 3～5 分钟，滤渣取汁。功效解表和胃，止呕。适用于急性肾小球肾炎初起，颜面水肿、发热恶寒、呕吐、周身不适等。

49. 冬瓜 500 克，麻油、味精适量。将冬瓜洗净，去皮切块，入锅中加水煮汤，加麻油、味精调味。每日 1 剂，连服数日。功效利水，消肿，减肥。适用于急性肾小球肾炎水肿、肥胖症伴有水肿者。

50. 百合、丝瓜各 20 克，葱白、白糖各 30 克。将丝瓜洗净，去皮切片；百合洗净去杂质；葱白切段。将素油 30 毫升放入锅内烧热，加水适量，放入百合煮 30 分钟，再放入丝瓜、葱白、白糖，用小火煮 15 分钟即成。每日 2 次，吃菜喝汤，可佐餐，可单食。功效滋阴清热，利水渗湿。适用于急性肾小球肾炎所致水肿、小便不利、心烦不宁、口渴等。

51. 大黄、附子、细辛各适量。将上列中药浓煎成 100 毫升，每日 2 次，采用点滴灌肠法，使药液于 15～30 分钟缓缓进入。疗程取决于血尿素氮下降情况。适用于急性肾小球肾炎水毒内闭证。

【生活调理】

1. 生活要规律。若无症状，尿中仅有少量蛋白、红细胞，而无明显肾功能的损害，可正常活动，但要注意避免过劳，防止感染。当急性发作期出现肉眼血尿，高血压，水肿严重时，应卧床休息。并要定时复查尿。

2. 合理饮食。不同类型的慢性肾小球肾炎用不同的饮食。若水肿明显，血压升高，应限制食盐摄入。大量蛋白尿，但肾功能正常，应给予高蛋白饮食。肾功能损害明显，有氮质血症时，根据病情给予适量优质蛋白饮食，如鸡蛋、牛奶、瘦肉等并保证充足的热量。

3. 注意观察症状体征。①注意观察有无尿毒症早期症状，如头痛、嗜睡、食欲不振、恶心、呕吐、尿少和有出血现象。②注意有无脉快、不规则，呼吸困难，夜间不能平卧，

中医偏方全书（珍藏本）

烦躁不安。上述症状是心力衰竭的征象，应及时就医。③定时测血压。血压高者出现剧烈头痛、呕吐、抽搐等，是高血压脑病的征象，应及时就医。

4. 观察用药后出现的副反应。①常用的激素有泼尼松，用量多以每日 40～60 毫克，病情好转时逐渐减至维持量，多需要 1 年或更长时间。用激素可导致水、钠潴留，表现有血压升高。此时易引起继发性感染，如皮肤长疖肿，溃疡病出现消化道出血，原有结核病也有可能转为活动期等，若出现上述情况应及时诊治。②治疗中单用激素无效时，加用环磷酰胺，每日 150～200 毫克，分次口服，或 100～200 毫克，每日或隔日静脉注射，总量 6～8 克。氮介用量首次量为 1～3 毫克静脉注射，以后隔日 1 次，每次增加 1 毫克，达到每次 5 毫克。总量可以连续用到每千克体重 1～2 毫克。上述两种药物均有毒性反应，主要是恶心、呕吐、白细胞减少。环磷酰胺还可以引起并发出血性膀胱炎。③服用消炎痛可出现恶心、呕吐、食欲减低、上腹痛，严重时可出现上消化道出血或血压升高。必要时停药。④按医生要求服用降血压药。并避免使用链霉素、庆大霉素、卡那霉素，以免损害肾脏功能。

5. 注意个人卫生，防止因受凉、感冒，加重病情。

6. 水肿明显者，应加强皮肤护理，防止发生褥疮及皮肤损伤。

7. 保持二便通畅。大便秘结者，可服用麻仁丸等，以润肠通便。

8. 女性患者，不宜妊娠，以免病情加重、恶化。

9. 复查。发病最初 3 个月内，每周验尿常规 2～3 次，病情稳定后每周验尿 1 次，以观察病情变化，防止病的复发。

急进性肾小球肾炎

急进性肾小球肾炎为急性快速进展性肾小球肾炎的简称，又称急进性肾炎。它起病急骤，可在数日、数周或数月内肾功能急剧恶化，以少尿（无尿）性急性肾衰竭为多见。

临床上，肾功能急剧进行性恶化（3 个月内肾小球滤过率下降 50％以上），伴有贫血，早期出现少尿（尿量≤400 毫升/d）或无尿（尿量≤100 毫升/d）。临床上可分 3 型：Ⅰ型（抗肾小球基膜型）、Ⅱ型（免疫复合物型）、Ⅲ型（无免疫复合物）。多见于青壮年男性。主要病理改变是以广泛的肾小球新月体形成为特点。未经治疗者常于数周或数月内发展至肾衰竭终末期。若缺乏积极有效的治疗措施，预后不良。

在中医文献中，无急进性肾小球肾炎的系统记载。本病全身症状较重，有食欲减退、心慌气促、头晕乏力、睡眠较差等，但以严重的少尿、无尿、水肿，迅速发展为尿毒症为突出表现。急进性肾小球肾炎发病早期，其中医病名可属"肾风"。随着本病迅速发展，肾功能毁损，又属中医学"水肿"、"关格"、"癃闭"范畴。根据本病的发展及证候特点、病情变化规律，病因病机可归纳为如下几点：病机关键在于脾肾亏虚、湿热毒盛，病位在肾与三焦，与肺脾关系密切。由于这些变化在数周或数月之内先后或同时发生，所以临床见症错综复杂。本病多属本虚标实之证，正虚为脾肾两虚，脏腑阴阳气血失调，邪实为水湿（湿浊内蕴）之邪郁中焦，气滞血瘀，以致浊阴上逆。中医学主要分为肺热壅盛，移结下焦、湿热蕴阻，气阴两伤、脾肾阳虚，邪毒内盛，肝肾阴虚，肝阳上亢等。

【偏方集成】

1. 玉米须、西瓜皮、白茅根、赤小豆各 50 克。煎汤服，每日 1 剂，10 日为 1 个疗程。适用于急进性肾小球肾炎。

2. 玉米须 50 克，玉米粒 20 粒，蝉蜕 3 个。水煎服，隔日 1 剂，30 日为 1 个疗程。适用于急进性肾小球肾炎。

3. 金银花、连翘、蒲公英、板蓝根各 30 克。水煎，每日 1 剂，分 2 次服。适用于急进性肾小球肾炎外邪侵袭，热毒内盛证。

4. 知母、泽泻各 15 克，黄柏 10 克，山药 20 克。水煎，每日 1 剂，分 2 次服。适用于急进性肾小球肾炎湿热蕴浊，气阴两伤证。

5. 老鸭 1 只，赤小豆 100 克。将鸭洗净，赤豆塞入鸭腹内共炖烂服，每 3 日 1 剂，

15 日为 1 个疗程。适用于急进性肾小球肾炎。

6. 鲤鱼 1 条（约 250 克），赤小豆 50 克，冬瓜 150 克。共炖烂服，每日 1 剂，7 日为 1 个疗程。适用于急进性肾小球肾炎。

7. 紫苏、丹参各 30 克，党参、白术各 15 克。水煎，每日 1 剂，分 2 次服。适用于急进性肾小球肾炎脾肾阳虚，浊毒上犯证。

8. 赤小豆 100 克，冬瓜皮、薏苡仁各 50 克，玉米须 25 克。加水适量，同煮至赤小豆熟透，吃豆饮汤。适用于急进性肾小球肾炎浮肿明显或伴高血压的患者。

9. 鲜荠菜 250 克（干品 90 克），粳米 60～90 克。将荠菜洗净切碎，同粳米煮成粥服食。适用于急进性肾小球肾炎尿血明显者。

10. 连翘 15 克，半枝莲、车前子、凤尾草各 30 克。水煎，每日 1 剂，分 2 次服。适用于急进性肾小球肾炎外邪侵袭，热毒内盛证。

11. 黄柏 10 克，栀子、泽泻各 15 克，车前草 20 克。水煎，每日 1 剂，分 2 次服。适用于急进性肾小球肾炎湿热蕴浊，气阴两伤证。

12. 车前子 30 克，粳米 100 克。先将车前子布包煎汁，再入粳米同煮成粥服食。适用于急进性肾小球肾炎尿少患者。

13. 枸杞子、泽泻各 15 克，黄柏 10 克，女贞子 20 克。水煎，每日 1 剂，分 2 次服。适用于急进性肾小球肾炎湿热蕴浊，气阴两伤证。

14. 法半夏 10 克，丹参 30 克，黄芪、白术各 15 克。水煎，每日 1 剂，分 2 次服。适用于急进性肾小球肾炎脾肾阳虚，浊毒上犯证。

15. 淡菜 30 克，皮蛋 1 枚，大米 80 克。用上述原料，加水适量煮成粥服食。适用于急进性肾小球肾炎浮肿，伴高血压的患者。

16. 肉桂 5 克，黄芪 30 克，人参、石斛各 15 克。水煎，每日 1 剂，分 2 次服。适用于急进性肾小球肾炎脾肾阳虚，浊毒上犯证。

17. 菟丝子、枸杞子各 30 克，女贞子、茯苓各 15 克。水煎，每日 1 剂，分 2 次服。适用于急进性肾小球肾炎肾阴虚者。

18. 葫芦粉 25 克，粳米 100 克，冰糖适量。放粳米于沙锅中，加水适量煮至米花粥稠，入葫芦粉及冰糖，再煮片刻，每日早、晚各服 1 次。适用于急进性肾小球肾炎肾功能不全、尿少、水肿患者。

19. 鲤鱼 1 尾（约 750 克），赤小豆 60 克，葱白头 5 根。将鱼去鳞、腮和内脏，洗净，与赤小豆、葱白头一同放入沙锅，加水炖制，不加盐，煮至豆熟肉烂。每日服 2 次，可连续食用 1 周。适用于急进性肾小球肾炎水肿明显者。

20. 白木耳 30 克，黄花菜 150 克。用水 5 碗煎至 2 碗，每次服 1 碗，每日 2 次，7 日为 1 个疗程。适用于急性肾小球肾炎血尿者。

21. 麻黄 10 克，连翘 15 克，车前子 30 克，升麻 5 克。水煎，每日 1 剂，分 2 次服。适用于急进性肾小球肾炎外邪侵袭，热毒内盛证。

22. 麻黄 10 克，赤小豆 15 克，车前子、泽泻各 30 克。水煎，每日 1 剂，分 2 次服。适用于急进性肾小球肾炎外邪侵袭，热毒内盛证。

23. 灯心草 50 克，葱白 3 根，丝瓜（洗净切成小块）150～250 克。加水 3 碗煎至半碗，去渣饮汤。随意服。适用于急进性肾小球肾炎水肿明显者。

24. 黄雌鸡 1 只，草果 6 克，赤小豆 30 克。先将鸡去毛、肠、肚洗净，然后与草果、赤小豆同煮至熟，不加盐，分数次空腹时饮汤食肉。功效温中健脾，利水消肿。适用于急进性肾小球肾炎。

25. 黄母鸡 1 只，龙葵豆 7 粒，火麻仁 7 粒，黑豆 50 克，红糖适量。将鸡洗净，把药塞入鸡腹内，加红糖共炖烂服，1 日食完，食后盖被出汗，不要吹风，少盐 7 日，隔日 1 剂，10 日为 1 个疗程。适用于急进性肾小球肾炎。

【生活调理】

1. 积极预防和治疗感冒。急进性肾小球肾炎患者应保持良好的心态，避免过劳，保证充分的睡眠时间，随季节的变迁而增减衣服，平时应治疗咽炎或扁桃体炎，流行性感冒流行的季节应注意隔离感冒患者，积极提高机体抵抗力等均能预防感冒的发生。

《中医偏方全书（珍藏本）》

2. 生活规律，避免过劳。

3. 适当饮食控制。①适当的蛋白质摄取，摄入质优的蛋白质，急进性肾小球肾炎患者，需限制蛋白质的摄取量，以减轻肾脏之负担，但如果吃的太少，则消耗身体的肌肉及内脏组织，所以必须吃正确且足够"量"及"质"的蛋白质，量宜每日每千克体重食1～1.2克，摄取质优生理价值高的动物性蛋白质食物，如：鲜奶、蛋类、肉类。因植物性蛋白质在体内的利用率较低，代谢后产生较多含氮废物，所以不可任意食用。②摄取足够的热量，低蛋白淀粉在限制蛋白质摄取时，为了避免热量摄取的不足，会增加含氮废物的产生，可多食用热量高而蛋白质极低的食物来补充。植物油（如大豆油、花生油）、低蛋白淀粉（如澄粉、大白粉、藕粉）及糖类（如冰糖、蜂蜜、姜糖、水果糖），以制作各种可口点心，其热量的摄取以每日每千克体重30～40千卡，以免体重减轻过甚。③注意控制水分与盐分（钠）的摄取，小心水分的控制。当肾衰竭且排尿减少时，水分会累积在体内，心脏血管系统的负荷增加，会没有活力、全身水肿、体重增加、咳嗽、躺下来呼吸急促、血比容（Hct）降低，而且并发高血压、心脏衰竭、心包膜炎，且透析中因脱水过剧，易发生头痛、恶心、呕吐、肌肉抽筋等不平衡症候群。每日体重的增加以不超过1千克为限，而饮水量为前一日总尿量加上500～700毫升。若前一日尿量为500毫升，则500毫升＋（500～700）毫升＝1000～1200毫升，就是全天能喝的水量，包括开水、稀饭、牛奶、汤及饮料。避免喝太多的水，可以冰水漱口，嚼口香糖或挤一点柠檬汁以减少口渴的感觉，尽量将服药时间集中以汤水食用，减少喝水量。④盐分（钠）的摄取，注意盐分的控制。肾衰竭时无法排出水分、盐分，容易引起水肿和加重高血压。急进性肾小球肾炎患者1日应不超过食用5克的盐分。1克（1/5 茶羹）盐＝6/5 茶羹酱油＝1 茶羹味精，故上述调味料含有盐分不要随意添加；可以改用糖、葱、姜、蒜等来改善口味。并应限制高钠食品，如加工罐头、腌熏制品、酱菜、泡菜、咸菜及速食品。若胃口不佳，不需要盐分限制，以吃得下、有营养为前提，等到胃口好了，有足够营养之后再限制盐分。

4. 保持大便通畅。

慢性肾小球肾炎

慢性肾小球肾炎简称为慢性肾炎，系指各种病因引起的不同病理类型的双侧肾小球弥漫性或局灶性炎症改变，临床起病隐匿，病程冗长，病情多发展缓慢的一组原发性肾小球疾病的总称，严格说来它不是一个独立性疾病。临床特点为病程长，病情缠绵难愈，逐渐发展，有不同程度的蛋白尿、血尿及管型尿，伴或不伴水肿、高血压和不同程度的肾减退等临床特点。于患病2～3年或20～30年后，终将出现肾功能衰竭。

本病属中医学"水肿"中"阴水"范畴，此外，据其症状，又称"虚劳"、"腰痛"、"血尿"等。在五行中湿属土，寒属水，外湿侵袭多能伤脾，寒水外受多致伤肾。另外，脾虚则易有湿邪为患，肾阳不足则可寒水泛滥，故慢性肾小球肾炎的主因与风、寒、湿有关。病机则主要是与肺、脾、肾三脏及三焦对水液代谢功能的失调有关。中医学辨证大致如下。水肿期：风水相搏、脾虚湿困、脾肾阳虚、气滞水停、湿热蕴结、血瘀停滞、阴虚水肿。水肿消退期：脾肾气虚、脾肾阳虚、肝肾阴虚、气阴两虚。

【偏方集成】

1. 黄母鸡1只，草果6克，赤小豆30克。同入锅，加水1升，文火炖至鸡、赤小豆熟透，再加盐、味精、葱、姜各适量。每日1次。适用于慢性肾小球肾炎脾虚证。

2. 桂枝（纱布包）6克，生姜9克，大枣6枚，粳米100克。同入锅，加水600毫升，煮粥，粥熟去桂枝。早、晚各服1次。适用于慢性肾小球肾炎脾肾阳虚证。

3. 金钱草、萹蓄各30克，荠菜15克。水煎服，每日1剂。适用于慢性肾小球肾炎。

4. 活鱼1条（约150克），冬瓜100克，赤小豆10克，葱适量。将活鱼杀好，洗净去除鳞及内脏后同其他原料一并放入锅内，再加入适量的水，用文火将鱼煮熟即可（不加盐）。可佐餐服，每日 1 剂。适用于慢性肾小球肾炎。

5. 桃花（阴干）、茶叶各等份。冲开水服。适用于慢性肾小球肾炎引起的小便不利。

6. 苦杏仁、生栀子各 50 克。二者共研细末，装入纱布袋中。另用黄粘米 1 匙，加水煮开打成糊状，乘热兑入装有药面的纱布袋中，用筷子在纱布袋中搅拌，以后将纱布袋敷于肚脐部，每日 1 次。适用于慢性肾小球肾炎。

7. 黑鱼 1 条，带皮冬瓜 300 克。将黑鱼杀好，洗净去鳞及内脏后切成块。将冬瓜切成块后同鱼块一并放入锅中，再加入适量的水，用文火将鱼煮熟即可（不加盐）。食鱼肉、冬瓜，饮汤，每日 1 剂。适用于慢性肾小球肾炎气阴两虚证。

8. 白术 60 克，鲜白茅根 120 克。水煎服，每日 1 剂，15 日为 1 个疗程。适用于慢性肾小球肾炎。

9. 车前草 60 克，鲜马齿苋 1500 克，酒 1000 毫升。将药浸入酒中 3 日后，每次服酒 5 毫升，每日 3 次。适用于慢性肾小球肾炎。

10. 粳米 50～100 克，商陆 5 克。先将商陆用水煎汁，去渣，然后加入粳米煮粥。每日或隔日 1 次。适用于慢性肾小球肾炎水肿。

11. 鲜蚕豆或水发干蚕豆 250 克，牛瘦肉 500 克，盐少许。将牛瘦肉切块与蚕豆、盐同放沙锅内，煨炖熟烂即可食用，每日 2 次，随量食。适用于慢性肾小球肾炎。

12. 鲜车前草、鲜素珠果各 30 克，鲜过路黄 15 克。水煎服，每日 1 剂。适用于慢性肾小球肾炎。

13. 马鞭草 60 克，冬瓜皮、玉米须各 30 克。水煎服，每日 1 剂。适用于慢性肾小球肾炎。

14. 玉米须 60 克，海金沙藤 30 克。水煎服，每日 1 剂。适用于慢性肾小球肾炎。

15. 葫芦壳 50 克，冬瓜皮、西瓜皮各 30 克，大枣 10 枚。将上料洗净后一同放入锅中，再加入清水 400 克，用文火炖至汤汁为 150 克即可。可佐餐服，每日 1 剂。适用于慢

性肾小球肾炎。

16. 鲫鱼 1 条，大蒜适量。鲫鱼剖腹去内脏，纳入大蒜，外裹白纸，用水湿透，放入谷糠内烧熟，蒜肉全食。适用于慢性肾小球肾炎。有发热外感症状不宜用。

17. 络石藤 30 克。水煎服，每日 1 剂。适用于慢性肾小球肾炎。

18. 青蛙 1 只，砂仁 7 粒。将砂仁纳入青蛙腹中，用泥将青蛙裹住，在火上烧红，取出，研细末。每日 1 剂，分 3 次用黄酒送下。适用于慢性肾小球肾炎。

19. 玉米须、马鞭草各 60 克，金沙藤 30 克。水煎服。适用于慢性肾小球肾炎，浮肿而小便不利，尿频而热，或尿检有红细胞、白细胞或脓细胞者。

20. 玉米须 60 克。洗净，煎汤代茶，作一日量，渴即饮之，不拘次数，勿饮其他饮料，到晚上就寝时若饮不完，次日早晨倒去，再煎新汤饮之，药逐日坚持，切勿间断，连饮 1 个月时做检查，观察病情的趋向，若见效果，再继续服用 3 个月。适用于慢性肾小球肾炎。

21. 鲜龙葵、车前草各 15 克，木通 6 克。水煎服，每日 1 剂。适用于慢性肾小球肾炎。

22. 鲜葫芦茎、叶 30 克，乌豆 120 克。水煎服，每日 1 剂。适用于慢性肾小球肾炎。

23. 活鲫鱼 1～2 条，大米 50 克，灯心草 5～8 根。将上 3 味加水适量，煮成稀粥食用。每日 1 剂。适用于慢性肾小球肾炎。

24. 鲜白茅根、大米各 200 克。先将白茅根洗净，加水适量，煎煮半小时，捞去药渣，再加淘洗的大米，继续煮成粥。分次 1 日内食用。适用于慢性肾小球肾炎。

25. 枳实 10～15 克。水煎，每日 1 剂，分 3 次服。适用于慢性肾小球肾炎。

26. 鲜荸荠全草。捣烂敷脐部，每日换药 1 次，连敷 7 日为 1 个疗程。适用于慢性肾小球肾炎。

27. 鲫鱼 1 条（约 250 克），大蒜末 10 克。鲫鱼剖腹去内脏洗净，装入大蒜末，外包干净白纸，用水湿透，放入谷糠内烧熟。鱼蒜全食，有条件者每日 1 条。适用于慢性

中医偏方全书（珍藏本）

肾小球肾炎。

28. 糯米、芡实各 30 克，白果 10 枚（去壳）。煮粥。每日 1 次，10 日为 1 个疗程。适用于慢性肾小球肾炎。

29. 葫芦皮、冬瓜皮、西瓜皮各 30 克，大枣 10 克。同放锅内，加水约 400 毫升，煎至约 150 毫升，去渣即成。饮汤，每日 1 剂，至浮肿消退为止。适用于慢性肾小球肾炎。

30. 桑椹 30 克，生薏苡仁、葡萄干各 20 克。同大米适量煮粥，分 2 次服食。适用于慢性肾小球肾炎。

31. 党参 18 克，茯苓、白术各 15 克，仙茅 12 克。水煎，每日 1 剂，分 2 次服。适用于慢性肾小球肾炎脾肾气虚证。

32. 黄芪 18 克，白术、茯苓各 15 克，防风 12 克。水煎，每日 1 剂，分 2 次服。适用于慢性肾小球肾炎肺肾气虚证。

33. 猪肾 1 个，党参、黄芪、芡实各 20 克。将猪肾剖开，去筋膜洗净，与药共煮汤食用。适用于慢性肾小球肾炎脾肾气虚证。

34. 青头雄鸭 1 只，粳米适量，葱白 3 茎。将青头鸭肉切细煮至极烂，再加粳米、葱白煮粥，或用鸭汤煮粥，温热食，5～7 日为 1 个疗程。功效补益脾胃，利水消肿。适用于慢性肾小球肾炎。

35. 生地黄、茯苓、泽泻各 15 克，黄芪 18 克。水煎，每日 1 剂，分 2 次服。适用于慢性肾小球肾炎脾肾阳虚证。

36. 黄芪 60 克，粳米 100 克，红糖少许。黄芪切成薄片，粳米淘洗干净。黄芪放入锅内，加清水适量，用中火煮沸后，去渣取药汁。粳米放锅内，加药汁、清水适量，用武火烧沸后，转用文火煮至米烂成粥。每日 2 次，早、晚各 1 次。适用于慢性肾小球肾炎脾气亏虚证。

37. 生地黄、茯苓各 15 克，山药、泽泻各 12 克。水煎，每日 1 剂，分 2 次服。适用于慢性肾小球肾炎肝肾阴虚证。

38. 黄芪 15 克，糯稻根须 50 克。将将新鲜糯稻根须洗净，晒干，置于干燥处，保存，备用。然后与黄芪一起倒入小钢锅中煎汤，头次煎加水 2 大碗，煎至 1 小碗，滤出头汁，第 2 次煎加水 1 大碗，煎至 1 小碗，滤

出汁，弃渣。两汁和匀，每次 1 小碗，每日 2 次，也可代茶慢慢饮服，3 个月为 1 个疗程。适用于慢性肾小球肾炎。

39. 羊肉、冬瓜各 250 克。先将冬瓜用水烫过，与羊肉片同入烧沸的羊肉汤内，加入少量盐、花椒水、葱丝等烧沸片刻，捞出装碗，加味精，淋少量猪油，撒胡荽末，浇适量羊肉汤服食。功效补阳利尿。适用于慢性肾小球肾炎。

40. 山药（鲜品 120 克）、粳米各 60 克。山药洗净切成片，与粳米共同煮成粥。每日 2 次，早、晚餐服用。功效宜温补脾肾，通阳利水为主。适用于慢性肾小球肾炎。

41. 鲫鱼 2 条，粳米 60 克，鲜芦根 6 克。将鱼去除内脏洗净，与灯心草、粳米共同煮成粥。每日 2 次，早、晚餐服用，连服 20日。功效宜温补脾肾，通阳利水。适用于慢性肾小球肾炎。

42. 淡竹叶、法半夏各 10 克，厚朴 15 克，薏苡仁 18 克。水煎，每日 1 剂，分 2 次服。适用于慢性肾小球肾炎湿热蕴结证。

43. 乌龟 1 只，猪肚 500 克。将二者洗净后再切碎，加水用文火炖成糊状，不放或少放盐。每日早、晚各服 1 次，2 日服完，隔日再进 1 剂，连服 3 剂为 1 个疗程。功效补肾益肝，清虚热。适用于慢性肾小球肾炎肝肾阴虚证。

44. 冰糖 50 克，莲子 10 克，蜈蚣 1 只，鸡蛋 1 枚。将前 2 味加水 300 毫升，煎至 150毫升，再取一只蜈蚣去头足焙干为末，纳入鸡蛋内，搅匀，用湿纸或黄泥包封，放灶内煨熟。用冰糖莲米饮送服，每日 1 次，7 日为 1 个疗程，不愈者，隔 3 日再行下一个疗程。功效补气益阴。适用于慢性肾小球肾炎气阴两虚证。

45. 西瓜 1 个，大蒜籽若干。西瓜切开蒂部，挖出瓤及籽后，内装满大蒜籽，仍以蒂盖好，封固，埋于谷糠火中煨透，呈焦存性，取出研成细末，每次 3 克，每日 2 次，温开水送服。适用于慢性肾小球肾炎水肿。

46. 茶叶 6 克，大鲤鱼 1 条（去鳞及内脏），醋 30 毫升。加水炖熟，空腹吃。适用于慢性肾小球肾炎水肿不退。

中医偏方全书（珍藏本）

47. 棉花根、山药、赤小豆各 100 克。将棉花根切片晒干，用山药、赤小豆一同水煎，每日 1 剂，分 2 次服。适用于慢性肾小球肾炎。

48. 鲜山羊奶适量。每日 0.5～0.75 克，分次饮服。适用于慢性肾小球肾炎。

49. 麦冬、山茱萸各 12 克，生地黄 15 克，黄芪 18 克。水煎，每日 1 剂，分 2 次服。适用于慢性肾小球肾炎气阴两虚证。

50. 生黄芪 30 克，白术、茯苓、党参各 15 克，水煎，每日 1 剂，分 2 次服。适用于慢性肾小球肾炎脾虚湿困证。

51. 花生米 120 克，蚕豆 250 克。同入沙锅内，加水 3 碗，微火煮，待水呈棕红色时，加适量红糖食。每日分 2 次服。适用于慢性肾小球肾炎脾气亏虚证。

52. 冬瓜 500 克，鲤鱼 250 克。加水适量，清炖，饮汤，吃冬瓜、鱼肉。每日分 2 次服。适用于慢性肾小球肾炎脾气亏虚证。

53. 鲜生姜 12 克，大枣 6 枚，粳米 90 克。生姜洗净后切碎，与大枣、粳米煮粥。每日 2 次，早、晚餐服用，可常年服用。适用于慢性肾小球肾炎。

54. 黑芝麻 6 克，茯苓 20 克，粳米 60 克。茯苓切碎，放入锅内煎汤，再放入黑芝麻、粳米煮粥即成。每日 2 次，早、晚餐服用，连服 15 日。适用于慢性肾小球肾炎精神委靡者。

55. 夏枯草、绿茶各适量。将夏枯草切成小段，与绿茶混匀，每次取适量泡茶。功效清热平肝。适用于慢性肾小球肾炎肝阳上亢证。

56. 冬瓜 100 克，赤小豆 200 克。先将赤小豆熬粥，待快熟时加入切成块的冬瓜，焖熟后食用。功效清热利水。适用于慢性肾小球肾炎高血压而水肿较重，属湿热者。

57. 带衣花生米、大枣各 60 克。文火煎煮汤。食花生米、大枣，饮汤，连续服用。适用于慢性肾小球肾炎。

58. 活甲鱼 500 克左右。将甲鱼收拾好，切成小块，放入锅中清蒸，可放少量低钠盐调味。功效滋阴潜阳。适用于慢性肾小球肾炎高血压阴虚阳亢证。

59. 益母草 120 克。加水 800 毫升煎至 300 毫升，分 4 次服，每日 2 次。适用于慢性肾小球肾炎脾气亏虚证。

60. 白果 5 枚，鸡蛋 1 枚。将蛋壳穿一个小洞，将白果仁装入蛋中，用袋封口，在饭锅上蒸熟，每日吃 1～2 枚。适用于慢性肾小球肾炎脾气亏虚证。

61. 土牛膝 15 克，凉开水 50 毫升。共捣绞汁，加白糖适量。顿服。每日 1～2 剂。适用于慢性肾小球肾炎。

62. 芡实、糯米各 30 克，白果 10 枚。先将白果去壳去心，将白果仁与芡实、糯米共同煮成粥。每日 1 次，10 日为 1 个疗程，间歇服 2～4 个疗程。食量少者，芡实、糯米各用 15～20 克。适用于慢性肾小球肾炎中、后期蛋白尿久不消者。

63. 冬瓜 1000 克，砂仁 50 克。加水 1 升同炖汤饮。每日 1 次，连服 10～15 日。适用于慢性肾小球肾炎脾肾阳虚证。

64. 核桃仁 9 克，蛇蜕 1 条，黄酒适量。前 2 味焙干研末，黄酒冲服，每日 1 次，连服 15～20 日。适用于慢性肾小球肾炎脾肾阳虚证。

【生活调理】

1. 注意休息，避免过于劳累，避免受冷、受湿，防止受凉感冒或上呼吸道感染等。以免诱发慢性肾小球肾炎的发生。

2. 预防感染，以免肾炎病情恶化。有扁桃体炎、中耳炎、鼻窦炎、龋齿时应及时诊治。注意个人卫生，保持皮肤清洁，防止皮肤感染。这些都是可能导致本病复发或活动的诱因。

3. 除非病情严重，一般可以适当活动，以免体力减弱，抵抗力减退。

4. 浮肿明显、大量蛋白尿而肾功能正常者可适当补充蛋白质饮食。无水肿及低蛋白血症时，每日蛋白质摄入量应限制在每千克体重 0.6 克（每瓶牛奶约含 6 克蛋白质，每枚蛋约含 6 克蛋白质，每 50 克米饭约含 4 克植物蛋白质）。

5. 有水肿、高血压和心功能不全者，应进低盐饮食，每日摄盐量应少于 5 克。

6. 避免服用肾毒性或易诱发肾功能损伤

中医偏方全书（珍藏本）

的药物，如庆大霉素、磺胺药及非固醇类消炎药，含非那西丁一类的解热镇痛药等。

7. 经常检查尿液，如尿中红细胞每高倍视野超过 10 个，要卧床休息。

8. 对有高脂血症、高血糖、高钙血症和高尿酸血症患者应及时给予适当治疗，防止加重肾脏损害。

9. 饮食护理。①水、钠摄入：钠的摄入应低于每日 3 克，水肿严重者则应低于每日 2 克；水的摄入量，可按前一日的总尿量加 500 毫升计算。②蛋白质的摄入：控制蛋白质的摄入量，也可达到低磷目的，一般每日 0.6 克/kg 体重，其中一半为优质蛋白质（富含必需氨基酸的动物蛋白质），如鸡蛋、瘦肉、牛奶等。③能量的摄入：每日摄入能量 30～35 千卡/kg，其中脂肪供能在 30%以下，其余除蛋白质外，由糖提供。④补充各种维生素及微量元素：如维生素 A、B、C、D、E、P 及微量元素 Zn、Fe 等。可给予新鲜蔬菜、水果、仙人掌、坚果、牛肉等。

10. 选择适当的体育项目。达到既可增强体质，又可避免一些不良的后果。慢性肾小球肾炎患者并非一概卧床或者休息安逸不动就好，适当的活动有益于增强体质和防病抗病能力。

隐匿性肾小球肾炎

隐匿性肾小球肾炎是指症状及体征不明显，病程绵长，反复发作，由不同病因、不同发病机制所引起的，以无症状蛋白尿（尿蛋白量少于 1.0 克/d，以清蛋白为主）和（或）单纯性血尿（持续或间断镜下血尿，并偶见肉眼血尿，血尿性质为肾小球源性）为临床表现的一组肾小球疾病，又称无症状性蛋白尿和（或）血尿。患者无水肿、高血压及肾功能损害。它的临床表现可是无症状性血尿、无症状性蛋白尿或二者均有，但可以是一种表现更为突出。由于本病一般无特殊症状及体征，大部分患者是在体检或偶然情况下被发现。对本病的病因目前比较一致的认为是一种慢性感染（上呼吸道或肠道感染）引起的免疫炎症反应，是我国最常见的原发

性肾小球疾病，约占原发性肾小球肾炎的 50%以上。鉴于本病大部分病情稳定，进展缓慢，患者可长期保持良好的肾功能，故总的预后良好。

本病临床上以血尿和蛋白尿为主要特征，属中医学"尿浊"、"尿血"、"虚劳"范畴。本病的发生以内因为主，禀赋不足，脏腑柔弱；饮食不节，损伤脾胃；内伤七情，肝气郁滞；体劳伤脾，房劳伤肾，都是疾病发生、发展的内在原因。外感热邪或温热之邪是疾病发生的外因，是在内因的基础上起作用。蛋白尿和血尿的发生主要是由于脾失运化，肾失封藏，肝失疏泄，阴阳失调，导致精微物质下泄所致。其涉及脏腑主要与心、脾、肾、小肠、膀胱有关。中医治疗隐匿性肾小球疾病辨证分型：湿热蕴结、阴虚火旺、心火内盛、脾肾气虚。

【偏方集成】

1. 羊胫骨 500 克，大枣 60 克。羊胫骨砸碎，洗净，加水适量，煮约 1 小时，放入大枣，再煮 20 分钟即可。饮汤食大枣，分 3 次服。适用于隐匿性肾小球肾炎气不摄血证。

2. 阿胶 30 克，糯米 100 克，红糖 50 克。糯米淘洗净，放入锅中，加水适量煮粥，将熟时加入捣碎的阿胶和红糖，边煮边搅，2～3 沸后即可。每日 2 次，空腹食用。适用于隐匿性肾小球肾炎血虚证。

3. 桑椹 30 克，薏苡仁 20 克。水煎服。适用于隐匿性肾小球肾炎蛋白尿。

4. 益母草 120 克。水煎 300 毫升，每日分 3 次服。适用于隐匿性肾小球肾炎镜下血尿。

5. 白茅根、芦根各 30 克。水煎服。适用于隐匿性肾小球肾炎血尿。

6. 鲜白茅根 30 克，茅花 10 克。鲜白茅根、茅花一起放入锅中，加水适量，煎煮 30 分钟，取汁，加水再煎 20 分钟，去渣，合并 2 次汁液。代茶频饮。适用于隐匿性肾小球肾炎阴虚火旺证。

7. 乌龟 1 只（500 克左右），猪肚 500 克。乌龟、猪肚洗净切小块，放入沙锅，加水，用文火炖成糊状，不放或少放盐。早、晚各服 1 次，2 日内服完。间隔 1 日后再服 1

次，3 剂为 1 个疗程。适用于隐匿性肾小球肾炎气阴两虚证。

8. 山药、芡实各 30 克，猪瘦肉 100 克。将以上用料洗净，一起放入锅中，加水适量，用文火炖至肉熟烂，不放盐或少放盐及调料。温热服食。适用于隐匿性肾小球肾炎脾肾亏虚证。

9. 白茅根、玉米须各 30 克，冰糖适量。水煎服。适用于隐匿性肾小球肾炎持续微量蛋白。

10. 苦竹叶 10 克，白茅根 30 克。水煎，当茶饮用。适用于隐匿性肾小球肾炎反复出现镜下血尿。

11. 制附子 20 克，鲜羊肉 500 克，生姜、盐、味精、酱油、胡椒粉各适量。羊肉洗净，切块，与制附子、生姜同入锅中，加水适量旺火烧沸后，改用文火炖至肉烂，加入盐、味精、酱油、胡椒粉调味即可。佐餐食用。适用于隐匿性肾小球肾炎虚寒证，症见夜尿频多，手足怕冷，腰膝冷痛，阳痿早泄者。

12. 莲子 30 克，薏苡仁、赤小豆各 50 克。煮成粥，再加入适量冰糖，即可食用。适用于隐匿性肾小球肾炎乏力。

13. 生黄芪、粳米各 60 克。将黄芪切成片，放入锅内，加水适量煮成汁，将黄芪取出，再加入已洗好的粳米，用武火煮熟，文火熬成粥即可食用。适用于隐匿性肾小球肾炎反复浮肿者。

14. 苎麻根 10 根。水煎服。适用于隐匿性肾小球肾炎血尿属热者。

15. 母鸡肉 500 克，三七 4 克。将鸡肉洗净，三七磨成粉。大火将水烧开，加入鸡肉煮 3～5 分钟，然后将鸡肉取出，移到炖盅内，于小火上炖至鸡肉熟透。加入三七粉及适量的葱、盐、味精调味后即可食用。适用于隐匿性肾小球肾炎血尿为主者。如果感冒发热或血虚无瘀者不宜服用。

16. 芡实 30 克，白果（去壳）10 枚，猪肾 1 个。将猪肾剖开，除去筋膜，洗净，与上述两种药物同时放入瓦煲内，加适量清水，煮熟后加盐调味，喝汤吃猪肾。适用于隐匿性肾小球肾炎以蛋白尿为主者，肾功能不全

的患者不可经常食用。

17. 生地黄、通草、白茅根各 15 克，栀子、淡竹叶各 12 克。水煎，每日 1 剂，分 2 次服。适用于隐匿型肾小球肾炎心火内盛证。

18. 老鸭 1 只，冬虫夏草 5 克。老鸭去毛和内脏，加水适量，入冬虫夏草炖烂，喝汤吃肉。功效利尿消蛋白。适用于隐匿性肾小球肾炎。

19. 白鸭 1 只，冬瓜 500 克，盐、酱油、味精、小葱各适量，常法煮食。功效滋阴清热、利尿消肿。适用于隐匿性肾小球肾炎。

20. 鲜车前草 100 克。加水 1500 毫升，煎煮半小时，取汁，掺入适量红糖，代茶饮。儿童剂量减半，10～15 日为 1 个疗程。功效利尿通淋。适用于隐匿性肾小球肾炎。

21. 知母 15 克，黄柏 10 克，生地黄、茯苓各 20 克。水煎，每日 1 剂，分 2 次服。适用于隐匿性肾小球肾炎阴虚火旺证。

22. 绿豆、制附子各 30 克。水煎煮熟后吃豆，次日仍可再加绿豆 30 克煮熟食豆，第 3 日则另用制附子与绿豆同煮如前。连服 20 日为 1 个疗程。适用于隐匿性肾小球肾炎。

23. 茯苓、泽泻、生地黄、白术各 15 克。水煎，每日 1 剂，分 2 次服。适用于隐匿性肾小球肾炎湿热内蕴证。

24. 白茅根、车前子各 50 克，白糖 25 克。水煎服，每日 1 剂。适用于隐匿性肾小球肾炎以血尿为主者。

25. 莲子 100 克，山药 50 克，生甘草 5 克，薏苡仁 25 克，大枣 5 枚。水煎，每日 1 剂，分 2～3 次饮服。功效健脾益肾、固精摄血。适用于隐匿性肾小球肾炎反复出现血尿。

26. 乌梅 10 克，葡萄 50 克，白糖适量。水煎服，每日 1 剂，连服 10 日。功效滋阴清热，凉血止血。适用于隐匿性肾小球肾炎血尿为主的患者。

27. 黄芪、山药、薏苡仁各 15 克，山茱萸、乌梅炭各 3 克。水煎服。适用于隐匿性肾小球肾炎长期蛋白尿。

28. 黄芪、茯苓、生地黄、冬葵子各 30 克。水煎服，每日 1 剂。适用于隐匿性肾小球肾炎血尿。

29. 党参、白术、茯苓、山药各 15 克。

中医偏方全书（珍藏本）

水煎，每日 1 剂，分 2 次服。适用于隐匿性肾小球肾炎脾胃气虚证。

30. 生地黄、山药、山茱萸、枸杞子各 15 克，茯苓 10 克。水煎，每日 1 剂，分 2 次服。适用于隐匿性肾小球肾炎肝肾气虚证。

【生活调理】

1. 增强体质，减少复发。隐匿性肾小球肾炎的加重或复发往往是感受外邪所致。因此，本病患者应保持乐观的心情，进行适当体育锻炼，以增强机体的抗病能力，防止外邪入侵。还得依气候变化，随时增减衣服，以防受凉、受湿。同时应避免过于疲劳。这样才能有效地预防复发或减少其发作。

2. 坚持治疗，巩固疗效。对病情稳定的患者可用中成药长期巩固治疗，以防疾病复发。并应定期复查，防止病情隐性发展。

3. 隐匿性肾小球肾炎饮食原则。提供优质高蛋白饮食，如牛奶、鸡蛋、鱼类，肾功能不全时要控制植物蛋白的摄入。在平时膳食时要保证膳食中碳水化合物的摄入，提供足够的热量以减少机体蛋白质的分解。限制钠的摄入，每日膳食中钠应低于 3 克，少尿时应控制钾的摄入，保证全面营养。

4. 不使用肾毒性药物。有些西药、中药或具有一定的肾毒性，对健康人来说并无多大损害，但对肾病患者来说可有明显的肾毒性，应尽量避免使用和接触。

5. 适当休息。

肾病综合征

肾病综合征是以大量蛋白尿、低蛋白血症、高脂血症以及水肿为特点的临床综合征。其诊断标准是：①尿蛋白大于 3.5 克/d；②血浆清蛋白低于 30 克/L；③水肿；④血脂升高。其中①、②两项为诊断所必需。分原发性和继发性两种，继发性肾病综合征可由免疫性疾病（如系统性红斑狼疮等）、糖尿病以及继发感染（如细菌、乙肝病毒等）、循环系统疾病、药物中毒等引起。

本病在中医学中多属"水肿"、"虚劳"、"尿浊"、"腰痛"等范畴。中医学认为，肾病综合征的发生发展与患者的烦劳过度、先天不足或久病失治误治、体虚感邪及饮食不节、情志劳欲调节失常等诱因有关。中医认为水肿、蛋白尿等症为水精输布失调之故，而肺、脾、肾是水精输布过程中的主要脏器，其标在肺，其制在脾，其本在肾。肺主气，为水之上源，故有通调水道，散布精微的功能，如外邪侵袭，风水相搏，肺气壅滞，失去宣肃功能，则可导致水肿；脾为生化之源，主运化水谷，转输精微，上归于肺，利水生合，若脾不健运，水谷不归正化，水湿内停，泛滥肌肤；肾为水脏，司开合主二便，如肾气不足，则开合不利，水液代谢障碍，便可出现小便异常和水肿。若脾气下陷，肾气不周，升运封藏失职，则水谷精微随尿外泄。水肿消退后，尚可见脾肾阳虚，阴阳两虚，阴虚阳亢等证。若水病及血，久病入络，则又可见瘀血阻滞之证。

【偏方集成】

1. 甘遂、芫花、大戟各 10 克，大枣 10 枚。前 3 味共为细末，以大枣煎汤送服 1 克，每日 1～2 次。适用于肾病综合征水肿、肚大青筋。

2. 玉米须 150 克。开水浸泡，代茶饮之，每日 1 剂。适用于肾病综合征。

3. 鱼腥草 100～150 克。加开水 1000 毫升，浸泡半小时后代茶饮，每日 1 剂，3 个月为 1 个疗程。适用于肾病综合征各种证型。

4. 黄芪、白茅根各 30 克，益母草 15 克，大枣 10 枚。水煎，每日 1 剂，分 2 次服。适用于肾病综合征脾虚兼血瘀、湿热者。

5. 白茅根 60 克，薏苡仁、赤小豆各 30 克。加水煎沸 15 分钟，滤出药液，再加水煎 20 分钟，去渣，两煎药液对匀，分 2 次服，每日 1 剂。适用于肾病综合征水肿。

6. 活鲤鱼 250 克，花生米 150 克，薏苡仁、赤小豆各 30 克，大蒜 1 个，茶叶 1 小撮，盐少量。鲤鱼去内脏及鳃、洗净，与其余用料一起放入锅中，加水适量，共煲烂熟，以鱼刺鱼骨酥烂为佳，调入少量盐即可。佐餐食用，5～7 日 1 剂。适用于肾病综合征慢性水肿者。

7. 生薏苡仁、神曲各 120 克，赤小豆、黄米各 180 克，猪肝（竹刀切碎）1 具。煮粥食用。适用于肾病综合征水肿。

8. 青头鸭（退净）1 只，草果 5 枚，赤小豆 9 克。把草果、赤小豆放入鸭腹内煮熟，五味调，空腹服。适用于肾病综合征水肿。

9. 鲜车前草、鲜玉米须各 50～100 克。水煎，代茶饮，每日 1 剂。适用于肾病综合征湿热壅滞证。

10. 黄芪 20 克，党参、麦冬、山药各 15 克。水煎，每日 1 剂，分 2 次服。适用于肾病综合征气阴两虚证。

11. 当归 10 克，白芍 30 克，茯苓、泽泻各 15 克。水煎，每日 1 剂，分 2 次服。适用于肾病综合征血瘀内停证。

12. 冬瓜皮、葫芦各 50 克。水煎，代茶饮，每日 1 剂。适用于肾病综合征水肿和小便不利者。

13. 雷公藤、生甘草各 10 克，鸡血藤 20 克。水煎，每日 1 剂，分 3～4 次服。适用于肾病综合征。

14. 乌鱼 1 条，赤小豆 30 克。不加盐，煮熟后食用。适用于肾病综合征阴水。

15. 郁李仁 10 克，粳米 100 克。郁李仁捣烂，水研绞取汁；粳米淘洗净，两者一起放入锅中，加水适量，用文火熬煮成粥。空腹分 2～3 次食完。适用于肾病综合征。

16. 茯苓皮 30 克，生姜皮 15 克，桑白皮 20 克，冬瓜皮 60 克。分别洗净，同入锅中，加水适量，煎煮 40 分钟，去渣取汁即成。上午、下午分服，每日 1 剂。适用于肾病综合征水湿浸渍证。

17. 薏苡仁、赤小豆、绿豆各 30 克，粳米 100 克。如常法煮粥服食。适用于肾病综合征脾虚夹湿证。

18. 商陆 100 克，麝香 1 克，葱白或鲜生姜适量。将商陆研极细末，每次取药末 3～5 克，葱白 1 根，捣烂成糊状，取麝香粉 0.1 克，放入脐内，再将调好的药糊敷在上面，盖上油纸、纱布，胶布固定。每日换药 1 次，7 日为 1 个疗程。适用于肾病综合征腹水。

19. 黄芪、糯米各 30 克，砂仁 3 克，赤小豆 9 克，金橘饼 2 枚。取水 600 毫升，先煎黄芪 20 分钟，去渣，入砂仁、赤小豆，煮 30 分钟后再加金橘饼、糯米煮成稀粥，每日 1 剂，分 2 次服，每次服药粥嚼橘饼 1 枚。适用于肾病综合征水肿和小便不利者。

20. 西瓜 1 个，大蒜 100 克。先将西瓜切开一个小口，再把去皮的大蒜塞进去，合上瓜盖后，隔水蒸熟，吃蒜及瓜瓤。功效清热利水。适用于肾病综合征湿热证。

21. 小叶石韦 30 克。水煎，代茶饮，每日 2～4 次，连服数月。适用于肾病综合征湿热证水肿和小便不利者。

22. 黄芪、玉米须、龟甲各 30 克，山药、薏苡仁各 15 克。水煎服，每日 1 剂。适用于肾病综合征尿蛋白。

23. 五花猪肉 200 克，葫芦瓢 300 克。用 590 毫升水将五花猪肉、葫芦瓢一起煮汤，每日 1 剂，分 2 次服。功效滋阴润燥，利水消肿。适用于肾病综合征肾阴虚证。

24. 昆布 25 克，猪排骨 500 克，精制油、料酒、葱花、姜末、盐各适量。海带放入清水中浸泡 6 小时，泡发后用水洗净，切成菱形的小块备用；将洗净的猪排骨斩切成 3 厘米左右的小块，放置于器皿中待用。将油烧至七成热的时候，投入葱花、姜末煸炒出香味，随即加入排骨一起翻炒，加入适量的清水后，再用大火煮沸，盖上锅盖，改用小火煮 1 小时，待排骨筋肉全部煮烂，加入海带片后继续用文火煮 10 分钟，加少许食盐调味，拌匀即成，当菜佐餐，随意食用。功效益气养血，软坚通脉，利水消肿。适用于肾病综合征湿热内蕴证。

25. 鲤鱼（去肠脏）500 克，赤小豆 200 克，陈皮 5 克。与水同煎服。功效提高血浆蛋白，利水消肿。适用于肾病综合征。

26. 玉米须 60 克。水煎，分次服。适用于肾病综合征。

27. 黑大豆 250 克，山药、苍术、茯苓各 60 克。共研细末，和蜜为丸，每次服 6～9 克，每日 2～3 次。适用于肾病综合征水肿者。

28. 芡实、糯米各 30 克，白果 10 克。煮粥食，每日 1 次。适用于肾病综合征无症状蛋白尿者。

29. 鱼腥草 150 克。开水浸泡，代茶饮之。每日 1 剂。适用于肾病综合征湿热证水

中医偏方全书（珍藏本）

肿和小便不利者。

30. 丹参、黄芪、石韦、益母草各 30 克。加水煎沸 15 分钟，滤液，再加上水煎 20 分钟，去渣，两煎药液兑匀，每日 1 剂，分 2～3 次服。适用于肾病综合征。

31. 鲜鲤鱼 250～500 克，薏苡仁 60 克，赤小豆 30 克。先煮薏苡仁、赤小豆熟透，再入鲤鱼一起熬煮，鱼熟后加少许盐。适用于肾病综合征。

32. 白鸭 1 只。去毛及内脏，加火腿适量或猪蹄 1 只，煮熟调味食用。或将鸭肉切成片，同米煮粥，加入调味品食用。功效养阴利水。适用于肾病综合征。

33. 白鲜皮、地肤子各 250 克。煮水，用于熏蒸或外洗，注意不要烫伤。适用于肾病综合征。

34. 黄芪 60 克，粳米 100 克，红糖少许。黄芪煮取药汁，粳米与药汁煮粥服。功效健脾补肾，利水消肿，并可消除尿蛋白。适用于肾病综合征。

35. 茯苓皮 18 克，泽泻、大腹皮、车前草各 15 克。水煎，每日 1 剂，分 2 次服。适用于肾病综合征湿热内蕴证。

36. 陈皮 10 克，茯苓皮 18 克，白术、泽泻各 15 克。水煎，每日 1 剂，分 2 次服。适用于肾病综合征水湿浸渍证。

37. 生石膏 30 克，白术 12 克，茯苓 15 克，麻黄 10 克。水煎，每日 1 剂，分 2 次服。适用于肾病综合征风水相搏证。

38. 知母、黄柏各 10 克，生地黄 20 克，山药 15 克。水煎，每日 1 剂，分 2 次服。适用于肾病综合征肝肾阴虚证。

39. 乌龟 1000 克左右，芡实、莲子各 60 克，料酒 1 匙，盐、味精各少许。将乌龟宰杀，取肉切块，同芡实、莲子共入锅中，加冷水浸没，旺火烧开，加入料酒和盐，改小火慢炖 3 小时，至龟肉酥烂，调入味精即成，吃肉喝汤，每日 2 次，每次 1 小碗，2 日内吃完，连用 6 日为 1 个疗程。功效补脾益肾、滋阴固涩。适用于肾病综合征脾肾两虚证。

40. 山药、芡实各 25 克，莲子 20 克，扁豆 15 克，白糖少许。将前 4 味共入锅中，加水适量，炖熟后，调入白糖即成。每日 1

剂，连用 5 剂为 1 个疗程。功效健脾补肾、祛湿消肿、收摄蛋白质。适用于肾病综合征脾肾两虚证，两足水肿、腰部酸痛、蛋白尿、面色苍白、四肢不温、精神不振、食欲不佳等。

41. 大麦芒（布包）200 克，猪肚 1 个，红糖 100 克。将洗净的猪肚切块后与大麦芒一同入锅，加水煮熟，捡起大麦芒的布包后，加入红糖即成，每 2 日 1 剂。功效健脾和胃。适用于肾病综合征脾虚证。

42. 乌鱼肉 150 克，赤小豆、冬瓜各 200 克，葱白 5 根。将乌鱼肉、赤小豆、冬瓜一起加水煮熟，再加入葱白调味即可，每日 1 剂，分 2 次服用。功效清热利水。适用于肾病综合征湿热证。

43. 羊肾 2 个，杜仲 15 克，五味子 6 克。羊肾切开去脂膜，洗净切片。杜仲、五味子分别洗净。将以上用料一起放入炖盅内，加开水适量，用文火隔开水炖 1 个小时，调味食用。功效温肾涩精，收摄蛋白，强筋健骨。适用于肾病综合征肝肾虚寒证，腰脊冷痛、足膝无力、阳痿遗精、小便频数、时有头晕耳鸣等。

44. 鹌鹑 1 只，锁阳 18 克，山茱萸、茯苓各 30 克，制附子 9 克。把鹌鹑剔净，去内脏，洗净切块。锁阳、山茱萸、茯苓、制附子分别洗净，与鹌鹑一起放入沙煲内，加清水适量，武火煮沸后，改用文火煲 2 小时，调味供用。功效温肾固摄。适用于肾病综合征肾阳虚衰证。

45. 熟地黄 20 克，黄芪 15 克，麻黄 10 克，干姜 8 克。水煎，每日 1 剂，分 2 次服。适用于肾病综合征阳虚水泛证。

46. 黄芪 30 克，白术、茯苓各 15 克，桂枝 6 克，厚朴 12 克。水煎，每日 1 剂，分 2 次服。适用于肾病综合征脾虚湿困证。

47. 鸡肠、巴戟天、肉苁蓉各适量。鸡肠搓洗干净，切段。巴戟天、肉苁蓉分别洗净，装入纱布袋内，扎紧袋口，与鸡肠同放沙煲内，加清水适量和姜片、盐，武火煮沸后，改用文火煮 1 小时，捞出药袋，调味供用。功效温补肾阳，健脾利尿。适用于肾病综合征肾阳不足证。

48. 鲤鱼 1 条（500 克左右），大蒜、赤小豆各 50 克。鲤鱼去鳞及内脏，将大蒜和浸泡的赤小豆装入其腹，不加水及姜、葱、盐等各种调料，文火蒸 45 分钟即可。要求鱼、汤、豆、蒜全部服完，每 1~2 日 1 剂，连用 7 剂为 1 个疗程，可用 2~4 个疗程。适用于肾病综合征。

49. 黄芪、石韦各 15 克，玉米须、白茅根各 30 克，川芎 9 克。水煎服，每日 1 剂。适用于肾病综合征湿热证水肿和小便不利者。

50. 鲜藕节（切片）250 克，莲子 30 克。加水适量煮熟后弃藕节服，每日 1 次，疗程视病情而定。适用于肾病综合征湿热证。

51. 鲤鱼 1 条（250~500 克），冬瓜 500 克，葱白 1 段。鲤鱼去鳞及内脏，与冬瓜、葱白同煮，不放盐，吃鱼喝汤，可分 2~3 次服用。功效利尿消肿。适用于肾病综合征水肿证。

52. 母鸡 1 只（900~1200 克），生黄芪 120 克。不放盐，共炖煮烂，喝汤吃肉，可分 3~4 次服用。功效益气补精，利水消肿。适用于肾病综合征低蛋白血症及易患感冒者。

53. 甲鱼 1 只（约 500 克）。清炖，不放盐，喝汤吃肉。功效提高血浆蛋白，利水消肿。适用于肾病综合征低蛋白水肿证。

54. 紫苏 500 克。煎汤，淋洗（要睡后发汗）。适用于肾病综合征。

55. 大田螺 4 个，大蒜（去皮）5 个，车前子（为末）9 克。共捣研成饼，贴脐中，以手帕缚之。贴药后少顷，小便渐渐自出，其肿立消。适用于肾病综合征。

【生活调理】

1. 适当运动。适当的体育运动对疾病的恢复有益，如散步、打太极拳、练气功等。但应注意锻炼的时间，以早晨及傍晚为宜，不可在中午或阳光强烈时锻炼。

2. 注意居室环境，预防感冒。肾病综合症患者的居室宜布置得宽敞、明亮、通风、通气，要保持一定的温度。注意保暖，防止因冷热的急骤变化而发生感冒。

3. 调畅情志，节欲保精。情志不舒往往是病情反复、血压波动的重要原因。肾病综合征病程长，患者一定要有战胜疾病的信心，

巧妙地调节情志，如花鸟自娱，书法、阅读、弈棋等均可愉悦心情，促进健康。

4. 饮食控制。应当注意水与钠的摄入量，水肿未消退，应严格予以控制。由于尿中大量排出蛋白，造成低蛋白血症，可以给予优质蛋白质饮食，如牛奶、鸡蛋、瘦肉，但亦应有一定量，一般以每日 100 克左右为宜。同时，由于存在高脂血症，应限制富含油脂、胆固醇的食物。①钠盐摄入：水肿时应进低盐饮食，以免加重水肿，一般以每日食盐量不超过 2 克为宜，禁用腌制食品，少用味精及食碱，水肿消退、血浆蛋白接近正常时，可恢复普通饮食。②蛋白质摄入：肾病综合症时，大量血浆蛋白从尿中排出，人体蛋白降低而处于蛋白质营养不良状态，低蛋白血症使血浆胶体渗透压下降，致使水肿顽固难消，机体抵抗力也随之下降，因此在无肾衰竭时，其早期、极期应给予较高的高质量蛋白质饮食（每千克体重每日需要 1~1.5 克蛋白质），如鱼和肉类等。此有助于缓解低蛋白血症及随之引起的一些合并症。但高蛋白饮食可使肾血流量及肾小球滤过率增高，使肾小球毛细血管处于高压状态，同时摄入大量蛋白质也使尿蛋白增加，可以加速肾小球的硬化。因此，对于慢性、非极期的肾病综合征患者应摄入较少量高质量的蛋白质（每千克体重每日需要 0.7~1 克蛋白质），至于出现慢性肾功能损害时，则应低蛋白饮食（每千克体重每日需要 0.65 克蛋白质）。③脂肪摄入：肾病综合征患者常有高脂血症，此可引起动脉硬化及肾小球损伤、硬化等，因此应限制动物内脏、肥肉、某些海产品等富含胆固醇及脂肪的食物摄入。④能量摄入：应有足量的碳水化合物摄入，补足碳水化合物可防止氨基酸氧化，建议每千克体重每日需要热量 35 千卡为宜，肥胖患者可适量减少。⑤微量元素的补充：由于肾病综合征患者肾小球基底膜的通透性增加，尿中除丢失大量蛋白质外，还同时丢失与蛋白结合的某些微量元素及激素，致使人体钙、镁、锌、铁等元素缺乏，应给予适当补充。一般可进食含维生素及微量元素丰富的蔬菜、水果、杂粮、海产品等予以补充。

尿失禁

尿失禁是由于膀胱括约肌损伤或神经功能障碍而丧失排尿自控能力，使尿液不自主地流出。可发于任何季节，但以秋冬季节表现严重。该病是任何年龄及性别人士都可能患的疾病，但以老人和女性为多。一般认为，正常时女性膀胱颈和近尿道位置在盆腔内，盆底肌肉、膀胱颈后尿道周围筋膜及韧带的支持是维持膀胱颈后尿道于正常位置的关键所在，肥胖、生育和年龄增加使盆底肌肉松弛，或进入老年后，女性激素水平下降，黏膜萎缩，括约肌松弛，均可导致女性尿失禁。尿失禁的临床表现可分为充溢性尿失禁、无阻力性尿失禁、反射性尿失禁、急近性尿失禁及压力性尿失禁5类。

本病属中医学"遗溺"、"遗尿"、"尿漏"等范畴，中医学认为是由于脾肾两虚，中气下陷，膀胱不约所致。因此尿失禁是脏腑功能亏耗的一种表现，主要是由于脾肾、膀胱等脏腑功能下降，脏腑相互之间功能不协调，致使膀胱失约而引起水液泛滥。中医学认为尿失禁的病机主要是膀胱气化失职所导致。有的因为先天体质虚弱，肺气不足；有的因为生产时耗气伤血而由气虚导致膀胱约束无力；有的因为老年肾气虚衰，无力固摄而致；有的因为外伤或手术后损伤经脉，气滞血瘀而致本病。

【偏方集成】

1. 山药15克，枸杞子10克，甲鱼1只，生姜、盐、黄酒各适量。甲鱼宰杀清洗干净后与山药、枸杞子一同炖煮，熟后加入生姜、盐、黄酒调味即可。功效滋阴补肾，益气健脾。适用于尿失禁阴虚体弱者。

2. 羊肉50克，豌豆100克，粳米200克，盐、味精、胡椒粉各适量。羊肉洗净切成小块，加豌豆、粳米及适量清水，用武火烧沸后，转用文火炖煮至熟烂，放入盐、味精、胡椒粉调味即可。功效补中益气。适用于尿失禁中气虚弱证。

3. 黄芪、枣皮、莲子、山药、银杏各10克，大米50克。将黄芪洗净，布包，与诸药、大米同放锅中，加清水适量煮为稀粥服食，每日1～2剂。适用于尿失禁。

4. 乌骨鸡1只，猪鞭1条，调料适量。将乌骨鸡去毛杂，洗净；猪鞭剖开，洗净，切块，放于鸡腹中，再加入调味品等，放置于笼中蒸熟服食，每周2～3剂。适用于尿失禁。

5. 黄芪50克，乌鸡1只，小葱、姜、酒、盐各适量。取黄芪、乌鸡，加姜、酒适量，煮熟后加小葱、盐调味。适用于尿失禁。

6. 黄芪30克，蜂蜜10克。黄芪用开水冲泡，放凉后兑入蜂蜜饮服。适用于尿失禁。

7. 黄实粉、山药粉各30克，核桃仁20克，大枣（去核）8枚。同煮粥食用。黄实、山药、核桃仁有补气健脾、固肾益精的作用，加上大枣补脾和胃。适用于尿失禁脾肾两虚证。

8. 党参18克，核桃仁15克。加水适量浓煎，饮汁食核桃仁。党参有补中、益气、生精的功效，辅以核桃仁补气固肾。适用于尿失禁。

9. 龙眼肉15克，炒酸枣仁12克，芡实10克。水煎，代茶饮。适用于尿失禁。

10. 荔枝肉、糯米各30克，猪膀胱1只。先将猪膀胱清洗干净去尿臊味，切成丝；将荔枝肉洗干净，与淘洗干净的糯米同放入沙锅，加水适量，大火煮沸，加猪膀胱丝及料酒，改用小火煨炖至猪膀胱熟烂、糯米酥烂、汤汁黏稠即成。每晚温热服食之。适用于尿失禁肺脾气虚证。

11. 黄芪30克，桑螵蛸15克，糯米100克。先将黄芪、桑螵蛸分别择洗干净，黄芪切成片，桑螵蛸切碎，同放入纱布袋中，扎口，与淘洗干净的糯米同放入沙锅，加水适量，大火煮沸，改用小火煨煮30分钟，取出药袋，继续用小火煨煮至糯米酥烂即成。早、晚分2次服。适用于尿失禁脾肺气虚证。

12. 白参10克，山药30克，羊肉200克。先将白参、山药分别洗净后晒干或烘干切成饮片备用；将羊肉洗净，用快刀切成薄片，放入沙锅，大火煮沸，加葱花、姜末，烹入料酒，并加白参、山药片，改用小火煨炖至羊肉熟烂，加少许盐、味精、五香粉，拌匀，淋入麻油即成。佐餐当菜，随餐服食。适用于尿失禁肺脾气虚证。

13. 羊腰（羊肾）2 只，核桃仁 30 克，粳米 100 克。先将羊腰洗净、剖开后，去臊腺，切成薄片或切成小方丁，与择洗干净的核桃仁、粳米同入沙锅，加水适量，大火煮沸后，改用小火煨煮成稠粥，即成。早餐 1 次顿服，或早、晚分 2 次服。适用于尿失禁肾气不固证。

14. 白果仁、核桃仁各 120 克，蜂蜜 250 克。将白果仁、核桃仁分别拣杂后，用温开水洗净，共捣烂成泥糊状，加入蜂蜜，制成蜜糕。每次 15 克，每日 2 次，当茶点食用。适用于尿失禁肾气不固证。

15. 莲须 3 克，鱼鳔 15 克。先将鱼鳔用豆油煎炸，再用清水浸发，装入碗中；莲须用纱布袋包裹，放入盛鱼鳔的碗内，加鸡汤或开水适量，隔水炖至鱼鳔烂熟即成。当日吃完。适用于尿失禁肾气不固证。

16. 益智仁 20 克，猪腰 1 具。先将猪腰子剖开，去除臊腺，洗净，切片，与洗干净的益智仁同入沙锅，加水适量，大火煮沸，烹入料酒，加葱花、姜末，改用小火煨炖至猪腰片烂熟，加盐、味精各少许，再炖片刻即成，饮汤，1 次服完。适用于尿失禁肾阳虚证。

17. 补骨脂 200 克，芡实 300 克。将补骨脂、芡实分别洗净，晒干或烘干，共研为细粉，防潮，备用。每次 10 克，每日 2 次，以淡盐汤开水送服。2 个月为 1 个疗程。适用于尿失禁肾阳虚证。

18. 党参 20 克，紫苏叶 10 克，陈皮 7 克。加适量水，煎煮后取汁，放少许白糖代茶饮，一日服完。功效补肺缩尿、顺气开胸。适用于尿失禁肺气虚证。

19. 母鸡 1 只（约 500 克）。白果 30 克，肉桂（后下）5 克。母鸡洗净后切成小块，加水适量，同白果、肉桂煮至烂熟，食肉喝汤，每周 1 只，连用 2 个月。功效补肾止遗。适用于尿失禁肾虚证。

20. 鹌鹑蛋 5 枚，鸡蛋 1 枚，鹅蛋 1 枚。将三种蛋打在碗里搅匀，加入适量盐、麻油、味精、蒸成蛋糕，1 周 2 次，连服 2 个月。功

效补脾肾，止遗尿。适用于尿失禁脾肾两虚证。

21. 吴茱萸适量。研为细末，清水适量调匀，外敷于肚脐孔处，敷料包扎，胶布固定，每日换药 1 次，连续 5～7 日。适用于尿失禁。

22. 吴茱萸、附片各等份。共研细末，用清水适量调为稀糊状，外敷于双足心涌泉穴处，敷料包扎，胶布固定，每晚 1 次，翌晨除去，连续 5～7 日。适用于尿失禁。

23. 银杏叶、枸杞子叶、黄芪各 30 克。水煎取汁，放入浴盆中，先熏双足心，待温度适宜时足浴，每次 10～30 分钟，每日 2～3 次，每日 1 剂，连续 5～7 日。功效温肾止遗。适用于尿失禁。

24. 醋炒麦麸适量。炒热温度适宜时，放在肚脐来回移动，使肚脐加温，随之下腹部膀胱处加温。每日睡前使用，连用 2 个月。注意动作要缓慢柔和，切记温度适中，以免烫伤皮肤。适用于尿失禁肾虚证。

【生活调理】

1. 要有乐观、豁达的心情，以积极平和的心态，笑对生活和工作中的成功、失败、压力和烦恼，学会自己调节心境和情绪。

2. 防止尿道感染。养成大小便后由前往后擦手纸的习惯，避免尿道口感染。性生活前，夫妻先用温开水洗净外阴，性交后女方立即排空尿液，清洗外阴。若性交后发生尿痛、尿频，可服抗尿路感染药物 3～5 日，在炎症初期快速治愈。

3. 保持有规律的性生活。研究证明，围绝经期后的妇女继续保持有规律的性生活，能明显延缓卵巢合成雌激素功能的生理性退变，降低压力性尿失禁发生率，同时可防止其他老年性疾病，提高健康水平。

4. 加强体育锻炼，积极治疗各种慢性疾病。肺气肿、哮喘、支气管炎、肥胖、腹腔内巨大肿瘤等，都可引起腹压增高而导致尿失禁，应积极治疗这些慢性疾病，改善全身营养状况。同时要进行适当的体育锻炼和盆底肌群锻炼。最简便的方法是每日晨醒下床前和晚上就寝平卧后，各做 45～100 次紧缩肛门和上提肛门活动，可以明显改善尿失禁

症状。

5. 妇女产后要注意休息，不要过早负重和劳累，每日应坚持收缩肛门 5～10 分钟。平时不要憋尿，还要注意减肥，如果有产伤要及时修复。

6. 饮食要清淡，多食含纤维素丰富的食物，防止因便秘而引起的腹压增高。

7. 早发现，早治疗。如果发现阴道有堵塞感，大小便或用力时有块状物突出外阴，阴道分泌物有异味或带血，排尿困难、不顺畅，尿频或失禁，腰酸、腹坠等症状，要及时就诊，防止盆腔器官脱垂。

神经源性膀胱

控制排尿功能的中枢神经系统或周围神经受到损害而引起的膀胱尿道功能障碍称为神经源性膀胱。随神经损伤的部位不同，神经源性膀胱的患者分为两大类。一种是痉挛性神经源性膀胱，因较高位（腰椎以上）中枢神经受到损伤造成。这种患者有不自主排尿症状。膀胱处在一种痉挛性收缩状态，容量常小于 300 毫升，膀胱内的压力也比较高。另一种是松弛性神经源性膀胱，是因较低位（腰椎以下）中枢神经或周边神经受到损伤，使膀胱肌肉失去收缩力，整个膀胱胀得很大，积了很多尿液后，才会有部分尿液由尿道溢出。大部分神经源性膀胱的患者，主要是因中枢神经对膀胱功能控制变差，出现频尿、夜尿、尿急等主要症状，可能还有排尿困难、排尿中断和余尿增加的情形。

本病属中医学"癃闭"、"淋证"范畴。过食肥甘厚味，肥者令人内热、甘者令人中满，日久湿热内生；或因肺脾肾功能失常，水液代谢失常，水湿内停，日久湿郁化热；或因先天肾脏亏虚，或房劳伤肾，或患病日久，病及肝肾，终致肾阳亏虚，膀胱气化不利；神经源性膀胱是膀胱气化不利，开阖失司而致，为本虚标实之证。发病之初为本虚标实并重，虽与肺脾肾三焦相关，然与肾和膀胱关系最为密切。标实以湿热瘀血为主，瘀血往往与水湿互结，日久酿毒生变。病至后期，瘀毒、湿毒、热毒互结，损伤正气，

临床主要有肝气郁滞、膀胱湿热、下焦瘀热及肾阳不足等证。

【偏方集成】

1. 生姜 30 克，淡豆豉 10 克，盐 5 克，墨鱼 1 条。炖汤吃渣喝汤。10～30 分钟后，小便即可通畅。适用于神经源性膀胱所致的尿潴留。

2. 葱白 3～4 寸，人乳适量。葱白捣烂后拌入人乳成糊，将拌好之糊每次少量放入口内，即尿通。适用于神经源性膀胱所致的小便不通，腹部胀满，烦躁不安。

3. 韭菜、黄酒各适量。韭菜炒黄研末，以黄酒少量送服。适用于神经源性膀胱所致的小便不利。

4. 薤白 1 寸，乳汁适量。与乳汁同煎，以沙石器盛，灌入口中。适用于小儿神经源性膀胱所致的小便不利。

5. 黑木耳 30 克，大枣（去核）20 枚。煎汤服食。适用于神经源性膀胱所致的小便不利。

6. 桃仁（去皮尖研碎）10 克，薏苡仁 60 克。同煮汤，加红糖调味，早餐食用。适用于神经源性膀胱所致的小便不利。

7. 桃仁 10 克，三七（打碎）5 克，墨鱼 1 条（约 250 克）。墨鱼洗净切块，连骨与桃仁、三七煲汤，调味饮食食肉。适用于神经源性膀胱所致的小便不利，症见小便点滴而下，小腹胀满急痛，舌质紫暗，舌苔浊腻，脉弦细。

8. 冬葵子 30 克，石韦 10 克，萹蓄 20 克，车前草 15 克。水煎服，每日 1 剂。适用于神经源性膀胱所致的小便不利。

9. 白芥子 10 克，肉桂 10 克，猪苓 10 克，车前子 10 克。水煎服，每日 1 剂。适用于神经源性膀胱所致的老人癃闭。

10. 党参 24 克，黄芪 30 克，茯苓 12 克，莲子 18 克，白果 9 克，水煎服，每日 1 剂。适用于神经源性膀胱所致的小便不利。

11. 黄柏（酒炒）、知母（酒炒）、滑石各 60 克，肉桂 9 克，木通 30 克。上为末，水泛为丸如梧子大。每次 100 丸，白水下。适用于神经源性膀胱所致的小便不通，热在下焦血分。

12. 麦冬 30 克，茯苓 15 克，莲子心 3 克，车前子 9 克。水煎服。适用于神经源性膀胱所致的小便不通，点滴不能出，憋闷欲死，心烦意躁，口渴欲饮。

13. 滑石、生杭芍各 30 克，知母、黄柏各 24 克。水煎服，每日 1 剂。适用于神经源性膀胱下焦蕴热证。

14. 枸杞子 25 克，菟丝子、山药各 15 克，山茱萸 12 克。水煎服，每日 1 剂。适用于神经源性膀胱所致的小便不通热在下焦血分证。

15. 白菊花根适量。捣烂取汁，半茶盅。用热酒冲汁服，或滚水加酒 1 小杯冲亦可。适用于神经源性膀胱所致的小便不通，热在下焦血分。

16. 青小豆 15 克，冬麻子（捣碎，以水 400 毫升，淘，续取汁）9 克，陈橘皮（末）3 克。上以冬麻子汁煮橘皮及豆令熟，食之。适用于神经源性膀胱所致的小便不通。

17. 山药 30 克，猪排骨 300 克，薏苡仁、大枣各 15 克，生姜 5 克，花生油 10 克，盐 4 克，味精 2 克。将山药去皮洗净，大枣、薏苡仁洗净，排骨洗净切块。先将姜放入热油锅中，接着将排骨块放入锅内略煸，加水 700 毫升，并将山药、薏苡仁、大枣一起放入。先用大火煮沸，后用小火煨炖至肉烂，加盐、味精调味即可。每周 2 次，吃肉喝汤。适用于神经源性膀胱所致的小便不通。

18. 银耳 20 克，鸡汤 250 毫升，盐 3 克，白糖 5 克。将银耳泡发，去除杂质蒂头、泥沙。银耳入锅，加水适量，小火烧半小时。银耳烧透后兑入鸡汤，加盐、白糖调味即可食用。每周 2 次。功效益气养阴。适用于神经源性膀胱所致的小便不通。

19. 藿香 30 克，栗子 70 克，鲫鱼 250 克，姜片 3 克，花生油 5 克，盐 2 克，味精 1 克。先将藿香加水 500 毫升，大火煎煮 15 分钟，取汁备用；将鲫鱼去鳞、鳃、内脏，加姜片放入热油锅内略煸。栗子洗净，放入锅内加藿香汁及水 900 毫升，用大火煮沸 10 分钟，后用微火煨炖熟，加盐、味精即可。每周 2 次，吃鱼喝汤。适用于神经源性膀胱所致的小便不通。

20. 鲜冬瓜片 60 克，薏苡仁 50 克，冰糖 10 克，花生油 3 克，盐 2 克。先将鲜冬瓜洗净切片。薏苡仁淘净，放入锅内，加水 800 毫升，同时放入冬瓜片。用大火煮沸，再改用小火煮至米烂粥成，加冰糖、花生油、盐即可。佐餐食用。功效清热利湿。适用于神经源性膀胱湿热证。

21. 嫩鸡 1 只，金针菜 150 克，生姜 1 块，酱油 20 克，葱 1 根，花生油 20 克，白糖 6 克，黄酒 3 克，盐 5 克，味精 2 克，湿淀粉 1 茶匙。将嫩鸡剁去爪，涂上酱油，用热油炸成金黄色。锅内加入花生油，把葱段、姜块放入炝锅后，添上清汤、金针菜和各种调味品，放入嫩鸡，用小火炖烂起锅。将嫩鸡捞出放入盘子中间。将锅置火上，用湿淀粉勾芡，浇在鸡上即成。隔日 1 次，吃鸡肉喝汤。功效滋阴润燥。适用于神经源性膀胱所致的小便不通。

22. 蚕豆 120 克，黄瓜 100 克，鸡蛋 2 枚，姜片 6 克，香油 5 克，盐 3 克，味精 1 克。蚕豆浸泡水中去外皮，黄瓜去皮切成小块。先将蚕豆放入锅中，加水 800 毫升，大火煮 15 分钟。然后将黄瓜、姜片放入，待沸时将鸡蛋打匀，倒入锅内，最后放香油、盐、味精调味即可。每日 1 次，佐餐食用。适用于神经源性膀胱所致的小便不通。

23. 五味子、五倍子、银杏各等份。研为细末，装瓶备用。使用时可取药末适量，用清水调匀，外敷于肚脐处，用纱布覆盖，胶布固定。每日换药 1 次，连续 3～5 日。适用于神经源性膀胱遗尿症。

24. 桃枝 40 克，柳枝 30 克，葱白 3 根，木通（锉）20 克。上药并细锉，以水 6000 毫升，煎至 3000 毫升，用瓷瓶 1 个热盛一半药汁熏外肾，周围以被围绕，不得外风，良久便通；若冷则换之。适用于神经源性膀胱。

25. 独头蒜 1 枚，栀子仁 27 粒，盐少许。上药共捣烂，摊纸上，贴脐，或涂阴囊上，良久即通。适用于神经源性膀胱遗尿症。

26. 生姜、葱白、樟树皮、艾叶各适量。共捣烂炒热，敷于小腹上，盖以纱布，胶布固定。适用于神经源性膀胱所致小便不通。

27. 皂角 300 克，葱头 1000 克，王不留行 300 克。煎浓汤 1 大盆，令患者坐浸其中，熏洗小腹下体，久之热气下达，壅滞自开而便通。适用于神经源性膀胱小便不通。

【生活调理】

1. 预防感染，以免肾炎病情恶化。有扁桃体炎、中耳炎、鼻窦炎、龋齿时应及时诊治。注意个人卫生，保持皮肤清洁，防止皮肤感染。这些都是可能导致本病复发或活动的诱因。

2. 注意休息，避免过于劳累，避免受冷、受湿，防止受凉感冒或上呼吸道感染等。

3. 进行体育锻炼和适当活动，以免体力减弱，抵抗力减退。

4. 尽可能保持心情舒畅，以利于疾病的康复。

5. 慎用有损肾脏的药物。尽量不用庆大霉素等氨基糖苷类药物及四环素，保泰松、非那西。

糖尿病肾病

糖尿病肾病是糖尿病常见的并发症，是糖尿病全身性微血管病变表现之一。糖尿病肾病是由不同病因与发病机制引起体内胰岛素绝对与相对不足，以致糖、蛋白质和脂肪代谢障碍，而以慢性高血糖为主要临床表现的全身性疾病。糖尿病可由不同途径损害肾脏，这些损害可以累及肾脏所有的结构，从肾小球、肾血管，直到间质，都可有不同程度的病理改变。临床特征为蛋白尿、渐进性肾功能损害、高血压、水肿，晚期一旦发生肾脏损害出现持续性蛋白尿则病情不可逆转往往发展至终末期肾衰竭。

本病在中医学文献中，既属消渴病，又归属于肾病范畴内的水肿、尿浊、胀满、关格等疾病，病机则以肾虚为主，初期精微外泄，久则气化不利，水湿内停，甚则浊毒内蕴，脏气虚衰，易生变证，总属本虚标实之病。临床上常分为气阴两虚、肝肾不足型、肾虚血瘀、脉络瘀阻型、脾肾两虚、阳气虚衰型、阳虚血瘀、水气凌心型、湿浊潴留、上逆犯胃 5 型。

【偏方集成】

1. 玉米须 30～60 克。煎汤，代茶饮。功效健脾利湿。适用于糖尿病肾病水肿、腰痛、蛋白尿等证证。

2. 芹菜适量。炒菜食用。适用于糖尿病肾病合并高血压。

3. 生山楂 30 克。每日水煎代茶饮。适用于糖尿病肾病合并高血脂。

4. 蚕茧 7 只，大枣 7 枚，白茅根 30 克。煎汁代茶饮，每日 1 剂。适用于糖尿病肾病。

5. 绿豆适量。水煎服，每日 2 次。适用于糖尿病肾病。

6. 猪胰 1 具，玉米须 30 克。加水同煮 15 分钟。每日 1 剂，10 日为 1 个疗程。适用于糖尿病肾病口干、口渴欲饮或有浮肿者。

7. 西瓜皮、冬瓜皮各 50 克，天花粉 15 克。水煎取汁饮用，每日 2 次。功效清热祛湿。适用于糖尿病肾病口渴、尿浊者。

8. 冬瓜霜适量。用玻璃片轻轻刮下冬瓜皮上的白霜，每次服用一粒蚕豆大分量的冬瓜霜即可，每日 1～2 次。适用于糖尿病肾病。

9. 生黄芪、生薏苡仁各 30 克，猪肾 1 具。将猪肾捣烂（忌铁器），同前 2 味共煎服，每日 1 剂。适用于糖尿病肾病。

10. 熟地黄、黑豆各 30 克。煎汤频服，当茶喝。适用于糖尿病肾病。

11. 活鲫鱼 2 条（约 100 克），地榆 15～30 克，鲜土大黄 10～15 克。鱼洗净，与上述中药同煮沸，睡前半小时吃鱼喝汤。每日 1 剂，5 日为 1 个疗程。适用于糖尿病肾病。

12. 蜈蚣 1 条，鸡蛋 1 枚。蜈蚣去头烘干，研为细末，鸡蛋开一小口，将蜈蚣粉纳入鸡蛋内并搅匀，外用湿纸及黄土包裹煨熟，剥壳吃蛋，每日 1 枚，1 周为 1 个疗程。如尿蛋白未退，再服 1 至数个疗程。两个疗程中间相隔 3 日。吃蛋期间应将蛋计入每日摄入的总热量内。适用于糖尿病肾病。若有高脂血症者不宜服用。

13. 金钱草 50 克。加水 500 毫升，文火煎煮 50 分钟，过滤后取汁液，每日 1 剂。功效清热通淋，利水消肿。适用于糖尿病肾病。

14. 鲜蚌肉 250 克，调料适量。将洗净后的蚌肉切块，加水煮汤后调味，即可食用，每日 1 剂，分 2 次服。功效清热解毒，滋阴明目。适用于糖尿病肾病。

15. 绿豆 100 克，南瓜 250 克。绿豆和南瓜一起煮汤，每日服 1～2 剂。功效补中益气，清热解毒。适用于糖尿病肾病。

16. 黑芝麻、核桃仁各 500 克。共研末，每次各 10 克，以温开水送服，服后嚼大枣 3 枚，每日 3 次，定期检查尿常规。若尿蛋白消失，可于 1～2 周后适当减量，如减至每日 2 次。适用于各型糖尿病肾病。

17. 黄芪、玉米须、糯稻根各 30 克，炒糯米 10 克。煎水代茶，分数次饮。每日 1 剂，连服 3 个月。定期查尿常规。若尿蛋白消失，可隔 1～2 日服 1 剂。尿蛋白量少者服半年，量多者服 1 年。适用于糖尿病肾病气虚证，症见神疲乏力，面色萎黄无华，尿蛋白日久不消者。

18. 生地黄、山药、牡丹皮、牛膝各 15 克，菊花 12 克。熬制成汤药后服用，每日 1 剂。适用于糖尿病肾病。

19. 芹菜 250 克，猪肉 100 克，盐少许。将上述材料一起煮成汤。每日服 1 剂。功效养阴清热，平肝祛风。适用于糖尿病肾病。

20. 黄芪、猪胰各 100 克，山药 40 克，赤小豆 30 克。将上述材料一起入锅煮汤，煮熟后去黄芪即成。每日服 1 剂。功效健脾益气，利水消肿。适用于糖尿病肾病。

21. 雌鸡 1 只（250～300 克），三七、党参各 20 克，太子参、沙参各 30 克。鸡去毛、杂，纳三七（打）、党参、太子参、沙参入鸡腹内，用线缝好，加水炖至鸡烂，食鸡肉喝汤，分数餐食（有肾功能不全者应限制蛋白摄入量）。功效益气养阴，活血养血。适用于糖尿病肾病阴虚血瘀证。

22. 鲜山药 100 克，莲子 10 个，莲须 10 克。同加适量水煎服。每日 1 剂。功效健脾，固肾，利水。适用于糖尿病肾病。

23. 生黄芪、黄精、太子参、生地黄各 9 克，天花粉 6 克。共研为末。每次 14 克，每日 3 次，水冲服。适用于糖尿病肾病气阴两虚证。

24. 石膏、知母各 15 克，麦冬、生地黄各 12 克。水煎，每日 1 剂，分 2 次服。适用于糖尿病肾病阴虚燥热证。

25. 太子参 18 克，生地黄、山药各 15 克，山茱萸 12 克。水煎，每日 1 剂，分 2 次服。适用于糖尿病肾病气阴亏虚证。

26. 南瓜（以嫩南瓜为佳）适量。煮熟后食用，既有助于降血糖，又有助于降血脂。南瓜属于高纤维食品，具有通便排毒作用。适用于糖尿病肾病水肿、腰痛、蛋白尿等。

27. 鲫鱼半条，生姜、葱各适量。煎汤食用。适用于糖尿病肾病合并低蛋白血症、水肿。

28. 葛根粉 30 克，粳米 50 克。共煮粥食用。适用于糖尿病肾病合并高血压、高脂血症。

29. 熟地黄、茯苓、山药各 15 克，山茱萸 10 克。水煎，每日 1 剂，分 2 次服。适用于糖尿病肾病阴阳两虚证。

30. 白茯苓 15 克，黄连 10 克，玄参 20 克，熟地黄 25 克。水煎，每日 1 剂，分 2 次服。适用于糖尿病肾病胃心湿热，脾肾不足证。

31. 白术、党参各 15 克，大黄、茯苓、佩兰各 10 克。水煎，每日 1 剂，分 2 次服。适用于糖尿病肾病湿浊潴留，上逆犯胃证。

32. 山茱萸、山药、黄芪、白术、泽泻各 15 克。水煎，每日 1 剂，分 2 次服。适用于糖尿病肾病脾肾气阳两虚证。

33. 生地黄、玄参各 30 克，山茱萸、太子参各 15 克。水煎，每日 1 剂，分 2 次服。适用于糖尿病肾病肝肾气阴两虚证。

34. 人参 10 克，麦冬、泽泻各 15 克，茯苓、丹参各 30 克。水煎，每日 1 剂，分 2 次服。适用于糖尿病肾病心肾气阳两虚证。

35. 杏仁 25 克，葛菜、猪蹄各 450 克，鲢鱼 1 条，罗汉果 0.2 个。葛菜洗净，猪蹄用凉水涮过，鱼冻煎黄铲起。把适量水煲滚，放入葛菜、鲢鱼、猪蹄、罗汉果、杏仁，煲滚，以慢火煲 3～4 小时，下盐调味。适用于糖尿病肾病。

36. 牛肉（切粗丝）150 克，青豆角（切段）250 克，姜丝 1 汤匙，冬菜 1 汤匙。炒熟

中医偏方全书（珍藏本）

青豆角铲起。牛肉丝加调料腌 10 分钟。下油爆姜丝，下牛肉炒至将熟时，加入青豆角、冬菜炒匀，入调料，勾芡上碟。适用于糖尿病肾病。

37. 猪肾 1 对，芡实、党参各 30 克，鸡内金 10 克。少放盐共煮汤。适用于糖尿病肾病腰酸乏力、头晕眼花耳鸣、夜尿多、浮肿不明显者。

38. 玉米须 15 克、赤小豆、生地黄各 30 克，煮水代茶饮。适用于糖尿病肾病下肢浮肿、口干口苦者。虚寒体质患者不宜。

39. 白术、桃仁各 15 克，茯苓、葛根、丹参各 20 克。水煎，每日 1 剂，分 2 次服。适用于糖尿病肾病脾肾虚衰，湿瘀蕴毒证。

40. 黄芪 30 克，人参、生地黄、山茱萸各 10 克。水煎，每日 1 剂，分 2 次服。适用于糖尿病肾病肾虚血瘀，脉络瘀阻证。

41. 桃仁 10 克，白术、泽泻、益母草各 15 克，茯苓 20 克。水煎，每日 1 剂，分 2 次服。适用于糖尿病肾病阳衰湿浊瘀阻证。

42. 鲜桑白皮 30 克（干品 15 克），粳米 50 克，冰糖适量。先将桑白皮加水 200 毫升，煎至 100 毫升，去渣留汁，入粳米、冰糖，再加水 400 毫升左右，煮至米开花，粥稠即成。每日 2 次，温热服食。适用于糖尿病肾病。

43. 鲜连皮冬瓜 500 克，粳米 100 克，麻油、味精各适量。将冬瓜洗净，切成小块，同粳米共入锅中，加水适量煮粥，调入味精、麻油即成。供早晚服食。10～15 日为 1 个疗程。适用于糖尿病肾病。

44. 凉瓜（切丝）300 克，猪瘦肉（切丝）150 克，蒜蓉 1 茶匙，豆豉 1 汤匙，木耳 25 克，葱（切段）2 根，生抽、糖、麻油各适量。肉丝用调料拌匀备用。爆透凉瓜，下蒜蓉、葱段、豆豉爆香，下肉丝、木耳炒熟，勾芡上碟。适用于糖尿病肾病。

45. 瘦鸭半只，冬瓜 1200 克，芡实 50 克，陈皮 10 克。冬瓜连皮切大块。鸭用凉水涮过。把适量水煮滚，放入冬瓜、鸭、陈皮、芡实，煲滚，以慢火煲 3 小时，下盐调味。功效益肾固精，利湿消肿，降血糖，开胃。适用于糖尿病肾病。

46. 昆布 200 克，紫菜 50 克，冬瓜 250 克，无花果 20 克。冬瓜去皮、瓤，洗净切成小方块。海带用水浸发，洗去咸味。无花果洗净。用 6 碗水煲冬瓜、昆布、无花果，煲约 2 小时，下紫菜，滚片刻即成。功效利湿消肿，降糖益肾。适用于糖尿病肾病。

47. 山药、薏苡仁各 30 克。煮粥，每日 1 剂，分 2 次服。适用于糖尿病肾病。

48. 鲜萹蓄 60 克。捣汁，每日 1 剂，分 3 次服，连服 25 日为 1 个疗程。适用于糖尿病肾病。

49. 冬瓜 400 克，冬菜 2 汤匙，猪瘦肉 150 克。冬瓜去皮、瓤，洗净，切小粒。冬菜洗净抹干水。猪瘦肉洗净，抹干剁细，加调料腌 10 分钟。加入适量水，放入冬瓜烧滚，下瘦肉搅匀熟后，下冬菜，加盐调味即成。功效养血祛湿消肿。适用于糖尿病肾病。

50. 赤小豆 50 克，冬瓜 250 克。先将赤小豆煮到将烂，放入冬瓜，待两物煮熟后，吃豆及冬瓜，并饮汤。功效清热利尿。适用于糖尿病肾病水肿者。

51. 玉米须 50 克，鲜山药 60 克，鲜蚌肉 90 克，生姜少许，大枣（去核）5 枚，盐 1 克。玉米须、山药、蚌肉、生姜、大枣洗净，一起放入瓦锅内，加清水适量，武火煮沸后，文火煮 2 小时，加盐调味即可。随量饮汤食肉。功效利水消肿、生津止渴。适用于早期糖尿病肾病。

【生活调理】

1. 多饮水，保持每日饮水量和尿量在 1500～2000 毫升，以利于代谢废物的排出。

2. 严格控制血压，尽量使血压控制在 130/80 毫米汞柱以下。

3. 避免服用对肾脏有损害的药物。

4. 禁止吸烟，这是因为高血糖、高血压、高蛋白饮食、吸烟等是加重糖尿病肾病的重要因素。

5. 糖尿病肾病饮食。

6. 适当运动。运动可增强机体组织对胰岛素的敏感性，改善脂类代谢，控制体重，改善心肺功能，增加血管弹性，降低血压，增强体质，且有利于控制血糖。

中医偏方全书（珍藏本）

IgA 肾病

IgA 肾病又称 Berger 病，是一种特殊类型的肾小球肾炎，多发于儿童和青年，发病前常有上呼吸道感染，病变特点是肾小球系膜增生，用免疫荧光法检查可见系膜区有 IgA 沉积。主要症状为镜下或肉眼复发性血尿，可伴有轻度蛋白尿。少数患者出现肾病综合征。IgA 肾病多呈慢性进行性过程，约半数患者病变逐渐发展，可出现慢性肾功能不全。

中医学认为，本病是因先天不足或烦劳过度而致脏腑虚损，气血阴阳亏耗而引起的本虚标实、虚实夹杂的疾病。其本虚以阴虚和气阴两虚为主，本质是脏腑虚损，尤其是肾精肾阴不足，而过度劳累又可耗气伤津，使病情加重。标实以外感、湿热、瘀血为主，病位涉及肺、肾、脾、肝，肾是本病中心所在。IgA 肾病处于急性发作期时，根据临床表现不同，中医可辨证分为肺胃风热毒邪壅盛、心火炽盛、肠胃湿热、膀胱湿热型等，其中以肺胃风热毒邪壅盛型最为常见。慢性期以阴虚内热型、气阴两虚为主。

【偏方集成】

1. 黄芪、党参各 20 克，川芎 9 克，炮姜 6 克，大枣 10 枚，大米 100 克，白糖适量。前 4 味水煎取汁，入大枣、大米煮成粥，加白糖调味即可。每日 1 剂，分 2 次服。功效益气活血，止血。适用于 IgA 肾病气虚血瘀证。

2. 女贞子、墨旱莲各 15 克，生地黄、玄参、当归、蒲黄各 12 克，红花、阿胶（烊化）各 10 克，川芎 6 克，血糯米 100 克，红糖适量。各味药水煎取汁。入血糯米煮成粥，加入烊化的阿胶、红糖和匀，再煮沸即可。每日 1 剂，分 2 次服。功效滋阴活血，止血。适用于 IgA 肾病阴虚夹瘀证。

3. 金银花 30 克，连翘、牛蒡子各 15 克，薄荷、荆芥各 10 克。水煎，每日 1 剂，分 2 次服。适用于 IgA 肾病风热犯络证。

4. 生地黄 15 克，蒲黄、栀子、淡竹叶各 10 克。水煎，每日 1 剂，分 2 次服。适用于 IgA 肾病下焦湿热证。

5. 乌龟 1 只，土茯苓 90 克。将龟放于热水中，使其排尿，然后将之杀死，切开洗净，去内脏，与土茯苓和水适量煮食，可加盐少许调味。适用于 IgA 肾病。

6. 鲤鱼 1 条（约 250 克），冬瓜约 500 克。鲤鱼去鳞及内脏，与冬瓜同煮，加油盐少许调味，吃鱼喝汤。适用于 IgA 肾病。

7. 生地黄 20 克，淡竹叶、栀子各 15 克，通草 10 克。水煎，每日 1 剂，分 2 次服。适用于 IgA 肾病心火亢盛证。

8. 知母、黄柏、泽泻各 15 克，山药 12 克。水煎，每日 1 剂，分 2 次服。适用于 IgA 肾病阴虚火旺证。

9. 小蓟 30 克，生地黄 20 克，白茅根 15 克，大米 100 克，白糖适量。前 3 味水煎取汁，入大米煮成粥，加白糖调味即可。每日 1 剂，分 2 次服。适用于 IgA 肾病心火炽盛证。

10. 西瓜青皮 10 克，绿茶适量。新开水适量沏茶饮用。功效利水消肿。适用于 IgA 肾病。

11. 党参 15 克，黄芪 30 克，白术 10 克，当归 20 克。水煎，每日 1 剂，分 2 次服。适用于 IgA 肾病气不摄血证。

12. 鲜藕片 200 克。清炒时放少许低钠盐调味，凉拌时可将藕片于水开时焯一会，起后滤水，可加少量盐或糖凉拌。功效清热凉血止血。适用于 IgA 肾病血尿血热或湿热证。

13. 太子参 30 克，生黄芪、山茱萸各 20 克，生地黄、山药各 12 克。水煎，每日 1 剂，分 2 次服。适用于 IgA 肾病气阴两虚证。

14. 当归、赤芍各 15 克，黄芩 12 克，薄荷 10 克。水煎，每日 1 剂，分 2 次服。适用于 IgA 肾病肝肾阴虚证。

15. 夏枯草、绿茶各适量。将夏枯草切碎成小段，与绿茶混匀，每次适量泡茶。功效清热平肝。适用于 IgA 肾病高血压肝阳上亢证。

16. 冬瓜、赤小豆各 200 克。先将赤小豆熬粥，待粥快熟时加入切成块的冬瓜，焖熟后食用。功效清热利尿。适用于 IgA 肾病高血压而水肿较重湿热证。

17. 党参、茯苓各 15 克，砂仁、山药各

〈中医偏方全书（珍藏本）〉

10克。水煎，每日1剂，分2次服。适用于IgA肾病脾肾气虚证。

18. 生地黄、山药各15克，山茱萸10克，泽泻12克。水煎，每日1剂，分2次服。适用于IgA肾病脾肾两虚证。

19. 活甲鱼500克左右。将甲鱼收拾好，切成小块，放入锅中清蒸，可放少量低钠盐调味。功效滋阴潜阳。适用于IgA肾病高血压阴虚阳亢证。

20. 老丝瓜1段。将丝瓜洗净熬水，不拘时凉饮之。功效凉血止血。适用于IgA肾病热伤阴络证。

21. 冬虫夏草10克，乌鸡1只，鹌鹑蛋10枚。炖食之，每周1～2次。功效益气补肾，扶正固本。适用于IgA肾病。

22. 鲜荠菜（洗净切碎）250克（或干品90克，野荠菜更佳），大米100克。煮粥食用。适用于IgA肾病。

23. 芡实粉30克，核桃仁15克，大枣（去核）10枚。芡实粉先用凉开水调成糊，冲入开水搅拌，再加入核桃仁，大枣肉煮成糊粥，每日食用。功效补肾。适用于IgA肾病等肾虚之蛋白尿、血尿。

24. 党参、生地黄各30克，茜草20克，大米100克，蜂蜜适量。前3味水煎取汁，入大米煮成粥，加入蜂蜜和匀即可。每日1剂，分2次服。功效补气血，活血止血。适用于IgA肾病气阴两虚挟瘀证。

25. 鲜白茅根、竹蔗各250克。煎水服，可放红糖适量。适用于IgA肾病。

26. 鲜白茅根60克。加水适量，煮半小时后，取白茅根水煮粥服食，每日1次。适用于IgA肾病。

【生活调理】

1. 劳逸结合。因劳累过度，剧烈运动，常可使血尿增加，故应做到起居有节，注意卧床休息，适度锻炼身体，防止熬夜、过度疲劳及剧烈运动。劳逸适度。按中医学理论，IgA肾病是因先天不足或烦劳过度而致脏腑虚损，气血阴阳亏耗而引起发病，其病情本质是脏腑虚损，尤其是肾精肾阴不足，而过度劳累又可耗气伤津，使病情加重。因此必须劳逸适度，不能过于劳累（包括体力劳动和脑力劳动），以防加重病情。

2. 防治炎性疾病。积极消除易感和诱发因素，如上呼吸道、皮肤、肠道、尿路感染，根治疮疖，真菌感染，对反复因扁桃体炎而诱发血尿发作者，可行扁桃体切除术，儿童包皮过长者宜适时环切。一旦出现炎症感染，积极治疗。

3. 精神调养。凡患尿血的患者，均有不同程度的精神紧张、抑郁和悲观。因此，精神调养显得尤为重要。尽可能保持心情舒畅，以利于疾病的康复。

4. 预防外感。本病常因上呼吸道感染、扁桃体炎等而使病情加重，故应预防感冒，如体质较差，容易感冒者，可适度锻炼身体，增加抵抗力，防止上呼吸道感染发生。

5. 预防肾功能不全。影响IgA肾病长期预后的因素很多，最常见于高龄男性起病者，或持续性血尿伴有大量蛋白尿者，或伴有严重高血压者等，对此类情况，应严密观察，高度重视，并给予及时合理的防护措施，由此才可阻止IgA肾病发展至肾衰竭的进程，达到治病防变的目的。

6. 慎用有损肾脏的药物。尽量不用庆大霉素等氨基糖苷类药物及四环素，保泰松、非那西丁、对乙酰胺基酚等药物。看病时提醒医生，自己有IgA肾病。

7. 限酒、远房帏、减色欲以保肾精。在预防IgA肾病复发方面有积极的意义。

狼疮肾炎

系统性红斑狼疮肾炎简称狼疮肾炎(LN)，是指系统性红斑狼疮合并双肾不同病理类型的免疫性损害，同时伴有明显肾脏损害临床表现的一种疾病。多见于中、青年女性，轻者为无症状蛋白尿（<2.5克/d）或血尿，无水肿、高血压；多数病例可有蛋白尿、血尿、管型尿或呈肾病综合征表现，伴有水肿、高血压或肾功能减退，夜尿增多较常见；少数病例起病急剧，肾功能迅速恶化。多数肾受累发生于发热、关节炎、皮疹等肾外表现之后，重型病例病变常迅速累及浆膜、心、肺、肝、造血器官和其他脏器组织，并伴相

应的临床表现。

中医学文献中无狼疮肾炎的病名记载。根据 LN 主要临床特征，可归属中医学"发热"、"红蝴蝶"、"日晒疮"、"水肿"、"虚劳"、"关格"、"阴阳毒"等范畴。本病的病因，内因多属素体虚弱，外因多与感受邪毒有关，其中正虚以阴虚最为重要，邪毒以热毒最为关键。阴虚和热毒是本病的关键病机，阴虚易火旺，热毒易炽盛。阴虚火旺与热毒炽盛，一为虚火，一为实热，二者同气相求，肆虐不已，戕害脏腑，损伤气血，且随着病情的迁延，病机变化愈益复杂。在本病的过程中，瘀血、痰浊、湿热、水湿等继发性病变亦属常见。临床上常分为热毒炽盛、肝肾阴虚、脾肾阳虚、气阴两虚等证。

【偏方集成】

1. 紫草 50 克，大枣 30 克。紫草、大枣分别洗净，一起放入锅中，加水适量，煎煮至大枣熟即可。吃枣喝汤，每日 1 剂，分早、晚 2 次服。适用于狼疮肾炎。

2. 白茅根 35 克，猪皮 250 克，冰糖适量。猪皮去毛洗净，切条；白茅根洗净，水煎，去渣取汁，放入猪皮炖至稠黏，调入冰糖，搅匀即可。每日 1 剂，分早、晚 2 次服。适用于狼疮肾炎。

3. 土茯苓、茶树根各 15 克，白糖少许。茶树根洗净，切碎，置保温瓶中，加白糖少许，以适量沸水冲泡，加盖闷 15 分钟。代茶频饮。适用于狼疮肾炎热盛伤络证。

4. 土茯苓 60 克，黄芪 30 克，猪脊骨 500 克，调料适量。土茯苓、黄芪洗净；猪脊骨洗净，斩小块。把全部用料一起放入锅中，加清水适量，武火煮沸后，改文火煮 1～2 小时，加精盐调味即可。随量饮用。适用于狼疮肾炎脾虚湿聚证兼见小便不利者。

5. 黄芪、玉米须、糯稻根各 30 克，炒糯米 1 撮。上述用料放入锅中，加水煲煮。分数次服，取汁代茶，每日 1 剂，切勿间断，连服 3 个月。服药期间定期检查尿常规，若见蛋白质消失，第 4 个月开始可隔 1～2 个月服 1 剂。适用于狼疮肾炎气虚不足证。症见水肿反复发作，蛋白尿久不消除者。

6. 党参、黄芪各 300 克，蜂蜜 600 克。将前 2 味水煎，2 次取汁 1000 毫升，加蜂蜜熬膏。每次服 20 毫升，每日 3 次。适用于狼疮肾炎脾胃气虚证。

7. 蜂房、凤凰衣、蝉蜕、蛇蜕各 10 克。水煎服。适用于狼疮肾炎。

8. 鲜白茅根、莲藕、粳米各 200 克。鲜白茅根切碎入锅加水适量煎煮开，约 10 分钟去渣留汁，将莲藕切成似花生米大之小碎块，先将粳米放入鲜白茅根汁中煮烂，最后放入莲藕，微滚即出锅。适用于狼疮肾炎热毒炽盛证。

9. 土茯苓 30～50 克，猪脊骨 500 克。将猪脊骨用 4 碗水煮汤，煮成 3 碗后，去掉猪骨并撇掉上层浮油，加入土茯苓煮至 2 碗的浓汤即可，每日 1 剂，分 2 次服。功效解毒利湿，补骨髓益虚劳。适用于狼疮肾炎湿热内扰，胸闷纳呆证。

10. 活鲫鱼 1 条，绿茶 10～15 克，黄酒少许，生姜 2 片。将鲫鱼去掉鱼鳃和内脏后留鳞，将绿茶塞入鱼腹内，用绳扎好，以黄酒、盐少许调味，煮汤至鲫鱼熟透后，掏去茶叶，食鱼喝汤，每日 1 次，7～10 日为 1 个疗程。功效补虚健脾，利尿消肿。适用于狼疮肾炎湿热证。

11. 冬瓜 400 克，粳米 100 克，火腿 50 克，葱末、盐各少许，麻油 15 克，清水 1000 毫升。炒锅上火，用麻油煸炒冬瓜，加入火腿、粳米、水、盐，烧开后，改用文火熬煮成粥，最后，加入葱末，拌匀即成，随意服用。功效利水消毒。适用于狼疮肾炎。

12. 芡实、糯米各 30 克，白果（去壳）10 枚。将芡实、糯米、白果一起煮成粥服，每日 1 剂，10 日为 1 个疗程。功效补肾利尿。适用于狼疮肾炎。

13. 3 年老鸭 1 只，冬虫夏草 19 克，大蒜 3～4 头。将老鸭褪毛后，剖腹除去内脏，洗净后将冬虫夏草放入鸭肚内，与大蒜一起放入到 2900 克清水中炖烂即可，每日 1 剂，饮汤吃肉。功效补益肾脏，利水消肿。适用于狼疮肾炎。

14. 黑大豆、赤小豆各 30 克，大枣 10 枚。煮至豆烂，可放糖，每日服汤，也可食少量豆。适用于狼疮肾炎。

15. 甲鱼 500 克，核桃仁适量。用冰糖、调料清蒸服食。适用于狼疮肾炎肾虚证。

16. 金银花、菊花各 10 克，茶叶适量。泡茶喝。适用于狼疮肾炎患者的面部红斑。

17. 黄芪 30 克，童子鸡 1 只。炖服。适用于狼疮肾炎低蛋白血症、水肿者。

18. 水牛角 30 克，生地黄 18 克，蒲公英、牡丹皮各 15 克。水煎，每日 1 剂，分 2 次服。适用于狼疮肾炎热毒炽盛证。

19. 熟地黄 30 克，山茱萸 15 克，山药 12 克，牡丹皮 10 克。水煎，每日 1 剂，分 2 次服。适用于狼疮肾炎肝肾阴虚证。

20. 黄芪 30 克，人参、当归、柴胡各 10 克。水煎，每日 1 剂，分 2 次服。适用于狼疮肾炎脾肾阳虚证。

21. 西洋参 10 克，黄芪 20 克，山茱萸 15 克，茯苓 18 克。水煎，每日 1 剂，分 2 次服。适用于狼疮肾炎气阴两虚证。

22. 淫羊藿、茯苓各 30 克，鹌鹑 1 只。宰杀鹌鹑去毛，除去内脏，洗净后切块，与药材共同放入炖盅内，隔水炖 3 小时，调味，吃肉饮汤。适用于狼疮肾炎。

23. 鲜淡竹叶 200 克，生石膏、粳米各 100 克，鲜淡竹叶洗净后，与生石膏一起加水 1000 毫升煮，水开 10 分钟后去渣，用淡竹叶石膏水煮粳米粥。每日 2～3 次。适用于狼疮肾炎高热热毒炽盛证。

24. 水鱼 1 只（约 500 克），贝母、知母、前胡、杏仁各 5 克。将水鱼去头和内脏，切块放入大碗中，加上述药物，黄酒适量，盐少许，加水没过鱼块，放入蒸锅中蒸 1 小时，趁热分顿食用。适用于狼疮肾炎阴虚内热证，症见五心烦热，潮热盗汗，关节酸痛，咽痛口干者。

【生活调理】

1. 饮食。狼疮肾炎患者应摄取足够的营养，如蛋白质、维生素、矿物质，以清淡为宜。给予低盐、低脂饮食，限制蛋白摄入量，补充体内蛋白应给予瘦肉、牛奶等优质蛋白，忌食豆类及其他植物性蛋白。使用激素血糖升高者，给予低糖饮食。水分宜作适度限制。避免大量的烟、酒或刺激性食物，以及鱼、虾、蟹等可能诱发过敏的食物。

2. 运动。运动可以促进血液循环，增进心肺功能，保持肌肉、骨骼的韧性，对任何人都有助益，狼疮患者自不例外。散步、练气功，不要过度疲劳，但关节发炎时则不适宜活动。

3. 避免日晒。狼疮患者对阳光敏感，是紫外线的 β 波长所造成的，应尽量避免日照。

4. 预防感染。患者因病情的影响或类固醇或免疫抑制剂的副作用影响，免疫能力普遍下降，非常容易受到细菌侵犯，而引起各器官的感染。常见的有呼吸道感染、泌尿道感染、胃肠道感染及伤口的感染等问题。

5. 调整情绪。患者在突然的情况下被诊断为狼疮，对精神上是一个沉重的打击，往往情绪低落、焦虑、忧郁、气愤、罪过、否认、忧郁等情况接踵而来。但情绪和疾病有着密不可分、相互影响的关系。患者就面临着身体与心理的挑战。要打赢这场战争，保持心情的愉快，有助于病情的改善。同时亲朋好友要给予关爱和支持。

6. 本病患者因长期大量使用激素，容易出现感染和骨质疏松。存在感染病灶时，应及时给予抗生素治疗。有骨质疏松的患者应注意适当进行户外活动和补钙，避免跌打损伤。

7. 平时应注意防寒保暖，预防感冒。

尿路感染

尿路感染是由细菌（极少数可由真菌、原虫、病毒）直接侵袭所引起。尿路感染分为上尿路感染和下尿路感染，上尿路感染指的是肾盂肾炎，下尿路感染包括尿道炎和膀胱炎。肾盂肾炎又分为急性肾盂肾炎和慢性肾盂肾炎，好发于女性。急性肾盂肾炎主要表现为起病急骤，寒战畏寒，尿频、尿急、尿痛，腰痛，肾区不适等症状。慢性肾盂肾炎急性发作时的表现可与急性肾盂肾炎一样，但通常要轻得多，甚至无发热、全身不适、头痛等全身表现，尿频、尿急、尿痛等症状也不明显。

本病属中医学"淋证"范畴。急性尿路感染以实证为主，多因感染湿热之邪所致。

湿热蕴结下焦，膀胱气化失司，甚至热伤血络，迫血下行发病较急。湿热久稽，耗伤正气而出现脾肾损伤，或肾阴不足，或脾肾两虚，且常虚实夹杂，导致正虚邪恋。若肾与膀胱血络受损，则可导致血不循经而为血尿。脾肾气虚日久，损及脾肾之阳，阳不化气，气不化水，又可出现水肿。淋证有热淋、血淋、气淋、石淋、劳淋和膏淋等。临床常辨证为湿热下注、肾阴不足、脾肾两虚等证。

【偏方集成】

1. 鲜莴苣 250 克，食盐适量。将鲜莴苣去皮，用冷开水洗净，切丝，食盐调拌即可。随量食用或佐餐。功效清热利尿。适用于尿路感染膀胱湿热证，症见尿频、尿急、尿痛，小便短赤。

2. 绿豆芽 250 克。将绿豆芽洗净，起油锅煸炒熟，下盐调味即可，随量食用或佐餐。功效清热利湿。适用于尿路感染膀胱湿热证，症见小便灼热不利或尿频涩痛。

3. 山药、生地黄、黄精、牛膝各 15 克。水煎，每日 1 剂，分 2 次服。适用于尿路感染脾肾两虚，湿热内蕴证。

4. 沉香、陈皮各 10 克，当归、白芍各 15 克。水煎，每日 1 剂，分 2 次服。适用于尿路感染肝郁气滞证。

5. 鲜芦荟叶挤汁 6 汤匙，瓜子仁 30 枚。在鲜芦荟汁中加入瓜子仁即可，餐前饮服，每次 1 汤匙，每日 2 次，开水冲服。功效消炎利尿。适用于尿路感染。

6. 金银花、蒲公英各 15 克。煎熬后制成汤药。每日分 2 次服。适用于尿路感染。

7. 金丝草 10 克，韭菜根头 15 克。将上药洗净后捣烂，放入锅内加水适量煮汤，趁热洗熨患者小腹，每次洗 10～20 分钟，每日 2～3 次，连熨 3～5 日为 1 个疗程。适用于尿路感染。

8. 虎杖根 100 克，乳香 15 克，琥珀 10 克，麝香 1 克。以鲜虎杖根和诸药混合，捣烂如膏（如无鲜虎杖根，可取干品粉碎为末，过筛，用葱白和诸药捣烂。如膏）。取药膏如枣大，放于胶布中间，贴敷在神阙、膀胱俞、肾俞穴上，每次 1 张。适用于尿路感染。

9. 鲜荠菜 30 克（干品 15 克），猪肉 50 克，味精、盐各适量。肉切成丝，荠菜洗净（干品则切成小段），一起入锅加水煨汤。轻症每日 1 剂，分 2 次服；重症每日 2 剂，分 4 次服完，连服 30 日以上。适用于尿路感染。

10. 冬瓜 100 克，淡竹叶 20 克，盐、味精各适量。冬瓜连皮切成块，淡竹叶洗净切成小片、小段状，入锅加水煮沸，调味后即可饮服。可佐餐。也可代茶饮，连服 7 日。功效利尿通淋，清热解毒。适用于尿路感染。

11. 白茅根、车前草各 100 克。加水煎服，放糖少许，以汤代茶。以上为 1 日量。适用于急性尿路感染。

12. 玉米根、玉米须各 100 克。水煎，去渣，加适量白糖，代茶饮用。以上为 1 日量。适用于急性尿路感染。

13. 薏苡仁茎、叶、根各适量（鲜品约 250 克，干品减半）。加水煎煮去渣，以汤代茶饮用。以上为 1 日量。适用于急性尿路感染。

14. 金钱草、车前草各 30 克，金银花 15 克，滑石 18 克，甘草 3 克。用水煎熬制成汤药，分 2 次用温水送服，每次半小碗。适用于尿路感染。

15. 夏枯草 20 克。煎熬成汤药后服用，每日 1 剂，连服数日。15 日为 1 个疗程。适用于尿路感染。

16. 玉米渣或玉米面 50 克，盐少许。玉米渣加水煮成粥后，再加少许盐即可，空腹食用。适用于尿路感染。

17. 鲜淡竹叶、白茅根各 30 克。将白茅根切碎，根据瓷杯大小放入淡竹叶、白茅根，沸水冲泡，盖严杯盖，温浸 10 余分钟，代茶频饮。以上为 1 日量。适用于尿路感染、尿中有红细胞者。

18. 鲜车前叶 50 克，粳米 100 克，葱白 1 茎。将车前叶洗净切碎，同葱白加水煮汁后去渣，然后放入粳米煎煮成粥，分顿食用。适用于急性尿路感染。

19. 马齿苋、车前草各 30 克。马齿苋及车前草均切细，加水煎沸，代茶频饮。适用于尿路感染伴有血尿者。

20. 小米 100 克。小米加水煮粥服用，早、晚餐食服，可连服 1～2 个月。功效补益

中医偏方全书（珍藏本）

脾肾，淡渗利水。适用于急性尿路感染。

21. 滑石 20～30 克，瞿麦 10 克，粳米 50～100 克。将滑石用布包扎，与瞿麦同入沙锅煎汁，去渣，入粳米煮为稀薄粥。每日 2 次分食。3～5 日为 1 个疗程。适用于尿路感染小便不畅、尿频尿急、淋沥热痛。

22. 地肤子、海金沙各 30 克，甘草 10 克，粳米 100 克。将地肤子、海金沙、甘草加水煎煮，沸后半小时，过滤取汁，以汁煮粳米为粥。分顿随量食用。适用于急性尿路感染。

23. 鲜白茅根 200 克，粳米 100 克。将白茅根洗净，加水适量，煮沸半小时后，过滤取汁，以汁煮粳米为粥，分顿随量食用。适用于尿路感染。

24. 竹叶菜 50 克，粳米 100 克。将竹叶菜洗净后加水煎煮取汁，以汁煮粳米为粥，可加糖少许调味，1 日内分顿随量食用。适用于急性尿路感染。

25. 萆薢 15 克，乌药 10 克，车前子 12 克。水煎，每日 1 剂，分 2 次服。适用于尿路感染膀胱湿热证。

26. 柴胡 15 克，车前子 12 克，大黄 6 克，栀子 10 克，白花蛇舌草 18 克。水煎，每日 1 剂，分 2 次服。适用于尿路感染肝胆郁热证。

27. 山药 18 克，生地黄 12 克，茯苓、知母各 15 克。水煎，每日 1 剂，分 2 次服。适用于尿路感染肝肾阴虚证。

28. 麝香 0.5 克，白胡椒（研为粉末）7 粒。先将患者的脐孔洗净，然后将麝香纳入，再将胡椒粉撒入脐孔上，胶布固定。7～10 日换药 1 次，10 次为 1 个疗程。适用于尿路感染。

29. 小蓟 60 克，益母草 30 克，牛膝 15 克，车前子 10 克，血余炭少许。将上药加水煎汤，趁热以布蘸汤熨敷小腹部。适用于血淋刺痛。

30. 青嫩柳枝（或皮）、白糖各 30 克。柳枝皮或柳枝连皮均可，切成小段或小片，加水先煎，沸透后去柳枝或皮即可。服食时加白糖调味，代茶饮服，不拘次数，连服 8 周。适用于尿路感染，伴有尿痛、尿频、小便淋沥或小便滴白者。

31. 茵陈 10 克。洗净切碎，泡水代茶频饮。适用于尿路感染。

32. 新鲜芦荟叶片适量。新鲜芦荟叶片洗净后，放于榨汁机中绞汁，滤渣取汁，每次一汤匙盛放在杯中，用开水冲饮，每日饮服 2～3 次。功效消炎利尿。适用于膀胱炎者。

33. 大麦米 50 克，红糖适量。将大麦米研磨成碎末，加水煮成粥后，放入适量红糖搅匀即可，可常食用。适用于膀胱炎。

34. 甘草梢 6～9 克，淡竹叶 3～5 克。泡水代茶饮。适用于尿路感染。

35. 蒲公英、鸭跖草各 30 克，金钱草 15 克。水煎服。适用于尿路感染湿热下注证。

36. 益母草 15 克，黄精、泽泻、女贞子各 10 克，白茅根 30 克。水煎服。适用于尿路感染脾肾两虚证。

37. 西瓜 1 个，番茄适量。将西瓜取瓤去子，番茄用沸水冲烫、剥皮，用洁净的纱布绞西瓜瓤和番茄肉，挤出汁液，随量食用。适用于尿路感染。

38. 鲜甘蔗、鲜藕各 500 克。将甘蔗洗净，去皮切碎，鲜藕去节、切碎。混合后放入臼中加水少许捣烂，用洁净的纱布包绞取汁。温开水冲化饮用。适用于尿路感染。

39. 车前草 100 克，竹叶心、生甘草各 10 克，白糖适量。煎汤代茶饮，每日 1 剂。适用于尿路感染。

40. 鲜绿豆芽 500 克。榨汁加白糖适量。频饮代茶，不拘量。适用于尿路感染。

41. 小麦、青小豆各 50 克，通草 5 克。先用 500 毫升清水煮通草，去渣后再加入洗净的青小豆和麦粒共煮成粥。做早餐食用。适用于尿路感染。

42. 黄芪 30 克，茯苓 12 克，黄精 10 克，枸杞子 15 克。水煎，每日 1 剂，分 2 次服。适用于尿路感染脾肾阳虚证。

43. 知母、黄柏各 10 克，熟地黄、山茱萸、山药各 12 克。水煎，每日 1 剂，分 2 次服。适用于尿路感染阴虚湿热证。

44. 生黄芪、白茅根各 30 克，肉苁蓉 20 克，西瓜皮 60 克。水煎，加适量白糖，每日服 2～3 次。功效补气益肾，利尿消肿。适用于尿路感染。

45. 鲜车前草 60～90 克（干品 20～30 克），猪小肚 200 克。盐少许。将猪小肚切成小块，加清水适量与车前草煲汤，用盐调味，饮汤食猪小肚，每日 2 次。适用于尿路感染。

46. 绿豆芽 500 克。洗净，绞取汁。白糖适量调味饮服。每日 1 剂，分 3 次服，连服 3～5 日。适用于尿路感染尿频、尿急、尿痛者。

【生活调理】

1. 生活要有规律。每日参加一些体育锻炼，如打太极拳、慢跑、散步等，以增强体质，改善机体的防御功能，从而减少细菌侵入机体的机会。如患有糖尿病、高血压病、肾病等，应积极治疗。

2. 平时要多喝水，以增加尿量。每日至少喝水 1000 毫升（约两大杯），保持每日尿量在 1500～2000 毫升，以加强尿流的冲洗作用。至少每 3～4 小时，须排空膀胱一次。勿憋尿，尤其是妊娠的妇女。

3. 洗澡应采取淋浴，或每晚坚持清洗会阴部，必要时用一些高锰酸钾溶液清洗或坐浴（高锰酸钾俗称 PP 粉，其量的多少可根据盆内水的颜色变成粉红色为准）。每日更换内裤。毛巾及内裤最好用沸水蒸煮消毒。同房后应排尿一次，以排出尿道内的细菌。

4. 重视心身调节。现代医学模式已从传统的生物医学模式向社会心理医学模式转变，心理治疗逐步为大家所重视。尿路感染的原因较为复杂，其中情绪波动，如生气、悲伤、急躁均可诱发或加重尿路感染。许多慢性尿路感染的人，若能保持心情舒畅，解除紧张情绪，常能使病情减轻，复发减少，直至痊愈。

5. 保持外阴部清洁。外阴部潮湿、分泌物较多，是细菌最容易生长繁殖的部位。此外细菌也是引起尿路感染最常见的病原体。因此，保持外阴部清洁卫生是预防尿路感染最有效的方法之一。要求做到每日用温开水清洗外阴部，也可用 1∶10000 的高锰酸钾溶液清洗外阴。男性包皮过长也容易引起尿路感染，必须每日清洗，保持干净。

6. 加强饮食调养。避免刺激性食物及饮酒或咖啡。多摄取含维生素 C 的水果，橘子、柠檬、梅子汁，保持尿液酸性化。多饮淡茶水或白开水，吃一些益气解毒利尿之品，如绿豆汤、冬瓜汤、梨等；少食菠菜，因菠菜中含有较多草酸，草酸与钙结合可生成难溶的草酸钙，在慢性尿路感染患者容易形成结石。忌酒戒烟，不食辛辣刺激之物，如辣椒、蒜、香料等。

慢性间质性肾炎

慢性间质性肾炎是以肾小管-间质慢性炎症过程为特征的一组疾病或临床综合征。其原发过程累及肾间质及有关结构，随着时间推移，引起一系列具有特征性的功能异常，伴有间质炎症，故称之为慢性间质性肾炎。各种原因引起慢性间质性肾炎，可导致肾小管间质损伤，肾小管萎缩、间质纤维化、间质浸润及管周毛细血管病变都可导致球后毛细血管腔闭塞，结果是继发性肾小球毛细血管压力升高，肾功能进行性丧失。临床以肾小管功能不全为主要表现，如肾浓缩功能差、多尿、低密度尿，并可出现肾小管性酸中毒和电解质紊乱。

本病属中医学"劳淋"、"虚劳"、"腰痛"、"关格"等范畴。该病形成多由五脏柔弱，肾亏精少，加之感受湿热、毒邪，以致肾失开合，气化失调，致水津与精微物质的输布、分清泌浊及水液出入不循常道；肾病及脾，水谷精微不能化生精血，升降输布失调，则精微物质外泄失度。故本病的病理性质总属本虚标实。主要有脾肾亏虚、肝肾阴虚、气血两虚、湿浊内阻等证型。

【偏方集成】

1. 野菊花 50 克，石韦 60 克，墨旱莲 30 克，蒲公英 90 克。用水熬成汤药服用，每次 180 毫升，每日 2 次，每 3 日 1 剂。适用于慢性间质性肾炎。

2. 仙人掌若干。去掉针刺和细毛，洗净后切成小片，用文火慢煮制成仙人掌汁，餐前喝 1 杯，每日 3 次。适用于慢性间质性肾炎。

中医偏方全书（珍藏本）

3. 大蒜 100～150 克，西瓜 1 个。先将西瓜洗净，在西瓜上挖一个三角形的洞，将去皮的大蒜放进去，将西瓜放入盘中，隔水蒸熟服，每日 1 剂，分 3 次服。适用于慢性间质性肾炎湿浊内阻证。

4. 牵牛子粉 10 克，粳米 50 克，生姜 3 片。先用粳米煮粥，待熟后放入牵牛子粉末及生姜，煮成稀粥服，每日 2 次，3 日为 1 个疗程。适用于慢性间质性肾炎湿浊内阻证。

5. 冬瓜皮 30 克，粳米 30 克。将冬瓜洗净，切块；粳米洗净，去杂质。同煮至熟。空腹服，每日 1～2 次。适用于慢性间质性肾炎湿热蕴结证所致的多尿、烦渴、恶心、夜尿等症。

6. 西洋参 6 克，老抽少许，绍酒、葱各 20 克，姜、蒜各 15 克，香菇、鸡肉各 50 克。炖汤服。功效补肾益精。适用于慢性间质性肾炎。

7. 鲫鱼 1 条，败酱草 30 克，车前子 200 克。将鲫鱼去鳞及内脏后洗净，放入锅内，与后 2 味一起炖煮熟，食鱼喝汤。功效清热解毒、利湿消肿。适用于慢性间质性肾炎。

8. 生鹅血半杯，黄酒适量。将酒加热后冲服鹅血，每日 1 杯。适用于急性间质性肾炎。

9. 鲜乌鱼 250 克，冬瓜皮 500 克，赤小豆 100 克，葱头 3 个。将鲜乌鱼去内脏、洗净；赤小豆去杂质、洗净；冬瓜皮洗净、切块；葱头洗净切大块。将 4 种料混合后，加适量清水，共炖熟烂。吃鱼喝汤，每日 2 次。适用于慢性间质性肾炎脾肾亏虚证。

10. 西瓜皮 200 克，粳米 100 克，冰糖 30 克。将西瓜皮洗净后切成细丝，再用榨汁机绞出汁液，将粳米淘洗干净，将粳米加入适量的水一同放入锅内，用大火烧沸，再用文火煮 40 分钟后，放入西瓜汁液及冰糖，待溶进粥汤中即成，食服。功效清热解毒、利尿消肿。适用于慢性间质性肾炎。

11. 金樱子 15 克，粳米 50 克，冰糖适量。将金樱子中的核及毛刺除去，将粳米淘洗干净后，与金樱子一同置锅中，加入适量的水煮粥。煮熟后，加入冰糖即可，早、晚餐温热食用。每次 1 碗，每日 2 次。功效益

肾固精，涩肠止泻。适用于慢性间质性肾炎。

12. 鲜鲤鱼 1 条（500 克左右），赤小豆 250 克。将鲤鱼去鳞及内脏，赤小豆洗净，去杂质。烹调时不用盐，可加少量醋、糖、生姜，焖煮 1 小时起锅。煎时放入少量黄酒，以除腥味。吃鱼、豆，喝汤，连续服用，每日 1 次。适用于慢性间质性肾炎湿热蕴结证所致的多尿、烦渴、恶心、夜尿等。

13. 赤小豆 500 克，活鲤鱼 1 条（500 克以上），陈皮 6 克，生姜适量。将鲤鱼宰杀，去肠杂，洗净，与赤小豆、陈皮、生姜同放锅内，加入清水 2000～3000 毫升煲汤，煮至豆烂为止。每日 1 剂，分次服，可连续服用。适用于慢性间质性肾炎。

14. 黑芝麻、桑椹各 160 克，黄精 70 克。共碾为粉，加糖，每次服 5 克，每日 2 次。适用于慢性间质性肾炎。

15. 白术 10 克，干姜、茯苓、大腹皮各 15 克。水煎，每日 1 剂，分 2 次服。适用于慢性间质性肾炎肾阳虚证。

16. 枸杞子、山药各 15 克，菊花 10 克，生地黄 30 克。水煎，每日 1 剂，分 2 次服。适用于慢性间质性肾炎肝肾阴虚证。

17. 乌梅 10 粒，白糖适量。用刚烧开的沸水冲泡乌梅，加入少许白糖，频频泡饮，直到味道很淡的时候，换新乌梅继续泡饮。适用于慢性间质性肾炎。

18. 石菖蒲 9 克，五味子 12 克。先煎，去渣留汁，再将葱白 7 根、米适量、猪腰 1 具同煮熟，加作料食之。适用于慢性间质性肾炎。

19. 党参 20 克，白术、生地黄各 15 克，茯苓 10 克。水煎，每日 1 剂，分 2 次服。适用于慢性间质性肾炎气阴两虚证。

20. 黄芩、麦冬、地骨皮各 15 克，黄芪 10 克。水煎，每日 1 剂，分 2 次服。适用于慢性间质性肾炎邪毒内侵证。

21. 陈皮 15 克，半夏、茯苓各 10 克，黄连 8 克，生大黄 5 克。水煎，每日 1 剂，分 2 次服。适用于慢性间质性肾炎湿浊内阻证。

22. 玉米须 30 克，黑豆 50 克，猪瘦肉 100 克，姜 15 克，葱、大蒜各 10 克，盐 5 克。将玉米须、黑豆、猪瘦肉洗净，将猪瘦

中医偏方全书（珍藏本）

第二篇　内科疾病

肉切成 4 厘米见方的块，姜切片，葱切段，大蒜去皮切片。把玉米须、黑豆、猪瘦肉、姜、葱、盐、大蒜同放入炖锅内，加水 500 毫升。把炖锅置武火上烧沸，用文火炖 1 小时即成。每次吃猪肉 50 克，每日 1 次，随意喝汤吃豆。适用于慢性间质性肾炎。

23. 玉米须 30 克，枸杞子 12 克，鲍鱼 50 克。将玉米须、枸杞子洗净，去杂质；鲍鱼洗净，切薄片；姜切片，葱切段。把玉米须用白纱布袋装好，扎口，同鲍鱼同放入炖杯中，加入姜、葱、盐，注入鸡汤 250 毫升。将炖杯置武火上烧沸，再用文火炖 25 分钟即成。每次吃 1 杯，每日 1 次。吃鲍鱼、枸杞子，喝汤。适用于慢性间质性肾炎脾肾亏虚证。

24. 瓜蒌 20 克，大腹皮 25 克，猪肚 1 个。把瓜蒌、大腹皮、猪肚洗净，放入沸水中焯透，捞起待用。姜切片，葱切段，大蒜去皮切片。把猪肚放炖锅内，大腹皮、瓜蒌放猪肚内，加水 1500 毫升，放入姜、葱、盐、大蒜。把炖锅置武火上烧沸，再用文火炖煮 1 小时即成。每次吃猪肚 50 克，每日 1 次。适用于慢性间质性肾炎脾肾亏虚证。

25. 山药、山茱萸各 15 克，茯苓、黄芪各 10 克。水煎，每日 1 剂，分 2 次服。适用于慢性间质性肾炎肾阴阳两虚证。

26. 知母、黄柏、生地黄、山药各 15 克。水煎，每日 1 剂，分 2 次服。适用于慢性间质性肾炎热毒侵袭证。

27. 蒲公英 30 克，香附 6 克，黄柏 9 克，萹蓄 12 克。用水熬成汤药，每日服 1 剂。适用于慢性间质性肾炎。

28. 木通 6 克，萹蓄 10 克，小蓟 15 克，连翘 20 克，金钱草 25 克。用水煎制成汤药，每日服 1 剂。适用于慢性间质性肾炎

29. 龙葵 500 克，蔗糖 90 克。将龙葵晒干，加 4 升的水煮沸后煎 90 分钟，过滤出渣滓后，取汁；再将残渣用水煎煮 60 分钟，滤掉渣滓后，留取汁液。然后将 2 次所取的汁液合并过滤，用锅熬煮浓缩至 1 升，趁热加入蔗糖 90 克，搅匀后，待其溶解即可。每次服 100 毫升，每日 3 次。适用于慢性间质性肾炎

30. 五味子 10 克，大枣 5 枚，冰糖 20 克。将五味子洗净，去杂质；大枣洗净，去核；冰糖打碎。把五味子、大枣、冰糖同放入炖杯内，加入清水 250 毫升。把炖杯置武火上烧沸，再用文火炖煮 25 分钟即成。每日饮用，代茶饮。适用于慢性间质性肾炎肝肾阴虚证。

31. 灵芝 50 克，枸杞子 30 克，乌龟 1 只，大枣（去核）10 枚，五香粉 3 克，盐 5 克。先将乌龟放锅内，清水煮沸，捞出，宰杀去内脏，切块略炒。然后与大枣、枸杞子、灵芝放入沙锅，加水 300 毫升。炖至肉熟枣烂，加入五香粉、盐，出锅即可。每周 1 次，吃肉喝汤。功效补气血，增强免疫力。适用于慢性间质性肾炎脾肾亏虚证。

32. 西瓜 200 克，葡萄、鲜藕各 250 克。西瓜连皮带瓤一起绞汁，葡萄、鲜藕也都绞成汁，把 3 种汁混合饮用。适用于间质性肾炎小便短少、涩痛有热感。

33. 玉米芯 100 克，玉米须 250 克，桂皮少许。把上述材料放一起煎煮成汤，然后，过滤掉残渣，即可饮用汤水。功效利尿。适用于慢性间质性肾炎。

34. 黄豆 40 克，胡荽 30 克。将黄豆加适量水煎煮 15 分钟后加入胡荽。再煎 15 分钟，去渣即可。每日 1 次，佐餐食用。适用于慢性间质性肾炎肝肾亏虚证。

【生活调理】

1. 注意休息、避免劳累，注意个人卫生。避风寒，防外感。

2. 慢性间质性肾炎可适当进行太极拳、气功等健身运动，但应避免剧烈运动。

3. 中老年人如果患有间质性肾炎常常会感到双腿酸软、小便频繁、腰酸背胀、精神不振等。应选用红豆、玉米食用，对肾病有好处。但胡椒、花椒、浓茶、浓咖啡等刺激性食物应该禁用。

4. 肾病患者必须忌盐。尿量少或水肿时，除服药外，可选用一些具有利水作用的食物。如冬瓜止渴、利小便，主治小腹水涨。冬瓜皮煎汤代茶饮有利水消肿的作用。丝瓜有利尿消肿、凉血解毒的作用。

5. 间质性肾炎患者应该多喝水。并且在

饮食方面要给予易消化的高热量、高蛋白、清淡的半流质食物。出汗后要更注意保暖，及时更换衣被。口唇干燥者可涂护唇油。体温超过 38.5℃时应该给予物理降温，慎用药物降温，因为退热制剂易致敏而加重病情，物理降温半小时后应该测量体温，并记录。

慢性肾衰竭

慢性肾衰竭（简称慢性肾衰）又称慢性肾功能不全，是发生在各种慢性肾脏疾病晚期的一种临床综合征。是由各种原因所造成的肾单位严重破坏，肾实质不可逆转的损害，临床上出现以蛋白质代谢产物潴留，水、电解质及酸碱平衡失调，体内毒物排泄障碍等全身一系列中毒症状，也称为尿毒症。按其肾功能损害程度分肾功能不全代偿期，肾功能不全失代偿期（又称氮质血症期），肾功能衰竭期，终末期（又称尿毒症期）。

急性肾衰竭属中医学"虚劳"、"溺毒"、"关格"等范畴。慢性肾衰竭在中医学中属"水肿"、"关格"、"癃闭"、"腰痛"、"虚劳"、"肾风"等范畴。病机为本虚标实，本虚为气、血、阴、阳诸虚损，主要为脾肾亏损；标实为湿浊、水毒、瘀血。慢性肾衰竭主要病位在脾肾，常可累及肺、肝、心诸脏，严重者甚至五脏俱损，其中脾肾衰败、湿浊水毒潴留是病机的关键。主要有脾肾气阳虚、脾肾气阴两虚、肝肾阴虚、气血阴阳俱虚、瘀血内阻、阴阳两虚瘀浊交阻等证型。

【偏方集成】

1. 核桃仁、冰糖各 120 克。先将核桃仁研末，和冰糖打成乳剂服，成人 2 日 1 剂。适用于慢性肾衰竭尿毒症。

2. 大田螺、鲜蝼蛄各 1 只，生甘遂 0.3 克。田螺去壳，与诸药一同捣烂，摊膏药上贴脐 1～2 小时。适用于慢性肾衰竭尿毒症。

3. 海金沙、石韦各 15 克。煎汤，温服，每日 1 剂。适用于慢性肾衰竭尿毒症。

4. 大青葱 250 克。稍加水略煎，纱布包外熨小腹。适用于慢性肾衰竭小便不利者。

5. 青果 5 枚，灯心草 1 束。水煎服，每日 1 剂。适用于慢性肾衰竭尿毒症。

6. 鲜车前草、鲜藕各 60 克。捣汁，一次服完，每日 1 剂。适用于慢性肾衰竭尿毒症。

7. 半夏 30 克，山药（研末）50 克，白糖适量。半夏温水淘去矾味，以沙锅煎取汤 200 毫升，去渣入山药细末，煎 2～3 沸，粥成后加白糖，早晨服。适用于慢性肾衰竭，症见气逆呕吐。

8. 砂仁 5 克，粳米 100 克，生姜汁适量。先将粳米煮粥，再把砂仁研末入粥稍煮即可，每碗加生姜汁 10 毫升。作早餐服食，每日 1 剂。适用于慢性肾衰竭尿毒症。

9. 灯心草 6 克，柿饼 2 个，白糖适量。将前 2 味加水 300 毫升，煎成 100 毫升，加白糖温服，柿饼可吃，每日 2 次。适用于慢性肾衰竭有血尿者。

10. 冬虫夏草 6～10 枚，西洋参 10～15 片。置炖盅内，加水适量，隔水炖烂，喝汤嚼服虫草。适用于慢性肾衰竭。

11. 西瓜、白糖各适量。新鲜成熟西瓜，绞汁，再加适量白糖。可随意饮食。功效清热解毒，生津利尿。适用于慢性肾衰竭。

12. 玉米须 120 克。水煎，代茶饮。适用于慢性肾衰竭。

13. 蟋蟀、蝼蛄各 3 只，蝉蜕、浮萍各 9 克。蟋蟀、蝼蛄研末，用蝉蜕、浮萍煎水冲服。适用于慢性肾衰竭小便不通者。

14. 大黄 9 克，黑大豆 15～30 克，甘草 6 克。水煎服。适用于慢性肾衰竭各期。

15. 鲤鱼 1 条（约 500 克），冬瓜 500 克。取活鲤鱼开膛去鳞洗净，冬瓜去皮切块，加水煮汤，喝汤并吃鱼肉，每周 2 次。适用于慢性肾衰竭尿毒症。

16. 绿豆 100 克，西瓜皮适量。将绿豆洗净，加水 1500 毫升煮汤，至汤色碧绿纯清后，去绿豆，然后再将洗净切块的西瓜皮放入再煮，煮沸后即离火，待温热时饮汤。适用于慢性肾衰竭尿毒症。

17. 大黄、槐花、桂枝各 30 克。水煎，去渣。保留灌肠，每日 1～2 剂。适用于慢性肾衰竭。

18. 生大黄、益母草各 15 克，黄芪 30 克，芒硝 10 克。水煎服。适用于慢性肾衰竭。

19. 猪肝 50 克,菠菜 150 克。将猪肝洗净切片,加入菠菜、适量水和调味料,煮汤食用。适用于慢性肾衰竭尿毒症。

20. 鲜藕、鲜梨、鲜生地黄、生甘蔗各 500 克。切碎,以消毒纱布拧汁。慢性肾不全患者有鼻出血者,分 2～3 次服完。适用于慢性肾衰竭尿毒症。

21. 菟丝子 30 克,粳米 100 克。菟丝子研碎,加水 300 毫升煎至 200 毫升,去渣留汁。再入粳米,加水、白糖各适量煮稀粥食。功效补肾益精,养肝明目。适用于慢性肾衰竭脾肾两虚证。

22. 半枝莲、牡蛎各 30 克,大黄、熟附子各 20 克。水煎,去渣。保留灌肠,每日 1～2 剂。适用于慢性肾衰竭尿毒症,症见表情淡漠,周身浮肿,尿少,有明显的氮质血症,水、电解质代谢紊乱,血肌酐升高,代谢性酸中毒。

23. 生白芍 5 克,姜竹茹 12 克,紫金锭(另吞)2 片。水煎服。适用于慢性肾衰竭呕吐者。

24. 白米 60 克,桂心末 5 克。白米煮粥,粥半熟入桂心末,1 日量。适用于慢性肾衰竭下元虚寒证。

25. 丹参 30 克,红花、大腹皮各 15 克,车前子 10 克。用水煎煮制成 200 毫升药液,每日分 4 次服下。适用于慢性肾衰竭尿毒症。

26. 羊腰(或猪腰)2 个,杜仲 15 克,盐、姜、葱调料各适量。先将羊腰切开,去皮膜,与杜仲同炖,放入调料,炖熟取腰花食之。适用于慢性肾衰竭下元虚寒证。

27. 大黄、附子各 10 克,黄连、黄芩各 6 克。附子先煎半小时,取汁,纳诸药,水煎,每日 1 剂,分 2～4 次服。适用于慢性肾衰竭,血中尿素氮升高者。

28. 黄芪、熟地黄各 15 克,党参、泽泻各 10 克。水煎,每日 1 剂,分 2 次服。适用于慢性肾衰竭气阴两虚证。

29. 熟地黄 20 克,山茱萸 15 克,泽泻、山药、茯苓各 10 克。水煎,每日 1 剂,分 2 次服。适用于慢性肾衰竭肾阴亏损证。

30. 猪腰 1 个,杜仲 15～30 克。将猪腰洗净切片后,与杜仲一同放锅内,加入调料后煮熟即可,每日 1 剂,分 2 次服。功效补肾缩尿。适用于慢性肾衰竭。

31. 鳖(甲鱼)1 只,猪骨髓 200 克,葱、姜、味精适量。甲鱼用开水烫死,揭去鳖甲,去内脏和头爪,将猪骨髓洗净,放入碗内。鳖肉放铝锅内,加调料,大火煮沸,小火将鳖肉煮熟,再放猪骨髓,煮熟加味精制成。可佐餐食用。功效滋阴补肾,填精补髓。适用于慢性肾衰竭。

32. 黄柏、黄芩各 10 克,黄连 5 克,大黄 6 克。水煎,每日 1 剂,分 2 次服。适用于慢性肾衰竭热毒内盛证。

33. 生石膏、生地黄、知母各 20 克,水牛角 10 克。水煎,每日 1 剂,分 2 次服。适用于慢性肾衰竭火毒瘀滞证。

34. 吴茱萸、紫苏梗各 6 克,人参 4 克,生姜 8 克,大枣 12 克。水煎,每日 1 剂,分 2～4 次服。适用于肾衰竭呕吐明显者。

35. 牵牛子粉、小茴香粉、生大黄粉各等份。分装胶囊,每日服 3 克,分 4 次吞服。适用于慢性肾衰竭腹水腹胀,大小便不利者。

36. 半夏、陈皮、茯苓、枳实各 10 克。水煎,每日 1 剂,分 2 次服。适用于急性肾衰竭湿热蕴结证。

37. 白术 12 克,川芎 15 克,黄芪、丹参各 30 克。水煎,每日 1 剂,分 2 次服。适用于急性肾衰竭气血瘀滞证。

38. 车前子 30 克,粳米 100 克。车前子布包煎汁,再加入粳米同煮成粥服食。适用于慢性肾衰竭少尿期。

39. 大黄 60 克,牡蛎 30 克。水煎取汁 200～300 毫升,作保留灌肠,每日 1～2 次。适用于慢性肾衰竭尿毒症。

40. 麦冬 15 克,五味子 12 克,人参 20 克,生姜 10 克。水煎,每日 1 剂,分 2 次服。适用于慢性肾衰竭气脱津伤证。

41. 茯苓 15 克,党参、黄芪、车前子各 30 克。水煎,每日 1 剂,分 2 次服。适用于慢性肾衰竭阳虚水泛证。

42. 生大黄、槐花、桂枝各 30 克。加水 400～600 毫升,煎煮 20 分钟左右。使之煎成 200 毫升。每次以 100 毫升保留灌肠(加温

中医偏方全书（珍藏本）

37℃～38℃），每日 2 次，3 日为 1 个疗程。适用于慢性肾衰竭。

43. 大蒜 240 克，芒硝 60 克。先敷二肾区 2 小时，继用大黄 150 克，醋 200 毫升，调和，后敷二肾区 2 小时，每日 1～2 次。为预防皮肤损害，先在肾区皮肤上涂安息香酸酊，并隔一层凡士林纱布。适用于慢性肾衰竭。

44. 生黄芪 60 克，大鲤鱼 1 条。煮汤饮。适用于慢性肾衰竭癃闭。

45. 生大黄、生牡蛎、六月雪各 30 克。浓煎 120 毫升，高位保留灌肠。适用于慢性肾衰竭尿毒症。

46. 大蒜 120 克，芒硝 30 克。捣烂成糊状，外敷肋脊角肾区，每日敷 2～4 小时，3 日为 1 个疗程。适用于慢性肾衰竭少尿期。

47. 大黄、红花、丹参、黄芪各 20 克。成人每次用上述 4 味药物浓煎液 100 毫升，加 4%碳酸氢钠 20 毫升，灌肠保留 45～60 分钟放出，每日 6 次，病情好转时酌情减量。适用于慢性肾衰竭尿毒症。

48. 冬虫夏草 15 克。煮汤连渣服用。适用于慢性肾衰竭。

49. 人参 6 克，龙眼肉 10 枚。共煮汤内服。适用于慢性肾衰竭。

50. 人参 6 克，大枣 6 枚。共煮汤服。适用于慢性肾衰竭。

51. 小米、大枣、赤小豆、鲜山药各适量。加水共煮成粥，熬时加适量食碱。经常服用。适用于慢性肾衰竭。

52. 鲜桑椹 100 克（干品 50 克）。浓煎，加蜂蜜 250 克收膏。适用于慢性肾衰竭肾阴不足、失眠烦躁者。

53. 鱼片、菜心各 50 克，虾仁 30 克，豆腐 150 克，胡椒粉适量。将豆腐爆炒后备用。将鱼片、虾仁放于碗中，加生油、盐、糖、味精、胡椒粉拌匀。加适量清水，水滚时下鱼片、虾仁、豆腐，滚几滚后，下菜心。汤成加盐调味。功效补肾益精。适用于慢性肾衰竭多尿期。

54. 玉米须 60 克，鲜西瓜皮 200 克（干品 50 克），香蕉 3 根，冰糖适量。将玉米须、西瓜皮洗净，西瓜皮切块。香蕉剥去皮。将用料一起放入沙煲内，加清水 4 碗，用文火煲至 1 碗，冰糖调味，分 2 次服用。功效滋阴祛湿，利尿消肿。适用于慢性肾衰竭肝肾阴虚夹湿证。症见肝肾阴虚外，尚有尿频尿痛，尿流不畅，舌苔根部黄腻等。

55. 莲子 40 克，龙须菜 45 克，腐竹、猪瘦肉各 100 克，味精少许。将腐竹、龙须菜水发后，切细，猪瘦肉洗净切片，同莲子共入锅中，加水适量煮汤调入味精即成。每日分 2 次服完，连用 20～30 日。功效清热理肠，收摄蛋白，降压降脂。适用于肾衰竭多尿期。

56. 山药 60 克。研末，加入澄面 60 克，拌合，以凉开水调成稀糊状。另以冰糖适量加水煮开，将上述稀糊慢慢倒入冰糖水中，边倒边搅拌，使成半透明状稠糊，即可食用。功效补中益气，固肾气。适用于慢性肾衰竭。

【生活调理】

1. 适度锻炼，每日坚持散步。但要避免剧烈活动和过度疲劳。

2. 预防感冒，避免受凉；不吃保健补品、补药，以防上火增重。

3. 务必树立信心，坚持治疗，调整情绪，保持心态平和、乐观。

4. 保持大便通畅。每日排便 2～3 次为宜。方中若有大黄（另包），可根据排便情况自行增减用量。

5. 慢性肾衰竭的饮食食疗。①限制蛋白饮食。低蛋白饮食可以使尿素氮（BUN）水平下降，尿毒症症状减轻，降血磷，减轻酸中毒，但如果量太少，则会发生营养不良。一般认为：肾小球滤过率（GFR）降到 50 毫升/s 以下必须进行适当的蛋白质限制，要求 60%以上的蛋白质必须是富含必需氨基酸的高生物价优质蛋白。如鸡蛋、瘦肉、鱼肉、牛奶，尽可能减少植物蛋白。如花生、黄豆及其制品等的摄入，并以麦淀粉、藕粉为主食来代替大米、面粉。②摄入足量的碳水化合物和脂肪，以供给人体足够的热量，多食植物油、人造黄油和食糖。③控制水和电解质的摄入。每日尿量超过 1000 毫升而又无水肿的慢性肾衰竭患者，不宜限制水、钾、钠的摄入，但对于尿少、水肿、心力衰竭者应严格控制其摄入量。④补充维生素。注意补充水溶性维生素尤其是 B 族维生素、维生素 C 和叶酸等，并按病情补充钙、铁和锌等。慢性肾衰竭时一定要补充维生素制剂，因慢性肾衰竭的患者多合并有消化吸收不良，用食物补充维生素已不能满足机体代谢的需要。

6. 禁用含有关木通、广防己、青木香、马兜铃等药的成药及汤剂。

膀 胱 癌

膀胱癌是泌尿系统中最常见的恶性肿瘤，多数为移行上皮细胞癌。在膀胱侧壁及后壁最多，其次为三角区和顶部，其发生可为多中心。膀胱癌可先后或同时伴有肾盂、输尿管、尿道肿瘤。其早期症状主要是无痛性血尿，或伴有尿频、尿急、尿痛或排尿困难等症状。

本病属中医学"溺血"、"尿血"、"血淋"、"癃闭"等范畴。其发病多因肾虚气化不利等所致。中医学认为，以尿血和癃闭为主症的膀胱癌其病机有实证和虚证之分，实证为心火下行移热于小肠，或温热湿毒下注于膀胱，虚证为肾气不足，或气血双亏，或气血亏虚瘀积成毒。临床上可分为湿热下注、瘀血阻滞、阴虚火旺、脾肾亏虚等证型。

【偏方集成】

1. 桃胶 10 克，冰糖适量。桃胶放碗中，稍加清水和糖。放蒸笼中，清蒸 20 分钟。若有糖尿病史者，可不用冰糖，改用玉米须 30 克。适用于膀胱癌尿血疼痛者。

2. 龙井茶 8 克，枸杞叶 10 克，盐 4 克，淀粉 35 克，虾仁、猪油各 250 克，黄酒、蛋清、味精适量。龙井茶、枸杞叶放碗中，加少量沸水略泡使其涨开，沥净水。虾仁洗净，吸干水，加蛋清、盐、淀粉拌匀上浆，若能放置冰箱中醒 30 分钟更好。将锅烧热，把猪油烧至三成热时，投入虾仁，用勺划散，待一变色就盛起。原锅留少许油，放入龙井茶和枸杞叶，加黄酒、味精，再投入虾仁，与茶叶拌和即可食用。适用于膀胱癌阴阳两虚、小便有血者。

3. 鸡内金 15 克，赤小豆 30 克，粳米 50 克，清水适量。鸡内金烘干后碾末。先煮赤小豆及粳米作粥，将熟时，放入鸡内金末，再煮至粥熟即可。早餐用之。适用于膀胱癌合并尿路感染所致尿道疼痛，下腹作胀者。

4. 西瓜 1 个，葡萄干 1 碗。将西瓜近瓜蒂部切下一块备用。将洗净控干水分的葡萄干倒入掏松的瓜瓤里，将切下的一块盖在瓜上，糊以泥巴封住，放置阴凉处，待 10 日以后除去泥巴，揭掉盖子，倾出液汁，即为含微量乙醇的西瓜葡萄酒。酒味甘甜，清香宜人。适用于膀胱癌排尿不畅或兼有水肿者。

5. 金银花 60 克，车前草（全草）50 克。先将金银花、车前草（全草）分别拣杂，洗净，晾干或晒干，切成碎小段或切碎，同放入沙锅，加水适量，浸泡片刻后，浓煎 2 次，每次 30 分钟，合并 2 次煎液，用洁净纱布过滤，去渣，收取滤汁回入沙锅，用小火浓缩至 200 毫升，即成。每次 100 毫升，每日 2 次，温服。适用于膀胱癌并发尿路感染，出现尿频、尿急、尿痛等症。

6. 赤小豆、绿豆各 50 克，薏苡仁 30 克，红糖 20 克。先将赤小豆、绿豆、薏苡仁分别拣杂，洗净，一同放入沙锅，加水浸泡 1 小时，待其胀发，视需要可再加清水适量，大火煮沸，改用小火煨煮至赤小豆、绿豆、薏苡仁熟烂如酥，呈花絮稠糊状，调入红糖，待其完全溶化，拌匀即成。早、晚分 2 次服。适用于膀胱癌湿热下注证。

7. 白茯苓、猪苓各 100 克，土茯苓 200 克。将白茯苓、猪苓、土茯苓分别拣杂，洗净，切成片，晒干或烘干，共研为细末，瓶装，防潮，备用。每次 10 克，每日 2 次，温开水冲服。适用于膀胱癌出现尿血、尿黄、尿频等湿证。

8. 薏苡仁 100 克，猪膀胱 1 具。先将薏苡仁拣杂，洗净，备用。将猪膀胱用温水漂洗 30 分钟，放入沸水锅中焯透，捞出后用清水洗净，剖条，改刀成小方块或短条状，待用。炒锅置火上，加植物油烧至六成热，投入葱花、姜末煸炒炝锅，出香后即投入猪膀胱条，急火翻炒，加入料酒及清水适量，拌匀，转入沙锅，加入薏苡仁，视需要可酌加清水适量，大火煮沸后，改用小火煨煮 1 小时，待猪膀胱条、薏苡仁熟烂如酥，汤粥黏稠时，加精盐、味精、五香粉各适量，拌匀，再煨煮至沸，即成。适用于膀胱癌。

9. 水蛇肉 100 克，淡菜（贻贝肉的干制品）20 克，山楂 10 克。先将蛇肉放入汤罐内，加水适量，中火煲至能拆骨，即去骨，拆成蛇肉丝，用葱花、姜末、盐、味精、绍酒调煨好。将蛇肉及蛇汤汁、淡菜、山楂同放入罐中，视需要可加鲜汤适量，用小火煲至蛇肉、淡菜肉烂，加味精、麻油，拌匀，用湿淀粉勾薄芡，即成。佐餐当菜，随意服食，吃蛇肉，饮汤汁，嚼食淡菜。适用于膀胱癌。

10. 芦笋丝、黄豆芽各适量。先将芦笋拣杂，洗净，切成段或丝，放入碗内，加精盐少许，腌渍片刻，滗去腌渍水，待用。炒锅置火上，加植物油烧到八成热时，加入芦笋丝、黄豆芽，急火翻炒，加酱油、青蒜末、生姜丝、红糖、盐、味精等调味品，熘炒均匀即成。适用于膀胱癌。

11. 土茯苓 100 克，绿茶 5 克。先将土茯苓拣杂，洗净，晒干或烘干，切成片，放入沙锅，加水浸泡片刻，浓煎 2 次，每次 30 分钟，合并 2 次煎液，过滤去渣，收取滤汁回入沙锅，用小火浓缩至 200 毫升，趁热调入绿茶，加盖闷 10 分钟，即可饮用。适用于膀胱癌。

12. 龙葵 60 克，半边莲 50 克，蜂蜜 20 克。先将龙葵、半边莲分别拣杂，洗净，晾干或晒干，切成碎小段，同放入沙锅，加水浸泡片刻，浓煎 30 分钟，用洁净纱布过滤，取滤汁放入容器，待其温热时，兑入蜂蜜，拌和均匀即成。适用于膀胱癌身热口干、小便不利等症。

13. 天葵子 30 克，石韦 15 克，绿茶 3 克。先将天葵子、石韦分别拣杂，洗净，晾干或晒干，切碎或切成碎小段，同放入沙锅，加水浸泡片刻，浓煎 30 分钟，用洁净纱布过滤，收取滤汁放入容器，小火煮沸，放入绿茶，加盖闷 15 分钟，即可饮用。分 2 次服食，频频饮用，当日吃完。适用于膀胱癌。

14. 丝瓜（洗净刮去皮、切块）、鸭血块各 100 克，加调料煮熟食之。功效清热利湿解毒。适用于膀胱癌。

15. 鲜葡萄榨汁、鲜莲藕榨汁各 100 克，鲜生地黄榨汁 60 克。混合放瓦罐中煮沸，调入适量蜂蜜温服。适用于膀胱癌血尿及尿痛。

16. 鲜萝卜 100 克。切片，用白蜜腌一会，放铁板上炙干，再蘸蜜反复炙，至 50 克白蜜炙尽。冷后，细嚼慢咽，再喝两口淡盐水。适用于膀胱癌尿痛。

17. 甘蔗（斩细块）250 克，白茅根（切小段）、绿豆各 100 克。前 2 味共用布包好，与绿豆加水同煮，至豆熟烂，去渣和白茅根，饮汤食豆，亦可加适量冰糖。适用于膀胱癌血尿明显者。

18. 赤小豆 30 克，粳米 50 克，鸡内金末 15 克。前 2 味共煮粥。粥将熟时放入鸡内金末，再煮至粥成即可，早餐食之。适用于膀胱癌合并感染所致尿道疼痛，下肢疼痛。

19. 白花蛇舌草、土茯苓各 30 克，海金沙、灯心草、威灵仙各 9 克。水煎，每日 1 剂，分 3 次服。适用于膀胱癌。

20. 生牡蛎 60 克，昆布 15 克，土木鳖 5 克，半枝莲 30 克。水煎，每日 1 剂，分 3 次服。适用于膀胱癌。

21. 猪苓、茯苓各 15 克，泽泻、海藻各 18 克，白花蛇舌草 30 克。水煎，每日 1 剂，分 3 次服。适用于膀胱癌。

22. 地榆炭 100 克。加食醋 500 毫升，煎至 300 毫升，每日 1 剂，分多次服完。适用于膀胱癌血尿明显者。

23. 刺猬皮 15 克，血竭、红花各 30 克，生乳香 10 克，冰片 6 克。上药共研细末，用酒、醋各半调成稠糊状，敷于病变相应体表处，24 小时换药 1 次，7 日为 1 个疗程。适用于膀胱癌。

【生活调理】

1. 保持会阴区特别是尿道口的清洁，预防感染。

2. 进行心理护理，帮助患者解除紧张、恐惧、失望等不良心态，引导其忘掉疾病，心情舒畅，更好地配合多种治疗。

3. 养成良好的生活习惯，戒烟限酒。不要过多地吃咸和辣的食物，不吃过热、过冷、过期及变质的食物；年老体弱或有某种疾病遗传基因者酌情吃一些防癌食品和含碱量高

《中医偏方全书（珍藏本）》

的碱性食品。

4. 加强体育锻炼，增强体质，多在阳光下运动。

肾 癌

肾癌也称肾细胞癌、肾腺癌、肾上腺样瘤等，是最常见的肾实质性肿瘤。它起源于肾小管上皮细胞，可发生于肾实质的任何部位，但以上、下肾为多见，少数侵及全肾；左、右肾发病机会均等，双侧病变占1%～2%。肾癌的病因未明，但有资料显示其发病与吸烟、解热镇痛药物、激素等有关；除血尿、腰痛和肿块三大典型症状外，肾癌还存在不少非泌尿系统的肾外表现如高热、肝功能异常、贫血、高血压、红细胞增多症和高钙血症等。

本病属中医学"血尿"、"腰痛"等范畴。中医学认为本病多因肾气不足，水湿不化，湿毒内生，或湿热邪毒外侵，入里蓄毒，气滞血瘀，内外合邪阻结水道所致。多见于年龄较大者，此时肾气日见衰弱，易为邪毒所侵。肾虚不能摄血而为血尿，腰为肾之府，肾虚则腰背痛，湿热结毒，日久气滞血瘀形成肿块。常可分为湿热蕴结、阴虚火旺证、气滞血瘀证、气阴亏虚证等证型。

【偏方集成】

1. 薏苡仁、赤小豆各30克。煮成稀粥食用，常服。适用于肾癌。

2. 银耳20克。水炖服，每日1次。适用于肾癌。

3. 鲜马齿苋120克，兔肉（切块）250克。加水煮熟，盐调味，饮汤食肉，常服。适用于肾癌。

4. 粳米100克，菱粉30～50克，红糖适量。粳米煮粥，调入菱粉、红糖。适用于肾癌。

5. 白花蛇舌草、半枝莲各30克，玄参、生薏苡仁各15克。水煎浓缩成膏，加蜂蜜搅匀，每次1匙，每日3次。适用于肾癌。

6. 生黄芪、鸡血藤、地榆、败酱草、白花蛇舌草各适量。水煎服。适用于肾癌。

7. 龙葵、半枝莲、瞿麦、土茯苓、淡竹叶各适量。水煎，每日1剂，分2次服。适用于肾癌湿热瘀毒证。

8. 牡蛎、穿山甲、桃仁、杏仁各适量。水煎服，每日1剂。适用于晚期肾癌。

9. 鲜白茅根60克。做茶饮，每日1剂。适用于肾癌尿血。

10. 生地黄12克，女贞子15克，枸杞子10克，土茯苓20克。水煎服。适用于肾癌。

11. 瞿麦20克，土茯苓、半枝莲各30克，黄柏15克，淡竹叶10克。水煎服。适用于肾癌中晚期。

12. 枸杞子30克，甲鱼1只（约500克），猪瘦肉150克。先放甲鱼在热水中游动，使其排尿后，杀死切开，去内脏，洗净切块，加清水适量，与枸杞子、猪瘦肉共炖烂熟，分2～3次服完。适用于肾癌化疗期间。

13. 枸杞子15克，海参250克，猪瘦肉100克。先将海参浸透，剖洗干净，然后与猪瘦肉均切成片状，加枸杞子和适量水共煮至烂熟，调味食用，分次服完。适用于肾癌化疗期间。

14. 香菇20克，冬虫夏草15克，未下蛋母鸡1只（约1000克）。香菇去蒂，并去鸡毛及头脚和内脏，纳香菇、冬虫夏草入鸡腹，竹签缝口，加水适量慢火炖2小时，调味服食，可分2～3次服完。适用于肾癌化疗期间。

15. 鲜牛奶250毫升，鲜鸡蛋2枚，石莲子50克。将石莲子磨粉，加水适量煮莲子粉成糊状，放入冰糖或白砂糖调味，再放入牛奶和鸡蛋清拌匀，煮沸即可服食。每日或隔日1次。适用于肾癌化疗期间。

16. 鸡内金12克，谷芽30克，生姜3片，兔肉100克。加水适量共煲汤，少量盐调味，喝汤吃肉。每日或隔日1次。适用于肾癌化疗期间。

17. 砂仁15克，山药50克，猪肚1个。砂仁打碎，猪肚洗净并去除脂肪。将砂仁、山药纳入猪肚内，加水适量，慢火炖至猪肚烂熟，少量盐调味，喝汤或佐膳。适用于肾癌化疗期间。

18. 燕窝6克，西洋参9克。燕窝用温水泡后去燕毛，西洋参切片，加清水适量，隔水炖12小时后服用。适用于肾癌放疗期间。

19. 雪梨汁1份，甘蔗汁2份，荸荠1份。三者和匀冷服，或加热后温服。适用于肾癌放疗期间。

20. 乌龟1只（150～250克），猪蹄250克，人参10克。先用沸水烫乌龟使其排尽尿液，斩去头爪，去除内脏，洗净后与猪蹄均切块。加水适量，慢火炖熟烂，分次服用。适用于肾癌术后。

21. 黄芪30克，冬虫夏草15克，老鸭1只。用布包黄芪，去鸭毛和内脏。将黄芪、冬虫夏草纳入鸭腹，竹签缝合，加适量水炖至烂熟，少量盐调味，喝汤吃肉，分次服用。适用于肾癌术后。

22. 牛奶250克，冰糖30克，鸡蛋2枚。先用清水少许煮溶冰糖，倒入牛奶煮沸，即放鸡蛋，拌匀，煮沸即可。每日1次。适用于肾癌手术后。

23. 龙眼肉30克，猪脊骨300克，乌龟1只（105～250克）。将猪脊骨斩细。用沸水烫乌龟，使其排尽尿液，斩去头爪，去除内脏，洗净切块。加适量水久熬，少量盐调味，分次服用。适用于肾癌术后。

24. 鲜活鱼1条（约500克），香片茶10克。将鱼肚切开，用盐、酒腌十几分钟，把泡开的茶叶放入鱼肚中装盘，再在盘边摆放十几片茶叶。武火蒸20分钟，出锅后放上爆香的葱、姜丝即可。适用于肾癌无痛性血尿。

25. 仙人掌、穿心莲各10克，白花蛇舌草、夏枯草各30克，石见穿15克，红皮鸡蛋1～2枚。水煎服，每日1剂。鸡蛋捞出，另食。适用于肾癌各期。

26. 茯苓30克，黄芪20克，赤小豆100克，猪腰250克，食油、盐、葱、姜、蒜、胡椒粉各适量。将药材洗净包好，与猪腰（切片）加作料炖2小时。每日1剂，食用2～3次。功效补肾利湿，消肿止痛。适用于肾癌。

27. 黄芪30克，枸杞子20克，甲鱼1只（约500克）。用纱布包黄芪，去鱼鳞及内脏，洗净切块。加水适量炖熟烂，去黄芪，油、盐少许调味，分次服用。适用于肾癌放疗期间。

【生活调理】

1. 养成良好的生活习惯，戒烟限酒。

2. 每晚坚持温水泡脚，在泡脚的同时，可以按摩双耳、梳梳头发，能补肾固肾。

3. 可以吃吃固元膏，每次1勺，每日1次。

4. 要低盐饮食，忌食寒凉的食物，不喝冷饮。多喝温开水。饮食上多吃补血补肾的食物，以性平性温的为主，如牛肉、猪肉等，多吃性平性温的蔬菜，荤素比例最好是2：3。食物要做得细碎软烂，最好是都剁碎了吃，这样容易消化，不会给胃肠造成负担。

5. 做做搓腰法、转腰操，保护好自己的肾脏。

6. 每日早上醒来后将手臂内侧的肺经来回搓100下，再搓大腿上的胃经和脾经各50下，能有效促进胃肠道的吸收，及时排出体内毒素。中午的时候搓手臂内侧的心经，慢慢来回上下100次，再在腰部肾俞穴搓100下，补肾强肾。晚上临睡前在手臂外侧中间的三焦经上下来回搓100下，能有效缓解全身的疲劳，提高睡眠质量。

7. 平时要注意保暖，不能着凉。

第五章　血液系统疾病

缺铁性贫血

缺铁性贫血是体内铁的储存不能满足正常红细胞生成的需要而发生的贫血。本病的发生主要由于各种原因导致的铁摄入量不足、吸收量减少、需要量增加、铁利用障碍或丢失过多。这种贫血特点是骨髓、肝、脾及其他组织中缺乏可染色铁，血清铁浓度和血清转铁蛋白饱和度均降低。形态学表现为小细胞低色素性贫血。常见乏力、心悸、气短、头晕目眩、面色苍白、抵抗力下降等症状。有些特殊神经系统症状如容易兴奋、激动、烦躁、头痛等，儿童多见。部分儿童出现嗜食泥土、石屑、煤屑、生米等异食癖，缺铁纠正后症状即可消失。

中医学中，虽无缺铁性贫血的病名，但据其临床表现可归属"血虚"、"萎黄"、"虚劳""黄胖"等范畴。中医学认为，心主血、肝藏血、脾统血、肾藏精，故贫血的发生与心、脾、肝、肾的功能失调，脏腑虚损密切相关。本症的形成多由先天禀赋不足、饮食不节、长期失血、病久虚损及虫积等所致。因此，主要病机是饮食失调、脾胃虚弱、气血两虚、肝肾亏虚等。根据引起血虚的原因、病机及其临床症状以及兼有的病情，一般分为肝血亏损、脾虚血亏（或心脾两虚）、气血两虚，以及肝肾阴虚、脾肾阳虚等证型（主要由寄生虫病所致者除外）。

【偏方集成】

1. 猪血 200 克，紫菜（泡好）300 克。同放入铁锅炒熟吃。适用于缺铁性贫血脾气虚弱证。

2. 煅绿矾、炒黄豆各适量。以 1∶2 研细末，每次 9 克，每日 2 次，大枣煎汤送服。适用于缺铁性贫血。

3. 黄芪 30 克，母鸡 1 只，粳米 100 克。将母鸡宰杀去毛及内脏，和黄芪放入锅中加水煮成浓汤，用此浓汤和粳米煮粥，调味食用。适用于缺铁性贫血脾气虚弱证。

4. 红参（切片）10 克，龙眼肉 15 克，粳米 100 克。同煮粥食用，每日 1 次。适用于缺铁性贫血脾气虚弱证。

5. 龙眼肉 30 克，大枣 10 枚，粳米 100 克，冰糖适量。粳米淘净，加水 1000 毫升，大火烧开后，再将龙眼肉洗净，大枣去核放入，转用小火慢熬成粥，下冰糖，将冰糖熬溶。分 2 次趁温空腹服，连服 7 日。适用于缺铁性贫血心脾两虚证，症见心悸失眠者。

6. 鲜菠菜 500 克，猪血 250 克，盐、味精各适量。菠菜洗净，用开水烫，切段。猪血洗净，切小块先放入铁锅内加水煮开，然后加入菠菜一起煮汤，熟后根据个人口味调味。每日 1 次，连服 2～3 次。适用于缺铁性贫血。

7. 当归、枸杞子各 15 克，猪肝 60 克。煮汤调味服食。适用于缺铁性贫血气血两虚证。

8. 千年健、紫草各 60 克，何首乌、黄精各 90 克。上药共研末，加蜜 1 倍为丸，每丸 9 克。每次服 1 丸，每日 2 次。适用于缺铁性贫血。

9. 绿矾 6 克，大枣 10 枚。绿矾研细，加入去皮核捣烂为泥的大枣中，捣匀，捻成 40 丸，每次 1 丸，每日 2 次，20 日为 1 个疗程。适用于缺铁性贫血。

10. 黑豆、大枣各 50 克，龙眼肉 20 克。水煎煮熟服。适用于缺铁性贫血气血两虚证。

11. 黑木耳 10 克，大枣 15 枚，猪瘦肉 60 克。共煮汤食用，每日 2 次。适用于缺铁性贫血。

12. 阿胶 15 克，大枣 10 枚，黑木耳 10 克，糯米 100 克。将阿胶捣碎备用。黑木耳温水泡发，洗净。大枣去核。将黑木耳、大枣与糯米煮粥将熟时，加入阿胶，搅化即可。每日早、晚餐温热服食。功效益气补血。适用于缺铁性贫血血虚证。

13. 紫河车粉 210 克，阿胶 90 克，海螵蛸、肉桂各 45 克，绿矾 500 克。上药共为细末，适量淀粉压成片，每片 0.5 克。每次 2～3 片，白开水送下。适用于缺铁性贫血。

14. 仙鹤草、薏苡仁各 30 克，大枣 10 枚。水煎服。适用于缺铁性贫血脾胃虚弱证。

15. 绿矾 60 克，百草霜 30 克，大枣 500 克。大枣煲熟，去皮核捣烂，与绿矾、百草霜粉搓成丸，如黑豆大。每次 15 丸，早、晚餐后服，连服 1 周。适用于缺铁性贫血。

16. 人参 3 克，五味子、酸枣仁各 6 克，大枣 10 枚。水煎服。适用于缺铁性贫血心脾两虚证。

17. 鳝鱼 150～250 克，当归、党参各 5～10 克，葱、生姜各 3～5 克，盐适量。煮熟趁热空腹食鱼喝汤，每日 1 次，连食 3～5 日。适用于缺铁性贫血心脾气血两虚证，体质虚弱，倦怠乏力者。发热腹泻者不宜用。

18. 鸡血藤、地稔、岗梅各 30 克，五指牛奶根 60 克。水煎服，每日 1 剂。适用于缺铁性贫血。

19. 苍术、川芎、香附、六曲各 10 克。醋煅研粉，每次 1.5～3 克，每日 3 次。适用于各型缺铁性贫血。

20. 猪肚 1 个，黄芪 30 克，冰糖适量。炖服，隔日 1 剂。适用于缺铁性贫血。

21. 何首乌 25 克，菠菜 12 克。先水煎何首乌，2 小时后去何首乌入菠菜煮 10 分钟后服。每日 1 剂，每日 1 次。适用于缺铁性贫血。

22. 大枣 100 克，红豆 30 克，黑豆、党参、桑椹各 15 克。上述诸药洗净后，放入沙锅内，加清水适量，煮至豆熟烂时加入适量红糖调味。每日 1 剂，连服 1 个月。功效健脾补肾，益气养血。适用于缺铁性贫血脾肾气血虚证，面色萎黄，头晕眼花，失眠健忘，心悸气短。

23. 制何首乌 30 克，党参、粳米、党参各 100 克，大枣 10 枚。将制何首乌加水煎煮，去渣取汁，加入大枣、粳米一起煮粥。功效滋补肝肾健脾养血。适用于缺铁性贫血肝肾亏虚证，面色无华，眩晕耳鸣，健忘多梦，肢体麻木。

24. 煅黑矾、炒苍术各 30 克，神曲 60 克。共研为末，醋糊为丸，如豌豆子大。每次 6～10 克，每日 3 次，开水送下。适用于缺铁性贫血。

25. 猪瘦肉 500 克，当归 30 克，枸杞子 100 克。将猪瘦肉洗净切块，与当归、枸杞子同放入锅内，加水适量，用小火煎煮，除去药渣，稍加盐调味，饮汤吃肉，分 3 次服食。适用于缺铁性贫血气血亏虚证，头昏眼花，疲倦乏力。

26. 黄精 2500 克，何首乌 1000 克，白酒 2500 毫升。将前 2 味放入白酒中浸泡，早、晚各服 15 毫升，连服 3～6 个月。适用于缺铁性贫血。

27. 大枣 20 枚，党参、赤小豆各 50 克，当归 20 克，花生红衣适量。共同熬汤，连汤共食之。适用于缺铁性贫血。

28. 制何首乌 240 克，鸡蛋 1 枚。将制何首乌研末，每日 15 克，与鸡蛋混合调匀蒸熟吃。适用于缺铁性贫血。

【生活调理】

1. 高蛋白饮食。蛋白质是合成血红蛋白的原料，应注意膳食补充，每日数量以 80 克左右为宜，可选用动物肝脏、瘦肉类、蛋、奶及豆制品等优质蛋白质食物。适量脂肪摄入，每日以 50 克左右为宜。脂肪不可摄入过多，否则会使消化吸收功能降低及抑制造血功能。适量碳水化合物，每日 400 克左右。

2. 进食含铁丰富的食物，如猪血、猪肝等食物，提倡使用铁锅。

3. 膳食中应包括含维生素丰富的食物，特别是维生素 B 和维生素 C 对防治贫血有很好的效果。

巨幼细胞贫血

巨幼细胞贫血是由于脱氧核糖核酸（DNA）合成障碍所引起的一种贫血，主要是体内缺乏维生素 B_{12} 或叶酸所致，亦可因遗传性或药物等获得性 DNA 合成障碍引起。本病特点是呈大红细胞性贫血，骨髓内出现巨幼红细胞系列，并且细胞形态的巨型改变也见于粒细胞、巨核细胞系列，甚至某些增殖性体细胞。一般起病缓慢，叶酸缺乏与维生素 B_{12} 缺乏共同的表现为巨幼细胞性贫血和消化道症状，而维生素 B_{12} 缺乏尤其是恶性贫血患者可出现神经系统症状。

本病属中医学"虚劳"、"血虚"、"血枯"、"急劳"、"热劳"范畴，乃饮食偏颇、脾肾两虚、精血不足所致。血液生成，来源于中焦水谷精微，又赖精血互生，精可化血，故血液的生成与肾的关系尤为密切。肾藏精，主骨生髓，通于脑，为先天之根，若肾虚，精髓不充，则血液生化不足。大病久病，失于调理，失治误治，损伤精血，也可以出现本病，临床中一般可分为心脾两虚、气血两虚、脾肾两虚 3 型。

【偏方集成】

1. 熟地黄 50 克，牛脊骨 500 克，调料适量。牛脊骨洗净剁碎，与熟地黄一起放入沙锅，加水炖煮 2 小时，加调料即成。喝汤吃肉。适用于巨幼细胞贫血。

2. 荔枝干、大枣各 7 枚。将荔枝干与大枣水煎，每日 1 剂，分 2 次服。功效补气血。适用于巨幼细胞贫血。

3. 鲜羊骨 1000 克，粳米 200 克。羊骨洗净捶碎，加水熬汤，去渣后，入粳米共煮成粥。15 日为 1 个疗程。功效养心补脾，滋补强壮。适用于巨幼细胞贫血。

4. 糯米 100 克，薏苡仁 50 克，大枣 15 枚。同煮成粥。食用时加适量白糖。适用于巨幼细胞贫血。

5. 党参 25 克，当归、何首乌各 20 克，母鸡 1 只，葱、姜、料酒各适量。母鸡宰杀后去内脏洗净，将洗净切片的当归、党参、何首乌放入鸡腹中，一起放入沙锅，加入葱、姜、料酒，加入适量的水，文火炖煮，至鸡肉烂熟即成。喝汤吃肉，每周 3 次。适用于巨幼细胞贫血。

6. 黄精 12 克，当归、制何首乌各 10 克。水煎服，每日 1 剂。适用于巨幼细胞贫血脾肾两虚证。

7. 制何首乌 60 克，大枣 5 枚，粳米 100 克。先以制何首乌煎取浓汁去渣，加入大枣和粳米煮粥，将成，放入红糖适量，再煮沸即可。热温服。何首乌忌铁器，煎汤煮粥时需用搪瓷锅或沙锅。适用于巨幼细胞贫血。

8. 猪肝 150 克，菠菜适量。猪肝洗净切片与淀粉、盐、酱油、味精各适量调匀，放入油锅内与焯过的菠菜炒熟，或用猪肝 50 克，洗净切片，放入沸水中煮至近熟时，放入菠菜，开锅加入调料，吃肝吃菜喝汤。适用于巨幼细胞贫血。

9. 乌鸡 1 只，参须 20 克，调料适量。乌鸡宰杀后去毛去内脏洗净，参须切小段一起放入大碗内，加调料和少许水，上笼蒸熟即可。每周 3 次，连服 3 周。适用于巨幼细胞贫血。

10. 鸡蛋 2 枚，菠菜 100 克。取蛋黄打散，水煮开加入菠菜，每日 2 次。适用于巨幼细胞贫血。

11. 鲜鸭血适量。加清水适量，盐少许，隔水蒸熟，然后加入何首乌酒 2 汤匙稍蒸片刻后服。每日 1 次，连服 5 次为 1 个疗程。低热患者忌用。适用于巨幼细胞贫血气血两虚证。

12. 猪蹄、花生、大枣各适量。煮汤，每日食用。适用于巨幼细胞贫血气血两虚证。

13. 莲子、龙眼各 30 克，大枣 10 枚，冰糖适量。莲子用水泡发后去皮去心，大枣去核，龙眼去壳，三者一起放入沙锅中，加水文火炖煮至莲子烂熟，加水、冰糖调匀即成。分 2 次趁热服食，连服 10 日。适用于巨幼细胞贫血。

14. 黄芪 30 克，当归 6 克。水煎服。适用于巨幼细胞贫血气血两虚证。

15. 黑木耳 15 克，大枣 15 枚，冰糖 10 克。将黑木耳、大枣用温水泡发并洗净，放入小碗中，加水和冰糖。将碗放置锅中蒸约 1

中医偏方全书（珍藏本）

小时。1 次或分次食用。适用于巨幼细胞贫血气血两虚证。

16. 龙眼肉、当归各 15 克，鸡半只。先炖鸡至半熟，下龙眼肉、当归，共炖至熟，吃肉饮汤。适用于巨幼细胞贫血气血两虚证。

17. 菠菜 60 克，鸡蛋 2 枚，姜丝、盐各适量。将菠菜洗净，切段，用沸水煮，水再沸放入姜丝、盐，打入鸡蛋略煮。每日 2 次。适用于巨幼细胞贫血气血两虚证。

18. 龙眼肉 5 枚，莲子、芡实各 20 克。水煎汤服。适用于巨幼细胞贫血脾肾两虚证。

19. 银耳 15 克，大枣 30 克，大米 100 克。将银耳去蒂、洗净、浸泡，大枣去核。大米洗净后加适量水，与银耳、大枣同煮。每日服食，早、晚各 1 次，每次 150 毫升。适用于巨幼细胞贫血。

20. 鲜羊骨 200 克，韭菜 100 克。先将鲜羊骨捶碎，加水煎汤，弃骨，以汤代水煮粥，加入韭菜。粥成加入葱、姜、盐等调味后，食用。适用于巨幼细胞贫血畏寒者。

21. 猪皮 100～150 克，黄酒半碗，红糖 50 克。以黄酒加等量清水煮猪皮，待猪皮烂熟调入红糖。每日分 2 次服。适用于巨幼细胞贫血脾肾两虚证。

22. 紫河车 1 个，焙焦研细末，每次 10 克，每日 2 次，开水送服。适用于巨幼细胞贫血脾肾两虚证。

23. 阿胶末 15 克，红糯米 50 克，蜂蜜 30 克，米酒 15～20 毫升。红糯米加水适量煮粥，加阿胶末、蜂蜜和米酒搅匀，温热服之，每日 3 次，连服 10 日为 1 个疗程。适用于巨幼细胞贫血畏寒者。

【生活调理】

1. 改变不良的饮食习惯。不偏食，不挑食，多吃青菜，青菜不宜翻炒过久，从食物中摄取叶酸和维生素 B_{12}。

2. 注意补充叶酸和维生素 B_{12}，多吃新鲜蔬菜，以增加叶酸的摄入量。同时多吃含蛋白质丰富的食物，保证营养平衡。含叶酸丰富的蔬菜，如菠菜、油菜、小白菜、酵母发面食品、豆类及其制品以及动物的肝肾等。

3. 改善烹调技术。叶酸极易被高温破坏，故烹调时不宜高温和时间过长。

4. 禁忌饮酒。慢性酒精中毒的患者，多数伴有叶酸缺乏。因此，巨幼细胞贫血的患者不宜饮酒。

5. 如有消化道疾病者，积极治疗。

再生障碍性贫血

再生障碍性贫血是因骨髓造血干细胞及造血微环境损伤，使造血功能显著下降，以致全血细胞减少的难治性疾病。往往同时有红细胞、白细胞和血小板的减少，故症状表现为较重的贫血、易感染（发热）和出血（皮下出血、齿龈出血、鼻出血、月经量大、伤后出血不止等）。分为先天性和获得性两大类，先天性极其罕见，获得性再生障碍性贫血可分为原发性和继发性两种类型，按临床表现、血常规和骨髓象的不同，分为急性再生障碍性贫血和慢性再生障碍性贫血。原发性再生障碍性贫血的病因不明确，继发性再生障碍性贫血有药物因素、非药物性化学物因素、电离辐射及感染等。

本病属中医学"血虚"、"虚劳"、"血证"、"温毒"等范畴，再生障碍性贫血的病因为劳倦内伤，感受不正之气，或药物毒物戕伤气血，日久未复，致脾肾亏虚，精血生化不足所致。精液亏损，脾胃失调，邪毒入里，禀赋不足，导致肾虚不生髓与髓不藏精化血。久病影响肝、心、脾、肾和骨髓，慢性再生障碍性贫血的常见证型有肝肾阴虚型、气血两虚型、脾肾阳虚型、阴阳两虚型、热毒营血型。

【偏方集成】

1. 牛筋、鸡血藤各 30 克，补骨脂 9 克，大枣 10 枚。水煎，牛筋熟后入药，食筋饮汤。适用于再生障碍性贫血。

2. 猪胃 1 个，黄芪 100 克，红糖适量。三者炖熟服用，每周服 1 个。适用于再生障碍性贫血。

3. 绿矾适量，生鸡蛋 2 枚。将绿矾研为面，装入鸡蛋里，在鸡蛋破口处，用面糊包严，煮熟，每日早、晚各吃 1 枚。适用于再生障碍性贫血。

4. 花生米 100 克，大枣 50 克，红糖适量。花生米温水泡半小时，取皮；大枣洗净后温水泡发，与花生米同放铝锅内，倒入泡花生米的水，酌加清水，小火煎半小时，捞出花生衣，加适量红糖即成。每日3次，饮汁并吃枣，连服10日。适用于再生障碍性贫血。

5. 紫河车1个，猪瘦肉250克，大枣20枚，生姜数片。将紫河车漂洗干净，切片，同生姜一起炒，再加猪瘦肉、大枣炖熟，加盐调味，分次食用。适用于再生障碍性贫血。

6. 商陆、仙鹤草、牡丹皮各10克。水煎服，每日2次，1个月为1个疗程。适用于再生障碍性贫血。

7. 羊骨250克，枸杞子15克，黑豆30克，大枣20枚，盐适量。羊骨捶碎，大枣去核，与枸杞子、黑豆同放沙锅内加水炖至烂熟，调味即可。佐餐食，隔日1次，可长期服。适用于再生障碍性贫血肝肾阴虚证。

8. 龟肉250克，核桃仁100克，杜仲20克。将龟肉切块，用沸水焯透，核桃仁用温水泡去膜皮，切丁，下油锅炸至金黄色。杜仲洗净，刮去粗皮，再将葱、姜入油锅中煸炒，倒入龟肉炒至水干，加入盐、料酒、核桃仁、杜仲，倒入鸡汤，烧开去浮沫，文火炖至肉熟，放味精调味服食。适用于再生障碍性贫血。

9. 黑木耳15克，大枣15枚，冰糖10克。将黑木耳、大枣用温水泡发并洗净，放入小碗，加水和冰糖；将碗放置锅中蒸1小时左右即可。每日2次，连服1个月为1个疗程。适用于再生障碍性贫血。

10. 牛骨髓、生山药、蜂蜜各240克，紫河车粉300克。捣匀入碗罐中，放锅内蒸熟。每次服2汤匙，每日2次。适用于再生障碍性贫血。

11. 羊胫骨或脊骨1根，姜、葱、盐各少许。将骨头砸碎，煮汤，再加入姜、葱、盐调味，喝汤。适用于再生障碍性贫血。

12. 羊胫骨250克，大枣10枚，糯米100克，姜丝、麻油、盐、味精各适量。羊胫骨敲裂砍成小段；大枣去核；粳米淘净，加水1000毫升，大火烧开后，加入羊胫骨、大枣、姜丝，转用小火慢熬成粥，加调料即可。

分1～2次趁温空腹服，连服10日。适用于再生障碍性贫血脾肾阳虚证。

13. 茜草、连翘、松针、大枣各10克。水煎服，每日2次。适用于再生障碍性贫血有出血症状者。

14. 当归、侧柏叶炭各200克。共为细末，炼蜜为丸，如梧子大，每次服15克，每日2次。适用于再生障碍性贫血及其引起的出血。

15. 糙糯米（即半捣米）100克，薏苡仁50克，大枣8克。按常法煮作粥，每日早、晚食用。适用于再生障碍性贫血。

16. 鲜紫河车、猪肉、生姜各适量。前2味洗净切块，生姜切丝，先炒后煮，炖熟调味即可。连汤服食，每周2～3次。1个月为1个疗程。适用于再生障碍性贫血脾肾阳虚证。

17. 冻豆腐、鸡蛋清各适量。将冻豆腐以温水暖软后挤出水分，放入鸡蛋清碗内挤吸令蛋清吸入，取出放入锅内蒸或烹，可随意食用之。适用于再生障碍性贫血。

18. 大枣30克，黑木耳15克，粳米100克，冰糖适量。大枣去核；黑木耳水发去蒂，洗净切丝。粳米淘净，加水1000毫升，大火烧开后，加入大枣和黑木耳，转用小火慢熬成粥，下冰糖，熬溶。分1～2次趁温空腹服，连服3日。适用于再生障碍性贫血肝肾阴虚证，症见盗汗者。

19. 大枣（去核）500克，黑豆250克，黑矾（硫酸亚铁）60克。大枣煮熟，黑豆碾面，加入黑矾，共捣烂如泥为丸。每次3克，每日1～2次。适用于再生障碍性贫血。

20. 花生衣12克。将花生衣研碎，分2次用温开水冲服，每日1剂。适用于再生障碍性贫血，症见出血。

21. 黑木耳15克，大枣15枚，冰糖10克。黑木耳、大枣洗净，水泡发后加水与冰糖同炖约1小时。适用于再生障碍性贫血。

22. 糙糯米100克，薏苡仁50克，大枣8枚。按常法煮粥。早、晚服用。功效滋阴补血。适用于再生障碍性贫血。

23. 龙眼肉、当归各15克，鸡半只。先炖鸡至半熟，下龙眼肉、当归煮熟服用。功

中医偏方全书（珍藏本）

效滋阴补血。适用于再生障碍性贫血。

24. 龙眼肉 5 克，芡实、莲子各 20 克。水煎，于睡前服用。功效安神补血。适用于再生障碍性贫血。

25. 猪瘦肉 50 克，大枣 10 枚，鸡蛋（打入）1 枚。煮熟，每日 2 次。功效补益气血。适用于再生障碍性贫血。

26. 花生米 100 克，大枣、红糖各 50 克。大枣泡发，花生米略煮一下捞出剥去外皮与大枣同下，加水适量煮半小时，加入红糖化后就可食用。适用于再生障碍性贫血。

27. 山药 30 克，紫荆皮 9 克，大枣 10 枚。水煎，分 3 次服，每日 1 剂。适用丁再生障碍性贫血。

28. 猪骨 250 克，黑豆 30 克，大枣 20 枚，调味品适量。把猪骨、黑豆、大枣放入锅里，加水至 1500 毫升，炖汤，去骨，入调味品。食豆，食大枣，服汤，每日 2 次。功效补肾健脾生髓。适用于再生障碍性贫血脾气亏虚证。

【生活调理】

1. 禁用抑制骨髓的药物及可致再生障碍性贫血的药物，如氯霉素、四环素、他巴唑、吲哚美辛等。防止与物理及化学毒物接触，避免周围环境中有可能导致骨髓损害的因素。必须接触能致本病的化学、物理因素者，要严格执行劳动防护措施，定期做预防性检查。

2. 贫血的护理。注意休息，防止晕倒和摔伤，注意保暖等。

3. 预防感染。再生障碍性贫血患者，因白细胞生成减少而导致抵抗力下降，易感冒、发热，受伤后易发生感染等。所以应注意观察和预防各种感染。

4. 平时根据天气变化注意加减衣物；避免接触患有感冒、肝炎等传染性疾病的患者；尽量不要去人流量大的公共场所；日常饮食起居保持清洁卫生；保持口腔、阴部、肛门和全身的清洁；每日细致地搞好个人卫生；避免创伤，防止感染。

5. 防止便秘。若有便秘，及时服用通便的药物。解除便秘，以防排便困难造成肛门裂伤而感染、出血；多饮水。

6. 饮食。要进食高热量、高蛋白质、高维生素、易消化的食物。注意饮食清洁。少食辛辣刺激性的食物，注意休息。

7. 心理护理。该病病期相对较长，病情较前几种贫血重，患者及亲属要做好充分的思想准备，要保持心境平和、精神乐观，在保证休息和不影响病情恢复的前提下，合理安排生活，使生活充实而愉快，有利于病情的好转。

8. 定期到医院复查和接受治疗，按医嘱用药。

浆细胞病

浆细胞病（即浆细胞疾病、单克隆丙种球蛋白症）是指一组由 B 淋巴细胞演变而来的、能分泌单克隆免疫球蛋白的使单株（单克隆）浆细胞过度增殖并产生大量异常抗体的一组浆细胞恶性增生性疾病。该病多见于老年人。由于尚不清楚的原因，其中 20%～30% 的患者可发展成为浆细胞恶性肿瘤，如多发性骨髓瘤。多发性骨髓瘤可以突然发生，并常常需要治疗。

本病属中医学"腰痛"、"骨痹"、"虚劳"等范畴。临床表现为骨痛、贫血、发热等。其病因病机主要由于六淫、饮食、情志、房劳等因素使阴阳气血失调，脏腑亏损，致气血失和，痰瘀互结，热毒内蕴而成。痰瘀搏结，痹阻经络，经脉筋骨失于濡养而致骨痹、周身痛；老年人肾精亏虚，或病久气血不足，肝肾失调，脏虚毒瘀，故腰痛、贫血；热毒内蕴，耗伤气血亦可致发热、贫血。

【偏方集成】

1. 黄芪 15 克，鹿角胶、夏枯草、胆南星各 10 克。水煎，每日 1 剂，分 2 次服，半个月为 1 个疗程。适用于浆细胞病寒痰凝滞证。

2. 桂枝、木香各 10 克，丹参、茯苓各 15 克。水煎，每日 1 剂，分 2 次服，半个月为 1 个疗程。适用于浆细胞病寒痰凝滞证。

3. 当归、炙甘草各 9 克，炒白芍、鸡血藤各 15 克，牡蛎 30 克。水煎服，每日 1 剂，连服 3～5 剂。功效养血柔筋。适用于浆细胞病下肢疼痛。

4. 何首乌、核桃仁、黑芝麻各 60 克。共为细末，每次服 10 克，每日 3 次。适用于浆细胞病血虚便秘。

5. 蛤肉 100 克，鸡蛋 3 枚，油、盐、葱各适量。共炒熟，佐餐常用。适用于浆细胞病。

6. 杏仁 10 枚，火腿丝、豆腐各 100 克。加入作料共煮成羹，佐餐常用。适用于浆细胞病。

7. 天冬、沙参、太子参各 15 克，天花粉 10 克。水煎，每日 1 剂，分 2 次服，半个月为 1 个疗程。适用于浆细胞病肝肾阴虚证。

8. 黄柏、玄参各 10 克，栀子、女贞子各 15 克。水煎，每日 1 剂，分 2 次服，半个月为 1 个疗程。适用于浆细胞病阴虚有热证。

9. 牛蹄筋 50 克，鸡血藤 30 克，补骨脂 10 克。先将牛蹄筋洗净切片，与鸡血藤、补骨脂一同入锅，加水适量，煎熬至牛蹄筋熟烂，取汁饮用。功效补肝养血，补肾壮阳。适用于浆细胞病贫血。

10. 金刚刺 15 克，猪瘦肉、豆豉汁、红糖各适量。金刚刺取汁去渣，入猪肉，加调料，煮熟作肴。适用于浆细胞病。

11. 冬虫夏草 10 克，青头鸭 1 只。加水 100 毫升，饮汤食肉。适用于浆细胞病阴虚气虚，肺阴不足证，出现气短，动则加剧，咳嗽无疾，舌红苔光者。

12. 黄鳝 2 条，生姜 2 片。油、盐等调味品各适量。水煎熬汤，佐餐常用。功效养血滋阴。适用于浆细胞病阴血亏虚证。

13. 金银花、白花蛇舌草、牡丹参各 15 克，丹皮 10 克。水煎，每日 1 剂，分 2 次服，半个月为 1 个疗程。适用于浆细胞病血热瘀毒证。

14. 牛黄 1 克，五倍子 10 克，鳖甲、赤芍各 15 克。水煎，每日 1 剂，分 2 次服，半个月为 1 个疗程。适用于浆细胞病血热瘀毒证。

15. 黄芪 9 克，银耳 12 克。加水 300 毫升，文火煮 1 小时，加冰糖适量，每日 1 次。适用于浆细胞病气阴虚证，症见口干、盗汗、失眠者。

16. 茜草 25 克，青黛 5 克，栀子、仙鹤草各 20 克。水煎，每日 1 剂，分 2 次服。适用于浆细胞病。

17. 鹿筋 30 克，雪莲花 1 支，蘑菇 10 克，火腿 50 克，黄酒、调料各适量。共煎汤，功效壮阳补血，强筋骨。适用于浆细胞病。

18. 金钱龟 500 克，冬虫夏草 205 克，沙参 200 克，火腿 125 克，鸡肉 250 克。煮食。功效滋阴壮阳，补气养血。适用于浆细胞病。

19. 柴胡、青皮、香附子各 10 克，赤芍 15 克。水煎，每日 1 剂，分 2 次服，半个月为 1 个疗程。适用于浆细胞病气滞血瘀证。

20. 昆布、夏枯草各 15 克，海藻、青皮各 10 克。水煎，每日 1 剂，分 2 次服，半个月为 1 个疗程。适用于浆细胞病气滞血瘀证。

21. 牛膝 15 克，当归 10 克，补骨脂 20 克，猪骨 500 克，食油、盐、葱、姜、蒜各适量。把药材洗净用纱布包好，与猪骨、作料一起炖 2 小时。食汤，每日 1 剂，分 2 次服。功效壮骨止痛。适用于浆细胞病放化疗时引起的骨痛。

22. 乳香、生川乌各 10 克，没药 15 克，生马钱子 6 克，花椒 8 克。上药研细，用醋将药末调装布袋中，蒸热敷骨质增生处，每日 1 次，一剂药连用 5～7 日。药干后可用醋再调。功效活血通络，温经止痛。适用于浆细胞病。

23. 玄参、海藻、贝母各 10 克，鳖甲 15 克。水煎，每日 1 剂，分 2 次服，半个月为 1 个疗程。适用于浆细胞病气郁痰结证。

24. 柴胡、青皮、海藻各 10 克，昆布 15 克。水煎，每日 1 剂，分 2 次服，半个月为 1 个疗程。适用于浆细胞病气滞血瘀证。

25. 石决明、木贼各等份。为末。每次取 6 克，与姜、枣同用水煎，连渣服下，每日 3 次。适用于浆细胞病血虚发热者，症见口渴大饮，目赤面红，脉洪大而虚，重按无力。

26. 猪心 1 具，朱砂 2 克。把朱砂塞入猪心内，煮熟或蒸熟，连汤带肉一起服食，隔日 1 次，连服 7 具。适用于浆细胞病失眠、贫血心慌等。

【生活调理】

1. 远离射线，避免电高辐射。对于接触射线的工作，应严格遵守劳动保护措施，避免不必要的照射。

2. 不接触石棉、苯及有毒有害物质，采用机器喷洒农药，实验室操作员应做好个人的保护。

3. 劳逸结合，尤其中老年人，注意不要过度劳累，保持心情舒畅，勿使房劳过度，保护肾气。

4. 患者易出现病理性骨折，故应注意卧床休息，避免负重等劳动或运动。

5. 注意保暖，避免着凉，室内保持空气新鲜，定期空气消毒。

6. 饮食调理，饮食宜清淡，选用能抑制骨髓过度增生的食品，如海带、紫菜、裙带菜、海蛤、杏仁。戒禁烟酒，忌食肥甘厚味以及生冷、辛辣之品。为杜绝生疾之源，可适当饮用牛奶。有肾功能损伤者，还应采用低盐饮食。

7. 应保持精神愉快，避免精神刺激。

溶血性贫血

溶血性贫血是由于红细胞过多、过早的破坏，骨髓造血功能代偿不足时所发生的一类贫血。正常情况下成熟红细胞的平均寿命为120日，自然消亡的红细胞和新生的红细胞数平衡，红细胞的总量保持平衡，如果骨髓能够增加红细胞生成，足以代偿红细胞的生存期缩短，则不会发生贫血，这种状态称为代偿性溶血性疾病。常伴有黄疸，称为"溶血性黄疸"，溶血性贫血的临床表现可见面色苍白、寒战、高热、黄疸、血尿、腰背肢体酸痛，严重者可出现微循环障碍，少尿或无尿；慢性溶血性贫血患者可有轻度或隐性黄疸，肝脾常肿大，并伴淋巴结肿大。

本病属中医学"黄疸"、"急黄"、"虚劳"、"积聚"、"内伤发热"等范畴。本病为先天不足、后天失养引起的。引起本病既有先天禀赋怯弱的因素，也有后天脾胃虚弱、气血不足的因素，但两者则以先天因素更为重要。急性溶血多因湿热内蕴，或热扰营血，

湿热毒邪相搏结，交蒸于肝胆，肝失疏泄，胆汁外溢；或热毒内蕴化火，浸入血分，耗伤营血，导致贫血；慢性溶血性贫血多属阴血内虚，素体亏虚，复感湿热外邪，或水湿不化，郁而化热，湿热搏结于中焦，伤及脾肾，气血生化异常而发本病。本病位在肝胆脾胃。中医针对上述病因病机将本病分为脾胃阳虚、肝肾阴虚、气血两虚、湿热内蕴4型，分别予以辨证论治。

【偏方集成】

1. 枸杞子、龙眼肉各200克。加水，用小火多次煎熬至枸杞子、龙眼肉无味，去渣继续煎熬成膏，每次10～20克，沸水冲服。适用于溶血性贫血气血双亏证。

2. 制附片、炙黄芪各12克，炒白术9克，大当归10克。水煎服。适用于溶血性贫血。

3. 牛乳250克，粳米100克，白糖适量。粳米淘洗干净，放入锅中，加清水，煮至半熟时，再加牛乳，煮至粥成，调以白糖进食。适用于溶血性贫血，见虚弱劳损、形体羸瘦者。

4. 藿香、炙黄芪各12克，茯苓9克，虎杖10克。水煎，每日1剂，分2次服。适用于溶血性贫血湿热内结证。

5. 鲜乌贼250克，桃仁15克。乌贼冲洗干净，切条备用，桃仁洗净，去皮备用，乌贼放入锅中，加桃仁、清水，旺火烧沸后加黄酒、酱油、白糖，再用小火煮至熟烂即成。适用于溶血性贫血患者。

6. 羊乳250克，羊脂60克。羊乳、羊脂放入锅中，煮作羹食。功效补虚劳，益精血。适用于溶血性贫血患者身体羸瘦。

7. 茵陈15克，栀子、茯苓各10克，滑石适量。水煎，每日1剂，分2次服。适用于溶血性贫血湿热内结证。

8. 野生灵芝20克。切成薄片，文火保持沸腾30分钟，即可饮用，可反复煎煮2次，日常饮用。适用于溶血性贫血。

9. 黄芪20克，当归10克，党参30克，甘草3克。水煎服。功效补益气血、健脾固肾。适用于溶血性贫血。

10. 鲜牡蛎250克。将其洗净，用黄

酒、盐、葱姜腌泡半小时后，取出，大火上烤熟即可，佐餐食用。适用于溶血性贫血。

11. 黄芪 30 克，当归 15 克，阿胶、熟地黄各 10 克。水煎，每日 1 剂，分 2 次服。适用于溶血性贫血气血两虚证。

12. 土大黄 30 克，丹参 15 克，鸡内金 10 克。水煎服，每日 1 剂，连续 15 日为 1 个疗程。服药期间，忌食辛辣。适用于溶血性贫血。

13. 鲜桑椹 1000 克，糯米 500 克。鲜桑椹洗净捣汁，再将药汁与糯米共同烧煮，做成糯米干饭，待冷，加酒曲适量，拌匀，发酵成为酒酿。每日佐餐食用。适用于溶血性贫血肝肾阴亏证。

14. 鲜桑椹 1000 克（干品 600 克），绞取汁液，煎熬成稀膏，加蜂蜜 300 克，一同熬至稠厚，待冷备用。每次 10 克，以沸水冲服。适用于溶血性贫血气血双亏证。

15. 柴胡、当归、香附、川芎各 10 克。水煎服，每日 1 剂，连续 15 日为 1 个疗程。服药期间，忌食辛辣。适用于溶血性贫血气滞血瘀证。

16. 花生米 50 千克，酱油、味精各 25 克。将花生米炒熟去皮，放入缸内，再把酱油和味精混合均匀，倒入缸内泡制，每日搅拌 2 次，7 日即成。佐餐食用。适用于溶血性贫血。

17. 糯米 60 克，阿胶 30 克，红糖少许。先用糯米煮粥，待粥将熟时，放入捣碎的阿胶，边煮边搅匀，稍煮 2～3 沸即可。适用于溶血性贫血心脾两虚、气血双亏证。

18. 鸡血藤 30 克，鸡蛋 2 枚，白糖少许。将前 2 味加清水 2 碗同煮，蛋熟后去壳再煮片刻，煮成一碗后再加白糖少许调味。饮汤食鸡蛋。适用于溶血性贫血。

19. 鲜藕 100 克，大枣 7 枚，红糖、粳米各适量。加适量水煮粥，常煮粥服。适用于溶血性贫血。

20. 枸杞子、山药、花生米各 20 克，大枣、小米各 50 克。加水 150 毫升，煮粥食用。适用于溶血性贫血。

【生活调理】

1. 病室宜安静、整洁，温度 18 ℃～

20 ℃，湿度 50％～60％，阳光充足，冬季每日通风 0.5～1 小时，防止对流风，每日紫外线空气消毒 1～2 小时。

2. 贫血者可适当活动，避免过劳，贫血重者卧床休息。

3. 晨起、饭后要漱口，保持口腔清洁，勤洗澡更换内衣，避免感染。

4. 饮食应以清淡、易消化，富于营养为宜。避免进食酸性及过甜的事物，以免引起溶血。禁食肥腻，禁忌生冷瓜果以免损伤脾胃，辛辣滋补之品亦当避免或少食，时时顾护脾胃。戒烟酒。

5. 头晕、心悸、气短者应卧床休息，坐起、站立时动作要缓慢，切勿突然坐起，防止发生晕厥。

6. 患者要树立战胜疾病的信心，保持乐观向上的情绪，避免精神紧张和劳累，经常听听轻松的音乐，看一些娱乐性书籍，与病友谈谈心，积极配合治疗、护理。

7. 保持规律、良好的作息时间，饮食应有节制，随时增减衣服，防治感冒。避免重体力劳动。避免精神紧张，勿激动，可适当锻炼，以增强体质，但气血亏虚者勿练气功，以免动气耗血，加重气血虚。

8. 出现尿色加深、发热、腹痛时及时找医生就诊。

过敏性紫癜

过敏性紫癜又称亨-舒综合征，是一种较常见的微血管变态反应性出血性疾病。病因有感染、食物药物过敏、昆虫咬伤等所致的过敏等。儿童及青少年较多见。起病前 1～3 周往往有上呼吸道感染史。机体对某些致敏物质发生变态反应，引起广泛的小血管炎，使小动脉和毛细血管通透性、脆性增加，伴渗出性出血、水肿。可伴发有荨麻疹、腹痛、关节痛等其他过敏表现，临床表现主要为皮肤瘀点，多出现于四肢，紫癜呈对称分布、分批出现、大小不等、颜色深浅不一，可融合成片，一般在数日内逐渐消退，但可反复发作；患者可有胃肠道症状，如腹部阵发性绞痛或持续性钝痛等；可有关节疼痛；肾脏

中医偏方全书（珍藏本）

症状，如蛋白尿、血尿等，男性发病多于女性，春秋季节发病较多。

本病属中医学"血证"、"斑疹"、"肌衄"、"紫斑"、"葡萄疫"范畴。多为血热壅盛兼感六淫之邪，邪热与血热相搏，迫血妄行；或为素体阴虚火旺，复因外邪或某些食物、药物所伤，以致邪热壅遏脉络，迫血妄行而发斑。一般多因阴虚阳亢、血热妄行所致，但也有属于虚寒之类。过敏性紫癜一般分为热伤血络、瘀血阻络、气虚血亏 3 型，以热伤血络最为常见。

【偏方集成】

1. 防风、浮萍、紫草各 10 克，牡丹皮 15 克。水煎，每日 1 剂，分 2 次服。适用于过敏性紫癜风热扰营证。

2. 仙鹤草、生地黄各 30 克，白茅根 15 克，牛膝 9 克。水煎服，每次 150 毫升，每日 2 次。适用于过敏性紫癜血热妄行证。

3. 连翘 15 克，天花粉、紫草各 10 克，甘草 6 克。水煎，每日 1 剂，分 2 次服。适用于过敏性紫癜热毒迫血妄行证。

4. 鲜生地黄、鲜白茅根、鲜藕各 150 克。压榨出汁饮用，每日 1 次，15 日为 1 个疗程。适用于过敏性紫癜阴虚内热证。

5. 大枣 20 枚，杭白芍 30 克，甘草 10 克。水煎，每日 1 剂，分 2～3 次服。适用于过敏性紫癜伴有腹痛、腹泻患者。

6. 墨旱莲、人参各 9 克，粳米 60 克，白糖适量。墨旱莲煎汤取汁，与粳米、白糖煮粥。人参另炖后入粥中服食。每日 1 剂，连服数剂。适用于过敏性紫癜气不摄血证。

7. 大枣适量。成人每次服生大枣 20 枚，每日 3 次。小儿每日煮大枣 30 枚，枣肉连汤分 3 次服。适用于过敏性紫癜。

8. 柿树叶 20 克，鲜猪皮 100 克，粳米 100 克。前 2 味加水熬汁，去除药渣后，添入粳米熬粥，早、晚各 1 碗。适用于过敏性紫癜阴虚火旺证。

9. 棕榈皮 60 克，柏树叶 80 克。炒焦成炭，开水送服，每日 2 次。适用于过敏性紫癜气阴亏虚证。

10. 大枣 120～240 克，甘草 60～120 克。水煎服，每日 3 次，服第 3 次时连枣肉吃下，每日 1 剂。适用于过敏性紫癜。

11. 水鱼 1 条，茜根 10 克，仙鹤草 9 克。先将水鱼整净，加水煮茜根、仙鹤草约半小时，滤汁去渣，再用药汁煮水鱼，至鱼熟透为止。调味后食用。每日或隔日 1 剂。连服 8～10 剂。适用于过敏性紫癜。

12. 白及 6 克，白茅根、藕节各 30 克。水煎，每日 1 剂，分 2 次服。适用于过敏性紫癜。

13. 紫草根 30 克，大枣 10～20 枚。煎汤服用或食用，每日 3 次，15 日为 1 个疗程。适用于过敏性紫癜。

14. 鲜荷叶 1 大张，大枣 15 枚，粳米 100 克，白糖适量。粳米淘净，加水 1000 毫升，大火烧开后，再将荷叶洗净，剪成 4 大块放入，大枣洗净放入，转用小火慢熬成粥，取出荷叶，下白糖，调溶。分 2 次趁温空腹服，5 日为 1 个疗程，间隔 3 日再服 1 个疗程。适用于过敏性紫癜。

15. 茜草根 30 克，生地黄 15 克，黄芩 10 克，甘草 6 克。水煎，每日 1 剂，分 2 次服。适用于过敏性紫癜阴虚血热，迫血外溢证。

16. 花生米（连红衣）、柿叶各 30 克，大枣 10 枚，糯米 100 克，冰糖适量。粳米淘净，加水 1000 毫升，大火烧开后，将花生米洗净、大枣去核、柿叶洗净用纱布包好一起放入，转用小火慢熬成粥，取出柿叶纱包，下冰糖，熬溶。分 2 次趁温空腹服，连服 3～5 日。适用于过敏性紫癜。

17. 大枣 150 克，紫草 9 克。将大枣、紫草洗净，加水煮至枣烂，吃枣饮汤，每日 1 剂，分 3 次服。适用于过敏性紫癜。

18. 大枣 60 枚，白茅根 50 克。水煎，分 2 次喝汤吃枣。适用于过敏性紫癜伴有蛋白尿及血尿患者。

19. 花生米 20 克，大蒜 2 瓣。将花生米洗净，大蒜剥瓣撕去外衣；炒锅置旺火上，下油，烧至七成热，倒入花生米和大蒜瓣，煸炒几下，加水 1000 毫升，加盖焖至水干花生米酥烂即可。分 2～3 次趁热服食。适用于过敏性紫癜。

20. 藕节 250 克，大枣 500 克。将藕节洗净，切碎；大枣洗净与藕节同放锅内加水烧开，改用文火煮至汁水将尽时去藕节。适用于过敏性紫癜。

21. 绿豆、大枣各50克，红糖适量。将绿豆、大枣洗干净后加水适量，煮至绿豆开花、大枣涨圆时，加红糖适量即成。适用于过敏性紫癜。

22. 木槿花、棉花、仙鹤草各10克，藕节30克。水煎，每日1剂，分2次服。适用于过敏性紫癜。

23. 花生米衣90克，大枣50克，红糖适量。大枣去核，和花生米衣一起放入沙锅中煎煮半小时，加红糖煮沸即成。饮汁吃枣，每日3次。适用于过敏性紫癜。

24. 荞麦叶100克，藕节4个，冰糖适量。水煎服，每日2次。适用于过敏性紫癜。

25. 大枣10～20枚，大米100克。同煮粥，用冰糖或白糖调味食用。功效健脾胃，补气血。适用于过敏性紫癜。

26. 枸杞子10～15克，大枣10枚，党参15克，鸡蛋2枚。放沙锅同煮，蛋熟后去蛋壳取蛋，再煮片刻，食蛋饮汤。每日或隔日1次，连服1周。适用于过敏性紫癜气不摄血证。

27. 茜草、红糖各30克，大枣60克。水煎服，每日1剂。适用于过敏性紫癜。

28. 生地黄25克，金银花30克，赤芍10克，蜂蜜适量。将前3味加水煎，取汁，加蜂蜜调味，分2～3次饮服。功效清热解毒，凉血消斑。适用于过敏性紫癜。

29. 马齿苋30克，玄参15克，鲜藕100克。将鲜藕切片，同其余2味加水煎煮，取汁。适用于过敏性紫癜。

30. 紫草根24～30克。水煎，每日1剂，分2次服。适用于过敏性紫癜。

31. 大枣、山药各50克，炙黄芪30克。将洗净的大枣、山药和黄芪共煮熟，食枣、山药饮汤。适用于过敏性紫癜。

32. 鲜海带200克，黑豆100克，猪瘦肉150克，姜15克，葱10克，盐5克。把黑豆洗净，去杂质；猪瘦肉洗净，切成4厘米见方的块；海带洗净、切丝；姜切片，葱切段。把黑豆、海带、猪瘦肉、姜、葱放入炖

锅内，加水600毫升。把炖锅置武火上烧沸，打去浮沫，再用文火炖煮1小时，加入盐拌匀即成。每日1次，每次吃海带、猪瘦肉50克，随意喝汤。适用于过敏性紫癜。

33. 大头独蒜30克，牛奶200毫升，白糖20克。把大蒜去皮，切片，放入炖杯中，加水100毫升，用文火炖煮1小时，待用。把牛奶放入奶锅内，用中火烧沸，同熟大蒜混匀，烧沸，加入白糖即成。每日1次，每次喝1杯。适用于过敏性紫癜。

34. 猪肚1个，蟾蜍1只。将蟾蜍去内脏后洗净，放入漂洗过的猪肚中，以线扎紧，加水文火炖煮，至肉熟后，取出蟾蜍。食肚饮汤，分2日食完，早、晚空腹服用。适用于过敏性紫癜。

35. 青头鸭1只，草果5枚，赤小豆50克，冬瓜200克，五料少许。先将青头鸭宰杀后，去毛洗净，清除肠肚；再将草果、五料、赤小豆放入鸭腹内缝合，放入锅中添水，用武火煮至八成熟时，加入冬瓜炖成羹汤。空腹食肉喝汤，每日1～2次。适用于过敏性紫癜。

36. 三七20克，玉米须30克，冬瓜皮150克，鲜鱼1000克。前3味加水煎汤，取汤炖鱼至熟烂，食肉喝汤。每日1剂，分3次服，连服数剂。适用于过敏性紫癜患者，伴有青筋暴露，面色黧黑，头面、颈、胸显露血丝血痣等症。

37. 鲜知母15克，鸡蛋1枚。将鲜知母捣成泥，调鸡蛋蒸熟。每日1次，30日为1个疗程。适用于过敏性紫癜。

【生活调理】

1. 注意休息，避免劳累，避免情绪波动及精神刺激。防止蚊虫叮咬。去除可能的过敏原。要劳逸适度。劳倦过度，可损伤脾气，脾不统血，气失统摄，血无所归，溢于脉络之外，渗于皮肤之间，导致血管性紫癜加重或反复。此外，还要避免房事过度，房事过度不仅消耗人的体力，损伤脾气，更重要的是伤害了肾精肾阴，可引动相火，灼伤血络而致出血。

2. 注意保暖，防止感冒。控制和预防感染，在有明确的感染或感染灶时选用敏感的

中医偏方全书（珍藏本）

抗生素，但应避免盲目地预防性使用抗生素。

3. 注意饮食，因过敏性紫癜多为过敏原引起，应禁食生葱、生蒜、辣椒、酒类等刺激性食品；肉类、海鲜、鸡蛋、牛奶等高动物蛋白食品；主食以大米、玉米面为主；多吃瓜果蔬菜，忌食肥甘厚味、辛辣之品，以防胃肠积热；对曾产生过敏而发病的食物，如鱼、虾、海味等应禁食，气虚者应补气养气止血。

4. 调节情志，保持心情的轻松愉快。经常参加体育锻炼增强体质，预防感冒。

5. 避免与花粉等过敏原相接触。应该远离过敏介质。

特发性血小板减少性紫癜

特发性血小板减少性紫癜又称自身免疫性血小板减少性紫癜，是一种外周血中血小板减少导致的出血性疾病。其特点是自发性出血，血小板减少，出血时间延长或血块收缩不良。骨髓中巨核细胞的发育受到抑制。近年的研究均支持 ITP 的病因与免疫机制有关，临床可分为急性型和慢性型，前者多见于儿童，后者好发于 40 岁以下的女性。临床表现主要为皮肤瘀点瘀斑、鼻出血、齿衄、血尿、月经过多等出血症状。出血的特点是皮肤、黏膜广泛出血，多为散在性针头大小的皮内或皮下出血点，形成瘀点或瘀斑，四肢较多。女性的发病为男性的 3～4 倍，一般将病情迁延半年以上不愈或时而复发的病例称慢性型。

本病属中医学"虚劳"、"血汗"、"肌衄"、"血证"和"发斑"等范畴。其病机可见于外感邪热，血热妄行；脾气虚损，气不摄血；脾肾阳虚，统摄无权；肝肾阴虚，虚火上炎；瘀血内阻，血不循经等。由于大部分患者中医接诊时已经过西医治疗、激素、丙种球蛋白、长春新碱、环孢素等的应用，使患者体质被掩盖，病症多变，病情复杂，临床证型亦有较大的变化，主要分为血热妄行型、气血两虚型、脾肾阳虚型、肝肾阳虚型、阴阳两虚型等证型。

【偏方集成】

1. 黄芪、党参各 20 克，肉豆蔻、熟地黄各 15 克。水煎，每日 1 剂，分 2 次服。适用于特发性血小板减少性紫癜。

2. 阿胶、熟地黄各 10 克，制何首乌 12 克，山药 15 克。水煎，每日 1 剂，分 3 次服。连服 30 剂为 1 个疗程。适用于小儿血小板减少性紫癜。

3. 白芍 15 克，生地黄 20 克，阿胶 9 克，牡丹皮 12 克。水煎，每日 1 剂，分 2 次服。适用于特发性血小板减少性紫癜，以皮肤和黏膜出血为主症者。

4. 鸡血藤、仙鹤草各 30 克，生地黄 60 克，当归 12 克。水煎，每日 1 剂，分 2 次服。功效补气健脾，活血化瘀。适用于特发性血小板减少性紫癜。

5. 淫羊藿 12 克，鹿角胶 15 克，炙黄芪 30 克。水煎，每日 1 剂，分 2 次温服。1 个月复查 1 次，3 个月为 1 个疗程。适用于特发性血小板减少性紫癜。

6. 水牛角 30 克。把水牛角削成薄片，加水煮 2 小时，分 2～3 次服。适用于特发性血小板减少性紫癜。

7. 大枣 105 枚，兔肉 150 克。同放炖锅内隔水炖熟，服用，亦可同放入瓦罐内煮烂，调味食服。功效补气摄血。适用于特发性血小板减少性紫癜。

8. 党参 30 克，炙甘草 6 克，生地黄 30 克，牡丹皮 20 克，水煎，每日 1 剂，分 2 次服。功效益气健脾，凉血活血。适用于特发性血小板减少性紫癜。

9. 黄芪 30 克，白及、甘草各 15 克，牡丹皮 20 克。水煎，每日 1 剂，分 2 次服。功效清热凉血，益气摄血，活血化瘀。适用于特发性血小板减少性紫癜。

10. 阿胶 30 克，黄酒、红糖各适量。将阿胶加入少量黄酒和水，置水锅上隔水蒸溶化后，调入红糖。每日 2 次，连服 7 日。功效滋阴降火。适用于血小板减少性紫癜阴虚内热证。

11. 熟花生米 150 克。每日分 3 次服，连服 1 周。适用于血小板减少性紫癜。

12. 生花生米、大枣各 10 克。红糖 50～100 克。共煮，熟后吃花生、大枣，饮汤，每日 1 次，连用 5～7 日。适用于特发性血小板减少性紫癜。

13. 鲜白茅根（切碎）150 克，鲜藕（切片）200 克。煮汁，代茶频频饮用，每日 1 剂，服至热退斑消。适用于特发性血小板减少性紫癜血热妄行证。

14. 生藕节 500 克，侧柏叶 100 克。共捣烂如泥，绞榨取汁，用温开水兑服，每日 1 剂，分 3～4 次服。适用于特发性血小板减少性紫癜血热妄行证。

15. 知母 10 克，芦根 12 克，金银花、黄芩各 15 克。水煎，每日 1 剂，分 2 次服。适用于特发性血小板减少性紫癜风热伤络证。

16. 生地黄 15 克，紫草 12 克，仙鹤草 30 克，栀子、阿胶（烊化）各 10 克。水煎，每日 1 剂，分 2 次服。适用于特发性血小板减少性紫癜血热炽盛证。

17. 太子参、白术各 15 克，当归 20 克，仙鹤草 30 克。水煎，每日 1 剂，分 2 次服。适用于特发性血小板减少性紫癜气血亏虚证。

18. 白及 6 克，芦根 20 克，大枣 50 克。同煮汤，吃枣及汤，每日 1 次。适用于特发性血小板减少性紫癜阴虚火旺证。

19. 嫩藕（切块）、大枣各 50 克，兔肉（切块）150 克。加水同煮熟至酥烂，加少许黄酒及适量调味品，一日服完。适用于特发性血小板减少性紫癜。

20. 鲜生地黄、鲜白茅根、鲜藕节、鲜西瓜皮、鲜梨各 30 克。多加水煎汤取汁代茶，频频饮服，每日 1 剂。适用于特发性血小板减少性紫癜阴虚火旺证。

21. 荸荠、白萝卜各 100 克。加水煎煮至熟，服时可调味，每日 1 剂，分 2～3 次喝汤食荸荠。适用于特发性血小板减少性紫癜阴虚火旺证。

22. 鲜白茅根、大枣各 50 克。煮汤，喝汤吃枣，每日 1 次。适用于特发性血小板减少性紫癜阴虚火旺证。

23. 枸杞子、桑椹各 10 克，鱼肚（水发）150 克。以温水泡 5 分钟捞起，发好的鱼肚以鲜汤烩煮，待煮透加入枸杞子、桑椹。再煮 5 分钟，加调料后盛起。作菜肴常吃。适用于特发性血小板减少性紫癜气血亏虚证。

24. 莲子 20 克，花生米连衣 50 克。同煮烂，加盐适量，喝汤吃莲子、花生，每日 1 次。适用于特发性血小板减少性紫癜气血亏虚证。

25. 大枣 15 克，粳米 100 克。加水煮粥，每日早、晚各 1 次。适用于特发性血小板减少性紫癜气不摄血证。

26. 花生米连衣 50 克，大蒜头（去衣切碎）2 克。加水同煮烂，加少量盐或糖，每日 1 次，连服 3～5 日。适用于特发性血小板减少性紫癜。

【生活调理】

1. 发病较急，出血严重者需绝对卧床。缓解期应注意休息，避免过劳，避免外伤。

2. 慢性紫癜者，则可根据体力情况，适当进行锻炼。

3. 饮食调理。①饮食宜软而细。如有消化道出血，应给予半流质或流质饮食，宜凉不宜热。②脾虚可稍多进肉、蛋、禽等滋补品，但亦要注意不要过于温补。③有热可给蔬菜水果、绿豆汤、莲子粥，忌用发物如鱼、虾、蟹、腥味之食物。④本病以自身免疫功能紊乱及血小板减少为主要病理表现，故凡抗原性较强或被称为"发物"的食物，如虾、蟹、蛋、奶及酒、烟、辛辣之品，以及能引起血小板减少的药物，如头孢菌素、奎宁、对氨柳酸钠、利福平、阿司匹林等，均应加以严格控制或禁忌。

4. 药物过敏或有过敏史者，应在用药时注意避免使用致敏药物。紫斑多有皮肤瘙痒者，可用炉甘石洗剂或九华粉洗剂涂擦。注意皮肤清洁，避免防抓破感染。平素可常服药膳。

5. 避免情绪波动或精神刺激。

血 友 病

血友病是一组遗传性出血性疾病，它是由于血液中某些凝血因子的缺乏，以致凝血活酶生成障碍的出血性疾病。其中包括血友病甲（因子Ⅷ、AHG 缺乏），血友病乙（因子Ⅸ、PTC 缺乏）及血友病丙（因子Ⅺ、PTA 缺乏）。血友病甲多见，约为血友病乙的 7 倍。临床表现主要为反复出血，终身不已。

中医偏方全书（珍藏本）

出血特点为自发或轻微外伤即见渗血不止，甚至持续数日，多为瘀斑、血肿；膝、踝、肘、腕等关节易出血，反复出血可致关节畸形，口鼻黏膜出血也多见。

中医学中虽无“血友病”之称，但根据血友病的证候当属“血证”、“瘘症”的范畴。“血证”所致之由，因大虚损或饮酒过度，或强食过饱，或饮啖辛热，或忧思恚怒所致。中医对于血证的病机，则概括为“火盛”和“气伤”两个方面：血本阴精，不宜动也，而动则为病。血主营气，不宜损也，而损则为病。盖动者多由于火，火盛则逼血妄行；损者多由于气，气伤则血无以存。临床主要分为血热炽盛、肾精不足、气血亏虚和瘀血阻络等证。

【偏方集成】

1. 阿胶炭、艾叶、侧柏叶各 15 克。共研细末，一次服用量，用白开水送服。适用于血友病所致的出血。

2. 人参 5 克，当归、椿皮各 10 克，芥穗炭 6 克。水煎服，每日 1 剂，连续服用 5 日。适用于血友病所致的出血。

3. 鲜鳖 1 只（500～1000 克），生地黄 9 克，土茯苓 4.5 克，金银花 3 克。清水炖服。服 5～8 剂。适用于血友病鼻出血、牙出血、咯血等。

4. 黄芪 30 克，党参、太子参、枸杞子各 15 克。水煎服，每日 1 剂，连续服用 5 日。适用于血友病气不摄血所致的出血。

5. 生地黄 50 克，土茯苓 20 克，金银花 15 克，忍冬藤 25 克，甲鱼 1 只（约 750 克）。前 4 味用布包好，与甲鱼共炖汤，吃肉饮汤，可分 2～3 日吃完。连服 5 剂为 1 个疗程。功效补益肝肾，凉血止血。适用于血友病鼻衄、牙出血、咯血等。

6. 党参、何首乌、黄精各 15 克，麦冬 20 克。水煎服，每日 1 剂，连续服用 5 日。适用于血友病所致的出血。

7. 冬虫夏草 3 克，猪瘦肉 50 克，盐少许。煮 2 小时食之。适用于血友病。

8. 山药 30 克，枸杞子 15 克，大枣、龙眼肉各 10 克，糯米 100 克。煮成粥长期食用。预防血友病出血。

9. 核桃 20 枚，花生、山药各 100 克，猪蹄 4 只，盐少许。加水 2000 毫升，煮烂去油，冷却后食之。功效补气养血。适用于血友病气虚所致的出血。

10. 鲫鱼或鲤鱼之鱼鳞甲适量。文火熬成鱼鳞胶，每次服 30 克，以温酒兑水化服。适用于血友病。

11. 砂仁 6 克（重症 10 克）。在新瓦上焙燥研末，以热粥汤送服。适用于血友病出血。

12. 鲜藕 1000 克，鲜梨 1 个，生荸荠、生甘蔗各 500 克，鲜生地黄 250 克，同榨汁，每次服 1 小杯，每日 3～4 次。适用于血友病鼻出血、牙出血、咯血等。

13. 生花生米（连衣）50 克。每日 2 次食用。功效滋阴，凉血，止血。适用于预防血友病出血。

14. 炒荆芥穗 15 克。清水煎服，只须 1 味，服用 1 剂。适用于血友病气虚所致的出血。

15. 藕节、柿饼各 30 克，荠菜花 15 克，蜂蜜 10 克。将藕节、柿饼、荠菜花加水 800 毫升煮沸 20 分钟，取汁，加蜂蜜即成。每日 1 剂。适用于血友病血热妄行证。

16. 大枣 30 克，鲜猪皮 100 克。上 2 味加水 800 毫升，煮至稀烂即可。每日 2 次。适用于血友病血亏虚证。

17. 陈莲蓬壳 15 克，棉花籽 10 克。烧灰存性，共研末，以米酒冲服。适用于血友病所致的出血。

18. 白芍、香茯、艾叶各 9 克。水煎，服用数剂。适用于血友病气虚证。

19. 人参、白扁豆、薏苡仁各 10 克。以上药物共研成细末，每次服 3 克，每日 3 次。适用于血友病气虚所致的出血。

20. 党参 15 克，猪蹄 500 克，大枣 250 克。同炖成膏，每次 2 匙，开水送服，每日 3 次。适用于血友病气血亏虚证。

21. 柿饼、藕节各 30 克，芥菜花 15 克。切碎，加水 400 毫升，煎至半量，每日 1 次，吃柿喝汤，连服 15 日。适用于血友病。

22. 陈阿胶（米粉拌炒成珠）、全当归各 30 克，西红花 24 克，冬瓜子 15 克。泉水煎服，其渣再煎服，如仍发热，茶叶9克煎服1次。适用于血友病所致的出血。

23. 黑地榆、当归各6克，黑黄柏、炙甘草各3克。以上各药以360克水，煎至80克即可饮服。适用于血友病气虚血热所致的出血。

24. 鲜白茅根、鲜小蓟各30～60克。洗净，绞取汁。1日内分2次饮服。适用于血友病鼻衄、牙出血等的辅助治疗。

25. 白茅根30克，鲜藕片60克，粳米100克，栀子仁细末6克。白茅根水煎，滤汁去渣，入鲜藕片、粳米，同煮为粥，粥将熟时，调入栀子仁细末，稍煮即成。1日内分2次服食。适用于血友病火热证。

26. 黄芪、莲子各10克，山药30克，粳米100克。加水适量，共煮成粥。1日内分2次，每次调服白及粉3克。适用于血友病出血证属气虚者。

27. 伏龙肝60克，姜炭30克。水煎服。适用于血友病所致的出血。

28. 藕节15克，雪梨2个，猪瘦肉100克。加水煮熟。吃肉喝汤，分2次服，连服5～7日。适用于血友病肾阴不足所致的鼻出血。

【生活调理】

1. 注意休息，勿过劳。

2. 饮食有节，勿暴饮暴食，勿食辛辣刺激之品及硬质食物。

3. 避风寒，防治感冒等。

4. 给予患者精神安慰，树立战胜疾病的信心。

5. 调情志。因精神刺激可诱发出血。

6. 一旦由外伤或其他原因引起出血，要及时处置，这样引起的并发症、后遗症都较轻。

7. 禁服使血小板聚集受抑制的药物，如阿司匹林、保泰松、双嘧达莫和前列腺素E等。

白细胞减少症

白细胞减少症为常见血液病。凡外周血液中白细胞数持续低于 4×10^9 /L 时，统称白细胞减少症，若白细胞总数明显减少，低于 2×10^9 /L，中性粒细胞绝对值低于 0.5×10^9 /L，甚至消失者，称为粒细胞缺乏症。前者临床主要表现以乏力、头晕为主，常伴有食欲减退、四肢酸软、失眠多梦、低热心悸、畏寒腰酸等症状；后者多以突然发病，畏寒高热，咽痛为主。本病于任何年龄之两性均可罹患。粒细胞缺乏症为白细胞减少症发展至严重阶段的表现，两者病因和发病机制基本相同，故一并论述。

本病在中医学无此病名，据其主症主要有乏力、头晕、心悸、易外感发热等，属中医学"气血虚"、"虚劳"、"温病"、"诸虚不足"等范畴。本病是由先天禀赋不足，后天失养，素体亏损或外感病邪，或久病误治，或气滞血瘀，或药物所伤导致气血俱虚，阴阳失和，脏腑亏损的劳病类疾病。其发病原因有因先天不足而致者，亦有因起居、饮食失调所致者。本病初期以气血两虚、脾气亏损为主，日久伤及肝肾，导致肾阴虚、肾阳虚或肾阴阳两虚。本病以肝脾肾虚损为本，故常见乏力头晕，心悸失眠，腰酸，少气懒言，纳呆等。临床上可分为气阴两虚、心脾血虚、肝肾阴虚、脾肾阳虚

【偏方集成】

1. 黄芪30克，枸杞子、女贞子各10克，黄精15克。水煎，每日1剂，分2次服。适用于白细胞减少症气阴两虚证。

2. 大黄6克，地鳖虫4.5克，黄芪15克，香附10克，红参（嚼碎吞服）3克。水煎服，每日1剂。适用于白细胞减少症。

3. 淫羊藿、补骨脂各30克，茯苓18克，官桂6克。水煎，每日1剂，分2次服。功效温肾补虚。适用于白细胞减少症脾肾阳虚证。

4. 香菇50克，粳米、猪肝各100克，姜丝、麻油、盐、味精各适量。香菇水发，剪去菇柄，洗净切丝；猪肝洗净，切成薄片；粳米淘净，加水1000毫升，大火烧开后，加入香菇、猪肝和姜丝，转用小火慢熬成粥，下盐、味精，淋麻油，调匀。分2次服。适用于白细胞减少症肝肾阴虚证。

5. 紫河车1具。洗净烘干研粉，置瓷瓶

中密封。每次 2 克，每日 2 次，连服 1 个月为 1 个疗程。适用于白细胞减少症气血两虚证。

6. 女贞子、墨旱莲各 30 克，当归 9 克，丹参 15 克，灸甘草 12 克。适用于白细胞减少症脾肾阳虚证。

7. 补骨脂（微炒）适量。研细末，炼蜜为丸，每丸 6 克，每次 1～13 丸，每日 3 次，淡盐水送下。适用于白细胞减少症。

8. 蘑菇 6～8 只，黑木耳 10 克。上述 2 味水发漂净，煎熬，加冰糖适量，每日 2 次。适用于白细胞减少症。

9. 桑椹 20 克，大枣 10 枚，鸡蛋 2 枚。先将桑椹和大枣煎水去渣，再加入鸡蛋煮熟后服用。适用于白细胞减少症。

10. 赤小豆 30 克，丹参 20 克，淫羊藿 15 克，柴胡 10 克，冰糖适量。各药分别洗净，水煎 2 次，每次用水 600 毫升，煎半小时，去渣留汁于沙锅中；再下赤小豆，小火慢熬成粥，下冰糖熬溶。每日 2～3 次，连服 15 日为 1 个疗程。适用于白细胞减少症。

11. 粳米 50 克，人参 3 克，白术 9 克。人参、白术煎煮取汁，加水适量与粳米熬粥。每日服，连服 10 日为 1 个疗程。适用于白细胞减少症，症见疲倦乏力，食欲不振，失眠，记忆力减退。

12. 黑木耳 30 克，大枣 8 枚，粳米 100 克。将黑木耳、大枣用温水浸泡 1 小时，洗净，与粳米一起煮粥服食。适用于白细胞减少和粒细胞缺乏症。

13. 鲜牛奶 300 毫升，鲜雌鸡肉 100 克，生姜 2 片。加水稀释至 750 毫升，文火煲至 300 毫升，睡前服。适用于白细胞减少和粒细胞缺乏症。

14. 胡萝卜 200 克，乌梅 10 克，羊肝 20 克。水煎，喝汤，吃胡萝卜、羊肝，每日 1 次。适用于白细胞减少症和粒细胞缺乏症。

15. 黄芪、鸡血藤各 30 克，橘皮 10 克，鸡脯肉 300 克，糯米 100 克，姜丝、麻油、盐、味精各适量。将黄芪、鸡血藤、橘皮分别洗净，水煎 2 次，每次用水 400 毫升，煎半小时，两煎液混合，去渣去皮取浓汁；糯米淘净，加水 800 毫升，大火烧开后，再将鸡脯肉洗净切丝同姜丝放入，小火慢熬成粥，

下药汁、盐、味精，淋麻油，调匀。分 1～2 次趁温空腹服，连服 10 日为 1 个疗程；间隔 3 日，再服 1 个疗程。适用于白细胞减少症脾肾阳虚证。

16. 鲜蘑菇、猪瘦肉各 100 克。鲜蘑菇与猪瘦肉加水适量炖汤，用盐调味佐膳。适用于白细胞减少症和粒细胞缺乏症。

17. 龙眼肉、红糖各 30 克，山楂 15 克，荷叶 1 片。将上 4 味一起加水煎煮，每日 2 次饮服，喝汤吃龙眼肉。适用于白细胞减少症。

18. 豆腐 150 克，鸡蛋 1 枚，黑豆 30 克，冰糖 20 克。将黑豆洗净加水煮，待豆将熟时捞起，然后和豆腐、鸡蛋一起煮汤，加冰糖，每日服 1～2 次。适用于白细胞减少症和粒细胞缺乏症。

19. 茜草、连翘各 10 克，大枣 15 克。水煎，每日 1 剂，分 2 次服。适用于白细胞减少症。

20. 女贞子 90 克，龙葵 60 克。加水 500 毫升慢熬至 200 毫升，去渣。每日 1 剂，分 3 次服。适用于白细胞减少症肝肾阴虚证。

21. 紫河车粉适量。每次 1.5 克，每日 2 次，温开水冲服。适用于白细胞减少症脾肾阳虚和粒细胞缺乏症。

22. 山药（盐炒）、莲子（去心，盐炒）、白茯苓、炒谷香各 250 克。共研为细末。每次 3～6 克，每日 2～3 次，口服。适用于白细胞减少症和粒细胞缺乏症。

23. 龙眼肉 150 克，阿胶 60 克，大枣 250 克。煮熟去皮核，最后将上述三者放在一个容器内，搅拌均匀，如膏状，再在饭锅上蒸一次，即可食用。每日早晨、下午服食，每次 3～5 匙。适用于白细胞减少症和粒细胞缺乏症。

24. 灸黄芪 40 克，党参 15 克，当归 10 克，灸甘草 6 克，大枣 6 枚。加水煎服，每日 1 剂。适用于白细胞减少症和粒细胞缺乏症。

25. 黑木耳 30 克，大枣 20 克，粳米 100 克，黑木耳水发后撕成小块，大枣沸水泡洗后去核，切丁，加盐渍 20 分钟，黑木耳与粳米同煮成粥，调入枣丁、红糖，再煮 20 分钟，做早、晚餐或点心服用。适用于白细胞

减少症和粒细胞缺乏症患者辅助治疗。

26. 鲜紫河车半个，猪瘦肉 250 克，生姜 10 片，糯米 100 克。将紫河车的筋膜血管挑开，去瘀血后与猪瘦肉洗净切块，生姜切丝，与糯米同煮为粥，粥熟后加葱、盐、少许调味品。每周 2～3 次，连服 20 次。适用于白细胞减少症和粒细胞缺乏症患者的辅助治疗。

27. 母鸡 1 只（500 克左右），生黄芪 120 克，熟附子 30 克，翼首草 20 克。清炖，食肉喝汤，10 日 1 次。适用于白细胞减少症气血两虚证。

28. 黄芪 10 克，茯苓 5 克，太子参 10 克，白糖、蜂蜜各适量。制成冲剂，每日 3 次，每次 2 包。适于白细胞减少症。

29. 炒补骨脂 60 克，白茯苓 30 克。共研为细末；另以没药 15 克置烧杯内，加入黄酒（比药高 1 横指许），煮化后与药末捣和为丸，如梧子大，每次服 30 丸，米汤或白开水送下。适用于白细胞减少症和粒细胞缺乏症。

30. 生黄芪、鸡血藤各 30 克，大母鸡 1 只（乌骨，乌肉，白毛者佳）。将鸡杀死，取其血与黄芪、鸡血藤 2 药和匀，并将其塞入去净鸡毛及鸡肋（留心、肝、肺及洗净的鸡内金）的鸡腹腔内后缝合腹壁，加水适量，不加任何作料，文火煮至肉熟，食肉喝汤，每隔 3～4 日吃一只。适用于白细胞减少症和粒细胞缺乏症气血两虚证。

31. 香菇 60 克，蘑菇、牛肉、粳米各 50 克。加水 1000 毫升，熬粥，再入调料，每日 1 剂，分 2 次食用。适用于白细胞减少症和粒细胞缺乏症气血两虚证。

【生活调理】

1. 注意饮食。饮食宜清淡而富于营养，忌肥甘厚味，以防湿生困脾。急性粒细胞缺乏的感染期，要慎食温补的食物，如辛辣、羊肉、虾、蟹等发物。临床上处在慢性白细胞减少期应进食补益脾、肾、血、气、阴之品，不宜进食生冷。

2. 尽量避免去公共场所，以防止呼吸道感染。注意气候的变化，及时增减衣被，防止感受外邪而发病。

3. 避免服用造成骨髓损害或白细胞减少的药物。注意临床用药：慎用可引起白细胞减少的药物，如某些抗生素、抗肿瘤药及解热镇痛药，应定期检查白细胞，严格掌握药量、用药时间，一经发现白细胞减少，应立即停药。

4. 避免接触造成骨髓损害的化学物质及放射性物质。接触放射线的工作人员，注意安全防护，定期检查血常规，如发现白细胞减少，立即调离岗位。对接触苯、二甲苯类有毒化学品的工作人员，要定期查血常规。

5. 对患传染病、血液病、免疫性疾病的患者，应积极治疗原发病。对营养障碍者，应有针对性检查及纠正。

6. 加强体育锻炼，增强机体的免疫力。

骨髓增生异常综合征

骨髓增生异常综合征是造血干细胞增殖分化异常所致的造血功能障碍。主要表现为贫血，但也有感染发热或出血。血常规多数为外周血全血细胞减少，骨髓细胞增生，成熟和幼稚细胞有形态异常即病态造血。骨髓造血虽活跃，但三系细胞的增生异常，表现为细胞异形，原粒细胞及早幼粒细胞增多，有明显的病态造血。部分患者在经历一定时期的 MDS 后转化成为急性白血病；部分因感染、出血或其他原因死亡，本病可原发或继发于化疗、放疗，在疾病过程中部分病例可转化为白血病。

本病属中医学"虚劳"、"血证"、"内伤发热"、"瘀证"及"癥积"范畴。病因有内因、外因、不内外因。内因多由先天禀赋不足，后天失养，或劳倦内伤，正气亏虚，肝气郁结；外因为六淫之邪；不内外因为接触异常射线和药物，化学毒素。外因、不内外因通过内因起作用。正气虚弱，气血不足致外邪侵袭。简言之，本病以肝郁、脾虚、肾亏为本，气血阴阳亏虚为先，肝郁气滞，继则邪毒内壅，气血滞行，终致虚实夹杂。病初浅者为"气血两虚"，病情进一步发展可出现"气阴两虚"或"阴阳两虚"。临床上主要分为肾阴虚型、脾肾阳虚型、热毒炽盛型、血瘀痰核型，可采用止血、祛瘀、宁血、补

《中医偏方全书（珍藏本）》

虚等治疗方法。

【偏方集成】

1. 黄芪、生地黄、枸杞子各 15 克，黄精 10 克。水煎，每日 1 剂，分 2 次服，15 日为 1 个疗程。适用于骨髓增生异常综合征脾肾阳虚证。

2. 白花蛇舌草、半枝莲、生地黄各 15 克。水煎，每日 1 剂，分 2 次服，15 日为 1 个疗程。适用于骨髓增生异常综合征热毒炽盛证。

3. 石膏 100 克，乌梅 20 枚，荷叶 1 张。石膏捣碎，用纱布包裹。乌梅、荷叶洗净。先将石膏、乌梅一同放入锅内，加水适量，武火煎煮 30 分钟，然后放入荷叶一起煎煮 6 分钟。用纱布过滤取汁。常饮有清热解暑、生津止渴的作用。适用于骨髓增生异常综合征见身热、出汗、心烦、口渴不止者。

4. 太子参 15 克，陈皮、黄精各 10 克，肉桂 6 克。水煎，每日 1 剂，分 2 次服，15 日为 1 个疗程。适用于骨髓增生异常综合征脾肾两虚证。

5. 核桃仁、莲子各 30 克，黑豆、山药各 15 克。将上药混匀，共研成细粉，每次取粉煮成糊吃。功效补肾健脾、收敛止血。适用于骨髓增生异常综合征阴阳两虚证，症见衄血咯血、夜间盗汗、体弱无力等。

6. 滑石 18 克，藿香 12 克，甘草 3 克。滑石用纱布包裹。藿香、甘草洗净；先将滑石、甘草放入锅内，加水适量，煎煮 30 分钟后，放入藿香再煎煮 2～3 分钟；用纱布过滤取汁，常饮有祛暑清热、除湿、利小便的作用。适用于骨髓增生异常综合征湿热内蕴证，症见身热、心烦口渴、胸闷恶心、小便短少黄赤，或泄泻等。

7. 石膏、水牛角各 15 克，白茅根、大青叶各 10 克。水煎，每日 1 剂，分 2 次服，15 日为 1 个疗程。适用于骨髓增生异常综合征热毒炽盛证。

8. 车前草 30 克，甘草 5 克，薄荷 15 克。车前草用纱布包裹，甘草、薄荷洗净。先将车前草、甘草放入锅内，加水适量，煎 30 分钟后，加薄荷，待冷，去滓服之。常饮有祛暑除湿、疏风解表的作用。适用于骨髓增生

异常综合征，症见发热、口渴心烦、小便不利等。

9. 石膏、水牛角各 15 克，黄连、牡丹皮各 10 克。水煎，每日 1 剂，分 2 次服，15 日为 1 个疗程。适用于骨髓增生异常综合征热毒炽盛证。

10. 知母、黄柏、女贞子各 15 克，墨旱莲 10 克。水煎，每日 1 剂，分 2 次服，15 日为 1 个疗程。适用于骨髓增生异常综合征肝肾阴虚有热者。

11. 带衣花生米 100 克，大枣 50 克。将花生米在温水中浸泡半小时，取皮。以水煎煮花生衣及大枣半小时，加适量红糖即可。每日分 3 次，饮汁吃枣。功效补血止血。适用于骨髓增生异常综合征，症见鼻出血、皮下出血、牙龈渗血、月经过多等。

12. 黄芪、党参、当归各 15 克，菟丝子 10 克。水煎，每日 1 剂，分 2 次服，15 日为 1 个疗程。适用于骨髓增生异常综合征气阴不足证。

13. 太子参、南沙参各 15 克，五味子、赤芍各 10 克。水煎，每日 1 剂，分 2 次服。15 日为 1 个疗程。适用于骨髓增生异常综合征气阴不足证。

14. 西瓜皮 200 克，金银花 9 克。西瓜皮洗净切碎，金银花洗净；将西瓜皮、金银花放入锅内，加水适量，武火煎煮 30 分钟；用纱布过滤取汁，加入白糖 30 克即成。适用于骨髓增生异常综合征，症见心烦口渴、目赤、神昏、咽喉肿痛、小便短少黄赤等。

15. 绿豆 30 克，粳米 150 克。绿豆洗净后放入锅内，加水适量煎煮至绿豆皮裂开，然后加入粳米，用文火熬成粥，加入盐少量即成。作早餐或晚餐食用。功效解暑、清热、利湿。适用于骨髓增生异常综合征，症见心烦、口渴、小便不利等。

16. 白及 30 克，鲜藕 300 克。清水适量，煎煮白及和鲜藕片，每次 1 小时，将两次煎液合并过滤，文火浓缩至 100 毫升。每次服 50 毫升，每日 2 次。适用于骨髓增生异常综合征。

17. 马齿苋 30 克，金银花 10 克，粳米 100 克。先将粳米加水煮 20 分钟，加马齿苋、

金银花继续煮 15 分钟，然后加入调味品即可。每日 3 次食用。功效清热解毒，凉血止血。适用于骨髓增生异常综合征，症见便血、血色鲜红、肛门灼热疼痛者。

18. 红参、黄芪各 15 克，阿胶、何首乌各 10 克。水煎，每日 1 剂，分 2 次服。10 日为 1 个疗程。适用于骨髓增生异常综合征气血不足证。

19. 牡丹皮 15 克，桃仁、夏枯草、黄药子各 10 克。水煎，每日 1 剂，分 2 次服，15 日为 1 个疗程。适用于骨髓增生异常综合征痰湿瘀阻证。

20. 人参、黄芪、当归各 15 克，菟丝子 10 克。水煎，每日 1 剂，分 2 次服。半个月为 1 个疗程。适用于骨髓增生异常综合征气血不足证。

【生活调理】

1. 生活规律，若无症状，可正常活动。但要注意避免过劳。当严重发作时，应卧床休息。并要定时复查。

2. 注意防止多种诱发因素的发生，特别是预防感染，避免精神创伤及过度劳累，防止诱发本病加剧的因素。

3. 注意营养。合理调配饮食，对肉类、蛋类、新鲜蔬菜的摄取要全面，不要偏食。

4. 忌口。MDS 虚实夹杂，邪毒内壅助火动风之品宜忌。特别是阴虚火旺，出血，痰湿交阻者尤要注意。

5. 精神调理。肝气郁结与 MDS 的发病关系密切，有资料提出 MDS 发病前有长达半年以上的较严重的精神刺激，因此提倡虚怀若谷、胸襟开阔，提高修养，在疾病调制的过程中非常关键。

脾功能亢进症

脾功能亢进症简称脾亢，是一种综合征，许多疾病可以引起脾功能亢进，其中以各种不同原因引起的肝硬变最为多见，如肝炎后肝硬变，血吸虫性肝硬变，门脉性肝硬变等；其次为慢性感染引起，如疟疾等；而血液系统中的遗传性球形红细胞增多症，自身免疫性贫血，原发性血小板减少性紫癜等疾病也

可引起脾功能亢进。临床表现为脾大，一种或多种血细胞减少，而骨髓造血细胞相应增生，脾切除后血常规恢复，症状缓解。

本病属中医学"郁证"、"积证"范畴。本病的发生，多因情志抑郁，寒湿侵袭，病后体虚，或黄疸、疟疾等经久不愈，使脏腑失和，阻滞气机，瘀血内停，或兼痰湿凝滞而成癥积。本病发病主要责之于肝脾二脏的功能失调，气机升降失度，以致血行滞涩，痰湿凝聚，而成为积。病机关键为气滞血瘀，脉络阻塞，结而成块，则成积证。在病变过程中，气滞可使血瘀，血瘀亦可阻滞气机，使气滞愈甚，如此互为因果，相互为害，交滞瘀积，以致本病日益为甚。临床上主要分为气滞血阻、气结血瘀、正虚瘀结等证型。

【偏方集成】

1. 当归、鳖甲各 15 克，川芎、人参、丹参各 10 克。水煎，每日 1 剂，分 2 次服。15 日为 1 个疗程。适用于脾功能亢进正虚瘀结证。

2. 党参、黄芪各 15 克，白术、茯苓各 10 克。水煎，每日 1 剂，分 2 次服。15 日为 1 个疗程。适用于脾功能亢进脾虚痰湿证。

3. 枳实 15 克，木香、槟榔、佛手各 10 克。水煎，每日 1 剂，分 2 次服。7 日为 1 个疗程。适用于脾功能亢进肝气郁结重者。

4. 柴胡、白芍各 15 克，川楝子 10 克，丹参 30 克。水煎，每日 1 剂，分 2 次服。7 日为 1 个疗程。适用于脾功能亢进气滞血阻证。

5. 猪肝 200 克，盐少许，百草霜适量。将猪肝涂上盐和百草霜，用温火烤至熟透，用刀切成片食用。适用于脾功能亢进症。

6. 荔枝核、昆布各 25 克，小茴香、青皮各 15 克。将上四药共加水煮，至昆布熟透为止。每日饮 1 次，并吃昆布。适用于脾功能亢进症脾大。

7. 陈皮 10 克，昆布 25 克，小茴香、柴胡各 15 克。将上四药共加水煮，至昆布熟透为止。每日饮 1 次，并吃昆布。适用于脾功能亢进症脾大。

8. 生地黄、西洋参 15 克，麦冬 10 克，桃仁 30 克。水煎，每日 1 剂，分 2 次服。

7 日为 1 个疗程。适用于脾功能亢进症阴虚血瘀证。

9. 当归、赤芍各 15 克，丹参 30 克，仙鹤草 10 克。水煎，每日 1 剂，分 2 次服。7 日为 1 个疗程。适用于脾功能亢进症阴虚血瘀证。

10. 山药 30 克，龙眼肉 20 克，甲鱼 500 克。先将甲鱼宰杀后，去杂肠，洗净，连甲带肉入锅内，加适量水，与山药、龙眼肉清炖至烂熟。吃肉喝汤。功效软坚补虚。适用于脾功能亢进症脾大。

11. 白及 25 克，燕窝 15 克，冰糖 20 克。把白及洗净，放入炖杯中，加水 200 毫升，用文火炖 30 分钟，滤去渣，留汁待用。燕窝水发透，去燕毛，冰糖打碎待用。把白及水放入燕窝的炖杯中，用武火烧沸，文火炖煮 40 分钟，加入冰糖使之溶化即成。适用于脾功能亢进症伴有出血患者。

12. 水蛭 36 克，丹参 30 克。将水蛭、丹参同放药锅内，加水适量煎煮取汤；或将水蛭研成细末，用丹参煎汤冲服，每日 1 次。功效活血散瘀，软坚散结。适用于脾功能亢进症脾大。

13. 犀角 5 克，石膏 15 克，丹皮 10 克，金银花 30 克。水煎，每日 1 剂，分 2 次服。7 日为 1 个疗程。适用于脾功能亢进症热盛血瘀证。

14. 牵牛子、冬瓜子各 15 克，黄芪 10 克，党参 30 克。水煎，每日 1 剂，分 2 次服。7 日为 1 个疗程。适用于脾功能亢进有腹水者。

15. 熟地黄、山茱萸各 15 克，山药、牡丹皮各 10 克。水煎，每日 1 剂，分 2 次服。7 日为 1 个疗程。适用于脾功能亢进症阴虚血瘀证。

16. 生石膏 50 克，粳米 60 克。将上药去杂质、洗净，用 3 大碗清水煮至米烂。取清汁 2 碗。每日 2 次，每次 30～60 毫升。功效清热止血。适用于脾功能亢进症合并上消化道出血属胃热炽盛证。

17. 淡竹叶 40 克，生地黄 30 克，粳米 60 克。将上药去杂质，洗净。先将前 2 味药加清水 1000 毫升，用中等火煮 30 分钟至粳米汤稠待用。随意饮用，每日 1～2 剂。适用于脾功能亢进症。

18. 黄芪 30 克，当归 15～20 克，党参 20～30 克，枸杞子 25～30 克，大枣 15～30 克，猪瘦肉或炖鸡或鸭适量。将药与肉同放炖锅内，炖至肉极烂。连汤随意服食。功效补益气血。适用于脾功能亢进症气血亏虚证，症见神疲乏力、眩晕心悸，脉虚舌淡者。

19. 猪胆 3 个，虎杖 15 克，射干 25 克，甜酒 200 克。先将虎杖、射干水煎，取药液加入猪胆汁、甜酒。每日 1 剂，分 4 次服。适用于脾功能亢进症。

20. 猪肝 100 克，醋炙鳖甲 60 克，生鸡内金 70 克。将猪肝洗净，切成薄片，置烘箱中烘干，和炙鳖甲、生鸡内金共研细末。干燥处储存。每次 20 克，每日 3 次。适用于脾功能亢进症。

21. 枸杞子 30 克，南枣 10 枚，鸡蛋 2 枚。将枸杞子、南枣洗净，加适量水，用文火炖煮 1 小时后，将鸡蛋敲开放入，再煮片刻成荷包蛋。吃蛋喝汤，每日 2 次。适用于脾功能亢进症见贫血者。

22. 狗肉 150 克，粳米 100 克，龙眼 30 克，姜丝 10 克。将狗肉洗净切丁，龙眼剥皮，将粳米、龙眼肉、姜丝、狗肉一起放入锅内，加水 600 毫升。先用大火煮沸，后用小火煮 20 分钟，煮至肉熟米烂即可。每周 1 次，吃肉喝汤。适应于脾功能亢进症。

【生活调理】

1. 生活调理。脾功能亢进症患者往往体虚，卫外不固，要慎起居，适寒温，注意预防外感；多进行户外活动；呼吸新鲜空气；进行适宜的体育锻炼，练气功，打太极拳等有助于增强体质和抗病能力。

2. 饮食调理。注意饮食调养，宜进食营养丰富的食物，凡辛辣厚味、过于滋腻、生冷不洁之物，当禁食或少食。

3. 补充维生素和微量元素。由于多方面因素可造成维生素和微量元素的缺乏，新鲜蔬菜、水果含丰富维生素、矿物质、微量元素，是最好的食品。注意补充维生素 B_1、维生素 B_2、维生素 C、维生素 E 和维生素 K，微量元素如锌、硒，已出现维生素缺乏症状的应口服或肌内、皮下注射。

4. 限制水和盐。对腹水或浮肿患者，一定要控制钠盐和水的摄入量。

5. 脾功能亢进症伴有食管胃底静脉曲张者，禁食硬食、油炸、粗纤维食物。

6. 精神调理。注意精神调养，对于虚劳血虚的预防有重要意义。七情过激，易使阴血暗耗，既是致病之因，又可加剧进程。所以本病患者应保持心情舒畅，乐观。

白 血 病

白血病是造血组织的恶性疾病，即造血干细胞及祖细胞的恶性肿瘤，又称血癌。其特点是骨髓及其他造血组织中有大量无核细胞无限制地增生，并进入外周血液，正常血细胞的内核被明显吸附，该病居年轻人恶性疾病中的首位，原生性病毒可能是神经性负感组织增生，还有许多因素如食物的矿物放射性化、毒化（苯等）或药物变异、遗传体质等可能是致病的辅因子。根据白血病细胞不成熟的程度和白血病的自然病程，分为急性和慢性两大类。急性白血病的细胞多为原始细胞及幼稚细胞，起病急，病情发展迅速，自然病程仅几个月，慢性白血病的细胞多较成熟，病情发展缓慢，自然病程为数年，临床以发热、进行性贫血、显著的出血倾向或骨关节疼痛、体重减轻或不明原因发热等为首发症状。

本病属中医学"热劳"、"急劳"、"虚劳"、"癥积"、"血证"、"温病"等范畴。白血病发病原因比较复杂，其内因为正气不足，而先天已有"胎毒"内伏，加之复感外邪瘟毒所致。其病位在血及骨髓。因肝主藏血，脾主生血，肾主骨生髓，故与肝脾肾关系密切。常常是因虚而得病，因虚而致实。其虚因温热毒邪易伤津耗气而以气阴两虚、肝肾阴虚多见，久病则以气血亏虚为主；其实不外热毒、血瘀、痰浊为患。临床上常出现毒邪内伏、脾肾阳虚、气血两虚等证。

【偏方集成】

1. 黄芪、半枝莲各 15 克，太子参 12 克，鸡内金 9 克，白花蛇舌草 30 克。水煎服，每日 1 剂。适用于慢性粒细胞性白血病脾肾两虚瘀毒证。

2. 冬瓜 300 克，薏苡仁 30 克。二者同煮 1 小时。取汤，加盐或糖调味后饮汤，每日或隔日 1 次。适用于白血病的辅助治疗。

3. 青黛 40 克，天花粉 30 克，牛黄 10 克，芦荟 20 克。研成丸。每日 3 克，分 2 次服。适用于急性白血病。

4. 龙胆 20 克，黄芩 15 克，猪苓 25 克，泽泻 22 克，鸡血藤 30 克。水煎，每日 1 剂，分 2 次服。适用于急性白血病。

5. 犀角 9 克，白花蛇舌草 30 克，蒲公英 24 克，龟甲 21 克，槐花 12 克。水煎服。适用于急性粒细胞性白血病温毒入营证。

6. 葵树子、白花丹根、白花蛇舌草、马鞭草各 30 克，夏枯草 15 克。煎煮浓缩成浸膏，制成小丸。每次 6 丸，每日 3 次。适用于白血病的辅助治疗。

7. 地骨皮 6 克，当归、紫草、丝瓜络各 10 克。水煎，每日 1 剂，分 2 次服。适用于急性淋巴细胞性白血病。

8. 党参、黄精各 15 克，白茅根 30 克，半枝莲 40 克。水煎，每日 1 剂，分 2 次服。适用于急性白血病阴虚内热，兼气血双虚证。

9. 忍冬藤、半枝莲各 30 克，马蹄金、黄精各 15 克。水煎，每日 1 剂，分 2 次服。适用于白血病的辅助治疗。

10. 金银花 25 克，连翘、淡竹叶各 15 克，水牛角粉（冲服）1.5 克。适用于急性白血病，症见寒热头痛，胸烦作恶，夜寐不安，神昏谵语，出汗口干，咽痛红肿，口鼻出血，舌苔黄腻，或糙，或干而焦黑，舌尖红，脉洪数或滑大。

11. 党参、茯苓各 15 克，当归、白芍各 10 克，水煎，每日 1 剂，分 2 次服。适用于白血病气血两虚证。

12. 人参、黄芪各 15 克，当归、酸枣仁各 10 克。水煎，每日 1 剂，分 2 次服。适用于白血病气血两虚证。

13. 面粉、白菜各 500 克，鲜蘑菇 100 克，调料适量。面粉、微量盐与 200 克冷水相和，反复揉搓成光滑、柔软的面团，加盖，醒 15 分钟，白菜入沸水中烫软，剁碎，与鲜

中医偏方全书（珍藏本）

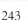

蘑菇末拌合，加姜末、葱花、黄酒、盐、麻油、味精，调制成馅，把面团分 60 份，擀皮，包成饺子，入沸水中煮熟。适用于白血病。

14. 鲜墨旱莲 60 克（干品 30 克），鳖甲 24 克，猪脊椎骨（连髓带肉）500 克。把猪脊椎骨洗净斩碎，加入墨旱莲和鳖甲，加水熬 3 小时，和盐调味饮汤。适用于白血病有发热出血倾向者。

15. 白花蛇舌草、墨旱莲各 30 克，地榆、藕节各 15 克。水煎，每日 1 剂，分 2 次服。适用于白血病合并出血。

16. 兔肉 250 克，党参 24 克，龙眼肉 30 克，食盐少许。兔肉切片，纳入上述二药，加水炖至熟烂，调少许盐即可。适用于慢性白血病气血两虚证。

17. 蟾蜍（去内脏洗净）15 只，黄酒 1500 毫升。将黄酒、蟾蜍共放入瓷罐中封闭，然后将瓷罐入锅内加水蒸煮 2 小时滤出药液，备用。成人每次 30 毫升，每日 3 次，餐后用；适用于白血病。儿童用量酌减。连服药直至症状完全缓解。其后维持治疗，服药半个月，间歇半个月。

18. 半枝莲、白花蛇舌草各 15 克，薏苡仁 12 克，生大黄 3 克，三七 9 克。水煎服。适用于急性白血病肝脾大，温毒入营证。

19. 黄芪 30 克，党参 20 克，黄精、当归各 15 克。水煎服，每日 1 剂。出血明显者，加紫草 15 克；有感染者，加黄连 15 克。适用于急性白血病气阴两虚证。

20. 洗碗叶根 10～20 克。水煎服，每日 3 次。适用于白血病白细胞增生，有明显的抑制作用。

21. 黄芪 30 克，太子参、蒲公英各 20 克，小蓟 15 克，甘草 5 克。水煎，每日 1 剂，分 2 次服。适用于白血病有发热出血倾向者。

22. 西党参 15 克，全当归 10 克，制何首乌 25 克，大大枣 6 枚。水煎，每日 1 剂，分 2 次服。适用于慢性白血病，症见头昏耳鸣，心悸气短，纳食不香，面色萎黄，浮肿，腰酸腰痛，疲乏无力，潮热，腹胀，大便时结时溏，舌苔淡薄，或薄白，脉象细濡涩，或沉微迟。

23. 蒜苗、河蚌肉各 250 克，蒜瓣及调料各适量。蒜苗洗净，切成 2～3 厘米长的段，河蚌肉用刀背拍松，沸水中略烫后切成片，加黄酒、盐拌匀待用，菜油烧热，降温片刻爆香蒜蓉，姜末，下蒜苗煸炒至半熟，入蚌肉，调入盐、白糖，沸水约 4 分钟，加味精即成。适用于白血病的辅助治疗。

24. 嫩豆腐 400 克，青大蒜 100 克，调料适量。菜油烧热，待降温至六成热时，放入蒜段煸炒至软，加入豆腐块，边炒边加适量的黄酒、酱油、盐、白糖等调味品，再加少许水煮沸，勾薄芡，调入味精。适用于白血病患者之膳食。

25. 蟾蜍（活）1 只，鸡蛋 1 枚。蟾蜍洗净，去内脏，腹内放入鸡蛋 1 枚，缝合，煮 30～40 分钟。每日取蛋食之，7 日为 1 个疗程，观察症状和血常规，如无不良反应，可再服。适用于急性白血病。

26. 鲜芦笋汁 100 毫升，阿胶 15 克，鲜牛奶 200 毫升。将阿胶拣杂，晒干后敲碎，研成细粉，放入沙锅，加入适量清水，用小火炖煮烊化，兑入煮沸的牛奶，离火，再加入鲜芦笋汁，拌和均匀即成。早、晚分 2 次服，或当饮料，分数次频频饮用，当日喝完。适用于急性白血病并发贫血症患者。

【生活调理】

1. 保持良好情绪。若保持良好心情，有个开朗的性格对疾病的治疗和预后至关重要。

2. 生活规律，不要多活动和外出。扰乱身体的作息规律不利于恢复，血小板减少患者要避免剧烈活动，生活中更要注意，不要摔倒、碰撞头部腹部等部位，以免引起颅内及内脏出血。

3. 饮食方面。白细胞减少患者，饮食要特别注意卫生，所用碗筷等用具在使用前用开水冲烫，饭后要漱口，不要吃生冷凉菜，不吃剩饭菜，水果不可多吃，对血小板减少患者，不要吃过硬的食物，以免划伤食管引起消化道的损伤出血，同时也要避免用力，大便保持通畅，如果大便干结，要用点开塞润肠药物等。

4. 应注意饮食起居卫生，避免出入人群密集的公共场所，减少传染性疾病的接触机会，防止感染，一旦出现感冒、腹泻等症状应及时就医。

5. 体育锻炼是康复期功能锻炼的主要方式，每日应安排一定的时间参加锻炼。可根据体力恢复情况、个人爱好和活动条件自行选择锻炼方法，如慢跑、太极拳、体操、气功等，但活动量不宜过大，要防止剧烈活动所造成的创伤。

恶性淋巴瘤

恶性淋巴瘤是原发于淋巴结或其他淋巴组织的恶性肿瘤，以淋巴网状组织恶性增生为特征的疾病，发病率占恶性实体瘤的前列，多发于5～12岁儿童。病因至今未明，病毒感染、免疫缺陷及遗传学因素异常是发病的重要因素。接受肾移植并用免疫抑制药可诱发，或可因淋巴结长期反复发作非特异性反应增生而激发。临床以浅表淋巴结无痛性进行性大或伴发热、消瘦及肝脾大为特征。以颈部淋巴结肿大最多见，其余依次是腹股沟、腋下、锁骨上窝，根据瘤组织细胞特点可分为霍奇金病（HL）和非霍奇金病（NHL）两大类。在我国95％左右的淋巴瘤为非霍奇金淋巴瘤。

本病属中医学"石疽"、"阴疽"、"恶淋"、"恶核"、"失荣"、"痰核"等范畴。中医学认为恶性淋巴瘤与外邪侵袭、七情内伤、正气内虚有关。恶性淋巴瘤的病因以正气内虚、脏腑功能失调为本，外感四时不正之气、六淫之邪为诱因。其病是因痰瘀凝滞，气郁痰结，肝肾阴虚所致。外感寒热邪毒，结滞体内，热与燥结，寒与痰凝，久而形成本病。或因忧思悲怒，肝郁气结，生痰化火及气滞血瘀，积而成结。或因饮食失节，损伤脾胃，蕴湿生痰，痰凝成积。本病日久，可致气衰形损，脏腑内虚，肝肾亏损，气血两亏。临床上分为阴寒凝滞型、肝气郁结型、肝肾阴虚型、脾气虚弱型。

【偏方集成】

1. 黄芪、党参各15克，陈皮、升麻各10克。水煎，每日1剂，分2次服。适用于恶性淋巴瘤气血不足证。

2. 黄精、枸杞子、何首乌各15克。水煎，每日1剂，分2次服。适用于恶性淋巴瘤肝肾不足证。

3. 金银花、生地黄各10克，白花蛇舌草30克，瓜蒌25克。水煎服，每日1剂。适用于恶性淋巴瘤血热瘀毒证。

4. 天冬、麦冬各9克，白花蛇舌草30克，知母12克，枸杞子10克。水煎，每日1剂，分2次服。适用于恶性淋巴瘤肝肾阴虚证。

5. 郁金、麦冬各9克，白花蛇舌草30克，知母12克，夏枯草10克。水煎，每日1剂，分2次服。适用于恶性淋巴瘤血热瘀毒证。

6. 白花蛇舌草30克，山慈菇、夏枯草各15克，甘草5克。水煎服，每日1剂，分2次服。适用于恶性淋巴瘤。

7. 黄芪、鹿角胶各15克，茯苓10克，桂枝6克，甘草3克。水煎服，每日1剂。适用于恶性淋巴瘤寒痰凝滞证。

8. 夏枯草、穿山甲各15克，白芍10克，山慈菇12克，白花蛇舌草30克。水煎服，每日1剂。适用于恶性淋巴瘤气郁痰结证。

9. 生黄芪、鸡血藤各30克，丹参10克，枸杞子15克。水煎，每日1剂，分2次服。适用于恶性淋巴瘤。

10. 桂枝、白芥子各5克，土贝母10克，茯苓12克。水煎，每日1剂，分2次服。适用于恶性淋巴瘤寒痰凝滞证。

11. 柴胡、枳实各10克，鳖甲、夏枯草各15克。水煎，每日1剂，分2次服。适用于恶性淋巴瘤气郁痰结证。

12. 夏枯草、牡蛎各15克，天花粉12克，麦冬9克。水煎，每日1剂，分2次服。适用于恶性淋巴瘤阴虚证。

13. 金银花30克，蒲公英、白花蛇舌草各20克，半枝莲15克。水煎，每日1剂，分2次服。适用于恶性淋巴瘤。

14. 冬虫夏草15克，金钱龟1只（200～300克）。煲汤，喝汤，不食龟肉。适用于恶性淋巴瘤的缓解期或放疗、化疗间歇期。

中医偏方全书（珍藏本）

《中医偏方全书（珍藏本）》

15. 鲜芦笋 60 克。加水煮浓汤 300 毫升饮用，每次约 150 毫升，早、晚各 1 次，可长期服用。适用于各型恶性淋巴瘤。

16. 龙眼肉 15 克，大枣 5 枚，粳米 100 克。加适量水煮粥长期食用。适用于恶性淋巴瘤放疗、化疗后血常规降低或晚期贫血者。

17. 丹参 24 克，地鳖虫、蜈蚣各 9 克，白花蛇舌草 30 克，乌骨藤 20 克。煎汤，每日 1 剂，分 2 次服。适用于恶性淋巴瘤。

18. 黄芪 15 克，太子参、柴胡、郁金各 10 克。水煎，每日 1 剂，分 2 次服。功效舒肝解郁，温化阴凝，软坚化痰，补益气血。适用于恶性淋巴瘤。

19. 天葵子、生牡蛎、玄参各 12 克，黄柏 9 克。煎汤，每日 1 剂，分 2 次服。适用于恶性淋巴瘤。

20. 羊骨 1000 克，粳米 100 克，葱白 2 根，生姜 3 片。将鲜羊骨洗净、敲碎，加水煎汤，取汤代水，同粳米煮粥，待粥将成时，加入盐、生姜、葱白调味，稍煮 2～3 沸即可。适用于恶性淋巴瘤放疗后肝肾阴虚证。

21. 肉糜、枸杞子、松子各 100 克。将肉糜加入黄酒、盐等调料各适量，在锅中炒至半熟时，加入枸杞子、松子，再同炒即可。适用于恶性淋巴瘤放疗后阴虚内热。

22. 三七 17 克，山药 32 克，枸杞子 26 克，龙眼肉 25 克，猪排骨 300 克，盐、胡椒粉各适量。三七、山药等中药均用布袋扎口后，和猪排骨放在一起，加 4 大碗清水。先大火后小火，炖煮 2～3 小时，放入盐、胡椒粉调味即可。可煎煮出 3 小碗。每次 1 小碗，吃肉喝汤。每 1～2 日吃 1 次。适用于恶性淋巴瘤肿块增大迅速而舌有暗紫斑。

23. 鲜独角莲 30 克。取上药去粗皮捣成泥状敷于肿瘤部位，或用干品磨成细粉用温开水（忌开水）调成糊状，取贴肿瘤处。功效解毒化痰止痛。适用于恶性淋巴瘤淋巴结肿大。

24. 蓖麻子 50 粒，松香 30 克。上药捣细，摊贴患处。适用于恶性淋巴瘤淋巴结转移。

25. 夏枯草 30 克，甲鱼 1 只（约 300 克）。将夏枯草洗净、切成段，纱布包扎；甲鱼去头及内脏，洗净。将夏枯草放入甲鱼腹中，然后入锅中，加盐、黄酒、水适量，煲汤即成。饮汤或食肉。适用于恶性淋巴瘤各期患者食用。

26. 重楼、玄参各 12 克，山慈菇 9 克。煎汤，每日 1 剂，分 2 次服。适用于恶性淋巴瘤血热瘀毒证。

27. 嫩菱角 25 个，丝瓜 300 克。将菱角去壳，丝瓜去皮洗净切片。将油锅烧七分热，丝瓜倒入，大火爆炒至呈翠绿色，盛入盘中；锅中加入清水适量。放入嫩菱角以及丝瓜，煲汤食之。适用于恶性淋巴瘤各期患者食用。

28. 海藻、昆布、贝母各 12 克，陈皮 5 克。煎汤，每日 1 剂，分 2 次服。适用于恶性淋巴瘤气郁痰结证。

29. 山药 15 克，法半夏 12 克，粳米 30 克。将上述材料洗净，法半夏用纱布袋装好，再将山药、法半夏、粳米一起放入锅内，加适量清水，文火煮成粥，去药袋，调味即可。随量食用。适用于恶性淋巴瘤形寒怕冷，神疲乏力，面色差，不伴发热的患者。

30. 紫菜 20 克，百合 30 克，生姜 5 克，盐适量。上料共入锅内，加适量水煎煮。喝汤吃紫菜。每日 1 次。适用于恶性淋巴瘤口干烦躁，发热恶寒，皮肤瘙痒，红斑，结节，大便干燥，小便黄的患者

31. 猫爪草 15 克，牡丹皮、白花蛇舌草、丹参各 10 克。煎汤，每日 1 剂，分 2 次服。适用于恶性淋巴瘤血热瘀毒证。

32. 核桃树枝 200～250 克，鸡蛋 3 枚。两者混放于锅中，加适量清水，文火煮 4 小时，吃蛋喝汤。适用于恶性淋巴癌体表淋巴结肿大者。

33. 山楂 30～40 克，粳米 100 克，白糖 10 克。先将山楂入沙锅煎取浓汁，去渣，然后加入粳米、白糖煮粥。每日 2 次，可作上、下午加餐用，不宜空腹服，7～10 日为 1 个疗程。适用于恶性淋巴癌体表淋巴结肿大者。

34. 黄精 50 克，粳米 100 克。将黄精用清水浸泡后捞出，切碎备用。粳米淘洗干净，与黄精放入锅内，加清水，武火烧沸后改用小火煮至粥成。晨起作早餐食用。适用于恶性淋巴瘤阴精亏损证。

【生活调理】

1. 早期患者可适当活动，有发热、明显浸润症状时应卧床休息以减少消耗，保护机体，可以适当锻炼身体，提高机体的免疫力。

2. 给予高热量、高蛋白、丰富维生素、易消化食物，多饮水。以增强机体对化疗、放疗的承受力，促进毒素排泄。

3. 保持皮肤清洁，每日用温水擦洗，尤其要保护放疗照射区域皮肤，避免一切刺激因素如日晒、冷热、各种消毒剂、肥皂、胶布等对皮肤的刺激，内衣选用吸水性强的柔软棉织品，宜宽大。

4. 放疗、化疗时应观察治疗效果及不良反应，配合中药减少放疗、化疗的不良反应及增加疗效。

中医偏方全书（珍藏本）

第六章　内分泌系统疾病

尿崩症

尿崩症是由于抗利尿激素（即精氨酸加压素，简称 AVP）缺乏、肾小管重吸收水的功能障碍，从而引起以多尿、烦渴、多饮与低密度尿为主要表现的一种疾病。本病是由于下丘脑-神经垂体部位的病变所致，但部分病例无明显病因，尿崩症可发生于任何年龄，但以青年为多见。现代医学认为本病病因是由于创伤、肿瘤、感染、血管病变、血液病及网状内皮系统病等使下丘脑-神经束受损所致。也有与遗传因素有关。

本病属中医学"消渴病"范畴。古代医学典籍《外台秘要》引《古今录验》中有类似此症的记载："渴而饮水多、小便数，有脂似麸片甘者，皆是消渴病也。"《诸病源候论》曰："遗尿者，此由膀胱虚寒，不能约水故也。"临证中，此类患者多无"尿甘"之征象，只是饮多、溲多。因此，认为此病乃是属于下焦虚寒，膀胱不能制约，肾关门不利之尿崩症。故患者多神疲畏寒，主要为精血不衰虚，阳气不得温养之故。肾阳虚弱，下焦虚愈，肾之摄纳不固，约束无权而见小便频繁，饮多溲多。形体衰弱、头晕腰酸、两足无力为肾气疲惫，外不能充盈肌肤，内不能输布气血，舌质多淡、脉沉细、尺脉尤甚，均为肾气虚弱之症。临床辨证分型有肺燥津伤、气阴两虚、阴虚火旺、肾阴亏虚、阴阳两虚。

【偏方集成】

1. 芡实、山茱萸各 10 克，五味子、益智各 5 克。水煎，每日 1 剂，分 2 次服。适用于尿崩症。

2. 甘草 30 克，六味地黄丸适量。甘草水煎汁，分 3 次送服六味地黄丸，每次 20 克，同时口含乌梅以生津止渴。适用于尿崩症。

3. 甘草 10 克，泽泻 6 克。水煎成 200 毫升，每次服 100 毫升，早、晚各 1 次，症状明显减轻后，剂量减半，至症状全消。适用于尿崩症。

4. 龙骨、五味子各 30 克，桂附地黄丸适量。水煎，分 3 次送服桂附地黄丸，每次 10 克。适用于尿崩症。

5. 党参、麦芽各 15 克，砂仁 5 克，石斛、女贞子各 10 克，水煎服。适用于尿崩症。

6. 石斛、葛根各 10 克，麦冬 6 克，鲜芦根 15 克。水煎服，每日 1 剂。适用于尿崩症。

7. 生地黄、花粉各 15 克，乌梅 10 克。水煎，代茶饮，每日 1 剂。适用于尿崩症。

8. 黄精 30 克，桑螵蛸 15 克，乌药 12 克，炙甘草 6 克。水煎服，每日 1 剂。适用于尿崩症。

9. 桑螵蛸 30 克，益智 15 克，山药 30 克。水煎服。适用于尿崩症。

10. 桑螵蛸、锁阳各 10 克。水煎服，每日 1 剂。适用于尿崩症。

11. 蚕茧 7 个，茶叶适量。取以上 2 味，开水浸泡，代茶饮。可长期服用，茶叶每日更换 1 次，在寒冷季节蚕茧可 7 日更换 1 次，一般 2～3 日更换 1 次。适用于尿崩症。

12. 山茱萸、覆盆子、茯苓、熟地黄各 15 克，附子 5 克。水煎，每日 1 剂，分 2 次服。适用于尿崩症。

13. 绿萼梅 6 克，无花果 10 克。水煎服，每日 1 剂。适用于尿崩症。

14. 益智、山药各 10 克，台乌药 6 克，水煎服，每日 1 剂。适用于尿崩症。

15. 百合、麦冬、天冬各 15 克，益智 20 克，煅龙骨、煅牡蛎各 30 克。水煎服，每日 1 剂，适用于尿崩症。

16. 龟甲 180 克，黄柏、知母各 120 克，熟地黄 170 克，猪脊髓 500 克。上述药物为末，猪脊髓蒸熟，炼蜜为丸。每次 10 丸，用盐水空腹服。适用于尿崩症。

17. 鲜蔷薇根 50 克。炖猪瘦肉吃。适用于尿崩症。

18. 鲜向天蜈蚣根、冰糖各 50 克，银杏 14 枚。水煎服。适用于尿崩症。

19. 桑寄生 15～20 克。水煎，每日 1 剂，2 次分服。适用于尿崩症。

20. 鲜佛手根 15～24 克，猪小肚（洗净）1 个。水煎服。适用于尿崩症。

21. 穿山甲肉、五香粉各适量。穿山甲肉、五香粉加适量水炖食，每日 1 次，连服 3～4 次。适用于尿崩症。

22. 制何首乌、山药各 20 克，大枣 10 枚。水煎服，每日 1 剂。适用于尿崩症。

23. 制何首乌、黑芝麻、大枣各 120 克，山药、黑枣各 60 克，黑毛小母鸡 1 只。先将鸡宰杀去毛和内脏，与诸药入沙锅内小火煲烂。每周 1 剂，每剂服 2～3 日。适用于尿崩症。

24. 青葙子全草 50 克。水炖服。适用于尿崩症。

25. 益智 30 个。水煎服。适用于尿崩症。

26. 核桃仁、粳米各 100 克，莲子 50 克。共洗净煮粥食用。适用于尿崩症。

27. 金樱子 30 克，核桃仁 50 克。水煎，每日 1 剂，分次服。适用于尿崩症。

28. 山药 30 克，益智 20 克，乌药 10 克。水煎，每日 1 剂，代茶饮。适用于尿崩症。

29. 黄芪、益智、百合各 20 克，猪膀胱约 500 克。共入沙锅内小火煲烂，加入盐及调味品食用。适用于尿崩症。

30. 冬虫夏草 3～5 枚，老雄鸭 1 只，酱油、酒各适量。鸭宰杀，去毛及内脏，将鸭头劈开，纳冬虫夏草入其中，以线扎好，加酱油、酒如常蒸烂即可。佐餐食用。适用于尿崩症肾阴亏损证。

31. 黄芪、百合、枸杞子各 20 克，新鲜猪瘦肉（切小块）250 克。一起入沙锅内小火煲烂，加入盐及调味品适量食用。适用于尿崩症。

32. 枸杞子、黄精各 20 克，乌龟 1 只（250～500 克）。先将乌龟剖杀去内脏后切小块，与枸杞子、黄精一起入沙锅内小火煲烂，加入盐及调味品适量食用。适用于尿崩症。

33. 菟丝子 12 克，覆盆子、韭菜子、金樱子各 6 克。水煎服，每日 1 剂。适用于尿崩症。

34. 水发海参（切碎）50 克，粳米 100 克，葱、姜、盐各适量。同煮成粥，加少许葱、姜、盐调味。当主食，早、晚分食。每周 2～3 次。适用于尿崩症，症见小便次数增多，夜间为甚，尿量大，身体消瘦。

35. 鹿角胶 6 克，粳米 100 克，白糖适量。将粳米煮成粥后，把鹿角胶打碎放入热粥中溶解，加白糖即可。长期食用。适用于尿崩症肾阳不足、精血虚损证。

36. 金樱子 60 克，麦冬、天冬各 10 克，粳米 100 克。先将金樱子、麦冬、天冬加水煎煮后去药渣，加入粳米煮粥食用。适用于尿崩症。

37. 核桃仁 60 克，韭菜 150 克，麻油、盐各适量。前 2 味加麻油炒熟，加少许盐即可。佐餐服。适用于尿崩症肾虚证。

38. 西洋参、麦冬各 15 克，石斛 10 克，五味子、甘草各 5 克。水煎，去渣取汁，分 2～3 次温服，每日 1 剂。功效益气固脱、养阴生津。适用于尿崩症津气欲竭证，症见多尿、烦渴或不渴、发热、面红喘促、皮肤干瘪、目眶深陷、烦躁不安、谵语、神志恍惚、舌红少津、脉细数。

【生活调理】

1. 患者由于多尿、多饮，要嘱患者在身边备足温开水，适当加入盐分，并补充钾离子。对具有利尿作用的茶叶、西瓜等饮料、瓜果宜少吃。

2. 宜多进食血肉有情之品，以发挥其滋

中医偏方全书（珍藏本）

阴填精作用。

3. 避免水中毒。

4. 便秘者可以多服用些粗纤维食物，如芹菜等。

垂体瘤

垂体瘤是一组从垂体前叶和后叶及颅咽管上皮残余细胞发生的肿瘤。垂体瘤约占颅内肿瘤的 10%，此组肿瘤以前叶的腺瘤占大多数，来自后叶者少见。临床表现为三大症候群，即腺垂体本身受压症候群（临床多以各种腺体功能低下为表现，如继发性甲减、尿崩症等）；垂体周围组织压迫症候群（此型多有头痛及神经支配受损等表现，如视力视野改变、三叉神经痛、面部麻木等）；垂体功能亢进症候群（此型多出现腺体过度分泌的临床表现，如巨人症、肢端肥大症、溢乳、闭经等）。

本病属中医学"癥积"范畴，临床分为气阴两虚、痰瘀互结等证。

【偏方集成】

1. 魔芋 30 克。水煎 3 小时，每日 1 剂，分 3 次服。20 剂为 1 个疗程。适用于垂体瘤。

2. 重楼、浙贝母、黄药子、蒲公英、莪术各 100 克。研末，用布袋装入作枕头用。另用冰片 100 克，麝香 1 克，研末，制成小药袋，一并放入药枕中，令患者枕头部。功效解毒化瘤。适用于垂体瘤。

3. 威灵仙、重楼各 30 克，木瓜 9 克，三七粉 3 克。前 3 味药水煎，冲服三七粉，每日 1 剂。适用于垂体瘤。

4. 水蛭、三七、红参各等份。为末，每日 5 克，分 3 次温开水送服。适用于垂体瘤。

5. 魔芋、苍耳子、贯众各 30 克，蒲黄根、重楼各 20 克。先将魔芋煎煮 2 小时，再加其他药同煎，滤取清汁，饮服。适用于垂体瘤。

6. 鲜金剪刀草根适量。清水沉浮，取少量食盐共捣烂，敷于脑瘤部位，24～36 小时后取下即可。适用于垂体瘤。

7. 甲鱼 1 只（500 克左右），猪瘦肉 200 克，白莲子 75 克，香菇、米酒各 10 克，鸡蛋 1 枚。先将甲鱼宰杀（在颈下开刀，但不割断头），入开水内泡洗干净，取下甲壳，取出内脏，洗净待用。猪肉剁碎，香菇切丁，加上蛋液、葱姜末、淀粉、米酒、盐、酱油、味精等调料，拌匀后放入甲鱼腔内，将八成熟的莲子摆在肉馅上面，在甲鱼周围也摆上两圈莲子，上笼蒸 1 小时，出笼勾芡后即可食用。适用于垂体瘤。

8. 瘦肉 100 克，猫爪草 30 克，海马 1 对。加清水适量煎服。适用于垂体瘤。

9. 夏枯草、薏苡仁各 30 克，菊花 15 克，川红花 10 克。加清水适量，同煎，饮服。适用于垂体瘤。

10. 石决明、牡蛎、钩藤各 15 克，菊花、威灵仙各 30 克，晚蚕沙、蜂房、僵蚕、地龙各 9 克，蜈蚣 3 条，全蝎 6 克。水煎服。适用于垂体瘤。

11. 核桃仁 100 克，芡实 50 克，乌鸡 1 只。先将乌鸡洗净，斩件，加核桃仁、芡实和适量清水同煎约 90 分钟，加盐适量，饮汤。适用于垂体瘤。

12. 老姜、雄黄各 100 克。先将老姜刷去泥沙（不洗），除去叉枝，用小刀挖一小洞，掏空中心，四壁仅留 0.5 厘米厚，填装入雄黄粉，以挖出的姜渣封口，置陈瓦上用木炭火焙烤 7～8 小时，至呈金黄色、脆而不焦为度，离火放冷，研细，过 80 目筛，剩余姜渣可一并焙干后研细，拌入粉内，即得。外用。取安庆膏药以微火烘干，均匀撒上雄姜散，可按瘤、痛点、穴位三结合原则选定敷贴部位，隔日换药 1 次。适用于垂体瘤。

【生活调理】

1. 注意病情恶化，出现头痛、恶心、呕吐等症状时应对症处理。

2. 饮食以易消化的半流质为主，适当多吃蔬菜，保持大便通畅。

3. 注意饮食卫生，避免致癌物苯并芘、亚硝胺进入体内。

4. 注意个人卫生，防止病毒感染。

5. 避免脑外伤。

6. 平时宜常食用黄绿色蔬菜和水果，如胡萝卜、南瓜、西红柿、莴苣、油白菜、菠菜、大枣、香蕉、苹果、芒果等。

中医偏方全书（珍藏本）

7. 饮食宜清淡，忌膏粱厚味之品。

巨人症和肢端肥大症

巨人症和肢端肥大症系腺脑垂体生长激素细胞腺瘤或增生，分泌生长激素过多，引起软组织、骨骼及内脏的增生肥大及内分泌-代谢紊乱。临床上以面貌粗陋、手足厚大，皮肤粗厚，头痛眩晕，蝶鞍增大，显著乏力等为特征。发病在青春期前，骺部未闭合者为巨人症；发病在青春期后，骺部已闭合者为肢端肥大症。巨人症患者有时在骨骺闭合后继续受生长激素过度刺激可发展为肢端肥大性巨人症。本病并不罕见，占垂体瘤中第二位。男女之比为 1.1∶1。

【偏方集成】

1. 玉米须 30 克。煎汤，代茶饮。适用于巨人症和肢端肥大症。

2. 山药 250 克。煎汤，代茶饮。适用于巨人症和肢端肥大症。

3. 枸杞子 6～12 克，猪肝适量。煎汤，佐餐食。适用于巨人症和肢端肥大症。

4. 水蛭、三七、红参各等份。为末，每日 5 克，分 3 次温开水送服。功效活血化瘀。适用于巨人症和肢端肥大症。

5. 羊肝 100 克，谷精草、白菊花各 10克。煎汤，放少许调料，食肝喝汤。功效养血养肝，清肝明目。适用于巨人症和肢端肥大症肝阴虚证。

6. 黄芪 30 克，升麻 9 克，茯苓 15 克，白术、石菖蒲各 12 克。水煎服，每日 1 剂。适用于巨人症和肢端肥大症脾虚证。

7. 菱角（去壳）、薏苡仁各 50 克，糯米200 克。共熬粥。功效健脾，利湿，祛痰。适用于巨人症和肢端肥大症痰湿证。

【生活调理】

1. 对患者出现的早期症状如头痛、内分泌改变等，应及时注意，尽早进行有关检查以明确诊断，及时治疗。根治术后应 3～6 个月复查 1 次。

2. 注意调畅情志，切忌暴怒，保持心情舒畅。

3. 避免过度劳累，体育锻炼或练功不宜

时间太久，切忌用力过猛等。

4. 节制饮食，忌烟、酒和寒凉、肥腻之品，少食生蒜、生葱、芥菜等辛辣走窜之品。术后饮食调理以芳香化浊食品为好，如薏苡仁粥、山药粥、杏仁霜、冬瓜等；放疗后食疗以营养丰富、爽口为宜，如牛奶、鲫鱼、茭白、芹菜等；晚期可加用动物脑等副食。

5. 防止感冒，节欲保精，培固肾气。

生长激素缺乏性侏儒症

生长激素缺乏性侏儒症是指自出生后或儿童期起病的腺垂体生长激素缺乏而导致生长发育障碍的一种代谢性内分泌疾病。因下丘脑-垂体-胰岛素样生长因子生长轴功能障碍而导致生长缓慢，身材矮小，但比例匀称。按病因可为特发性和继发性两类；按病变部位可分为垂体性和下丘脑性两种。可为单一性生长激素缺乏，也可伴有腺垂体其他激素缺乏。其临床表现为身材矮小，身高年均增长 < 4 厘米，为同年龄同性别正常人均值 −2SD（标准差）以下，以及性发育缺失等临床特征。本病多见于男性，男女之比为（3～4）∶1。

本病病因可归咎于先天因素和后天因素两个方面。先天因素多由于父母精血亏虚而影响胎儿的生长发育；后天因素或因食物中毒，或因罹患温热疾病，或为高热灼伤津液，耗伤气血、精髓，致使脉络失养，影响生长发育；或因久病致脾肾亏虚，气血不足，不能滋养脑髓所致。病因为脑瘤者多由痰浊化毒凝结所致，但痰毒凝结成瘤，或痰瘀凝结成瘤，又与机体阴阳失调、脏腑失和有关，若由于创伤、手术、放射治疗等因素起病者，均有正气虚亏。

【偏方集成】

1. 猪脑适量。以猪脑低温烘干研成粉末，密封保存。每次 12 克，连用 3 个月。适用于生长激素缺乏性侏儒症。

2. 肉苁蓉、山茱萸各 3 克。水煎，取汁加入炒核桃仁（用盐渍）20 克，粳米 150 克，煮粥，每日早、晚空腹服，连服 3 个月。适用于生长激素缺乏性侏儒症。

3. 带皮核桃仁 250 克，补骨脂 60 克。蒸熟研末，加紫云英蜂蜜 250 克，调匀，7 日内分服完。适用于生长激素缺乏性侏儒症。

4. 甲鱼 400～500 克，独头大蒜 200 克。先将甲鱼宰杀，去内脏，大蒜剥去皮，将二味加水同煮，勿加盐，煮熟烂为度，每 1～2 日服 1 次。适用于生长激素缺乏性侏儒症。

5. 人参 3 克，海参 30 克。煮羹，每日 2 次做菜肴吃，经常间断食用。适用于生长激素缺乏性侏儒症。

【生活调理】

1. 注意妊娠期保健，有利于产程顺利，可以一定程度上预防本病的发生。

2. 尽早发现、尽早诊断、尽量寻求病因和尽早治疗，可望使患者身高长至正常水平。

3. 由于患者大都存在心理自卑感，应积极配合心理治疗。

4. 生活保健。密切观察小儿的生长发育情况，并做详细记录。

5. 饮食调养。应增加营养，给予高热量、高蛋白饮食，多吃牛奶或酸奶、蜂蜜或蜂王浆、鸡蛋、禽肉、鱼虾等。多吃新鲜水果、蔬菜。

6. 饮食宜清淡，既容易消化（恐损伤脾胃），又富于营养（以扶助正气）。禁食芋头、土豆、薯等易产气食物。

7. 食物烹调方法宜蒸、煮、炖、烩、熬；忌油炸、爆、煎制作的粗糙食物。

原发性醛固酮增多症

原发性醛固酮增多症（简称原醛症），是由于肾上腺的皮质肿瘤或增生，醛固酮分泌增多所致的一种内分泌疾病。由于大量醛固酮潴钠、排钾，临床表现为高血压、低血钾、碱中毒，儿童患者有生长发育障碍。原发性醛固酮增多症是一种继发性高血压症，占高血压症中的 0.4%～2%。发病年龄高峰为 30～50 岁，女性较男性多见。引起本病最常见的原因为醛固酮瘤，占原发性醛固酮增多症的 60%～80%；其次有双侧肾上腺皮质增生，又称为特发性醛固酮增多症，占 20%～30%。少见原因有地塞米松可抑制性醛固酮

增多症、醛固酮癌、异位分泌醛固酮的肿瘤。

中医对本症没有专门的论述，根据临床表现如头痛、眩晕、肌肉无力，甚而痿废不用等特征，可归属中医学"肝风"、"痉证"、"痿痹"等范畴，病位初在肝，继则影响脾肾，最终可累及五脏，病性初以标实为主，后以正虚为主。标实主要为肝气郁结，阳亢风动，或夹湿夹瘀；正虚方面，早期以阴精亏虚为主，病久易发展成为肾阴阳俱损的病证，本病主要应辨明标本虚实，病发早期以实为主，病位在肝，多属肝风肝火为患；后期以虚为主，病位在肝脾肾，多属肝肾阴虚、脾虚肾、阴阳两虚等，但其总病机以虚为主，乃肝肾虚损所致，虚多实少。治疗上应采取"虚者补之"和"平调阴阳"的原则，当以平肝潜阳、健脾补肾为主法。

【偏方集成】

1. 黄连 60 克，杜仲 120 克，酒 500 克。以药泡酒，每日服 30～50 毫升。适用于原发性醛固酮增多症。

2. 夏枯草 30 克，野菊花 15 克，苦丁茶 6 克。水煎，代茶饮，每日 1 剂。适用于原发性醛固酮增多症。

3. 决明子 30 克，钩藤、三角麦各 15 克。水煎服，每日 1 剂。适用于原发性醛固酮增多症。

4. 决明子 15 克，菊花 6 克。水煎服，每日 1 剂。适用于原发性醛固酮增多症。

5. 鲜荠菜 150 克，蒲黄末 10 克，薏苡仁、小米各 50 克。荠菜拣杂洗净，剁成泥状，待用；薏苡仁、小米淘洗干净，入锅加水适量，大火煮沸后，改用小火煨煮 30 分钟，调入荠菜泥及蒲黄末拌匀，继续以小火煨煮至烯烂成粥即可。适用于原发性醛固酮增多症。

6. 茺蔚子、桑枝、桑叶各 15 克。加水 1000 毫升，煎至 600 毫升，在 40 ℃～50 ℃时浸泡脚 30～40 分钟，洗脚后就寝，每日 1 次。适用于原发性醛固酮增多症。

7. 玉米须 30 克。洗净，放入锅内加水放糖，煎取即可。每次服 300 克，每日 3 次。适用于原发性醛固酮增多症。

8. 黄精 20 克，夏枯草、益母草、车前

草、豨莶草各 15 克。先将上药用水浸泡 30 分钟，再煎煮 30 分钟。每日 1 剂，每剂煎 2 次，将 2 次药液混合，早、晚分服。适用于原发性醛固酮增多症。

9. 荠菜 100 克，鲜马齿苋 60 克。上 2 味各拣杂洗净，切成小段，入沙锅加水适量，以中火煨煮 20 分钟即成。每日 1 剂，分早、晚 2 次服。适用于原发性醛固酮增多症。

10. 鲜荠菜 200 克，山楂片 30 克。芥菜拣杂洗净，切碎，入沙锅，加足量水，大火煮沸，加入山楂片，改用小火煨煮 20 分钟即成。每日 1 剂，分早、晚 2 次服。适用于原发性醛固酮增多症。

11. 芹菜籽 30 克。加水 250 毫升，煎成 140 毫升，每日 1 剂，分 2 次服，连服 30 日。适用于原发性醛固酮增多症。

12. 罗布麻适量。制成浸膏片，每片 0.5 克，每次服 3 片，每日 3 次，连服 2～4 周。适用于原发性醛固酮增多症。

13. 芹菜 200 克，粳米 100 克。芹菜洗净后切碎。将粳米洗净，入沙锅内，加水适量，煮至半熟后加入芹菜，文火慢煮成粥即可。每次 200～250 克，每日 3 次，隔日服用，1 个月为 1 个疗程。适用于原发性醛固酮增多症。

14. 钩藤 30 克。加水 100 毫升，煎煮 10 分钟，早、晚分服，30 日为 1 个疗程。适用于原发性醛固酮增多症。

15. 大蒜（去皮）30 克，粳米 100 克。大蒜入沸水中煮片刻后，捞起；加入洗净的粳米，煮粥，粥成后加入大蒜，煮片刻即可。每次 200 克，每日 2 次，早、晚服。适用于原发性醛固酮增多症。

16. 芹菜 250 克，大枣 10 枚。芹菜洗净切段，与大枣同放锅内，加水适量，煮即可。每次 150 克，每日 2 次，饮汤食枣。适用于原发性醛固酮增多症。

17. 苘蓿子 10 克，绿茶 5 克。苘蓿子洗净，与绿茶一起入杯，用沸水冲泡，加盖闷 15 分钟即可。每日 1 剂，代茶饮用，冲淡为止。适用于原发性醛固酮增多症。

18. 荸荠 100 克。洗净剥皮，放入锅内，加水煮熟即可。每次 200 克，每日 1 次，连

汤带荸荠同服。适用于原发性醛固酮增多症。

19. 海带 200 克。用清水洗净，放锅内，加温水煮开；捞出切丝，放于盘中，加入香油、醋，也可加少许盐，拌匀即可。每次 200 克，每日 1 次，佐餐服用。适用于原发性醛固酮增多症。

20. 草鱼 1 条（200～250 克），冬瓜 250～500 克。草鱼去鳞鳃和内脏，洗净，锅内放适量油，烧熟，将鱼放入煎至两面金黄色取出；把冬瓜洗净切块，将煮好的草鱼一同放入锅内，加水适量，用文火煮 3～4 小时，加盐少许调味，即可。每次 200 毫升，每日 1～2 次，吃鱼吃冬瓜喝汤。适用于原发性醛固酮增多症。

21. 猪瘦肉 500～1000 克，夏枯草 30 克。猪瘦肉洗净切块，再把夏枯草洗净，用纱布包好，一同放入锅内，加水适量，炖煮至肉熟透，加少许盐调味，去除夏枯草，即可。每次 200～300 毫升，每日 1～2 次，喝汤吃肉。适用于原发性醛固酮增多症。

22. 牛肉 100 克，番茄 250 克。牛肉洗净，切成薄片；再把鲜番茄洗净，切块，一同放入锅内，加水适量，油、盐各少许调味，炖煮至肉熟即可。每次 300 克，每日 1 次，佐餐食。适用于原发性醛固酮增多症。

23. 木耳 5 克，用清水泡开，洗净，切碎；糯米 50 克洗净，同放锅内，加水适量，煮粥即可。每次 200～300 克，每日 1 次，趁热慢服。适用于原发性醛固酮增多症。

24. 白菊花适量。水煎，每日 50 克，代茶饮。适用于原发性醛固酮增多症。

25. 鲜芹菜 250 克。洗净，用开水烫 2 分钟，切碎捣烂，挤出汁水即可。每次服 50 克，每日 2 次。适用于原发性醛固酮增多症。

26. 木耳 3 克。用清水泡一夜，放碗内，置蒸笼内蒸 1～2 小时，取出加冰糖适量，溶化即可。每次 1 汤勺，每日 1 次，睡前服。适用于原发性醛固酮增多症。

27. 茭白适量。水煎，每次 200 克，每日 1 次，睡前服用。适用于原发性醛固酮增多症。

28. 鲜胡萝卜 120 克，粳米 100 克。鲜胡萝卜洗净，切碎，同粳米放入锅内，加水

适量煮粥，至米熟烂即可。每次 150～200 毫升，每日 2 次，早、晚食用。适用于原发性醛固酮增多症。

29. 干西瓜皮 30 克，决明子 9 克。洗净，加水 1000 毫升，煎煮至 500 毫升，过滤取汁即可。每次 500 克，代茶饮。适用于原发性醛固酮增多症。

30. 常山 7.5 克，豨莶草 4 克。做成丸状。每日 1 次，1～2 日后，应加服活血补肾药，以防患者体虚。适用于原发性醛固酮增多症。

31. 车前子 30 克，粳米 100 克。车前子用布包，放锅内加水适量，煮 20 分钟，去车前子取汁，加粳米，添水适量煮粥，至米熟烂即可。每次 150 毫升，每日 2 次，早、晚服。适用于原发性醛固酮增多症。

32. 鲜葫芦适量。捣烂绞汁，以蜂蜜调服，每次服半杯至 1 杯，每日 2 次，或煮水服用也可以。适用于原发性醛固酮增多症。

33. 玉米穗 60 克，决明子 12 克，菊花 7.5 克。水煎，将残渣除去，汁液分 2 次服。适用于原发性醛固酮增多症引起的高血压者。

34. 菠菜 500 克。洗净，入开水中煮片刻捞出，控干水分，切段，用香油拌和即可。每次 200 克，每日 2 次，早、晚佐餐服。适用于原发性醛固酮增多症。

35. 鲜荷叶 1 张，粳米 100 克。先把鲜荷叶加水适量煎汤，5～10 分钟后去荷叶，加入粳米，煮粥至米烂即可。每次 200 毫升，每日 2 次，早、晚服。适用于原发性醛固酮增多症。

36. 荷叶 20 克，山楂 25 克。水煎服。每日 1～2 剂。适用于原发性醛固酮增多症。

37. 鲜蘑菇 50 克，大枣 15 克，红糖 10 克。按常法煮汤食用，每日 1 剂。适用于原发性醛固酮增多症。

38. 罗布麻根 30 克。制为粗末，用沸水冲沏，代茶饮用，每日 1～2 剂。适用于原发性醛固酮增多症。

39. 核桃仁 30 克。每晚睡前咀嚼服。适用于原发性醛固酮增多症。

40. 茄子 1 个，蒜泥、盐、米醋各适量。将茄子洗净，上笼蒸熟，撕成长条，用调料拌匀，佐餐食用。适用于原发性醛固酮增多症。

41. 西瓜肉 800 克。绞汁饮服。每日 1 剂，分 2 次服。适用于原发性醛固酮增多症。

42. 决明子 15 克，菊花 10 克。用沸水冲沏，代茶饮用，每日 1 剂。适用于原发性醛固酮增多症。

43. 银杏适量。将银杏炒熟去壳，每晚睡前嚼食 5～7 枚。适用于原发性醛固酮增多症。

44. 荔枝肉 50 克。将荔枝肉捣碎，用开水冲沏饮食。每晚睡前 1 剂。适用于原发性醛固酮增多症。

45. 西瓜皮 20 克，菊花 30 克。水煎每日 1 剂，分 2 次服。功效疏风清热，利尿消肿。适用于原发性醛固酮增多症引起的高血压。

46. 鲜西瓜皮 60 克，玉米须 30 克。水煎，每日 1 剂，分 2 次服。适用于原发性醛固酮增多症引起的高血压。

47. 鲜菊花 50 克，黄瓜 60 克，冰糖适量。将前 2 味水煎取汁，加入冰糖饮服。每日 1 剂，分 2 次服。功效疏风清热，利尿消肿。适用于原发性醛固酮增多症引起的高血压。

48. 鲜柿叶适量。将柿叶洗净阴干，每次 10 克，每日 2 次，用沸水冲沏，代茶饮用。功效降血压，软化血管。适用于原发性醛固酮增多症引起的高血压。

49. 西红柿适量。将西红柿洗净生食，或切块拌入白糖食用。适用于原发性醛固酮增多症。

50. 车前草、白茅根、玉米须各 30 克。水煎，每日 1 剂，分 3 次服。适用于原发性醛固酮增多症。

51. 南布正、夏枯草各 30 克，杜仲、决明子各 15～30 克。水煎，每日 1 剂，分 3 次服。适用于原发性醛固酮增多症。

52. 鲜杉树皮（去外粗皮）60 克。水煎，当茶饮，每日 1 剂。适用于原发性醛固酮增多症。

53. 南布正、益母草各 30 克，马兰 5 克。水煎，每日 1 剂，分 3 次服；同时将本方研末调鸭蛋清，每晚睡时包足心（涌泉穴）。适用于原发性醛固酮增多症。

【生活调理】

1. 生活安排

（1）工作量应减轻，或半休或全休，避免体力劳动，情绪要轻松。

（2）进行力所能及的体育锻炼是有利的，但必须以不感觉疲劳为原则。重症患者、肾功能不全或血压明显增高者，则应限制运动。

（3）保证充足睡眠，不要睡得过迟，睡眠不佳时可选用安定药，如地西泮等。

（4）戒烟酒，避免浓茶。

2. 饮食原则

（1）低盐。正常人每日进盐 10 克左右，肾性高血压患者至少减少一半。若伴有明显血压增高、水肿或心功能不全时，每日食盐应控制在 3 克左右。同时忌食腊制食品，少食味精及含小苏打的食物。

（2）低动物脂肪。少用或不用动物脂肪，因动物脂肪能加重血管硬化，且不利于肾功能的保护。植物油含不饱和脂肪酸多，能降低胆固醇，故以菜油、花生油、豆油、香油为合适。

（3）适量的糖。不要摄入过多的糖，因糖可转化为中性脂肪，增高血脂，加速动脉粥样硬化。

（4）适量的蛋白质与热量。蛋白质与热量则应根据血压、体重、蛋白尿及肾功能状况决定。如肾功能正常同时形体消瘦，或尿中有蛋白大量丢失者，应给足热量及营养丰富的食物，如优质蛋白（蛋、奶、鱼、瘦肉），以增加体重。已发生肾功能不全患者，如尿蛋白排出增多，应酌情限制蛋白质摄入量，才能减轻氮质血症，延缓肾功能不全的进程。

甲状腺功能亢进症

甲状腺功能亢进症（简称甲亢）是由多种原因引起的甲状腺激素分泌过多所致的一组常见内分泌疾病。主要临床表现为多食、消瘦、畏热、多汗、心悸、激动等高代谢症候群，神经和血管兴奋增强，以及不同程度的甲状腺肿大和眼突、手抖、颈部血管杂音等为特征，严重的可出现甲亢危象、昏迷甚至危及生命。按其病因不同可分为多种类型，其中最常见的是弥漫性甲状腺肿伴甲亢，约占全部甲亢病的 90%，男女均可发病，但以中青年女性多见。男女比例为 1：（4～6）。

本病属中医学"瘿瘤"范畴，其发病原因首先在于患者素体阴亏，肾阴不足，水不涵木，肝阴失敛。在此基础上，复遭情志失调，精神创伤。中医学认识到情绪和精神因素对甲亢发生的影响。情志抑郁，肝失疏泄，气郁化火，若原来体质就肝肾阴亏，则更易炼液成痰，壅滞经络，结于项下而成瘿；中医学认为由于七情不遂，肝气郁结，气郁化火，炼液为痰，痰气交阻于颈前，则发于瘿肿；痰气凝聚于目，则眼球突出。

【偏方集成】

1. 杨梅树根 200 克，荔枝干 5 枚。清水煎服。适用于甲状腺功能亢进症。

2. 秫米 900 克，煮熟；取圆叶白杨皮 30 克，切，水 1000 毫升，煮取 400 毫升。溃曲末 125 克，如常酿酒。每日服 100 毫升。适用于甲状腺功能亢进症。

3. 昆布、海藻、牡蛎各适量。用水煎汁。每日 1 次，连服数日。功效疏肝清热，理气解郁。适用于甲状腺功能亢进症。

4. 槟榔、昆布各 150 克，海藻 100 克。捣碎为末。炼蜜和丸，如小子弹大，常含 1 丸咽津。适用于甲状腺功能亢进症。

5. 未成熟青柿子 1000 克。洗净捣烂，用纱布绞汁，放锅内炼成黏稠状时，加入同量的蜂蜜，再炼 10 分钟，冷却备用。每次 1 匙。每日 2 次，用开水冲后饮用。适用于甲状腺功能亢进症。

6. 昆布 30 克，全蝎 1 只。昆布煎汤去渣，全蝎焙焦研末。昆布汤送下全蝎末。每日早晨 1 次，连服 10 余日。适用于甲状腺功能亢进症。

7. 土黄芪（蜜炼）30 克，皮硝 10 克，猪腰子（新瓦焙去油）15 克。共研细末，制蜜丸。每次 10 克，滚水送下。适用于甲状腺功能亢进症。

8. 夏枯草 12 克，海藻、昆布、龙胆、炒麦芽各 15 克。共研细末，每次服 6 克，每日 2 次。适用于甲状腺功能亢进症。

9. 鲜旱柳叶 500 克。加水 2500 毫升，煎至 1000 毫升。每次服 200 毫升，亦可制成浸膏或丸子服。适用于甲状腺功能亢进症。

10. 蒲黄 15 克。煎汤，代茶饮。适用于甲状腺功能亢进症。

11. 川贝母、昆布、丹参各 15 克，冬瓜 60 克，红糖适量。川贝母、丹参先煎汤后去渣，入其他味煮粥吃。每日晨起空腹温服，连服 15～20 日。适用于甲状腺功能亢进症。

12. 穿山龙适量。浸膏（1 毫升含生药 0.5 克服）。每次 10～20 毫升，每日 3 次。适用于甲状腺功能亢进症。

13. 鲜蒲公英 200 克。洗净，加温开水，浸泡 10 分钟，捞出后捣碎、取汁。适用于甲状腺功能亢进症肝火亢盛证。

14. 壁虎 2 条，白糖 20 克。将壁虎去内脏、洗净、炙干、研末，加入白糖搅匀，开水送服，每次 5 克，隔 1 次。适用于甲状腺功能亢进症肝火亢盛证。

15. 生地黄、牡丹皮、黄芪、首乌藤各 20 克，麦冬 15 克，白芥子 10 克。水煎服，每日 1 剂。适用于甲状腺功能亢进症肝肾阴虚证。

16. 昆布、海藻、牡蛎各 15 克。水煎服，每日 1 剂，连服数日。适用于甲状腺功能亢进症肝郁气滞证。

17. 昆布、丹参各 15 克，薏苡仁 30 克，冬瓜 60 克，红糖适量。前 2 味煎汤后去渣，入后 3 味煮粥。每日 1 剂，连服 15～20 剂。适用于甲状腺功能亢进症痰湿凝结证。

18. 黄芪 30 克，夏枯草、忍冬藤、桔梗、生地黄、当归各 20 克。水煎服，每日 1 剂。适用于甲状腺功能亢进症。

19. 黄芪 45 克，生地黄、香附各 12 克，夏枯草 30 克，何首乌 20 克。水煎，每日 1 剂，分 2 次服。适用于甲状腺功能亢进症。

20. 白萝卜 250 克，紫菜 15 克，橘皮 20 克。煮汤食之，橘皮可不吃。适用于甲状腺功能亢进症。

21. 黄药子 10 克。水煎或泡酒服，每日 1 次，连服 5～8 周。适用于甲状腺功能亢进症。

22. 黄花菜、马齿苋各 50 克。水煎服，每日 2 剂。适用于甲状腺功能亢进症。

23. 绿茶 1 克，甘菊花 12 克，蜂蜜 25 克。菊花加水 600 毫升煮沸 5 分钟后，加入绿茶、蜂蜜即可，每日 1 剂，分 3 次温服，饮完，可再加同量开水泡饮。适用于甲状腺功能亢进症。

24. 昆布 60 克，虾卵（鲜虾子）、陈醋各 150 克，盐适量。上药加水炖汤，每日 1 剂，连服 20 日。适用于甲状腺功能亢进症。

25. 龙眼肉 15～30 克。开水冲泡，代茶饮用。功效益脾养血。适用于甲状腺功能亢进症。

26. 麦冬、莲子、茯苓各 500 克，白糖、桂花各适量。把莲子去皮、心，茯苓切片，与麦冬同研成细粉，拌入白糖、桂花，用水调匀，上笼蒸 20 分钟。每次服 50 克，每日 2 次。功效健脾胃，益气阴。适用于甲状腺功能亢进症。

27. 莲子、粳米各适量。将莲子煮熟后，晒干，研粉备用，每次取莲子粉 20 克，入粳米 60 克煮粥。早、晚食用。功效养心安神。适用于甲状腺功能亢进症。

28. 柴胡、佛手各 9 克，郁金 15 克，粳米 60 克，红糖适量。将柴胡、佛手、郁金适量水煎汁去渣后，再加入粳米、红糖煮成粥食，每日 1 剂，连服 10～15 日。适用于甲状腺功能亢进症。

29. 紫菜 15 克，猪肉 50 克，粳米 100 克。三者加清水煮熟，然后再加麻油、葱花、胡椒粉、盐、味精等食用。每日 1 剂。适用于甲状腺功能亢进症。

30. 甲鱼 1 只，女贞子、枸杞子各 15 克。加适量调料，清蒸服。适用于甲状腺功能亢进症阴虚阳亢证。

31. 知母、石斛各 20 克，生石膏、粳米各 100 克，白糖适量。将生石膏敲碎，加水 1200 毫升，煎半小时，入知母、石斛同煎 20 分钟，去渣，入洗净的粳米，以小火熬成粥，下白糖调匀，分 1～2 次空腹温服。适用于甲状腺功能亢进症胃火上炎证。

32. 大枣 30 克，柿饼 50 克，面粉 100

克，山茱萸 10 克。柿饼切块，大枣去核，掰开，与山茱萸一起捣碎，拌匀，研成细粉，加水适量，制成小饼。下热油锅，烙熟。每日 2 次。功效补阴，清热，健脾。适用于甲状腺功能亢进症。

33. 冬笋 300 克（切块），枸杞子、麦冬各 10 克，鲜菊花 5 克，生栀子 3 克。将冬笋入油中以低温炸至金黄色，捞出油，放入清汤、调料及后 4 味，以旺火烧开后移至小火，熬至汁干，佐餐食用。适用于甲状腺功能亢进症肝阳上亢证。

34. 冬瓜 60 克，薏苡仁 30 克，川贝母、丹参、昆布各 15 克，粳米 100 克，红糖适量。将川贝母、丹参、昆布水煎，去渣，入洗净的粳米、薏苡仁煮至八成熟，加入洗净、切块的冬瓜煮熟，调入红糖服食，每日 1 剂，连服 15～20 日。适用于甲状腺功能亢进症。

35. 鲜蘑菇 120 克，大米 100 克，盐适量。按常法煮粥，每日 1 剂，分 1～2 次食用。功效健脾益气，润燥化痰。适用于甲状腺功能亢进症。

36. 海藻、昆布各 15 克，牡蛎肉 60 克。按常法煮汤，汤成后加入调料适量。每日 1 剂，1 次食用。适用于青春期甲状腺功能亢进症或缺碘性甲状腺功能亢进症。

37. 黑豆、生地黄各 30 克，冰糖 20 克。将生地黄水煎，去渣，入黑豆煮熟，调入冰糖熬溶。上午、下午分食。适用于甲状腺功能亢进症阴虚阳亢证。

38. 绿豆 60 克，昆布 30 克，大米 100 克，陈皮 6 克，红糖适量。将绿豆、大米淘洗干净，再将昆布水发、洗净、切碎，陈皮装入纱布袋内，共入锅内，加水煮粥，熟后拣去药袋，调入红糖即可。每日 1 剂，分 1～2 次服。功效清热解毒，软坚散结。适用于青春期甲状腺功能亢进症、缺碘性甲状腺肿。

39. 萝卜 250 克，昆布 50 克，生牡蛎 30 克，陈皮、蛤壳各 10 克。将陈皮、生牡蛎、蛤壳同煮沸后 40 分钟，滤出药液；昆布切丝，把萝卜切块放入煎好的药液中，加少量鸡汤（或肉汤）、盐、煮熟服食。适用于甲状腺功能亢进症气郁痰凝证。

40. 黄花菜、马齿苋各 50 克。水煎，每日 1 剂，分 2 次服。功效清热解毒，散瘀利湿。适用于甲状腺功能亢进症。

41. 莲子、百合各 30 克，猪瘦肉 200～250 克。加水煲熟，调味后服。适用于甲状腺功能亢进症。

42. 甘草 10 克，小麦 30 克，大枣 5 枚。清水两碗煎至一碗，去渣饮汤。适用于甲状腺功能亢进症心烦不宁、失眠盗汗者。

43. 乳鸽 2 只，黄芪、枸杞子各 15 克。加适量调料煨炖食用。适用于甲状腺功能亢进症气阴两虚证。

【生活调理】

1. 甲状腺功能亢进症患者因 T3、T4 分泌过多，机体的代谢率特别高，对一些营养物质的需求量就相对增多，所以甲状腺功能亢进症患者应多吃一些高热量、高蛋白、富含维生素的食物；多补丢失的水分。

2. 要忌食含碘量高的食物，特别是像海带、海鱼等海产品。

3. 不要吸烟，不要喝浓茶、咖啡、酒等，不要吃辛辣食品，特别是辣椒、葱、姜、蒜等。

4. 平时注意休息，不要活动过量，积极配合医生治疗。

5. 甲状腺功能亢进症患者周围的人也要对患者体贴一些，尽量解除患者的紧张情绪，以免病情加重。

6. 最重要的是患病后早日采取正确的治疗方法，通过正确的治疗，甲状腺功能亢进症是完全可以痊愈的。

甲状腺功能减退症

甲状腺功能减退症（简称甲减），是由多种原因引起甲状腺激素合成或分泌不足，导致机体代谢活动下降而表现的一组临床症候群。以面色苍白或萎黄、神疲、嗜卧、表情淡漠、浮肿、畏冷、纳差腹胀及便秘等症，且基础代谢率减低为主要临床特征。根据起病年龄分为 3 型：功能减退始于胎儿期或出生不久的新生儿者，称呆小病（克汀病）；功能减退始于发育前儿童期者，称幼年型甲减；功能减退期始于成年期者，称成年期型甲减，

《中医偏方全书（珍藏本）》

多见于中年女性。本病严重者，可发生黏液性水肿性昏迷，预后不良。

本病属中医学"虚劳"、"水肿"、"五迟"等范畴。由于禀赋薄弱，先天不足，或多孕多产，久病伤肾，肾气虚衰；或思虑伤脾，饮食不节，损伤脾胃，中气不足，脾失健运，气血生化之源不足；或外感邪气，耗伤中气，伤及脾阳，则阳虚气耗；或病程迁延日久，累及心肾之阳，损及宗气及元气，阳气无以生阴，气耗难以化血，以致阴伤血亏，或饮停血瘀而起病。患者呈阳虚气耗之象，多有非凹陷性水肿之症，主要临床表现有面色苍白或萎黄、神疲无力、表情淡漠、形寒肢冷、毛发、浮肿、头晕、嗜睡、纳差、腹胀等，部分患者有贫血，女性则月经紊乱，严重者出现危证黏液性水肿昏迷。临床上要与"水肿"、"便秘"、"厥证"等病鉴别。

【偏方集成】

1. 墨鱼 1 条，黄芪 50 克，何首乌 15 克。煎汤，去药渣，与墨鱼加酒、盐、姜等调料煮汤常食。适用于甲状腺功能减退症患者浮肿、贫血者。

2. 黄芪 30 克，党参 15 克，鹿角粉 9 克（冲）。水煎，每日 1 剂，分 2~3 次服。适用于甲状腺功能减退症脾肾阳虚证。

3. 紫河车 1 具，白参 20 克。共研成细末，装入空心胶囊，每次 4 粒，每日 2 次，温开水送服。适用于甲状腺功能减退症肾阳虚衰证。

4. 肉苁蓉、人参各 30 克，巴戟天 20 克，鹿茸 6 克，蛤蚧 1 对，白酒（低度）1000 毫升。将鹿茸切片，人参切段，蛤蚧去头、足，切块，余药均压碎，同入布袋扎紧口；酒倒入小坛内，放入药袋，置阴凉干燥处（经常摇动几次），14 日后开封服，每次 10~15 毫升，每日早、晚空腹服。适用于甲状腺功能减退症。

5. 鹿茸 10 克。浸泡黄酒 500 毫升，1 个月后服用，每次 10 毫升，每日 2 次。适用于甲状腺功能减退症肾阳虚衰证。

6. 狗肉 500 克，山药 250 克。加茴香、桂皮、姜、盐、酒各适量，沙锅煲至酥烂食用。适用于甲状腺功能减退症腰酸肢冷、脉

沉迟者。

7. 甘草 20 克，人参 10 克。水煎，每日 1 剂，300 毫升，分 2 次服，15 日为 1 个疗程。适用于甲状腺功能减退症。

8. 鲜山药 50 克，虾仁 15 克，枸杞子 9 克，葱、黄酒、植物油、食盐、胡椒各适量。将山药去皮、洗净、切丁，枸杞子洗净备用；虾仁用盐、蛋清上浆，待油热后倒入虾仁滑油，捞出沥油；山药煸炒焖烂，再倒入枸杞子和虾仁同炒片刻，加调料调服食。适用于甲状腺功能减退症伴腰酸腿软无力。

9. 枸杞子、地黄、天冬各适量。按 3：1：1 比例细捣，曝干。蜜和作丸，大如弹丸，每日服 2 次。适用于甲状腺功能减退症。

10. 人参、熟附子、桂枝各 10 克，黄芪、甘草各 20 克。水煎，每日 1 剂，早、晚各服 1 次。随症加减：兼有浮肿或心包积液者加茯苓 20 克，白术 15 克；兼有闭经者加益母草、丹参各 20 克；血红蛋白低者加当归 10 克。适用于甲状腺功能减退症。

11. 紫菜 50 克，陈皮 10 克，萝卜 250 克。切碎，每日煮汤服。适用于甲状腺功能减退症。

12. 海带、海藻、紫菜、龙须菜各 30 克。煎汤，代茶饮用。适用于甲状腺功能减退症。

13. 紫菜 10 克，虾皮 15 克。加料煮汤服。适用于甲状腺功能减退症。

14. 冬虫夏草 5~10 克，土鸡（或乌鸡）1 只，姜 2 片，盐适量。加水炖 1 小时以上，吃肉喝汤。适用于甲状腺功能减退症。

15. 石菖蒲 10 克，郁金 8 克，冰糖 25 克。将石菖蒲、郁金置于锅内，加入清水 400 克，浸泡 30 分钟后，用武火煮沸，改为文火煎 15 分钟，取汁。再加入清水 300 克，同前煎煮后取汁。两次汁液混匀，加冰糖略煮后，即可饮用。适用于甲状腺功能减退症痰气郁结、蒙蔽心窍证。

16. 仙茅、淫羊藿、肉苁蓉各适量。按 2：2：3 比例配方，水煎取药液浓缩，和莲子 100 克同煎。每日服 300 毫升，15 日为 1 个疗程。适用于甲状腺功能减退症脾肾阳虚证。

17. 精羊肉 90~120 克，当归 10~15

克，生姜3片。同煮。食肉喝汤，每日1次。适用于甲状腺功能减退症，症见腰膝酸软、畏寒肢冷等。

18. 当归150克，生姜250克，羊肉500克。加水适量，慢火熬汤。常饮。适用于甲状腺功能减退症阴阳两虚证。

19. 大枣15枚，龙眼肉30克，粳米60克。共煮粥。早、晚餐服食。适用于甲状腺功能减退症伴贫血者。

20. 佛手10克，粳米60克。佛手煎汤去渣，再入粳米，冰糖少许，同煮为粥。早、晚餐服食。适用于甲状腺功能减退症胃弱气滞证。

21. 大南枣（去核）10枚，人参5克。布包，入饭锅内蒸烂，捣匀为丸，如弹子大。常服。适用于甲状腺功能减退症。

22. 雄鸡1只，赤小豆100克。雄鸡去毛、内脏，洗净后入锅，加水、赤小豆同煮，炖烂食，并饮汁。适用于甲状腺功能减退症，症见面浮肢肿、神疲乏力等。

23. 鸡血藤25克，乌骨鸡250克，葱、姜、盐、味精各适量。将鸡血藤煎煮取汁弃渣，乌骨鸡切块，将鸡块及药汁放入锅中加适量水，加入葱白、姜片，炖至熟时，加盐调味，再至烂熟即可。食肉喝汤。适用于甲状腺功能减退症气血亏损兼有手足发麻或凉而刺痛者。

24. 山茱萸30克，老鸭500克。鸭去毛及内脏后，将山茱萸纳入鸭腹内，加水及调料炖煨熟后，食用。适用于甲状腺功能减退症肝肾阴亏证。

25. 牛骨髓、核桃仁、人参、山药、大枣各240克，蜂蜜250克。将牛骨髓、核桃仁、人参、山药、大枣共捣碎，加蜂蜜煎成膏，每次服1～2匙，每日3次。适用于甲状腺功能减退症。

26. 冬虫夏草5～10克，大枣50克，活泥鳅200～250克。共煮汤食。功效健脾补肾行水。适用于甲状腺功能减退症。

27. 制附子15克，羊肉750克，姜2片，葱、盐、水、酱油、料酒各适量。红烧。宜在冬季服。适用于甲状腺功能减退症心阳虚衰证。

28. 菟丝子（酒浸5日，曝干后捣为末）150克，车前子30克，熟干地黄90克。共捣末，炼蜜和捣为丸，如梧子大。空腹以温酒下，晚餐前再服。适用于甲状腺功能减退症心肾阳虚证。

29. 鲜泽泻花叶125克。水3升煮至1.5升，去渣，下羊肚、葱、豉等各适量于汁中，煮羹香熟，任意服食。适用于甲状腺功能减退症黏液性水肿者。

30. 龙眼肉、大枣、莲子各适量。做汤服。适用于甲状腺功能减退症。

31. 蛤蚧粉5克，合欢皮1.5克。合欢皮先煎汤，滤出汤水，分2次冲蛤蚧粉，每日2次。适用于甲状腺功能减退症。

32. 泥鳅200克。放清水中，水中滴几滴植物油，每日换清水1次，使泥鳅吃油及清水后排去肠内粪物，把泥鳅和虾50克共煮汤，再加调味品服食，可以常吃。适用于甲状腺功能减退症。

33. 人参20克，蛤蚧1对，枸杞子50克。上3味一同浸于500～1000千克的米酒内，1周后随量饮用。适用于甲状腺功能减退症。

34. 淫羊藿、五味子各等份。水煎服，每日1剂。适用于甲状腺功能减退症。

35. 淫羊藿30克，海马末5克。淫羊藿先煎汤，滤出汤水，分2次冲海马末，每日2次。适用于甲状腺功能减退症。

36. 炒韭子、淫羊藿各15克。水煎服，每日1剂。适用于甲状腺功能减退症。

37. 昆布、红糖各适量。昆布洗净，煮烂，切丝，红糖腌拌2日。时时服食。适用于地方性或单纯性甲状腺肿并甲状腺功能减退者。

38. 蛤蜊肉适量。煮熟，盐调味，经常食用。适用于各种甲状腺功能减退症，并治黄疸、水肿、糖尿病，腹胀泄泻、畏寒、消化不良者不宜多食。

39. 黄芪20克，土母鸡（或乌鸡）1只，姜、盐各适量。炖1小时以上，早、晚服。适用于甲状腺功能减退症。

40. 紫河车、水蛭、蜂房、淫羊藿各等份。研末冲服。适用于甲状腺功能减退症。

中医偏方全书（珍藏本）

41. 菟丝子 20 克，紫石英 15 克。水煎服，每日 1 剂。适用于甲状腺功能减退症。

42. 蜻蜓 4 只，锁阳、肉苁蓉各 15 克。将蜻蜓去足翅，微炒，加入锁阳、肉苁蓉一同煎汤，每日 1 剂，连服 10 日。适用于甲状腺功能减退症。

43. 黑芝麻、白糖各适量。黑芝麻炒熟，研粉，加白糖拌匀。每次 1 匙，每日 2 次，可与牛奶、豆浆同食。适用于面色苍白、神疲乏力、精神委靡、腹胀、便秘等症状之甲状腺功能减退症。

44. 蛤壳适量。煮汤调味饮汤食肉。随量连食数日或时时服食。适用于甲状腺功能减退症黏液性水肿者，也可治其他水肿及黄疸等。气虚有寒、畏寒乏力便溏者不宜多食。

45. 肉苁蓉 10 克，狗肉 200 克，生姜、黄酒、花椒、酱油、糖各适量。将肉苁蓉洗净、装纱布袋内，狗肉切块，与生姜、黄酒、植物油等同煸；然后将药与狗肉同放到沙锅中加入调料焖蒸，佐餐食用。适用于甲状腺功能减退症。

46. 海参、鹿肾各 30 克。用水炖煮，每日 1 剂。适用于甲状腺功能减退症。

47. 核桃仁 20 克，杜仲、海藻各 10 克，植物油、盐各适量。将杜仲水煎，去渣，入核桃仁同煎，再将核桃仁入热油中炸熟，再倒入海藻同炒，撒上盐拌匀食。适用于甲状腺功能减退症。

48. 续断 25 克，杜仲 30 克，猪尾 1～2 条。猪尾去毛洗净，加水 2 味一起用瓦煲明火煮熟，放盐少许，调味服。适用于甲状腺功能减退症。

49. 紫河车 70 克，五味子 60 克，蛤蚧、高丽参各 20 克。上药共为细末，炼蜜为丸，每丸 6 克，每次 1 丸，每日 2 次，温开水送服。适用于甲状腺功能减退症。

50. 海狗肾 2 个，酒曲 200 克，粳米 5000 克。将海狗肾捣烂酒浸，和酒曲、粳米，家常法酿酒，每次 1～2 小杯，每日 3 次，空腹服。适用于甲状腺功能减退症。

51. 人参片 3～5 克，大米 100 克。同煮成粥，当早餐吃。适用于甲状腺功能减退症。

52. 山茱萸 15 克，鸽子 1 只，生姜、黄酒、酱油、桂皮、味精、糖各适量。将鸽子去毛杂、洗净，与山茱萸同卤至熟，加调料炒熟，当菜佐餐。适用于甲状腺功能减退症。

53. 党参 20 克，大枣 15 枚，米 100 克。煮粥。功效益气健脾补血。适用于甲状腺功能减退症。

54. 龙眼肉 25 克，大枣 15 枚，红豆 10 克。共煮成粥。功效生血补血。适用于甲状腺功能减退症。

55. 紫河车（焙干）2 个，炒芝麻 500 克炒，早稻米（微炒）500 克。共研为细末（或炼蜜为丸）。每次服 6 克（每丸 6 克），每日 2 次。适用于甲状腺功能减退症。

56. 蛤蚧尾 10 克，鹿茸粉 5 克。共研细末，每次半包，空腹服。或研末蒸肉饼食之。适用于甲状腺功能减退症。

57. 蚕蛾 25 克。文火焙干并研细末，每晚吞服。适用于甲状腺功能减退症。

58. 肉苁蓉 15～30 克，羊肾 2 具。煲汤调味服食。适用于甲状腺功能减退症。

59. 紫梢花 10 克，生龙骨 60 克，麝香 1 克。研末冲服。适用于甲状腺功能减退症。

【生活调理】

1. 地方性缺碘，以及手术、放疗或服用药物不当，易引起甲状腺功能减退症，应注意预防。

2. 日常应避免劳累过度，宜调畅情志，增进营养，慎食油腻寒凉之品，预防感冒及创伤感染。

3. 甲状腺功能减退症患者之机体代谢降低，产热量减少，故饮食应以富含热量的食物为主，如乳类、鱼类、蛋类及豆制品、瘦肉等，限制脂肪和富含胆固醇的饮食。平日可多食甜食，以补充热能，维持机体的能量代谢。不宜过食生冷食物，忌吃冰冷食物，如冰糕、冷饮、凉饭、凉菜等。

4. 甲状腺功能减退症患者有脾虚的表现，常有口淡无味、食欲不振、消化不良等症状。因此饮食应注意调味，以引起食欲，且以易于消化吸收的饮食为主，诸如汤汁、半流质等，生硬、煎炸及过分油腻之品则不相宜。

5. 食疗方法正在比较多地采用，在阳虚

明显时可用龙眼、大枣、莲子等煮汤，妇女可在冬令配合进食阿胶、核桃、黑芝麻等予以气血双补。

6. 应动、静结合，进行适当的锻炼。养成每日大便的习惯。

7. 注意保暖，避免受凉。补充适量碘，避免食用卷心菜、白菜、油菜、木薯、核桃等，以免发生甲状腺肿大。

8. 慎用胰岛素、镇静药、麻醉药等，其可诱发昏迷。

9. 体育运动

（1）适当参加各种体育运动，可提高机体的代谢水平。在寒冷的地方运动，如冷水浴、滑冰等，也不宜过劳。

（2）适当的日光浴、温泉浴也是有利的。

甲状腺炎

甲状腺炎是由于细菌、病毒等侵入机体，引起甲状腺的肿大，结节样变，称之为甲状腺炎，它可分为急性、亚急性、慢性3种类型。按发病多少依次分为桥本甲状腺炎、亚急性甲状腺炎、无痛性甲状腺炎、感染性甲状腺炎及其他原因引起的甲状腺炎，最常见的是慢性淋巴细胞性甲状腺炎及亚急性甲状腺炎。本节介绍亚急性甲状腺炎。亚急性甲状腺炎系由病毒或病毒引发的变态反应所致的甲状腺炎症。以急性上呼吸道感染症状伴甲状腺弥漫性肿大，或仅有甲状腺部位出现结节硬块为主要临床特征。典型病程大致分为早期伴甲状腺功能亢进症，中期出现短暂甲状腺功能减退表现，以及恢复期。早期可有发热恶寒、咽痛等上呼吸道症状，伴有倦怠乏力，食欲减退，自汗盗汗，甲状腺部位肿，疼痛向颌下、耳后、颈部放射，吞咽、转头时疼痛加重，腺体压痛，坚硬，起病初期可出现轻度甲亢症状，如手抖、心慌、多汗、精神紧张等。少数患者可有头痛、耳鸣、听力减退，还可有恶心、呕吐。大多数女性患者伴有月经异常，经量稀少。在疾病恢复期伴有甲状腺功能减退的表现，如发音低沉、怕冷、浮肿等。本病多见于20～30岁的女性，属自限性疾病，虽有复发倾向，但大多

预后良好。

本病属中医学"瘿肿"、"热病"等范畴。中医学认为本病是外感风热，疫毒之邪，内伤七情所致，由于风热、疫毒之邪侵入肺卫，致卫表不和而见恶寒、发热、出汗、咽干而痛、周身酸楚、倦怠乏力等，风热夹痰结毒，用之于颈前，则见瘿肿而痛，结聚日久易致气血阻滞不畅，导致痰瘀毒邪互结，气郁化火，肝火上炎，扰乱心神可见心悸、心烦，肝阳上亢，阳亢风动可见双手颤抖、急躁易怒等，肝失疏泄，冲任失调，故女子可见月经不调，经量稀少等。若反复不愈，病程日久者可出现阴盛阳衰之症，如怕冷、神疲懒动、懒言、虚浮等症。

【偏方集成】

1. 肉苁蓉30～60克。水煎服，或用开水冲泡代饮茶。适用于甲状腺炎。

2. 蒲公英30克，野菊花15克。水煎开后，可做茶冲饮，每日多次。适用于甲状腺炎热毒盛者。

3. 马兰头500克，香豆腐干100克。均开水烫过切丁，加调料拌食。适用于亚急性甲状腺炎热毒壅盛证。

4. 绿豆50克，冰糖30克。将绿豆慢火熬制成汤羹，加冰糖调食，每日1剂。功效清热解毒。适用于亚急性甲状腺炎热毒壅盛证。

5. 紫菜15克，白萝卜300克，陈皮6克。水煎煮熟，调味服食，每日2次。适用于甲状腺炎。

6. 昆布50克，排骨200克。昆布用水泡发好，然后加入排骨煸炒至熟，加入作料适量，佐餐食用。适用于甲状腺炎。

7. 猪胰1具，淡菜60克。淡菜洗净浸泡20分钟，加入清水煨汤，再加入猪胰，煨熟后加入调料，常食。适用于甲状腺炎。

8. 水发昆布250克，猪瘦肉50克，胡萝卜150克，作料适量。三者切成丝状，瘦肉先煸炒，再放入昆布、胡萝卜、作料，煮汤，佐餐食用。适用于甲状腺炎。

9. 绿豆、赤小豆各30克，粳米100克。洗净共煮粥食用。适用于甲状腺炎。

10. 花椒3～6克，小葵香适量。微炒

中医偏方全书（珍藏本）

后，研细末，蜂蜜调服，每日 1～2 次。适用于甲状腺炎。

11. 蒲公英、板蓝根各 30 克，粳米 50 克。先将蒲公英、板蓝根加水煎煮，取药液加入粳米煮粥食用。适用于甲状腺炎。

12. 白萝卜 250 克，紫菜 15 克，陈皮 3 克，盐适量。将白萝卜洗净、切片，紫菜、陈皮洗净，一同放入锅内，加水煮熟，用盐调味即可。每日 1 剂，分 2 次服。功效理气调中，破积解滞。适用于甲状腺炎。

13. 昆布 500 克。将昆布上蒸笼蒸约 30 分钟，洗净切丝，晒干备用。每次取 5～10 克，放入杯内，用开水冲泡即可。每日 2 次，代茶饮用。功效清热化痰，软坚散结。适用于甲状腺炎。

14. 佛手 30 克，陈皮 6 克，蚌肉 250 克。加水煲汤，武火煎煮后改用文火再煲 1 小时左右，调味食用。适用于甲状腺炎。

15. 荸荠 500 克，猪甲状腺（咽喉旁的展肉）1 副。将上药洗净、切片，加水煮烂熟。每日 1 剂，分 2 次食用。功效软坚散结。适用于用于甲状腺炎。

16. 浙贝母、煅牡蛎、郁金、海藻各等份。上药焙干共研细末，贮瓶备用。每次 3 克，每日 2 次，黄酒送服。连服 2 个月。严重患者，亦可同时加用本方（方中各药均为 15 克或 30 克）水煎服，每日 1 剂，与散剂同服。功效理气化痰，软坚散结。适用于甲状腺炎。

17. 昆布 50 克，黄药子 6 克。上药切碎，以清水适量煎取汁，代茶频饮。功效软坚化痰，凉血泄热。适用于甲状腺炎。肝炎患者不宜服用。

18. 紫菜 30 克，决明子 25 克。水煎，每日 1 剂，分 2 次服。功效清热利水，化痰散结。适用于甲状腺炎。

19. 紫菜 100 克，黄药子 50 克，60°高粱酒 400 毫升。将上药洗净、晒干，用高粱酒浸泡 10 日后即可。每日 2 次，酌量饮用（一般为 30～50 毫升）。功效软坚散结。适用于甲状腺炎。

20. 蒲公英 30 克，野菊花 15 克。水煎开后，做茶冲饮，每日 1 剂，频频饮用。适用于甲状腺炎热毒盛证。

21. 何首乌 20 克，乌梅 10 克，海带 15 克。水煎，每日 1 剂，分 2 次服。适用于甲状腺炎。

22. 党参 15 克，茯苓、赤芍各 10 克，青皮、炙甘草各 6 克。水煎，每日 1 剂，分 2 次服。适用于甲状腺炎。

23. 浙贝母、夏枯草各 30 克，粳米 50～100 克，先将浙贝母、夏枯草加水先煎，取药液煮粥食用。适用于硬化性甲状腺炎。

24. 黄药子 9～12 克。水煎服，每日 1 剂。适用于甲状腺炎。

25. 蜈蚣、蝉蜕、全蝎、僵蚕、夜明砂、穿山甲各等份，制成蜜丸。每次服 9 克，每日 2 次。适用于甲状腺炎。

26. 蛤壳 12 克，海藻、牡蛎各 15 克，夏枯草 18 克。水煎服，每日 2 次。适用于甲状腺炎。

27. 海藻 160 克，盐梅 10 克。海藻漂净研细末，盐梅煎汤，水泛为丸，每日服 8 丸。适用于甲状腺炎。

28. 海藻、昆布各 30 克，黄豆 200 克，盐、白糖各适量。黄豆、海藻、昆布洗净入锅中，加水适量，慢火煲汤，待黄豆烂熟，加入盐或白糖调味即可。每日 1 次，吃豆喝汤。适用于甲状腺炎。

29. 紫菜 30 克，猪排骨 60 克，油、盐、葱少许。紫菜洗净切碎，排骨洗净斩段；一起入锅中，加水适量煮汤，至排骨熟后加入葱花、油、盐等即成。每日 1 次，随意食用。适用于甲状腺炎。

30. 金银花、夏枯草各 20 克。水煎，每日 1 剂，频频代茶饮。适用于甲状腺炎。

31. 黄药子 250 克。水煎 2 次，滤液混合，再加白酒 450 毫升（不加亦有效），共成 2400 毫升，每次 5 毫升，每日 2 次，餐后服。10 日为 1 个疗程，停药后 3～5 日再行第 2 个疗程。或将黄药子研粉，每日 0.9 克，分服或顿服。适用于甲状腺炎。

32. 半夏 10 克，夏枯草、海藻、昆布各 15 克，牡丹皮 12 克。水煎，每日 1 剂，餐后服。适用于甲状腺炎肝郁气滞证，症见颈前肿胀疼痛、口苦咽干或心悸易怒、多汗口渴等。

33. 生牡蛎 30 克，浙贝母、玄参各 15 克，山豆根 10 克。水煎，每日 1 剂，分 2 次服。适用于甲状腺炎痰瘀互结证，症见颈前肿块疼痛、情绪不畅等。

【生活调理】

1. 发病初应卧床休息，饮食清淡，高热者甲状腺区置冰袋，合并甲状腺功能亢进症者，应避免精神刺激，进食富含营养的食物。

2. 平时慎防感冒，保持情绪稳定，以预防发病。

3. 建立战胜疾病的信心，配合医务人员积极进行治疗。

4. 避免日光和紫外线照射。

5. 应节育，活动期不能妊娠。

6. 多听进行曲等激情音乐，以提高机体的代谢水平。

7. 饮食宜忌

(1) 饮食要富于营养，含丰富的蛋白质及维生素。

(2) 宜食含铁及维生素 B 类的食物或补充一定量的铁、维生素 B。

(3) 多吃热性食物如山羊肉、狗肉、鹿肉、姜、韭菜等。

(4) 温热饮食，有助于驱寒助阳。

(5) 食物要具备色、香、味，这样才可提高食欲。

(6) 食物要含有纤维，这样才有助于肠蠕动，减少便秘。

(7) 吃些含碘食物如海带等预防治疗甲状腺肿。

(8) 多吃含钙食物。

慢性淋巴细胞性甲状腺炎

慢性淋巴细胞性甲状腺炎又称桥本甲状腺炎，系自身免疫性疾病，以对称性甲状腺弥漫性肿大、血清 TGA、TMA 呈阳性反应为主要临床特征。本病多见于中年女性，也是儿童散发性甲状腺肿的常见原因。起病缓慢隐匿，初起甲状腺功能正常，有时可伴甲状腺功能亢进症表现，当甲状腺破坏到一定程度，多数患者出现甲状腺功能减退的症状，

多为缓慢发病，无特殊感觉，常因甲状腺肿大而就诊。病初期甲状腺常不同程度的呈弥漫性肿大，多右叶大于左叶，表面光滑，质地柔软，无结节。随病程延长甲状腺肿大明显，伴有结节，质地中等硬度或坚硬，无压痛。甲状腺功能正常。8% 可引致甲亢，约 60% 患者出现甲低的症状，因滤泡上皮高度变性和纤维化而导致永久性甲低。

本病属中医学"气瘿"、"虚劳"等范畴。《诸病源候论》云"瘿者，由忧恚气结所生"，强调精神创伤在本病发生中的作用。《外科正宗·瘿瘤论》提出本病主要由气、痰、瘀壅结所致，"夫人生瘿病之症，乃五脏瘀血、浊气、痰滞而成"。中医学认为本病是由于素体虚弱，正气亏虚，饮食不得正化，停聚而成痰。痰、气、瘀壅结于颈前而成瘿。因痰瘀结聚日久而成，故瘿肿坚硬。痰气互结，久则化火，痰火扰心则见心烦、心悸、失眠多梦等，火邪内盛，迫液外出则见身热、汗出等。病延日久损伤脾肾之阳，则见畏寒怕冷、四肢不温、性欲减退、形体虚胖等，或瘿肿日久坚硬如石，阻塞气道、声门，则见呼吸不畅、胸闷气短、声音嘶哑、吞咽困难等症。病机为长期精神抑郁，情志失畅，肝失调和，导致肝气郁结，气滞痰阻，壅结颈前。气郁日久，化火伤阴，则致阴虚内热。若病情迁延不愈，阴损及阳，常见脾肾阳虚之证。临床分为肝郁痰阻、阴虚内热、脾肾阳虚三型辨证施治。

【偏方集成】

1. 柴胡 15 克，黄芩、半夏、党参、甘草各 10 克。水煎，每日 1 剂，分 2 次服。适用于慢性淋巴细胞性甲状腺炎邪犯少阳证。

2. 桂枝、茯苓、牡丹皮、白芍、桃仁各 9 克。水煎，每日 1 剂，分 2 次服。功效为通调气血，平衡阴阳。适用于慢性淋巴细胞性甲状腺炎气滞痰凝血瘀证。

3. 柴胡、川芎、香附、枳壳各 10 克，甘草 6 克。水煎，每日 1 剂，分 2 次服。功效疏肝理气。适用于慢性淋巴细胞性甲状腺炎肝郁气滞证。

4. 夏枯草膏适量。每次服 1 匙，每日 3 次。适用于慢性淋巴细胞性甲状腺炎。

中医偏方全书（珍藏本）

5. 黄花、黑豆各 30 克，大枣 50 克，粳米 100 克。洗净共煮粥食用。适用于慢性淋巴细胞性甲状腺炎合并黏液性水肿或贫血患者。

6. 香附、枳实、川芎各 22.5 克，厚朴、柴胡各 15 克，白芍 25 克。共研细末，每次服 2 克，每日 3 次。适用于慢性淋巴细胞性甲状腺炎。

7. 香附、木香、川芎、柴胡各 10 克，郁金 15 克。共研细末，每次服 3 克，每日 3 次。适用于慢性淋巴细胞性甲状腺炎。

8. 黄花、茯苓各 30 克，粳米 100 克。共煮粥食用。适用于慢性淋巴细胞性甲状腺炎合并甲减患者。

【生活调理】

1. 慢性淋巴细胞性甲状腺炎最终都继发甲状腺功能减退，需长期服用甲状腺制剂。

2. 注意保持情绪平和，慎食生冷之品，预防感冒及外伤感染。

3. 若出现甲状腺功能亢进症的表现时宜吃得清淡，吃含维生素高的新鲜蔬菜、水果及营养丰富的瘦肉、鸡肉、鸭肉、甲鱼、淡水鱼、香菇、银耳、百合、桑椹等食物，忌食碘、辣椒、羊肉、浓茶、咖啡等湿热或有刺激性的食物。若出现甲状腺功能减退症的表现时除忌碘外宜吃含维生素高的新鲜蔬菜、水果，还宜吃虾、海参、核桃仁、枸杞子、山药、芡实等食物。

腺垂体功能减退症

腺垂体功能减退症是由于多种原因造成腺垂体损害，导致相应的腺垂体激素分泌不足，并继发性腺、甲状腺、肾上腺皮质的功能不足，进而引起一系列临床症状的内分泌疾病。任何引起腺垂体或下丘脑破坏的损伤均可引起腺垂体功能减退症。

中医学对于本病从其病因及主要临床表现看，可将其归属"产后虚劳"、"产后血晕"、"虚劳"、"闭经"、"血枯经闭"和"劳瘵"等范畴。中医学认为本病多见于产后大量出血或由于难产所下过多，以致损伤脉络，气血暴虚，未得平复；或因劳伤、惊恐致血

暴崩；或因多产，失血过多而体质虚弱，以致脏腑俱伤，气不摄血，伤及冲任，冲任受损，引起月经久停，毛发脱落；失血也可伤及肝阴，波及肾阴，造成肾阴虚，阴病及阳、肾阳亦虚，则命门火衰；肾病及脾，则引起脾虚。本病病因病机较复杂，可分虚实两端，但绝大部分属虚。本病由精血耗失而得，脏腑虚弱，以虚为主，而实际上又虚中有实，血虚中有气虚，阴虚中有阳衰，阳虚中有阴失，互相掺杂，同时兼并。《素问·通评虚实论》云："精气夺则虚。"虚劳乃在先天禀赋不足，后天养护失调的基础之上，复遭失血、病邪、外力损伤等引起。临床分为气血两虚型、脾肾阳虚型、肝肾阴虚型、阳气暴脱型辨治。

【偏方集成】

1. 生甘草 30 克，人参 6 克。水煎服，每次 200～300 毫升，每日 3 次。适用于腺垂体功能减退症。

2. 生晒参 9 克或红参 3 克，大枣 30 克。煮汤，每日代茶饮。适用于腺垂体功能减退症。

3. 乌骨鸡 1 只，水发乌贼 500 克，当归、鸡血藤各 30 克，黄精 60 克。乌骨鸡去毛及内脏，洗净，与当归、鸡血藤、黄精共入锅，加清水适量，用武火烧沸后，加入水发乌贼，并加适量葱白、生姜、料酒和盐，改文火煨炖至鸡肉熟烂，分餐食用，食乌贼、鸡肉，饮汤。功效益气滋阴，活血补血，滋补肝肾。适用于腺垂体功能减退症。

4. 嫩鸡肉 500 克，黄精、党参、山药各 30 克。鸡肉洗净切块，放入沸水中烫 3 分钟后捞出，与黄精、党参、山药一起入锅，加入适量葱、姜、酒、盐、花椒等，隔水蒸至鸡肉熟透，味精调味，佐餐，食肉饮汤。适用于腺垂体功能减退症。

5. 当归、生姜各 10 克，羊肉 250 克，黄酒 10 毫升，葱结 2 只。清水煨至羊肉酥烂，再加其他调料入味食用。适用于腺垂体功能减退症。

6. 乳鸽 1 只，当归、鳖甲各 20 克，大枣 10 枚。乳鸽去毛及内脏，与当归、鳖甲、大枣共入锅，加适量料酒、姜片、盐和清水，

用武火烧沸后改文火炖至鸽肉熟透，佐餐，食鸽肉，饮汤。功效补益气血，滋补肝肾，活血通经。适用于腺垂体功能减退症气血两虚型。

7. 鹌鹑 1 只，枸杞子 30 克，党参、杜仲各 15 克。鹌鹑去毛及内脏，入沸水中焯 2 分钟后取出切块，与枸杞子、党参、杜仲共入锅，加清水、盐适量，炖至鹌鹑熟烂，调入味精，佐餐，食肉饮汤。功效温补脾肾，滋补肝肾，滋阴补血。适用于腺垂体功能减退症脾肾阳虚证。

8. 人参 6 克，山药、熟地黄、黄芪、杜仲、银耳各 10 克。前 5 味加水煎汁；银耳用温水浸泡，洗净，隔水炖 1 小时，与药汁一起再炖 1 小时即可，食银耳，饮汁，每日 1 剂。功效补气养血，健脾益肾，强心活血。适用于腺垂体功能减退症气血两虚证。

9. 鹿茸粉 1～3 克，人参 10 克。鹿茸粉用人参煎汁冲服。适用于腺垂体功能减退症。

10. 黄芪 60 克，当归 30 克，炖鸡 1 只；或冬虫夏草 15 克，炖鸭 1 只；或红参 20 克，三七 20 克，炖鸡 1 只。常饮服。适用于腺垂体功能减退症。

11. 生地黄 90 克。切成碎片，加水约 900 毫升，煮沸，不断搅拌，1 小时后，滤出药液约 200 毫升，1 次服完。首次连服 3 日，隔 3 日再连续服药 3 日，然后再分别隔 6 日、14 日连续服药 3 日，共 35 日 12 个服药日。此后每隔 2 个月视病情重复上述治疗 1 次。适用于腺垂体功能减退症。

12. 党参 30 克，核桃仁 40 克，生姜 3 片。党参用纱布包好，与核桃仁、生姜共入锅，加水煮半小时，去药包，调入适量白糖即可，食核桃仁，饮汤。功效补肾助阳，健脾补气。适用于腺垂体功能减退症脾肾阳虚证。

13. 母鸡 1 只，制何首乌 30 克。母鸡去毛及内脏，洗净；制何首乌研末，用纱布包扎，放入鸡腹内，入锅，加适量清水、盐、料酒，煨至鸡肉熟透，取出药袋，佐餐，食肉，饮汤。功效滋阴补气，滋补肝肾，润肠通便。适用于腺垂体功能减退症阴阳两虚证。

14. 莲子、芡实各 50 克，猪瘦肉 200 克。同入锅，加水适量，煮至猪肉熟透，调味即可，佐餐食用。功效补肾健脾，养心安神。适用于腺垂体功能减退症脾肾阳虚证。

15. 人参 10 克，甘草 30 克。水煎，代茶饮。适用于腺垂体功能减退症。

16. 羊肾 2 具，杜仲 15 克，五味子 6 克。羊肾削开去包膜，洗净切碎，与杜仲、五味子同入锅，加水适量，炖至羊肾熟透，佐餐，食肾，饮汤。功效温肾，滋补肝肾，强壮筋骨。适用于腺垂体功能减退症阴阳两虚证。

17. 生甘草 30 克，人参 6 克。水煎服。适用于腺垂体功能减退症。

18. 鹿茸 6 克。煎水分次服。适用于腺垂体功能减退症。

19. 仙茅 10 克，甘草 15 克。水煎服。适用于腺垂体功能减退症。

20. 生地黄 90 克。切碎加水煮沸，药液分次服。适用于腺垂体功能减退症。

【生活调理】

1. 患者应摄入足够的热量，食物含高蛋白、多种维生素及适量的钠、钾、氯等电解质。

2. 注意劳逸结合，身心健康，避免劳累、感染、情绪激动等应激状态。节欲保精，培固真元，积极防治垂体危象。

3. 若贫血严重，则可予输血或（和）补充清蛋白等。

4. 慎用或禁用巴比妥类安眠药、氯丙嗪等中枢神经抑制药、胰岛素等降血糖药及吗啡等麻醉药。

5. 应注意做好围生期监护，避免发生产后大出血。如果出现了产后大出血、休克，应在 2 小时内进行输血，以避免本病的发生。若抢救措施不及时，4 小时以内仍未能输血以纠正休克，则会导致腺垂体缺血性坏死、梗死。

6. 患者通常应坚持激素替代治疗，如遇感染等应激情况时，应及时调整激素剂量，并有效控制感染，以防本病危象的发生。遇感染、危象、昏迷等并发症时及时救治。

7. 对出现危象的患者，应安排在有良好抢救条件的病房，注意保暖，保持安静，密切注意出入液量。

中医偏方全书（珍藏本）

8. 坚持遵医嘱合理用药。定期复查。

库欣综合征

库欣综合征又称皮质醇增多症，是由于肾上腺皮质瘤、垂体瘤，或异位肿瘤等不同病因，导致肾上腺皮质分泌糖皮质激素（主要是皮质醇）过多而形成的临床综合征。以向心性肥胖、满月脸、皮肤痤疮、紫纹、多毛，糖尿病倾向，高血压症候群、性功能障碍及女性男性化等为主要临床特征。本病多见于女性，男女之比为 1∶2～1∶3，以 20～40 岁年龄居多。本病预后因病因不同而差异较大，肾上腺癌或异位肿瘤转移者，以及合并心力衰竭、脑血管意外、尿毒症或严重感染者，预后不良。

本病属中医学"肾亢"范畴。中医学认为本病的发生与肝、脾、肺、肾等脏功能失调有关，常见病因为情志刺激和体质因素。情志活动要以五脏精气为物质基础，但另一方面，情志异常又会影响五脏功能，尤其是人体的气机活动，造成阴阳失调，气血不和，脉络壅塞，脏腑功能失常以及相互间的协调关系出现紊乱而导致本病发生。古人概括为怒伤肝，思伤脾，喜伤心，忧伤肺，恐伤肾。由于情志的刺激，肝气郁结，郁而化火，出现气火亢盛之症，如烦躁失眠、颜面潮红、皮肤痤疮、血压升高等。若忧思伤脾，或肝气犯脾，脾失健运，蕴湿生痰，出现痰湿之症，如形体肥胖、面色垢浊、恶心呕吐、倦怠乏力。脾失健运，水湿内盛，气机郁滞，肺气郁闭，肺郁则实，功能亢进，因肺主皮毛，故毛发增长。由于素体阴虚，复加肝气郁结，易从怒化，引动相火，暗耗阴精，煎熬血液，久则黏滞而成瘀，可出现皮下瘀斑或紫纹。病久迁延，阴损及阳，导致肾阴阳俱虚，可出现性欲减退、男子阳痿、女子闭经、骨质不坚、抗病能力下降。本病系肝失条达，气火内郁，湿浊蕴阻，不得宣越。肝肾二脏内寄相火，相火循冲任之脉上升，于是产生本病各种症状。肥人多湿，因湿盛故发生肥胖，眉毛、阴毛粗黑，增多，女性生多毛，为气火亢盛的表现。痤疮的发生为肝经气火扶湿内郁所致。精神症状是由于肝气抑郁，气火不得外达而内蕴。临床一般分肝郁脾湿、肺气郁闭、阴虚火旺、阴阳两虚等证型。

【偏方集成】

1. 鲜荷叶 1 张，粳米 100 克。先将荷叶洗净，撕成片，放水中煎汤，去荷叶，用此汤加粳米煮粥食之。每日 1 次，可常服。适用于库欣综合征水湿浸注证。

2. 鲜荷叶 1 大张，生山楂、生薏苡仁各 10 克，橘皮 5 克。鲜荷叶洗净切碎，生山楂、生薏苡仁、橘皮洗净沥干，每日清晨装于热水瓶中，用开水冲泡，每日 1 剂，代茶饮，连服 100 日。适用于库欣综合征。

3. 薏苡仁 50 克，番茄 2 个，白糖适量。番茄洗净，晾干榨汁；薏苡仁淘净，加水 500 毫升，用沙锅煨成粥；入番茄汁及白糖，搅拌均匀。顿服，每日 1 次，连续服用。适用于库欣综合征痰湿证。

4. 生薏苡仁 30 克，冬瓜子 10 克，赤小豆 20 克，荷叶、乌龙茶各 1 克。先将薏苡仁及赤小豆煮七成熟后，加入冬瓜子熬至豆烂粥稠，再入粗纱布包好的干荷叶及乌龙茶，继续煮 8 分钟，取出布纱包，即可食用。每日 2 次，长期服用。适用于库欣综合征积滞化热证。

5. 炙黄芪 30 克，新鲜冬瓜（连皮）1000 克。黄芪洗净切片，加水煎取药汁 2 次，放入冬瓜熬熟即成。每日 1 次，宜常服。适用于库欣综合征脾虚不运证。

6. 黄精、枸杞子各 20 克，猪瘦肉 150 克。加适量黄酒、盐、葱清炖，饮汤吃肉。适用于库欣综合征阴虚火旺见口干多饮、眩晕腰酸者。

7. 绿豆 30 克，薏苡仁、粳米各 50 克。煮粥常食。适用于库欣综合征肝脾湿热症见口干口苦苔腻者。

8. 紫草、土茯苓各 30 克，黄连 10 克。煎水冷却后，用消毒纱布敷痤疮疮疱。适用于库欣综合征。

9. 冬瓜（连皮）200 克，车前草 50 克，精盐、麻油各适量。冬瓜加入 500 毫升清水中，大火烧开后，加入车前草，煮至冬瓜酥烂，入盐、淋麻油调味。连渣服，常服。适用于库欣综合征。

10. 生地黄 30 克，玄参、知母、黄柏各 10 克。水煎服，每日 2 次。适用于库欣综合征阴虚火旺证。

11. 莲子 50 克，山药、龙眼肉各 30 克，冰糖适量。莲子去皮留心，磨粉，用水调成糊状，放入沸水中，同时放山药、龙眼肉、冰糖，煮成粥即可。每晚临睡前服 1 碗。适用于库欣综合征气血亏虚证。

【生活调理】

1. 不宜劳累、受寒，尽量保暖，防止感冒；卧床休息，轻者可适当活动。

2. 饮食调理

（1）低盐饮食。每日只可用 3～5 克盐。日常饮食应选择含钠较低的食物，如豆类及豆制品、蔬菜类、水果类等。

（2）进食含钾高的食物。含钾高的食物有鲜香菇、黄瓜、柑橘、甜玉米、糯米、马铃薯、龙眼、葡萄、椰子、柿子、西瓜、芒果等。

（3）多食碱性食品。碱性食品有豆类、蔬菜、水果、栗子、百合、奶类、藕、蛋清、海带、茶叶等。

（4）高蛋白饮食。高蛋白食物有黄豆、蚕豆、豌豆、花生、牛肉、猪肉、鸡肉、鸭肉、内脏、鸡蛋、奶粉等。高维生素食物有葡萄、菠萝、芒果、香瓜、樱桃、绿豆芽、四季豆、青椒、花菜、芹菜、苦瓜、木耳、毛豆、南瓜等。

（5）低胆固醇食物。米、麦、玉米、米粉、面包、蔬菜、水果、豆类、奶粉、花生等食物的胆固醇含量低。而肉类、蛋类、水产类食物胆固醇含量很高，宜少食。

（6）低糖饮食。远离甜食，避开各种糖类食物。应多食五谷类、根茎类、新鲜蔬菜等，这些食物对血糖转换速度较慢。

3. 遵医嘱服用药，不擅自减药或停药。

原发性肾上腺皮质功能减退症

原发性肾上腺皮质功能减退症又称艾迪生病，是由于各种原因造成双侧肾上腺皮质破坏，临床表现呈衰弱无力、体重减轻、色素沉着、血压下降等一系列慢性肾上腺皮质功能减退症候群。其主要病因是结核、癌瘤及特发性萎缩。本病发病缓慢，早期表现为容易疲乏、衰弱无力、精神委靡、食欲不振、体重减轻。

中医学对本病未见系统论述，但结合本病临床表现，与中医学中的"黑疸"、"黑瘅"、"女劳疸"、"虚劳"等有类似之处。对本病病因病机的认识，从外感六淫，邪气久羁而向元阳不足、命门火衰转化。从肾论治成为治疗本病之大法。慢性肾上腺皮质功能减退症属中医学的内伤病，多因先天不足，肾气虚羸；或房事不节，劳倦过度；或久病、大病之后失于调理；或早婚多产，伤及冲任。肾为先天之本，水火之府，阴阳之宅，藏有真阴真阳，一旦命门火衰，温煦失职，气化乏力，即出现一系列阳虚证候，阳损及阴，肾中精血两亏，精枯不能上注，则面色黧黑；元阳不足，阴寒内盛，气血运行失畅，致瘀血内停，下焦元阳不足，中焦脾阳亦衰，生化乏力，气血皆虚。临床分为肾阳虚衰型、脾肾阳虚型、肝肾阴虚型、气血两虚型、气滞血瘀型。

【偏方集成】

1. 熟附子、人参、炮姜、龙骨、牡蛎各 10 克，炙甘草 6 克。水煎，去渣取汁，每日 1 次，分 2～3 次温服。功效温肾回阳，救逆。适用于原发性肾上腺皮质功能减退症元阳欲脱证。

2. 枸杞子叶 250 克，羊肉 60 克，羊肾 1 个，粳米 100 克，葱白、盐各适量。煮粥食。适用于原发性肾上腺皮质功能减退症伴肾精衰败证。

3. 血余炭 240 克，猪皮 500 克。熬膏，每日 2 次，长期服用。适用于原发性肾上腺皮质功能减退症。

4. 人参 10～12 克，乌鸡肉（去皮骨） 250 克，生姜 3 片。上 3 味同放碗内加适量清水盖严，隔水炖 2 小时，加盐调味即成。功效补气温阳。适用于原发性肾上腺皮质功能减退症气阳虚损证。

5. 生地黄 250 克，母鸡 1 只，白糖 150

《中医偏方全书（珍藏本）》

克，龙眼肉 30 克，大枣 5 枚。将生地黄、龙眼肉切碎，放白糖凋拌后，与大枣一起塞入洗净用沸水烫过的鸡腹内，灌入米汤，封口上笼旺火蒸 2～3 小时，熟后可食。功效养阴益肾，补益心脾。适用于原发性肾上腺皮质功能减退症诸虚证。

6. 熟附子 15 克，狗肉 500 克，生姜 150 克。先用蒜头、花生油起油锅。加水煮狗肉时，再放入熟附子、生姜（切片），煮 2 小时后即可分多餐服用。功效温补阳气。适用于原发性肾上腺皮质功能减退症阳气虚损证。

7. 鹿茸粉 1 克，甘草 15 克。鹿茸粉用甘草煎水冲服，每日 1 剂，分 2 次服。适用于原发性肾上腺皮质功能减退症。

8. 黄芪 60 克，鸡 1 只。炖服。适用于原发性肾上腺皮质功能减退症。

9. 人参、鹿茸各 10 克。上药浸泡于 500 毫升黄酒内，3 个月后服用，每次 10 毫升，每日 1 次。适用于原发性肾上腺皮质功能减退症。

10. 鹿肾 1 对，肉苁蓉 30 克，粳米 100 克，葱、盐、胡椒粉各适量。煮粥空腹食。适用于原发性肾上腺皮质功能减退症伴性功能低下者。

11. 柠檬 1 个，油菜 50 克，雪梨 2 个。柠檬去皮后与油菜、雪梨一起榨汁，即可饮用。功效润肺充肌，防皱美容。适用于原发性肾上腺皮质功能减退症引起的色素沉着。

16. 豆浆 1 碗，红糖适量。每日饮用。适用于原发性肾上腺皮质功能减退症气血不足证。

【生活调理】

1. 患者须避免体力及精神上过度疲劳，感染，受伤，或呕吐、腹泻及大汗所引起的失水，或温度剧变等刺激。但应动静结合，进行适当的体育锻炼，以增强体质，减少并发症。

2. 由卧位改为坐位或立位时，要缓慢起身，以免发生直立性低血压。

3. 三餐按时进食，不能饥饿，以免发生低血糖。饮食须含有丰富的糖类、蛋白质及维生素类，多钠盐，少钾盐。

4. 直立时有头昏、眼前发黑等晕厥先兆时，应立即坐下或平卧。

5. 外出时打伞或戴遮阳帽，以遮挡太阳对皮肤的辐射。

6. 须知皮肤黑是由于病变所致，只要坚持正确的治疗，皮肤的颜色会随着病情的控制而减退。

7. 适当使用增白的化妆品。

8. 在发热、劳动强度增强时，适当增加糖皮质激素的量。

9. 宜用食物

(1) 盐或盐水溶液。

(2) 高钠低钾类食物如豆瓣酱、咸虾米、甜面酱、雪里红等。

(3) 富含维生素 C 的各种新鲜蔬菜和水果。富含维生素 C 的新鲜蔬菜有大白菜、小白菜、鲜柿子椒、辣椒、番茄、鲜藕、豆芽及新鲜豆类。富含维生素 C 的水果有沙棘、刺梨、猕猴桃、酸枣、山楂、梅子、橙子、柚子、柠檬、草莓等。

(4) 因本病多与肾脏有关，服用羊肾或猪肾等补肾食物对患者有益。

(5) 硒含量丰富的动物内脏、肉类及强化硒元素的面粉、大米等具有抗氧化作用，可减轻皮肤的色素沉着。

(6) 补肾生发食物及黑色食物。

10. 忌（少）用食物

(1) 乙醇、咖啡因和烟草对肾上腺和其他腺体有很大毒性，应不用或少用。

(2) 油煎、油炸食品，高度加工的食物，熏肉、火腿、糖等。

11. 其他措施

(1) 病因治疗。肾上腺结核应积极抗结核治疗；肾上腺肿瘤，可手术治疗。

(2) 中药疗效不显时，宜结合西医疗法，如替代疗法、应用醛固酮类激素等。

甲状腺癌

甲状腺肿瘤是一种常见的肿瘤，以颈前部肿块为主要症状，肿块有良性与恶性之分，良性肿瘤主要是腺瘤，恶性肿瘤有癌和淋巴瘤等。此外还有很难说是肿瘤的结节性甲状腺肿以及甲状腺囊肿，目前也暂列入良性肿瘤，据上海普查 236501 名职工，发现甲状腺有肿块者 11336 人，发病率高达 4.8％，但甲状腺癌的发病数为 3.9/10 万，可见以良性肿瘤居多。

中医学认为本病与情志内伤、饮食和水土失宜以及体质因素密切相关，是形成本病的重要原因。患者长期忿郁恼怒或忧思郁虑，致肝气郁结，气滞血瘀；肝旺侮土，脾失健运，湿痰内生。气滞血瘀与湿痰互结于颈部而成石瘿。或饮食失调，或居住高原山区，水土失宜，致脾失健运，水湿不化，聚而生痰，痰阻气机，痰气瘀结；或感山岚水气，不能濡养筋脉，致气血郁滞，津液内停，凝聚成痰，气血痰饮郁结，形成瘿肿，年深日久，遂生恶变。因气滞、痰凝、血瘀三者壅结颈前是石瘿形成的基本病理，且部分患者还表现为痰气郁结，郁而化火的病理变化。故本病早期以实证者居多，但病久耗伤气血，阴精受损，病常由实转虚，其中尤以阴虚、气虚为多见，以致成为虚中有实，实中有虚之虚实夹杂证。

【偏方集成】

1. 硼砂 60 克，芒硝 3 克，全蝎 6 克，甘草 30 克。水煎，每日 1 剂，分 2 次服。适用于甲状腺癌。

2. 核桃树枝、柳树枝各 30 克，九香虫 12 克，刘寄奴、老鹅草各 20 克。将药物泡白酒服，每日 1 次，酒量适度。适用于甲状腺癌。

3. 蒜头 240 克，醋 500 克。煮熟后服，可能会呕吐出多量黏痰，再用韭汁半小碗，一次服下。适用于甲状腺癌。

4. 威灵仙、白蜂蜜各 50 克。水煎，每日 1 剂，分早、晚服，7 日为 1 个疗程。适用于甲状腺癌。

5. 甘遂末 5 克，甘草 10 克。上药水煎 2 次，合在一起，每日 1 剂，分 2 次服，若无明显不良反应，可连服 30 日为 1 个疗程。体质弱者可减量服用。适用于甲状腺癌。

6. 黄药子、夏枯草、海藻各等份，水泛为丸，每日 6 克，分 2 次服。适用于甲状腺癌。

7. 生韭菜叶适量。用开水泡后捣烂取汁，每次 1000 毫升，每日 3 次，可缓解症状。适用于甲状腺癌。

8. 百草霜适量。炼蜜丸，如芡实大，每次 1 丸，用新鲜井水调化服。适用于甲状腺癌。

9. 黄药子、威灵仙、昆布各 15 克。水煎服。适用于甲状腺癌。

10. 核桃树叶或青核桃适量。煮鸡蛋食用。适用于甲状腺癌。

11. 香蕉 1～2 只。去皮，加冰糖适量，隔水炖服。适用于甲状腺癌。

12. 夏枯草 60 克，猪瘦肉 100 克。加水炖服，可加盐等作料。适用于甲状腺癌。

13. 昆布、薏苡仁各 30 克，鸡蛋 3 枚，油、盐、胡椒粉各适量。将昆布用清水浸泡洗去咸味，切成条状，薏苡仁淘洗干净，然后一起放入锅内加水同煮至昆布、薏苡仁烂透，打入鸡蛋，调以油、盐、胡椒粉即可食用，喝汤吃昆布及薏苡仁。适用于甲状腺癌。

14. 瘦肉 100 克，鲜无花果 50 克。炖 30 分钟，服汤食肉。适用于甲状腺癌。

15. 莲子（去心）6～8 克，粳米适量。合煮成粥，加糖即成。适用于甲状腺癌。

16. 卤水 1000 毫升，乌梅 27 枚。煮沸，去乌梅，服卤水，每次服 2～4 毫升，每日 6 次。适用于甲状腺癌。

17. 苦杏仁、桑白皮各 15 克，猪肺半具。共炖烂，饮汤食肺。适用于甲状腺癌。

18. 海藻 50 克，水蛭 10 克。研细末，黄酒冲服。每次 10 克，每日 2 次。适用于甲状腺癌。

19. 鲜梭子蟹适量。蒸食。食其肉，蟹壳炙灰，每次 1 克，每日 2 次，用淡盐汤服下。适用于甲状腺癌。

20. 白檀香 4.5 克，茯苓、橘红各 6 克。为极细末，人参汤送下。适用于甲状腺癌。

21. 牡蛎肉 210 克，昆布 50 克。将昆布用水发胀，洗净，切细丝，放水中煮至熟软后再放入牡蛎肉同煮，以盐、猪油调味即成。适用于甲状腺癌。

22. 冬虫夏草 10～15 克，鲜紫河车半具。隔水炖熟服用。适用于甲状腺癌。

《中医偏方全书（珍藏本）》

23. 乌贼 1 只，猪肉 60 克，麻雀 2 只，调料适量。乌贼洗净切丝；猪肉洗净切片；麻雀去皮毛及内脏、头爪，切块。三味共入锅中，加水适量，煮至烂熟，加调料即成。吃肉喝汤，每日 1 次。适用于甲状腺癌体虚者。

24. 海蛾鱼 8 尾，猪肉 100 克，调料适量。猪肉洗净切块，与海蛾鱼共置锅中，加水适量，煮至烂熟，加调料即成。每日 1 次，喝汤食鱼及肉。适用于甲状腺癌。

25. 蛇皮 2 克，鸡蛋 1 枚。将蛋破 1 小孔，装入蛇皮末，封口煮食。每次服 1 枚，每日 2 次，连服 60 日。适用于甲状腺癌。

26. 蛤肉带壳 60 克，紫菜 30 克。水煮熟后，吃肉和菜并喝汤。每日 1 剂，连服 1 个月为 1 个疗程。休息 7 日，可连用 3 个疗程。适用于甲状腺癌。

27. 紫菜 30 克，猪排骨 60 克，油、盐、葱各少许。紫菜洗净切碎，排骨洗净斩段；二味入锅中，加水适量煮汤，至排骨熟后加入葱花、油、盐等即成。每日 1 次，随意食用。功效软坚化痰，清热利水，消散瘿瘤。适用于甲状腺癌。

28. 昆布 30 克，米醋、白糖各适量。昆布洗泡去咸味，切丝，置锅中，加米醋适量同煮，昆布熟后调入白糖即成。每日 1 剂，连服 10 日。功效软坚消肿。适用于甲状腺癌。

29. 蚌肉 10 个，猪肉馅 100 克，鸡蛋（取清）1 枚，黄菊花 10 克，黄酒 15 克，浙贝母粉 3 克，鲜竹叶数片，葱、姜、盐、味精各适量。将蚌肉用木槌捶松，入锅中煮至肉熟，将肉取出置凉。将肉馅、浙贝母粉、葱、姜、盐、蛋清等搅拌均匀，制成 20 个小丸子，入沸水中煮熟。将蚌肉分为 2 份，夹肉丸子 2 个，摆放在大碗中铺垫的竹叶上，倒入黄酒少许，上笼蒸 5～10 分钟取下。另用锅将少量肉汤烧沸，加黄菊花、盐、味精，将此汁浇在蚌肉上，配胡椒粉一小碟即可。佐餐吃，随意食用。适用于甲状腺癌。

30. 夏枯草 30 克，鲫鱼 1 条，葱、姜、盐各适量。鲫鱼去鳞、鳃、内脏，洗净置碗中。将夏枯草纳入鱼肚内，加葱、姜、盐少许，隔水炖熟即可。每日食鱼 1 条，连续 7 日。功效清热利水散结。适用于甲状腺癌。

31. 乌贼片 100 克，乌梅、豆豉、料酒、紫菜片、鱼酱、白糖、酱油各适量。将乌梅去核切碎，豆豉粉碎，混合后加入料酒、白糖、酱油各少许，以市售鱼酱作衣包裹。将鱼酱涂于乌贼片上，外用紫菜片包卷即可食用，量不限，连服 1 周。功效健脾开胃，软坚散结。适用于甲状腺癌吞咽困难的患者食用。

32. 淡菜 30 克，猪甲状腺 2 具，调料各适量。淡菜用水浸泡片刻，洗去泥沙杂质。猪甲状腺洗净切小块，与淡菜同入锅中，加水适量煲汤，猪甲状腺烂熟时下调料即成。每日 1 次，喝汤吃淡菜，连服 7 日。适用于甲状腺癌。

33. 黄药子 30 克，黄母鸡 1 只，葱、姜、蒜、花椒、盐、味精等调料各适量。将母鸡宰杀退毛剖腹去杂，洗净。将黄药子放入母鸡腹内，置鸡锅中，加诸调料及水适量，煮至烂熟即成。每日 1 次，吃肉喝汤。适用于甲状腺癌。

34. 昆布 30 克，黄豆 200 克，盐、糖各适量。黄豆、昆布洗净入锅中，加水适量，慢火煲汤，待黄豆烂熟，加入盐或白糖调味即可。每日 1 次，吃豆喝汤。适用于甲状腺癌。

35. 鲜魔芋 300 克，昆布、蒲黄根各 15 克，贯众、苍耳草各 30 克。上药共研末，炒热装入布袋。热敷双侧甲状腺周围，用胶布封固，每日 2 次。适用于甲状腺癌。

36. 猪甲状腺 14 具，半夏 22 枚，人参 30 克。半夏汤洗去滑，与猪甲状腺、人参共焙干，捣为散。每日临睡前服 1 次，每次 3 克，温黄酒调服。适用于甲状腺癌。

37. 生天南星大者 1 枚。研烂，滴好醋 5～7 滴，如无生者，以干者为末，醋调，贴于患处。适用于甲状腺癌。

【生活调理】

1. 加强饮食营养与身体锻炼。适当注意摄入高钙、低磷饮食。每日应吃些新鲜蔬菜、豆制品、水果等。牛奶、瘦肉、鱼类、牛肉、花生米、鸭、虾等含磷较高的食物不宜过量。

一般主张杂食，各种营养应该全面。忌烟、酒及辛辣刺激性食物；忌肥腻、黏滞食物；忌坚硬不易消化食物；忌油炸、烧烤等热性食物。适当加强体育锻炼，可做一些力所能及的家务劳动。

2. 注意精神调护。患甲状腺癌，特别是出现疼痛后，对患者是一个沉重的打击，患者抑郁忧伤的心情，易使痛阈值降低，对疼痛更加敏感，而且可使饮食和睡眠受到影响。因此，要帮助患者树立战胜疾病的信心，使患者从紧张不安的精神状态中稳定下来，积极配合医护人员的治疗。保持心情舒畅，注重培养良好的心理素质。

3. 及早诊断，定期复查。甲状腺癌属于中医的瘿疾，其发生与缺碘有一定的关系，饮食中可补充碘类。中医治疗瘿疾，常用化痰软坚之品，食疗亦可以此为据。海产品既具有化痰软坚的作用，又富含碘质和其他营养，是甲状腺癌术后的理想食疗佳品。

嗜铬细胞瘤

嗜铬细胞瘤是一种产生儿茶酚胺的肿瘤，它来源于肾上腺髓质、交感神经或其他各部位的嗜铬细胞。由于它自主分泌大量儿茶酚胺，临床呈现阵发性或持续性高血压、头痛、出汗、心悸及多个器官功能障碍及代谢紊乱症群。由于嗜铬组织起源于外胚层，故为一种和数种神经外胚层综合征，如多发性神经纤维瘤、神经多发性血管母细胞瘤病、三叉神经血管瘤病及结节硬化症等。另外尚可合并其他神经系统疾病，如星形细胞瘤、脑膜瘤和内分泌疾病，如库欣综合征等。本病可有家族史，称为家族性嗜铬细胞瘤，属多发性内分泌腺瘤（MEA）的第Ⅱ、第Ⅲ型，约80%的 MEA Ⅲ型患者有类马凡体型。

根据其临床特点，本病属中医学"积聚"、"眩晕"、"头痛"等范畴。本病在稳定期主要表现为肝肾不足或阴虚火旺之证。肾藏精，为先天之本，肾左右各一，命门附焉，内藏元阴元阳，为阴阳之宅，水火之府。肾精宜蛰藏而不宜泄露，若禀赋羸弱，劳倦过度，或久病失养，或房劳不节，皆可导致肾精虚耗，肾阴亏损，表现为腰背酸软，疲乏消瘦，潮热多汗，五心烦热，心悸心慌，甚至心胀头痛，视物模糊，焦虑不安等。而一旦受精神刺激，或体位改变的影响，或肿瘤受到挤压、触摸，症状骤然加重，脸色苍白，全身多汗，四肢厥冷。《素问·生气通天论》曰："大怒则形气绝，而血菀于上，使人薄厥。"病机特点基本为肝阳上亢、肝肾阴虚、阴阳两虚、痰浊内阻、气滞血瘀等。治疗总以滋补肝肾、平肝潜阳、化痰泻浊、行气活血为基本大法。临床一般分肝阳上亢、痰浊内阻、淤血内结、肝肾阴虚、阴阳两虚等证型。

【偏方集成】

1. 花生叶 60 克，酸枣树根 30 克。水煎服。适用于嗜铬细胞瘤。

2. 芹菜 50～150 克。切成小段，开水烫洗后加适量醋、味精，少量酱油，拌匀食用。适用于嗜铬细胞瘤。

3. 牡丹皮 15～30 克，煎水饮用，每日 1～3 次。功效清热凉血化瘀，清肝。适用于嗜铬细胞瘤。

4. 黑木耳、白木耳各 50 克。水发后洗净，加水，文火炖烂，加少量冰糖，分 10 日服完。适用于嗜铬细胞瘤。

5. 菊花 5～10 克。煮沸后代茶饮。适用于嗜铬细胞瘤。

6. 带根芹菜适量。洗净捣烂取汁，每次服 3～4 匙，每日 3～4 次，共服 7 日。适用于嗜铬细胞瘤。

7. 臭梧桐叶 30 克。水煎，当茶饮。适用于嗜铬细胞瘤。

8. 夏枯草 30 克。水煎服，每日 1 次。适用于嗜铬细胞瘤。

9. 菊花 60 克。水煎，代茶饮。适用于嗜铬细胞瘤。

10. 生地黄、白蒺藜各 15 克，牛膝 9 克。水煎服。适用于嗜铬细胞瘤。

11. 柿叶 30～60 克。水煎 2 次，混合后分成 3 份，每次温服 1 份，每日 3 次。或将柿叶阴干后研成细末，每次 3 克，每日 3 次，温开水送服。功效清热生津，利尿降压。长期服用有较好的降压效果。适用于嗜铬细胞瘤。

12. 海蜇皮 50～100 克。水泡 3～5 小时，洗净切丝，加适量香油、味精、少量盐，拌匀食用。适用于嗜铬细胞瘤。

13. 菊花、槐花、芥菜花各 10 克，开水冲泡代茶饮。适用于嗜铬细胞瘤。

14. 芹菜 350～700 克，大枣 100～200 克。加水适量煮汤。每日 3 次。适用于嗜铬细胞瘤。

15. 决明子 10～15 克。煮沸后代茶饮。适用于嗜铬细胞瘤。

16. 葛根（去皮，切片）200 克，猪瘦肉 75 克。水适量煲汤，油盐调味，分次饮服。适用于嗜铬细胞瘤。

17. 黑木耳 6 克，洗净，清水浸泡 1 夜，放锅内蒸 1 小时，再加冰糖适量，睡前服。适用于嗜铬细胞瘤。

18. 香蕉适量。每次 2 根，每日 3 次，连吃一段时间。也可以用香蕉皮 30～60 克，水煎服。适用于嗜铬细胞瘤。

19. 绿豆、昆布各 100 克，大米 150～250 克。先将水煮开，放绿豆及切碎的昆布，再放大米，煮成粥。长期当晚餐吃。适用于嗜铬细胞瘤。

20. 生旱芹菜适量，捣汁，空腹服下，每日 3 次。有较好的降血压效果及降低胆固醇作用。适用于嗜铬细胞瘤。

21. 罗布麻叶适量。水煎，代茶饮。适用于嗜铬细胞瘤。

22. 钩藤 15～30 克。水煎，当茶饮用。注意不可久煎，数沸即可。适用于嗜铬细胞瘤。

23. 杜仲 15 克左右，淡盐水炒，煎水服用，每日 1～3 次。功效补肾，强腰膝。适用于嗜铬细胞瘤。

24. 芹菜 500 克，白糖 50 克。芹菜连同根叶洗净，水煎 30 分钟后下白糖，代茶饮。每日 2 次。适用于嗜铬细胞瘤。

25. 鲜山楂 10 枚，白糖 30 克。将山楂捣碎加糖煎煮至烂，吃山楂饮汤，每日 1 次。适用于嗜铬细胞瘤。

26. 未成熟的柿子适量。榨汁，每日 20～40 毫升，分 3 次和牛奶一起饮服。适用

于嗜铬细胞瘤。

27. 生花生米（不去红色外皮）适量。浸泡于食醋中 1 周以上（浸泡时间越久越好），每日晚上睡前服食 2～4 粒，嚼碎吞服，连服 7 日为 1 个疗程。服完 1 个疗程后如血压明显下降，自觉症状消失，可每周服 1 次，每次 2 粒。若 1 个疗程后血压下降不明显，应继续服用。适用于嗜铬细胞瘤。

28. 揉胸法：用双手掌心，从胸上部至心窝处，上下来回按摩，每次 10 遍；然后揉腹，围绕脐周，右手顺时针方向揉 20 次，左手逆时针方向揉 20 次。

29. 搓腰法：两掌手指并拢，按腰背脊柱两侧，从上往下搓至尾骨处，每次 10～20 遍。适用于嗜铬细胞瘤。

30. 按摩下肢法：取坐位、卧位，双手放在大腿根内外侧，由上往下按摩至足踝处，左、右两腿各做 10～20 遍。

31. 按摩上肢法：站、坐位均可，用左手按摩右肢，右手按摩左肢，每次做 10 遍。适用于嗜铬细胞瘤。

32. 杭菊花、冬桑叶、夏枯草各等份。制成枕头使用。常用有效。适用于嗜铬细胞瘤。

33. 抹前额法：取坐位，双手示指弯曲，用示指的侧面，从印堂穴两侧，由里向外沿眉抹到太阳穴，每次 10 遍。适用于嗜铬细胞瘤。

34. 搓手心法：站、坐、走动时均可，双手掌心互搓，至手掌心发热。适用于嗜铬细胞瘤。

35. 按压足三里穴法：此穴在膝下胫骨粗隆外下沿直下 1 寸的地方。先以右手掌贴在左小腿内侧，以中指对准足三里穴，用力按压，有酸胀感为好，连续 1～2 分钟。吴茱萸研末，拌以醋或凡士林，贴敷于脚底涌泉穴，每晚更换。适用于嗜铬细胞瘤。

36. 灸疗法：灸法治疗嗜铬细胞，一般采用无瘢痕灸为宜，灸 3～5 次，以局部皮肤充血红晕为度，应防止烫伤皮肤。艾灸常以取下半身的穴位为主，常用的穴位有涌泉、石门、肾俞、太溪、昆仑。气血两虚或阴阳两虚者，选用足三里、关元、气海、命门；

血压波动较大者，可重点灸涌泉或石门。上述穴位每次可选灸 1～2 个。适用于嗜铬细胞瘤。

37. 手指梳头法：取坐位，双手 10 指稍分开似梳子，从前额发际开始向后梳至枕后发际处，整个头部都要梳通，每次每处梳 10 遍。适用于嗜铬细胞瘤。

38. 耳针法：取肾、神门、降压沟、内耳、皮质下、肾上腺、内分泌、耳尖等穴，以 0.5 寸毫针，中强刺激、留针 20～30 分钟。每日 1 次，5～7 日为 1 个疗程。适用于嗜铬细胞瘤。

39. 搓足心法：取坐、卧位，右手搓左脚心，左手搓右脚心，每次各 20 遍，至足心发热为好。最好在热水洗脚后进行。适用于嗜铬细胞瘤。

40. 按压内关穴法：此穴在掌后第 1 横纹直上 2 寸两筋中间处，用右手握住左手腕，以大拇指对准内关穴，稍用力，旋转式按压，有酸胀感为好，连续 1～2 分钟，然后以同样方法按摩右手内关穴。适用于嗜铬细胞瘤。

【生活调理】

1. 保持室内安静，卧床休息，抬高床头，避免和消除紧张情绪，避免过度的脑力和体力负荷。

2. 肥胖者应减肥，加强体育锻炼，但对中、重度高血压患者，应避免竞技性运动，特别是长跑运动。

3. 注意监测血压，及时调整用药，避免突然停药。

4. 长期坚持体力劳动与脑力劳动相结合和劳逸结合的原则，积极开展体育活动。

5. 开展群众性防病治病工作，定期健康检查，早期发现本病，及时治疗。

6. 保持革命的乐观主义精神。合理安排工作与生活，做到工作紧张，但情绪镇定，保持活泼的生活、愉快的心情。

7. 饮食。坚持低盐（<6 克/d）、低脂、低胆固醇，少量多餐，避免过饱及刺激性食物。适当控制总热量，以控制体重。多食富含维生素和优质蛋白质的食物（动物蛋白和豆类蛋白），戒烟，限制饮酒，可酌量饮用红葡萄酒。增加钾的摄入，含钾丰富的食物有绿叶菜、豆类、根茎类蔬菜、香蕉、杏、梅类水果；增加钙的摄入，含钙多的食物有牛奶、豆类、新鲜蔬菜；保持脂肪酸的良好比例（以植物油为主）。

8. 血压的测量。注意测血压前 30 分钟不要吸烟，避免饮刺激性饮料如浓茶、可乐、咖啡等；应在安静状态下休息 5 分钟后再测血压；应连续测两次血压取平均值。

中医偏方全书（珍藏本）

第七章 代谢疾病和营养疾病

糖 尿 病

糖尿病是因胰岛素绝对或相对不足引起的一种代谢性内分泌疾病。其发病率高，并发症多，已成为仅次于肿瘤和心血管疾病之后的第三大疾病。糖尿病早期可无症状，随着病程延长，由于糖、蛋白质、脂肪代谢紊乱，出现高血糖状态，尿糖阳性和糖耐量减低，症状典型者具有多饮、多食、多尿和体重减轻症候群，并可导致眼、肾、神经、心、脑等组织器官的慢性进行性病变。若得不到及时恰当的控制，则可发生双目失明、下肢坏疽、尿毒症、脑血管意外或心脏病变、少数患者尚可发生糖尿病酮症酸中毒、高渗性昏迷、乳酸性酸中毒等并发症，成为糖尿病致死或致残的重要原因。

本病中医学大部分归属"消渴"范畴，但因其临床表现及并发症不同，亦有部分归属"虚劳""肌痹""尿崩""内障"等范畴。因此不能将糖尿病与消渴视为对等关系，应将二者视为交叉关系。传统的三消分证观点，从阴虚燥热论治；目前的临床研究提出，脾气虚弱、气阴两虚、肝郁气滞、瘀血阻滞等脏腑辨证和阴阳气血辨证方法，更接近临床实际。

【偏方集成】

1. 土炒黄芪、浮小麦各 15 克，土炒党参 12 克，伏龙肝 30 克。先以水煎伏龙肝，滤取汁，煮诸药，须慢火久煮，煮 3 次，分 2 次于餐前服用。适用于各种类型糖尿病。

2. 猪胰 1 具，淡菜 45～80 克。先将淡菜洗净后清水浸泡约 20 分钟，然后放入煲汤，待煮开 10 分钟后加入猪胰同煲。熟透后调味进服，亦可佐餐。适用于糖尿病。

3. 山药 30 克，黄连 6 克，天花粉 15 克。水煎，取汤温服，每日 1 剂。适用于糖尿病以多饮多尿为主症者。

4. 糯稻秆 10 克。将其切碎炒煲，沸水泡，代茶饮。适用于糖尿病口渴。

5. 菠菜梗 100 克，玉米须 50 克。水煎，去渣，取汁，代茶常饮。适用于糖尿病。

6. 黑木耳、扁豆各 60 克。将黑木耳、扁豆共研成细面粉，每次服 9 克，每日 2～3 次。适用于各型糖尿病患者。

7. 猪胰 1 具，菠菜 60 克，鸡蛋 3 枚。先将猪胰切片煮熟，再将鸡蛋打入，加菠菜再煮 1 沸。连汤食之，每日 1 次。适用于糖尿病。

8. 山药 60 克，猪胰 1 具，盐少许。前 2 味洗净切片，共炖熟，盐调味。每日 1 剂，饮汤食猪胰、山药。适用于糖尿病。

9. 猪脊骨 500 克，土茯苓 50～100 克。猪脊骨打碎，加水煎汤约 2 小时，去骨及浮油，剩下 3 大碗，入土茯苓，再煎至 2 碗，去渣。每日 1 剂，分 2 次服。适用于糖尿病。

10. 白果 8～12 枚，薏苡仁 60 克。加水适量，煮透后服。适用于糖尿病。

11. 山药 100 克，黄芪 50 克。水煎服，每日 2 次。适应于各种类型糖尿病。

12. 芡实 100～120 克，老鸭 1 只。将老鸭去毛和肠脏，洗净，把芡实放入鸭腹内，置于瓦锅内，加清水适量，文火煮 2 小时左右，加盐少许，调味服食。适用于糖尿病。

13. 西瓜皮、冬瓜皮各 15 克，天花粉 12 克。水煎服，每日 2 次，功效清热祛湿利水。适用于糖尿病口渴、尿浊者。

14. 山药 25 克，黄连 10 克。水煎服。

适用于糖尿病口渴、尿多、善饥者。

15. 蚕茧 50 克。去掉蚕蛹,水煎,代茶饮,每日 1 剂。适用于糖尿病口渴多饮、尿糖持续不降。

16. 赤小豆 30 克,山药 40 克,猪胰 1 具。水煎服,每日 1 剂,以血糖降低为度。适用于糖尿病。

17. 黄芪 40 克,生地黄、黄精、生石膏各 30 克,天花粉 25 克。水煎,每日 1 剂,分 2 次服。适用于糖尿病。

18. 生白茅根 60～90 克。水煎,代茶饮,每日 1 剂,连服 10 日。适用于糖尿病。

19. 山药、天花粉各等份。水煎服,每日 30 克。适用于糖尿病。

20. 天花粉 15 克,山药 10 克,粳米 30 克,蜂蜜半匙。将天花粉、山药快速洗净,滤干,打碎,备用。粳米洗净,并和天花粉、山药一起倒入小钢精锅内,加冷水 3 大碗,旺火烧开,煮 20 分钟,离火,再加蜜蜂拌匀。做早餐或当点心吃,每次 1 碗,每日 2 次,当日吃完,2 个月为 1 个疗程。适用于糖尿病。

21. 桑螵蛸 60 克。研粉末,用开水冲服,每次 6 克,每日 3 次。适用于糖尿病尿多、口渴者。

22. 葛粉、天花粉各 30 克,猪胰 1 具。先将猪胰切片煎水,调葛粉、天花粉吞服,每日 1 剂,分 3 次服。适用于糖尿病多饮、多食者。

23. 葛根 30 克,大枣 10 枚,绿豆 50 克。将葛根快速洗净,滤干。把大枣用温水浸泡片刻,洗净,与葛根一起倒入小沙锅内先煮汤,再用冷水两大碗半,用小火煎半小时,离火,滤出汁水,取出大枣,弃葛根渣。绿豆洗净后,倒入有大枣药汁的小沙锅内,用小火慢炖 40 分钟至 1 小时,离火。淡食,每次 1 碗,每日 2 次,当日吃完。适用于糖尿病之"中消症"患者。

24. 人参 6 克,鸡蛋清 1 枚。将人参研末与蛋清调匀服,每日 1 次,10 日为 1 个疗程。适用于糖尿病。

25. 天冬、麦冬各 10 克,粳米 100 克。先将天冬、麦冬煎取汁,与粳米煮成粥,早、晚供餐用。适用于糖尿病。

26. 鬼针草适量。每日 100 克,熬茶频饮。适用于各种类型糖尿病。

27. 北瓜适量。北瓜切片,晒干,研末,熬汤服,每日 2 次。适用于各种类型糖尿病。

28. 鲜地黄、酸枣仁各 30 克,粳米 100 克。先将地黄、酸枣仁水煎滤汁,以汁煮粳米做粥,随意服用。适用于各型糖尿病。

29. 鲜菠菜根、大米各 50 克,鸡内金 10 克。把菠菜根洗净,切碎,加水同鸡内金共煎煮 30～40 分钟,然后下米煮做烂粥,每日分 2 次,连菜与粥服食。适用于各型糖尿病患者。

30. 鬼箭羽适量。每日 100 克,熬茶频饮。适用于各种类型糖尿病。

31. 黑向日葵秆适量。每日 50 克,泡茶频饮。适用于糖尿病。

32. 玉米须适量。每日 100 克,熬茶频饮。适用于糖尿病。

33. 桃树胶 15～25 克,玉米须 30～60 克。加水共煎汁,代茶饮。适用于糖尿病。

34. 油桃 20 克,梨 1 个。去心捣烂,混合后服用,每日 1 次,适用于糖尿病。

35. 棕树嫩心 500 克。水煎服,每次 150 毫升,每日 3 次,10 日为 1 个疗程。适用于糖尿病。

36. 猪胰 1 具,冬瓜皮 50 克。加水煮熟,稍加些油、盐和调料(勿加酒、糖)吃下,每日 1 剂,连吃 20 日。适用于糖尿病。

37. 地骨皮 20 克,天花粉 30 克,萝卜汁 100 克,鲜竹沥(冲服)30 毫升。上药加水 1000 毫升,煎至 600 毫升,早、中、晚餐前分 3 次温服。适用于糖尿病口渴、多尿、形体消瘦、皮肤干燥为主症者。

38. 糯米爆成"米花"、桑根白皮各 50 克。水煎,每日 2 次。适用于各型糖尿病患者。

39. 蜂蜜、芝麻各 50 克。置锅内共炙后,开水冲服。适用于糖尿病以口渴为主症者。

40. 红薯叶 30 克。水煎服。适用于糖尿病。

41. 猪胰 1 具。低温干燥为末，炼蜜为丸。每次开水送服 15 克，经常服用。适用于糖尿病。

42. 老茶梗 10 克。开水冲泡，代茶饮。适用于糖尿病。

43. 西瓜子 50 克，粳米 30 克。先将西瓜子和水捣烂，水煎去渣取汁，后入粳米做粥。任意食用。适用于糖尿病肺热津伤证。

44. 山药片 45～60 克（或鲜品100～120克），粳米 100～150 克。将山药切片，与粳米同煮粥。四季可供早、晚餐，温热服食。适用于糖尿病。

45. 马齿苋 100 克。水煎服，每日 1 剂。适用于糖尿病。

46. 泥鳅 10 条，荷叶 3 张。将泥鳅阴干研末，与荷叶末混匀。每次服 10 克，每日 3 次。适用于糖尿病。

47. 苦瓜 250 克，蚌肉 100 克。将活蚌用清水养 2 日，去净泥沙后取出其肉，与苦瓜共煮汤，经油、盐调味，熟后吃苦瓜与蚌肉。适用于糖尿病。

48. 生石膏、知母、生地黄、党参各 15 克，炙甘草 6 克。水煎服，每日 1 剂。适用于糖尿病。

49. 生山药、粳米各 60 克，酥油适量。粳米加水如常法煮粥。山药去皮为糊后用酥油炒，用匙揉碎，放入粥内拌匀，可作早餐食用。适用于糖尿病气阴两虚或阴阳两虚证。

50. 葛根 30 克，粳米 50 克。将葛根切片，水磨澄取淀粉，粳米浸泡一宿，与葛根粉同入沙锅内，加水 500 毫升，文火煮至粥稠服用。适用于糖尿病阴虚火旺证。

51. 鲜葫芦 60 克（干品 30 克）。水煎饮汤。适用于糖尿病生痈、长疖、口鼻中烂痛者。

52. 鲜菊芋块根 30～60 克。水煎服，每日 1 剂。适用于糖尿病湿热中阻证，症见渴而多饮、多食善饥或仅有饥饿感、脘腹痞闷等。

53. 生石膏（先煎）30 克，地骨皮 9 克，桑白皮 6 克。水煎，每日 1 剂，分 2 次服。适用于糖尿病肺燥津伤证。

54. 天花粉适量。研粗末，每次 15 克，每日 1 次，开水冲服，代茶饮用。适用于糖尿病肺燥津伤证。

55. 北沙参、麦冬、生地黄各 15 克，玉竹 5 克。水煎服，每日 1 剂。适用于糖尿病肺燥津伤证。

56. 女贞子、牡丹皮、黄芪、生地黄各等份。共研细末，每次 6 克，每日 4 次，温开水送服。适用于糖尿病。

57. 熟地黄 15 克，枸杞子、天冬各 12 克，五味子 6 克。水煎，每日 1 剂，分 2 次服。适用于糖尿病肾阴虚证。

58. 白芍、山药、甘草各等份。研末，每次 3～6 克，开水送服，每日早、中、晚餐前各服 1 次。适用于糖尿病上消证。

59. 山楂根、茶树根、荠菜花、玉米须各 15 克。水煎服，每日 1～2 剂。适用于糖尿病伴高脂血症、肥胖症。

60. 猪胰（洗净）1 具，玉米须 30 克。水煎服，每日 1 剂，10 日为 1 个疗程。适用于糖尿病口干口渴者。

61. 鲜萝卜适量（约 250 克），粳米 100 克。将萝卜洗净切碎，同粳米煮粥。可供早晚服，温热服食。适用于各型糖尿病患者。

62. 猪肝 500 克，白蜂蜜 30 克，面粉 250 克。先将猪肝洗净，入锅煮熟取汤，加白蜂蜜、面粉，熬香，和匀。分数次服，每日 2～3 次。适用于各型糖尿病患者。

63. 蚕沙 100 克。焙干，研末，每次服 6 克，每日 3 次。适用于糖尿病。

64. 玄参、麦冬、生地黄各 20 克。水煎，每日 1 剂，分 2 次服，连服 10 日。适用于糖尿病。

65. 茯苓、熟地黄、天花粉各 30 克。水煎，每日 1 剂，分 2 次服。适用于糖尿病。

66. 肉苁蓉、山茱萸、菟丝子、黄芪各 50 克。共研为细末，每次服 10 克，每日 3 次。适用于糖尿病。

67. 白芍 30 克，甘草 10 克。水煎，每日 1 剂，分 2 次服。适用于糖尿病。

68. 黄芪 18 克，山药 15 克，人参、天花粉、白术各 9 克。水煎服，每日 1 剂。适用于糖尿病。

69. 黄连、人参各 10 克，天花粉、泽泻各 6 克。共为细末，每次服 3 克，每日 3 次。适用于糖尿病。

70. 菟丝子（酒浸）、山茱萸（酒浸）各 150 克，五味子、莲子各 15 克，茯苓 5 克。焙干研末，每次服 10 克，每日 2～3 次。适用于糖尿病。

71. 地骨皮 50 克。水煎，每日 1 剂，分 2 次服。适用于糖尿病。

72. 乌梅 50 克。水煎，每日 1 剂，分 2 次服。适用于糖尿病。

73. 生石膏、何首乌各 30 克，生地黄 20 克。水煎服，每日 1 剂。适用于糖尿病。

74. 粟米、黄芪、山药各 9 克，猪胰（即连贴猪腰之长条）（去油脂）2 具。加水 2 碗煎至 1 碗，顿服，每日 1 次，连服 5～7 日。适用于糖尿病上消、下消证。不可饮酒，少食肥甘厚味及辛辣食物。

75. 松寄生 6 克，黑葵花柄 12 克，毛木寄生、迎春花各 10 克。水煎，每日 1 剂，分 2 次服。适用于糖尿病。

【生活调理】

1. 控制体重。这是因为肥胖的人，体内胰岛素受体减少，加重胰腺负担。应在医师指导下，合理节食，逐步控制体重。

2. 精神放松。有的人一确诊为糖尿病，就忧虑、焦急，长期精神紧张，这样会引起交感神经张力增高及肾上腺素分泌亢进，使血糖居高不下。

3. 体育运动。据实验，经过 30 分钟的活动，血糖即有明显降低。运动形式多种多样，关键是掌握运动量。一般采用"讲话实验"和"监视心率"来判断。如果在运动中谈话自如，说明运动量适中，倘若说话急促，说明运动量过大。

4. 饮食。饮食是糖尿病患者基础疗法之一。按医嘱限制粮食、油脂的摄入，对各种食糖、甜食、奶油、蜂蜜及油炸之品禁服，有些碳水化合物较多的食物如芋头、蚕豆、水果等应尽量少吃或不吃，提倡主食为粗纤维含量较多的食品，宜以糙米、麦、杂粮配以蔬菜、豆类、瘦肉、鸡蛋等，定时定量进食，一日三餐的热量分配为 1/5、2/5、2/5。饮食成分有以下原则。

（1）定糖量。一般每日 200～300 克，折合米面为 250～400 克，可产热量 3444～5166 千焦。

（2）定蛋白量。通常成人按每日每千克体重 1 克蛋白计算。稍瘦者可适当增加。青少年为 2 克。

（3）定脂肪量。每日每千克体重 1 克以下，总量不超过 60 克，且要以植物脂肪为主。

为了便于掌握，每日主食 400 克，其中豆类占一半以上。副食中鸡蛋 2 枚，瘦肉 100 克，多吃蔬菜。饥饿时可以菜充饥。一般忌食如甘蔗、葡萄等含糖量高的水果，提倡戒烟酒、浓茶、咖啡。

5. 休养。如果患者"三多一少"症状明显者，即吃得多、喝得多、排尿多，体重减轻时应以休息为主，限制运动量。患者应自己学会查尿糖，目前有尿糖试纸和血糖试纸可供选用。应根据血糖、尿糖变化，调整降血糖药的剂量。如出现心慌、头昏、出虚汗、四肢无力、面色苍白，可能为低血糖反应，可口服糖水进行试验性治疗。

6. 观察病情。糖尿病患者往往并发心血管、肾脏、眼部及神经系统病变，严重时可发生酮症酸中毒，高渗性昏迷而危及生命。因此，在患病过程中应密切注意病情变化，发现血压升高，视物不清，手足麻木，小便不利，或反复出现皮肤化脓感染，应及时请医师处理。只要及早防治，糖尿病患者的寿命是可以延长的，而且体力也能够恢复正常，或接近正常。

糖尿病足

糖尿病足又称糖尿病肢端坏疽，是由于局部神经病变、下肢远端外周血管病变、皮肤病变和持续高血糖状态等多种因素造成皮肤保护能力减弱，从而导致的足部感染、溃疡或深层组织破坏，是糖尿病严重的并发症之一。糖尿病患者由于长期受到高血糖的影响，下肢血管硬化、血管壁增厚、弹性下降，血管容易形成血栓，并集结成斑块，而造成下肢血管闭塞、支端神经损伤，从而造成下肢组织病变。而"足"离心脏最远，闭塞现象最严重，从而引发水肿、发黑、腐烂、坏死，形成脱疽。临床表现为足局部缺血，神经营养障碍，经久不愈且合并感染，致残率高，严重者可危及生命。

本病属中医学"消渴"、"脱疽"范畴。有关其论述可见于许多中医古籍。最早见于《灵枢·痈疽篇》曰："发于足指，名曰脱疽。其状赤黑，死不治；不赤黑，不死。不衰，急斩之，不则死矣。"首次提到"脱疽"这个病名。唐代孙思邈《千金方》曰："消渴之人，愈与未愈……所以戒亡在大痈也。"唐代王焘《外台秘要》亦记载："消渴病多发痈疽"。明代陈实功《外科正宗》曰："夫脱疽者，外腐而内坏也，此因平昔膏粱厚味熏蒸脏腑，……未疮先渴，喜冷无度，昏睡舌干，小便频数……已为疮形枯瘪，内黑皮焦，痛如刀割，毒传足趾者。"清代魏之琇《续名医类案》载有："一男，因服药后做渴，左足大趾患疽，色紫不痛，若黑若紫即不治"。这说明古代医家已认识到糖尿病可以并发肢体坏疽，并对其症状做了相关描述。中医学认为，糖尿病足（肢端坏疽）的发病机制多为"本虚标实"证。本虚多为阴、阳、气、血亏损；标实则可表现为瘀血内阻、寒凝经脉、湿热内生、热毒炽盛等不同证候。

【偏方集成】

1. 生黄芪 60 克，水蛭 9 克，牛膝 12 克，鸡血藤 20 克。每日 1 剂，水煎 2 次，取汁 300 毫升，混匀后分早、晚 2 次服，每次 150 毫升。适用于糖尿病足。

2. 薄荷、艾叶、花椒各 15 克，生葱（连根）10 株，鲜姜 60 克。水煎，先熏后洗，每日 1～2 次。适用于糖尿病两足腐烂。

3. 生黄芪 30 克，当归尾 6 克，桃仁、红花各 3 克。水煎，每日 1 剂，分 2 次服。适用于糖尿病足早期瘀血证。

4. 生蒲公英 150 克。与无灰酒（市场陶盆糯米酿子）连槽合捣，敷于患处（待干再换）。适用于糖尿病两足腐烂。

5. 忍冬藤、玄参各 100 克，赤芍 50 克，当归 20 克。水煎，每日 1 剂，分 2 次服。适用于糖尿病足。

6. 丹参、红花各 12 克，桃仁 10 克，茶叶 4 克，将前 3 味药物加水煎煮 30 分钟后，离火冷却，然后放入鸡蛋、茶叶同煮。鸡蛋熟后打破蛋壳，在药液中浸泡至蛋清呈紫红色时即可。每日吃 1 枚鸡蛋。适用于糖尿病足。

7. 黑木耳、白糖、冷开水各适量。黑木耳去除杂物，用火炒至容易研成粉末，盛于干净容器内，加上适量的白糖，用冷开水调匀，将调匀的黑木耳直接涂在创面上，每日 2 次（约 12 小时用 1 次）。适用于糖尿病足。

8. 荆芥 150 克，独活 50 克，赤芍 60 克，菖蒲 45 克。共研细末，用热酒或麻油调敷。每日 1 次。适用于糖尿病足患肢发凉、麻木、破溃、气虚阴寒血瘀证。

9. 猪蹄 2 个，炙黄芪 45 克，党参 20 克，当归 15 克，肉桂 4 克。猪蹄和药物，以及盐、糖、黄酒、大料、酱油、花椒等调料一同入锅，加水适量，用大火煮 1 小时。猪蹄取出，撇去锅中浮油，将猪蹄再放入锅中，继续用小火煮至肉烂，取出放凉，去除骨头，切成片后装盘即可食用。适用于糖尿病足。

10. 鲫鱼 1 条（约 500 克），当归 10 克，红花 5 克，盐、味精、葱花、姜、黄酒等调料各适量。将鲫鱼去内脏清洗干净后，把其他原料一起装入鱼肚中，外面用荷叶包裹后，在烤箱中烤熟即可食用。适用于糖尿病足。

11. 大黄、乌梅、五倍子各 30 克。以 3 升水煎至 1.5 升，每次泡脚 20～30 分钟，每日 1～2 次，严格控制外洗溶液的温度在 38 ℃～42 ℃。适用于糖尿病足筋疽。

12. 地龙 30 克，血竭 10 克，黄柏 60 克。共研细末，用温水调敷，每日 1 次。适用于糖尿病足患肢麻木、疼痛、足部破溃、创面色暗腐肉较多、脓汁黏稠、有臭味、湿热壅盛证。

13. 忍冬藤（不拘根茎花叶）适量。酒浸火煨晒干，入甘草、天花粉为末，炼蜜为丸。适用于消渴能食，防其将生痈疽。

14. 黄连粉、三七粉、冰片、乳香末、没药末各适量。加水或香油局部外敷，适用于皮肤红肿发烫者。

15. 大黄、黄连、黄柏、连翘各适量。水煎服。用注射器抽取药液反复冲洗窦道，每日 3～5 次。适用于糖尿病足形成窦道创面脓出较多，局部组织红肿热痛，累及骨质，窦道久不愈合者。

16. 金银花、玄参各 30 克，当归 15 克，甘草 10 克。水煎，每日 1 剂，分 2 次服。功效清热利湿，活血化瘀。适用于糖尿病足湿热型。

17. 牡丹皮、黄柏各 15 克，蒲公英 50 克，白芷 10 克。将上药装布袋内，加水 1000 毫升煎汤，待药液温度适宜时，淋洗，浸泡患足。每次 30 分钟，每日 2 次。适用于糖尿病足病变已溃者。

18. 桂枝、白芥子、红花、乳香各 10 克，细辛 3 克。水煎，外洗，适用于糖尿病足阳虚血瘀证。

19. 桂枝、乳香、没药、红花各 10 克，细辛 3 克。水煎，外洗。适用于糖尿病足瘀血阻络证。

20. 毛冬青根 200 克。加水 200～300 毫升，浸泡 20 分钟，文火煮沸 20 分钟后，将药液倒入脚盆内，将脚放在上面熏蒸。待药液降至适宜温度时（38 ℃～45 ℃）将患足浸于药液中泡洗。适用于糖尿病足。

21. 地龙 30 克，血竭 10 克，黄柏 60 克。共研细末，湿敷患处。适用于糖尿病足。

22. 金银花、蛇床子各 15 克，蒲公英、紫花地丁各 30 克。水煎，外洗。适用于糖尿病足热毒内蕴证。

23. 鲜鸡屎藤 200～250 克。洗净，加水 3000 毫升煮沸，改用文火煮 30 分钟，去渣加少许盐，待水温为 37 ℃～40 ℃，将患足浸泡于药液中，浸泡 10～15 分钟，患足自然晾干，用无菌纱布覆盖溃疡面，每日浸泡 2 次。适用于糖尿病足。

24. 生地黄、玄参各 10 克，土茯苓、生薏苡仁各 30 克。水煎，外洗。适用于糖尿病足阴虚痰瘀证。

25. 黄芪、益母草各 30 克，白术、当归、红花各 10 克。水煎，外洗。适用于糖尿病足气阴两虚夹瘀证。

26. 金银花、玄参各 15 克，甘草 5 克。水煎服，每日 1 剂。适用于糖尿病两足腐烂者。

【生活调理】

1. 糖尿病足多发生在患糖尿病十年以上，此时有的患者身体瘦弱、抵抗力低下。足部溃疡面暗淡，生长缓慢，如果严格控制营养物质摄入，创面生长缺乏蛋白质难愈合，为加速溃疡愈合，患者饮食中必须有充足的蛋白质和各种维生素，同时监测血糖，调整胰岛素和降血糖药用量，将血糖控制在接近正常水平。

2. 每日检查足部，注意足部皮肤是否有水疱、擦伤、裂口，有无红肿。皮肤色泽、温度、足背动脉搏动情况。如果足部皮温变凉，颜色变白或暗红转为紫红色甚至黑色，足背动脉搏动减弱或消失，提示局部缺血缺氧，易出现溃疡坏疽。

3. 不穿高跟鞋、尖头鞋，不穿拖鞋，防止碰伤足趾；要穿着质地柔软、吸水性和透气性良好的棉、麻质地的袜子，袜口要松，以免影响血液循环；穿鞋前检查鞋内是否有小沙粒等异物或有不平的地方。

4. 每日用温水泡脚，水温39 ℃～40 ℃，时间 10~15 分钟，用热水袋时要套上套防烫伤。洗脚后趾甲较软时修剪最好，修剪时要剪平，不要剪得太短，太接近皮肤，不要将趾甲边沿修成有角度，否则容易损伤甲沟皮肤，造成感染；及时治疗足癣、甲沟炎，经常检查足部有无创伤、感染，及时发现并治疗足部感染防止扩散。

5. 注意足部保暖，坚持小腿及足部适当的运动，以改善下肢血液循环，使缺血的程度减轻，防止肢体坏疽。

6. 注意戒烟、减肥。吸烟能使血管进一步收缩，是造成糖尿病足的重要原因，"要烟不要脚"的做法不可取。

7. 肥胖者要减轻体重，以减少对脚的压力，保证下肢血液供应充足。减肥还有利于改善高血压及血脂紊乱，减轻动脉粥样硬化的程度。

8. 糖尿病是慢性病，使患者和家属掌握糖尿病的知识和治疗的顺从性，可降低并发症的发生。坚持饮食控制和运动疗法，对控制血糖、提高生活质量，避免残废、致死有重要意义。

糖尿病神经病变

糖尿病神经病变是糖尿病最常见的慢性并发症之一，几乎可累及全身任何神经，导致感觉丧失及大脑、心血管、泌尿、胃肠道等器官和系统的功能障碍，是糖尿病致死和致残的主要原因。其发病与代谢紊乱、非酶促糖基化、微小血管病变引起的神经缺血缺氧等因素有关，最常见的是周围神经病变和自主神经病变，临床主要表现为疼痛麻木及感觉减退。糖尿病神经病变是引起糖尿病患者致残、生活质量下降的最常见原因。早期诊断，早期治疗，可防止或延缓病变的发生和发展。

中医对糖尿病周围神经病变无确切的记载和专门的病名，但就该病的临床表现，可将其大致归属"痹证"、"痿证"、"脉痹"、"血痹"、"不仁"、"麻木"等范畴。中医学对于由消渴病并发的痹证和痿证认识很早，如金元时《丹溪心法》一书中就有"肾虚受之，腿膝枯细，骨节酸痛"的记载。明代的《普济方》曰："肾消口干，眼涩阴痿，手足烦疼。"《王旭高医案》曰："消渴日久，但见手足麻木，肢冷如冰。"本病是消渴病日久损及肝肾，导致肝肾气阴亏损，久病入络，络脉闭阻，不通则肌肤失荣，而出现肢体麻木、疼痛、局部发凉等症状，最终导致四肢痿废不用。故糖尿病周围神经病变的病机特征为本虚标实。本虚在于气阴不足，阴津耗损，兼内有虚热；标实在于痰浊闭阻，瘀血阻滞，痰瘀交阻，络脉不通。本病乃多种因素如气虚、血虚、气血两虚、阴虚、燥热、阴阳两虚、痰湿、湿热、瘀血等造成脉络瘀阻，故脉络瘀阻应贯彻于本病的始终，治疗上应攻补兼施，固本之外，化瘀通络乃治疗根本大法。

【偏方集成】

1. 大枣 10 枚，鲜山药 60 克，赤小豆 20 克，糯米 50 克。将以上原料洗净一同入锅，加适量清水，大火烧开后，改用小火煮至粥熟即可食用。适用于糖尿病周围神经病变。

2. 猪皮 250 克，米粉、蜂蜜各 15 克。猪皮煮至水减一半后去渣，加入米粉及蜂蜜熬香服，每日 1 次，可连服。适用于糖尿病周围神经病变肾阴亏虚证。

3. 母鸡 1 只，人参 3 克，当归、何首乌、枸杞子各 15 克。鸡宰杀去毛、内脏洗净，将药物及调料装入鸡腹中，放入沙锅加适量清水，用小火炖至鸡肉酥烂，加盐调味，吃肉饮汤。适用于糖尿病周围神经病变气血亏虚证。

4. 韭菜 150 克，核桃仁 60 克。将韭菜洗净切段，放入沸水中焯熟后迅速捞出，放入碗中。核桃仁在锅中炒香之后压成米粒大小的碎粒。放入韭菜中，加入盐、味精、米醋、酱油、香油等调料拌匀之后即可食用。适用于糖尿病周围神经病变肾阳虚证。

5. 苦瓜 250 克，猪瘦肉 50 克，调料适量。将苦瓜去蒂、洗净、切片，猪肉洗净，切丝，同倒入油锅，加葱、生姜、盐、味精、黄酒，急火炒至肉丝熟烂，佐餐食用。适用于糖尿病周围神经病变阴虚阳浮证。

6. 百合 30 克，龙眼肉 10 克，鸡蛋 2 枚。百合用水泡软洗净，与龙眼肉一起切碎，放入碗中，打入鸡蛋调匀，加入相当于鸡蛋液 1 倍的温水，将大碗放入锅中，隔水蒸成鸡蛋羹，加入盐调味即可食用。适用于糖尿病周围神经病变心脾两虚证。

7. 黑木耳、蜂蜜各 50 克，红糖 25 克。将木耳洗净放碗内，蜂蜜、红糖拌于其中，放锅内蒸熟食用。分 3 日服。适用于糖尿病周围神经病变双下肢麻木患者。

8. 瘦肉 50 克，黄芪 30 克，当归 10 克，三七 3 克，大枣 3 枚。共炖汤，服用。适用于糖尿病周围神经病变气血瘀证。

9. 菟丝子 15 克，茯苓 10 克，莲子 6 克。共研细末，加入面粉中蒸熟食，每日早、晚分服，连服 10 日为 1 个疗程。适用于糖尿病周围神经病变阴阳两虚证。

10. 苍术 180 克，黄柏（酒炒）120 克，牛膝 60 克。上药为末，面糊为丸，如梧子大，姜盐汤下 50～70 丸。适用于糖尿病周围神经病变湿热下注，两脚麻木痿弱，或如火烙之。

11. 鲜花椒 300 克（干品 60 克）。加 500

毫升水煎至 200 毫升，盛入碗内，放在房上露一夜，用罗盖上，在太阳将出时取下，冷服，盖被出汗。适用于糖尿病周围神经病变手足麻木患者。

12. 川芎、透骨草、生麻黄、川桂枝、鸡血藤各 30 克。水煎，外洗患处。适用于糖尿病周围神经病变。

13. 辣椒、花椒、橘皮、桃仁、红花各 10 克。泡白酒（约 150 毫升）1 周，外擦患处，6 日为 1 个疗程，停 3 日再用第 2 个疗程。适用于糖尿病周围神经病变。

14. 黑木耳（水发）、桃仁、蜂蜜各 120 克。共捣如泥，放碗内蒸熟，分 4 日吃完，孕妇禁用。适用于糖尿病神经病变手足麻木患者。

15. 霜桑叶适量。晒干后用沙锅加水适量煮沸，捞出桑叶，趁热泡手脚 15 分钟。每日 2 次，连用 3 日。适用于糖尿病周围神经病变手足麻木患者。

【生活调理】

1. 早诊断、早治疗糖尿病，将血糖、血压、血脂长期控制在正常水平，可防止或延缓病变的发生和发展。

2. 感觉神经受损时注意。①洗脚、洗澡前，请别人确定水温是否合适，以免烫伤。②由于对冷、疼痛的感觉减退，手脚易发生冻伤，寒冷季节，尤其外出应注意保温。③穿软的、宽松的鞋，避免穿高跟鞋、硬底鞋或磨脚，及时治疗足胼胝、鸡眼；每日检查脚和全身，发现有皮肤损伤，应及时处理，避免感染。④从事易受伤害的职业如冶炼、焊接、化工、木工等，要注意自我保护，避免受伤害而不感知。⑤糖尿病神经痛，局部可涂辣椒素；有些人脚痛发红，浸入冰冷水中可获缓解，但不宜频繁长期浸泡，因寒冷本身就是一种刺激；疼痛难忍者，千万不要乱用止痛药，特别要远离"毒品"，要请医师给予适当治疗，一般选用卡马西平或阿米替林等口服药。⑥使用神经营养药可选用维生素 B_1、维生素 B_{12}、肌醇、康络素和弥可保等。

3. 自主神经受损的防治。①体位性低血压者，变动体位时宜缓慢；穿紧身衣裤有一

定的预防作用，且可避免衣服摩擦皮肤引起疼痛。②糖尿病胃轻瘫者可服用普瑞博思或吗丁啉等药。③神经原性膀胱，轻者应定时排尿，2～3 小时一次，以训练膀胱肌肉；排尿时以手压下腹部协助排空膀胱，尽量减少残留尿；顽固尿潴留的患者需留置导尿或膀胱造瘘。④神经营养药使用同上。

低血糖症

低血糖症是指血葡萄糖（血糖）浓度低于 2.5 毫摩尔/L 而出现交感神经兴奋增高和中枢神经系统功能障碍，从而引起饥饿、心慌、心悸、气短、盗汗、面色苍白、倦怠乏力、四肢冷、手抖、烦躁、抽搐等症状的综合征。一般以血浆血糖浓度＜2.8 毫摩尔/L，或全血葡萄糖＜2.5 毫摩尔/L 为低血糖。低血糖症病因多种，发病机制复杂。按病因和发病机制可分为两类，即自发性低血糖症和外源性低血糖症。自发性低血糖症又分饥饿性（空腹）低血糖症和反应性（餐后）低血糖症，外源性低血糖症见于用口服降糖药或胰岛素过量的糖尿病患者。低血糖症不是一个独立的疾病，而是由于某些病理和生理原因使血糖降至生理低限以下。严重而长期的低血糖症可致广泛的中枢神经损害，造成不可逆性神经病变，甚至死亡。

本病属中医学"晕厥"、"虚风"等范畴。并与中医的"汗症"、"脱症"、"闭症"及"虚劳"相似。中医学对低血糖症的认识很早，《景岳全书》曰："若素纵情欲，以致精气之源伤败于此……色清白身微冷，脉微弱，此气脱也。"《医碥·诸中总论》曰"若见口开、手撒、眼合、遗尿、声如鼾，此为脱症。"《金匮翼》中也说到"病突者，多气闭……卒然口噤目张，两手握固，痰壅气塞，无门下药，此为闭证……闭证宜开，不开则死"。另外，对于汗出这一低血糖症的主要症状，《景岳全书·汗证》这样描述："汗出一证，有自汗者……盗汗者，寐中通身汗出，觉来渐收"。低血糖症主要是由于饮食不节、劳欲过度，或外感六淫、内伤七情等原因所导致日久脏腑功能长期失调，最终伤及气血

阴阳的结果。

【偏方集成】

1. 黄芪 50 克，当归 10 克，大枣 20 克。水煎服，每日 1 剂。适用于低血糖症反复发作，心脾两虚证。

2. 麦冬 20 克，人参、五味子各 10 克。水煎，去渣取汁，每日 1 剂，分 2～3 次温服。功效益气复脉，养阴生津。适用于低血糖症气阴两虚证，症见心悸气短，脉微自汗。

3. 西洋参 30 克，当归 50 克，麦冬、龙眼肉各 100 克，蜂蜜 500 克。将前 4 味水煎 3 次，取滤液加热浓缩，炼蜜为膏。每次 10 克，白开水冲服，早、晚各 1 次。适用于低血糖症气阴两虚证。

4. 黄芪（布包）15 克，龙眼 30 克，大枣 10 枚，粳米 100 克。煮粥食用。功效健脾益气。适用于低血糖症中气不足证，症见心悸有饥饿感、精神恍惚、面色苍白、冷汗频出，甚则神魂晕厥等。

5. 莲子、生山药各 100 克，葡萄干 50 克，白糖少许。将生山药切成细长条，莲子去心，葡萄干洗净，三者一同入铝锅，先以武火烧沸，改用文火熬煮至熟，加入白糖，拌匀即成。适用于低血糖症。

6. 沙参、玉竹各 10 克，麦冬、牛地黄各 15 克，冰糖 6 克。水煎，去渣取汁，每日 1 剂，分 2～3 次温服。功效清胃滋阴。适用于低血糖症胃热阴虚证，症见胃脘嘈杂似饥、头晕目眩、身烘热、汗出、口渴、心烦、恶心欲呕、嗜睡、舌红少津、苔薄黄、脉细数。

7. 龙眼肉 30 克，西洋参 6 克，白糖少许。将龙眼肉、西洋参、白糖倒入大碗，加水少许，置沸水锅中蒸 40～50 分钟即成。功效养心气，补心血，安心神。适用于低血糖症。

8. 龙眼肉、炒酸枣仁各 10 克，芡实 12 克，糖少许。将酸枣仁、芡实洗净，与龙眼肉同放入铝锅，加水适量，先用武火烧沸，改用文火煎熬 20 分钟，滤去药渣，倒入白糖搅匀，装入茶壶内饮用。功效养心安神，益气生津。适用于低血糖症。

9. 龙眼肉、人参各 100 克，白糖 500 克。人参煎汤去渣（渣可另用），与龙眼肉同

煮，再与白糖一起熬成龙眼糖。低血糖常发者可于餐后 1 小时左右服用，每次 10 克。功效益气补血。适用于低血糖症气血不足证，症见头晕乏力、心慌汗出、面色苍白、恐惧健忘，甚则精神异常等。阴虚有热者不宜。

10. 黄芪 120 克，当归 50 克，党参、龙眼肉各 100 克，蜂蜜 500 克。将前 4 味水煎 3 次，取滤液 500 毫升，加热浓缩，炼蜜为膏。每次 10 克，白开水冲服，早、晚各 1 次。适用于低血糖症气血不足证。

11. 人参 10 克，炙附子 8 克。水煎服，每日 1 剂。功效益气回阳，复脉固脱。适用于低血糖症气虚脱证，脉微欲绝者。

12. 薏苡仁、生姜各 100 克，桃仁 50 克。桃仁先以温水浸泡，去皮尖，再研烂如泥，薏苡仁下锅，加水熬熟，下桃仁泥，再煮，最后将生姜捣绞原汁，倒入锅中，拌匀即可，温热食用。功效温通心阳止痛。适用于低血糖症。

13. 黑豆、红糖各 30 克，生姜 3 片，大枣 8 枚。水煎服，每日 1～2 次。适用于低血糖症。

14. 桂心 15 克，大米 100 克。桂心研为细末备用，先将大米下锅，煮，熬成稀粥，熟后下桂心末拌匀食。功效补益心血，温通心阳。适用于低血糖症。

15. 人参粉 10 克，琼脂 5 克，鲜牛奶 200 毫升，菊糖 0.1 克。取煮锅加进牛奶，置小火上慢煮，并加进人参粉、琼脂、菊糖，边煮边搅至开沸成汤羹即停火，倒入汤碗食用。作为汤饮用或鼻饲，1 餐食用。适用于糖尿病急性低血糖昏迷、休克等。

16. 当归、党参、山药各 10 克，猪腰 500 克。将猪腰剔去筋膜腰腺，放入铝锅；当归、党参、山药装入纱布袋内扎紧，亦入铝锅，加清水适量；将铝锅置于武火上烧沸，移文火上熬至熟，捞出猪腰，切成薄片，放入盘中，加酱油、醋、姜丝、蒜末、芝麻油即成。功效养血，益气补肾。适用于低血糖症气血亏损、心悸、气短、腰酸、失眠、自汗等。

17. 大枣 15 枚，兔肉 400 克。将兔肉、大枣洗净，兔肉切成小块，放入沙锅，加姜、

葱、盐、绍兴酒、清水各适量，再将沙锅放入铁锅，隔水蒸熟即成，食时可酌加味精。功效补益中气，健脾养颜。适用于低血糖症脾气虚弱证。

18. 鳝鱼 250 克，猪瘦肉 100 克，水发木耳 50 克，香菇 5 枚。将鳝鱼和猪瘦肉分别切成 3 厘米长的丝，鳝丝加酒、盐渍片刻，油烧至 5 成热时爆入蒜蓉、姜末，煸炒，入鳝丝，加酒、肉丝和适量的水，煮沸后将木耳、香菇丝放入锅内，煮 15 分钟，调味后着薄芡，放上葱丝，淋上麻油即成，可常食用。功效补脾益气。适用于低血糖症。

19. 当归 20 克，炙黄芪 100 克，母鸡 1 只，生姜、葱节、绍兴酒各适量。将母鸡宰杀，洗净，去内脏，从脊背中间剖开，放入炙黄芪、当归、生姜、葱节、绍兴酒，用碗盛之，加水适量，置于锅内，旺火蒸约 2 小时，酌加盐、味精。功效补气生血。适用于低血糖症气血亏虚，症见面色瘦黄、神疲、久病体虚、产后失血等。

20. 羊髓 100 克，羊肾 1 对，肉苁蓉 60 克。羊肾去筋膜，切细末，生姜，葱白切细，炒锅加油，上火烧热，下羊肾、盐、葱、姜等翻炒，欲熟时加水两大杯，下粳米 150 克煮成粥，再将羊髓肉苁蓉剁细投入，香熟后食用。适用于低血糖症脾阳不足证。

21. 藕 100 克，大枣 6 克，红糖 30 克。水煎服，吃藕食枣。适用于低血糖症。

22. 莲子、党参各 30 克，甘草 3 克。水煎服，每日 1 剂。适用于低血糖症。

23. 冬青子末、生地黄末各 500 克。炼蜜为丸，每次 9 克，空腹白汤下。功效补血养生。适用于低血糖症。

24. 黑豆 250 克，枣泥 180 克。黑豆炒熟研末，与枣泥共捣为泥为丸，每次 12 克，盐汤或酒送下。适用于低血糖症。

25. 百合 15 克，山楂、蜂蜜各 30 克。水煎服，每日 1～2 次。适用于低血糖症。

26. 枸杞子 30 克，艾叶、大枣各 6 克。水煎服，每日 1 剂。适用于低血糖症。

27. 浮小麦、黑豆各 30 克。将黑豆、浮小麦洗净，放入铝锅，加水适量先以武火烧沸，改用文火煮熬 1 小时，滤去渣，装入罐中即成。适用于低血糖症。

28. 北芪 50 克，鲈鱼 500 克。将鲈鱼去鳞、腮及内脏，洗净，北芪切片，以纱布袋装，同放入铝锅，加姜、葱、醋、盐、绍兴酒、水各适量，先用武火烧沸，改用文火炖熟即成，可酌加味精。功效补气温阳，健脾利湿。适用于低血糖脾气不足证。

29. 三七 20 克，母鸡 1500 克。将鸡宰杀、洗净、剁去爪，从脊背中间切开，去掉内脏，分别将三七、姜、葱、绍兴酒、少许盐放入鸡腹内，以盛装之，水适量，再将盛放入大锅内，约蒸 2 小时。肉烂即成，食时酌加盐、味精。功效益气活血养血。适用于低血糖症气滞血虚证。

30. 大枣 50 克，枸杞子 15 克，鲜豆浆 500 毫升。先将枸杞子、大枣洗净，放进小锅加水 300 毫升，用小火煎煮 15 钟，再倒进豆浆煮沸取汁便可，作为汤饮用或鼻饲。适用于低血糖症出现头晕、心慌、出虚汗等。

31. 枸杞子 30 克，板栗 200 克，葛根 100 克，乌骨鸡 1 只（约 1000 克），盐、料酒各适量。选宁夏大红枸杞子洗净，板栗去外壳用肉，葛根磨成粉或切成片，鸡宰后去毛和内脏；一起放入沙锅，加水足量，煮沸后撇去浮沫，加盐、料酒各适量，下火炖至鸡肉烂熟即可。肉、药、汤分多次服完，每周服 1 剂，连服 3 剂以上。适用于低血糖症肝肾阴虚证。

32. 党参、山药各 15 克，薏苡仁、莲子各 20 克，大枣 10 枚，粳米 50 克。加水共煮成粥。早、晚各服 1 次，连服半个月。适用于低血糖症肝肾阴虚证。

33. 红参 6 克，莲子 10 克，冰糖 20 克。同放入碗内，加盖，隔水炖熟。汤药一起服，每日晨服，连服 1～3 周。适用于低血糖症心气虚证。

34. 腐竹 250 克，虾皮 20 克。虾皮加酒、水浸发并煮沸，腐竹冷水发后撕成细长条，油烧热后爆香蒜蓉、姜末，加入腐竹及虾皮（连汁），煮沸调味，再用小火烩 20 分钟，淋上麻油即成。可经常食用，本品为高蛋白饮食，适用于低血糖症。

【生活调理】

1. 低血糖患者最好少量多餐，每日吃6~8餐。睡前吃少量的零食及点心也会有帮助。要交替食物种类，不要经常吃某种食物，因为过敏症常与低血糖症有关。食物过敏将恶化病情，使症状更复杂。

2. 饮食应该力求均衡，最少包含50%~60%的碳水化合物（和糖尿病患者同样的饮食原则），包括蔬菜、糙米、酪梨、魔芋、种子、核果、谷类、瘦肉、鱼、酸乳、生乳酪等。

3. 高纤饮食有助于稳定血糖浓度。当血糖下降时，可将纤维与蛋白质食品合用。吃新鲜苹果取代苹果酱，苹果中的纤维能抑制血糖的波动，也可加一杯果汁，以迅速提升血糖浓度。

4. 严格限制单糖类摄取量，要尽量少吃精制及加工产品。避免糖分高的水果及果汁。

5. 糖尿病患者以胰岛素、磺脲类药物治疗者，尤其对于肝、肾功能不全的患者，在治疗过程中，胰岛素、磺脲类药物应逐渐加量，避免加量过快。注射胰岛素或口服降糖药后按时进餐，亦应避免运动强度过大。

6. 使用磺脲类药物治疗时可能与其他药物发生相互作用，因此，在使用增强磺脲类药物治疗时应予注意，以免出现低血糖症。此类药物有水杨酸制剂、磺胺药、保泰松、氯霉素、胍乙定、利血平等。

7. 怀疑B细胞瘤者，应尽早进行饥饿实验和运动实验诱发，测定血浆胰岛素-C肽浓度，并进行B超、CT等影像学检查，以便早期发现，早期诊断，早期治疗，以预防低血糖症的发作。

8. 改掉不良生活习惯，戒烟禁酒，适当参加体育活动，锻炼身体，保持轻松愉悦的心态。

高脂血症和高脂蛋白血症

由于脂肪代谢或运转异常使血浆一种或多种脂质高于正常称为高脂血症。可表现为高胆固醇血症、高甘油三酯血症或两者兼有（混合型高脂血症）。脂质不溶或微溶于水，必须与蛋白质结合以脂蛋白形式在血液循环中运转，因此，高脂血症常为高脂蛋白血症的反映。临床上分为两类：①原发性，罕见，属遗传性脂代谢紊乱疾病。②继发性，常见于糖尿病、饮酒、甲状腺功能减退症、肾脏疾病、肝脏疾病、胆道阻塞、口服避孕药等。

中医学虽然没有高脂血症和高脂蛋白症的病名，但在历代医籍中，仍有一些类似的记载，如《灵枢·卫气失常论》曰："人有脂，有膏，有肉。"脂，《辞海》注："泛指动植物所含的油质、脂肪。"膏，《辞海》注："膏是脂也，凝者曰脂，释者曰膏。"《内经》曰："中焦之气，蒸津液化其精微……溢于外则皮肉膏肥，余于内则膏盲丰满。"说明膏即油质、脂肪，源于水谷，能化入血中，为人体之营养物质，若摄入太多或转输、利用、排泄失常，均可使血脂升高而致病。高脂血症在临床常表现为肢体困重、头晕目眩等，现代医家将之归属传统中医学"痰症"、"瘀症"、"湿阻"、"胸痹"、"眩晕"等范畴。

【偏方集成】

1. 冬菇、蘑菇、草菇各25克，嫩玉米、笋片各50克。煲汤，加调味品适量，佐餐食用。功效祛湿化浊。适用于高脂血症和高脂蛋白血症痰浊中阻证，症见头晕目眩、胸闷腹胀等。

2. 花生米适量。将花生米浸泡醋内7日制成，每日10粒。适用于高脂血症和高脂蛋白血症肝肾不足、痰湿内蕴证。

3. 黑芝麻、桑椹各30克，大米50克。共煮粥，加冰糖适量，调味服食。功效滋阴清热。适用于高脂血症和高脂蛋白血症肝肾阴虚，症见头晕目眩、腰膝酸软、失眠多梦、耳鸣健忘、眼干口燥、五心烦热等。

4. 何首乌30~60克，粳米100克，大枣数枚。同煮成粥，早、晚服。适用于高脂血症和高脂蛋白血症肾阴虚证。

5. 白萝卜60克，冬瓜皮10克，莴苣15克。三碗清水煎汤至水一半，每日分2次服。适用于高脂血症和高脂蛋白血症肝肾阴虚证。

6. 葛根粉30克，粳米100克。共煮粥，每日2次食用。适用于高脂血症和高脂蛋白

中医偏方全书（珍藏本）

第二篇　内科疾病

血症肝肾阴虚证。

7. 菊花、山楂各 10 克。开水泡开，随服，连服 6 个月。适用于高脂血症和高脂蛋白血症阴虚火旺、痰瘀交阻证。

8. 山楂、红糖各 30 克，陈皮 20 克。水煎，每日 1 剂，分 2 次服，连服 1~2 剂。适用于高脂血症和高脂蛋白血症阴虚火旺、痰瘀交阻证。

9. 当归 10 克，大枣 15 枚，小米 100 克。当归切片，用水煎粥，每日分 2 次服。适用于高脂血症和高脂蛋白血症肝肾阴虚证。

10. 大枣（烤焦）10 枚，人参 3 克，红糖 5 克。水煎，每日 1 剂，随时饮服。适用于高脂血症和高脂蛋白血症肝肾阴虚证。

11. 龙眼肉 10 克，莲子 15 克，银耳 6 克。水煎取汁，加适量冰糖，早、晚服。适用于高脂血症和高脂蛋白血症气血两虚证，症见于心慌气短、神疲乏力、头晕眼花、烦躁失眠等。

12. 鲜山楂 30 克，生槐花 5 克，嫩荷叶 15 克，决明子 10 克，白糖适量。前 4 味同放锅内煎煮，待山楂将烂时，碾碎，再煮 10 分钟，去渣取汁，调入白糖，频频饮。适用于高脂血症和高脂蛋白血症阴虚火旺证。

13. 天麻、枸杞子、丹参各 10 克，决明子、菊花各 6 克。泡水代茶饮。适用于高脂血症和高脂蛋白血症肝阳上亢证，症见于头晕头痛、咽干目涩、腰膝酸软、失眠多梦、大便秘结等。

14. 炒决明子 12 克，白菊花 9 克，粳米 100 克，冰糖少许。先煎炒决明和白菊花，去渣取汁，再入粳米煮粥，加冰糖。适用于高脂血症和高脂蛋白血症肝肾阴虚证。

15. 水蛭适量。烘干，研粉，装胶囊，每日 1 克，分 3 次服。30 日为 1 个疗程。适用于高脂血症和高脂蛋白血症。

16. 大黄、红花各 10 克，甘草 6 克，泽泻 30 克。水煎服，每日 1 剂，4 周为 1 个疗程。适用于高脂血症和高脂蛋白血症痰湿内停、经脉瘀阻证。

17. 桑叶、黑芝麻、葵花子各 100 克。桑叶干燥、研末，黑芝麻、葵花子一同研磨与桑叶末搅匀，炼蜜为丸，早、晚各服 10

克。适用于高脂血症和高脂蛋白血症肝肾阴虚证。

18. 核桃仁 20 克，芡实、莲子各 18 克，粳米 60 克。常法制粥，常食。适用于高脂血症和高脂蛋白血症肝肾阴虚证。

19. 山楂 60 克，何首乌 30 克。水煎服。适用于高脂血症和高脂蛋白血症阴虚火旺、痰瘀交阻证。

20. 山楂、荷叶各 15 克。共研粗末，水煎 3 次，取浓汁。每日 1 剂，代茶徐饮。适用于高脂血症和高脂蛋白血症阴虚火旺、痰瘀交阻证。

21. 乌龙茶 3 克，槐花、冬瓜皮各 18 克，何首乌 30 克，山楂肉 15 克。将槐花、何首乌、冬瓜皮、山楂肉等 4 味共加清水煎汤，冲乌龙茶，代茶饮。适用于高脂血症和高脂蛋白血症。

22. 荷叶 60 克，生山楂、生薏苡仁各 10 克，橘皮 5 克。将鲜嫩洗净的荷花晒干，与上药共切细末混合，早晨放置小瓶内用沸水冲泡，代茶饮，当日如喝完，加开水再泡。每日 1 剂，连续使用 100 日。适用于高脂血症和高脂蛋白血症。

23. 山楂 30 克，益母草 10 克，茶叶 5 克。沸水冲泡，代茶饮。功效清热化痰、活血降脂。适用于高脂血症和高脂蛋白血症。

24. 鲜山楂 60 克，鲜白萝卜 100 克，鲜橘皮 15 克。水煎服，每日 1 剂。适用于高脂血症和高脂蛋白血症气滞血瘀证。

25. 玉米粉、粳米各适量。将玉米须加适量冷水调和，粳米粥煮沸后加入玉米粉，同煮为粥。每日 1 剂，以晚餐时吃为好。适用于高脂血症和高脂蛋白血症。

26. 决明子 30 克，生山楂 20 克，何首乌、泽泻、茵陈各 10 克。水煎服，每日 1 剂。功效益肾消导，化浊降脂。适用于高脂血症和高脂蛋白血症。

27. 生山楂、决明子各 15 克，玉竹、生地黄各 10 克，地龙 2 克。水煎服，每日 1 剂。功效消肝除湿。适用于高脂血症和高脂蛋白血症。

28. 山楂 40 克，丹参、蒲黄、葛根各 20 克，何首乌 25 克。水煎，每日 1 剂，分早、晚 2 次服。功效活血化瘀，消除污血。适用于高脂血症和高脂蛋白血症。

29. 茵陈、生山楂、生麦芽各 15 克。水煎，每日 1 剂，分 2 次服，1 个月为 1 个疗程，连服 3 个月。功效清热化湿、醒脾去浊。适用于高脂血症和高脂蛋白血症，症见胃脘痞闷、心悸气短、眩晕头胀、口苦胁胀、或形体肥，苔腻脉滑或弦缓。

30. 山楂 40 克，毛冬青 60 克。水煎，每日 1 剂，分 2 次服。适用于高脂血症和高脂蛋白血症痰湿内蕴证。

31. 女贞子、制何首乌、山楂各 10 克。水煎，代茶饮。适用于高脂血症和高脂蛋白血症。

32. 紫皮大蒜（去皮）30 克，粳米 100 克。煮为粥，早、晚温热服食。适用于高脂血症和高脂蛋白血症。

33. 绿茶 2 克，菊花茶 10 克，山楂片 25 克。水煎，频饮。适用于高脂血症和高脂蛋白血症肝肾阴虚证。

34. 绿茶、何首乌、泽泻、丹参各 10 克。水煎服，每日 1 剂。适用于高脂血症和高脂蛋白血症。

35. 陈葫芦 15 克，茶叶 3 克。共为粗末，沸水冲泡，代茶频饮。适用于高脂血症和高脂蛋白血症。

36. 黄芪、鸡血藤、决明子各 30 克，三七 20 克，山楂 60 克。研末装袋，每袋 6 克，泡茶服。适用于高脂血症和高脂蛋白血症。

37. 石菖蒲、茉莉花各 6 克，青茶 10 克。开水冲泡，代茶饮，每日早、晚服。适用于高脂血症和高脂蛋白血症阴虚火旺、痰瘀交阻证。

38. 制何首乌 20～30 克，桑寄生 20 克，制黄精 10 克，炙甘草 6 克。水煎，频饮。适用于高脂血症和高脂蛋白血症肝肾阴虚证。

39. 何首乌 15 克，枸杞子 10 克，决明子 30 克。水煎，每日 1 剂，分 2 次服。适用于高脂血症和高脂蛋白血症肝肾阴虚证。

40. 五味子 5 克，绿茶 1 克，蜂蜜 25 克。五味子用文火炒至微焦，加绿茶、蜂蜜、水 400～500 毫升，煮沸，每日 1 剂，分 3 次温饮。适用于高脂血症和高脂蛋白血症肝肾阴虚证。

41. 柴胡 15 克，决明子、生山楂各 12 克，生大黄 10 克。水煎服，每日 1 剂。适用于高脂血症和高脂蛋白血症肝肾阴虚证。

42. 菊花 12 克，钩藤、石决明各 9 克。水煎，每日 1 剂，分 3 次服。适用于高脂血症和高脂蛋白血症肝肾阴虚证。

43. 金橘 2 枚，山楂 30 克。金橘洗净压扁，山楂去核切片，放保温杯中，加沸水冲泡加盖闷 3～5 分钟后，代茶饮。功效理气化瘀，消食降脂。适用于高脂血症和高脂蛋白血症食滞纳呆、脘腹胀满患者。

44. 葛根 15 克，何首乌 30 克，生山楂 45 克，珍珠粉 0.6 克。水煎，每日 1 剂，分 3 次服。适用于高脂血症和高脂蛋白血症痰湿内蕴证。

45. 荷叶、冬瓜皮、老南瓜皮各 30 克。水煎，每日 1 剂，分 2 次服。适用于高脂血症和高脂蛋白血症。

46. 千金丝瓜条 100 克，冬瓜 150 克。千金丝瓜条用水泡发后沥干，冬瓜连皮切片，用水 400 毫升煮食，放适量盐、麻油。适用于高脂血症和高脂蛋白血症，症见肥胖、烦渴、小便不利者。

47. 人参、麦冬各 10 克。水煎，每日 1 剂，分 3 次服。功效益气养阴行血。适用于高脂血症和高脂蛋白血症。

48. 普洱茶、菊花、罗汉果各等份。共研末。用纱布袋分装，每袋 20 克，沸水冲泡。功效降血压，降血脂。适用于高脂血症和高脂蛋白血症肝阳上亢证。

49. 枸杞子 60 克，红茶 30 克。将红茶与枸杞子一起和匀，每次取 10 克，用沸水冲泡饮用，或将和匀之红茶、枸杞子和菜油 90 克入炼，再加水搅成膏状，并加少许盐，煎熟后，取汁饮之。适用于高脂血症和高脂蛋白血症肝阴不足证，症见头晕眼花、视力减退。

50. 菊花、金银花、山楂各 15 克，桑叶 10 克。水煎服，每日 1 剂。适用于高脂血症和高脂蛋白血症患者。

51. 燕麦麸皮 30～50 克。煮粥服。适用于高脂血症和高脂蛋白血症。

虚证。

52. 鸡血藤 30 克，黄芪 15 克，大枣 5 枚。水煎，每日 1 剂，分 2 次服。适用于高脂血症和高脂蛋白血症气血虚弱证。

53. 玉米 200 克，山楂 100 克。洗净焙干，研为细末，每次 10～15 克，每日 3 次，温开水送服。适用于高脂血症和高脂蛋白血症。

54. 玉米粒 150 克，黑木耳 10 克。玉米粒用压力锅加水 800 毫升煮至将熟时改用普通锅子，放入黑木耳同煮为粥，加适量盐调匀，每晚空腹食用。适用于高脂血症和高脂蛋白血症患者。

55. 生大黄适量。研细为末，每次服 3 克，每日 3 次，2 个月为 1 个疗程。适用于高脂血症和高脂蛋白血症。

56. 诃子、川楝子、栀子各 100 克，蜂蜜适量。前 3 味药粉碎或研细为末，过筛，混匀，加蜂蜜制成蜜丸，每丸 5 克，每次 1 丸，每日 2 次，温开水送服。适用于高脂血症和高脂蛋白血症。

57. 鲜活河虾 250 克，鸡蛋清 5 克，猪油 50 克（实际耗用 6 克），干团粉 0.3 克，盐、姜、葱各 0.1 克，酱油 3 克。先将干团粉加水调成湿团粉；葱、姜洗干净后切成细末；把虾去皮，拣净，剥成虾仁，放入鸡蛋清和湿团粉、盐拌匀，浸泡约半小时；把油锅烧热，放进腌浸过的虾仁，随炸随用筷子拨弄，炸至虾皮呈浅红色时捞出，滤出油，随即倒入酱油、料酒、葱、姜等作料即为成品。适用于高脂血症和高脂蛋白血症。

【生活调理】

1. 饮食应有节制。降低总热量的摄入，也就是说有多大的活动量，吃多少饭（营养不良例外），即所谓"量出而入"的原则。

2. 减少饱和脂肪酸的摄入。适当增加不饱和脂肪酸的摄入，饱和脂肪酸主要存在于动物脂肪中，植物油、鱼类中的脂肪则以不饱和脂肪酸为主，多吃鱼可以预防动脉粥样硬化和冠心病。

3. 减少食物中胆固醇的含量。胆固醇含量高的食物有动物内脏、蛋黄、奶油、肥肉等，而胆固醇含量低的食物有各种瘦肉、鱼肉、鸡、鸭、豆制品等。

4. 供给充足的蛋白质。蛋白质的来源非常重要，主要来自于牛奶、鸡蛋、瘦肉类、禽类（应去皮）、鱼虾类及大豆、豆制品等食品。

5. 适当减少碳水化合物的摄入量。不要过多吃糖和甜食，因为糖可转变为三酰甘油。应多吃粗粮，如小米、燕麦、豆类等食品，这些食品中纤维素含量高，具有降血脂的作用。

6. 多吃富含维生素、无机盐和纤维素的食物。它们含维生素 C、无机盐和纤维素较多，能够降低三酰甘油、促进胆固醇的排泄。

7. 饮食、运动两者互相结合，同时进行。饮食加运动对很多轻度血脂升高者可以很好地将血脂控制在正常范围。

8. 戒烟限酒。少饮白酒、啤酒，适当饮用果酒。

9. 控制影响血脂的其他疾病，如积极治疗糖尿病、甲状腺功能减退症、肾病综合征等。

肥 胖 症

肥胖症是一组常见的、古老的代谢症候群。当人体进食热量多于消耗热量时，多余热量以脂肪形式储存于体内，其量超过正常生理需要量，导致体重超标、体态臃肿，实际测量体重超过标准体重 20% 以上，并且脂肪百分比超过 30% 者称为肥胖症。包括单纯性肥胖、体质性肥胖、过食性肥胖（获得性肥胖）、继发性肥胖、药物性肥胖等多种类型，其中以单纯性肥胖最为多见。肥胖症者除了体形肥胖、腹部膨隆、肌肉松软、皮下脂肪臃垂、活动时气短、容易疲劳等共同表现外，还可因性别、年龄、职业等不同而错综复杂的临床表现，如高血压、冠心病、心绞痛、脑血管疾病、糖尿病、高脂血症、高尿酸血症、女性月经不调等，还能增加人们患恶性肿瘤的概率。

中医学对肥胖症的认识很早，如在战国时期成书的《灵枢·逆顺肥瘦》记载："广肩、广腋、广项、多脂、厚皮"，说的就是肥胖人；《灵枢·卫气失常》论及人体肥瘦时指

287

出"人有肥，有膏、有肉"；《素问·通评虚实论》中说，"肥贵人，则高粱之疾也"；认为："脾肾气虚，运化、输布失司，清浊相混，不化精血，膏脂痰浊内蓄，而致肥胖。"此后，历代医籍对肥胖的病因、病机、治疗方法也都有所论述。从中医学的角度而言，肥胖的形成多由过食肥甘、厚味之品，加之久坐、久卧而使脾气受损，百脂痰湿内聚，从而使人肥胖。所以，后世又有"肥人多痰而经阻气不运也"，"谷气胜元气，其人脂而不寿，元气胜谷气，其人瘦而寿"，"大抵素禀之盛，从无所苦，唯是湿痰颇多"，以及"肥人多痰多湿，多气虚"之说。

【偏方集成】

1. 绿茶、荷叶各 10 克。沸水泡服。适用于肥胖症。

2. 鲜荷叶 50～100 克（干品 25 克）。煎汤，代茶饮，连服 3 个月。功效清热解暑，常饮能减轻体重。适用于肥胖症。

3. 绿茶 5 克，大黄 1 克。沸水泡服。适用于肥胖症。

4. 玫瑰花、茉莉花、代代花、川芎、荷叶各 10 克。水煎服。功效行气通下减肥，调节机体功能。适用于肥胖症。

5. 桑白皮 50 克，焦山楂 20 克。研末服。适用于肥胖症。

6. 绿茶、何首乌、泽泻、丹参各 10 克。水煎服，每日 1 剂。适用于肥胖症。

7. 枸杞子 10～30 克。每日沸水冲泡，代茶饮，早、晚各 1 次，1 个月为 1 个疗程。适用于肥胖症脾肾两虚患者。

8. 乌龙茶 3 克，何首乌 30 克，槐角、冬瓜皮各 18 克，山楂 15 克。4 味同煎去渣，以汤汁冲泡乌龙茶饮。适用于肥胖症。

9. 淫羊藿 30 克，粳米 50 克，肉桂 10 克。先将淫羊藿、肉桂煎水，去药渣，留药液，再下粳米煮成粥，每日早、晚空服吃 1 碗。适用于肥胖症。

10. 生山楂 500 克，蜂蜜 250 克。去山楂果柄及果核，放在锅内，加水适量，煎煮至七成熟，水将耗尽时，加入蜂蜜，再以小火煎煮熟透，收汁即可。待冷，放入瓶内贮存备用，每日服数次。适用于肥胖症。

11. 白菜 200 克，虾米、植物油、酱油各 10 克，盐 3 克，味精少许。先将虾米用温水浸泡发好，再将白菜洗净，切成 3 厘米长的段，随后，将油锅熬热，放入白菜炒至半熟，再将发好的虾米、盐、味精放入，加些清水，盖上锅盖烧透即可。佐餐食用。适用于肥胖症。

12. 枸杞子 10 克，何首乌、决明子、山楂各 15 克，丹参 20 克。文火水煎，取汁约 1500 毫升，储于保温瓶内，作茶频饮。适用于肥胖症。

13. 山楂、黄芪各 20 克，荷叶 12 克，泽泻 15 克，大黄 6 克。水煎，每日 1 剂，分 2 次服。功效活血利湿。适用于肥胖症。

14. 黄芪 10 克，牡丹皮、栀子各 15 克。水煎，每日 1 剂，分 2 次服。功效健脾益气，和胃降火。适用于肥胖症。

15. 山楂 30 克，泽泻 20 克，制大黄、郁金各 10 克。水煎，每日 1 剂，分 2 次服。功效化瘀消脂。适用于肥胖症。

16. 番泻叶、泽泻、山楂、决明子各 10 克。水煎服，每日 1 剂。适用于肥胖症胃热湿阻证。

17. 赤小豆、生山楂、大枣各 10 克。水煎服，每日 1 剂。适用于肥胖症脾虚湿阻证。

18. 三七 3 克，补骨脂 12 克，大黄、番泻叶各 10 克。水煎，每日 1 剂，分 2 次温服。功效活血祛瘀，通腑消脂。适用于单纯性肥胖症。

19. 绿茶、何首乌、泽泻、丹参各 10 克。水煎服，每日 1 剂。适用于单纯性肥胖症患者。

20. 山楂、谷芽、麦芽各 10 克，粳米 100 克。前 3 味煎汤后去药渣，放入粳米煮成粥服，每日 2 次。适用于肥胖症。

21. 番泻叶 5 克。加水 500 毫升煮沸后，加入番泻叶，泡 3 分钟即可饮。每次适量，排便通畅后即停饮。适用于肥胖症脾湿痰浊证。

22. 鲜荷叶 1 张，薏苡仁 50 克，粳米 30 克。将鲜荷叶切碎（干荷叶 30 克切碎亦可），先煮取汁，去荷叶渣，用荷叶汁与薏苡仁、粳米共煮成粥，作早餐食用，连吃 1 个月以上。适用于肥胖症。

23. 白茯苓粉 15 克，粳米 100 克，调料适量。前 2 味加水适量，熬至粳米烂。食用时放入调料。适用于肥胖症。

24. 山楂、金银花、菊花各 9 克。将山楂打碎，上 3 味共加水煎汤，取汁用，每日 1 剂，不拘时代茶饮用。功效化瘀消脂，清凉降压。适用于单纯性肥胖症。

25. 苍术、白术、茯苓、泽泻各 20 克。水煎，每日 1 剂，分 2 次服。适用于肥胖症。

26. 山楂、紫苏叶、石菖蒲、泽泻、茶叶各 100 克。将前 4 味研为粗末，与茶叶混匀，以开水冲泡，代茶饮，每日 1 剂。适用于肥胖症肝阳上亢证。

27. 山楂、麦芽各 30 克，决明子（炒香）15 克，荷叶 10 克，茶叶 3 克，冰糖 25 克。将决明子、山楂、麦芽水煎，去渣，入荷叶、茶叶、冰糖略煮，代茶饮，每日 1 剂。适用于肥胖症。

28. 决明子、山楂各 10 克。水煎，代茶饮，每日 1 剂。适用于肥胖症。

29. 薏苡仁 50 克，番茄（榨汁）2 个，白糖适量。将薏苡仁淘净，加水 500 毫升，以武火上烧沸，改用文火煨熟烂，入番茄汁及白糖拌匀服，每日 1 次，可连服。适用于脾虚痰湿证。

30. 何首乌、当归、鸡血藤各 30 克，茯苓 20 克。水煎，每日 1 剂，早、晚分 2 次服。适用于肥胖症。

31. 荷叶 1 张，薄荷 9 克。荷叶洗净后撕碎，与薄荷同放锅中，以 10 碗水煮成 5 碗，代茶饮，每日 1 剂。功效清热利湿。适用于肥胖症。

32. 鲜竹笋 250 克，鲜马兰 200 克，盐、味精、蒜泥、香油、醋各适量。鲜竹笋洗净，煮熟、切丝；马兰去老叶及根、洗净，开水焯一下，摊凉后切段，同笋丝调味拌匀，每日 2 次，佐餐食。适用于肥胖症小便短赤。

33. 山楂、柴胡各 13 克，芍药 6 克，黄芪 16 克。以水 6 碗煎成 4 碗，每日服 1 剂。适用于肥胖症。

34. 鲜泥鳅 250 克，鲜豆腐 100 克，玉米须（布包）30 克。将泥鳅放盒中养 1～2 日后取出，与玉米须、豆腐同煮熟，调味后服，每日 1 次。适用于肥胖症气滞血瘀证。

35. 炒决明子适量。水煎，代茶饮。功效降低血脂，润肠通便，保护视力。适用于肥胖症，症见大便秘结、视物模糊者。大便溏薄者不宜服。

36. 黑芝麻 50 克，大对虾 1 对。大对虾取肉为茸，加黄酒调味，置于面包上，蘸黑芝麻炸至金黄，每日 1 次，佐餐食。适用于肥胖症脾肾阳虚证，大便溏泻者不宜服。

37. 荷叶、决明子各适量。开水冲泡，代茶饮。适用于肥胖症脾虚痰盛证。

38. 白萝卜 200 克，茼蒿 100 克，植物油、盐、味精、生姜丝、葱末各适量。按常法烹制菜肴，佐餐食，每日 1 剂。适用于肥胖症，症见痰多、喘息、胸腹胀满。

39. 杏仁、老丝瓜皮各 10 克，白糖少许。将老丝瓜皮、杏仁洗净，杏仁去皮一同入锅，加水适量，置火上烧沸，用文火煮 20～30 分钟，稍凉去渣，加入白糖，拌匀代茶饮。功效祛痰降浊。适用于肥胖症，症见胸脘痞闷、平素痰多、肢体困重者。

40. 粳米 100 克，菊花、淡竹叶各 5 克，野荷叶 1 张。将荷叶、菊花、淡竹叶水煎，去渣，入粳米煮粥食，每日 1 剂。适用于肥胖症。

41. 橘皮 10 克，荷叶、生麦芽各 15 克，炒山楂 3 克。将橘皮、荷叶切丝和山楂、麦芽一起加水 500 毫升，煎煮半小时，静置片刻，汁液滤过，温服。适用于肥胖症。

42. 魔芋 100 克，调料适量。魔芋和调料一起入锅中，翻炒后出锅即可，佐餐食用。功效化痰散结，清热通便。适用于肥胖症。

43. 水发海带 200 克，绿豆 100 克。煮汤食用，每日 1 剂。适用于肥胖症。

44. 荸荠、白萝卜、海蜇各 30 克。三者切碎块，文火煮 1 小时至三者均烂即可，可随意食之。功效清热化痰，利湿通便。适用于肥胖症。

45. 普洱茶 6 克。沸水冲泡，代茶饮，每日 2 剂。适用于肥胖症。

46. 泽泻 20 克，白术 10 克。水煎，每日 1 剂，分早、晚 2 次服。功效健脾渗湿。

适用于肥胖症脾虚湿阻证。

47. 冬瓜 250 克，粳米 100 克。将冬瓜洗净、去皮、切块，粳米洗净，煮粥至八分熟时加入冬瓜块，再煮至熟即成，每日 1 剂。适用于肥胖症。

48. 赤小豆 60 克，山楂片 30 克，大枣 10 枚。水煎，每日 1 剂，分 2 次服。适用于肥胖症。

49. 粗盐适量。用温水冲湿全身，再用粗盐涂满全身，然后加以按摩，使皮肤发热，至出现红色为止。一般需按摩 5～8 分钟，再在 38 ℃ 温水中泡 20 分钟。适用于肥胖症。

50. 绿茶适量。把喝过的绿茶渣（3 次的量），或喝过的茶包 3～5 包，丢入丝袜或棉布袋中。把袋子放入洗澡水里即可下水，一次约泡 20 分钟。一定要用绿茶来泡，不可用其他的茶，绿茶中的儿茶素与咖啡因可提高脂肪的代谢率，因而能很有效地打击脂肪。一边泡绿茶澡，一边喝绿茶，更能达到雕塑身材的效果。但要注意，不要用隔夜茶泡澡。适用于肥胖症。

【生活调理】

1. 加强运动。运动主要采取耐力性运动，如步行、慢跑、骑自行车、游泳、球类、做体操、跳舞等。运动不能剧烈，时间可以长一些，以消耗多余的能量，这种运动又称"有氧运动"。运动时间越长，能源物质中的脂肪动用就越多，同时也消耗掉多余的糖类，防止其转化为脂肪，最终达到减肥的目的。经常参加慢跑、爬山、打拳等户外运动，既能增强体质，使体形健美，又能预防肥胖的发生。

2. 生活规律。为预防肥胖，养成良好的生活规律是很有必要的。合理的饮食营养，每餐不要太饱，既满足了生理需要，又避免了能量储备；若睡眠过多，热量消耗少，也会造成肥胖，因此，不同年龄的人应安排和调整好自己的睡眠时间，既要满足生理需要，又不能多睡。

3. 心情舒畅。良好的情绪能使体内各系统的生理功能保持正常运行，对预防肥胖能起一定作用。反之，沉默寡言，情绪抑郁，会使生理功能发生紊乱，代谢减慢，加上运动量少，就易造成脂肪堆积。

4. 饮食清淡。想苗条健壮、避免肥胖，就要采取合理的饮食营养方法，尽量做到定时定量、少食甜、多素食、少零食。应以蔬菜、水果、麦食、米饭为主，外加适量的蛋白质食物如瘦肉、鱼、鸡蛋、豆及其制品。

5. 健康饮水。饮水不足会导致肥胖，因为饮水不足的人，体内只能靠留住水分以得到补偿。相反，喝足够多的水就能加速体内水的排泄，消除水的滞留。如果人们试图减肥而不喝足够的水，体内滞留水分也能使体重增加。一个健康人每日喝水最低限量是 8～10 杯。白开水、茶水和矿泉水是减肥者理想的饮料。

营养不良症

营养不良症是一种慢性营养失调症。是由于营养物质（如蛋白质、维生素等）摄入不足、吸收不良或不能充分利用，致使不能维持正常的生理代谢，使机体不停消耗自身成分，出现体重减轻、生长停滞、皮下脂肪大量消失、肌肉萎缩等现象。营养不良症早期症状不明显，较重者有消瘦、乏力、肌肉萎缩等症状，有时可出现贫血、水肿或发育障碍，严重的会引起全身各系统功能紊乱，免疫力低下，有些还会出现低血浆蛋白、贫血等，并且可进一步限制身材发育，表现为既消瘦又矮小，甚至影响智力和运动素质的发育。临床上可分为消瘦型和浮肿型两种。消瘦型营养不良是由于总热量、蛋白质和各种营养素均缺乏引起。浮肿型则是热量接近需要量，但由于蛋白质严重缺乏，所以当血清白蛋白下降至 25 克/升以下时，出现水肿，称营养不良性水肿。

本病属中医学"疳证"范畴，最早记载于《颅囟经》。《小儿药证直诀》曰："疳皆脾胃病，亡津液之所作也。"《幼幼集成》曰："疳之为病，皆虚所致……壮者先去积而后扶胃气，衰者先扶胃气而后消之。"疳，其意有二，"疳者甘也"，喜食肥甘厚味，损伤脾胃；"疳者干也"，津液干涸，身体消瘦。疳证多为喂养不足，在人工喂养的小儿或早产儿比较多见；慢性消化不良和长期患病，消耗过多时，也表现此症。此外，如婴儿先天畸形（如兔唇、腭裂）致喂哺困难；异常体质，如渗出性体质等；以及外界环境不佳，如日光不足及缺少运动等，也可发生本症。疳证依病情的轻重可分为疳气、疳积、干疳。①疳气：形体消瘦，面色萎黄少华，毛发稍稀，厌食易怒，便秘或便溏，苔薄白，脉细滑，多见于疳积初起；②疳积：较疳气重，体瘦腹胀，面黄无华，毛发稀黄，神疲纳呆，或多吃多便，动作异常，苔白，舌质淡，脉濡，多见于疳积中期；③干疳：为疳气重候，极度消瘦，皮肤干瘪起皱，大肉已脱，皮包骨头，精神委靡，毛发干枯，腹凹如舟，不思饮食，便秘或溏，时有低热，舌淡苔少，见于疳积晚期。

【偏方集成】

1. 炒山药5～10克，炒扁豆、土炒白术、鸡内金各3～5克。水煎服，每日1剂。功效健脾和胃，消食导滞。适用于营养不良症，症见面色萎黄、神疲乏力。

2. 石榴皮30克。水煎，加糖适量调匀，代茶饮。适用于营养不良症。

3. 决明子10～12克，鸡肝3具。决明子放碟上加清水少许，浸泡4～6小时，再放入鸡肝，加适量油、盐调味，蒸熟，食鸡肝。适用于营养不良症。

4. 枸杞子6～9克。水煎，加适量冰糖服。适用于营养不良症。

5. 芡实、白面各180克，鸡内金适量，白糖100克。加水调，烙成焦黄小饼，食之。适用于营养不良症。

6. 鲜蚌肉500克，白糖60克。鲜蚌肉用冷开水洗净后，放入白糖浸1小时，蚌肉即慢慢缩小，用汤匙取汁服，每次服3汤匙，每日3次。适用于营养不良症。

7. 使君子肉（黑油者不用）30克，白雷丸25克，生甘草24克，老鸡肝1具。前3味同入罐煮烂，焙干，研细末，用老鸡肝上药，在饭上蒸熟，用鲁酒糟少许，同鸡肝共食。适用于营养不良症，症见眼红腹胀、两目不开、肚大脚细、饮食不化。

8. 鸡胆15克，黄连、黄芩各7.5克，甘草3克。上4味糊丸银箔为衣。适用于营养不良症。

9. 疳积草适量，瘦肉少量。水煎服，每日1剂。适用于营养不良症。

10. 炒糯米500克，炒莲子、炒麦芽、糖各300克，炒鸡内金180克。共研细末，可当米糊煮熟食用。适用于营养不良症。

11. 焦山楂、炒麦芽、焦神曲、鸡内金、炒大黄各6克。水煎，每日1剂，分3次服。适用于营养不良症。

12. 炒芡实、炒扁豆、炒黄豆、炒玉米各100克，炒鸡内金130克。共研细末和匀，放干燥处贮藏备用。每次15～30克，每日3次，温开水送服，连服1～2日。适用于营养不良症。

13. 鲜红薯叶60克，红薯90克，鸡内金9克。水煎，每日1剂，分3次服。适用于营养不良症。

14. 贯众、神曲、焦山楂各5克，鸡内金6克。水煎，每日1剂，分3次服。适用于营养不良症。

15. 生地黄、使君子仁各10克，蒲公英15克。水煎，每日1剂，分3次服。适用于营养不良症。

16. 鸡屎藤15克，青皮6克。水煎，每日1剂，分3次服。适用于营养不良症。

17. 鹅不食草3克，鸡肝100克。将鹅不食草焙干，研为末，同鸡肝装入碗内，共蒸熟，每日分2次食之。适用于营养不良症。

18. 全蝎（焙焦）6克，鲜牛肉100克。将上药加水适量，共炖熟，每日2～3次，食肉喝汤，5日为1个疗程。适用于营养不良症。

19. 大枣100枚，大黄30克，白面100克。将大枣去核，再将大黄研末，做成如枣核大的丸，塞入大枣内，外面裹白面，在火中煅极熟，捣为丸，如枣核大即可。每次服4丸，每日2次。适用于营养不良症。

20. 炒鸡内金50克。研为细末，每次3克，每日3次，用米粥调服。适用于营养不良症。

21. 生鸡内金90克，白糖适量，白面250克。将生鸡内金烘干，研成极细末，再将此末与白面、白糖混合，按常规做成极薄小饼，烙至黄熟，如饼干样，当饼干与小儿食之。适用于营养不良症面黄食少者。

22. 木香 7.5 克，生牵牛子 15 克。为末，面糊为丸，如绿豆大，三岁儿 30 丸，用米汤送下，不拘时服。适用于营养不良症。

23. 胡黄连、五灵脂各等份。为末，猪胆汁为丸，麻子大，每次 30 丸，米饮下。适用于营养不良症潮热、腹胀发焦者。

24. 雄黄（研，水飞）、天竺黄各 6 克，牵牛子 3 克。共研末，面糊为丸，如粟米大，每次 3～5 丸，餐后薄荷汤下。适用于营养不良症。

25. 龙胆、淀粉、乌梅肉（焙）、黄连各 0.6 克。共为末，炼蜜为丸如麻子大，米饮下 10～20 丸。适用于营养不良症。

26. 六月雪 30 克。研成细末，装入布袋，经常佩戴在小儿胸腹部。1 个月为 1 个疗程。适用于小儿营养不良症。

27. 炒扁豆、山药各 60 克，粳米 50 克，白糖适量。先将以上前 3 味淘洗干净，一同放入沙锅中，加水适量，先用旺火烧开，再转用文火熬煮成稀粥，调入白糖。每日 1 剂，分数次食用。功效健脾益胃。适用于营养不良症，症见食欲不振、食少久泄等。

28. 陈皮、使君子肉各 15 克，木香、川黄连（姜炒）各 9 克。共为细末，饴糖为丸如绿豆大，每次成人服 3 克，小儿服 2 克。适用于营养不良症，症见面黄体瘦、发竖眼蓝、饮食减少、身热肚大等。

29. 橘皮 10 克，荷叶、生麦芽各 15 克，炒山楂 3 克。将橘皮、荷叶切丝，与山楂、麦芽一起，加水煎半小时取汁，代茶饮。适用于营养不良症。

30. 生地黄 15 克，生石膏、粳米各 30 克。将生石膏煎煮 1 小时去渣取汁，与生地黄、粳米煮粥，每日 1 次。适用于小儿营养不良症。

31. 淡竹叶 10 克，苦丁菜 6 克，甘草 3 克。水煎，加适量冰糖全溶，代茶饮。适用于营养不良症。

32. 鹿角粉 10 克，粳米 60 克，盐少许。先以粳米煮粥，米汤煮沸后倒入鹿角粉，加食盐，同煮为粥，每日 2 次。适用于营养不良症。

33. 大黄 9 克，牵牛子 2 克，莱菔子 10 克。共研成粗末，用纱布包好后握在手中，婴幼儿可用绷带固定，15 日为 1 个疗程，每日 2 次，每次 30 分钟。适用于小儿营养不良症。

34. 鲜疳积草 20 克，姜、葱各 40 克，鸭蛋白 1 枚。将上药捣烂加入鸭蛋白搅匀，外敷脚底心 1 夜。隔 3 日敷 1 次。一般需敷 5～7 次。适用于营养不良症。

35. 牛膝全草适量。加水适量，煎取药液，洗澡。适用于营养不良症。

36. 五倍子 9 克。焙熏，然后加入醋捣黏如膏，摊于胶布上贴囟门，或抹于脐腹。适用于营养不良症。

37. 甜酒饼 1 个，芒硝、栀子各 6 克，杏仁 10 克，使君子 7 粒。共研细末，晚上用浓茶汁调敷脐部，绷带包扎，次日晨取下，连敷 3 晚（慎用）。适用于营养不良症。

38. 鲫鱼胆汁适量。滴患儿鼻中，连用 3～5 日。适用于小儿营养不良症，症见鼻痒、毛发作穗、面黄肌瘦等。

39. 桃仁、杏仁、小枣各 7 枚，栀子、朴硝、川大黄各 9 克，鸡蛋清 3 枚，蜂蜜 30 毫升。将前 6 味药共研细末，入鸡蛋清、蜂蜜调匀，摊于布上，贴于患儿肚脐，用布带扎好，7 日换 1 次，连贴 3 次。适用于小儿营养不良症，症见面黄肌瘦、肚大青筋、午后发热。

40. 生香附、生半夏各 4.5 克，鸡蛋清适量。将前 2 味药共研为细末，入鸡蛋清和匀，用布包敷于患儿涌泉穴，左右均可用，每日换药 1 次，连续数日。适用于小儿疳积，营养不良症。

41. 无花果叶 3～5 片（鲜、干均可），加水 500 毫升，煎煮取汁 200 毫升，倾入盆中，先熏两脚，待温时洗两足心，熏洗 15 分钟即可。适用于营养不良症。

42. 猪肉 100 克，何首乌 30 克。浓煎去渣，以干净纱布或棉花蘸汤擦洗全身皮肤，每日 1～2 次，连续使用 7～10 日。适用于营养不良症，症见皮肤干皱粗糙者。

43. 桃仁、杏仁、生栀子各 20 克，冰片、樟脑各 1 克。前 3 味晒干研末，加冰片、樟脑和匀。每次取药末 20 克，用鸡蛋清调拌成糊状，敷布在两侧内关穴。纱布包扎，不宜太紧。24 小时后除去，3 日敷 1 次，连敷 3 次。适用于营养不良症。

【生活调理】

1. 合理喂养。鼓励母乳喂养，尤其对早产和低体重儿更为必要。对母乳不足及无母乳者，应采取合理的喂养或人工喂养。随着年龄的增长，应及时添加各种辅食，以补充不足的营养素，如各种维生素及矿物质，尤其是应补充优良蛋白质；不能母乳喂养的要尽量采用牛奶及乳制品，如牛乳或羊乳，以保证摄入足够的热能和优质蛋白质及脂肪。断奶一般在 1 岁左右，炎热夏天或寒冷冬天，或是患病初愈都不宜断奶。

2. 定期健康检测。定期检查孩子各项生长发育指标，如身高、体重、乳牙数目等，早期发现小儿在生长发育上的偏离，尽早加以矫治。

3. 积极防治疾病。积极预防治疗各种传染病及感染性疾病，特别是肺炎、腹泻，保证胃肠道正常消化吸收功能，腹泻时不应该过分禁食或减少进食。腹泻好转即逐渐恢复正常饮食。

4. 矫正先天畸形。对患有先天畸形如唇裂、腭裂及幽门狭窄等，必须予以及时治疗，以保证正常摄食和消化吸收。

5. 保证合理营养。学龄期儿童和青春期少年处在旺盛的生长发育阶段，须供给营养丰富的食物如牛奶、鸡蛋、豆浆、豆腐、鱼、肉类、蔬菜水果等。合理安排膳食，实现营养的平衡摄入。

6. 执行合理的生活制度。保证充足的睡眠和休息，培养良好的饮食习惯，防止挑食、偏食，不要过多地吃零食，定时、定量进餐。常开展户外活动，呼吸新鲜空气，多晒太阳，多体育锻炼，增强体质。

维生素 B₁ 缺乏症

维生素 B₁ 即硫胺素，体内活性型为焦磷酸硫胺素（TPP），一旦缺乏，可引起一系列神经系统和循环系统症状，又称脚气病。是由于缺乏维生素 B₁ 而引起的特殊病症。维生素 B₁ 的缺乏可因营养不良、阻碍维生素 B₁ 吸收的胃肠道疾病、影响维生素 B₁ 储存的肝病、增加对维生素 B₁ 需要量的体力劳动和妊娠等原因造成。当维生素 B₁ 缺乏时，体内焦磷酸硫胺素不足，而酮酸的氧化受阻，使神经组织的能量供给受影响，伴有丙酮酸及乳酸等在神经组织中蓄积。主要症状为食欲不振、手足麻木感、衰弱、四肢运动障碍、膝反射消失与全身水肿等。重者可出现心脏症状（脚气病性心脏病），如不积极治疗可危及生命，病史中往往有维生素 B₁ 绝对或相对不足的历史（如长期偏食、慢性腹泻、发热及其他慢性疾病），据临床表现本病分为 4 型。①干型：以周围神经炎表现为主；②湿型：以水肿及浆液渗出为主；③暴发型：以急性心血管系统表现为主，同时可伴有膈神经和喉返神经麻痹。④混合型：同时有上述表现者。本病多见于以米为主食的地区。

中医学很早就有本病的记载，隋代巢元方《诸病源候论·脚气病诸候》对本病作了详细论述，"因其病从脚起，故名脚气"，首次提出脚气病病名。又"凡脚气病皆由感受风毒所致"，说明脚气病可由外邪引起。寒湿和湿热之邪侵袭下肢，筋脉纵缓而软弱无力，湿邪流溢于肌表则水肿。若湿毒上攻，心神受扰则心悸而烦，循经窜犯肺胃则喘满呕恶。并根据其症状表现分为干脚气、湿脚气和脚气冲心 3 型，与现代分型相似；唐代《千金方》记载"自永嘉南渡，晋朝士大夫不习水土，所患皆脚弱之疾"，认识到本病与地域和饮食有关，饮食失节，损伤脾胃，运化失司，湿热内蕴，流注足胫，筋脉纵缓，见下肢软细浮肿。《肘后备急方》、《备急千金要方》等书中，有用大豆、黑豆、赤小豆治脚气的记载，可用作辅助疗法。

【偏方集成】

1. 炒茵芋叶、薏苡仁各 25 克，郁李仁 50 克，生牵牛子 75 克。共研为末，加炼蜜做成丸子，如梧子大，每次 20 丸，五更时以姜、枣煎汤送下，以泻为验，未泻再服。适用于维生素 B₁ 缺乏症风气积滞证。

2. 牛乳 3000 毫升，煎至 1500 毫升。取 500 毫升，调硫黄粉 50 克。一次服下，蒙被而卧，须出汗为好，注意避风。如不出汗，再服药 1 次。隔几日之后，又照此服药。适用于维生素 B₁ 缺乏症。

3. 大枣 50 克，花生米（保留红皮）500 克。加水适量同煮，随意服食。功效补脾和胃，益气生津，调营卫，解药毒。适用于维生素 B₁ 缺乏症，症见胃虚食少、脾弱便秘、气血津液不足、营卫不和、心悸怔忡。

4. 生木瓜 1 枚，白术 120 克，炙甘草 30 克，生姜 60 克。先将木瓜用水 5 碗煎取 3 碗，去木瓜，入余药，再煎去渣，分 3 次温服。适用于维生素 B₁ 缺乏症。

5. 半夏、生姜各 25 克，桂心、槟榔（研末）各 10 克。将前 3 味加水 4 碗，煎取 3 碗，再入槟榔末煎取 1.5 碗，去渣，分 2 次温服。适用于维生素 B₁ 缺乏症，症见心烦闷、气急、卧不得安。

6. 大豆、茯苓各 60 克，桑白皮 150 克，槟榔 27 枚。先将大豆用水 10 碗煎取 5 碗，去大豆，入茯苓、桑白皮、槟榔煎取 2 碗，去药渣，加酒半碗，每日 1 剂，分 4 次服。适用于维生素 B₁ 缺乏症全身水肿者。

7. 猪肚 1 具。洗净细切，水洗布绞拧干，和蒜、椒、酱、醋五味空腹常食之。适用于维生素 B₁ 缺乏症。

8. 沙姜 30 克，苍术、土茵陈各 15 克，猪脚 2 个。炖服，每日 1 剂。适用于维生素 B₁ 缺乏症。

9. 炙甘草 60 克，木瓜 120 克。用水 5 碗煎取 3 碗，分 3 次服。适用于维生素 B₁ 缺乏症。

10. 威灵仙适量。为末，酒调下，每次 6 克，痛减一分，则药亦减一分。适用于维生素 B₁ 缺乏症脚气上冲、腹胀满闷者。

11. 草乌 150 克，全蝎 5～7 枚。上为细末，煮清糊候冷，入麝香少许为丸，如梧子大。每次 10 丸，空腹温酒下。适用于维生素 B₁ 缺乏症患者。

12. 硫黄粉 75 克，钟乳粉 5000 毫升。加水煮沸，煎成 3000 毫升。每次服 300 毫升。适用于维生素 B₁ 缺乏症。

13. 茯苓、干姜、泽泻各 60 克，桂心 90 克。上 4 味，以水 4 碗煎取 1.5 碗，每日 1 剂，分 3 次服，忌食生葱。适用于维生素 B₁ 缺乏症腰脊膝脚水肿者。

14. 苍术（米泔浸一日夜盐炒）、黄柏（去粗皮酒浸一日夜炙焦）各 120 克。上锉散，每次 120 克。或水 200 毫升煎至 150 毫升，温服，每日 3～4 次。适用于维生素 B₁ 缺乏症。

15. 甘遂（末）、甘草各适量。甘遂末水调，敷肿处，浓煎甘草汁服。适用于维生素 B₁ 缺乏症。

16. 白花商陆适量。切碎酒煮熟，连商陆吃，若腹肚水肿，用商陆同米熬粥吃。适用于脚气肿痛及水肿者。

17. 萆薢 45 克，杜仲、木香、续断、牛膝各 30 克。上为细末，炼蜜为丸，如弹子大，每次 1 丸，空腹盐酒、盐汤送下，每日 3 次。适用于维生素 B₁ 缺乏症。

18. 杉木节 120 克，槟榔 7 枚，大腹皮 30 克，青橘叶 49 片。上药细切，作一服，用清水 1500 毫升，煎至 500 毫升，每日 1 剂，分 3 次服。适用于脚气发作、恶寒发热、两足肿大、心烦体痛垂死者。

19. 松叶 3000 克。锉细，加水 240 克，煮成 30 千克，和米 30 千克照常法酿酒。7 日后，取酒饮，以醉为度。适用于脚气风疮。

20. 生石亭脂、生川乌头各 50 克，无名异 100 克。共研为末，葱白捣汁和药做成丸子，如梧子大。每次 5 克，空腹服，淡茶加生葱送下。适用于维生素 B₁ 缺乏症风温证。

21. 黑芝麻、花生各 30 克，糙米 60 克。磨糊煎服，每日 1 剂，连服数剂。适用于维生素 B₁ 缺乏症。

22. 蓖麻子 7 粒。去壳，研烂，同苏合香调匀贴足心，痛即止。适用于维生素 B₁ 缺乏症。

23. 花椒 50 克，葱 5 棵，生姜 30 克。水煎汤，熏洗之。适用于维生素 B₁ 缺乏症寒湿证。

24. 白鲜皮、硫黄各 30 克，松香 15 克。

上研细末，纸卷好，点火熏之。适用于维生素 B_1 缺乏症。

25. 木瓜、槟榔各 7.5 克，吴茱萸 4.5 克。水煎服，每日 1 剂。适用于维生素 B_1 缺乏症。

26. 花椒 30 克，葱 1 握，姜如掌大一块（捶碎），水 1 盆。煎汤洗之。适用于寒湿脚气，疼痛不仁者。

27. 牛膝 300 克，白茯苓、人参各 30 克，当归 15 克。上为细末，酒调服，适用于维生素 B_1 缺乏症。

28. 白矾 90 克。水煎，浸洗双足。适用于维生素 B_1 缺乏症冲心者。

29. 槟榔 7 枚，吴茱萸、紫苏叶各 9 克，桔梗、生姜各 15 克。用水 900 毫升煎至 450 毫升，取渣再用水 400 毫升煎至 200 毫升，两汁相合，五更时服 3～5 次，冷服。适用于维生素 B_1 缺乏症。

30. 凤仙花叶、枸杞叶各 500 克。煎浓汤，趁热洗之，候温两足浸于药中，洗后并用以上两药鲜者各 250 克，捣烂敷于患处，每日 1 次。适用于维生素 B_1 缺乏症红肿痛甚者。

31. 木瓜不拘多少，杉木屑少许。研末，好酒调制，涂于患处。适用于维生素 B_1 缺乏症肿痛者。

32. 艾叶 60 克，葱头（捣烂）1 根，生姜（捣烂）45 克。上用布共为 1 包，蘸极热烧酒擦患处，以痛止为度。适用于湿气两腿作痛者。

33. 薏苡仁适量。煮粥食用。适用于维生素 B_1 缺乏症。

34. 赤小豆适量，鲤鱼 1 条。同煮食用。适用于维生素 B_1 缺乏症患者。

35. 槟榔末 0.6 克，生姜汁 0.3 克，童便 20 毫升。搅调，顿服。适用于维生素 B_1 缺乏症，气上冲心欲死者。

36. 马齿苋 1 握。将马齿苋和少许晚大米浆汁煮之。适用于维生素 B_1 缺乏症水肿、头面俱肿、心腹满、小便不利者。

37. 赤芍（煨去皮）、草乌（煨去皮尖）各 15 克。上为细末，酒糊丸，空腹服 10 丸，白汤下。适用于维生素 B_1 缺乏症痛不可忍者。

38. 铁锈水适量。将其涂患处。适用于维生素 B_1 缺乏症，症见红肿、热如火炙者。

39. 杉木或节适量。煮汁浸泡双足。适用于维生素 B_1 缺乏症肿满者。

40. 黄荆叶适量。置坛内烧，烟熏涌泉穴及痛处。适用于维生素 B_1 缺乏症。

41. 常山 90 克，甘草 30 克。水煎，每日 1 剂，分 3 次服。适用于维生素 B_1 缺乏症。

42. 皂角、赤小豆各适量。研为末，酒醋调敷肿处。适用于维生素 B_1 缺乏症。

【生活调理】

1. 注意食物的调配，不应长期吃精白米、面的食物，最好掺杂吃些粗粮和杂粮。

2. 大米一般不用水反复搓擦、淘洗，以免维生素 B_1 损失。因为大米淘洗一次维生素 B_1 要损失 31%～65%。

3. 应改变不良的烹调习惯，尽量保存食物中原有的维生素 B_1 得以利用。如去米汤稀饭使大量维生素 B_1 丢失，煮稀饭时加碱，容易使维生素 B_1 破坏。面食、馒头等发酵，最好用酵母或酒酿，要避免加碱。

4. 应按时给生长发育旺盛的儿童及妊娠、哺乳、高温作业者添加一些富有维生素 B_1 的辅食，加蛋黄、瘦肉、豆类、蔬菜等，以预防本病的发生。

5. 维生素 B_1 在人体内不能制造，贮备也不丰富，故需靠食物供给。母乳中维生素 B_1 的含量与乳母饮食有关，因此乳母宜吃糙米、豆类、鸡蛋及新鲜蔬菜。

6. 积极防治其他疾病，尤其是胃肠道疾病。如已得病应补充维生素 B_1。

夜　盲

夜盲俗称鸡盲眼或雀盲眼，是一种在天黑时什么也看不见的疾病。这是由于人的视网膜上有两种视觉细胞，一种是在白天光亮的地方感光的，称作圆锥细胞；另一种是能在夜晚或光线暗淡时感光的，称作杆状细胞，从而使人在黑暗中保持一定的视力。杆状细胞含有一种称视紫红质的色素，它是由维生素 A 和一种蛋白质结合而成的感光物质。当维生素 A 缺乏时，视紫红质的合成便发生障碍，杆状细胞因为没有足够的感光物质，使眼睛的暗视觉减退，出现夜盲。夜盲症也有其他原因引起的，但常见的是由于缺乏维生素 A 所致的营养不良性夜盲。

本病中医学称"高风内障"，其记载以《太平圣惠方》为早，又称高风雀目。《原机启微》称之为"阳衰不能抗阴之病"。多因久病虚羸，气血不足；或脾胃虚弱，运化失司，导致肝虚血损，精气不能上承或因肝肾阴虚，精血不能输注于目，目失所养所致。

【偏方集成】

1. 决明子 20 克，粳米 100 克。先将决明子淘洗干净，炒至微有香气，入沙锅，加水 200 毫升，煎至 100 毫升，去渣留汁，加入淘净的粳米，再加水 400 毫升，先用旺火烧开，改为文火熬煮成粥。每日 1 剂，分数次服。功效清肝明目，利水通便。适用于夜盲。

2. 决明子 12 克，石决明、车前子、苍术各 9 克，猪肝 18 克。前 4 味共研为细末，以猪肝包裹煮熟，食药及肝，饮其汤，每日 1 剂。适用于夜盲。

3. 苍术 120 克，羊肝 1 具。水煎，去苍术，连肝带汤一起服下，每日 1 次。适用于夜盲。

4. 苍术 30 克，谷精草 24 克，夜明砂 9 克，猪肝 1 具。将猪肝切几个裂口，再将 3 味药研为细末，撒入肝内，用线扎好煮熟，食肝喝药汤，每日 2 次，空腹随意吃。适用于夜盲。

5. 苍术 15～20 克。加水煎 15 分钟，过滤取药液，再加水煎 20 分钟，滤过去渣，两次滤液兑匀，每日 1 剂，分早、晚 2 次服。适用于夜盲。

6. 地耳适量。将地耳洗净，阴干，每次取 3～6 克。水煎服，每日 1 次。功效清热解毒，凉血明目。适用于夜盲。

7. 谷精草、双钩藤各 15 克，猪肝 12 克，石决明、小茴香、姜黄各 10 克。加水共煎，去药渣，食肝饮汤，每日 1 剂。适用于夜盲。

8. 番薯嫩叶 60～90 克，羊肝 120 克，调料适量。将番薯叶洗净，羊肝洗净切片，共置锅内，加水同煮，熟后调味食用。每日 1 剂，连服 3～5 剂。功效解毒消肿，养肝明目。适用于夜盲。

9. 桑椹、核桃仁各 500 克，蜂蜜、羊尾脂各 100 克。桑椹洗净，核桃仁去皮压碎，加入蜂蜜、羊尾脂共煮成膏，每次 10 克，每日 3 次。功效明目。适用于夜盲。

10. 嫩松针 30 克，猪肝 150～200 克，调料适量。将松针洗净，用纱布包好，猪肝洗净切片，共置锅内，加水煮汤，熟后拣出松针，调味食用，每日 1 剂。功效祛风燥湿，补肝养血。适用于夜盲。

11. 黑羊肝 1 具，谷精草、细米各适量。羊肝不见水，不沾铁器，以竹刀切开，放入谷精草、细米，于瓦罐内煮熟，不时服之。适用于夜盲。

12. 鲜兔肝 12 具，调料适量。将兔肝洗净，用开水烫熟，捞出切块，加调料拌匀食用，每日 1 剂。功效健脾凉血，清肝明目。适用于夜盲。

13. 猪肝、羊肝各 30 克，石决明、夜明砂各 6 克。将肝两片中间盛药，麻线扎定，淘米泔水一碗，入沙罐内煮熟，临卧时服。适用于夜盲。

14. 菠菜 250 克，猪肝 200 克，调料适量。按常法煮汤服食，每日 1 剂。功效补肝养血，明目。适用于夜盲。

15. 白果 50 克，猪肝 100 克。均为鲜品，白果冲烂，猪肝切片加水煮食，不加盐，每日吃 2 次，早、晚各 1 次。功效清肝明目，调理情志，清利二便。适用于夜盲。

16. 灵芝、蚕蛾各 15 克，炙甘草、射干各 7.5 克，羊肝 1 具。前 4 味共研为末，羊肝切开，纳药粉 6 克，扎定，以黑豆 60 克，米泔水 1 碗煮熟，分早、晚 2 次服用，以汁送服。适用于夜盲。

17. 鱼肝 1 具，豆豉 25 克，鸡蛋 2 枚。将鱼肝洗净切片，放入碗内，打入鸡蛋，加入豆豉及清水适量，调匀后蒸熟食用，每日 1 剂。功效滋阴养血，补肝明目。适用于夜盲。

18. 鲜菠菜 500 克。捣烂，榨取汁，每日1剂，分早、晚2次服。适用于夜盲。

19. 西瓜皮60克，玉米须30克，酸枣仁20克。水煎，每日1剂，分早、晚2次服。适用于夜盲。

20. 山楂30克，生姜3片，豆浆150毫升。加水100毫升煎服，每日1剂。适用于夜盲。

21. 鸡肝1具，冬桑叶、晚蚕沙各15克。晚蚕沙布包，与鸡肝、冬桑叶同入锅内煮，食肝饮汤，每日1剂。适用于夜盲。

22. 鱼精草花3克，金银花5克，鲜羊肝100克，熟猪油50克，盐适量。将上药切细加入熟猪油，一起放入碗内蒸熟后顿服，蒸的时间不宜过长。适用于夜盲。

23. 制铁落10克，羊肝100克，西瓜皮1个。将制铁落和羊肝置入整个西瓜皮内，放锅内蒸熟，食羊肝，每日1次。适用于夜盲。

24. 枸杞子、白菊花各10克。将上2味放入杯中，用沸水冲泡，代茶饮用，每日1剂。功效疏风清热，养肝明目。适用于夜盲，症见视力衰退、目眩等。

25. 菠菜500克，羊肝1具，谷精草15克。水煎，食肝饮汤，每日1剂，连服3～4日。适用于夜盲。

26. 猪肝120克，菊花、青葙子各9克，山药15克。将各味混合，按常法煮煎成肝汤。调味后吃肝喝汤，每日1剂。适用于夜盲。

27. 鲜枸杞叶100克，糯米50克，红糖或蜂蜜适量。先将枸杞叶洗净加水300毫升，煎至200毫升，去渣后与淘洗干净泡好的糯米一同入锅，再加水300毫升煮粥。每日1剂，温热食用。功效补益肝肾，清热明目。适于夜盲。

28. 生羊肝200克，莪术15克，决明子20克。将上3味混合放碗内，置笼上蒸熟，去莪术，将羊肝于晚上顿服即可。每日1次，4～5次即可明显见效。适用于夜盲。

29. 白蒺藜20克，木贼10克，猪肝1具。将前2味药研为细末，同猪肝炒吃。每日1次，4～5次即可见效。适用于夜盲。

30. 石斛（去根）、淫羊藿各30克，苍术（米泔浸泡，切片，炒干）15克。共为散，

米饮调服，每次9克，空腹服。适用于夜盲。

31. 地肤子90克。捣筛为散，每次9克，加水300毫升，煮至200毫升，去渣，餐后服。适用于夜盲。

32. 青蛤粉、夜明砂、谷精草各等份。共研为末，每次15克，入猪肝内煮熟，细嚼，茶清下，每日1次。适用于夜盲。

33. 白果叶、胡萝卜各6克，木耳20克。炒菜食用，每日1～2次。适用于夜盲。

34. 茼蒿100克，黑豆30克，银耳20克。水煎服，每日2～3次。适用于夜盲。

35. 鲜红薯叶1撮。水煎服，每日1剂。适用于夜盲。

36. 地肤子、决明子各150。研为细末，以米饮汁和丸，餐后服20～30丸，每日2次。适用于夜盲。

37. 老白柏皮、细辛、地肤子各120克，乌梅（熟）90克。共为散，餐后清汤送服或温水调下，每次6克，每日2次。适用于夜盲。

38. 鲜水瓜花30朵，鲜南瓜花10朵，鸡肝1具。煮汤，每日1剂，分早、中、晚3次服。适用于夜盲。

39. 鲜猪肝120克，丝瓜花15朵。炒熟，不加盐，食用，每日1次。适用于夜盲。

40. 猪肝180克，百草霜12克。将猪肝以刀微微切开，将百草霜纳入肝内并涂于肝外，蒸熟食之。适用于夜盲。

41. 海螵蛸350克，黄蜡90克，猪肝6克。上药为末，化黄蜡共和为钱饼子大，每次用1饼，猪肝以竹刀切开，放入药饼，麻绳绑定，入米泔水半碗，煮熟食之，以汁送下。适用于夜盲。

42. 蛤粉、猪腰各适量，蛤粉炒至黄色，研为细末上油蜡就热和为丸，如绿豆大，纳入猪腰内，麻绳扎好，蒸熟食用。适用于夜盲。

43. 黄芩、谷精草、蛤粉、羚羊角屑各15克。共研为末，每次3克，每日2次，餐后温水调下。适用于夜盲。

44. 白扁豆30克，苍术15克，木贼10克。水煎，每日1剂，分早、晚2次服。适用于夜盲。

中医偏方全书（珍藏本）

中
医
偏
方
全
书
（
珍
藏
本
）

45. 菠菜 60 克，泽泻 6 克，猪肝 50 克。同入锅煮熟，食肝饮汤，每日 1 次。适用于夜盲。

46. 细辛、地肤子、决明子、松脂各 60 克。共为散，每次 3 克，每日 2 次，餐后竹叶汤调下。适用于夜盲。

47. 小茴香 10 克。研为粗粉，开水浸泡后服，每次 10 克，每日 1 次，连服 41 日。适用于夜盲。

48. 斑鸠窝 1 个，白牡丹叶 27 克，野茅草根 32 克，鱼眼草根 30 克。取鲜品洗净切段，水煎，用药气熏眼，每日 3 次。适用于夜盲。

49. 白菊花、夜明砂、石决明、谷精草、冬桑叶各 10 克。加水 800 毫升煎沸 15 分钟，先取药汁 200 毫升，分 2 次服，再将剩余药液倒入碗内，冷后洗眼。功效清肝明目。适用于夜盲。

50. 萤火虫 20 克，鲤鱼胆 4 个。将萤火虫放入鲤鱼胆内，阴干后共研为末，用时用滴眼棒蘸开水少许再沾药末，点于眼内，每日 3～4 次。适用于夜盲。

51. 鲜翻百叶、香茅草各 150 克，山鸽子窝 1 个。将上 3 味药加水煮沸，熏全身，出汗为止，然后将药液冷至 40 ℃ 左右洗全身，每日 1 剂，一次用完。功效补肝明目。适用于夜盲。

【生活调理】

1. 首先要科学安排营养，特别对婴儿和发育时期的青少年，应提倡食品多样化，除主食外，副食方面包括鱼、肉、蛋、豆类、乳品和动物内脏以及新鲜蔬菜之类，都应该有。

2. 对于病情严重的患者，夜间应安静卧床。

3. 多吃一些维生素 A 含量丰富的食品，如鸡蛋、动物肝脏等。

4. 要多做户外活动，多接触阳光，注意卫生，预防全身性疾病。

痛　风

痛风又称高尿酸血症，是由遗传因素和（或）获得性因素等多种原因引起的嘌呤代谢紊乱和（或）尿酸排泄障碍所导致的一组异质性疾病。临床可分为原发性痛风和继发性痛风两类。原发性痛风主要是先天性嘌呤代谢紊乱引起，机制不明。又可分为两类。一类是尿酸生成过多和排泄过少，属多基因遗传；一类有酶缺陷，为幼儿及青少年痛风，是罕见的性联遗传病。继发性痛风及高尿酸血症作为一种合并症，发生于某些骨髓增生性疾病，如真性红细胞增多症、白血病、多发性骨髓瘤等。肾衰竭、各种肾脏病、高血压及心肾血管疾病晚期使尿酸潴留体内。噻嗪类、利尿酸、呋塞米等药物，抑制尿酸排泄，也可造成高尿酸血症。早期无自觉症状，若血尿酸过高时即出现明显症状，主要表现有关节炎、痛风石及肾结石等。痛风有急性、慢性之分，急性痛风关节炎常在夜间突然发作，可由外伤、手术、饮酒过度和感染等诱发。初期单关节受累，以拇指及第一跖关节为好发部位，其次为手足小关节及踝、足跟、膝、腕、肘和指关节等，关节红肿、发热，有明显压痛，关节活动受限，并伴有发热、头痛、脉速等。急性发作数周后可自行缓解。多数患者在一年内有第二次发作。若无适当治疗，发生次数逐渐增多，不同关节或同一关节反复发作，形成慢性痛风关节炎，关节逐渐破坏，失去运动功能。几次发作后约半数患者在耳壳或耳轮部出现痛风石。尿酸排泄增多者可发生肾结石。若肾组织因过量尿酸盐沉着而遭到破坏，易继发感染，长期不能控制，可造成肾组织破坏、萎缩，最后导致肾功能衰竭、尿毒症乃至死亡。

中医学中亦有"痛风"病名，且历代医家有所论述。元代朱丹溪《格致余论》就曾列痛风专篇，曰："痛风者，大率因血受热已自沸腾，其后或涉水或立湿地……寒凉外搏，热血得寒，汗浊凝滞，所以作痛，夜则痛甚，行于阳也。"明代张景岳《景岳全书·脚气》中认为，外是阴寒水湿，今湿邪袭入皮肉筋脉；内由平素肥甘过度，湿壅下焦；寒与邪相结而化热，停留肌肤……病变部位红肿潮热，久则骨蚀。清代林佩琴《类证治裁》曰："痛风，痛痹之一症也，……初因风寒湿郁痹阴分，久则化热致痛，至夜更剧。"同时现代医学所讲的痛风还相当于中医学"痛痹"、"历节"、"脚气"等症。多由素体阳盛，脏腑蕴毒；湿热浊毒，留注关节；素体脾虚加之饮食不节；外邪侵袭等多种原因引起。中医治疗痛风，急性发作期以祛邪为主，治法有除湿泄浊、祛风散寒、清热解毒、活血通络等；缓解期有扶正祛邪、健脾益气、补益肝肾等。

【偏方集成】

1. 昆布、薏苡仁各 100 克。煮粥食用。功效消痰软坚，利水消肿。适用于痛风痰瘀痹阻，症见关节肿痛、腹胀头晕等。

2. 冬瓜（去皮）500 克，大枣 6 枚，姜丝少许。煮汤食用。功效补气利水。适用于痛风风湿热郁证，症见关节肿痛、烦热心悸等。

3. 鲜虎杖根 30 克（干品 10～15 克）。煎汁，用酒冲服。功效清热通络。适用于痛风。

4. 钩藤根 250 克。加烧酒适量，浸 1 日后分 3 日服完。功效理气活血止痛。适用于痛风。

5. 茄子根 90 克，白酒 500 毫升。将茄子根放入白酒中密封浸泡 3 日，启封即可饮用。每次 15 毫升，每日 2～3 次。功效清热祛风，除湿通络。适用于痛风热痹，症见关节红肿热痛、口渴、便干、发热等。关节无红热者禁服。

6. 车前子 15 克，山楂 20 克。水煎，每日 1 剂，分 3 次服。适用于痛风并发高血压患者。

7. 凌霄花根（紫葳根）6～10 克。浸酒或以酒煎服。功效活血止痛。适用于痛风。

8. 苍术 9 克，吴茱萸、木瓜各 6 克，白芷 15 克，薏苡仁 20 克。水煎，每日 1 剂，分 2 次服。功效温宣降浊，行气止痛。适用于痛风。

9. 生石膏、绿豆各 50 克，白茅根 30 克，淡竹叶 20 克，杏仁 10 克。每日 1 剂，加适量水共煎煮至豆熟烂，入冰糖适量调味，可连服 7～10 日。适用于痛风湿热壅阻三焦证。

10. 红花、白芷、防风各 15 克，威灵仙 10 克。酒煎服。功效活血祛风。适用于痛风历节，四肢疼痛。

11. 当归、炒五灵脂各 30 克，没药 15 克。上为细末，醋糊为丸，如梧子大，每次 30 丸，姜汤下。适用于痛风，症见肢体刺痛、筋挛骨痹或手足麻木。

12. 黑豆、僵蚕各 250 克，白酒 1000 毫升。黑豆炒焦，以酒淋之，绞去渣，贮干净器中，僵蚕亦投入净器，以白酒 1 升浸泡，经 5 日去渣。不拘时温服，每次 20 毫升。适用于痛风。

13. 菊花 10 克，芦茅根 30 克。水煎，每日 1 剂，分 3 次服。适用于痛风伴发高血压者。

14. 山慈菇 30 克。水煎服。本品含有秋水仙碱成分，能有效地缓解痛风发作。适用于痛风发作期。

15. 桃仁 150 克，蜂蜜 250 克。合捣成泥，涂于患处。适用于痛风手足掣痛。

16. 桃仁 10 克，薏苡仁 30 克，萝卜 100 克，粳米 50 克，盐少许。桃仁去皮尖为泥，与薏苡仁、萝卜、粳米同煮成粥，调盐少许食，每日 1 次，可连服 7～15 日。适用于痛风痰瘀交结证。

17. 桃仁 15 克，粳米 150 克。桃仁捣烂如泥，加水研汁，滤去渣，入粳米煮粥服。适用于痛风瘀血痰浊证。

18. 土茯苓 30 克。水煎服。功效增加尿酸排泄，降低血尿酸。适用于痛风发作期和缓解期。

19. 土茯苓 30～60 克，大黄 6～10 克。水煎服，每日 1 剂。功效降低尿酸。适用于痛风缓解期。

20. 土茯苓 50 克，猪脊骨 500 克。猪脊骨洗净放锅内，加水煨汤，煎成 1000 毫升左右，取出猪骨，撇出汤上层浮油。土茯苓洗净、切片，以纱布包好，放入猪骨汤内再煮，煮至 600 毫升左右即可。可分 2～3 次饮完，每日 1 剂。适用于痛风。

21. 鲜淡竹叶、鲜白茅根各 10 克。入保温杯，沸水冲泡 30 分钟，代茶饮。适用于痛风合并肾结石。

22. 芫蔚子、何首乌各 15 克，薏苡仁 24 克。水煎，滤渣，用汁煮鸡蛋吃。适用于痛风手臂肩膀痛者。

23. 珍珠莲根（或藤）、钻地风根、毛竹根、牛膝各 30～60 克，丹参 30～120 克。水煎服，兑黄酒，早、晚空腹服。功效祛风活血，通络止血。适用于慢性痛风。

24. 红曲、白芷、防风各 6 克，威灵仙 9 克。水煎服，每日 1 剂。适用于痛风者。

25. 鲜萝卜 250 克，植物油 50 毫升，柏子仁 30 克。鲜萝卜切丝，用植物油煸炒后，入柏子仁及清水 500 毫升同煮熟，酌加盐调味。可常服，佐餐。适用于痛风。

26. 延胡索、当归、肉桂各等份。上为末，每次 6 克，空腹温酒调服。适用于痛风血脉凝滞证，症见筋络拘挛、肢节疼痛、行走艰难者。

27. 五加皮、徐长卿各 25 克。水煎服，每日 1 剂。功效祛风除湿，强筋止痛。适用于痛风。

28. 苍术、黄柏、牛膝各 15 克，薏苡仁 30 克。水煎服，每日 1 剂。功效清热祛湿。适用于急性痛风性关节炎。

29. 金钱草、龙须草、车前草各 25 克。水煎服，每日 1 剂。适用于痛风尿酸结石症者。

30. 威灵仙、川牛膝各等份。上药为末，炼蜜为丸，如梧子大，空腹酒送下，忌茶。适用于痛风脚肿拘挛者。

31. 威灵仙 15 克，木瓜 12 克，白糖适量。将前 2 味放入沙锅中，加水煎汤约 300 毫升，并加白糖适量。每日 1 剂，分 2 次服。适用于痛风瘀阻脉络证。

32. 芙蓉叶、生大黄、赤小豆各等份。共研极细末，按 4∶6 的比例加入凡士林调为膏，敷于患处，每日 1 次。适用于痛风。

33. 生山药 300 克，鸡内金 30 克。共研末，每次服 10 克，每日 2～3 次。适用于痛风伴发糖尿病患者。

34. 山楂、荷叶、薏苡仁各 50 克，葱白 30 克。一起煎水，代茶饮，常服。适用于痛风伴发冠心病属痰浊内阻证。

35. 鲜车前草 30 克。水煎服，每日 1 剂。适用于痛风。

36. 生川乌、五灵脂各 120 克，威灵仙 150 克。洗晒为末，酒糊为丸，如梧子大，每次 7～10 丸，盐汤下，忌茶。适用于痛风手足麻痹或瘫痪疼痛，腰膝痹痛或大扑伤损，痛不可忍。

37. 百合、薏苡仁各 30 克，干芦根 10 克。将干芦根洗净，煎汁，用煎汁加水，将洗净的薏苡仁煮至八成熟时，加入洗净的百合瓣，继续小火加热，以薏苡仁、百合烂熟为度。每日 2 次，连续服用。适用于痛风湿热痹阻证。

38. 马兰头根 30 克，生地黄 15 克。水煎，每日 1 剂，分早、晚 2 次服。适用于痛风伴发高血压、眼底出血者。

39. 穿山甲（炒黄，研末）（左痛用右，右痛用左）3 克，泽兰 9 克。酒煎服。适用于痛风或头项肩背手足腰肢等外筋骨疼痛者。

40. 鲜小草、鲜鱼腥草、鲜大黄各 10 克，鲜蛇参 5 克。将上 4 味洗净，共研细浆，外敷患处，每日 1 次。功效清热凉血，利湿通络，消肿止痛。适用于痛风。

41. 生薏苡仁 30 克，防风 10 克。加水煮熬，去渣取汁，代茶饮，每日 1～2 剂，连服 1 周。适用于痛风，症见风湿入络、关节疼痛、肢体重者。

42. 水仙花根（嫩的）12 克。用白酒 12 毫升，入水仙花根（捣烂），将酒燃着，待热涂痛处，连涂数次。适用于痛风。

43. 茯苓 20 克，杜仲 10 克，松节 6 克，桃核 3 枚，猪腰 1 对，盐适量。将茯苓切成薄片，杜仲微炒，核桃去壳，猪腰去掉筋膜，再将茯苓片装入猪腰内，以白绵线缠固，余药覆盖在外面，用蒸鸡罐蒸出自然汁，饮时加盐少许。每晚临睡前服。适用于痛风日久，肾虚而湿邪不去，症见关节疼痛、腰膝酸软、神疲倦怠。

44. 山慈菇、生大黄、水蛭、玄明粉、甘遂各适量。共研为末，每次 3～5 克，以薄荷油调匀外敷患处，隔日 1 次。适用于痛风性关节炎急性发作。

45. 黄芩、黄柏、大黄、栀子各等份。研末，野菊花露调匀，并加入适量蜂蜜，按疼痛面积贴敷肿痛处。适用于痛风性关节炎急性发作者。

46. 雪莲花、雪上一枝蒿、菖蒲、冰片各适量。研末，蜜调外敷。适用于痛风性关节炎急性发作期。

47. 鲜毛茛或威灵仙根适量。洗净后捣烂，外敷于红肿之关节表面。功效止痛消肿。适用于痛风性关节炎急性发作期。

48. 天麻、杜仲各 150 克。将 2 味烘干研末，备用。每次 6 克，每日 2 次，温开水送服。适用于痛风瘀阻脉络证。

49. 松节（研锉）60 克，乳香（炒焦存性，研极细末）3 克，木瓜、大蒜各适量。松节、乳香末每次服 5 克，木瓜（煎）酒调下；大蒜擦足心，令遍热。适用于痛风足上转筋，疼痛非常者。

50. 马铃薯、胡萝卜、黄瓜、苹果各 300 克，蜂蜜适量。前 4 味洗净切块，榨汁，加入蜂蜜饮服。每日 2 次，可经常饮用。适用于痛风瘀阻脉络证。

51. 飞罗面 30 克，姜汁、葱汁、醋、牛皮胶各 15 克。上药共溶化，略熬，调成膏，摊贴在患处。功效止痛。适用于痛风。

52. 清酱、蜂蜜各 500 克。共以微火温之，将手足痛处置于药汁中浸泡。适用于痛风手足掣痛。

53. 花茶、金银花各 5 克，菊花 12 克。3 味一起放入沙锅中，加水煮沸 5 分钟即可。代茶饮，随意服用。适用于痛风。

54. 生姜适量。生姜切片，另取生姜 60 克火烧捣烂，将生姜片蘸香油擦患处，擦后将捣烂之生姜敷于痛处。适用于痛风两足痛如刀割者。

55. 桑枝 500 克，络石藤 200 克，忍冬藤、鸡血藤、海桐皮各 60 克，豨莶草、海风藤各 100 克。水煎，沐浴。适用于关节红肿热痛的急性关节炎。

【生活调理】

1. 多饮水，少喝汤。血尿酸偏高者和痛风患者要多喝白开水，少喝肉汤、鱼汤、鸡汤、火锅汤等。白开水的渗透压最有利于溶解体内各种有害物质。多饮白开水可以稀释尿酸，加速排泄，使尿酸水平下降。汤中含有大量嘌呤成分，饮后不但不能稀释尿酸，反而导致尿酸增高。

2. 多吃碱性食物，少吃酸性食物。尿酸在碱性环境中容易溶解，所以应多食用蔬菜、水果、坚果、牛奶等碱性食物。急性发作期每日可食用蔬菜 1～1.5 千克，或者水果适量。还应增加维生素 B 和维生素 C 的摄入，大量的维生素 B 和维生素 C 能促进组织内瘀积的尿酸盐溶解。

3. 多吃蔬菜，少吃饭。多吃蔬菜有利于减少嘌呤摄入量，增加维生素 C，增加纤维素。少吃饭有利于控制热量摄入，限制体重、减肥降脂。

4. 限制嘌呤摄入量。每日应控制在 150 毫克以下。急性发作期的 2～3 日内选用嘌呤含量很少或者不含嘌呤的食物，禁用含嘌呤极高的食物。慢性期每周至少 2 日完全选用嘌呤含量很少的或者不含嘌呤的食物，其余几日可选用低嘌呤膳食（选用一种嘌呤含量较少的食物，其他为基本不含嘌呤的食物；或者选用一种嘌呤含量较高的食品，其他用不含嘌呤的食物）。

5. 限制每日总热能。痛风患者应该控制体重，每日总热量应比正常人减少 10%～15%，不可过多吃零食，也不可每餐吃得过多、过饱。但热能应该逐渐减少，过度减重会引起酮症酸中毒，从而诱发痛风的急性发作。病情较重时应以植物蛋白为主，碳水化合物应是能量的主要来源。

6. 绝不沾酒。乙醇会使肾脏排泄尿酸的能力降低，啤酒还含有大量的嘌呤，要绝对禁用。还要禁用能使神经兴奋的其他食物，如浓茶、咖啡及辛辣性调味品。

7. 促进血液循环。可以经常洗热水浴或用热水泡脚，以促进血液循环，增加尿酸排泄。

第八章 结缔组织病和风湿病

类风湿关节炎

类风湿关节炎（RA）是一种以关节滑膜炎为特征的慢性全身性自身免疫性疾病。RA是一种致畸致残率较高的疾病，严重影响患者的日常生活，甚至危及生命。本病女性患者多于男性，以青壮年女性为多见。其典型的临床表现为慢性、反复发作性、逐渐加重的对称性多发性的小关节炎，以手、腕、足等关节最常受累，晨僵时间较长，早期呈现肿胀热痛和功能障碍，晚期关节可出现不同程度强硬和畸形，并有骨骼肌萎缩。其病理变化主要表现为关节的滑膜炎，其次为浆膜、心、肺、眼等结缔组织的广泛性炎症。当累及软骨和骨质时出现软骨及骨组织破坏。实验室检查：类风湿因子（RF）呈阳性，血沉（ESR）增快，免疫学检查及X线对诊断均有帮助。本病分为3期。①早期：绝大多数关节虽有肿痛及活动受限，但X线仅显示软组织肿胀及骨质疏松；②中期：部分受累关节功能活动明显受限，X线显示关节间隙变窄及不同程度骨侵蚀；③晚期：多数受累关节出现各种畸形，或强直，活动困难，X线显示关节严重破坏、脱位或融合。

本病属中医学"顽痹"、"历节风"、"鹤膝风"等范畴。中医学认为本病发病不外乎内外二因。肝肾亏虚，阳气不足，卫外不固，致风寒湿邪乘虚而入于经络、肌肉、关节，日久成痰成瘀，与外邪互为交结，凝聚不散，更致经络闭阻，气血不行。病久气血亏虚，肝肾不足，肌肉筋骨失养，引起筋骨、肌肉、关节等处的疼痛、酸楚、重着、麻木和关节肿大、屈伸不利等虚实夹杂之证。临床可分为风寒湿偏盛证、热邪偏盛证、气阴两虚证、肝肾亏损证、脾虚邪盛证。治疗上当以疏风散寒，培元益本，祛湿通络，消肿止痛为主。中药、针灸、推拿等均可取得较好的疗效。

【偏方集成】

1. 桂枝、白芍、炙甘草、生姜各9克，大枣3枚。水煎，取汁，每日1剂，分2次服。适用于类风湿关节炎各种证型。

2. 细辛5～10克，制附子6～10克，豨莶草30～50克。水煎服，每日1剂。适用于类风湿关节炎风寒湿侵证。

3. 蜈蚣、全蝎各200克，延胡索100克。将上药研细末，过筛后入空心胶囊，每粒0.25克，每次服3～5粒，每日3次，10日为1个疗程。适用于类风湿关节炎痰瘀互结证。

4. 雷公藤10克，龙须藤、络石藤、忍冬藤、虎杖各20～30克，蜈蚣2～4条。水煎服，每日1剂。适用于类风湿关节炎湿热毒滞证。

5. 全蝎50克。用香油炸至深黄色，研为细末，每次2.5克，每日2次，开水冲服。功效散寒通络。适用于风湿性关节炎瘀血阻络证。

6. 三七粉适量。每次3克，每日2次，连服30日为1个疗程，其间不宜吃豆腐。适用于类风湿关节炎瘀血阻络证。

7. 女贞子60克。水煎2次，分早、晚2次服，连服30日为1个疗程。适用于类风湿关节炎脾虚邪盛证。

8. 牛膝、威灵仙各15克，白酒250毫升。上药共煮半小时后饮用，每次20毫升，每日2次。功效祛湿通络散寒。适用于类风湿关节炎湿邪偏盛证。

《中医偏方全书（珍藏本）》

9. 晚蚕沙 500 克。炒热后加白酒适量或热酒糟包敷病患关节，每日 1～2 次。适用于类风湿关节炎之手足挛急、顽痹不遂。

10. 大黄 50 克，白芷、黄柏各 30 克，制乳香、制没药各 15 克。将上述诸药研为细末，用开水调成膏状，外敷于患处，每日 1 次，10～12 次为 1 个疗程。适用于类风湿关节炎各种证型。

11. 桑树枝、桃树枝、槐树枝、椿树枝、柳树枝各 50 克，麻叶 1 把。水煎，先熏后洗病患关节或沐浴全身，每次 30 分钟，每日 2～3 次。适用于类风湿关节炎各种证型。

12. 茶叶 2 克，羌活（研末）5 克，炙甘草 10 克。加开水 300～400 毫升，浸泡 10 分钟后，每日 1 剂，分 3 次餐后服。适用于类风湿关节炎各种证型。

13. 葱、姜各适量。擂烂，冲热汤 600 毫升，服之。适用于类风湿关节炎之痛甚。

14. 生黄芪 60 克，牛膝、金银花、石斛各 30 克，远志 10 克。水煎，每日 1 剂，分早、晚 2 次服。适用于类风湿关节炎气虚湿热证。

15. 蚂蚁、何首乌、熟地黄、人参、五味子各 30 克。上药碾碎过筛，以水调和为丸，每丸 2.5 克，每 3 日服 1 丸，10 丸为 1 个疗程，共 2 个疗程。适用于类风湿关节炎各种证型。

16. 牛蒡子 90 克，炒新豆豉、羌独活各 30 克。上药研为末，每次 6 克，白汤下。适用于类风湿关节炎各种证型。

17. 地黄 95 克，当归 3 克，八角枫须根、五加皮各 5 克。将上药切成薄片，加水 800～1000 毫升，煮约 1 小时，分 2 次温服，隔日 1 剂。适用于类风湿关节炎各种证型。

18. 鲜三白草 1000 克，鲜皂角刺 250 克。用沙锅置火炉上，纳上药，加水适量，煮沸后即直接熏蒸局部，或用多层纱布覆盖以助熏蒸。治疗时炉火保持适度。每日熏蒸 2 次，每次 30～60 分钟。如疼痛剧烈，治疗时间可适当延长。适用于类风湿关节炎各种证型。

19. 八角枫 30 克，蜂蜜适量。八角枫晒干，研粉，加蜂蜜适量，做成药丸 30 粒，每丸含 1 克生药，每次 1 丸，每日 1～3 次（从小剂量开始），温开水送服。适用于类风湿关节炎各种证型。

20. 鲜水冬瓜根皮 60 克，猪肉 120 克。先把鲜水冬瓜加水 1 碗煎 10 分钟，再把猪肉切片，微炒后与鲜水冬瓜根皮同煎至肉熟，一次吃完肉汤，服后盖被出汗。适用于类风湿关节炎各种证型。

21. 血竭、硫黄末各 30 克。每次温酒服 3 克。适用于类风湿关节炎之白虎风痛走注、两膝热肿。

22. 红花 5 克，大枣 5 枚，羊心 1 具，盐适量。将羊心洗净，切片，与红花、大枣同煮至羊心熟后，盐调服，每日 1 剂。适用于类风湿关节炎瘀血阻络证。

23. 生天南星、生白附子各等份，黄酒适量。前 2 味研为细末，以黄酒调如糊状，用纱布等敷于疼痛关节上，一般敷 2 小时左右关节有烧灼感，即应将药物去掉，隔 2～5 日后再敷第 2 次。若关节敷药后出现水疱，须待水疱疮面结痂痊愈后，方可再敷药物。适用于类风湿关节炎各种证型。

24. 石榴皮 150 克，母鸡 1 只。将母鸡去毛及内脏，切块，加石榴皮同煮汤调味服食。可连服数剂。适用于类风湿关节炎行痹证。

25. 薏苡仁、白糖各 50 克，干姜 9 克。先将薏苡仁、干姜加水适量煮烂成粥，再调白糖服食。每日 1 次，连服 1 个月。适用于类风湿关节炎行痹证。

26. 火把花根 100 克，白酒 1000 毫升。将火把花根去净泥土，切成小块，置容器内加白酒总量的 1/2，密闭浸泡 7 日，倾出上清液，合并两次浸液，静置 3 日，滤过即得（含乙醇 45% 左右）。每次服 10～20 毫升，每日 3 次，儿童酌减。适用于类风湿关节炎各种证型。

27. 齿草、松节各 15 克，白酒 500 毫升。泡 7 日后适量饮之。适用于类风湿关节炎各种证型。

28. 淫羊藿 35 克，米酒 500 毫升。浸 2 周后服用，每日 1 小盅。适用于类风湿关节炎。

中医偏方全书（珍藏本）

29. 辣椒末 30 克，生姜 120 克，大葱 150 克，烧酒 250 毫升。将葱、姜捣烂如泥，再入辣椒末与酒，和匀后敷于疼痛部位，直至皮肤发红有烧灼感为止。在同一部位一般用 1～2 次。适用于类风湿关节炎关节肿胀疼痛甚者。

30. 赤小豆 30 克，鸡内金 10 克。将鸡内金烘干，研末，赤小豆洗净，加水煮至八成熟时，下鸡内金粉，续煮至豆熟，每日 1 剂，做早餐服食。适用于类风湿关节炎热痹证。

31. 米醋适量。铁板一块，烧热，用厚毛巾包好，洒上米醋。待毛巾冒出蒸汽时，趁热敷患处。每日 2～3 次。注意防止烫伤。适用于类风湿关节炎之痛甚。

32. 薏苡仁适量。研为末，同粳米煮粥常食。适用于风湿性关节炎行痹证。

33. 五加皮 60 克，老母鸡（去头、足及内脏）1 只。加水炖熟，取汤及鸡腿。待症状减轻，隔 3～5 日再服 1 剂。适用于类风湿关节炎肝肾亏虚证。

34. 马齿苋 500 克，五加皮 250 克，苍术 120 克。将上药以水煎汤洗澡。每日 1 次。适用于类风湿关节炎各种证型。

35. 猪瘦肉 100 克，辣椒根 90 克。共煮汤，调味后服食。每日 1 次，连服 7～10 日。适用于类风湿关节炎行痹证。

36. 桂皮、牛膝、乌药各 15 克，松针 1 把，加 180 毫升烧酒，泡 1 周以上。每次服半酒盅，久服有效。适用于类风湿关节炎。

37. 蒲公英根适量。捣烂，装瓶至一半，加满烧酒，放置 10 日后可用。每次 15～20 毫升，每日早晨服 1 次。适用于类风湿关节炎热痹证。

【生活调理】

1. 调摄防护。正确的调护是减轻类风湿关节炎患者痛苦，维持关节功能，避免残废，提高患者生活质量必不可少的措施，是保证治疗措施实施的关键，又是治疗的重要组成部分。首先要避风寒湿邪的入侵。要注意保暖，少接触冷水，尤其不要汗出当风、毛孔开的时候就浸冷水，内衣汗湿后要及时换洗，被褥要勤晒；切忌风吹受寒或雨淋受湿，应

穿长袖长裤睡觉，不宜用竹席、竹床，要注意保暖不受凉。注意用护套保护好关节部位，防止关节受凉，根据温度适当增加衣物。晚间洗脚，热水应能浸及踝关节以上，时间在 15 分钟左右，以促使下肢血流通。

2. 饮食与锻炼。合理饮食，少吃生冷海鲜和过于油腻之品，少喝啤酒，多吃蔬菜水果，少吃高脂肪食物。多吃富含蛋白的食物如鸡蛋、瘦肉、大豆制品，宜多吃富含维生素 C 的蔬菜水果。风湿活跃期，关节红、肿、热、痛时，忌吃辛辣刺激的姜、葱、辣椒、羊肉、狗肉等。类风湿关节炎的患者晚期可出现骨质疏松，要注意钙剂的吸收。要有规律运动，贵在坚持，以微微出汗为度。通过关节功能锻炼，避免出现僵直挛缩，防止肌肉萎缩，恢复关节功能，促进机体血液循环，改善局部营养状态，振奋精神，保持体质，即"正气存内，邪不可干"。

系统性红斑狼疮

系统性红斑狼疮（SLE）是自身免疫介导的，以免疫性炎症为突出表现弥漫性结缔组织病。血清中出现以抗核抗体为代表的多种自身抗体，可引起皮肤、关节、浆膜、心脏、肾脏、神经系统、血液系统等多系统损害。其基本病理变化为结缔组织纤维蛋白样变性、黏液性水肿和坏死性血管炎。其临床表现多样，以发热、面部蝶形红斑、关节疼痛、雷诺现象或血管炎、光过敏、口腔溃疡、脱发等为常见表现，心脏受累可出现心包炎、心肌炎或心内膜炎，甚至心力衰竭；肾脏受累可出现肾炎、肾病综合征、肾功能不全等；消化系统受累可出现肝炎、胃溃疡出血等；神经系统受累可出现癫痫、脑膜炎、脑血管意外等；血液系统受累可出现贫血、白细胞和血小板减少。多发于青年女性，尤其是 20～40 岁的育龄女性。其病因和发病机制尚未完全明了，认为与家族遗传、病毒感染等有关。

本病属中医学"蝶疮流注"范畴，临床根据其不同症状将其归属"阴阳毒"、"温病发斑"、"蝴蝶斑"、"痹证"、"水肿"、"心悸"

等范畴。本病多因先天禀赋不足，加之起居不慎，风热邪毒侵袭，七情内伤，劳欲过度等，致脏腑气血阴阳失调，毒热和淤血内生，侵及皮肤、关节、筋骨、脏腑，并以肾脏损害为主的流注性疾病。治疗首应着眼于"热"、"毒"、"瘀"。并注意护阴益气，标本兼顾。本病可分为热邪炽盛、热伤气阴、肝经郁热、阴虚火旺、气滞血瘀、脾肾亏虚、阴阳两虚进行辨证论治。

【偏方集成】

1. 白茅根 30～60 克，天花粉 15～30 克，茜草根、紫草根、板蓝根各 9～15 克。水煎，去渣取汁，每日 1 剂，分 2 次温服。适用于系统性红斑狼疮，偏于下肢者。

2. 绿豆衣、玫瑰花各 9 克，鲜生地黄 15 克，生石膏 30 克，蜂乳适量。先将生石膏加水 500 毫升，煮沸后小火煎 30 分钟，再将余药放入，煮沸后文火再煎 25 分钟，取汁待温热时调入蜂乳适量。每日分 2 次服。适用于系统性红斑狼疮。

3. 当归 10～15 克，生姜 3～5 片，牛肉适量，盐少许。上述原料加少许盐，大火煮开，小火炖烂，佐餐。适用于系统性红斑狼疮脾肾阳虚证。

4. 薏苡仁 15～30 克，白糖适量。煮烂，放白糖适量。每日服 1 碗。功效改善面部红斑。适用于系统性红斑狼疮。

5. 西瓜 1 个，白糖适量。将西瓜皮去皮去子，用洁净纱布包好，绞取汁液，放入锅内，置武火上烧沸，用文火煎煮成膏状时停火；待膏冷却后加白糖粉将膏汁汲干，混匀，晒干压碎，装瓶备用。每次 15 克，每日 3 次，以沸水冲化服。适用于系统性红斑狼疮。

6. 生麦芽 30 克，青皮 10 克。将 2 味入锅，加水适量，煮取汁。每日 1 剂，分 2 次服。适用于系统性红斑狼疮。

7. 石斛 15 克，生地黄 5 克，生姜 2 片，大枣 6 枚，白糖 10 克。将前 4 味用 1000 毫升水煮取 500 毫升，去渣取汁。饮用时放入适量白糖。可代茶频饮，不拘日次。适用于系统性红斑狼疮热毒炽盛、阴虚火旺证。

8. 女贞子 11 克，甜叶菊 5 克，黄芪 10 克。水煎，代茶饮。适用于系统性红斑狼疮。

9. 鱼腥草 15 克，青蒿、茜草根、党参各 10 克，防己 6 克。将上 5 味药用水 1000 毫升煮取 500 毫升，代茶饮。适用于系统性红斑狼疮热毒炽盛证。

10. 干地黄 60 克，白酒 500 毫升。将干地黄洗净，泡入酒中，封 7 日以上，即可饮用。每日 1 盅，每日 1 次，睡前服用尤佳。适用于系统性红斑狼疮。

11. 山茱萸、枸杞子各 20 克，粳米 100 克，白糖适量。将山茱萸洗净去核，枸杞子洗净，与粳米同入沙锅煮，待将熟时，加入白糖适量即可。每日早、晚服。适用于系统性红斑狼疮气阴两亏证。

12. 生石膏 30 克，知母 15 克，甘草 10 克，粳米 20 克。水煎，每日 1 剂，分 2 次服。14 日为 1 个疗程。功效清气泄热生津。适用于系统性红斑狼疮发热，症见持续不退或感染引起的高热、大汗、烦渴、鼻衄、脉洪大、薄苔。

13. 水牛角丝 30 克，大生地黄、赤芍、牡丹皮各 15 克。水煎，每日 1 剂，分 2 次服。14 日为 1 个疗程。适用于系统性红斑狼疮高热，症见神志时清时糊、面部红斑加深、口渴、青紫瘀斑、鼻衄、出血、舌红、苔黄、脉弦数。

14. 青蒿、炙鳖甲各 15 克，生地黄、知母、牡丹皮各 12 克。水煎，每日 1 剂，分 2 次服。14 日为 1 个疗程。适用于系统性红斑狼疮低热不退、舌红而干。

15. 葶苈子 10 克，大枣 12 枚。水煎，每日 1 剂，分 2 次服。30 日为 1 个疗程。适用于系统性红斑狼疮胸腔积液，症见咳逆痰多、气喘、心包积液、面目浮肿、小便短少、苔薄脉滑细。

16. 蝉蜕 10 克，制天南星、全蝎、僵蚕各 5 克，朱砂 1.5 克。水煎，每日 1 剂，分 2 次服。7 日为 1 个疗程。适用于神经精神性狼疮癫痫样抽搐。

17. 丹参、檀香各 15 克，砂仁 10 克。水煎，每日 1 剂，分 2 次服。14 日为 1 个疗程。适用于系统性红斑狼疮心包积液，症见胸前区刺痛、夜间甚、心悸、苔薄、舌质暗红有瘀点、脉细涩。

18. 当归、红花各 10 克，鬼箭羽 15 克。水煎，每日 1 剂，分 2 次服。30 日为 1 个疗程。功效养血活血化瘀。适用于狼疮性肾炎，症见蛋白尿、手足肌肤斑点或斑块呈暗红色、面部红斑、闭经、苔薄白、舌质暗淡、脉细带涩。

19. 生荷叶、生艾叶、生侧柏叶各 15 克，鲜生地黄 20 克。水煎，每日 1 剂，分 2 次服。30 日为 1 个疗程。功效凉血止血。适用于系统性红斑狼疮出现红细胞、血小板下降，低热，鼻衄，齿衄，血色鲜红，口干咽燥，苔薄白，舌质红。

20. 玉米须、白茅根、薏苡仁各 50 克。先将玉米须、白茅根煮水，煮沸约 10 分钟。去渣，用其汁将薏苡仁煲烂后食用。适用于系统性红斑狼疮之水肿者。

21. 枸杞子 15～30 克，大枣 8～10 枚，鸡蛋 2 枚。将上 3 味同入锅中加水适量煮，蛋熟后去壳再煮片刻，吃蛋喝汤，每日 1 次，连服数日。适用于系统性红斑狼疮。

22. 黑枣（去核）50 克，糯米 100 克。将上 2 味常法煮成米饭食服。适用于系统性红斑狼疮。

23. 雷公藤、红藤、鸡血藤各等份。制成糖浆。每次 10～15 毫升，每日 3 次，每日服药量相当生药 30～45 克，30 日为 1 个疗程。功效清热解毒，补血活血。适用于系统性红斑狼疮各种证型。

24. 金银花、菊花各 50 克。水煎，漱口，每日 4～6 次。10 日为 1 个疗程。功效清热解毒。适用于系统性红斑狼疮热毒证口腔有溃疡糜烂者。

25. 锡类散适量。吹敷患处，每日 4～6 次。7 日为 1 个疗程。功效清热解毒，祛腐生肌。适用于系统性红斑狼疮口腔有溃疡糜烂者。

26. 黑木耳 6 克，冰糖适量。将黑木耳浸泡数小时洗净，蒸 1 小时后加冰糖服食。适用于系统性红斑狼疮。

27. 水发海带、扁豆各 50 克，鲜荷叶 3 张。将扁豆洗净加水煮八成熟，放入切碎的海带和切碎的鲜荷叶，共同煮烂成粥。适用于系统性红斑狼疮热毒炽盛证，症见有低热、

尿少、便干、胃口不佳者。

28. 冰硼散（含冰片、月石、玄明粉）适量。吹敷患处，每日 4～6 次。7 日为 1 个疗程。功效解毒止痛，祛腐生肌。适用于系统性红斑狼疮口腔有溃疡糜烂者。

29. 黄连散适量。吹敷患处，每日 4～6 次。7 日为 1 个疗程。功效解毒止痛，祛腐生肌。适用于系统性红斑狼疮口腔有溃疡糜烂者。

30. 青黛散（青黛、黄柏各 60 克，石膏、滑石各 120 克）适量。吹敷患处，每日 4～6 次。7 日为 1 个疗程。功效清热解毒，祛腐生肌。适用于系统性红斑狼疮口腔有溃疡糜烂者。

31. 鲜柿叶 3000 克。洗净后切碎，用水煎煮成浓汤，过滤掉残渣后，取汁 1000 毫升，慢火浓缩至黏稠的液体后，再用白糖吸干药汁，压碾成粉状后装瓶，每日 3 次，每次冲服 15 克。适用于系统性红斑狼疮性肾炎。

32. 土茯苓 30～50 克，猪脊骨 500 克。将猪脊骨用 4 碗水煮汤，煮成 3 碗后，去掉猪骨并撇掉上层浮油，加入土茯苓煮至 2 碗的浓汤即可，每日 1 剂，分 2 次服。功效健脾解毒利湿，补骨髓治虚劳。适用于系统性红斑狼疮性肾炎湿热内扰证。

33. 益智 10 克，冬虫夏草 5 克，鹅肉 50 克。将鹅肉洗净切块，与药材共入炖盅内，加适量水，隔水炖 3 小时，调味后吃肉饮汤。适用于系统性红斑狼疮久病体弱者。

34. 珍珠散、冰硼散各适量。合用，吹敷患处，每日 4～6 次。7 日为 1 个疗程。功效清热解毒，祛腐生肌。适用于系统性红斑狼疮患者口腔有溃疡糜烂者。

35. 生地黄、金雀根、肿节风、积雪草各 30 克。水煎，每日 1 剂，早、晚各服 1 次。适用于系统性红斑狼疮蛋白尿初期，阴虚火旺，灼伤津液，此期蛋白尿时有时无者。

36. 冬瓜皮、西瓜皮、薏苡仁各 50 克。先将瓜皮煮水，煮沸约 10 分钟，去渣取其汁将薏苡仁煲烂后食用。适用于系统性红斑狼疮之水肿者。

37. 鸡屎藤 30 克。水煎，每日 1 剂，分

2 次服。适用于系统性红斑狼疮肌肉关节疼痛，肝脾大，红斑皮损。

38. 野葡萄藤 30～60 克。水煎，每日 1 剂，分 2 次温服。适用于系统性红斑狼疮皮损。

39. 人参 10 克，黄芪 30 克，乳鸽 1 只（约 50 克）。将乳鸽宰杀去毛、内脏切块。黄芪加水煮沸后约 10 分钟，然后与人参、乳鸽共放入炖盅内，隔水炖 3 小时，调味后吃肉饮汤。适用于系统性红斑狼疮脾肾阳虚证。

40. 密陀僧 200 克。上药研细成粉，用冷开水调匀后外涂于皮损部位。每日 2～4 次，5 日为 1 个疗程。适用于系统性红斑狼疮之皮损者。

【生活调理】

1. 调摄防护。系统性红斑狼疮患者光过敏，平时要避免日晒和紫外线的照射，外出活动最好安排在早上或晚上，尽量避免上午 10 点至下午 4 点日光强烈时外出，并且应使用遮光剂，撑遮阳伞或戴宽边帽，穿浅色长袖上衣和长裤。要注意防寒保暖，防感冒，避免感染性疾病等因素诱发系统性红斑狼疮或加重病情。

2. 饮食及锻炼。SLE 是累及多脏器的系统性疾病，最常累及皮肤、肾、肺、关节、心脏及肝脏等脏器。日常饮食要有所忌讳：①禁吃海鲜。有些红斑狼疮患者食用海鲜后会出现过敏现象（系统性红斑狼疮患者大多为高过敏体质）诱发或加重病情。②羊肉、狗肉、鹿肉、龙眼肉，性温热，红斑狼疮患者表现为阴虚内热现象者，食后能使患者内热症状加重。③香菜、芹菜久食引起光过敏，使患者面部红斑皮损加重，故不宜食用。④辛辣食物，如辣椒、生葱、生蒜等能加重患者内热现象，不宜食用。⑤绝对禁止吸烟、饮酒。⑥高蛋白饮食。有肾脏损害的系统性红斑狼疮患者常有大量蛋白质从尿中丢失，会引起低蛋白血症，因此必须补充足够的优质蛋白，可多饮牛奶，多吃豆制品、鸡蛋、瘦肉、鱼类等富含蛋白质的食物。⑦低脂饮食。系统性红斑狼疮患者活动少，消化功能差，宜吃清淡易消化的食物，不宜食用含脂肪较多的油腻食物。⑧低糖饮食。因系统性红斑狼疮患者长期服用糖皮质激素，易引起类固醇性糖尿病及库欣综合征，故要适当控制饭量，少吃含糖量高的食物。多食富含维生素的蔬菜和水果。

强直性脊柱炎

强直性脊柱炎（AS）是一种慢性、进行性和炎症疾病，主要以侵犯骶髂关节、脊柱及四肢大关节为主，部分患者可累及眼睛、心血管、肺和神经系统等。本病早期最常见症状是腰背部转移性、上行性疼痛，或腰骶部疼痛，休息后不能缓解，略经活动后疼痛改善，症见消瘦、贫血、困倦乏力、夜间翻身困难等。后期常波及其他关节及内脏，出现驼背畸形、关节强直，甚至瘫痪。临床分为明显型和隐匿期两大类。其基本病理改变是脊柱关节内炎性细胞的浸润和渗出，使关节间隙变窄，甚至消失、融合，骨质疏松，韧带钙化，使整个脊柱发生典型的竹节样改变。本病好发于 15～30 岁的青少年，男性患者多于女性，北方比南方多。其病因与发病机制可能与感染、遗传因素、免疫调节异常、细胞因子与金属蛋白酶表达紊乱相关。

本病属中医学"骨痹"、"肾痹"、"龟背"范畴。中医学认为主要病机为禀赋不足，肾气不充，外感风寒湿邪或外伤损及腰背，痰瘀痹阻，气血运行不畅，内外因相互致病，日久耗伤气血，筋骨失养而患骨痹，出现腰脊疼痛，两胯活动受限，严重者脊柱弯曲变形，甚至强硬僵直，或背部酸痛，肌肉僵硬沉重感，阴雨天及劳累为甚的临床症状。其性质为本虚标实，肝肾、督脉虚损为本，风、寒、湿、热及痰浊瘀血为标。可分为湿热偏盛、余热伤阴、阴虚有热、肾阴阳两虚、脾湿肾虚辨证论治。

【偏方集成】

1. 桂枝 15 克，制川乌 6 克，细辛 5 克，当归 30 克，苍术 25 克。水煎服，每日 1 剂。适用于强直性脊柱炎风寒外袭证。

2. 肥鹅 1 只，北沙参 12 克，山药 15 克，猪瘦肉 200 克，调料适量。将鹅去毛和内脏，洗净、切块，猪肉洗净、切块，余药布包，加清水适量同煮沸后，盐、姜末调味，待熟后，去药包，调入味精、葱花适量服食。适用于强直性脊柱炎脾胃阴虚证。

3. 制附片、熟猪油各 30 克，鲜羊腿肉 1000 克，肉清汤 250 克。将羊肉煮熟，捞出，切成中等大小的肉块，附片洗净，与羊肉同放入大碗中，并放料酒、熟猪油、葱节、姜片、肉清汤，隔水蒸 3 小时。吃时撒上葱花、味精、胡椒粉即可。适用于强直性脊柱炎气血亏虚，寒凝阻络证。

4. 洋金花 6 克，制马钱子 3 克，西洋参 15 克，淫羊藿 12 克。上药共研为末装胶囊，每粒含生药 0.25 克，从小剂量开始服用，早饭后、晚睡前各服 1 粒，以后每隔 3 日各增加 1 粒，逐渐增至餐后 3 粒、晚餐前 5 粒的治疗量，7 周为 1 个疗程。适用于强直性脊柱炎。

5. 生川乌 30 克，乳香 5 克。共研细末，加蓖麻油 30 毫升，猪油适量，调和成膏，烘热涂搽患部，以掌心摩擦至风热为度，每日 1～2 次。适用于强直性脊柱炎。

6. 雷公藤 25 克，续断、赤芍各 15 克，川牛膝 18 克。水煎，每日 1 剂，分 2 次温服。适用于强直性脊柱炎风湿阻络证。

7. 鲜河虾、黄酒各 500 克。将河虾洗净后浸入黄酒 15 分钟，捞起，隔水炖，分次食用，黄酒与河虾可同食。适用于强直性脊柱炎各种证型。

8. 雷公藤 12～15 克。水煎，每日 1 剂，分 2 次温服。适用于强直性脊柱炎各种证型。

9. 生川乌 10 克，粳米 30 克，姜汁、蜂蜜各适量。将生川乌研末，与粳米一起加入煮粥，待粥临熟时，加入姜汁 1 匙，蜂蜜 3 匙。每日 2 次，空腹服。适用于强直性脊柱炎脾湿肾虚证。

10. 羊脊骨 1 具，肉苁蓉 30 克，荜茇 6 克，草果 3 个，葱白、调味品各适量。将羊脊骨打碎，与其他药同煎成汁，加入葱白、调味品制成羹汤。分次服，每周 2 次。适用于强直性脊柱炎。

11. 鲜鹿角 30 克，白酒 500 毫升。将鹿角切片浸泡于白酒中。每次饮 10 毫升，每日

2 次。适用于强直性脊柱炎肾阳虚衰证。

12. 白芷 20 克，羊肉 100 克。羊肉洗净，切小块，开水浸泡 2 小时，捞起再洗净，置锅中，加黄酒、姜、葱、盐，开水煮开，去浮沫；再加白芷，急火煮开 5 分钟，改文火煮 30 分钟，分次食用。适用于强直性脊柱炎风寒证，症见腰部疼痛、遇寒复发者。

13. 肉桂 2～3 克，粳米 50～100 克，红糖适量。将肉桂煎汁去渣，再用粳米煮粥，待粥煮沸后，调入肉桂汁及红糖，同煮为粥即可食用。适用于强直性脊柱炎寒湿阻络证。

14. 猪腰 1 对，杜仲末 10 克，荷叶 1 张。猪腰切片，以椒盐腌去腥水，放入杜仲末，再用荷叶包裹，煨熟。每次取适量，用酒送服。适用于强直性脊柱炎肝肾亏虚证。

15. 杜仲、丹参各 400 克，川芎 250 克，白酒 7500 毫升。将上药切细，用酒浸泡 5 日，随量酌情温饮。适用于强直性脊柱炎肝肾亏虚证。

16. 蟹爪 100 克，小茴香 20 克，白酒 50 克。蟹爪、小茴香分别洗净，置瓶中，加白酒，密封 2 个月，每次 10～20 克，每日 2 次，分次饮用。适用于强直性脊柱炎风寒证，症见腰部僵直、转身不利、膝软无力、四肢不温者。

17. 生地黄 250 克，饴糖 150 克，乌鸡 1 只（约 750 克）。先将鸡去毛及内脏，洗净，生地黄切碎，与饴糖一同放入鸡腹内，缝合，放入铜盘中，再将铜盘上笼，将鸡蒸烂熟，取出即可食用。食肉饮汤，每日 2 次，每周 3 剂。适用于强直性脊柱炎肝肾精血不足，症见腰酸背痛、头晕目眩、耳鸣耳聋。

18. 肉桂 2～3 克，粳米 50～100 克，红糖适量。将肉桂煎汁去渣，再用粳米煮粥，待粥煮沸后，调入肉桂汁及红糖，同煮为粥即可食用。适用于强直性脊柱炎寒湿阻络证。

19. 鲜栗叶适量。捣烂外敷。适用于强直性脊柱炎。

20. 黄豆 6 升。水拌湿炒令热，以布裹，隔一重衣温熨痛处，令热气散，冷即易之。适用于强直性脊柱炎。

21. 菊花 20 克，芫花 2 克，羊踯躅 2 升。上 3 味，以醋拌令湿润，分为 2 剂，笼中蒸

之，适寒温，隔衣熨之，冷则易熨。适用于强直性脊柱炎。

22. 黑豆 250 克，黄酒 1000 毫升。用黑豆炒至半焦加入黄酒，每次饮用 20 毫升，每日 2 次。适用于强直性脊柱炎关节酸痛，有胃炎者慎用。

23. 川乌、草乌、乌梅、乌梢蛇各 15 克。共置于 500 毫升白酒内浸泡 7 日后，用棉花蘸药酒涂搽患部，擦至有热感为度，每日 2～3 次。适用于强直性脊柱炎。

24. 桃仁、大枣各 10 克，陈皮 5 克，大米 50 克。将诸药水煎取汁，加大米煮为稀粥服食，每日 2 次。适用于强直性脊柱炎瘀血阻络证。

25. 亚麻子 100 克，薏苡仁 30 克，生地黄 250 克，白酒 1000 克。将白酒装入酒坛中，再将其余 3 药装入绢袋中扎紧袋口，放入酒中，密封浸泡 7 日即可饮服，每次 30 毫升，每日 1 次。适用于强直性脊柱炎风热袭表证。

26. 生川乌、生草乌、生天南星、生半夏、松节各 30 克。共研细末，用酒浸外擦患部，每日 1～2 次。适用于强直性脊柱炎。

27. 川乌 3 枚。生捣研末，盐调涂于细绵软帛上，敷痛处即可，每日 1 换。适用于强直性脊柱炎风寒湿证。

28. 白芥子 250 克。将上药研末，用酒调匀后，敷贴患处。适用于强直性脊柱炎猝然腰痛者。

29. 吴茱萸 90 克，花椒 60 克，肉桂、葱头各 30 克，共炒热用布包裹，趁热反复熨敷腰背部，每分钟 30 克，每日 1～2 次。适用于强直性脊柱炎。

30. 葱白、大黄各 20 克，生姜 250 克。先将葱白捣烂炒热擦痛处，随即用大黄粉调姜汁，以纱布固定，每日换药 1 次。适用于强直性脊柱炎初起，腰骶冷痛，活动受限。

31. 大豆 30 克。水拌湿炒令热，以布裹，隔一重衣温熨痛处，令热气散，冷即易之。适用于强直性脊柱炎腰痛者。

32. 吴茱萸、生姜各 50 克。吴茱萸捣细，过筛，每次 9 克与生姜同研令匀，摊在极薄的纸上，贴于患处。适用于强直性脊柱炎腰痛者。

33. 丁香、肉桂各等份。共为细末，加入膏贴内，或药膏内，烘热后外敷或贴于背部痛处。适用于强直性脊柱炎背痛有风寒之邪者。

34. 麸皮 1000 克，米醋 300 毫升。将米醋均匀拌入麸皮内，分 2 次放入锅内炒热，用布包扎后，患处或选穴位局部热敷，2 包交替使用，每次热敷 1 小时左右，每日 1～2 次。适用于强直性脊柱炎风寒湿证督脉痹阻者，症见腰骶疼痛。使用中要注意预防烫伤。

35. 生麻黄（后下）6 克，杏仁 10 克，薏苡仁 30 克，生甘草 5 克。水煎，每日 1 剂，分 2 次温服，15 剂为 1 个疗程，服后避风。适用于强直性脊柱炎急性期，症见恶寒、发热、口微渴等。

【生活调理】

1. 调摄防护。慎起居，适寒温，节房事，注意防寒、防潮，衣着应温暖，不要在寒冷潮湿的环境下睡卧，汗出勿当风，活动出汗后不可趁热汗冷水淋浴或入冷水洗浴，避免风寒湿邪侵袭。积极防治各种感染性疾病，如感冒等，防止诱发本病。

2. 饮食与锻炼。忌吃生冷饮食，宜姜、酒等温热性食物，以利于温通血脉、散寒止痛；应多吃营养丰富的食物，如牛肉、羊肉、鸡肉等。宜进豆类食品，如大豆、黑豆、黄豆等，含有丰富的植物蛋白和微量元素，有促进肌肉、骨骼、关节、肌腱的代谢，帮助修复病损的作用。避免长时间弯腰，急性期需卧床休息外，可从事一些轻松工作，但不要从事弯腰、负重的工作，防驼背畸形。可在医师指导下，使用各种外用固定器，以保持脊柱及四肢各关节的生理姿势和功能。

巨细胞动脉炎

巨细胞动脉炎又称巨细胞性颈动脉炎、颅动脉炎、肉芽肿性动脉炎，是一种原因不明的系统性坏死性血管炎。血管炎主要累及主动脉弓起始部的动脉分支（如椎动脉、颈内动脉、颈外动脉、锁骨下动脉），亦可累及主动脉的远端动脉（如腹主动脉），以及中小动脉（颞动脉、颅内动脉、眼动脉、后睫动脉、中央视网膜动脉），故属"大动脉炎"范畴，又称为颅动脉炎。由于巨细胞动脉炎为全层坏死性动脉炎，常形成巨核细胞肉芽肿，故又称肉芽肿性动脉炎。临床表现为乏力、纳差、体重减轻及低热等全身症状，此种发热无一定规律，多数为中等度（38℃左右）发热，偶可高达40℃左右。也可表现为头痛、失明、眼肌麻痹、神经系统、心血管系统等多系统的表现。

本病在中医古籍中并无此病名，但可属"头痛"、"脉痹"、"血痹"、"偏头痛"等范畴，《素问·风论篇》有"脑风"、"首风"之名，在病因上归属为外感、内伤两大类。外感责之为风热阻滞脉络或风寒外束，上扰清窍，头颈受损，伤及血脉；内伤责之肝失条达，肝肾阴虚，肝阳偏亢，循经上扰清窍，消灼津血，血行障碍，气滞血瘀，滞涩不通。治疗上多以疏风、温经活血、化痰止痛为治法。

【偏方集成】

1. 羌活、黄芩各90克，防风60克，生姜10克。水煎，每日1剂，分2次温服。适用于巨细胞动脉炎风火相煽，眉棱骨痛。

2. 天麻25克，川芎、茯苓各10克，鲜鲤鱼1尾（约1000克）。将川芎、茯苓切片，与天麻一同放入二次米泔水中，浸泡4～6小时，捞出天麻，置米饭上蒸透，切片，再将天麻片与川芎、茯苓一起放入洗净的鱼腹中，置盆内，加姜、葱蒸30分钟，按常规制作调味羹汤，浇于鱼上即成。佐餐食用。适用于巨细胞动脉炎肝阳上亢证。

3. 黄精、党参、山药各30克，仔母鸡1只（约500克）。将母鸡剁成3厘米见方的块，放入沸水锅内烫3分钟捞出，洗净血沫，装入汽锅内，加入姜、葱、盐等调料，再将洗净切好的黄精、党参、山药放入，上笼蒸3个小时即可。佐餐食用。适用于巨细胞动脉炎气虚亏虚证，症见头痛而晕、心悸不宁、遇劳则重、自汗或盗汗、气短、畏风、神疲乏力、面色萎黄、舌淡苔薄白、脉沉细而弱。

4. 葱白、淡豆豉各10克，粳米50～100克。将上3味，水煎，每日1剂，分早、晚2次空腹服。适用于巨细胞动脉炎风寒外袭证，症见头痛连及项背、恶风畏寒、遇风痛增、常喜裹头、呈发作性、舌淡红、苔薄白脉浮。

5. 桑叶10克，淡竹叶15～30克，白茅根10克，薄荷6克。将以上4味洗净，放入茶壶内，用沸水浸泡10分钟，即可。每日1剂，代茶饮，连服3～5日。适用于巨细胞动脉炎风热上扰证，症见头痛而胀，甚则痛如裂、发热、恶风、面红目赤、口渴喜饮、大便不畅或便秘、小便短赤、舌红、苔黄、脉浮数。

6. 西红柿250克，西米100克，白糖150克，玫瑰卤少许。用刀在西红柿皮上划个十字，再放入开水中烫一下，去皮，切成小丁。将西米（先用温水泡胀）放入沸水内煮一会儿，放入西红柿丁再煮沸，加白糖、玫瑰卤调味即成。每日2次，可作点心服食。适用于巨细胞动脉炎肝阳上亢证，症见头痛而眩，时作抽掣，两侧为重；常偏于一侧，心烦易怒，失眠或梦多不宁，面红口苦，或见胁痛，舌红，苔薄黄，脉弦或弦细数。

7. 五味子20克，猪里脊肉200克，鸡蛋2枚，面粉25克。里脊肉切成2.5厘米厚的大长片，坡刀两面剞上交叉的花刀。用葱、姜末、盐、味精、绍酒、五味子药液和里脊肉放在一起拌匀，腌渍10分钟后，蘸上面粉待用，将鸡蛋打在碗内，搅匀。锅内猪油烧热后，将里脊肉蘸上鸡蛋，放入锅内煎，待两面煎成黄色，添鸡汤，加精盐、花椒水、绍酒，用慢火煨3分钟，熟透取出。将里脊肉片切成条状码在盘内。将锅内汤浮沫打净，用湿淀粉勾芡，放入葱、姜末，浇在里脊肉条上，撒上香菜段即成。食肉饮汤，每日1剂，分2次食完，连续食用10～15日。适用于巨细胞动脉炎气血亏虚证。

8. 川芎3克，茶叶6克。上2味，加水适量，煎汁，每日2剂，餐前温服。适用于巨细胞动脉炎风热上扰证。

9. 鳙鱼（花鲢鱼）头1个，川芎3～9克，白芷6～9克。将川芎、白芷用纱布包，与鱼头共煮汤，文火炖至鱼头熟透，调味可食用。适用于巨细胞动脉炎风寒外袭证。

10. 橘红10克，米粉500克，白糖200

克。橘红研细末，与白糖和匀为馅；米粉以水少许湿润，以橘红为馅做成糕，放蒸锅屉布上蒸熟，冷后压实，切为夹心方块米糕。可作点心服食。适用于巨细胞动脉炎痰浊痹阻证。

11. 山药 30 克，枸杞子 30 克，猪脑 1 具，黄酒、盐各少许。将猪脑浸于碗中，撕去筋膜备用，再将山药、枸杞子分别用清水洗净，与猪脑一起放入锅里，加水适量，炖 2 小时后，加黄酒、盐，再炖 10 分钟即可服食。适用于巨细胞动脉炎之血虚为主者。

12. 熟冬笋、粳米各 100 克，猪肉末 50 克，麻油 25 克。先将熟冬笋切成丝，锅内放麻油烧热，下入猪肉末煸炒片刻，加入冬笋丝、葱姜末、盐、味精，翻炒入味，装碗备用。粳米加水用文火熬粥，粥将成，把碗中的备料倒入，稍煮片刻即成。每日 2 次，分早、晚空腹服食。适用于巨细胞动脉炎痰浊痹阻证。

13. 天麻、陈皮各 10 克，猪脑 1 具。将猪脑、天麻、陈皮洗净，置瓦盅内，加清水适量，隔水炖熟食用。佐餐食用。适用于巨细胞动脉炎痰浊痹阻证。

14. 山药、清半夏 30 克。山药研末，先煮半夏取汁一大碗，去渣，调入山药末，再煮沸，酌加白糖和匀。每日早、晚空腹服食。适用于巨细胞动脉炎痰浊痹阻证。

15. 白僵蚕不拘量，葱白 6 克，茶叶 3 克。将白僵蚕焙后研成细末，用葱白与茶叶煎汤，调服。每次取上末 3 克，每日 1～2 次，以葱白、茶叶煎汤调服。适用于巨细胞动脉炎痰浊痹阻证。

16. 川芎、茶叶各 3～6 克，红花 3 克。上 3 味水煎取汁，当茶饮。每日 1 剂，不拘时饮服。适用于巨细胞动脉炎瘀血阻络证。

17. 雄螃蟹 500 克，干葱头 150 克，姜丝 25 克，猪油 75 克，蒜泥适量。螃蟹洗净切块，把炒锅用武火烧热，下猪油，烧至六成热下葱头，翻炒后，把葱头捞出，在锅内略留底油，武火爆炒姜丝、蒜泥和炸过的葱头，下蟹块炒匀，依次炝料酒，加汤、盐、白糖、酱油、味精，加盖略烧，至锅内水分将干时，下猪油 10 克及香油、胡椒粉等炒

匀，用湿淀粉勾芡即成。佐餐食用。适用于巨细胞动脉炎瘀血阻络证。

18. 桑叶 10 克，甘菊花、淡豆豉各 15 克，粳米 100 克。先将桑叶、甘菊花、淡豆豉水煎取汁，再将洗净的粳米放入沙锅煮成稀粥，加入药汁，稍煮即成。适用于巨细胞动脉炎风热外袭证。

19. 土茯苓 30 克。水煎，分 2 次服，连用 5～7 日。适用于巨细胞动脉炎。

20. 香附 9 克，玫瑰花 3 克，白芷 6 克，粳米或糯米 100 克，白糖适量。将香附、白芷水煎取汁，再将粳米洗净后加药汁和水，煮至水沸，将漂洗干净的玫瑰花倒入，用文火慢熬 10 分钟，服时加糖。适用于巨细胞动脉炎肝郁气滞证。

21. 川芎 100 克。浸于 500 毫升白酒中。1 个月后，每次饮服药酒 20 毫升，每日 3 次。适用于巨细胞动脉炎头痛较甚者。

22. 威灵仙 6 克。沸水泡茶，每日服 3 次，连用 10 日。适用于巨细胞动脉炎。

23. 白附子 3 克，葱白 15 克。白附子研末，与葱白捣成泥状，取如黄豆大 1 粒，堆在小圆形纸上，贴在痛侧太阳穴处，1 小时左右取下。适用于巨细胞动脉炎寒凝经络证。

24. 全蝎适量。研为细末，装入瓶内。每次取少许置于太阳穴，以胶布固定，每日换药 1 次，连用 3～5 日。适用于巨细胞动脉炎头痛者。

25. 蓖麻子、乳香、盐各适量。同捣饼，贴太阳穴。适用于巨细胞动脉炎气滞血瘀、寒凝经络证。

26. 鹅不食草 30 克，白芷 15 克，冰片 1.5 克。共研末备用。发作时用棉球蘸药粉少许塞鼻孔。适用于巨细胞动脉炎各种证型。

27. 地龙 25 克，侧柏叶 20 克，冰片 10 克，灯心草 15 克。将上药烤干焙黄后研细末，取食用油或蜂蜜调和，外敷溃疡患处。适用于巨细胞动脉炎肌肤溃疡者。

28. 川芎、香白芷各 15 克，晚蚕沙 30 克，僵蚕 20～30 克。将上药共入沙锅内，加水 5 碗煎至 3 碗，用厚纸将沙锅口糊封，并视疼痛部位大小，于盖纸中心开一孔，令患者痛部位对准纸孔。满头痛者，头部对准沙

锅口（两目紧闭或用手巾包之），上方覆盖一块大方巾罩住头部，以热药气熏蒸。每日1剂，每剂2次，每次熏10~15分钟。适用于巨细胞动脉炎头痛甚者。

【生活调理】

1. 调摄防护。调睡眠，调情志，保持愉悦的心情。加强工作的条理性、计划性，注意眼睛调节，注意劳逸结合。注意气候的影响，寒冷、雷声、暴风雨、明亮耀眼的阳光、风、燥、湿热等一些天气变化都可以引起本病的发生，因此，患者应该注意保暖、不要暴晒淋雨、避风寒，防止诱因。

2. 饮食与锻炼。准时用餐、少食多餐、稳定血糖浓度；饮食规律，定时定量。本病患者应多食降血脂和抗凝作用的食物，如香菇、木耳、洋葱、大蒜、海带、紫菜、茶叶，应避免抽烟、喝酒及辛辣等刺激性食物，不喝浓茶。巨细胞动脉炎患者一般头痛比较显著。所以需要经常做头部按摩，以缓解头痛。

变应性肉芽肿性血管炎

变应性肉芽肿性血管炎是一种以肺内及系统性小血管炎症、血管外肉芽肿及高嗜酸粒细胞血症为特点的一种自身免疫性肉芽肿性血管炎，又称嗜酸性肉芽肿性血管炎。是以哮喘、嗜酸性粒细胞增多和血管外肉芽肿形成为主要特征的血管炎性疾病。病变主要累及中、小动脉。它有三个显著的病理组织学特点，即坏死性血管炎、组织嗜酸性粒细胞浸润和血管外肉芽肿。常见多器官受累包括肺、心脏、肝脏、脾、皮肤、周围神经、胃肠道和肾脏，通常肾脏损害程度较结节性多动脉炎及肉芽肿性血管炎（韦格纳肉芽肿）轻。本病可发生于任何年龄，发病高峰年龄为30~40岁。男女均可患病，典型病例一般分为前驱期、血管炎期和血管炎后期3期。美国1990年确定变应性肉芽肿性血管炎的诊断标准为：①支气管哮喘；②白细胞分类中血嗜酸性粒细胞＞10%；③单发性或多发性单神经病变或多神经病变；④游走性或一过性肺浸润；⑤鼻窦病变；⑥血管外嗜酸性粒细胞浸润。凡具备上述4条或4条以上者可考虑本病的诊断。

本病属中医学"脉痹"、"血痹"范畴。中医学认为该病多因先天不足，后天失调，气血亏虚，复感寒湿之邪侵袭，使脉道受损，经络受阻，气血运行不畅，气滞血瘀而成。

【偏方集成】

1. 何首乌、猪瘦肉末各50克，芹菜、粳米各100克。先将何首乌入沙锅煎取浓汁，加粳米同何首乌汁同煮，粥将熟时，下猪瘦肉末和芹菜末，煮至米烂，加盐、味精调味即可，早、晚服食。适用于变应性肉芽肿性血管炎心肾阴虚证。

2. 鲤鱼1条，杜仲15克，川贝母末10克，大米100克。把鲤鱼去杂，洗净，剁碎。把杜仲水煎去渣取汁，加入大米煮成粥，加入鲤鱼、川贝母末、调料，煮熟即可。佐餐服用。适用于变应性肉芽肿性血管炎肺肾亏虚证。

3. 青蛙250克，南瓜500克，大蒜60克。将青蛙去内脏，剥皮，切块；大蒜去衣洗净，南瓜洗净切块。把青蛙、南瓜、大蒜放入开水锅内，武火煮沸后，文火煲半小时，调味膳食用，每日1剂。适用于变应性肉芽肿性血管炎伴肺气肿者。

4. 猪排骨200克，山药15克，薏苡仁、党参各30克，调料适量。把排骨切块，与薏苡仁、党参、山药同煮成汤，加调料。佐餐食用。适用于变应性肉芽肿性血管炎脾肾亏虚、血脉痹阻证。

5. 黄鳝（切段）250克，猪肾100克。同煲熟，调味食用。适用于变应性肉芽肿性血管炎肾虚证。

6. 肉苁蓉、金樱子各15克，精羊肉、粳米各100克，盐少许，葱白2根，生姜3片。先将肉苁蓉、金樱子水煎去渣取汁，入羊肉、粳米同煮粥，待熟时，入盐、生姜、葱白稍煮即可。适用于变应性肉芽肿性血管炎肾虚证。

7. 菟丝子15克，细辛5克，粳米100克，白糖适量。将菟丝子洗净后捣碎和细辛水煎去渣取汁，入粳米煮粥，粥熟时加白糖即可。适用于变应性肉芽肿性血管炎肾虚证。

8. 黄芪30克，当归、枸杞子各10克，猪瘦肉（切片）100 克。共炖汤，加盐调味，食肉喝汤。功效滋阴助阳，补气活血。适用于变应性肉芽肿性血管炎气虚血瘀证。

9. 生姜 6 克，连须葱白 6 根，糯米 60 克，米醋 10 毫升。先将糯米洗后与生姜同煮，粥将熟时放入葱白，最后入米醋，稍煮即可食。适用于变应性肉芽肿性血管炎风寒犯肺证。

10. 大枣（去核）10 枚，葱白 5 茎，鸡肉连骨 100 克，粳米 100 克。将粳米、鸡肉、大枣先煮粥，加入生姜适量，粥成再加入葱白，调味服用，每日 1 次。适用于变应性肉芽肿性血管炎风寒犯肺证。

11. 鲜羊肉 500 克，葱白 50 克，五香粉、生姜、盐、味精、香油各适量。将各原料共剁碎，调味做成馅，做成饺子。分次酌量食用。适用于变应性肉芽肿性血管炎寒凝血脉证。

12. 人参 3 克，黄芪 40 克，乌骨鸡 1 只。先杀鸡去内脏、洗净，切块备用。黄芪、人参装入药袋。文火同炖至肉烂，弃药袋，加适量盐即可食用。吃肉喝汤，分服，连用 7 日。适用于变应性肉芽肿性血管炎心气虚弱证。

13. 公鸡半只，干姜 6 克，葱白 2 根，肉桂 5 克。将鸡去毛、洗净、切块，油锅烧热，炒鸡块备用。将干姜、葱白、肉桂装入药袋，放入锅中，加适量水与调料。武火煮沸，去沫，文火煮烂。佐餐服食。适用于变应性肉芽肿性血管炎心气虚弱证。

14. 制何首乌 15 克，百合 30 克，枸杞子 9 克，大枣 6 枚，粳米 100 克，白糖适量。先用沙锅煎煮制何首乌，去渣取浓汁，然后与洗净的百合、枸杞子、大枣、粳米入锅，共煮成粥，放入白糖即可。早、晚服食，随量服食。适用于变应性肉芽肿性血管炎心肾阴虚证。

15. 冰片 4 克，丁香 10 克，川贝母 15 克，生附子 20 克。将上药研末，贮存备用，用时取药 5 克。加蓖麻油适量调为糊状，贴敷双手心，胶布固定。适用于变应性肉芽肿性血管炎伴鼻炎患者。

16. 黑芝麻、桑椹各 60 克，白糖 10 克，大米 50 克。将黑芝麻、桑椹、大米洗净后，一同捣碎，再放入沙锅内加清水 3 碗，煮成糊状后，加入白糖即可食用。每日 2 次。适用于变应性肉芽肿性血管炎心肾阴虚证。

17. 山药粉 150 克，面粉 300 克，鸡蛋 1 枚，豆粉 20 克，调料适量。将山药、面粉、豆粉、鸡蛋及清水、盐适量放入盆内，揉成面团，制成面条。锅内放清水适量，武火煮沸后放面条、猪油、葱、姜，煮熟后再放味精适量服食。此为 1 日量，分 3 次服食。适用于变应性肉芽肿性血管炎肺肾亏虚证。

18. 鲜精羊肉 90～250 克，粳米 500 克。羊肉洗净，切成块，同粳米煮粥，可做早、晚餐或上午、下午点心，温热服食。适用于变应性肉芽肿性血管炎寒凝血脉证。

19. 百合粉 30 克（鲜品 60 克），粳米 60 克，冰糖适量。同煮，可作早餐或点心服食。适用于变应性肉芽肿性血管炎寒凝血脉型。

20. 人参 15 克，蛤蚧（焙微焦）1 对，川贝母、紫河车各 30 克。上药共研细末冲服，每次 3 克，每日 2～3 次。适用于变应性肉芽肿性血管炎肺肾气虚证。

21. 紫河车粉 1.5 克。每日服 2 次。适用于变应性肉芽肿性血管炎肺肾气虚证。

22. 斑蝥适量。研为细末，用蜜调为膏，取绿豆大 1 粒贴印堂穴，外套塑料小圆圈，并用胶布固定。一般可敷 8～24 小时，至局部有烧灼疼痛感时揭去。此时可见局部起一小水疱，待水疱自行吸收后，再做第 2 次治疗。3 次为 1 个疗程，要间隔 1 周再行第 2 个疗程治疗。适用于变应性肉芽肿性血管炎伴鼻炎患者。

23. 桑叶、甜杏仁各 9 克，菊花 18 克，粳米 60 克。将桑叶、菊花煎水去渣，加甜杏仁、粳米煮粥食之。每日 1 剂，连服数剂。适用于变应性肉芽肿性血管炎风热犯肺证。

【生活调理】

1. 调摄防护。合理应用抗生素及其他药物预防发生药物性过敏反应。尤其对高敏体质人群，更应注意避免各种致敏因素。对感染患者，应积极对症治疗。对高危人群应及时注射疫苗，以预防引发本病。患者生活要有规律，合理睡眠，调节情志，注意眼睛调

中医偏方全书（珍藏本）

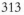

节、注意劳逸结合。适应四季变化。如春、夏、秋天气暖和，宜早起到室外散步、做操、打太极拳等相对较缓和的运动。注意气候的影响如寒冷、雷声、暴风雨、明亮耀眼的阳光、风、燥、湿热等一些天气变化都可以引起疾病的发生，因此，患者应该注意保暖，不要暴晒淋雨、避风寒，严格避免精神刺激，特别是外界的巨响、异物等不良刺激而引起情绪波动太过，防止本病发生的诱因。

2. 饮食。宜清淡、忌辛辣、生冷，燥热之品。宜营养丰富，易消化食物，如瘦肉、鸡蛋、牛奶等。多食富含维生素 E 的食物，如猕猴桃，坚果（包括杏仁、榛子和核桃）、葵花子、玉米、大豆、棉子和小麦胚芽（最丰富的一种）、菠菜和山药，奶类、蛋类、鱼肝油也含有一定的维生素 E。

干燥综合征

干燥综合征是一种侵犯全身外分泌腺体，尤以唾液腺和泪腺为主的慢性自身免疫性疾病，也称自身免疫性外分泌腺体上皮细胞炎、舍格伦综合征等。病理改变为腺体间淋巴细胞进行性浸润，腺体上皮细胞增生、萎缩，然后被纤维组织取代；外分泌腺以外的病变以血管炎为主。本病主要表现为口、眼干燥，并常出现猖獗龋齿、反复发作的腮腺炎、皮肤汗腺萎缩、外阴干燥等其他外分泌腺受累症状。亦可出现间质性肺炎、肺纤维化、胸膜炎、气管炎、支气管炎、萎缩性胃炎、肝脏损害、肾小管受损等多器官、多系统损害。

本病中医学称"燥痹"、"燥证"，多由先天禀赋不足，素体阴虚内热，复感六淫邪气，酝酿成毒，内陷于里，燥毒为患，阴虚津干，气虚失运，虚劳致病，痰血阻络，煎熬津液而成。临床上其可分为阴虚燥热证、气阴两虚证、温燥犯肺证、湿热瘀滞证、血虚血瘀证、阴阳两虚证。

【偏方集成】

1. 百合、沙参、猪肺各 100 克，味精、盐各少许。将百合、沙参洗净，与洗净、切碎的猪肺同入沙锅，加适量水，先用武火烧开，后用文火慢炖，至肉烂熟时，留汁，加入味精、盐调味即可。喝汤，每日 1 次，连服 3 次。适用于干燥综合征肝肾阴虚证。

2. 红花 15 克，山楂、冰糖各 500 克。红花煮汤取汁，加入去核山楂与冰糖，煮烂，冷却后凝结成块，即可食用。适用于干燥综合征各种证型。

3. 连衣花生 45 克，粳米 60 克，冰糖适量。将花生连衣捣碎，与粳米、冰糖一同入沙锅，加水适量煮粥。每日晨起空腹食用。适用于干燥综合征各种证型。

4. 银耳、黑木耳、百合各 10 克，冰糖 20 克。用水将银耳、黑木耳、百合泡发、洗净，放入小碗中，加适量水和冰糖，置蒸锅中蒸 1 小时即可。汤料均食，每日分 2 次服，隔日 1 剂。适用于干燥综合征肝肾阴虚证。

5. 荸荠、白萝卜各 100 克。白萝卜去皮切丝，用盐渍 10 分钟，冷开水冲洗。荸荠去皮切丝，与白萝卜丝、调料生拌食用。适用于干燥综合征各种证型。

6. 百合 50 克，生地黄 30 克，粳米 100 克。将生地黄洗净，放入沙锅中，加适量清水煎成汁，过滤去药渣，再加入百合、粳米，同煮粥食之。每日早、晚食用，随量服用，隔日 1 剂。适用于干燥综合征肝肾阴虚证。

7. 甜杏仁 10 克，藕粉 50 克。甜杏仁炒熟研粉，加入藕粉，开水冲成糊状即可。适用于干燥综合征各种证型。

8. 鲜雪梨 1 个，知母 10 克，胖大海 5 枚，冰糖 30 克。将梨洗净、切块，与知母和胖大海同放入沙锅中，加适量清水煎煮，待雪梨八成熟时，加入冰糖拌至融化即可。食雪梨饮汤，每日 1 次，连服 1 周。适用于干燥综合征肝肾阴虚证。

9. 天冬、白沙参、明党参各 10 克。泡水，每日代茶饮。适用于干燥综合征各种证型。

10. 菊花 10 克。泡水，每日饮用。适用于干燥综合征各种证型。

11. 银耳 10 克，枸杞子 5 克，杭菊花 3 克，冰糖 100 克，鸡蛋清少许。沙锅内放水煮沸，打入蛋清，放入冰糖，再放入已浸胀的银耳与枸杞子，稍沸后撒入菊花即可食用。适用于干燥综合征阴虚内热证，症见低热不

中医偏方全书（珍藏本）

退、口干咽燥、口角干痛、咽干酸涩、结膜充血、皮肤干痒等。

12. 梨 2 个，粳米 100 克。将梨洗净后连皮带核切碎，加粳米煮粥。功效生津润燥，清热化痰。适用于干燥综合征温燥犯肺证。

13. 鲜淡竹叶 15 克，生石膏 40 克，麦冬 20 克，白糖适量。将 3 味洗净，同放入沙锅中，加适量水煎煮，取药液 150 毫升，食时放白糖。每日 2 次，连续服 1 周。适用于干燥综合征肝肾阴虚证。

14. 野百合 15 克，粳米 100 克。将野百合、粳米洗净放入沙锅中熬至粥烂，间断食用。适用于干燥综合征各种证型。

15. 沙参 20 克，白茅根 250 克，苦杏仁 15 克，绿豆 200 克。将上 4 味同入锅，加适量水，先用武火烧开，后用文火慢炖，至绿豆开花，调味即可。喝汤吃杏仁、绿豆，隔日 1 次。可经常服食。适用于干燥综合征燥热内蕴证。

16. 白木耳 5～10 克，粳米 100 克，大枣 3～5 枚。将白木耳浸泡发涨，加粳米、大枣同煮粥服食。适用于干燥综合征胃阴亏虚证。

17. 雪梨汁、甘蔗汁各 100 毫升，牛奶 150 毫升，稠蜂蜜 20 毫升。将上述原料混合，文火煮沸即可。每日早、晚各饮 1 杯，常服有益。适用于干燥综合征燥热内蕴证。

18. 黑芝麻适量，粳米 100 克。将黑芝麻淘洗干净，晒干后炒熟研碎，每次取 30 克，同粳米煮粥服。适用于干燥综合征各种证型。

19. 珍珠、牛黄各 30 克。共研为末，每次用少许外擦患处。适用于干燥综合征各种证型。

20. 玄参、升麻、甘草各 15 克。水煎，每日 1 剂，分 2 次温服。适用于干燥综合征各种证型。

21. 太子参、麦冬、生地黄各 20 克，五味子 6 克。水煎，每日 1 剂，早、晚空腹服。适用于干燥综合征各种证型。

22. 白菊花 9 克，罗汉果 1 个。用沸水冲泡，代茶饮。每日 1 剂，不拘时频饮。适用于干燥综合征风热肺燥证。

23. 枸杞子、桑椹、何首乌、黑芝麻各 30 克。上药共为细末，炼蜜为丸，每丸 10 克，每次 1 丸，每日 2 次，早、晚空腹温开水送服。适用于干燥综合征各种证型。

24. 珍珠粉 4 克，广地龙粉 20 克，煅月石 6 克，白凡士林 70 克。广地龙洗净，晒干，低温干燥后研细粉过 120 目筛，密封在容器中，经高压消毒待用。将煅月石研末，与地龙粉、珍珠粉和匀，配入凡士林，加温至 80 ℃左右，调匀成膏。先用温水洗净皲裂处，涂药膏适量，每日 2 次，直至痊愈。10 日为 1 个疗程。适用于干燥综合征肌肤干燥、手足皮肤皲裂者。

25. 梨汁、荸荠、鲜芦根汁、藕汁、麦冬汁各 300 克。将上汁和匀，代茶频饮。适用于干燥综合征肺胃津伤、口干舌燥者。

26. 枇杷叶、麦芽糖各 60 克，川贝母末 10 克，蜂蜜 15 克。枇杷叶入沙锅内，加清水煎 2 次，去渣浓缩后，加川贝母末、麦芽糖、蜂蜜收膏。每次 20 毫升，用开水冲服，每日 2～3 次。适用于干燥综合征阴虚肺燥证。

27. 沙参、玉竹各 30 克，猪肺 1 具，葱、姜各适量。将猪肺用清水洗净，切块，放入沸水内汆出血水，将肺捞出，与沙参、玉竹同放沙锅内，加清水 2500 毫升，并放葱、姜等，用武火烧沸后，撇去浮沫，改用文火炖 1.5 小时左右，至肺烂熟即成。喝汤，每日 1 次，连服 3 次。适用于干燥综合征阴虚肺燥证。

28. 当归、紫草各 60 克，忍冬藤 10 克，麻油 500 毫升。将诸药浸入麻油内，24 小时后，文火煎至药成。滤出药渣，留油待凉，棉棒蘸涂患处，每日数次，至愈为止。适用于干燥综合征以皮肤干燥、皲裂为主症者。

29. 龙眼肉 100 克，玉竹 30 克，黑芝麻 40 克，黑桑椹 50 克。上药均以水浸泡 1 小时，上火煎煮浓熬成膏，加入蜂蜜 1 倍量，稍停停火置凉，每次服 1～2 匙，以开水冲化。适用于干燥综合征肾阴不足者，症见腰酸腿软、口干舌燥、干涩眼痛者尤宜。

30. 菊花、枸杞子各 25 克。放入暖瓶中，冲入沸水 500～600 毫升，塞紧瓶盖，20 分钟后取下，利用上升的蒸汽熏眼，左右眼交替进行。适用于眼干燥症。

31. 当归、黄蜡各 15 克，紫草 3 克，麻油 125 毫升，地骨皮、白矾各适量。当归、紫草与麻油同熬，药枯滤清，将油再熬，入黄蜡化尽，倾入碗中，待冷备用。以地骨皮、白矾煎液，泡洗患处，皮损变软时，外擦所制药膏，每日 3～5 次，至愈止。适用于干燥综合征肺燥证，症见皮肤干燥皲裂。

【生活调理】

1. 调摄防护。预防干燥症，平时应注意保持乐观情绪，经常到空气新鲜的地方去散步，吐故纳新，以收敛"神气"，使肺气不受燥邪的侵害。干燥综合征患者除需要专科治疗外，因泪液分泌少，平时应带防护镜，避光避风，保持室内湿润；因唾液分泌少，保护牙齿需用有益牙膏、饭后漱口，牙周炎、口腔有真菌应及时治疗。

2. 饮食。忌油腻、辛辣食物，要注意补水，宜多喝水、粥、豆浆，多吃些萝卜、莲藕、荸荠、梨、蜂蜜等润肺生津、养阴清燥的食物。要尽量少食或不食辣椒、葱、姜、蒜、胡椒等燥热之品，少吃油炸、肥腻食物，以防加重干燥症状。

结节性多动脉炎

结节性多动脉炎（PAN）是一种原因不明，累及中小动脉的坏死性血管炎。可局限于皮肤（皮肤型），表现为多形性，沿小动脉分布的结节为其主要特征，也可波及多个器官或系统（系统型），主要表现为高血压、腹痛、肾损害等。其病理改变主要侵犯中小动脉，以动脉交叉处及远端分支处为多见。病理改变为全层坏死性血管炎，以节段性病变为特征。本病多发于 25～60 岁。

本病属中医学"脉痹"、"血痹"范畴。如见皮损害者属"瓜藤缠证"；循环系统损害者属"胸痹"；消化系统损害者属"腹痛"；高血压表现者，参考"眩晕"辨治；肌肉、关节症状为主者，按"痹证"论治。中医学认为本病与火热、痰结、血瘀关系密切，最终导致的是脉络阻塞，气血凝滞，血瘀痹阻而成本病。中医学临床常以活血化瘀、温阳通脉、益气活血为主要治疗原则。并结合辨证用清热解毒、祛湿化浊、滋阴补肾、平肝潜阳等。

【偏方集成】

1. 黄芪 60 克，当归 15～30 克，牛膝 24 克，土茯苓 30 克。水煎，每日 1 剂，分 2 次温服，30 日为 1 个疗程。适用于结节性多动脉炎气血两虚证。

2. 白术 10 克，炙甘草 6 克，附子、磁石各 15 克。上药共水煎，每日 1 剂，分 2 次温服。适用于结节性多动脉炎脾肾阳虚所致眩晕。

3. 薤白 12 克（鲜品 50 克），葱白 2 根，粳米 100 克。薤白掰开洗净，同葱白、粳米煮粥，加调味食用。适用于结节性多动脉炎胸痛者。

4. 桃仁、栀子各 12 克，炼蜂蜜 30 克。前 2 味研末，蜜调成糊，摊散在心前区，约 7 厘米×15 厘米，纱布覆盖，初用时每 3 日换药 1 次，2 次后 7 日换 1 次，6 次为 1 个疗程。适用于结节性多动脉炎胸痛者。

5. 木香、郁金各 10 克，黄酒适量。前 2 味水煎后，用黄酒送服，每日 2 次。适用于结节性多动脉炎胸痛者。

6. 苍术 30 克，黄柏 20 克，牛膝 10 克。水煎服。方中苍术健脾除湿、利水消肿，黄柏清热利湿，牛膝引血下行、活血通络。适用于结节性多动脉炎湿热内蕴证。

7. 绿豆 50 克，粳米 100 克。先将绿豆洗净，后以温水浸泡 2 小时，然后与粳米同入沙锅内，加水 1000 克，煮至豆烂米开汤稠。每日 2～3 次顿服，夏季可当冷饮频食之。适用于结节性多动脉炎循环系统损害者。

8. 生白萝卜 250 克，米醋适量。将白萝卜洗净切成小的薄片，放入花椒、盐各少许，再加米醋浸 4 小时即可。食用时淋香油，佐餐食用，每日 1 剂，分 2 次服。适用于结节性多动脉炎循环系统损害者。

9. 山楂 30 克，荷叶 10 克。将上药一起放入锅中，加水 1000 毫升煎煮至 500 毫升，随意代茶饮。适用于结节性多动脉炎血瘀络证。

10. 当归 10 克，生姜 20 克，羊肉 100

克，盐适量。将羊肉去油膜切成方块，与当归、生姜同炖，取出当归、生姜，加入盐调味即可。食肉喝汤，早、晚温热食用。适用于结节性多动脉炎循环系统损害之气血亏虚证。

11. 白酒 500 克，红花 20 克。浸泡 1 周后涂搽患处。适用于结节性多动脉炎各种证型。

12. 艾叶适量。用醋炒热，布包敷于神阙穴及痛处。适用于结节性多动脉炎消化系统损害之脾胃虚寒证。

13. 茄子 100 克，猪骨头 30 克，侧柏叶、冰片各 20 克。将上药烤干焙黄后研细末，取食用油或蜂蜜调和，外敷溃疡患处。每日 2～3 次，7 日为 1 个疗程。适用于结节性多动脉炎。

14. 当归尾、威灵仙、毛冬青各 30 克，红花 15 克。水煎，湿敷或浸泡。适用于结节性多动脉炎皮肤损害者。

15. 韭菜根 50 克。洗净，连根带叶捣烂取汁，每日 1 次，用温开水送服。适用于结节性多动脉炎津液亏虚证。

16. 牛奶 250 克，蜂蜜 100 克，葱白 100 根。先将葱白洗净，捣烂取汁，牛奶与蜂蜜共煮，开锅下葱汁再煮即成。每日早晨空腹服用。适用于结节性多动脉炎各种证型。

17. 鲜黄瓜根 30 克。加水煎煮，加白糖适量，饮服。还可将黄瓜根捣烂敷于患处。适用于结节性多动脉炎。

18. 高良姜（切细片）、胡椒（研碎）各 10 克，猪肚 1 个（约 500 克）。猪肚去脂膜洗干净，将胡椒、高良姜纳入猪肚内，扎紧两端，清水适量，先武火煮沸后，文火炖至熟烂，和盐调味，饮汤吃猪肚。适用于结节性多动脉炎痰湿交阻证。

19. 白酒 500 克，丹参 90 克。浸泡 1 周后，每次饮 30 毫升，每日 2 次。适用于结节性多动脉炎。

20. 猪腰 2 具，杜仲 30 克。将猪腰洗净切片放入锅中，杜仲和水煮熟，食猪腰喝汤即可。适用于结节性多动脉炎脾肾阳虚证。

21. 当归 30 克，生姜 10 克，羊肉 200 克。加水，放适量黄酒后，放入炖盅中隔水炖熟后服食，每日 1 剂。适用于结节性多动脉炎阳虚寒凝证。

22. 粳米 100 克，砂仁粉 3～5 克，生姜 3～5 片。将粳米洗净煮粥，加入砂仁粉及生姜，用香葱、油、盐调味食用。功效健脾暖胃，调中气，助消化。适用于结节性多动脉炎消化系统损害之脾胃虚寒证。

23. 女贞子 20 克，蜂蜜 30 克。先将女贞子放入锅中，加水适量，文火煎煮 30 分钟，去渣取汁，调入蜂蜜即可。每日 1 剂，上午、下午分服。适用于结节性多动脉炎循环系统损害肝肾阴虚证。

【生活调理】

1. 调摄防护。慎起居，调情志，保持愉快的心情，预防感冒，避免室内过冷或过热，温度要适宜。生活要有规律，适应四季变化。注意劳逸结合，增强体质。冬季天气寒冷应注意保暖。不要穿太紧的衣服，要注意腿、脚的保暖，晚上睡觉前，记得泡脚，促进血液循环。洗澡时，在热水中加入生姜或甘菊、肉桂、迷迭香等精油、辣椒入浴剂等，皆可促进血液循环，让身体暖和起来。

2. 饮食。多食蔬菜、水果，在坏死期间应给予高营养及丰富的蛋白质和维生素的补充。因病变血管腔内均有血栓形成，尽量减少脂肪的摄入，少量动物性脂肪，严格戒烟，少量饮酒，禁食生冷、辛辣等刺激性食物。

多发性大动脉炎

多发性大动脉炎是一种常见的与免疫复合物沉着有关的自身免疫性周围血管疾病，又称缩窄性大动脉炎、无脉症。是主动脉及其分支的慢性、进行性、闭塞性的炎症。本病好发于女性。其病理改变主要是受累动脉的炎症性改变，从动脉外膜开始，向内扩展，使动脉壁各层均有中度的淋巴细胞和浆细胞浸润和结缔组织增生，并可伴有弹性纤维和平滑肌断裂，内层的纤维化和外层的纤维组织增生造成动脉腔阻塞或狭窄，引起血栓形成而闭塞。临床表现多有发热、食欲不振、周身不适、体重减轻、夜汗、关节痛、胸痛、患肢无力、寒冷麻木、酸沉疼痛、桡动脉搏动减弱或消失，血压下降，病变处局限性血管杂音和震颤。

本病属中医学"无脉痹"、"血痹"、"无脉症"范畴。中医学认为本病主要病因是先天禀赋不足，后天失养，复感风寒湿热之邪，致气血亏损，脏腑功能失调，脉络运行受阻，虚损之阳气不能达四肢以温煦，脏腑经络失养，气血失调，气滞血瘀，阻于脉道，静脉闭阻发为本病。中医学临床常以活血化瘀、温阳通脉、益气活血为主要治疗原则。并结合辨证用清热解毒、祛湿化浊、滋阴补肾、平肝潜阳等法。

【偏方集成】

1. 枸杞子 12 克，菊花、霜桑叶各 6 克，谷精草 3 克。加水煎煮，饮汤，每日 1 剂。适用于多发性大动脉炎活动期。

2. 肉桂 3 克，川芎 10 克，粳米 100 克。前 2 味加水适量，煎取浓汁，去渣留汁；粳米加水煮粥，待粥将熟时调入肉桂、川芎汁和适量白糖，稍沸即可，早、晚温食。适用于多发性大动脉炎伴阳虚、血瘀。

3. 赤芍 10 克，麦冬 12 克，莲子（去心）、百合各 30 克，冰糖适量。前 2 味加清水适量，煎汁去渣，再加入莲子（去心）、百合、冰糖，稍炖即可，食莲子、百合，饮汤，每日 1 剂。适用于多发性大动脉炎活动期。

4. 金银花、紫花地丁各 30 克，延胡索 10 克。加水煎煮，去渣饮汤，代茶饮，每日 1 剂。功效清热解毒，活血散瘀，行气止痛。适用于多发性大动脉炎活动期。

5. 槐花、三七花、山楂花各 5 克。沸水冲泡，代茶饮，每日 1 剂。适用于多发性大动脉炎伴肝阳上亢兼血瘀。

6. 党参、丹参、枸杞子各 10 克。水发海参 250 克。前 2 味加水煎取浓汁；枸杞子蒸熟；水发海参洗净切块，用沸水烫过后投入烧热的素油涡内，加适量料酒、白糖和清汤，用武火煮沸后改文火煨至海参熟透，再加入党参、丹参汁和熟枸杞子，用淀粉勾汁，佐餐食用。适用于多发性大动脉炎伴气血两虚兼血瘀。

7. 黄芪、黄精各 20 克，鸡肉 250 克。前 2 味洗净切片，与鸡肉共入锅，加适量清水、盐、酒、葱花，先用武火烧沸，再用文火炖至鸡肉熟烂，佐餐，食肉饮汤。适用于多发性大动脉炎伴气血两虚兼血瘀。

8. 狗肉 250 克，菟丝子、附子各 3 克，川芎 10 克。狗肉洗净切块，入锅，加生姜、料酒适量，煸炒片刻；菟丝子、附子、川芎装入纱布袋内扎紧，入狗肉锅内，加适量葱白、盐，先用武火煮沸，去浮沫，再用文火焖至狗肉熟烂，味精调味后佐餐，食肉饮汤。适用于多发性大动脉炎伴阳虚、血瘀。

9. 紫苏叶 3 克，黄连 2 克，丹参 10 克。加水煎煮，去渣取汁，代茶饮，每日 1 剂。适用于多发性大动脉炎活动期。

10. 白菊花、决明子、槐花、红花各 10 克。加水煎煮，代茶凉饮，每日 1 剂。适用于多发性大动脉炎伴肝阳上亢兼血瘀。

11. 山楂、夏枯草各 30 克。将山楂压扁，将夏枯草研末，上 2 味共放入茶杯内用开水冲泡 15～20 分钟，代茶饮，每日 1 剂。适用于多发性大动脉炎伴肝阳上亢兼血瘀。

12. 猪腰 1 具，人参、当归各 15 克。猪腰洗干净；人参、当归装入纱布袋内，扎紧，与猪腰一并入锅，先用武火煮沸后，改文火炖煮半小时，取出猪腰，切成薄片，调味后佐餐，食猪腰，饮汤。适用于多发性大动脉炎伴气血两虚兼血瘀。

13. 荠菜子、青葙子、决明子、车前子各 6 克。同研末，用纱布包好，沸水冲泡后代茶饮，每日 1 剂。适用于多发性大动脉炎伴肾性高血压。

14. 菊花、夏枯草、钩藤各 10 克。加水煎汤，代茶饮，每日 1 剂。适用于多发性大动脉炎伴肾性高血压。

15. 鳝鱼 200 克，西瓜翠衣、芹菜各 100～200 克。鳝鱼洗净切丝，倒入烧热的素油锅内，加适量葱、蒜、醋和味精，炒至半熟时，放入西瓜翠衣和洗净切段的芹菜翻炒至熟，佐餐。适用于多发性大动脉炎伴肾性高血压。

16. 猪蹄 1 只，毛冬青根 200 克，鸡血藤、丹参各 50 克。加水共煮至蹄烂，去药渣，吃肉饮汤。适用于多发性大动脉炎。

17. 制川乌、生姜各 10 克，当归 20 克，粳米 100 克，蜂蜜适量。将制川乌、当归、生姜煎 1 小时，取汁与粳米煮粥，临熟时再调入蜂蜜，每日分 2 次服。适用于多发性大动脉炎阳虚寒、脉络瘀阻证。

18. 桃仁（去皮尖）15 克，桂心（研末）20 克，生姜 10 克，粳米 100 克。加水煮粥，空腹食用。适用于多发性大动脉炎阳虚寒凝、脉络瘀阻证。

19. 黄芪 30 克，红参 10 克，当归 15 克，粳米 100 克。先煎黄芪、红参、当归、取汁与粳米同煮粥，食用。适用于多发性大动脉炎气虚血瘀证。

20. 何首乌、当归头、熟地黄 20 克，红参 10 克，粳米 100 克。先将当归头、红参、何首乌、熟地黄放入沙锅内加水煎 60 分钟，取汁与粳米同煮粥食。适用于多发性大动脉炎气虚血瘀证。

21. 附子、麻黄各 10 克，棉花根 20 克，肉桂 12 克。用 1000 毫升水浸泡上药半小时，然后煎煮至 400 毫升，去渣，再浓缩煎煮至 200 毫升，分 2 次服。适用于多发性大动脉炎寒湿证。

22. 桂枝 9～12 克，薏苡仁 30 克，甘草 12 克。水煎，分 2 次温服。适用于大动脉炎，症见胸部憋闷、气短、眩晕、肢麻以及桡动脉摸不见。

23. 猪肝 150 克，粳米 100 克。猪肝洗净，切成小块，放入洗净的粳米中，加适量清水并放入葱、姜、盐等调味品，共煮成粥。温热空腹服食，早、晚各 1 次。适用于多发性大动脉炎血虚血瘀证。

24. 乌梢蛇、附子各 40 克，赤芍 30 克。将上 3 味浸泡于 1000 毫升白酒中，7 周后服用，每次 10 毫升，早、晚各 1 次。适用于多发性大动脉炎阳虚寒凝证。

25. 白花蛇舌草、丹参各 30 克，55°白酒 500 毫升。将白花蛇舌草、丹参研细末，加入白酒，浸泡 15 日后服用，每次 20～30 毫升，每日 3 次。适用于多发性大动脉炎气虚血瘀证。

26. 玄参 20 克，金银花、桂枝各 10 克，丹参 30 克。水煎，每日 1 剂，分 2 次温服。适用于多发性大动脉炎热毒阻络证。

27. 红参、白芷各 200 克，蜈蚣 200 条，白花蛇 20 条。上药共研为末，炼蜜为丸，每次 10 克，早、晚各服 1 次。适用于多发性大动脉炎气阴亏虚、脉络瘀阻证。

28. 制附子、桂枝各 10 克，葱白 3 根，粳米 100 克，红糖适量。先煎制附子 90 分钟，入桂枝、葱白，再煎 40 分钟。取汁与粳米煮粥，粥熟调入红糖稍煮即成。每日 2 次。适用于多发性大动脉炎阳虚寒凝、脉络瘀阻证。

29. 金银花 90 克，黄芪、当归各 30 克，甘草 10 克。水煎，每日 1 剂，分 2 次服，10 日为 1 个疗程。适用于多发性大动脉炎气血亏虚证。

30. 毛冬青 50～100 克。水煎 1～2 小时，外洗患处，或将上药洗净烘干，研成细粉，调麻油适量擦患处。适用于多发性大动脉炎瘀热互结、阻滞脉络证。

31. 白鲜皮、苦参各 30 克，苍术、黄柏各 15 克。将上药用纱布包扎好，加水煎煮后，过滤去渣，趁热熏洗患处，每日 1～2 次，每次 1 小时。如有创口，熏洗后再常规换药。适用于多发性大动脉炎下肢静脉曲张并发湿疹样皮炎等。

32. 桂枝 12 克，白芍 10 克，甘草 6 克，大枣 9 克，生姜 3 克。水煎取汁，每日 1 剂，分次服。同时配合维生素 E，每次服 20 毫克，每日 3 次，3 个月为 1 个疗程。适用于多发性大动脉炎。

【生活调理】

1. 调摄防护。慎起居，调情志，保持愉快的心情，预防感冒，避免室内过冷或过热，温度要适宜。生活要有规律，适应四季变化。注意劳逸结合，增强体质。冬季天气寒冷应注意保暖。不要穿太紧的衣服，要注意腿、脚的保暖，晚上睡觉前，记得泡脚，促进血液循环。洗澡时，在热水中加入生姜或甘菊、肉桂、迷迭香等精油、辣椒入浴剂等，皆可促进血液循环，让身体暖和起来。

2. 饮食与功能锻炼。进食各种新鲜蔬菜和瓜果，多补充维生素 E；多吃含烟酸的食物和维生素 B，能扩张末梢血管；多吃坚果、胡萝卜等温热性食物，避免吃生冷的食物、冰品或喝冷饮；适当吃辛辣食物如辣椒、胡椒、芥末等可促进血液循环。合并高血压者应限制钠盐的摄入，少食油腻食品。忌吸烟，少量饮服酒精含量低的啤酒、葡萄酒和黄酒等，有扩张血管、活血通脉的作用。大动脉炎患者不宜剧烈活动，要合理分配体力，可以既起到锻炼身体之目的，又能促进血液循环。运动时间不宜过长，运动过程中要注意休息、调整体力，同时要多喝水补充体内水分。

风湿性多肌痛

风湿性多肌痛是一组临床综合征，常见于老年人，以持续性颈、肩胛带、骨盆带肌群疼痛僵硬感为临床特征的症候群。临床表现为起病较隐匿，早期常有低热、倦怠、乏力、体重下降等全身症状。典型临床症状为对称性颈部、肩胛带或骨盆带肌肉酸痛、僵硬不适，以晨间及休息后再活动时明显。严重者不能梳头、刮面及穿衣、上下楼梯甚至翻身困难。长期不活动关节和肌肉，可出现肌肉萎缩。

本病在中医学中无此病名，但中医学的"痹证"、"历节"、"肌痹"的症状与其极为相似。其病因多为素体虚弱复感外邪。内因可由饮食劳倦或过食肥甘，脾失健运，或先天禀赋薄弱，久病伤肾，房劳过度，肺脾虚久，终致下元亏虚，命门火衰；或由起居不慎，寒暖失调，卫外不固，皮毛疏松，肺易受邪，致使肺脾肾三脏功能失调。外因为风寒湿热。纵观本病，属本虚标实之证，肺脾肾三脏功能失调为本虚，风寒湿邪外侵、瘀血阻络为标实，治疗应以祛邪不忘固本，攻补兼施。

【偏方集成】

1. 羌活、独活各 15 克，乳香、没药各 6 克。水煎，每日 1 剂，分 2 次温服，15 日为 1 个疗程。适用于风湿性多肌痛湿邪内蕴、痹阻经络证。

2. 老鹳草、豨莶草各 30 克。水煎服，每日 1 剂。适用于风湿性多肌痛风湿痹证。

3. 甘草 10 克，附子 15 克。先煎附子 30 分钟，再加入甘草同煎煮 15 分钟。过滤取汁。药渣内再加水煎煮 15 分钟取汁。前后两汁混合匀，每日 1 剂，分 2 次服。适用于风湿性多肌痛轻症。

4. 母鸡肉 500 克，老桑枝 60～100 克。母鸡肉切块，同老桑枝煮汤，加盐调味食用。功效益精髓，祛风湿，利关节。适用于风湿性多肌痛。

5. 虎杖根 30 克，猪脚 1 只，米醋 50 毫升。将上药纳锅中，加入适量清水，煎煮 2 小时后，喝汤食肉。适用于风湿性多肌痛。

6. 槟榔、木瓜、香附、桑白皮各 15 克。水煎，每日 1 剂，分 2 次温服。适用于风湿性多肌痛。

7. 冬桑枝 40 克，光鸡 1 只，生姜 3 片，盐等调味料各适量。桑枝洗干净后用水浸泡，光鸡洗干净，除去内脏及尾部。与生姜一起放进瓦煲内，加清水 3000 毫升（约 12 碗水量），武火煲沸后改文火煲 3 小时后加调料即可食用。适用于风湿性多肌痛。

8. 猪脊髓 4 条，猪扇骨 250 克，牛大力、千斤拔各 30 克，姜、黄酒各适量。将鲜猪脊髓、猪扇骨洗净，斩小块，牛大力、千斤拔洗净，猪脊骨用开水焯过，猪扇骨放入开水锅中飞水备用，把全部用料放入煲内，加清水适量，武火煲沸后，改文火煲 2～3 小时，调味食用。适用于风湿性多肌痛肾虚精亏证。

9. 薏苡仁 120 克，鸡肉 200 克，姜丝、葱末、香菜末各适量。将鸡肉洗净，切块，薏苡仁洗净，备用。将鸡块放入开水锅中焯过，过冷水，锅内加水适量，放入鸡肉块、薏苡仁、姜丝、葱末，大火烧沸，改用文火炖至熟烂。调入盐、味精、胡椒粉、香油，撒上香菜末即成。适用于风湿性多肌痛。

10. 穿山甲、牛膝、杜仲各 6 克，续断 10 克。取乌鸡一只，洗净去内脏，将上药放鸡腹中，入锅内煮熟（不放盐），食肉喝汤，隔日 1 剂。适用于风湿性多肌痛各种证型。

11. 猪肺 500 克，薏苡仁 50 克，大米 150 克，生姜 10 克，调料适量。将猪肺洗净，去血水、切块，与薏苡仁、大米、生姜同煮至粥熟后，加盐、味精调味服食，每日 1 剂，分 3 次食完。适用于风湿性多肌痛热痹证。

12. 羊肉 250 克，肉桂、杜仲、人参各 15 克，盐少许。将诸药研末，调盐混匀备用。羊肉洗净、切片，放在炭火上烤熟后，蘸上药末服食。适用于风湿性多肌痛痛痹证。

13. 大枣、莲子各 30 克，薏苡仁、腐竹各 60 克，红糖适量。将前 4 味加清水适量同煮至烂熟后，红糖调味服食。适用于风湿性多肌痛于热痹证。

14. 虎杖、桃树枝、杨树枝、桑树枝、槐树枝各 250 克。煎煮后倒入桶内，先熏后洗。每日 2 次，每次 30～60 分钟。适用于风湿性多肌痛风寒湿证。

15. 羌活、独活、威灵仙、松树针、狗脊各 60 克。煎煮后趁热熏洗患处。每日 1～2 次，每次 30～60 分钟。适用于风湿性多肌痛风寒湿证。

16. 防风、秦艽、苍术各 100 克。煎汤熏洗。每日 1～2 次，每次 30～60 分钟。适用于风湿性多肌痛风寒湿证。

17. 荆芥、防风、艾叶、蒜瓣各 50 克。煎汤熏洗。每次 30～60 分钟，每日 1～2 次。适用于风湿性多肌痛风寒湿证。

18. 络石藤（爬山虎）150 克，苏木 100 克。煎汤熏洗。每次 30～60 分钟，每日 1～2 次。适用于风湿性多肌痛风寒湿证。

19. 威灵仙、生甘草各 200 克。煎汤熏洗。每次 30～60 分钟，每日 1～2 次。适用于风湿性多肌痛风寒湿证。

20. 艾叶、海桐皮、当归、透骨草各 6 克，花椒 9 克。煎汤熏洗。每次 30～60 分钟，每日 1～2 次。适用于风湿性多肌痛风寒湿证。

21. 防风、苍术各 200 克，当归、秦艽各 50 克。将上药纳锅中，加适量水煎汤，熏洗患处。适用于风湿性多肌痛风湿痹阻证。

22. 艾叶 150 克。煎汤熏洗。每次 30～60 分钟，每日 1～2 次。适用于风湿性多肌痛风寒湿证。

23. 生姜 50 克，艾叶 100 克，乌药 150 克，水菖蒲 200 克。煎汤熏洗。每次 30～60 分钟，每日 1～2 次。适用于风湿性多肌痛风寒湿证。

24. 透骨草 30 克，艾叶 60 克，独活 30 克，桂枝 15 克。煎汤熏洗。每次 30～60 分钟，每日 1～2 次。适用于风湿性多肌痛风寒湿证。

25. 制川乌、透骨草、海桐皮、红花各 15 克。共研末，用纱布包后，加水煮沸 20 分钟，趁热熏洗。每次 30～60 分钟，每日 1～2 次。适用于风湿性多肌痛风寒湿证。

26. 樟木适量。煎汤熏洗。每次 30～60 分钟，每日 1～2 次。适用于风湿性多肌痛风寒湿证。

【生活调理】

1. 调摄防护。注意保暖，避免受寒、受潮。中医学认为，风、寒、湿是本病的重要发病诱因，风湿患者大多数对气候变化敏感。主要表现为阴天、刮风、下雨或受寒冷、潮湿等刺激时，关节局部肿胀和疼痛加重。这样往往使平时治疗处于稳定期的患者前功尽弃，因此要重视气候季节对疾病的影响，做到适四时而调寒暖，注意避寒保暖，尽量勿用冷水，并减少洗澡的次数，勿洗桑拿浴，以减少环境及潮湿因素对疾病的不良影响。患者应有充分的休息和睡眠时间，注意劳逸结合，动静结合，在急性期，或关节疼痛肿胀严重时，应绝对卧床休息；慢性期或疼痛减轻时可适当活动，切不可因关节疼痛而放弃功能锻炼。锻炼方法有医疗体操、关节操、耐力运动、太极拳及气功等。局部关节病变可行局部按摩、被动活动等。

2. 饮食。补充营养，饮食中要有大量富含镁的食物，如绿色蔬菜、坚果、种子类食物。服用品质优良的多种维生素、补充关键的维生素和矿物质（维生素 B、维生素 C、维生素 E、钙等），而茶、咖啡、柑橘类水果及羊肉、狗肉等温热食品，还有油炸、油煎食品等，则有可能会加重症状，应禁用。同时应多吃含钙、含锌多的食物，如葡萄干、芝麻、松子、核桃、猪肝、排骨、骨髓等食物。

3. 进行生活活动锻炼。风湿型多肌痛患者应根据不同的情况进行。如无明显关节活动障碍时，应做活动幅度较大的动作，如上街买菜、做饭、洗衣、打扫卫生等。如已有明显的功能障碍时，要重点保持洗漱、吃饭、步行、上厕所等活动能力。已有行走困难时，应首先让患者学会正确地使用拐杖、轮椅和其他工具。

特发性炎症性肌病

特发性炎症性肌病是一组病因不甚明确的炎症性横纹肌病，其特点是髋周、肩周、颈、咽部肌群进行性无力。以对称性四肢近端肌无力。全身症状可有发热、关节痛、乏力、体重减轻为主要临床表现。包括：①原发性多发性肌炎（PM）；②原发性皮肌炎（DM）；③恶性肿瘤相关 DM 或 PM；④儿童期 DM 或 PM；⑤其他结缔组织病伴发的 PM 或 DM；⑥包涵体肌炎；⑦其他肌炎，如嗜酸粒细胞性肌病（见于嗜酸粒细胞增高综合征），局灶结节性肌炎等。特发性炎症性肌病与遗传和病毒有关。特发性炎症性肌病的病理特点为肌纤维肿胀，横纹消失，肌浆透明化，肌纤维膜细胞核增多，肌组织内炎症细胞浸润，以淋巴细胞为主，巨噬细胞、浆细胞、嗜酸性粒细胞、嗜碱性粒细胞和中性粒细胞也可出现。

本病属中医学"肌痹"、"痹证"、"痿证"、"肌肤酸痛"、"阴阳毒"等范畴。中医学认为风、寒、湿三邪侵袭人体是痹证的主要病因，人体腠理虚弱则易被邪气所伤，邪气与血气相搏于肌肉之间，血气阻滞不得宣通，故肌肤尽痛；若伤于诸阳之经，阳气运行迟缓，则身体手足不能活动。本病的病因病机多因先天禀赋不足，或情志内伤，气血逆乱，以致机体卫外失固，复感风寒湿邪，邪蕴肌肤，痹阻经络，郁而化热，而致皮肤红斑，肌肉疼痛；邪内传于脾，脾气受损则四肢肌肉无力；或因风湿毒邪侵袭，蕴阻肌肤，内传营血，热毒炽盛，气血两燔而引起急性发作；久病阴阳气血失调，脏气受损，出现心脾两虚或阳虚血瘀等证。

【偏方集成】

1. 银耳 15 克，太子参 25 克，冰糖适量。将银耳、太子参洗净后，加水适量煎煮后，饮汤吃银耳。功效滋补身体。适用于特发性炎症性肌病。

2. 猪心 1 具，大枣 15 克。猪心带血剖开，放入大枣，置于碗内，加水，蒸熟食用。功效补血，养心，安神。适用于特发性炎症性肌病心血不足之心悸怔忡、乏力倦怠、面色无华。

3. 党参 15 克，丹参、黄芪各 10 克，猪心 1 具。前 3 味药用纱布包好，加水与猪心炖熟，吃肉饮汤，每日 1 次。适用于特发性炎症性肌病。

4. 竹笋 120 克，猪瘦肉 100 克。竹笋切丝，猪瘦肉切成片，用花生油爆炒，食用。适用于特发性炎症性肌病。

5. 鲤鱼 1 条，白菊花 25 克，枸杞子 15 克。鲤鱼开膛洗净，略油煎后，加白菊花、枸杞子及水，炖熟后分次吃肉喝汤。适用于特发性炎症性肌病。

6. 虾壳 25 克，酸枣仁、远志各 15 克。上药共煎汤，每日 1 剂，分次服。适用于特发性炎症性肌病。

7. 牛髓、猪髓各 50 克，鹿角胶、枸杞子各 15 克，猪瘦肉 30 克。共置沙锅中，加水煎至肉烂熟后分次食用。适用于特发性炎症性肌病肝肾亏虚证。

8. 百合 60 克，石斛 30 克，白糖适量。将百合、石斛置锅中，加水煎煮后，用白糖调味服食。每日 1 剂。适用于特发性炎症性肌病阴虚内热证。

9. 黄芪、枸杞子各 20 克，乳鸽 1 只。将乳鸽洗净，与黄芪、枸杞子共置沙锅中，加水适量，隔水炖熟，喝汤吃鸽肉，每日 1 剂。适用于特发性炎症性肌病。

10. 芹菜 300 克，大枣 50 克。将芹菜去叶洗净，与大枣共置于锅中，加水煲汤，每日 1 剂，分 3 次服。适用于特发性炎症性肌病毒热阴虚证。

11. 白木耳 50 克，金银花 30 克。水煎后加白糖调味服食，每日 1 剂。适用于特发性炎症性肌病毒热阴虚证。

12. 生薏苡仁适量。碾粉，加水烧成糊粥状服食。每次 1~2 碗，每日 2 次，连服数日。功效清热利湿消肿。适用于特发性炎症性肌病伴有脚湿气、脚肿者。

13. 黑豆 90 克，酒 1000 毫升。将黑豆炒熟，趁热放入酒中盖严，泡 2 日即可。每次饮20毫升，每日2次，连饮1～2周。功效祛风热，活血消肿。适用于特发性炎症性肌病伴有心烦脚弱、头目眩晕者。

14. 茶叶6克，川芎3克。开水冲泡，代茶饮。功效祛风活血。适用于特发性炎症性肌病伴头昏目重、肢体乏力疼痛者。

15. 乌骨鸡1只，黄酒250克。同炖煮，至鸡肉烂熟止。每日或隔日1次，连食7次。功效补虚调中，消肿止痛。适用于特发性炎症性肌病肌肉疼痛较重者。

16. 狗骨100克，白酒1000毫升。将狗骨敲裂，浸于白酒中15日即可饮用。每日饮1小杯，连服数月。功效补肾，活血散瘀。适用于特发性炎症性肌病伴腰腿痛、肌肉萎缩者。

17. 冬瓜皮200克，生姜皮15克，赤小豆30克。将上3味洗净同置于锅中煎煮后饮汤。每次1碗，每日2～3次，连服7日。功效清热利湿，利尿消肿。适用于特发性炎症性肌病皮肤肿胀、小便不利者。

18. 山药250克。将上药洗净后切块烧熟，佐餐用，每日1次。功效健脾益气。适用于特发性炎症性肌病伴脾胃虚弱、大便溏薄者。

19. 鲫鱼1条，阿胶20克。将鲫鱼洗净，放入锅中，加适量水煮汤，后溶入阿胶服食。每日或隔日1次，连食7日。功效补脾养血。适用于特发性炎症性肌病伴消瘦乏力、面色白者。

20. 蚕豆皮30克。煎汤，代茶常饮。功效清热利湿化滞。适用于特发性炎症性肌病伴四肢困重、软弱无力、舌苔白腻者。

21. 酸牛奶适量。每次饮1瓶，每日2次。可常服。功效健脾开胃。适用于特发性炎症性肌病伴胃纳欠佳者。

22. 紫河车粉1份，或用煮熟猪（或牛）骨髓3份。捣烂，和入米粉，白糖适量调服。食欲尚佳者，也可用新鲜骨髓加入黄豆适量煮食。适用于特发性炎症性肌病病久腿软无力，肌肉萎缩者。

23. 生石膏、连翘、秦艽各12克。水煎，每日1剂，分2次温服。适用于特发性炎症性肌病急性期。

24. 防风、秦艽各12克，虎杖15克。水煎，每日1剂，分2次温服。适用于特发性炎症性肌病急性期。

25. 腊鱼、大黄、制附子各48克，芍药60克。将制附子先放入水中煎煮40分钟，再加入腊鱼、大黄、芍药。每日1剂，分2次温服。适用于特发性炎症性肌病以肌肉、关节痿废不用为主症，症见关节屈伸不利、肌无力、肌肿胀等。

26. 鹿蹄4只，盐及调料各适量。先将鹿蹄用清水煮熟，再加盐及调料，再煮至烂熟，空腹食肉饮汤。适用于特发性炎症性肌病气血亏虚，脚膝软无力疼痛不能踏地者。

27. 木瓜15克，粳米100克，姜汁、蜂蜜各15毫升。将木瓜与粳米同煮粥，临熟时调入姜汁、蜂蜜，任意服食。适用于特发性炎症性肌病气血不足，症见抽筋、足膝肌肉萎缩、行走无力者。

28. 猪蹄筋80克，鸡血藤50克，大枣6枚，盐少许。先将蹄筋用清水浸泡1晚，翌日用开水浸泡4小时，再用清水洗净，便可与鸡血藤、大枣同入沙锅中，加开水1000毫升煎煮，煮沸后改中火煮至烂熟。加盐调味，饮汤吃猪蹄筋。适用于特发性炎症性肌病风寒湿留滞于筋络、气血运行不畅所致风湿疼痛、关节屈伸不利。

29. 盐500克，小茴香籽120克。放锅内炒热，用布包敷痛处。每日2～3次。适用于特发性炎症性肌病肌肉及关节疼痛者。

30. 生马钱子30克，虎杖50克，生甘草18克。每剂煎煮1小时，煎成药液后加陈醋100克，分3日用完。用纱布外洗浸渍关节，每日3～5次，5日为1个疗程。适用于特发性炎症性肌病肌肉及关节疼痛者。

31. 透骨草30克，桂枝15克，红花10克。上药加水煎煮成药液，蘸取药液搽洗患处，每日2～3次，10日为1个疗程。适用于特发性炎症性肌病血瘀阻络证。

32. 生侧柏叶30克，钩藤15克，当归、槐花各10克。将上药加水煮取药汁，浸洗患处，每日2～3次，10日为1个疗程。适用于特发性炎症性肌病肌肉及关节疼痛者。

33. 蚕沙1000克，生香附末250克，小

中医偏方全书（珍藏本）

麦麸 500 克。将上药共入锅中，炒至烟起，喷入陈醋 250 毫升，黄醋 250 毫升再炒，起润后用布袋分装，轮换熨患处。适用于特发性炎症性肌病寒湿凝滞筋络、关节导致的肌无力、肌痛、肌萎缩者。

34. 透骨草、苍耳子、陈艾叶各 15 克。将上药共煎水外洗，每晚临睡前 1 次。适用于特发性炎症性肌病寒湿凝滞筋络关节导致的关节疼痛、肌无力、肌痛者。

35. 生姜 60 克，葱 120 克，陈醋 120 毫升。上药煎汤外洗患处，每日数次。适用于特发性炎症性肌病初起，症见肢体肌肉麻木、肌肉萎缩者。

36. 紫苏、陈皮、葱白、生姜各 60 克，白酒 50 毫升。将上药捣烂，加酒调匀，用纱布包后敷于患处。适用于特发性炎症性肌病脾肾阳虚，肢体萎软无力。

37. 刺柏、冬青各 1000 克，山川椰、麻黄各 2000 克，野艾叶 3000 克。将这些药放在 100 升水中，用温火煮沸，蒸发其水约 50 升，然后将药液倒在备用盒里。药渣再加水至 100 升，再蒸发其水至剩余 30 升，两次药水混匀洗浴，每日 1 次，每次洗 10 分钟，药水温度要求 50 ℃左右。适用于特发性炎症性肌病因阴冷潮湿引起的肌无力、肌痛、腰酸腿痛等。

38. 山芋头根、接骨草、长序岩豆树、槟榔青各 10 克，小螃蟹 1 只，白酒 30 毫升。前 4 味药各取新鲜品洗净，加小螃蟹，捣烂拌匀，加少许白酒，加热后包敷患处。一般 2～3 日包敷 1 剂，连包敷 3～5 剂，即可。适用于特发性炎症性肌病湿热浸淫证，症见肢体肿胀、疼痛。

【生活调理】

1. 调摄防护。日常生活中的许多因素对本病患者都有不利影响应引起注意。尽量避免日光直接照射（主要是紫外线），外出时戴帽子、手套、长袖衣服或打伞等。不用唇膏、化妆品、染发剂等。避免接触农药、某些化学装修材料等。

2. 饮食。特发性炎症性疾病患者在饮食上宜多吃易消化、清淡、维生素含量丰富的低盐食物。多吃新鲜蔬菜，多吃新鲜水果、粗粮、脱脂牛奶、鱼，少吃精制糖、白面、腌制食品、牛、羊、猪肉以及含饱和脂肪的食物；尽可能不进食海产品（鱼、虾、蟹）等易引起过敏的食物；忌食辛辣刺激食物（葱、姜、蒜等）；少食油腻性食物；勿饱食；不吃或少吃芹菜、黄花菜、香菇等增强光敏感或促进免疫功能的食物。富含蛋白质的食物应控制，以减轻肾脏的负担。

3. 运动。平时应积极参加体育锻炼，经常洗热水浴，并辅以按摩、推拿治疗，以防止肌肉萎缩。急性期应卧床休息，可做关节和肌肉的被动活动，每日 2 次，以防止组织萎缩，但不鼓励做主动活动。恢复期可适量轻度活动，但动作不宜过快，幅度不宜过大，根据肌力恢复程度，逐渐增加活动量，功能锻炼应避免过度疲劳，以免血清酶升高。

4. 要保持精神愉快，坚定战胜疾病的信心。

系统性硬化病

系统性硬化病又称硬皮病，是以皮肤进行性浮肿、硬化，最后发生萎缩为特征的一种结缔组织病。临床上分为局限性硬化病和系统性硬化病两种。局限性硬化病只限于皮肤，常发生于面部、四肢、胸腹及腰部；系统性硬化病女性多见，发病高峰年龄在 30～50 岁，面部四肢皮肤硬化而导致运动障碍、表情呆板、口眼张闭困难，严重者甚至影响呼吸运动，内脏受累则有呕吐、腹泻、心力衰竭、关节炎、高血压等，严重者可因急性肾衰竭而死亡。本病属于自身免疫性疾病范畴，其病因和发病机制尚不清楚，可能与遗传因素、血管运动神经障碍、胶原代谢异常、病灶感染等有关。预后通常较差。

本病属中医学"痹证"中"皮痹"的范畴，如侵及内脏则归属"癥瘕积聚"。其病因病机，常因素体阳气亏虚，脾肾不足，外邪趁虚侵入皮肤腠理之间，致使局部气血运行不畅，凝结而成皮肤硬化诸候；严重者机体失养而见表情呆板、口眼开合不利等。治疗当结合病机，常选用活血化瘀，软坚散结，益气健脾，温肾壮阳诸法；必要时应中西医结合治疗，有利于疗效的提高。

【偏方集成】

1. 党参、生黄芪、桑椹各 30 克。将 3 味药水煎 2 次，取汁 200 毫升左右。每日 1 剂，分 2 次服。适用于系统性硬化病脾肾两虚证。

2. 附子、桂皮各 30 克，八角茴香 10 克，生姜适量，狗肉 1500 克。将狗肉洗净切块，放入桂皮、茴香、附子及适量生姜、黄酒、盐，加清水用文火炖 2 小时，食用。适用于系统性硬化病。

3. 山羊肉 500 克，当归、忍冬藤各 15 克，生姜 3 克，黄酒、盐各适量。各料加水适量，煮至羊肉烂熟时加盐调味即可。食肉喝汤。适用于系统性硬化病肾阳不足证。

4. 昆布、绿豆、红糖各 50 克。水煮服食，每日 1 次。适用于系统性硬化病湿毒瘙痒。

5. 鲜鱼腥草 250 克，白糖适量。将鱼腥草捣烂绞汁。可加入白糖调味，每日 1 剂，分 3 次服完。适用于系统性硬化病。

6. 猪皮 200 克，山药、黄芪、百合各 30 克。将猪皮在清水中浸泡半日，再加入山药、黄芪、百合同煮至猪皮烂熟后即可食用。适用于系统性硬化病。

7. 生地黄、天冬、黄精各 150 克，蜂蜜 500 克。将天冬、黄精熬成汁液，生地黄切片，用纱布绞挤汁液。将天冬、黄精、生地黄汁液混合，拌匀，放沙锅内，加入蜂蜜，用武火煎熬至沸，改文火继续煎熬至稠成膏状即可。每日早、晚空腹服，每次 5～6 克，黄酒调匀，温热食之。适用于系统性硬化病气血亏虚证。

8. 独活 9～12 克，乌豆 60 克，米酒适量。将乌豆泡软，与独活同置瓦锅中，加水约 2000 毫升，文火煎至 500 毫升，去渣，取汁，兑入米酒，每日分 2 次温服。适用于系统性硬化病。

9. 人参、制附子各 10 克，龙骨、牡蛎各 30 克，淡豆豉 50 克。先将制附子、龙骨、牡蛎加水煎煮，去渣取汁，加入淡豆豉煮至软烂，人参另煎，合并两液服用。适用于硬化病。

10. 冬虫夏草 15～20 克，龙眼肉 10 克，大枣 15 克，鸡 1 只。将鸡宰好洗净，除内脏，大枣去核，与冬虫夏草和龙眼肉一起放进瓦锅内，加水适量，文火煮约 3 小时，调味后食用。适用于系统性硬化病肺脾肾虚证。

11. 人参、制附子各 10 克，龙骨、牡蛎各 30 克，淡豆豉 50 克。先将制附子、龙骨、牡蛎加水煎煮，去渣取汁，加入淡豆豉煮至软烂，人参另煎，合并两液服用。适用于系统性硬化病脾肾阳虚、寒凝瘀阻证。

12. 甜杏仁、核桃仁各 15 克，蜂蜜 10 克。将前 2 味放入沙锅内微炒至焦黄，取出研细，加入蜂蜜，拌匀即可。每日早、晚服，每次取 1 勺，加水冲服。适用于系统性硬化病。

13. 罗汉果 30 克，柿饼 15 克，冰糖 5 克。罗汉果洗净，将柿饼切碎，放入沙锅煮沸，熬汤稠，加冰糖即可。适用于系统性硬化病。

14. 当归、川芎、红花、葛根各 10 克。水煎，每日 1 剂，分 2 次服。适用于系统性硬化病。

15. 皂角刺、穿山甲、胆南星各 10 克，鸡血藤 30 克。水煎，每日 1 剂，分 2 次服。适用于系统性硬化病痰瘀阻络证。

16. 当归、黄芪各 15 克，羊肉、粳米各 100 克。将当归、黄芪先煎煮 30 分钟后去渣，加入羊肉、粳米煮粥食用，每日 1 次。适用于系统性硬化病阳虚夹瘀证。

17. 百合、莲子（去心）、冰糖各 50 克，银耳 25 克。百合、莲子加水煮沸，加入银耳，煨至汁黏。加冰糖即可。每日 1 剂，分 2 次服。适用于系统性硬化病。

18. 冬虫夏草 4 克，龙眼肉 30 克，大枣 6 枚，红花 10 克，丹参 20 克。水煎服，每日 1 剂。适用于系统性硬化病气虚血瘀证。

19. 黄芪 30 克，当归 6 克，猪瘦肉 200 克。加水同煮至肉烂熟服食，适用于系统性硬化病气血亏虚证。

20. 红花 10 克，鸡血藤 20 克，鹿角霜 30 克，粳米 100 克。先煎鸡血藤、鹿角霜 30 分钟后，加入红花再煎煮 15 分钟，去药渣，加入粳米煮粥食用。适用于系统性硬化病血虚证。

21. 黄芪 20 克，薏苡仁、木瓜各 30 克，粳米 15 克。将黄芪、木瓜用纱布包线扎袋口后，与薏苡仁共煎煮 30 分钟，取出纱袋，加入洗净的粳米煮粥服食。适用于系统性硬化病血虚证。

22. 制草乌、花椒、艾叶、桂枝各 15 克。将上药放入锅中煎煮 15～20 分钟后熏洗患处。适用于系统性硬化病。

23. 透骨草 30 克，桂枝 15 克，红花 10 克。将上药共入锅中煎煮 30 分钟，以纱布浸药液外敷患处，30～40 分钟，每晚临睡前 1 次。适用于系统性硬化病。

24. 生黄柏、生半夏、五倍子、伸筋草、面粉各等份。上药共研为末，使用时加食醋适量调成糊状，大火煮熟，外敷。适用于系统性硬化病。

【生活调理】

1. 调摄防护。本病为外邪侵袭，精血津液运行受阻，故致肌肉神经损伤，只有祛除外邪，才能保证津液不至枯竭，生化有源，肌肉萎缩才可以恢复。预防系统性硬化病的发生应该注意避免自身的感染，避免外伤的发生，还要注意保暖，避免感冒、扁桃体炎、上呼吸道感染之类的病变。

2. 饮食与锻炼。多食新鲜水果、蔬菜，禁浓茶，忌食寒凉、辛辣及刺激性食物，如绿豆、海带、冬瓜、西瓜烟、酒、浓茶、浓咖啡等。对张口困难者，应勤漱口，及时做好口腔护理，保持口腔清洁，防止继发感染。在饮食上，患者可多摄入富含维生素的水果，如草莓、苹果、香蕉等，因为这些水果含有大量的维生素以及微量金属元素，这对人体免疫能力的提高有很好的作用，维生素 A 还能够保护人体皮肤表层细胞的正常健康运作。多参加体育锻炼也是比较有效的提高免疫能力的方法，体育锻炼的重点在锻炼而不是无节制的运动，人体的承受能力是一定的，如果超负荷运动的话，就会给机体造成相应的肌肉组织或者关节组织的病变。注意保护肢端和关节突出部位。

雷诺综合征

雷诺综合征又称为雷诺病或雷诺现象，主要累及四肢末端。多见于女性青年。临床以血管神经功能紊乱所引起的肢端小动脉痉挛为表现。其特点为阵发性四肢肢端（主要是手指）对称的间歇发白、发绀和潮红。雷诺综合征病程长，发展缓慢。其病理生理变化可分 3 期。①痉挛缺血期：指、趾动脉最先发生痉挛，继之毛细血管和小静脉亦痉挛，皮肤苍白。②瘀血缺氧期：动脉痉挛先消退，毛细血管内血液淤滞、缺氧，皮肤出现发绀。③扩张充血期：痉挛全部解除后，出现反应性血管扩张充血，皮肤潮红。然后转为正常肤色。

本病属中医学"寒厥"、"手足厥冷"、"痹证"等范畴。其病位主要在血脉骨节，本病是因脾肾阳虚，兼感寒邪，阳气衰微不能温煦四肢而致。以温经散寒、活血通脉为治疗原则，审因辨证，分型施治。雷诺病常遇寒而发，故临床上，温经散寒为常用之法。对于血虚为主者，可重用活血祛瘀药。发作期以平素气虚、血虚，复感寒邪为主。缓解期以正虚，尤以气虚、血虚为主。治疗应注重攻补兼施。

【偏方集成】

1. 丹参 30 克，檀香 5 克，砂仁 6 克。水煎服，每日 1 剂。3 个月为 1 个疗程。适用于雷诺综合征气滞中焦证。

2. 当归、党参各 30 克，羊肉 500 克，生姜 30 克，调味品适量。将诸药择净，布包；羊肉洗净，切块，与诸药同放入药罐中，加入清水适量，煮至羊肉熟后，加入少量葱，调味服食，每日 1 剂，连服 5～7 日。适用于雷诺综合征。

3. 薏苡仁、白术各 30 克，茯苓 60 克，桂心 3 克，车前子 15 克。水煎，每日 1 剂，分 2 次服。1 个月为 1 个疗程。适用于雷诺综合征湿重者。

4. 黄芪、附片各 10 克，生姜片 20 克，狗肉 250 克，调味品适量。将狗肉洗净，切块，余药布包，同入锅中，加清水适量，文火煮熟后，去药包，加盐、味精等调味服食，每日1剂，连服5～7日。适用于雷诺综合征。

5. 黄芪、干姜、胡椒各30克，羊肉500克，调味品适量。将诸药择净，布包；羊肉洗净，切块，与诸药同放入药罐中，加入清水适量，煮至羊肉熟后，调味服食，每日1剂，连服5～7日。适用于雷诺综合征。

6. 冬虫夏草10克，鹿茸5克，天冬30克，白酒500克。将诸药同置酒中，密封浸泡1周后饮用，每次10～15毫升，每日早、晚各饮1次。适用于雷诺综合征。

7. 当归12克，乳香10克，丹参、没药各15克。水煎服，每日1剂，2个月为1个疗程。适用于雷诺综合征。

8. 干姜12克，甘草6克，附子15克。以干姜温中散寒为君；附子大辛大热、温阳祛寒；甘草和中益气，既缓附、姜之燥烈，又能加强附、姜之回阳救逆效果。头煎加400毫升，水煎30分钟，取汁100毫升，二煎加水300毫升，取汁150毫升，两次煎液混合，每日服1剂。其药渣可湿敷于患部，以增强其疗效。适用于雷诺综合征。

9. 附片30克，干姜15克，葱白10克。先煎附片2小时，再加入余药共煎煮。每日1剂，分2次温服。适用于雷诺综合征。

10. 壁虎、丹参各50克。将上药共研细末装入丸内，每次10丸，每日3次。适用于早期雷诺综合征。

11. 细辛、三棱各50克，川乌、桂枝各30克。上药加水1000毫升，文火煎，待煮沸后，将患肢放其上熏之。最后煎取400毫升，泡洗20分钟。适用于雷诺综合征寒湿痹阻证。

12. 狗肉250克，小茴香、桂皮、丁香各6克，葱、姜、蒜、酱油、料酒、白糖各适量。将狗肉洗净，放入锅内，加水烧开。放入小茴香、桂皮、丁香以及葱、姜、蒜、酱油、料酒、白糖煮至狗肉酥烂，取出切成片，放回汤内即可食肉喝汤。适用于雷诺综合征肾阳不足证。

13. 鹿茸3～5克，鸡肉（剥皮去骨）或瘦肉80克，姜2片。鸡肉或瘦肉用开水飞过，放入鹿茸，姜，倒入适量的水，一起隔水炖2小时，放盐，上碟。1周吃1次，需要注意的是该时期不能吃生冷、辛辣、甘蔗、萝卜。适用于雷诺综合征。

14. 狗肉切成小块200克，生姜20克。煮至半熟时，放入粳米（或糯米）100克同煮粥，加适量油、盐调味食用。适用于雷诺综合征。

15. 桂枝30克。水煎，每日1剂，分2次温服。适用于雷诺综合征阳虚寒凝证。

16. 黄芪30克，桂枝15克，地龙、红花各10克。水煎，每日1剂，分2次温服。适用于雷诺综合征气虚血瘀证。

17. 黄芪50～60克。水煎，每日1剂，分2次温服。适用于雷诺综合征气虚证。

18. 黄芪20克，桂枝15克，生姜、甘草各10克。将上药共置锅中，加入生姜3片（铜钱大小），水煎，每日1剂，分2次温服，1个月为1个疗程。适用于雷诺综合征脾肾阳虚、寒凝血瘀证。

19. 羊肉500克，桂枝15克，葱白、生姜各10克。酱羊肉洗净置沙锅中，加入桂枝、生姜、甘草共煮至羊肉烂熟服食。每日1剂。适用于雷诺综合征阳虚寒凝证。

20. 花椒末30克，辣椒根50克，干姜10克，威灵仙20克。将上药共煎水，漫洗双手，每日1次。适用于雷诺综合征。

21. 血竭、乳香、没药、雄黄各15克。煎水外敷，每日或隔日1次；或将上药共研末，加凡士林或醋调膏。外敷痛处。15日为1个疗程。适用于雷诺综合征。

22. 干姜10克，制附子12克，吴茱萸15克。将上药共研细末，用蜜调匀，贴于患肢涌泉穴。每日1次，1个月为1个疗程。适用于雷诺综合征。

23. 甘遂、甘草各30克。加水600毫升，煮沸后取汁熏洗。适用于雷诺综合征。

24. 乳香、没药、儿茶、龙骨各3克。水煎取汁浸泡患肢，每日1次或隔日1次。适用于雷诺综合征患者痛甚。

25. 炮姜、附子、盐、葱白各适量。将炮姜、附子研为细末，填满脐孔。再将葱白切碎，和盐在锅内炒热，用布包裹，趁热熨

中医偏方全书（珍藏本）

于脐部，冷则再炒熨。适用于雷诺综合征。

26. 干姜 45 克，附子 1 枚，炙甘草 60 克。水煎去渣，分 3 次温服。适用于雷诺综合征阳虚寒凝证。

27. 猪蹄 1 只，毛冬青 30 克，鸡血藤、丹参各 50 克。猪蹄洗净与上述药同煮，猪蹄烂熟后，弃药渣，吃猪蹄喝汤，孕妇禁用。适用于雷诺综合征。

28. 当归 20 克，大枣 40 枚。煨熟后吃枣喝汤。适用于雷诺综合征。

29. 鸡蛋 1 枚，黑木耳 15 克，紫菜 10 克。煮汤后加作料食之。适用于雷诺综合征。

【生活调理】

1. 调摄防护。冬季注意保暖，防止局部受寒，雷诺病的发生与寒冷刺激密切相关。寒冷可以加重患肢的血管痉挛、缺血等症状，从而使疾病加重。保暖则可以减轻患者肢体血管痉挛，改善肢体血液循环的作用。因此，本病患者平时应避免患肢受寒，注意保暖。特别是在寒冷的冬季，患者更应注意防寒保暖。观察指（趾）端皮肤状况及血液循环，当患者出现指（趾）端皮肤苍白、疼痛及麻木等症状时，可予温水浸泡，加强按摩，必要时可在指（趾）端局部涂以硝酸甘油软膏，每次保留 1 小时后擦干。皮肤要保持清洁，避免创伤，及时治疗可引起血管损伤的各种疾病；室内保持温暖，定期消毒；避免不必要的情绪激动和精神紧张；若患处有溃疡或坏疽时，应注意皮肤的清洁。

2. 饮食。根据患者病理变化合理选择饮食，禁辛辣油腻，采用温中暖胃、补肾散寒的原则，多饮萝卜汤、姜汤、小茴汤等。患者宜高蛋白高热量饮食；咀嚼或吞咽困难者给予流质或半流质饮食。可饮少量酒；不吸烟。

第九章　神经系统疾病和精神病

三叉神经痛

三叉神经痛俗称"脸痛"。以一侧面部三叉神经分布区内反复发作的阵发性剧烈疼痛为主要表现。国内统计的发病率为 52.2/10 万，女略多于男，发病率可随年龄增大而增长。三叉神经痛多发于中老年人，右侧多于左侧。该病的特点是在头面部三叉神经分布区域内，发病骤发、骤停、闪电样、刀割样、烧灼样、顽固性、难以忍受的剧烈性疼痛。说话、洗脸、刷牙或微风拂面，甚至走路时都会导致阵发性的剧烈疼痛。疼痛历时数秒或数分钟，疼痛呈周期性发作，发作间歇期同正常人一样。

本病属中医学"面痛"、"头痛"、"偏头风"、"雷头风"等范畴。中医学认为三叉神经痛是因为感受风寒、痰火之邪及阳明胃热所致，而以风邪为主。因为阳明经络受风毒传入经络而凝滞不行，故有此证，或因为情感内伤、肝失条达、郁而化火、上扰清窍所致。另外因为气血瘀滞，阻塞经络而为痛。临床上以肝胆风火和阳明燥热多见。

【偏方集成】

1. 红花、川芎各 10 克，血竭 3 克，全蝎 2 克，黄酒 100 毫升。将前 4 味放入黄酒中，浸泡 3 日即可。全蝎可反复使用 2 次。每次 10 毫升，早、晚服。功效通络活血止痛。适用于三叉神经痛瘀血阻络证。

2. 透骨草 30 克，细辛、川芎、白芷各 15 克，白僵蚕 1 个。将药置沙锅内，煎沸数分钟后，取一厚纸，中间掏一小孔约手指大，覆盖锅上。熏其痛侧耳孔及疼痛部位 10～20 分钟，每日 2～3 次，每剂药可用 2～3 日，熏后避风 1 日。适用于三叉神经痛。

3. 防风、羌活、川芎、当归各 12 克，白僵蚕 10 克。水煎，去渣，熏面部，每日 2～3 次，每次 20 分钟。适用于三叉神经痛风痰阻络证。

4. 天麻 5 克，鸡蛋 1 枚。取天麻用温水泡 1 夜。第 2 日早晨，将天麻切碎，与鸡蛋搅拌到一起，放在锅里煎熟或是炒熟，一次服下。每日 2 次，早饭前、晚饭后服。适用于三叉神经痛。

5. 石菖蒲全草、芭蕉根各等份。洗净后煎煮 2 次，将 2 次的药液合在一起再煮沸片刻后，取一半药液倒入保温瓶，分 2～3 日服，每日早、晚各服 2 次。余下的一半药液与药渣混合后用药渣敷患处，药渣干了就取下药渣沾药液后再敷。连续用药 3 剂。适用于三叉神经痛。

6. 马钱子 30 克，川乌、草乌、乳香、没药各 15 克。共研细末，加香油、清凉油各适量，调成糊状，贴敷患侧太阳、下关、颊车、阿是穴，每日贴 2 穴，2 日换药 1 次，切忌入口。适用于三叉神经痛。

7. 生艾叶 150 克，生鸡蛋 1 枚，银屑适量。艾叶捣绒后加少许水入瓷碗内煨沸，纳入蛋清拌匀后再加银屑（或用小银器代替）搅匀，趁热裹熨患处。每次半小时，每日 2 次，连续用至疼痛消失。适用于三叉神经痛。

8. 生草乌、生白附子、天南星各 30 克。共研为细末，调匀，葱白 7 根，生姜 40 克，捣烂如泥，与药末混匀，用一层纱布包好，放入锅中隔水蒸。热熨患处，每日 2～3 次，每次 20～25 分钟。勿熨眼部，切忌口服。适用于三叉神经痛。

9. 细辛、胡椒或花椒各 10 克，干姜 6

克。上药全部浸于15～30毫升白酒中4小时，加入水适量置于锅内煎。煎沸时用一喇叭形纸筒，一端罩在药锅上，另一端对准患者鼻孔，让患者吸入药气。每次10分钟，每日2次。适用于三叉神经痛。

10. 鹅不食草适量，猪牙皂、细辛各3克，青黛1.5克，将上药共研细末，让患者吸入药末，不拘时嗅，连嗅数日。适用于三叉神经痛。

11. 大枣1枚，红矾0.9克。将红矾研末，放入大枣内，用镊子夹大枣，放木火或蜡烛火上烤，待烤出味，即用鼻孔吸。反复烤，反复吸，直至大枣烤焦，不出药味为止。左侧痛用左鼻孔吸，右侧痛用右鼻孔吸，吸几日后可能有口鼻发干的感觉，如不愈则停药。适用于三叉神经痛。

12. 荜茇、木鳖子各30克，藿香18克，冰片6克。荜茇、藿香漂洗烘干（80℃），木鳖子去壳存仁，四药混合精研约1小时，过180目筛，贮瓶备用。将火柴头大小体积的药面（约0.5克）置于纸折中，痛侧鼻孔对准药面，将药粉吸入。首次应在痛时吸入，隔10分钟后再吸，以后每隔3～4小时1次，每日4次。适用于三叉神经痛。

13. 白芷、川芎、天南星各6克，葱白12厘米。上药共研细末，用蜂蜜15毫升调成糊状，敷于太阳、印堂上30分钟。适用于三叉神经痛。

14. 马钱子30克，乳香、没药、川乌、草乌各15克。共研细末，加香油、清凉油各适量，调膏状。贴敷于患侧下关、太阳、颊车、扳机点，每次贴2次，隔日换药1次。切忌入口。适用于三叉神经痛。

15. 笋片适量。洗净用开水焯一下，与白糖、花椒粉、醋、芝麻酱、味精、姜汁调在一起，入油锅炒熟即食。适用于三叉神经痛。

16. 盐250克。用锅炒热，然后将其放在布袋里缝好。缝好后，在百会穴敷一个，三叉神经痛处敷一个。大约半小时，盐变凉了，就可以取下。每日2次。适用于三叉神经痛。

17. 大蒜瓣（剥皮）20～30枚，冰糖5克。一同放置小碗内，加50毫升水，放在锅内隔水蒸熟，一次食之。连续食用此方数日。适用于三叉神经痛。

18. 向日葵盘2000克。每日取适量切成小块，并放到小锅中，加入适量的清水煮，然后每日当茶水喝。适用于三叉神经痛。

19. 向日葵盘（去籽）100～200克，白糖适量。将向日葵盘掰碎，分2次煎成500～600克的汤，加白糖。每日早、晚饭后1小时服下。若病情较重，可每日服3次，服量也可加大一些。适用于三叉神经痛。

【生活调理】

1. 饮食要有规律，宜选择质软、易嚼食物。因咀嚼诱发疼痛的患者，则要进食流食，切不可吃油炸物，不宜食用刺激性、过酸过甜食物以及热性食物等，饮食要营养丰富，平时应多吃些含维生素丰富及有清火解毒作用的食品，多食新鲜水果、蔬菜及豆制类，少食肥肉多食瘦肉，食品以清淡为宜。

2. 吃饭漱口、说话、刷牙、洗脸动作宜轻柔。以免诱发板机点而引起三叉神经痛。

3. 注意头、面部保暖，避免局部受冻、受潮，不用太冷、太热的水洗脸，平时应保持情绪稳定，不宜激动，不宜疲劳熬夜，常听柔和音乐，心情平和，保持充足睡眠。

4. 保持精神愉快，避免精神刺激，尽量避免触及"触发点"，起居规律，室内环境应安静、整洁、空气新鲜。同时卧室不受风寒侵袭。适当参加体育运动，锻炼身体，增强体质。

特发性面神经麻痹

特发性面神经麻痹（idiopathic facial palsy）又称面神经炎，是指茎乳突孔内急性非化脓性炎症引起的周围性面瘫。临床表现以一侧面部表情肌突然瘫痪，同侧前额皱纹消失，眼裂扩大，鼻唇沟变浅，面部被牵向健侧为主要特征。本病任何年龄均可发病，以20～40岁最多见，男性多于女性，多一侧发病，双侧同时发病者较少见。发病率每年高达42.5/10万，预后多良好。一般起病迅速，在几小时至1～2日，面肌麻痹达高峰，持续

1～2周开始恢复，3个月不能完全恢复者，则会留后遗症。

本病属中医学"面瘫"、"口眼㖞斜"、"吊线风"、"卒口僻"等范畴。金元时期，张子和提出"口眼㖞斜是经非窍"论，从发病部位上指出本病与中风病的不同，强调本病主要损伤手阳明经和足太阳经。明代楼英在《医学纲目·口眼㖞斜》中说："凡半身不遂者，必口眼㖞斜，亦有无半身不遂而㖞斜者。"从临床表现对本病与中风病进行了鉴别。本病病位在头面。清代王清任《医林改错·口眼㖞斜辨》中说："若壮盛人，无半身不遂，忽然口眼㖞斜，乃受风邪阻滞经络之症。经络为风邪阻滞，气必不上达。气不上达头面，亦能病口眼㖞斜。"明确指出了本病病变部位在头面部。

【偏方集成】

1. 白及 30 克，大皂角 10 克，甘草 6 克。共研细末，用醋 250 毫升置火上煎去 1/4，将药面放入醋内，微火煎成黏膏为度，取出摊布上，外敷患处，每 3 日换药 1 次。在敷药期间不可用冷水浸洗，但在换药时，应用温水洗揉面部，洗净后，再敷药。适用于特发性面神经麻痹。

2. 松香 16 克，烧酒 30 克。将松香研为细末，用白布摊匀，将烧酒放松香上燃，将药化合后，令稍凉贴患侧，左歪贴右，右歪贴左。适用于特发性面神经麻痹。

3. 干鹅不食草、鲜鹅不食草各 15 克。将干草研为细末，与矾士林膏混为软膏，均匀放在纱布上，再捣鲜草为泥，共摊于纱布上贴患侧，2 日换药 1 次。适用于特发性面神经麻痹。

4. 鲜生姜 1 块。切开，不断用切面上下交替轻搽患侧即角歪向侧的对侧牙龈，直至牙龈有烧灼感或温热感为止。每日 2～3 次，1～2 周为 1 个疗程。适用于特发性面神经麻痹。

5. 巴豆 3～5 粒。研细，放铝壶或玻璃瓶中，加入 75% 乙醇或好烧酒 500 毫升，炖热外用。外熏面瘫之手掌心劳宫穴，每次 1～2 小时，重者可治疗 4 小时，每日 1 次，5 日为 1 个疗程。适用于特发性面神经麻痹。

6. 薄荷、艾叶、荆芥、前胡各 15 克。加水 1500 毫升煎煮，药水煎沸后用布遮盖头面部，让热气熏患侧面部 10 分钟左右，以汗出为度，待水降温后再用药水洗患侧头面部 3 分钟，每晚睡前 1 次。适用于特发性面神经麻痹。

7. 独活、白芷、薄荷各 30 克。上药共研为细末，炼蜜为丸，每丸 3 克，每日 3 丸，口含服。适用于特发性面神经麻痹。

8. 蜈蚣 18 条，朱砂 9 克。将上 2 味共为细末，分 18 包，每次 1 包，每日 3 次。每次均以防风 15 克煎汤送服，小儿量酌减。6 日为 1 个疗程。适用于特发性面神经麻痹。

9. 天麻、升麻各 15 克，当归 28 克，北细辛 5 克。共研细末，每次 3 克，每日 3 次，分 7 日服完，为 1 个疗程。适用于特发性面神经麻痹。

10. 鸣蝉若干个。用线捆住，太阳下晒死至干。用时放瓦上焙黄，研细末。口眼㖞斜者，每次 3 克，黄酒送下，上炕盖被子发汗。若不发汗，再服 1 次。适用于特发性面神经麻痹。

11. 鲜地骨皮 250 克。加水 5000 毫升，煮沸 10 分钟后倒入大口坛中，用几层笼布将口扎好，扒开鸡蛋大小的口，熏蒸患部 2～4 小时。每晚 1 次，1 剂可用 2 次。一般 2 剂即愈。为保温起见，可用棉被将药坛围起来。适用于特发性面神经麻痹。

12. 黄鳝 1 条。以粗大者为好，刺破其头部将血滴入碗中 30 滴，加入麝香 0.5 克，搅拌均匀，涂抹患部，每隔 15 分钟涂 1 次。在面部神经麻痹初发时涂抹，如患病时间较长，需连续用药几日。适用于特发性面神经麻痹。

13. 皂角 60 克，陈醋少许。将皂角去皮研细末，用陈醋调成糊状。口眼向右斜者贴左面，左斜贴右。每日更换 2 次，连贴 5 日。切勿入口、眼内。适用于特发性面神经麻痹。

14. 皂角 250 克，三七 15 克，米醋适量。前 2 味共研细末，每次取 2 匙放入铜勺内，用米醋调和成稀糊，文火熬制成膏，摊在白布上，趁温贴患侧（右歪贴左，左歪贴右），3～7 日换药 1 次，一般 2～3 次可愈。

中医偏方全书（珍藏本）

适用于特发性面神经麻痹。

15. 马前子适量。用清水浸 24 小时，切成薄片，敷于患侧，以胶布固定，7 日换药 1 次。适用于特发性面神经麻痹。

16. 制草乌、白芥子、制马前子、细辛各 9 克。共研细末，以凡士林、松节油调成糊状，敷于患侧，每日换药 1 次。适用于特发性面神经麻痹。

17. 羌活、独活、白芷各 10 克，白胡椒每岁 1 粒。研细末过筛，和蜜为丸，每剂 2 丸，分别放于两面颊内部，含漱，任口涎从口角缓缓流出，勿吞咽药液。并根据季节酌后用温水漱口。适用于特发性面神经麻痹。

18. 大皂角 6 克。去皮、籽，研末，过 500 目筛，入铜锅（忌用铁器），微火炒至焦黄，再加醋 30 毫升收匀成膏。摊于敷料上，厚约 3 毫米，贴于口角处，左歪贴右，右歪贴左。贴药时稍向患侧牵拉固定，每日 1 次，2 日后改为隔日 1 次，至病愈。适用于特发性面神经麻痹。

19. 辣蓼、鳝鱼血各适量。将蓼蓼草捣烂，取一半炒热备用。然后将鳝鱼血涂布于患侧面部（如左侧口眼㖞斜涂右侧面部，右侧涂左侧），待鳝鱼血干后，即将炒过与未炒过的蓼蓼草混合拌匀敷在涂有鳝鱼血的部位，每日换药 1 次，直到痊愈，一般在敷药 10～20 分钟后，患侧面部即有牵拉感，用药一日症状即有所减轻。治疗短的 3 日，长的 7～8 日，一般为 5 日。适用于特发性面神经麻痹。

20. 马钱子 500 克，白蜜适量。将马钱子加水 3600 毫升，煮沸 20 分钟，趁热刮去外皮，取净仁切片置瓦上文火烘酥，研筛为细末，白蜜调为稀糊状，文火煎熬 15 分钟，待温备用。将药膏涂患侧面部（向左边斜涂右侧，向右边斜涂左侧），厚约 0.2 厘米（口、眼部不涂），用纱布覆盖，每日换药 1 次。搽药处 3～5 日发生奇痒，6～8 日出现粒疹，9～14 日若疼痛剧烈，则为病愈先兆，即可停药。适用于特发性面神经麻痹。

【生活调理】

1. 平素注意体育活动，增强体质，避免受凉感冒，注意精神调养。避免不良精神刺激。对于患中耳炎、风湿性特发性面神经麻

痹或茎乳突孔内的骨膜炎所致的面神经麻痹应及早治疗，消除致病因素，注意饮食调养，避免过食辛辣、肥甘厚味，同时适当增加营养。

2. 注意保护眼睛，防止引起眼内感染，特别是角膜损害。入睡后以眼罩掩盖患侧眼睛，滴点眼药，减少感染。

面肌痉挛

面肌痉挛又称面肌抽搐，为一种阵发性半侧面部不自主抽搐的病症。抽搐呈阵发性且不规则，程度不等，可因疲倦、精神紧张及自主运动等而加重，尤以讲话、微笑时明显，严重时可呈痉挛状态。起病多从眼轮匝肌开始，逐渐向面颊乃至整个半侧面部发展。本病多在中年后发生，常见于女性。面肌痉挛发展到最后，少数病例可出现轻度的面瘫。面部神经损伤的程度部位不同，面肌痉挛可出现在眼、面、口不同部位。

本病属中医学"瘛疭"范畴。《张氏医通·瘛疭篇》曰："瘛者，筋脉拘急也，疭者，筋脉弛纵也，俗谓之抽。"《温病条辨·痉病瘛疭总论》曰："瘛者，蠕动引缩之谓，后人所谓抽掣，搐搦，古人所谓瘛也。"

【偏方集成】

1. 龙眼肉 15 克，大枣 3～5 枚，粳米 100 克。煮粥热食。功效养心补脾，安神除烦。适用于面肌痉挛，症见面胸不止、心烦失眠、食少体倦等。

2. 天麻 10 克，鸽子 1 只。共炖熟食用，每日 1 只。功效益气补血，熄风解痉。适用于面肌痉挛血虚生风证。

3. 薏苡仁 50 克，白芷 9 克，云苓 20 克，陈皮 6 克。先煮薏苡仁为粥，后 3 味水煎去渣，入薏苡仁粥中三五沸即成。每日 1 剂，连服数日。功效健脾化湿，除痰通络。适用于面肌痉挛脾失健运、痰湿阻遏之面胸、脘腹胀满、食少纳呆等症。

4. 薏苡仁 50 克，炒白扁豆 15 克，山楂 10 克，红糖、粳米各适量。共加水煮粥。食前加红糖，供早晚餐。功效健脾化湿，活血通络。适用于面肌痉挛脾虚湿困、经络受阻

中医偏方全书（珍藏本）

之证。

5. 胆南星 8 克，雄黄 3 克，醋芫花 50 克，黄芪 30 克，马钱子总生物碱 0.1 毫克。共为细粉，再喷入白胡椒挥发油 0.05 毫升，混匀。每次取药粉 0.2 克，敷脐，常规法固定。每周换药 1 次。适用于面肌痉挛。

6. 雌黄、炒黄丹各 10 克。为末，入麝香少许，以牛乳汁半升熬成膏，和杵千下，丸如麻子大。每次温水服 3～5 丸。适用于面肌痉挛。

【生活调理】

1. 多食新鲜蔬菜、水果、粗粮、豆类、鱼类。

2. 平时心情保持愉悦，轻松，劳逸适度，充足睡眠。

3. 减少外界刺激，如电视、电脑、紫外线等。

4. 患者应注意勿用冷水洗脸，遇风、雨寒冷时，注意头面部保暖。

5. 适当增加维生素 B 的摄入。

高血压脑病

高血压脑病是指在高血压病程中因血压急剧、持续升高可出现脑部小动脉先持久而明显的痉挛，继之被动性或强制性扩张，急性的脑循环障碍导致脑水肿和颅内压增高从而出现了一系列临床表现。发病时常先有血压突然急剧升高，收缩压、舒张压均高，以舒张压升高为主，患者出现剧烈头痛、头晕、恶心、呕吐、烦躁不安、脉搏多慢而有力，可有呼吸困难或减慢、视力障碍、黑蒙、抽搐、意识模糊，甚至昏迷，也可出现暂时性偏瘫、偏语、偏身感觉障碍等。任何类型高血压只要血压显著升高，均可引起高血压脑病。本病属于急症，凡高血压者有血压急剧升高伴剧烈头痛，甚至有意识和神志改变者，均应立即到医院急救治疗。迅速将血压控制在安全范围、防止或减轻脑组织水肿与损伤是治疗的关键。

本病根据临床表现的不同可归属中医学"眩晕"、"头痛"、"中风"、"厥证"等范畴。是由于脏腑功能失调，在情志过极，饮食不节，用力过度或气候骤变的诱发下，致痰热内生，肝阳暴亢，风火相煽，气血逆乱，上冲于脑而发为本病。临床常见的证型为肝阳暴亢、风痰闭窍。中医中药在本病主要起预防和辅助治疗的作用。

【偏方集成】

1. 大蒜适量。糖、醋浸泡 1 个月以上，每日吃 6 瓣蒜，并饮其糖醋汁 20 毫升，连服 1 个月。适用于高血压脑病。

2. 罗布麻叶 6 克，五味子 5 克，冰糖适量。开水冲泡代茶饮。适用于高血压脑病。

3. 何首乌 60 克，粳米 100 克，大枣 3～5 枚，冰糖适量。何首乌加水煎浓汁，去渣后加粳米、大枣、冰糖。同煮为粥，早、晚食之。适用于高血压脑病。

4. 决明子、党参各 8 克，山楂片 10 克，绿茶 4～5 克。混合 500 毫升开水冲服，喝淡后续开水当茶饮。适用于高血压脑病。

5. 夏枯草 18 克，地龙、五味子各 15 克，车前子 8 克。水煎，每日 1 剂，分 2 次服。适用于高血压脑病。

6. 葛根 30 克，桑寄生 15 克。洗净切成薄片，加水煮沸 15 分钟后当茶饮。适用于高血压脑病。

7. 决明子 15～20 克，菊花 15 克。泡水代茶饮用。适用于高血压脑病。

8. 胡萝卜 30 克，制何首乌 15 克，槐角、山楂各 12 克，大枣 10 克。用上药制成药茶，每袋 10 克，每次 10～20 克。加白开水 150～200 毫升，浸泡 15～20 分钟后饮用。每次餐前 1 小时饮，餐后 30 分钟将浸泡过的药茶再加白开水 100～150 毫升浸泡 15 分钟后饮用，如此每日 3 餐前后各饮药茶 1 次。适用于高血压脑病。

9. 鲜白颈活地龙 15 条，白糖 100 克。地龙剖开洗净泥土，加入白糖，半小时后待蚯蚓化成液体时顿服，每日早、晚各 1 次，5 日为 1 个疗程。适用于高血压脑病。

10. 桑白皮 50 克，大腹皮 30 克，赤茯苓皮 15 克，陈皮 9 克，生姜皮 6 克。水煎服或鼻饲，每日 1 剂。适于高血压脑病。

11. 石楠叶 10 克，川芎 3 克，白芷、天麻各 5 克，女贞子 6 克。水煎服，每日 1 剂。

功效祛风通络镇痛。适用于高血压脑病。

12. 牛蒡根（去皮切片）500 克，大米 1000 克。牛蒡根晒干后打成面，加大米合做成饼，在豉汁中煮熟，添葱椒五味。经常空腹食。适用于高血压脑病。

13. 麝香 3 克。研为末，加清油适量，鼻饲。适用于高血压脑病。

14. 天麻 24 克，枸杞子 30 克，鲜鲍鱼（连壳）250 克，生姜 1 片。将鲍鱼壳洗净打碎，取鲍鱼肉，天麻、枸杞子、生姜洗净，与石决明一起放入瓦锅内，加适量清水，武火煮沸后，文火煮 1 小时（天麻不宜久煎），调味即可，分次饮用。功效熄风潜阳，降血压。适用于高血压脑病肝阳上亢证。

15. 鸭 1 只，牛膝 100 克。将牛膝藏入去毛、内脏和洗净的鸭肚内、炖汤，煮熟后，除掉牛膝，食鸭肉喝汤，每日常服。适用于高血压脑病。

16. 天竺黄 15 克，栀子 10 克，蝉蜕 6 克，羚羊角粉 1 支（约 0.9 克），米酒 150 毫升。将前 3 味加水 300 毫升煎至 100 毫升，入米酒，羚羊角粉拌匀，即成。功效清热化痰，熄风止痉。适用于高血压脑病。

17. 竹沥 30 克。煎服代茶饮。适用于高血压脑病。

18. 荆芥穗、薄荷叶各 50 克，淡豆豉、粟米各 150 克。水煎取汁，去渣后入粟米，酌加清水共煨粥。每日 1 次，空腹服。适用于高血压脑病。

19. 黄芪、生姜各 15 克，桂枝、白芍各 10 克，粳米 100 克，大枣 4 枚。前 4 味加水浓煎取汁，去渣。加粳米、大枣加水煨粥。粥成后倒入药汁，调匀即可。每日 1 次。功效益气通脉，温经和血。适于高血压脑病。

20. 枸杞子 15 克，当归 10 克，黄芪 30 克，大枣 10 枚，猪瘦肉 100 克。将以上各味共炖汤，加盐适量调味，食肉喝汤。功效益气养血，滋肾安神。适用于高血压脑病。

21. 天麻 10 克，杭菊花 15 克。先煎天麻，煎沸 10 分钟后入菊花同煎，去渣取汁，渣可复煎，再服。功效滋阴潜阳，清热熄风。适用于高血压脑病肝阳上亢证。

22. 天麻 10 克，猪脑 1 个。天麻、猪脑共放在瓦盅内，加水适量隔水炖熟即成。上述为 1 次量，每日或隔日 1 次。功效祛风开窍，滋养通脉。适用于高血压脑病恢复期。

23. 钩藤（包煎）30 克，艾叶 10 克。加少许冰片，于每晚睡前放入盆内，加温水浴足，每次 30 分钟，10 日为 1 个疗程。适用于高血压脑病。

【生活调理】

1. 严格控制血压在 130/80 毫米汞柱以下，年龄越小，控制越严，最好每日监测血压变化，至少每周测一次血压。

2. 坚持服用降血压药，不可随意停药，应按医嘱增减降血压药。

3. 24 小时稳定控制血压，使血压波动较小，不可将血压降得过低。

4. 控制血糖、血脂、血黏度。

5. 减轻体重，达到正常标准。

6. 戒烟酒，低盐低脂饮食。

7. 坚持有氧体育锻炼，如慢跑、游泳、骑车、练太极拳等。

短暂性脑缺血发作

短暂性脑缺血发作（TIA）是指伴有局灶症状的短暂的脑血液循环障碍，以反复发作的短暂性失语、瘫痪或感觉障碍为特点，症状和体征在 24 小时内消失。60 岁以上老年人多见，男性多于女性。多在体位改变、活动过度、颈部突然转动或屈伸等情况下发病。最常见的症状为单瘫、偏瘫、偏身感觉障碍、失语、单眼视力障碍等。亦可出现同向偏盲及昏厥等。或者表现为神经缺损症状，常见为眩晕、眼震、站立或行走不稳、视物模糊或变形、视野缺损、复视、恶心或呕吐、听力下降、球麻痹、交叉性瘫痪，轻偏瘫和双侧轻度瘫痪等。少数可有意识障碍或猝倒发作。本病常系脑血栓形成的先兆，颈动脉 TIA 发病 1 个月内约有半数、5 年内有 25%～40% 患者发生完全性脑卒中，约 1/3 发作自然消失或继续发作。高龄体弱、高血压、糖尿病、心脏病等均影响预后，主要死亡原因系完全性脑卒中和心肌梗死。

本病属中医学"中风先兆"、"小中风"、

"眩晕"等范畴。由于五志过急、恼怒过度，导致肝气郁结，化火上逆，或伤肾阴，阴虚阳亢，引动肝风，或者由于饮食不节，饥饱失宜或过食肥甘醇酒，损伤中气，脾失健运，聚湿生痰，痰郁化热，引动肝风，肝风夹痰上扰致病，或者劳倦过度，操持过度，劳则耗气，气为血帅，气虚运血无力，血行不畅，经脉痹阻，也可发生本病，另外淫欲过度或房室不节，损伤肾精，肾精不足，水不涵木，肝阳上亢，阳化风动也可发生本病。

【偏方集成】

1. 六棱菊、石仙桃各 30 克，苍耳根 15 克。水煎服。适用于短暂性脑缺血发作。

2. 白背黄花稔、锦鸡儿花各 30 克，鸡蛋 1 枚，天麻 2 克。水煎服。适用于短暂性脑缺血发作。

3. 麦斛 30 克，向日葵 15 克，菊花、钩藤各 10 克。水煎服。适用于短暂性脑缺血发作。

4. 三铃子嫩叶 10 克，鸡蛋 1 枚。用三铃子嫩叶蒸鸡蛋吃。适用于短暂性脑缺血发作。

5. 大黑药 15 克，千针万线草 15 克。水煎服，红糖为引，也可煮肉吃，或研末蒸肉、鸡、鱼吃。适用于短暂性脑缺血发作。

6. 水杨梅 60 克，猪肉适量。加水炖，用汤煮青壳鸭蛋吃。适用于短暂性脑缺血发作。

7. 天麻、仙桃草各 30 克。研末，每次 15 克，肉汤或油汤送下。适用于短暂性脑缺血发作。

8. 茯苓草、羌活、藁本各 9 克，葛根 15 克。水煎服。适用于短暂性脑缺血发作。

9. 白补药 30 克。炖肉吃。适用于短暂性脑缺血发作。

10. 小贯众 30 克，乌鸡 500 克。炖服。适用于短暂性脑缺血发作。

11. 细叶十大功劳根 30 克，莲子 120 克。酌加开水炖 1 小时，饭后服，每日 2 次。适用于短暂性脑缺血发作。

12. 金丝带、手儿参、葵本各 9 克，石菖蒲 6 克，鹿衔草 12 克。煎汤服。适用于短暂性脑缺血发作。

13. 金刷把、鹿衔草、太阳花各 9 克，藁本 6 克。水煎服。适用于短暂性脑缺血发作。

14. 生黄芪、当归、党参各 10 克，乌鸡 1 只。加入调料炖熟后吃肉喝汤。适用于短暂性脑缺血发作。

15. 兔尾草 15 克。煎水服。适用于短暂性脑缺血发作。

16. 野洋参根 30 克。蒸鸡或炖猪肉吃，或煎水服，每次半碗，早、晚空腹时各服 1 次。适用于短暂性脑缺血发作肾气证，症见头目眩晕、伴四肢乏力。

17. 半夏 60 克，枯矾 15 克，生姜汁适量。前 2 味共研为细末，以姜汁为丸，如梧子大。每次 10 粒，每日 2 次，姜汤送服。适用于短暂性脑缺血发作。

18. 白僵蚕（研为细末）6 克，生姜汁 6 毫升。温开水送服。适用于短暂性脑缺血发作痰浊上泛证。

19. 鲜石菖蒲、生姜各适量。共捣烂取汁，每日 2 次，温水送服。适用于短暂性脑缺血发作痰浊上泛证。

20. 老生姜 30 克，制天南星 9 克。水煎分服。适用于短暂性脑缺血发作痰浊上泛证。

21. 生姜汁、蜂蜜、盐各适量。开水冲服。适用于眩晕短暂性脑缺血发作。

22. 芝麻（炒黄研细）、蜂蜜各 30 克，米醋 30 毫升，鸡蛋清 1 枚。以上 4 味混合调匀，分作 6 份。每次 1 份，每日 3 次，开水冲服。适用于短暂性脑缺血发作肝肾不足证。

23. 山药 150 克，白酒 500 毫升。将山药切碎，入酒中浸之。每次服 30～40 毫升，每日 2 次。适用于短暂性脑缺血发作。

24. 绿茶 2 克，天麻（切片）3～5 克。用开水冲泡大半杯，立即加盖，5 分钟后可热饮。头汁饮完，略留余汁，再泡再饮。适用于短暂性脑缺血发作。

25. 绿茶 1 克，香蕉肉 200 克，盐 0.3 克，蜂蜜 25 克。共置大碗中，搅拌后加开水 300 毫升，泡 5 分钟后服，每日 1 剂。适用于短暂性脑缺血发作。

26. 绿茶、菊花、槐花各 3 克。放入杯中，沸水冲泡，频频饮用，每日数次。适用于短暂性脑缺血发作。

27. 当归、川芎各等份，白酒适量。前 2 味浸酒 12 毫升，水煎服。适用于短暂性脑缺血发作。

28. 五味子 50 克，60°白酒 500 毫升。五味子法洗净装入瓶中，加白酒密封，每日振摇 1 次。半个月后开始饮用，每次 3 毫升，每日 3 次，饭后服，也可佐餐。适用于短暂性脑缺血发作。

29. 菟丝子、五味子各 30 克，白酒 500 毫升。泡 7 日后服，每次 20～30 毫升，每日 2～3 次。适用于短暂性脑缺血发作肝肾不足证。

30. 枸杞子 60 克，牛膝 50 克，红花 20 克，白酒 500 毫升。浸泡密封 7 日以上，开始饮用，每次 1 小杯，睡前服。适用于短暂性脑缺血发作。

【生活调理】

1. 常欢乐。老年性眩晕症的患者在日常生活中应做到思想乐观，保持心胸开阔，尽量避免焦躁、忧虑、紧张等心理。

2. 常运动。经常适当地开展一些体育锻炼，但运动量不宜过大，可采取散步、慢跑、体操等方式，改善血液循环。

3. 常吃素。饮食宜清淡，不吃油腻重的食物，多吃富含维生素的新鲜蔬菜和水果，只要注意生活调理，就可使症状得以缓解。

4. 常检查。对于原有高血压者应注意观察和调整血压，纠正血压的具体数值要视原来血压而定，设法改善脑部的血液供应，防止血管硬化的加重。

脑血栓形成

脑血栓形成是指在脑动脉粥样硬化和斑块基础上，在血流缓慢、血压偏低的条件下，血液的有形成分附着在动脉的内膜形成血栓。临床上以偏瘫为主要临床表现。多发生于 50 岁以上男性略多于女性。患者发病前曾有肢体发麻、运动不灵、言语不清、眩晕、视物模糊等征象。常于睡眠中或晨起发病，患肢活动无力或不能活动，说话含糊不清或失语，喝水发呛。多数患者意识清晰或轻度障碍。

面神经及舌下神经麻痹，眼球震颤，肌张力和腹反射减弱或增强，病理反射阳性，腹壁及提睾反射减弱或消失。脑血栓轻微者表现为一侧肢体活动不灵活、感觉迟钝、失误，严重者可出现昏迷、大小便失禁甚至死亡。但由于发生的部位不一样，脑血栓的症状也不一样。

本病与中医学"中风病"相类似，归属"类中风"、"中风"范畴。中医学根据其临床表现有否意识障碍。又分为中经络和中脏腑两类。即有意识障碍的是中脏腑，无意识障碍的是中经络。脑血栓形成以中经络为主，中脏腑较少。脑栓塞是中脏腑者较多。脑血栓形成与脑栓塞的中医治疗，主要根据其临床表现，进行辨证论治。中经络者，以气虚血瘀，阴虚风动，风火上扰，痰热腑实为主。其以益气，养阴，熄风，潜阳，活血，化痰，清热，通腑为主要治法。中脏腑者又当区分闭证、脱证。闭证又要分风火上扰，痰热内闭，为阳闭；痰浊蒙闭者为阴闭。阳闭治疗上辛凉开窍佐以清肝熄风、清热化痰。阴闭者，治疗上辛温开窍佐以温阳化痰。脱证是因五脏之气衰微，元气败脱。治疗上以回阳固脱为主。恢复期治疗主要针对不同的功能障碍如半身不逐、口眼㖞斜、失语等，采取相应的治法。在治疗中尤其应注意到邪正关系。若为余邪未尽，风、痰、瘀尚存在，以祛邪为主，但不忘扶正。若以气虚、肝肾不足为主者，以益气养阴、滋补肝肾为主。

【偏方集成】

1. 芹菜适量。洗净后榨取汁，每次服 3～4 汤匙，每日 3 次，连服 7 日。适用于脑血栓形成。

2. 老姜汁、童便各适量。灌之最妥。适用于脑血栓形成闭证，症见牙关紧闭、气粗痰喘、两手握拳。

3. 大蒜 1 把。路上热黄土搽和研烂，以新汲水和之，去渣，撬开齿灌之。适用于脑血栓形成仆地。

4. 槐皮（黄白者）30 克。切细，酒 2 盏煎 1 盏，稍稍服之。适用于脑血栓形成。

5. 生白矾 9 克。研末，姜捣汁调灌。适用于脑血栓形成不省人事。

6. 细辛末适量。吹鼻。适用于脑血栓形成猝倒不省人事。

7. 香油1杯。生姜汁半盏灌之。适用于脑血栓形成不省人事。

8. 侧柏叶1把，葱白1把。连根研细如泥，酒1大盅煎一二沸，去渣温服，不饮酒者，分作4～5次服。适用于脑血栓形成不省人事。

9. 巴豆适量。去壳，纸包捶油出尽，去豆，用纸作捻，或加牙皂末捻烧熏入鼻内。适用于脑血栓形成昏迷猝倒不省人事、气欲绝者。

10. 香麻油1盏。灌入口中，仍用鹅毛探吐，痰涎立出。适用于脑血栓形成痰厥。

11. 威灵仙适量。洗净，焙干，为末。好酒和，令微湿，入竹筒内，牢塞口，九蒸九曝，如干，添酒重洒之，以白饭和捣为丸，如桐子大。每次20～30丸，温酒下。或用威灵仙，阴干为末，每日空腹温酒调10克冲服，可渐加至30克，病除乃停服。适用于脑血栓形成不语、手足不遂、口眼㖞斜等。

12. 柏树皮1升，酒3升。渍1宿，服5合至1升，酒尽再造服。适用于脑血栓形成身直不能伸屈者。

13. 羌活适量。用好酒煎，取汁饮之。适用于脑血栓形成。

14. 地龙10条。捣汁，加白糖调服。适用于脑血栓形成。

15. 桑叶6克。水煎服，每日2次，适用于脑血栓形成摇头不止、言语不利、口流涎水者。

16. 当归、荆芥各等份。炒黑，共研细末，每次用9克。水1杯，酒少许，煎服。适用于脑血栓形成。

17. 生附子（或盐附子）适量。研末，醋调如饼，敷足心涌泉穴。适用于脑血栓形成昏迷、高热不语、下肢不温。

18. 白茅根1束，明矾末9克。白茅根煎水，冲明矾，频频灌服。适用于脑血栓形成不省人事、痰涎上涌。

19. 槐花茶6克。开水泡，当茶饮。适用于脑血栓形成。

20. 大蒜2瓣。将蒜瓣去皮，捣烂如泥。

塞于牙根部。功效宣窍通闭。适用于脑血栓形成不语。

21. 水蛭适量。焙干为末，每次服3克，每日3次，连用4周为1个疗程。适用于脑血栓形成。

22. 细辛适量。研为细末，吹入鼻孔。适用于脑血栓形成不省人事。

23. 松毛1千克，酒1.5千克。将松毛在酒中泡7日，每次饮1杯，每日2次。适用于脑血栓形成口眼㖞斜。

24. 荸荠、糙米各50克，薏苡仁30克。将荸荠洗净去皮拍碎后，与洗净浸泡3小时后的薏苡仁、糙米一起煮成粥，即可食用。功效清热生津，开胃消食。适用于脑血栓形成。

25. 黄豆20克，昆布10克，糙米50克。将黄豆洗净浸泡3小时，与洗净的昆布、糙米一起炖煮成粥，服食。功效降脂活血。适用于脑血栓形成。

26. 紫背浮萍适量。曝干，研末，蜜丸如弹子大，以豆淋酒化服3丸，汗出愈。适用于脑血栓形成。

27. 石逍遥草适量。捣末为丸如梧子大，每次酒服20丸，每日2次。适用于脑血栓形成。

28. 蚕沙200克，桃仁1700枚。好酒3升，浸21日，做丸，每次20丸，还将桃仁酒服。适用于脑血栓形成。

【生活调理】

1. 晚睡前和晨起后喝杯白开水，可防止血栓形成。平时养成饮水习惯，每日饮水1000～2000毫升，可降低血液黏稠度，对预防血栓很有好处。

2. 增加高密度脂蛋白。运动和饮食调节可增加高密度脂蛋白，可经常吃些洋葱、大蒜、辣椒、四季豆、菠菜、芹菜、黄瓜、胡萝卜、苹果、葡萄、黑木耳等。

3. 参加体育运动。运动能促进血液循环，使血液稀释，黏滞性下降。如做体操、打太极拳、跳老年迪斯科、骑自行车、散步、慢跑、游泳、舞剑等。

4. 饮食调理。限制脂肪摄入量，控制总热量，适量增加蛋白质，限制精制糖和含糖类的甜食，包括点心、糖果和饮料的摄入，脑血栓的患者有的合并原发性高血压，食盐的用量要小，要采用低盐饮食，每日食盐 3 克，可在烹调后再加入盐拌匀即可。

腔隙性脑梗死

腔隙性脑梗死是长期高血压引起脑深部白质及脑干穿通动脉病变和闭塞，导致缺血性微梗死，缺血、坏死和液化脑组织由吞噬细胞移走形成腔隙。梗死灶较小，直径一般不超过 1.5 厘米。这种梗死多发生在脑的深部，尤其是基底节区、丘脑和脑桥。2 个病灶以上者称为多发性腔梗。腔隙性脑梗死最常见的原因是原发性高血压，其次为糖尿病和高脂血症。临床表现多样，有 20 种以上临床综合征，较多见的有以下 4 型：①单纯运动障碍；②构音障碍-手笨拙综合征；③单纯感觉障；④共济失调轻偏瘫。通常症状较轻，体征单一，预后较好，无头痛、颅内压增高和意识障碍等表现。部分患者无临床症状而由头颅影像学检查发现。

本病属中医学"缺血性中风"、"中经络"、"偏枯"范畴。其病因病机概括为患者平素气血亏虚，心、肝、肾、脾等脏阴阳失调，内生风、痰、湿、火，加之忧思恼怒，或饮酒饱食，或房室劳累，或外邪侵袭等诱因，以致气血运行受阻，肌肤筋脉失于濡养，或阴亏于下，肝阳暴涨，阳化风动，气血逆乱，夹痰夹火，横窜经隧，蒙蔽清窍，而形成上实下虚，阴阳互不维系之证。

【偏方集成】

1. 黄芪 50 克，乌梢蛇 200 克，当归 9 克，大枣 6 枚。蛇去头、肠杂，加生姜 3 片过油，把全部用料一起放入瓦锅内，加清水适量，文火煮 2 小时，调味即可，随饭饮用。适用于腔隙性脑梗死。

2. 鸡肉 90 克，三七、红参各 10 克，黄芪 30 克。三七打碎，加鸡肉、生姜 3 片过油，把全部用料一起放入瓦锅内，加清水适量，文火煮 2 小时，调味即可，随饭饮用。适用于腔隙性脑梗死。

3. 高丽参 9 克，西洋参 6 克，猪瘦肉 50 克。先将高丽参和西洋参切成薄片，与洗净的猪瘦肉一起放进炖盅内，加进 100 毫升冷开水，隔水用中火炖 2 小时，待温，饮服。适用于腔隙性脑梗死。

4. 鲜竹沥 50 毫升，鲜姜汁 10 滴，大米 50 克。大米洗净，用沙锅煮粥，待粥熟烂后，加入竹沥和生姜汁，调匀后，少量多次温热食用。若无生姜汁，也可用生姜 3 片在粥半熟时，加入同煮至熟。功效清热化痰。适用于腔隙性脑梗死痰热内盛证。

5. 黄芪 15 克，桂枝 10 克，生姜 3 片，大枣 5 枚，大米 100 克。将黄芪、桂枝水煎取汁，与大米、生姜片、大枣同煮为粥服食。每日 1 剂，3 周为 1 个疗程，连续 2～3 个疗程。功效益气养血，温经通络。适用于腔隙性脑梗死气虚血瘀证，症见肢体麻木、半身不遂、少气懒言、四肢倦怠、面色苍白、小便清长等。

6. 黄精 10 克，珍珠母、牡蛎各 15 克，大米 50 克。将前 3 味药水煎取汁，加大米煮为稀粥服食。每日 2 剂。功效平肝潜阳，熄风通络。适用于腔隙性脑梗死肝阳上亢证，症见半身不遂、肢体麻木、头目眩晕、面色潮红、耳鸣头痛、心悸失眠、烦躁不宁等。

7. 天冬、麦冬各 30 克，枸杞子 20 克，大米 50 克。将天冬、麦冬水煎取汁，同大米、枸杞子煮粥服食，每日 1 剂。功效补益肝肾，养阴宁络。适用于腔隙性脑梗死肝肾阴虚证，症见肢体麻木、手足不遂、腰膝酸软、口干咽燥、五心烦热等。

8. 人参 10 克，薤白 12 克，鸡蛋（去黄）1 枚，小米 50 克。先将人参打碎，加水用文火煎汤，然后加入小米煮粥，粥将成时下鸡蛋清及薤白，煮熟即可。可作早晚餐服食。功效益气和中，豁痰通阳。适用于腔隙性脑梗死。

9. 钩藤茎枝、荆芥各 20 克，排风藤 50 克。煨水服，每日 3 次。适用于腔隙性脑梗死。

10. 钩藤茎枝、黑芝麻、紫苏各 35 克。煨水服，每日 3 次。适用于腔隙性脑梗死。

11. 黄芪 30 克，川芎 9 克，丹参 15 克，赤芍 12 克。水煎，每日 1 剂，分 2 次服。功效益气活血。适用于腔隙性脑梗死。

12. 黄芪 30 克，大枣 10 枚，当归、枸杞子各 10 克，瘦肉 100 克。将瘦肉切片后与上药共入锅内，加生姜 3 片，葱白 6 段，大火煮沸改小火炖，至肉烂加盐适量，味精少许。适用于腔隙性脑梗死肾虚精亏证。

13. 天麻 10 克，杭菊花 15 克。先煎天麻，煎沸 10 分钟后入菊花同煎，去渣取汁，渣可复煎，再服。功效滋阴潜阳，清热熄风。适用于腔隙性脑梗死肝阳上亢证。

14. 薏苡仁、白扁豆、鲜山药各 30 克，白萝卜、粳米各 60 克。鲜山药去皮切块，白萝卜切块，薏苡仁、白扁豆、粳米加清水适量煮粥，10 分钟后加入山药、白萝卜，熬至粥稠。每日 1 剂，连服 7～10 日。功效健脾祛湿。适用于腔隙性脑梗死。

15. 天麻 10 克，猪脑 1 个。天麻、猪脑共放在瓦盅内，加水适量隔水炖熟即成。为 1 次量，每日或隔日 1 次。功效祛风开窍，滋养通脉。适用于腔隙性脑梗死恢复期或后遗症期。

16. 杜仲 30 克，牛膝 15 克，猪脊骨 500 克，大枣 4 枚。将杜仲、牛膝、大枣（去核）洗净，猪脊骨斩碎，用开水焯去血水，然后一起放入锅内，加清水适量，武火煮沸后，文火煮 2～3 小时，调味即成。上汤随量饮用。功效补肾强筋健骨。适用于腔隙性脑梗死后遗症期。

17. 乌梢蛇 200 克，黄芪 50 克。上 2 味加水及调料，煲汤服。功效益气活络。适用于腔隙性脑梗死恢复期或后遗症期。

18. 党参、桃仁、茶叶各 15 克。上 3 味研细末备用。每次 3 克，沸水冲服。功效益气活血化瘀。适用于腔隙性脑梗死恢复期或后遗症期。

19. 党参、当归各 15 克，鳝鱼 500 克。将中药放入药袋中扎口，鳝鱼洗净切段，放入料酒、酱油、葱、姜等，与药袋同煮开，去浮沫，改用小火炖 1 小时，捞出药袋，加入味精、香油等调料。1～2 日 1 剂，可连用半个月，吃鱼饮汤。功效益气活血通络。适用于腔隙性脑梗死后遗症期。

20. 兔肉 250 克，黄芪 60 克，川芎 10 克，生姜 4 片。兔肉切块，去油脂，用开水焯去血水，然后与黄芪、川芎、生姜一起放入锅内，加清水适量，武火煮沸后，文火煮 2 小时，调味即成。每日或 2 日 1 剂，随量饮汤食肉。功效补气活血通络。适用于腔隙性脑梗死后遗症期。

21. 枸杞子 15 克，当归 10 克，黄芪 30 克，大枣 10 枚，猪瘦肉 100 克。将以上各味共炖汤，加盐适量调味，食肉喝汤。功效益气养血，滋肾安神。适用于腔隙性脑梗死后遗症期。

22. 贝母粉 15 克，粳米 50 克，冰糖适量。将粳米、冰糖如常法煮粥，煮至半开汤未稠时，加入贝母粉，改用文火稍煮片刻，视粥稠时停火，每日早、晚温服。功效泻热涤痰。适用于腔隙性脑梗死痰热内结证。

23. 桃仁 10 克，决明子 30 克，鲜香芹 250 克，白蜜适量。先将香芹洗净，用榨汁机榨取鲜汁 30 毫升备用。桃仁和决明子均打碎，放入沙锅内加清水煎药汁，煎好后加入鲜香芹汁和白蜜拌匀，饮服。功效平肝清热，活血通便。适用于腔隙性脑梗死。

24. 鲜萝卜 500 克，大米 100 克。先将萝卜削去外皮，切粒，放榨汁机内榨取鲜汁，备用。大米洗净加水煮粥，然后加入 100 毫升鲜萝卜汁，拌匀，分 2～3 次食用。功效消滞化痰。适用于腔隙性脑梗死。

25. 菊花瓣 15 克，大米 50 克。将菊花瓣放进打粉机内打成粉末备用。大米洗净用瓦锅煮粥，待粥将成时，放入菊花末再煮 1～2 分钟便可。分次食用。功效清肝火，降血压。适用于腔隙性脑梗死。

26. 全虫、蒲黄各 3 克，三七、灯盏细辛、丹参各 4 克。共研末，每日 3 次，温开水送服。连续服 20 日。适用于腔隙性脑梗死后遗症期。

【生活调理】

1. 保持良好的生活方式和理想的血压、血脂及血糖。

2. 低盐低脂饮食，控制体重，忌烟酒，适量运动，保持乐观豁达的生活态度，避免情绪激动，过度疲劳。

3. 若无禁忌证，可长期服用阿司匹林

中医偏方全书（珍藏本）

75～100 毫克/日。

4. 重视防治发热、脱水、腹泻、大汗等易促发脑梗死的情况。

5. 有脑卒中先兆，如经常出现头痛、眩晕、肢麻及一时性语言不利等症，切记注意，必须加强防治。

脑 出 血

脑出血是指原发性非外伤性脑实质内出血。绝大多数是由于高血压、动脉粥样硬化症伴有脑内小动脉病变——变性、坏死而形成微动脉瘤，在血压骤然升高时，微动脉瘤破裂而出血，出血后在脑实质内形成一种急性占位性损害。本病好发于 50～70 岁中老年人，男性稍多于女性，冬春季节发病率高。患者往往由于情绪激动，或活动时突然发病，临床上表现为头痛、呕吐等颅内压增高的症状和偏瘫，语言和意识障碍等神经系统病理体征。

本病属中医学"中风"、"卒中"、"偏枯"等范畴。本病有内因；外因之分，脏腑功能失调，气血亏虚，形成风、火、痰、瘀等病理产物，是本病发病的内因，五志过极，饮食不节，劳伤过度，气候骤变等是本病发病之外因。内外两因相合，致气血逆乱，气血上冲脑部，并溢于脉外，脑髓受损，而出现舌强语蹇，肢体偏瘫，或神志昏蒙等。

【偏方集成】

1. 黄芪 20 克，大枣 6 枚，当归 10 克，枸杞子 15 克，猪瘦肉 50～100 克。猪瘦肉切成薄片，前 4 味加生姜片、葱白段，大火煮沸改小火炖，煮至肉烂加盐适量，味精少许，还可根据个人嗜好酌加麻油、花椒油等，放温后即可食用。每剂分 2 次服，每日 2 次。功效补益精气，活血化瘀。适用于脑出血肾虚精亏证。

2. 陈醋、白胡椒粒各适量，梨 2 个。将白胡椒研为细粉，把梨一劈两半，将白胡椒粉夹于其中，放入盘内，加醋上笼蒸至梨熟，即可食用。每次吃 1 个梨，每日 2 次。功效滋阴清热，活血化瘀，祛风止厥。适用于脑出血肝阳上亢、脉络瘀阻证。

3. 水蛭、菖蒲各 10 克，大黄 6 克，研成末，制成胶囊，每粒 2 克，每次服 3 粒，每日 3 次。适用于脑出血急性期及恢复期。

4. 党参 12 克，水蛭、牡丹皮各 10 克。制成胶囊，每粒含生药 3 克，每次服 3 粒，每日 3 次。适用于脑出血恢复期。

5. 高丽参 9 克，西洋参 6 克，猪瘦肉 50 克。先将高丽参和西洋参切成薄片，与洗净的猪瘦肉一起放进炖盅内，加进 100 毫升冷开水，隔水用中火炖 2 小时，待温，饮服。功效益气救脱。适用于脑出血。

6. 鲜竹沥 50 毫升，鲜姜汁 10 滴，大米 50 克。用沙锅煮粥，待粥熟烂后，加入竹沥和生姜汁，调匀后，少量多次温热食用。功效清热化痰。适用于脑出血痰热内盛证。

7. 天麻 24 克，枸杞子 30 克，鲜鲍鱼（连壳）250 克，生姜 1 片。将鲍鱼壳（即石决明）洗净打碎，取鲍鱼肉、天麻、枸杞子、生姜洗净，与鲍鱼壳一起放入瓦锅内，加适量清水，武火煮沸后，文火煮 1 小时（天麻不宜久煎），调味即可，分次饮用。功效熄风潜阳，降血压。适用于脑出血肝阳上亢证。

8. 贝母粉 15 克，粳米 50 克，冰糖适量。将粳米、冰糖如常法煮粥，煮至半开汤未稠时，加入贝母粉，改用文火稍煮片刻，视粥稠时停火，每日早、晚温服。适用于脑出血痰热内结证。

9. 猪胆汁 120 克，绿豆粉 80 克。拌匀晾干研末，每次服 6 克，每日 2 次。适用于脑出血肝火炽盛证。

10. 人参、橘皮各 10 克，紫苏叶 15 克，白糖 150 克。加水 30 毫升，煎水，代茶饮。功效补气固脱，化痰和胃。适用于脑出血目合口开、声嘶气促、舌短面青、自汗、手足逆冷。

11. 五味子 10 克，紫苏叶 18 克，人参 12 克，白糖 100 克。加水 3000 毫升，煎至 1500 毫升，滤去渣，饮汤。功效益气养阴。适用于脑出血后舌短不语、足痿不行、偏瘫等症。

12. 枸杞子 15 克，当归 10 克，黄芪 30 克，大枣 10 枚，猪瘦肉 100 克。将以上各味共炖汤，加盐适量调味，食肉喝汤。适用于脑出血气血亏虚证。

13. 黄芪 15 克，桂枝 10 克，生姜 3 片，大枣 5 枚，大米 100 克。将黄芪、桂枝水煎取汁，与大米、生姜片、大枣同煮为粥服食。每日 1 剂，3 周为 1 个疗程，连续 2～3 个疗程。功效益气养血，温经通络。适用于脑出血气虚血瘀证，症见肢体麻木、半身不遂、少气懒言、四肢倦怠、面色苍白、小便清长等。

14. 黄精 10 克，珍珠母、牡蛎各 15 克，大米 50 克。将前 3 味药水煎取汁，加大米煮为稀粥服食。每日 2 剂。功效平肝潜阳，熄风通络。适用于脑出血肝阳上亢证，症见半身不遂、肢体麻木、头目眩晕、面色潮红、耳鸣头痛、心悸失眠、烦躁不宁等。

15. 天冬，麦冬各 30 克，枸杞子 20 克，粳米 50 克。将天冬、麦冬水煎取汁，同粳米、枸杞子煮粥食，每日 1 剂。功效补益肝肾，养阴宁络。适用于脑出血肝肾阴虚证，症见肢体麻木、手足不遂、失语、心悸气短、腰膝酸软、口干咽燥、五心烦热等。

16. 天麻 9 克，石菖蒲 6 克，半夏、桑寄生各 12 克，龙齿 30 克。水煎服。适用于脑出血不省人事。

17. 茱萸 10 克，姜豉 30 克，清酒 500 毫升。煎服，冷后每次服 25 毫升，每日 3 次。微汗即愈。适用于脑出血，症见口眼㖞斜、不能言语者。

18. 麝香 3 克。研为末，加清油适量，鼻饲。适用于脑出血昏迷者。

19. 牛黄 1 克，辰砂 0.5 克，白牵牛子（头末）1 克。共研为末，每次少量，纳鼻中。适用于脑出血痰厥、不省人事。

20. 炙黄芪 50 克。水煎，分 2 次送服生水蛭粉。水蛭以生用为佳，每次服 3 克（体弱者减为 1～2 克），每日 2 次，10 日为 1 个疗程。功效补气，化瘀。适用于脑出血半身不遂，口眼㖞斜，一侧肢体偏瘫，或伴失语、二便失禁等。

21. 五灵脂、核桃仁各 100 克，草乌（炮制去毒）25 克。五灵脂和草乌共研细末，再用核桃仁去油后与药末混合，醋糊为丸，如梧子大，晚用白酒送服，初次服 3 克，取

微汗禁风，次日服 4.5 克，后增服至 6 克为止。适用于脑出血。

22. 牛膝 100 克。藏入鸭肚内炖汤，煮熟后，除掉牛膝，食鸭肉。适用于脑出血。

23. 羊肚 1 具。去筋膜后洗净切片，加水煮烂后下入鲜山药 200 克，煮至汤汁浓稠，代粥服。适用于脑出血。

【生活调理】

1. 密切观察病情。急性期极不稳定，需密切观察病情，掌握疾病动态，并采取相应的措施。

2. 防止并发症。应加强护理，做到勤翻身，保持衣物、床单干燥平整，积极按摩受压的皮肤，改善局部血液循环，防止褥疮发生，鼓励患者咳痰，或勤吸痰，保持呼吸道通畅，防止肺部、口腔感染等。进食以流质为主，进食宜慢，以防窒息，神昏者应鼻饲，注意会阴部卫生以防感染。

3. 康复护理。从中风开始应积极鼓励、辅导患者进行康复护理。早期多以被动运动为主，并进行肢体按摩，之后以自主运动为主。对语謇或失语患者应引导语言训练。可配合针灸、按摩等综合治疗。

4. 注意饮食，保持良好的心态。饮食以低盐、低脂肪、低胆固醇饮食为宜，适当多吃蔬菜、水果和豆制品，戒除烟酒。保持乐观情绪，避免过于激动，做到心境平静。

5. 重视中风先兆症状变化。中风会有一些先兆症状，如无诱因的剧烈头痛、头晕、晕厥，有的突感体麻木乏力或一时性失明，语言交流困难等应及时就医检查治疗。

6. 避免中风复发。对已有中风病史的患者，应加强预防调摄。

帕金森病

帕金森病也称为震颤麻痹，是中老年人常见的神经系统变性疾病，也是中老年人最常见的锥体外系疾病。我国 65 岁以上人群患病率为 1000/10 万，随年龄增大而升高，男性稍多于女性。本病由于多因素引起的黑质多巴胺神经元显著变性丢失，多巴胺的合成减少，抑制乙酰胆碱的功能降低，则乙酰胆

碱的兴奋作用相对增强。两者失衡导致基底节的运动调节紊乱。临床以静止性震颤、动作迟缓、肌张力增高、姿势步态障碍等为主要特征。

本病属中医学"震颤"、"振掉"、"肝风"等范畴。本病病位在脑，与肾、脾、肝三脏关系密切。因"肾主骨生髓，上荣于脑"，肾虚则脑髓不足，反应迟钝，动作徐缓，"脾主肌肉"，为气血生化之源，脾虚则气血亏乏，肌肉失养，加之脾虚运化水湿停蓄，浸渍腠理，导致肌肉强劲拘挛而失其柔韧。同时，口水多、流涎、痰多呛咳等，都是脾胃虚弱、痰湿内盛的表现，肾精不足，气血亏虚，不能涵养肝木，致虚风内动，震颤由此而生。其候特征以脑髓失充，气血虚弱为本，风火、痰热、瘀血为标。

【偏方集成】

1. 人参 3 克，黄芪、枸杞子各 9 克，天麻 6 克。纱布包后，加水烧开，小火焖 20 分钟，去纱布包，在药汁中加入适量粳米，共煮成粥服食，每日 2 次。适用于帕金森病气血亏虚证。

2. 母鸡 1 只，人参 3 克，黄芪 9 克，当归 6 克，山药 15 克。后 4 味放母鸡腹内，缝好，加水、葱、姜以及调料等，小火炖烂，打开鸡腹，去药，吃鸡喝汤，常服。适用于帕金森病气血亏虚证。

3. 制何首乌、蜂蜜各 30 克，当归 15 克，川芎 10 克。将制何首乌、当归、川芎切片，同入锅中，加水适量，浓煎 2 次，每次 40 分钟，合并滤液，待稍凉后调入蜂蜜，搅匀即成。分早、晚 2 次服。适用于帕金森病气血亏虚证。

4. 天麻 60 克，全蝎、蜈蚣各 15 克。研为细末，每次 4.5 克，每日 2 次，清茶调服。适用于帕金森病风痰阻络证。

5. 羚羊角粉 2～3 克。每日 1 剂，分 2 次服。适用于帕金森病风阳内动证。

6. 白芍 30 克，甘草、生石决明、鸡血藤各 15 克，蝉蜕 6 克。水煎服，每日 1 剂。适用于帕金森病。

7. 黄芪 6 克，人参、枸杞子、菊花各 3 克。泡茶常饮。适用于帕金森病。

8. 远志 25 克，龙骨、龟甲各 30 克，炙何首乌、菖蒲各 15 克。加适量水，熬煮 1 小时，代茶饮（3 日量）。适用于帕金森病。

9. 核桃仁、黑芝麻各 15 克，酸枣仁、柏子仁各 10 克，糯米粉、粳米粉各 50 克。将黑芝麻炒熟，与核桃仁、酸枣仁、柏子仁同研为细粉，与糯米粉、粳米粉同入盆中，加温水适量，揉合成粉团，制成八块方糕，置笼屉中蒸熟。每日 2 次，每次 4 块，趁热服食。适用于帕金森病。

10. 猪脑 1 具，猪脊髓 15 克，枸杞子 10 克，调料适量。将猪脑、猪脊髓洗净，放碗中，纳入枸杞子、盐、味精、料酒、酱油等，上笼蒸熟服食。功效补肾健脑。适用于帕金森病脑髓亏虚证。

11. 龙眼 10 克，猪脊髓 100 克，鱼头 1 个，调料适量。将猪脊髓、鱼头洗净，同置锅中加清水适量煮沸后，下龙眼及葱、姜、椒、蒜、料酒、米醋等，文火炖至烂熟后，加盐、味精调味，下紫苏叶、胡椒再煮一二沸即可服食。适用于帕金森病脑髓亏虚证。

12. 鹌鹑 1 只，枸杞子、黄精各 30 克，盐、味精各少许。将鹌鹑宰杀，去毛及内脏，洗净，枸杞子、黄精装鹌鹑腹内，加水适量，文火炖酥，加盐、味精适量调味即成。弃药渣，吃肉喝汤，每日 1 次。功效滋养肝肾，补精益智。适用于帕金森病。

13. 天麻 15 克，川芎 10 克，鸡肉 50 克，生姜、大葱各 5 克，鳙鱼头 1 个，调料适量。将天麻、川芎用纱布袋包好，鸡肉、生姜、大葱切片，再将鳙鱼头去腮，洗净以油煎好，倒入沙锅内，放入清水、药袋及诸调料（黄酒、盐适量）、配料（玉兰片 50 克），用火烧炖约 1 小时，后取出药包，撒上胡椒粉即可。佐餐食用。功效补脑填髓，平肝潜阳。适用于帕金森病。

14. 猪脑 40 克。加入蜂蜜一调羹，蒸熟吃，每日 1 次，连吃 5～10 日。适用于帕金森病脑髓亏虚证。

15. 益智、白术、党参、茯苓各 9 克，陈皮 6 克。水煎服，每日 1 剂。适用于帕金森病脾虚证，症见多涎、口水自流、质地清稀者。

16. 山药、枸杞子各 20 克，乳鸽 1 只。山药洗净，切成片，枸杞子洗净，乳鸽活杀，去毛去内脏，切成小块。山药、枸杞子、乳鸽同置锅中，加黄酒、葱、姜，隔水清炖 30 分钟，分次食用。功效补肾益精。适用于帕金森病肾精亏虚证。

17. 鸡蛋 2 枚，小茴香 6 克，菟丝子、桑寄生、蜜炙黄芪各 15 克。鸡蛋打入碗中备用，小茴香、菟丝子、桑寄生、蜜炙黄芪入沙锅中，加水适量，煎煮 2 小时，趁沸时滤取药汁冲调蛋花，可依个人口味调以白糖或盐。每晚睡前服 1 次。功效补肾健脑。适用于帕金森病。

18. 猪脑 1 只，枸杞子 15 克。加适量水、盐、酒、姜等调料一起炖煮后食用。功效养肝补脑益智。适用于帕金森病。

19. 龙眼 10 枚，大枣 10 枚。放适量水煎，每晚睡前服。适用于帕金森病出现失眠、易惊、烦躁不宁者。

20. 花生米 45 克，粳米 60 克，冰糖适量。同入沙锅内，加水煮至粳米烂汤稠为度。每日晨空腹温热食之。适用于帕金森病。

21. 枸杞子 20 克，鸡血藤 15 克，红花 5 克。取上述材料，加水 500 毫升，煎至 300 毫升，将药液倒入碗中，放黄酒 30 克。每日 1 剂，分早、晚 2 次饮服。适用于帕金森病血瘀风动证。

22. 天麻 15 克，川芎 10 克，鲜鲤鱼头 1 个。将天麻、川芎泡软后切薄片放入鱼头中，置盘内，加葱姜，再加适量清水上笼蒸约 30 分钟。食鱼肉喝汤，隔日 1 次。适用于帕金森病。

23. 枸杞子 50 克，羊脑花 1 具。将上述材料放入容器，加水适量，加姜末、葱节、料酒、盐，隔水蒸熟后即可食用。每日 2 次。适用于帕金森病脑髓亏虚证。

24. 核桃仁 15 个，益智 20 个，白糖 50 克。将上述材料放在沙罐或瓷碗中，用擀面杖捣成泥状，再放入锅中，加黄酒 50 毫升，用小火煎煮 10 分钟。每日 2 次。适用于帕金森病。

【生活调理】

1. 消除各种致病因素。如果疾病是由于长期用药引起，可以减少或停止用药。因脑部疾患所致者，应及时治疗脑部疾病或其他并发症。此外，还要减少或避免接触某些生物化学物品。

2. 保持生活环境安静。做到思想放松，心情舒畅，精神愉快，避免紧张、激动、恐惧、忧伤等不良刺激，防止干扰，经常听些轻松、优美的音乐，参加适宜的娱乐活动。

3. 戒除烟酒。坚决戒除烟酒，少饮茶水及咖啡之类的兴奋剂，以保护大脑的神经细胞。

4. 注意饮食营养。在主食方面，常吃八宝粥、龙眼粥、海参粥、山药粥等，多食补精血之品，如猪肉、猪肝、牛肉、鱼肉、蛋类，蔬菜方面则以清淡为宜，如西红柿、白菜、胡萝卜、豆芽、紫菜等，忌咸辣之品，平时常饮用甘泉水、各种水果汁、蜂蜜或牛奶等。

5. 加强体育锻炼。疾病早期，多做主动运动，锻炼四肢，常沐日光浴、空气浴或温泉水浴，以增强体质，促使症状缓解，坚持散步和气功锻炼。

6. 防止继发他病。外出时，要防止摔跤骨折。对晚期卧床不起的患者，应做到勤翻身，做被动运动，以防褥疮和肺炎的发生。

癫痫和癫痫持续状态

癫痫是大脑神经元突发性异常放电，导致短暂的大脑功能障碍的一种慢性疾病。据中国最新流行病学资料显示，国内癫痫的总体患病率为 7.0‰，年发病率为 28.8/10 万，1 年内有发作的活动性癫痫患病率为 4.6‰。据此估计中国约有 900 万的癫痫患者，其中 500～600 万是活动性癫痫患者，同时每年新增加癫痫患者约 40 万，而癫痫发作是指脑神经元异常和过度超同步化放电所造成的临床现象。其特征是突然和一过性症状，由于异常放电的神经元在大脑中的部位不同，而有多种多样的表现。可以是运动感觉神经或自主神经的伴有或不伴有意识或警觉程度的变

中医偏方全书（珍藏本）

化。癫痫持续状态，是癫痫连续发作之间意识未完全恢复又频繁再发，或发作持续 30 分钟以上不自行停止，长时间癫痫发作，若不及时治疗，可导致不可逆的脑损伤，致残率和病死率很高。

本病属中医学"痫病"范畴。又称"痫证"、"癫痫"、"羊痫风"。中医学认为本病的发生与多种因素有关，分为先天和后天两方面，而且强调"七情"为患。一般而言，肝、肾、脾亏虚是本病主要病理基础，由此而产生之风、阳亢、痰火、血瘀是本病的重要因素。根据癫痫的病程阶段，从发作、休止与恢复 3 个时期分析其病机。发作期以开窍醒神为主，恢复期和休止期以祛邪补虚为主。祛邪宜以豁痰熄风、开窍定痫法为主；补虚宜以健脾化痰、补益肝肾、养心安神之法为主。

【偏方集成】

1. 大黄 1000 克，防风 500 克，白酒 1500 毫升。将前 2 味共研粗粉，入瓶内加白酒浸泡 14 日，过滤后备用。成人每次 10 毫升，每日 3 次，10～14 岁，每次 5 毫升，每日 3 次，10 岁以下，每次 5 毫升，每日 1～2 次。适用于癫痫风痰壅阻证。

2. 地龙 9 克。焙干研末后加入白糖 10 克，与烧酒混合后饮服。适用于癫痫风痰壅阻证。

3. 马钱子 1 个。焙干研面，黄酒冲服。每日 1 次。适用于癫痫风痰壅阻证。

4. 公鸡 9 只，白及 9 个，黄酒适量。公鸡杀死取出鸡心，挤压出鸡心血，放于碗内，再将研成细末的白及粉倒入碗内，同捣为泥，分为 2 次，每次以黄酒 60 毫升为引，两日内服完。适用于癫痫心肾不足，脾失健运证。

5. 海参、内脏适量。焙干研末，每次 12 克，黄酒送。适用于癫痫心肾不足，脾失健运证。

6. 紫河车适量。为末，每次 1.5 克，冷水调下。适用于癫痫。

7. 甜瓜蒂（研细）7 个，白矾 3 克。无根水送下即吐痰，过 5 日再吃 1 剂。适用于癫痫。

8. 羊蹄根（捣）3 克，桐油渣 1.5 克。和匀为丸，冷水送下，吐痰愈。适用于癫痫。

9. 伏龙肝末适量。每次水服 1 小匙，每日 3 次。适用于癫痫。

10. 猪血调朱砂末服。适用于癫痫。

11. 好松萝茶末 240 克。生研末 120 克，米饮捣为丸，临发日清晨，及常日，各服 9 克，米汤服下。适用于癫痫。

12. 初生儿脐带 1 节。焙干研细末，多服无碍。适用于癫痫。

13. 茴香虫 32 个。瓦上焙干为末，黄酒送下。适用于癫痫。

14. 青麦苗 1 篮，白糖 60 克。将青麦苗捣汁取半碗，加糖于锅炖熟，饮之。适用于癫痫。

15. 猪肉 250 克，艾灰、红糖各 120 克。男用雄猪肉，女用雌猪肉。切如指肚大，放入老尿壶内，添水炖熟，连汤带肉，1 日食完。再用艾灰红糖冲，慢慢饮服。适用于癫痫。

16. 黄瓜藤 30 克。剪短，入清水 3 杯，煎取约 2 杯，分 2 次服。适用于癫痫。

17. 鳖甲适量。炙黄为末，每次 3 克，乳汁调下。亦可丸如小豆大，每次 1 丸，乳下。适用于癫痫。

18. 蜂房大者 1 枚，水 3 升。煮令浓以浴，每日 3～4 次为佳。适用于癫痫。

19. 烧人中黄适量。以酒服之。适用于癫痫。

20. 麻仁 4 升，水 6 升。猛火煮令生牙，去滓，煎取 7 升，平旦空腹服，或发，或不发，或多言语，勿怪之，但人摩手足须定，凡进 3 剂愈。适用于癫痫。

21. 鸭舌草、胆矾各适量。煅存性为末，每发时用 3 克，以笔管吹入鼻内，涎出即愈。适用于癫痫。

22. 皂角 500 克。去皮弦切碎，以酸浆水 1 碗浸，春秋 3～4 日，夏 1～2 日，冬 7 日，揉去滓，将汁入银器或沙锅慢火熬。以槐柳枝搅成膏，取出摊厚纸上，阴干收贮。用时取手掌大 1 片，以温浆水化在盏内，用竹筒灌入患者鼻孔内，良久涎出为验。欲涎止，将温盐汤饮 30 克。忌鸡、鱼及生硬、湿面等物。适用于癫痫。

23. 制附子 9 克。研细末，用白面粉少许，和面做饼。把饼放在丹田穴上，用艾绒团，灸数次。适用于癫痫。

24. 野蜂幼虫 100～200 只。夏秋采集蜂房，中藏幼虫，开水烫死，晒干取出，芝麻油炸黄，1 次服完，年服 2～6 次。适用于癫痫。

25. 牛虱适量。每岁用 1 枚，置碗中研汁，加入好酒适量冲服。最少用 30 枚，重者 2 次可见效。适用于癫痫。

26. 僵蚕适量。为末，每次服 1～1.5 克，每日 3 次，儿童酌减。适用于癫痫。

27. 金灯花根似蒜者 1 个。以茶清研如浆，正午时以茶调下，即卧。日中良久，吐物。如不吐，再以热茶投之。适用于癫痫。

28. 生白矾 30 克，细茶 15 克。为末。炼蜜为丸如梧子大，每次服 50 丸，久服自然断根。适用于癫痫。

29. 九节菖蒲适量，黑猪心 1 个。九节菖蒲去毛，木臼捣末，将黑猪心（阉割过的猪）剖开，沙罐煮汤，调服 9 克，每日 1 服。适用于癫痫。

30. 新橄榄适量。切细屑，去实，蘸明矾末服之。愈多服愈妙，至痰自涌出为度。适用于癫痫。

31. 石菖蒲适量。研末，每次 3 克，每日 3 次，连服 1～2 年。适用于癫痫。

32. 甘遂末适量。每 1.5 克装入胶囊，晨起空腹服，每日 1 次，连服 2～3 日。适用于癫痫。

【生活调理】

1. 自我心理调适。癫痫患者一旦被确诊，必定会给他带来很大的心理压力，很多人或多或少会存在心理问题，常会有绝望心理。癫痫的用药期往往很长，部分患者可能要终生用药，加之日常生活难免会发生各种各样不顺心的事情，特别是与疾病相关的事情，往往会加重患者的心理负担，这样对疾病的转归相当不利。所以患者面对这些问题时，应积极应对，及时自我疏导，趋“利”避“害”，必要的时候求助于医师，将这些不利心理问题化解。而做到这一点，患者首先

要树立战胜病魔的信心，持之以恒，病自去亦。其次，患者应该明确，人的认知观念完全源于他对周围环境的觉察，这种觉察往往受个体先占观念及当时情绪状态的影响，并不一定符合客观实际，感觉并不等于现实，“走极端、公式化”、“想当然”等必然导致对现实认识的偏差，造成对现实认知的一种假象。而这种情况下，患者一定要尽量积极调整心态，对自己重新做个准确的评估，从而对消极的感觉产生免疫。通常采用填写“三栏对比表”、“日常活动表”等方式完成认知预演及行为治疗中的自信训练、角色扮演等技巧，也有助于让患者从实际操作和行为中改变对人对事的看法和态度。

2. 自我行为纠正。癫痫患者的自我行为纠正实际上也是一种行为疗法，通过有些行为治疗的方法，纠正一些不良行为，以避免由此引起的负面效应。现简介几种行为纠正的方法。

隐蔽法：让患者在幻想中产生有关焦虑紧张的问题行为，然后在意象中不再接受任何阳性强化刺激，让它逐渐隐蔽消退。有些学者对促发癫痫的刺激采用这种隐蔽的脱敏法而达到缓解。这种治疗的目标是针对与癫痫发作有关的焦虑情况，通过减轻或消除焦虑来达到预防发作的目的。

指示控制法：让患者在幻想中惯用与促发癫痫刺激相反的一个词或策略。告诉患者在非治疗期间，当促发癫痫刺激出现时，使用一个指示词来抑制它，例如焦虑可作为促发癫痫发作的一个部分，在松弛状态期间，让患者在幻想中暴露一个焦虑的环境，并让他联系这种情况说出或想出一个“松弛”的词，当日常生活中遇到焦虑情境时，这个词可用来引起松弛状态，然而在某些癫痫病例中，焦虑或警觉的增强是癫痫发作起病的一个部分。这种指示控制松弛较为适宜，其他病例，让患者采用警觉策略较为妥当。有人采用进行性松弛，使患者在幻想中有足够隐蔽的暴露。但当先兆发生时，让患者握紧拳头来警觉自己，并响亮地说出“停止”之词和尽量保持警觉。这是一种“指示控制警觉”，这种方法仍需进一步评价。

松弛技术：癫痫患者在精神紧张时可以诱发癫痫发作，而松弛技术的目的正是消除紧张，这样可避免癫痫发作，同时对癫痫患者出现的焦虑紧张等也有效。这种技术就是训练一个人能系统地检查自己头部、颈部、肩部、背部、腰部、四肢的肌肉紧张情况，训练如何把紧张的肌肉放松下来。方法很简单，就是坐在椅子或躺在床上，半闭着眼睛，全神贯注于身体的各部分肌肉，并且按次指挥自己紧张着的肌肉松弛下来，以便达到全身松弛的状态。当学会放松方法后，如再遇到紧张则采用此法使其放松，以达到治疗疾病的目的。

偏头痛和紧张性头痛

偏头痛是反复发作的一种搏动性头痛。它发作前常有闪光、视物模糊、肢体麻木等先兆，约数分钟至1小时左右出现一侧头部一跳一跳的疼痛，并逐渐加剧，直到出现恶心、呕吐后，感觉才会有所好转，在安静、黑暗环境内或睡眠后头痛缓解。在头痛发生前或发作时可伴有神经、精神功能障碍。同时，它是一种可逐步恶化的疾病，发病频率通常越来越高。

紧张性头痛又称肌收缩性头痛，是双侧枕部或全头部紧缩性压迫性头痛。约占头痛患者的40%，是临床最常见的慢性头痛。紧张型头痛是成年人中最常见的头痛类型，其发病与社会心理压力、焦虑、抑郁、精神因素、肌肉紧张、滥用止痛药等有关。

本病属中医学"头痛"、"脑风"、"首风"范畴。头痛即指由于外感与内伤，致使脉络绌急或失养，清窍不利所引起的以患者自觉头部疼痛为特征的一种常见症，可以发生在多种急慢性疾病中，有时亦是某些相关疾病加重或恶化的先兆。

【偏方集成】

1. 薄荷叶15克。放入茶杯内，用刚烧开的开水冲泡5分钟后服，早、晚各服1次。适用于偏头痛。

2. 人中白、炒地龙各适量。等份为末，加羊胆汁调成丸子，如芥子大。每次取1丸，

水化匀，滴入鼻中。适用于偏头痛。

3. 白芷、川芎各15克。研为细末，以黄牛脑黏末，加酒煮熟，趁热吃下。酒醉无妨，醒则其病如失。适用于偏头痛。

4. 薏苡仁30克，陈皮、白芷各9克，云苓20克。水煎服。适用于偏头痛痰浊蕴结证。

5. 穿山甲50～100克，川芎6～9克，当归9～15克，瘦羊肉100克。将药用纱布包好，与羊肉放锅内炖2～3小时，饮汁吃肉，连服5～6日。适用于偏头痛血瘀阻络证。

6. 黑牵牛7粒。研末，井水调汁，仰灌鼻中，待涎出即病止。适用于偏头痛。

7. 白芷75克，川芎、制川乌、生甘草、天麻各30克。共研细末。适用于紧张性头痛。

8. 生鱼1条，莲子60克，鸡蛋3枚。煎煮食之。每日1剂，分3次服。适用于偏头痛。

9. 吴茱萸6克。嚼服。每日1次，不痛为止。适用于偏头痛。

10. 辛夷9克，川芎、当归各30克，细辛3克，蔓荆子6克。水煎服，每日1剂。适用于偏头痛。

11. 炒香白芷75克，炒川苔、炒甘草、川乌头（半生半熟）各30克。上药为末。每次3克，细茶薄荷汤调下。适用于偏头痛。

12. 硫黄（研细）60克，硝石30克。上水泛为丸，如指头大。每次3克，空腹腊茶嚼下。适用于紧张性头痛。

13. 望江南叶30克（鲜品加倍），瘦肉250克。同煮服，每周2～3次。适用于紧张性头痛。

14. 青葙子、女贞子各30克，细辛10克，鸡头2个。共炖，加调料少许，每日1剂。适用于偏头痛肝郁气滞证。

15. 桑椹、熟地黄各500克。共熬至药烂，去渣留汁，浓缩，加适量冰糖煎至能拔丝，倒于干净的大理石上，未完全冷却前切块，每日含化少许，不拘量次。适用于偏头痛肝肾阴虚、体质较弱者。

16. 防风、白芷各等份。为末，炼蜜为

丸，如弹子大，每次嚼 1 丸，茶调下。适用于偏头痛。

17. 延胡索 7 枚，青黛 10 克，猪牙皂 2 个。去皮子为末，水和为丸，如杏仁大，每次以水化一丸，灌入患者鼻内，随左右，口咬铜钱一枚，当有涎出而愈。适用于偏头痛。

18. 香白芷 70 克，川芎、甘草、川乌头各 30 克。为末，每次 3 克，细茶薄荷汤调下。适用于紧张性头痛。

19. 生葱 1 把。捣烂，同入瓷瓶封固，埋土中。春五、夏三、秋五、冬七日，取出晒干，拣去葱姜。为末，醋面糊和为丸，如梧子大，每次 7 丸，临卧温酒下。适用于紧张性头痛。

20. 生萝卜汁 1 小杯。令患者仰卧，随头痛的左右侧注入鼻中。适用于偏头痛。

21. 地龙（去土，焙干）、乳香各 10 克。等份为末。每次取 1 克作纸捻烧出烟，以鼻嗅入。适用于偏头痛。

22. 麝香 2 克，皂角末 3 克。包在薄纸中，放头痛部位一发中，外用布包炒盐趁热熨贴。盐冷则换。如此几次，不再发病。适用于偏头痛。

23. 硝石 30 克。研末吹鼻内即愈。适用于偏头痛。

24. 远志 30 克。研末，不拘多少，嗅鼻中，痛不可忍者亦可止。适用于偏头痛。

25. 高良姜 10 克。生研，顿嗅鼻中即止。适用于偏头痛。

26. 山豆根 15 克。研末，油调，涂两侧太阳穴。适用于紧张性头痛。

27. 杨梅适量。研末，以少许嗅鼻，取嚏。适用于紧张性头痛。

28. 片脑 3 克。纸卷作捻，烧烟熏鼻，吐出痰涎即愈。适用于紧张性头痛。

29. 白僵蚕 50 克。为末，热开水调服 6 克。适用于紧张性头痛。

30. 大蒜 1 个。去皮，研取自然汁，令患者仰卧，垂头，以铜筋点少许滴入鼻中，急令嗅入脑，眼中泪出即愈。适用于紧张性头痛。

31. 艾叶适量。揉如绵，以布夹住包头上，用熨斗熨艾，使热气入内，良久即愈。适用于紧张性头痛。

32. 生乌头适量。去皮捣烂，以醋和，涂放布上，敷痛处，须臾痛止，每日夜敷 5～6 次。适用于偏头痛。

33. 芥子 10 克。为末，用醋和，敷头 1 周。适用于紧张性头痛。

34. 花椒 2 升。以水煎取汁，洗发。适用于紧张性头痛。

35. 黄芩 50 克。晒干为末，每次 6 克，茶酒送下。适用于偏头痛。

36. 乌梅肉 30 个，盐 1 撮，酒 3 升。煮 1 升，顿服多取吐即愈。适用于紧张性头痛。

37. 大黄适量。酒漫 3 次，研末，茶调服。适用于紧张性头痛。

38. 瓜蒂 1 个。研末，嗅入鼻中，口含冷水，即出黄水愈。适用于紧张性头痛。

39. 桃花 10 朵。水煎服，服后，吐顽痰。适用于偏头痛。

40. 荞麦粉适量。炒热加醋再炒，趁热敷头上，用布包紧，勿令见风，冷则随换，日夜不断。适用于偏头痛。

41. 薄荷适量。为末，纸包作捻，水浸湿塞鼻内。适用于偏头痛。

42. 绿豆适量。不去皮作枕，枕之。适用于偏头痛风热证。

43. 桑木 10 克。烧灰淋汁，趁热熏洗。适用于偏头痛。

44. 川芎、白芷、炙远志各 15 克。焙干，再加冰片 7 克。共研成细粉后装瓶备用。在治疗偏头痛时，可用绸布包少许药粉塞右鼻，一般塞鼻后 15 分钟左右便可止痛。适用于偏头痛。

45. 细辛、高良姜、羌活、川芎各 10 克，白芷 20 克。上药共研细末，贮瓶备用。左侧头痛用手指沾少许药粉以右鼻闻之，右侧头痛以左鼻闻之，一般闻后 15 分钟左右头痛减轻，继之痛止，重者需闻 2～3 次方见效。适用于偏头痛。

46. 大黄、朴硝各等份。为末。用井底泥捏作饼，贴太阳穴。适用于偏头痛。

47. 川芎、白芷、细辛各 5 等份，冰片 1 等份，研细过筛，瓶装备用。每次偏头痛发作时，取药末少许入鼻中，打喷嚏头痛即能

中医偏方全书（珍藏本）

缓解。也可用鲜薄荷叶、鲜紫苏叶、鲜藿香叶若干，放于80℃水中浸泡1～2分钟，取叶敷于痛侧皮肤，每日数次，亦能止痛。适用于偏头痛。

48. 白僵蚕适量。为末，葱茶调服5克。适用于偏头痛。

49. 谷精草30克。为末。以白面糊调摊纸上，贴痛处，干即换。适用于偏头痛。

50. 谷精草末、铜绿各3克，硝石1克。随左右滴鼻。适用于偏头痛。

51. 香附子250克，乌头30克，甘草60克。为末，炼蜜为丸如弹子大，每次1丸，葱茶嚼下。适用于偏头痛。

52. 硇砂末10克。水润豉心15克。捣为丸如皂子大，绵包，露出一头，随左右纳鼻中。适用于紧张型头痛。

53. 川芎适量。细挫，浸酒，日饮之。适用于紧张型头痛。

54. 荜茇10克。为末，令患者口含温水，随左右痛，以左右鼻吸一次。适用于紧张型头痛。

55. 黄蜡90克。溶化，以纸宽2寸、长5寸，在蜡上拖匀，新艾薄铺于上，卷为筒，左痛插右耳中，右痛插左耳中，火燃之，烟气透脑，痛即止，至重不过两次。适用于紧张型头痛。

56. 蓖麻子、乳香、盐各适量。捣贴。适用于紧张型头痛。

57. 郁金1个，苦胡芦子1合。为细末，用白绢子裹药末3克，于新汲水内浸过，滴向患侧鼻中。适用于偏头痛。

58. 川楝子10克。加烧酒少许，炒之。入包袱内熨之，左侧熨左，右侧熨右，不数次，便已除根，神效。适用于偏头痛。

【生活调理】

1. 学会减压。如果你常因工作压力而导致偏头痛，不妨经常泡泡温水浴，或尝试一些肌肉放松技巧，例如腹式呼吸技巧：慢慢吸气，令腹部充分外鼓，吐气时，感受腹部逐渐收缩。

2. 规律运动。对有偏头痛的人来说，着重做呼吸训练、调息的运动（例如瑜伽、气功），可帮助患者稳定自主神经系统、减缓焦虑、肌肉紧绷等症状。

3. 睡眠规律，拒绝晨昏颠倒。维持规律的作息，即使在假日也定时上床、起床，对有偏头痛的人来说格外重要。因为，睡眠不足或时间太长都容易引发偏头痛。

血管性痴呆和阿尔茨海默病

血管性痴呆是因血管病导致脑梗死造成的痴呆，包括高血压性脑血管病。痴呆可发生于多次短暂性脑缺血发作或连续的急性脑血管意外之后，个别人也可发生在一次严重中风后。梗死灶一般较小，但效应可累加。一般在晚年起病，包括多发脑梗死性痴呆。

阿尔茨海默病又称老年性痴呆，是一组病因未明的原发性退行性脑变性疾病。多起病于老年期，潜隐起病，病程缓慢且不可逆，临床上以智能损害为主。临床表现为认知和记忆功能不断恶化，日常生活能力进行性减退，并有各种神经精神症状和行为障碍。

本病属中医学"痴呆"、"老年痴病"、"呆病"、"文痴"、"善忘"范畴，由于其临床表现的特殊性，也归属"癫狂"、"神病"等范畴。呆是由髓减脑消，神机失用所导致的一种神志异常的疾病，以呆傻愚笨、智能低下、善忘等为主要临床表现。其轻者可见神情淡漠，寡言少语，反应迟钝，善忘；重则表现为终日不语，或闭门独居。或口中喃喃，言辞颠倒，行为失常，忽笑忽哭，或不欲食，数日不知饥饿等。

【偏方集成】

1. 花生米45克，粳米60克，冰糖适量。同入沙锅内，加水煮至米烂汤稠为度。每日晨空腹温热食之。适用于痴呆。

2. 羊脑1个。蒸熟后调味食用。适用于痴呆。

3. 龙眼肉10枚，大枣10枚。放适量水煎服，每晚睡前服。适用于阿尔茨海默病患者夜间失眠、易惊、烦躁不宁。

4. 紫菜10克，鸡蛋2枚。炖汤。适用于阿尔茨海默病。

5. 黑芝麻30克，粳米100克。黑芝麻略炒熟，加粳米，放沙锅内用小火熬煮成粥，无糖尿病者可加蜂蜜 1 汤勺搅匀早晚服食。适用于痴呆。

6. 猪脑 1 具，山药 15 克，枸杞子 10 克。猪脑放瓷碗中隔水蒸熟，另取山药、枸杞子加水煮熟，与熟猪脑混合成羹，每日服食 1 次。适用于痴呆。

7. 核桃仁、黑芝麻各 30 克，莲子 15 克，大米 30 克，水适量，煮成稀粥服食。适用于痴呆。

8. 枸杞子、酸枣仁、柏子仁、核桃仁、大枣各 10 克，糯米 250 克。前 5 味洗净，加糯米混合放入大瓷碗或盆中，加水适量置蒸笼中蒸熟可当正常饭食加餐。适用于痴呆。

9. 乌龟肉 250 克，核桃仁 60 克，杜仲 15 克。混合煮至乌龟肉熟透，捞出杜仲即可服食。适用于痴呆。

10. 五味子 6 克，核桃仁 30 克，大枣 10 枚。五味子淘洗干净，加核桃仁、大枣放沙锅中熬成稀粥，每日分 2 次服食。适用于痴呆。

11. 麦冬 15 克，枸杞子、五味子各 10 克。洗净，研成粗末，同置于杯中，用沸水冲泡，代茶饮用。适用于痴呆。

12. 白木耳 15 克，猪瘦肉 300 克，大枣（去核）5 枚，猪瘦肉洗净，切片，与白木耳、大枣用文火煮熟，加冰糖服食，每日 1 剂。适用于痴呆。

13. 花生 100 克，猪蹄 1 只。洗净，加水炖熟，加入调味品服食，每日 1 剂。适用于痴呆。

14. 枸杞子 10 克，羊脑 1 具，洗净，隔水蒸熟，加入调味品服食，每日 1 剂。适用于痴呆。

15. 海带 100 克。洗净，切丝，煮熟后加入豆腐 200 克及生姜片，再煮半小时，加入调味品服食，每日 1 剂。适用于痴呆。

16. 活泥鳅 250 克，鸡蛋 3 枚。活泥鳅洗净，打入鸡蛋，煮后加入调味品服食，每日 1 剂。适用于痴呆。

17. 龙眼肉 25 克，莲子 15 克，黑豆 20 克，大枣 5 枚。洗净，炖熟服食，每日 1 剂。适用于痴呆。

18. 龙眼 15 克，百合 30 克，大米 100 克。将龙眼、百合洗净，大米淘净，三者同煮为粥食；可加白糖少许调味。适用于痴呆。

19. 山药 50 克，芡实 30 克，大米 50 克。将山药、芡实研为细末备用；取大米煮粥，沸后调入山药、芡实粉，煮熟服食，每日 1 剂。适用于痴呆。

20. 山楂、枸杞子各 15 克。将山楂切成薄片，同枸杞子共入保温杯中，沸水冲泡半小时即可服食。每日 1 剂。适用于痴呆。

21. 人参 10 克（或党参 60 克），三七、酸枣仁各 30 克，鸡 1 只（500～750 克）。将鸡洗净，与人参、三七、酸枣仁共入锅，加水适量炖 1～2 小时后，用盐调味。佐餐食用，每日 1 次。适用于痴呆。

22. 柏子仁 15 克，猪心 1 个。将猪心洗净，用竹片剖开，将柏子仁放在猪心内，加水适量，置入锅中，隔水炖熟，以猪心炖烂为度，食心饮汤。适用于痴呆。

23. 龙眼肉 15 克，酸枣仁 6 克。泡开水 1 杯，睡前当茶饮用。适用于痴呆睡眠不宁、心慌、心悸者。

24. 茯苓（去皮）30 克，沉香 15 克。共研为末，加炼蜜做成丸子，如小豆大。每次 30 丸，饭后服，人参汤送下。适用于痴呆。

25. 白龙骨、远志各等份。为末，每次 1 匙，饭后服，每日 3 次，酒送下。适用于痴呆。

26. 天南星 250 克。先掘一土坑，以炭火 1500 克烧红，倒入酒 5 升，渗干后，把天南星安放在内，用盆盖住，勿令走气。次日取出研为末，加琥珀 30 克，朱砂 60 克。共研细，以生姜汁调面将药做成丸子，如梧子大。每次 30～50 丸，煎人参、石菖蒲汤送下。适用于痴呆。

27. 白石英 30 克，朱砂 20 克。共研细，饭后煎金银汤送下。适用于痴呆。

28. 龙眼肉 200 克，60°白酒 400 毫升。装瓶内密封，每日振动 1 次，半个月后饮用。每次 10～20 毫升，每日 2 次。适用于痴呆。

29. 阿胶 10 克，白酒 10 毫升，鸡蛋 1 枚。将阿胶放入容器内，加入白酒，放锅内蒸至阿胶全部溶化后取出，趁热打入鸡蛋，搅匀，再蒸至蛋熟即成。顿服，每日 2 次，7

日为 1 个疗程。适用于痴呆。

30. 龙眼肉 500 克，酒 1000 毫升。将龙眼肉置于陶瓷器中，加入酒浸之，封口。半个月后取服，早、晚各饮 20 毫升，内有痰火及湿滞者忌服。适用于痴呆。

31. 青茶 10 克，茉莉花、石菖蒲各 6 克。共研粗末，沸水冲泡，随意饮用。适用于痴呆。

32. 银耳 15 克，大豆 100 克，大枣 5 枚，鹌鹑蛋 6 枚。银耳用清水泡发 20 分钟后，洗净，撕成小块；鹌鹑蛋煮熟后去壳。在锅内加入适量清水，大豆和大枣用清水洗干净后，与银耳一同放入锅内，文火炖至烂熟，起锅前再把鹌鹑蛋加入，稍煮片刻后，根据个人口味，可适当加入少许盐或白糖调味，饮汤吃各物。每日 1 次，可常服食。适用于痴呆。

33. 何首乌 20 克，山楂、熟地黄各 30 克，猪脑 2 具。将猪脑剔去血筋、洗净，加入以上 3 味药材，同放入沙锅中，加适量清水，锅盖盖严，文火慢炖。炖至熟烂后，加入少量盐、味精调味，饮汤吃肉。每周可服食 1～2 次，可经常服用。适用于痴呆。

34. 党参（或西洋参 10 克）、黄芪各 30 克，三七 10 克，酸枣仁 20 克，鸡 1 只（1000 克）。鸡宰杀后，去毛洗净，剔去内脏，切成小块，与党参、黄芪、三七、酸枣仁同入锅，加适量清水，小火慢炖 1～2 小时后，加入盐、味精调味。吃肉喝汤，分顿食用。每日 1 次，连服 10～15 日。适用于痴呆。

35. 天麻、山楂各 15 克，荷叶半张，排骨 500 克。将山楂洗净、切丝，天麻洗净后切成薄片，荷叶洗净后撕成细丝，排骨斩成小块，以上 4 味共入沙锅内，小火炖 1～2 小时。待炖至肉烂脱骨时，加入适量盐、味精，调味后即可佐餐食用。每日 1 次，可常服食。适用于痴呆。

36. 花生叶 100 克。将上味焙干轧成细面，每晚睡前服 15 克，温开水送服。适用于痴呆。

37. 核桃仁、黑芝麻、桑叶各 50 克。将核桃仁、黑芝麻共捣成泥末，桑叶焙干轧细，三味一起搅匀，每次服 15 克，每日 2 次。适用于痴呆。

38. 酸枣仁 20 粒，黄花菜（金针菜）20 根。将上 2 味炒至半熟，研成细末，每晚睡前服 1 剂。适用于痴呆。

39. 枸杞子 20 克，大枣 10 枚，鸡蛋 2 枚。将上 3 味共放于沙锅煮，蛋半熟去壳再煮，食鸡蛋饮汤，每日 1 次，空腹食之，连服数日。适用于痴呆。

40. 玫瑰花 15 克（鲜品加倍），羊心 500 克，盐 20 克。将玫瑰花与食盐共水煎 10 分钟，待冷备用；将羊心切成小片状，穿在烤签上边烤边蘸玫瑰盐水，反复在明火上炙烤。烤熟即食。适用于痴呆。

41. 黄芪、石菖蒲、川芎各 100 克。混合研磨成细末。使用时三种药按 1：1：1 加黄酒，做成药丸状。选穴大椎、神门、足三里、三阴交。到患者病房进行治疗，用医用胶布将药丸固定在穴位上。适用于痴呆。

【生活调理】

1. 重视病前调护，预防或减缓痴呆的发生。积极防治导致痴呆的各种危险因素，如不良的生活方式和饮食习惯、情绪抑郁、环境污染等。

2. 加强患者的功能训练。培养和训练痴呆老人的生活自理能力。

3. 饮食护理。选择营养丰富、清淡适口的食品，荤素搭配，食物温度适中，无刺、无骨，易于消化。

4. 注意安全护理。对中、重度痴呆患者要处处事事留意其安全。不要让患者单独外出，以免迷路、走失，衣袋中最好放一张写有患者姓名、地址、联系电话的卡片或布条，如万一走失，便于寻找。

5. 改善家庭环境。家庭设施应便于患者生活、活动和富有生活情趣。家庭和睦温暖，使患者体会到家人对他的关心和支持，鼓励患者树立战胜疾病的信心，避免一切不良刺激。

6. 注意心理调护。由于精神因素与阿尔茨海默病关系密切，所以，做好阿尔茨海默病患者的心理护理尤为重要。

重症肌无力

重症肌无力是一种神经肌肉传递障碍的

获得性自身免疫性疾病。临床特征为部分或全身骨骼肌易疲劳，通常在活动后肌无力加重，休息后减轻。其患病率为（4.3～6.4）/10万，任何年龄均可发病，女性多于男性，但有两个发病年龄高峰：一个高峰为20～40岁，女性多见；另一个高峰为40～50岁，以男性多见，多合并胸腺瘤。

本病临床表现主要为骨骼肌病态易疲劳，如眼外肌无力、上睑下垂、复视，属中医学"睢目"、"睑废"、"歧视"范畴；或脑神经支配的肌肉无力，进食、吞咽困难，饮水反呛，言语无力，发音不清，属中医学"暗痱"；或头颈四肢肌肉受累，转头、耸肩无力，起坐行走困难，被迫卧床，属中医学"痿证"、"风痱"；严重者呼吸肌麻痹，呼吸困难，汗出肢冷，可按"喘脱"或"大气下陷"辨治。中医文献无本病专门记载，散见于上述各种病候之中。但论述颇详，且大多与中医痿证相符。

【偏方集成】

1. 新鲜紫河车适量。去污血，冲洗干净，烤焦研磨后，装胶囊，每粒0.5克，每次服1粒，每日2次。适用于重症肌无力。

2. 黄芪30～60克。水煎服，每日2次。适用于重症肌无力。

3. 生马钱子适量。用水浸泡半个月，取出去毛切片后用香油煎成棕黄色，捞出后研磨成粉，装入胶囊，每粒0.2克，每次服1粒，每日2～3次。适用于重症肌无力。

4. 桑白皮、石斛、牛膝各30克，甘草6克。水煎服。适用于重症肌无力。

5. 老桑枝60克，忍冬藤50克，薏苡仁30克。水煎，分2次服。适用于重症肌无力。

6. 鹿角片（酒浸1夜）300克，熟地黄120克，附子45克，与大麦煮至熟，焙干为末，用大麦粥和为丸。每次7克，每日3次，米饮汤送服。适用于重症肌无力。

7. 大麦（去皮）、薏苡仁各60克，土茯苓90克。同煎为粥，煮熟后去土茯苓，常服。适用于重症肌无力湿热浸淫证。

8. 烤干牛骨髓粉、黑芝麻各300克，略炒香后研为细末，加白糖适量合拌，每次服9克，每日2次。适用于重症肌无力肝肾亏

虚证。

9. 人参5克，鳖甲10克，粳米100克。前2味共研细末，加粳米熬稀粥，每日10克，常服。适用于重症肌无力。

10. 生山药、薏苡仁各50克。煮粥常服。适用于重症肌无力。

11. 黄芪、党参各30克，粳米100克。煮粥食用。适用于重症肌无力。

12. 黄芪50克，猪脊骨适量。水煎，盐调味服食。适用于重症肌无力。

13. 黄芪30～60克，党参15～30克，猪腱（或猪瘦肉）250克，生姜、盐各适量。煮汤食用。适用于重症肌无力脾胃虚损证。

14. 枸杞子10克，山药、芡实、薏苡仁各30克，猪瘦肉适量。煮粥食用。适用于重症肌无力脾胃虚损证。

15. 牛腱90克。切碎，用水一碗余，浸泡20分钟，水变至淡红色，牛腱之营养物质逐渐为水所溶解，再煮滚，慢火熬，约15分钟，去渣，服肉汁。可根据个人口味，加生姜2片，盐少许。也可配山药、枸杞子煲汤或炖服；或配黄芪、党参、巴戟天、大枣、生姜慢火煮至牛肉烂熟，加适量盐调味，食肉喝汤；或配党参、川杜仲、生姜慢火煮至牛肉烂熟，加适量盐调味，食肉喝汤。适用于重症肌无力脾胃虚损证。

16. 猪瘦肉90克。切碎，用水一碗余，浸泡20分钟，水变至淡红色，猪瘦肉之营养物质逐渐为水所溶解，再煮滚，慢火熬，约15分钟，去渣，服肉汁。可根据个人口味，加生姜2片，盐少许。功效健脾益气，补而不燥。适用于重症肌无力。

17. 五爪龙30～60克，猪脊骨120克，大枣、生姜、盐各适量。将五爪龙洗净，若是鲜品需蒸晒去青味，方能为饮片药用。加水4碗约1000毫升，煲滚后慢火煎煮至1碗约250毫升。适用于重症肌无力。

18. 鱼胶30克，猪瘦肉90克，生姜、盐各适量。煲汤至奶白色。如果是新鲜的鱼鳔，稍用花生油煎后去腥味，再煲汤。适用于重症肌无力。

19. 马铃薯约250克，番茄50克，猪瘦肉（猪脊骨）60克，盐适量。加水4碗约

中医偏方全书（珍藏本）

1000 毫升，先煲马铃薯猪瘦肉，番茄后下，慢火煎煮至 1 碗约 250 毫升。功效补脾益气解毒。适用于重症肌无力脾胃虚损证。

20. 黄芪 120 克，大枣 50 枚。水煎服，每日 1 剂，10 日为 1 个疗程，可连服数月。适用于重症肌无力。

21. 山药 30 克，菟丝子 10 克，粳米 100 克。菟丝子捣碎，煎水取汁，山药研成细末；与粳米共煮粥，粥熟加白糖。一次吃完。适用于重症肌无力。

22. 羊肉 250 克，白附子 10 克，山药 30 克，生姜 25 克。白附子加水先煎，羊肉洗净、切块，与山药、生姜、白附子一同炖至肉烂熟，以盐调味。分 2～3 次吃。适用于重症肌无力。

23. 制何首乌 60 克，枸杞子 15 克，猪肝 200 克。制何首乌、枸杞子煎水取浓汁；猪肝切片，用豆粉、盐、醋、白糖、酱油拌匀，用植物油炒熟，放入前汁及葱、姜。分 2 次服。适用于重症肌无力。

24. 人参 6 克，山药 30 克，茯苓 20 克，粳米 100 克。人参、山药、茯苓研为细末，与粳米加水煮粥食。适用于重症肌无力。

25. 黄芪 30 克，人参 6 克，大枣 50 克。水煎，分 2～3 次饮。适用于重症肌无力。

26. 黄芪、枸杞子、紫河车粉各适量。水煎取浓汁，下紫河车粉搅匀。每次服 10 毫升。适用于重症肌无力。

27. 生黄芪、人参、生马钱子粉各适量。研为细末，制成药膏，贴敷于足三里、三阴交、脾俞、肝俞等穴，每穴敷药直径约 1 厘米，隔 3 日换药 1 次，10 日为 1 个疗程。适用于重症肌无力。

【生活调理】

1. 以情制情法。是指医师用言行、事物为手段，激起病者某种情志变化，以达到控制其病态情绪，促进身心康复的方法。如对神情抑郁低沉的痿证患者，喜笑调护法颇为适合。可采取讲故事、说笑话、听相声、看滑稽戏剧表演等，使患者喜笑一番，心境快乐，甚或采取冲喜的方法，举办喜事，给患者带来喜悦的心情，或通过与患者谈心的方法，用关心、体贴或用大量事例，开导患者，

让其看到希望之光，转忧为喜，鼓足生活的勇气，从而促使病情早日改善，身体康复。

2. 文娱怡神法。是指医师指导患者或自行运用传统文娱方式，达到畅怡神情，活动关节、舒筋活血、神形共养为目的的一种方法。如各种游戏、舞蹈、弈棋、钓鱼、书画、玩具以及音乐等，都为文娱怡神的方法。患者可根据其不同的症情和神情，以及各自的兴趣爱好，分别选用相应的文娱项目。小儿具有新奇的心理特点，故宜选用新奇玩具，同时配合智力游戏活动，如垒积木、开游乐汽车、骑木马、捉小鸡等。

3. 环境爽神法。是指选择环境优美、风物宜人之处，以陶冶性情，爽神养心，促使康复的方法。具体环境可选择幽静的森林、清澈的泉水、壮丽的高山、充足的阳光、清新的空气、宜人的花香，或天然岩洞、人工石窟等。居室宜通风透光、清静宽蔽，色彩布置宜根据心情和病证而定，以爽心悦目为佳。

4. 起居有常，劳逸结合。不能过劳过逸。

5. 饮食调节。重症肌无力病机与气虚关系密切，故调节饮食更为重要，不能过饥或过饱，同时各种营养调配要适当，不能偏食。下列食物食用后使本病加重，应避免食用萝卜、芥菜、绿豆、海带、紫菜、剑花、西洋菜、黄花菜、西瓜、苦瓜、冬瓜、白菜、豆浆、豆奶、冷饮等，特别是萝卜和芥菜最为关键。

6. 情绪调节及季节变化对本病的影响。重症肌无力患者在心情不佳及冬春寒冷季节病情往往会加重。患者必须保持心情舒畅，提高战胜疾病的信心，在冬春季节注意防寒保暖，合理应用治疗重症肌无力的有效药物，预防病情的反复。

7. 体育锻炼。重症肌无力患者不主张参加体育锻炼，如锻炼不当，可使病情加重，甚至诱发危象，故以多休息为佳。

多肌炎和皮肌炎

多肌炎是一组病因不清，主要临床表现

以对称性四肢近端、颈肌、咽部肌肉无力、肌肉压痛，血清酶增高为特征的弥漫性肌肉炎症性疾病。通常本病在数周至数月内达高峰，全身肌肉无力，严重者呼吸肌无力，危及生命。

皮肌炎又称皮肤异色性皮肌炎，属自身免疫性结缔组织疾病之一，是一种主要累及横纹肌，呈以淋巴细胞浸润为主的非化脓性炎症病变，可伴有或不伴有多种皮肤损害，也可伴发各种内脏损害。

本病属中医学"痹证"中的"肌痹"、"肉痹"范畴。如《素问·长刺节论》曰："病在肌肤，肌肤尽痛，名曰肌痹，伤于寒湿"，对本病病因病机和临床表现有了初步认识。

【偏方集成】

1. 泽兰 3 克，紫草 30 克，地龙 15 克，野菊花 30 克。上药共煎汁，代茶饮。功效清热解毒，活血通络。适用于多肌炎和皮肌炎。

2. 蝮蛇 1 条，鸡血藤 50 克，红花 3 克，桑寄生 9 克。蝮蛇洗净去骨，将肉切碎；鸡血藤、红花、桑寄生用纱布包扎。诸品一起煮烂，去药渣后，加调味品，勾芡后食用。功效养血补肝，搜风通络。适用于多肌炎和皮肌炎肝肾不足，血瘀痰凝证。

3. 鲜嫩桑枝 30 克。用白酒将桑枝炒后再用水煎服。适用于多肌炎和皮肌炎。

4. 虎杖 100 克。将虎杖用高粱酒 1000 克浸泡 7 日，每日服 1 小酒杯，孕妇忌服。适用于多肌炎和皮肌炎。

5. 独活 20 克。用水煎服。适用于多肌炎和皮肌炎。

6. 淫羊藿 250 克。将淫羊藿切细后，用白酒泡浸 7 日，适量服。适用于多肌炎和皮肌炎。

7. 柳枝 2 克。将柳枝研细加酌量茶叶，泡汤代茶饮。适用于多肌炎和皮肌炎。

8. 白芥子 15 克。将白芥子、生姜同研细末贴于痛处。适用于多肌炎和皮肌炎。

9. 木瓜根 250 克。将木瓜根泡白酒服，每日 3 次，剂量适度。适用于多肌炎和皮肌炎。

10. 丝瓜络 500 克。将丝瓜络用火炼焦，研细末，加红糖冲服，每次 3 克。适用于多肌炎和皮肌炎。

11. 刚刚开叫的公鸡 1 只，生姜 100～250 克。切成小块，在锅中爆炒焖熟，不放油盐。会饮酒者可放少量酒，1 日内吃完，可隔 1 周或半个月吃 1 次。适用于多肌炎和皮肌炎。

12. 公鸡 1 只，鹿茸 3～6 克。在锅内焖熟，不放油盐。吃肉喝汤，2 日吃完。可根据情况每隔 1 周或半个月吃 1 次。夏天及关节红肿疼痛者勿用。适用于多肌炎和皮肌炎。

13. 赤小豆 30 克，白米 15 克，白糖适量。先煮赤小豆至熟，再加入白米作粥加糖，适用于多肌炎和皮肌炎。

14. 薏苡仁 30 克，淀粉少许，白糖、桂花各适量。先煮薏苡仁，米烂熟放入淀粉少许，再加白糖、桂花。作早餐用。功效清利湿热，健脾除痹。适用于多肌炎和皮肌炎。

15. 防风 10 克，薏苡仁 30 克。水煮，每日 1 次，连服 1 周。功效清热除痹。适用于多肌炎和皮肌炎。

16. 木瓜 4 个，白蜜 1000 克。木瓜蒸熟去皮，研烂如泥，白蜜炼净。将两物调匀，放入净瓷器内盛之。每日晨起用开水冲调 1～2 匙饮用。功效通痹止痛。适用于多肌炎和皮肌炎。

17. 猪肚 1 个，薏苡仁 30 克，砂仁 5 克，鲜山药 100 克。猪肚洗净，再把薏苡仁、砂仁、鲜山药纳入猪肚中，加水 6 杯，用麻绳把猪肚口结扎放入锅内，加适量水煎约 2 小时，将猪肚取出，去药渣，吃猪肚、山药，饮汤。适用于多肌炎和皮肌炎。

18. 鲜苦瓜 100～150 克，薏苡仁、白茅根各 30 克，赤小豆 90 克，粳米 60 克。鲜苦瓜切成小块，与薏苡仁、白茅根、赤小豆、粳米同煮，空腹食用，每日 1～2 次。适用于多肌炎和皮肌炎。

19. 香椿子 10～15 克，猪瘦肉 250～500 克。炖熟，每日分 2 次喝汤吃肉。功效祛风散寒。适用于多肌炎和皮肌炎。

20. 五加皮、当归、牛膝各 60 克，糯米 1000 克，甜酒曲适量。将 3 药煎浓汁，再用药汁、糯米、酒曲酿酒，饮之。功效除痹痛。

中医偏方全书（珍藏本）

适用于多肌炎和皮肌炎。

21. 鲜小茴香根、鲜筋骨草各 30 克，猪蹄 1 个。加水适量炖熟，每日分 2 次喝汤吃肉。适用于多肌炎和皮肌炎。

22. 羊肉、苹果、豌豆、粳米、木瓜汁、清水各适量。一起放入锅中，用武火烧沸后，转用文火炖，至豌豆熟烂，肉熟，放入白糖、盐、味精、胡椒粉即可食用。适用于多肌炎和皮肌炎。

23. 黑豆 15 克。将其炒至半焦，泡入黄酒中 1 周左右，每次 15～20 毫升，每日 3 次，饮服。适用于多肌炎和皮肌炎。

24. 鸡蛋 1 枚。全蝎 1 只。鸡蛋开一小口，塞入全蝎，挂房檐下经过夏天，焙熟后研面，每次 1.5 克，温开水冲服。适用于多肌炎和皮肌炎。

25. 小鲫鱼适量。用香油将其炸酥研面，温黄酒送服。适用于多肌炎和皮肌炎。

26. 乌梢蛇 75 克，大白花蛇 10 克，蝮蛇 5 克，生地黄 25 克，冰糖 250 克，白酒 5 千克。先把三种蛇剁去头，用酒润透，切成短节。白酒装入大瓶中，三种蛇、生地黄和冰糖直接倒入酒中，加盖密闭，每日搅匀 1 次，10～15 日后过滤，加入冰糖，拌匀饮用，每次饮用 20 毫升，每日 2 次。适用于多肌炎和皮肌炎。

27. 汉防己、秦艽、青风藤、丹参、赤芍各 50 克。用白酒 1500 克浸泡 2 周后滤去药渣，每次饮 10～15 毫升，每日 2 次。适用于多肌炎和皮肌炎。

28. 川木瓜 10 克，生薏苡仁 30 克，白糖适量。把木瓜、生薏苡仁洗净后，倒入小锅内，加冷水一大碗，先浸泡片刻，再用小火慢炖至薏苡仁烂熟，加白糖调味，稍炖即可。每日食用，不拘量。适用于多肌炎和皮肌炎。

29. 狗胫骨 50 克，羊角屑 30 克，白芍 60 克，白酒 1000 克。先把狗胫骨炙酥，与羊角屑、白芍一起浸泡于白酒中，封固 7 日（秋冬季节 14 日）即可。每日空腹饮 1 小盅。适用于多肌炎和皮肌炎。

30. 鲜透骨草 60 克。将鲜透骨草捣烂成泥状敷于患处。适用于多肌炎和皮肌炎。

31. 生姜、葱白、川芎各适量。煎汤，外洗。适用于多肌炎和皮肌炎。

32. 姜汁、葱汁、醋、牛皮胶各 15 克，面粉 31 克。共溶化，略熬成膏状，外敷于患处。苍耳子、茶叶各适量。将苍耳子炒，研末，入茶同煎，代茶饮。适用于多肌炎和皮肌炎。

33. 羊胫骨 1 副，白酒 2000 毫升。将羊胫骨捶碎，武火快速醋炙煿，入酒中浸渍 5～7 日，取上清液即得。每晚酌饮 1 杯，酒后避风寒，慎房事。适用于多肌炎和皮肌炎。

34. 丹参 300 克，白酒 1000 毫升。将丹参浸入酒中 5～7 日，取上清液即得。每日中午、晚卧时各服 30 毫升。适用于多肌炎和皮肌炎。

35. 虎杖根 30 克，猪脚 1 只，米醋 50 毫升。煎煮 2 小时服。适用于多肌炎和皮肌炎。

36. 火麻仁 1 升，黄酒适量。取火麻仁水中浸，取沉者 1 升，滤出曝干，炒待香熟，研为细末，分成 10 份备用。每次用 1 份，取优质黄酒 1 大碗入研麻粉，旋滤其酒，直令麻粉尽，余壳即去之，都合酒一处，煎取一半，待冷即得。空腹顿服，每日 1 剂。适用于多肌炎和皮肌炎。

【生活调理】

1. 急性期应卧床休息，可做关节和肌肉的被动活动，每日 2 次，以防止组织萎缩，但不鼓励做主动活动。

2. 恢复期可适量轻度活动，但动作不宜过快，幅度不宜过大，根据肌力恢复程度，逐渐增加活动量，功能锻炼应避免过度疲劳，以免血清酶升高。

3. 要保持精神愉快，坚定战胜疾病的信心。

4. 合理安排饮食，保证充分的维生素和蛋白摄入。忌食肥甘厚味、生冷、辛辣之品，以免伤脾化湿。

5. 临床药膳疗法通常以补益为主，健脾补肾，可作为饮食的药物有山药、薏苡仁、土茯苓、冬虫夏草、当归、枸杞子、阿胶、灵芝、紫河车等。

进行性肌营养不良症

进行性肌营养不良症是一种原发横纹肌的遗传性疾病。临床上主要表现为由肢体近端开始的两侧对称性的进行性加重的肌肉无力和萎缩，个别病例尚有心肌受累。有人报道进行性肌营养不良约占神经系统遗传病的29.4%，是神经肌肉疾病中最多见的一种。进行性肌营养不良症，是一种随着年龄增长，肌肉逐渐萎缩，使行动能力渐渐消失直至完全丧失生活自理能力的疾病。患者最终只能眼睁睁地等待着自己由于心肌衰竭而死亡，国际医学界形象地称之为"渐冻人"。进行性肌营养不良症是一组渐进性遗传性骨骼肌变性疾病。主要临床特征为选择性受累的骨骼肌呈渐进性对称性无力和萎缩，最终丧失运动功能。本病为单基因遗传，发病年龄为5~6岁，发生率为出生男婴的13~33/105。近年研究认为其病变的基本原因在于肌肉细胞膜的异常。

中医学认为本病属"痿证"范畴，《内经》对痿证论述颇详，并在《素问·痿论》设有专题论述，认为其主要病机是"肺热叶焦"和"湿热不攘"，并将其分为皮、脉、筋、肉、骨五痿，其中肉痿与本病极为相似，提出了"治痿者独取阳明"和"各补其荣而通其俞，调其虚实，和其顺逆"的针药治疗大法，亦有医家提出脏气不足、肝肾亏虚、气虚血瘀、精亏血虚是痿证的主要病因。

【偏方集成】

1. 虎骨 60 克，制附子 15 克，当归 35 克。上 3 味共为细末，白布袋盛，置净器中，以清酒 1000 克浸之，封口，春夏 3 日，秋冬 7 日后开取。每日空腹温饮 1 小杯，不耐酒者随意饮之。功效壮骨，养血，温中。适用于进行性肌营养不良症。

2. 石斛、杜仲、丹参、生地黄各 60 克，牛膝 120 克。上药共捣碎，置于净瓶中，用酒 1500 克浸之，密封口，经 7 日后开取。每次饭前温饮 1 小盅，每日 3 次。功效活血通络，补阳强骨。适用于进行性肌营养不良症。

3. 桑寄生 10 克。炮制后研成粉末，以白酒调之服饮。适用于进行性肌营养不良症。

4. 补骨脂 6 克。研为细末，以酒调服。功效补肾助阳。适用于进行性肌营养不良症。

5. 白石英、桂枝各 60 克，白酒 500 克。将白石英捣研为细末，用火煅 7 次，再以纱袋同桂枝一起装盛，浸于白酒中 20 日即成。将药酒分 10 日服完。功效温肾祛寒，祛风除湿。适用于进行性肌营养不良。

6. 狗骨、白酒各适量。将狗骨浸入酒中，15 日后可服。适量饮之。功效祛风散寒除湿，强筋壮骨。适用于进行性肌营养不良症。

7. 黑豆 250 克，丹参 150 克，黄酒 2000 克。拣黑豆与丹参粗碎，取黄酒，同入瓶中密封，用灰火煨，常令热，约至酒减半，即去渣取酒。每日早、中、晚及临睡觉时各饮 1 次，每次 1~2 杯。适用于进行性肌营养不良症。

8. 生白术、地骨皮、蔓荆子各 500 克，菊花（未开者）300 克。上药粗捣筛，加水 15000 克，同煮，取 750 克，去渣澄清取汁，酿黍米 10000 克，用碎曲如常酿法，酒熟压去糟渣。收取清酒于瓷器中，密封备用。每次 3~5 杯，每日 2 次，徐徐饮之，如能饮者，常令半醉，但勿令吐。适用于进行性肌营养不良症。

9. 鸡血藤胶 250 克（或鸡血藤片 400克）。将药置净瓶中，用醇酒 1000 克浸之，封口，经 7 日后开取备用。每日早、晚各 1 次，每次空腹温饮 1~2 杯。功效补血活血，舒筋通络。适用于进行性肌营养不良症。

10. 寻骨风 200 克。将药粗碎，用酒 750 克，浸于净器中，经 7 日后开取，去渣备用。每次空腹温饮 10~15 毫升，每日 3 次。功效祛风湿，通络止痛。适用于进行性肌营养不良症。

11. 艾叶 30 克，酒曲适量。将艾叶浓煮取汁，用糯米 1000 克拌浸，入曲如常酿法，候酒熟，去渣，收瓶。不拘时候，徐徐饮之，常令酒气相接。功效温经止痛。适用于进行性肌营养不良症。

12. 赤芍 180 克，生地黄 100 克，虎骨 35 克。将虎骨酒浸炙。上 3 味，共碎细，置

中医偏方全书（珍藏本）

于净器中，以酒 1000 克浸之，经 7 日后开取。每次空腹服 15 毫升，每日 3 次。功效强筋壮骨，舒利关节。适用于进行性肌营养不良症。

13. 菝葜 2500 克，细曲 250 克，白糯米 5000 克。将菝葜捣碎，以水 7500 克，煮取 3500 克，去渣澄清，细曲捣碎将前药汁 1000 克，浸曲 3 日沸起，将糯米净淘控干炊饭，候熟倾出，温度适中，入前药汁 2500 克，并曲末拌匀，瓮中盛之。春夏 7 日，秋冬 10 余日，药酒成，压去糟渣，收贮备用。每次随量而饮，每日 5～6 次，常令酒力相续，不过 3～5 剂皆平复。功效祛风利湿，消肿止痛。适用于进行性肌营养不良症。

14. 枸杞根 250 克，白酒 1000 克。将上药碎细，布包，酒浸于净瓶中，封口，7 日后，滤渣即可饮用。适用于进行性肌营养不良症。

15. 生马钱子粉 1 克，黄芪、人参各 10 克。研末制成药膏，贴敷于肌萎缩的部位，但局部皮肤损伤者禁用。每次以敷药直径大于 10 厘米，每日换药 1 次，10 日为 1 个疗程。适用于进行性肌营养不良症。

【生活调理】

1. 进行性肌营养不良症目前无特殊治疗方法，应设法使患者进行适当的肌肉活动，按摩的同时，可配合针灸、理疗等，以延缓肌肉的萎缩及防止肌肉的萎缩。

2. 平时应加强饮食营养，多食高蛋白、水果、新鲜蔬菜。但体重不宜增加太多，否则不利于活动。

3. 积极预防和及时治疗呼吸道感染等多种疾病。

4. 患病后，对长期卧床者，应特别注意避免发生褥疮。定时翻身，白天每 2 小时翻身 1 次，夜间 3～4 小时翻身 1 次。使患者经常保持皮肤的清洁，促进血液循环。床铺要清洁整齐，保持干燥，平坦，无渣屑。

周期性麻痹

周期性麻痹是一组与钾离子代谢有关的代谢性疾病。临床表现为反复发作的弛缓性骨骼肌瘫痪或无力，持续数小时至数周，发作间歇期完全正常。发病机制不清楚，普遍认为与钾离子浓度在细胞内外的波动有关。根据发作时血清钾浓度之不同，可分为低血钾、高血钾和正常血钾 3 型。

本病属中医学"痿证"范畴。因表现为四肢痿废不用，神志不乱，故又称"风痱"。本病是由于正气亏损、外因诱发致使邪壅于内，阻碍气机，肢体失养而痿软无力。其诱因包括饮食不节、劳累过度、精神紧张、感受寒湿外邪、汗出过多耗气伤津等。

【偏方集成】

1. 人参 6 克，山药 30 克，茯苓 20 克，粳米 100 克。人参、山药、茯苓研为细末，与粳米加水煮粥。一次吃完。适用于周期性麻痹。

2. 黄芪 30 克，人参 6 克，大枣 50 克。煎水，分 2～3 次饮。适用于周期性麻痹。

3. 活泥鳅 500 克，豆腐 250 克，食盐少许。功效清热利湿，调和脾胃。适用于周期性麻痹。

4. 生山药、白糖各 150 克，菟丝子 30 克，糯米粉 250 克，胡椒粉少许。同煮，食用。适用于周期性麻痹。

5. 猪肚 500 克，大米 100 克，葱姜五味调料各适量。常食用。适用于周期性麻痹。

6. 杜仲 15 克，五味子 6 克，羊腰 500 克。同煮，食用。适用于周期性麻痹。

7. 秋梨、白藕各适量。秋梨去皮核，白藕去节，切碎，以洁净的纱布绞挤取汁。不拘量，频服代茶饮。适用于周期性麻痹。

8. 黄豆芽适量，素油、盐各少许。先将素油烧热，黄豆芽、盐放锅内翻炒即可。适用于周期性麻痹。

9. 猪油、蜂蜜各 100 克，党参、白术、玉竹各 300 克。将党参、白术、玉竹放锅中加水适量，煎沸 30 分钟取煎液，反复取煎液 3 次，再将其液熬浓缩为稠糊状。猪油、蜂蜜分别用小火煎煮至沸，晾温，与稠糊状药液混合调匀即可用之。每次食用 1 汤匙，每日 2 次。适用于周期性麻痹。

10. 乌龟 1 只（500～800 克），冰糖 10 克，姜块 25 克，葱 30 克，花椒 20 粒，熟猪

中医偏方全书（珍藏本）

油 20 克，水发竹笋 60 克，盐 3 克，八角 1 个，红酱油 15 克，味精 1 克、大蒜 40 克。将乌龟投入沸水锅内，盖上盖煮死后捞起。把龟壳剥去，宰去头、四肢，去净粗皮、指甲、肠脏，将龟肉洗净，切成小块，再入沸水中洗去血水。将水发竹笋切成马耳朵形。锅置旺火上，放油，烧至六成热时，下龟肉块，炸干水分。加入盐、红酱油、姜、葱、花椒、大蒜，再炒香，入鲜汤煮沸，撇去泡沫，入八角、竹笋，继用小火缓缓炖煮，至龟熟肉软，去除姜、葱、八角、花椒，待汤汁已浓，调入冰糖、味精即成。适用于周期性麻痹。

11. 公鸡 500 克，去内脏及毛（不得下水洗烫），加党参 50 克，黄精 30 克，五味子 5 克，用 2500 克烧酒加猪筋 12 克，公鸡鸡翅 2 只。共煮，熟后先食鸡，早、晚饮酒 100 克。适用于周期性麻痹。

12. 黑豆 500 克，炒熟待冷后磨成粉；核桃仁 500 克，炒微焦后去仁衣，冷后捣成泥。取以上两种食品各 1 匙，冲入煮沸过的牛奶 1 杯后加入蜂蜜 1 匙。早餐时服用。适用于周期性麻痹。

13. 酸枣仁 10 克，莲子、枸杞子各 20 克，粳米和大米共 100 克。洗净加水共同煮粥，可适量加糖。适用于周期性麻痹。

14. 羊脑 1 具，枸杞子 30 克。将羊脑洗净与枸杞子盛在碗中，加适量葱末、姜末、料酒、盐，上锅蒸制，性状似“豆腐脑”。适用于周期性麻痹。

15. 黄芪 30 克，陈皮 15 克，肉桂 12 克，公鸡 1 只。将中药用纱布包好，与公鸡一起放入锅中，小火炖熟，食盐调味，吃肉喝汤。适用于周期性麻痹。

16. 人参 10 克，山药、糯米各 50 克，红糖适量。先将人参切成薄片，与糯米、山药共同煮粥，待粥熟时加入红糖，趁温服用，每日 1 次。该粥具有补益元气、抗疲劳、强心等多种作用。适用于周期性麻痹。高血压、发热患者不宜服。

17. 活鳗鱼 1 条，山药、粳米各 50 克，各种调料适量。将鳗鱼剖开去内脏，切片放入碗中，加入料酒、姜、葱、盐调匀，与山药、粳米共同煮粥服用，每日 1 次。功效气

血双补，强筋壮骨。适用于周期性麻痹。

18. 荸荠 500 克，菊花、荷叶各 50 克，光瘦鸭 1 只，生姜 4 片。荸荠洗净去皮；菊花、荷叶洗净；光瘦鸭洗净，去脏杂、尾部，一起与生姜放进炖盅内，加入冷开水 1750 毫升（7 碗量），加盖隔水炖 3 小时。进饮时方下适量盐，可供 3～4 人量。适用于周期性麻痹。

19. 大鱼头 1 个，鱼腐 100 克，火腩 200 克，冬菇（水发后）30 克，拍蒜 15 克，姜片 15 克，盐、糖、米酒、生抽、蚝油、胡椒粉、花生油各适量。鱼头处理好洗净，以盐、糖、米酒、生抽调味备用；开锅下油，爆香姜片，下鱼头两边煎香至上色，取出，爆香拍蒜加火腩和冬菇，下适量水和生抽、蚝油，以适量盐和胡椒粉调味，放回鱼头，加入鱼腐，中火焖鱼头至熟，最后调味收汁便成。适用于周期性麻痹。

20. 核桃仁 300 克，枸杞子、女贞子、炒莲子各 200 克，炒大枣 50 克。装瓶或罐内，加入低度白酒，酒应超过中药约 3 厘米，每日搅动 1 次，半个月后酌加蜂蜜，每日适量饮用。适用于周期性麻痹。

21. 羊肉、山药（切成块）各 500 克，枸杞子 100 克。羊肉煲汤至肉烂，加入山药、枸杞子，文火炖半小时，酌加调料即可。适用于周期性麻痹。

22. 猪肾或羊肾 1 对。剖开去筋膜，冷水泡半日。黑木耳 100 克，凉水泡开，花菜 200 克掰小块，洗净开水焯过。猪肾或羊肾切丁，与黑木耳爆炒，酌加姜、蒜末及盐，炒至八分熟时加入花菜，翻炒至熟即可。适用于周期性麻痹。

23. 枸杞子 30 克，冬虫夏草 10 克，百合 50 克。洗净后加水炖开，文火慢煮 20 分钟左右，加入猪肝或羊肝 50 克及调料适量，再煮约 30 分钟即可，分次吃肝喝汤。适用于周期性麻痹。

24. 枸杞子 250 克，蛤蚧（去头足）1 对，肉苁蓉 200 克，大枣 50 克。装广口瓶，兑入低度白酒，酒需高于中药约 3 厘米，每日搅动一次，封存半个月后饮用。适用于周期性麻痹。

【生活调理】

1. 学会科学饮食，防止饮食不节。痿证的预防，必须做到合理饮食，谨和味，避免偏嗜，按时节量，以五谷为养，五菜为充，五果为助，五畜为益，严禁过食五味，尤其是食勿过咸。既要摄入足够的蛋白和脂肪，又要防止恣食膏粱厚味，大忌饥饱失常，饮食不洁，恣食生冷。平时要戒烟淡茶，饮酒则当适可而止，不可过量。

2. 注意节房事，避免损耗肾精。贪淫好色，房事太过，纵欲耗精，导致骨枯髓减，是痿证形成的重要原因。正如《素问·痿论》指出："思想无穷，所愿不得，意淫于外，入房太甚，宗筋弛纵，发为筋痿。"因此，预防痿证，贵在节欲保精，力慎房事，勿房事过度。

3. 保持精神乐观，避免七情过极。七情过极常是痿证发病的直接或间接原因。七情之中，尤其悲哀、思虑、忧伤、惊恐等情志变化是易伤耗精气神，导致正气内虚，肢体失养而发痿证。因此，平时要养成积极向上的乐观主义精神，思想宁静，心胸宽广，"志闲少欲"，顺应自然。

4. 避免过度劳神，患得患失，多愁善感，忧郁寡欢。凡事要与人为善，严于律己，宽以待人，光明磊落，安然处世，遇到突如其来的变化和打击要冷静思索，认真分析，妥善处理，避免惊慌失措，使思想经常处在乐观的状态之中。

5. 加强体质锻炼，保持气血通畅。常参加一定的体育锻炼，能使气血流通，关节疏利，筋骨强健，肌肉发达，肢体活动有力，脏腑功能旺盛，不致痿证发生。因此，养成良好的体育习惯，常做体操，打太极拳，练五禽戏、八段锦，以及跑步、打球等，都对痿证的预防具有积极意义。

神经症

神经症是一组非精神病功能性障碍。其共同特征是一组心因性障碍，人格因素、心理社会因素是致病的主要因素，但非应激障碍，是一组功能障碍，障碍性质属功能性非器质性；具有精神和躯体两方面症状；具有一定的人格特质基础但非人格障碍；各亚型有其特征性的临床相；神经症是可逆的，外因压力大时加重，反之症状减轻或消失；社会功能相对良好，自制力充分。

【偏方集成】

1. 甘草10克，大枣5枚，面粉1汤匙。前2味水煮，把面粉冲熟服。适用于神经症。

2. 龙眼肉30克，西洋参6克，白糖少许。加水煲食，适用于神经症。

3. 莲子、百合各30克，猪瘦肉200克。加水煲食。适用于神经症。

4. 核桃仁6个。五味子3克，蜂蜜适量。捣成糊状服食。适用于神经症。

5. 当归15克，枸杞子12克，羊肉100克。加水煲食，适用于神经症。

6. 冬虫夏草6枚，甲鱼400克。加水煲食。适用于神经症。

7. 猪心1个，酸枣仁、茯苓各15克，远志5克。把猪心切成两半，洗干净，放入锅内，然后把洗干净的酸枣仁、茯苓、远志一块放入，加入适量水，用大火烧开后撇去浮沫，再用小火炖至猪心熟透后即成。每日1次。适用于神经症。

8. 龙眼肉25克，冰糖10克。把龙眼肉洗净，同冰糖放入茶杯中，倒入沸水，加盖闷一会儿，即可饮用。每日1剂，随冲随饮，随饮随添开水，最后吃龙眼肉。功效补益心脾，安神益智。适用于神经症。

9. 远志15克，炒酸枣仁10克，粳米75克。粳米淘洗干净，放入适量清水在锅中，加入洗净的远志、酸枣仁，煮成粥，可作晚餐食用。适用于神经症。

10. 小麦、百合各25克，莲子、首乌藤各15克，大枣2枚，甘草6克。把小麦、百合、莲子、首乌藤、大枣、甘草洗净，用冷水浸泡半小时，倒入锅内，加水至750毫升，用大火烧开后，小火煮30分钟。滤汁，存入暖瓶内，随时皆可饮用。适用于神经症。

11. 龙眼、芡实各25克，糯米100克，酸枣仁、蜂蜜各20克。把糯米、芡实洗净，加入适量清水，加入龙眼，烧开后用小火煮25分钟，再加入酸枣仁，煮20分钟，食前调

中医偏方全书（珍藏本）

入蜂蜜。分早、晚 2 次服食。适用于神经症。

12．绞股蓝 15 克，大枣 8 枚。两物分别洗净，放入适量水，用小火煮 20 分钟即可。每日 1 剂，吃枣喝汤。功效健脑益智，镇静安神。适用于神经症。

13．水发银耳 200 克，莲子 30 克，薏苡仁 10 克，冰糖适量。用烧水浸泡莲子至发软，洗净银耳摘成小朵；一起加入薏苡仁，加水煮 45 分钟，加入冰糖调味。适用于神经症。

14．鲜桑叶 200 克，猪肝 300 克。桑叶洗净，猪肝切片，用清水煲汤，煮约 60 分钟，用盐调味即可。功效止咳去热，消肿清血。适用于神经症。

15．海带、绿豆各 30 克，白糖适量，粳米 100 克。先浸泡海带片刻，洗净切碎；绿豆略浸泡后洗净；粳米淘洗干净，共煮为粥。粥成后，加入适量白糖，随量食用。适用于神经症。

16．凉瓜 300 克，黄鳝 250 克，车前子 50 克，凉瓜去瓤切成片，用盐腌 10 分钟，洗净；鳝鱼去内脏，洗净切段，同凉瓜、车前子（布包）放沙煲里，加清水适量，用文火煲 1 小时，捞出车前子布包，调味食用。适用于神经症。

17．陈皮 3 克，乌梅 15 克，冰糖适量。用水煮 45 分钟，加少量冰糖以调味服。功效清热解暑，生津化痰适用于神经症。

18．猪心 1 个（约 250 克），莲子 50 克，太子参 25 克，龙眼肉 10 克，盐、味精各少许。猪心、莲子（去心）太子参、龙眼肉洗净，放入沙锅中，加清水 500 毫升，用猛火煮沸后，再改用小火炖 3 小时，加盐、味精调味。可佐餐食用。适用于神经症。

19．枸杞子 25 克，山药 50 克，猪脑 2 个约 30 克，生姜、生葱各适量，盐少许。山药、枸杞子洗净，猪脑洗去血浆；先把山药、枸杞子、姜、葱放入沙锅中，加清水 500 毫升，用小火煲 30 分钟，放入猪脑，再煲 30 分钟，加入盐调味即可。可佐餐食用，连服 3～7 日。适用于神经症。

20．灵芝 6 克，猪瘦肉 100 克，鸡蛋 1 枚，姜、葱、盐、味精各适量。将灵芝研末，猪瘦肉剁成肉糜，姜、葱切成细末。然后把灵芝粉、猪肉糜、姜、葱、盐、味精共放在碗内，打入鸡蛋拌匀，上笼旺火蒸熟而成。佐餐吃肉饼，每日 1 次，宜常食。功效益气养阴，安神美颜。适用于神经症。

21．鸡肉 200～400 克，枸杞子 20～50 克，油、盐、水各适量。将鸡用沸水烫透，捞出；把枸杞子填入鸡腹内，隔水蒸熟食用。功效滋补肝肾，生精明目。适用于神经症。

22．鲜芹菜 90 克，酸枣仁 8 克。加适量水共煮为汤，弃去芹菜和酸枣仁渣饮汤。此为 1 日量，分中午饭后和晚上临睡前 2 次服。功效平肝清热，养心安神。适用于神经症。

23．小麦 45 克，黑豆 30 克，首乌藤 10 克。同放锅中，加水适量煎煮成汤，弃去小麦、黑豆、首乌藤药渣饮汤。此为 1 日量，分 2 次饮服。适用于神经症。

24．龟肉 50 克，百合 15 克，大枣 10 枚，调料适量。龟肉切块，大枣去核，与百合共煮，加调味品，煮至龟肉熟烂即可，饮汤食肉。此为 1 日量，分 2 次食用。适用于神经症。

25．鲜花生叶 15 克，赤小豆 30 克，蜂蜜 2 汤匙。将花生叶、赤小豆洗净，放入锅内，加水适量煎煮为汤，抛弃花生叶，调入蜂蜜，饮汤食豆。此为 1 日量，分 2 次饮服。适用于神经症。

26．大枣 20 枚，带须葱白 2 根。将大枣洗净用水泡发，带须葱白洗净，切成寸段备用。将大枣放入锅中，加水适量，先用武火烧开，再改用文火炖约 20 分钟，加入带须葱白后继续炖 10 分钟即成，食枣饮汤。此为 1 日量，分 2 次服食。功效养血安神。适用于神经症。

27．龙眼肉 10 克，生姜 5 片，大枣 15 枚。选用肉厚、片大、质细软、油润、色棕黄、半透明、味道浓甜的龙眼肉，鲜生姜洗净刮去外皮，切片，大枣洗净备用。把龙眼肉、生姜片、大枣一同放入锅中，加水两碗，煎煮成一小碗即可。弃去药渣饮汤，此为 1 日量，分 2 次饮用。功效补血益气，养血安神。适用于神经症。

28．莲子（去心）、茯苓、芡实各 8 克，

《中医偏方全书（珍藏本）》

龙眼肉 10 克。文火炖煮 50 分钟，弃去药渣，煮成黏稠状，再搅入红糖，冷却后饮汤，此为 1 日量，分 2 次服。适用于神经症。

29. 百合 30 克，猪瘦肉 200 克。猪瘦肉切块与百合共煮，猪瘦肉烂熟后，加盐调味服食。适用于神经症。

30. 猪心（带血剖开）1 个，当归 60 克。把当归填入猪心内，煮熟后去当归渣，吃猪心喝汤，连用 5～10 次。适用于神经症。

31. 莲子（带心）30 克。水煎至熟，加糖适量，睡前 2 小时服食。适用于神经症。

32. 何首乌 60 克，大枣 5 枚，粳米 100 克。何首乌煎取浓汁去渣，入大枣、粳米共煮成粥，服食时加适量红糖或冰糖。适用于神经症。

33. 酸枣仁 10 克。加白糖研合，每晚临睡前以少量温开水调服。适用于神经症。

34. 柏仁（捣烂）10～15 克，粳米 50～100 克。同煮成粥，兑入适量蜂蜜，稍煮沸即可。适用于神经症。

35. 花生叶 100 克。将上味焙干轧成细面，每晚睡前服 15 克，温开水送服。适用于神经症。

36. 核桃仁、黑芝麻、桑叶各 50 克。将核桃仁、黑芝麻共捣成泥末，桑叶焙干轧细，3 味一起搅匀，每次服 15 克，每日 2 次。适用于神经症。

37. 酸枣仁 20 粒。将上品炒至半生半熟状，捣碎，每晚睡前服之。适用于神经症。

38. 酸枣仁 20 粒，黄花菜（金针菜）20 根。将上 2 味炒至半熟，研成细末，每晚睡前服 1 剂。适用于神经症。

39. 枸杞子 20 克，大枣 10 枚，鸡蛋 2 枚。将上 3 味共放于沙锅煮，蛋半熟去壳再煮，食鸡蛋饮汤，每日 1 次，空腹食之，连服数日。适用于神经症。

40. 玫瑰花 15 克（鲜品加倍），羊心 500 克，盐 20 克。将玫瑰花与盐共水煎 10 分钟，待冷备用，将羊心切成小片状，穿在烤签上边烤边蘸玫瑰盐水，反复在明火上炙烤。烤熟即食。适用于神经症。

41. 莲子 120 克，冰糖 150 克，桂花 15 克。莲子用冷水泡涨，去心，上屉蒸 45 分钟，备用；银耳用温水泡软，除去黄根，洗净，蒸熟备用；锅中倒入适量清水，加冰糖、桂花，烧开，放入银耳略烫，捞出放入大汤碗中，然后把蒸熟的莲子倒入大汤碗中，把锅中冰糖汁浇在碗内即可。可佐餐食用。适用于神经症。

【生活调理】

1. 经常参加力所能及的体育活动，如打太极拳等，锻炼身体，增强体质。

2. 生活有规律，合理安排生活，尽量做到劳逸结合。

3. 避免过度紧张，不宜从事持续时间过长、注意力高度集中的工作。

4. 严重失眠者可选用地西泮、健脑合剂、谷维素、多种维生素等，或者辨证选用中成药归脾汤、朱砂安神丸、黄连阿胶汤、交泰丸等，均可取得良好的治疗效果。

精神分裂症

精神分裂症属于重型精神病。病因未明，多青壮年发病，隐匿起病，临床上表现为思维、情感、行为等多方面障碍以及精神活动不协调。患者一般意识清楚，智能基本正常。精神分裂症是一种精神科疾病，是一种持续、通常慢性的重大精神疾病，主要影响的心智功能包含思考及对现实世界的感知能力，并进而影响行为及情感。

本病属中医学"癫狂"范畴。癫与狂都是精神失常的疾患，癫证以沉默痴呆，语无伦次，静而多喜为特征；狂证以喧扰不宁，躁妄打骂，动而多怒为特征。因二者在症状上不能截然分开，又能相互转化，故癫狂并称。本证多见于青壮年。癫狂的源流癫狂病名出自《内经》，并对其病因病机及治疗均有较系统的论述。《难经·二十难》提出了"重阴者癫"、"重阳者狂"，使癫病与狂病相鉴别。《丹溪心法·癫狂》提出了癫狂与"痰"的密切关系。清代王清任《医林改错·癫狂梦醒汤》指出"癫狂……乃气血凝滞脑气"，开创从瘀治疗癫狂之先河。

【偏方集成】

1. 郁金 20 克，白矾 10 克。共研为细末。每次 3 克，以石菖蒲 10 克煎汤冲服，每日 2～3 次。适用于精神分裂症。

2. 大黄、赤芍各 40 克，桃仁 20 克。水煎服。适用于精神分裂症。

3. 大黄、莱菔子各 30 克，芒硝 24 克，白芥子 9 克。水煎服。适用于精神分裂症。

4. 鲜午时花（收返草）30～50 克，白背桐 15 克，灯心草 10 克，朱砂（冲）1.5 克。水煎服，每日 1 剂。适用于精神分裂症。

5. 甜瓜蒂细末 1 克。早晨第一汲井水下，一食顷，含红糖一块，良久，涎如水出，涎尽食粥。适用于精神分裂症。

6. 伏龙肝 100 克。为末，每次水服 1 匙，每日 3 次。适用于精神分裂症。

7. 苦参 500 克。蜜和丸如酸枣大，每次 10 丸，薄荷汤化下。适用于精神分裂症。

8. 蚕纸 10 克。烧灰，酒下 1 匙。或于手拇指甲下针之，血出。适用于精神分裂症。

9. 朱砂（细研，水飞）30 克，青黛净花 6 克。以猪心血糊为丸，每次用茶下 20 丸。甚者不过三服。适用于精神分裂症。

10. 苦参 10 克。为末，蜜丸茶清下。适用于精神分裂症。

11. 川郁金 3 克，天竺黄 30 克，雄黄 15 克，白矾 9 克。为末。以不落水猪心血捣为丸，朱砂为衣，如龙眼大。每日以石菖蒲 1.5 克煎汤，送 1 丸。适用于精神分裂症。

12. 莱菔子 100 克。为末，温水调服，探吐痰涎。适用于精神分裂症。

13. 水发百合 100 克，莲子 50 克。水发黄花菜数根，冰糖适量。将发好的百合和黄花菜用水洗净，莲子去皮、去心洗净，同入大汤碗内，汤碗内放入适量清水，上笼用武火蒸熟，放入冰糖再蒸片刻即可食。适用于精神分裂症。

14. 苦瓜 300 克，猪瘦肉 150 克。苦瓜切丝，加清水急火烧沸，弃苦味汤。猪瘦肉切片，油煸后，入苦瓜丝同炒，加调味料食用。适用于精神分裂症。

15. 猪心 1 具，枸杞叶 150～200 克。猪心洗净切丁，用花生油按常法与枸杞叶炒熟佐餐。适用于精神分裂症。

16. 猪脑 1 具，山药 50 克，枸杞子 15

克。上 3 味洗净后同放入锅中，加适量清水、盐、葱、姜，煨熟即成。适用于精神分裂症。

17. 莲子心 3 克，大枣 10 枚。莲子心研末与大枣共同煎汤，每日 1 次，饭后服。适用于精神分裂症。

18. 石菖蒲 10 克，猪心 1 个。洗净后加水适量，放炖盅内隔水炖熟，加盐调味，饮汤食猪心。适用于精神分裂症。

19. 生赭石 30 克，川大黄 24 克，清半夏 15 克，芒硝 12 克。先将赭石、半夏煎十余沸，加入川大黄煎两三沸，取汤一大盅，入芒硝融化温服。适用于精神分裂症。

20. 生赭石 30 克，川大黄 24 克，芒硝 12 克，甘遂末 1 克。先煎赭石十余沸，入川大黄煎两三沸，取汤一大盅，入芒硝融化，将服时再调入甘遂末。适用于精神分裂症。

21. 生赭石 30～60 克，大黄 15～30 克，芒硝（冲）18 克，半夏 9 克，郁金 9 克。水煎服。适用于精神分裂症。

22. 郁金、石菖蒲、丹参各 40 克，香附 20 克。上药研末搅拌，加入赋形剂，制成 50 片，每片含生药 2.8 克。每次服 15～25 片，每日 2 次，6 周 1 个疗程。适用于精神分裂症。

23. 丹参、乌药各 100 克。上药加水 3 碗，煎至 1 碗，温服。每日 1 剂，晚上服。适用于精神分裂症。

24. 红牛角（黄牛角亦可）100 克。将牛角研成细末，每日冲服 3 次，首次量 2～3 克，以后逐渐加量至每日 60 克。30 日为 1 个疗程，一般治疗 3 个疗程。适用于精神分裂症。

25. 活地龙 7 条，白糖 200 克。将活地龙（韭菜地下，色红褐者佳）洗净，放入白糖中，待地龙吸食白糖死后，去其尸，将剩余残渣冲水喝。或将洗净的地龙挤压出水分，去渣加白糖冲服。适用于精神分裂症。

26. 淡豆豉 9 克，甜瓜蒂、党参各 6 克，明矾 3 克，急性子 4 克。加水 3 碗，煎 2 次。早晨空腹服第一煎，得快吐，止后服；药后 6 小时仍不吐者服第二煎。吐不止者可服葱汤（大葱 3～5 根煎汤）解之。老、幼、孕、弱者或有宿疾者忌服。用后吐者宜粥糜调养。

中医偏方全书（珍藏本）

适用于精神分裂症。

27. 芫花 10 克。研末，每次 1 克，每日 1～2 次，吞服。适用于精神分裂症。

28. 寒水石 30 克，礞石 10 克。水煎服，每日 1 剂。适用于精神分裂症。

【生活调理】

1. 忌居室不安静。喧闹、嘈杂的居住环境只会使患者病情加重。因此，患者得病后，家属应给以同情，为其安排安静舒适的环境，或将患者送往幽静的农村进行治疗，以期缩短疗程。

2. 忌悄悄把药积蓄起来。有的患者有自杀的萌念，悄悄把安眠药等药物积蓄起来，到时一次性吞服，造成自杀。因此，家属对其举动应加强监视，应将药品妥善保存，每次按剂量发给患者，亲眼看其服下。

3. 忌看惊险、凶杀、悲剧性的小说、画报、连环画、电视、电影等，以免增加患者的刺激，加重患者的病情。

4. 忌治疗痊愈后再度陷入当初诱发疾病的环境。有的精神分裂症患者系由于受继父、继母的虐待、歧视日久而诱发疾病的。治疗痊愈后应改变其环境，以免复发。

5. 忌喝酒吸烟。烟酒均具有刺激性，精神分裂症患者应列为禁忌。

6. 忌单独外出。精神分裂症发病期患者单独外出具有一定的危险性，应予避免，家属严加陪伴守护。

7. 忌玩弄刀剑棍棒等体育用品，以免患者失手，造成意外。

8. 忌练气功。有多数患者练气功会出现"气功偏差"（练功不当"走火入魔"）而加重病情，故精神分裂症患者忌练气功。

睡眠障碍

睡眠量不正常以及睡眠中出现异常行为的表现，也是睡眠和觉醒正常节律性交替紊乱的表现。可由多种因素引起，常与躯体疾病有关。包括：睡眠失调和异态睡眠。睡眠失调包括：睡眠量不足；想睡但是无法入睡，直到凌晨两点才能入睡，睡眠质量差；尽管睡了一夜，但是仍感到不能消除疲劳。异态睡眠是睡眠期间出现行为或生理上的异常。

本病属中医学"不寐"、"梦吃"、"夜惊"、"梦魇"、"嗜睡"等范畴，对于此病，中医古籍中论述最多的是"不寐"，"不寐"又称"不得眠"、"不得卧"、"目不瞑"，是指经常不能获得正常睡眠为特征的一种病证。不寐的证情轻重不一，轻者有入寐困难，有寐而易醒，有醒后不能再寐，亦有时寐时醒等，严重者则整夜不能入寐。

【偏方集成】

1. 首乌藤、丹参各 30 克，蜂蜜 15 克。将首乌藤、丹参切段，晒干，入锅，加水适量，煎煮 30 分钟，去渣取汁，待滤汁转温后调入蜂蜜即成。每次临睡前顿服。适用于睡眠障碍。

2. 茯神粉 10 克，鲜牛奶 200 克。将茯神粉用少量凉开水化开，再将煮沸的鲜牛奶冲入即成。早、晚分服。功效宁心安神，补充钙质。适用于睡眠障碍。

3. 鲜花生叶 600 克。将花生叶洗净，晒干，揉碎成粗末，每次取 10 克，放入茶杯中，加入沸水冲泡。代茶，频频饮用。适用于睡眠障碍。

4. 柏子仁 15 克，合欢花 6 克。将柏子仁、合欢花放入茶杯中，沸水冲泡，加盖闷 10 分钟。代茶，频频饮用。适用于睡眠障碍。

5. 灵芝 10 克，远志 5 克。将灵芝、炙远志洗净切成薄片，放入茶杯中，沸水冲泡，加盖闷 30 分钟。代茶，频频饮用。适用于睡眠障碍。

6. 茯苓 20 克，酸枣仁 10 克，粳米 100 克，白糖 20 克。将茯苓烘干，研成细末。酸枣仁去小壳，研末备用。粳米淘净，与茯苓粉、酸枣仁末同入锅中，以小火煮成稠粥，粥将成时兑入白糖即成。早晚分食。适用于睡眠障碍。

7. 柏子仁 15 克，猪心 1 个，盐适量。先将猪心洗净，剖开，纳入洗净的柏子仁，盛入沙锅内，加清水适量，再将沙锅置于大锅中，隔水蒸炖 1 小时左右，直至猪心熟烂，加盐调味即成。当菜佐餐，随意食用。柏子仁同时嚼食。适用于睡眠障碍。

8. 柏子仁适量。睡前嚼服吞汁吐渣，每

次1~3克。适用于睡眠障碍。

9. 朱砂适量。研成极细末，每次于睡前用白开水冲服1~3克，民间有用猪心蒸熟食用。每个猪心配用5~15克，分2~3次服。适用于睡眠障碍，症见面色潮红、心烦意乱、怔忡不安、口苦口干等。

10. 酸枣仁15~25粒，黄花菜20根。炒至半熟捣碎研成细末，睡前1次服完。适用于睡眠障碍，症见心烦失眠、倦怠乏力、食少、胸闷不舒、两胁胀痛等。

11. 半夏15克，夏枯草30克。浓煎睡前服食。适用于睡眠障碍。

12. 柿叶、山楂核各30克。先将柿叶切成条状，晒干，再将山楂核炒焦，捣碎，一起水煎服，每晚1次，7日为1个疗程。适用于失眠。

13. 首乌藤30克，酸枣仁20克，当归15克，大枣5枚。每日1剂，分2次服，下午始服，临睡前再服。服药期间禁烟茶。

14. 丹参50克，首乌藤60克，灵芝、大枣各10克。制成浓缩煎剂100毫升，每日服3次，可长期服用。功效活血化瘀，养血安神。适用于各种失眠。

15. 大枣、龙眼肉、大米、白糖各适量。先取大米煮粥，待沸时加入大枣、龙眼肉，煮至粥熟时，调入白糖，再煮一二沸即成，每日1剂。适用于睡眠障碍。

16. 半夏15克，秫米50克。用河中长流水、澄清，取清液煮秫米、半夏为粥，但吃时去渣，只吃其汁1小杯。每日3次，连服3日。功效祛痰降逆，和胃，调阴阳。适用于失眠。

17. 龙眼肉100克，60°白酒400毫升。将龙眼肉放在细口瓶内，加入白酒，密封瓶口，每日振摇一次，半个月后可饮用。每次10~20毫升，每日2次。适用于失眠。

18. 大枣5枚，粟米50克，茯神10克。先煎煮茯神，滤取汁液，以茯神液与大枣、粟米同煮为粥，每日2次，早、晚服食。功效健脾养心，安神益志。适用于失眠。

19. 鲜百合30克，糯米80克，冰糖适量。将百合剥成瓣，洗净，备用。糯米如常法煮粥，米将熟时加入百合煮至粥成，入冰糖调味。每日2次，早、晚温热服食。功效润肺止咳，宁心安神。适合于失眠。

20. 鲜藕1节，梨1只。取鲜嫩白藕1节，洗净，去藕节及外皮，切碎。梨去皮、核，切碎，分别用洁净纱布绞取汁液，两汁合并。功效清热化痰，除烦安神。适用于失眠。

21. 梨3枚，白糖25克。将梨洗净，去皮，切片，加水煎煮20分钟，以白糖调味，分2次服，饮汤食梨。清热化痰，和中安神。适用于痰热扰心或热病津伤、心失所养导致的失眠、烦闷之症。

22. 百合50克，面粉200克。水适量。百合磨成粉，加水、面粉，和而作饼，烙熟，经常食用。功效健脾养心，清热安神。适用于失眠。

23. 猪心1个，葱白适量，枸杞菜250克，淡豆豉适量。将猪心洗净血污，切成细丁状，枸杞菜、葱白切碎，淡豆豉放入锅内，加清水，煮取豉汁。猪心、枸杞菜、葱白放入豉汁中，加黄酒、盐、小火煮作羹食。功效补心安神，清热除烦。适用于失眠心血不足证。

24. 大枣20枚，葱白10克。将大枣洗净，劈开，与葱白一起入锅，加水煎煮，煮开15~20分钟后取下，滤取汤液；每晚1次，温热饮服。功效补中益气，养血安神。适用于失眠心脾两虚，症见心慌无力、食少倦怠、烦闷不得眠者。

25. 炒酸枣仁30克，粳米50克，白糖适量。酸枣仁捣碎，用纱布袋包好，与粳米同煮为粥，粥成时去掉酸枣仁袋，加入白糖调味，或以酸枣仁煎液，煮米为粥。每日1次，晚饮或临睡前服食。适用于失眠。

【生活调理】

1. 守时。为保持你生物钟的同步性，不论睡得多长或是多短，请你每日于同一时间起床。

2. 定时运动。运动可通过缓解白天所累积的紧张并使得身心放松而增进睡眠。

3. 减少兴奋剂的摄入。若你爱喝咖啡，请在上床前8小时（6点）以前喝一日中最后一杯咖啡。其兴奋作用将在2~4小时后达到顶峰，并还将持续几小时。晚上摄入咖啡因使你更难入眠或不能深睡并会增加醒来的次数。

4. 良好的卧具。好的卧具可助你入睡，睡好，并防止睡眠时损伤颈、背。

5. 请勿吸烟。研究表明，重度吸烟者难眠、易醒。

6. 追求质量，而非数量。8 小时的优质睡眠比 8 小时的低质睡眠能使人体得到更好的休息。把睡眠时间严格控制在所需范围内，会加深睡眠。

脑　瘤

生长于颅内的肿瘤通称为脑瘤，包括由脑实质发生的原发性脑瘤和由身体其他部位转移至颅内的继发性脑瘤。脑瘤发病多缓慢。首发症状可为颅内压增高如头痛、呕吐，或为神经定位症状如肌力减退、癫痫等。数周、数月或数年之后，症状增多，病情加重。发病也有较急的，患者于数小时或数日内突然恶化，陷入瘫痪、昏迷。原发性脑瘤依其生物特性又分良性和恶性。良性脑瘤生长缓慢，包膜较完整，不浸润周围组织及分化良好；恶性脑瘤生长较快，无包膜，界限不明显，呈浸润性生长，分化不良。无论良性或恶性，均能挤压、推移正常脑组织，造成颅内压升高，威胁人的生命。

本病中医学称"脑瘤"，脑肿瘤的形成是由于内伤七情，使脏腑功能失调，加之外邪侵入，寒热相搏，痰浊内停，长期聚于身体某一部位而成。

【偏方集成】

1. 威灵仙、重楼各 30 克，木瓜 9 克，三七粉 3 克。前 3 味药水煎，冲服三七粉，每日 1 剂。功效清热解毒活血。适用于脑瘤。

2. 魔芋 1.5 个，胡萝卜 1 个，牛蒡、蒜苗各 100 克。色拉油、调料（料酒 120 毫升，酱油 100 毫升，白糖 25 克配制而成）各适量。魔芋切成适当大小，胡萝卜切成与之同样大小。牛蒡切细并加水煮 5～6 分钟。蒜苗切成 3～4 厘米的段，在锅内将色拉油烧热，放入魔芋、牛蒡同炒，加调料煮 10 分钟，另

加胡萝卜煮 5～6 分钟，最后放入蒜苗，再烧片刻，即可。适用于脑瘤，症见头痛、便秘者。

3. 白菊花 20 克，炒决明子 15 克，粳米 100 克，冰糖少许。先将决明子放入锅内炒至微有香气，取出即为炒决明子。待冷后和白菊花一起加清水同煎取汁，去渣，放入粳米煮粥。粥将成时，放入冰糖，煮至溶化即可。功效清肝降火，养神通便。适用于脑瘤，症见目涩、口干者。

4. 龙眼肉 30 克，西洋参 10 克，蜂蜜少许。龙眼肉、西洋参、蜂蜜放入杯中，加凉开水少许，置沸水锅内蒸 40～50 分钟即成。每日早、晚口服。龙眼肉和西洋参亦可吃下。适用于脑瘤，症见贫血、低热不退者。

5. 嫩母鸡 1 只（1000 克左右），三七 12 克，大枣 10 枚，枸杞子 10 克，龙眼肉 10 克，生姜、料酒、盐、酱油各适量。将鸡宰杀后，净毛，剖腹去内脏，剁去头、爪，冲洗干净。三七用料酒适量浸软后，切成薄片备用。将三七及枸杞子、大枣、龙眼肉、生姜片、料酒、盐、酱油拌匀，装入鸡腹内，再把整个鸡放入搪瓷或陶瓷盆中（鸡腹部朝上），加盖后置笼中或铁锅内蒸炖。2～3 小时后，出笼加味精适量，即可食用。适用于脑瘤。

6. 天麻片 15 克，猪脑 1 具，冬菇 3 朵，葱、姜、盐、料酒、味精、鸡汤等各适量。天麻片用温水洗净，猪脑挑去血筋，冬菇洗净泡软。小盅内倒入适量鸡汤，加入以上诸味，隔水蒸 20 分钟。临食前加少许味精调味。适用于脑瘤。

7. 老姜、雄黄各 100 克。先将老姜刷去泥沙（不洗），除去叉枝，用小刀挖一小洞，掏空中心，四壁仅留 0.5 厘米厚，填装入雄黄粉，以挖出的姜渣封口，置陈瓦上用木炭火焙烤 7～8 小时，至呈金黄色，脆而不焦为度。离火放冷，研细，过 80 目筛，剩余姜渣一并焙干后研细，拌入粉内，即得。外用。取安庆膏药以微火烘干，均匀地撒上雄姜散，可按瘤块、痛点、穴位三结合原则选定贴敷部位，隔日换药 1 次。适用于脑瘤。

8. 乌龟 500 克，人参 10 克，鹿茸 3 克，薏苡仁 50 克，调料适量。将龟宰杀，去头、

爪及内脏，洗净，切块，诸药布包同放入锅中，加生姜、清水等，开水后去浮沫，加料酒、油等，文火煮至肉熟，调入盐、味精适量。适用于脑瘤。

9. 甲鱼 300 克，枸杞子 30 克，熟地黄 15 克，北黄芪 10 克，调料适量。甲鱼宰杀，去甲壳、头、爪，洗净，切块，放沙锅内，加清水及布包诸药，武火煮沸后，转文火煲至甲鱼肉熟透，去药包，调入盐、味精服食。适用于脑瘤。

10. 母鸡 500 克，当归 10 克，三七 10 克，调料适量。将鸡肉洗净，切块，放沙锅中，加生姜，诸药（布包）及清水适量，武火煮沸后，转文火炖至鸡肉烂熟，去药袋，调入盐、胡椒粉、味精即可服食。适用于脑肿瘤血瘀证，症见胁下或局部肿块、质硬、疼痛固定不移、舌紫暗、脉细涩等。

11. 白花蛇舌草 30 克，薏苡仁、半枝莲各 20 克，猪瘦肉 100 克，调料适量。将猪肉洗净，切小块，薏苡仁泡开，余药布包。将猪瘦肉、药包加清水适量，煮开后，转文火炖至肉熟，去药渣，调入药末及盐、味精即可服食。适用于脑瘤癌毒炽盛证。

【生活调理】

1. 养成良好的生活习惯，戒烟限酒。世界卫生组织预言，如果人们都不再吸烟，5 年之后，世界上的癌症将减少 1/3。烟和酒是极酸性物质，长期吸烟喝酒的人，极易导致酸性体质。

2. 不要过多地吃咸而辣的食物，不吃过热、过冷、过期及变质的食物；年老体弱或有某种疾病遗传基因者酌情吃一些防癌食品和含碱量高的碱性食品，保持良好的精神状态。

3. 有良好的心态应对压力，劳逸结合，不要过度疲劳。可见压力是重要的癌症诱因，中医认为压力导致过劳体虚从而引起免疫功能下降、内分泌失调，体内代谢紊乱，导致体内酸性物质的沉积；压力也可导致精神紧张引起气滞血瘀、毒火内陷等。

4. 加强体育锻炼，增强体质，多在阳光下运动，多出汗可将体内酸性物质随汗液排出体外，避免形成酸性体质。

5. 生活要规律。生活习惯不规律的人，如彻夜唱卡拉 OK、打麻将、夜不归宿等，都会加重体质酸化，易患癌症。应养成良好的生活习惯，从而保持弱碱性体质，使各种癌症疾病远离自己。

6. 不要食用被污染的食物，如被污染的水、农作物、家禽鱼蛋、发霉的食品等，要吃一些绿色有机食品，防止病从口入。

中医偏方全书（珍藏本）

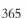

第十章　理化因素所致疾病

酒精中毒

　　酒精中毒俗称醉酒，乙醇一次饮用大量的酒类饮料会对中枢神经系统产生先兴奋后抑制作用，重度中毒可使呼吸、心跳抑制而死亡。酒精中毒是由遗传、身体状况、心理、环境和社会等诸多因素造成的，但就个体而言差异较大，遗传被认为是起关键作用的因素。

　　本病与中医学"酒厥"相类似，归属"恶酒"、"厥症"、"昏迷"等范畴。

【偏方集成】

　　1. 乌梅 30 克。水煎服。适用于酒精中毒。

　　2. 白茅根 15～30 克。水煎服。适用于酒精中毒。

　　3. 鲜桑椹 150 克。捣汁饮用。适用于酒精中毒。

　　4. 葛根花 10 克。水煎服。适用于酒精中毒。

　　5. 草果 10 克。煎汤饮服。适用于酒精中毒。

　　6. 高良姜 10～15 克。水煎服。适用于酒精中毒。

　　7. 菊花 10～15 克。水煎服。适用于酒精中毒。

　　8. 竹茹 10～15 克。水煎服。适用于酒精中毒。

　　9. 白扁豆 10～12 克。水煎服。适用于酒精中毒。

　　10. 苦参 10～15 克。水煎服。适用于酒精中毒。

　　11. 肉豆蔻 10～12 克。水煎服。适用于酒精中毒。

　　12. 蜂蜜适量。拌水服。适用于酒精中毒。

　　13. 西红柿汁适量。一次饮用 300 毫升以上。适用于酒精中毒。

　　14. 新鲜葡萄适量。适量口服。适用于酒精中毒。

　　15. 西瓜汁适量。服食。适用于酒精中毒。

　　16. 柚子适量。服食。适用于酒精中毒。

　　17. 酸奶适量。服食。适用于酒精中毒后烦躁。

　　18. 香蕉 1～3 根。服食。适用于酒精中毒后感到心悸、胸闷。

　　19. 大白菜心适量。切成细丝，加白糖、醋拌匀，当凉菜服食。适用于酒精中毒。

　　20. 大白菜叶适量。洗净，切成适当的块，锅内加水煮熟，加些食醋、姜末，趁热食用。适用于酒精中毒。

　　21. 甘薯适量。将生甘薯绞碎，加白糖适量搅拌服下。适用于酒精中毒。

　　22. 白萝卜 1000 克。捣成泥取汁，1 次服。也可在白萝卜汁中加红糖适量饮服。也可食生萝卜。适用于酒精中毒。

　　23. 芹菜适量。挤汁饮服。适用于酒精中毒。

　　24. 鲜藕适量。洗净，捣成藕泥，取汁饮服。适用于酒精中毒。

　　25. 荸荠 10 个。洗净捣成泥状，用纱布包裹压榨出汁饮服。适用于酒精中毒。

　　26. 鲜橙（鲜橘亦可）3～5 个。榨汁饮服，或食服。适用于酒精中毒。

　　27. 鲜柿子适量。去皮食用。适用于酒精中毒。

28. 醋渍杨桃1个。水煎服。适用于酒精中毒。

29. 甘蔗1根。去皮，榨汁服。适用于酒精中毒。

30. 青果10枚。取肉，水煎服。适用于酒精中毒。

31. 绿豆50克，甘草10克。加适量红糖煎服。适用于酒精中毒。

32. 绿豆适量。用温开水洗净，捣烂，开水冲服或煮汤服。适用于酒精中毒。

33. 酸枣、葛根各10～15克。一同煎服。功效醒酒，清凉，利尿。适用于酒精中毒。

34. 葛根30克。加水适量，煎汤饮服。适用于酒精中毒。

【生活调理】

1. 开展反对酗酒的宣传教育，创造替代条件，加强文娱体育活动。

2. 饮酒时做到"饮酒而不醉"的良好习惯，切勿以酒当药，以解烦愁、寂寞、沮丧和工作压力等。

3. 饮酒时不应打乱饮食规律，切不可"以酒当饭"，以免造成营养不良。

急性一氧化碳中毒

在生产和生活环境中，含碳物质燃烧不完全，都可产生一氧化碳（CO）。如不注意煤气管道的密闭和环境的通风等预防措施，吸入过量CO后可发生急性一氧化碳中毒。急性一氧化碳中毒是较为常见的生活性中毒和职业性中毒。最初的症状，可出现头晕、头痛、恶心、呕吐、心悸、乏力、嗜睡等，医学上称为轻度中毒；出现深昏迷、各种反射减弱或消失、肌张力增高、大小便失禁等，医学上称为重度中毒，此时可发生脑水肿、肺水肿、休克、应激性溃疡、大脑局灶性损害，受压部位可出现类似烫伤的红肿、水疱，甚至坏死。

本病的临床表现与中医学的"煤气中毒"相类似。

【偏方集成】

1. 鲜萝卜汁100克。一次灌下。适用于急性一氧化碳中毒。

2. 一碗浓茶水，一碗醋。两者混在一起，分3次喝下。适用于急性一氧化碳中毒。

3. 硝石末适量。吹鼻。适用于急性一氧化碳中毒。

4. 远志适量。研末，不拘多少，嗅鼻中，痛不可忍者亦可止。适用于一氧化碳中毒头痛。

5. 高良姜适量。生研，顿嗅鼻中。适用于一氧化碳中毒头痛。

6. 杨梅适量。研末，以少许嗅鼻，取嚏，头痛不止，立效。适用于一氧化碳中毒头痛。

7. 白僵蚕适量。为末，热开水调服6克。适用于一氧化碳中毒头痛。

8. 大蒜1个。去皮，研取自然汁，令患者仰卧，垂头，以铜筋点少许滴入鼻中，急令嗅入脑，眼中泪出即愈。适用于一氧化碳中毒头痛。

9. 桃花十多朵。水煎服。适用于一氧化碳中毒头痛。

10. 核桃仁适量。嚼烂，姜汁送下。适用于一氧化碳中毒恶心呕吐。

11. 萝卜适量。生嚼数片，或嚼生菜。适用于一氧化碳中毒恶心呕吐。

12. 豆蔻3粒。捣细，好酒1盏，温服，并饮数服。适用于一氧化碳中毒恶心呕吐。

13. 生葛根适量。捣汁，服1升。适用于一氧化碳中毒恶心呕吐。

14. 生姜汁1盏，煎滚收贮，白蜜250克，炼熟。每次姜汁1匙，蜜2匙，沸汤调服，每日夜5～7次。适用于一氧化碳中毒恶心呕吐。

15. 半夏（洗去滑）、小麦面各500克。为末，水和丸，如弹子大，水煮熟。初服4～5丸，次服加至14～15丸，旋煮开服。适用于一氧化碳中毒恶心呕吐。

16. 枇杷叶适量。煮汁，饮之，立瘥。适用于一氧化碳中毒恶心呕吐。

17. 芦根适量。煎浓汁频饮。适用于一氧化碳中毒恶心呕吐。

18. 竹沥、米各适量。煮饭，服下。适用于一氧化碳中毒恶心呕吐。

中医偏方全书（珍藏本）

19. 甘蔗汁、生姜汁各适量。和匀，温热服。适用于一氧化碳中毒恶心呕吐。

20. 乌梅 12 克，冰糖 15 克。水煎服。适用于一氧化碳中毒恶心呕吐。

21. 明矾 3 克。泡开水，分 2 次服。适用于一氧化碳中毒恶心呕吐。

22. 糯稻根 1 把。水煎服。适用于一氧化碳中毒恶心呕吐。

23. 柿饼（切碎）1 枚。拌米饭蒸熟服食，连服数日。适用于一氧化碳中毒恶心呕吐。

24. 生葱头 1 握。捣烂，放盐少许，蒸熟成饼，敷脐中良久，呕可止。适用于一氧化碳中毒恶心呕吐。

25. 苍术 30 克，麦麸 250 克，酒适量，醋少许。苍术研末，拌麦麸炒黄，趁热以酒淬。患者吸其热气，另取一部分，用布包，在前胸温拭。适用于一氧化碳中毒恶心呕吐。

26. 羊乳 1 杯。空腹饮之。适用于一氧化碳中毒恶心呕吐。

27. 苦参 20 克。水煎服。每日 1 剂，1 周为 1 个疗程。适用于一氧化碳中毒心悸。

28. 苦参、益母草各 20 克，炙甘草 15 克。水煎服，每日 1 剂。适用于一氧化碳中毒心悸。

29. 鲜苘心草 30 克（或干品 6 克）。冰糖适量。水煎服。每日 1 剂，15 日为 1 个疗程。可间隔 2～3 日后再服，一般连续使用 2～3 个疗程。适用于一氧化碳中毒心悸。

30. 酸枣仁 30～45 克，粳米 100 克。把酸枣仁捣碎，浓煎取汁，再用粳米加水适量同煮，待粳米半生半熟时，兑入枣仁汁再煮为粥。晚餐时温热服食。适用于一氧化碳中毒心悸。

31. 大枣 10 枚，人参（布包）5 克。大枣蒸软去核，配人参藏饭锅内蒸烂，捣匀为丸，如弹子大。适用于一氧化碳中毒心悸。

32. 乌豆、大枣各 50 克，龙眼肉 15 克。加清水 3 碗煎至 2 碗，分早、晚服。适用于一氧化碳中毒心悸。

33. 人参末 3 克，冰糖少量，粳米 100 克。同入沙锅煮粥，分早、晚空腹服。适用于一氧化碳中毒心悸。

34. 柏子仁 10～15 克，猪心 1 个。纳柏子仁于猪心内，隔水炖熟，中餐服食。适用于一氧化碳中毒心悸。

35. 人参 3～5 克。水煎，饮汤食参，亦可用人参片适量嚼服，每日 1～2 次。适用于一氧化碳中毒心悸。

36. 人参 3～5 克（或党参 15 克），麦冬 10 克。水煎，饮汤食参，每日 2 剂。适用于一氧化碳中毒心悸。

37. 大枣 20 枚，葱白适量。将大枣用水洗净，放入水中煎煮 20 分钟，然后加入葱白，再煎 10 分钟。每日 1 剂，分 2～3 次服。适用于一氧化碳中毒心悸。

38. 茯苓细粉、米粉、白糖各等份。加水适量，调成糊，以微火在平锅里摊烙成极薄的煎饼，分早、晚作主食吃。适用于一氧化碳中毒心悸。

39. 桑椹 15 克。水煮，代茶饮。适用于一氧化碳中毒心悸。

40. 茉莉花、石菖蒲各 6 克，清茶 10 克。共研粗末，每日 1 剂，沸开水冲泡，随意饮用。适用于一氧化碳中毒心悸。

41. 猪心 1 个，大枣 15 克。猪心带血剖开，放入大枣，置碗内加水，蒸熟，每日中午食之。适用于一氧化碳中毒心悸。

42. 酸枣仁 15 克，粳米 100 克。将枣仁炒黄研末，备用，将粳米洗净加水煮作粥，临熟，下酸枣仁末，再煮，空腹食之。适用于一氧化碳中毒心悸。

43. 百合 60～100 克，糖适量。用百合加糖煎水，每日 1 次。适用于一氧化碳中毒心悸。

44. 猪心 1 个，党参 15 克、丹参、北芪各 10 克。将后 3 味药用纱布包好，加水与猪心共炖熟，吃肉饮汤，每日 1 次。适用于一氧化碳中毒心悸。

【生活调理】

1. 热水器或煤气不应放置于家人活动的房间内。

2. 宜经常保持室内良好的通风状况，尤其是在冬天、雨天。

3. 应注意热水器或煤气正确的使用方法及保养，并随时注意是否呈完全燃烧状态。

若产生红色火焰则呈不完全燃烧的现象较多，若产生蓝色火焰则大部分为完全燃烧。

4. 煤气具应放在不燃烧材料上面，周围切勿放置易燃品。

5. 自动点火的煤气具连续未点燃时，应稍等片刻，让已流出的煤气放散后再点火。

6. 使用煤气具前应闻闻煤气味，确定是否漏气。

7. 煤气热水器切勿安装于密闭浴室或通风不良处。

8. 注意检查连接煤气具的橡皮管是否松脱、老化、破裂、虫咬。

9. 居室内火炉要安装烟囱，烟囱结构要严密和通风良好。

10. 吃火锅用木炭时，一定要注意室内通风以防一氧化碳中毒。

有机溶剂中毒

有机溶剂主要是指那些难溶于水的油脂、树脂、染料、蜡、烃类等有机化合物的液体，此类物质均可引起人体中毒。最常见的有苯、甲苯、二甲苯、汽油、正己烷、氯仿、氯乙烷、甲醇、乙醚、丙酮、二硫化碳等。轻者头痛、头昏、眩晕；重者头痛、恶心、呕吐、心率慢、血压高、躁动、谵妄、幻觉、妄想、精神异常、抽搐、昏迷，甚至死亡。

中医学没有与之相对应的疾病名称，根据其临床表现，本病可参考"眩晕"、"头痛"、"心悸"、"厥症"的疾病治疗。

【偏方集成】

1. 白僵蚕适量。为末，热开水调服 6 克。适用于有机溶剂中毒头痛。

2. 大蒜 1 个。去皮，研取自然汁，令患者仰卧，垂头，以铜筋点少许滴入鼻中，急令嗅入脑，眼中泪出即愈。适用于有机溶剂中毒头痛。

3. 芥子适量。为末，用醋和，敷头 1 周。适用于有机溶剂中毒头痛。

4. 童便 150 毫升，豉心 30 克。同煎，温服。适用于有机溶剂中毒头痛。

5. 桃花十多朵。水煎服。适用于有机溶剂中毒头痛。

6. 桑木适量。烧灰淋汁，趁热熏洗。适用于有机溶剂中毒头痛。

7. 硝石末适量。吹鼻内。适用于有机溶剂中毒头痛。

8. 远志适量。研末，不拘多少，嗅鼻中。适用于有机溶剂中毒头痛。

9. 高良姜适量。生研，顿嗅鼻中即止。适用于有机溶剂中毒头痛。

10. 山豆根适量。研末，油调，涂两太阳穴。适用于有机溶剂中毒头痛。

11. 豆汤适量。洗头，避风使出汗。适用于有机溶剂中毒头痛。

12. 皂角末适量。吹鼻取嚏。适用于有机溶剂中毒头痛。

13. 鲜石菖蒲全株 1000 克。切成 2 厘米长节段，加水煎汤，去渣取汁，约为 500 毫升，分 10～15 次代茶饮，每日 1 剂，连服 15 日，顽固者可连服 2～3 个疗程。适用于有机溶剂中毒眩晕。

14. 鸭蛋 1 个，赤豆 20 粒。搅匀蒸熟，早晨空服，每日 1 次，连用 7 日。适用于有机溶剂中毒眩晕。

15. 苍耳子叶适量。晒干为末，每次 3 克，酒调下，每日 3 次。适用于有机溶剂中毒眩晕。

16. 茯神 12～14 克，茯苓皮 5 克。水煎。适用于有机溶剂中毒眩晕。

17. 猪脑 1 具。用冷开水洗去血，水煎 30 分钟，连汤带水吃下，每日吃 1 具，连服 7 日为 1 个疗程。适用于有机溶剂中毒眩晕。

18. 冬瓜子（为末）600 克。每次 30 克，开水送下，每日 2 次。适用于有机溶剂中毒眩晕。

19. 萝卜生嚼数片，或嚼生菜亦佳。适用于有机溶剂中毒恶心呕吐。

20. 生姜汁 1 盏，白蜜 250 克。生姜汁煎滚收贮，白蜜炼熟，亦收贮。每次姜汁 1 匙，蜜 2 匙，沸汤调服，日夜 5～7 次。适用于有机溶剂中毒恶心呕吐。

21. 芦根适量。煎浓汁频饮。适用于有机溶剂中毒恶心呕吐。

22. 竹沥适量。拌米煮饭，服下。适用于有机溶剂中毒恶心呕吐。

《中医偏方全书（珍藏本）》

23. 生姜适量。干呕，频嚼生姜，即止，用不破鸡蛋去白，吞黄数枚瘥。适用于有机溶剂中毒恶心呕吐。

24. 甘蔗汁、生姜汁各适量。和匀，温热服。适用于有机溶剂中毒恶心呕吐。

25. 乌梅 12 克。冰糖 15 克。水煎服。适用于有机溶剂中毒恶心呕吐。

26. 伏龙肝 60 克。水煎，取澄清汁服。适用于有机溶剂中毒恶心呕吐。

27. 荷叶 9 克。烧灰存性，研细末，每次服 0.9 克，每日 1 次，连服数日。适用于有机溶剂中毒恶心呕吐。

28. 柿饼（切碎）1 枚。拌米饭蒸熟，连服数日。或柿饼烧存性，研细末，每次 6 克，开水送下。适用于有机溶剂中毒恶心呕吐。

29. 生葱头 1 握。捣烂，放盐少许，蒸熟成饼，敷脐中良久，呕可止。适用于有机溶剂中毒恶心呕吐。

30. 苍术 30 克，麦麸 250 克，酒适量，醋少许。苍术研末，拌麦麸炒黄，趁热以酒淬。患者吸其热气，另取一部分，用布包，在前胸温拭。适用于有机溶剂中毒恶心呕吐。

31. 百合 45 克，鸡蛋黄 1 枚。水浸百合 1 夜，当白沫出，去其水，再用清水煎，加鸡蛋黄，搅匀再煎，温服。适用于有机溶剂中毒恶心呕吐。

32. 鹅蛋 1 枚，花椒 1 粒。在鹅蛋顶端打一小孔，将花椒装入，面糊封口蒸熟。每日吃 1 枚蛋，连吃 7 日。适用于有机溶剂中毒高血压。

33. 鲜西红柿 2 个。将西红柿洗净，蘸白糖每早空腹吃。适用于有机溶剂中毒高血压。

34. 菊花、槐花、绿茶各 3 克。以沸水沏。待浓后频频饮用。平时可常饮。功效清热，散风。适用于有机溶剂中毒高血压。

35. 生花生米、醋各适量。生花生米（带衣者）半碗，用好醋倒至满碗，浸泡 7 日。每日早、晚各吃 10 粒。血压下降后可隔数日用 1 次。适用于有机溶剂中毒高血压。

36. 风干西瓜皮 30 克，决明子 15 克。水煎汤，代茶饮。功效清热散风。适用于有机溶剂中毒高血压。

37. 鲜向日葵叶 120 克。洗净煎汤。每日分 3 次服。适用于有机溶剂中毒高血压。

38. 核桃仁 30 克，糯米 100 克。将核桃仁打碎，糯米洗净。加清水适量煮成稀粥，加少许糖调味即成。每日早晨空腹顿服。功效调补阴阳。适用于有机溶剂中毒高血压。

39. 鲜荷叶、鲜藿香、鲜佩兰叶各 10 克。将上三物洗净、切碎，用滚开水冲泡或稍煮。每日 1 剂，代茶饮。功效和中化湿，升清降浊。适用于有机溶剂中毒高血压。

【生活调理】

立即将中毒者转移到空气新鲜的地方，脱去被污染衣物，迅速用大量清水或肥皂水清洗被污染的皮肤，同时注意保暖。眼部被污染的，立即用清水冲洗，至少冲洗 10 分钟。

镇静催眠药中毒

镇静催眠药中毒是由于服用过量的镇静催眠药而导致的一系列中枢神经系统过度抑制病症。镇静催眠药是中枢神经系统抑制药，具有镇静、催眠作用，过多剂量可麻醉全身，包括延脑中枢。镇静催眠药中毒表现为嗜睡、情绪不稳定、注意力不集中、记忆力减退、共济失调、发音含糊不清、步态不稳、眼球震颤、共济失调、明显的呼吸抑制。

镇静催眠药中毒分急性中毒和慢性中毒。急性中毒是指在短期内服用大量这类药物而造成的病症；慢性中毒是指患者因长期服用此类药物，而产生对药物的耐受性和依赖性，从而不断增加用药量，一旦中止用药，即出现不同程度的药物戒断症状的现象。

中医学没有与之相对应的疾病名称，根据其临床表现，本病可参考"眩晕"、"头痛"、"心悸"、"厥症"的疾病治疗。

【偏方集成】

1. 急煎苦参汁饮令吐出。适用于镇静催眠药中毒。

2. 盐水进行急救催吐。适用于镇静催眠药中毒。

3. 鸡蛋 10～20 枚，明矾末 15 克。鸡蛋打入碗内搅匀，入明矾末灌之，吐则再灌。

适用于镇静催眠药中毒。

4. 洗干净的鸡毛，刺激咽喉进行催吐。适用于镇静催眠药中毒。

5. 沙参、玉竹各 15 克，粳米 60 克。将沙参、玉竹用布包好煎汤，去渣，入粳米煮粥食，每日 1 次，连服数日。适用于中毒后注意力不集中、注意力减退。

6. 枸杞子 30 克，大枣 10 枚，鸡蛋 2 枚。放沙锅内加水适量同煮，蛋熟后去壳再共煎片刻，吃蛋喝汤，每日 1 次，连服数日。适用于中毒后注意力不集中、注意力减退。

7. 酸枣仁 10 克，黄花菜 20 根。将枣、菜炒至半熟，捣碎研成细末，睡前 1 次服完。适用于中毒后注意力不集中、注意力减退。

8. 猪瘦肉 250 克，莲子、百合各 30 克。共放沙锅内加水煮汤，调味服食，每日 1 次，连服数日。适用于中毒后注意力不集中、注意力减退。

9. 粳米、核桃仁各 50 克。将粳米加水 800 毫升，煮成稀粥后，核桃仁去皮捣烂，加入稀粥，再用小火煮数滚，见粥稠表面有油为度，温热服食，早、晚各 1 次，连服数日。适用于中毒后注意力不集中、注意力减退。

10. 猪脑 1 具，川芎、白芷各 4.5 克。将其放入开水后，蒸熟，服食。适用于中毒后注意力不集中、注意力减退。

11. 蛤蟆油 25 克，菠菜 100 克，海米 50 克，盐、鸡汤、味精、葱姜汁各适量。将蛤蟆油用温水泡开，择出黑线洗净，用开水焯一下捞出，切成小丁，将菠菜洗净切段，放开水略烫一下，坐锅，放鸡汤，放蛤蟆油丁、海米、葱姜汁、精盐烧开，撇净浮沫，点味精，撒上菠菜即成。适用于中毒后注意力不集中、注意力减退。

12. 鲜玫瑰花 50 克（干品 15 克），羊心 500 克，盐适量。先将玫瑰花放在小锅中，加入食盐和适量水煎煮 10 分钟，待冷备用。羊心洗净，切成块，用竹签穿在一起后，蘸玫瑰盐水反复在火上烤炙，趁热食用。适用于中毒后注意力不集中、注意力减退。

13. 发好的莲子 200 克，京糕 25 克，冰糖、香精各适量。将莲子放入碗内加冰糖上笼蒸烂，取出沥净糖水，倒入汤碗内，把京糕切成丁，放在莲子上。在净锅内放冰糖、清水，使冰糖化开，再放入蒸莲子糖水，烧开撇出浮沫，加香精，浇在莲子上即成。适用于中毒后注意力不集中、注意力减退。

14. 猴头菌 150 克，黄芪 30 克，鸡肉 250 克，料酒、盐、姜、葱白、胡椒粉各适量。猴头菌冲洗后放入盆内用温水发涨，约 30 分钟，捞出洗净，切成薄片，发猴头菌的水用纱布过滤待用。鸡肉洗净后剁成约 3 厘米长、1.5 厘米宽的长方块，黄芪用温毛巾揩净后切成薄片，生姜、葱白切成细节。锅烧热下猪油，投入黄芪、姜、葱、鸡块共煸炒后，放入盐、料酒、发猴头菌的水和少量清汤，用武火烧沸后，再用文火烧约 1 小时，然后下猴头菌片，再煮半小时，撒入胡椒粉。先将鸡块放在碗底，再捞猴头菌片盖在上面，汤加盐调好味盛入即成。适用于中毒后注意力不集中、注意力减退。

15. 红螺肉、豌豆苗各 50 克，竹荪 10 克，料酒、盐、味精、葱段各适量。将红螺肉去杂，加入少量去黏液物质，洗净，切成片，放入沸水锅内焯透捞出。竹荪用清水泡软，洗去泥沙，切去两头，再用清水漂洗成白色时捞出，切成段。豌豆苗去杂洗净。坐锅注入清水，放入竹荪、料酒、盐、螺肉片，烧煮开后放入豆苗、葱段，再煮一会，加入味精，起锅装碗即成。佐餐食用。适用于中毒后注意力不集中、注意力减退。

16. 黄连、肉桂各 6 克，玄参 10 克。水煎，每日 1 剂，分 2 次服。适用于中毒后注意力不集中、注意力减退。

17. 洋葱 100 克。切片，浸泡在 600 毫升烧酒中，1 周后取出。以洋葱酒 10 毫升，牛奶 90 毫升，鸡蛋 1 个，苹果半个榨汁。调和后，于睡前 30 分钟饮用。适用于中毒后注意力不集中、注意力减退。

18. 鲜百合 60～90 克，蜂蜜适量。拌和，蒸熟，睡前服。适用于中毒后注意力不集中、注意力减退。

19. 生枣、熟枣各 15 克。水煎去渣，用其汁将百合煮熟，连汤吃下，或者鲜百合 50 克。用清水浸一昼夜，与冰糖合炒食用。适用于中毒后注意力不集中、注意力减退。

20. 龙眼肉 250 克，60°白酒 400 毫升。将龙眼肉切碎，装入瓶中，以酒浸泡15～20日。每次服 10～20 毫升，每日 2 次。适用于中毒后注意力不集中、注意力减退。

21. 粳米、核桃仁各 50 克。将粳米加水 800 毫升，煮成稀粥后，核桃仁去皮捣烂，加入稀粥，再用小火煮数滚，见粥稠表面有油为度，温热服食，早、晚各 1 次，连服数日。适用于中毒后注意力不集中、注意力减退。

【生活调理】

1. 应用巴比妥类药物应严格掌握剂量，防止过量而引起中毒反应。

2. 用药后应严密观察药物反应情况，一旦发生药物过量反应及早采取救治措施。

3. 恢复期仍应注意休息与饮食，应服保肝的药物。

4. 由于严重苯巴妥中毒者可出现惊厥、呼吸不规则甚至停止，引起脑水肿，均可引起脑细胞严重缺氧，影响智力发育。若抢救不及时，损害神经系统，导致痴呆、反应迟钝、瘫痪等后遗症。

5. 要防止药物的依赖性。长期服用大量催眠药的人，包括长期服用苯巴比妥的癫痫患者，不能突然停药，应逐渐减量、停药。

阿片类药物中毒

阿片类药物主要包括阿片、吗啡、可待因、复方樟脑酊和罂粟碱等，以吗啡为代表。吗啡对中枢神经系统作用为先兴奋，后抑制，以抑制为主，长期应用阿片类药物可引起欣快感和成瘾性。

轻度急性中毒患者表现头痛、头昏、恶心呕吐、兴奋或抑制。患者表现轻度意识障碍，可伴有便秘、尿潴留等。重度中毒则表现有昏迷、瞳孔呈针尖样大小、高度呼吸抑制称之阿片中毒三大特征。经常出现惊厥、牙关紧闭和角弓反张等脊髓反射增强的体征。呼吸异常，变浅变慢，继之出现叹息样呼吸或潮式呼吸，并伴有急性肺水肿，以至休克、瞳孔散大、呼吸麻痹而死亡。

中医学没有与之相对应的疾病名称，根据其临床表现，本病可参考"眩晕"、"头痛"、"心悸"、"厥症"的疾病治疗。

【偏方集成】

1. 硝石末适量。头痛剧烈者，以硝石末吹鼻内即愈。适用于阿片类药物中毒头痛。

2. 远志适量。研末，不拘多少，嗅鼻中。适用于阿片类药物中毒头痛。

3. 高良姜适量。生研，顿嗅鼻中即止。适用于阿片类药物中毒头痛。

4. 生姜汤适量。洗头，避风使出汗。适用于阿片类药物中毒头痛。

5. 杨梅适量。研末，以少许嗅鼻，取嚏。适用于阿片类药物中毒头痛。

6. 片脑 3 克。纸卷作捻，烧烟熏鼻，吐出痰涎即愈。适用于阿片类药物中毒头痛。

7. 皂角末适量。吹鼻取嚏。适用于阿片类药物中毒头痛。

8. 白僵蚕适量。为末，热开水调服 6 克。适用于阿片类药物中毒头痛。

9. 大蒜 1 个。去皮，研取自然汁，令患者仰卧，垂头，以铜筋点少许滴入鼻中，急令嗅入脑，眼中泪出即愈，适用于阿片类药物中毒头痛。

10. 芥子适量。为末，用醋和，敷头 1 周。适用于阿片类药物中毒头痛。

11. 花椒 2 升。以水煎取汁，洗发。适用于阿片类药物中毒头痛。

12. 童便 150 毫升，豉心 30 克。同煎，温服。适用于阿片类药物中毒头痛。

13. 桃花十多朵。水煎服。适用于阿片类药物中毒头痛。

14. 桑木适量。烧灰淋汁，趁热熏洗。适用于阿片类药物中毒头痛。

15. 核桃适量。嚼烂，姜汁送下。适用于阿片类药物中毒恶心呕吐。

16. 萝卜生嚼数片，或嚼生菜亦佳。适用于阿片类药物中毒恶心呕吐。

17. 生葛根适量。捣汁，服 1 升。适用于阿片类药物中毒恶心呕吐。

18. 半夏（洗去滑）、小麦面各 500 克。为末，水和为丸，如弹子大，水煮熟。初服 4～5 丸，次服加至 14～15 丸，旋煮开服。适用于阿片类药物中毒恶心呕吐。

19. 枇杷叶适量。煮汁，饮之。适用于

阿片类药物中毒恶心呕吐。

20. 芦根适量。煎浓汁频饮。适用于阿片类药物中毒恶心呕吐。

21. 甘蔗汁、生姜汁各适量。和匀，温热服。适用于阿片类药物中毒恶心呕吐。

22. 乌梅 12 克，冰糖 15 克。水煎服。适用于阿片类药物中毒恶心呕吐。

23. 伏龙肝 60 克。水煎，取澄清汁服。适用于阿片类药物中毒恶心呕吐。

24. 荷叶 9 克。烧灰存性，研细末，每次 0.9 克，每日 1 次，连服数日。适用于阿片类药物中毒恶心呕吐。

25. 明矾 3 克。泡开水，分 2 次服。适用于阿片类药物中毒恶心呕吐。

26. 糯稻根 1 把。水煎服。适用于阿片类药物中毒恶心呕吐。

27. 生葱头 1 握。捣烂，放盐少许，蒸熟成饼，敷脐中良久，呕可止。适用于阿片类药物中毒恶心呕吐。

28. 白萝卜叶适量。捣烂取汁，开水送下。适用于阿片类药物中毒恶心呕吐。

29. 苍术 30 克，麦麸 250 克，酒适量，醋少许。苍术研末，拌麦麸炒黄，趁热以酒淬。患者吸其热气，另取一部分，用布包，在前胸温拭。适用于阿片类药物中毒恶心呕吐。

30. 羊乳 1 杯。空腹饮之。适用于阿片类药物中毒恶心呕吐。

31. 大生葱白 1 根。蘸蜜插入肛门内，葱软又易新者。适用于阿片类药物中毒便秘。

32. 新荷叶蒂 7 个（如无新者枯荷叶亦可）。煎如钱大者，烧灰存性，白滚汤下，立时便通。适用于阿片类药物中毒便秘。

33. 大田螺 3 枚，盐 1 小撮。共捣碎，置病者脐下 1 寸 3 分，用宽带紧之，大便即下。适用于阿片类药物中毒便秘。

34. 皂角（烧存性）适量。为末，空腹米饮或酒调下 9 克。适用于阿片类药物中毒便秘。

35. 莱菔子（擂）1.8 克，皂角灰末 6～9 克，冷水调，服立通。适用于阿片类药物中毒便秘。

36. 淡豆豉 30 粒，盐、生姜各 6 克。捣

烂贴脐上即通。适用于阿片类药物中毒便秘。

37. 大猪胆 1 具。泻汁，和醋少许，以灌谷道内，如一食顷当大便，出宿食恶物甚效。适用于阿片类药物中毒便秘。

38. 猪脂 60 克。加水 500 毫升煮三沸，饮汁。适用于阿片类药物中毒便秘。

39. 蜂蜜适量。用铜器微火熬，频搅，勿令焦。候凝如怡，捻作挺子，头锐如指。掺皂角末少许，趁热纳谷道中，用手按住，欲大便时去之。适用于阿片类药物中毒便秘。

40. 牵牛子适量。半生熟为末，每次 6 克，姜汤调下。如未能，再服，以热茶调下。量虚实，无时候加减服之。适用于阿片类药物中毒便秘。

41. 麻子 1 合，水 1 盏。研取汁饮之。适用于阿片类药物中毒便秘。

42. 桃花瓣 1 大撮。用滚水半碗冲服，鲜者更佳，或采来阴干亦可。适用于阿片类药物中毒便秘。

43. 冬葵果 3 升。水 4 升，煮取 1 升，去渣服。适用于阿片类药物中毒便秘。

44. 松罗茶 9 克。水、白糖半盅。先煎滚，入滚水一碗半，同茶叶煎至 1 碗，服之即下神效。适用于阿片类药物中毒便秘。

45. 松子仁适量。研烂，调牛白蜜服即通。适用于阿片类药物中毒便秘。

46. 大麦芽不拘多少。捣碎，入黄酒煮沸，服之立通。适用于阿片类药物中毒便秘。

47. 草乌适量。为极细末，以葱 1 茎，切去根，将葱头蘸草乌末，纳肛门内即通。适用于阿片类药物中毒便秘。

48. 决明子（杆）9 克。水煎服，每日 2 次。适用于阿片类药物中毒便秘。

49. 香蕉 2 根。饮冷水 1 碗。适用于阿片类药物中毒便秘。

50. 大黄 5 克。研为细末，拌和麻油、白蜜内服。适用于阿片类药物中毒便秘。

51. 蜂蜜 30 克。开水冲服，早、晚各 1 次。适用于阿片类药物中毒便秘。

52. 莱菔子 30 克。置文火上炒黄，开水 1 次送服，小儿酌减。一般服后 2～6 小时可排出便。适用于阿片类药物中毒便秘。

53. 马铃薯适量。捣烂取汁，每日晨及

午餐前喝半杯。适用于阿片类药物中毒便秘。

54. 红萝卜适量。捣汁加糖调服。适用于阿片类药物中毒便秘。

55. 菠菜 250 克，猪血 150 克。同煮，加盐，饮汤。适用于阿片类药物中毒便秘。

【生活调理】

1. 加强管理，严格控制麻醉镇痛药的使用。

2. 禁毒，坚决打击贩卖阿片类药物犯罪分子活动，对有中毒者进行禁毒。

3. 发现阿片类中毒后，首先确定中毒途径，中毒较久，口服者，应洗胃，但禁用阿扑吗啡催吐。如发现皮下注射吗啡过量，速用止血带扎紧注射部位上方，局部冷敷，以延缓吸收，结扎时间歇放松。

高 原 病

高原病由平原进入高原（海拔 3000 米以上，对机体产生明显生物效应的地区），或由低海拔地区进入海拔更高的地区时，由于对低氧环境的适应能力不全或失调而发生的综合征，又称高山病。返回平原后迅速恢复为其特点。高原低氧环境引起机体缺氧是其病因。上呼吸道感染、疲劳、寒冷、精神紧张、饥饿、妊娠等为发病诱因。该病一般分为急性和慢性两大类。急性高原病指初入高原时出现的急性缺氧反应或疾病，依其严重程度分为轻型（或良性）和重型（或恶性）。轻型即反应型或急性高原反应，重型又分为脑型急性高原病（又称高原昏迷或高原脑水肿）、肺型急性高原病（又称高原肺水肿）、混合型（即肺型和脑型的综合表现）。慢性高原病（又称蒙赫氏病）指抵高原后半年以上方发病或原有急性高原病症状迁延不愈者，少数高原世居者也可发病。中国将慢性高原病又分为高原心脏病、高原红细胞增多症、高原血压异常（包括高原高血压和高原低血压）、混合型慢性高原病（即心脏病与红细胞增多症同时存在）。国外未作上述分型。高原病共同的临床表现有头痛、头昏、心慌、气促、恶心、呕吐、乏力、失眠、眼花、嗜睡、手足麻木、唇指发绀、心律增快等，其他症状和体征则视类型不同而异。

【偏方集成】

1. 灵芝 25 克。用水洗净，放进白酒瓶内，盖封严，酒逐渐变成红颜色，1 周就可饮用，每晚吃饭时或睡觉前根据自己的酒量饮用。适用于高原病失眠。

2. 将一只脚的脚心放在另一只脚的大拇趾上，来回摩擦到脚心发热，再换另一只脚交替进行，大脑注意力集中在脚部。适用于高原病失眠。

3. 红果核洗净晾干，捣成碎末，每剂 40 克。加撕碎的大枣 7 枚，放少许白糖，加水 400 克，用沙锅温火煎 20 分钟，倒出的汤汁可分 3 次服。每晚睡觉前半小时温服。适用于高原病失眠。

4. 白莲子适量。去皮心，煮食。适用于高原病心悸。

5. 珍珠层粉适量。每次 3 克，每日 2～3 次。适用于高原病心悸。

6. 猪心 1 个，朱砂 3 克。把朱砂装入猪心内，加水蒸煮，熟后食用。适用于高原病心悸。

7. 带莲子心的莲子磨成粉，与同质量的莲藕混合煎汤来吃，连吃数周，或连续煎吃，以之代茶饮。适用于高原病心悸。

8. 鸡蛋 2 枚。煮熟，取蛋黄，置勺内烤出油（即蛋黄油），加点水饮之，每日 1～2 次。适用于高原病心悸。

9. 龙眼核 500 克。去黑皮，长流水煮极烂，加大乌枣（去核）500 克，捣烂如泥，和丸。每日晨淡盐汤下 9 克。适用于高原病心悸。

10. 龙眼肉 250 克。切碎，装入瓷瓶中，加 60°白酒 400 毫升浸泡 15～20 日。每日服 10～20 毫升。适用于高原病心悸。

11. 猪心 1 个，朱砂 1.5 克。猪心洗净挖一深孔，入朱砂，用线绳捆紧，防止朱砂外溢，然后放入水锅内煮烂，吃肉饮汤，分 2 次吃完。适用于高原病心悸。

12. 生葛根适量。捣汁，服 1 升。适用于高原病恶心呕吐。

13. 生姜汁 1 盏，白蜜 250 克。生姜汁煎滚收贮，白蜜炼熟，亦收贮。每次姜汁 1

匙，蜜 2 匙，沸汤调服，日夜 5～7 次。适用于高原病恶心呕吐。

14. 半夏（洗去滑）、小麦面各 500 克。为末，水和为丸，如弹子大，水煮熟。初服 4～5 丸，次服加至 14～15 丸。适用于高原病恶心呕吐。

15. 枇杷叶适量。煮汁，饮之。适用于高原病恶心呕吐。

16. 芦根适量。煎浓汁频饮。适用于高原病恶心呕吐。

17. 竹沥适量。拌米煮饭，服下。适用于高原病恶心呕吐。

18. 甘蔗汁、生姜汁各适量。和匀，温热服。适用于高原病恶心呕吐。

19. 乌梅 12 克，冰糖 15 克。水煎服。适用于高原病恶心呕吐。

20. 伏龙肝 60 克。水煎，取澄清汁服。适用于高原病恶心呕吐。

21. 荷叶 9 克。烧灰存性，研细末，每次 0.9 克，每日 1 次，连服数日。适用于高原病恶心呕吐。

22. 明矾 3 克。泡开水，分 2 次服。适用于高原病恶心呕吐。

23. 糯稻根 1 把。水煎服。适用于高原病恶心呕吐。

24. 杨梅适量。研末，以少许嗅鼻，取嚏。适用于高原病头痛。

25. 片脑 3 克。纸卷作捻，烧烟熏鼻。适用于高原病头痛。

26. 皂角末适量。吹鼻取嚏。适用于高原病头痛。

27. 白僵蚕适量。为末，热开水调服 6 克。适用于高原病头痛。

28. 大蒜 1 个。去皮，研取自然汁，令患者仰卧，垂头，以铜筋点少许滴入鼻中，急令嗅入脑，眼中泪出即愈。适用于高原病头痛。

29. 白菊花适量。为末，酒服 3 克，或浸酒或嫩茎叶作羹，连服数日。适用于高原病头晕。

30. 生白果肉 2 枚。捣烂，开水冲服。适用于高原病头晕。

31. 杏仁（去皮尖双仁）1 升。水研绞汁

熬如膏，和酒或羹粥内搅 2 勺，食后服，10 日后出汗。适用于高原病头晕。

【生活调理】

1. 减少身体的耗氧，重体力活动及重脑力劳动均可增加机体的耗氧量。

2. 在高原低氧环境，身体耗氧量过大，导致各器官、组织缺氧加重，可诱发高原病。

3. 免受伤和感染。高原气候寒冷，日温差大，机体受凉后极易患呼吸道感染，部分急性高原病的发生是受凉及感染后诱发的。

4. 保持心理环境和外界环境的平衡，高原适应性机制与神经系统调节有关。精神过度紧张和焦虑均不利于人体对高原环境的适应。

5. 饮食。为适应高原低氧的特点，原则上要摄入足够的热量，但又要易于消化及耗氧低的食物。要保证足够的糖类、蛋白质及适量脂肪。

6. 缓慢登高，如进入高原时，不宜过快，使机体逐渐适应，可减少高原病的发生。

电　击

电击俗称触电，通常是指人体直接触及电源或高压电经过空气或其他导电介质传递电流通过人体时引起的组织损伤和功能障碍，重者发生心搏和呼吸骤停。超过 1000 伏的高压电还可引起灼伤。闪电损伤（雷击）属"高压电损伤"范畴。

【偏方集成】

1. 金霉素眼膏涂在伤处，数分钟后可以消肿止痛。适用于电击烧伤。

2. 鳖甲 1 个。烧灰或加冰片少许研细，用香油调和，涂搽伤面，每日 3 次即可。适用于电击烧伤。

3. 米醋适量。搽洗患处。功效散瘀，止血，解毒，杀虫。适用于电击烧伤。

4. 鲜芙蓉叶适量。捣汁，加香油调匀敷于患处。功效凉血、解毒，消肿、止痛。适用于电击烧伤。

5. 生姜汁适量。涂敷。适用于电击烧伤。

6. 栗树叶适量。水煎放凉，用叶敷患

中医偏方全书（珍藏本）

处，汤润叶止痛。适用于电击烧伤。

7. 大蓟适量。捣烂，菜油调糊状，敷患处。适用于电击烧伤。

8. 栗树叶适量。湿敷。适用于电击烧伤。

9. 石决明适量。沙锅焙干，研末，香油调敷。适用于电击烧伤。

10. 杉木叶适量。煎汤洗，每日 2～3 次。适用于电击烧伤。

11. 南瓜适量。不经铁器，装瓶埋地下数月，化清水，涂患处，每日数次。适用于电击烧伤。

12. 西瓜皮适量。烧灰存性，研细，香油调匀，搽患处。适用于电击烧伤。

13. 山莓（连根皮）适量。研细，熬水浸纱布贴，每日 4～6 次。适用于电击烧伤。

14. 石榴皮 500 克。加水 500 克，熬至 250 毫升，过滤装瓶，纱布浸湿贴患处。适用于电击烧伤。

15. 杉木炭适量。研末敷之。适用于电击烧伤。

16. 老松树皮适量。焙干研末，麻油调敷患处。适用于电击烧伤。

17. 澄清的石灰水 2 份，山茶油 1 份。搅拌成白色油滑膏脂状。适用于电击烧伤。

18. 槐米 100 克。炒焦碾碎过罗成细面，放在热花生油内，拌成厚粥状，敷在烫伤处，用纱布包好（必须严格消毒，以免感染）。适用于电击烧伤。

19. 生绿豆 100 克。研末，用 75％乙醇（白酒也行）调成糊状，30 分钟后加入冰片 15 克，调匀后敷于烧伤处。适用于电击烧伤。

20. 羊屎蛋 7 个。放火上焙干研面，香油调和涂伤处，每日涂 3 次，能止疼而又不留伤疤。适用于电击烧伤。

21. 小麦适量。炒黑研极细末，麻油调成膏状涂患处。适用于电击烧伤。

22. 黑狗油、紫草各适量。浸泡 1 周滤渣，外用，清洁创面，放出泡液，无菌敷料包扎。适用于电击烧伤。

23. 蘑菇适量。在沙锅内煅黑存性，研为细粉，以少许香油调拌均匀。将蘑菇粉敷于患处，每日 2～3 次。敷药后 30 分钟痛止。

适用于电击烧伤。

24. 生绿豆粉 100 克，75％乙醇（白酒亦可）适量调成糊状，30 分钟后加入冰片 15 克，调匀备用。伤面暴露，除去脱落上皮及异物，用 1‰苯扎溴铵溶液清洗后，将药糊涂于创面上，约 0.5 毫米厚，每日 2～3 次。适用于电击烧伤。

25. 远志适量。研末，不拘多少，嗅鼻中。适用于电击后头痛。

26. 高良姜适量。生研，顿嗅鼻中即止。适用于电击后头痛。

27. 豆汤适量。洗头，避风使出汗。适用于电击后头痛。

28. 杨梅适量。研末，以少许嗅鼻，取嚏。适用于电击后头痛。

29. 白僵蚕适量。为末，热开水调服 6 克。适用于电击后头痛。

30. 大蒜 1 个。去皮，研取自然汁，令患者仰卧，垂头，以铜筋点少许滴入鼻中，急令嗅入脑，眼中泪出即愈。适用于电击后头痛。

31. 芥子适量。为末，用醋和，敷头 1 周。适用于电击后头痛。

32. 花椒 2 升。以水煎取汁。适用于电击后头痛。

33. 绿豆适量。不去皮作枕，枕之。适用于电击后头痛。

34. 桑木适量。烧灰淋汁，趁热熏洗。适用于电击后头痛。

35. 大黄、黄连、白芷各适量。研末，香油调敷。适用于电击烧伤。

36. 铅丹 60 份，冰片 1.5～3 份。共研混匀，香油调敷。适用于电击烧伤。

【生活调理】

应普及电学常识教育并遵守安全用电。任何可能接触或被人体接触或威胁生命危险的电器，均应有良好的接地，并在电路内装有保护性的断路装置。接地故障电路断开器在低至 5 毫安的大地漏电时，能跳闸而切断电路，并且很容易买到。预防闪电雷击包括应用有关的常识和适当的防护装置，要知道天气预报和寻找合适的雷雨躲避处。

农业杀虫杀鼠药中毒

农药中毒是中毒和意外死亡的主要病因之一，以急性生活性中毒为多，主要是由于误服或自杀，滥用农药引起。生产作业环境污染所致农药中毒，主要发生于农药厂生产的包装工和农村施用农药人员。在田间喷洒农药或配药及检修施药工具时，皮肤易被农药污染，均容易经皮肤和呼吸道吸收发生急性中毒。轻者头晕、头痛、腹痛、流涎、痉挛、呼气有大蒜味。重者惊厥、昏迷、肺水肿及呼吸突然停止而死。

【偏方集成】

1. 雷公根适量。打烂绞汁，冲白糖水服下。适用于农药中毒。

2. 鸡蛋2枚，红糖（放一点水搅拌）30克，豆油适量。豆油在锅内烧热，打鸡蛋；与红糖水倒入锅内煎熟。空腹服用，连服10日。适用于农药中毒头晕。

3. 鲜石菖蒲全株1000克。切成2厘米长的节段，加水煎汤，去渣取汁，约为500毫升，分10～15次代茶饮，每日1剂，连服15日为1个疗程，顽固者可连服2～3个疗程。适用于农药中毒头晕。

4. 鸭蛋1枚，赤豆20粒。搅匀蒸熟，早晨空腹服。适用于农药中毒头晕。

5. 杏仁1升。去皮尖双仁，水研绞汁熬如膏，和酒或羹粥内搅2勺，食后服，10日后出汗。适用于农药中毒头晕。

6. 天麻30克，母鸡1只。加水共煮至肉烂透。适用于农药中毒头晕。

7. 梨树上的寄生包适量。水煎服。适用于农药中毒头晕。

8. 冬瓜子600克。为末，每次30克，每日2次，开水送下。适用于农药中毒头晕。

9. 独活30克，鸡蛋6枚。加水煮，蛋熟敲裂壳，再煮15分钟，去渣吃蛋，每次2枚，每日1次，3日为1个疗程，连吃2～3个疗程。适用于农药中毒头晕。

10. 仙鹤草50克，鸡蛋2枚，红糖适量。将仙鹤草洗净放锅内，加水适量煎煮30分钟，捞去药渣，加入红糖煮化，再把鸡蛋

打入，煮至蛋熟即可，然后吃蛋喝汤，每日1剂，连服3日。适用于农药中毒头晕。

11. 黑豆50克，枸杞子、何首乌各15克。同煮，熟烂后弃渣只喝汤，每日2次，连服10日为1个疗程。适用于农药中毒头晕。

12. 黄芪、天麻各50克，黄母鸡1只。沙罐煨熟，不加盐，吃肉喝汤，3日吃1只。适用于农药中毒头晕。

13. 远志适量。研末，不拘多少，嗅鼻中。适用于农药中毒头痛。

14. 高良姜适量。生研，顿嗅鼻中。适用于农药中毒头痛。

15. 杨梅适量。研末，以少许嗅鼻，取嚏。适用于农药中毒头痛。

16. 片脑3克。纸卷作捻，烧烟熏鼻。适用于农药中毒头痛。

17. 白僵蚕适量。为末，热开水调服6克。适用于农药中毒头痛。

18. 大蒜1个。去皮，研取自然汁，令患者仰卧，垂头，以铜筋点少许滴入鼻中，急令嗅入脑，眼中泪出即愈。适用于农药中毒头痛。

19. 芥子适量。为末，用醋和，敷头1周。适用于农药中毒头痛。

20. 花椒2升。以水煎取汁，洗发。适用于农药中毒头痛。

21. 童便150毫升，豉心30克。同煎，温服。适用于农药中毒头痛。

22. 绿豆适量。不去皮作枕，枕之。功效治风热头痛，并能明目。适用于农药中毒头痛。

23. 桑木适量。烧灰淋汁，趁热熏洗。适用于农药中毒头痛。

24. 炒盐1大撮。热水送下，多饮取吐。适用于农药中毒腹痛。

25. 头发适量。烧灰存性，研末，每次3克，不拘时，酒下。随即以白芥子研末少许，水调封脐中，汗出而愈。适用于农药中毒腹痛。

26. 葱头240克。捣烂，炒热，敷肚脐处。适用于农药中毒腹痛。

27. 巴豆3粒，大枣2枚。同捣烂，裹

中医偏方全书（珍藏本）

敷脐上立止。适用于农药中毒腹痛。

28. 鹿角适量。烧末，豉汁服 2 克，每日服 2 次。适用于农药中毒腹痛。

29. 小麦秆适量。烧灰，地上出火气，用麻布包了，滚水淋汁。适用于农药中毒腹痛。

30. 白糖 30 克。以酒 3 升煮服，不过，再服自愈。适用于农药中毒腹痛。

31. 广木香适量。蘸水磨汁冲服。适用于农药中毒腹痛。

32. 牙皂适量。研末，每次 3 克，每日 2 次，白酒冲服。适用于农药中毒腹痛。

33. 高粱根（露出地面者）若干。洗净，水煎加红糖饮用。适用于农药中毒腹痛。

34. 皂荚子 10 粒。水煎，温服。适用于农药中毒腹痛。

35. 古钱（打碎）1 枚，大核桃 3 枚。同炒热，入醋冲服。适用于农药中毒腹痛。

36. 白芍 45 克。水煎，饭后服。适用于农药中毒腹痛。

37. 柏树根 30 克。水煎，加冰糖服。适用于农药中毒腹痛。

38. 地瓜藤根数个。水煎服。适用于农药中毒腹痛。

39. 陈玉米心（烧存性）2 个，艾叶 9 克。水煎服。适用于农药中毒腹痛。

40. 生松叶（即松毛）120 克。捣汁，开水冲汁服。适用于农药中毒腹痛。

41. 南瓜藤上须头 9 克。水煎服。适用于农药中毒腹痛。

42. 马勃 7 个。水煎服。适用于农药中毒腹痛。

43. 白扁豆 30 克，生姜 3 片。水煎服。适用于农药中毒腹痛。

44. 山柰适量。研细，每次 1.5～3 克，开水吞服。适用于农药中毒腹痛。

45. 生萆澄茄根 15 克，水 2 碗。水煎服。适用于农药中毒腹痛。

46. 硫黄 1.5 克，大枣（去核）4 枚。用火烧成炭，研面，黄酒送下。适用于农药中毒腹痛。

47. 老姜 9 克，白矾 1.5 克。水煎服，每次服 1 小杯。适用于农药中毒腹痛。

48. 松香 9 克。开水冲开搅拌提取胶质，过滤，服澄清液，1 次用。适用于农药中毒腹痛。

49. 伏龙肝末适量。每次水服 1 小匙，每日 3 次。适用于农药中毒痉挛。

50. 猪血调朱砂末服。适用于农药中毒痉挛。

51. 小茴香 32 个。瓦上焙干为末，黄酒送下。适用于农药中毒痉挛。

52. 青麦苗 1 篮，白糖 60 克。将青麦苗捣汁取半碗，加糖于锅炖熟，饮之。适用于农药中毒痉挛。

【生活调理】

1. 食用蔬菜、水果应用水充分清洗。

2. 不吃毒死的禽、畜肉。

3. 喷洒过农药的食物不到安全期前不得采收、销售和食用。

4. 农药和毒种不得与食物和生活用品混放在一起。

5. 装过农药的瓶子或其他包装物应销毁。

6. 过农药的粮种，即使用水洗后也不能再食用，包括作为饲料使用。

7. 不要让老弱病残、孕妇、小孩及哺乳期的妇女做配药、拌种、喷洒、涂抹等使用农药的工作。

8. 喷施农药时，一定要穿长袖衣裤，戴口罩防护眼镜。

9. 喷洒农药时，人要逆风往前走。收工后，要立即脱掉全身所有衣裤、鞋袜等，要反复用肥皂水冲洗全身，特别是手、口鼻、眼等部位一定要冲洗干净。反复漱口，在此前，绝对不准进食、喝水、饮酒、吸烟。

淹　溺

淹溺是人淹没于水中，水充满呼吸道和肺泡，引起换气障碍而窒息。也可因反射性喉、气管、支气管痉挛和水中污泥、杂草堵塞呼吸道而发生窒息。不慎跌入粪坑、污水池和化学物贮槽时，可引起皮肤和黏膜损伤以及全身中毒。患者有昏迷，皮肤黏膜苍白和发绀，四肢厥冷，呼吸和心搏微弱或停止。

中医偏方全书（珍藏本）

第二篇　内科疾病

口、鼻充满泡沫或污泥、杂草，腹部常隆起伴胃扩张。在复苏过程中可出现各种心律失常，甚至心室颤动、心力衰竭和肺水肿。

【偏方集成】

1. 人参3～5克。水煎，饮汤食参，亦可用人参片适量嚼服，每日1～2次。适用于淹溺复苏过程的心律失常。

2. 人参3～5克（或党参15克），麦冬10克。水煎，饮汤食参，每日2剂。适用于淹溺复苏过程的心律失常。

3. 大枣20枚，葱白适量。将大枣用水洗净，放入水中煎煮20分钟，然后加入葱白，再煎10分钟。每日1剂，分2～3次服。适用于淹溺复苏过程的心律失常。

4. 茯苓细粉、米粉、白糖各等份。加水适量，调成糊，以微火在平锅里摊烙成极薄的煎饼，早、晚分作主食吃。适用于淹溺复苏过程的心律失常。

5. 桑椹15克。水煮，代茶饮。适用于淹溺复苏过程的心律失常。

6. 茉莉花、石菖蒲各6克，清茶10克。共研粗末，每日1剂，沸开水冲泡，随意饮用。适用于淹溺。

7. 猪心1个，大枣15克。猪心带血剖开，放入大枣，置碗内加水，蒸熟，每日中午食之。适用于淹溺复苏过程的心律失常。

8. 酸枣仁15克，粳米100克。将酸枣仁炒黄研末，备用，将粳米洗净加水煮作粥，临熟，下酸枣仁末，再煮，空腹食之。适用于淹溺。

9. 猪心1个，党参15克，丹参、黄芪各10克。将党参等3味药用纱布包好，加水与猪心共炖熟，吃肉饮汤，每日1次。适用于淹溺。

10. 百合60～100克，糖适量。百合加糖煎水，每日1次。适用于淹溺复苏过程的心律失常。

11. 鲜生蛇（肉）、猪瘦肉各150克。加水适量煲汤，用盐调味。适用于淹溺复苏过程的心律失常。

12. 白木耳15克，瘦肉150克，大枣10枚。将白木耳水发洗净，瘦肉切丝放入煲汤锅内加水2000毫升煲汤，每日3次。适用于淹溺复苏过程的心律失常。

13. 三七5克，紫苏子、白芥子、莱菔子各10克，大米100克，白糖适量。将诸药择净，放入锅中，加清水适量，浸泡5～10分钟后，水煎取汁，加大米煮粥，待粥熟时调入白糖，再煮一二沸服食，每日1剂，7日为1个疗程，连续2～3个疗程。适用于淹溺复苏过程的心律失常。

14. 红参粉5克，附片、桂枝各10克，大米30克，冰糖适量。将诸药水煎取汁，加大米煮为稀粥服食，待熟时调入红参粉、冰糖，再煮一二沸即成，每日1剂，7日为1个疗程，连续2～3个疗程。适用于淹溺复苏过程的心律失常。

15. 党参、麦冬、五味子各10克，大米50克，冰糖适量。将诸药择净，水煎取汁，与大米加清水适量煮粥，待熟时调入冰糖，再煮一二沸即成，或将生脉口服液1支，调入稀粥中服食，每日2剂，7日为1个疗程，连续2～3个疗程。适用于淹溺复苏过程的心律失常。

16. 人参果50克，白酒500克。浸泡10～15日后服用。每次服10～20毫升，每日2次。适用于淹溺复苏过程的心律失常。

17. 黄精、肉苁蓉各250克，粮白酒5升。浸泡10～15日，每次服15毫升。适用于淹溺复苏过程的心律失常。

18. 苦参20克。水煎服，每日1剂，1周为1个疗程。适用于淹溺复苏过程的心律失常。

19. 苦参、益母草各20克，炙甘草15克。水煎服，每日1剂。1周为1个疗程。适用于淹溺复苏过程的心律失常。

20. 鲜茴心草30克或干品6克。加入冰糖适量，水煎服。每日1剂，15日为1个疗程。可间隔2～3日后再服，一般连续使用2～3个疗程。适用于淹溺复苏过程的心律失常。

21. 酸枣仁30～45克，粳米100克。把酸枣仁捣碎，浓煎取汁，再用粳米加水适量同煮，待粳米半生半熟时，兑入酸枣仁汁再煮为粥。晚餐时温热服食。适用于淹溺复苏过程的心律失常。

22. 大枣 10 枚，人参 5 克。大枣蒸软去核，配人参布包，藏饭锅内蒸烂，捣匀为丸，如弹子大。适用于淹溺复苏过程的心律失常。

23. 乌豆、大枣各 50 克，龙眼肉 15 克。加清水 3 碗煎至 2 碗，早、晚分服。适用于淹溺。

24. 人参末 3 克，冰糖少量，粳米 100 克。同入沙锅煮粥，分早、晚空腹服。适用于淹溺复苏过程的心律失常。

25. 柏子仁 10～15 克，猪心 1 个。纳柏子仁于猪心内，隔水炖熟，中餐服食。适用于淹溺复苏过程的心律失常。

26. 赤茯苓、白茯苓各等份。上为末，以新汲水按洗，澄去新沫，控干，别取地黄汁，同好酒熬成膏，搜和为丸，如弹子大，空腹盐酒嚼下。适用于淹溺复苏过程的心律失常。

27. 龙眼核 500 克，大乌枣（去核）500 克。龙眼核去黑皮，煮极烂，加大乌枣捣烂如泥，做成丸。每日晨淡盐汤送下 9 克。适用于淹溺复苏过程的心律失常。

28. 莲子适量。磨成粉，与同质量的藕混合煎汤来吃，连吃数周，或连续煎吃，以之代茶饮。适用于淹溺复苏过程的心律失常。

29. 赤茯苓、麦冬（去心）各 30 克，粟米 60 克。上药细锉，先以水 2 大盏半，煎至 1 盏半，去渣，下粟米煮作粥，温食之。适用于淹溺复苏过程的心律失常。

30. 珍珠层粉适量。每次 3 克，每日 2～3 次。适用于淹溺复苏过程的心律失常。

31. 朱砂 3 克，猪心 1 个。把朱砂装入猪心内，加水蒸煮，熟后食用。适用于淹溺复苏过程的心律失常。

32. 鸡蛋 2 枚。煮熟，取蛋黄，置勺内烤出油（即蛋黄油），加点水饮之，每日 1～2 次。适用于淹溺。

33. 荆沥 3 升。以火煎至 1 升 6 合，1 日 3 夜服 1 次。适用于淹溺复苏过程的心律失常。

【生活调理】

1. 当发生溺水时，不熟悉水性时可采取自救法，除呼救外，取仰卧位，头部向后，使鼻部可露出水面呼吸，呼气要浅，吸气要深。

2. 千万不要慌张，不要将手臂上举乱扑动，而使身体下沉更快，会游泳者，如果发生小腿抽筋，要保持镇静，采取仰泳位，用手将抽筋的腿的脚趾向背侧弯曲，可使痉挛松解，然后慢慢游向岸边。

3. 救护溺水者，应迅速游到溺水者附近，观察清楚位置，从其后方出手救援，或投入木板、救生圈、长杆等，让落水者攀扶上岸。

4. 溺水者救上岸后，首先清理其口鼻内污泥、痰涕，取下义齿，然后进行控水处理。救护人员单腿屈膝，将溺水者俯卧于救护者的大腿上，借体位使溺水者体内水由气管口腔中排出。

5. 如果溺水者呼吸心搏已停止，立即进行口对口人工呼吸，同时进行胸外心脏按摩。

6. 对于呼吸、脉搏正常的溺水者，经过倒水之后，回到家里后进行漱口，喝些姜汤或热茶，并注意保暖，让患者安静入睡；注意如有咳嗽、发热时应去医院治疗。

7. 加强宣传游泳安全知识，游泳前做准备活动避免腓肠肌痉挛，结伴下水活动。加强海上作业人员的安全和急救知识教育。

辐射损伤

机体受电离辐射照射而产生的各种类型的某种程度的有害变化。受照皮肤基底组织的进行性病理反应是局部辐射损伤的典型特征。通常接受的剂量越高，病理症状发展越快，预后越严重。典型症状是顽固的胀疼，这增加了患者的痛苦和治疗难度。

【偏方集成】

1. 炒盐 1 大撮。热水送下，多饮取吐。适用于腹部胀痛。

2. 头发适量。烧灰存性，研末，每次 3 克，不拘时，酒下。随即以白芥子研末少许，水调封脐中，汗出而愈。适用于腹部胀痛。

3. 干姜 3 克。研末，开水调服。适用于腹部胀痛。

4. 炒盐 9 克。研细末，开水送下。适用于腹部胀痛。

5. 巴豆 3 粒，大枣 2 枚。同捣烂，裹敷脐上立止。适用于腹部胀痛。

6. 草豆葱 30 克。去壳为末，每次 1.5 克，木瓜、姜汤饮下。适用于腹部胀痛。

7. 苦参 30 克。醋 1 升半煎 8 分，分 2 次服。适用于腹部胀痛，症见小腹痛、面青黑或赤、气不能喘。

8. 白糖 30 克。以酒 3 升煮服，不过，再服自愈。适用于腹部胀痛。

9. 广木香适量。蘸水磨汁冲服。适用于腹部胀痛。

10. 高粱根（露出地面者）若干。洗净，水煎加红糖饮用。适用于腹部胀痛。

11. 白胡椒 2 克，鸡蛋 1 枚。加水共煮 5 分钟后，将鸡蛋去壳再煮 10 分钟，吃蛋喝汤。每日 2 次。适用于腹部胀痛。

12. 桃树根 50 克。洗净切片，水煎服。适用于腹部胀痛。

13. 皂荚子 10 粒。水煎，温服。适用于腹部胀痛。

14. 荷叶适量。煮酒服。适用于腹部胀痛。

15. 柏树根 30 克。水煎，加冰糖服。适用于腹部胀痛。

16. 地瓜藤根数个。水煎服。适用于腹部胀痛。

17. 陈玉米心（烧存性）2 个，艾叶 9 克。水煎服。适用于腹部胀痛。

18. 生松叶（即松毛）120 克。捣汁，开水冲汁服。适用于腹部胀痛。

19. 南瓜藤上须头 9 克。水煎服。适用于腹部胀痛。

20. 莲子适量。水煎服。适用于腹部胀痛。

21. 马勃 7 个。水煎服。适用于腹部胀痛。

22. 干白扁豆 30 克。生姜 3 片。水煎服。适用于腹部胀痛。

23. 山柰适量。研细，每次 1.5～3 克，开水吞服。适用于腹部胀痛。

24. 生莩澄茄根 15 克，水 2 碗。水煎服。适用于腹部胀痛。

25. 硫黄 1.5 克，大枣（去核）4 枚。用火烧成炭，研面，黄酒送下。适用于腹部胀痛。

26. 苦桃仁数粒。捶碎，泡米酒服。或桃仁 9 克，加白糖共研细，加开水服。适用于腹部胀痛。

27. 小茴香 3 克，盐 1 撮。开水冲服。适用于腹部胀痛。

28. 刀豆壳 12 克。烧存性，研细末，黄酒 1 杯送服。适用于胸胁胀痛。

29. 白芥子 30 克。捣成泥状和鸡蛋清拌匀，贴痛处，经 30 分钟将药翻一翻再贴 30 分钟，然后去药。适用于胸胁胀痛。

30. 蛇胆 0.6 克。用灯心草煎汤，调匀服。适用于胸胁胀痛。

31. 鲜麻菜 1 大棵。切碎煮沸，以毛巾热敷，不可内服。适用于胸胁胀痛。

32. 黄连 150 克。上药为末，蒸饼糊丸。适用于胸胁胀痛。

33. 核桃（不去皮）不拘多少。少用水、酒 25 毫升煎服。适用于胸胁胀痛。

34. 积壳适量。煎服，研末服亦佳。适用于胸胁胀痛。

35. 生茴香（捣）30 克。投醪酒 30 毫升和服。适用于胸胁胀痛。

36. 旋覆花适量。水煎服。适用于胸胁胀痛。

37. 高粱米糠 250 克。蒸半小时后，用烧酒调敷患处。适用于胸胁胀痛。

38. 生韭菜或根 2500 克。捣汁饮。适用于胸部胀痛。

39. 甘草 50 克。水煎，分早、中、晚 3 次服。适用于胸部胀痛。

40. 酸枣根 20 克。水煎服。适用于胸部胀痛。

41. 蒲葵叶 20 克。烧灰存性，研成细粉末，分 2 次服，每隔 4 小时 1 次。适用于胸部胀痛。

42. 血余炭 9 克。研细末服。适用于胸部胀痛。

43. 伏龙肝 3 克。研细末，冷痛用白酒送下，热痛用开水送下。适用于胸部胀痛。

44. 三七末适量。每次 1.5～3 克，每日 3 次，开水送下。适用于胸部胀痛。

中医偏方全书（珍藏本）

45. 胡椒 14 粒，绿豆 21 粒。同研，白汤调服即止。适用于胸部胀痛。

46. 桑耳适量。烧存性，热酒服 6 克。适用于胸部胀痛。

47. 陈仓米适量。烧灰，和蜜服之。适用于胸部胀痛。

48. 晚蚕沙 30 克。滚汤泡过，滤取清水，饮之即止。适用于胸部胀痛。

49. 伏龙肝末 1 匙。热则用温水服。冷则用酒调服。适用于胸部胀痛。

50. 生麻油 10 毫升。内服。适用于胸部胀痛。

51. 古钱（打碎）1 枚，大核桃 3 个。同炒热，入醋 1 碗冲服。适用于胸部胀痛。

【生活调理】

可适当增加无机盐主要是食盐的供应，促使人饮水量增加，加快放射性物质随尿液、粪便排出，减轻内照射损伤。增加维生素的摄入可以减轻辐射损伤和伤后恢复，维生素 K 可以减少出血，维生素 P 可以减轻恶心、呕吐，维生素 C 可使细胞再生加速，因此建议市民应适当多吃点海带、胡萝卜、卷心菜、蜂蜜、枸杞子。

减 压 病

在潜水或潜涵等高气压下从事作业的人员，当过快地转入地面时，溶于组织和血中的氮气迅速形成气泡，造成静脉气栓、肺气栓等一系列临床证候，称减压病或潜水病。飞行员迅速升入高空，由于座舱密闭不严，也可发生上述临床表现，称航空减压病。轻度表现为皮肤症状，如瘙痒、丘疹、大理石样斑纹、皮下出血、浮肿等，中度主要发生于四肢大关节及其附近的肌肉关节痛，重度凡出现神经系统、循环系统、呼吸系统和消化系统障碍之一者。

【偏方集成】

1. 把食用精盐用旺火炒成黑色保存待用。每日取出少许溶于温水，用卫生棉球或消毒纱布蘸取该液体擦拭患处，一般每日 3～5 次。适用于减压病的皮肤瘙痒。

2. 用切成片的大蒜在被蚊虫叮咬处反复擦 1 分钟。功效止痛去痒消炎。适用于减压病的皮肤瘙痒。

3. 生石灰适量。加水烧开，待凉到手能下去为宜，连续洗 3～4 次。功效去痒痛消肿。适用于减压病的皮肤瘙痒。

4. 百部 50 克。用 250 克高度白酒，放在瓶子里密封浸泡，1 周后即可使用。使用时，洗净患处，用棉花蘸药液少许涂搽。适用于减压病的皮肤瘙痒。

5. 丝瓜瓤、蒜瓣各适量。煎水坐浴。适用于减压病的皮肤瘙痒。

6. 莴笋叶 1 把。放在锅里用水煎，开锅约 3 分钟，待水降至适当温度，用来搽洗患处，每日洗 1～2 次。适用于减压病的皮肤瘙痒。

7. 鲜大葱叶适量。剥开，用葱叶内侧擦拭被毒虫咬过的红肿痒处，反复搽。适用于减压病的皮肤瘙痒。

8. 西瓜皮适量。反复涂抹 1 分钟，再用清水洗净。适用于减压病的皮肤瘙痒。

9. 秋海棠汁适量。搽洗愈。适用于减压病皮肤丘疹。

10. 凌霄花适量。为末，酒服 3 克。适用于减压病皮肤丘疹。

11. 韭菜根不拘多少。捣烂布包，擦患处。适用于减压病皮肤丘疹。

12. 面碱不拘，白酒 60 克。将白酒烫碱，沏面碱，外搽。适用于减压病皮肤丘疹。

13. 蟾蜍 3～4 只。去内脏洗净后放入沙锅内煮极烂，用纱布过滤去渣，留汤备用，搽洗患处，每日 3～4 次。适用于减压病皮肤丘疹。

14. 芝麻根适量。洗净后加水煎，趁热烫洗。适用于减压病皮肤丘疹。

15. 生菜籽油适量。外搽患处，每日数次。适用于减压病皮肤丘疹。

16. 醋半碗，红糖 100 克，生姜（切成细丝）50 克。同放沙锅内煮 2 沸，去渣，每次服 1 小杯，加温水和服，每日 2～3 次。适用于减压病皮肤丘疹。

17. 鲜紫菠根 60 克（干品 30 克）。水煎，早晨空腹和晚上临睡前各服 1 次，每日 1 剂。小儿酌减。外洗。适用于减压病皮肤

中医偏方全书（珍藏本）

丘疹。

18. 鲜紫薇全草（干品250克）500克。水煎过滤，取药液搽洗患处，每日1次。适用于减压病皮肤丘疹。

19. 紫背浮萍120。加水煎汤去渣，趁温洗浴。适用于减压病皮肤丘疹。

20. 艾叶适量。水煎，趁热洗澡。适用于减压病皮肤丘疹。

21. 冬瓜皮适量。煎水洗，并内服。适用于减压病皮肤丘疹。

22. 紫苏叶120克。水煎温洗，连洗数次。适用于减压病皮肤丘疹。

23. 路路通适量。煎水洗。适用于减压病皮肤丘疹。

24. 丝瓜叶适量。捣汁，搽患处。适用于减压病皮肤丘疹。

25. 枯老棕树叶适量。煎汤，洗澡。适用于减压病皮肤丘疹。

26. 皮硝60克。泡滚水，热洗。适用于减压病皮肤丘疹。

27. 香附子草500克（连根带叶）。洗净，煎汤，洗浴。适用于减压病皮肤丘疹。

28. 苍耳子苗不拘量。水熬温洗全身。适用于减压病皮肤丘疹。

29. 鲜杜鹃花叶适量。煎汤，洗浴。适用于减压病皮肤丘疹。

30. 陆英30克。煎汤，洗浴或涂搽。适用于减压病皮肤丘疹。

31. 小尖红辣椒、陈皮（橘皮）各10克，白酒500毫升。浸泡7日，过滤后，每次服2毫升，每日2～3次。适用于减压病关节酸痛。

32. 冬瓜片、蒜片各适量。放到锅里蒸熟，不放调料，每日3次。适用于减压病浮肿。

33. 白茅根30克，猪皮500克，冰糖适量。白茅根布包水煎，取汁，再以汁代水，煎煮去毛洗净猪皮，炖至汤汁稠黏时，入冰糖拌匀。此为1日量，分4～5次食。适用于减压病皮下出血。

34. 大枣12枚，花生红衣3～5克。放在水里炖。大枣炖熟后，患者将枣和花生衣全部吃下。以上为一次的量，每日2次。适用于减压病皮下出血。

35. 枸杞子、党参各10克，大枣10枚，鸡蛋2枚。把枸杞子，大枣、党参放沙锅内同煮成汤，鸡蛋煮熟后去壳取蛋，再煮片刻，吃蛋饮汤。此为1日量，分2次食用。适用于减压病皮下出血。

36. 龙眼肉12克，带衣花生米25克，大枣15克。大枣去核，与花生米、龙眼肉加水同煮后食。此为1日量，分2次食用。适用于减压病皮下出血。

【生活调理】

1. 对潜水员尤其新潜水员，要进行医学防治知识教育，使潜水员了解减压病的发病原因及预防方法。

2. 养成良好的卫生习惯，建立合理的生活制度，工作前应充分休息，防止过度疲劳，不饮酒和少饮水。工作时应预防受寒和受潮，工作后应立即脱下潮湿的工作服，饮热茶，洗热水浴，在温暖的室内休息半小时以上，以促进血液循环，使体内多余的氮加速排出。

3. 每日应保证高热量（一般每日15072～16747千焦）、高蛋白、中等脂肪饮食，并适当增加各种维生素。近来国内有用兔做实验，显示维生素E具有一定的预防或减轻实验性减压病的作用，其原因可能由于阻止或减少血小板内储存颗粒中5-羟色胺等生物活性物质的释放，不致发生血管内凝血。

4. 进行潜水员就业前，定期及下潜前体检。骨关节尤其四肢大关节每年应进行X线摄片，一直到停止高气压作业后四年为止。凡患有听觉器官、心血管系统、消化系统、呼吸系统、神经系统以及皮肤疾病，均不宜从事高压环境工作。重病后、体力衰弱者、远期骨折者、嗜酒者及肥胖者也均列为就业禁忌。

中　暑

中暑是指在高温和热辐射的长时间作用下，机体体温调节障碍，水、电解质代谢紊乱及神经系统功能损害的症状的总称。颅脑疾患的患者，老弱及产妇耐热能力差者，尤易发生中暑。中暑是一种威胁生命的急诊病，

《中医偏方全书（珍藏本）》

若不给予迅速有力的治疗，可引起抽搐和死亡，永久性脑损害或肾衰竭。核心体温达41℃是预后严重的体征，体温若再略为升高一点则常可致死。老年、衰弱和酒精中毒者可加重预后。

本病俗称发痧，古称中暍。以出汗停止而身体排热不足、体温极高、脉搏迅速、皮肤干热、肌肉松软、虚脱与昏迷为特征的一种病症，由于暴露于高温环境过久而引起身体体温调节机制的障碍所致。

【偏方集成】

1. 绿豆 60 克，鲜丝瓜花 8 朵。用清水一人碗，先煮绿豆至熟，然后捞出豆，再加入丝瓜花煮沸。温服汤汁。适用于中暑。

2. 绿豆 100 克，红糖 25 克。将绿豆煮烂，用勺在锅中捣碎如泥，再以文火煮至无汤，加红糖调味即成。食之。适用于中暑。

3. 浸发昆布 100 克，冬瓜 500 克，蚕豆瓣（去皮）100 克，香油、盐各适量。将昆布和蚕豆瓣一起下锅，用香油煸炒一下，然后添加 500 克清水，加盖烧煮，待蚕豆煮熟时，再把冬瓜和盐一并放入，继续烧至冬瓜九成熟，即可停火出锅。适用于中暑。

4. 滑石、大黄、甘草各等份。研末。每次 20 克，每日 3 次。适用于轻症中暑。

5. 鲜冬瓜 1 个。将冬瓜洗净，切成碎块，打成汁，尽量饮服。适用于中暑。

6. 白扁豆 50 克，冰糖 30 克，鲜荷叶 1小张，大米 50 克。先用清水把大米洗净，浸泡。锅内加水 3 碗煮白扁豆，水沸后下大米小火煎煮，待白扁豆已黏软，放入冰糖及洗净的鲜荷叶，再煮 20 分钟即成。适用于中暑。

7. 鲜杨梅 500 克，白糖 80 克。将杨梅洗净，加白糖共装入瓷罐中捣烂，加盖（不密封，稍留空气），7～10 日自然发酵成酒。再用纱布绞汁，即成约 12°的杨梅露酒，然后倒入锅内煮沸，待冷装瓶，密封保存，时间越久越佳。适用于中暑。

8. 鲜姜、大蒜、韭菜各适量。洗净，姜蒜去皮，共捣烂取汁，灌服。适用于中暑。

9. 鲜荷叶 2 大张。洗净煎汤 500 毫升左右，滤后取汁加粳米 30 克，煮成稀粥，加白糖适量，早、晚服食。适用于中暑。

10. 葛根粉（葛根磨细沉淀粉）20 克，粳米 50 克。加水适量煮成稀粥，早、晚服食。功效祛暑清热，生津止渴。适用于中暑。

11. 鲜荷叶一大张，鲜淡竹叶 20 片。洗净，二者煎水适量，取煎汁先煮绿豆 20 克开花，再加粳米 30 克，煮成稀粥，早、晚服食。功效祛暑清热，和中养胃。适用于中暑。

12. 西洋参 1 克，麦冬、石斛、知母各 6克，粳米 30 克，冰糖适量。先将麦冬、石斛、知母用布包加水煎 30 分钟，去药渣留汁，再将西洋参粉末、粳米加入煮成稀粥，冰糖调味即可，早、晚服食。功效清暑益气，生津止渴。适用于中暑。

13. 鲜薄荷 30 克，或干薄荷 15 克。煎汤取汁备用。再取 100 克大米煮成粥，待粥将熟时加入薄荷汤及适量冰糖，煮沸一会儿即可。功效清热解暑，疏风散热，清利咽喉。适用于中暑。

14. 鲜荷叶 1 张。洗净切碎，放入纱布袋中水煎，取浓汁 150 毫升，加入粳米 100克，冰糖适量，加水 500 毫升，煮成稀粥，每日早、晚食 1 次。适用于中暑。

15. 藿香 15 克（鲜品加倍）。加水 180毫升，煎煮 2～3 分钟，过滤去渣。粳米 50克淘净熬粥，将熟时加入藿香汁再煮 2～3分钟即可，每日温食 3 次。适用于中暑。

16. 盐 1 握。揉擦两手腕、双足心、两胁、前后心等 8 处，擦出许多红点，患者即觉轻松而愈。适用于先兆中暑或轻度中暑。

17. 野菊花、荷花各 10 克，茉莉花 3克。将上述 3 花洗净后以沸水冲泡，加盖稍冷后当茶饮。功效清暑解热。适用于中暑。

18. 绿豆 100 克，黄豆、白扁豆各 30克。将三豆加水煮烂后，取浓汁加入白糖或其他调料饮用。适用于中暑。

19. 金银花 10 克，土茯苓 20 克，生蚕豆 30 克。加水煎煮，以蚕豆煮熟为度，饮汁食豆。功效消暑健身，清热解毒。适用于中暑。

20. 鲜西瓜皮、冬瓜皮、丝瓜皮各 50克。将三皮水煎 15 分钟，取汁加适量的糖，温服当茶。功效清热，祛暑，利尿。适用于中暑。

21. 藿香叶、香薷叶、薄荷叶各 10 克。加水淹没药物为度，煎开即可，煎时加盖。功效消暑清神，健脾醒脑。适用于中暑。

22. 绿豆、赤小豆、黑豆各 10 克。加水 600 毫升，小火煎成 200 毫升，连豆带汤喝下即可。功效健脾，消暑，防痱。适用于中暑。

23. 桃叶 50 克。水 500 毫升。将桃叶放入水中，煎熬到只剩一半，小量即可。代茶饮。功效解毒、消炎，止痛、止痒。适用于中暑。

24. 绿豆 30 克，粳米 100 克。将淘净后温水浸泡 2 小时的绿豆与洗净的粳米同入沙锅，加水 1000 毫升，煮成稀粥。每日吃 2～3 次。功效祛暑消烦，生津止渴，解毒利水。适用于中暑。

25. 藿香 15 克，粳米 50 克。将藿香加水 150～200 毫升，煮 2～3 分钟，过滤去渣，再把粳米淘净熬粥，将熟时加入藿香汁再煮沸 2～3 分钟即可。每日 2 次，温食。功效解表邪，化里湿。适用于中暑。

26. 金银花 30 克，粳米 50 克。将银花水煎去渣，取浓汁约 150 毫升，再加水 300 毫升与粳米煮成稀粥。分早、晚 2 次温服，夏秋季服用尤为适宜。功效清热，消暑，除烦。适用于中暑。

27. 金银花、菊花各 250 克，山楂 100 克，白糖 500 克，香精适量。将金银花、菊花、山楂择洗干净，一同放入锅中，放清水适量，烧开水后小火煎半小时，倒出药汁；再把药汁、白糖、香精充分拌匀，入冰箱冷冻划块即成。每日 2 次，餐前服用。功效清热解毒，散风清肝。适用于中暑。

28. 乌梅 4 只，白糖 20 克。将乌梅加入 1 千克的水中，煮沸 20 分钟，再加入白糖，冷却后饮用。功效生津开胃，解温除烦。适用于中暑。

29. 大西瓜 1 个，大番茄 4～5 个，白糖 40 克。将西瓜剖开，取瓤，用洁净纱布绞取汁，再把番茄用开水冲烫片刻，除去外皮，然后切开去籽，亦用纱布绞取汁。两汁和匀，加入白糖饮用。功效清热，生津，健胃。适用于中暑。

30. 紫菜（用水发过）15 克，冬菇（水发）50 克，芦笋 100 克，香油、味精、料酒各适量。将冬菇、芦笋切丝，与紫菜一同入沸水，加香油、味精、料酒调味。正餐时食用，每日 1 次。功效清暑热。适用于中暑。

31. 鲜猪皮 250 克，番茄 200 克。将猪皮切块加水炖煮成浓汤，再放入切成片的番茄，撒上葱花及香油。功效解暑止渴，滋阴凉血。适用于中暑。

32. 鲜青蒿、鲜佩兰各 5 克。药料入茶具内，倒入开水浸泡，代茶饮服。功效清暑热，除虚热。适用于中暑。

33. 藿香 3 克。入茶具内，倒入开水浸泡即可饮服。功效解毒祛暑避浊，化湿和中。适用于中暑。

34. 枇杷叶、鲜淡竹叶、芦根各 20 克。将 3 药洗净切粗末，放入沙锅内加 500 毫升水煎煮 15 分钟，去渣滤叶，趁热放入少许白糖和食盐。功效清热生津，止咳平喘。适用于中暑。

35. 野蔷薇 3 克。将药放入杯内，冲入开水，代茶饮服。功效清暑，退热，解毒。适用于中暑。

36. 鲜芦根、鲜麦冬各 60 克，鲜藕（去节）、荸荠（去皮）各 90 克，雪梨 10 个。绞汁。温饮或冷饮。适用于中暑。

37. 沉香、檀香各适量。将上述各药烧烟，令香气满室，使患者窍通神醒。适用于中暑晕厥。

38. 白扁豆 15 克，薏苡仁 10 克，莲叶梗 30 克，柳叶 3 克。水煎服。适用于中暑恢复期。

【生活调理】

1. 忌大量饮水。中暑患者应采用少量、多次的饮水方法，每次以不超过 300 毫升为宜，切忌狂饮。因为大量饮水不仅会冲淡胃液，影响消化功能，还会引起反射性排汗亢进，使体内水分和盐分进一步大量流失，严重时可导致热痉挛。

2. 忌大量食用生冷瓜果。中暑患者大多脾胃虚弱，大量食用生冷食物和寒性食物会进一步损伤脾胃阳气，重者会出现腹泻、腹痛等症状。

中医偏方全书（珍藏本）

3. 忌吃大量油腻食物。中暑后应少吃油腻食物，以适应夏季肠胃的消化能力。油腻食物会加重胃肠的负担，并使大量血液滞留于胃肠道导致输送到大脑的血液相对减少，人会感到疲倦。

4. 忌纯补。中暑之后，暑气未消，虽有虚症，却不能单纯用补法，过早进补会使暑热不易消退，或使已经逐渐消退的暑热复燃。

5. 忌偏食。中暑患者应以清淡饮食为主，但可适当佐以鱼、肉、蛋、奶等，以保证人体所需营养成分。

晕 动 病

晕动病是汽车、轮船或飞机运动时所产生的颠簸、摇摆或旋转等任何形式的加速运动，刺激人体的前庭神经而发生的疾病。由于运输工具不同，可分别称为晕车病、晕船病、晕机病（航空晕动病）以及宇宙晕动病。本病常在乘车、航海、飞行和其他运行数分钟至数小时后发生。初时感觉上腹不适，继有恶心、面色苍白、出冷汗，旋即有眩晕、精神抑郁、唾液分泌增多和呕吐。严重者可有血压下降、呼吸深而慢、眼球震颤。严重呕吐引起失水和电解质紊乱。症状一般在停止运行或减速后数十分钟和几小时内消失或减轻。经多次发病后，症状反可减轻，甚至不发生。

【偏方集成】

1. 姜片 1 块。放在舌下，上车或上船含上，确保不晕，下车、船后吐出。适用于晕动病。

2. 梨树上的寄生包适量。水煎服。适用于晕动病。

3. 核桃适量。嚼烂，姜汁送下。适用于晕动病恶心呕吐。

4. 萝卜生嚼数片。或嚼生菜亦佳。适用于晕动病恶心呕吐。

5. 生葛根适量。捣汁，服 1 升。适用于晕动病恶心呕吐。

6. 枇杷叶适量。煮汁，饮之。适用于晕动病恶心呕吐。

7. 芦根适量。煎浓汁频饮。适用于晕动

病恶心呕吐。

8. 甘蔗汁、生姜汁各适量。和匀，温热服。适用于晕动病恶心呕吐。

9. 乌梅 12 克，冰糖 15 克。水煎服。适用于晕动病恶心呕吐。

10. 伏龙肝 60 克。水煎，取澄清汁服。适用于晕动病恶心呕吐。

11. 荷叶 9 克。烧灰存性，研细末，每次服 0.9 克，每日 1 次，连服数日。适用于晕动病恶心呕吐。

12. 糯稻根 1 把。水煎服。适用于晕动病恶心呕吐。

13. 生葱头 1 握。捣烂，放盐少许，蒸熟成饼，敷脐中良久，呕可止。适用于晕动病恶心呕吐。

14. 白萝卜叶适量。捣烂取汁，开水送下。适用于晕动病恶心呕吐。

15. 苍术 30 克，麦麸 250 克，酒适量，醋少许。苍术研末，拌麦麸炒黄，趁热以酒淬。患者吸其热气，另取一部分，用布包，在前胸温拭。适用于晕动病恶心呕吐。

16. 羊肝适量。如食法，作淡食，不过三度止。适用于晕动病恶心呕吐。

17. 羊乳 1 杯。空腹饮之。适用于晕动病恶心呕吐。

【生活调理】

1. 加强锻炼身体，加强前庭器官耐受性。晕动病多发生于前庭器官比较敏感的人。因此，平时多注意锻炼身体，多做转头、弯腰转身及下蹲等动作，以增加前庭器官的耐受性。

2. 吃得过饱、疲劳、睡眠不足、空气污浊、情绪紧张及汽油和油烟等特殊气味都可能促使晕动病的发生和症状加重，因此要避免这些不良因素。

3. 特殊的前庭训练。可通过康复训练预防晕动病，如反复多次乘船、乘车训练，以提高前庭器官对不规则运动的适应能力。可以经常参加一些有助于调节人体位置平衡的体育项目，如秋千、滑梯、单双杠等，能提高前庭器官的适应能力。

4. 乘车、乘船时应尽量限制头部运动，可将头靠在背椅上固定不动，以减少加速度的刺激，特别是旋转性刺激，如有可能尽量平卧。

5. 避免不良的视觉刺激。乘车时少往窗外观看，坐车、坐船时看书更容易诱发晕动病，因此闭目养神可减少晕动病的发生。

6. 乘车前可服用怡含宁含片等，以预防晕动病。抗胆碱类药物对大脑皮质有抑制作用，可阻止眩晕和呕吐。

中医偏方全书（珍藏本）

第三篇 外科疾病

第十一章　全身化脓性感染

局部化脓性感染

局部化脓性感染主要包括疖、痈、急性蜂窝织炎、丹毒、急性淋巴管炎和急性淋巴结炎和脓肿。因金黄色葡萄球菌、乙型溶血性链球菌等突破皮肤的防线，侵入人体引起的局部细菌性感染，临床表现为红肿、皮温增高、压痛、硬结、硬块或向心性蔓延的红痛条状物，局部有无波动感、坏死、溃疡及功能障碍等，注意区域淋巴结有无肿大，躯体其他部位有无同样病灶，活动性手、足癣。

【偏方集成】

1. 鲜野菊花 30 克。水煎服，并用上药捣烂敷。适用于局部化脓性感染。

2. 马齿苋 60 克，甘草 6 克。水煎服，每日 2 次。适用于局部化脓性感染。

3. 绿豆 15 克，白芷 10 克，蜈蚣 2 条。水煎服，每日 2 次。适用于局部化脓性感染。

4. 蒲公英、桔梗各 30 克，白菊花 60 克，甘草 15 克。水煎服。适用于红丝疔。

5. 紫花地丁、忍冬藤各 30 克，知母、白果、桔梗各 10 克。水煎服。适用于治上部疔疮。

6. 白菊花、牛膝、紫花地丁、甘草各 30 克，花粉 10 克。水煎服。适用于脚趾生疔。

7. 五倍子、蜂蜜、元腊各适量。将五倍子研末，加入蜂蜜、元腊，调成糊状，敷患处。适用于疔疮初期红肿焮痛最为适宜，中期亦制止蔓延。

8. 天花粉 150 克，黄柏、大黄、姜黄、白芷各 75 克。上药共研为末，用蜜或麻油调敷。适用于疔疮肿毒未成脓者。

9. 蓖麻仁、松香末各 60 克，制乳香、制没药各 9 克，银珠 15 克，轻粉 12 克，麝香 0.3 克。先将蓖麻仁、松香末入石臼内捣匀，加入后五味药同捣千余下。或将蓖麻仁改为蓖麻油 60 毫升，加入松香烊化后，将各药撒入搅匀，浸入冷水中备用。用时捏成薄片，外敷患处。适用于疔疮发疳、深部脓肿及局部化脓性感染。

10. 生乳香、没药、天花粉各 30 克，猪胆汁 1500 克。将生乳香、没药、天花粉共研极细末。再同猪胆汁一起入砂钵内，用柳枝搅拌均匀，然后把砂钵置于露天处，日晒夜露 49 日即可（若遇雨天，需把钵端回室内）。外敷患处。适用于疔肿、乳痈、无名肿毒初期未成脓者。

11. 大黄、芒硝各 100 克，冰片 20 克，食醋适量。大黄、冰片、芒硝，3 味药各研细末，加入食醋适量搅拌均匀。外敷患处。适用于疔疮、痈肿疮毒及跌打损伤引起的瘀血肿胀。

12. 蟾酥 1.5 克。压成细末，以茶油适量，调成稀糊状，备用。使用时，先将患部用浓冷之茶（苦丁茶汁）洗净，揩干，然后用消毒棉签蘸药抹上，外用消毒药布包好，每日 2 次。适用于蛇头疔。

13. 苍耳虫、明矾末各 150 克，朱砂 2 克，黄升丹 15 克。以明矾、朱砂与苍耳虫研匀后阴干。用时将药末加入黄升丹点敷。说明：苍耳虫采集期应以立秋后为准。适用于局部化脓性感染。

14. 公丁香、肉桂各 50 克。研成细末。撒在膏药上，贴敷患处。适用于疔毒、痈肿。

15. 珍珠 5～6 粒（或用珍珠母代），琥珀、青黛各 3 克，冰片 0.5 克，黄丹 100 克，麻油 240 克。将珍珠粒纳入豆腐内加水煎 2

小时，取出晒干研末。麻油用瓦罐煎至浓黑，将黄丹慢慢撒入油中，并不断搅拌，勿令沸出罐外，文火熬至滴水成珠，加入珍珠粉、琥珀、青黛、冰片粉，搅匀即成。按疮口大小，用纸摊膏，贴于疮口上，每日换药 1 次。适用于疮疡。

16. 鲜柳树叶或嫩芽适量。将采集的鲜柳树叶或嫩芽用水洗净，加水适量浸煮，2～4 小时后过滤，如此浸煮 2 次，合并 2 次滤液，浓缩成膏状，即可装入瓶中密封备用。使用时将患处用医用酒精消毒，涂敷柳叶膏，然后用纱布包扎固定，每日换药 1 次。适用于疮疖肿及外伤感染。

17. 米醋 250 毫升，乳香末、没药末各 6 克，淀粉 60 克，厚牛皮纸适量。将米醋放于沙锅内煮沸，再将两味中药放入搅匀，随搅随下淀粉，待成糊状后便倒在牛皮纸上涂抹。糊的厚度约 1.5 厘米，面积要大于患部。待药糊稍凉时趁温热敷于病变部位，用纱布包扎固定。适用于疖、痈、蜂窝织炎、丹毒、痄腮、乳腺炎。

18. 芙蓉花 200 克，蒲公英、川黄连各 100 克，蜂蜜 500 克，冰片 15 克。将前 3 味药研为极细末，加入蜂蜜内搅拌均匀，用高压消毒后，趁热加入冰片后密封备用。用时，以此膏外涂患处。如已成脓者，其中央露头。不令其干，干则更换，可外覆盖薄敷料。适用于疖肿。

19. 黄芪 30 克，穿山甲肉 150 克。将穿山甲肉洗净切成小块，黄芪用水稍浸。将两物同置炖盅内，可加大枣 2 枚。隔水炖透。吃肉喝汁。适用于气虚体弱、痈疮内陷，迁延不愈、脓毒不尽者，实热及痈疮初起不宜选用。

20. 陈小麦 1000 克，醋适量。将陈小麦加水浸泡（夏季 2 日，冬季 7 日），捣烂，过滤，去渣。静置沉淀后，去上清液，将沉淀物晒干（成小粉浆），放锅内小火炒。炒时会翻泡，要不断搅动，待至焦黄成块状时取出，隔纸放地上，冷却，研成细末，过筛，装瓶备用。用时取干粉加醋，调成软膏（500 克约需食醋 240 毫升）。外敷患处。适用于疖肿、痈、蜂窝织炎、流行性腮腺炎、带状疱疹、

急性乳腺炎、丹毒、外伤感染等。

【生活调理】

1. 注意皮肤卫生，禁食辛辣刺激性食物及酒类，最好不多吃甜食。千万不要用挤捏的方法去排脓。尤其是面部和上唇的疖子。对于反复发作的疖病，要寻找潜在的因素，消除体内感染病灶。检查有无贫血和糖尿病等情况，一旦发现要及时治疗。

2. 抗生素的注射和内服。早期应用足量抗生素。首选青霉素，也可用洁霉素 0.6 克肌内注射，每日 2 次，也可用先锋霉素、泰利必妥及磺胺等。

3. 可进行紫外线、红外线、超短波照射，缓解炎症。

全身性感染

病原菌侵入人体血液循环，并在其内生长繁殖或产生毒素，引起严重的全身感染症状和中毒症状的情况，统称为全身性感染。该病往往属于继发，可继发于污染或损伤严重的创伤和各种化脓性感染如大面积烧伤、开放性骨折、弥漫性腹膜炎、胆道或尿路感染等。全身性化脓性感染一般分为败血症和脓血症，而以败血症最为常见和最重要。败血症是病原菌侵入血液循环，并在其内迅速生长繁殖，并产生大量毒素，引起严重的全身症状，一般发生在患者全身情况差和致病毒力大、数量多的情况下，是一种严重的外科感染；脓血症是指局部化脓性病源的细菌栓子或脱落的感染血栓间歇地进入血液循环，并在全身其他组织或器官形成转移性脓肿。此外尚有菌血症、毒血症，但实际上，败血症、脓血症、菌血症、毒血症多为混合型，不能截然分开，毒血症与脓血症同时存在，称为脓毒败血症。容易导致全身性感染的因素有人体抵抗力的削弱，如营养不良、贫血、血浆蛋白过低及某些疾病等；正常免疫功能的改变；局部处理不当。全身化脓性感染可影响人体各组织和器官，如控制不当或治疗不及时，往往会危及生命。

本病属中医学“走黄”、“内陷”范畴。走黄与内陷是疮疡阳证在病变发展过程中，

因火毒炽盛，或正气不足，导致毒邪走散，内传脏腑而引起的一种危急证候。疔疮毒邪走散为走黄，其他疮疡引起毒邪内传者大多称为内陷。临床上分为火陷、干陷、虚陷3种类型。火陷者多由于阴液不足、火毒炽盛，复因挤压疮口，或治疗不当，或治疗失当等因素以致上不胜邪，从而毒邪内陷入营。干陷者，多由于气血两亏，正不胜邪，不能酿化为脓，托毒内出，以致正愈虚，毒愈盛，从而形成内闭外脱。虚陷者，毒邪虽已衰退，而气血亦大伤，脾气不复，肾阳亦衰，致生化乏源，阴阳两竭，从而余邪亦可走窜内陷入营。

【偏方集成】

1. 车前草30克（鲜品加倍），加适量清水煎汁，代茶饮用。适用于尿路感染湿热下注证。

2. 羚羊角1克，钩藤12克，龙齿15克。水煎服，每日1剂。适用于全身化脓性感染火毒内攻证。

3. 鲜野菊花、鲜金银花全草各适量，连根叶洗净，捣汁100毫升顿服，药渣外敷患处。适用于全身化脓性感染火毒内攻证。

4. 菊花老根适量。水4碗，煎成1碗，内服，每日2～3剂。适用于疔毒走黄。

5. 鲜桑叶120克，参须12克，大枣30克。加3碗水，煮成1碗服。服用后宜多休息，多饮开水。适用于较轻的肺炎。

6. 鲜芭蕉根适量。洗净，榨汁，大量饮服，每日2～3剂。适用于疔毒走黄。

7. 野菊花、金银花各30克，甘草10克。水煎，每日1剂，分2次服。适用于疔毒走黄。

8. 菜油120克。一次服完，连服1～2次。适用于疔毒走黄。

9. 人参15克，附片9克。水煎附片，人参蒸兑，分2次服完，每日1～2剂。适用于全身化脓性感染热厥亡阳证。

10. 附子、人参各12克，白术15克，干姜、甘草各10克。水煎服，每日1剂。适用于脾肾阳虚型疽毒内陷。

11. 一点红30克，十大功劳叶10克，山芝麻15克，梅叶冬青15克，鱼腥草15克。

加水煎成200毫升，每日1剂，分2～3次服。

12. 白薇30克，苍术10克。加水2碗，煎成1碗，顿服；药渣捣烂敷患处，每日1剂。适用于红丝疔。

13. 西瓜皮、冬瓜皮、黄瓜皮、绿豆各100克。绿豆泡发，把前3味药洗干净，切成细条，一同放入沙锅中，加清水适量，煎熬成汤即可。每次适量，每日1剂。适用于急、慢性淋巴结炎、淋巴管炎。

14. 七星剑花（霸王花、剑花）25～35克（鲜品100～250克），猪肺250～300克。将猪肺洗干净，切细，七星剑花亦洗净，放入瓦煲内，加水煮1～2小时，即可。饮汤吃猪肺，每次服适量。适用于淋巴结炎。

15. 鲜卤地菊全草30克（儿童减半）。洗净，捣烂，绞汁，调蜜炖热温服，每日2次。适用于肺炎高热喘咳。

16. 野菊花30克，一点红15克，金银花藤叶30克，积雪草15克，犁头草15克，白茅根15克。水煎服，每日1～2剂。适用于支气管炎、阑尾炎等。

17. 野菇（俗名土灵芝草）9～15克。内服煎汤，外用捣烂敷。适用于咽喉肿痛、尿路感染、小儿高热、骨髓炎、疔疮、毒蛇咬伤。

18. 鲜大青叶50～100克。捣烂绞汁，调蜜少许，炖热，温服，每日2次。适用于肺炎。

19. 鱼腥草30克，桔梗15克。煎至200毫升。每次服30毫升，每日3～4次。痰黏稠量多时，并用5%鱼腥草煎剂喷雾吸入。适用于肺炎高热。

20. 朱砂（研）、黄丹（飞）、白面各等份。上为末，取蟾酥为丸，如麦粒大。先刺疮口，每次按1粒在疮口内，仍以水沉膏贴之，又以5～7丸，葱汤吞下，发汗即愈。适用于疔疮走黄。

21. 鲜冬瓜皮50克。烧一碗汤内服并外搽，每日2次，连用5日。适用于下肢、皮肤红、肿、热、痛并伴有寒战、高热、头痛。

22. 鲜丝瓜叶汁适量。拌金黄散成糊状，外涂患处。适用于流火、丹毒（多患于下肢、皮肤红、肿、热、痛并伴有寒战、高热、头

中医偏方全书（珍藏本）

痛）。

【生活调理】

1. 预防全身性感染的发生需及时和正确处理一切创伤和各种原发病源，避免发生医源性感染，正确使用抗生素和激素，严格掌握使用指征。增强身体体质，提高人体对疾病的抵抗力。

2. 已发生全身性感染应做到以下几点：

（1）严密观察病情，定时测体温、脉搏、呼吸和血压，注意神志变化和有无内脏损害表现，警惕发生感染性休克。

（2）确保及时应用抗生素，对较长时间大剂量联合应用抗生素的患者，应经常观察其口腔黏膜是否出现真菌感染的白色斑点，警惕发生二重感染。

（3）局部病灶手术后，应注意观察脓液性质和引流是否通畅，注意有无新的转移性脓肿出现，如发现新病灶要及时进行切开引流。

（4）加强支持疗法、对症处理和生活护理，预防并发症。

破 伤 风

破伤风又称金疮痉，多因皮肤破伤处受邪（破伤风杆菌）所致。临床表现以面唇青紫、颜面肌肉阵发性痉挛、苦笑面容、角弓反张、牙关紧闭、舌强流涎，甚而呼吸困难、痰鸣、窒息等为特征。

【偏方集成】

1. 南瓜瓢适量。放新瓦上焙黄，取焙黄的南瓜瓢用木杆研细，忌铁器，红糖撮引，冲开水服。适用于破伤风，若牙关紧闭，用筷子或瓷勺柄把牙撬开，把上药灌入即可。

2. 杏仁（碎研生用不去皮尖）1500 克。上一味，蒸令一久，更研令极细，入酒 3 升，绞取汁。每次服五合，日二夜一。汗出慎外风即愈，兼将杏仁酒汁摩疮上。适用于金疮中风，角弓反张。

3. 蚱蚕 1 只，地肤子 3 克，麝香末少许。将蚱蚕、地肤子共焙黄研末，加入麝香末，混合研匀，用黄酒送服。适用于破伤风风毒在表证。

4. 鸡屎白 30 克，大豆 180 克。上 2 味，炒令大豆焦黑，次入鸡屎白同炒，趁热泻于 3 升酒中，密盖良久，滤去滓。每次服五合，如人行五里，更一服，汗出佳，未愈即更作服之，以汗出为度，服后宜吃热生姜稀粥。适用于金疮中风反张者。

5. 蚱蟆、蝉蜕各 30 克。洗净焙干，共研末。每日服 3 次，每次 3～5 克，用白开水送服。适用于破伤风，小儿惊风。

6. 鲜洋槐树干（直径 2～3 寸）1 尺。一端放火上烧，一端下垂，淋取树汁 1 杯。每次半杯至 1 杯，趁热服下，重症者可连服 2 次。适用于破伤风。

7. 羚羊角（锉屑，略炒）3 克，乱发（烧灰存性）1 小团，蜈蚣（赤足者，炙）1 条。将以上药研细成为粉末，然后将其敷于患儿的脐中位置，再用绢帕束紧，或者可以用消毒绷带包裹。适用于治疗和预防孩子患新生儿破伤风。

8. 生地黄、莱菔子（粉碎）各 5 克，生葱 3 克，田螺肉 1 个。捣成泥，敷脐周约 1 厘米厚。抱好患儿，令勿乱动，以防药物脱落。1 小时后去药。适用于治疗和预防孩子患新生儿破伤风。

9. 鲜松树根 1 尺。以火烧一端，另一端滴下的汁液，用碗或瓶盛接，搽于患处。适用于破伤风。

10. 鱼鳔胶 10～15 克，黄酒 120 克。将鱼鳔胶用线困扎数周，用草燃烧，烧焦后，放土地上晾干，研末。用黄酒煎开冲服，见汗即痊愈。功效祛风邪，消毒肿。适用于治疗破伤风有奇效。

11. 大蜘蛛 1 个，大枣 1 枚。大枣去核剖出，将蜘蛛包在枣内，烧焦研为末，用黄酒 120 克冲服，出汗。适用于破伤风。

12. 僵蚕、蝉蜕各 9 克，葱白 6 克。捣研为末贴患处。适用于破伤风。

13. 大河蟹 1 个，黄酒适量。大河蟹去壳、捣烂。用黄酒冲服，出微汗。适用于破伤风。

14. 辟宫子 1 条（酒浸 3 日，曝干，捣罗为末），腻粉 0.15 克。上药同研令匀，以煮槐胶和丸，如绿豆大。不计时候，拗口开，以温酒灌下 7 丸，逡巡汗出愈，未汗再服。适用于破伤风，身体拘急，口噤，眼亦不开。

15. 人手足指甲（烧绝烟）18 克，朱砂（别研）、南星（姜制）、独活（去皮）各 6 克。上共为细末。分作 3 份，酒调服。适用于破伤风，手足颤抖不已者。

16. 蚱蜢 10 余个。蚱蜢同壳装入布袋内，晒干，勿令受湿，常晒为要。遇此症 10 余个瓦上煅，存性为末。酒下，立愈。适用于破伤风。

17. 天南星、防风各等份。前味汤洗 7 次，共为细末。如破伤以药敷贴疮口，然后以温酒调下 3 克。如牙关急紧，角弓反张，用药 6 克，童便调下，或因相打斗伤，内有伤损之人，以药 6 克，温酒调下。适用于破伤风。

18. 蝉蜕 500 克。焙干研末。每次以黄酒调服 45～60 克。每日 2 次。适用于破伤风。

19. 槐角 30 克。炒，为末，水、黄酒各半，冲服。适用于破伤风。

20. 九香虫 2 个。炒，为末，黄酒冲服。适用于破伤风。

21. 老葱白（连须，去叶不去皮）500 克，黑扁豆 45 克，棉子 90 克，高粱原酒 75 克。棉子炒焦至酱紫色，碾碎，过筛去壳。葱白加水四五碗，煎成汤，酒温热。黑扁豆放大铁勺内炒，先冒白烟，后冒青烟至 90％ 炒焦时离火。把温酒倒入铁勺，过滤，留酱紫色酒液。把棉子粉与酱紫色酒液混合，加适量葱汤搅如稀饭样灌服，服后盖被发汗。连服 2 日。适用于破伤风。服药期间忌食腥冷食物。

【生活调理】

1. 保持呼吸道通畅，病情严重者，要早期行气管切开，以便排除呼吸道分泌物，减少肺部并发症，防止窒息，是降低死亡率的关键措施。频繁痉挛抽搐有引起呼吸肌痉挛窒息可能者，应进行机械人工呼吸，以渡过最危险时期。

2. 加强观察护理，严格隔离，观察病情变化，尤其是喉痉挛和窒息。防止抽搐时发生跌伤。严格伤口隔离，防止交叉感染，交换后的敷料应焚毁。监测生命体征。

3. 保持室内安静、避光，减少刺激，避免扰动，必需的操作如测体温、翻身等尽量集中同时进行。及时清除痰液，可采用气管插管冲洗吸痰法，保持呼吸道通畅及口腔、皮肤清洁。

4. 保证营养和水分供给，后期可鼻饲乳品，如痉挛频繁不能鼻饲，可用静脉营养。

5. 有缺氧及青紫时给氧，如窒息、呼吸衰竭者应用呼吸机辅助通气。

第十二章　损伤性疾病

毒虫蜇伤

毒虫蜇伤包括蜂、蜈蚣、蝎、蜘蛛等蜇咬，它们通过刺及毒毛蜇或口器刺吮人体皮肤，毒液入里而出现局部或全身中毒症状。

【偏方集成】

1. 被毒蚊毒虫叮咬可将随身携带的清凉油、风油精或红花油反复涂搽患处。如有三棱针，亦可先点刺放血，挤出黄水毒汁后再涂以上药品，效果更佳。如被蝎子、马蜂、蜜蜂等蜇伤，一定要先用锋利的针将伤处刺透，挤压肿块，将毒汁与毒水尽量挤干净，然后用碱水洗伤口，或涂上肥皂水、碳酸氢钠溶液或氨水。无针之时，也可用煤油将碱面调成糊状涂患处，起到解毒、止痒、消肿、止痛的作用。亦可将阿司匹林两片研成粉末，用凉水调成糊状涂患处同样有效。

2. 被蚂蟥咬住后不要惊慌失措地使劲拉，可用手掌或鞋底用力拍击，经过剧烈的拍打以后，蚂蟥的吸盘和颚片会自然放开，蚂蟥很怕盐，在它身上撒一些食盐或者滴几滴盐水，它就会立刻全身收缩而跌下来。

3. 葱叶、葱头或大蒜捣成泥状，涂患处，或用新鲜乳反复滴涂于蜇伤部位，或用新鲜仙人掌洗净去刺、捣烂如泥涂于伤处，这些均有杀菌止痒、解毒止痛、消肿的作用。

4. 蝎子或马蜂，用白酒浸泡备用，凡有人被蜇伤，将泡好的酒涂于伤口部位也很有效。

5. 刚出生的无毛小鼠不拘数，用麻油浸之，使鼠体自化，泡出物搽于烧烫伤处，可起止痛作用，并能加速愈合。

6. 活蝎子6条，酒50毫升。浸2日即可，取浸液涂蜇伤处，愈早涂药，效果愈好。适用于蝎子蜇伤。

7. 雄黄、枯矾各等份。混合研末，以白酒调匀，外涂伤口。适用于蜈蚣咬伤。

8. 大蒜头、生姜擦，或用醋、牙膏、盐水、香烟灰加入人的口水调匀涂，均可。功效见效止痒，解毒消肿。适用于蚊虫咬伤（红肿、痒）

9. 可在伤口周围涂南通蛇药或在下列草药中任选一种捣烂外敷，如紫花地丁、半边莲、重楼、蒲公英等。可用肥皂水充分洗患处，然后再涂些食醋或柠檬。适用于蜜蜂蜇伤。

10. 鲜桃树叶适量。洗净，嚼烂成饼状。伤口为化脓者将药饼敷于伤口，1贴可愈。伤口化脓者切不可将药敷于伤口上，只宜敷于伤口周围，每日换药1次，直至痊愈，用药量视伤面大小而定。用药前应用盐水洗净伤口。适用于狗咬伤。

11. 鲜羊奶适量。煮沸，尽量饮用。适用于蜘蛛咬伤。

12. 万花油、红花油、绿药膏等涂患处。或将生姜、大蒜、马齿苋等捣烂、嚼烂涂在伤口处。

13. 守宫（又名蝎虎、壁虎）1条，鸡蛋1枚。鸡蛋打一个孔，将全守宫塞入蛋内，然后将小孔封固，埋于阴凉土内（暑热天埋20厘米深），20日后取出备用。敷于患处，包扎固定。适用于蝎、蜂蜇伤。

14. 蜗牛适量。先将被蜂、蝎蜇伤或毒虫咬伤处毒液挤出后，立即取蜗牛2～3只捣烂，敷于受伤部位。

15. 红薯叶适量。将红薯叶洗净，以滚开水烫软叶片，覆盖伤处，数次可愈。适用于蜈蚣咬伤。

16. 野甘草叶适量。洗净榨汁、涂搽患处（或以鲜叶洗净揉擦），每隔 5 分钟搽药 1 次，红肿灼痛即可减轻。

17. 毛虫刺伤要尽可能用胶布或透明胶带反复多次黏去皮疹处毒毛，及时用肥皂水或碱性水溶液冲洗局部，以中和毒素。

18. 用大蒜和维生素 B 都能起到很好的防蚊效果。因为蚊子很不喜欢这两种味道。对于宝宝来说，可以把一粒维生素 B 放到澡盆里给宝宝洗澡，这样也可以起到驱蚊作用。

19. 苍耳草 30 克。捣烂如泥，涂敷患处，每日 2～3 次。适用于地皮蛇咬伤。

20. 芦荟叶中的汁液适量。被蚊子叮咬后红肿奇痒时，可切一小片芦荟叶，洗干净后掰开，在红肿处涂搽几下，就能消肿止痒。

21. 氯化钠饱和溶液适量。点双眼，并涂患处，每日 4～6 次。适用于蝎蜇伤。

22. 地锦草 30 克。捣如泥，涂敷患处。适用于蝎蜇伤。

23. 汽油 10 毫升。涂患处，每日 2～3 次。适用于蝎蜇伤。

24. 重楼 10 克。研细末，好酒调涂患处，每日 2～3 次。适用于蜂蜇伤。

25. 马齿苋 100 克。捣如泥，涂敷患处，每日 2～3 次。适用于蜂蜇伤。

26. 蜂房 20 克。焙干为末，猪油调敷，每日 2～3 次。适用于蜂蜇伤。

27. 蚯蚓 3 条。捣烂，涂敷患处，每日 2～3 次。适用于蜂蜇伤。

28. 细茶叶适量。沸水泡，取汁洗涤患处，每日数次，连续数日，以愈为度。适用于蜂蜇，蜈蚣叮咬。

29. 香烟烟灰 1 克。以水调涂患处，每日 2～3 次。适用于蜂蜇伤。

30. 童便 10 毫升，黄土 5 克。调敷患处，每日 2～3 次。适用于蜂蜇伤。

31. 五灵脂 10 克。研细末，水调涂患处，每日 2～3 次。适用于蜈蚣咬伤。

32. 甘草、金银花各 12 克。加水煎，去渣，顿服，每日 1 剂。适用于蜈蚣咬伤。

33. 桑枝 30 克。加水煎，去渣，顿服。并取鲜桑树嫩枝，折断，以其汁涂患处。适

用于蜈蚣咬伤。

34. 鸡冠血 10 毫升。一半以水冲服，一半涂患处，每日 2～3 次。适用于蜈蚣咬伤。

35. 茄子 1 个。切片搽患处，每日 3～6 次。适用于蜈蚣咬伤。

36. 蜈蚣（研末）1 条，猪胆汁 20 克。调涂患处，每日 2～4 次。适用于蜘蛛咬伤。

37. 苎麻全草 100 克，青黛 10 克。将苎麻捣绞取汁，调青黛，涂患处。适用于蜘蛛咬伤。

38. 青果 10 克，小米熟饭、红糖各 5 克，童便 10 毫升。将青果研细末，与后 3 味调匀，涂患处，每日 2 次。适用于蜘蛛咬伤。

39. 凤仙草适量。把根部泥土洗净，然后放木板上砸碎，再把汁液和碎株一并敷在伤口上，用塑料布（不漏水）包住即可。大约 10 分钟后，再换一株新砸的凤仙草，这样换上 3～4 株（注意：全过程忌用铁器），适用于蝎子蜇伤、蜈蚣类毒虫咬伤。

40. 盐 2 匙（粗盐、晶盐皆可）。以温水或凉水箸搅溶化，速涂或泡入伤口及红肿之处，三五分钟，断断痛止肿消而痊。

41. 杏仁、雄黄等份，将鲜杏仁捣烂如泥，调入雄黄和匀，将伤口洗净，敷上药泥，包扎固定。适用于狗咬伤。

42. 姜汁、羊乳各适量。先用姜汁调清油搽伤处，再饮羊乳。适用于毒蜘蛛咬伤、蝎子蜇伤。

43. 大蒜、艾叶各适量。大蒜切薄片，摊于伤处，铺艾点燃烧，至不痛为度。适用于毒蜘蛛咬伤或蝎子蜇伤。

【生活调理】

1. 首要先要注意预防，离草丛和灌木丛远些，因为那里往往是蜂类的家园。发现蜂巢应绕行，一定不要做出过于"亲近"的表现。最好穿戴浅色光滑的衣服，因为蜂类的视觉系统对深色物体在浅色背景下的移动非常敏感。如果有人误惹了蜂群，而招致攻击，唯一的办法是用衣物保护好自己的头颈，反向逃跑或原地趴下。千万不要试图反击，否则只会招致更多的攻击。

2. 夏天是蜈蚣经常出没的季节，尤其在农村，不要把婴儿放在室外乘凉，以免被蜈

中医偏方全书（珍藏本）

蜈蚣伤。孩子到野外探索时，要小心在草丛处被蜈蚣蜇伤。

3. 在水田、池塘中使用裹脚、长筒靴能防止蚂蟥咬伤。

4. 在林区、树荫下工作或歇息，注意环境中有无毛虫、蜈蚣等。

烧　伤

烧伤一般是指由热力（包括热液、蒸汽、高温气体、火焰、灼热金属液体或固体等）所引起的组织损害。主要是指皮肤和（或）黏膜的损害，严重者也可伤及皮下组织，此外由于电能、化学物质、放射线等所致的组织损害及临床过程类似于热力烧伤，临床上均将其归于烧伤一类。也有将热液、蒸汽所致之热力损伤称为烫伤，火焰、电流等引起者称为烧伤。烧伤是由高温、化学物质或电引起的组织损伤。烧伤的程度由温度的高低、作用时间的长短而不同。局部的变化可分为四度：Ⅰ度：因血管麻痹而充血。Ⅱ度：形成充满血清的烧伤水疱。Ⅲ度：组织坏死。Ⅳ度：组织的炭化。

【偏方集成】

1. 先用凉水把伤处冲洗干净，然后把伤处放入凉水浸泡半小时。一般来说，浸泡时间越早，水温越低（不能低于5℃，以免冻伤），效果越好。但伤处已经起疱并破皮的，不可浸泡，以防感染。

2. 生黄瓜适量。用冷开水反复洗净，捣烂取汁放在事先消毒好的容器中，用消毒棉签蘸黄瓜汁涂于伤面，轻者每日涂3次，重者每日涂6～9次。治疗烧伤，复原快，愈后无瘢痕。

3. 如果伤口起疱但没有破损的小面积烫伤，可用地龙适量，清洗干净上面的泥土，用白糖使之化成糖水，用棉签蘸取涂抹于伤口上。可止痛并有一定疗效。

4. 冰片3克，米醋250毫升。将冰片放入醋瓶内，使冰片溶化。用时摇匀，涂搽患处，每日数次。适用于烫伤水疱未破者。

5. 大黄50克，燕子窝泥20克，冰片4.5克，米醋适量。将前3味研为细末，用米

醋调匀，涂敷患处，每日2次。适用于Ⅰ度烫伤、烧伤。

6. 五倍子、鸡蛋清各适量。将五倍子研末调鸡蛋清成糊状，敷患处。适用于烧伤。

7. 鲜牛奶适量。将消毒过的纱布浸于牛奶中。将纱布敷于伤口。适用于治火灼致伤。

8. 手足皮肤烫伤后，立即把乙醇倒在盆内或桶内，将伤处全部浸入乙醇中，即可止痛消红，防止起疱，若浸1～2小时，烫伤的皮肤可逐渐恢复正常。如伤处不在容易浸泡的部位，可用一块药棉浸入白酒中，取出贴敷在伤处，并随时将白酒淋在药棉上，以防干燥，数小时后也能收到良好的效果。

9. 猪蹄甲适量。将蹄甲制成炭，研极细面，以油混合成膏。将伤面用凉水洗净，局部涂敷。适用于烧烫伤。

10. 鲜丝瓜适量，食醋、白糖各等份。将鲜丝瓜叶捣成绒，浸于白糖、食醋中，取适量敷于伤处，每日2次。适用于烧烫伤。

11. 海螺壳适量。海螺壳烧灰研成细末，放在瓷瓶中密封，存于井内水中，隔3日后即可使用。用前先将患部洗净，再将海螺灰撒布伤面，然后以纱布绷带包扎，每日上药2次。适用于水火烫伤。

12. 蟹（河蟹、海蟹不限）1只。将蟹捣烂。涂敷患处。适用于水烫伤、灼伤、漆疮、疥癣等。

13. 白矾、花椒各适量，香油少许。将白矾及花椒用沙锅炒至花椒呈金黄色，然后共轧成粉末，用香油调成膏。涂于患处，包扎好。止伤口痛，促进渗出物吸收，促嫩肉生长。

14. 西瓜皮、冰片、香油各适量。日久晒干的西瓜皮烧灰，加冰片少许研成粉末，用香油调匀。敷于患处。适用于烧伤、烫伤及口腔炎等。

15. 陈年小麦粉。将陈年小麦粉炒至黑色，以筛过细。如皮已烂，干敷于患处；如尚未破，用陈菜油拌匀调涂。适用于火、油烫伤。

16. 泡桐叶、香油各适量。将泡桐叶洗净晒干，研末，过筛备用。用时取香油少许与泡桐叶粉调成糊状，清洁创面后将药敷于

创面，每日换药 3 次。适用于 Ⅰ 度、Ⅱ 度烧伤及小面积Ⅲ度烧伤。

17. 大老白菜叶 5 片，香油适量。将白菜叶焙干研成细末，用香油调匀。涂于患处。适用于烫伤、灼伤。

18. 烂橘子适量。鲜橘子放于湿潮处日久自烂。亦可把烂橘子放在有色玻璃器皿里，密封贮存。越陈越好，烂橘子中含橘霉素，有强力抗菌作用。用烂橘子涂搽患处，不需包扎。适用于烫伤、灼伤。

19. 蒲公英适量，白糖、冰片各 5 克。蒲公英绞汁，调入白糖及冰片。敷或涂于患处。适用于烫伤、烧伤。

20. 老南瓜 1 个。将瓜切片装入罐内密封，埋于地下，候其自然腐烂化水（越久越好），然后过滤，即为南瓜露。每日 2～3 次涂于患处，连涂数日即愈。适用于水烫伤、火灼伤。

21. 胡萝卜适量。洗净，捣烂如泥。敷于患处。适用于火伤。

22. 酸枣根皮 60 克，黄柏皮 20 克。水煎，过滤，缩成浓汁 30 毫升，外用涂患处，每日 3～5 次，连用 2 日。一般暴露伤口，结痂后以无菌纱布包扎。适用于水火烫伤。

23. 黄连 30 克，红药子 30 克，冰片 3 克。研细末，香油调外用，每日涂 1 次，包扎患处。适用于 Ⅰ 度、浅 Ⅱ 度烧伤。

24. 蜂蜡 50 克，豆油 45 克。煮成膏，将膏敷于创面，每日 3～5 次。适用于烧伤、烫伤。

25. 生石灰 500 克，凉开水 1000 毫升。将石灰溶于凉开水中溶开，搅拌，静置，取其澄清液，加等量麻油，搅匀即成。外涂于患处。适用于烧伤。

26. 蜂蜜适量。用蜂蜜涂敷伤面。每日 3～5 次。适用于烧伤。

27. 生地榆 31 克，炒地榆 31 克，生大黄 31 克，寒水石 31 克，冰片 15.6 克。用香油或凡士林适量调成膏状，外涂患处，每日 2 次。适用于 Ⅰ～Ⅱ 度中小面积烧伤。

28. 当归、黄芪各 12 克，金银花、黄柏各 15 克，生甘草 9 克。水煎，每日 1 剂，分 3 次服。适用于烧伤或疮痬余毒不尽，营卫不和而微红微肿，或出现痂下脓水不尽之患者。

29. 紫草片 300 克，黄连片 90 克，冰片 3 克，植物油 500 毫升。先将紫草片、黄连片放入植物油内，浸泡 48 小时后，以文火熬沸为度，勿熬枯焦，过滤去渣，稍冷后放入冰片即成，装入无菌瓶内备用。视创面的情况和部位，采用暴露或包扎疗法。①暴露疗法：对头、面、颈、胸、会阴部 Ⅰ 度烧伤，创面按常规清创，用棉签或消毒毛刷将油涂患处即可。②包扎疗法：适用于四肢 Ⅱ 度烫伤，用 2～3 层纱布包扎。适用于 Ⅰ 度、Ⅱ 度烧伤。

30. 老松树皮炭 100 克，大黄 50 克，冰片 10 克。研细粉，装瓶备用。用时先用 75% 乙醇或生理盐水清洗创面后，再撒本药适量，覆盖住创面即可。适用于烧伤。

31. 虎杖、青鱼胆草各等份，将上 2 味药共研细末，经高压灭菌后，用麻油调匀。用棉签蘸涂烧伤处，每日数次。药粉干脱落可再涂。适用于烧伤。

32. 生石灰 500 克，凉开水 1000 毫升。将石膏溶于凉开水中搅拌，静置，取其澄清液，加等量麻油，搅匀即成。外涂患处。适用于烧伤。

33. 兔毛适量。将兔毛制成炭，香油调涂患处。适用于烧伤。

34. 血余炭适量。加少量凡士林调膏，敷于患处。适用于烧伤。

35. 马铃薯煮沸 20 分钟，然后在无菌条件下剥下皮适量，将马铃薯皮保存在4 ℃的环境下（可以保存几个月）。治烧伤时，用马铃薯皮的内表面贴在烧伤处，然后用生理盐水纱布和无菌绷带把薯皮固定在伤口的位置上。可使皮肤很快恢复正常颜色和结构，表皮迅速再生。适用于轻度烧伤。

36. 地榆炭 500 克，鸡蛋清适量。将地榆炭碾成细末，高温消毒，密封贮藏。用时取地榆炭粉 10 克，鸡蛋清适量，调成糊状。先用消毒液消毒患处，剪破水疱，然后涂敷糊剂包扎。前 3～4 日，每日 3～4 次，每日检查患处 1 次，如无感染，消毒包扎；若有感染就除去感染处的痂，消毒后继续涂敷上药。适用于烧伤。

37. 黄柏粉 3 份，酸枣树皮粉 4 份，地榆粉 3 份，甘草粉少许。上药粉混合均匀，装瓶高温消毒后保存。用生理盐水清洗伤口，撒上一层药粉，用喷雾器直接将药液喷入伤口。适用于Ⅰ～Ⅱ度烧伤。

38. 麝香 10 克，冰片 20 克，猪（狗）胆汁 50 毫升，鱼肝油 2000 毫升。各为末，共和匀，用生理盐水清洗创面后，将烧伤水疱内水分以消毒空针抽尽。若有感染，应将坏死组织剪掉。用消毒棉签蘸药涂搽创面，每日 2～3 次。适用于烧伤。

39. 满山香（飞筋散）200 克，白酒 200 毫升。将满山香浸泡于白酒中 7 日即成。取纱布用上药酒浸湿敷于创面上，再行外包扎。如有水疱，先将水疱刺破。适用于小面积烧伤。

40. 黄柏粉 5 份，榆树皮粉 10 份，酸枣树皮粉 2.5 份，80% 乙醇适量。将上药粉浸入 80% 乙醇中浸泡 48～72 小时，乙醇量超过药粉面 1 指左右，然后滤去渣，分装保存。用生理盐水清洗伤口，有水疱，先行挑开，用喷雾器直接将药液喷入伤口。适用于烧伤合并感染伤口。

41. 蘑菇适量。蘑菇在沙锅内煅黑存性，研为细粉，以少许香油调拌均匀。用时将蘑菇粉敷于患处，每日 2～3 次。敷药后约 30 分钟痛止。适用于烧伤。

42. 把鲜橘子皮（不可用水洗）放入玻璃瓶内，拧紧瓶盖，橘子皮会沤成黑色泥浆状，存放时间越长越好。烫伤时将它抹在伤口上，当时就能止疼，抹 2～3 次即愈。

43. 大白菜适量。捣碎，敷患处。适用于烧伤。

44. 取煮熟的鸡蛋黄 2 枚，用筷子搅碎，放入铁锅内，用文火熬，等蛋黄发糊的时候用小勺挤油（熬油时火不要太旺，要及时挤油，不然蛋黄就焦了），放入小瓶里待用。每日抹 2 次，3 日以后即痊愈。

45. 用干净玻璃罐头瓶盛放小半瓶生菜籽油，将鲜葵花（向日葵盘周围的黄花）洗净擦干，放入瓶中油浸，像腌咸菜一样压实，装满为止，如油不足可再加点，拧紧瓶盖放阴凉处，存放 2 个月即可使用。存放时间越

长越好。使用时，一般需再加点生菜籽油，油量以能调成糊状为度。将糊状物擦在伤处，每日 2～3 次，轻者 3～5 日，重者 1 周可见效，不留伤痕。适用于烫伤。

46. 上好高粱酒适量。最好浸黄纸，或卫生纸、棉花均可，贴伤处，待干时换湿的，不断贴上，轻者 30 分钟，重者 1 小时，可恢复好的皮肤，即重者生泡、脱皮，经贴过高粱酒后，绝不发炎、化脓，亦不火气攻心，初贴有微痛，再贴则不痛，脱皮患处，用酒贴后，再用消炎软膏抹上 3～5 日，痊愈后，无疤无痕。全身火烫或热水烫，生疱或不生疱均适用。

47. 紫草适量。碾成粉末。然后把碾碎的紫草粉装入干净的器皿中或玻璃瓶中，再倒入香油，使香油漫过紫草粉，放在笼屉上，上锅蒸 1 小时，进行消毒，并使紫草和香油充分溶合。把消毒好的紫草油放凉，用油涂于烫伤处，用消毒纱布敷盖好，避免感染。要保持烫伤处经常湿润，不等药油干，就再涂药油。直到伤处痊愈。涂药油的小刷子或药棉也要消毒，经常保持伤处的清洁，避免感染。

48. 枣树皮适量（新、老树皮都可以）。用开水洗净，烤干（不要烤焦），碾成粉末后加香油拌稀，抹于患处，几次擦抹后，结痂，不留伤痕。

49. 掐一段绿色的葱叶，劈开成片状，将有黏液的一面贴在烫伤处，烫伤面积大的可多贴几片，并轻轻包扎，既可止痛，又防止起水疱，1～2 日即可痊愈。也有的人吃饭喝汤不小心烫伤了口腔或食管，马上嚼食绿葱叶，慢慢下咽。

50. 新鲜豆腐 1 块，白糖 50 克。将豆腐白糖拌在一起调匀，敷于伤面，干了即换，连换 4～5 次。上方配制时，如加入大黄末 3～5 克，其疗效更佳。

51. 冬至后遇下雪天，可用脸盆收集干净的雪。融化的雪水过滤 2～3 遍后盛在干净塑料桶内，放阴凉处。遇有烧烫伤时，可即用此雪水浸泡伤处，未起疱的不会起疱，已起疱的不但不会感染，还能减轻疼痛，并且好得快。收集雪水的最佳时间在三九、四九、

其他时间效果差。贮存时间越长，效果越好。

52. 酸枣树皮粗末 300 克，80%乙醇适量。上药置容器中，加入 80%乙醇 1 升，搅拌后密封，浸泡 48 小时后，过滤，滤液密封保存，药渣再加入 80%乙醇 500 毫升，密封，浸泡 24 小时，过滤，尽量压榨药渣中之药液，合并两次滤液，使成 1 升，分装即可，创面先以 1‰呋喃西林湿敷，待创面干凉后再上药。凡烧伤，先撒布药粉，然后在无感染的疮面每口喷 2～3 次。适用于烧烫伤无感染伤口。

53. 榆树皮粉 500 克，黄柏粉 200 克，80%乙醇适量。将药粉置容器中，加入 80%乙醇适量，搅拌后密封，浸泡 48 小时，过滤，滤液密闭保存，药渣再加入 80%乙醇，密封，浸泡 24 小时过滤，尽量压出药渣中之药液，合并两次滤液，使成 1 升，分装即可。创面先以 1‰呋喃西林湿敷，待疮面干凉后再上药。凡烧伤，先撒布药粉，然后在有感染的疮面每口喷 2～3 次。适用于烧烫伤有感染伤口。

54. 酸枣树粉 4 份，地榆粉 3 份，防风粉 3 份，甘草粉 1 份。共研极细末，过 110 目筛，混匀，分装成小瓶，高压灭菌即可。适用于烧伤感染疮面。

55. 鲜马齿苋 60 克，败酱草 60 克。共捣烂，外敷，每日数次。适用于烧伤。

56. 将黄柏捣为细粉，用猪胆汁调和成膏状外敷。适用于Ⅰ度、Ⅱ度烧烫伤。

57. 将枯矾放入锅内熬至溶化不再冒气泡即成，待凝固再研为细末，装瓶盖封备用。用时根据伤面大小取适量枯矾末，加菜油少许，充分混匀调成糊状，涂敷患处，2～3 日换药 1 次。然后用消毒纱布覆盖包扎。适用于水火烫伤，皮肤感染糜烂、溃疡。

58. 鲜牛奶适量。将消毒过的纱布浸于牛奶中，将纱布敷于伤口。适用于火灼致伤。

59. 猪蹄甲适量。将猪蹄甲烧制成炭，研极细面，以香油混合成膏。将伤面用凉水洗净，局部涂敷。适用于烧烫伤。

60. 蘑菇适量。蘑菇在沙锅内煅黑存性，研为细粉，以少许香油调拌均匀。用时将蘑菇粉敷于患处，每日 2～3 次。敷药后 30 分钟痛止。适用于烫伤、烧伤。

61. 生绿豆粉 100 克。绿豆粉与 75%乙醇（白酒亦可）适量调成糊状，30 分钟后加入冰片 15 克，调匀备用。伤面暴露，除去脱落上皮及异物，用 1‰苯扎溴铵溶液清洗后，将药糊涂于创面上，约 0.5 毫米厚，每日 2～3 次。适用于烧伤。

62. 紫草 5 克，当归 25 克，麻油 200 克。上 3 味，同熬药枯，滤清去渣，将油再熬，加黄蜡 25 克，熔化，倾入碗内，待冷，涂之。适用于火烫、发疱腐烂。

63. 桐油、石灰各适量。先将石灰搅水澄清，取清水，入桐油数滴，急以竹枝搅之，半时起白色胶质，敷患部。适用于被火灼伤。

【生活调理】

1. 注意皮肤清洁卫生。烧伤创面刚愈合时，仍有少量分泌物和药痂，细菌容易快速繁殖，加上表皮薄嫩，结构和功能都不完善，容易发生感染、破溃。

2. 避免过度摩擦和过度活动。由于瘢痕表皮结构和功能不完善，表皮较易受到损害，一些不恰当的治疗可能加重损伤。在应用抗瘢痕药物时，不宜过度用力按摩，也不宜过长时间按摩，这样会造成表皮与纤维板层分离形成水疱或血疱，关节部位过度活动，同样会导致表皮松动分离，起水疱。

3. 下肢烧伤后，不宜过早下地活动。由于瘢痕表皮薄弱，其下血管结构及功能又不完善，不能抵抗重力的内压，在站立时下肢创面会因毛细血管破裂而发紫，甚至出血，这样会加重瘢痕增生。一般在 3 个月左右下地活动比较适宜。在下地前最好使用压力套保护，这样可减轻瘢痕充血。

4. 水疱应及时引流，避免感染形成溃疡。新生表皮由于各种刺激，易发生松动，形成水疱，出现水疱后若不及时正确处理，往往发生感染，形成溃疡。在出现水疱后，可用聚维酮碘消毒皮肤，用无菌剪刀剪开水疱，引出积液。一般应在水疱消退溃疡愈合后再实施抗瘢痕治疗。

冻　疮

冻疮是局部皮肤、肌肉因寒气侵袭，血

《中医偏方全书（珍藏本）》

脉凝滞，形成局部血液循环障碍，致皮肤损伤的疾患。皮损好发于手、足、耳、面等暴露部位，表现为肿胀性紫红色斑块，局部温度变低，按压时可褪色，压力除去后，红色逐渐恢复，病情严重时可出现水疱、大疱，后者破溃后形成糜烂、溃疡，愈后留有色素沉着或萎缩性瘢痕。

本病是冬天的常见病，据有关资料统计，我国每年有 2 亿人受到冻疮的困扰，其中主要是儿童、妇女及老年人。冻疮一旦发生，在寒冷季节里常较难快速治愈，要等天气转暖后才会逐渐愈合，欲减少冻疮的发生，关键在于入冬前就应开始预防。

【偏方集成】

1. 松子仁 30 克。捣烂加菜油调成糊状，敷患处，每日换药 1 次。适用于冻伤初起。

2. 芫花、甘草各 15 克。将上药煎成 200 毫升药液，趁热浸洗患处，每次 20 分钟，每日 2 次。浸洗后药液留用第 2 日加温后再用。功效温经活血。适用于各期冻疮。

3. 当归 12 克，桂枝、芍药各 9 克，细辛 1.5 克，通草 3 克。取上药加水 800 毫升同煎，先用武火煎沸后，改用文火续煎 30 分钟，药汁一次服完，每剂煎服 2 次，每日 1 剂。适用于冻疮，属血滞寒凝，面颊部暗紫红斑，灼痛瘙痒。

4. 啤酒少量。加入温水中，浸泡 20 分钟左右，便可缓解因冻疮带来的痛苦。

5. 花生壳少许。将花生壳放在锅内炒糊成黑色，然后研成细粉。将花生油或其他植物油与研好的细粉调成糊状。将调好的糊糊取适量抹在冻疮处，用纱布包好，2～3 天换第 1 次。1～2 周即可治愈。适用于冻疮初期。

6. 食醋加温水适量，每晚睡前浸泡冻疮部位，每次 20～30 分钟。

7. 桑枝 90 克，甘草 30 克，或用甘草、甘遂各 30 克。共煎，先熏后浸泡，每日 2 次。或红灵酒轻柔按摩冻疮未破溃的部位。适用于冻疮局部染毒糜烂或溃疡。

8. 大蒜瓣、茄根秸各 1 把（约 60 克）。水熬洗。适用于冻疮轻者。

9. 冻僵硬的蝗虫（蚂蚱）数只。将足、翅去掉，放在铁勺内焙酥，研成细粉，用香油拌成糊状，晚上用温水洗患处后涂抹。适用于一般的冻疮。

10. 活麻雀 1 只。将头割开，挖出脑子，涂抹患处，接着揉搓 2～3 分钟，过 10 小时左右，再抹 1 次，连用 2～3 次。适用于未破皮冻疮。

11. 霜打过的茄子棵和麦苗适量。放在盆里烧水，洗烫患处，每日 1～2 次，连用 3～4 日。适用于冻疮。

12. 羊油适量。用火烤融，涂到冻疮处，会稍有痛感，这说明已有药效，坚持涂 1 周可痊愈。次年 6 月用姜摩擦曾生冻疮处，以后就不会再生冻疮。适用于冻疮。

13. 甘油适量。在每晚临睡前用温开水泡 3～5 分钟冻伤处，然后涂上一层甘油，来回揉擦冻伤位置 2～3 分钟入睡，不要用水洗掉，连续使用 3～4 次就有效果。适用于冻疮。

14. 萝卜叶适量。煎水，然后把煎好的水连同萝卜叶一起泡脚，泡到水凉为止，可以立刻止痒。这样多泡几次。适用于冻疮。

15. 冬瓜皮、茄子根各等份。煎水洗患处。或者用 30 克辣椒粉，加 250 毫升水煮沸，搽洗患处。如果冻伤处已溃烂，可将蜂蜜涂在消毒纱布上，贴敷患处。适用于冻疮。

16. 山楂 60 克。烧熟搅烂，敷患处。适用于冻疮。

17. 花椒 150 克。入白酒 30 毫升中浸泡 7 日，去渣，生姜 6 克切碎绞汁，取生姜汁与甘油同入酒中拌匀，用干净棉花蘸药外涂患处，每日 2～3 次。适用于冻疮未破溃。

18. 马勃粉适量，凡士林 60 克。与凡士林调匀后敷患处。适用于冻疮已破溃。

19. 山楂片 120 克。炒成炭（存性），研为细面，凡士林溶解与细面混合搅匀，洗净伤口，用纱布涂药外敷，2 日换药 1 次。功效生肌止痛。适用于手足冻疮。

20. 煅蚌壳适量。研细末，撒患处，用纱布覆盖包好。适用于冻疮。

21. 羊肉、葱（细研）各 250 克。以水 5 升煎至 3 升，去渣温洗，每日 2～3 次。适用于寒冻肿痒。

22. 松香 60 克，黄蜡 30 克。二味熬匀，瓦罐收贮。用时先以热汤洗患处令皮软、拭干，将上药于慢火上烊化后涂之。适用于冻疮初期。

23. 辣椒秧或茄子秧 3 棵。水煎后，熏洗患处半小时，每日 2 次。适用于冻疮初期未溃烂。

24. 芒硝、黄柏各适量。冻疮未溃破者，芒硝用量大于黄柏 1 倍；已溃破者，黄柏用量大于芒硝 1 倍。两药共研为细末，以冰水或雪水调敷患处。局部症状轻微者，可按未溃破者用药比例，将黄柏水煎化芒硝外洗患处，每日 1 次。未溃破者，4～7 日为 1 个疗程；已溃破者 8～11 日为 1 个疗程。

25. 黄丹 120 克，熟石膏 18 克。共研细末，或将药粉直接撒在疮面上，或用油调，或用凡士林配成 20% 软膏贴敷。适用于冻疮破溃。

26. 干姜片（炮微黄）、枯矾各等份。共研面末，撒少许于患处，每日或间日换药 1 次。适用于冻疮溃烂。

27. 土豆、盐各少许。将土豆烧熟加食盐一起，捣烂涂患处。适用于冻疮起水疱。

28. 辣椒面撒于伤湿止痛膏上，贴患处，或辣椒 5 个，入白酒 100 克浸泡一夜，用此酒搽涂患处，每日 2～3 次。或辣椒 25 克，水煎，趁热洗患处 15 分钟，可消肿止痒。适用于冻疮未溃烂。

29. 活蟹适量。烧存性，研细末，蜂蜜调涂，每日更换 2 次。适用于冻疮溃烂不敛。

30. 茄子梗、蒜梗各适量。切碎煎水洗烫，每晚 1 次。适用于冻疮红肿、发痒。

31. 红辣椒、茄子梗各 100 克。水煎，熏洗患处，每日 3 次。适用于冻疮未破溃。

32. 穿山龙 500 克。水煎，去渣，浓缩成膏，涂患处，每日 3 次。适用于冻疮未破溃。

33. 花生皮细粉末 50 克，醋 100 毫升，樟脑 1 克，乙醇适量。先以乙醇将樟脑溶解，再入他药搅匀，涂患处，每日 3 次。适用于冻疮。

34. 把红辣椒置于容器内，倒入开水，将口加以封盖，浸泡 10 分钟后，趁热气熏患处，当水温稍低后，将患处进行浸泡，或用

水进行敷抹。然后把辣椒撕开，用内面轻轻涂患处，之后使其自然干燥。

35. 麻雀脑 1 个。涂敷患处。适用于冻疮。

36. 猪油 10 克，鸡蛋清 20 克。混合均匀，涂患处，每日 2 次。适用冻疮溃烂。

37. 麦苗 1 把。水煎，熏洗患处，每日 2～3 次。适用于冻疮已溃、未溃均可。

38. 白果树叶适量。水煎，熏洗患处，每日 2～3 次。适用于冻疮未溃。

39. 马勃 1 个。去皮，以粉外敷，每日换药 1 次。适用于冻疮破溃。

40. 将煮熟的蛋黄放在铁勺上，用文火烘烤，取析出的蛋黄油备用。先用 3% 过氧化氢溶液清洗患处，再涂上蛋黄油，用纱布包扎，一般 4 日左右，可使冻疮溃烂处愈合。

41. 鲜山药适量。捣烂涂患处。适用于冻疮。

42. 夹竹桃叶 50 克。水煎，熏洗患处，每日 2～3 次。适用于冻疮。

43. 山楂 1 枚。将山楂置于火炉上烧熟变软，稍冷后搓成泥状涂患处，同时将患肢置于火炉上方烘烤，边涂边轻揉患处皮肤，直到楂泥变干，洗去楂泥即可，每日 3～5 次。适用于冻疮。

44. 伤湿止痛膏可用于未破溃的冻疮引起的皮肤红肿、痒痛，先用热水洗净局部擦干，然后贴上膏药，每日 1 次，2～3 次即奏效。适用于冻疮。

45. 将患处洗净，取风油精少许涂搽患处，接着用手轻轻地揉搓，直至局部发热，每日 3 次，连续 3 周。适用于冻疮初起，局部红肿硬痛者，但冻疮破溃者不宜使用。在冬季来临时，每日取本品少许外搽患处，可预防冻疮。

46. 王不留行、枸杞子各 15 克。共为极细末，蜂蜜调涂，每日 2 次。适用于冻疮。

47. 猪胰脏 1 具。捣烂，涂患处，每日 2～3 次。适用于冻疮。

48. 仙人掌 1 块。去皮刺，捣烂如泥，涂患处，每日 2～3 次。适用于冻疮。

49. 白糖适量。涂敷患处，每日 2 次。适用于冻疮。

中医偏方全书（珍藏本）

50. 长辣椒 31 克，经冻麦苗 62 克。将辣椒切碎和麦苗混合，加水 2～3 升，煮沸 3～5 分钟，去渣即成。趁热用棉花蘸药水洗患处，以水凉为度，每日 1 次。如手足冻疮可以用药水泡数分钟至半小时。发生溃疡者洗时有痛感，洗后最好用纱布棉花包裹。

51. 猪毛适量。洗净，烧炭，敷患处，每日 2 次。适用冻疮溃破。

52. 辣椒、冻麦苗各 30 克。水煎，熏洗患处，每日 2～3 次。适用于冻疮。

53. 鸡蛋黄 4 枚。加热，熬出油，去渣，加入冰片少许，涂患处，每日 2～3 次。适用于冻疮。

54. 辣椒粉 40 克，干姜粉、黄柏粉各 12 克，凡士林 160 克。调匀，涂患处，每日 2 次。适用冻疮未溃。

55. 桂枝、羌活、吴茱萸各 30 克。加水煎，熏洗患处，每日 2～3 次。适用于冻疮。

56. 先将洗净的茄子根 150～250 克放到锅里，加水 1.1～2.5 升煮开，去茄根，留下滤液，稍凉后，于每晚睡觉之前洗 1 次。连续洗 3～5 日就好了。如果洗后结合用冻疮膏擦涂所冻部位，效果更加显著。适用于冻疮。

57. 鸡骨 1 架。烧成炭，涂敷患处，每日 2～3 次。适用于冻疮。

58. 黄柏 21 克，白蔹 9 克。在肿痛未溃时，煎汤洗患处，已溃时研为极细末撒患处，初溃及将愈阶段用香油调敷患处。在肿疼时用此方煎汤洗后，亦可用药末调敷患处。

59. 母鸡油 21 克，黄蜡 9 克。用沙锅将鸡油炼开去渣，再入黄蜡，化开撤火，凉即成膏，用温开水将患处洗净拭干，然后用膏少许抹患处，抹后揉搓多次。连用数次即愈。适用于冻疮，初起只皮肉肿痛，久则变为紫黑，甚至化脓。

60. 鸽子粪适量。将鸽子粪加水煎汤，洗患处，每日 1 次。适用于冻疮。

【生活调理】

1. 积极参加体育活动，提高皮肤对寒冷的适应力。

2. 外出时注意戴好手套、耳罩，穿厚袜和棉鞋。平时常揉搓脸、耳、鼻和手，以加强局部血液循环。

3. 衣服鞋袜宜宽松，尽量保持干燥，潮湿后应及时更换。

4. 习惯性冻疮应从夏季开始，逐步养成冷水洗脸、洗手的习惯，以提高耐寒能力。注意不要用含碱性太大的肥皂，以免刺激皮肤。洗后可适当搽一些油质护肤品。

5. 对寒冷敏感者可多吃些热性祛寒食品，如羊肉、狗肉、鹿肉、胡椒、生姜、肉桂。

6. 慢性病患者除积极治疗相应疾病外，还要增加营养，保证足够的热量供应，增强耐寒能力。

7. 习惯性冻疮患者如需要在寒冷的户外环境中作业或长途旅行，可事先用 20％的辣椒油膏（即辣椒细粉 2 份、凡士林 8 份，搅匀即得）搽于冻疮易发部位。

冻　伤

冻伤是在一定条件下由于寒冷作用于人体，引起局部的乃至全身的损伤。损伤程度与寒冷的强度、风速、湿度、受冻时间以及局部和全身的状态有直接关系。冻伤是一种由寒冷所致的末梢部局限性炎症性皮肤病，是一种冬季常见病，以暴露部位出现充血性水肿红斑，遇温高时皮肤瘙痒为特征，严重者可能会出现患处皮肤糜烂、溃疡等现象。

本病病程较长，冬季还会反复发作，不易根治。由于寒冷刺激，局部皮肤小动脉痉挛并造成组织缺氧、缺血和细胞损伤，如持续时间较长，细胞内外环境改变，可出现血管麻痹性扩张，静脉瘀血，其通透性增加，血浆渗入组织间隙而引起水肿。湿冷环境（特别是气温在10 ℃以下）、末梢血运微循环异常、自主神经功能紊乱、营养不良性贫血和手部多汗均可促使冻伤的发生。

冻伤初起时，损害常为圆形，界线不明显，局部皮肤苍白，然后转成紫色。冻伤的皮肤有冷的感觉，局部肿胀，有麻木、灼痒、触痛感，局部温暖时更厉害。有时冻伤部位还会有水疱，如果破溃造成感染，还会出现炎症。全身性的严重冻伤可以造成昏迷甚至死亡。一般将冻伤分为冻疮、局部冻伤和冻僵 3 种。

【偏方集成】

1. 鲜芝麻叶适量。放在生过冻疮的部位，用手来回揉搓 20 分钟左右，让汁液留在皮肤上，1 小时后再洗去，每日 1 次，连续 1 周。适用于冻伤初起。

2. 樱桃、烯醇（30%～50%）各适量。在樱桃成熟季市，选购质好未烂的鲜樱桃（民间称为八分熟），用冷外水洗净，放入瓶中，加入 30%～50% 的烯醇至浸没樱桃为度，加盖用蜡密封，埋于不见阳光的背阴处 49～66 厘米深，候冬季冷冻时取出，将樱桃和烯醇分别装瓶（药酒过滤至澄清），并加三合红等染料着成樱桃红色备用。一二级冻伤，用樱桃酒涂患处轻轻擦之，每日数次，三级冻伤（有溃疡面或坏死组织）可将樱桃去蒂去核，剖开果肉，或将果肉在消毒乳钵中研成成果肉泥，敷于患处，次数根据实际情况而定。适用于冻伤。

3. 新鲜的生姜片涂擦常发冻疮的皮肤，连擦数日，可防止冻疮再生，若冻疮已生，可用鲜姜汁加热熬成糊状，待凉后涂冻疮患处，每日 2 次，连涂 3 日，就会见效。

4. 白及 10 克，凡士林 100 克。先将白及研成细末，再将凡士林加入白及粉中调成软膏，每日 3 次外涂患处，连用 10 日可治愈。适用于冻伤。

5. 透骨草、冬瓜皮各 50 克。如溃破，加生地榆 30 克、紫花地丁 15 克、芫花 9 克、甘草 9 克。水煎汤，先熏后洗患处，每日 2 次，连续用 3 日。适用于手足冻伤部位。

6. 青黛 6 克，煅石膏、海螵蛸各 15 克。共研成末，用香油调匀。敷患处。适用于轻度冻伤。

7. 大枣 15 克，当归 12 克，桂枝、白芍各 10 克，木通 3 克。水煎服。适用于冻伤。

8. 冬瓜皮、茄秧、茄根各 30 克，蕲艾 15 克，桂皮 10 克。煎汤，温洗。适用于冻伤及冻疮。

9. 白及 10 克。研细末。敷于患处。适用于冻疮溃烂，肿痛难愈。

10. 柿子皮粉、蜂蜜各 60 克，猪油 15 克。将猪油加热溶化，加入蜂蜜、柿子皮粉调匀。外涂患处，每日 1 次。适用于冻疮。

11. 山楂 60 克。烧熟搅烂敷患处。适用于冻疮溃烂者。

12. 鸡蛋 1 枚。先用氧化氢溶液洗患处，然后敷上鸡蛋油（熟蛋黄文火烤取之），用纱布包扎，每日 1～2 次，5～6 日结痂痊愈。适用于冻疮溃破者。

13. 鲜萝卜叶 250 克，橘子皮 100 克。煎汤洗患处，每日 1 次，连用 4～6 次即愈。适用于冻疮未破者。

14. 红花、细辛各 5 克，辣椒 5 个，石菖蒲 10 克。将上药浸泡于 75% 乙醇 200 毫升中，7 日后滤液外敷患处。适用于冻伤。

15. 蜂蜡 30 克，花生油 60 克。混合后稍加热至溶化，另取山莨菪碱片 50 片研粉末加入上述混合液中，不断搅拌至冷凝即可。每日 2～3 次外用。适用于冻伤。

16. 风油精适量。用棉棒或直接将风油精擦于患部，稍用力擦至局部皮肤微热为度，每日 4～5 次，半个月为 1 个疗程。适用于冻伤。

17. 十滴水 1 支。将患处用温水泡洗干净后，擦干涂上十滴水几滴，揉搓患部 3～5 分钟，每日 3～4 次。轻者 3～5 日可愈，重者 15 日可愈。适用于冻伤。

18. 花椒、硫黄各 15 克，苦楝皮、五倍子各 10 克。研末油调。外用。适用于冻伤。

19. 煅明矾、干姜（炒黄）各 30 克，马勃 15 克。共研细末，麻油调。敷患处。适用于冻疮溃破。

20. 盐水常洗，猪后蹄烧为灰研面，以猪脂合敷患处。或马勃 1 块，或马勃膏（马勃 20 克，凡士林 80 克），外敷，每日 1 次。或山楂片 120 克，炒成炭（存性），研为细面，凡士林 60 克，溶解与细面混合搅匀，洗净伤口，用纱布涂药外敷，2 日换药 1 次，生肌止痛。或柿子皮 60 克，烧存性研面，与熟菜子油适量，调匀，涂患处。或白及、橘子皮各 9 克。共研细末，桐油调敷患处，或龙骨与上焙灰存性，调麻油外敷，或煅蚌壳研细末，撒患处，用纱布覆盖包好。适用于冻疮溃烂。

21. 松香 60 克，黄蜡 30 克。两味熬匀，瓦罐收贮。用时先以热汤洗患处令皮软、拭干，将上药于慢火上烊化后涂之，或花椒面、硫黄面各 15 克，涂患部。或白果树叶，煎浓汤，洗患处。或大蒜，加点红辣椒，煮水洗。适用于冻疮初起。

22. 辣椒秧或茄子秧 3 棵。水煎后，熏洗患处半小时，每日 2 次。或艾叶 6 克，葱白（带须）7 根，花椒 7 粒。水煎洗患处，每晚 1 次。或辣椒、生姜、白萝卜各适量。将辣椒的里层贴在冻疮处摩擦，或用生姜汁擦，将萝卜切成厚片，烤热后摩擦，每日 3 次。或醋煮热，趁热湿敷患处，每日 2~3 次。或酒 90 克，姜片 15 克。烧开，洗搓患处。或茄根或茎、叶煎水，先熏后洗，并作湿敷剂。适用于冻疮初起未溃。

23. 黄丹 120 克，熟石膏 18 克。共研细末，或将药粉直接撒在疮面上，或用油调，或用凡士林配成 20% 软膏贴敷。或干姜片（炮微黄）、枯矾各等份，共研末，撒少许于患处，每日或间日换药 1 次。适用于冻疮破溃。

24. 樟脑 25 克，海螵蛸 10 克，凡士林 150 克。调成膏状，外敷溃疡疮面。

25. 甘草、芫花各 15 克。上药用水 1 升，煎沸，取汁，未溃者趁热洗患处；已溃者于洗后用黄连水纱条换药。适用于冻疮，对 Ⅰ~Ⅱ 度冻伤效果亦佳。

【生活调理】

1. 注意锻炼身体，提高皮肤对寒冷的适应力。

2. 注意保暖，保护好易冻部位，如手足、耳朵等处，要注意戴好手套、穿厚袜、棉鞋等。鞋袜潮湿后，要及时更换。出门要戴耳罩，注意耳朵保暖。平时经常揉搓这些部位，以加强血液循环。

3. 在洗手、洗脸时不要用含碱性太大的肥皂，以免刺激皮肤。洗后，可适当擦一些润肤脂、雪花膏、甘油等油质护肤品，以保护皮肤的润滑。

4. 经常进行抗寒锻炼，用冷水洗脸、洗手，以增强防寒能力。

5. 患慢性病的人，如贫血、营养不良

等，除积极治疗相应疾病外，要增加营养、保证机体足够的热量供应，增强抵抗力。

6. 冻伤急救时，若一时无法获得温热水，可将冻伤部位或冻伤患儿置于救护者怀中或腋下复温。注意冻伤后不可直接用火烤，也不能把浸泡的热水加热，所有冻伤部位应尽可能缓慢地使之温暖而恢复正常体温。切忌直接用雪团按摩患部及用毛巾用力按摩，否则会使伤口糜烂，患处不易愈合。对已复温的患儿，不能再用温热水浸泡，否则会加重组织损伤和坏死。

7. 严冬季节皮肤暴露处应当保护，如出门时使用口罩、手套、防风耳罩。涂少量凡士林可减少皮肤散热，也有保温作用。鞋袜大小、松紧要合适，不要过紧过小。

8. 潮湿可加速体内热量的散发，容易发生冻伤，因此要保持服装鞋袜的干燥，受潮后要及时更换，有利于保温。

9. 要避免肢体长期静止不动，坐久了、立久了要适当活动，以促进血液循环、减少冻疮发生。

毒蛇咬伤

全世界共有蛇类 2500 种，其中毒蛇 650 余种，威胁着 10 亿人口的广大地区。估计每年被毒蛇咬伤的人数在 30 万以上，死亡率约为 10%。我国两广地区蛇害严重，每年蛇咬伤的发病率约为万分之二十五。我国蛇类有 160 余种，其中毒蛇有 50 余种，有剧毒、危害剧大的有 10 种，如大眼镜蛇、金环蛇、眼镜蛇、五步蛇、银环蛇、蝰蛇、蝮蛇、竹叶青蛇、烙铁头、海蛇等，咬伤后能致人死亡。这些毒蛇夏秋在南方森林、山区、草地中出现，当人在割草、砍柴、采野果、拔菜、散步、军训时易被毒蛇咬伤。毒蛇的头多呈三角形，颈部较细，尾部短粗，色斑较艳，咬人时嘴张得很大，牙齿较长。毒蛇咬伤部常留两排深而粗的牙痕。无法判定是否为毒蛇咬伤时，按毒蛇咬伤急救。

【偏方集成】

1. 重楼、半边莲、八角莲、山海螺、田基黄、白花蛇舌草、香茶菜、徐长卿、杠板归、地丁草、青木香、东风菜、蛇莓、两面针等，取以上鲜草一至数种，等量，洗净，捣烂，取其汁，每次 20～30 毫升，口服，每日 4～6 次，首次加倍，并取其汁外敷伤口周围（不要遮盖伤口）及肿胀部分，每日敷多次，干后即换。适用于毒蛇咬伤。

2. 竹根七 10 克，一支箭 6 克，雄黄 3 克，地龙 5 条，蜈蚣 3 条。地龙、蜈蚣放新瓦上焙干，再合各药共泡酒，每次服半酒杯（5 毫升），每日 2 次。适用于毒蛇咬伤。

3. 雄黄、樟脑各 15 克，白矾 5 克，冰片 2.5 克。共研细末，以纸卷药，搓成圈筒，然后点燃烟熏被咬处，直到流出紫黑液，以液尽为止。适用于毒蛇咬伤。

4. 旱烟油如黄豆大。用温水调匀，涂伤处，每日 2～3 次（如无旱烟油可用一支香烟的烟丝代替）。适用于毒蛇、毒虫咬伤

5. 新鲜半边莲 30～60 克。捣烂后取其汁服，有解毒和利尿排毒作用。也可用新鲜乌桕嫩芽 30 克，捣烂取汁服，药渣外敷，可预防蛇毒攻心。

6. 半枝莲、白花蛇舌草、紫花地丁各 60 克，重楼 9 克。水煎，内服外敷。适用于毒蛇咬伤。

7. 马桑根皮、盐各适量。将上 2 味捣烂如泥，敷于伤口上。适用于毒蛇咬伤、蜈蚣咬伤。

8. 白芷、雄黄、酒、蒜各适量。白芷、雄黄煎酒急饮，白芷宜多，煎酒汁宜浓，尽量多饮，常令酒气不断，并多食生、熟大蒜，使毒不内攻入腹。适用于毒蛇咬伤。

9. 飞天蜈蚣 60～120 克。先扩创排毒，伤口周围皮肤酒精消毒后，以牙痕为中心做纵形切开，一般深 0.2～0.3 厘米，拔火吸毒。然后，用 0.1％ 高锰酸钾溶液反复冲洗，一边冲洗，一边用双手从近心端向远心端，从四周向远心端，从四周向伤口方向挤压排毒 10～15 分钟。再将蓍草洗净，捣汁冲服，每日 1 剂，分 3 次服；或用飞天蜈蚣 30～60 克，每日 1 剂，水煎服。重症患者，每日可服 2 剂，同时，外敷蓍草；取蓍草适量，嚼烂或捣烂，将药渣敷于伤口周围，每日换药 1～4 次。适用于蝮蛇咬伤。

10. 绿茶 3 克，甘草 10 克，白花蛇舌草 100 克（鲜品 250 克）。后两味加水浸过药面，文火煎至 400 毫升，去渣加入绿茶，每日 1 剂，分 4 次服。适用于蛇咬伤之应急辅助治疗，疖肿。

11. 续随子 20～30 粒。捣烂，用米泔水调服。适用于毒蛇咬伤。

12. 艾灸有直接破坏蛇毒的作用，被毒蛇咬伤后，先用清水冲洗伤口，刺血排毒，然后，立即用艾条、艾炷、柴火等点燃，反复直接炙灼伤口，以达到破坏蛇毒的目的。

13. 鲜半边莲 50 克（干品减半）。煎成浓汁 200 毫升，每日分 3 次服，同时将半边莲同雄黄一起捣烂，制成泥浆，外敷伤口周围，每日更换 1 次。

14. 天南星 5 克。研细末，好醋调涂患处，每日 2～3 次。适用于毒蛇咬伤。

15. 苍耳草嫩叶 300 克。捣汁服之，烂叶敷伤口上。适用于毒蛇咬伤，毒虫咬伤。

16. 生姜、半夏各适量。将两药共捣烂，敷于患处，或将两味药煎药酒服亦可。适用于毒蛇咬伤、毒虫咬伤。

17. 菜刀 1 把，生白矾少许。将菜刀烧红，把生白矾少许放刀尖上，化水滴患处即愈。适用于毒蛇咬伤。

18. 雄黄 1.5 克，五灵脂 30 克。研细末，每次 6 克，好酒调服，再以 6 克酒调敷患处，良久再进一服即愈。适用于毒蛇咬伤，昏闷欲死者。

19. 细辛、白芷各 15 克，雄黄 1.5 克。研细末，每次 6 克，好酒调服。适用于毒蛇咬伤。

20. 烟袋油适量。在蛇咬伤半小时用即可，每日 2 次，连服 3 日，每次用量成人 0.3～0.45 克，用凉开水溶化服下，使毒由咬伤口处流出黄水。适用于毒蛇咬伤。

21. 被毒蛇咬伤后，即可就近摘些鲜草、蔬菜或嫩树叶捣烂揉挤出汁，反复搽伤口。因为被咬伤者多在草地、田园和树林附近，可随手得到这些东西。草、叶之所以有此妙用，是由于它们含破坏蛇毒的化学物很多。鲜草、树叶及蔬菜中均有适量的钾，它既不伤害人体，又可破坏蛇毒。适用于毒蛇咬伤。

中医偏方全书（珍藏本）

22. 徐长卿 6～12 克。水煎服，同时以鲜品捣烂外敷患处。适用于毒蛇咬伤。

23. 白花蛇舌草 15 克，白酒 250 克。煮 3～5 分钟后，去渣取 2/3 量口服，分 2～3 次服完，1/3 量与药渣共捣烂外敷伤口四周。若不会饮酒，可用清水煎煮，沸后加少量白酒，但以白酒煎煮为佳，适用于毒蛇咬伤。

24. 鲜半边莲 30～60 克。水煎，分 3 次服，用时以鲜半边莲捣烂，外敷，每日 2 次，敷药前应做伤口常规处理，敷药时应将伤口暴露不予敷药。适用于毒蛇咬伤。

25. 金银花 15 克，甘草 3 克（或葱白 60 克，甘草 15 克）。煎汤，淋洗患肢，再用 75％乙醇行局部皮肤消毒，最后将蛇药片溶解，外敷伤口周围，并内服成药蛇药片。适用于毒蛇咬伤。

26. 鲜半边莲 50～100 克。捣烂绞汁，加甜酒 50 克调服，服后盖被入睡，以便出微汗。毒重者，每日服 2 次。并用捣烂的鲜半边莲敷于伤口周围。适用于毒蛇咬伤。

27. 梨树叶 2 把。将梨树叶洗净（干鲜不拘），加水煎汤。饮服 1 大碗，出汗，并以梨树叶水洗伤口。功效清热解毒。适用于毒蛇咬伤。

【生活调理】

1. 预防工作：取少量雄黄烧烟，以熏衣服、裤子和鞋袜，将"雄黄蒜泥丸"藏于衣裤口袋中。

2. 在行进途中可用登山杖、树棍不断打击地面、草丛、树干，所谓打草惊蛇，以利于虫蛇回避。穿上高腰鞋、长裤，必要时绷紧裤脚，进入丛林时，头戴斗笠或草帽。蛇粪有股特殊的腥臭味，如果嗅到特殊的腥臭味，要注意附近可能有蛇。

3. 遇到毒蛇，蛇的视力很微弱，只能对较近的物体看得清楚，1 米以外的物体很难看见，视觉不敏锐，对于静止的物体更是视而不见，只能辨认距离很近的活动的物体。遇到毒蛇后保持静止。

4. 遇到毒蛇追人，千万不要沿直线逃跑，可采取"之"字形路线跑开，蛇的肺活量较小，爬行一段路程后，就会觉得力不从心，也可以站在原地不动，面向着毒蛇，注视它的来势，向左、右躲避。蛇的椎体活动受到一定角度的限制，不能转折掉头，设法躲到蛇的后面。可能的情况下，用登山杖或木棍向毒蛇头部猛击。遇到毒蛇见灯（火）光追来，迅速熄灭头灯、电筒，将火把扔掉。如果有雄黄水，可以向蛇身喷洒，蛇就发软乏力，行动缓慢。注意，五步蛇对红外线特别敏感，眼镜王蛇体大凶猛，会主动袭击人，且咬人时死咬不放，伤后死亡率很高。

第十三章　急腹症疾病

急性阑尾炎

急性阑尾炎是一种极为常见的急腹症，主要是由于阑尾腔内异物滞留所引起的。可发生于任何年龄，但以青年人发病最多。依其病理改变可分为单纯性、化脓性、坏疽穿孔性及阑尾周围脓肿4种类型。其临床表现为起病时多数为突发性上腹或脐周疼痛，常伴有发热、恶心、呕吐、食欲减退、转移性右下腹疼痛，也可有右下腹部痛、反跳痛及肌紧张等腹膜刺激症状。开始时一般体温在37.5 ℃～38 ℃，阑尾穿孔时体温明显升高，伴有寒战、高热、血白细胞增高、中性粒细胞增多。对本病的治疗以手术切除阑尾为主，亦可辅以中医治疗。

本病属中医学"肠痈"范畴。早在《金匮要略》中就有"肠痈之为病，其身甲错，腹皮急，按之濡，如肿状，腹无积聚，身无热，脉数，此为肠内有痈脓，薏苡附子败酱散主之"的记载。大凡饮食不节，劳倦过度，跌仆损伤，暴怒忧思，寒温不适均可致病，总的病机不外乎气滞、血瘀、湿阻、热旺。以实热证为主，治疗当以清热解毒，理气活血为法。在临床上多分为瘀滞期、蕴热期、毒热期3期论治。

【偏方集成】

1. 筋骨草、大血藤各30克。水煎服，每日1剂。适用于急性阑尾炎瘀热内结证。

2. 金银花、蒲公英各30克，赤小豆100克，白糖适量。先将金银花、蒲公英水煎去渣，再入赤小豆煮至熟烂，加入白糖服食。每日1剂，分3次服。适用于急性阑尾炎初期。

3. 重楼、草果各30克。加水500毫升，煎至250毫升，每日1剂，分2次服。适用于急性阑尾炎湿热内蕴证。

4. 红藤、败酱草各60克，生大黄10克。水煎，每日1～2剂，分2～4次服。适用于急性阑尾炎热毒炽盛证。

5. 蛇蜕5克，甜瓜子25克，炒全当归30克。研为细末，每次服20克，每日3次。适用于急性阑尾炎气血瘀滞证。

6. 白花蛇舌草60克，野菊花15克，紫花地丁、野蚊子草（白花壶瓶）各30克。水煎服，每日1剂。适用于急性阑尾炎热毒壅盛证。

7. 马鞭草、甜酒各适量。马鞭草研细末，每次10克，每日2～3次，加甜酒、开水兑服。适用于急性阑尾炎湿热蕴结证。

8. 白花蛇舌草120克。水煎，去渣，顿服，每日2～3剂。适用于急性阑尾炎热毒壅盛证。

9. 两面针根皮50克，天南星、了哥王叶、一点红、黄葵根皮各40克，食醋适量。共捣如泥，外敷患处。适用于急性阑尾炎穿孔者。

10. 大蒜100克，大黄、芒硝各50克。共捣如泥，外敷患处。适用于急性阑尾炎热毒壅盛证。

11. 鲜野菊花60克，败酱草15～60克，紫花地丁30克。任选其中1种，水煎，每日1剂，分3～4次服。适用于急性阑尾炎。

12. 新鲜马齿苋120克，绿豆30～60克。煎汤，分2～3次服。适用于急性阑尾炎。

13. 薏苡仁50～100克。清水煮烂为粥，稀稠适度，每日1剂，分1～2次服食。适用

中医偏方全书（珍藏本）

于急性阑尾炎恢复期及慢性阑尾炎。

14. 甜瓜子 30 克，白糖适量。将其捣烂研细，用开水冲服。适用于急性阑尾炎。

15. 辣椒 500 克。洗净，晒干研细末，过 100 目筛，备用。取粗末加水适量，过滤得浓汁，与细粉混合，制成水丸，如梧子大，装瓶备用。每次服 12 粒，每日 3 次。适用于急、慢性阑尾炎。

16. 金银花、蒲公英各 60 克，生地榆、生甘草各 30 克。将后 3 味共制粗末，与金银花一同放入茶壶中，冲入沸水，加盖闷 30 分钟，代茶饮用。每日 1 剂。适用于急性阑尾炎。

17. 金银花 30 克，大黄、桔梗各 10 克。将大黄、桔梗共制粗末，与金银花一同放入保温杯中，冲入沸水，加盖闷 30 分钟，代茶饮用。每日 1 剂，连服 3 剂。适用于急性阑尾炎。

18. 三叶鬼针草、败酱草各 30 克。将以上 2 味药加水 800 毫升，煎至 300 毫升，每日 1 剂，重者每日 2 剂。或取鲜三叶鬼针草 100 克。水煎，每日服 3 次，另用鲜三叶鬼针草捣烂敷在阑尾穴。适用于急性阑尾炎。

19. 紫皮大蒜 10 克，芒硝 30 克。将大蒜去皮，与芒硝共捣成泥状。患处先用凡士林涂探，再将药糊均匀敷上，外用纱布包好、胶布固定，每日 1 次。若白细胞数增高，可适当加用青霉素等抗生素。[注：敷大蒜芒硝后约 15 分钟，患处疼痛加剧，如火灼，周身出汗 20 分钟后腹部肠鸣不断，并可有排气之现象，30 分钟后火灼感逐渐消失，对慢性阑尾炎亦有效。]适用于急性阑尾炎，阑尾炎脓肿。

20. 大蒜 120 克，芒硝、大黄各 30 克，食醋适量。先将痛处皮肤表面涂一层食醋，将大蒜与芒硝捣拌成糊状，敷于疼痛区，持续 2 小时取下，再将大黄研末与醋调成糊状敷该痛区，持续 10 小时取下。适用于急性阑尾炎。

21. 大田螺、荞麦面各适量。大田螺捣碎、去壳，将其肉捣成烂泥，用荞麦面拌成糊，再捣和。摊于布上贴在腹上阑尾部，每日更换 2 次。适用于阑尾炎。

22. 鲜姜、鲜芋头、面粉各适量。先将姜、蒜头去粗皮，洗净、捣烂为泥，再加适量面粉调匀，敷患处。每日换药 1 次，每次敷 3 小时。适用于急性阑尾炎及阑尾脓肿。

23. 侧柏叶、大黄各 60 克，黄柏、薄荷、泽兰各 30 克。共研细末，水、蜜调制糊状，外敷于右下腹压痛明显处，每日 2 次。适用于阑尾脓肿。

【生活调理】

1. 重视心理护理，为了减轻患者的身体痛苦和对手术的恐惧心理，首先让患者了解急性阑尾炎并非一律需要手术治疗，只要早期积极配合中西医治疗，消除心理压力，保持乐观情绪，保守治疗也能治愈本病。

2. 重视食疗康复，急性阑尾炎的食疗目的在于提高机体的抵抗力，保证机体的正常代谢，促进盲肠和阑尾腔的排空，阻止其梗阻、坏死。

3. 平素注意身体锻炼，避免饮食不节和食后剧烈活动。

4. 彻底清除机体的感染病灶，预防肠道感染性疾病。

5. 注意饮食卫生，预防和及早治疗肠道寄生虫。多食粗纤维食物，纠正便秘。

急性胰腺炎

急性胰腺炎是指胰酶在胰腺内被激活后引起胰腺组织自身消化的急性化学性炎症。引起急性胰腺炎的病因有很多，存在地区差异，常见的病因有胆道疾病、胰管梗阻、酗酒和暴饮暴食、手术与创伤、内分泌代谢障碍、感染、药物以及其他因素。临床症状轻重不一，轻者有胰腺水肿，表现为腹痛、恶心、呕吐等。重者胰腺发生坏死或出血，可出现休克和腹膜炎，病情凶险，死亡率高。本病好发年龄为 20 ～ 50 岁，女性较男性多见。

【偏方集成】

1. 生大黄 30 ～ 60 克。水煎服，每 1 ～ 2 小时 1 次，每日 5 ～ 8 次。适用于急性胰腺炎腑实证。

2. 生大黄粉 9 ～ 15 克，玄明粉 15 ～ 30

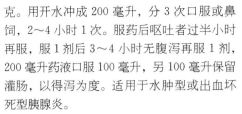

克。用开水冲成 200 毫升，分 3 次口服或鼻饲，2～4 小时 1 次。服药后呕吐者过半小时再服，服 1 剂后 3～4 小时无腹泻再服 1 剂，200 毫升药液口服 100 毫升，另 100 毫升保留灌肠，以得泻为度。适用于水肿型或出血坏死型胰腺炎。

3. 生大黄（后下）、柴胡各 10～20 克，红藤 30～50 克。每日 1～2 剂，水煎服。适用于水肿型胰腺炎。

4. 蒲公英 30 克，柴胡 10 克，枳壳 15 克。煎水，每日 1 剂，分 3 次服，连服半个月以上。适用于急性胰腺炎。

5. 生豆油 1 小茶盅。开水冲服，在 5 分钟内即愈。适用于急性胰腺炎腹痛。

6. 葱头 240 克。捣烂炒热敷肚脐处。适用于急性胰腺炎腹痛。

7. 巴豆 3 粒，大枣 2 枚。同捣烂，裹敷脐上立止。适用于急性胰腺炎腹痛。

8. 草豆蔻 30 克。去壳为末，每次服 1.5 克，木瓜、姜汤饮下。适用于急性胰腺炎腹痛。

9. 苦参 30 克。醋 1 升半煎 8 合，分 2 次服。适用于急性胰腺炎腹痛。

10. 广木香适量。蘸水磨汁冲服。适用于急性胰腺炎腹痛。

11. 盐适量。研为末，填满脐窝，上放艾团如大豆大，点燃后灸之。适用于急性胰腺炎腹痛。

12. 猪牙皂适量。研末，每次 3 克，每日 2 次，白酒冲服。适用于急性胰腺炎腹痛。

13. 黄花菜、马齿苋各 30 克。将两者洗净，放入锅内，加清水适量，用武火烧沸后，转用文火煮 30 分钟，放凉后装入罐内，代茶饮。适用于急性胰腺炎刚开始流质的阶段。

14. 桃树根 50 克。洗净切片，水煎服。适用于急性胰腺炎腹痛。

15. 猪牙皂 10 粒。水煎，温服。适用于急性胰腺炎腹痛。

16. 荷叶适量。煮酒服。适用于急性胰腺炎腹痛。

17. 白芍 45 克。水煎，餐后服。适用于急性胰腺炎腹痛。

18. 柏树根 30 克。水煎，加冰糖服。适用于急性胰腺炎腹痛。

19. 地瓜藤根数个。水煎服。适用于急性胰腺炎腹痛。

20. 生松叶（即松毛）120 克。捣汁，开水冲汁服。适用于急性胰腺炎腹痛。

21. 南瓜藤须头 9 克。水煎服。适用于急性胰腺炎腹痛。

22. 莲斗适量。水煎服。适用于急性胰腺炎腹痛。

23. 马勃 7 个。水煎服。适用于急性胰腺炎腹痛。

24. 峨眉豆 30 克，生姜 3 片。水煎服。适用于急性胰腺炎腹痛。

25. 山奈适量。研细，每次 1.5～3 克，开水吞服。适用于急性胰腺炎腹痛。

26. 生荜澄茄根 15 克，水 2 碗。煎水分服。适用于急性胰腺炎腹痛。

27. 柿饼（切碎）1 枚。拌子饭蒸熟，连服数日。或柿饼烧存性，研细末，每次 6 克，开水送下。适用于急性胰腺炎恶心呕吐。

28. 生葱头 1 握。捣烂，放盐少许，蒸熟成饼，敷脐中良久，呕可止。适用于急性胰腺炎恶心呕吐。

29. 白萝卜叶适量。捣烂取汁，开水送下。适用于急性胰腺炎恶心呕吐。

30. 苍术 30 克，麦麸 250 克，酒适量或醋少许。苍术研末，拌麦麸炒黄，趁热以酒淬。患者吸其热气，另取一部分，用布包，在前胸温拭。适用于急性胰腺炎恶心呕吐。

31. 羊乳 1 杯。空腹饮之。适用于急性胰腺炎恶心呕吐。

32. 风油精 1 毫升。加冷开水 20～30 毫升，擦浴上下肢两侧、背部、腋下、腹股沟及四肢关节屈侧。边搽边揉 7～8 分钟，15 分钟后再搽。适用于急性胰腺炎发热。

33. 马鞭草 25 克。水煎服。适用于急性胰腺炎发热。

34. 地龙适量。研末，每次服 3～5 克，每日 2 次。适用于急性胰腺炎发热。

35. 冰片适量。研细末，加 3～4 倍的蒸馏水，混合调匀。用消毒纱布蘸液擦浴全身皮肤和颈部、腋部、腹股沟、腘窝、肘窝表浅大血管等处，以红为度。适用于急性胰腺

《中医偏方全书（珍藏本）》

炎发热。

36. 重楼 5～20 克。水煎服。适用于急性胰腺炎发热。

37. 水牛角末 3 克。水煎，频服。适用于急性胰腺炎发热。

【生活调理】

急性胰腺炎有反复发作的趋势，预防措施包括去除病因和避免诱因，例如戒酒，不暴饮暴食，治疗高脂血症等。胆石症在急性胰腺炎的发病中起重要作用，因此有急性胰腺炎发作病史的胆石症患者应择期行胆囊切除和胆总管探查术。

急性腹膜炎

急性腹膜炎是由感染、化学性物质（如胃液、肠液、胆汁、胰液等）或损伤引起的腹膜急性炎症性病变。其中以细菌感染引起者最多。急性腹膜炎的主要临床表现有腹痛、腹部触痛和腹肌紧张，常伴有恶心、呕吐、腹胀、发热、低血压、速脉、气急、白细胞增多等中毒现象。因本病大多为腹腔内某一疾病的并发症，故起病前后常有原发病症状。

【偏方集成】

1. 生姜汁 1 盏，煎滚收贮；白蜜 250 克，炼熟，亦收贮。每次姜汁 1 匙，蜜 2 匙，沸汤调服，日夜 5～7 次。适用于急性腹膜炎恶心呕吐。

2. 半夏（洗去滑）、小麦面各 500 克。为末，水和为丸，如弹子大，水煮熟。初服 4～5 丸，次服加至 14～15 丸，旋煮开服。适用于急性腹膜炎恶心呕吐。

3. 柿饼（切碎）1 枚。拌子饭蒸熟，连服数日。或柿饼烧存性，研细末，每次 6 克，开水送下。适用于急性腹膜炎恶心呕吐。

4. 香附子 500 克。童便浸 3 日，焙为末，水和为丸，如梧子大，开水送下 40～50 丸，每日 2 次。适用于急性腹膜炎腹胀。

5. 嫩花椒适量。泡咸菜缸内，泡熟后当咸菜吃。多吃气从上散，胀可除根。适用于急性腹膜炎腹胀。

6. 枸杞子 25 克，大枣 30 枚，红糖适量。加水煮到枣烂为止，一次服完，每日 1 次，服一周后可恢复正常。用于急性腹膜炎低血压。

7. 甘草 20 克，桂枝 40 克，肉桂 50 克。将 3 种药混合，分 3 日当茶饮服。适用于急性腹膜炎低血压。

8. 党参 30 克。浸泡在 1 瓶中国红葡萄酒或其他高级红葡萄酒内，3 日后即可服用。每日晚上睡前服半小酒杯（约 25 克）。服完 1 瓶即可见效。适用于急性腹膜炎低血压。

9. 鲫鱼 2 条，糯米 50 克。将鲫鱼去肚杂洗净，与糯米共煮粥，再加油、盐、葱、姜调味服，每周 2 次，连服 2 个月。适用于急性腹膜炎低血压。

10. 冬虫夏草 12 枚，鸭 1 只。先杀鸭去内脏，洗净，将冬虫夏草置于鸭腹中，加作料，炖熟食之。适用于急性腹膜炎低血压。

11. 党参、黄精各 30 克，炙甘草 20 克。水煎服，每日 1 剂。适用于急性腹膜炎低血压。

12. 大枣 10 枚，黄芪 16 克，糯米 50 克。先煮黄芪去渣，用汤汁与大枣、糯米同煮成粥服食，每晚 1 次，连用 2 个月。适用于急性腹膜炎低血压。

13. 栗子（去壳）、猪脊肉各 200 克。洗净切块，煲汤，加盐及味精调味服食。每周 1 次，连服 1 个月。适用于急性腹膜炎低血压。

14. 韭菜适量。捣烂取汁，每日早晨服 1 杯，常服可使血压恢复正常。适用于急性腹膜炎低血压。

15. 莲子 30 克，大枣 10 枚，生姜 6 片。将上药煎煮后去渣取汁。每日 1 剂，早、晚分 2 次服。适用于急性腹膜炎低血压。

16. 乌骨鸡 1 只，当归 60 克，黄芪 50 克，红糖 150 克，米酒 50 毫升。先将鸡剖肚洗净，把其余的共放鸡腹中，再将鸡肚皮缝紧，入锅隔水蒸熟，吃肉喝汤，每半个月吃 1 次，连吃 2 个月。适用于急性腹膜炎低血压。

【生活调理】

1. 卧床休息，宜取前倾 30°～45° 的半卧位，以利炎性渗出物流向盆腔而易于引流。若休克严重则当取平卧位。

2. 禁食并做胃肠减压。

3. 纠正体液、电解质及酸碱平衡的失

调。应给予充分的输液，务必使每日的尿量在 1500 毫升左右，若能根据中心静脉压测定结果考虑输液量最好。此外尚应根据血电解质测定结果计算应输入氯化钾或钠盐的量，根据血二氧化碳结合率或血液的 pH 来考虑使用碳酸氢钠等治疗。

4. 如有条件最好给予静脉内高营养治疗，或少量输血浆、全血，以改善患者的全身情况及增强免疫力。

5. 抗菌治疗为急性腹膜炎最重要的内科疗法。一般继发性腹膜炎多为需氧菌与厌氧菌的混合感染，故宜采用广谱抗生素或使用数种抗生素联合治疗。如能获得病原菌，依药敏试验结果选用抗生素更佳。

6. 剧烈疼痛或烦躁不安者，如诊断已经明确，可酌用哌替啶、苯巴比妥等药。如有休克应积极进行抗休克治疗等。

肠 梗 阻

肠梗阻是以肠内容物不能正常顺利通过肠道为特征的疾病，是外科常见急腹症之一。具有病因复杂、病情严重、发展迅速等特点，并可引起一系列局部和全身的病理变化，若处理不当可危及生命。临床一般分为机械性肠梗阻、麻痹性肠梗阻、血运性肠梗阻三型。机械性肠梗阻是由机械性损伤或刺激引起的，它可发生在小肠和大肠的任何部位。当某段肠曲发生梗阻时，近端的肠曲就增加蠕动以克服阻塞，这种强烈的蠕动会引起患者剧烈阵发性腹痛。梗阻时间稍长，梗阻以上的肠曲就会有气体和液体滞留，患者会出现呕吐、大便秘结、肛门不排气等症状。麻痹性肠梗阻是由于炎症和毒素使肠蠕动受到抑制而形成的梗阻，其主要表现为满腹胀痛，肠蠕动逐渐减弱或消失，患者还有呕吐、停排便和失水等全身症状。血运性肠梗阻是因肠系膜血管阻塞或血栓形成而发生的梗阻。其特点是发病急，表现为剧烈腹痛、血便、肠管很快坏死而形成腹膜炎。发生肠梗阻应及时就医，进行西医治疗，缓解后可进行中医治疗。

本病属中医学"关格"、"腹痛"、"肠结"范畴。本病可因饮食不节，湿热食滞交阻，

肠道气机不疏；或寒邪凝滞，血不得引，肠管气血痞结；或热邪郁闭，郁久化火，伤阴损阳；或情志不畅，郁怒伤肝，气血瘀阻；或大肠干枯，燥便内结，肠腑传化障碍；或蛔虫聚集，扭结成团，经络阻塞，导致肠腑通降失常，郁滞上逆而成。肠梗阻初起，肠腑气机不利，滞塞不通，痰饮水停，呈现痛、吐、胀、闭四大证候；其后肠腑瘀血阻滞，痛有定处，胀无休止，甚至癥积成块，或血不归经而致呕血、便血；继之，郁久生热化火，热盛肠腐，热毒炽盛，邪实正虚，正不胜邪，阴阳两伤，而出现亡阳亡阴之濒证。

【偏方集成】

1. 厚朴、炒莱菔子、延胡索粉（冲）各 50 克，枳壳 15 克，生大黄（后下）25 克。水煎服，每日 1 剂。适用于肠梗阻体壮里实者。

2. 甘遂末 1.5 克。冲开水 1 小杯，每 4 小时 1 次，连服 3 次为 1 个疗程。适用于麻痹性肠梗阻气结腑实者。

3. 菜油（或麻油）20～30 毫升，野菜花根、马鞭草根、扁竹根各 10～15 克（鲜品 30 克）。三根洗净切片。冷水适量煎煮半小时，滤后再煎 2 次。患者先急服生菜油，半小时后再服头煎药液，约 30 分钟后疼痛等症缓解，续服 2～3 煎混合液，待排出蛔虫则肠梗阻可获解除。适用于蛔虫型肠梗阻。

4. 金银花 15～60 克，蜂蜜 30～60 克。先将金银花放在锅内炒香（勿焦），加蜂蜜调匀，再加适量水久煎去渣为合剂，初可少量口服，无呕吐可适当加量，每半小时 1 剂，每日 2 剂。适用于粘连性肠梗阻。

5. 乌药根 10 克，野南瓜根、乌桕根各 15 克。水煎服，每日 1 剂。适用于粘连性肠梗阻。

6. 猪牙皂、葛根各 500 克。用水 50 升，熬 1 小时，倒入大缸中，再加冷水若干，使温度适宜，搅匀，患者坐浴 2～3 小时，大便即通。适用于肠梗阻。

7. 大黄、木香各 9 克，炒莱菔子 12 克。取清水 300 毫升，先煎莱菔子 15 分钟，再放入木香、大黄煎 10 分钟。去渣取药汁 150 毫升。分 2 次服下或从胃管注入。两次间隔 6～

8小时。每日1剂，重者每日2剂。适用于老年性粪便阻塞及单纯性肠梗阻。

8. 大蒜2～3瓣。大蒜捣烂，用开水1杯冲入，在病欲发作或已发作时服，每日2～3次。适用于肠梗阻。

9. 土知母10克，甜酒100克。将土知母用刀切成细屑，加甜酒、开水约250毫升，连酒带渣一次服完。适用于动力性肠梗阻。孕妇忌用。

10. 葛根、猪牙皂各500克。加水4000毫升，煮40分钟，去渣，置药液于火炉旁，保持适当温度。另取1平方尺大10层纱布垫4块，交替浸药液在腰部持续湿热敷。每次1小时，每日2～3次。适用于急性肠梗阻。

11. 麻油（或用豆油）120克。顿服，每日1～2次。适用于肠梗阻。

12. 猪牙皂60克，细辛6克。水煎至200～300毫升，保留灌肠。适用于肠梗阻。

13. 将花椒中的杂质及椒目除去，称取15克，另取麻油200克（125毫升）置锅内加热，再将花椒倒入煎熬，至微焦时停火，待冷却后除花淑，将此花椒麻油一次顿服。如一次服不下，间隔2～3小时后继续服。一般在服药约2小时后腹胀明显减轻，以后即自动排虫。适用于虫积性肠梗阻。

14. 白酒30毫升，猪苦胆1个。混合后，重汤炖熟，顿服。适用于急性肠梗阻。

15. 枳壳、厚朴、青木香、青皮、大黄各10克。混合后，重汤炖熟，顿服。适用于气滞瘀阻型肠梗阻。

16. 麝香0.2克。研末，置神阙穴上，胶布固定，艾条灸。适用于急性肠梗阻。

17. 巴豆壳0.5克。研末，掺入香烟内，点燃吸入。适用于粘连性肠梗阻。

18. 鲜萝卜500克（切成细丝），芒硝50克，甘草15克。加水煎沸15分钟，滤出药液，再加水煎20分钟，去渣，两次所得药液兑匀，分服，每日1～2剂。适用于粘连性肠梗阻。

19. 牛膝、木瓜各50克。为粗末，浸泡于500毫升白酒中，7日后便可饮用，每次50～100毫升，每日2次。适用于粘连性肠梗阻。

20. 夏枯草、黄芪各30克，皂角刺20克。加水煎沸15分钟，滤出药液，再加水煎20分钟，去渣，两次所得药液兑匀，分服，每日1～2剂。适用于粘连性肠梗阻。

21. 莱菔子末、石菖蒲末各60克，鲜橘叶（切碎）100克，葱白5根，白酒100毫升。捣烂如泥，炒热，敷腹部。适用于气滞瘀阻型肠梗阻。

22. 液状石蜡60毫升，蓖麻油30毫升。混匀1次服，服后40分钟用肥皂水洗肠，每日1～2次，连用3～5日。凡有发热、血压下降、肠鸣减弱或消失、白细胞计数增高、腹平片液不减者，禁服。适用于单纯性肠梗阻。

23. 将萝卜切碎压汁取50毫升，大黄15～30克煎成50～100毫升煎汁，加入芒硝15～20克，炼蜜50～100毫升，植物油25毫升拌匀，1次或数次服下，服药后由上而下顺行按摩腹部。适用于肠梗阻。

24. 皂角刺50克，火麻仁20克。加水煎，去渣，兑入蜂蜜200克，顿服。适用于麻痹性肠梗阻腹胀，不排气。

25. 鲜姜30克，樟脑粉5克。捣烂如泥，敷脐腹。纱布盖严，胶布固定，干则易之。适用于麻痹性肠梗阻。

26. 乌梅、大黄各30克，干姜20克，蜂蜜100克。先煎干姜、乌梅10分钟，后大黄、蜂蜜煎2～3分钟，取汁少量频服，呕吐重者经胃管灌入，2小时1次，每次50毫升。6小时仍未好转者，可行灌肠。适用于蛔虫型肠梗阻。

27. 麝香0.15～0.25克。上药研末，直接置于神阙穴上，再用大于此穴之胶布一块贴上，然后点燃艾卷，隔布灸至肛门排出矢气为止。艾灸时以皮肤觉热为度，只有持续灸，才能充分发挥药物的作用。为加强止痛，解除梗阻效果，可同时针刺内关、足三里（均双），交替强刺激，留针30分钟。凡脐部有湿疹、溃烂时忌敷。如用本法治疗12小时以上无效者，改用手术及其他治疗。

28. 莱菔子（研末）、石菖蒲（捣烂，以鲜者为优）各60克，鲜橘叶（切碎）100克，葱白5根，白酒50～100克。将诸药置锅内炒热，用纱布包裹，待温度适宜时置脐周部外敷，药物冷却后再加酒炒热外敷，如此反复多次。外敷时患者取仰卧位，每次外敷至腹胀腹痛减轻，肛门排便排气为止。若敷药6小时症状未减者，可配合中药内服。敷药24小时仍未排气排便者，可根据情况改用其他疗法。

【生活调理】

1. 注意饮食规律，不暴饮暴食，不吃不清洁、难消化或刺激性食物。饱餐后不宜立即运动或劳动。

2. 保持大便通畅，对老年及肠功能不全、便秘者，给予缓泻药，以协助其排便。

3. 养成饭前、便后洗手的良好习惯，减少肠道寄生虫入侵机会，学会正确使用肠道驱虫，积极治疗肠道蛔虫症。

4. 早期治疗各种腹外疝，及早发现和治疗肠道肿瘤。

5. 非手术治疗期间必须严密观察腹痛、呕吐及体温、脉搏、呼吸、血压等病情变化。症状不见好转，或反而加重，即应手术。

6. 鼓励腹部手术后患者，只要病情允许即应早期起床活动，以促进肠蠕动恢复，防止肠黏连。

7. 若有腹痛腹胀、停止排气排便等不适，及时就诊。

胆道感染和胆石症

胆道感染和胆石症两者的并引发病学常互有联系和互为因果，相互伴发，临床表现和治疗又密切联系，故二者合述之。急性胆囊炎可有发热，黄疸，右上腹疼痛，压痛明显，痛处肌紧张。慢性者疼痛隐隐，常因饱餐或过食油腻而急性发作，发作时痛剧，呈刀割样。胆石症可无症状，当结石移动嵌顿于胆管时出现剧烈绞痛，可从右上腹向右肩胛区放射，疼痛过后可出现黄疸。

【偏方集成】

1. 鲜鹅胆1只，生蜂蜜50克。取鲜鹅胆汁与蜂蜜调匀服，每日3次，每次1剂。适用于老年复发性胆石症。

2. 威灵仙60克。水煎，每日1剂，分2次服。对于结石直径在15毫米以上者可使临床症状缓解或为手术创造条件。对泥沙样结石疗效显著。

3. 生大黄、玄明粉各10克，龙胆6～10克。轻者每日1剂，重者每日2剂，将上药开水浸泡5分钟，代茶饮。

4. 玉米须、蒲公英、茵陈各30克。将用料加水1000毫升，煎，去渣，加白糖适量，温服，每次250毫升，每日3次。适用于胆石症湿热蕴结者。

5. 玉米须45克，茵陈30克，蚌肉120克。将玉米须、茵陈洗净；取鲜河蚌用开水略煮，去壳取肉。把全部用料一起放入锅内，加清水适量，武火煮沸后，文火煮1～1.5小时，调味即可，随量饮用。适用于胆石症湿热蕴结证。

6. 生大黄粉适量。每次服0.6克，每日3次，30日为1个疗程。适用于胆石症。

7. 鲜蒲公英40克。洗净切碎，水煎后去渣，与粳米50～100克煮粥，熟后加冰糖适量。每日早、晚各服1次，连食3～5日。适用于胆石症湿热蕴结证。

8. 取生苦瓜1条，不用去皮，将苦瓜捣烂如泥。加清水2碗，放入锅里熬煮，熬至1碗水即可，每隔2日服1次，1个月为1个疗程。适用于胆石症湿热蕴结证。

9. 南瓜藤蔓100克。洗干净、切碎，沸水泡开当茶喝。每日泡一壶，喝3～4日。适用于胆石症湿热蕴结证。

10. 核桃仁120克，纯香油30～60克。煎炒后，拌冰糖90克，每日分3次服。适用于胆石症。

11. 泥鳅适量。焙干，研末，每次冲服9克，每日3次。适用于胆道感染湿热蕴结型。

12. 白萝卜适量。洗净，压榨取汁，每次服650毫升，每日2次，连服1个月。功效消积滞，祛痰热，下气宽中。适用于胆囊炎、胆石症。

13. 茵陈20克，熊胆、郁金、姜黄各10克。共为细末，每次冲服3克，每日3～4次。适用于胆道感染湿热蕴结证。

14. 大黄45克，白芍60克。加水煎，去渣，频服，以缓泻为度，每日2次。适用

中医偏方全书（珍藏本）

于胆道感染。

15. 茵陈、金钱草各等份。水煎留汁，代茶服，每日数次，待症状完全缓解后再坚持2周停药。功效清热利胆利湿。适用于单纯性胆囊炎、胆囊炎术后综合征。

16. 红藤乌叶根、七叶莲各15克。加水煎，去渣，顿服，每日1～2剂。适用于胆道感染。

17. 威灵仙60克。加水煎，去渣，分服，每日1剂。适用于胆石症湿热蕴结证。

18. 丝瓜络适量，金钱草30～45克，先煎金钱草，煎后加酒数滴，用上药送服丝瓜络末，每次服10克，每日2次，半个月为1个疗程

19. 柴胡、龙胆各10克，生牡蛎30克。水煎，每日1剂，分2次服，半个月为1个疗程，本方对缓解胆石症导致的右上腹疼痛及排石有良好效果。

20. 明矾、玄明各500克。将两味药研极细粉末，拌匀，装入空心胶囊，每粒约0.5克，置干燥阴凉处保存。每次服4粒，每日3次，餐后温开水送服，连服1～2年。服后，绝大多数患者能改善症状，有的还能消除胆结石。

21. 核桃仁、冰糖、麻油各500克。隔水蒸熟。7～10日内服完。核桃仁新鲜、色黄为佳，服用时不用去皮。如伴有脾虚、腹泻，麻油用量可酌减至250克。服时宜加温。如外感发热时暂停服药。

22. 炙鸡内金30只，糯米1千克，白糖适量。将鸡内金研粉，糯米浸2小时，捞出晒干蒸熟，再烘干（或晒干），磨成粉。两粉混合，再磨1次，取粉装瓶。每日2次，每次2匙，加半匙白糖，冲适量开水，拌匀，煮沸当点心吃。3个月为1个疗程。

23. 抱石莲60克，豆腐120克。将抱石莲加适量水，与豆腐共入锅内，炖至熟透即成。佐餐服食，吃豆腐喝汤。适用于急性胆囊炎。

24. 蒲公英100克。水煎取汁，代茶饮，连服数日。功效清热解毒，利湿通淋。适用于急性、亚急性胆囊炎之辅助治疗。

25. 大麦芽30克，山楂10克。水煎取汁，代茶多服。功效疏肝理气，消食和中。适用于胆囊炎与胆结石的胁肋胀痛者。

26. 龙胆、苦参、大黄、金钱草各120克，郁金20克，猪苦胆10只。前5味中药共研为细末，以猪胆汁泛丸。每次9～12克，每日3次，餐前服，服完上药为1个疗程。适用于胆囊炎。

27. 粳米50克，薏苡仁30克，茵陈15克。茵陈水煎取汁，加入粳米、薏苡仁一起煮粥，分2次食之。适用于胆囊炎。

【生活调理】

1. 减少食物中的脂肪含量，不吃肥肉、油炸和含脂肪多的食品，并注意以植物油代替动物油。此外，有些胆囊炎的形成与体内胆固醇过高和代谢障碍有关，因此要少吃含胆固醇多的食品如蛋黄、鱼子及动物的脑、肝、肾等。烹制食品时，应以炖、烩、蒸、煮为主。

2. 进食富含优质蛋白质及糖类的食物，以保证热量的需要，有促进肝糖原的形成和保护肝脏的作用。

3. 多补充水分，以稀释胆汁，增加进餐次数，刺激胆汁分泌和排泄。

4. 多吃富含维生素A的食物，如西红柿、胡萝卜、玉米、鱼肝油等，以保持胆囊上皮组织的健全，因上皮细胞的脱落，能助长胆石形成。

5. 多饮瓜果汁，如橘汁、梨汁、苹果汁、荸荠汁及藕汁。西瓜汁更有清热利湿退黄作用。

6. 少食含纤维素多的食物，避免因肠蠕动而增加疼痛，可食少渣食品或半流质饮食。

7. 忌用酒类和刺激性食物或浓烈调味品。菜肴味道宜清淡，饮食不宜过冷。

尿石症和尿路梗阻

尿石症，是泌尿系统各部位结石病的统称，是泌尿系统的常见疾病之一。尿石症的形成，主要与代谢因素有关，其次是遗传、性别、季节和地理环境等因素。尿石症的典型临床表现，可见腰腹绞痛、血尿，或伴尿频、尿急、尿痛等泌尿系统梗阻和感染的症

状。常伴有尿路梗阻，二者互为病因。肾结石约占尿石症就诊患者的 27%，任何年龄均可发病，但多见于 21～50 岁，10 岁以下和 60 岁以上者少见。输尿管结石多数以肾脏原发而来。男性发病较女性多，输尿管结石好发于下段 1/3。膀胱结石有明显地区性，且以儿童为多见，多原发于膀胱，也可来自肾脏或继发于其他局部病变。膀胱结石好发于男性，女性偶见。尿道结石，大多数来自肾或膀胱，少数可原发于尿道，或其他部位的结石移行于尿道内停留长大。尿道结石占尿石症总数的 3% 左右，绝大多数患者为男性。

本病属中医学"砂淋"、"石淋"、"血淋"、"腰痛"范畴。早在 2000 多年前的《内经》中就有关于本病的记载。后世医家对本病的认识逐步加深，渐臻完善。一般急性发病并有尿石排出的称石淋、砂淋，急性发病而无尿石排出的称血淋、热淋，或可纳入"腹痛"、"腰痛"的范畴。中医学认为，本病的病因病机主要是下焦湿热，气滞血瘀及肾气虚弱。平素嗜食肥甘酒热之品，脾胃运化失常，致湿热蕴结下焦，煎熬尿液，积久成石。或外感湿热，阻滞气机，血脉经络不通，腰腹疼痛即作，热伤血络，血溢脉外，下走阴窍，则出现血尿，湿热结膀胱，则尿频急涩痛，脾亏肾虚，水湿不化，痰瘀交阻，可出现肾积水，肾功能受损。

【偏方集成】

1. 金钱草 30 克，薏苡仁 90 克。将金钱草加水煎取药汁 1 碗，薏苡仁煮粥 3 碗，两者和匀即成，随意食用。适用于尿石症。

2. 核桃仁 50 克。先将核桃仁洗净捣碎，与淘洗清洁的粳米一同入锅，加水 500 克，先用旺火烧开，再转用文火熬成稀粥。温热食用，早、晚各服 1 次。适用于尿石症。

3. 苜蓿 200 克，粳米 100 克，猪油、盐、味精各适量。先将苜蓿洗净切成碎段，猪油下锅，放入苜蓿炒散，加盐和味精炒入味，备用。将粳米淘洗清洁入锅，加水 1 千克，用旺火烧开，再转用文火熬煮成稀粥，调入苜蓿即成，每日 1 剂，温热食用。适用于尿石症。

4. 白花茅根、化石草、七姐妹藤、金钱草等雷公山野生药材。取方以水煎，每次 1 碗（150～200 毫升），每日 1 剂，分 3 次服，15 剂为 1 个疗程。适用于尿石症。

5. 海金沙、金钱草各 20 克。煎水，每日 1 剂，当茶饮。适用于尿石症。

6. 玉米须 50 克，车前子（布包）20 克，生甘草 10 克。加水 500 毫升，煎后去渣温服，每日 3 次。适用于尿石症湿热下注证。

7. 鲜淡竹叶、白茅根各 10 克。放在保温杯中，用沸水冲泡，加盖闷 30 分钟，代茶频饮。适用于尿石症。

8. 蝼蛄 5 只，滑石 30 克，甘草 3 克。水煎服，每日 1 剂。适用于尿石症。

9. 炙甘草 10 克，冬葵子、滑石、车前子、白芍各 20 克。水煎，每日 1 剂，分 2 次服。适用于尿石症。

10. 黄花草 60 克，车前草 30 克，萹蓄 15 克，枳壳 9 克，甘草 3 克。水煎服。适用于尿石症。

11. 鱼脑石 500 克，琥珀 150 克，硝石 100 克。先将鱼脑石炒用醋淬，三药共研细末，过筛，每次服 3～4 克，每日 3 次。适用于尿石症。

12. 白蒺藜、车前子各 10 克。水煎，去渣，分服，每日 1～2 剂。适用于尿石症。

13. 羊蹄草 60 克，白花蛇舌草、车前草、海金沙各 30 克。水煎，去渣，分服，每日 1～2 剂。适用于尿石症。

14. 大萝卜 4～5 片（一指厚）。好白蜜浸少时，干净铁铲上，慢火炙。干则又蘸蜜，取尽 60 克蜜，反复炙，令香软，不可焦，候温细嚼，以盐汤 50 毫升送下。适用于砂石淋。

15. 石韦 30 克。水煎，去渣，分服，每日 1～2 剂。适用于尿石症。

16. 千斤拔 60 克，车前草 30 克，入地金牛、穿破石根各 15 克。水煎，去渣，分服，每日 1～2 剂。适用于尿石症。

17. 冬瓜皮、白茅根、车前草、金钱草各 30 克，地龙 10 克。水煎，去渣，分服，每日 1～2 剂。适用于尿石症。

18. 猪肾 1 个，芒硝 6 克。将猪肾挖空，纳芒硝，置碗中，隔水炖熟，1 次服食，每日

1～2 剂。适用于尿石症。

19. 甘草 3 克，海金沙 30 克，当归身 15 克。以上 3 味共为末。每次 6 克，空腹白汤下。适用于膏淋。

20. 地锦草 200 克。水煎，去渣，分多次服，每日 1 剂。适用于尿石症。

21. 海金沙、蓉草、金钱草、凤尾草各等份，每包含生药 64 克，每次半包，每日 2～3 次，开水冲泡代茶。适用于白浊、膏淋。

22. 硝石 30 克，鸡内金 20 克，滑石 25 克，生甘草 5 克。共研细末，每次 3～5 克，每日 3 次空腹服。适用于白浊、膏淋。

23. 车前子 30 克，车前草 60 克。水煎，去渣，分服，每日 1 剂。适用于尿石症。

24. 向日葵秆内白髓 30 克。加水煮沸，去渣，分服，每日 1～2 剂。适用于尿石症。

25. 牛膝 30 克，乳香 9 克。加水煎，去渣，顿服，每日 1～2 剂。适用于尿石症。

26. 香油 125 克。加入核桃仁 25 克炸酥，核桃仁研末，与香油、冰糖各 125 克调成糊状服，每日或隔日 1 剂。适用于白浊、膏淋。

27. 白芷 9 克，郁金、滑石各 30 克。上药为末，每次服 3 克，用淡竹叶灰温酒调下，甚者二服。适用于砂淋、血淋。

28. 牛膝 1.5 克，酒 200 毫升，乳香、余血炭各 3 克。前两味用酒、水各 200 毫升煎，若血淋再加余血炭调匀。空腹服下，不过二三服即愈。适用于石淋。

29. 鲜鹅不食草 200 克。捣绞取汁，加白糖、白酒各少许，顿服，每日 1 剂。适用于尿石症。

30. 鲜葫芦、蜂蜜各适量。先将鲜葫芦洗净捣烂取汁，调以蜂蜜，每次服半杯至一杯，每日早、晚各服 1 次。功效利尿排石。适用于尿路结石。

31. 金钱草 30 克，薏苡仁 90 克。水煎取汁 1 碗，薏苡仁，煮粥 3 碗与药汁和匀，随意食之。适用于尿路结石。

32. 威灵仙、白茅根各 60 克。水煎，去渣，顿服。适用于尿石症。

33. 生川乌末 100 克，生草乌、生姜厚片各 100 克，白酒适量。将上药炒热装入白棉布袋（35 厘米×20 厘米）内，外敷结石部位和腰腹部。每日 1 次，每次 30～60 分钟。适用于尿石症。

34. 白矾适量。研为细末，将末填脐中，滴入井水，外以麝香壮骨膏固定，3～5 日换药 1 次，中间休息 3 日。适用于砂淋、血淋。

35. 火硝（沙锅炒黄）6 克，滑石 18 克。水煎，去渣，顿服，每日 1 剂。适用于尿石症。

36. 炒核桃仁、蜂蜜各 500 克，炙鸡内金 150 克。各为末，合为膏，每次服 30 克，每日 3～4 次。适用于尿石症。

【生活调理】

1. 改变尿结石形成的酸碱环境，在碱性环境中形成的磷酸盐和碳酸盐为主的结石，应注意使尿酸化，应选择糖类、脂肪、肉类的食物，因为它们可在体内转变成酸性食物。以草酸钙、尿酸钙等盐类为主的结石，由于它们是在酸性尿液中形成的，应多进食含碱性的食物，主要是蔬菜和水果，如冬瓜、黄瓜、胡萝卜、西葫芦、西瓜、鸭梨、柑橘、苹果等。水果吃起来是酸的，但它在体内却能转为碱，所以多吃蔬菜和水果，有利于结石溶解和排出。

2. 养成饮水习惯。大量饮水可增加尿量，使尿液稀释，有利于尿溶解液内的各类晶体物质排出，同时由于尿量增加，还可冲洗排出形成结石的核心物质，减少结石形成的可能性。饮用磁化水具有化石作用，因磁化水所带电荷发生了改变，导致离子之间静电引力破坏，从而使尿液中晶体溶解度大大增加。一般每日饮磁化水 2000 毫升以上为宜。

3. 草酸钙结石的患者，应限制含草酸和高钙的食物，如菠菜、芹菜等。

4. 尿酸结石患者应避免进食含嘌呤高的食物，如动物内脏、肉类、鱼类、豆类及豆制品、蘑菇等。因嘌呤在体内可转变为尿酸，不利于结石溶解和排出。也不宜饮食可可、红茶、咖啡、乙醇、巧克力等。

第十四章 腹外疝

腹股沟斜疝

疝囊经过腹壁下动脉外侧的腹股沟管深环突出，向内、向下、向前斜行经过腹股沟管再穿出腹股沟浅环，并可进入阴囊，称为腹股沟斜疝，约占腹股沟疝的 90%，是最常见的腹外疝。

【偏方集成】

1. 紫苏叶、紫苏梗各 30 克，大葱 3 棵。加水共煮 20 分钟，坐浴，每日 1～2 次。适用于腹股沟斜疝。

2. 生花椒适量。取生花椒择之令净，以布帛裹之，著丸囊令厚半寸须臾热气大通，日再易之，取瘥。适用于腹股沟斜疝。

3. 猪大肠 20 厘米、麝香、沉香、木香、莲子各 3 克。将诸药装入猪大肠，两端扎紧，煮熟，焙干，为末，每次冲服 3 克，每日 3 次。适用于腹股沟斜疝。

4. 小茴香、枳壳各 30 克。焙干，研末，每次冲服 6 克，每日 3 次。适用于腹股沟斜疝。

5. 乌头 5 枚。大者，去芒角及皮，以白蜜煎令透润，取出焙干，捣筛，又以熟蜜炼为丸如梧子大，盐汤下 20 丸。适用于腹股沟斜疝。

6. 壁虎 1 个，生鸡蛋 1 枚。将壁虎装入鸡蛋内，以泥封固，烧干，研末，顿服，每日 1 剂。适用于腹股沟斜疝。

7. 枯矾、芒硝、大黄、五倍子各 30 克。加水煎，熏洗疝气处，每日 1～2 次。适用于腹股沟斜疝。

8. 山楂 30 克，红糖 20 克。加水共煎，去渣，顿服，每日 1 剂。适用于腹股沟斜疝。

9. 薏苡仁适量。用陈壁土炒黄，入锅煮烂，倾盆中研成膏，每次用无灰酒调服 6 克，常用为妙。适用于腹股沟斜疝。

10. 老韭菜 500 克。放锅内加水煮沸，趁热倒入小口坛内，坐坛上，将阴囊放坛内熏，候温即以此水洗。适用于腹股沟斜疝。

11. 丝瓜瓤 2 根。剪成数段，每次用几段放在药锅中煎熬半小时，每日当水饮用（不加任何东西），2 周后即可治愈。适用于腹股沟斜疝。

12. 荔枝 5～6 个。去壳用水煮 20 分钟，加冰糖（小粒的 5～6 块）再煮 10 分钟（可以连煮 3 次）。每日当水饮用。适用于腹股沟斜疝。

13. 麻雀、茴香各适量。将麻雀去毛开膛。把茴香放入膛里，把麻雀用纸包好放在火上烤酥，然后把烤酥的麻雀弄成末，用黄酒和红糖服下，5 个麻雀为 1 个疗程。适用于腹股沟斜疝。

【生活调理】

1. 改变不良的生活习惯，培养健康的生活方式。

2. 戒烟。

3. 保持大便通畅。

4. 积极预防和治疗促使腹内压增高的疾病，如慢性支气管炎、肺气肿、前列腺肥大等。

5. 小儿应尽量避免和减少哭闹、咳嗽和便秘。注意休息，坠下时，可用手按摩，推至腹腔。尽量减少奔跑与站立过久，适当注意休息。适当增加营养，平时可吃一些具有补气作用的食物，如山药、白扁豆、鸡、鱼、肉、蛋等。大一些的儿童适当进行锻炼，以增强身体素质。

腹股沟直疝

腹内脏器和组织经腹壁下动脉内侧腹股沟三角突出体表为腹股沟直疝。年老体弱，腹壁肌肉、腱膜筋膜退化，腹壁强度降低，在腹内压增高的作用下可发生直疝。巨大斜疝使腹股沟管后壁强度明显减弱或缺如也可并发直疝。腹股沟直疝的发病率较斜疝为低，约占腹股沟疝的5%，多见于老年男性，常为双侧。

腹股沟直疝主要为腹股沟区可复性肿块。位于耻骨结节外上方，呈半球形，多无疼痛及其他不适。当站立时，疝块即刻出现，平卧时消失。肿块不进入阴囊，由于直疝颈部宽大，所以极少嵌顿。还纳后可在腹股沟三角区直接扪及腹壁缺损，咳嗽时指尖有膨胀性冲击感。用手指在腹壁外紧压内环，让患者起立咳嗽，仍有疝块出现，可与斜疝鉴别。双侧性直疝、疝块常于中线两侧互相接近。

【偏方集成】

1. 人中白6克，红糖30克。共研细末，黄酒送下，早、晚各1次。适用于腹股沟直疝。

2. 带毛麻雀1只。去内脏，内装3克金丝矾，用线封口，放火内烧焦研末，酒服，早、晚各1次，不会喝酒用温开水服用。适用于腹股沟直疝。

3. 用发岔的茄子，切碎煮熟吃，每日2次，连吃5次愈，或用红糖30克，葵花秆瓢子1棵整个煮水喝，2次愈。适用于腹股沟直疝。

4. 荔枝核2枚。烧灰存性，研成粉末，用白酒调服。适用于腹股沟直疝。

5. 荔枝核10枚。炒至黑色，加入大茴香，等分为细末，每次5克，温酒送服。适用于腹股沟直疝。

6. 向日葵秆1根。去皮用茎，以水煎至一碗，红糖水冲服。适用腹股沟直疝。

7. 龙眼肉120克。文火炒至先冒白烟后冒黑烟为妥，豆蔻6克，大茴香（九角者佳）9个，共焙黄，再与龙眼肉共碾成细末贮藏，另置黄酒500毫升备用，用时，将黄酒装入

容器内，以细碗盖紧，文火烧沸，剩约300毫升，药末倒入酒中，充分搅拌待温，分4次服完，每日2次，早、晚服，一般连服3剂可愈。适用于腹股沟直疝。

8. 小茴香18克。稍研细碎，每次用6克，放入陶瓷杯内，倒入沸开水100毫升，盖10分钟，待微温一次服完，15分钟后，再用沸水100毫升冲服第二次，服后即仰卧，两下肢并拢，膝关节半屈曲，静卧40分钟，若疝块不回复，次日再服一次。适用于老年疝气。

9. 绿壳水鸭蛋20枚。浸童便中3日取出，清水洗净，每日早晨煎水1枚。适用于小儿疝气。

10. 荔枝核30克。先煎后取其汁，掺入粳米50克同煮成粥，经常食之。适用于疝气。

11. 蒜头皮20克。熬水，每日服用数次。蒜头皮即粘贴蒜肉之衣，约1000克的蒜头，可剥皮20克。适用于小儿疝气。

12. 生姜、当归各15克，羊肉100克。同煮熟，吃肉饮汤，每日1次。适用于疝气。

13. 红皮蒜2只，金橘2个，橘核、白糖各50克。蒜去皮，同其他3味加水2碗，煮成1碗，顿服。适用于疝气。

14. 鲜生姜适量。洗净，捣烂绞取其汁，去渣，将汁贮于碗内，阴囊浸入姜汁内片刻即成。适用于疝气。

15. 芫花、甘遂、大戟各10克。研末，用白醋调擦。适用于腹股沟直疝。

16. 金铃子（去核）25克，吴茱萸15克。共研为末，加酒、糊做成丸子，如黍米大。每次20～30丸，盐汤送下。适用于疝气疼痛。

17. 山楂肉、炒茴香籽各50克。共研为末，加糊做成丸子，如梧子大。每次100丸，空腹服，白开水送下。

18. 延胡索、全蝎各等份。研为末，每次3克，空腹盐酒送下。适用于疝气。

19. 老丝瓜1个，陈皮10克。丝瓜焙干，研细，陈皮研细，两味混合，开水送服，每次服10克，每日2次。适用于腹股沟直疝气滞血瘀型。

20. 荔枝核（炒黑）、炒大茴香各等份。

研为末。每次 5 克，温酒送下。或用荔枝核 49 个，陈皮（连白）45 克，硫黄 20 克。共研为末，加盐水调面糊成丸子如绿豆大。遇痛时空腹酒服 9 丸。不过三服见效。适用于疝气。

21. 荞麦面 100 克，生川乌 15 克，白胡椒 9 克，白酒适量。将生川乌、白胡椒研成细末，同荞麦面用好白酒拌成泥状，包扎脚心处，连用 1 周，每日换药 1 次。适用于腹股沟直疝。

22. 猪膀胱 1 个。洗净，放入小茴香、大茴香、破故纸、川楝子各等份，将猪膀胱填满，再加青盐一块，扎定。用酒煮熟，吃猪膀胱留药。药再焙过，捣丸服下。适用于疝气坠痛。

23. 生雀 3 只。燎毛去肠，勿洗，以茴香 15 克，胡椒 5 克，缩砂、龙眼肉各 10 克填雀腹内，湿纸裹好，煨熟，空腹，酒送下。适用于疝气疼痛。

24. 胡芦巴（酒浸，晒）、炒荞麦面各 200 克，小茴香 50 克。共研为末，加酒、糊和成丸子，如梧子大。每次 50 丸，空腹，盐酒或盐汤送下。适用于疝气疼痛。

25. 荔枝（鲜荔枝也行）5～6 个。去壳用水煮 20 分钟，加冰糖（小粒的 5～6 块）再煮 10 分钟（可以连煮 3 次）。每日当水饮用，3～4 个月后可治愈。适用于疝气疼痛。

26. 牡蛎 30 克。研末，用鸡蛋清调成糊状，每晚睡前，先用手将疝块回纳，再将药糊涂于患侧阴囊，每日 1 次，或用茴香炒过，分作 2 包，交替熨患处。适用于疝气疼痛。

27. 茶叶 10 克，橘叶 70 克，老生姜 25 克，淡豆豉 30 克，盐 1.5 克。水煎，趁热熏洗患处 20 分钟以上，每日 1 次，连用 3～5 次，即可见效。适用于疝气疼痛。

【生活调理】

1. 改变不良的生活习惯，培养健康的生活方式。

2. 戒烟。

3. 保持大便通畅。老年人应多食蔬菜、水果，定量饮水，养成定时排便的习惯等。

4. 积极预防和治疗促使腹内压增高的疾病，如慢性支气管炎、肺气肿、前列腺肥大等。

5. 小儿应尽量避免和减少哭闹、咳嗽和便秘。注意休息，坠下时，可用手按摩，推至腹腔。尽量减少奔跑与站立过久，适当注意休息。适当增加营养，平时可吃一些具有补气作用的食物，如山药、白扁豆、鸡、鱼、肉、蛋等。儿童适当进行锻炼，以增强身体素质。

股　疝

凡经股环、股管而自卵圆窝突出的疝，称为股疝。股疝多见于中年以上的经产妇女，右侧较多见。临床上较少见，约占腹外疝的 5％。疝块往往不大。常在腹股沟韧带下方卵圆窝处表现为一半球形的突起。平卧回纳内容物后，疝块有时并不完全消失，这是因为疝囊外有很多脂肪堆积的缘故。由于囊颈较狭小。咳嗽冲击感也不明显。易复性股疝的症状较轻，常不为患者所注意，尤其是肥胖者更易疏忽。一部分患者可在久站或咳嗽时感到患处胀痛，并有可复性肿胀疝。如发生嵌顿，除引起局部明显疼痛外，也常伴有较明显的急性机械性肠梗阻，严重者甚至可以掩盖股疝局部症状。

【偏方集成】

1. 葱衣 90 克。稍加水煮，1 次服完，连服 7 次。适用于疝气。

2. 茴香 15 克，粳米 100 克。茴香先煎后取其汁，加入粳米煮成稀粥。每日分 2 次食之。适用于疝气。

3. 天花粉 18 克，黄酒适量（约 1 碗）。浸约 6 小时后慢火微煎滚，露 1 夜，次晨低凳坐定，两手按膝，饮下即愈，若未愈再一服。适用于股疝。

4. 荔枝核 30 克，粳米 50 克。荔枝核先煎后取其汁，掺入粳米同煮成粥，经常食之。适用于疝气。

5. 蒜头皮 20 克。熬水，每日服数次。适用于小儿疝气。

6. 生姜、当归各 15 克，羊肉 100 克。同煮熟，吃肉饮汤，每日 1 次。适用于疝气。

7. 红皮蒜 2 只，金橘 2 个，橘核、白糖各 50 克。蒜去皮，同其他 3 味用水 2 碗，煮成 1 碗，顿服。适用于疝气。

8. 鲜生姜适量。洗净，捣烂绞取其汁，去渣，将汁贮于碗内，阴囊浸入姜汁内片刻即成。适用于疝气。

9. 吴茱萸 14 克，生姜 7 克，黄酒 200 毫升。将前 2 味药研碎，用酒煎沸，分服之。适用于股疝寒凝气滞证。

10. 熟铁 1 块，酒 1 大杯。将铁烧红，急投酒中，去铁即成，顿服，随量饮之。适用于股疝寒凝气滞证。

11. 蛋 1 枚，小茴香 3 克，黄酒适量。蛋火上焙焦，同小茴香共研末，用黄酒冲服，然后取汗。适用于股疝。

12. 橘核、小茴香各等份，黄酒适量。分别炒香研末，混匀，每次 5～10 克，临睡前以热黄酒送服。适用于股疝。

13. 荔枝核（炒黑）、炒大茴香各等份。为末，每次 5 克，温酒送下。适用于股疝。

14. 丹参 50 克。研细，每次 10 克，热酒调下。适用于寒疝腹痛（小腹和阴部牵引痛）。

15. 杜茴香、老生姜各 500 克。生姜取汁浸茴香 1 夜，待姜汁尽入茴香内，以好青盐 100 克同炒赤，取出焙干，碾为末，无灰酒煮糊为丸，如梧子大，每日空腹饭前服 30 丸或 50 丸，温酒或米汤下。适用于股疝。

16. 孵出小鸡后的蛋壳（煅炭存性研末）若干，酒适量。每次 9 克，老酒送下。适用于股疝。

17. 葱白 6 克，艾叶 15 克。艾叶浓煎洗患处，再将葱白煎汤温饮。适用于股疝寒凝气滞证。

18. 生姜 120 克，葱 10 根，大蒜 1 个，麸皮适量。前 3 味共捣烂如泥，敷于患处，再将麸皮炒热，于敷药外烘之。适用于股疝寒凝气滞证。

19. 生姜、鲜地骨皮各等份，丝瓜络（烧灰存性）60 克。生姜、鲜地骨皮共捣烂如膏状，敷于阴囊处，纱布包扎固定。再将丝瓜络研为细末，每次 6 克，每日 2 次，温开水送下。适用于股疝。

20. 葱汁、白面各适量。将上药混合调如糊状，涂于阴囊上。适用于股疝。

21. 葱白、乳香各适量。共捣烂如泥状，涂于患处。适用于股疝。

【生活调理】

1. 要有信心、耐心、精心、细心，经常保持乐观、愉悦的心情。

2. 疝气初发，应引起足够重视，需加以妥善、有效的维护。随着日常行走、活动，形成习惯性下坠，一旦卡在环口处，不能复位，会造成肠坏死，要防微杜渐。

3. 坚持适宜、适量、适时的锻炼，增强体质，提高抗病能力，切莫做蹦、跳、抻拉、持重等剧烈活动，这对疝气的正常维护是非常不利的。

4. 注意饮食调理。宜食温、熟、软食物，忌食生、冷、硬食物。采取少吃多餐，防止过饱。选择富于营养，易于消化吸收的食物，以减少肠胃负担，亦是对疝体减轻压力。

5. 防止便秘，保持大便畅通，是防疝、护疝的关键。老年人腹壁薄弱，由于便秘，排便用力，加大腹压，促使疝体下行，这对疝气的正常维护是难以把握的。

6. 老年人腹壁的肌肉组织较年轻人相对薄弱，因而在预防疝方面更应注意加强腹部肌肉的锻炼，积极治疗老年病。

脐　疝

经脐环脱出的疝称脐疝。脐位于腹壁正中部，在胚胎发育过程中，是各腹壁最晚闭合的部位。同时，脐部缺少脂肪组织，使腹壁最外层的皮肤、筋膜与腹膜直接连在一起，成为全部腹壁最薄弱的部位，腹腔内容物容易于此部位突出形成脐疝。在人体胎儿时期，通过脐环部位有 2 条动脉、1 条静脉、卵黄管及脐尿管与母体相连，以获取营养。在胎儿出生前后，上述结构逐渐闭锁，脐环闭锁时形成脐凹陷。如果闭锁不全或延期闭锁，胎儿出生后易出现畸形。

本病临床上分为婴儿脐疝和成人脐疝两种。前者远较后者多见。

【偏方集成】

1. 茴香籽适量。炒后用纱布包好，用于熨烫患处，可以同时制作两包替换治疗。适用于脐疝。

2. 白附子适量。研成粉末，用水调后敷在肚脐处，再用艾灸辅助进行。适用于脐疝。

3. 山楂肉、茴香籽（炒熟）各 50 克。研成粉末后糊成丸子，每次空腹用白开水送下。适用于脐疝。

4. 葱白、盐各适量。一起捣烂成泥状后涂在患处。适用于脐疝。

5. 吴茱萸、盐各 60 克。炒热，用纱布包好熨脐部，冷时可以加热水袋熨烫 1～2 小时。适用于脐疝。

6. 青蛙（去头及内脏）4 只，黑豆 120克。炖服，每日 1 剂。适用于脐疝。

7. 麝香 1 克，阿魏 9 克，芒硝 6 克，普通膏药 24 克。将膏药放在小铜勺中溶化，然后将阿魏、芒硝放入烊化拌和，匀摊在 3 寸见方的薄布上，最后将麝香匀撒在药膏上面。备用。将此膏贴敷患处。适用于脐疝。

【生活调理】

成人脐疝治疗原发病，避免或减少腹压增加的因素。腹壁薄弱的肥胖者、中老年人和经产妇及有腹内压力增高的慢性疾患者应注意咳嗽和用力的程度。对脐疝患儿，要耐心细心地护理，按时喂哺，及时换尿布，注意保暖，尽量减少哭闹，定期做儿保健康检查，及时添加钙剂及维生素 D，多晒太阳，防止佝偻病的发生，因患佝偻病的小儿肌肉松弛，易合并脐疝。

第十五章 周围血管疾病

血栓闭塞性脉管炎

血栓闭塞性脉管炎（简称脉管炎），是一种慢性周期性加剧的全身中小动静脉阻塞性病变，好发于20～40岁的青壮年，患者大多数是男性。以四肢末端发冷、麻木继而疼痛，坏死溃疡，严重时趾（指）节脱落为主要特征。如不及时治疗，会造成残疾，影响生活和工作，甚至危及生命。患者需要戒烟，避免受寒，尤其在寒冷潮湿环境中行走或工作后，必须将患肢揩干，穿着保暖性能好的裤袜，尽量避免外伤。加强肢体功能锻炼，以促进局部血循环。饮食宜易于消化，富于热量。

本病属中医学"脱疽"、"十指零落"等范畴。其病的内因主要是脾气虚弱，肝肾不足，外因主要是寒湿侵袭，长期吸烟也是促成本病的发生因素。本病多因脾肾阳虚，寒湿外侵，寒湿凝聚经脉，或因情志内伤，脏腑蕴热，邪热淫于脉络等，致脉络闭塞，气血不周而成。

【偏方集成】

1. 金银花、玄参各90克，当归60克，甘草30克。加水煮沸15分钟，滤出药液，再加水煎20分钟，去渣，两煎所得药液兑匀，分服，每日1～2剂。适用于血栓闭塞性脉管炎。

2. 蜂房1个。焙干，研末，加冰片少许，好醋调涂，每日1～2次。适用于血栓闭塞性脉管炎各型病证。

3. 当归、玄参、金银花各90克，甘草30克。加水煮沸15分钟，滤出药液，再加水煎20分钟，去渣，两煎所得药液兑匀，分服，每日1～2剂。适用于血栓闭塞性脉管炎各种证型。

4. 茯苓60克，薏苡仁、白术各30克，车前子15克，桂心3克。加水煮沸15分钟，滤出药液，再加水煎20分钟，去渣，两煎所得药液兑匀，分服，每日1～2剂。适用于血栓闭塞性脉管炎。

5. 黄芪200克，地龙30克，赤芍20克，川芎、当归各15克。加水煮沸15分钟，滤出药液，再加水煎20分钟，去渣，两煎所得药液兑匀，分服，每日1～2剂。适用于血栓闭塞性脉管炎。

6. 冰硼散、栀子、重楼、青黛各30克。共为细末，米泔水调涂患处，每日2～3次。适用于坏死性脉管炎。

7. 活蜗牛数只。连壳捣烂如泥，敷患处，干则换之。适用于血栓闭塞性脉管炎溃破者。

8. 玄参、金银花、甘草各30克，当归60克。加水煮沸15分钟，滤出药液，再加水煎20分钟，去渣，两煎所得药液兑匀，分服，每日1～2剂。适用于血栓闭塞性脉管炎。

9. 田鼠适量。剖腹去肠，放锅内隔水蒸，开水煮沸后2～3分钟即可，洗净用油、盐回锅炒，加入姜、酒、酱油等配料烧熟。适用于脉管炎阴寒证。

10. 白木耳、猪瘦肉各适量，大枣10枚。同炖食。适用于血栓闭塞性脉管炎阴寒证。

11. 薏苡仁、白术各30克，茯苓60克，桂心3克，车前子15克。水煎服，每日1剂。适用于血栓闭塞性脉管炎寒证。

12. 蜈蚣（炙）10条，全蝎（炙）3只，制乳香、制没药各 9 克，升丹 3 克。共研细末，以少许直接撒敷溃疡面。适用于血栓闭塞性脉管炎气血瘀滞证。

13. 人参、黄芪、当归、水蛭、蜈蚣各适量。加水煮沸 15 分钟，滤出药液，再加水煎 20 分钟，去渣，两煎所得药液兑匀，分服，每日 1～2 剂。适用于血栓闭塞性脉管炎气血亏虚证。

14. 桃仁、金银花各 10 克，赤芍、赤小豆各 50 克，冰糖 20 克。将桃仁、赤芍、金银花以纱布包扎好，置沙锅内，加清水适量熬煮，开后再用文火熬 10 分钟，捞出布包，将赤小豆置锅内与汤汁一起再熬至豆烂成粥后，加入冰糖，待糖溶粥凉后即可食用。早餐食。适用于血栓闭塞性脉管炎瘀热证及毒热证。

15. 金银花 30 克，麦冬、生地黄各 20 克。水煎 2 次，每次用水 500 毫升，煎半小时，两次煎液混合，去渣留汁，浓缩至 400 毫升。再将鲜藕 500 克、雪梨 2 个捣烂榨汁，与药汁混合调匀。分 2～3 次服。适用于血栓闭塞性脉管炎患肢坏疽，疼痛难忍，足部肿胀，伴有发热，咽干口渴，食欲减退者。

16. 乳香、没药、洋金花、三七、延胡索各适量。加水煮沸 15 分钟，滤出药液，再加水煎 20 分钟，去渣，两煎所得药液兑匀，分服，每日 1～2 剂。适用于血栓闭塞性脉管炎疼痛明显者。

17. 猪前蹄 1 只，毛冬青 200 克。猪前蹄烙净余毛，洗净砍成小块，毛冬青洗净砍成块，同放于沙锅中，注入清水 800 毫升。烧开后撇去浮沫，加入姜片、黄酒和盐，小火炖至酥烂，捡出毛冬青块，趁热分 1～2 次食肉喝汤。连服 7 日为 1 个疗程。适用于血栓闭塞性脉管炎。

18. 朱砂、冰片、象皮各 3 克，珍珠 1 克，麝香 0.2 克。共研极细末，外用。适用于血栓闭塞性脉管炎溃烂创面处理。

19. 生石膏 250 克，桐油 100 毫升。将石膏研末，加桐油调成糊状，匀敷患处，外裹消毒纱布。每日换药 1 次。敷药时注意，患部如有溃破，需将溃破口敷平，换药时，先用浓度为 15% 的温盐开水洗净，拭于患处，然后敷药糊，冬季使用本方时，桐油质地黏稠，需与生石膏粉拌和数次，即可调匀。切勿将桐油加热熔化，以免桐油变质影响疗效和引起急性皮炎。适用于血栓闭塞性脉管炎。

【生活调理】

1. 戒烟。

2. 进行足部运动以增加侧支循环。

3. 避免寒冷刺激。

4. 注意卫生，患肢常用温水或肥皂清洗。经常修剪趾（指）甲。

5. 除有严重组织坏死、剧烈疼痛的患者外，均应下床活动，以不感疲劳为宜。节制性生活。

6. 饮食宜清淡而富有营养，多进瘦肉、豆制品、新鲜蔬菜、水果等。可选用一些温性食物，如牛肉、羊肉、鸡肉等，有利于温通经络。还可选食山楂、马兰头、柿子、油菜、芹菜等扩张血管的食品和绿豆、海带、淡菜、荞麦面等能软化血管的食品。忌食生冷的食物，禁食辛辣刺激性食物，如辣椒、大蒜等。

7. 保持心情愉快，情绪乐观，增强战胜疾病的信心，积极主动地配合治疗，避免精神刺激和忧愁思虑。

动脉硬化性闭塞症

动脉硬化性闭塞症是全身性动脉粥样硬化在肢体局部表现，是全身性动脉内膜及其中层呈退行性、增生性改变，使血管壁变硬、缩小、失去弹性，从而继发血栓形成，致使远端血流量进行性减少或中断。可发生于全身各主要动脉，多见于腹主动脉下端和下肢的大、中动脉。发生在肾动脉以下的腹主动脉与两髂总动脉者称为 Leriche 综合征。

本病属中医学"痛痹"、"瘘证"、"脱疽"等范畴。本病主要是由于脾气不健，肝肾不足，寒湿侵袭，凝滞脉络所致。脾肾阳气不足，肝肾不足是发生本病的根本，寒冷刺激是发生本病的一个重要因素，此外还与长期吸烟、外伤等因素有关。四肢为诸阳之末，得阳而温。脾肾阳气不足，不能温养四肢，复感寒湿之邪，则气血凝滞，经络阻遏，不通则痛，四肢气血不充，失于濡养，则皮肉枯槁不荣，汗毛脱落，肝肾不足，或寒邪郁久化热蕴毒，湿毒浸淫，脉络闭阻，肢末无血供养，而致趾（指）焦黑坏死，甚则脱落。病久耗伤气血，导致气血两虚。本病治疗以温阳通脉、活血祛瘀为原则。

【偏方集成】

1. 赤小豆 100 克，生薏苡仁 30 克，红糖适量。煮汤服食。适用于下肢动脉硬化性闭塞症早期。

2. 黄精 20 克，熟地黄 15 克，猪腰 2 个。同煮熟，加黄酒、生姜调服。适用于下肢动脉硬化性闭塞症。

3. 草乌、川芎、紫草各 30 克。将上述中药用 60% 乙醇 500 毫升浸泡 20 日后过滤。每 100 毫升滤液加 10 毫升甘油。装入喷雾瓶内，每日数次喷涂疮面，或把药液浸湿无菌纱布外敷疮面。适用于下肢动脉硬化性闭塞症。

4. 花生 150 克，猪脚 1 只。将猪脚切块，与花生加水煲汤，加入盐、味精调味后服食。适用下肢动脉硬化性闭塞症。

5. 桑椹 60 克。加水 500 毫升煎至 300 毫升，去渣，用白糖（或红糖）调服。适用于下肢动脉硬化性闭塞症。

6. 砂仁（研末）5 克，猪腰（洗净，切片）2 个。拌匀，加油、盐调味，蒸熟服。适用于下肢动脉硬化性闭塞症。

7. 羊肉 200 克，当归 50 克，桂枝 15 克，生姜 10 克，黄酒少许。同入沙锅内煮熟食。适用于下肢动脉硬化性闭塞症。

8. 黄酒 500 毫升，红花 15 克。同浸 1 日后服，每次 30 毫升，每日 1～2 次。适用于下肢动脉硬化性闭塞症。

9. 羊肉 200 克，肉苁蓉 30 克，巴戟天 20 克。分别洗净，切片，加适量大米煮成粥，以盐、味精调味服食。适用于下肢动脉硬化性闭塞症。

10. 黑豆 50 克，益母草 30 克。加水 600 毫升煎至 300 毫升，加红糖调味，冲米酒 1～2 匙服，每日 1 次。适用于下肢动脉硬化性闭塞症。

11. 烤干牛骨髓粉、黑芝麻各 300 克。略炒香后研为细末，加白糖适量拌和，每次服 9 克，每日 2 次。适用于下肢动脉硬化性闭塞症肝肾亏虚证。

12. 墨鱼 200 克，桃仁 15 克。将墨鱼洗净、切片，与桃仁加水煮成汤，以油、盐调味服用。适用于下肢动脉硬化性闭塞症。

13. 仙人杖根（刮洗去土皮剉枸杞根白皮是也）100 克。用生绢囊贮，以酒二斗浸 7 日。每日温饮一盏（50 克），不拘时，酒欲尽，再入 5 升，依前浸服。适用于下肢动脉硬化性闭塞症。

14. 党参、黄芪、当归、鬼箭羽各 30 克。共为细末，每次服 3 克，每日 3 次。适用于下肢动脉硬化性闭塞症气血亏虚证。

【生活调理】

1. 患高血压、高脂血症、糖尿病者，应积极治疗原发病。严密监视病情，切勿掉以轻心。肥胖患者应减轻体重。

2. 走路步伐不宜过快，以免引起缺血症状发作。适当运动可增加侧支循环。但不能搬动重物。

3. 患肢注意保温，脚部保持干燥清洁，剪趾甲，穿合适的鞋袜，避免损伤。

4. 戒烟，禁食高脂黏腻、不易消化及刺激性食物，饮食清淡，多食水果蔬菜、豆类食品。

5. 避免外伤。

6. 患侧肢体运动煅炼，可促进患肢侧支循环。方法是患者仰卧，抬高下肢 20～30 分钟，然后两足下垂床沿 4～5 分钟，同时两足及足趾向下、上、内、外等方向运动 10 次，再将下肢平放 4～5 分钟，每日运动 3 次。坏疽感染时禁用。

7. 晚期可能出现肌肉萎缩，畅通肢体气血，恢复肢体功能活动是痿证调护的关键。肢体活动功能训练可采用主动练功和被动练功两种，从内容上可有传统体育训练、生活作业训练等不同。若肢体瘦削枯萎，运动无力，不能步履，卧床阶段可采用卧位被动练功，随时变换姿势，防止畸形发生。继则采取主动练功训练，如坐位、立位和步行练功。根据病情，可选用相应的导引、按摩、气功以及五禽戏、八段锦等传统体育锻炼方法。

生活作业方法更为实用易学。若上肢活动障碍者，采用写字、投掷、接球、弹琴、编织、拨算盘等，若下肢活动受限者，采用踏三轮车、缝纫等作业训练方法。

下肢静脉曲张

下肢静脉曲张是一种常见疾病，主要临床表现为下肢的大、小隐静脉扩张、伸展、形似蚯蚓，突出表面。行走时，脚部感到疲乏，且胀痛不适。下肢静脉曲张造成小腿的血液循环不畅，表浅组织的血液供不应求，致使养料和氧气不能满足需要，局部抵抗力和组织修复能力下降，患者自觉下肢沉重、发胀、麻木、隐痛，行走或站立后容易疲劳。足背和内外踝部常有肿胀。严重时小腿皮肤呈紫铜色，常伴有脱屑、瘙痒，若遇蚊虫叮咬、搔抓或外伤，很容易溃烂，而且经久不愈，成瘀积性皮炎，影响工作和生活。

本病属中医学"筋瘤"、"炸筋腿"、"脉管病"范畴。《外科正宗》记载："筋瘤者，坚而色紫，垒垒青筋，盘曲甚者，结若蚯蚓。"嗜食辛辣刺激之品，湿热内生，加之长期站立，以致湿热下注，而使脉络气血运行受阻，瘀结于下则为病。久居阴凉、潮湿之处，或长期涉水作业，湿邪外袭，阻于经络，气血运行失畅，脉络瘀滞。年老体弱，诸脏气虚，血脉不利，久瘀不化，溃疡久治不愈。本病未破溃前属中医学"筋瘤"范畴，破溃后属"臁疮"范畴。

【偏方集成】

1. 三七适量。研细装胶囊，每次服 1 克，每日 2 次。适用于下肢静脉曲张。

2. 丹参 100 克，白酒 500 毫升。将丹参略为捣碎，晒干，放入容器，倒入白酒，浸泡 10 日即可，每次饮 30～60 毫升，可长期服用。适用于下肢静脉曲张瘀阻络道证。

3. 猪蹄 1 只，毛冬青 100 克。将猪蹄洗净，去粗皮和毛，砍成小段，放入沙锅中，再放入毛冬青，加水适量，煎熬成汤即可，每日 1 剂。适用于下肢静脉曲张瘀阻络道证。

4. 云南白药适量。用白酒调成糊状，敷在患处，用塑料袋敷盖，胶布固定，每 24 小时更换 1 次，至局部肤色恢复正常，静脉隐退为止。适用于早期的下肢静脉曲张。

5. 当归、丹参各 15 克，红花 6 克。水煎待温，用毛巾浸湿外敷。适用于下肢静脉曲张。

6. 黑大豆、粳米各 100 克，红糖适量，苏木 15 克，鸡血藤 20 克，延胡索 5 克。先煎苏木、鸡血藤，取汁煮黑大豆、粳米、延胡索面为粥，加红糖食用。适用于下肢静脉曲张恢复期。

7. 薏苡仁 100 克，小米 500 克。将二者放入一起熬粥，每日早晨喝一两碗此粥，坚持日日喝。适用于下肢静脉曲张。

8. 黄芪 20 克，桃仁 10 克，小茴香 6 克，墨鱼（约 250 克，洗净，切块，连骨）1 条。加水煲汤服。适用于下肢静脉曲张。

9. 桂枝 50 克，木瓜 100 克。水煎，于每晚临睡前泡足。适用于下肢静脉曲张。

【生活调理】

1. 避免长期站或坐，应常让脚做抬高、放下运动，或可能的话小走一番。

2. 应养成每日穿弹力袜运动腿部 1 小时之习惯，如散步、快走、骑脚踏车、跑步等。

3. 适量的运动可以促进下肢静脉血回流。应养成 1 日数次躺下将腿抬高过心脏的姿势，如此可促进腿部静脉循环。

4. 保持正常体重，因过重会使腿部静脉负担增加。

5. 避免提超过 20 磅（约 10 千克）之重物。

6. 不可使用40 ℃以上的高温水长时间泡脚。

7. 保持脚及腿部清洁，并避免受外伤造成皮肤破溃。

8. 如腿部皮肤已呈干燥情形，请遵照医师嘱咐涂药。

9. 每晚自我检查小腿是否有肿胀情形。

10. 每晚睡时，将腿垫高约 15 厘米，并保持最舒适之姿势即可，千万不要因此而让腿部僵直，适得其反。

11. 坚持穿循序减压弹力袜，因腿部肿胀，通常于下床后站立几分钟就会发生。请于每日早起下床前即穿上弹力袜。

中医偏方全书（珍藏本）

《中医偏方全书（珍藏本）》

12. 保持弹力袜之清洁，并注意其弹性功能是否改变。

小腿慢性溃疡

小腿溃疡又称小腿慢性溃疡、静脉曲张性溃疡、瘀积性溃疡，是一种常见的皮肤病。本病由于静脉曲张，静脉压增高，毛细血管损伤，局部循环障碍，小动脉及淋巴管阻塞，以致局部组织营养不良，氧合作用降低，或外伤感染而促进溃疡形成。其临床特点是多发于小腿中下 1/3 交界处前内外侧，溃疡发生前患部长期皮肤瘀斑、粗糙，溃烂后疮口经久不愈或虽已经收口，每因局部损伤而易复发。此病俗称老烂腿。

本病属中医学"臁疮"、"裤口疮"、"裙边疮"等范畴。臁疮指因小腿皮肤破损染毒，湿热下注，或瘀久化热等所致。臁疮之病名见于《证治准绳·疡医》："或问足内外臁生疮，连年不已，何如？曰，此由湿热下注，瘀血凝滞于经络，以致肌肉紫黑，痒痛不时，女人名为裙风裤口疮，即臁疮也。"

【偏方集成】

1. 熟石膏 15 克，铅丹 3 克。上药研末，香油调涂患处。适用小腿慢性溃疡。

2. 银朱、铜绿、铅丹各等份。共为细面，植物油调涂。适用于下肢溃疡。

3. 生猪肉皮或生鸡皮适量。取与疮面大的猪皮或鸡皮，贴在疮面上，2～3 日更换 1 次。适用小腿慢性溃疡。

4. 牛蹄甲适量。烧成炭研面，香油调匀，涂搽患处。适用于小腿慢性溃疡。

5. 活地龙 100 克，白糖 30 克。将地龙洗净，放入碗中，加白糖，待地龙化成液体，过滤，再加适量黄连素，高压消毒。将药液涂在患处，每日 2 次。适用于小腿慢性溃疡。

6. 老柳树皮适量。烧成炭，研末，淘米水沫调搽患处，再用豆腐切片蒸熟加敷患处，用纱布包扎固定，每日更换 1 次。适用于小腿慢性溃疡。

7. 猪脂膏 1000 克，白梨 2 个，铜绿 9 克。猪脂膏切块放锅内烧好去渣，再将白梨切片放油内炸，炸至黑黄色为度，去净渣再加铜绿，熬至黑黄色，用毛头纸在锅内蘸油，挑出备用。将患处用食盐水洗净，用上面制好的油纸 7 张，包裹患处，隔 24 小时打开，将靠腿一张油纸去掉，其他 6 张仍照原法包好，每日如此，7 日揭完即愈。适用于小腿慢性溃疡流脓流血作痒。

8. 黄蜡、铅粉各 30 克，红粉 21 克，香油 120 克。把香油熬至滴水成珠，再将红粉、铅粉入内搅匀，再放入油内，候熔化，搅匀，用棉料白纸，剪成 8 厘米宽、10 厘米长的纸条，全部蘸入油内，浸透，晾干，贴患处，每日换药 1 次。适用于小腿慢性溃疡。

9. 大枣（去核）7 枚，杏仁、桃仁各 7 粒，黑矾少许。每枚枣内填杏仁、桃仁各 1 粒，黑矾少许，置火上燃烧。至枣涨大为度，取出后捣烂如泥，摊青布上，先用盐少许切开水洗净患处，再将药膏贴上。适用于小腿慢性溃疡。

10. 蜂蜜适量。用 10％蜜汁洗涤疮口后，用纯蜜浸渍的纱布条敷于创面，敷料包扎，隔日换药 1 次。适用于小腿慢性溃疡。

11. 猪蹄甲 30 克，枯矾、海螵蛸各 10 克，冰片 1 克。共为细末，麻油调涂患处，每日换 1 次。适用于小腿慢性溃疡。

12. 鸡蛋 7 枚，米醋适量。醋泡鸡蛋 7 昼夜，去醋不用，用鸡蛋液搽涂患处，每日 3 次，以愈为度。适用于臁疮。

13. 菊花 30 克，龙骨 15 克。共研细末，涂患处，或以麻油调涂，包扎，每日换 1 次。适用于小腿慢性溃疡。

14. 炉甘石 20 克，铅丹 10 克，血竭 3 克。共为末，涂患处，每日 2 次。适用于小腿慢性溃疡。

15. 熟石膏、炉甘石、赤石脂、海螵蛸各 30 克，珍珠粉 20 克，红升丹 10 克，冰片 2 克。共研末，蜜调敷，每日 1～2 次。适用小腿慢性溃疡。

16. 猪蹄甲（焙）50 克，冰片 1 克。共为末，涂患处，每日 1～2 次。适用于小腿慢性溃疡。

17. 海螵蛸（去壳）30 克。焙成黄色，为末，敷患处，每日 2 次。适用于小腿慢性溃疡。

18. 铜青 2 克，黄蜡 50 克。铜青研细，加黄蜡熬。另取厚纸一张，铺涂熬汁，两面垫一层纸，然后再贴到患处，以出水为好。适用于小腿慢性溃疡。

19. 九节茶 30 克。水煎，分服，每日 1 剂。适用于小腿慢性溃疡流脓。

20. 肿见消 20 克，铧头草、芙蓉叶、糯米草各 10 克。共为细末，水调涂，每日 1～3 次。适用于小腿慢性溃疡流脓。

21. 鲜豆腐渣 50 克，白糖 20 克。共捣匀，敷患处，每日换 1 次。适用于小腿慢性溃疡久不收口。

22. 南瓜蒂、黄连各 5 克，冰片 1 克。共为极细末，撒患处，外包扎，每日 1 次。适用于小腿慢性溃疡流脓。

23. 苍耳草虫 25 条，麻油 10 毫升，冰片 1 克。共捣烂，敷患处，每日换 1 次。适用于小腿慢性溃疡流脓。

24. 蜂蜜 200 毫升。煮开，待凉，调涂患处，每日换 1 次。适用于小腿慢性溃疡久不收口。

25. 枯矾、猪甲粉、海螵蛸粉各等份，冰片少许。诸药末和匀，装瓶备用。创面用过氧化氢水清洗，去除脓性物，用麻油或蜂蜜将粉末调成糊状，均匀敷于创面上，外用纱布包扎。1 周后换药，此时可见新鲜肉芽组织，其后每 3 日换药 1 次，再后每日 1 次至痊愈。一般 5～10 次即可。首次敷药局部可见疼痛，不需作其他处理。适用于小腿慢性溃疡。

26. 绿豆 60 克，老陈醋适量。绿豆用文火略炒，研末，用陈醋调成糊状。敷于患处，每日换 1 次。药膏在用时调配，不能久存，以免影响效力。一般敷药 10 周可愈。适用于小腿慢性溃疡。

27. 马勃数枚。马勃去外皮，切成薄片，经高压灭菌。置于疮面上，再用纱布覆盖，胶布固定，每日换药 1 次。适用于小腿慢性溃疡。

28. 陈石灰、白凡士林各 60 克，冰片 10 克。先将陈石灰、冰片研细，过 120 目筛，然后同凡士林搅匀成膏，摊于纱布上盖于患处，橡皮膏固定，每日换药 1 次。适用于小

腿慢性溃疡。

【生活调理】

1. 患足宜抬高，减少走动，使其充分得到休息，并使血流通畅，以加速疮口愈合。

2. 疮口愈合后，宜常用绷带缠缚或穿医用弹力袜保护，以避免外来损伤，引起复发。

3. 忌食辛辣生冷之物。

4. 避免过度负重、久站、远途跋涉、外伤及刺激，治疗静脉曲张或静脉瘤。进食富含维生素、蛋白质的食物，改善机体营养状况。

红斑性肢痛症

红斑性肢痛症是一种少见的肢端血管扩张性疾病。本病最容易侵犯肢体的远侧端，尤其是下肢，其特征为发作性疼痛、皮肤血管充血和皮肤温度增高。其发病机制可能是由于自主神经功能紊乱引起末梢血管功能失调，导致血管过度扩张，局部充血所致。本病病因尚未完全明了，但患者极为痛苦，目前西医对本病尚缺乏有效的治疗方法。

本病属中医学"痹证"、"脚板痛"、"手足痛"等范畴，尤与"血痹"相类似。早在《黄帝内经》中，即有"血痹"的记载。《素问·五脏生成篇》曰："卧出而风吹之，血凝于肤者为痹。"指出了本病病因病机与正虚邪袭，寒凝经脉有关。宋代《圣济总录》记载的"悉皆疼痛或昼静夜发，痛彻骨髓，谓之历节风也"，也颇与本病相近似。明代《普济方》对本病的病名及病因有较深刻的论述。至清代，对本病的症状有了较为详细的记载。如《冯氏锦囊秘录》曰："其人脚十指，如热油者，此由营卫气虚，湿毒之气流注经络，……下攻脚则脚痛，其脚指如焚。"《疡医大全·奇病部》曰："人脚板色红如火，不可落地。"并提出用法火汤治疗。以上论述表明，古代医家对本病已有一定的认识。

【偏方集成】

1. 热水 1 桶。将盐化开，用热盐水泡脚，每晚 1 次，每次 20 分钟，3 日为 1 个疗程。适用于红斑性肢痛症。

2. 生地黄 120 克，黄芩 60 克，苦参 30

《中医偏方全书（珍藏本）》

克。加水煮沸 15 分钟，滤出药液，再加水煎 20 分钟，去渣，两煎药液兑匀，分服，每日 1 剂。适用于红斑性肢痛症。

3. 防己 12 克，苍术、白芷各 10 克，黄柏、牛膝各 6 克。加水煮沸 15 分钟，滤出药液，再加水煎 20 分钟，去渣，两煎药液兑匀，分服，每日 1 剂。适用于红斑性肢痛症。

4. 苍耳子 90 克。炒为末，以水 1 升半煎取 7 合，去渣呷之。适用于红斑性肢痛症疼痛。

5. 黑母鸡肉适量。作羹食。适用于红斑性肢痛症疼痛。

6. 黄柏、牛膝各 6 克，防己 12 克，苍术、白芷各 10 克。水煎，每日 1 剂，分 2 次服。适用于红斑性肢痛症疼痛。

7. 苍术 5000 克。洗净，先以米泔浸 3 宿，用蜜酒浸 1 宿，去皮，用黑豆 1 层，拌苍术 1 层，蒸 2 次，再用蜜酒蒸 1 次，加河水于沙锅内熬浓汁，去渣，隔汤煮，滴水成珠为度。每膏 500 克，和炼蜜 500 克，白汤调服。适用于红斑性肢痛症疼痛。

8. 苍术 500 克。米泔浸，竹刀刮去皮，晒干，250 克以童便浸，250 克以无灰酒浸，

春秋 5 日，夏 3 日，冬 10 日，挖一地坑，以炭火煅红，去炭，将便酒浸术共倾坑内，封固 1 宿，取出为末，每次 3 克，空腹盐汤或酒调下，常服。功效除湿，壮筋骨，明目。适用于红斑性肢痛症疼痛。

9. 金银花并叶适量。和酒糟研烂用净瓦摊放火中，烘热敷患处。适用于红斑性肢痛症疼痛。

10. 樟木屑 3000 克，急流水 5000 毫升。煎极滚泡之，趁热安足于桶上熏之，以草荐围住。适用于红斑性肢痛症疼痛。

【生活调理】

1. 寒冷季节，注意肢端保温，鞋袜保持干燥，长时间乘车、站立、步行时，宜及时更换姿势，定期下车活动，可预防或减少发作，或减轻症状。

2. 预防本病发作应避免生活在干热环境中。患者宜穿多孔凉鞋，夜间睡眠时足部不加覆盖。发作频繁者可搬到气温偏低的地方居住。

3. 以对症治疗为主。发作时可给予局部冷敷或冷水浸泡患肢。以减轻症状，抬高患肢。避免过热或抚摸等不良刺激。

第十六章　皮肤疾病

单纯疱疹

单纯疱疹是一种由单纯疱疹病毒所致的病毒性皮肤病。人是单纯疱疹病毒的唯一自然宿主。病毒经呼吸道、口腔、生殖器黏膜以及破损皮肤进入体内，潜居于人体正常黏膜、血液、唾液及感觉神经节细胞内。原发性感染多为隐性，大多无临床症状或呈亚临床表现，仅有少数可出现临床症状。原发感染发生后，病毒可长期潜伏于体内。正常人群中约有 50% 以上为本病毒的携带者。HSV 在人体内不产生永久免疫力，每当机体抵抗力下降时，如发热、胃肠功能紊乱、月经、妊娠、病灶感染和情绪改变时，体内潜伏的 HSV 被激活而发病。临床多见者为局限性单纯疱疹。局部开始有灼痒紧张感，随即出现红斑，在红斑或正常皮肤上出现簇集性小水疱群，疱液清澈透明，后来变混浊，擦破后出现糜烂、渗液、结痂，也可继发化脓感染，此时附近淋巴结可肿大。病程 1～2 周可自愈。愈后可遗留暂时的色素沉着斑。皮疹好发于皮肤黏膜交界处，如口唇、口周、鼻孔附近及外阴处。亦可见于颜面、口腔及眼等部位。

本病中医学大部分归属"热疮"范畴，多由外感风热邪毒阻于肺胃，熏蒸皮肤；或因阴虚内热而致反复发作。根据其不同的临床表现辨证属于肺胃热盛、湿热下注、阴虚内热等，中医治疗该病有独特的疗效。

【偏方集成】

1. 黄连素片适量。研磨成粉末，按比例 1 毫升香油，6 片黄连素（约 0.1 克）调和成糊状，涂于疱疹处，每日 2 次。随创面大小加减用量。适用于唇疱疹。

2. 青黛、冰片各等份。两药混合，兑成散剂。使用时局部用生理盐水清洁后，将药粉撒在创面上，2 日换药 1 次。一般用药 2～3 次后，疮面基本结痂，继续用药可愈。适用于单纯疱疹肺胃风热证。

3. 石榴皮、地丁、菊花各 30 克。水煎，熏洗患处，每日 3 次。适用于单纯疱疹风热炽盛证。

4. 天花粉、绿豆、大米各 30 克，生薏苡仁 100 克，白糖适量。前 4 味煮成粥，加白糖调味即可。每日 1 剂，分 2 次服。适用于单纯疱疹肺胃风热证。

5. 玉竹、北沙参、石斛、麦冬各 9 克，乌梅 5 个，冰糖适量。水煎，代茶饮，冲淡为止，每日 1 剂。适用于单纯疱疹阴虚内热证。

6. 生地黄、马齿苋各 30 克，车前草 12 克，龙胆 9 克，生甘草 6 克，大米 60 克，白糖适量。前 5 味药水煎取汁，入大米煮成粥，加白糖调味即可。每日 1 剂，分 2 次服。适用于单纯疱疹湿热下注证。

7. 鲜马齿苋 100 克，紫苏子 10 克，绿豆 50 克，白糖适量。前 3 味水煎取汁 500 毫升，加白糖调味即可。每日 1 剂，分 2 次服。适用于单纯疱疹肺胃风热证。

8. 土茯苓、马齿苋各 30 克，六一散（包）20 克，瞿麦 15 克，大黄 10 克，粳米 60 克，饴糖适量。前 5 味药水煎取汁，入粳米煮成粥，加饴糖调味即可。每日 1 剂，分 2 次服。适用于单纯疱疹湿热下注证。

9. 金银花、菊花各 15 克，连翘、泽泻各 10 克，生甘草 6 克，大米 60 克，白糖适量。前 5 味药水煎取汁，入大米煮成粥，加白糖调味即可。每日 1 剂，分 2 次服。适用于单纯疱疹风热湿热证。

10. 太子参 20 克，麦冬 15 克，知母、黄柏各 10 克，山药块 60 克，白糖适量。前 4 味药水煎取汁，加入山药块煮成粥，加白糖调味即可。每日 1 剂，分 2 次服。适用于单纯疱疹气阴不足证。

11. 紫草 12 克，板蓝根、连翘、生薏苡仁各 30 克。水煎服，每周 2 次。适用于单纯疱疹肺胃风热证。

12. 土黄芪 30 克，鸡 1 只（约 500 克）。将鸡杀后，去头、爪子、内脏，与土黄芪一起加水适量共炖 2 小时。吃肉喝汤，每次服适量，半个月为 1 个疗程。适用于单纯疱疹不易外透者。

13. 生黄芪、粳米各 60 克，陈皮末 1 克。先将生黄芪洗干净入锅内，加水煎 30～40 分钟，弃渣取汁，再将粳米淘洗干净，同生黄芪汁入锅内，加适量水、少许红糖煮粥，先以武火煮沸，再改用文火煮，待粥熟时，调入陈皮末，稍煮沸即可食用。1 次温热服食之。适用于单纯疱疹久溃不收口及一切气血不和的病症。

14. 葵菜（煮烂）、大蒜各适量。将上述两味研细拌匀，加少许味精及醋。一次尽食之。适用于伤寒时行热毒发疮，皆带白浆，随没随生者。

15. 鱼腥草、生山楂各 15 克。水煎饮。适用于单纯疱疹肺胃热盛证。

16. 熟羊腱子肉 500 克，豆粉、面粉各 50 克，姜汁、黄酒各 15 克，米醋 10 克，盐少许，栀子末 6 克，植物油 200 克。将腱子肉切成条，豆粉、面粉、姜汁、黄酒、米醋、栀子末、盐共和匀，与肉条拌匀，将植物油倒入炒锅内，烧沸，放入肉条，煎炸至熟，取出放入盘中即可食用。分 2 次空腹食之。适用于肾虚腰腿酸痛无力，阴疮久不收口。

17. 黄豆 50 克，金银花、菊花、芦根、绿茶各 15 克。将前 4 味洗干净，先把黄豆煮烂，然后将金银花、菊花、芦根、绿茶一同放入沙锅内同煮片刻，去渣取汁，趁热时饮用。每日 1 剂，连服 3 日为 1 个疗程。功效清

热解毒，消肿止痛。适用于单纯疱疹咽喉肿痛、疮痈疼痛而局部发热红肿患者。但阴虚发热和身体虚寒者则不宜服用。

18. 多饮绿豆汤或赤小豆汤。适用于因肺胃风热而导致的单纯疱疹。

19. 菜油 30 克，鸡蛋 1 枚，酒适量。将锅烧热，倒入菜油烧热，打入鸡蛋 1 枚，油煎成饼（荷包蛋）。吃蛋、喝酒，微醉出汗，痛即止。疱疹在上身餐后服，在下身餐前服，最凶症每日服之，止痛暗消，有头出脓者，食之止痛收口，1 次服 2 枚蛋更妙。适用于单纯疱疹已出脓或脓未成者均有效。

20. 马齿苋 30 克。煎水待凉，用纱布叠 5～6 层，浸透作湿敷，每次 20 分钟，每日 2～3 次。适用于单纯疱疹肺胃风热证。

21. 雄黄 10 克，2% 普鲁卡因 2 毫升，75% 乙醇 30 毫升。先将雄黄研细，放入普鲁卡因和乙醇的混合液中，搅匀，装入干净瓶中备用，用时取棉签蘸取药液涂患处，皮肤干后再涂，每日数次，不需包扎。适用于热毒炽盛型单纯疱疹者，疱疹未破或已破者均可应用。

22. 桂心、蓝菜各 60 克。将两味洗干净，捣为末，分 3 次服，以生猪肝 250 克，去膜，细切，煮熟，拌末服，入五味同食。每日早晨 1 次。适用于单纯疱疹湿邪下注证。

23. 麦冬、生地黄、板蓝根各 15 克，大米 60 克，白糖适量。前 3 味药水煎取汁，入大米煮成粥，加白糖调味即可。每日 1 剂，分 2 次服。适用于单纯疱疹阴虚内热证。

24. 明矾 10 克，琥珀末 3 克，冰片 4 克，蜈蚣 2 条。先将蜈蚣放于瓦片上焙干，然后与余药共研细末，用鸡蛋清调成稀糊状备用，用时用棉签蘸药糊搽敷患处，随干随搽。适用于单纯疱疹肺胃风热证。

25. 雪梨、甘蔗、藕、薄荷各等份。捣汁，加水适量，用小火熬成膏，贮瓶备用。每日用白开水送服数次，每次取膏 1～2 匙。适用于单纯疱疹阴虚内热证。

26. 黄连 40 克。打成细面，再加医用凡士林 250 克混合调膏外搽，每日 3 次。适用于单纯疱疹风热炽盛证。

27. 蜈蚣、蛇蜕、香油各适量。上药按

1∶1∶8比例配方，先将蜈蚣、蛇蜕炒研极细末，加入香油调匀备用，用时搅拌油膏，使之均匀，以洁净毛刷蘸油膏涂擦病变部位，每日3次。适用于单纯疱疹肺胃风热证。

28. 鱼胶60克，白糖50克。将鱼胶和白糖放入瓷碗中，加水适量，隔水炖半小时即可。每日1次，连服3～7日。适用于阴蚀、阴疮、痔血。

29. 金银花、粳米各30克。先将金银花放锅中，加水适量，煮沸15分钟，滤取药汁300毫升，备用，再将粳米淘洗干净，放入锅内，对入药汁，以文火煮至粥成即可。每日1剂，分早、晚温服，10日为1个疗程。夏令食之尤为适宜。适用于单纯疱疹风热证。

30. 绿豆衣、金银花各适量。泡水代茶饮。适用于单纯疱疹肺胃风热证。

31. 海金沙藤嫩芽、嫩叶各适量。捣烂绞汁，加盐适量（每100毫升汁加盐1.5克）。取汁涂患处，每小时1次。适用于单纯疱疹湿热炽盛证。

32. 绿豆30克，芦根50克。水煎饮。适用于单纯疱疹肺胃风热证。

33. 伸筋草10克，海金沙5克。先将伸筋草用明火烧成灰，加入海金沙、麻油（其他植物油亦可）调成糊状，棉签蘸涂于患处，每日2～4次。适用于单纯疱疹湿热炽盛证。

34. 马齿苋、板蓝根、紫草根、蒲公英、甘草各30克。水煎，早、晚饮。适用于单纯疱疹肺胃风热证。

35. 飞扬草、马兰各30克，小檗6克，甘草3克。共研细末，调茶油涂患处。适用于单纯疱疹肺胃风热证。

36. 苹果1个，鸡蛋1枚，酿酒1杯，枸杞子少许。先将苹果洗干净，去皮去核，切成块备用，然后把鸡蛋磕入碗中，和苹果一起放入果汁机中，加上酒酿一起搅拌均匀。将搅拌好的果汁倒入小奶锅中，加上枸杞子，在灶火上加热煮开，频服即可。适用于单纯疱疹气阴两虚证。

【生活调理】

1. 单纯疱疹经常被应激诱发，使用肌肉深度放松、生物反馈、诱导想象及深思。别忘记运动，活动能激发免疫系统来抵御病毒。

2. 营养及饮食。避免食用坚果、巧克力及种子，而应食用富含赖氨酸的食物如肾脏、豆类，干燥后裂开的豌豆及谷物。如果每年发作3次以上单纯疱疹，每日食用500毫克赖氨酸作为补充。当感觉又会产生疱疹时，将上述剂量加倍。

3. 使用冰块冷敷15分钟以减轻疼痛。

4. 使用维生素E油促进溃疡愈合。

5. 使用香味唇膏。

6. 用凡士林涂抹疱疹。

7. 不要同患有单纯疱疹的患者接吻或共用器皿、毛巾及剃须刀。

8. 触摸单纯疱疹后应洗手。

9. 触摸单纯疱疹后不应揉眼睛，如果产生角膜疱疹后，未经治疗可致失明。

10. 触摸单纯疱疹后勿触摸生殖器，否则可能产生生殖器疱疹。

11. 定期及时更换牙刷。

12. 避免含有精氨酸食物。

13. 食用富含赖氨酸食物或直接补充赖氨酸。

带状疱疹

带状疱疹是由水痘带状疱疹病毒引起的急性感染性皮肤病，对此病毒无免疫力的儿童被感染后，发生水痘。部分患者被感染后成为带病毒者而不发生症状。由于病毒具有亲神经性，感染后可长期潜伏于脊髓神经后根神经节的神经元内，当抵抗力低下或劳累、感染、感冒发热、生气上火等，病毒可再次生长繁殖，并沿神经纤维移至皮肤，使受侵犯的神经和皮肤产生激烈的炎症。皮疹一般有单侧性和按神经节段分布的特点，由集簇性的疱疹组成，并伴有疼痛；年龄愈大，神经痛愈重。其主要临床表现为皮疹初起为皮肤发红，随之出现簇集成群的绿豆大小的水疱，沿一侧周围神经作群集带状分布，皮疹特点为在潮红斑的基础上出现群集的丘疹、水疱，粟粒至绿豆大小，疱液清亮，严重时可呈血性，或坏死溃疡。皮疹单侧分布呈带状为该病的特点。自觉疼痛，剧烈难忍。疼痛可发生在皮疹出现前，表现为感觉过敏，轻触诱发疼痛。疼痛常持续至皮疹完全消退后，遗留暂时性的红斑或色素沉着，有时可持续数月之久。

本病中医学称"缠腰火龙"、"缠腰火丹"。民间俗称"蛇丹"、"蜘蛛疮"。多由于情志内伤，肝气郁结，久而化火，肝经蕴热，外溢皮肤而发；或脾失健运，湿邪内生，或感染邪毒，蕴结肌肤而成；老年体弱者多因血虚肝旺，气血凝滞，而致疼痛剧烈，病程迁延。

【偏方集成】

1. 鲜活地龙 5 条，白糖 20 克。共捣如泥，涂于患处，每日 2～3 次。适用于带状疱疹。

2. 雄黄、生半夏各 10 克，醋适量。前 2 味共研极细末，醋调匀，涂于患处，每日 3～5 次。适用于带状疱疹湿热证。

3. 柴胡 15 克，当归、陈皮各 9 克，鸡蛋 1 枚。以上 4 味加水适量，一同煮至蛋熟。吃蛋饮汤，每日 1 剂，连用 7 日。适用于带状疱疹肝气郁结证。

4. 贯众、赤芍、韭菜各 10 克。加水煎沸 15 分钟，滤出药液，再加水煎 20 分钟，去渣，两煎药液对匀，分服，每日 1～2 剂。适用于带状疱疹。

5. 五倍子、大黄、黄柏、芒硝各 10 克，凡士林适量。前 4 味共研为细末，凡士林调膏，敷于患处，每日 1～2 次。适用于带状疱疹湿热证。

6. 枸杞叶 30 克，粳米 50 克。先把枸杞叶摘洗干净，再与粳米一起加水熬粥。随量作早、晚餐食用。适用于带状疱疹脾失健运证。

7. 大青叶、柴胡各 15 克，粳米 30 克。先把大青叶、柴胡加水 1500 毫升，煎至约 1000 毫升，去渣取汁，入粳米煮粥，待粥将成时，入白糖调味。早、晚分食，每日 1 剂，可连服数日。适用于带状疱疹热毒炽盛证。

8. 大黄、黄连、黄柏各 30 克，乳香、没药各 15 克，麻油适量。前 5 味药共研细末，麻油调匀，涂于患处，每日 1～2 次。适用于带状疱疹脾虚湿热证。

9. 紫金锭、季德胜蛇药片各 1 支，醋适量。前 2 味共研极细末，醋调匀，涂于患处，每日 1～2 次。适用于带状疱疹热毒炽盛证。

10. 山慈菇 12 克，南星、重楼各 10 克，酒适量。前 3 味共研极细末，酒调匀，涂于患处，每日 1～2 次。适用于带状疱疹湿热痰瘀证。

11. 旱烟管内的烟油适量。外涂于患处，每日 1～2 次。适用于带状疱疹肝经郁热证。

12. 鲜蒲公英 3 棵，黄鳝血适量。蒲公英捣烂取汁，加黄鳝血调搽于患处，每日 1～2 次。适用于带状疱疹湿邪内生证。

13. 鲜青蒿 250 克（干品减量）。煎汤，外洗患处，每日 3 次。适用于带状疱疹阴虚内热证。

14. 雄黄 9 克，蜈蚣（瓦焙）3 条。分别研为细末，混合均匀，香油调涂患处，每日 3 次。适用于带状疱疹气滞血瘀证。

15. 蜈蚣、蛇蜕、香油各适量。上药按 1∶1∶8 比例配方，先将蜈蚣、蛇蜕炒研极末，加入香油调匀备用，用时搅拌油膏，使之均匀，以洁净毛刷蘸油膏涂搽带状疱疹病变部位，每日 3 次。适用于带状疱疹热毒炽盛证。

16. 蜂房 1 个。剪碎后放入玻璃瓶内，再倒入白酒或 50% 乙醇适量，以淹没蜂房为度，然后加盖浸泡 7 日后即可备用。用时以毛笔或棉签蘸药酒涂于患处，一般每日 5～8 次，至疱疹痊愈为止。适用于带状疱疹脾虚湿盛证。

17. 用纯棉纱布将刚煮熟的热米饭包扎成一团，趁热滚搽患处，每次滚搽可轮换 2～3 个饭团。每日数次，坚持 3～5 日疱疹结痂、疼痛消失为止。适用于带状疱疹疼痛较甚者。

18. 雄黄、明矾各 10 克，琥珀末 3 克。共研成细粉，用凉开水调如稀糊浆，以新羊毛刷蘸之搽患处，随干随搽。适用于带状疱疹肝胆湿热证。

19. 鲜马齿苋 1 把。捣汁，抹于患处，每日 3～4 次。适用于带状疱疹热毒炽盛证。

20. 鲜龙胆适量。捣烂，敷于局部，每日换药 1～2 次。适用于带状疱疹阴虚内热证。

21. 六神丸适量。每次服 10 粒，每日 3

次。另取 30～60 粒研细末，用适量食醋调成糊状，用棉签蘸药糊涂于患处，每日 1～2 次。适用于带状疱疹肝胆湿热证。

22. 雄黄、植物油（或酒，或茶水）各适量，用植物油（或酒，或茶水）将雄黄调匀，外敷，每日 1～2 次。适用于带状疱疹血虚肝旺证。

23. 风化石灰 9 克，麻油 15 克，米酒适量。将前 2 味搅成糊状，再入米酒适量，调成薄糊，外涂患处，每日 1～3 次。适用于带状疱疹脾湿内蕴证。

24. 王不留行 250 克。小火炒黄，直至少数开花。研碎过筛，取极细末。如患处未破，可用香油调成糊状涂抹；如已溃破，可将药末直接撒于患处。每日 3 次。适用于带状疱疹肝胆湿热证。

25. 生石灰、冰片各 15 克。研细末，以食醋拌为糊状，平摊于大块纱布上，敷于患处，胶布固定，每日 1 次。适用于带状疱疹肝经蕴热证。

26. 鲜韭菜根 30 克，鲜地龙 20 克。捣烂后加入少量香油调匀，外涂于患处，用消毒纱布包扎，每日 1～2 次。适用于带状疱疹肝气郁结证。

27. 鲜过江藤、雄黄各适量。共捣烂，外敷患处，每日 1～2 次。适用于带状疱疹湿毒蕴结证。

28. 仙人掌适量。去掉毛刺，捣烂成泥，加糯米粉调成糊状，均匀涂于患处，用麻纸盖住，绷带包扎。每日 1 次，2～3 次即愈。适用于带状疱疹血虚肝旺证。

29. 鲜丝瓜叶适量。捣烂取汁，搽于患处，每日 1～3 次。适用于带状疱疹肝经郁热证。

30. 韭菜（连根）1 把。洗净煮热，搽于患处，每日 1～2 次。适用于带状疱疹血虚肝旺证。

31. 鲜半枝莲 1 大把。捣烂如泥，涂于患处，每日 1～2 次。适用于带状疱疹气血凝滞证。

32. 生半夏 9 克，石膏 30 克。共研细末，撒于患处，每日 1～2 次。适用于带状疱疹肝胆湿热证。

33. 满天星、茶油各适量，冰片 1.5 克，雄黄 3 克。共浸泡茶油中，取液搽于患处，每日 2～3 次。适用于带状疱疹肝胆湿热证。

34. 仙人掌、糯米粉各适量。将仙人掌刮去外面的刺，捣烂和糯米粉混合，外敷，每日 1～2 次。适用于带状疱疹气滞血瘀证。

35. 鲜杠板归叶、海金沙全草、石松全草、植物油各适量。将前 3 味烧灰，调植物油，涂于患处，每日 1～2 次。适用于带状疱疹肝胆湿热证。

36. 鸦蛋子油 20 毫升。每日 2～3 次，连续服 7 日，用菜油或鲜菜汁调云南白药成糊状敷于患处，可以止痛消肿，一周左右皮损结痂愈合。适用于带状疱疹肿痛较甚者。

37. 鲜金钱草（最好连根）30 克。碾碎成泥状（碾药不能用铁器），可另加冰片 3 克，六神丸、仙人掌各适量。加入少许茶油拌匀，敷于患处，外加干净纱布覆盖固定，每日换药 1 次。重者金钱草 30 克，水煎服，每日 1～2 次。适用于带状疱疹肝胆湿热证。

38. 用 0.5％碘酊消毒水疱壁，再用无菌注射器抽取疱疹液，将双黄连粉针剂 3 克溶于生理盐水 20 毫升中混匀，用无菌棉签均匀地涂于水疱部位，再用无菌纱布覆盖其上，保持局部清洁干燥，防止摩擦、搔抓，每日敷 2 次，一般 5～7 日可愈。适用于带状疱疹湿热蕴结证。

39. 紫金锭 10～20 片。研碎，加温开水 5～10 毫升，混匀后涂于患处，待疱疹结痂后停用；同时内服紫金锭，每次 0.9 克，每日 2 次，服至痛止。涂药 2～4 次后水疱干涸，糜烂处涂药 24 小时后结痂。一般用药 2～6 日可止痛。适用于带状疱疹脾虚湿盛证。

40. 用板蓝根注射液 1 支（2 毫升），病毒灵片（研细末）0.3～0.5 克。搅匀成稀糊状，用时将此糊涂患处，每日 3 次；患处面积大，痛剧者，每日涂 5～7 次，以保持患处湿润。适用于带状疱疹肝胆湿热证。

41. 牛黄、麝香、没药、乳香等中药制成。每次服 2 克，每日 2 次。一般用药 2～3 日后，患处疱疹红斑变浅，肤色接近正常，水疱干涸、结痂、疼痛消失。适用于带状疱疹，症见红、肿、热、痛者。

42. 京万红烫伤膏。取该药适量涂于患处，每日1次；同时口服西咪替丁200毫克，每日3次。用药后24小时内疼痛消失，2~3日皮疹干涸，3~4日结痂脱落。适用于带状疱疹疼痛较甚者。

43. 蜈蚣3条。将蜈蚣置瓦上焙干，研末，加鸡蛋清适量调匀后，涂在皮损处，每日5~6次。如有寒热等全身症状，则配合龙胆泻肝汤或银翘散等煎剂内服。适用于带状疱疹气滞血瘀证。

44. 升麻适量。上药浓煎汁，用纱布蘸药汁湿敷患部，保持局部湿润。治疗期间禁食生姜、大蒜、辣椒、鱼、蛋等辛辣及发物。适用于带状疱疹脾虚湿盛证。

45. 夏枯草15克，生甘草2克，板蓝根、冰糖各20克。先将夏枯草、板蓝根、生甘草分别挑杂、洗净。板蓝根、生甘草切成片，与切碎的夏枯草同放进沙锅，加水浸泡片刻，煎煮30分钟，用洁净纱布过滤。取汁放入壶中，趁热调入研细的冰糖粉，溶化后拌匀即成。分早、晚2次服。适用于带状疱疹肝火旺证。

46. 甲鱼1只（约500克），黑豆30克，料酒、生姜、盐等各适量。将甲鱼洗净，去除内脏，与黑豆、料酒、姜片一起入锅，置火上煲熟烂，再根据自己的口味调味即可。饮汤，吃甲鱼肉、黑豆。适用于带状疱疹血虚风燥证。

47. 金银花10克，紫草5克。先将金银花择净，再将紫草洗净，切片，晒干或烘干，与晒干的金银花一同放入有盖杯中，用烧沸的水冲泡。饮汤。适用于带状疱疹湿热蕴结证。

48. 疱肤灵30毫升。每日2~3次，连续涂7日，用醋调疱肤灵成糊状敷于患处，可以止痛消肿，一周左右皮损结痂愈合。适用于带状疱疹肿痛较甚者。

49. 龙衣、龙须衣、凤凰衣（研成细粉）各适量。将龙衣、龙须草烧成灰，用凤凰衣粉混合均匀，取药粉适量，香油调成膏状，涂患处。每日2~3次，治疗3~5日。适用于带状疱疹气滞血瘀证。

50. 伸筋草10克，海金沙5克。先将伸筋草用明火烧成灰，加入海金沙、麻油（其他植物油亦可）调成糊状，棉签蘸涂于患处，每日2~4次。适用于带状疱疹湿热证。

51. 明矾10克，琥珀末3克，冰片4克，蜈蚣2条。先将蜈蚣放下瓦片上焙干，然后与装药共研细末，用鸡蛋清调成稀糊状备用，用时用棉签蘸药糊搽患处，随干随搽。适用于带状疱疹气滞血瘀证。

52. 鱼石脂软膏200克，大黄20克，黄柏15克。将大黄、黄柏研成细末，用蒸馏水调成糊状，再加入鱼石脂软膏搅拌均匀，制成鱼二黄软膏，常规消毒皮损部位，按皮损面积大小，将药膏平摊于纱布上约0.3厘米厚，贴敷带状疱疹患处，用胶布或绷带固定，隔日换药1次。适用于带状疱疹肝胆湿热证。

53. 瓜蒌100克，红花10克。水煎2次，共取汁300~500毫升，每日1剂，分2~3次服。适用于带状疱疹气滞血瘀证。

54. 大叶金钱草适量。将大叶金钱草放瓦片上煅灰研末，麻油调搽局部，每日2~4次，冬天外用敷料包扎。适用于带状疱疹湿热蕴结证。

【生活调理】

1. 增强体质，提高抗病能力。老年人应坚持适当的户外活动或参加体育运动，以增强体质，提高机体抵御疾病的能力。

2. 预防感染。感染是诱发本病的原因之一。老年患者应预防各种疾病的感染，尤其是在春秋季节，寒暖交替，要适时增减衣服，避免受寒引起上呼吸道感染。此外，口腔、鼻腔的炎症应积极给予治疗。

3. 防止外伤。外伤易降低机体的抗病能力，容易导致本病的发生。因此老年患者应注意避免发生外伤。

4. 避免接触毒性物质。尽量避免接触化学物品及毒性药物，以防伤害皮肤，影响身体健康，降低机体抵抗力。

5. 增进营养。老年人应注意饮食的营养，多食豆制品、鱼、蛋、瘦肉等富含蛋白质的食物及新鲜的瓜果蔬菜，使体格健壮，预防发生与本病有直接或间接关系的各种疾病。

疣

寻常疣

疣是由人类乳头瘤病毒所引起的表皮良性赘生物,临床上常见的有寻常疣、跖疣、扁平疣及尖锐湿疣等。寻常疣初起为米粒大小,微黄色角化性丘疹,中央可见一针头小红点,逐渐增至绿豆大小,圆形或多角形乳头状隆起,境界明显,质硬,表面粗糙呈刺状,灰白或污褐色。初发常为1个,长期不变或不断增多,邻近者互相融合,有时可自身接种。

本病中医学称"千日疮",是生于肌肤之良性赘疣。出《外科启玄》卷七。又名疣、疣疮,俗称瘊子,或名尤。系因风邪搏于肌肤而生者,或因肝虚血燥,筋气不荣所致。其好发部位以手背、指背、头面以及颈项、背部为多见。初起小如粟粒,渐至大若黄豆,突出皮表,色灰白或污黄,表面呈现蓬松枯槁,状如花蕊。所发之数多少不一,少者独一,多则甚至数十者,或散在,或群聚,并无一定规律。一般无自觉症状,若受挤压则局部有疼痛感,或碰撞、摩擦时易于出血,治疗多用外治。

【偏方集成】

1. 枸杞子10粒。浸泡白酒中,月余后,用枸杞子蘸酒涂在疣体上,每日坚持数次。适用于寻常疣肝血不足证。

2. 螳螂1只。用手捏住螳螂颈部,使它的嘴对准瘊子,它马上大口大口地吃起来,很快疣体就会被它吃掉,这时用清水对伤口进行冲洗,并用纱布擦掉血迹,几分钟后不再流血,2～3日伤口就会愈合。适用于寻常疣气血凝滞证。

3. 鸦胆子适量。泡鸦胆子2日,去鸦胆子壳碾碎,准备创可贴把要去的子弄破点皮,把碎的鸦胆子敷上,贴上创可贴,1日换1次3日肯定掉,过程有点痒但不留瘢痕。适用于寻常疣外感风热证。

4. 香蕉皮适量。用香蕉皮敷在疣的表面,使其软化,并一点点地脱落,直至痊愈。

适用于寻常疣肝血不足证。

5. 鲜芝麻花适量。在患处轻轻摩擦,试用20次,患处会开始干裂,并逐步自行脱落,不留任何痕迹。适用于寻常疣外感风热证。

6. 生香附20粒。洗净碾碎,加鸡蛋或鸭蛋1个煎炒,隔日或2～4日吃一次。共吃10次。孕妇忌用。适用于寻常疣外感风热证。

7. 地肤子150克。水1000毫升,煎至300毫升,去渣,加入白矾50克溶化冷却装瓶,以棉签蘸液稍用力涂擦患处,使局部红润,每日3～6次。适用于寻常疣瘙痒难忍者。

8. 鸡蛋适量。鸡蛋洗干净后用针在蛋壳上轻轻地扎几个小针眼,把它放在同样大小的酒杯内,用醋浸泡24小时。把鸡蛋与醋一起煮熟吃下。连吃3日。适用于寻常疣肝血不足证。

9. 草茉莉花籽适量。碾成粉末,拌上猪油,糊在瘊子上,数日后可使疣体连根去除。适用于寻常疣肝血不足证。

10. 新鲜的蒲公英,整朵黄花折下,花茎就会流出乳白色的汁液,把汁液在疣体表面上反复涂抹,每日涂1～2次,10日左右就会消失。适用于寻常疣湿热蕴结证。

11. 鲜油桐果1个。用小刀轻划一痕,有浆液流出,用消毒棉签蘸此浆液涂于疣面上,每日3～5次,5～7日后自落。适用于寻常疣气血凝滞证。

12. 饱和盐水适量。浸泡患处,每次30分钟以上,每日2次,连用10日,疣自掉。适用于寻常疣外感风热证。

13. 生石灰1块(出矿不见水未风化者,3～6克)。研细末,用右手大拇指与示指捻末撮,压于疣顶上,不离手用示指按住研之,至粉化,再捻粉按上再研,如此数次,痕渐缩小。即使较大的疣,亦缩到极小,1～2日内,即自行脱落,如过大者,可用丝线束其根部,减少流血,而后施术,亦可按法治愈。适用于寻常疣肝血不足证。

14. 刀豆壳适量。先将患者生瘊子处进行普通消毒,然后用刀豆壳,每日随意搽患处2～3次,搽不到10次,即全部落光,且

《中医偏方全书（珍藏本）》

无瘢痕，又不复发。适用于寻常疣外感风热证。

15. 无花果实适量。将无花果的白汁滴在疣上；几日后疣会自行结痂脱落，再继续滴用，直至疣完全脱去。滴无花果汁时不用将疣刮破。适用于寻常疣肝血不足证。

16. 星星草籽若干。洗净患处，用消过毒的针把疣顶端挑个小坑，即敷入星星草籽，然后贴上橡皮膏。此后即使发痒发胀也不要管它，1 周后揭开，疣即随橡皮膏脱落，永不再发。适用于寻常疣肝血不足证。

【生活调理】

1. 锻炼身体，提高自身免疫力。
2. 液氮冷冻治疗。
3. 激光治疗。

扁 平 疣

扁平疣是一种病毒性皮肤病，因其主要侵犯青少年，故又称青年扁平疣。它的病原体和寻常疣一样，是由乳头状瘤病毒 HPV3 和 HPV5 感染引起的皮肤赘生物。表现为分散分布、质地柔软、顶部光滑、粟粒至绿豆大、淡褐色高出皮肤表面的扁平状丘疹。好发于面部、手背部等暴露部位，是美容的天敌，扁平疣有碍观瞻，令人尴尬的色素沉着，严重摧毁爱美人士的自信心；另外，扁平疣还极其容易传染亲朋好友，给身边亲人的身心健康带来巨大的威胁，有一定传染性，发病时间越长，扁平疣越容易形成严重的色素沉着，且容易诱发其他严重后果。

【偏方集成】

1. 新鲜四季豆数根。洗净患处后取其汁涂搽，每日 3 次，连用 1 周，大多数患者于第 2 周疣体即自然脱落，患处全无痕迹。适用于扁平疣外感风热证。

2. 鲜马齿苋 300 克（干品 100 克）。水煎服，每日 1 剂，早、晚温服，连服 6 剂为 1 个疗程。药渣外敷患处，每日 4～6 次，每次 10～15 分钟。适用于扁平疣风热毒聚证。

3. 苍耳子 10 克。将其加入 50 毫升 75%的乙醇（可用白酒代替）中浸泡 7 日，去渣取液备用；柴胡注射液 20 毫升。每日用棉球蘸取两药液交替外搽患处，各搽 3～4 次。适用于扁平疣湿热蕴结证。

4. 食醋 200 毫升。加热浓缩至 100 毫升，外用于皮损，每日 2 次，30 日为 1 个疗程。适用于扁平疣外感风热证。

5. 青壳鸭蛋 7 枚。浸泡米醋中 5～7 日后，每日煮食（生食更好）1 枚。4～5 日患部皮肤潮红，连续食用至痊愈。适用于扁平疣肝血不足证。

6. 绿豆、薏苡仁各等份。先将绿豆水煮，沸后煮片刻，将薏苡仁倒入同煮为粥。每晚睡前食用。适用于扁平疣湿热蕴结证。

7. 薏苡仁 50 克，白糖 15 克。薏苡仁煮粥，加白糖食之。每日 1～2 次，可长期食用。适用于扁平疣湿热蕴结证。

8. 炒牛蒡子 200 克。去皮研细末，装瓶备用。每次 3～5 克，每日 3 次，温开水冲服。适用于扁平疣外感风热证。

9. 木贼、薏苡仁、板蓝根、连翘各 30 克，香附 15 克。水煎，每日 1 剂，分 2 次服。余药渣再煎外洗，用纱布浸药液搽患处，每日 3 次。适用于扁平疣湿热蕴结证。

10. 麦糠适量。容器内放水约 500 毫升，将麦糠放入水中，待其浸透后捞出，如此重复多淘几次，将麦糠水装入瓶内，待其发酵。适用于扁平疣肝血不足证。

11. 5%过氧乙酸适量。用棉签蘸取药液，轻搽患处，每日 3～4 次，每次搽至患处发红、有烧灼感为度。适用于扁平疣热毒炽盛证。

12. 野菊花、金银花、苦参、蛇床子各 10 克，明矾 5 克。煎水外洗，每日 2～3 次，每次 20～30 分钟。适用于扁平疣瘙痒较甚者。

13. 柴胡注射液适量。用脱脂棉蘸柴胡注射液敷患处，每日 2～3 次，每次 20～30 分钟，每日用药 1 支，连用 7～9 日。适用于扁平疣湿热蕴结证。

14. 鸡内金 20 克。上药生用，加水 200 毫升，浸泡 2～3 日，外搽患处，每日 5～6 次。适用于扁平疣肝血不足证。

15. 黄豆适量。捣烂后搽有疣的地方，晚临睡前涂，次晨取掉。2～3 次可见效。适用于扁平疣外感风热证。

16. 鸦胆子 40 克，莲壳适量。共研碎，加水煮沸，取液 40 毫升。用时摇匀，以棉签蘸液点涂患处，每日 2 次。适用于扁平疣。

17. 鲜带荚黄豆 30 克，薏苡仁 12 克，豆蔻、藿香各 10 克，通草 9 克。水煎服，每日 1 剂。适用于扁平疣湿热蕴结证。

18. 杏仁适量。烧黑，研如膏涂之，令瘥之。适用于扁平疣外感风热证。

19. 鲜艾叶适量。将鲜艾叶揉至出汁，在疣表面摩擦至皮肤微热或微红，每日 2 次。适用于扁平疣肝血不足证。

20. 红花 6 克。沸水冲泡，代茶饮，每日 1 剂，连服 10 日为 1 个疗程。适用于扁平疣气血凝滞证。

21. 云故纸 15 克。破碎成块后放入 75% 乙醇 100 毫升中浸泡，密封 1 周后外用。每日早、中、晚用棉签蘸药液搽患处，7 日为 1 个疗程。适用于扁平疣肝血不足证。

22. 鲜苦瓜适量。将苦瓜剖开去籽，放入酸菜水或泡菜坛内浸泡 1 周，取出切碎，在花生油锅中爆炒片刻。盛盘中佐餐，每日 2～3 次。适用于扁平疣热毒炽盛证。

23. 刀豆壳适量。先将患者生疣处进行普通消毒，然后用豆壳，每日随意搽患处 2～3 次，搽不到 10 次，疣即全部落光，且无斑痕，又不复发。适用于扁平疣外感风热证。

24. 生石灰 1 块（出矿不见水未风化者，3～6 克）。研细末，用右手大拇指与示指捻末撮，压于疣顶上，不离手用示指按住研之，至粉化，再捻粉按上再研，如此数次，痕渐缩小。即使较大的疣，亦缩到极小，1～2 日内，即自行脱落，如过大者，可用丝线束其根部，减少流血，而后施术，亦可按法治愈。适用于扁平疣气血不足证。

25. 香附、紫草、木贼各 30 克，红花 20 克。将上药煎水后，先将药渣在皮损区搓擦，以扁平疣表皮稍破为度。再将药汁外洗皮损部位，每日 1 剂。适用于扁平疣气血凝滞证。

26. 薏苡仁 50 克，莲子、山药各 25 克，百合、大枣各 10 枚。每日煎食 1 次，连食 1 个月。适用于扁平疣肝血不足证。

27. 地肤子 50 克，明矾 15 克。水煎。

洗搽患处。适用于扁平疣疼痛瘙痒难以忍受者。

28. 鲜油桐果 1 个。用小刀轻划一痕，有浆液流出，用消毒棉签蘸此浆液涂于疣面上，每日 3～5 次，5～7 日后，自落。适用于扁平疣气血凝滞证。

29. 土茯苓、枸杞子各 30 克，柿叶 10 克。水煎服。每日 1 剂，10～15 剂为 1 个疗程。适用于扁平疣肝血不足证。

30. 紫草、苍耳子、天花粉、乌蛇各 15 克。水煎服，每日 1 剂，10～15 剂为 1 个疗程。适用于扁平疣肝血不足证。

31. 麻黄、杏仁各 9 克，薏苡仁 24 克，甘草 6 克。水煎服，每日 1 剂，10～15 剂为 1 个疗程。适用于扁平疣湿热蕴结证。

32. 白醋 1000 毫升，鲜鸭蛋 10 枚。白醋盛于玻璃杯内，放入鲜鸭蛋浸泡 2 周，待蛋壳软化膨胀后取出。取 3 枚挑破软化膜，取出蛋黄，将蛋清盛于清洁的容器内，用无菌棉棒蘸蛋清外涂疣体，每日 2～3 次。剩下 7 枚煮熟服，每日 1 枚。2 周为 1 个疗程，约 4 个疗程。适用于扁平疣肝血不足证。

33. 鸦胆子仁适量。涂搽疣面，痂脱即愈。适用于扁平疣外感风热证。

34. 薏苡仁 30 克。每日煮粥吃。适用于扁平疣湿热蕴结证。

35. 鲜蒲公英叶适量。洗净晒干，揉成团状，在疣外反复拭擦，每次 5 分钟，用力以引起微痛为度，勿擦破皮肤，每日 1 次，4～5 次即可。适用于扁平疣湿热蕴结证。

【生活调理】

1. 保持愉快的心情，加强身体锻炼。

2. 忌烟酒、辛辣刺激性饮食。

3. 多吃蔬菜、水果，补充多种维生素，特别是维生素 B_6 等。

4. 扁平疣要及时治疗，采用联合治疗及免疫调节治疗对防止复发尤为重要。

5. 谨慎对待创伤性治疗及自身疣体种植治疗。

6. 不要使用激素类药物，以免造成泛发。

7. 不宜搔抓或抠剥疣体，也不宜过度搓洗以免造成自身接种。

8. 注意个人卫生，忌与他人共用清洁用具。

脓疱疮

脓疱疮是一种常见的急性化脓性皮肤病。具有接触传染和自体接种感染的特性，易在儿童中流行。病原菌主要为凝固酶阳性的金黄色葡萄球菌或乙型溶血性链球菌单独或混合感染。夏、秋季节气温高、湿度大，皮肤浸渍等，都易使病菌侵入皮肤繁殖，为促发本病创造条件，所以流行于夏秋季节，多见于儿童及幼儿，易传染，病前常先有痱子、湿疹类瘙痒性皮肤病；好发于颜面、四肢等暴露部位；皮损初为丘疹或水疱，迅速变为有炎性红晕的脓疱，散在分布；可伴有淋巴管炎，严重者可引起败血症或急性肾小球肾炎。

本病属中医学"黄水疮"范畴，多因暑夏炎热，湿热邪毒袭于肌表，气机失畅，熏蒸皮肤而成，或者小儿机体娇嫩，汗出腠疏，暑湿侵袭，更易发病。若反复发作，以致脾虚失运，病程迁延或损及脏腑，发生传变。治疗上多以清热利湿，清热解毒等。

【偏方集成】

1. 玉容膏、芙蓉叶各适量。研粉，凡士林加热熔化，1∶4调匀，外敷，每日2～3次。适用于脓疱疮。

2. 黄连（研末）3克，凡士林15克。混匀，外敷。适用于脓疱疮。

3. 硫黄（研末）15克，韭菜根汁半碗。先将韭菜根捣汁，去渣澄清，盛于碗内，将硫黄拌入开水内，炖干析出。将碗覆转，烧艾叶熏半炷香久，研末，磨油调搽。适用于脓疱疮。

4. 用瓷碟装面粉，菜油调腻，多卷纸捻，点着合熏，时时搅匀，等色遍黄，去靥，立愈。适用于脓疱疮。

5. 马料豆、赤小豆各10克。水煎，代茶饮。适用于脓疱疮。

6. 金银花适量。水煎，饮前分次加适量蜂蜜，搅匀。适用于脓疱疮。

7. 猪胆1个，枯矾粉30克。枯矾粉装入猪胆内晒干，研粉与蛋黄油调糊外涂，每日2～3次。适用于脓疱疮。

8. 生石灰160克，硫黄250克。共粉碎过筛，加水1250毫升，文火煎2小时，如水不足时可加水，最后煎至1000毫升，静置，取上清液，贮瓶，紧盖，蜡封备用。以棉签蘸药液涂患处，每日3～5次。适用于脓疱疮。

9. 葡萄藤嫩枝（带叶）2000克，枯矾末50克，冰片末10克。葡萄藤嫩枝切碎，水煎，将药汁浓缩为糊，待略温时加入枯矾末、冰片末，搅匀。淡盐水清洗后外敷，每日2次。适用于脓疱疮。

10. 铅丹、铅粉、松香、枯矾各等份。共为细面，撒敷患处，干则用香油调敷。治疗期间忌食辛辣、发物。适用于脓疱疮热毒炽盛证。

11. 莲房适量。烤焦，研为细末，过筛，贮瓶备用。先将浓茶将疮面洗净，取末均匀撒在疮面上，渗湿又撒，直至疮面干燥后，用食油将痂洗净，取药末用食油调糊状，外敷疮面，每日2～3次。适用于脓疱疮。

12. 星星草1把。将花序炒黑存性，研为细粉，用香油调成糊状，搽患处，每日1次，连搽3～5次，皮肤即发干，以后逐渐恢复正常。适用于脓疱疮。

13. 大黄90克，黄柏30克，黄连9克，煅石膏60克，炉底灰少许。共研细末，川连水调敷。适用于脓疱疮湿热蕴结证。

14. 雄黄、雌黄、川乌、松香各（俱为末）9克，乱发（烧灰存性）1团。取猪油（熬）180克，次入川乌、松香、乱发3味，煎至发消尽，以绵滤去渣，入二黄搅匀，瓷器盛之。涂疮上。适用于脓疱疮湿毒蕴结证。

15. 密陀僧适量。研细末，和入香油，调成糊状，涂于患部，每日2次，4～5日即可结痂而愈，如患部奇痒，可加铜绿少许，临用时配入研和。又如病灶部发炎红肿者，可加少许冰片，临用时加入研和。适用于脓疱疮。

16. 羌活3克，苍术、防风各2.5克，五倍子（焙）9克，黄柏（炙）15克。先炒前4味至赤色，后加黄柏再炒枯，研为细末，敷疮上。若湿者干掺，干者用烛油调敷。适用于脓疱疮。

17. 松香、枯矾各 15 克，铅丹 3 克。研细末，香油调搽。适用于脓疱疮湿毒炽盛证。

18. 山药蛋适量。擦丝捣烂，敷患处，纱布包扎，每日换 1 次，5～6 日可愈。若无效，可用甘草粉、香油调敷，屡用屡验。适用于脓疱疮肾气亏虚证。

19. 铅粉（水调摊碗内，艾熏 5～7 次，以粉黄色为度）、轻粉各 30 克。上药为末，用麻油炸槐枝稍枯，去渣取油，调敷患处。适用于脓疱疮湿毒炽盛证。

20. 龙胆、蜂房各 6 克，苦参 10 克，枯矾 3 克，黄豆（炒黑）8 粒。上方药共研极细粉末，调匀瓶装备用。先将疮面用淡盐水洗净，继以香油调药末成糊状，敷于患处，每日换药 2 次。适用于脓疱疮阴虚内热证。

21. 嫩柳树叶尖适量。洗净煮水，稍晾不烫，用纱布蘸了搽涂患处，第 2 日见好，2～3 日后痊愈。适用于脓疱疮。

22. 松香、枯矾、槐树皮各适量。共为末，纸卷为筒，藏药于内，蘸药燃火，有油滴下收之，入轻粉少许搽患处。适用于脓疱疮。

23. 青黛、黄连各 6 克，滑石粉、煅石膏各 12 克，麻油适量。将 4 味药共研细末，用麻油调成糊状，以疮面大小定量。用冷开水将患处洗净去痂，将药涂于患处，绵纸外贴。适用于脓疱疮湿热炽盛证。

24. 苦瓜 300 克，猪瘦肉 100 克，上等鱼露、味精各适量。同煮汤，熟时食用，每日 2 次。适用于脓疱疮湿热蕴结证。

25. 头发灰、枯矾、冰片各适量。三药分研极细末，混合装瓶备用。将疮面用温盐水或温开水洗净，再用适量香油将药调成糊状，涂于疮面上，不用包扎，每日 2～3 次。适用于小儿脓疱疮。

26. 丝瓜 1 条，白菜 100 克，猪瘦肉 50 克。同煲煮汤，熟时调味食用，每日 1～2 次。适用于脓疱疮湿热蕴结证。

27. 白芷、文蛤（煅）、雄黄、枯矾、冰片、轻粉各适量。上药除冰片外，先研为极细粉末，后入冰片，稍研即可。每日 1 次，

用麻油调敷患处，至愈为度。适用于脓疱疮热毒炽盛证。

28. 绿豆、粳米各 50 克，薏苡仁、冰糖各 25 克。煮粥食，每日 1～2 次。适用于脓疱疮湿热蕴结证。

29. 黄柏 20 克，大枣 7 枚。将大枣烧成枣炭，与黄柏共研成细面，加香油煎水洗患处，每晚 1 次，每次 30 分钟，3 次即愈。适用于脓疱疮热毒炽盛证。

30. 陈石灰（火煅）、青黛各适量。将二药放入乳钵中研细。先将患儿头发剃去，用 5% 盐水洗净，然后拭干头皮，再用菜子油调石青散敷患处，每日 2～3 次，以愈为止，7 日为 1 个疗程。适用于脓疱疮湿热蕴结证。

31. 山药、薏苡仁各 20 克，大田鸡 1 只，粳米 50 克，冰糖 25 克。将大田鸡剥皮，除去头、脚、内脏，切碎，入山药、薏苡仁、粳米煮粥，将熟时入冰糖调服。每日 1～2 次。适用于脓疱疮脾虚证。

32. 笋壳适量。烧存性，研细末，以麻油调涂患部，调涂前要先将患部洗净。适用于脓疱疮肾气亏虚证。

33. 豆种皮（豆子的壳）适量。炒焦，研粉，用麻油调涂，每日 2 次。适用于脓疱疮湿热较甚者。

34. 山药 20 克，薏苡仁 15 克，金蝉 5 克，金银花 10 克，粳米 50 克，将前 4 味中药煎水 2 次，取浓汁 300 毫升和粳米煮粥食，每日 1～2 次。适用于脓疱疮脾虚证。

35. 地肤子、黄柏各 30 克，芒硝 50 克。共研细末，过筛装瓶备用。先用地肤子 20 克煎水洗净患处，再撒上药粉，每日 2 次。适用于脓疱疮瘙痒较甚者。

36. 生石灰、硫黄各适量。共粉碎过筛，加水，文火煎 2 小时，如水不足时可加水，最后煎至 1000 毫升，静置，取上清液，贮瓶，紧盖，蜡封备用。以棉签蘸药液涂脓疱疮处，每日 3～5 次。适用于脓疱疮脾虚证。

37. 枯矾 9 克，铜绿 3 克，松香 15 克。共研细粉，香油调搽患处。出黄水者可直接将干粉撒患处。适用于脓疱疮。

38. 苦杏仁适量。放火上烧，待其外壳黑焦后，剥去已成灰的外壳，将杏仁研为泥，

用香油或植物油将杏仁泥调成糊状，涂于脓疱疮患处，每周2~3次。适用于脓疱疮。

39. 白公鸡毛适量。烧炭存性，研细备用。疮面有脓液渗出者，将药末干撒其上；疮面未破或已结痂，用香油调药末涂。适用于脓疱疮。

40. 松香不拘多少。为末，用纸卷药在内，搓成条，以线缚住，入香油内一浸取出，火燃着，滴药入碗内，取搽脓疱疮上。适用于脓疱疮。

41. 生大黄50克，花椒15克。煎水300毫升。先洗净疮面，再用纱布浸药液贴敷患处，每次15分钟，每日3~5次。适用于脓疱疮湿毒较甚者。

42. 苦杏仁60克，轻粉1克，香油适量。将苦杏仁去皮，捣碎如膏状，入轻粉、香油调糊。以淡盐水洗净污痂，外敷，每日1次。适用于脓疱疮。

43. 蒲公英、紫花地丁各30克，黄芩、金银花各15克，苦参12克。水煎，以药棉或纱布蘸药液搽患处，每日2~3次，连用数日可愈。适用于脓疱疮。

44. 雄黄7克，冰片3克，白芷、川羌活各10克。共研为细粉，用香油调为糊状，涂于患处，纱布固定。适用于脓疱疮湿毒炽盛证。

45. 鲜马齿苋50克，红糖20克。将马齿苋洗净后，加入红糖共捣烂，敷于患处。适用于脓疱疮湿热较甚者。

46. 蚕茧30克，白矾15克。将蚕茧同白矾一起锤碎，以炭火烧白矾汁尽，取出研末，外涂抹患处。适用于脓疱疮。

47. 花椒末、米醋各适量，白酒少许。搅匀后涂抹疮疡面，每日3次。适用于小儿脓疱疮。

48. 半枝莲30克，紫花地丁20克，金银花10克，野菊花15克。水煎煮至熟，即可服用。适用于脓疱疮热毒炽盛证。

49. 金银花30克，甘草10克。水煎煮，每日2克，每日1剂。适用于脓疱疮。

【生活调理】

1. 该病流行于夏秋季节，多见于儿童及幼儿，易传染，因此预防本病的关键是注意皮肤卫生，勤洗澡，及时治疗瘙痒性皮肤病。

2. 流行期间可服清凉饮料预防，体虚患儿常服绿豆米仁汤等。

3. 幼托机构应做定期检查，一旦发现患儿应及时对其对隔离，防止接触传染，已污染的衣服用具应行消毒处理。

癣

头 癣

头癣是头皮和头发的浅部真菌感染，根据病原菌和临床表现的不同可分为黄癣、白癣和黑点癣3种。头癣好发于儿童，传染性较强，易在托儿所、幼稚园、小学及家庭中互相传染。主要通过被污染的理发工具传染，也可通过接触患癣的猫、狗等畜兽而感染。

本病属中医学"白秃疮"、"肥疮"范畴，感受风湿热邪郁于腠理，淫于皮肤而致。治疗以疏风清热、解毒利湿等。

【偏方集成】

1. 黄精适量。煎成汤液，用药汁擦洗头皮。每次15分钟，每日3次。适用于头癣（白秃疮）炎症明显、分泌物多者。

2. 猪胆1个，芝麻油或麻油1碗。用小竹子烧火入内煎沸，再将胆汁入内调匀。剃头后擦之，不要日晒，数次可愈。适用于头癣湿热较甚者。

3. 蛇床子60克。上药加水煎成汤液，待温度不热不凉时冲洗头部。每日1次。亦可于冲洗完毕后，再敷药膏。适用于头癣（白秃疮）。

4. 猪胆1个。刺破，将胆汁放在小碗内，加入明矾（如黄豆大），待溶化后用胆汁搽患处，每日2次，连用7日。适用于头癣、银屑病、顽癣。

5. 土槿皮末30克，地榆末12克，烧酒500毫升。浸7日后，搽患处。适用于头癣血虚证。

6. 大蒜、麻油各适量。将大蒜去皮捣烂如泥，以麻油调和如膏状，先将患者头发剃去，涂于患处，每日或隔日换药1次。适用于头癣湿热较甚者。

7. 桑树根皮 12 克，水 2 千克。加陈醋 100 克烧开洗头，每日 1 次，洗后勿用清水过头，连用 5 日。能促进头皮血液循环，有固发作用。适用于头癣。

8. 苹果汁半杯，米醋 2 汤匙。倒入脸盆中，充分混合。先用洗发水把头发洗干净，然后将洗净的头发放入盛有苹果醋汁的脸盆中，以梳子蘸取苹果醋汁来梳理头发，最后用洗发水清洗干净。苹果汁与米醋可以有效吸收头发中过多的油脂，因此可调节头皮的油脂分泌，起到去油去屑的作用。适用于头癣头皮屑较多者。

9. 黑豆 100 克。加入适量的清水煮软，将黑豆过滤。用煮好的汤汁来清洗头发，可有效抑制头皮屑，防止头皮屑再生。适用于头癣头屑较盛者。

10. 鲜生姜适量。切片放在水壶中，等水烧热后将姜片捞出。用烧好的生姜水来洗头，用捞出的姜片来擦拭头皮。适用于头癣头屑较盛者。

11. 牛奶适量。倒入锅里用大火煮，煮开后再改用小火煮 3～5 分钟，然后把锅里的牛奶倒出，这时锅壁上挂有一层白膜，把这层白膜刮下来涂在患处即可。适用于头癣。

12. 黄柏、轻粉各 15 克，青黛 9 克，煅石膏、煅蛤粉各 30 克。共研细粉。头上流脓者，先茶水洗净后撒药粉于患处。无脓者药粉加香油各半，调敷于患处。适用于头癣湿热较甚者。

13. 白糖 200 克，地龙 7 条。洗净后放在瓶子里腌泡 7～10 日。用温开水先将患处洗净晾干，用力将患处搓至发红，这时再用消毒棉蘸着药液搓患处，待药液干后再搓一遍，如此反复进行，每晚要搓 2 小时。搓完后不要立即清洗患处，等第 2 日早晨再洗干净。连搓 20 日后情况就会大有好转，情况严重的患者可能需要多搓一段时间。适用于头癣毒邪较甚者。

14. 绿色的核桃皮（白露前，未成熟的核桃）适量。搓患处，能帮助缓解症状。适用于轻度头癣。

15. 巴豆 1 枚，菜油适量。巴豆去壳，将菜油倒入碗中，手紧捏巴豆在碗底研磨，磨尽备用。将头发剃光，用棉签蘸药涂患处，然后用油纸覆盖、固定。7 日后揭去油纸，待痂壳自行脱落。适用于头癣湿毒较甚者。

16. 醋 1 瓶，花椒 1 把。混合后熬半小时，放凉后将熬好的花椒水装入瓶中，用一小毛笔刷花椒水于患处，每日坚持早、中、晚刷涂患处，效果较好。适用于头癣湿邪较甚者。

17. 川黄连 50 克，花椒 25 克。装入瓶内加 75% 的乙醇，浸泡 3 日后备用。将药液涂于患处，每日 3 次，10 日为 1 个疗程。适用于头癣热毒炽盛证。

【生活调理】

1. 重视个人卫生，不用他人的毛巾、脸盆等。

2. 同住者或家人有癣病，应同时治疗。

3. 对学校、理发店、浴室、旅店等公共场合应加强教育和卫生管理。

4. 针对不同的癣病传染途径做好消毒灭菌工作。对患癣动物应及时处理，杜绝传染源。

5. 养成良好的卫生习惯，保持皮肤清洁干燥，勤换衣洗被。

6. 头癣是传染性疾病，因此应避免与患癣病的患者直接接触。

7. 不用宾馆、旅店等公共场所提供的公共拖鞋、浴巾、脚盆，尽可能地使用一次性拖鞋、毛巾等卫生洁具。宾馆、旅店等公共服务场所提供的供客人使用的被褥，应做到一人一套，避免传染，用后应消毒。

8. 有条件的家庭，应尽可能地提倡卫生洁具，所用被褥单独使用，一人一套。如果家庭成员中有人已经患病，更应重视提早隔离，避免家庭成员之间相互传染。

9. 无法分开的公共设施，如浴盆等，应注意使用前的消毒工作。

10. 已患各种真菌类疾病的患者，应及时治疗。

11. 避免与患癣病的动物接触，特别是猫、狗、兔等。

手足癣

手足癣是发生于掌、跖与指、趾间皮肤

中医偏方全书（珍藏本）

的浅部真菌感染。致病菌主要有红色毛癣菌、须癣毛癣菌和絮状表皮癣菌。足癣俗名"香港脚"，又称脚气、脚湿气。症状为脚趾间起水疱，脱皮或皮肤发白湿软，也可能是糜烂或皮肤增厚、粗糙、开裂，可蔓延至脚底及脚背边缘，剧痒，必须抓破为止。故常伴有继发感染，致局部化脓、红肿、疼痛，腹股沟淋巴结肿大，甚至形成小腿丹毒及蜂窝织炎。由于用手抓痒处，常传染至手而发生手癣（鹅掌风）；真菌在指（趾）甲上生长，则成甲癣（灰指甲）。真菌喜爱潮湿温暖的环境，夏季天热多汗，穿胶鞋、尼龙袜者更是为真菌提供了温床；冬季病情多好转，表现为皮肤开裂。这是一种接触传染病，会因共用面盆、脚盆、脚巾、手巾、拖鞋及澡盆而迅速传播。

中医学认为本病多因脾胃湿热循经上行于手则发手癣，下注于足则发足癣，或由湿热生虫，或疫行相染所致。手足癣都是难以彻底治愈的皮肤病。

【偏方集成】

1. 花生、赤小豆、红糖、大蒜各适量。以上几种食物去皮煮烂后食用。适用于手足癣。

2. 莱菔子、葱头各适量。加入水中煮熟，每次1碗饮用。适用于手足癣。

3. 槟榔末0.6克，生姜汁0.3克，童便20毫升。共搅调，顿服。适用于手足癣。

4. 商陆适量。切碎，酒煮熟连商陆吃，若腹肚蛊肿，用商陆同米粥吃。适用于手足癣。

5. 陈酒、木香、干姜各适量。以上食材加水煎至25克，每日分3次服，可以治疗手足癣，同时，手足癣患者要多食用维生素B₁食物。适用于手足癣风湿蕴肤证。

6. 大蒜、生花生、鸡爪各适量。将大蒜去皮后与另外两种食材一同煮服。适用于手足癣伴有肿痛便秘者。

7. 马齿苋1把，大米少许。煮食之。适用于手足癣。

8. 新鲜仙人掌适量。洗净捣烂，用干净纱布包好拧取汁液，用卫生棉球蘸取少许汁涂患处，每日2次，几日便可治愈。适用于手足癣风湿蕴肤证。

9. 黄豆150克。打碎煮水，用小火约煮20分钟，水约1千克，待水温能洗脚时用来泡脚，可多泡会儿。一般连洗3～4日即可见效。适用于手足癣湿热毒蕴证。

10. 枣树老皮适量。阴干掰碎，用60°以上白酒100克，密封浸泡7日。取酒液搓洗双手，每日2次，连洗3日可见成效。适用于手足癣血虚风燥证。

11. 苦参、白鲜皮、黄柏各10克，冰片、枯矾各5克。前3味共研细末，与冰片、枯矾混匀，洗净患部，外涂患处，每日早、晚各1次。适用于手足癣风热炽盛证。

12. 鲜韭菜250克。洗净，切成碎末放在盆内，冲入开水。等冷却到能下脚时，泡脚半小时，水量应没过脚面，可同时用脚互相揉搓。1周后再洗一次，效果很好。适用于手足癣血虚风燥证。

13. 大黄、萹蓄各10克，蛇床子15克。水煎汤泡脚，每日1次。适用于手足癣。

14. 干姜、木香、陈酒、李子各适量。加水，煎至半量，每日3次。适用于手足癣。

15. 大蒜头、龟各适量。龟洗净切块，蒜头微捣烂，放入锅中，清炖乌龟，每日服1次。适用于手足癣。

16. 无花果叶数片。加水煮10分钟左右，待水温合适时泡洗患足10分钟，每日2次，一般3～5日即愈。适用于手足癣风湿蕴肤证。

17. 牛奶适量。大火煮，煮开后再改用小火煮3～5分钟，然后把锅里的牛奶倒出，这时锅壁上挂有一层白膜，把这层白膜刮下来涂在患处即可。另多晒太阳的皮肤易出现斑点，若将牛奶敷在面部，轻轻一按，可使皮肤收缩。再用柠檬片敷面，一周后，斑点会逐渐变淡。再用黄瓜捣碎拌上面粉、蜜糖敷几次，便可消除。适用于手足癣湿热毒聚证。

18. 鲜嫩榆树枝皮适量。捣烂呈泥状，敷在患处，用纱布包严并用胶布粘牢，4～5小时后揭下，几次便可治愈。适用于手足癣风湿蕴肤证。

19. 秦皮500克，米糠1000克。放水

手足癣风湿蕴肤证。

5000克,煎煮2小时,过滤,再次煎熬滤汁,浓缩至250克浓汁。用此汁外抹皮肤患处,每日多次。适用于手足癣。

20. 芦荟叶适量。揉搓叶汁往脚上挤抹,自然风干,无味,也无疼痛感觉,每次一只脚用一叶。适用于手足癣风湿蕴肤证。

21. 花椒10克,盐20克。加入水中稍煮,待温度不至烫脚时即可泡洗,每晚泡洗20分钟,连续泡洗一周即可痊愈。用过的花椒盐水,第2日经加温,可连续使用。已溃疡感染者慎用。适用于手足癣血虚风燥证。

22. 活地龙2条。放清水里泡1日,让其吐出泥土。捞出后放在碗里或小瓶里,撒上2小勺白糖,2日后即可使用。每晚睡觉前把脚洗干净,用药棉或布条蘸涂患处,晾一会用纸或药布包好。适用于手足癣湿热毒聚证。

23. 生谷芽、生麦芽各30克。水煎服。适用于手足癣血虚证。

24. 陈石灰、冰片各5克,枯矾、炉甘石、密陀僧各10克。将上药共研细末,加入凡士林100克搅匀,瓶装备用。先将患处洗净擦干,把药膏涂于患处,每日2～3次。适用于手足癣湿热毒聚证。

25. 鲜韭菜1把。洗净捣成泥状。放入洗脚盆,倒开水半盆,将盆盖严,过10～15分钟待水温稍下降,将脚放入韭菜水内浸泡。适用于手足癣风湿蕴肤证。

26. 公丁香适量。将公丁香研成末。将患趾洗净后,撒于脚趾缝。适用于手足癣血虚风燥证。

27. 明矾30克,炉甘石、熟石膏、赤石脂各等份。煎汤浸洗患处20分钟,再用炉甘石、熟石膏、赤石脂各等份研成细末撒布患处,每日1次。适用于手足癣湿热毒聚证。

28. 木瓜、甘草各30克。煎液,洗脚,每日1剂。适用于手足癣风湿蕴肤证。

29. 豆浆2碗,花椒、透骨草各25克,将花椒、透骨草单用豆腐浆熬5～6滚,待温度适宜时,洗患处约2小时,连用3～4次可愈。适用于手足癣血虚风燥证。

30. 五倍子、枯矾各15克。研成细粉。睡前将脚洗净擦干,药粉外撒,每日1次。

适用于手足癣湿热毒聚证。

31. 鲜侧柏叶适量。放锅内煮煎2～3沸。先熏后洗,每日3～4次。适用于手足癣血虚风燥证。

32. 苦参120克,菖蒲30克,猪胆3个。将苦参、菖蒲水煎,去渣,再将猪胆汁加入。每日早、晚各温洗1次。适用于手足癣风湿蕴肤证。

33. 生地黄60克,当归15克。水煎服。适用于手足癣血虚风燥证。

34. 血竭30克,五灵脂、胆南星各35克,樟脑、轻粉各17克。共研成细末或研碎,溶于75%乙醇500毫升中,另加木鳖子溶解1周。外搽,每日3～4次,连用2～4周。适用于各种类型的癣。

35. 土槿皮50克,苦参、百部各15克,雄黄3克。将上药用食醋1000毫升浸泡1日。使用前稍微加热,每日浸泡手或足1次,每次20～30分钟,10日为1个疗程。适用于手足癣。

36. 苦参、焦山楂各30克,艾叶15克,地肤子、蛇床子各20克,食醋适量。前5味加适量水,煎至2500毫升,取汁加入食醋,浸泡患处,每次30分钟,每日2次。适用于手足癣风湿蕴肤证。

【生活调理】

1. 平时要讲究个人卫生,不要用公用拖鞋、脚盆、擦布等,鞋袜、脚布要定期灭菌,保持足部清洁干燥。

2. 手足多汗和损伤,往往是脚癣或手癣最多见的诱因之一,平时要减少化学性、物理性、生物性物质对手足皮肤的不良刺激。少饮刺激性饮料,如浓茶、咖啡、酒类等,因为这些饮料激惹汗腺的分泌与排出,给表皮真菌的易感性提供了有利的环境。

3. 晚上洗脚或洗澡后,要揩干趾缝间的水分,扑上消毒撒布粉(薄荷脑0.1克,麝香草酚碘化物2克,硬脂酸锌4克,碳酸镁2克,硼酸15克,滑石粉加至100克),目的在于尽量保持各趾间的干燥,以防止表皮真菌的再感染。

4. 鞋袜、脚布要定期灭菌,保持足部清洁干燥。浴室、游泳池等公共场所是传染足癣的主要地方，应严格执行消毒管理制度。

体癣和股癣

体癣指发生于除头皮、毛发、手、足、甲板及阴股部以外的平滑皮肤上的一种皮肤真菌感染。股癣指发生于腹股沟、会阴和肛门周围的皮肤真菌感染，实际上是发生在特殊部位的体癣。本病主要通过直接接触患者、患癣家畜（狗、猫等）或间接接触被患者污染的物质而引起。也可由自身感染（先患有手、足、甲癣等）而发生，长期应用糖皮质激素，或糖尿病、慢性消耗性疾病者易患本病。气候温暖、环境潮湿更有利于体癣的发生。体癣一般好发于面、颈、腰腹、臀及四肢等处。原发损害为丘疹、丘疱疹或水疱，针头到绿豆大小，由中心逐渐向周围等距离扩展蔓延，形成环形或多环形。边缘微隆起，狭窄而不连贯，中央炎症减轻，伴脱屑或色素沉着。

本病多属中医学"鹅掌风"、"脚湿气"、"圆癣"、"紫白癜风"、"灰指甲"等范畴。其病因、病机、治法与上文的癣病相同，此不再赘述。

【偏方集成】

1. 王不留行、五倍子各60克，醋适量。将前2味研末，用醋调匀，外涂患处。适用于体癣。

2. 花椒、硫黄各15克，密陀僧、海螵蛸各30克，黄柏20克。共研为细末，装瓶备用。用生姜1块，蘸取药粉揉搓患处，早、晚各1次，连用20日为1个疗程。适用于体癣。

3. 蛇蜕、蜂房各1个，全蝎2克，食醋300毫升。将前3味入食醋中浸泡24小时后备用。同时，先将患部洗净，用棉签蘸药液外涂患处，每日2～3次。适用于体癣。

4. 硫黄12克，枯矾6克，花椒、大黄、密陀僧各1.5克。共为细末，米醋调。搓患处。适用于体癣。

5. 土大黄120克，枯矾30克。共研细末，直接外撒或用植物油调涂患处。适用于体癣。

6. 五倍子适量。研碎，以陈米醋熬成膏，将癣抓破，用药敷上，干则复敷，以不痒为度，去药，其患处之皮一同黏起，尽除根。适用于体癣湿热炽盛证。

7. 明矾6克，白凤仙花12克。研细调匀，涂在患处。适用于体癣。

8. 羊蹄草3克。捣汁，醋调。敷患处。适用于体癣、股癣、足癣。

9. 生半夏、醋各适量。用生半夏适量，加醋少许，磨汁，外涂，每日2～3次。适用于股癣。

10. 皂角适量。和醋煎熬成膏。涂敷患处，数次便愈。适用于股癣。

11. 黄连、黄柏、黄丹、荆芥（微炒）各等份。研为末，外用。适用于体癣、足癣、股癣。

12. 土槿皮（勿见火）500克。晒干磨末，加好酒500毫升，榆面120克，浸7日，不时蘸酒涂搽。适用于体癣湿热炽盛证。

13. 白僵蚕30克。清水滚化，稍温，频洗患处数次，如汤冷，将原汤再温再洗，即愈。适用于股癣湿热虫蕴证。

14. 黑豆皮、蚕豆皮各150克，扁豆皮100克。加水2000～3000毫升，煎沸15～30分钟离火，待温后用软毛巾浸液湿敷患处，每日1～2次，每煎1剂，可使用2日。适用于体癣湿热炽盛证。

15. 杏仁15克，米醋25克。将杏仁捣碎倒入醋内，然后加热煮沸，趁热用棉花球洗搽患处，每日洗搽1次，连用3日，隔1～2日，再连用3日。适用于体癣热毒炽盛证。

16. 绿豆适量。槌碎，以纸蒙碗口，针刺多孔；以碎豆铺纸上，用炭1块烧豆，豆灼尽，纸将焦，去豆捣纸，碗中有水，取搽3～5次即愈。适用于体癣湿热较甚者。

17. 鲜荸荠10个，陈醋75克。将荸荠削皮、切成薄片，浸入醋中，放在锅内慢火熬，待醋干后，将荸荠捣成糊状备用。上药后用纸盖好，再以绷带绑好，每日1次。适用于体癣湿热虫蕴证。

18. 大蒜适量。将其捣敷患处，包好，每日换1次，连用5～7日。适用于体癣湿毒炽盛证。

19. 猪肚 1 只（约 200 克），纳入皂荚 5 克。煮食。或用鸽 1 只（250 克），去肠杂，纳入皂荚 5 克于鸽腹内，同煮食。适用于体癣热毒血虚证。

20. 黄鱼肝 100 克。加适量酱油、葱、生姜、糖和少量水，下锅煮沸后即改文火煮半小时，待水干后即可食用。适用于体癣、股癣气血两虚证。

21. 旋覆花、天麻苗、防风各等份。上药为末。洗净患处，以油调涂之。适用于体癣。

22. 苍耳子、花椒各 15 克，大风子 9 克。煎汤，洗患处。适用于体癣。

23. 茶树根 30～60 克。切片，加水浓煎，每日 2～3 次，空腹服至痊愈。适用于体癣湿毒较甚者。

24. 五倍子（研粉）200 克，老醋 500 克。调成黏稠糊状敷患处，3 日换药 1 次。适用于体癣、股癣湿热炽盛证。

25. 猪牙皂适量。和醋煎熬成膏，涂敷患处，数次便愈。适用于股癣。

26. 陈醋 500 克。浓缩至 50 克，以棉球蘸，搽患部。2～3 日即见效，最多 7 日可痊愈。外搽前，先抓后洗。适用于体癣、股癣热毒炽盛证。

27. 巴豆仁 3 个。连油杵泥，以生绢或纱布包搽患处，每日 1～2 次。适用于体癣。

28. 黄瓜 1 条，乌硝少许。切黄瓜一段去瓤，放入乌硝少许，过一夜。取黄瓜水搽患处，每日数次。适用于体癣。

29. 核桃树皮 500 克，蒲公英 250 克。煎液，外涂患处，每日 1～2 次。适用于体癣。

30. 花椒粒 1 小把。放无油铁锅用文火炒，成深赤色时取出擀成粉末，趁热加上香油拌稀即可。在日照下，边晒边抹花椒油，连续 3 日。适用于体癣湿毒炽盛证。

【生活调理】

1. 病情严重时配合内服药治疗，抗真菌类西药有一定的肝肾性损害，治疗期间定期检测肝功等。

2. 消灭传染因素，注意个人卫生，切断传播途径。

3. 积极治疗全身疾病，提高自身机体免疫力。

4. 忌用皮质类固醇软膏，因其能促进患部生长繁殖。

5. 坚持正确用药。

荨麻疹

荨麻疹是一种常见的皮肤病，由各种因素致使皮肤黏膜血管发生暂时性炎性充血与大量液体渗出。造成局部水肿性的损害。其迅速发生与消退、有剧痒。可有发热、腹痛、腹泻或其他全身症状。可分为急性荨麻疹、慢性荨麻疹、血管神经性水肿与丘疹状荨麻疹。风疹块扁平发红或是淡黄或苍白的水肿性斑，而边缘有红晕。有时，风疹块呈环形，称环状荨麻疹。几个相邻的环形损害可以相接或融合而成地图状，称为图形荨麻疹。有时，损害中央有淤点，称为出血性荨麻疹，肾脏及胃肠可以同时出血。疹块中有水疱时称水疱性荨麻疹。有大疱时称大疱性荨麻疹。

本病中医学称"瘾疹"，总由禀性不耐，对某些物质过敏所致，如风寒外袭，营卫失调；或风热之邪留恋，外不得透达，内不得疏泄而致；或饮食所伤，湿热内蕴，郁于肌肤；或年老体弱，气血亏虚，血虚生风所致；或妇女胎产，冲任失调，肝肾不足，肌肤失养，生风化燥所致。

【偏方集成】

1. 伏龙肝 9～15 克。置碗内，加入热酒 50 毫升渍少时休。取盖盏便吸饮酒，立愈。适用于瘾疹。

2. 硼砂 3 克，儿茶 9 克。用滚水泡饮，少量多次分服。适用于荨麻疹后声音嘶哑。

3. 初患麻疹（疹前期）患儿的童便，浸泡鸡蛋 7 日以后，洗净煮熟，每次服 1 枚，每日 1 次，连服 2～3 日。适用于预防荨麻疹。

4. 紫草、赤芍、麻黄、当归、甘草各等份。共为粗末，每次 10 克。水 1 杯煎服。适用于麻疹初起，疹透不畅者。

5. 香菇、猪瘦肉、大米各适量。香菇，切成丝，猪瘦肉切成末，与洗净的大米入锅煮熟服食。适用于小儿荨麻疹。

6. 大豆 90 克。以酒 360 毫升，煮豆，服 100 毫升，每日 3 次。适用于风痹瘾疹。

7. 白酒、食醋以 1：2 混合成液，用此药涂擦患处，数分钟后即可见效。适用于荨麻疹风寒束表证。

8. 小白菜 500 克左右。洗净泥沙，甩干水分，每次抓 3～5 棵在患处搓揉，清凉沁人心脾。每日早、晚各 1 次。适用于荨麻疹风热犯表证。

9. 醋半碗，红糖 100 克，生姜（切成细丝）50 克。同放沙锅内煮 2 沸，去渣，每次 1 小杯，加温水和服，每日 2～3 次。适用于荨麻疹风寒束表证。

10. 玉米须 15 克，已发酵好的酒酿 100 克。将玉米须放入铝锅中，加水适量，煮 20 分钟后捞去玉米须，再加酒酿，煮沸食用。适用于荨麻疹胃肠湿热证。

11. 青蒿 1 把。在锅中煮沸 5～10 分钟，喝汁。适用于荨麻疹风热犯表证。

12. 鲜紫菠根 60 克（干品 30 克）。水煎，早晨空腹和晚上临睡前各服 1 次，每日 1 剂。小儿酌减。适用于荨麻疹胃肠湿热证。

13. 黑芝麻 30 克，黄酒 15～30 克。芝麻打碎，放杯中，加入黄酒，加盖，放锅中隔水蒸 15 分钟。每晚睡前 1 次服食芝麻酒。每日 1 剂，连食 1 周。适用于荨麻疹风寒束表证。

14. 苍耳花、叶、干各等份。为细末，豆淋酒调下 6 克。适用于妇女血风瘾疹、瘙痒不已者。

15. 浮萍、胡荽各 9 克。水煎。适用于荨麻疹初起，疹透不畅者。

16. 鲜丝瓜叶适量。连续搓擦 10 余次。适用于荨麻疹风热犯表证。

17. 煅云母粉适量。以清水调服。适用于风瘾疹遍身。

18. 蝉衣 5 个，浮萍 250 克。水煎服，每日 1～2 次（早、晚各 1 次）。适用于荨麻疹风热犯表证。

19. 醋 100 毫升，木瓜 60 克，生姜 9 克。共入沙锅煎煮，醋干时，取出木瓜、生姜。分早、晚 2 次食完，每日 1 剂。适用于荨麻疹风寒束表证。

20. 地肤子 50～100 克。水煎 2 次，混合煎出液，浓缩至 400～500 毫升。成人每日 1 剂，小儿酌减，分 2 次服；同时将药渣用纱布包好，趁热涂擦皮损局部。3 日为 1 个疗程。适用于风瘾疹遍身，瘙痒难忍者。

21. 胡荽根须 10 余棵。洗净切段，煮 5 分钟，调上蜂蜜，连吃带饮。连续用 3 日，每日 1 剂。适用于荨麻疹胃肠湿热证。

22. 地肤子、红糖各 30 克。地肤子加水 500 毫升，煎至 250 毫升，过滤，冲红糖，趁热服下，然后盖被使微出汗，每日早、晚各服 1 次。适用于妇人血风瘾疹、瘙痒不已者。

23. 三七 1～1.5 克，去骨鸡肉 100 克。三七切成薄片，用鸡油或猪油炸黄，加入鸡肉拌匀，放入碗中，再加水适量，用文火蒸炖 1 小时，加入少量盐调味，药肉汤 1 次服完，每日或隔 1～2 日服 1 剂，连服 2～3 剂。适用于荨麻疹血虚风燥证。

24. 紫草 2～3 克。水煎，分 3～4 次服。适用于预防麻疹。

25. 紫荆树（春天未长叶前，先开紫花）的花、茎各适量。煮水，熏洗，每日早、晚各 1 次。适用于荨麻疹风寒束表证。

26. 蟾蜍 3～4 只。去内脏洗净后放入沙锅内煮极烂，用纱布过滤去渣，留汤备用，搓洗患处，每日 3～4 次。适用于荨麻疹胃肠湿热证。

27. 贯众适量。制成粉剂，6 个月至 3 岁小儿，每次 0.25 克，每日 2 次，连服 3 日为 1 期，每隔 1 个月使用 1 期。适用于预防荨麻疹。

28. 浮萍、防风、蝉蜕各 20 克，白鲜皮、亚麻子各 15 克。加水泡 15 分钟，煮沸 20 分钟。每日 1 剂，分 2 次服。适用于顽固性荨麻疹。

29. 地肤子、何首乌各 30 克，益母草 15 克，荆芥、防风各 10 克。水煎，每日 1 剂，分 2 次服，每次加红糖 15 克，热服避风，取微汗。适用于荨麻疹风寒束表证。

30. 鲜青蒿 60 克。捣烂，将药搓患处，随搓随消。冬天亦可用干的，但须用开水泡后再捣烂。适用于荨麻疹胃肠湿热证。

31. 苍耳子、浮萍、侧柏果各 30 克。水煎服，每日 1 剂，分 2 次服。适用于荨麻疹血虚风燥证。

32. 白杨树皮 30 克，白矾 6 克。水煎，洗患处。每日 2～3 次。适用于荨麻疹风寒束表证。

33. 徐长卿 60 克，白薇 15 克。水煎，洗患处。每日 2～3 次。适用于荨麻疹胃肠湿热证。

34. 败酱草 30 克。水煎，洗患处，每日 2～3 次。适用于荨麻疹血虚风燥证。

35. 生芝麻 180 克。捣烂，装于薄布袋中，频搓患处。适用于荨麻疹胃肠湿热证。

36. 鲜桃树叶适量。反复搓患部，至愈为止。适用于血风瘾疹、瘙痒不已者。

37. 苍耳子、防风、地肤子、威灵仙、白矾各 10 克，南通蛇药片 4 片，高度白酒或 75％乙醇适量。前 5 味共研细末，加入南通蛇药片研匀备用。用时视皮疹多少，取药末加适量白酒或乙醇调成稀糊状，涂于患处，每日 3～4 次，至愈。适用于血风瘾疹、瘙痒不已者。

38. 花椒 10 克，野菊花、苦参各 15 克。水煎，去渣，外洗患处，每日 2 次。适用于荨麻疹风热犯表证。

39. 白酒 100 克，生艾叶 10 克。上药共煎至 50 克左右，顿服。每日 1 次，连服 3 日。适用于荨麻疹风寒束表证。

40. 赤小豆、茯苓、鸡内金各 10 克，白鲜皮、金银花各 6 克，甘草 3 克。水煎服，每日 1 剂。适用于荨麻疹风热犯表证。

41. 薏苡仁、赤小豆各 50 克，大枣 15 枚，红糖 30 克。水煎服，每日 1 剂。适用于荨麻疹风热犯表证。

42. 路路通 30 克，苍术、百部各 15 克。水煎，去渣，外洗患处，每日 2 次。适用于荨麻疹血虚风燥证。

43. 石韦 150 克。水煎，外洗患处，每日 1 次。适用于荨麻疹血虚风燥证。

44. 夏枯草 15 克。水煎服。药渣另煎，外洗患处。适用于荨麻疹风热犯表证。

45. 嫩柳叶 3 克，丹参 15 克。水煎服。每日 2 次，以米酒为引。适用于荨麻疹风热犯表证。

46. 黑芝麻 9 克。研碎，加白糖 9 克与黄酒 1 盅调匀，放碗内蒸半小时后服食。每日 2 次，早、晚空腹食用，3～5 日为 1 个疗程。适用于血风瘾疹、瘙痒不已者。

47. 党参 9 克，大枣 15 克，五味子 6 克。3 味煎汤服，吃大枣，每日 1 剂，连服 5～6 剂。适用于荨麻疹血虚风燥证。

48. 桂枝 15 克，白芍、生姜、麻黄各 10 克，大枣 4 枚。水煎服，每日 1 剂，6 日为 1 个疗程。适用于荨麻疹风热犯表证。

【生活调理】

1. 皮损处忌开水烫洗及过度搔抓刺激。

2. 避免吃含有人工添加物的食品，多吃新鲜蔬果，少吃油煎、油炸或是辛辣之品。

3. 多吃含有丰富维生素的新鲜蔬果或是服用维生素 C 与维生素 B，多吃碱性食物如葡萄、绿茶、海带、番茄、芝麻、黄瓜、胡萝卜、香蕉、苹果、橘子、萝卜、绿豆、薏苡仁等。

4. 多休息，勿疲累，适度地运动。

疥 疮

疥疮是由于疥虫感染皮肤（挖掘隧道的机械伤害及其分泌毒汁的刺激）引起的皮肤病，它是可以通过性传播的，尤其在青年男女性乱者中，本病传播迅速，故本病已经被世界卫生组织列入性传播性疾病之中。疥疮的体征是皮肤剧烈瘙痒（晚上尤为明显），而且皮疹多发于皮肤褶皱处，特别是阴部。疥疮是通过密切接触传播的疾病。疥疮的传染性很强，在一家人或集体宿舍中往往相互传染。当感染疥疮之后，首先出现的症状是皮肤刺痒，在瘙痒部位同时出现小皮疹，初起皮疹多见于皮肤潮湿柔软处，如手指间、手腕部位的皮肤容易寄生，继之传播到身体其他部位，如肘、腰部、腋窝、腹部及阴部等处。

本病中医学称"虫疥"、"干疤疥"，是因起居不慎，接触疥虫，传染而致，一人患病可殃及家属或同居之人，虫郁于肤，气血失和，湿热蕴结，外泛肌肤而成。

【偏方集成】

1. 马齿苋适量。捣烂，糊在痈毒上，每日2次。适用于疥疮。

2. 猪板油100克，硫黄粉、胡椒粉各20克。混合成膏，外用，每日1次，7日为1个疗程。适用于疥疮。

3. 幼白鸽1只，绿豆150克，调料适量。将白鸽去除内脏清洗干净后纳入绿豆，炖熟调味食用，每日1次。适用于疥疮。

4. 硫黄、百部各50克，樟脑5克，冰片2克。捣烂为末，溶于95%乙醇500毫升中，24小时过滤即可。用时加温，涂于患处，每口3次，共3~6口。适用于疥疮。

5. 百部根4~5寸，米酒适量。浸泡5~7日即成。每次1杯，每日2~3次，空腹饮之。适用于疥疮。

6. 苦参50克，酒250毫升。苦参浸酒中5~7日，每次饮25毫升，每日1次，空腹大口咽下。适用于疥疮风热蕴肤证。

7. 硫黄末50克，花椒末20克，桐油90克。先将桐油煎沸，再加硫黄末、花椒末入油内，再煎10分钟，待温贮瓶备用。适用于疥疮湿热毒聚证。

8. 土豆、老姜各适量。洗净捣烂如泥（土豆比例占2/3），用量以能盖住患处为准。如捣后过干可加冷水或蜂蜜，过湿可加面粉，以浆糊状为宜。摊于塑料薄膜上，每晚贴于患处，布袋缠紧，早上揭去。如有痛感，可涂上少许麻油再贴药。适用于疥疮。

9. 青蒿、苦参各30克，明矾20克。上药水煎2次，用第2次煎液洗擦身体后，再用棉签蘸第1次煎液擦疥疮局部，每日4次。适用于疥疮湿热毒聚证。

10. 鱼藤15克，食醋100毫升。鱼藤以水500毫升浸2小时后捶烂，洗出乳白色液体，边捶边洗，反复多次，用纱布过滤去渣，再加入食醋，装瓶备用。嘱患者洗澡后，在患部皮肤外搽鱼藤水，每日2~3次，连用3~4日为1个疗程。糜烂渗液较多，脓液结痂较严重者，均禁用。适用于干疥。

11. 老黑醋2500克，五倍子粉625克，蜈蚣10条，蜂蜜3000克，冰片5克。醋入沙锅加蜜熬沸，入五倍子粉，搅匀，改文火熬成糊状，待冷加入蜈蚣、冰片（均研末），调匀。外敷患处，3~5日换药1次。适用于疥疮虫毒结聚证。

12. 菖蒲200克，米酒1000毫升。菖蒲细切蒸2~3小时，晒干入米酒浸渍3~5日，去渣澄清即得。或以菖蒲水煎取汁约500毫升，糯米1碗，和法如酿酒，候熟去渣温饮之，每次服1~2杯，近醉。适用于疥疮。

13. 大枣100克，明矾25克。将枣烧焦，碾压成末。明矾置于汤匙中，烤化成液，放凉，亦压成末。两者混合，滴香油数滴，调成糊状，涂于患处，每日3次。适用于疥疮。

14. 生瓜蒌（打碎）1~2枚，酒适量。浸1昼夜，热饮。适用于疥疮。

15. 鸡蛋黄1枚。放在铁锅里用温火慢慢地烤，等蛋黄溶化后会出少量的油，用消毒的纱布条浸沾。将吸了油的纱布条贴敷在患处，3~4日换1次，溃疡面就逐渐愈合。适用于疥疮。

16. 龟甲（炙）50克，酒500毫升。龟甲锉末，酒浸10~15日饮用，每次饮1~2杯，每日1~2次，酒尽可再添酒浸之。适用于疥疮。

17. 花椒、大蒜各15克，熟猪油75克。上3味混合均匀，制成油膏状，每日涂患处2次。适用于疥疮风热蕴肤证。

18. 百部50克，乙醇500毫升。浸泡1周，外用，每日2~3次。适用于疥疮湿热毒聚证。

19. 雄黄、百部、艾叶各30克。水煎，外洗，每日1次，10日为1个疗程。适用于疥疮虫毒结聚证。

20. 地肤子、苦参各60克，花椒20克，百部30克。水煎，外洗，每日1次，连用7日。适用于疥疮虫毒结聚证。

21. 蝮蛇1条，羌活30克，白酒1000毫升。前2味药捣碎装入布袋，酒浸泡10日后饮用，随意饮服。适用于疥疮虫毒结聚证。

【生活调理】

1. 注意个人卫生，对被污染的衣服、被褥、床单等要用开水烫洗灭虫，如不能烫洗者，一定要放于阳光下暴晒1周以上再用。

2. 杜绝不洁性交。

3. 加强卫生教育宣传，对公共浴室、旅店、车船要定期消毒。

接触性皮炎

接触性皮炎是皮肤黏膜由于接触外界物质，如化纤衣着、化妆品、药物等而发生的炎性反应。其临床特点为在接触部位发生边缘鲜明的损害，轻者为水肿性红斑，较重者有丘疹、水疱甚至大疱，更严重者则可有表皮松解，甚至坏死。如能及早去除病因和做适当处理，可以速愈，否则可能转化为湿疹样皮炎。本病发病急，在接触部位发生境界清楚的水肿性红斑、丘疹、大小不等的水疱；疱壁紧张、初起疱内液体澄清，感染后形成脓疱；水疱破裂形成糜烂面，甚至组织坏死。接触物若是气体、粉尘，病变多发生在身体暴露部位，如手背、面部、颈部等，皮炎境界不清。有时由于搔抓将接触物带至全身其他部位，如外阴、腰部等，也可发生类似的皮炎。机体若处于高度敏感状态，皮损不仅限于接触部位，而且范围可很广，甚至泛发全身。自觉症状轻者瘙痒，重者灼痛或胀痛。全身反应有发热、畏寒、头痛恶心及呕吐等。

本病属中医学"漆疮"、"膏药风"、"马桶癣"等范畴，多由禀性不耐，腠理疏松，接触某些物质，毒邪侵入皮肤，与气血相搏，气血失和，郁而化热，外泛肌肤而成。

【偏方集成】

1. 绿豆、薏苡仁各 60 克。加水适量煮成粥，出锅时调入冰糖 30 克。每日 1 次，代早餐食。适用于接触性皮炎湿毒外袭或湿热内生证。

2. 鲜菊花、鲜金银花各 10 克。加水适量，煎取汁 15～20 毫升。热油锅，将蕹菜 400 克炒熟，把药汁淋菜上，调味。当菜食。适用于接触性皮炎风热外袭证。

3. 白菜根（切薄片）4 个，金银花、紫背浮萍各 15 克。同入锅，加 400 毫升清水煎至 200 毫升。每日 1 剂，分 2 次服。适用于接触性皮炎风热袭表证。

4. 带衣花生米 90 克，赤小豆、大枣各

60 克，大蒜 30 克。以上诸物加水共煮汤。适用于接触性皮炎血虚风燥证。

5. 猪胆 1 个。针刺破胆取汁，涂搽患处。每日 2～3 次。如已溃烂者，用消毒药棉清洗患处，以明矾研细面，猪胆汁调匀，敷患处。每日换药 2～3 次。适用于接触性皮炎初起瘙痒较甚者。

6. 薏苡仁 50 克，绿豆 25 克，鲜百合 100 克。将百合掰成瓣，去内膜，绿豆、薏苡仁加水煮至五成熟后加入百合，用文火熬粥，加白糖调味。适用于接触性皮炎阴虚热毒证。

7. 马齿苋、生薏菜各 30 克。上 2 味加水煎煮，取汁。每日 1 次。适用于接触性皮炎湿热炽盛证。

8. 杉木树皮适量。加水煮沸，待温时浸洗患处。每日 2～3 次，连续 2～3 日。适用于接触性皮炎瘀血内阻证。

9. 鲜马齿苋 250 克。加水适量，煎熬 2 次，滤汁混合，入红糖适量调味。早、晚各 1 次温服，每日 1 剂。孕妇忌服。适用于接触性皮炎风热证。

10. 绿豆 30 克，海带 20 克，鱼腥草 15 克。以上 3 味加水煎汤，去鱼腥草，加白糖适量调味。饮汤食豆和海带。每日 1 次，连服 7 日。适用于接触性皮炎热毒炽盛证。

11. 韭菜 1 把。先将患处皮肤揉搓发热，取韭菜在患处擦拭，每日 2～4 次。适用于接触性皮炎血虚风燥证。

12. 大枣、土茯苓各 30 克。加水煎汤。饮汤，每日 2 次。适用于接触性皮炎热毒炽盛证。

13. 蚌肉 30 克，黄花菜 15 克，丝瓜络 10 克。以上 3 味加水适量，煎汤，加盐调味。饮汤吃肉，每日 1 次，连用 10 日。适用于接触性皮炎气阴两虚证。

14. 荸荠 200 克。去皮，切碎搅汁。鲜薄荷叶 10 克加白糖 10 克捣烂，入荸荠汁中，加水至 200 毫升。每日 1 剂，顿服。适用于接触性皮炎血热生风证。

15. 红花 10 克，猪瘦肉 250 克，山楂 30 克。红花油炸后去渣，入猪瘦肉煸炒，再入作料、山楂同炒至熟。随量食。适用于接触性皮炎瘀血阻络证。

第十六章 皮肤疾病

中医偏方全书（珍藏本）

451

16. 鲜荷叶 20 克，粳米 200 克。将荷叶先煮 20 分钟，去渣后放入粳米煮粥。适用于接触性皮炎热毒炽盛证。

17. 鹌鹑蛋 1 枚。打破生饮。适用于接触性皮炎阴虚证。

18. 鲜藕片 300 克。入沸水中焯过，加红糖 10 克调味拌匀。佐膳，随量食。适用于接触性皮炎瘀血内阻证。

19. 藕节 30 克。加水煎煮取汁，饮汤，每日 2 次，可连用 7～10 日。适用于接触性皮炎气滞血瘀证。

20. 百合、玉竹、天花粉各 15 克，沙参 10 克，山楂 9 克。加水适量煮取汁。每日 1 剂，代茶饮。适用于接触性皮炎阴虚血热证。

21. 芹菜 20 克，豆腐 30 克。把芹菜洗净切碎，与豆腐共同煮熟，加盐调味服食。每日 1 剂。适用于接触性皮炎热毒蕴肤证。

22. 鲜韭菜 50 克。切小段入锅，加清水 600 毫升煎至 400 毫升取汁。每日 1 剂，分 2 次温服。适用于接触性皮炎湿毒较盛证。

23. 甘草 5000 克。切段，入锅加净水适量，煎 6～7 小时后过滤，取汁后再浓缩收膏 1.5 千克，然后用蜂蜜 1.5 升调匀，贮瓶。每次 6～10 克，每日 2 次，沸水冲服，5～7 日为 1 个疗程。适用于接触性皮炎气血不和证。

24. 马齿苋 250 克。加水适量，煎熬 2 次，取其滤液混合分成等份，分早、晚服；外以鲜马齿苋捣烂外敷。适用于接触性皮炎风热炽盛证。

25. 韭菜适量，鸭蛋清 1 枚。涂搽患处。病情较重的，将韭菜汁和鸭蛋清口服，内服、外涂要严格分开。如无鸭蛋，轻者直接用洗净的韭菜涂搽患处即可，或取韭菜、鸡毛各适量，水煎外洗。适用于接触性皮炎血虚风燥证。

26. 鲜萝卜适量。捣汁，涂患处。适用于接触性皮炎气滞血瘀证。

27. 金银花、苦参、半枝莲各 18 克，菖蒲 12 克，蝉蜕 9 克。水煎服，每日 1 剂。适用于接触性皮炎热毒夹湿证。

28. 蒲公英 30 克，或野菊花 30 克。煎水，冷湿敷。适用于接触性皮炎湿热炽盛证。

29. 滑石、石膏各 60 克，青黛、黄柏各 30 克。共研末，麻油调，涂患处，每日 1 次。适用于接触性皮炎热毒炽盛证。

30. 黄柏、羊蹄草、绿茶、石韦各 30 克，马齿苋 60 克。水煎，外洗患处，每日 2 次。适用于接触性皮炎血虚风燥证。

31. 桑叶 10 克，生甘草 15 克。煎汤待冷后湿敷。适用于接触性皮炎热毒炽盛证。

【生活调理】

1. 去除病因，远离过敏原。

2. 不宜用热水或肥皂水洗涤或摩擦，禁用刺激性强的止痒药。

3. 饮食疗法，忌食辛辣及油炸食物，特别是发病期。平时要吃得清淡，忌吃易引起过敏的食物，如酒、海鲜等，多吃新鲜蔬菜和水果。

4. 精神要愉快，生活要有规律，不要过度劳累。

5. 适当锻炼，选择适合自己的一些活动，如爬山、散步、跳舞等。

6. 根据自己的身体状况，选择适合自己的保健食品服用，提高免疫功能，改善体质，不生病或少生病，提高生活质量。

药物性皮炎

药物性皮炎简称药疹，是药物通过口服、外用和注射等途径进入人体而引起的皮肤黏膜炎症的反应。药物性皮炎对人体的危害很大。几乎所有的药物都有可能引起皮炎，但最常见的有碘胺类药、解热镇痛药、安眠药类以及青霉素、链霉素等。药疹形态多种多样，主要有以下几种类型。①固定型药疹，是最常见的类型，即每次发作都在原来的部位反复以同一形态发生药物性皮炎。好发于四肢、躯干等部位，口唇、外阴等部位尤为多见。如再服该药，会在原部位出现同样的皮疹，且面积可增大，部位可增多。②荨麻疹样药疹，发病突然，全身对称性分布。先从面颈部开始，以后蔓延到四肢及躯干。皮肤瘙痒，患者感到畏寒和发热。③剥脱性皮炎型药疹，此型潜伏期长，初期如麻疹，继续发展全身皮肤渐红、肿胀，然后皮肤发生广泛性叶片状脱屑，反复不已。④大疱性表皮松解型药疹，此型药疹极其严重，发病较急。全身发生大面积水疱，擦破后露出大面积剧烈疼痛的糜烂面，像Ⅱ度烫伤那样露出表皮，如不及时抢救有生命危险。

【偏方集成】

1. 当归、黄芪各 20 克，防风 10 克，猪瘦肉 60 克。将当归、黄芪、防风用干净纱布包裹，与猪瘦肉一起炖熟，饮汤食肉。适用于药物性皮炎湿盛证。

2. 白米 100 克，鲜嫩黄瓜 300 克，盐 2 克，生姜 10 克。将黄瓜洗净，去皮去心切成薄片。白米淘洗干净，生姜洗净拍碎。锅内加水约 1000 毫升，置火上，下白米、生姜。大火烧开后，改用文火慢慢煮至米烂时下入黄瓜片。再煮至汤稠，入盐调味即可。每日 2 次温服。适用于药物性皮炎。

3. 三黄洗剂。每日 1 包，外洗。适用于药物性皮炎小范围皮损未破溃者。

4. 青黛散。每次适量，每日 1 次，用麻油调敷。适用于药物性皮炎小范围皮损未破溃，有糜烂渗液者。

5. 黄芩油膏。外搽，每日 1 次。适用于药物性皮炎有脱屑者。

6. 苦参、黄芩、黄柏各 10 克。水煎，外洗，每日 2～3 次。适用于药物性皮炎大面积皮损者。

7. 紫柄冬青适量。用麻油调敷，每日 1 次。适用于药物性皮炎皮损固定者。

8. 芒硝、白矾各 30 克。取冷开水 100 毫升，将上药溶解过滤，用纱布浸泡药液后敷于创面，每日 1 次。适用于药物性皮炎。

【生活调理】

药物性皮炎往往引起全身性的变化。轻症药疹一般治疗即可，但重症药疹一定要前往专科医师处救治，否则会危及生命。患过药疹的患者，要在医师的指导下，将过敏药物记录下来，以后避免再用类似药物，这样才能杜绝再次发生药疹。

湿　疹

湿疹是一种常见的由多种内外因素引起的表皮及真皮浅层的炎症性皮肤病，一般认

为与变态反应有一定关系。其临床表现具有对称性、渗出性、瘙痒性、多形性和复发性等特点。也是一种过敏性炎症性皮肤病，以皮疹多样性、对称分布、剧烈瘙痒反复发作、易演变成慢性为特征。可发生于任何年龄、任何部位、任何季节，但常在冬季复发或加剧，有渗出倾向，慢性病程，易反复发作。

本病与中医文献中记载的"浸淫疮"、"旋耳疮"、"绣球风"、"四弯风"、"奶癣"等类似。中医学认为本病主要与湿邪有关，湿可蕴热，发为湿热之证，久之湿则伤脾，热则伤阴血，而致虚实夹杂之证。临床表现为湿疹常有多种形态，容易减轻、加重或复发，边界一般不太清楚。皮疹容易发生于两侧并或多或少地对称，根据急性或慢性程度而有红斑、丘疹、水疱、糜烂、鳞屑、痂、色素增加或减少、皲裂或苔藓样化等不同的表现，其中数种表现往往混杂在一起，有时先后发生。如有继发性感染，还可有脓疱等皮损。

【偏方集成】

1. 地瓜子 100 克，75％乙醇 500 毫升。地瓜子炒黄、研碎，放乙醇中浸泡 48 小时，湿敷患处。每日 2 次，每次 20 分钟。适用于慢性湿疹。

2. 苦参 60 克，黄柏（研末）、金银花各 30 克，蛇床子（研末）15 克。水煎 2 次，去渣对匀，分 2 次内服，每日 1 剂。适用于阴囊湿疹。

3. 白矾、松香、铅丹各 60 克，麻油适量。先将白矾、松香分别炒至无水，晾干研成细末，再与铅丹混合均匀，最后加麻油调成糊状即可，用上膏涂于患处，每日 1 次。适用于湿疹湿热浸淫证。

4. 青叶胆、刺黄连各 30 克，龙胆 150 克，重楼 15 克。将上药加水适量煎汤，外洗患处，每次 15～20 分钟，每日 1～2 次。适用于慢性湿疹。

5. 苦参、地肤子、蛇床子各 60 克，百部 30 克。加水煎汤，外洗患处，每次 15～20 分钟，每日 1 次，连用 3 日。适用于湿疹湿热浸淫证。

6. 连钱草、荸荠草、野菊花各等份。煎汤，外洗，每日 3 次。适用于湿疹湿热浸

淫证。

7. 茄子1个，雄黄、枯矾各15克。先将茄子挖一个小孔，将上药灌入孔内后封口，用草木灰火烤，将茄子烤软，枯矾、雄黄渗透到茄肉内，再将茄子放患处轻轻搽5～10分钟。一般边搽边止痒。适用于急性湿疹。

8. 地骨皮60克，吴茱萸、蛇床子各30克。水煎，洗患处，每日2～3次。适用于湿疹湿热较甚者。

9. 水菖蒲根60克。水煎，外洗患处，每日2～3次。适用于阴囊湿疹。

10. 陈葫芦瓢、麻油各适量。将陈葫芦瓢煅存性，研极细末，用麻油调匀，外敷患处，每日3次。适用于湿疹血虚风燥证。

11. 鲜苦楝树皮90克，95%乙醇500毫升。将苦楝树皮浸泡于乙醇中，1～2日后，外涂患处，每日3～4次，连用4～5日。适用于湿疹湿热浸淫证。

12. 绿豆30克，水发昆布50克，红糖、糯米各适量。水煮绿豆、糯米成粥，调入切碎的昆布末，再煮3分钟加入红糖即可。适用于湿疹热毒炽盛证。

13. 黄柏、五倍子各等份，麻油适量。将前2味共研细末，用麻油调匀，外敷患处，每日2～3次。适用于湿疹湿热浸淫证。

14. 绿豆、百合各30克，薏苡仁、芡实、山药各15克，冰糖适量。将绿豆、百合、薏苡仁、芡实、山药一起下锅，加水适量，烂熟后，加冰糖即成。每日分2次服完，连服数日。适用于湿疹脾虚湿盛证。

15. 绿豆、薏苡仁各50克。加水煮粥服食。适用于急性湿疹。

16. 文蛤100克，花椒50克，轻粉3克。将文蛤打成细块，炒至金黄，入花椒同炒至黑色，以起烟为度，入密封罐内封存。第2日加入轻粉，共研细末。香油调搽。适用于湿疹湿热浸淫证。

17. 松香末60克，硫黄末30克。研匀，麻油拌成糊状，摊于纱布上卷成如指头粗条，用线扎紧，再入麻油中泡1日，取出。用火点一头，下用粗碗接着。布灰陆续剪去，取所滴药油，浸冷水中一夜，外搽用。适用于湿疹伴局部感染者。

18. 苦参、蛇床子各50克，混合后分成3等份。用一份在晚上煎汤，可直接放在脸盆中煎。煎好后，先采取坐姿用热气熏患部（防止水烫伤），待水不烫时，再采取洗的办法，要坚持洗10～20分钟，然后擦干。要连续洗5～7日（一副药可洗3日）。适用于阴囊湿疹。

19. 冬瓜（去皮、瓤）、西瓜（去皮、子）各500克。以水3碗煮冬瓜（切条）至水1碗，去渣待凉。再将西瓜肉包裹绞汁，加入冬瓜汁内冷饮之。每日1剂，连服1周。适用于湿疹湿热较甚者。

20. 鲜白茅根30克，生薏苡仁300克。先煮白茅根20分钟后去渣留汁，纳生薏苡仁煮成粥。适用于湿疹湿热蕴结证。

21. 绿豆30克，昆布20克，鱼腥草15克，白糖适量。将昆布、鱼腥草洗净，同绿豆煮熟，加入白糖，喝汤，吃昆布和绿豆。每日1剂，连服6～7日。适用于急性湿疹。

22. 枯矾10克，炉甘石30克，冰片6克，苦参15克。共研细末备用，外敷患处，每日2次。适用于阴囊湿疹。

23. 绿豆粉、香油各适量。将绿豆粉炒至黄色，用香油调匀，外敷患处。适用于湿疹流黄水。

24. 芹菜250克。每日作佐餐用，吃法不限。适用于湿疹湿热蕴结证。

25. 鲜藕、鲜白萝卜各100克，蜂蜜30克。将鲜藕、鲜白萝卜洗净切碎，放入榨汁机中榨汁，过滤后在汁中调入蜂蜜即可饮用。每日2次，随饮随榨。适用于湿疹血虚风燥证。

26. 莲子（去心）50克，玉米须10克，冰糖15克。先煮玉米须20分钟后捞出，纳入莲子、冰糖后，微火炖成羹即可。适用于湿疹湿热俱盛证。

27. 木棉花50克。木棉花加清水2碗半，加白糖适量，煎至1碗，去渣饮用。适用于湿疹湿热蕴结证。

28. 莲花5朵，糯米80克，冰糖适量。将莲花用清凉水洗净，掰成单片；糯米淘洗干净；冰糖用温水化开。锅上火，加水，放入糯米煮粥，煮至粥快熟时，放入莲花及冰糖，再煮片刻。适用于湿疹湿热俱盛证。

29．生地榆、马齿苋各 10 克。水煎 200 毫升，用纱布取液于患部湿敷。干后再行浸药，每日敷 3～6 次。适用于婴儿湿疹，渗出液多的患儿。

30．青鱼胆、黄柏各等份。将青鱼胆剪破，取胆汁，与黄柏粉末调匀，晒干研细。用纱布包裹敷于患处。适用于湿疹久治不愈者。

31．川黄连 6 克，蜂巢 3 个，凡士林 80 克。将黄连研极细；蜂巢研末，再加凡士林，文火溶化，搅拌成油膏，先用 2% 温盐水洗净患处，后涂油膏。注意不可用热水烫，越烫越坏。适用于湿疹湿热蕴结证。

32．玉米须 15 克，玉米芯 30 克，放在锅里加入适量水煎，取出汁。然后加入适量的冰糖饮用，每日喝 1 次，可以坚持喝 5～7 日。适用于湿疹湿热炽盛证。

33．茶油适量。涂抹在患有湿疹处，用来去除黄痂，再用野菊花 100 克加上一定量的盐用来煮水，清洗患处。适用于顽固性婴儿湿疹。

34．鲜芦根 100 克，鱼腥草 15 克。鲜芦根洗净切段，与鱼腥草同煮取汁 250 毫升，加糖适量，分 2 次服完。也可将煮汁直接蘸洗患处。适用于湿疹感染者。

35．薏苡仁、粳米各 30 克，冰糖少量。将薏苡仁、粳米共煮成粥，再放入少量冰糖，作点心食用。适用于湿疹湿热炽盛证。

36．豆腐 100 克，野菊花 10 克，蒲公英 15 克。野菊花、蒲公英煎煮取汁约 200 毫升，加入豆腐，调味品同煮沸，用适量水淀粉勾芡、搅匀即成。适用于湿疹的恢复。

37．淮米适量。微炒，研成细粉；渗出液多者，将药粉直接撒上，每日 3～5 次。渗出液少者用香油调成糊状外搽。适用于湿疹血虚证。

38．薏苡仁、赤小豆各 30 克。将薏苡仁、赤小豆加适量水煮烂，加适量糖，每日服 2 次，连服 1 个月。适用于湿疹瘙痒者。

39．大枣 10 枚，白扁豆 30 克，红糖适量。将前 2 味加水煮烂熟，加入红糖服食。适用于湿疹血虚证。

40．滑石、炉甘石各 50 克。冰片 10 克，艾叶 15 克。共研末，装入广口瓶内备用，撒在湿疹上，外用消毒纱布包扎。适用于湿疹热毒炽盛证。

41．苦参研末，紫皮大蒜捣烂成泥，外敷患处，每日 3 次。适用于慢性湿疹。

42．鲜白菜、胡萝卜各 100 克，蜂蜜 20 毫升。将白菜、胡萝卜洗净切碎，按 2 碗菜 1 碗水的比例，先煮开水后加菜，煮 5 分钟即可食用，饮汤时加入蜂蜜，每日 2 次。适用于湿疹湿阻气机证。

43．苍耳子、防风各 60 克，红糖 25 克。将苍耳子、防风加水浓煎熬膏，加红糖，每次 2 汤匙，开水冲服。适用于湿疹湿热炽盛证。

44．绿豆、昆布各 20 克，薏苡仁 30 克。水煎，加红糖适量服，每日 1～2 次。适用于湿疹湿热炽盛证。

45．乌梢蛇 1 条，猪脂、盐、姜各少许。将蛇切片煮汤，加猪脂、盐、姜少许调味，饮汤吃肉。适用于湿疹。

46．吴茱萸 30 克，海螵蛸 24 克，硫黄 9 克，冰片 3 克。上药共为细末，湿重流水者用药面撒患处，湿轻流水不重者，用麻油和药抹患处，每日 2 次。适用于湿疹热毒炽盛证。

47．猪胆汁、黄柏各适量。上药晒干，研末，外敷患处。适用于湿疹湿热证。

48．水蛇 1～2 条，蟾蜍 2～4 只，粳米适量。剥去蟾蜍外皮，去掉头、爪、内脏，洗净后切小块，剥去水蛇皮，去掉内脏，放入开水中煮熟，拆肉去骨，再将蟾蜍肉一起放入锅内，加粳米水煮粥，调味食。适用于湿疹热毒炽盛证。

49．绿豆、赤小豆各 30 克。先煮绿豆、赤小豆，待开皮后纳入冰糖。适用于湿疹湿热炽盛证。

50．白菜根 200 克，金银花、紫背浮萍、土茯苓各 20 克。水煎，加适量红糖调服，每日 1～2 次。适用于湿疹热毒炽盛证。

51．生黄柏、大枣炭各等份。将大枣炒成炭，同生黄柏共研成细粉，香油调匀涂局部。如渗出液多亦可撒干粉，每日 2～3 次。

中医偏方全书（珍藏本）

适用于湿疹血虚证。

52. 黄柏 6 克，牡丹皮炭、陈皮炭各 3 克，冰片 1.5 克，蛋黄、油各适量。前 4 味药研细末，用蛋黄、油调成糊状，涂患处，每日 3 次。适用于湿疹湿阻气机证。

53. 大黄 9 克，清油适量。将大黄研细末，用清油调搽患处。适用于湿疹水疱期。

54. 荆芥、防风、透骨草各 30 克。水煎后加醋 250 毫升泡洗。适用于手部湿疹。

55. 鲜地丁适量。捣成膏状，外敷患处。也可用干地丁文火炒黄，研细面撒患处。3 日换药 1 次。适用于湿疹热毒炽盛证。

56. 松香、枯矾、雄黄、黄丹各等份。共研细末，过筛，将药粉用麻油调匀，外敷于患处。适用于慢性湿疹血虚脾弱证。

57. 土茯苓 15～20 克，薏苡仁 30 克，木通 10 克，蒲公英 20 克，甘草 3 克。水煎服。适用于急性湿疹。

【生活调理】

1. 过敏性体质或有过敏性家族史者，要避免各种外界刺激，如热水烫洗、搔抓、日晒等，尽量避免易致敏和刺激性食物。

2. 生活有规律，注意劳逸结合。要搞好个人卫生，经常洗澡，同时水温不宜过高，以 30 ℃～40 ℃为宜。要勤换衣服及床单，凉席、被褥等贴身物品要经常清洗暴晒。

3. 衣着宜宽松，以减少摩擦刺激，勿使化纤及毛织品直接接触皮肤。

4. 湿疹特别是慢性者，大都通过经年累月的治疗未获痊愈。患者常常失去信心，其实湿疹不是"不治之症"，由于此病发病原因极为复杂，给治疗带来困难，患者应该与医师合作，建立治愈信心，尽可能避免各种可疑致病因素。生活上注意避免精神紧张，过度劳累。

5. 勿食辣椒、鱼、虾、蟹或浓茶、咖啡、酒类等。

6. 衣被不宜用丝、毛及化纤等制品。穿棉质衣服，棉质的衣服比较柔软，不会引起皮肤瘙痒。应避免合成的衣料以及紧身衣物。这些衣物不但黏身体，而且可能会导致皮肤发痒。

7. 平时保持大便通畅，睡眠充足，冬季注意皮肤清洁及润泽，这些都可减少湿疹的复发，达到治愈的目的。

8. 避免快速的温度变化。快速的温度变化可能是引起湿疹的原因。从热乎乎的屋内踏入冰冷的户外，或从冷气房中进入热水浴，都可能引发皮肤病。多穿几层棉质衣物，是避免快速的温度变化的最佳方法。

9. 提防干燥的空气。干空气使皮肤炎症更加恶化，尤其当冬天室内使用暖气时。保持室内空气的湿度应该是患者及其家人首先考虑的事项。所以这时应考虑使用湿气机，而且每一个房间都应该有一个。

10. 避免使用止汗剂。止汗剂所含的活性成分会刺激敏感性的皮肤，容易导致皮肤过敏，所以应避免使用止汗剂。

11. 多用水冲洗你的衣物。洗衣服时，应多用水将你衣物上的洗衣粉冲干净，以免引发皮肤过敏。

12. 居室内要保持空气流通、环境整洁，避免潮湿。

13. 要合理饮食，保证充足的睡眠，适当地做些运动以增强体质，外出旅游最好穿上长裤，以防下肢被虫咬伤。

神经性皮炎

本病好发于颈部、四肢、腰骶，是一种以对称性皮肤粗糙肥厚，剧烈瘙痒为主要表现的皮肤性疾病。神经性皮炎又称慢性单纯性苔藓。是以阵发性皮肤瘙痒和皮肤苔藓化为特征的慢性皮肤病。为常见多发性皮肤病，多见于青年和成年人，儿童一般不发病。夏季多发或季节性不明显。皮疹好发于颈部、四肢伸侧及腰骶部、腘窝、外阴；自觉剧痒；病程慢性，可反复发作或迁延不愈；常先有局部瘙痒，经反复搔抓摩擦后，局部出现粟粒状绿豆大小的圆形或多角形扁平丘疹，呈皮色、淡红色或淡褐色，稍有光泽，以后皮疹数量增多且融合成片，成为典型的苔藓样皮损，皮损大小形态不一，四周可有少量散在的扁平丘疹。

本病与中医学"银屑病"、"摄领疮"等相类似。中医学认为此病主要以内因为主，由于心绪烦扰，七情内伤，内生心火而致。初起皮疹较红，瘙痒较剧，因心主血脉，心火亢盛，伏于营血，产生血热，血热生风，风盛则燥，属于血热风燥。病久，皮损肥厚，纹理粗重，呈苔藓化者，此因久病伤血，风盛则燥，属于血虚风燥。

【偏方集成】

1. 白鲜皮、苦参、蛇床子、地肤子各30克。水煎，趁热熏洗患处。适用于神经性皮炎血虚风燥证。

2. 樟脑、冰片各等份。研为细粉，以75%乙醇溶解，用棉球蘸药反复涂搽患部，干后再涂1次。完全干燥后用伤湿止痛膏贴于患处，隔3～4日换药1次。适用于神经性皮炎肝郁化火证。

3. 蓖麻仁15克，冰片1.5克，紫皮蒜21克，葱白7寸，白糖少许。共捣如泥，涂于患处。适用于神经性皮炎热毒炽盛证。

4. 五倍子、枯矾、炉甘石各6克。水煎至60毫升，涂搽患处，每日4次。适用于神经性皮炎。

5. 鸡蛋3枚，米醋500克。鸡蛋置瓶内，加米醋浸没，浸7～10日后取出，去蛋壳，将鸡蛋与米醋搅匀，装入有盖容器中，每日用此液涂搽患处2～3次。适用于神经性皮炎血虚风燥证。

6. 鲜核桃皮适量。搽患处，每日2～3次。适用于神经性皮炎血热风燥证。

7. 鲜丝瓜叶适量。洗净，捣烂如泥，搽患处，直至皮肤发红，隐隐见出血为止，隔日1次，7日为1个疗程。适用于神经性皮炎风湿蕴肤证。

8. 鲜姜250克。切碎，浸泡于500毫升50°～60°烧酒中7日，每日振荡1次，去渣取汁，外涂患处，每日1～2次。适用于神经性皮炎血虚风燥证。

9. 大蒜10克，淡豆豉20克，盐0.5克，米醋2毫升。一同混合后捣烂如泥，外敷患处，每日敷20～30分钟，隔3日1次。适用于神经性皮炎血虚风燥及风湿蕴肤证。

10. 天名精100克，樟脑40克，75%乙醇500毫升。药放乙醇内浸泡10日后，用棉球蘸药酒涂搽患处，每日涂3次。适用于神

经性皮炎血虚风燥证。

11. 绿豆、薏苡仁各50克。水煎，加白糖。代茶饮，每日1次。适用于神经性皮炎伴有心烦不安、口舌生疮、小溲赤者。

12. 芹菜150克，大枣50克。煲汤分次饮服。适用于神经性皮炎血虚肝旺证。

13. 大枣30克，当归、枸杞子各15克。水煮，加白糖，饮汁。适用于神经性皮炎伴血虚肝旺、两目昏糊、皮肤干燥、虚烦易怒者。

14. 鲜芹菜60克，粳米50克。芹菜洗净切碎，粳米洗净，同入沙锅内，加水800毫升，煮至米烂成粥，早、晚餐温热服食。适用于神经性皮炎血虚风燥证。

15. 苦参、独头蒜各150克，陈醋500毫升。将苦参研为极细末，独头蒜捣烂，二药加入陈醋内浸泡10日后备用。用时，以此液外搽患处，每日早、晚各搽1次。适用于神经性皮炎血虚风燥证。

16. 土槿皮、乌梅各24克，雄黄12克，米醋300毫升。前3味用米醋泡2周后，滤净，瓶装备用。用时以棉签蘸药液少许涂局部，每日2～3次。适用于神经性皮炎湿热炽盛证。

【生活调理】

1. 按皮肤科一般常规护理。

2. 避免鱼、虾、浓茶、咖啡、酒类、麻辣食物等。

3. 剪短指甲，婴儿可戴手套，防止搔抓。

4. 内衣应宽松，勿穿丝毛及化纤内衣。

5. 不吃刺激性食物，不能搔抓，忌用热水及肥皂洗擦。局部涂搽神经性皮炎药水，或含有皮质激素的软膏，贴用肤疾灵或特美肤涂膜，皆有效果。

6. 严重的患者，局部可用深度X线照射，或用同位素锶90贴敷，皆有效果。如局部有红肿，则需用抗生素治疗。

7. 克服烦躁易怒，焦虑不安，失眠等不良精神因素，待人接物保持随和态度。

8. 尽量避免搔抓患处。如实在奇痒难忍时，可用冷毛巾适当冷敷一下，或立即搽药，不应以热水烫来止痒。

9. 避免饮酒、饮浓茶及食用辛辣食品。有胃肠道功能失调者应予纠正。

中医偏方全书（珍藏本）

10. 必须坚持用药，避免不痒了即自行停药。

皮肤瘙痒症

皮肤瘙痒症是一种自觉瘙痒而临床上无原发损害的皮肤病。皮肤瘙痒症的病因尚不明了，多认为与某些疾病有关，如糖尿病、肝病、肾病等；同时还与一些外界因素刺激有关，如寒冷、温热、化纤织物等。皮肤瘙痒症有泛发性和局限性之分，泛发性皮肤瘙痒症患者最初皮肤瘙痒仅局限于一处，进而逐渐扩展至身体大部或全身，皮肤瘙痒常为阵发性，尤以夜间为重，由于不断搔抓，出现抓痕、血痂、色素沉着及苔藓样变化等继发损害。局限性皮肤瘙痒症发生于身体的某一部位，常见的有肛门瘙痒症、阴囊瘙痒症、女阴瘙痒症、头部瘙痒症等。

【偏方集成】

1. 无花果 8 枚。用清水洗净之后，切两半，备用；南杏 15 克，去皮；汤煲内加入适量水，先用猛火将水烧开，然后加入无花果、南杏及陈皮 5 克，排骨 500 克，改用中火继续煲 2 小时左右，加入少许食盐即可。适用于皮肤瘙痒症血瘀肝旺证。

2. 醋 150 毫升，水 200 毫升。醋加水烧热洗头，每日 1 次。适用于头部皮肤瘙痒。

3. 密陀僧、醋各适量。将密陀僧放炉火中烧红后，立即投入醋中，待冷后将药捞取。如此反复 7 次后，将药研为细末。同时加茶油调匀，涂患处。适用于皮肤瘙痒兼有血虚证者。

4. 酱油、醋各等份。将上 2 味混合，涂搽患处。注意用药棉擦拭的时候不要用力过大，但要反复擦拭，直至皮肤有热感，擦拭结束后，用清水洗净。适用于皮肤瘙痒风热外袭证，症见瘙痒剧烈、热后更甚、抓后呈条状血痂等。

5. 百部 50 克，高度白酒 250 克。放在瓶子里密封浸泡，一周后即可使用。使用时，洗净患处，用棉花蘸药液少许涂搽，止痒有效。适用于老年皮肤瘙痒。

6. 大枣 20 枚，毛冬青 50 克，陈皮 30

克，猪脚（洗净）1 只。汤煲内加入适量水，先用猛火将水烧开，然后放入所有的材料，改用中火煲 3 小时左右，加入少许盐即可。适用于皮肤瘙痒症血虚风燥证。

7. 鸡血藤 500 克。放入水中煎 3～4 分钟，过滤取汁，用微火浓缩药汁，再加 500 克冰糖，制成稠膏即可。适用于皮肤瘙痒症风热血热证。

8. 鲜大葱叶适量。剥开，用葱叶内侧擦拭被毒虫咬过的红肿痒处。适用于疼痛瘙痒较甚者。

9. 熟地黄 30 克，当归 20 克，粳米 40 克，陈皮末少许。煮粥，每日服 2 次，中午、晚上各 1 次。适用于皮肤瘙痒症气血两虚证。

10. 大枣 10 枚，干姜 9 克，桂枝 6 克。将 3 味共煎汤服，每日 1 剂，1 周为 1 个疗程。适用于皮肤瘙痒风寒袭表证，部位多见于大腿内侧、小腿屈侧及关节周围等。

11. 昆布、绿豆、白糖各适量。将昆布洗净切碎，与绿豆、白糖一起煮汤服食。每日 1 剂，连服 6～10 剂。适用于皮肤瘙痒症湿热下注证，症见局部瘙痒不止、白带增多、口苦胸闷等。

12. 黄精 20 克，白酒 500 毫升。黄精洗净切片，装入纱布袋内，扎紧袋口，浸入白酒中，盖好封口，10 日即成。随饮，每次 1 小盅。适用于皮肤瘙痒血虚肝旺证。

13. 幼白鸽 1 只，绿豆 150 克。将白鸽除去毛及内脏，加绿豆和酒少许炖熟吃。适用于皮肤瘙痒湿热蕴结证。

14. 猪大肠、绿豆、薢蓣、盐各适量。绿豆先煮 20 分钟，然后装入洗净的猪大肠内，两端用线扎牢，同薢蓣一起煮熟，盐调味，分顿食用，隔 1～2 日服 1 剂。适用于皮肤瘙痒风热袭表证。

15. 虎耳草 500 克，30% 乙醇 1000 毫升。虎耳草切碎，加 95% 乙醇拌湿，再加 30% 乙醇 1000 毫升。浸泡 7 日，去渣外涂。适用于皮肤瘙痒症血热证。

16. 大枣 15 克，泥鳅 30 克，盐适量。将大枣与泥鳅煎汤，加盐调味。每日 1 剂，连用 10 日。适用于皮肤瘙痒血虚肝旺证。

17. 猪大肠适量，薢蓣 15～30 克，绿豆

50～100 克。将猪大肠洗净备用，绿豆洗净浸泡 20 分钟，然后取出装入大肠内，两端用线扎牢，同洗净的蒺藜一起加清水适量煮烂熟，盐少量调味，分数次服食，饮汤，吃大肠和绿豆，隔日 1 次。适用于皮肤瘙痒症风热袭表证。

18. 银耳、金银花各 10 克，冰糖 100 克，淡竹叶 5 克，白茅根 30 克。将淡竹叶、白茅根各洗净，加适量水煎煮，每煮沸 15 分钟取药汁一次，反复 3 次，3 次药汁合并备用，再将银耳用温水浸泡涨开，洗净后与药汁同入锅，小火煎至银耳烂熟后，加冰糖调匀，最后把洗净的金银花撒入银耳汤中，稍煮沸后即可服食。早、晚餐服食，5～7 日为 1 个疗程。适用于皮肤瘙痒症血热证。

19. 猪肚 400 克，芥末 20 克，胡荽 10 克。猪肚洗净煮熟，切丝后加调料，后入芥末、胡荽末。每日 1 次，7 日为 1 个疗程。适用于皮肤瘙痒症血虚证。

20. 穿山甲肉 100 克，生姜 5 片，盐少许。穿山甲肉切碎，放锅内，加生姜、清水适量，慢火煎煮，至熟透加盐调味，服食。3～5 日服 1 次。可适当服食。适用于顽固性皮肤瘙痒。

21. 泥鳅 30～50 克，大枣 20 克，盐少许。置武火上烧沸，再用文火煮 25 分钟，加入盐、味精即成。服用宜每日 1 剂，连服 10 剂。适用于皮肤瘙痒症气血两虚证。

22. 黄芪、大枣、面粉各 300 克。黄芪加水煎煮 20 分钟后去渣，入大枣再煮，熟后捞出大枣，去皮核取肉，捣烂为馅做包子，蒸熟即得。适用于皮肤瘙痒症气血两虚证。

23. 冬瓜 150 克，山药 100 克，羊肉、粳米各 50 克。粳米加水煮粥至八成熟时，再将羊肉（剁碎）、冬瓜（切块）、山药（切丁）放入粥内同煮，待冬瓜、山药煮烂后，加入盐、味精调味。早、晚各 1 碗，连服 7 日。适用于皮肤瘙痒症气血两虚证。

24. 莴笋叶 1 把。放在锅里用水煎，开锅约 3 分钟，待水降至适当温度，用来搽洗患处，每日洗 1～2 次后症状很快消失。适用于皮肤瘙痒症血热证。

25. 生甘草、蛇床子各 30 克。煎 2 遍和匀，去渣浓缩成 200 毫升，瓶装备用。同时涂局部，每日 2～3 次。适用于皮肤瘙痒症风热袭表证。

26. 苦参、食用白醋各适量。将苦参浸泡到醋液中备用，具体使用时，需要将苦参液加入水中溶解，用干净的棉签蘸取少量擦拭患处。适用于皮肤瘙痒症风热袭表证。

27. 生石灰适量。加水烧开，待凉到手下去为宜，连续洗 3～4 次，即可去痒痛消肿。适用于皮肤瘙痒症血虚证。

28. 蝉衣、徐长卿、生地黄各 15 克，当归 10 克，大枣 10 枚。大便干燥或便秘者加生何首乌 15～30 克。每日 1 剂，煎 2 次和匀，分 2～3 次服。适用于皮肤瘙痒症风热血虚证。

29. 盐适量。用旺火炒成黑色保存待用。每日取出少许溶于温水，用卫生棉球或消毒纱布蘸取该液体擦拭患处，一般每日 3～5 次。适用于止痒除顽疾。

30. 米泔水 1000 毫升，盐 100 克，煮沸 5～10 分钟，然后将药液倒入面盆中，温热以适宜为度，用消毒毛巾蘸药液搽洗患部，早、晚各 1 次，每次搽洗 1～3 分钟，搽洗前先抓后搽洗。适用于皮肤瘙痒症风热袭表证。

31. 猪蹄的骨头 2～3 个。加水煮沸后再熬 5 分钟。每日临睡前用卫生棉或洁净的白布条蘸猪蹄骨汤在皮肤瘙痒处搽洗一遍，一般连续搽洗 4 次，重者可多搽几次。适用于老年人顽固性皮肤瘙痒。

32. 西瓜皮适量。被蚊子叮咬后，可用西瓜皮反复涂抹 1 分钟，再用清水洗净。适用于蚊虫叮咬后皮肤瘙痒红肿较甚者。

33. 大枣（或金丝枣）10 枚，雪梨膏 20 毫升。将大枣先泡半小时，入沙锅内加水煮至枣烂后加入雪梨膏后服用。适用于冬季皮肤干燥脱屑，老年皮肤瘙痒。

34. 盐水或醋适量。加热至盐溶解，每晚睡前，用毛巾蘸水搽洗患处。如有反复，可继续搽洗。适用于中老年人皮肤瘙痒症。

35. 老生姜 1 块。捣烂如泥，以纱布包裹，涂搽患处。每次 10～20 分钟，每日 1～2 次。适用于皮肤瘙痒症血虚证。

36. 昆布 1000 克，猪排骨 500 克。昆布用温水泡发、洗净，切成菱形；猪排骨切块用沸水焯一下，温水洗净，加水用旺火煮沸，去浮沫后倒入昆布，用小火炖烂，加盐、麻油调味。适用于皮肤瘙痒症风热袭表证。

37. 山鸡肉 300 克，生姜 50 克。山鸡肉、生姜切丝，先用温油煸炒山鸡肉，待半熟时入调料及姜丝，翻炒即成。适用于皮肤瘙痒症血虚证。

38. 粳米 50 克，葱白 3 根，淡豆豉 20 克。先将粳米加水煮沸，再入淡豆豉共煮，待米将熟时，加入葱白，煮至粥成时，再用少许盐、味精调味。适用于皮肤瘙痒症血虚肝旺证。

39. 干姜 9 克，大枣 10 枚，桂枝 6 克。以上 3 味加水煎汤。每日 1 剂，连服 10 日。适用于皮肤瘙痒症血虚证。

40. 绿豆 20 克，鲜藕 300 克。藕洗净去皮，绿豆泡好后，装入藕孔内，蒸熟切片。适用于皮肤瘙痒症风热袭表证。

41. 鲜金银花 10 克，鲜枇杷 4 个。枇杷洗净，切开去核，捣烂，放入金银花，用开水冲泡，代茶频饮。适用于皮肤瘙痒症血热炽盛证。

42. 茄子 300 克，丝瓜 100 克，猪瘦肉 50 克。茄子切片蒸熟，丝瓜、猪瘦肉切丝，煸炒后加调料，浇于茄子上即可。适用于皮肤瘙痒症血热证。

43. 红花、紫草、栀子、大黄各适量。将所有材料研成细细的药末，然后加适量的冰片混合均匀，用时取少量药末，加入凡士林中调匀，敷在患处，并固定。适用于皮肤瘙痒症血热肝旺证。

44. 花椒 10 克。煮水，煮大概 10 分钟，清洗全身尤其是瘙痒处。适用于皮肤瘙痒症风热袭表证。

【生活调理】

1. 生活规律，早睡早起，适当锻炼。及时增减衣服，避免冷热刺激。

2. 全身性瘙痒患者应注意减少洗澡次数，洗澡时不要过度搓洗皮肤，不用碱性肥皂。

3. 内衣以棉织品为宜，应宽松舒适，避免摩擦。

4. 精神放松，避免恼怒忧虑，树立信心。积极寻找病因，去除诱发因素。

5. 戒烟酒、浓茶、咖啡及一切辛辣刺激食物，饮食中适度补充脂肪。

玫瑰糠疹

玫瑰糠疹是常见的炎症性皮肤病，好发于躯干和四肢近端，大小不等，数目不定，玫瑰色斑片，其上有糠状鳞屑，本病有自限性，一般持续 6～8 周而自愈。但也有经久不愈的情况，很多玫瑰糠疹患者延误治疗后容易遗留难看的色素沉着。本病多发于青年人或中年人，以春秋季多发。初起的损害是在躯干或四肢某处出现直径 1～3 厘米大小的玫瑰色淡红斑，有细薄的鳞屑，被称为前驱斑，数目为 1～3 个。1～2 周以后躯干与四肢出现大小不等的红色斑片，常对称分布。开始于躯干，以后逐渐发展至四肢。斑片大小不一，可直径 0.2～1 厘米大小，常呈椭圆形，斑片中间有细碎的鳞屑，而四周圈状边缘上有一层游离缘向内的薄弱鳞屑，斑片的长轴与肋骨或皮纹平行，可伴有不同程度的瘙痒。少数患者的皮损仅限于头颈部或四肢部位发生。本病自愈或痊愈后一般不复发。

本病属中医学"风热疮"、"风癣"范畴。中医学认为该病是因内有血热，复感风邪，热毒凝结，郁于肌肤，闭塞腠理而发病；或汗出当风，汗衣湿透肌肤所致。中医治疗以清热、凉血、消风止痒为主。

【偏方集成】

1. 绿豆 30 克，昆布 20 克，鱼腥草 15 克。以上 3 味加水煎汤，去鱼腥草，加白糖适量调味。饮汤食豆和昆布。每日 1 次，连服 7 日。适用于玫瑰糠疹风热蕴肤证。

2. 薏苡仁 50 克，绿豆 25 克，鲜百合 100 克。将百合掰成瓣，去内膜。绿豆、薏苡仁加水煮至五成熟后加入百合，用文火熬粥，加白糖调味。每日 1～2 次。适用于玫瑰糠疹阴虚湿热证。

3. 生薏苡仁、紫草各 15 克。加水 200 毫升，煮沸 20 分钟即成。代茶频饮，每日 1 剂，连服 1～2 周。适用于玫瑰糠疹风热蕴结证。

4. 南沙参 30 克，猪瘦肉 250 克。共炖，熟后饮汤食肉，每日 1 剂。适用于玫瑰糠疹血热风燥证。

5. 杭白菊、金银花各 10 克，白糖适量。加沸水 300 毫升，代茶饮，每日 1 剂。适用于玫瑰糠疹风热蕴结证。

6. 桑椹、百合各 30 克，大枣 10 枚。共煎汤饮用，每日 1 剂，连服 2 周。适用于玫瑰糠疹血热风燥证。

7. 防风 10 克，生薏苡仁、紫草各 15 克。加水 200 毫升，煮沸 26 分钟即成。代茶频饮，每日 1 剂，连服 1～2 周。适用于玫瑰糠疹风热蕴结证。

8. 生地黄、桑椹、百合各 30 克，大枣 10 枚。共煎汤饮用，每日 1 剂，连用 2 周。适用于玫瑰糠疹血热风燥证。

9. 藕节 30 克。藕节加水煎煮取汁。饮汤，每日 2 次，可连用 7～10 日。适用于玫瑰糠疹肺热血瘀证。

10. 鲜荷叶 20 克，粳米 200 克。将荷叶先煮 20 分钟，去渣后放入粳米煮粥。早、晚随量服食。适用于玫瑰糠疹湿热蕴肤证。

11. 糙米适量。煮粥，每日早餐一碗。适用于玫瑰糠疹湿热蕴肤证。

12. 马齿苋、生薤菜各 30 克。上 2 味加水煎煮，取汁。饮服，每日 1 次。适用于玫瑰糠疹血热风燥证。

13. 大枣、土茯苓各 30 克。以上 2 味加水煎汤。饮汤，每日 2 次。适用于玫瑰糠疹血热风燥证。

14. 燕麦 50 克。将蒸熟的燕麦打成汁当做饮料来喝，搅拌时也可加入其他食材，如苹果、葡萄干。适用于玫瑰糠疹风热血燥证。

15. 茯苓皮、白鲜皮各 15 克，大腹皮、冬瓜皮、牡丹皮各 10 克。水煎，每日 1 剂，分 2 次服，7 日为 1 个疗程。适用于玫瑰糠疹湿热证。

16. 土茯苓 30 克，大青叶、牡丹皮、白鲜皮各 15 克，蝉蜕 6 克。水煎取汁，每日 1 剂，分 2 次服，10 日为 1 个疗程。适用于玫瑰糠疹营血湿热证。

17. 紫草 15～30 克。水煎，每日 1 剂，分 2 次服，10 剂为 1 个疗程。适用于玫瑰糠疹血热证。

18. 板蓝根 30 克，紫草 15 克。水煎，每日 1 剂，分 2 次服。适用于玫瑰糠疹血热证。

19. 薏苡仁 20 克。直接将薏苡仁用开水煮烂后，依个人口味添加少许的糖。适用于玫瑰糠疹风热血燥证。

20. 菊花、牡丹皮各 5 克，蝉蜕 3 克，生地黄、赤芍各 15 克。水煎，每日 1 剂，分 2 次服，6 日为 1 个疗程。适用于玫瑰糠疹风热蕴肤证。

21. 浮萍 9 克，黄柏 12 克，生地黄、半边莲各 18 克。水煎，每日 1 剂，分 2 次服。适用于玫瑰糠疹湿毒证，症见皮损色红浸润，伴神疲，食少，舌苔白腻，脉弦滑者。

【生活调理】

1. 本病春秋季节好发，多见于青壮年，一般 4～8 周可自行痊愈。

2. 患者大多无全身症状，但也有出现头痛、咽喉痛、低热及颈部淋巴结肿大。

3. 本病需与体癣、花斑癣、银屑病、脂溢性皮炎等疾病相鉴别。

银 屑 病

银屑病是一种常见的慢性皮肤病，其特征是在红斑上反复出现多层银白色干燥鳞屑。西医称为银屑病，俗称牛皮癣，其特征是出现大小不等的丘疹，红斑，表面覆盖着银白色鳞屑，边界清楚，好发于头皮、四肢伸侧及背部。男性多于女性。冬春季节容易复发或加重，而夏秋季多缓解。临床表现为初起皮损往往是红色或棕红色小点或斑丘疹，有干燥的鳞屑，以后逐渐扩展而成棕红色斑块，边界清楚，相邻的可以互相融合。

本病中医学称"白疕"，古医籍亦有称之为松皮癣。传统中医学认为阴血亏损，化燥生风，肌肤失于濡养而发病。

【偏方集成】

1. 谷糠油 500 毫升。加入 30 克水杨酸粉使其溶解在谷糠油中，每日涂抹数次。适用于银屑病血虚风燥证。

中医偏方全书（珍藏本）

2. 土大黄、蛇床子、土槿皮各 30 克。加入 75％乙醇 1000 毫升中，浸泡 10 日，过滤取液，再加水杨酸 5 克，苯甲酸 12 克混匀。用药液外涂患处，每日 2 次。适用于银屑病。

3. 大蒜适量。放些盐捣烂如泥，敷在患处，用纱布盖好并用胶布固定，每日换新蒜泥一次。适用于银屑病风湿寒痹证。

4. 大枣 30 克，甘草 10 克。加适量水煎煮，去渣取汁。每日 1 剂，分 2 次饮用。适用于银屑病正气亏虚、瘀滞肌肤证。

5. 斑蝥 10 个，肉桂、高良姜、细辛各 1.5 克，白酒 150 毫升。共浸泡 7 口，再加甘油 30 毫升搅匀。用时先将患部清洁，再将药酒轻轻涂上（注意不要涂在好皮肤上），每日或隔日 1 次。适用于银屑病风湿寒痹证。

6. 鸡蛋 1 枚。打一小孔，去清留黄。将蛋中灌满醋，糊住洞口后放 7 日。用时先把患处用盐水洗净，把蛋黄和醋搅匀，涂于患部。早、晚各 1 次。适用于银屑病血虚风燥证。

7. 桑椹适量。捣烂后掺入 1/10 的冰片，以减少疼痛。先将患处洗净，再将药涂患处，用布包扎，2～3 小时后将药除去。适用于银屑病血热内蕴证。

8. 石榴皮粉 15 克，樟脑、石炭酸各 1 克，凡士林 100 克，然后加少量液状石蜡或石榴皮油外搽。适用于银屑病寻常型。

9. 木鳖子 5 枚。去皮后加少许陈醋，然后研成汁，擦在银屑病的发病位置上，先搽蛋黄油，然后敷木鳖子汁。适用于银屑病血虚风燥证。

10. 透骨草、艾、盐各 50 克。先将粗盐入锅炒至发黄，再与前 2 味同入铁盆中，倒入大半盆开水，置火上熬开。待水温适宜后洗患处，每次 15～20 分钟，每晚 1 次。每剂药可连用 3 次。每次洗完后擦干，将红霉素软膏或克霉唑软膏涂于患处。用药期间忌辛辣、刺激性食物，患部勿接触冷水。适用于银屑病脓疱型。

11. 西红柿适量。去皮、去籽后，压榨成汁，加入适量的黄瓜、鲜玫瑰花，搅拌均匀后，再加入少量柠檬汁、蜂蜜调节味道。

适用于银屑病血热瘀滞证。

12. 栗子、白菜各 200 克。栗子去壳切成两半，煨栗熟透，再加白菜及适量调味料，炖熟即可。适用于银屑病阴虚证。

13. 鲜羊蹄 100 克，米醋 500 克。把羊蹄洗干净，切碎，入玻璃瓶中，加入醋，盖紧瓶盖。一周后就可以使用。使用前先摇动，在用棉花蘸药汁，涂于患处。每日 2～3 次。适用于银屑病血虚风燥证。

14. 鲜黄豆 250 克。以醋浸泡 15 日后，每日取 10 粒左右嚼食。适用于银屑病寻常型。

15. 香蕉 6 只，鲜奶 250 克，麦片 200 克，葡萄干 100 克。煮好后再加点蜂蜜调味。适用于银屑病血虚风燥证。

16. 鲜苦瓜 2 个，胡萝卜 7～8 根。切成薄片，急火快炒，熟食之。适用于银屑病瘀滞肌肤证。

17. 猪瘦肉 500 克，大枣 20～30 枚。同煮汤，加适量油、盐调味，分数次服食。适用于银屑病血虚风燥证。

18. 紫荆皮、生半夏各 9 克，斑蝥 3 克。将药物混合在一起研磨成细粉状，然后用白酒浸透调匀，用棉花蘸取搽患处。适用于银屑病血虚风燥证。

19. 槟榔适量。研磨成粉末状，然后用开水煮 15 分钟左右的时间，等到水温冷却沉淀之后，将槟榔汁倒入杯中，然后将粳米煮成粥状，加入姜汁、槟榔汁、蜂蜜再煮沸，空腹服用。适用于银屑病风寒湿痹证。

20. 牛奶适量。将牛奶倒入锅中，用大火将其煮沸，煮开之后改用小火煮 3 分钟左右，然后把锅中牛奶倒出，在锅壁上有一层牛奶膜，将其取下然后覆在皮损患处。适用于银屑病血虚风燥证。

21. 青黛 12 克，煅蛤粉、煅石膏各 30 克，黄柏、轻粉各 15 克。共研细粉，用香油、茶叶水各半调敷患处。适用于银屑病湿热内蕴证。

22. 石菖蒲、黄柏、黄芩、大黄、白矾各 30 克。水煎取汁搽洗患处。适用于银屑病静止期皮损或有渗液、皲裂的皮损。

23. 雷公藤适量。将雷公藤内酯与凡士

林调成 0.002%浓度的膏剂。每日 1 次薄涂皮损。适用于银屑病肥厚、鳞屑较多的静止期皮损。

24. 大蒜、芋头各适量。将大蒜、芋头各去皮，捣烂如泥，敷于患处，盖上纱布，外用胶布固定。每日 1 次，连敷 10～15 日。适用于银屑病火毒炽盛证。

25. 香蕉皮适量。用香蕉皮搓患部，每日擦 7～8 次，连续搓近 2 个月。适用于银屑病局部小面积患病（小腿和头部）。

26. 地龙 7 条，白糖 200 克。蚯蚓洗净后放在瓶子里腌泡 7～10 日。用温开水先将患处洗净晾干，用力将患处搓至发红，再用消毒棉蘸药液搓患处，待药液干后再搓一遍，如此反复进行，每晚要搓 2 小时。搓完后不要立即清洗患处，等第 2 日早晨再洗干净。连搓 20 日。适用于银屑病瘀滞肌肤证。

27. 绿核桃皮适量。搓患处。适用于银屑病血热内蕴证。

28. 鸡蛋、醋各适量。用醋泡鸡蛋，1 周左右，用醋涂患处。适用于银屑病血虚风燥证。

29. 醋 1 瓶，花椒 1 把。混合后熬半小时，放凉后将熬好的花椒水装入瓶中，用毛笔刷花椒水于患处，每日坚持早、中、晚刷涂患处。适用于银屑病风寒湿痹证。

30. 黄芪（布包）30 克，黑豆 100 克。加水适量，煮至豆烂，加食盐少许调味，食豆饮汤。适用于银屑病气血不足证。

31. 莲子（带心）60 克，生甘草 10 克。加水适量，小火煎煮至莲子软熟时，加冰糖少许，吃莲子饮汤。适用于银屑病湿热下注证。

32. 蚕茧 1500 克。每晚取 50 克放入 2000～3000 毫升的水中，加火煮沸 10～20 分钟。先用其蒸汽熏蒸患处，待水温降至适宜温度时，再烫洗。每晚 1 次，熏洗至药液温度下降至凉为止，28 日为 1 个疗程。适用于银屑病血虚风燥证。

33. 薏苡仁、绿豆、赤小豆各 100 克，生甘草 20 克。加水煮极熟，调入盐，食豆饮汤。适用于银屑病进展期。

34. 鲜榆树枝几条。挤压出汁液抹在患处（汁液只能用一次）。每日 1 次，连抹 10 日。适用于银屑病湿热蕴结证。

35. 生苦杏仁适量。研成细末，加食醋调成糊状，摊在布上，洗净患处，将药敷贴在患处皮肤上，用绷带或胶布固定，24 小时更换新药。适用于银屑病瘀滞肌肤证。

36. 生姜、高粱酒各适量。将生姜洗干净，晒干，放入瓶内，倒入高粱酒浸泡 1 周，取出生姜切片，搓患处，每日 3～5 次，连搓 6～10 日。适用于银屑病血虚风燥证。

37. 槟榔 1 个，姜汁 10 克，蜂蜜 50 毫升，粳米 100 克。将槟榔研粉，煮沸 15 分钟，冷却沉淀取汁，粳米煮粥至米烂粥稠，加姜汁、槟榔汁、蜂蜜再煮沸，空腹服食。适用于银屑病瘀滞肌肤证。

38. 乌梅 1000 克。将乌梅洗净去核，加水煎，浓缩成 500 毫升膏状物，装瓶备用，每次 10 克，每日 3 次，温水冲服。适用于银屑病湿热蕴结证。

39. 生槐花、土茯苓各 30 克。加入适量的水烧开半小时，去渣取出汁液，再加入粳米 60 克煮成粥，放入适量红糖调匀便可食用。适用于银屑病血虚风燥证。

40. 车前子 15 克，蚕沙 9 克。分别装入棉布袋内，扎紧袋口放入锅内，加入适量的水烧开半个小时。取出布袋，在汁液中加入薏苡仁 30 克煮成粥，再加入适量白糖调匀即可食用。每日 1 次，10 日为 1 个疗程。适用于银屑病火毒炽盛证。

41. 桂枝、牛膝各 9 克，杜仲 18 克。加入适量的水烧开半小时。去渣取出汁液，加入薏苡仁 30 克煮成粥，再加白糖适量调匀即可食用。每日 1 次，10 日为 1 个疗程。适用于银屑病湿热瘀滞证。

42. 浮萍、防风各 150 克，炒黑豆 500 克，云苓皮 125 克，红糖适量。研成细末，用胶囊装好备用。每次 3 克，每日 3 次，饭后温开水送服。适用于银屑病血热内蕴证。

43. 杏仁 15 克，米醋 250 毫升。将杏仁捣碎，与米醋混匀加热，先用温水洗净患处，再趁热洗搓患处，每日 1 次，连用 2～3 次，间隔 2 日再重复使用上法。适用于银屑病血虚风燥证。

44. 银耳 10 克，菊花 5 朵，糯米 50 克。将菊花洗净、银耳水发同糯米煮粥。粥熟后调入蜂蜜服用，每日 2 次。适用于银屑病。

45. 薏苡仁、山药各 30 克，大枣 12 枚，小米 100 克，白糖 20 克。将大枣洗净去核，切细条；将山药研成细末；将小米洗净置于沙锅中，加入大枣、薏苡仁、山药末及适量水，文火煨粥，粥成时加入白糖拌匀即可。适用于银屑病湿热蕴结证。

46. 大米 150 克，百合、莲子各 25 克，枸杞子 2 颗，冰糖 30 克。将薏苡仁、莲子放碗内，加水适量置蒸锅蒸熟，再与洗净的百合、枸杞子、人米同煮粥，粥熟后调入冬瓜子、杏仁粉再煮片刻即可。适用于银屑病血虚风燥证。

47. 苦参 200 克，陈醋 500 毫升。一同浸泡 5 日，先用温水洗净患处，去掉鳞屑，再涂以上药，早、晚各 1 次，连用 3～5 日。适用于银屑病湿热蕴结证。

【生活调理】

1. 忌酒、忌海鲜、忌辛辣。

2. 乙型溶血性链球菌感染是本病的一诱发因素，尽可能避免感冒、扁桃体炎、咽炎的发生。一旦发生应积极对症治疗，以免加重银屑病。经常因扁桃体化脓而诱发本病或加重本病的建议行扁桃体摘除术。

3. 消除精神紧张因素，避免过于疲劳，注意休息。

4. 居住条件要干爽、通风，便于洗浴。

5. 在日常用药中，抗疟药、β-受体阻滞药均可诱发或加重病情。

6. 内分泌变化、妊娠均可诱发本病并使其加重。

7. 多食富含维生素类食品，如新鲜水果、蔬菜等。

8. 清洗患处时，动作要轻柔，不要强行剥离皮屑，以免造成局部感染，如红、肿、热、痛，影响治疗，使病程延长。

9. 银屑病临床暂时痊愈后，其免疫功能、微循环、新陈代谢仍未完全恢复正常，一般需要 2～3 个月后才能复原。所以在临床痊愈后，即外表皮损完全消退后，应再继续服用 2～3 个疗程药物进行巩固，使病毒清理更彻底，以免复发。

白 癜 风

白癜风是一种常见多发的色素性皮肤病，该病以局部或泛发性色素脱失，形成白斑为特征。其是一种获得性、局限性或泛发性皮肤色素脱失症，是一种影响美容的常见皮肤病。男、女性均可发生，其中以青年人居多，全身任何部位均可发生此病，除皮肤呈现色素脱失、减退变白外，黏膜如口唇、阴唇、龟头等处也可出现颜色减退、变白。特别是好发于阳光暴晒及摩擦受损伤的部位。白癜风临床分为两期，进展期和稳定期。所谓进展期就是指皮损不断扩大，而且有新发皮损，同形反应阳性（在外伤或其他皮肤病的基础上形成新的白斑）。稳定期指皮损不再扩大，没有新发皮损。

本病在中医文献中又称"白癜"或"白驳风"。是由风邪搏于皮肤，血气不和所生，近代医家在继承其学说的同时，又有了新发展，提出了本病发病的三大看法：一是肝郁致病论；二是血瘀致病论；三是脏腑功能失调病论。

【偏方集成】

1. 当归、党参、黄芪各 25 克，羊肉 500 克，生姜、葱、酒各适量。前 3 味装入纱布袋内，扎好，同羊肉及作料一起放入锅内，加入适量的水，炖至羊肉烂熟，除去药物，加盐调味，食肉喝汤。适用于白癜风气血不足证。

2. 补骨脂 60 克，白酒 500 毫升。将补骨脂泡入白酒中，浸泡 5～7 日。每日早、晚空腹饮补骨脂酒 15 毫升。取滤液煮沸浓缩至 30 毫升。用浓缩补骨脂酒搽涂白癜风处，晒太阳 10～20 分钟，每日 1 次。适用于白癜风肝肾阴虚证。

3. 苍耳草叶适量。洗净晒干，研为末，炼蜜丸，如梧子大，每次服 10 丸，每日 3 次。适用于白癜风及诸风疮瘾疹。

4. 当归、党参各 15 克，母鸡 1 只。将当归、党参放入鸡腹内，另加葱、姜、水各适量，煨至鸡肉熟烂，去药渣，盐适量调味，吃肉喝汤。适用于白癜风气血不足证。

5. 首蓿芽 100 克,面粉 500 克,发酵粉适量。同放盆内,加水适量制成馒头,入屉蒸熟即成,每日 2 次,代主食,连用 30 日为 1 个疗程。适用于白癜风气血不和证。

6. 土萆薢 180 克。生磨为末,忌铁器,每次 6 克,每日 2 次,开水送下,外用小麦摊石上,烧铁器压出油搽之,半个月后白处现有红点。适用于白癜风营卫不和证。

7. 黑芝麻 60 克,猪肝 1 具,盐少许。先将黑芝麻炒熟研成细末备用,再将猪肝洗净,放锅中加水,盐煮至用筷子扎猪肝不出血为度,捞出切薄片,用猪肝蘸黑芝麻末食之,每日 1 次。适用于白癜风肝肾不足、精血亏虚证。

8. 无花果 2～3 个。洗净空腹服,每日 3 次。适用于白癜风血虚津伤证。

9. 生胡麻适量。研末,每日用酒服 30 克,每日 3 次,忌生冷、鸡、猪、鱼、蒜等百日。适用于白癜风气滞血瘀证。

10. 生芝麻油 200 克,白酒 200 毫升。将两味和匀即可,每次 10 毫升,每日 2 次,连续服用 2 个月为 1 个疗程。适用于白癜风肝肾阴虚证。

11. 白鸽 1 只。宰杀,去毛及内脏,洗净切块如小指大,随意加调料炒熟。适用于白癜风肝肾不足、风邪外袭证。

12. 乌鸡卵 1 枚。取清,先用硫黄碾为末,以鸡子清调匀,用生布 1 片,将药刷在布上,日中曝,反复刷 3～4 次,钉布在板上,令不皱,候干收起,遇浴罢或动作劳苦,汗出之时,将布于患处搽之即愈。适用于白癜风不拘远近者。

13. 补骨脂酊 30%,乌梅 60%,毛姜 10%,放入 85% 乙醇,药物与乙醇的比例是 1:3,浸泡 2 周后,过滤去渣。用棉签蘸取制好的药液外搽患处,每日数次,每次搽 1～5 分钟。适用于白癜风气滞血瘀证。

14. 白芷 10 克。研成细末,加上 75% 乙醇适量调糊状,外涂搽在白斑患处,每日涂搽 2 次。适用于白癜风热毒炽盛证。

15. 蝙蝠 1 只,石灰 15 克。入瓶内扎口,埋土内 7 日,化血水,笔蘸搽。适用于赤白癜风。

16. 老姜 100 克,苦参 150 克,50% 乙醇 100 毫升。苦参研成细末,和生姜混合捣成糊状,然后调乙醇,外涂白斑患处,每日 3 次。适用于白癜风营卫不和证。

17. 无花果叶 100 克。水煎,浓缩成 30 毫升。用棉球蘸搽涂白癜风处,同时晒太阳 10～20 分钟。适用于白癜风气滞血瘀证。

18. 木蝴蝶 2 只。泡 500 克白酒,木蝴蝶浸泡 2～3 日,酒变色后开始搽患处,坚持每日早、晚各搽 1 次。适用于白癜风营卫不和证。

19. 硫黄 2 克。研成极细末,掺入豆腐 250 中,临睡前 1 次吃完。连吃 2 周。适用于白癜风肝肾阴虚证。

20. 莲子(带心) 60 克,生甘草 10 克。加水适量,小火煎煮至莲子软熟时,加冰糖少许,吃莲子饮汤。适用于白癜风湿热下注证。

21. 黄芪(布包) 30 克,黑豆 100 克。加水适量,煮至豆烂,加盐少许调味,食豆饮汤。适用于白癜风气血不足证。

22. 薏苡仁、绿豆、赤小豆各 100 克,生甘草 20 克。加水煮极熟,调入盐,食豆饮汤。适用于白癜风进展期。

23. 鳗鱼适量。洗净后,清水煮 3 小时,油即浮于水面,也可将鳗鱼放入铁皮筒里,一头用泥封口,一头塞上铁丝,但需留出流油口,将铁筒放入炭火上烧烤,油就慢慢流出,鳗鱼油外涂。适用于白癜风。

24. 大黄、甘油、乙醇各适量。将大黄研末,过 120 目筛后加甘油 20 克,95% 乙醇适量,调匀成糊状,瓶装密封备用。用时先将患处用温开水洗净,晾干后用药膏涂搽,每日早、晚各 1 次。适用于白癜风营卫不和证。

25. 当归、川芎、赤芍、枸杞子、生地黄各 20 克。水煎服,每日 1 剂。适用于白癜风营卫不和证。

26. 鲜马齿苋、红糖、醋各适量。上药混合后煮沸,过滤,置有色瓶内备用。或将马齿苋洗净、切碎、捣烂,用纱布包好,拧出汁液,瓶装备用,以棉签蘸药液涂患处。

中医偏方全书(珍藏本)

适用于白癜风营卫不和证。

27. 月季花15克，红糖适量。煎汤，顿服。适用于白癜风气滞血瘀证。

28. 麻油、白酒各适量。每次用白酒10～15毫升，送服麻油10～15毫升。每日3次，连服1个月。适用于白癜风肝肾不足证。

29. 白蒺藜10克。研细末，每日2次，外敷患处，一般5日开始奏效。麝香10克，研细末，加用大蒜捣成泥状，外搽患处，每日2～3次。适用于白癜风营卫不和证。

30. 何首乌、食盐各适量。共煮，滤去药渣，再加黑豆，药液量以能淹没黑豆为度，煮30分钟，捞出，阴至八成十。每次嚼食25克，早、晚各1次，坚持食用。适用于白癜风肝肾不足证。

31. 黑豆适量。置烤箱中干燥，研粉装瓶备用。每次20克，每日2次。用开水调成粉糊状或入稀粥中食用均可。适用于白癜风营卫不和证。

32. 白扁豆50克，赤小豆100克。加水煮汤，待豆熟后加鲜藿香叶6克，豆蔻3克，煮两沸，去藿香、豆蔻，加盐调味，食豆饮汤。适用于白癜风湿热蕴结证。

33. 艾叶、大蒜各适量。大蒜切薄片，放在白斑的周围边沿上；晒干后的艾叶点燃，放在蒜片上烤，以患者稍不堪忍受的痛为度。换与此处相连的另外一处烤。把此处白斑的周边都烤过后，烧烫其内周第二层。依此类推，从外向里把这一处白斑烧烫完全为止。换另一白斑处，操作步骤如上。适用于白癜风肝肾不足证。

34. 乌鸡1只，何首乌15克，白蒺藜、墨旱莲各5克。将乌鸡去毛及内脏，将3味药用纱布包好，放入乌鸡肚内，然后用慢火煮熟后食肉喝汤，不需加盐，每日2次；用药期间禁止饮酒。适用于白癜风肝肾不足证。

35. 无花果叶250克，白酒适量。将无花果叶放入白酒中浸泡1周后，搽患处。适用于白癜风肝肾阴虚证。

36. 生姜适量。切片外搽患处，搽时稍用力，使皮肤发红、微痛为度。适用于白癜风营卫不和证。

【生活调理】

1. 尽量避免服用维生素 C，少吃或不吃富含维生素 C 的蔬菜和水果。如青椒、番茄、柑橘、柚子等。

2. 吃含铜丰富的食品，若体内铜离子含量增高，黑色素的生成亦增加。故应多吃田螺、河蚌、毛蚶等含铜食品。

3. 黑木耳、海带、海参、芹菜、茄子、香椿芽、核桃仁、甲鱼、苋菜、韭菜、发菜、黑米饭、榆树叶均有防治白癜风的作用，可经常食用。忌食草莓、杨梅、酸辣食物及鸡、羊等发物。

4. 平时多吃一些含有酪氨酸及矿物质的食物，如肉（牛、兔、猪瘦肉）、动物肝脏、蛋（鸡蛋、鸭蛋、鹌鹑蛋）、奶（牛奶、酸奶）、新鲜蔬菜（萝卜、茄子等）、豆（黄豆、豌豆、绿豆、豆制品）、花生、黑芝麻、核桃、葡萄干、螺、蛤等贝壳类食物。

5. 中药。振气、健肾，如白癜扶正散等药，另可辅以免疫调节药一同治疗，治愈率较高。

斑　秃

斑秃俗称"鬼剃头"，是一种骤然发生的局限性斑片状的脱发性毛发病。其病变处头皮正常，无炎症及自觉症状。本病病程经过缓慢，可自行缓解和复发。若整个头皮毛发全部脱落，称全秃；若全身所有毛发均脱落，称普秃。该病与免疫力失调、压力突然加大有一定关系。

中医学认为本病与气血双虚，肝肾不足，血瘀毛窍有关。发为血之余，气虚则血难生，毛根不得濡养，故发落成片；肝藏血，肾藏精，精血不足则发无生长之源；阻塞血路，新血不能养发，故发脱落。辨证分为心脾气虚（神志不畅、头晕目眩、夜寐梦多、失眠），肝郁血瘀（气短胸闷、肝脾大、胸胁胀痛），气血两虚（病后或病久脱发，神疲乏力，面色苍白，形体消瘦），肝肾不足（头晕耳鸣，腰背痛，遗精滑泄，阳痿口干）。

【偏方集成】

1. 鲜侧柏叶30克，75％乙醇100毫升。

将鲜侧柏叶放入乙醇中浸泡 7 日备用。用棉球蘸少许，局部擦拭，每日 3 次。适用于斑秃血热风燥证。

2. 何首乌 30 克，大米 50 克，冰糖适量。将何首乌放入沙锅中煎取浓汁后去药渣，然后放入大米和冰糖，将米煮成粥即可食用。适用于脱发不久者。

3. 白矾、郁金各等份。将白矾、郁金制成丸，每次 4～5 克，每日 2 次。适用于斑秃气滞血瘀证。

4. 柏枝、椒仁、半夏各 90 克。将药加水 500 毫升，煎至 250 毫升，入蜜少许，再煎 1～2 沸。用时加生姜汁少许，调匀，搽无发处，每日 2 次。适用于斑秃血热风燥证。

5. 白信石 0.6 克，新鲜生姜 3 块，高度白酒 60 毫升。上药装瓶浸泡，2 日后取用。用时取浸制的生姜搽患处，边搽边蘸药液，每日 3 次，每次 1～3 分钟。搽的力度须轻重适中，太轻则药力发挥不佳，太重则易于擦破皮肤。7 月、8 月、9 月天气炎热不宜使用本药。适用于斑秃气血亏虚证。

6. 芝麻花、鸡冠花各 60 克，樟脑 1.5 克，白酒 500 克。将芝麻花、鸡冠花撕碎。然后浸泡入酒内密封，15 日后过滤再将樟脑入药酒中，使之溶化，备用。以药棉蘸药酒，涂搽脱发区，每日搽 3～4 次。适用于斑秃血虚失荣、瘀血阻滞证。

7. 生姜适量。切片，搓擦脱发处皮肤，每日 1～2 次，每次 4～5 分钟，使头皮发热，连续使用至新发长出为止；辣椒油搽患处，一日数次。适用于斑秃。

8. 桑白皮 150 克。煎汤去渣，浓缩后装入瓶中，外涂脱发处，每日数次。适用于斑秃肝肾阴虚证。

9. 柿饼、枸杞子各适量。上 2 味同研成粉末，制成绿豆大小的丸子，煮沸即成。饮汤食丸子。适用于斑秃肝血不足证。

10. 黑芝麻适量。炒焦研末，猪油调拌，搽患处。适用于斑秃。

11. 蜈蚣 1 条，75%乙醇 30 毫升。将蜈蚣浸入，7 日后取搽患处，隔日 1 次。适用于斑秃。

12. 辣椒粉 15 克，水杨酸 10 克，碎斑

蝥 1.5 克，石炭酸 1 毫升，蓖麻油 10 毫升。浸入 75%乙醇 350 毫升中，7 日后取搽患处。适用于斑秃心肾不足证。

13. 墨旱莲 20 克。墨旱莲洗净，加热蒸 20 分钟，取出冷后放入 75%乙醇 200 毫升内浸泡（冬春浸 3 日，夏秋浸 2 日），然后过滤去渣，即成咖啡色酊剂，瓶装备用。使用时先用棉签蘸上药液涂搽患处，待干后用七星针在脱发区上连续轻轻叩打，手法宜均匀，不宜忽快忽慢，忽轻忽重，针尖宜平起子落，不能歪斜，以免划破皮肤，每次叩打至皮肤潮红为度。开始每日涂搽药液 3 次（早、中、晚），七星针叩打 2 次，不宜间断。待新生的头发日见增加时，可改为每日搽药 2 次，叩打 1 次，直至痊愈。适用于斑秃气血亏虚证。

14. 马齿苋、韭菜各 150 克，面粉、葱、姜、猪油、酱油、盐、味精各适量，鸡蛋 2 枚。将马齿苋、韭菜分开洗净，阴干 2 小时，切成碎末。鸡蛋搅拌匀后炒熟弄碎，与马齿苋、韭菜拌在一起，加上盐、酱油、猪油、味精、葱、姜末为馅，和面制成包子，放在蒸笼里蒸熟食用。正餐主食。适用于斑秃肝肾不足证。

15. 活鲤鱼 500 克。刮鳞，弃内脏，剖成两半，横切成八块，鱼头也切八块，分装入碗；川芎、茯苓各 10 克，切片，以淘米水浸泡，再放天麻 25 克，泡 4～9 小时后取出天麻，置米饭上蒸透，取出切成薄片，分装盛鱼的碗中，再将调味品兑入清汤适量，淋在鱼块上，放蒸器中蒸熟，根据个人口味放入调料即可食用。早、晚各 1 次，每日 1 碗，连吃 20 余日，直至长出新发。适用于斑秃经脉瘀阻，血虚生风证。

16. 何首乌 30 克。水煎 20 分钟，去渣取汁，用汁煨核桃仁 30 克，猪脑适量，熟后加调料服食，连汤吃尽，每日或隔日 1 次，直至长出新发。适用于斑秃肾虚证。

17. 冬虫夏草 5 克，糯米 50 克，冰糖适量。将冬虫夏草研成粉末，待用。将糯米、冰糖放入沙锅中加水，煮成稀粥，粥熟后均匀地和入冬虫夏草，再煮片刻即可食。适用于斑秃。

18. 熟地黄 15 克，粳米 50 克。熟地黄

中医偏方全书（珍藏本）

切开，置于沙锅中，加水适量煮取药汁，再将药汁与粳米煮粥食用。适用于斑秃。

19. 鸡内金（炒研）100 克。将药研成极细末，每次 1.5 克，每日 3 次，饭前温开水送服。适用于斑秃气血亏虚证。

20. 黄精、熟地黄、补骨脂各 10 克。咬碎后用开水冲服。适用于斑秃肝肾不足证。

21. 雄黄 30 克，硫黄 60 克。将药共研为细末，和匀，调猪油外敷患处，用力揉擦，使药透入，每日换药 1 次。适用于斑秃血热风燥证。

22. 鸡蛋适量。带壳煮熟，取出蛋黄，放在铁锅内煎熬，煎至焦黑。即可熬出蛋黄油，备用，涂擦患处。适用于斑秃气血两虚证。

23. 醋 130 毫升，热水 200 毫升。醋入热水，趁热洗头。每日 1 次，宜常洗。适用于斑秃血热风燥证。

24. 黑附子、蔓荆子、柏子仁各 15 克。将药共研为末，用乌鸡脂调和，捣研，使均匀，在瓷盘内密封百日后，涂脱发处。适用于斑秃气滞血瘀证。

25. 生姜片、人参各 30 克。先将生姜片焙干后与人参共研细末，用鲜姜切断蘸药末涂擦脱发区。适用于斑秃肝肾不足证。

26. 茯苓 500 克。将茯苓烘干，研为细末，瓶装备用。每次 6 克，每日 2 次，或者于睡前服 10 克，用白开水冲服。适用于斑秃血热风燥证。

27. 侧柏叶若干。阴干，研末，和麻油涂之。适用于斑秃气滞血瘀证。

28. 蝙蝠 1 只，石花生根 15 克。将药焙干共研细末，麻油调敷患处。适用于斑秃肝肾不足证。

29. 核桃 30 克，何首乌 20 克，川芎 5 克。将药打碎后用开水泡，代茶饮。适用于斑秃肝肾不足证。

30. 肉苁蓉适量。放入 500 毫升高度白酒中，浸泡 7 日后饮用。每次 1 小杯，或根据个人酒量适量增减。每日 2 次。适用于斑秃气血两虚证。

31. 生姜、大蒜各适量。生姜去皮、大蒜瓣切开，轮流擦拭患处至发热为止，每日

数次。适用于斑秃血热风燥证。

32. 斑蝥 10 克，百部酒 100 毫升。浸泡后外搽患部。适用于斑秃热毒炽盛证。

33. 生姜 30 克，闹羊花 5 克，白酒 60 克。取前 2 味药浸泡于酒中 5 日，将药酒外搽患处，每日 1～2 次。适用于斑秃气滞血瘀而导致证。

34. 何首乌、当归、柏子仁各等份。将药烘干后研细粉，过 80～100 目筛，加蜜制成丸，每丸 9 克。每次 1 丸，每日 3 次。适用于斑秃肝肾不足证。

35. 枣树枝条 10 枝。用鲜嫩枣树枝条捆成束，一头用火燃烧，使另一头有油汁滴下，装入干净瓶中备用。先用清洁的温水洗头、擦干，然后用生姜反复擦脱发区，至皮肤发红，再用枣树枝汁涂擦脱发区。每日 3～4 次。适用于斑秃血热风燥证。

36. 蜈蚣 3 条，茶油 90 克。蜈蚣用茶油浸泡 4～5 日，油滤过备用。用此药外搽患处，每日 3 次。适用于斑秃气滞血瘀证。

37. 鲜骨碎补 50～100 克。将药切成薄片备用，用骨碎补片蘸盐外搽患部，每日 3 次。适用于斑秃肝肾不足证。

38. 好醋 50 毫升，墨 1 锭。用墨磨醋呈稀糊状，用毛笔蘸搽患处，每日 2 次。适用于斑秃血热风燥证。

39. 花椒 120 克。上药以酒浸，密室内每日搽之。适用于斑秃气滞血瘀证。

40. 桐子核 15 克。开水浸泡，每日搽患处 2～3 次。适用于斑秃血热风燥证。

41. 老姜数片。将其浸入高粱酒内 2～3 日后，常搽患处，半个月后可见效。适用于斑秃肝肾不足证。

42. 何首乌粉 30 克，粳米 50 克，大枣 2 枚，白糖适量。粳米、大枣、白糖加水 500 毫升，放入沙锅内，煮成稀粥；把稀粥加入何首乌粉，轻轻搅匀，用文火烧至数滚；当见到粥汤稠黏的时候即停火，盖紧焖 5 分钟即可。适用于斑秃肝肾不足证。

43. 黑芝麻 30 克，大米 80 克，糯米 20 克，枸杞子 10 克，糖桂花 1 勺，冰糖 1 勺。所有材料洗净，枸杞子泡软，糯米要提前浸泡 2 小时。将水煮开后，放入大米和糯米、

黑芝麻。用小火将粥煮得黏糯后，放入冰糖和枸杞子再煮约 15 分钟即可。吃时浇上一勺糖桂花。适用于斑秃阴虚燥热证。

44. 藤黄、骨碎补各 15 克，桐油适量。前 2 味药共研细末，放入桐油中浸泡 1 昼夜，成药油，备用。先取鲜生姜 1 块，切片蘸药油用力搽患处，每日 3 次。适用于斑秃肝肾不足证。

45. 黄芪 60 克。煎水，混合，早、晚分服，连续用药，3 个月至半年为 1 个疗程。适用于顽固性斑秃。

46. 雷公藤、何首乌为主制成合剂。每毫升含雷公藤生药 1 克，成人剂量 10 毫升，每日 3 次，2 个月为 1 个疗程。适用于斑秃肝肾不足证。

47. 闹羊花 21 朵，骨碎补手指大 1 段，切成 17 片。将以上两药置一碗中，高粱酒浸入顶，碗口用纸封固，放锅中，隔水蒸 1 小时左右，每日用药酒搽患处 4～5 次。此药有毒，不可入口。适用于斑秃血热风燥证。

48. 朝天红辣椒、鲜姜块、侧柏叶各 15 克。泡入白酒一杯中，过一宿后取出绞取药汁和少量白酒，每日早、晚搽患处。适用于斑秃气血两虚证。

49. 鲜侧柏叶 90 克，山柰 45 克，75％乙醇 700 毫克。入瓶浸泡 7～10 日后，以生姜切面蘸药水，反复用力涂搽。适用于斑秃气滞血瘀证。

50. 斑蝥 7 克，骨碎补、木蝴蝶各 12 克，鲜侧柏叶 30 克。上 4 药切碎泡入 75％乙醇或普通白酒 500 毫升，1 周后外搽。适用于斑秃气滞血瘀证。

51. 侧柏叶、当归尾、菟丝子、生姜各 15 克。浸白酒（盖过药面），1 周后外搽。适用于斑秃肝肾不足证。

52. 鲜红皮大蒜适量。捣碎取汁，以蒜汁、甘油为 3∶2 之量搅拌后外搽脱发处。适用于斑秃气滞血瘀证。

53. 冬虫夏草 30 克。入白酒 100 毫升，浸泡 1 周，滤过取汁，外搽患处，每日 5 次。适用于斑秃肝肾不足证。

【生活调理】

1. 生活作息应有大致的规律性，在日常生活中尽量保持情绪的稳定，忌焦躁、忧虑；同时应保证充足的睡眠，忌疲劳过度。

2. 斑秃患者头皮最忌强碱性洗发剂，所以洗头时尽量少用含有强碱性的洗发水。根据我们长期的观察实验表明，洗发水中的强碱性物质对毛囊有极大的损害作用，可加速毛囊的萎缩。

3. 斑秃后宜尽早治疗，错失治疗的时机，不仅会增加以后治愈的难度，还会增加反复发作的概率。

脂溢性皮炎

脂溢性皮炎，好发于皮脂腺分布较多的地方，如头皮、面部、胸部及褶皱部。发生于头皮部位，开始为轻度潮红斑片，上覆灰白色糠状鳞屑，伴轻度瘙痒，皮疹扩展，可见油腻性鳞屑性地图状斑片；严重者伴有渗出、厚痂，有臭味，可侵犯整个头部。头发可脱落、稀疏。面部损害多见于鼻翼、鼻唇沟和眉弓，有淡红色斑，覆以油腻性黄色鳞屑，常满面油光。胸部、肩胛部，初为小的红褐色毛囊丘疹伴油腻性鳞屑，以后渐成为中央具有细鳞屑，边缘有暗红色丘疹及较大的油腻性环状斑片。褶皱部多见于腋窝、乳房下、脐部和腹股沟等，为境界清楚的红斑、屑少，湿润，常伴为糜烂、渗出。多见于30～50岁，尤其是肥胖的中年人。本病慢性经过，易反复发作，常伴为毛囊炎、睑缘炎，面部常与痤疮、酒渣鼻螨虫皮炎并发。脂溢性皮炎最根本和有效的办法是抑制皮脂异常分泌，减轻皮损处的炎症反应，彻底排毒防止组胺和组胺受体的释放，起止痒作用。

中医学认为本病因肌热当风，风邪入侵毛孔，郁久血燥，致肌肤失养而成；或因过食辛辣厚味及油腻，湿热内蕴，外受风侵，以致阳明胃经湿热挟风而成。若发生在头部，称白屑风；发生在面部，则称面游风。

【偏方集成】

1. 芝麻花、鸡冠花各 60 克，樟脑 1.5 克，白酒 500 克。将芝麻花、鸡冠花撕碎，然后入酒内浸泡密封，15 日后过滤，再将樟脑入药酒中，使之溶化，备用。以药棉蘸药

《中医偏方全书（珍藏本）》

酒，涂搽脱发区，每日搽 3～4 次。适用于脂溢性皮炎。

2. 生薏苡仁 30 克，野菊花 15 克，牛蒡子、牡丹皮各 10 克，白矾 12 克，甘草 6 克。水煎取汁，每日 1 剂，分次温服。适用于脂溢性皮炎肠胃湿热证。

3. 墨旱莲、丝瓜络各 250 克，苦参 100 克，芥末 50 克。研末，泡白酒 1 个月后每日晚上涂抹。适用于脂溢性皮炎风热血燥证。

4. 鲜姜 250 克。捣碎，挤取全汁盛杯内，再用 10%盐水 1 升洗净患处，擦干，用棉签蘸姜汁反复涂搽，至姜汁用完为止。每周 1 次。适用于头部脂溢性皮炎。

5. 鱼腥草 100 克，水 2000 毫升。水煎服，每日 3 次。适用于脂溢性皮炎。

6. 黄柏 20～100 克。煎水放冷，每日 2 次，冷湿敷，每次 11～20 分钟。同时内服鱼胆泻肝丸，每次数克，每日 2 次。适用于脂溢性皮炎。

7. 薏苡仁、萝卜缨、马齿苋各 30 克。将上 3 味洗净，萝卜缨和马齿苋切碎，加水适量，煮粥，每日 1 剂，1 个月为 1 个疗程。适用于脂溢性皮炎湿热炽盛证。

8. 土茯苓、茵陈各 30 克，黄芩 15 克，栀子、玄参各 9 克。水煎，每日 1 剂，取汁分次温服。适用于脂溢性皮炎肠胃湿热证。

9. 松针 30 克。水煎取液，外洗头部，每日 1 次。用药 1 个月。适用于脂溢性皮炎。

10. 川黄连 4.5 克，地肤子 12 克，白僵蚕、白鲜皮、野菊花各 9 克。水煎，头煎加水 400 毫升煮取 150 毫升，二煎加水 300 毫升煎取 100 毫升，两煎混合，每日 1 剂，分 3 次温服。适用于脂溢性皮炎心火炽盛证。

11. 车前草 200 克，米醋适量。将车前草全草焙成炭，浸入米醋，1 周后用该药醋外涂患处，每日 2～3 次。适用于脂溢性皮炎湿热炽盛证。

12. 大枣 100 克，生猪油 60 克。将大枣、生猪油放入锅内加适量水，煮熟食用。每周 3 次，12 次为 1 个疗程。适用于干性脂溢性皮炎。

13. 盐 15 克。将盐加入 1500 毫升温开水，搅拌均匀，洗头，每周 1～2 次。适用于

脂溢性皮炎。

14. 硼砂粉 10 克，小苏打 30 克，包好后加温水 3000 毫升洗头，最好 3～5 日洗 1 次。适用于脂溢性皮炎风热血燥证。

15. 苦瓜 100 克，尖椒 15 克。苦瓜洗净后切段，用水焯一下，再取尖椒切成丝，将两样加在一起凉拌，服用。适用于脂溢性皮炎肠胃湿热炽盛证。

16. 芹菜（切成段）50 克，胡萝卜（切成丝）60 克。加在一起用开水焯过凉拌。适用于脂溢性皮炎风热血燥证。

17. 侧柏叶（焙干）240 克，当归（全身）120 克。将药共研为末（忌铁器），水糊为丸，如梧子大。每次 50～70 丸，早、晚各服 1 次，用黄酒或盐汤送下。适用于脂溢性皮炎气血两虚证。

18. 透骨草 45 克。水煎，先熏，后洗头，熏、洗各 20 分钟，洗后勿用水冲洗头发。每日 1 剂，连用 4～12 日。适用于脂溢性皮炎风热血燥证。

19. 垂柳叶 500 克，生姜汁 100 毫升。将垂柳叶阴干为末，加姜汁于铁器内捣匀，取药液搽患处。适用于脂溢性皮炎。

20. 当归、柏子仁各 500 克。将药共研细粉，水和蜂蜜为丸，如梧子大，每次吞服 6～10 克，每日 3 次，1 个月为 1 个疗程。适用于脂溢性皮炎风热血燥证。

21. 石灰、白酒各 1500 克。将石灰以水拌炒焦，用白酒浸之，半个月后去渣，每次饮酒 10 毫升，每日 1 次。适用于脂溢性皮炎脾虚湿盛证。

22. 生赭石 500 克。研成细末后过筛。早、晚饭前各服 3 克，连服 3 个月。适用于脂溢性皮炎。

23. 生附子、蔓荆子、柏子仁各 15 克。共为细末，以乌鸡的脂肪和之，于瓷罐内密封，百日取出，涂发落处，3～5 日即生发。适用于脂溢性脱发。

24. 猪苦胆 1 个。将猪苦胆汁倒入半面盆温水中，搅拌后洗头或洗患处，把油脂状鳞屑清除干净，再用清水冲洗，每日 1 次。适用于脂溢性脱发。

25. 何首乌 30 克，大米 50 克，冰糖适

量。将何首乌放入沙锅中煎取浓汁后去药渣，然后放入大米和冰糖，将米煮成粥即可食用。适用于脂溢性皮炎血虚证。

26. 生半夏、生姜各 300 克，麻油 1000 克。将药研末，以麻油浸渍半个月，用时先以生姜片涂搽患处，后用药油涂之，每日 1 次，连用 3 个月。适用于脂溢性皮炎血虚证。

27. 黄芪 20 克，白术 15 克，僵蚕、蝉衣各 10 克，大青叶 30 克。水煎服。适用头面部脂溢性皮炎。

【生活调理】

1. 要保持生活规律和充足睡眠，精神要愉快，按时服药。

2. 勤洗头。一般 3～5 日洗 1 次，宜用硫黄软皂，禁烫洗和搔抓。

3. 调节胃肠功能。保持大便通畅，可用适量番泻叶泡水代茶饮。

4. 急性期要避免风吹日晒，不要用强刺激性药物。

5. 宜食入富含维生素的食物如动物肝、胡萝卜、南瓜、土豆、卷心菜、麻油、菜子油等。

6. 忌食辛辣刺激性食物如辣椒、胡椒面、芥末、生葱、生蒜、白酒等。

7. 忌食油腻食物，少吃甜食和咸食，以利于皮肤的康复。

8. 生活要有规律，睡眠要充足，保持大便通畅。

9. 避免搔抓，消除精神紧张。

10. 洗脸、洗头时，不要用刺激性强的肥皂擦洗，最好用弱性洗面皂洗脸。

丹　毒

丹毒是皮肤及其网状淋巴管的急性炎症，好发于下肢和面部。丹毒的病原菌为 A 族 B 型溶血性链球菌，偶由 C 型链球菌所致。多由皮肤或黏膜的破损处而侵入，也可由血行感染，故鼻部炎症、抠鼻、掏耳、足癣等因素常成为丹毒的诱因，病原菌可潜伏于淋巴管内引起复发。其他如营养不良、酗酒、丙种球蛋白缺陷及肾炎性水肿等皆可为丹毒的促发因素。发病前有全身不适、寒战、恶心

等症状，继而局部出现边界的水肿性鲜红斑，迅速向四周扩大，皮损表面可出现水疱，自觉灼热疼痛，可伴发淋巴管炎及淋巴结炎，多见于颜面及小腿部，面部损害发病前常存鼻前庭炎或外耳道炎，小腿损害常与脚癣有关。并常有复发倾向，复发时症状往往较轻。婴儿多见于腹部、脐部，与感染有关。愈后遗留有色素沉着。

中医学认为丹毒的病因以火毒为主，可由风、湿、热诸邪化火而致。其中发于颜面者，又称抱头火丹或大头瘟；发于下肢者，称为流火；发生于新生儿或小儿的丹毒，称赤游丹或游火。辨证论治可分为风热火炽、肝经郁火、湿热火盛、毒热入营四型。

【偏方集成】

1. 马兰头 500 克。在洗净之后放入沸水中几分钟，取出后切碎，然后加入白糖、盐、味精等调料搅拌均匀，饮其水，每日 3 次。适用于丹毒风热毒蕴证。

2. 菊花 50 克，马齿苋 60 克，粳米 100 克。菊花烘干研成粉。马齿苋洗净之后切碎。将粳米淘洗干净，然后加入 1000 毫升水，和马齿苋一起煮粥。在米粥即将煮熟的时候，加入菊花末一起煮片刻，之后即可出锅。每日 3 次，连续服用几日。适用于丹毒湿热毒蕴证。

3. 薏苡仁 30 克。水煎服，每日 1 次。适用于反复发作的丹毒。

4. 鲜紫花地丁 120 克，金银花、野菊花各 30 克，生甘草 15 克。水煎服。适用于头面部丹毒。

5. 鹿角霜、熟地黄各 30 克，麻黄 5 克，白芥子 3 克，炮姜 1.5 克。水煎服，每日 1 剂。前二煎温服，第三煎熏洗患处。适用于慢性丹毒。

6. 嫩丝瓜 1 条，大米 50 克，白糖适量。如常法煮米做粥，半熟时放入洗净切成粗段的丝瓜，待粥熟去丝瓜，加白糖，顿服。适用于抱头火丹。

7. 鲜鸭跖草 60～90 克（重症可用 150～210 克）。水煎服或捣汁服。适用于小儿丹毒。

8. 鲜马齿苋 30 克（干品 20 克）。将马齿苋洗净，加水适量，煎汤代茶饮。适用于

抱头火丹。

9. 干姜、蜂蜜各适量。干姜研为细末，蜜调如泥敷患处，盖以纱布，每日换药 1 次。适用于丹毒。

10. 黄花蒿、牡荆叶各 60 克，威灵仙 15 克。水煎服。适用于小腿部丹毒。

11. 绿豆粉、槐花各等份，细茶 30 克。将绿豆粉与槐花同炒至如象牙色为度，研末备用；另将细茶加水适量，煎汤汁 1 碗，露一夜，备用。每次以槐花与绿豆粉末 9 克，用露夜茶汁调敷患处，每日 1 次。适用于小腿丹毒。

12. 鲜蒲公英 30 克（干品 20 克）。蒲公英洗净，加水适量，煎汤代茶饮。适用于抱头火丹。

13. 仙人掌、马齿苋、芙蓉叶、绿豆等，任选一种，捣烂外敷，干则换之。中后期红肿稍退，可改用金黄膏或如意金黄散，蜜水调敷。适用于丹毒风热毒蕴证。

14. 木芙蓉花或叶、凡士林各适量。木芙蓉花研极细末，过 120 目筛，在粉中加入凡士林，按 1：4 比例配方，调匀贮瓶备用。用此方涂敷患处，涂敷面宜超过患处边缘 1～2 厘米，每日涂敷 3～4 次。适用于丹毒湿热毒蕴证。

15. 昆布 15 克，荔枝 5 枚，黄酒适量。前 2 味以黄酒和水适量煎服。适用于小腿丹毒。

16. 雪上草根 21 克，马兰根、丝瓜络各 9 克，青木香 4.5 克，薄荷 2.4 克。水煎服。适用于流火。

17. 油菜适量。将油菜捣烂，用洁净纱布绞汁 1 小杯（约 30 毫升）。饮用，每日 3 次，连服 3～5 日。并用油菜叶捣烂敷患处。每日更换 2 次，连敷 4～5 日。适用于头面部丹毒。

18. 鲜芦根 2000 克。鲜芦根洗净，榨汁，分次当茶饮，每次 100 毫升，每日 3～5 次。适用于丹毒初起。

19. 赤小豆、薏苡仁各 100 克。赤小豆、薏苡仁浸泡半日，加水 500 毫升，文火煮烂，分次服用，每日 3 次。适用于丹毒下肢肿胀明显，或伴水疱。

20. 茯苓、薏苡仁各 30 克，红花 5 克。茯苓、红花熬汁去渣，加入薏苡仁、大米若干，用文火煮成粥，每日早、晚服用。适用于慢性丹毒。

21. 老丝瓜 500 克，忍冬藤 100 克。上药洗净，加水 1000 克，熬汁去渣代茶饮，每次 200 毫升，每日 3～5 次。适用丹毒湿热瘀滞证。

22. 板蓝根 30 克，绿茶适量。先将板蓝根水煎取汁，再用药汁泡茶。每日 1 剂，代茶频饮。适用于丹毒早、中期。

23. 大青叶、生甘草各 10 克，大黄 3 克。将三者分别洗净，研成粗末，泡茶。每日 1 剂，代茶频饮。适用于丹毒早、中期或兼便秘者。

【生活调理】

1. 丹毒的发生（尤其是复发性丹毒）常有皮肤黏膜的擦伤及其他细微不易发现的皮肤破损（如足癣、虫咬等皮肤疾病）等诱因，尤其不清洁的伤口更易感染，故平时积极预防和治疗足癣，避免和纠正挖鼻的习惯，对皮肤黏膜的小伤口及时消毒处理，注意保持皮肤清洁卫生。

2. 婴幼儿皮肤柔嫩，容易造成损伤，故要精心照护；糖尿病患者皮肤最易发生细菌感染，一旦出现小的感染灶应积极处理，防止病灶的扩散。

3. 加强身体锻炼，提高机体抵抗力，减少发病。

痤 疮

痤疮又称青春痘、面疱或粉刺毛囊炎，是由于毛囊及皮脂腺阻塞、发炎所引发的一种皮肤病。青春期时，体内的性激素会刺激毛发生长，促进皮脂腺分泌更多油脂，毛发和皮脂腺因此堆积许多物质，使油脂和细菌附着，引发皮肤红肿的反应。由于这种症状常见于青年男女，所以才称之为青春痘。其实，青少年不一定都会长青春痘；而青春痘也不一定只长在青少年的身上。

本病中医学称"粉刺"，是由于肺热熏蒸，蕴阻肌肤所致，或过食辛辣油腻之品，生湿生热，结于肠内，循经上炎，上壅于面而成，或脾虚不运，运化失调，水湿内停，日久成痰，湿郁化热，湿热夹痰，凝滞肌肤所致。

【偏方集成】

1. 薏苡仁、枸杞子各 15 克，昆布、甜杏仁各 10 克，绿豆 20 克，粳米 50 克。将甜杏仁用纱布包，水煎取汁，加入薏苡仁、昆布、枸杞子、粳米同煮粥吃。每日 2 次。适用于防治痤疮。

2. 绿豆、薏苡仁各 25 克，山楂 10 克。洗净，加清水 500 克，泡 30 分钟后煮开，沸腾几分钟后即停火，不要揭盖，闷 15 分钟即可，当茶饮。每日 3～5 次。适用于油性皮肤。

3. 白附子 30 克。研细粉，每取 1 克，和白面 2 克，用水调成浆，晚间反复涂搽面部，干后再涂蜂蜜 1 次，次晨洗去，坚持常用。适用于面部黑刺或黑色粉渣。

4. 白梨 150 克，芹菜 100 克，西红柿 1 个，柠檬半个。洗净后一同放入果汁机中搅拌成汁。每日 1 次。适用于痤疮火热炽盛证。

5. 枸杞子 30 克，白鸽肉、粳米各 100 克，细盐、味精、香油各适量。洗净白鸽肉，剁成肉泥。洗净枸杞子和粳米，放入沙锅中，加鸽肉泥及适量水，文火煨粥，粥成时加入细盐、味精、香油，拌匀。每日 1 剂，分 2 次食用，5～8 剂为 1 个疗程。适用于痤疮。

6. 陈醋 100 毫升，木瓜 60 克，生姜 9 克。将 3 味共放入沙锅中煎煮，待醋煮干时，取出木瓜、生姜食之。每日 1 剂，分早、晚 2 次吃完，连用 7 日。适用于痤疮脾胃痰湿证。

7. 香油、使君子各适量。使君子去壳取仁，放入铁锅内文火炒至微有香味，晾凉，放入香油内浸泡 1～2 日，每晚睡前吃仁 3 个（小儿酌减），7 日为 1 个疗程。适用于痤疮脾胃虚寒证。

8. 昆布、绿豆各 15 克，甜杏仁 9 克，玫瑰花 6 克，红糖适量。将玫瑰花用布包好，与各药同煮后，去玫瑰花，加红糖食用。每日 1 剂，连用 30 日。适用于痤疮。

9. 海藻、昆布、甜杏仁各 9 克，薏苡仁 30 克。将海藻、昆布、甜杏仁加水适量煎煮，弃渣取汁液，再与薏苡仁煮粥食用。每日 1 次，3 周为 1 个疗程。适用于痤疮痰湿瘀滞证。

10. 黑牵牛 30 克。焙干，研细末，用 70 克面脂调极匀，每日用之涂搽面部若干遍，随后洗去。适用于痤疮湿热炽盛证。

11. 鲜枇杷叶（洗净去毛）1000 克。加水 8000 毫升，煎煮 3 小时后过滤去渣，再浓缩成膏，兑入蜂蜜适量混匀，贮存备用。每次吃 10～15 克，每日 2 次。服药期间忌食辛辣刺激性食物及酒类。适用于痤疮。

12. 红萝卜（中等大小）1 个，芹菜 150 克，洋葱 1 个。洗净后放入搅汁机中搅汁，饮用，每日 1 次。适用于痤疮。

13. 枇杷叶适量。煎汤，搽洗面部及患处，每日 2～3 次。适用于痤疮肺经风热证。

14. 蜂子（未成头足时）适量。炒食之，又酒渍，以敷面。适用于痤疮湿热蕴结证。

15. 山楂、桃仁各 9 克，荷叶半张，粳米 60 克。先将前 3 味煮汤，去渣后入粳米煮成粥。每日 1 剂，连用 30 日。适用于痤疮痰瘀凝结证。

16. 何首乌末、姜汁各适量。二味调膏之，付帛盖以大炙或热熨之。适用于粉刺。

17. 绿豆 100 克，西瓜皮（不用削去外皮）500 克。绿豆加水 1500 毫升，煮汤，沸后 10 分钟去绿豆，将洗净的西瓜皮放入再煮，煮沸后冷却。饮汤，每日数次。适用于痤疮。

18. 鲜白花蛇舌草 50 克，鲜荷叶 60 克，海蜇 200 克，西瓜皮 500 克，丝瓜 250 克。洗净切块，共入沙锅，武火煮沸后，文火煲 1 小时，调味后饮汤吃海蜇。每日 1 剂。适用于痤疮伴有身热口渴、干咳无痰或便秘者。

19. 鲜西瓜皮 100 克，大枣 10 枚。共煎汤，每日当茶饮。适用于痤疮脾虚证。

20. 白芍、细辛、桃仁各 3 克，通草 2 克，大枣 2 枚。将大枣掰开，然后将上述所有药材放入一个杯口带滤网的杯中，倒入滚沸的开水冲泡后服用。每早 7 时、下午 4 时服用为佳。适用于痤疮湿热炽盛证。

21. 西瓜皮适量。切丝，开水焯后捞出，与熟鸡丝、瘦肉丝加调料食用。适用于痤疮肾气亏虚证。

中医偏方全书（珍藏本）

22. 黄滑松茸 20 克，白菜 200 克。黄滑松茸泡 2 小时，洗净备用。白菜切断，开水烫。锅加底油炝锅，倒入黄滑松茸、白菜加水 600 毫升、盐少量炖半小时。适用于痤疮热毒炽盛证。

23. 银耳 60 克，甜杏仁 30 克，白果 15颗。银耳泡水 1 小时；放入锅中，加水盖过材料；用大火煮沸，再转小火熬煮 1 小时后，加入冰糖调匀即可。适用于痤疮。

24. 荷叶 1 张，绿豆 90 克，西洋参片 9克，陈皮 3 克。全部材料均洗净、沥干水分备用。锅中倒入 1200 毫升水，先加入陈皮、绿豆、西洋参片熬煮 1 小时，最后加入荷叶，再熬煮 20 分钟即成。适用于痤疮。

25. 黄瓜适量。榨汁以后过滤渣子，留下的汁液混点白醋调配均匀。然后用温水洗脸以后，再涂抹在脸上，每日 3 次，每次 10分钟后再用温水洗去。适用于轻度痤疮。

26. 燕麦、蜂蜜、蛋白各适量。调制成软膏。轻轻搓面，10 分钟后热水洗净。适用于痤疮湿热炽盛证。

27. 咸白菜适量。洗脸后平卧，将咸白菜叶贴在脸上约 20 分钟，再用冷水洗净，它可以吸收脂溢物，并可湿润皮肤。用燕麦和鲜牛奶混合成糊状，涂在脸上 10～15 分钟后，先用温水清洗，再用冷水清洗。适用于痤疮痰湿瘀滞证。

【生活调理】

1. 日常生活中应注意少吃辛辣食物及刺激性食物。

2. 保持皮肤清洁。每晚一定要用洗面奶洗脸。然后涂保湿水。

3. 保持心情愉快，学会自我调节，快乐生活。

4. 戒掉不良习惯，如抽烟、喝酒、熬夜等。

5. 多喝水、多吃蔬菜和水果，养成每日排大便的习惯。

酒 渣 鼻

酒渣鼻是一种好发于面部中央的慢性炎症皮肤病。目前其病因不明。临床表现为鼻子潮红，表面油腻发亮，持续存在，伴有瘙痒、灼热和疼痛感。早期鼻部出现红色的小丘疹、丘疱疹和脓疱，鼻部毛细血管充血严重，肉眼可见明显树枝状的毛细血管分支，最终鼻子上出现大小不等的结节和凹凸不平的增生，鼻子肥大不适，严重影响患者的美观。

中医学认为本病多因饮食不节，肺胃积热上蒸，复感风邪，邪热瘀结于鼻所致。治疗上多以清热解毒，活血消肿。

【偏方集成】

1. 鲜枇杷、栀子仁各适量。研成粉末，每次吃 6 克，每日 3 次。适用于酒渣鼻。

2. 马齿苋、薏苡仁各 30 克，金银花 15克。用 3 碗水煎金银花至 2 碗时去渣，与马齿苋、薏苡仁混合煮粥，每日 1 次。适用于酒渣鼻丘疹期。

3. 飞硫黄、大黄粉各 15 克。置瓶中，加入冷开水 100 毫升拌匀，用棉签蘸药液外搽患处，每日 3 次，早、中、晚各 1 次，以搽后局部发痒为度，连续使用 7～10 日。适用于酒渣鼻热毒炽盛证。

4. 西瓜皮 200 克，冬瓜皮 300 克，黄瓜400 克。西瓜皮刮去蜡质外皮，洗净。冬瓜皮刮去茸毛，洗净。黄瓜，去瓜瓤，洗净。将以上三物混合煮熟，待冷却后，切成条块，放置于容器中，用盐、味精适量，腌渍 12 小时后即可食用。适用于酒渣鼻肺热壅盛证。

5. 山楂 30 克，粳米 60 克。混合煮成粥，每日食用 1 次，连吃 7 日。适用于酒渣鼻。

6. 百部 30 克，蛇床子、地榆各 10 克，75%乙醇 100 毫升。密封浸泡 5～7 日即成。使用时用棉签蘸药液外搽患处，每日 3～5次，连续 5～7 日。适用于酒渣鼻气滞血瘀证。

7. 茭白适量。捣烂，每日晚上休息前涂抹到患处上，早上洗去，同时用茭白 100 克，煎水。适用于酒渣鼻红斑期。

8. 蒲公英、野菊花、鱼腥草、淡竹叶各10 克。将诸药择净，放入药罐中，加入清水少许，先浸泡 5～10 分钟，煎取浓汁，用消毒药棉蘸药液外搽患处，每日 3～5 次，每日1 剂，10 日为 1 个疗程，连续使用 1～2 个疗程。适用于酒渣鼻鼻赘期。

9. 橘核 3 克，核桃 1 枚。橘核微炒至黄，晒干，研为末，核桃研为末，用温酒调和，敷于鼻部。适用于酒渣鼻气滞血瘀证。

10. 白果（去外壳）3 枚，酒醋少许。捣烂如泥状，夜晚涂搽患部，晨起洗掉。适用于酒渣鼻热毒蕴肤证。

11. 荸荠适量。洗净后，横切成两瓣，反复地涂搽酒渣鼻上，每日 5～6 次。涂搽后勿用水洗，涂上的粉汁越厚越好，7 日为 1 个疗程，待结厚的壳脱落，酒渣鼻即可治愈。适用于酒渣鼻红斑期。

12. 黄柏 50 克。浸于 95％乙醇中，乙醇以浸没黄柏为度，密封 1 周后，用双层纱布过滤，滤液兑蒸馏水 50 毫升，装瓶中备用。适用于酒渣鼻热毒蕴肤证。

13. 雄黄 25 克，轻粉、硼砂各 10 克。共研细粉，乳汁调。涂患处。适用于酒渣鼻热毒蕴肤证。

14. 党参、山药各 15 克，女贞子、菟丝子各 10 克，黄柏 6 克。水煎服。适用于酒渣鼻红斑期。

15. 大麻子、大枫子各 50 克，红粉、轻粉各 5 克。前 2 味取仁捣碎；掺入红粉、轻粉拌匀做丸。每丸 7～8 克，用 4 层纱布包，挤出油后搽患处，每晚 1 次。1 丸可搽2～3次。适用于酒渣鼻丘疹脓疱期。

16. 枇杷叶（去毛）适量。焙干研末，每次 6 克，每日 3 次，用茶水送服。适用于酒渣鼻红斑期。

17. 硫黄、槟榔各等份，冰片少许。共研为细末，用纱布包搽患处。适用于酒渣鼻热毒蕴肤证。

18. 木鳖子、大风子、桃仁、水银各 9 克，蓖麻子（取仁）15 克。共捣如泥，用纱布包好。每日 3 次，搽患处。适用于酒渣鼻丘疹脓疱期。

19. 蜂房 500 克。研末。每次 3 克，每日 2 次，白酒送下。适用于酒渣鼻红斑期。

20. 丁香 12 粒，蜂蜜 15 毫升。丁香研粉，以蜂蜜调，敷患处。适用于酒渣鼻肺胃热盛证。

21. 大风子仁、蓖麻子各 9 克，木鳖子仁、水银各 3 克，铅粉 6 克。共捣成膏，纱布包好，涂搽患处。每日 2～3 次。适用于酒渣鼻热毒蕴肤证。

22. 轻粉 6 克，杏仁、硫黄各 12 克。先将轻粉研细，次加杏仁同研，最后三者共研和匀。可用手指或棉签蘸药搽患处。适用于酒渣鼻伴有痤疮者。

23. 金银花 9 克，知母 15 克，生石膏 30 克，粳米 60 克。将金银花、知母、生石膏加适量水煮 20～30 分钟，弃渣取汁，再与粳米一起煮成粥，每日服 1 次，7 日为 1 个疗程。适用于各期酒渣鼻。

24. 鲜白果 250 克。捣烂如膏，贮存于瓶中待用，每日涂患处。适用于酒渣鼻丘疹脓疱期。

25. 薏苡仁 30 克，绿豆 50 克，昆布、猪瘦肉各 250 克，料酒 6 毫升，盐、味精各 4 克。将绿豆洗净，去泥沙；薏苡仁洗净；昆布洗净，切成丝；猪瘦肉切小块。同放炖锅内，加入料酒，水适量，置武火烧沸，再用文火炖煮 40 分钟，加入盐、味精调味即成。每日 1 剂，应连续食用。适用于酒渣鼻丘疹脓疱期。

26. 鲜芦根 150 克，竹茹 20 克，粳米 60 克。将芦根、竹茹用布包好同粳米煮粥，每日服 2 次，半个月为 1 个疗程。适用于酒渣鼻红斑期。

27. 使君子（去皮）适量，香油 1 盏。浸三个五个，临卧时细嚼，用香油送下。适用于酒渣鼻肺胃热盛证。

28. 鲜茭白 60 克。水煎服，每日 1 剂。可连续食用。适用于酒渣鼻红斑期。

29. 百部 50 克，苦参、雷丸各 20 克。共研为细面，与凡士林适量调为膏状，每日睡前先用硫黄皂洗脸，再将药膏均匀外涂患部，次日早晨温水洗掉即可。适用于酒渣鼻丘疹脓疱期。

30. 大黄、雄黄按 1：1 比例。共研为细末，用温水调为糊状，外涂患部，留置 60 分钟后再用温水洗掉。每日早、晚各 1 次。适用于酒渣鼻热毒蕴肤证。

31. 灵芝粉适量。用纯净水调为糊状，外涂患部，留置 60 分钟后再用温水洗掉。每

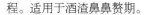

中医偏方全书（珍藏本）

日早、晚各 1 次。适用于酒渣鼻肺胃热盛证。

32. 密陀僧 30 克。研极细，用人乳或蜜调如薄糊，每夜略蒸，待热，敷面，次晨洗去。适用于酒渣鼻气滞血瘀证。

33. 黄连 5 克。用约 100 毫升开水浸泡，并加入白糖 20 克，充分搅匀，分 2 次饮服。每日 2 次。适用于酒渣鼻热毒蕴肤证。

34. 栀子、枇杷叶各 10 克。共研为细末，早、晚各 1 次，用白酒冲服。适用于酒渣鼻红斑期。

35. 栀子（炒研）适量。以黄蜡和丸如弹子大，每次 1 丸，嚼细茶下，每日 2 次，忌酒、炙煎炙。适用于酒渣鼻肺胃热盛证。

36. 雄黄 1 克。研为细末，用鸡蛋清少许调成糊状。先将鼻子用食醋清洗，再用棉签蘸药糊涂于患部。每日 2 次。适用于酒渣鼻热毒蕴肤证。

37. 冬瓜瓤适量。捣烂，取汁外敷患部。适用于酒渣鼻红斑期。

38. 芭蕉根适量。洗净，捣烂如泥，取其汁内服。适用于酒渣鼻鼻赘期。

39. 黄芩 4 克，大黄 9 克，珍珠 2 克，硫黄、青黛各 5 克。共研为细末。将猪板油于锅中急火熬开，并将其中杂物捞净，把前药面对入油中，停火，并充分搅匀，至冷却后备用。使用时先将患部用温水洗净，然后将药膏均匀外涂患部。每日 1 次。适用于酒渣鼻热毒蕴肤证。

40. 蒲公英、野菊花、鱼腥草、淡竹叶各 10 克。将诸药择净，放入药罐中，加入清水少许，先浸泡 5～10 分钟，煎取浓汁，用消毒药棉蘸药液外搽患处，每日 3～5 次，每日 1 剂，10 日为 1 个疗程，连续使用 1～2 个疗程。适用于酒渣鼻气滞血瘀证。

41. 枇杷叶、桑白皮、黄芩各 10 克，菊花 12 克，桔梗 6 克。水煎服。适用于酒渣鼻红斑期。

42. 绿豆 450 克，荷花瓣 60 克，白附子 15 克，冰片、密陀僧各 6 克。共研细末。用时将患处洗净，白天以药末搽之，晚上则以温水将药调成糊状，封涂于患部，次晨则洗掉。适用于酒渣鼻热毒蕴肤证。

43. 荆芥穗 120 克，防风、杏仁（去皮尖）、白蒺藜（炒去刺）、僵蚕各 30 克。共研细末。饭后清茶调服 9 克，每日 3 次。适用于酒渣鼻肺风证。

44. 党参、黄柏、桑白皮各 9 克，黄连、甘草各 6 克。水煎服。适用于酒渣鼻热毒蕴肤证。

45. 紫花地丁 30 克，蒲公英、野菊花各 15 克，连翘 12 克，大黄 3 克。水煎服。适用于酒渣鼻丘疹期。

【生活调理】

1. 忌食辛辣、酒类等刺激性食物。

2. 保持大便通畅。肺与大肠互为表里，大便不通，肺火更旺。

3. 不宜在夏季、高温、湿热的环境中长期生活或工作。

4. 平时经常用温水、肥皂洗涤。

5. 禁止在鼻子病变区抓、搔、剥及挤压。

6. 禁用有刺激性的化妆品。

7. 每次敷药前，先用温水洗脸，洗后用干毛巾吸干水迹。

8. 建议患者用中药进行调理，生活上应注意饮食宜清淡，多吃水果蔬菜，禁食刺激性食物及饮料，矫正便秘。

9. 应该避免其他诱发因素如过热、辛辣食物、饮酒、咖啡等，环境因素如日光暴晒和情绪激动等。

10. 日常多饮水，保持大便通畅。

11. 不要挤、捏痤疮丘疹，以免感染发炎，遗留瘢痕。

黄 褐 斑

黄褐斑又称肝斑，是面部黑变病的一种，是发生在颜面的色素沉着斑。黄褐斑对女性的危害最广。黄褐斑主要因女性内分泌失调，精神压力大，各种疾病（肝肾功能不全，妇科病，糖尿病）等以及体内缺少维生素及外用化学药物刺激引起。对于皮肤的黄褐斑，主要本着预防与治疗结合的方法。调理好女性内分泌环境，保持心情舒畅，积极预防妇科疾病等是预防黄褐斑的有效手段。

本病中医学称"面上杂病"、"黧黑斑"、"面尘"、"蝴蝶斑"等。其机制为邪犯肌肤，气血不和，肝郁气滞，气滞血瘀所致。中医治疗通过内外结合方法进行，可取得较好的效果。中医学认为，肝失条达，气机郁结，郁久化火，灼伤阴血，血行不畅，可导致颜面气血失和；脾气虚弱，运化失健，不能化生精微，则气血不能润泽于颜面；肾阳不足，肾精亏虚等病理变化均可导致颜面发生黄褐斑。

【偏方集成】

1. 蒲公英花1把。开水泡开，冷却后过滤，然后以蒲公英花水早、晚洗脸，可使脸部清洁，少患皮炎，并使斑点消失。适用于黄褐斑脾虚湿热证。

2. 西红柿适量。切碎，用榨汁机榨汁，然后加入一匙甘油，以此混合液洗脸，每次轻揉10分钟，然后清水洗净，每日2～3次。适用于黄褐斑肾虚蕴热证。

3. 金盏花叶适量。捣烂，取汁涂搽脸部。适用于黄褐斑脾虚湿热证。

4. 核桃仁30克，牛乳300克，豆浆200克，黑芝麻20克。先将核桃仁、黑芝麻放小磨中磨碎，与牛乳、豆浆调匀，放入锅中煮沸，再加白糖适量，每日早、晚各吃1小碗。适用于黄褐斑。

5. 猪肾1对，山药100克，粳米200克，薏苡仁50克。猪肾去筋膜、臊腺，切碎，洗净，与去皮切碎的山药、粳米、薏苡仁加水适量，用小火煮成粥，加调料调味分顿吃。适用于黄褐斑。

6. 牛奶、豆浆、黑芝麻各200克，核桃300克。将核桃、芝麻放入小石磨中；牛奶和豆浆混匀，慢慢倒入小石磨中边倒边磨，磨好后倒入锅内煮沸，后加入少量白糖调味，也可在煮沸时，打入生鸡蛋，边搅边煮。每日1次，每次1小碗。适用于黄褐斑肾虚蕴热证。

7. 山楂、橘皮各适量。加水共煮，待凉，用纱布滤渣取汁加蜂蜜调用。适用于黄褐斑肾虚蕴热证。

8. 柠檬汁20滴，胡萝卜汁2匙。拌匀，每日抹脸2～3次，20～30分钟后洗净。适用于黄褐斑。

9. 胡荽、芹菜的绿叶各适量。切成碎末，同一茶杯酸奶混合，放置2～3小时，然后将绿叶糊状物抹在脸上，静躺30分钟左右，然后用清水洗去面膜。每日2～3次。适用于皮肤黄褐斑。

10. 柠檬30克。研碎，加入硼砂末、白糖各15克。拌匀后入瓶封存，3日后启用，每日早、晚用此少许冲温水适量，涂抹斑处约3分钟。适用于黄褐斑肝郁脾虚证。

11. 冬瓜瓤适量。捣烂取汁，涂患处，每日数次。适用于轻度黄褐斑。

12. 茄子1个。切片取汁摩擦局部，每日3次。适用于黄褐斑肝郁气滞证。

13. 丝瓜适量。晒干，研为细末，每晚用水调和后涂面，次晨用温水洗去。适用于皮肤黄褐斑。

14. 鸡蛋5枚。取蛋清放入瓶中，用烧酒浸泡（以酒将蛋清淹没为适度），密封1个月后，倒去烧酒，取出蛋清，每晚洗净脸后，涂于面部，次晨以温水洗净，再用冷水清洗。适用于黄褐斑肝肾阴虚证。

15. 薏苡仁40克。煮熟或蒸熟，再加入白糖适量，一次吃完。适用于黄褐斑肾阳不足证。

16. 羊胆、猪胰、细辛各等份。用竹签将猪胰的血丝、筋膜挑去，羊胆划破，倒入锅内加入适量水和入猪胰、细辛。煎三沸后，滤渣取液，储瓶备用。每晚涂搽面部，次晨用浆水洗面。适用于黄褐斑外感风热证。

17. 冬瓜子适量。研碎，与石榴皮汁调匀成浆状，将其敷于面部患处，20分钟后取下，用热水洗净。适用于黄褐斑。

18. 大米100克，鲜嫩黄瓜300克，精盐2克，生姜10克。将黄瓜洗净，去皮去心切成薄片。大米淘洗干净，生姜洗净拍碎。锅内加水约1000毫升，置火上，下大米、生姜，武火烧开后，改用文火慢慢煮至米烂时下入黄瓜片，再煮至汤稠，入精盐调味即可。每日2次温服。适用于黄褐斑脾虚湿热证。

19. 白附子、滑石、白芷各150克。研极细末，调匀，每次1匙，早、晚清洗面部后，涂于患处。适用于黄褐斑。

20. 青嫩柿树叶适量，白凡士林30克。将柿树叶晒干研细面，与白凡士林调匀成膏，

中医偏方全书（珍藏本）

每日睡前涂患处，晨起洗净。适用于黄褐斑。

【生活调理】

1. 防晒。

2. 防止各种电离辐射。包括各种显示屏、荧光灯、X光机、紫外线照射仪等。

3. 慎用各种有创伤性的治疗。包括冷冻、激光、电离子、强酸强碱等腐蚀性物质，否则容易造成毁容。

4. 禁忌使用含有激素、铅、汞等有害物质的"速效祛斑霜"。

5. 戒掉不良习惯，如抽烟、喝酒、熬夜等。

6. 多喝水、多吃蔬菜和水果，如西红柿、黄瓜、草莓、桃等。

7. 注意休息和保证充足的睡眠。睡眠不足易致黑眼圈，皮肤变灰黑。

8. 保持良好的情绪。精神焕发则皮肤好，情绪不好则会有相反的作用。

9. 避免刺激性的食物，尤其咖啡、可乐、浓茶、香烟、酒等。

第十七章 肛门直肠结肠疾病

一 痔

痔的传统概念是指人体直肠末端黏膜下和肛管及肛缘皮下静脉丛发生扩大、曲张所形成的柔软静脉团；痔的现代概念是肛垫病理性肥大、移位及肛周皮下血管丛血流瘀滞形成的团块。痔是一种常见病，任何年龄都可发病，其中20～40岁的人较多见，并随着年龄的增长而逐渐加重。根据痔发病部位的不同可分为外痔、内痔、混合痔等。外痔临床上又分为炎性外痔、血栓性外痔、结缔组织性外痔、静脉曲张性外痔，临床主要表现为肛门部坠胀感、异物感，伴有肛周潮湿瘙痒，急性发作时肛门局部可见肿胀、疼痛，排便等刺激后症状加重；内痔根据严重程度又分为Ⅰ期、Ⅱ期、Ⅲ期、Ⅳ期内痔，临床主要表现为便血、脱出、肛周潮湿瘙痒、疼痛、便秘等。

本病中医学亦称"痔"或"痔疮"。脏腑本虚、气血亏损是痔的发病基础，而外感六淫、情志内伤、劳倦过度、饮食不节、长期便秘、久咳、久坐久立、妇女妊娠等为诱因，使脏腑阴阳失调，气血运行不畅，经络受阻，燥热内生，热与血相搏，气血纵横，经脉交错，结滞不散而成。

【偏方集成】

1. 黑木耳30克。将木耳摘去污物，洗净，加水少许，文火煮成羹，服食。适用于内外痔疮气滞血瘀证。

2. 花椒目适量。研细末，空腹，开水服9克。适用于痔疮脾虚气陷证。

3. 木鳖子3个，冰片少许。将木鳖子去壳取肉，加少许水磨汁后，放冰糖粉少许搅拌，用棉棒蘸搽患处，每日3次。适用于痔疮初起者。

4. 刘寄奴、五倍子各等份。研为细末，空腹酒下，仍用其末敷。适用于痔疮湿热下注证。

5. 红糖100克，金针菜120克。将金针菜用水2碗煎至1碗，加入红糖，温服，每日1次。适用于痔疮初起者。

6. 马齿苋15000克，槐角800克。马齿苋取汁熬膏。槐角焙干，研末，和入膏内，每次9克，白汤下。适用于痔疮湿热较重者。

7. 茄子适量。将其切片，烧成炭，研成细末。每次10克，每日3次，连服10日。适用于内痔Ⅰ期、Ⅱ期。

8. 枸杞子1握。陈酒煎，或水煎，当茶饮，不间断3个月，其痔自愈。适用于早期内痔兼便秘较重者。

9. 碱卤200毫升，白矾1大块。与清水400毫升同煎热，以矾烊为度，趁热倾盆，坐熏患处，略温，频频洗之，2次愈。适用于痔疮湿热下注证。

10. 夏枯草适量。煎汤，洗之。适用于外痔静脉曲张型。

11. 山楂适量。水煎，先熏后洗，以山楂肉为末贴之。适用于内痔气滞血瘀证。

12. 丝瓜适量。烧存性，研末，酒服6克。适用于肛门久痔。

13. 生豆腐渣适量。锅内炒干为末，每次9克，白糖汤下，每日3次。适用于血痔。

14. 枳壳适量。枳壳烧烟熏；枳壳煎汤洗；枳壳为末，米饮调服。适用于痔疮气滞较重者。

15. 柞树叶30克。捣烂敷患处。适用于外痔静脉曲张型。

《中医偏方全书（珍藏本）》

16. 槐花、地榆、枳壳各 10 克，侧柏叶、黄芩各 5 克。水煎服，每日 1 剂，每日 2 次。适用于便血为主的 I 期、II 期内痔。

17. 浮萍适量。水煎，趁热搽洗患处。适用于痔疮。

18. 西瓜皮适量。煮熟闻香气，泡于瓦木器内熏之。适用于痔疮突出者。

19. 冰片 0.3~0.6 克。研细末，打葱汁调匀，饭锅内顷化涂之。适用于痔疮痛不可忍者。

20. 硫黄、雄黄各 10 克，樟脑 3 克，麻油适量。前药研成细末，用麻油调匀，搽患处。适用于痔疮湿热证。

21. 葱、蜂蜜各适量。共捣如泥，将药敷痔上。适用于痔疮肿疼较甚者。

22. 韭菜适量。洗净，以沸汤煎泡于瓦木器内，熏之。适用于痔疮突出者。

23. 花椒 9 克，豆腐浆 1 碗。每日空腹服。适用于痔疮。

24. 皂角适量。去子及皮，蜜炙为末，米糊丸，如梧子大，每次 20~30 丸，米饮吞下。适用于痔疮风伤肠络证。

25. 苍耳叶或苍耳子适量。焙干为末，蜜调服。适用于痔疮风伤肠络证。

26. 葱白适量。煮汤，熏洗。适用于痔疮以便血为甚者。

27. 鲜无花果叶适量。放入瓷盆中煮 20 分钟，趁热熏洗患处。每日 3 次。适用于外痔静脉曲张型。

28. 槐根或桃根，或萝卜或冬瓜适量。皆可煎汤频洗。适用于痔疮湿热下注证。

29. 柿饼 50 克，木耳 60 克，白糖、水淀粉各适量。将柿饼去蒂切成丁，木耳水发好撕成小块。将柿饼丁、碎木耳倒入锅中，注入适量清水煮沸一段时间，用水淀粉勾芡，放入白糖搅匀，煮开服用。适用于痔疮气滞血瘀证。

30. 黄柏 20 克，五倍子适量。将黄柏煎水后洗患处；五倍子焙干后研细粉，温开水调成糊状，临睡前用棉花蘸药塞入肛门，次日晨排出。适用于早期内痔。

31. 田螺（活）1 个，明矾 5 克。将田螺打碎，去壳取肉，把明矾与肉相和，该肉即

化为水。收贮后用棉球涂于痔面上，每日 2 次，连用 1 周。适用于外痔未出血者，内痔不宜用。

32. 槐角适量。用铁锅炒熟，每日取 20 克，沸水冲泡，当茶饮，每日大约用 5 磅开水。适用于早期内痔便血为主者。

33. 仙人掌、甘草各适量。细切，同泡于酒内。数日后饮服。适用于炎性外痔。

34. 鸡冠花适量。浓煎，空腹服。适用于血痔。

35. 贯众适量。去皮毛，切焙为末，每次 6 克，空腹米汤下，或醋糊为丸如梧子大，每次米汤下 30 丸。适用于血痔。

36. 忍冬花、甘草各 40 克。共研细末，加少许水调和，制成梧子大小的丸剂。每次 8 克，晚饭前用开水送下。适用于内外痔脾虚气陷证。

37. 艾 20 克。水 1000 毫升，烧开后加入盐 10 克，醋 5 毫升，用药液熏患处。待水温合适时再洗患处，早、晚各 1 次。适用于痔疮血瘀为甚者。

38. 芒硝 30 克，硼砂 20 克，明矾 15 克。共放入盆内，倒入热开水 1000 毫升，待药物全部溶化后，趁热先熏蒸患处，待水温适宜后再坐浴，并以药棉蘸药液轻揉患处。每次 30 分钟左右，早、晚各 1 次，一般 3~8 日即获良效。适用于痔疮水肿发炎、内痔脱出嵌顿者。

39. 萱草根适量。用水 2 碗煎至 1 碗时，加入红糖，温服。每日 1 次。适用于痔疮初起者。

40. 生萝卜不拘多少。捣碎，放沙锅内熬浓，趁热倒在桶内，患者坐在桶上熏之。待温时，再洗 1~2 次。适用于痔气滞为甚者。

41. 韭菜适量。用干净的痰盂，将煮沸的水倒入后，放入韭菜，待温度适宜后，先熏后洗。适用于内外痔脾虚为甚者。

42. 全蝎、僵蚕各 10 克，生鸡蛋 15 枚。将前 2 药置瓦上焙干，研成粉末，把鸡蛋打一小孔，将药末均匀装入 15 枚鸡蛋内，搅匀，封好，蒸熟。每日睡前空腹吃 1 枚，连服 15 枚为 1 个疗程。适用于痔疮风伤肠

络证。

43. 乌龟头 1 个。将乌龟头焙干，研细末，用香油调后涂搽痔外。每日 2 次，早、晚各 1 次，连用 1 周。适用于痔疮脾虚为甚者。

44. 猪胆汁适量。搽于患处，每日 2 次。适用于外痔。

45. 凤尾草 25 克。掺入鲜人乳捣烂，外敷肛门痔疮，每日 1 次。适用于炎性外痔。

46. 白矾 100 克，花椒 20 粒。水煎，洗患部，每日 1 次。适用于外痔静脉曲张型。

47. 陈大蒜梗 7 根，陈大蒜头 3 个。用 1000 克水煮半小时，熏洗患部，每日 12 次。适用于炎性外痔。

48. 鲜荸荠 500 克，红糖 90 克。加水适量，煮沸 1 小时，饮汤，吃荸荠，每日 1 次。适用于内痔。

49. 苍耳子 15 克，粳米 100 克。先煎苍耳子，去渣，后入粳米煮粥，空腹服用。适用于痔疮下血。

50. 牛脾 1 具，粳米 100 克。每次用牛脾 150 克，细切，和粳米煮粥，空腹食之。适用于痔疮下血脾虚食滞证。

51. 桑仁 100 克，糯米 150 克。将桑仁煮取汁，和糯米同煮成粥，每日 1～2 次，空腹食。适用于痔疮下血。

52. 鱼肚 25～50 克，白糖 50 克。加水少量，同放沙锅内隔水炖熟，每日服 1 次，连续服用。适用于痔疮。

53. 萱草根 100 克，红糖适量。同加水煮熟，去渣，每日早、晚空腹服，连服数日。适用于痔疮疼痛出血。

54. 柿树皮 120 克。晒干焙熟，研成细末，用米汤送服，每日 1 次，连服 2 周。适用于痔出血。

55. 高粱花适量。焙干研末，每次用 10 克，与黄酒调服，每日 2～3 次。适用于痔疮出血。

56. 田螺、明矾各适量。将田螺洗净砸烂，加入明矾粉，待上面呈现一层清液取之。用药棉取液，涂搽患处，每日 2 次。适用于各型外痔。

57. 猪胆（取汁）1 个，雄黄（研细）15

克。把雄黄末放在猪胆汁内搅匀，再用纱布一块泡在胆汁内，夜间把纱布塞入肛门内，每日 1 次。适用于早期内痔。

58. 赤小豆、黑豆、党参各 60 克，生姜 120 克，羊肉适量。炖服，分 2 次服，每日 1 剂。适用于混合痔脾虚型。

59. 木耳 30 克。开水泡软，早晨空腹服，每日 1 剂。适用于内外痔疮气滞血瘀证。

60. 鸡冠花、五倍子各 3 克，冰片少许，猪胆汁适量。前 3 味共研细末，猪胆汁调搽，每日 2 次。适用于外痔湿热下注证。

61. 马齿苋、芦竹笋、苦参各 15 克。水煎服，每日 1 剂。适用于痔疮气滞血瘀证。

62. 刺猬皮、穿山甲各 12 克，肉豆蔻 10 克。先将前 2 味共烧存性为末，再以肉豆蔻熬水，将药末分 3 次吞服，每日 1 剂。适用于混合痔脾虚血瘀证。

63. 槐花、侧柏叶各 30 克，柿饼（去蒂）4 个，乌梅 7 个。水煎，分 2 次服，每日 1 剂。适用于内痔出血为甚者。

64. 蚕豆叶、黄酒各适量。蚕豆叶捣取汁，黄酒送服。适用于内痔出血甚者。

65. 樟树皮、鳖甲各等份，麻油适量。前 2 味研末，麻油调敷，每日 2 次。适用于外痔静脉曲张型。

66. 虎掌草 30 克，羌活 10 克，紫地榆炭 6 克。水煎服，每日 1 剂。适用于痔疮出血甚者。

67. 鲜松叶（松针）10 克。洗净，加水 300 毫升，煎至 200 毫升，去渣，顿服，每日 1 剂。适用于痔疮伴有脱肛、下血。

68. 鲜地龙 7 条，鸡肠子 1 根。把地龙装入鸡肠内，用黄泥包住，火焙研末，顿服，每日 1 次，连服 4 日。适用于外痔气滞血瘀证。

69. 曲曲菜适量。晒干、切碎，用开水泡服，每日数次。适用于早期内痔。

70. 槐米 15 克。炒熟，以蜂蜜调服。适用于痔疮出血甚者。

71. 嫩槐叶 60 克，茶叶 3 克，将槐叶洗净、蒸熟、晒干，每次取适量与茶叶泡服。适用于痔疮下血甚者。

72. 胡荽适量。煮汤熏洗患处，同时用

醋煮胡荽子，以湿布敷患部。适用于痔疮肿痛、肛门脱垂者。

73. 菠菜、猪血各 250 克，调料适量。将菠菜洗净，入沸水中焯过后切断，猪血洗净、切块，同煮汤，每日 1 剂，调味后分 2 次服。适用于痔疮下血甚者。

【生活调理】

1. 加强锻炼。经常参加多种体育活动如广播体操、太极拳、气功、踢毽子等。

2. 预防便秘。保持大便通畅，养成每日定时排便的习惯，避免蹲厕过久。

3. 合理调配饮食。日常饮食中可多选用蔬菜、水果、豆类等含维生素和纤维素较多的饮食，少食辛辣刺激性的食物，如辣椒、芥末、姜及酒等。

4. 注意孕期保健。妇女妊娠后可致腹压增高，特别是妊娠后期，下腔静脉受日益膨大的子宫压迫，直接影响痔静脉的回流，容易诱发痔疮，此种情况在胎位不正时尤为明显。因此怀孕期间应定时去医院复查，遇到胎位不正时，应及时纠正。

5. 保持肛门周围清洁。女性阴道与肛门相邻，阴道分泌物较多，可刺激肛门皮肤，诱发痔疮。

6. 司机、孕妇和坐班人员应避免久坐久站，每日上午和下午各做 10 次提肛动作。

直肠肛管周围脓肿

直肠肛管周围脓肿是指肛门直肠周围软组织或其周围间隙发生急、慢性化脓性感染并形成的脓肿，通称肛周脓肿。任何年龄均可发生，多见于 20～40 岁的青壮年，男性多于女性，婴幼儿也时有发生。肛管直肠周围脓肿大多起源于肛管直肠壁内感染如肛窦炎等，也可经淋巴传播或肛周毛囊皮脂腺发生感染形成脓肿。粪便内的尖锐异物刺破肛管直肠壁而引起周围组织的感染也可形成肛周脓肿。肛管直肠周围软组织被肛提肌和盆筋膜分为若干间隙，脓肿也常位于这些间隙内，如坐骨直肠窝脓肿、黏膜下脓肿、骨盆直肠窝脓肿和皮下脓肿。临床表现有畏寒、发热、头痛、乏力、食欲不振、里急后重、排脓血、

黏液便及膀胱刺激症状。

本病中医学称"肛痈"。认为气血壅滞不通是肛痈的发病基础，而饮食不节、房事太过、外感六淫、情志不和、负重远行、劳作辛苦、妊娠、虚劳久咳、便秘等为诱因，使脏腑阴阳失调，湿热之邪下注大肠，阻滞经络，气血壅滞肛门，瘀血凝滞，热盛化火，蕴结肉腐而成脓。

【偏方集成】

1. 鲜马齿苋、鲜蒲公英、鲜鸭跖草各约 150 克。水洗干净，水煎频服。适用于直肠肛管周围脓肿早期火毒蕴结证。

2. 菠菜、粉丝各 100 克，豆芽 50 克，韭菜 10 克，麻油、精盐各适量。前 4 味洗净，加麻油、精盐凉拌吃。适用于肛管周围脓肿术后。

3. 薏苡仁、粳米各 30 克，冰糖少量。将薏苡仁、粳米共煮成粥，再放入少量冰糖，每日 1 次。适用于直肠肛管周围脓肿脾虚证。

4. 仔鸡 1 只，黄芪 60 克，生地黄 15 克，党参、当归各 30 克，调料适量。仔鸡去毛及内脏，党参、黄芪、生地黄、当归加冷水适量浸药至透，将鸡入药中同置汽锅蒸熟后，加入调料即可，温食，每周 2～3 次。适用于肛管周围脓肿后期气血亏虚证。

5. 大枣 10 枚，白扁豆 30 克，红糖适量。将前 2 味加水煮烂熟，加入红糖，服食。适用于慢性直肠肛管周围脓肿。

6. 绿豆、赤小豆、黑豆、四季豆各 50 克，甘草 20 克。共置沙锅内，加水适量煮至豆烂汤黄，每日餐前服，也可作佐餐随时服。适用于直肠肛管周围脓肿正气未衰，热毒炽盛证。

7. 绿豆粉适量。用锅炒成黄色，晾凉，用香油调匀，敷患处。适用于直肠肛管周围脓肿流黄水。

8. 炙穿山甲、当归、川芎各 15 克，皂角刺 10 克，木耳 50 克。前 4 味共置锅中，用文火煎取汁，再将木耳在药汤中焯 5 分钟，口服，每日 1 剂。适用于直肠肛管周围脓肿初起及成脓期。

9. 大黄 9 克。研成细末，加香油适量调匀外敷。适用于直肠肛管周围脓肿水疱期。

10. 紫花地丁 20 克，茉莉花 5 克，芹菜叶、蜂蜜各 15 克。紫花地丁、芹菜叶置茶壶内，冲入沸水 300 毫升，5 分钟后加入茉莉花、蜂蜜，再冲入沸水 100 毫升，午时饮用，每日 1 次。适用于直肠肛管周围脓肿初期。

11. 蒲公英 100 克。水煎，熏洗。适用于直肠肛管周围脓肿。

12. 大蒜头 100 克，仙人掌 150 克，味精、酱油各适量。大蒜头去皮，仙人掌去皮及刺，混合捣泥，适当调入味精、酱油，做成丸子，佐餐服。适用于直肠肛管周围脓肿初起，火毒尚在表浅之证。

13. 竹节菜 50 克，粳米 100 克。竹节菜加水煎汤，去渣后放入粳米，再加水煮稀稠粥，每日早、晚各 1 次，温热顿服。适用于直肠肛管周围脓肿湿热证。

14. 马齿苋 120 克，猪板油 60 克。共捣烂，外搽患处，每日数次。适用于直肠肛管周围脓肿早期脓未成者。

15. 玄明粉 50 克，大黄、黄连、黄柏、乳香各 20 克。水煎成 400 毫升，分早、晚 2 次灌肠，每次 40～60 毫升，肛内保留 20 分钟。适用于直肠肛管周围脓肿热毒炽盛证。

16. 花椒、黄柏、芫花各 30 克。水煎，先熏后洗，每日 2 次。适用于直肠肛管周围脓肿早期。

17. 槐米适量。研细末，加香油调成糊状，敷在脓肿处，每日 1 次。适用于直肠肛管周围脓肿湿热为甚者。

18. 鲜紫花地丁、鲜鱼腥草各 30 克，乳香 3 克。捣烂，外敷局部，每日 2 次。适用于直肠肛管周围脓肿热毒炽盛证。

19. 鲜马齿苋适量。捣烂，分别于午休前和晚睡前贴敷在洗净的肛门患处（无需胶布固定），每日换敷 2 次即可。适用于直肠肛管周围脓肿湿痰凝结证。

20. 鸡冠花根、侧柏叶各 30 克，血余炭 15 克。共研为末，每日睡前用温酒调服 6 克，次晨饮酒 100 毫升。适用于直肠肛管周围脓肿。

21. 马齿苋 20 克，野菊花、三颗针、鱼腥草、芒硝各 30 克。水煎，先熏后坐浴 15～20 分钟。适用于直肠肛管周围脓肿实证。

22. 蜣螂 2 只，麻油适量。蜣螂焙枯研末，麻油调匀，温水洗净肛门后，外搽患处，每日 2～3 次。适用于直肠肛管周围脓肿热毒炽盛证。

【生活调理】

1. 合理调配饮食，日常饮食中可多选用蔬菜、水果、豆类等含维生素和纤维素较多的饮食，忌食辛辣、油炸煎炒、肥腻、酒等刺激性食物，防止便秘和腹泻。

2. 养成定时排便的习惯。

3. 选择正确治疗便秘的方法。对于一般的便秘患者，可以采用合理调配饮食，养成定时排便的习惯加以纠正。对于顽固性便秘或由于某种疾病引起的便秘，应尽早到医院诊治，切不可长期服用泻药或长期灌肠。若患有顽固性便秘须在有经验的专科医师指导下正确治疗。

4. 注意肛门清洁卫生，锻炼身体，增强抗病能力。

5. 积极预防和治疗痢疾、肠炎、肛裂、肛窦炎、肛腺炎、肛乳头炎、直肠炎、痔等肛门直肠疾病，防止感染形成脓肿。

6. 肛门会阴部损伤应及时处理。

7. 如肛门部位有坠胀、灼热刺痛、分泌物等症状，应早期治疗。

肛　瘘

肛瘘是指肛管直肠因肛门周围间隙感染、损伤、异物等病理因素形成的与肛门周围皮肤相通的一种异常通道，是一种常见的肛门直肠疾病，且复发率较高，可发生于不同性别、年龄，以 20～40 岁青壮年为主。本病一般是由内口、瘘管、外口 3 部分组成。内口多为原发性感染病灶，常位于直肠下部或肛管，多为一个；外口多是继发性，在肛周皮肤上，可为一个或多个；瘘管是指连接内外口之间的纤维性管道，可有一条或多条，但主瘘管常为一个。其临床表现特点为瘘外口流出少量脓性、血性、黏液性分泌物。较大的高位肛瘘，因瘘管位于括约肌外，不受括约肌控制，常有粪便及气体排出。由于分泌物的刺激，使肛门部潮湿、瘙痒，有时形成湿疹。当外口愈合，瘘管中有脓肿形成时，可感到明显疼痛，同时可伴有发热、寒战、乏力等全身感染症状，脓肿穿破或切开引流后症状缓解。上述症状的反复发作是肛瘘的临床特点。

本病中医学称"肛漏"。认为多为肛痈溃后久不收口，湿热余毒未尽；或痨虫内侵，肺、脾、肾三脏亏损；或因肛裂损伤日久染毒而成。病因包括外感风、热、燥、火、湿邪，饮食醇酒厚味、劳伤忧思、便秘、房劳过度等，导致机体阴阳失调，经络壅塞，蕴结不散，血行不畅，疮口不合，日久成漏；亦有虚劳久嗽，肺、脾、肾亏损，邪乘于下，郁久肉腐成脓，溃后成漏。

【偏方集成】

1. 金银花、绿茶各 5 克。金银花洗净，置杯中，加绿茶，开水泡，饮用。适用于肛瘘实证早期，症见大便干结、小便赤、口干发热者。

2. 黄豆 150 克，炒薏苡仁 50 克。同煮烂食。适用于肛瘘实证湿热为甚者。

3. 菊花 10 克，蒲公英 20 克。菊花、蒲公英洗净置锅中，加清水 500 毫升，急火煮 3 分钟，改文火煮 20 分钟，去渣取汁，分次饮之。适用于肛瘘属实证，症见大便干、小便赤、发热、肛红肿者。

4. 牛肉 200 克，八角茴香 6 克。文火煨熟食。适用于慢性肛瘘或结核性肛瘘。

5. 绿豆、薏苡仁、粳米各 20 克。上药加清水 500 毫升，急火煮开 5 分钟后，再文火煮 30 分钟，成粥趁热食用。适用于肛瘘实证，症见肛门肿痛、脓肿稠厚、大便干结者。

6. 猪胆 1 个，冰片 10 克。将猪胆上端割开一个小口，再把冰片装入猪胆内（不要放出胆汁），扎紧口挂在阴凉处阴干。然后放到瓦上用火焙干后研成粉末，把粉末装入小瓶中备用。根据漏疮面积将猪胆粉用香油调成糊状摊在敷料上敷在患处，并用胶布固定。大便后洗净患处再重新敷上。1 个苦胆用完为 1 个疗程。适用于肛瘘实证热甚者。

7. 绿豆 50 克，糯米 100 克，同煮粥食。适用于肛瘘实证热甚者。

8. 马齿苋、郁李仁各 30 克。马齿苋、郁李仁分别洗净，置锅中，加清水 500 毫升，急火煮开 5 分钟，文火煮 30 分钟，滤渣取汁，分次饮之。适用于肛瘘实证，症见大便干结、脓肿稠厚、舌红苔干者。

9. 蒜瓣子 200 克，新柳树须根 150 克。共煮 40 分钟，后倒入盆中，先熏后洗，每日 1 次。适用于肛瘘虚证者。

10. 冬瓜、苦瓜各 50 克。冬瓜洗净，切成小丁，苦瓜切成小块。同置锅中，加清水 500 毫升，急火煮沸 10 分钟，滤渣取汁，分次饮之。适用于肛瘘实证，伴大便干结、小便赤短者。

11. 冬瓜子 50 克，生甘草 10 克。加水 1 碗半煎至 1 碗，顿服。适用于肛瘘伴有水肿，便血，痈肿者。

12. 莲藕汁半碗，红鸡冠花 3 朵。加水半碗煮沸，以红糖调服。适用于肛瘘实证初期湿热甚者。

13. 鸡蛋（煮熟去壳）2 枚，香瓜子 30 克。加水 2 碗煎至 1 碗，加白糖调服。适用于肛瘘实证肿痛较重者。

14. 白果（去壳）100 粒。浸鱼肝油中 5 个月以上，每日饭前吃白果仁 2 粒。适用于结核性肛瘘。

15. 河鳗 2 条。将鳗鱼去内脏，加酒 2 杯，水一碗煮熟，加盐、醋调味服食。适用于慢性肛瘘、结核性肛瘘。

16. 乌骨鸡（去毛及内脏）1 只，黄芪 30 克，大枣 15 克。同炖熟服食。适用于肛瘘湿热下注证。

17. 象牙屑 1000 克，熟鸡蛋 3 枚。将象牙屑研细末，每日晨取 6 克与熟鸡蛋同吃（或入稀粥内吃）。适用于肛瘘实证伴便血较甚者。

18. 白木耳 50 克，桃仁 15 克，蜂蜜 50 毫升。将木耳用开水泡发、洗净，与桃仁同捣烂，加入蜂蜜蒸热吃。适用于肛瘘湿热下注证。

19. 黄鳝 1 条，猪瘦肉 100 克，黄芪 25 克。炒熟，加盐、白糖、黄酒适量，去黄芪后食用。适用于肛瘘虚证。

20. 菊花、白糖各 6 克，绿茶叶 3 克，放入茶杯开水冲沏。适用于肛瘘实证肿痛较甚者。

21. 瓦松 50 克，朴硝、黄药子各 30 克。水适量。煎 30 分钟，先熏蒸后坐浴 15 分钟，每日 2 次。适用于小儿肛瘘实证。

22. 硫黄 6 克，大枣（去核）10 枚。将硫黄化开，与大枣炒干、研细末涂于患处，每日早、晚各 1 次。适用于肛瘘实证湿热下注证。

23. 寒水石（火烧赤）、滑石各 30 克。共研细末，用新棉取液，频敷疮口。适用于肛瘘外口破溃流脓水者。

24. 马齿苋、芒硝、蒲公英各 15 克，甘草 10 克。煎水，熏洗患处。适用于肛瘘。

25. 熊胆 3 克，雄黄、轻粉各 1.5 克，麝香 0.3 克。共研细末，搽于疮口上。适用于肛瘘热盛证。

26. 螳螂 20 个，大花蜘蛛 5 个。共打和为丸，阴干，睡前纳 1 丸入瘘管内，外用膏盖。适用于肛瘘热毒炽盛证。

27. 马齿苋 50 克，猪油（炼）40 克，蜂蜡 10 克。将马齿苋阴干、研细末，将油蜡共融，兑入马齿苋粉和匀，敷于患处。适用于肛瘘窦道较深者。

28. 蜂房（炙黄）、刺猬皮（炙焦黄）各 15 克，冰片 3 克。共研细末和匀，敷于患处，每次 1.5 克，每日 3～5 次。适用于肛瘘合并痔疮者。

29. 黄柏 15 克，鱼腥草、马齿苋、芒硝各 30 克。水煎，坐浴 15 分钟。适用于结核性肛瘘。

30. 鸡蛋壳内衣（煅存性）、血余炭各 15 克，煅石膏 20 克，冰片 2 克，血竭 10 克。共研细末，搽患处，或制成药捻插入瘘管内。适用于肛瘘热毒炽盛证。

31. 金银花、蒲公英各 15 克，黄柏、白芷、当归尾各 10 克。水煎服，每日 1 剂。适用于肛瘘，症见肛周红、肿、热、痛者。

32. 蜒蚰 30 条，甘草 120 克。甘草研细末，蜒蚰放入甘草末中，装入瓶内，7 日后倒出复研 1 次，用桑皮纸和药末捻成细线条。将药条插入瘘管中，每日 1 次。适用于肛瘘瘘管明显者。

33. 鼠曲草、瓜子金、大蓟、甜酒糟各

适量。共捣烂，外敷，每日 2 次。适用于肛瘘热毒炽盛证。

34. 鲜野蔷薇叶、鲜榆树叶、鲜野菊花嫩叶各适量。捣烂，外敷，每日 2 次。适用于肛瘘实证肿痛较甚者。

35. 陈大蒜梗适量，冰片少许。陈大蒜梗煨灰研细末，加冰片敷于瘘管上，每日 1～2 次，连用 7～8 日。适用于肛瘘瘘管明显者。

36. 枯矾、黄蜡各 30 克。先将黄蜡熔化，投入枯矾末，和匀，候冷，做成药条，用时纳入孔内深处，管内脓出，脓尽再搽一般消炎生肌软膏收功。适用于肛瘘实证热毒炽盛证。

37. 雄猪胆 1 个，荞麦面适量。共和为丸，每次 10 克，每日 2 次，开水送服。适用于肛瘘湿热下注证。

38. 青木香、土木香、土高丽参各 3 克。水煎服，每日 1 剂。适用于肛瘘虚证。

39. 地龙 40 条（以韭菜地者为佳），蜣螂 8 个。炙干研细末，早、晚各服 1.5～3 克。适用于肛瘘气滞血瘀证。

【生活调理】

1. 建立正常的膳食习惯，油腻饮食不宜多吃。

2. 应多吃清淡、含丰富维生素的食物，如绿豆、萝卜、冬瓜等新鲜蔬菜、水果等。

3. 经久不愈的肛瘘多为虚证，饮食上多吃含蛋白质类食品，如瘦肉、牛肉、蘑菇等。

4. 及时治疗肛窦炎、肛乳头炎，以免发生肛管直肠周围脓肿及肛瘘。

5. 肛门灼热不适、肛门下坠者，要及时查清原因，及时治疗。

6. 防治便秘和腹泻，对预防肛管直肠周围脓肿有重要意义。

7. 积极治疗，不积极治疗可能会引起肛管直肠周围脓肿的全身性疾病，如溃疡性结肠炎、克罗恩病等。

8. 养成良好的排便习惯，每日排便后坐浴，保持肛门清洁。

肛 裂

肛裂是指发生于齿状线以下肛管皮肤层

裂伤后形成的小溃疡，其方向与肛管纵轴平行，长 0.5～1.0 厘米，呈梭形或椭圆形，常引起剧痛，愈合困难。而肛管表面裂伤不能视为肛裂，因其很快自愈，且常无症状。肛裂是一种常见的肛管疾患，也是中青年人产生肛管处剧痛的常见原因。肛裂最多见于中年人，但也可发生于老人及小儿，一般男性略多于女性。初起仅在肛管皮肤上有一小裂口，有时可裂到皮下组织或直至括约肌浅层，裂口呈线形或梭形，如将肛门张开，裂口的创面即成圆形或椭圆形。典型的临床症状是疼痛、便秘、出血。排便时干硬粪便直接挤擦溃疡面和撑开裂口，造成剧烈疼痛，粪便排出后疼痛短暂缓解，经数分钟后由于括约肌反射性痉挛，引起较长时间的强烈疼痛，有的需用止痛剂方可缓解。因此肛裂患者恐惧排便，使便秘加重，形成恶性循环。

本病中医学称"裂肛痔"。因热结肠燥或阴津不足，燥屎裂伤肛门皮肤，或湿热下注所致。是一种以肛管皮肤及皮下组织裂开或形成溃疡、便秘、排便时和排便后肛门部疼痛、出血为主要表现的肛门疾病。

【偏方集成】

1. 鸡蛋黄 1 枚。将熟蛋黄揉碎用文火加热，取油涂患处，每日 1～2 次。适用于肛裂以出血、疼痛为甚者。

2. 大豆 1000 克，盐 100 克。用适量水加热，将盐化开泡豆子。尔后将豆子晾干，炒熟。每日饭前和晚睡前，嚼食 60 粒左右。牙齿不好者，可将豆子压碎再吃。适用于肛裂火毒炽盛证。

3. 黑豆适量。每日清晨洗漱后，生吞黑豆 49 粒。凉开水将黑豆洗净后，温开水送下。黑豆在胃内并不消化，第 2 日随大便排出。适用于肛裂便秘较甚者。

4. 大蒜头适量。埋入炭灰烧软后，纱布包，夹肛门，每日换 2～3 次。适用于轻微的早期肛裂。

5. 葱须 7 根，花椒 1 小把，盐 1 勺。用凉水 1500 毫升左右浸泡 2 小时后，急火煎煮开后倒入一个干净的盆中，患者于盆上先熏后坐浴 10～15 分钟。每日 1 次。适用于肛裂早期血热肠燥证。

6. 马铃薯适量。洗净，在搅肉机上挤汁，用纱布过滤，每日早饭及午饭前空腹各饮半杯。适用于肛裂便秘较甚者。

7. 苦参、蛇床子各 30 克，金银花、地肤子各 20 克，赤芍 15 克。加水适量。急火水煎 20 分钟后倒入一个干净的盆中，患者坐于盆上先熏后坐浴 10～15 分钟。每日 1 次。适用于肛裂伴有肛门瘙痒者。

8. 乳香、没药、红花、茉莉花茶叶、椿树皮各 15 克。加水适量。急火水煎 20 分钟后倒入一个干净的盆中，患者坐于盆上先熏后坐浴 10～15 分钟。每日 1 次。适用于早期肛裂气滞血瘀证。

9. 肥羊肉 150 克，干姜 10 克，当归 15 克。煮熟后取出干姜、当归，食羊肉，连汤服下。适用于早期肛裂便秘甚者。

10. 熟石膏 15 克，玄明粉 1.5 克，腰黄 0.5 克，梅片 1 克。共研细末，过筛装瓶备用。用香油或凡士林调糊状涂患处，每日 2～3 次。适用于早期肛裂阴虚津亏证。

11. 白及 150 克，蜂蜜 40 克。将白及入锅，加水适量，煮沸至汁稠，除去白及，用文火将药汁浓缩至糊状，离火，与煮沸的蜂蜜混合均匀，冷后入瓶制成白及膏，便后涂患处，敷料固定，每日 1 次。适用于肛裂血热肠燥证。

12. 乳香、没药各 20 克，丹参 10 克，冰片 5 克，蜂蜜 30 克。将前 4 味药研为极细粉末，用 75% 乙醇适量，浸泡 5 日左右后，加入蜂蜜调匀，即行煎熬加工成膏状，然后贮于消毒玻璃瓶备用。用时，先嘱患者排尽大便，以 1：5000 高锰酸钾溶液坐浴 10 分钟左右，再用过氧化氢溶液清洗裂口创面，并以干棉签吸干泡沫，将药膏适量敷于创面，然后覆盖无菌纱布，用胶布固定。每日换药 1 次。适用于肛裂裂口较深，疼痛较甚者。

13. 陈丝瓜络 9 克，槐花 60 克。共烧存性，研末，每次 4.5 克，空腹用米汤送服。适用于肛裂便血较甚者。

14. 鸡内金（焙）30 克，冰片 0.3 克，麻油适量。前 2 味共研细末，外撒患处，或麻油调匀，涂患处，每日 2 次。适用于肛裂早期血热肠燥证。

15. 麻油半盅，蜂蜜一盅半。调和，每日2次，炖热服。适用于慢性肛裂虚证。

16. 荸荠适量。洗净消毒，每日饭后吃3～4个，或根据症状轻重适当增减。吃时连皮嚼碎咽下，不要吐渣，否则疗效大减。适用于肛裂气滞血瘀证。

【生活调理】

1. 肛裂患者的调养首先是保持大便通畅和柔软。大便应1～2日1次，粪便以不干不稀为好。

2. 及时治疗肛隐窝炎症，以防止感染后形成溃疡和皮下瘘。

3. 用肛门窥器做检查时，切忌使用窥器粗暴操作，损伤肛管。

4. 及时治疗引起肛裂的各种疾病，如溃疡性结肠炎等病症，防止肛裂发生。

5. 要少喝酒，不吃辛辣刺激食物，食不可过精，要粗细粮搭配，蔬菜等富含纤维的食物尽量多摄入，可使大便保持正常。

6. 防治便秘不能依靠泻药，要以合理调配饮食为主，饮食要多样化，杂食五谷粗粮、果肉蔬菜，尤其要多食含有丰富纤维素和维生素的食物。

7. 便后用温水熏洗坐浴或用祛毒汤、止痛如神汤熏洗，使肛裂创面保持清洁。熏洗时要把肛门浸入药液中，才能洗净肛门污物，使药物进入肛管，起到消炎、止痛，促进裂口愈合的作用。

8. 肛裂的治疗一定要早期、及时，新鲜肛裂一般经内服中药，外用中药祛毒汤等药物熏洗，肛门局部敷药等治疗后，多数能在1～2周内愈合。陈旧性肛裂需施以手术，才能根治。因此，一旦发现患有肛裂，应尽早治疗。

直肠息肉

直肠息肉泛指直肠黏膜表面向肠腔突出的隆起性病变，包括腺瘤（其中有绒毛状腺瘤）、儿童型息肉、炎症息肉及息肉病等。从病理上来看，其内容不一，有的是良性肿瘤，有的是炎症增生的后果。但由于肉眼看来大体相似，因此这一含义笼统不清的病名"息肉"一直被习惯采用。直肠是息肉常见的所在，由于易于发现和处理，因而受人重视。近年来认为结、直肠癌起自息肉，及早切除息肉能降低癌的发生，因此息肉作为癌前病变，更受到重视。直肠息肉的主要症状为便血，无痛性便血是直肠息肉的主要临床表现；脱垂，息肉较大或数量较多时，由于重力的关系牵拉肠黏膜，使其逐渐与肌层分离而向下脱垂；当肠蠕动牵拉息肉时可出现肠道刺激症状，如腹部不适、腹痛、腹泻、脓血便、里急后重等。

【偏方集成】

1. 苦参、红糖各60克，鸡蛋3枚。苦参水煎取汁，加入鸡蛋、红糖同煮，待熟后去鸡蛋壳，连汤一次饮服，每日1次，连续5～7日。适用于直肠息肉脾气亏虚证。

2. 香蕉2根，冰糖适量。香蕉去皮，和冰糖一起放入大碗，加少许开水，上笼蒸1小时即成。适用于直肠息肉气滞血瘀证。

3. 乌梅（去核、炒成炭）、僵蚕（微妙）各250克，蜂蜜500克。做成蜜丸，每丸9克。每次1丸，每日3次。适用于直肠息肉气滞血瘀证。

4. 高良姜、制香附各15克，制黄芪20克，炒枳实8克。便时带血加赤石脂15克，血余炭6克。水煎服。适用于直肠息肉脾虚气滞证。

5. 三七片10克，玉米须15克，土茯苓25克，薏苡仁100克，猪瘦肉150克。煲汤食肉饮汤。适用于直肠息肉湿热血瘀证。

6. 三七片、红花、陈皮各10克，猪瘦肉150克。煲汤食肉饮汤。适用于直肠息肉痰瘀互结证。

【生活调理】

1. 及时治疗肛门内外痔、肛瘘、肛裂、肛窦炎及慢性肠炎等疾病。

2. 保持肛周清洁卫生，养成定时排便习惯。饮食上应注意不宜吃酸、辣、辛等刺激性食物。少吃油腻食物，多吃含纤维素的水果、蔬菜等。

直肠脱垂

直肠脱垂指肛管、直肠，甚至乙状结肠

下端向下移位。只有黏膜脱出称不完全脱垂；直肠全层脱出称完全脱垂。如脱出部分在肛管直肠内称脱垂或内套叠；脱出肛门外称外脱垂。直肠脱垂常见于儿童及老年，在儿童，直肠脱垂是一种自限性疾病，可在5岁前自愈，故以非手术治疗为主。成人完全性直肠脱垂较严重的，长期脱垂将致阴部神经损伤，产生肛门失禁、溃疡、肛周感染、直肠出血、脱垂肠段水肿、狭窄及坏死的危险，应以手术治疗为主。

本病中医学称"脱肛"。因脾肾气虚，中气下陷，固摄失司所致。以大便后或劳累、下蹲时直肠全层或直肠黏膜脱出肛外，少数可发生部分乙状结肠脱出，甚至不能自行回复为主要表现。

【偏方集成】

1. 鳖头（干透）30克，冰片4克。将鳖头烧灰存性，再与冰片合研成细末，嘱患者大便后用温开水洗肛门，左侧向卧位由其家属将药末撒上，再右侧向同样撒药，然后轻轻托入。适用于直肠脱垂中气下陷证。

2. 五倍子、艾叶各15克。加水煎汤，先熏后洗肛门患处。适用于轻度直肠脱垂脾肾亏虚证。

3. 绿豆、糯米各50克。纳入猪大肠250克内，两端用线绑紧，入沙锅，加适量水煮2小时，烂熟后食。适用于老年性直肠脱垂。

4. 黄芪30克，白术、柴胡各15克。同加适量水煎40分钟，去渣取汁，入粳米100克煮烂粥食。适用于老年性直肠脱垂。

5. 黄芪30克，山茱萸10克。加适量水共煎30分钟，去渣取汁，入猪瘦肉片100克煮烂熟，调味。饮汤食肉。适用于直肠脱垂中气不足证。

6. 黄芪、芡实各30克，猪大肠150克。加适量水以小火煲至肠烂熟，调味。饮汤食肠。适用于直肠脱垂中气不足证。

7. 鲜活黄鳝200克，黄芪30克，大枣10枚。鲜活黄鳝宰杀去内脏、切段，与黄芪、大枣同入沙锅，加适量水和植物油少许，小火煲煮烂熟，调味。饮汤食肉。适用于老年性直肠脱垂。

8. 蜣螂7枚，新牛粪（煅）25克，肥羊肉50克。将蜣螂翅足除去，醋炙，新牛粪煅成灰，将羊肉炒香备用，混合制成膏，做成莲子大小的丸子。炙热后用新棉薄裹。服后半日少吃饭，虫便随大便排出。适用于直肠脱垂症见肛门痒、出脓血甚者。

9. 乌梅30克，米醋20毫升。将乌梅加水煎煮，取汁放入米醋，趁热熏洗患处，用毛巾将直肠托回肛门内。适用于直肠脱垂脾肾气虚证。

10. 白鸡冠花、防风各等份。研为末，加糊做丸，如梧子大。每次70丸，空腹米汤送下。适用于直肠脱垂便血甚者。

11. 白鸡冠花（炒）、棕榈灰、羌活各50克。共研为末。每次10克，米汤送下。适用于直肠脱垂便血甚者。

12. 石蒜1把。加水3碗煎成1碗半，去渣，熏洗患处。适用于产后直肠易脱垂者。

13. 乌爹泥0.6克，熊胆1.5克，片脑0.3克。共研为末，调人乳搽肛上。适用于直肠脱垂气分热甚证。

14. 五倍子、炒浮萍草、龙骨、木贼草各9克。共研细末，干搽或麻油调敷。适用于肛门直肠黏膜脱垂Ⅰ、Ⅱ度。

15. 桑枝、制附子各50克。共研为末，加炼蜜做成丸子，如梧子大。每次20丸，米汤送下。适用于直肠脱垂便血较甚者。

16. 茴香9克，葱白3根，烧酒1盅。煮前两药，煮开后与酒合服。适用于直肠脱垂轻度气虚证。

17. 蝮蛇、白酒各适量。蝮蛇焙干研为细末，每次3克，白酒送下。适用于直肠脱垂脾肾气虚证。

18. 田螺、米酒各适量。拌匀，以芭蕉叶包，埋热火灰下，待热，敷肚脐、背部、尾骨。睡前用。适用于老年人直肠脱垂肾虚证。

19. 田螺肉、猪肉各120克。将洗干净的田螺肉、猪肉入锅共炖。每日1剂，分4次服食。适用于直肠脱垂气虚证。

20. 何首乌30克，雌鸡1只（约500克）。将鸡宰杀去毛及内脏，以白纱布2～3层包何首乌末，纳鸡腹内，加清水适量，放入锅内，煲至鸡肉离骨，取出何首乌末，加

盐、油、姜、酒调味，饮汤食鸡肉。每日分 2
次服完。适用于直肠脱垂肾虚证。

21. 盐适量。炒热，以布包好，熨肾俞 2
穴，冷则再炒再熨，自然收上。内服益气之
药。适用于直肠脱垂中气下陷证。

22. 黄花菜 100 克，木耳 25 克，白糖 5
克。将黄花菜、木耳洗净去杂质，加水煮 1
小时，原汤加白糖调匀服食。适用于直肠脱
垂气虚证。

23. 鲫鱼 150～200 克，黄芪 15～20 克，
炒枳壳 9 克。将鲫鱼去鳃、鳞、内脏，先煎
黄芪、炒枳壳，30 分钟后下鲫鱼，鱼熟后取
汤饮之，可少加生姜、盐以调味。适用于直
肠脱垂中气下陷证。

24. 五倍子、地榆、黄连各 30 克。加水
煎沸 20 分钟，不去渣。熏洗坐浴 20 分钟，
每日 2 次。适用于直肠脱垂湿热下注证。

25. 磁石适量。煅，研极细末，米饮下 3
克，外以铁屑煎汤，洗之。适用于直肠脱垂
肾气不固证。

26. 蜘蛛 7 个。烧存性，为末，少许香
油调敷。适用于直肠脱垂脾虚证。

27. 黄连末适量。冷水调涂之。适用于
直肠脱垂。

28. 苦参、五倍子、陈壁土各等份。煎
汤，洗患处，并以木贼末敷上。适用于直肠
脱垂伴有肛周瘙痒并出脓血者。

29. 地龙、五倍子、炒浮萍草、龙骨、
木贼草各等份。水煎服。适用于肛门直肠黏
膜脱垂。

30. 荆芥、生姜各适量。煎汤，洗患处
后，即取地龙（去土）50 克、朴硝 6 克研为
末，调油敷涂。适用于脱肛。

31. 铁粉末、白蔹末各适量。调匀敷患
处，并托入体内。适用于直肠脱垂风热为
甚者。

32. 赤石脂、伏龙肝各适量。共研为末，
敷搽肛处。适用于久痢后脱肛。

33. 石灰适量。烧热，裹在布里，让患
者坐在上面，冷了便换。适用于直肠脱垂虚
冷证。

34. 五倍子 15 克，白矾少许。共为末，
水一碗，煎汤待用。趁温热洗之。适用于大
肠脱肛不收患者。

35. 韭菜根适量。将韭菜根洗净煎水，
倒入便盆待用，坐熏患处即可。每日 2 次。
适用于直肠脱垂。

36. 万年青（连根）适量。煎汤，温洗
局部患处，并以五倍子末敷上。适用于直肠
脱垂。

37. 石榴皮 150 克，白矾 15 克。煎水，
熏洗，每日 3 次。适用于脱肛。

38. 乌龟头适量。将乌龟头放在瓦上，
用温火焙干，注意不要烧焦，研成细末。每
日服 2 个，早、晚各 1 个，白开水冲服，一
般 6～8 个可愈。适用于小儿脱肛。

39. 蝇牛（去外壳焙干）100 个，龙骨
10 克，冰片 3 克。上药共研细末，装瓶备用。
用时先将药粉均匀撒在纱布上，再用右手托
带药纱布，对准肛门脱出肿块，慢而有力地
将肿块推入肛门，待肿块复位后，适当休息，
多食蔬菜及软食，保持大便稀软。适用于直
肠脱垂肾气不固证。

40. 鳖头（焙干）1 个，枳壳 10 克，升
麻、五倍子各 5 克。上药共研细末，过筛后
以米醋调匀成软膏状，备用。每次取铜钱大
的药膏敷于脐窝上，外以纱布盖上，胶布固
定。每 2 日换药 2 次，10 次为 1 个疗程。适
用于直肠脱垂湿热下注证。

41. 陈醋（最好用镇江陈醋）1000 克。
放在痰盂内，旧秤砣一只（或用一块带锈的
铁代替）烧红后放入醋内，醋即沸腾，患者
坐痰盂上 10 分钟，每日 1 次。适用于直肠脱
垂气虚下陷证。

42. 猪肠 1 段，马齿苋适量。塞入猪肠
内，扎紧两头，炖烂，空腹一次服完，每日 1
次。适用于直肠脱垂湿热较甚者。

43. 黄鳝 1 条，薏苡仁 60 克。同煮汤服
食，每日 1 次。适用于直肠脱垂肾气不固证。

44. 猪瘦肉 250 克，海参 30 克。煮汤服
食，每日 1 次。适用于直肠脱垂气虚证。

45. 大田螺 2～3 个。在井水中养 3～4
日，去泥，以黄连粉填入壳内。先用浓茶洗
净肛门，然后蘸壳内水汁，涂在脱肛上，随
好以软布慢慢将肠头托入。适用于直肠脱垂
黏膜糜烂较甚者。

中医偏方全书（珍藏本）

46. 生铁 1000 克。水一斗，煮至五升，洗肛门，每日 2 次。适用于脱肛多年不收者。

47. 楮叶适量。阴干为末，每次 6 克，米汤调下，同时将药末敷在肠上。适用于直肠脱垂气虚下陷证。

48. 慈石（火煅、醋淬七次）250 克。研细。每次 3 克，空腹米汤送下。适用于直肠脱垂肾气不固证。

49. 梁上尘、鼠粪各适量。烧烟，放在桶内，人坐桶上熏之。适用于直肠脱垂湿热下注证。

50. 皂荚适量。磨粉，和陈壁土细末，炒热，装入布袋，趁热熨肛门突出部。适用于直肠脱垂气血两虚证。

51. 鲜韭菜 1 大把，白矾 9 克。先将韭菜捣碎，取其汁加水 200 毫升，再将白矾投入，溶化后，洗肛门，每日 1～2 次。适用于直肠脱垂肾气亏虚证。

52. 五加皮 40 克。熬成水放入盆内，先熏后洗，洗后慢慢送上，每日 1 次。适用于直肠脱垂肾气不固证。

53. 鳖头（团鱼头）1 个，麻油适量。鳖头烧成灰，用麻油适量调匀，外涂患处，每日 2 次，甚者再用蓖麻子 7 粒研如泥，敷于头顶百会穴处，肛收即去。适用于直肠脱垂湿热下注证。

54. 蜗牛适量。将蜗牛焙干研末，放纱布上，然后用手拿纱布托回肛门。适用于直肠脱垂湿毒炽盛证。

55. 重楼根块茎、醋各适量。用重楼根块磨醋，外涂患部，纱布压送复位，每日 2～3 次。适用于直肠脱垂湿热下注证。

56. 金樱根 150 克。水煎，分 3 次服，每日 1 剂。适用于直肠脱垂肾气亏虚证。

57. 臭草根 60 克，团鱼头 2 个，冰片 1.5 克，麻油适量。前 2 味煅成灰，和冰片研匀，麻油调搽，每日 2 次。适用于直肠脱垂气血两虚证。

58. 蝉蜕 10 克，五倍子 6 克，麻油适量。前 2 味共研末，与麻油调匀，搽肛门，每日 2 次。适用于直肠脱垂肾气亏虚证。

59. 五倍子 5 克，明矾 2.5 克，冰片 0.25 克。共研细末，和匀撒布患处。适用于

直肠脱垂兼热势较甚者。

60. 石榴皮 100 克，枯矾 10 克，五倍子 50 克，苦参 25 克。煎汤，先熏后坐浴，每次 20 分钟，每日 2 次。适用于直肠脱垂肾气亏虚证。

【生活调理】

1. 积极去除各种诱发因素，如咳嗽、久坐久站，腹泻、长期咳嗽、肠炎等疾病，婴幼儿尤要注意。

2. 平时要注意增加营养，生活规律化，切勿长时间地蹲坐便盆，养成定时排便的习惯，防止大便干燥，便后和睡前可以用热水坐浴，刺激肛门括约肌的收缩，对预防直肠脱垂有积极作用。

3. 有习惯性便秘或排便困难的患者，除了要多食含纤维素的食物外，排便时也不要用力过猛。

4. 妇女分娩和产后要充分休息，以保护肛门括约肌的正常功能。如有子宫下垂和内脏下垂者应及时治疗。

5. 经常做肛门体操，促进提肛肌群运动，有增强肛门括约肌功能的效果。

溃疡性结肠炎

溃疡性结肠炎是一种局限于结肠黏膜及黏膜下层的炎症。病变多位于乙状结肠和直肠，也可延伸至降结肠，甚至整个结肠。病程漫长，常反复发作。本病见于任何年龄，但 20～30 岁最多见。临床表现：①起病缓慢，多呈慢性、迁延性、反复发作性，少数突发起病，呈持续进展或暴发性过程。②腹痛和腹泻最为常见，腹痛位于左下腹，隐痛、绞痛，便后缓解。腹泻以黏液脓血便最常见，每日数次至 10 次不等，常伴里急后重。尚有恶心、呕吐、食欲不振。③贫血，消瘦，低蛋白血症，水电解质紊乱，精神焦虑。④常伴有关节炎，结节性红斑，慢性活动性肝炎，口腔溃疡等。⑤左下腹压痛，部分患者可触及条索状增厚或疼挛的肠管。⑥如有并发症则有相应表现。

本病属中医学"肠澼"、"久泻"、"休息痢"等范畴，辨证应为本虚标实之证。本虚

以脾胃虚弱为主，严重者会出现脾肾两虚、气血两亏。标实为湿浊、湿热、热毒等留滞肠间，病程久者，会出现瘀血阻滞肠胃之脉络。本虚与标实之间的关系互为条件，相互依存，恶性循环。治疗多是健脾化湿、活血祛瘀、清热解毒。

【偏方集成】

1. 竹丝雄鸡 1 只，陈皮、高良姜各 3 克，胡椒 6 克，苹果 2 个。将竹丝鸡宰杀，去毛及内脏，洗净切成小块。陈皮、高良姜、胡椒、苹果洗净。把全部用料（葱、醋、酱油）和匀，放入锅内，加少量水，温火焖熟，调味即可。随量食用。适用于溃疡性结肠炎脾虚湿盛证。

2. 黑鲤鱼 1 尾，白酒、冰糖各适量。先将鱼去内脏，但不去鳞，切成小块，用白酒浸泡，加盖焖数小时，然后将酒过滤，取汁500 克。加冰糖 50 克，即成。饭后 2 小时服100 克，每日服 2～3 次。适用于溃疡性结肠炎脾肾阳虚证。

3. 甘草粉 2.5～5 克。每日 3 次，连服3～4 周。或将甘草粉为丸，每日 12～15 克，分 3 次服，连用 6 周。适用于溃疡性结肠炎阴血亏虚证。

4. 小羊羔肠子适量。将小羊羔肠浸泡、洗净、翻开，用玉米粉外撒。翻转羊肠，放适量油、盐煮食。每日 3 次，连食 1 个月。适用于溃疡性结肠炎肝郁脾虚证。

5. 重楼 20 克，鲜猪肚 1 个。在猪肚内塞入已用水浸透的重楼，扎紧猪肚两端。再加水及盐，用文火慢煲，最后倒出药渣，喝汤食肉。每隔 4 日用 1 剂，连用 1 个月。适用于溃疡性结肠炎脾肾阳虚证。

6. 韭菜白 300 克，鲜蜂蜜 250 克，鲜猪油 200 克。将前 1 味药烤干研粉，后 2 味拌匀成蜜油。每次服蜜油 9 克加韭菜白粉 6 克，每日 3 次，连用 1～3 周。适用于溃疡性结肠炎湿热证。

7. 神曲 10～15 克。捣碎，煎取药汁，去渣，加入洗净的粳米。煮粥，分 2 次服。适用于溃疡性结肠炎缓解期。

8. 芡实、百合各 60 克。上 2 味药放入米粥内同煮成粥服。适用于溃疡性结肠炎脾肾阳虚证。

9. 鲜土豆 1000 克。洗净，切成细丝，捣烂，以洁净纱布绞汁。将土豆汁放在锅中先以大火，后以小火煎熬至黏稠时，加入等量蜂蜜，再煎至黏稠如蜜时停火，待凉装瓶备用。每次食 1 匙，每日 2 次，空腹食用。适用于溃疡性结肠炎肝郁脾虚证。

10. 黑木耳 50 克。加水 2 大碗，文火煮至烂熟，约存 1 碗，放少量盐及醋，食木耳，再服汁，每日 2 次。适用于溃疡性结肠炎。

11. 紫苋菜 100 克，白米 50 克。先用水煮苋菜，取汁去渣，用汁煮米成粥。适用于溃疡性结肠炎大肠湿热证。

12. 吴茱萸粉 3 克，米醋 5 毫升。调和，加温至40 ℃左右，外敷脐部。每 12 小时更换1 次。适用于溃疡性结肠炎寒湿证。

13. 金银花 30 克，红糖适量。将以上两种材料泡水饮用。适用于溃疡性结肠炎寒热错杂证。

14. 鲜橄榄 100 克。加水 200 毫升，放沙锅内文火煎 2～3 小时，煎至 100 毫升，过滤去渣，成人每次服 25～30 毫升，每日 3～4次，5 日为 1 个疗程。适用于溃疡性结肠炎肝郁脾虚证。

15. 猪苓、地龙、针砂、生姜汁各适量。前 3 味共为细末，以生姜汁调成膏状，敷于脐部，每日换药 1 次。适用于溃疡性结肠炎湿热证。

16. 生姜（洗净，切丝）10 克，乌梅肉（煎碎）30 克，绿茶 5 克。以沸水冲泡，加盖并保温浸半个小时，再加少量红糖，趁热顿服。每日 3 次。适用于轻度溃疡性结肠炎。

17. 乳香、没药、米粉各适量。共为细末，陈醋调如膏状，敷脐，每日换药 1 次。适用于溃疡性结肠炎脾胃虚弱证。

18. 藕节炭 150 克。平均分成 8 份，每日 1 份，分早、晚 2 次用水煎服。服用 1～2个周期。适用于溃疡性结肠炎大肠湿热证。

19. 鲜石榴皮 1000 克，橘皮 100 克，蜂蜜 300 毫升。将前 2 味洗净切碎，加水煎煮，30 分钟取煎汁 1 次，加水再煎，共取 2 次，合并后小火煎至黏稠时加蜜，至沸停火，冷后装瓶备用。每次 1 汤匙，每日 2 次，连服数日。适用于溃疡性结肠炎寒热错杂证。

20. 滑石粉 30 克，甘草末 6 克，鲜车前草汁适量。共调和如泥，敷脐，每日换药 1～2 次。适用于溃疡性结肠炎湿热证。

21. 绿豆、马齿苋、粳米各 50 克。将马齿苋、绿豆、粳米同煮成粥，每日 2 次。适用于溃疡性结肠炎，症见腹痛、便下脓血、赤白黏冻、小便短黄者。

22. 姜汁 15 毫升，蜂蜜 30 克，萝卜汁 50 毫升，浓红茶 1 杯。调匀，蒸热。每日 2 次。适用于溃疡性结肠炎，症见腹痛、舌淡、脉濡缓、里急后重、下痢白多赤少、纯白黏冻者。

23. 大麦仁 100 克，土豆 300 克，盐、葱花、植物油各适量。土豆去皮，切小丁。大麦仁去杂，洗净。锅上火，放油烧热，放葱花煸香，加水，放入大麦仁烧至沸，加土豆丁煮成粥，加盐。每日分早、晚食。适用于溃疡性结肠炎大肠湿热证。

24. 虾仁 400 克，蘑菇汤、青豆各 50 克，香菇丁 200 克，葱花、精盐、味精、黄酒、水淀粉、麻油、植物油、番茄酱各适量。炒锅上火，油烧到七成热，加虾仁炸 1 分钟，控油。锅底留油少许，烧热后加葱花、青豆、香菇丁略炒，加蘑菇汤、精盐、味精、黄酒烧沸，拿水淀粉勾稀芡，加虾仁炒匀后，浇上麻油，颠翻几下，加番茄酱即可。随餐食用。适用于溃疡性结肠炎脾肾阳虚证。

25. 肥鹅肉（切块）750 克，干姜 6 克，吴茱萸、肉豆蔻、肉桂各 3 克，丁香 1 克。将干姜、吴茱萸、肉豆蔻、肉桂、丁香共研细末，涂于鹅肉上，放入酱油、黄酒、白糖、味精等调味品中浸泡 2 小时，然后将鹅肉放入烤箱内，小火烤 15 分钟左右，翻过来再烤 15 分钟，熟后即可食用。适用于溃疡性结肠炎脾肾阳虚证，症见腹痛、腹泻、乏力、肢冷等。

26. 乌梅 500 克，蜂蜜 1000 克。先将乌梅用冷水泡发去核，加适量水，煎煮至稠膏状，兑入蜂蜜，煮沸后停火，冷却后贮于玻璃瓶中备用。每次 10～20 毫升，每日 2 次，连用 10 日，温开水冲服。适用于溃疡性结肠炎脾胃虚弱证。

27. 白术 50 克，山药 100 克，冰糖适量。先将山药烘干研成细粉备用，白术切小片，加清水 1000 毫升，久煎，取出药液，再加入清水续煎，共 3 次；将 3 次所得药液倒在一起，再煎蒸发水分，至黏稠时加入山药粉、冰糖煎熬成膏，冷却后贮于玻璃瓶中备用。每日 3 次，每次 2 汤匙。适用于溃疡性结肠炎脾胃虚弱证。

28. 山药、莲子各 10 克，荔枝肉、粳米各 50 克。将前 3 味捣碎，加水适量煎至烂熟时，加米入锅煮成粥。经常服食，每日晚餐服食。适用于溃疡性结肠炎脾肾阳虚证。

29. 葛根 50 克，白扁豆 100 克，车前草 150 克。水煎 20～30 分钟，去渣取液，放入浴盆内，兑适量温水，水温 30℃ 左右，浸泡双脚 30～60 分钟，每日 2～3 次。适用于溃疡性结肠炎寒热错杂证。

30. 白及 10 克，大米 100 克。将白及洗净，切成 2 厘米见方的小块；大米淘洗干净。将大米、白及放入铝锅内，加水适量，置武火上烧沸，再用文火煮 30 分钟即成。每次吃粥 100 克，每日 1 次。适用于溃疡性结肠炎。

31. 花生 500 克，米醋 1000 克。将花生洗净，放入瓶中，再将米醋放入瓶内，浸泡 10 日。食用时从瓶内取出即可。每次吃花生 30 克，每日 2 次。适用于溃疡性结肠炎脾虚湿蕴证。

32. 猪蹄 1000 克，大枣 60 克，红豆蔻 10 克，冰糖 180 克。将猪蹄刮洗干净，放入沸水锅内煎去腥味，捞出。大枣洗净，红豆蔻拍破，装入干净的纱布袋内，扎紧袋口待用。在沙锅的锅底上垫几块瓷瓦片，再放猪蹄、清水（适量）入锅。用武火烧沸后，撇去浮沫，加冰糖（先将其中三分之一的冰糖炒成深黄色糖汁），大枣、红豆蔻，烧 1 小时，转用温火煨约 2 小时，煨至猪蹄熟烂，去红豆蔻不用，起锅装盆即可。适用于溃疡性结肠炎脾肾阳虚证。

33. 白扁豆 150 克，黑芝麻 10 克，核桃 5 克，猪油 125 克，白糖 120 克。将白扁豆淘净，放入沸水锅煮 30 分钟，至豆皮能挤脱为度，捞出挤去外皮，放入碗内，加清水淹没豆仁，上笼用武火蒸约 2 小时，至白扁豆熟烂取出，去水捣成泥，以能通过漏瓢细孔为度。黑芝麻炒香研细待用。锅烧红后离火，揩干净再放在火上，放猪油，烧至油六成热时，将豆泥放入锅翻炒，至水分将近时，放白糖炒匀（炒至不黏锅、瓢为度），再加猪油、芝麻、白糖、核桃，炒匀至溶化即成。适用于溃疡性结肠炎大肠湿热证。

34．荸荠 60 克，鹌鹑 2 只，料酒 10 克，生姜 6 克，盐 4 克。将荸荠去皮洗净，一切两半；鹌鹑洗净，去毛桩、内脏、爪；生姜切片。将荸荠、鹌鹑、生姜、料酒放入炖杯内，加入清水适量，炖 50 分钟，加入盐搅匀即成。每日 1 次，每次吃鹌鹑 1 只，荸荠 50 克。正餐佐食。适用于溃疡性结肠炎大肠溃疡便血较甚者。

35．乌梅（未成熟）1000 克，白糖 50 克。乌梅洗净，放入瓶中，将白糖放入乌梅中浸渍 10 日。将乌梅汁取出装入空瓶中即可饮用。适用于溃疡性结肠炎寒热错杂证。

36．鲜香椿叶 100 克，面粉、水、盐各适量。将鲜椿叶洗净，切碎，面粉加适量水和盐调成面糊，然后将香椿叶放入面糊内调匀。烧热锅，放植物油，烧至油六成热时，把糊料用勺徐徐倒入油锅内，成条索状，形成一条小鱼。炸黄熟透后捞起即可食用。适用于溃疡性结肠炎脾肾阳虚证。

37．鲜马齿苋 30～60 克。煎水 1 饭碗，冲入捣烂的大蒜泥 10～15 克，过滤得汁，酌加糖，每日 2 次。适用于溃疡性结肠炎大肠湿热证。

38．煨肉豆蔻、炒五味子各 60 克，煨广木香、诃子肉、炒吴茱萸各 12 克。共研细末，每次服 6 克，每日 2 次。适用于溃疡性结肠炎脾肾阳虚证。

39．石榴皮 1～2 个，红糖适量。将以上两种材料泡水饮用。适用于溃疡性结肠炎大肠湿热证。

40．白及 10 克，燕窝 3 克，冰糖 15 克。将燕窝用温水泡发，用镊子夹去燕毛；冰糖打碎；白及切薄片。将燕窝、白及放入炖杯内，加清水 300 克，置武火烧沸，再用文火炖煮 15 分钟，加入冰糖屑，再煮 3 分钟即成。每日 1 杯，单独服用。适用于溃疡性结肠炎大肠便血较甚者。

41．白木耳 5～20 克。浸泡数小时，以文火煮烂，酌加冰糖，每日 2 次。适用于溃疡性结肠炎大肠湿热证。

【生活调理】

1．注意劳逸结合，不可太过劳累；暴发型、急性发作和严重慢性型患者，应卧床休息。

2．注意衣着，保持冷暖相适；适当进行体育锻炼以增强体质。

3．一般应进食柔软、易消化、富有营养和足够热量的食物。宜少量多餐，补充多种维生素。勿食生、冷、油腻及多纤维素的食物。

4．注意食品卫生，避免肠道感染诱发或加重本病。忌烟酒、辛辣食品、牛奶和乳制品。

5．平时要保持心情舒畅，避免精神刺激，解除各种精神压力。

克罗恩病

克罗恩病又称局限性回肠炎、局限性肠炎、节段性肠炎和肉芽肿性肠炎，是一种原因不明的肠道炎症性疾病。本病和慢性非特异性溃疡性结肠炎两者统称为炎症性肠病（IBD）。克罗恩病在整个胃肠道的任何部位均可发生，但好发于末端回肠和右半结肠。以腹痛、腹泻、肠梗阻为主要症状，且有发热、营养障碍等肠外表现。病程多迁延，常有反复发作，不易根治。克罗恩病比较多样，与肠内病变的部位、范围、严重程度、病程长短以及有无并发症有关。典型病例多在青年期缓慢起病，病程常在数月至数年以上。活动期和缓解期长短不一，相互交替出现，反复发作中呈渐进性进展。少数急性起病，可有高热、毒血症状和急腹症表现，多有严重并发症。偶有以肛旁周围脓肿、瘘管形成或关节痛等肠外表现为首发症状者。本病主要有下列表现：腹泻多数每日 2～6 次，一般无脓血或黏液；如直肠受累可有脓血及里急后重感；腹痛多位于右下腹，与末端回肠病变有关。餐后腹痛与胃肠反射有关。活动性肠道炎症及组织破坏后毒素的吸收等均能引起发热。一般为中等度热或低热，常间歇出现。急性重症病例或伴有化脓性并发症时，多可出现高热、寒战等毒血症状；腹块以右下腹和脐周多见；便血与溃疡性结肠炎相比，便鲜血者少，量一般不多。其他表现有恶心、呕吐、纳差、乏力、消瘦、贫血、低蛋白血症等营养障碍和肠道外表现以及由并发症引起的临床表现。

【偏方集成】

1. 黄芪 30 克，人参 3 克（或党参 15 克），山药 30～50 克，白糖适量。先煮赤小豆于半熟后放入山药（去皮切片）、黄芪、人参，煮至粥熟时加入白糖，作早餐食用。适用于克罗恩病气阴亏虚证。

2. 紫苋菜 100 克，白米 50 克。先用水煮苋菜，取汁去渣，用汁煮米成粥，晨起作早餐服用。适用于克罗恩病肝郁脾虚证。

3. 车前草、伏龙肝各 60 克，生姜 3 克。水煎服。适用于克罗恩病湿热壅滞证。

4. 人参 3～5 克（或党参 15～20 克），白茯苓 15～20 克，生姜 3～5 克，粳米 100 克。先将人参（或党参）、生姜切为薄片，把茯苓捣碎，浸泡半小时煎取汁，然后再煎取汁，将一二煎药汁合并，分早、晚 2 次同粳米煮粥服食。适用于克罗恩病脾虚证。

5. 柞树皮 50 克，无花果 7 枚。装入暖瓶中，加开水浸泡 1 小时后倒入容器中。当水热时，以蒸气熏小儿脚掌，待水温降至

30 ℃左右，将脚泡入药液中，并以药液淋洗膝关节以下 15 分钟。每日 2 次，7 日为 1 个疗程。适用于克罗恩病气滞血瘀证。

6. 长 30 厘米、宽 5 厘米晒干的杨树皮 1 块，红糖 50 克，鸡蛋 2 枚。在锅内放 5 碗水，放入红糖，把洗净的杨树皮和鸡蛋放入锅内，水开后再煮 10 分钟。每日早晨空腹吃鸡蛋、喝汤 1 碗。将多余的水倒入暖瓶，当日把水喝完，连服 3 个月不要间断。适用于克罗恩病肝郁脾虚证。

7. 金银花 30 克，红糖适量。泡水饮用。适用于克罗恩病气滞血瘀证。

【生活调理】

1. 休息。病情较重者应卧床休息；较轻者应适当注意劳逸结合，增加休息时间。

2. 腹痛、腹泻时，除注意食用少纤维食物外，可适当给予抗胆碱药，如在饭前给予阿托品或颠茄等。也可给予洛派丁胺，每日 2～4 毫克，可根据大便次数调整剂量。

3. 饮食。少渣、无刺激性、富于营养的食物；酒茶、咖啡、冷食和调味剂等不宜食用。

4. 适当补充维生素。

5. 低蛋白血症或贫血明显者可适量输血；必要时可用静脉高营养。

6. 有精神症状，精神紧张或抑郁时，可使用镇静药，如地西泮 2.5～5 毫克或甲丙氨酯 0.2～0.4 克，每日 3 次，或辅以必要的心理治疗。

第十八章　男性生殖系统疾病

睾丸炎和附睾炎

睾丸炎是由各种致病因素引起的睾丸炎性病变。一般睾丸炎按病原分成下列类型。①化脓性；②病毒性；③螺旋体性；④创伤性；⑤化学性；⑥真菌性；⑦寄生虫性；⑧特发性。临床上通常由细菌和病毒引起者常见。睾丸本身很少发生细菌性感染，由于睾丸有丰富的血液和淋巴液供应，对细菌感染的抵抗力较强。细菌性睾丸炎大多数是由于邻近的附睾发炎引起，所以又称为睾丸 - 附睾炎。常见的致病菌是金黄色葡萄球菌、粪链球菌、链球菌、大肠埃希菌、铜绿假单胞菌等。病毒可以直接侵犯睾丸，最多见是流行性腮腺炎病毒，这种病原体主要侵犯儿童的腮腺，引起"大嘴巴病"，但是，这种病毒也嗜好于侵犯睾丸，所以往往在流行性腮腺炎发病后不久，出现病毒性睾丸炎。

附睾炎是由结核分枝杆菌和淋病奈瑟菌，或非特异性细菌引起的局部感染。又是青壮年的常见疾病，每当身体抵抗力低下时，大肠埃希菌、葡萄球菌、链球菌等致病菌便会乘机进输精管逆行侵入附睾引发炎症。因此，本病多继发后尿道炎。急性附睾炎多由泌尿系前列腺炎和精囊炎沿输精管蔓延到附睾所致，血运感染较少见，经尿道器械操作、频繁导尿、前列腺摘除术后留置尿管等均易引起附睾炎，急性附睾炎治疗不彻底可转为慢性附睾炎。急性附睾炎多为突然高热，白细胞升高，患侧阴囊胀痛、沉坠感，下腹部及腹股沟部有牵扯痛，站立或行走时加剧。患侧附睾肿大，有明显压痛。炎症范围较大时，附睾和睾丸均有肿胀，两者界限触摸不清，称为附睾睾丸炎。患侧的精索增粗，亦有压痛。一般情况下，急性症状可于一周后逐渐消退。慢性附睾炎较多见，部分患者因急性期未能彻底治愈而转为慢性，但多数患者并无明确的急性期，炎症多继发于慢性前列腺炎或损伤。患者常感患侧阴囊隐痛，胀坠感，疼痛常牵扯到下腹部及同侧腹股沟，有时可合并有继发性的鞘膜积液。检查时附睾常有不同程度的增大变硬。有轻度压痛，同侧输精管可增粗。

【偏方集成】

1. 海藻 30 克，炒橘核 12 克，炒小茴香 10 克。水煎服，每日 1 剂。适用于睾丸炎和附睾炎。

2. 老茄子 1 个。焙干研末，每次 6 克，每日 2 次，米汤冲服。适用于睾丸炎和附睾炎。

3. 鲜土茯苓 120 克。每日 1 剂，去须、洗净、切片。加水 500 毫升煎 20 分钟。去渣，分 3 次饭前温服。忌茶及辛辣油腻之品。适用于睾丸炎和附睾炎。

4. 贯众 60 克。去毛、洗净，加水 700 毫升，煎至 500 毫升，每日早、晚各服 250 毫升。适用于睾丸炎和附睾炎。

5. 鲜海蚌肉 50 克。煮汤食之，每日 1 次。适用于睾丸炎和附睾炎。

6. 粳米 50 克，丝瓜 1 条。煮粥食之，每日 1 次。适用于睾丸炎和附睾炎。

7. 肾经草 18 克，升麻 15 克。水煎，每日 1 剂。适用于睾丸炎和附睾炎。

8. 酢浆草 100 克，油松节 15 克。每日 1 剂，加水 1500 毫升，煎至 600 毫升，分 3 次服，5 日为 1 个疗程。适用于睾丸炎和附睾炎。

中医偏方全书（珍藏本）

9. 小茴香、苍耳子、杜仲、丝瓜络各 10 克。水煎，每日 1 剂。适用于睾丸炎和附睾炎。

10. 八角茴香、炒莱菔子各 30 克。共研细末（分 5 份），每次用清酒、白开水各半冲服 1 份，每日 1～2 次。适用于睾丸炎和附睾炎。

11. 雄黄、白矾、甘草、金银花各 9 克。水煎，熏洗患处。适用于睾丸炎和附睾炎。

12. 芒硝 60 克，青黛 30 克。共研细末，与适量面粉、开水调敷于患处，每日换药 1 次。适用于睾丸炎和附睾炎。

13. 血见草、黄药子各 12 克。水煎服，每日 1 剂。适用于睾丸炎和附睾炎。

14. 紫金锭 2 份，三七 1 份。共研极细末，醋调敷患处，外以纱布、胶布固定，每日换药 1 次。适用于睾丸炎和附睾炎。

15. 鲜马鞭草适量。捣烂外敷患处，每日 2 次。适用于睾丸炎和附睾炎。

16. 鲜土茯苓根茎 120 克。去须、洗净、切片，加水 500 毫升，煎沸后以文火再煎 20 分钟。去渣分 3 次饭前温服，每日 1 剂。忌茶及辛热油腻之品。适用于睾丸炎和附睾炎。

17. 刀豆仁 4 粒，白醋适量。刀豆仁捣烂，用醋调匀，敷患处，每日数次。适用于睾丸炎和附睾炎。

18. 粉萆薢、茯苓、泽泻、石斛、车前子各 12 克。水煎服，每日 1 剂，连服 5 剂。服药后用大葱 1 把煎水熏洗患处；若阴囊溃破流水，用伏龙肝研细敷之。适用于睾丸炎和附睾炎。

19. 胡椒 7 粒。研粉，用白面调成糊状，摊于青皮上，贴会阴部。适用于睾丸炎和附睾炎。

20. 橘核、大枣（去核）各适量。每个大枣包橘核仁 5～6 个，焙干。研细末，每次 9 克，早、晚空腹黄酒送服。适用于睾丸炎和附睾炎。

21. 木香、小茴香、穿山甲（土炒）、全蝎（炒）各 6 克。共研细末，用黄酒 30 毫升、白开水半碗冲服，成人每次 6 克，小儿 3 岁以内每次用 0.6 克（3 岁以上每岁加药 0.6 克），每日 2 次。适用于睾丸炎和附睾炎。

22. 贯众 90 克，川牛膝 10 克，云南白药 1 克。水煎，每日 1 剂，分 4 次服（每 6 小时 1 次），7 日为 1 个疗程（云南白药空腹送服）。适用于睾丸炎和附睾炎。

23. 生姜 1 块（肥大、老者为佳）。洗净，切片，敷于患处，并以纱布包扎固定，每日或隔日更换 1 次。适用于睾丸炎和附睾炎。

24. 鲜桉叶、千里光各 150 克，鲜松树叶 100 克。分别洗净，加水 1000 毫升，煎 20 分钟，用消毒纱布滤去残渣，取液煮热，用干净小毛巾浸药液敷患处，每次 20～30 分钟，每日早、晚各 1 次。适用于睾丸炎和附睾炎。

25. 重楼根茎适量。研成粉后用酒或醋调成糊状，敷患处，每日 2 次。适用于睾丸炎和附睾炎。

26. 大青盐 150 克，小茴香 60 克。同炒热，置布袋内，热敷患处，每日 3 次。适用于睾丸炎和附睾炎。

27. 高粱壳 200 克，通草、花椒各 30 克，老葱胡子 1 把，蒜瓣子少许。煎水熏洗患处。适用于睾丸炎和附睾炎。

28. 胡椒（研细末）7 粒，面粉适量。水调敷于患处，2 日 1 次。适用于睾丸炎和附睾炎。

29. 大青叶、大黄、芒硝各 30 克，冰片 3 克。共为细末，蜂蜜调敷患处，外用纱布块固定，每日换药 1 次。适用于睾丸炎和附睾炎。

30. 芒硝 60 克，荆芥穗、莱菔子各 30 克，大葱适量。水煎，熏洗患处。适用于睾丸炎和附睾炎。

31. 蜈蚣 1 条，全蝎 1 个，白胡椒 10 粒。将蜈蚣（去头、尾）、全蝎用文火轻焙，与白胡椒同研细末，用温黄酒送服，重者 3 日 1 次。适用于睾丸炎和附睾炎。

32. 大黄 30 克，赤芍、桃仁、丹参、土茯苓各 20 克。水煎，浓缩至 60～120 毫升，保留灌肠，每日 2 次，每次保留时间为 30 分钟。适用于睾丸炎和附睾炎。

33. 金银花、蒲公英、紫花地丁各 30 克，重楼 20 克，野菊花 15 克。上药水煎去渣，保留灌肠 100 毫升，每日 1 次，每次 30 分钟。适用于睾丸炎和附睾炎。

34. 木香 9 克，车前子、荔枝核各 6 克。共研细末，面糊为丸（如绿豆大）。白开水送服，每日早、中、晚空腹分服，服后饮温烧酒适量。适用于睾丸炎和附睾炎。

35. 金黄散 15～30 克，山芋粉或藕粉适量。上药加 200 毫升水调煮成薄糊状，待冷后做保留灌肠。每日 1 次，每次 30 分钟。适用于睾丸炎和附睾炎。

【生活调理】

1. 患性病要及时治疗，找正规的医院治疗，以免用药不当，引起耐药或合并症感染，引起附睾炎。

2. 急性期应卧床休息，多饮水，用布带或阴囊托将阴囊托起，以减轻阴囊的坠胀感。

3. 急性期可作冷敷，以减轻充血、水肿和疼痛，慢性期可作热敷。

4. 注意保持阴囊清洁，减少感染机会。

5. 赤小豆汤或绿豆汤有清热利湿解毒的功效，常饮之有助于本病的康复。

6. 忌食辛辣油腻食物，禁饮酒。

7. 治愈前要避免性交，忌重体力活，以免引起附睾的充血水肿，加重病情。

前列腺炎

急性前列腺炎

急性前列腺炎是指前列腺非特异性细菌感染所致的急性炎症，主要表现为尿频、尿急、尿痛、肛门及会阴部胀痛，多有恶寒发热等。急性前列腺炎是男性泌尿生殖系常见的感染性疾病，致病菌以大肠埃希菌为主，约占 80%。细菌感染途径为血行感染或直接蔓延，其中经尿道直接蔓延较多见。淋菌性尿道炎时，细菌经前列腺管进入前列腺体内引起炎症；前列腺增生和结石使前列腺部尿道变形、弯曲充血，失去对非致病菌的免疫力而发生前列腺炎；尿道器械应用时带入细菌或上尿路症细菌下行，致前列腺感染；感染途径为血行感染，常继发于皮肤、扁桃

体、龋齿、肠道或呼吸道急性感染，细菌通过血液到达前列腺部引起感染。全身症状表现为乏力、虚弱、厌食、恶心、呕吐、高热、寒战、虚脱或败血症表现。突然发病时全身症状可掩盖局部症状。局部症状表现为会阴或耻骨上区重压感，久坐或排便时加重，且向腰部、下腹、背部、大腿等处放散。尿路症状表现为排尿时灼痛、尿急、尿频、尿滴沥和脓性尿道分泌物。膀胱颈部水肿可致排尿不畅，尿流变细或中断，严重时有尿潴留。直肠症状表现为直肠胀满，便急和排便痛，大便时尿道滴白。

本病属中医学"热淋"范畴，由于外感热毒，蕴结不散，流注下焦，气血壅滞，经脉阻隔，膀胱气化不利，而成淋浊之证；饮食失节，过度饮酒或房事不洁，致湿热内生，蕴于精室；房事过度，或强忍不泄，致肾精亏耗，阴虚火旺，相火妄动，引动下焦之湿热而致此病，主要分为湿热下注型和热毒壅盛型。主要治疗方法包括内治和外治两种。

【偏方集成】

1. 冬瓜皮 50 克，蚕豆 60 克。加水 3 碗煎至 1 碗，去渣服。适用于急性前列腺炎。

2. 柿饼 2 个，灯心草 6 克。水煎，加白糖调服。适用于急性前列腺炎。

3. 无花果 30 克，冰糖适量。水煎，代茶饮，每日 1 剂。适用于急性前列腺炎。

4. 鲜马鞭草 60 克，新鲜猪肝 100 克。将马鞭草洗净切碎，猪肝切片与马鞭草同置瓷盘中，隔水蒸熟服食，每日 1 次，脾胃虚弱者勿服。适用于急性前列腺炎。

5. 赤小豆 50 克，鲤鱼（或鲫鱼）1 尾。先煮鱼取汁，另水煮赤小豆做粥，临熟入鱼汁调匀（不入作料）。作早餐食之。适用于急性前列腺炎湿热下注证。

6. 金银花、红花、黄柏各 10～20 克。煎水坐浴，每日 1～2 次。适用于急性前列腺炎。

7. 车前子 60 克，橘皮 15 克，通草 10 克，绿豆 50 克，高粱米 100 克。前 3 味纱布包，煮汁去渣，入绿豆和高粱米煮粥。空腹服，连服数日。适用于急性前列腺炎。

8. 朴硝、野菊花、蒲公英各 30 克，虎

杖、大黄各 15 克。布包煎液，待温坐浴，每日 1 次，每次 15 分钟。适用于急性前列腺炎。

9. 豌豆苗 30 克，薏苡仁、粳米各 50 克，味精、盐、麻油各少量。先将粳米与薏苡仁煮粥，沸后加入豌豆苗同煮，食时加上述调料。适用于急性前列腺炎。

【生活调理】

1. 保持乐观情绪，消除不必要的思想顾虑和对某些症状的误解，增强治愈疾病的信心。

2. 注意劳逸结合，保证充足睡眠，避免过重体力劳动。

3. 适当参加体育锻炼，避免久坐不动和长时间骑自行车、摩托车等。

4. 注意饮食，多吃蔬菜、水果、禁酒、禁烟、忌食辛辣刺激性食物。

5. 适度进行有保护措施的性生活，限制性活动通常有助于控制症状并消除菌尿，性生活以 7～10 日 1 次为宜；房事时应使用避孕套，防止病原体进入女方生殖道。

6. 适当饮水，不要憋尿，做到有尿就排。

7. 注意讲究卫生，保持会阴部卫生干爽。

8. 前列腺按摩时，用力不宜过大，每次按摩时间不宜过长，每周按摩 1 次。急性前列腺炎时不宜进行前列腺按摩。

慢性前列腺炎

慢性前列腺炎是一种发病率非常高(4%～25%)且让人十分困惑的疾病，接近 50% 的男子在其一生中的某个时刻将会遭遇到前列腺炎症状的影响。由于其病因、病理改变、临床症状复杂多样，并对男性的性功能和生育功能有一定影响，严重地影响了患者的生活质量，使他们的精神与肉体遭受极大的折磨。其临床表现有时易与单纯神经衰弱混淆，在治疗效果上不很满意，治疗标准不统一。临床表现可有尿道刺激征、尿频、尿急、尿道灼痛，清晨尿道口有黏液、黏丝或脓性分泌物，尿混浊或大便后尿道口有白色液体流出，后尿道、会阴及肛门不适，有时阴茎、睾丸及腹股沟部疼痛，伴有射精痛、血精、早泄、阳痿以及乏力、头晕、失眠和忧郁等自主神经功能紊乱的症状。

本病属中医学"精浊"、"劳淋"、"白淫"范畴。常以湿、热、瘀、虚为其病因病机。中医治疗本病，首当辨证治疗，根据证候表现选方用药。

【偏方集成】

1. 玉米须、西瓜皮（鲜品 200 克）各 60 克，香蕉 3 只（去皮）。每日 1 剂，加水 1000 毫升煎至 400 毫升，加冰糖调味，分 2 次服。适用于慢性前列腺炎。

2. 生山药（去皮为糊）、白米各 60 克，酥油、白蜜各适量。将生山药糊用酥油和蜜炒，令凝，用勺揉碎，另煮米成粥，放入山药搅匀，亦可加少许糖，作早餐食用。适用于慢性前列腺炎。

3. 羊腰 1 对，杜仲 15 克，盐、葱等调料各适量。先将腰子切开，去皮膜切成腰花，放入调料与杜仲同炖，炖熟取腰花，作夜宵食用。适用于慢性前列腺炎。

4. 茯苓粉、白米各 30 克，大枣（去核）7 枚。先煮米几沸后放入大枣，至将成粥时放入茯苓粉，用筷子搅匀成粥，加糖少许，可常食用。适用于慢性前列腺炎。

5. 槐花 60 克，绿豆皮 20 克，车前草 12 克，生甘草 10 克。水煎，每日 1 剂，代茶饮。适用于慢性前列腺炎。

6. 鲜爵床草 100 克（干品减半），大枣 35 克。鲜爵床草洗净切碎，同大枣加水 1000 毫升煎至 400 毫升左右。每日 1 剂，分 2 次服，饮药汁吃枣。适用于慢性前列腺炎。

7. 淡竹叶、通草、灯心草各 10 克。水煎服，每日 1 剂。适用于慢性前列腺炎。

8. 车前子、白茅根各 60 克，海金沙 30 克，琥珀（研，冲）3 克。水煎服，每日 1 剂。适用于慢性前列腺炎。

9. 金钱草、土茯苓各 60 克，金银花 15 克。水煎，每日 1 剂，代茶饮。适用于慢性前列腺炎。

10. 白兰花适量。研为粉末。每次 10 克，每日 3 次，温开水送服。适用于慢性前列腺炎。

11. 生芡实 90 克，生山药 30 克，知母、阿胶、生白芍各 9 克。水煎服，每日 1 剂。适用于慢性前列腺炎。

12. 黄柏 20 克，滑石、云苓、泽泻各 18 克，知母 15 克。水煎，每日 1 剂，分 3 次空腹服，15 日为 1 个疗程。适用于慢性前列腺炎。

13. 芡实、金樱子各 30 克，黄柏 15 克，牛膝 10 克，苍术 5 克。加水 500 毫升煎至 200 毫升，每日 1 剂，分 2 次温服（忌辛辣肥甘厚味之品），30 日为 1 个疗程。适用于慢性前列腺炎。

14. 紫草 30 克，红花、穿山甲各 10 克，乳香、没药各 5 克。共研细末，加凡士林调成糊状。取膝胸位，以 1：1000 苯扎溴铵消毒会阴部 3 次；术者戴无菌手套取药 3～5 克，捏成团状，蘸少许植物油，以示指将药自肛门塞入直肠前壁，涂于前列腺附近，嘱患者卧床休息 30 分钟，每日（或隔日）1 次。适用于慢性前列腺炎。

15. 蛇床子 30 克，升麻 15 克，柿蒂 3 只。煎汤熏洗坐浴，每次浸泡 20 分钟左右，每日 1～2 次。适用于慢性前列腺炎。

16. 墨鱼 1 条，桃仁 6 克。先将墨鱼去骨皮洗净，与桃仁同煮，鱼熟后去汤，食鱼肉，作早餐食用。适用于慢性前列腺炎。

17. 桑椹 60 克，生薏苡仁、绿豆各 30 克。加水 1000 毫升煎至 400 毫升，用白糖或冰糖调味，去渣服。适用于慢性前列腺炎脾肾不足证。

18. 银耳 30 克，香蕉（切段）1 只。将银耳加水煮烂，与香蕉同煮片刻，即可食用，每日 1 剂。适用于慢性前列腺炎。

19. 猪瘦肉 150～200 克，鲜白兰花 30 克（干品 10 克）。猪瘦肉洗净，切小块，与白兰花加水煎汤，加盐少许调味。饮汤食肉，每日 1 次。适用于慢性前列腺炎。

20. 山慈菇花 30 克，凌霄花 20 克。共研为细末。每次 6 克，每日 3 次，白开水送服。适用于慢性前列腺炎。

21. 菊花、淡竹叶各 60 克。沸水冲服。适用于慢性前列腺炎肝火上炎证。

22. 麝香 0.15 克。纳入肚脐内，再盖上胡椒粉（七粒量），外盖小圆纸片，用胶布封贴固定，7～10 日换药 1 次。适用于慢性前列腺炎。

【生活调理】

1. 应防止受寒，不宜久坐，不宜长途骑车、骑马。

2. 站立做收缩肛门运动，每日早起和晚睡前做 50～100 次，以肛门感觉酸热为准。

3. 夏天用湿毛巾冷敷睾丸，每晚 2～3 次，以睾丸收缩到位为准。

4. 每日沿着尿道两侧按摩 15～20 分钟，强度以自己能够承受为准。

5. 工作、学习，乃至娱乐均不应过度，以避免造成精神处于紧张状态；完全放松自己的心理压力，不要受前列腺炎医疗广告的影响而加重心理负担。

6. 每日晨练，慢跑 10～15 分钟，以微出汗为准。

7. 每日早晨双手扣腰，刺激肾脏血液循环。

前列腺增生症

前列腺增生症亦称良性前列腺增生，是老年男性泌尿生殖系统的常见病；所谓增生是指由于实质细胞数量增多而造成的组织、器官的体积增大，是各种原因引起的细胞有丝分裂活动增强的结果。前列腺增生症是老年男性的常见疾病，一般在 40 岁后开始发生增生的病理改变，50 岁后出现相关症状。前列腺增生与体内雄激素及雌激素的平衡失调关系密切。而其常见的诱因有在前列腺增生中过度的性生活及未经彻底治疗好的后尿道炎；睾丸功能变异；尿道梗阻及其他结构的改变；饮酒过度及摄入刺激性食物。临床表现有以下几个方面。①尿频急：早期症状最突出的是尿频尿急，以夜间最突出。发生尿频的原因系由于膀胱颈部充血，残余尿中轻度感染，刺激膀胱口部所致。尿急多由膀胱炎引起。②排尿困难：开始表现为排尿等待及排尿无力，继而尿流变细、中断，甚至出现尿潴留。③尿失禁：常为晚期症状，最易发生在患者入睡时，由于盆底肌肉松弛而

中医偏方全书（珍藏本）

中医偏方全书（珍藏本）

出现尿失禁。增大的腺体一方面造成排尿困难，但另一方面干扰了膀胱口括约机制，也可以发生尿失禁。④血尿：主要由膀胱炎症及合并结石时出现。常为镜下血尿，如果为腺体表面的血管扩张破裂时可引起肉眼血尿。出血量大，而发生尿道内血块堵塞致急性尿潴留。⑤急性尿潴留：前列腺增生症中60%的病例可出现。在受寒、运动剧烈、饮酒或食入刺激性强的食物后未能及时排尿，引起肥大的腺体及膀胱颈部充血、水肿而产生尿潴留。

中医学认为前列腺增生的基本病因为肾元亏虚，病机责之于肾虚血瘀，其治疗多以益肾健脾、清热解毒、活血化瘀、软坚散结、益气利水为主辨证施治。

【偏方集成】

1. 贝母、苦参、党参各25克。水煎服，每日1剂。适用于前列腺增生症。

2. 炒穿山甲6份，肉桂4份。上药共研细末，每次服10克，每日2次。适用于前列腺增生症。

3. 荆芥、黄柏、知母各10克，大黄4～6克（后下），肉桂5克（后下）。每日1剂，水煎。适用于前列腺增生症。

4. 青头雄鸭（去毛、内脏）1只，党参30克，黄芪20克，升麻、柴胡各15克。将后4味用布包，纳入鸭腹内，同煮熟后去药渣，加少许调料，空腹服食。适用于前列腺增生症中气不足证。

5. 生黄芪60克，滑石、琥珀各10克。将生黄芪、滑石水煎2次，取汁和匀，再将琥珀研粉兑入，分2次空腹服。适用于前列腺增生症。

6. 田螺（洗净，去尾尖）250克，鲜益母草（切碎）125克，车前子30克，小茴香10克。将后3味用净布包，同煎汤服食。适用于前列腺增生症。

7. 葵菜（切细）500克，粳米100克，葱白（去须，切细）1把。将葵菜水煎5～10分钟，加入洗净的粳米、葱白同煮成粥，每日空腹食用。适用于前列腺增生症。

8. 炮穿山甲120克，琥珀40克，肉桂50克，沉香20克。共研细粉，装胶囊，每次服12粒，每日2次，连服6～12周。适用于前列腺增生症。

9. 猪肚（猪膀胱）（洗净）1个，巴戟天30克，核桃仁20克。将后2味纳入猪肚内，隔水炖熟，加葱、盐调味服食。适用于前列腺增生症肾阳虚衰证。

10. 蛤蜊肉150～250克，益母草嫩苗（洗净，切碎）500克，牛膝15克。水煎，调味服食。适用于前列腺增生症肾阳虚衰证。

11. 黄芪60克，滑石30克，琥珀粉（兑）3克。将黄芪、滑石水煎2次，取汁混匀，再将琥珀粉兑入，分2次空腹服。适用于前列腺增生症。

12. 水蛭40克。焙干研细末，温水冲服，每次1克，每日2次，20日为1个疗程，停用1周后再服第2个疗程。适用于前列腺增生症。

13. 柳根白皮60克，益母草30克。水煎服，每日1剂，20日为1个疗程。适用于前列腺增生症。

14. 粉草薢、石菖蒲各15克，乌药、益智各10克。水煎服，每日1剂。适用于前列腺增生症。

15. 滑石、熟附子各15克，苦杏仁、半夏各10克，麻黄5克。水煎服，每日1剂。适用于前列腺增生症。

16. 知母、黄柏各18克，肉桂3克。水煎服，每日1剂。适用于前列腺增生症。

17. 滑石30克，大黄、皂角刺各10克。水煎服，每日1剂。适用于前列腺增生症。

18. 大黄（研末）50克，冰片3克，大田螺（去壳）7个，葱白2根。共捣烂，分别敷于小腹及会阴部3小时。适用于前列腺增生症。

19. 食醋1份，热水10份。混匀（水温在41℃～43℃），每次坐浴30分钟，每日2～3次。适用于前列腺增生症。

20. 南瓜子（去壳）30克。嚼服，每日1剂。适用于前列腺增生症。

21. 独头蒜1个，生栀子3枚，盐少许。捣烂如泥敷脐部；或以葱白适量捣烂如泥加少许麝香和匀敷脐部，外用胶布固定；或以盐250克炒热，布包熨脐腹部，冷后再炒再熨。适用于前列腺增生症。

22. 生大蒜瓣、净芒硝各 3 克，栀子 3 枚。先将栀子研成粉，再加入大蒜同捣烂如泥状，备用。将药泥涂于患者脐孔中，外用胶布贴紧，用于尿闭，待小便解后去药。适用于前列腺增生症。

23. 大黄 15 克，泽兰、白芷各 10 克，肉桂 6 克。煎汤 150 毫升，每日保留灌肠 1 次。适用于前列腺增生症。

24. 生葱 250 克，切碎酒炒后装入布袋，推熨脐部至小腹，反复多次，至尿液排出。适用于前列腺增生症。

【生活调理】

1. 防止受寒。

2. 绝对忌酒，少食辛辣，适量饮水。

3. 不可憋尿。

4. 不可过劳。避免久坐。

5. 慎用药物。其中主要有阿托品、颠茄片及麻黄碱片、异丙肾上腺素等。

6. 及时治疗。应及时、彻底治疗前列腺炎、膀胱炎与尿道结石症等。

7. 按摩小腹。点压脐下气海、关元等穴。小便后稍加压力按摩，减少残余液。

勃起功能障碍

勃起功能障碍是指在有性欲要求时，阴茎不能勃起或勃起不坚，或者虽然有勃起且有一定程度的硬度，但不能保持性交的足够时间，因而妨碍性交或不能完成性交。引起阳痿的原因很多，一是精神方面的因素，如夫妻间感情冷漠，或因某些原因产生紧张心情，可导致阳痿。如果性交次数过多，使勃起中枢经常处于紧张状态，久而久之，也可出现阳痿。二是生理方面的原因，如阴茎勃起中枢发生异常。一些重要器官如肝、肾、心、肺患严重疾病时，尤其是长期患病，也可能会影响到性生理的精神控制。垂体疾病、睾丸因损伤或疾病被切除以后，肾上腺功能不全或糖尿病患者，都会发生阳痿。还有人因酗酒、长期过量接受放射线、过多地应用安眠药和抗肿瘤药物或麻醉药品，也会导致阳痿，但在临床较少见。

在当代社会环境条件下，勃起功能障碍（阳痿）的发病学规律同古代相比已经发生了变化，在病因学方面，房劳损伤已不再是主要原因，情志之变则是主要病因学基础，不良生活习惯是不可忽视的因素；在病机学方面，实多虚少是病机转变的普遍规律，脏腑功能改变以肝肾为中心而涉及其他脏腑。在基本病理学方面，最基本的病理变化是肝郁肾虚血瘀，其中肝郁是主要病理特点，肾虚是主要病理趋势，血瘀是最终病理结果。根据新的发病机制，辨证施治阳痿临床方能取得更好疗效，中医药具有独特的整体调节优势。

【偏方集成】

1. 葱子、韭菜子各 60 克，蛤蚧 1 对，黄酒 30 毫升。将前 3 味焙脆研细末，分成 10～12 包，夫妻同床前 2 小时服 1～2 包，用黄酒送服。适用于勃起功能障碍。

2. 硫黄、蛇床子、仙茅各等份。研极细末，调匀，每次 10 克，早、晚白开水送服。适用于勃起功能障碍。

3. 小茴香、炮姜各 5 克。炮姜即炭姜，生姜煨干而成，2 味共研末，加食盐少许，用人乳或蜂蜜调糊状，敷于脐，外加胶布固紧，5～7 日换 1 料。适用于勃起功能障碍。

4. 当归、白芍、甘草各 60 克，蜈蚣 18 克，白酒（或黄酒）适量。先将前 3 味晒干研细，过 90～120 目筛，然后将蜈蚣研细，再混合均匀分为 40 包（蜈蚣不得去头足或烘烤）。每次 1/2～1 包，早、晚各 1 次，空腹用白酒或黄酒送服。忌食生冷，忌气恼。适用于勃起功能障碍。

5. 蛇床子 30 克，麻雀 2 只。麻雀去肠、胃、毛及咀、爪，捣碎与蛇床子为丸，分做 2 丸。临睡前服 1 丸。适用于勃起功能障碍。

6. 三白草 500 克。将药打汁，加入白糖适量口服，每日 1 次，连服 7 日为 1 个疗程。适用于勃起功能障碍。

7. 蛇床子、五味子、菟丝子各等份，酒适量。前 3 味共为细末，炼蜜为丸，如梧子大。每次 9 克，每日 3 次，温酒送下。适用于勃起功能障碍。

8. 地龙适量。焙干研细末，每次 2 克，

中医偏方全书（珍藏本）

每日 1 次，开水送下。适用于勃起功能障碍。

9. 麻雀蛋 10 枚，核桃仁 6 克，白面粉适量。先捣核桃仁如泥，麻雀蛋打碎和匀，加白面粉适量，做饼蒸熟。每日空腹食 1 饼。适用于勃起功能障碍。

10. 牛尾巴或鹿尾巴 1 条，当归 50 克。水煎服，每日 1 次。适用于勃起功能障碍。

11. 大葱白 1 根，大虾 1 只。将大虾裹葱白内，火旁炙干，研细末。临睡时 1 次服完，每日 1 剂，白开水冲服。适用于勃起功能障碍。

12. 附子（天雄）、菟丝子各等份，雀蛋清、黄酒各适量。前 2 味共为细末，用雀蛋清为丸，如梧子大，晒干。每次 10 丸，空腹黄酒送下。适用于勃起功能障碍。

13. 淫羊藿 250 克，白酒 1500 毫升。将淫羊藿入白酒内浸 3 日，每次温饮 20 毫升，每日 2 次。适用于勃起功能障碍。

14. 麻雀 1 只。将麻雀用泥封固，慢烧熟。每日早晨吃 1 只，连吃 20～30 日。适用于勃起功能障碍。

15. 蛤蚧 1 对，鹿鞭 1 条。黄酒泡后晒干焙研。服之。适用于勃起功能障碍。

16. 牛鞭 1 条，韭菜子 25 克，淫羊藿、菟丝子各 15 克。将牛鞭置瓦片上文火焙干，磨细；淫羊藿加少许羊油，置于铁锅内用文火炒黄（不要炒焦），再将韭菜子、菟丝子磨成细面，然后将上药混匀后装瓶备用。每日晚饭后用黄酒冲 1 匙，或将 1 匙药粉加入蜂蜜为丸，用黄酒冲服。适用于勃起功能障碍。

17. 老母猪子肠 1 具，酒适量。瓦上焙干，研末，每次 10～15 克，好酒冲服，连服 5 日。适用于勃起功能障碍。

18. 五味子 500 克，陈酒 1000 毫升。五味子浸入陈酒内，每次温服 30 毫升，每日 1 次。适用于勃起功能障碍。

19. 山药、龙眼肉各 15～20 克，甲鱼 1 尾。先用沸水冲烫甲鱼，使其将尿排出，然后切开去掉内脏，洗净，再分切成小块。将甲鱼肉、甲壳、山药、龙眼肉放入炖盅内加水适量，隔水炖熟。喝汤吃肉，每周 1 剂。适用于勃起功能障碍。

20. 海参 100 克，冬笋片 20 克，冬菇 5 克，熟火腿末 3 克，猪油 3 克。海参切片，冬笋切碎，猪油烧熟，放入葱姜末爆焦，倒入白汤，然后加入海参、冬菇、冬笋、盐、料酒、味精等，煮沸勾芡，倒入火腿末并撒上胡椒粉即成。适用于勃起功能障碍。

21. 苦瓜子适量。将苦瓜子炒熟研末，每次 9 克，每日 2～3 次，黄酒送下。适用于勃起功能障碍。

22. 肉苁蓉 15 克，精羊肉 60 克，粳米 100 克，葱白 2 根，生姜 3 片，盐适量。分别将精羊肉、肉苁蓉切细。先用沙锅加水煎肉苁蓉取汁，入羊肉、粳米同煮，待沸后加精盐、葱、姜，煮成粥。秋冬季服用，每日 1 剂，5～7 日为 1 个疗程。适用于勃起功能障碍。

23. 虾仁 250 克，鸡蛋清 1 枚，淀粉 5 克，盐少许，白汤 30 克，熟猪油适量。虾仁、蛋清、盐、淀粉和匀。用熟猪油烧热锅，倒入和好的虾仁等。用筷子搅散成粒并至颜色变白时，倒入漏勺内沥去油。炒锅置旺火上，油 10 克烧热，倒入虾仁，再加黄酒、白汤、味精，煮沸勾芡，翻炒，撒上胡椒面即成。适用于勃起功能障碍。

24. 蛤蚧、马钱子、蜈蚣各等份。研细末装胶囊，每次 1.5 克，每日 2 次，20 日为 1 个疗程。适用于勃起功能障碍。

25. 黄狗肾（睾丸）适量。将黄狗肾洗净焙干，研为细末，每次 1.5 克，每日 2 次，温酒送下。适用于勃起功能障碍。

26. 制黑附子、甘草各 6 克，蛇床子、淫羊藿叶各 15 克，益智 10 克。共研为细末，炼蜜丸，做成 12 丸。每次服 1 丸，每日 3 次。适用于勃起功能障碍肾阳不足证。

27. 核桃仁 200 克，荸荠 150 克，老鸭 1 只，鸡泥 100 克，油菜末、葱、姜、盐、蛋清、味精、料酒、玉米粉（湿）、花生油各适量。将老鸭宰杀去毛，开膛去内脏，洗净，用开水烫一下，装入盆内，加入鸡泥、玉米粉、葱、姜、料酒、盐、味精调成糊，再把核桃仁、荸荠剁碎，加入糊内，淋在鸭子膛内肉上。将鸭子放入锅内，用温油炸酥，捞出沥去余油，用刀割成长条块，摆在盘内，四周撒些油菜末即可。适用于勃起功能障碍。

中医偏方全书（珍藏本）

28. 羊肉 250 克，大蒜 50 克，调料适量。按常法煮汤服食。每日 1 剂。适用于勃起功能障碍。

29. 黄芪、党参各 15 克，核桃仁 50 克，炙甘草 6 克，猪肾 1 对。将猪肾剖洗干净，去筋膜切片，同其他 4 味煮汤。服食，隔日 1 次，连服 3～5 剂。适用于勃起功能障碍中气不足证。

30. 鸡蛋 2 枚，何首乌 60 克，枸杞子 15 克，调料适量。将鸡蛋、何首乌、枸杞子洗净，放入锅内，加水同煮，鸡蛋熟后去壳再入锅煮 15 分钟，去药渣，调味，吃蛋喝汤。每日 1 剂，连服 15 日。适用于勃起功能障碍。

31. 螳螂若干。螳螂整个焙干至焦黄，研末，每次服 1～2 克，每日 3 次。适用于勃起功能障碍。

32. 枸杞子 30 克，生山药 200 克。将上 2 味加水煎汤，代茶饮用。每日 1 剂。适用于勃起功能障碍。

33. 白木耳 30 克，鹿角胶 7.5 克，冰糖 15 克。将干净木耳放沙锅内，加水适量，文火煎煮，熟后再加入鹿角胶和冰糖烊化，熟透即成。分次服。适用于勃起功能障碍。

34. 鲜香橼 2 个，麦芽糖适量。将香橼洗净，去皮切碎，放入带盖的碗中，加入等量的麦芽糖，上笼蒸烂为膏。每次服 1 匙，每日早、晚各 1 次。适用于勃起功能障碍肝郁不舒证。

35. 党参 9 克，枸杞子、肉苁蓉各 12 克。水煎服。适用于勃起功能障碍。

36. 锁阳 30 克，粳米 50 克。将锁阳洗净切碎，加粳米及清水适量煮粥。随意服食，可不吃锁阳。适用于勃起功能障碍肾阳亏虚证。

37. 玫瑰花 10 克，绿茶 15 克，白糖 20 克。将上 3 味放入杯内，用沸水冲泡，代茶饮用。每日 1 剂。适用于勃起功能障碍。

38. 蛇床子、菟丝子各 30 克，五味子 15 克。共研细末，装瓶备用。每次服 6 克，每日 3 次。适用于勃起功能障碍命火衰微证。

39. 茉莉花 8 克，白糖 12 克。将上 2 味放入杯内，用沸水冲泡，代茶饮用。每日 1 剂。适用于勃起功能障碍。

40. 冬虫夏草 15 克，白酒 500 毫升。将药入白酒中，浸泡 7 日后酌量饮用。适用于勃起功能障碍肾阳亏虚证。

41. 龙眼肉 15 克，党参 30 克，猫肉 200 克，调料适量。将龙眼肉、党参洗净，猫肉洗净切块，共置碗内，加水适量，上笼蒸熟，调味，吃肉喝汤。隔日 1 剂。适用于勃起功能障碍心脾两虚证。

42. 鲜枸杞叶 250 克，羊肾 1 对，葱白 15 茎，生姜 3 片，食醋适量。羊肾剖开去筋膜，洗净切片，再与其他 4 味一起煮汤服用。每日 1 剂，佐膳食用，可以常吃。适用于勃起功能障碍。

43. 薏苡仁 30 克，白茅根 15 克，粳米 150 克，冰糖适量。将白茅根水煎取汁，兑入薏苡仁、粳米粥内，加入冰糖，再煮二三沸即成。每日 1 剂，分 2 次服，连服 5～7 日。适用于勃起功能障碍。

44. 鲜虾 250 克，鲜嫩韭菜 100 克，醋适量，植物油、黄酒、酱油、生姜丝各少许。虾洗净取仁，韭菜洗净切段；先用热油锅煸炒虾仁，然后入醋等调味品，稍烹即可；将韭菜煸炒至嫩熟为度，烩入虾仁即成。每日 1 剂，经常食用。适用于勃起功能障碍。

45. 小茴香、炮姜各 5 克，盐少许。上药共研细末，用少许人乳调和（也可用蜂蜜或鸡血代替）敷于肚脐，外加胶布贴紧，一般 5～7 日后去除敷料。适用于勃起功能障碍。

46. 鸡睾丸、白酒、醋、蒜泥各适量。选择鸡冠红大、毛色艳丽、翅大身高的公鸡，宰杀后，取出睾丸浸入白酒中 3 小时左右，再取出烤黄备用。食用时可蘸酒、醋和蒜泥，隔晚服 1 次，每次 1 对。适用于勃起功能障碍。

47. 雄鸡肝 4 个，鲫鱼胆 4 个，菟丝子粉 30 克，麻雀蛋清（蛋黄不用）适量。将上药拌匀，做成黄豆大药丸烘干或晒干。每次 1 粒，每日 3 次，温开水送服。适用于勃起功能障碍。

48. 蜈蚣 1 条，丝瓜子 30 颗，甘草 15 克，醋适量。将蜈蚣焙干，丝瓜子炒香，合甘草共研为细末。分 2 次服完，淡醋汤送服，早、晚各 1 次，7 日为 1 个疗程。适用于勃起功能障碍。

49. 蜈蚣、生蛤蚧、淫羊藿各 40 份，当归、白芍、甘草各 120 份。共研细末，过 90～120 目筛。每次 6 克，每日 2 次，空腹用醋或黄酒送服。30 日为 1 个疗程。适用于勃起功能障碍。

50. 葱白（连须）3～5 根，肉桂末 5 克。将葱白洗净、捣烂，与肉桂末混匀，炒熟（用薄白棉布包好），热敷关元、中极穴处（注意不要过烫，以不损伤皮肤为宜），每日 1 剂。适用于勃起功能障碍。

51. 细辛 5 克。沸开水冲泡，代茶饮。15 日为 1 个疗程。连用 2～3 个疗程。适用于勃起功能障碍阴寒内盛体质者。阴虚火旺或阳热亢盛者不宜用。

52. 猪脊骨 300 克，粳米 100 克，九香虫 15 克，玫瑰花 10 克，生姜丝、麻油、盐、味精各适量。将九香虫、玫瑰花共研细末；猪脊骨洗净、砍成小块。粳米淘净，加水1000 毫升，烧开，加入猪脊骨块和姜丝，转用小火熬成粥，入药末、盐、味精，淋麻油，早、晚空腹温服，每周 2～3 剂。适用于勃起功能障碍肝郁不舒证。

53. 锁阳、肉苁蓉各 15 克，蜻蜓（去翅、足，微炒）4 只。水煎服，每日 1 剂，连服 10 剂。适用于勃起功能障碍肾阳不足证。

54. 枸杞子 15 克。嚼服，每日 1 剂，连服 1 个月。适用于勃起功能障碍。

55. 雄蚕蛾 4 个。焙焦，研细末，开水冲服，每日 2 次。适用于勃起功能障碍。

【生活调理】

1. 节房事，保精气，切勿恋情纵欲，贪色无度，治疗期间戒除手淫并节制性生活。

2. 普及性知识教育，正确对待性的自然生理功能，减轻对房事的焦虑心理，消除不必要的思想顾虑，避免精神性阳痿的发生。

3. 避免服用或停止服用可能引起（或经查证确能引起）阳痿的药物。

4. 避免各种类型的性刺激，停止性生活一段时间，以保证性中枢和性器官得以调节和休息，有利于意志的调节和疾病的康复。

5. 积极治疗可能引起阳痿的各种疾病。

夫妻双方都有责任，女方要体贴、谅解男方，切不可指责或轻视男方，使患者在谅解、理解的基础上增强信心。

6. 当出现阳痿时，应向医师介绍全部疾病及其发展变化的情况，以有助于早期治疗，切忌隐瞒病情。

7. 情绪要开朗，清心寡欲，注意生活调摄，加强身体锻炼，以增强体质。

男性不育症

男性不育症是指夫妇同居 1 年以上，有正常规律的性生活，未采用避孕措施，由男方原因引起的女方不能受孕，或能受孕但不能怀胎、分娩。临床上把男性不育分为性功能障碍和性功能正常两类，后者依据精液分析结果可进一步分为无精子症、少精子症、弱精子症、精子无力症和精子数正常性不育。近几年随着人们对人类生殖问题认识的提高以及男科学研究的飞速发展，男性不育的发现率逐步增高，已引起男科学工作者的高度重视。

本病中医学称"无子"、"无嗣"、"五不男"等。中医学认为肾主藏精，主发育与生殖。肾精充盛，则人体生长发育健壮，性功能及生殖功能正常。肝主藏血，肝血充养，则生殖器官得以滋养，婚后房事得以持久。脾主运化，水谷精微得以布散，精室得以补养，才能使精液充足。凡肾、肝、脾、心等脏腑功能失调均可影响生殖功能，出现精少、精弱、精寒、精薄、精热、精稠、阳痿、早泄、不射精等症，乃至男性不育症。

【偏方集成】

1. 制香附 12 克，白芍 10 克，醋柴胡 9 克，甘草 5 克。水煎，每日 1 剂，分 2 次服，3 个月为 1 个疗程。适用于免疫性男性不育症。

2. 枸杞子、菟丝子各 250 克，五味子 30 克，覆盆子 125 克，车前子 60 克。共研细末，每次 12 克，每日 2 次，开水冲服。适用于男性不育症肾虚证。

3. 菟丝子（研为粗末）、红糖各 15 克。沸水冲泡，代茶饮用，每日 1 剂。适用于男性不育症肾虚证。

4. 枸杞子 15 克。每晚嚼碎咽下，连服 2 个月为 1 个疗程。精液常规正常后，再服 1 个疗程。服药期间禁房事。适用于男性不育症。

5. 狗肉 250 克，菟丝子 6 克，附片 3 克，食用油、盐、黄酒、葱段、生姜片、清汤各适量。将狗肉洗净、切块，入沸水焯透，投入凉水洗净；菟丝子、附片装入纱布袋内。将炒锅上火，放入食用油烧热，下狗肉、葱段、生姜片煸炒，烹入黄酒，然后倒入沙锅内，加入药袋、盐、清汤，以大火烧沸，改用文火煨 1 小时即可，每日 1 剂。适用于男性不育症。

6. 狗肉 2000 克，淫羊藿、仙茅各 50 克，八角茴香、肉桂各 10 克，大蒜 20 瓣，酱油、白糖各适量。将狗肉洗净、切块，入沸水中煮沸 7～10 分钟，捞出，放入沙锅中，加入淫羊藿、仙茅、大蒜、八角茴香、肉桂、白糖、酱油及适量水，以大火烧沸，改用文火烧熟，捞出，装入盘中，候凉切片，冷食。适用于男性不育症。

7. 蜈蚣 18 克，当归、白芍、甘草各 60 克。先将当归、白芍、甘草晒干研细，过 90～120 目筛，然后将蜈蚣研细，再将两种药粉混合均匀。分次服半包至一包，早、晚各 1 次，空腹用白酒或黄酒送服，15 日为 1 个疗程，忌食生冷，勿气恼。适用于男性不育症。

8. 山药 60 克，肉苁蓉 30 克，鹿尾 1 条，竹丝鸡 1 只，生姜 4 片。将鹿尾用温水浸泡 2 小时后割去残肉及脂肪、切段；竹丝鸡去毛及内脏、洗净、斩块；肉苁蓉、山药、姜片洗净；同炖 2 小时，加盐调味后食用。适用于男性不育症。

9. 沙苑子、枸杞子、韭菜子各 30 克，雄鸡睾丸 12 个，盐、白酒各适量。将雄鸡子去筋膜、洗净，与洗净的沙苑子、枸杞子、韭菜子同加水煮沸，改用文火炖 1 小时，加盐、白酒调味，每日 1 剂，分 2 次服。适用于男性不育症。

10. 巴戟天、锁阳各 30 克，淫羊藿 15 克，羊肾 3 对，生姜 4 片，盐、黄酒各适量。将羊肾去筋膜，洗净，与洗净的巴戟天、锁阳、淫羊藿、生姜片同炖 2 小时，调入盐、黄酒，吃肉喝汤。适用于男性不育症。

11. 红糖 500 克，白胡椒 9 克，童子鸡 1 只，乌龟（去甲）1 只，白酒 1000 毫升。将鸡去毛及内脏，纳入乌龟、胡椒及红糖，置于沙锅中，加入白酒（加盖，不再加水）并用泥封固，以慢火煨至熟，食肉喝汤，2～3 日内吃完，15 日后再如法配服。适用于男性不育症。

12. 狗瘦肉 200 克，狗脊、金樱子、枸杞子各 15 克，盐少许。将狗肉洗净，入沸水内焯透、捞出，用凉水洗净、切块，与狗脊、金樱子、枸杞子同炖 1 小时，加盐调味，吃肉喝汤。每日 1 剂。适用于男性不育症。

13. 糯米粉 250 克，山药、白糖各 150 克，胡椒粉少许。将山药去皮、蒸熟，放入碗中，加入白糖、胡椒粉搅匀成馅备用；再将糯米粉水调揉成面团，再与山药馅包成汤圆，煮熟食用。适用于男性不育症。

14. 大米 60 克，芡实 30 克，茯苓 10 克。将芡实、茯苓洗净后捣碎，与洗净的大米同煮粥食，每日 1 剂，连服 1 个月。适用于男性不育症肾气不固证。

15. 骨碎补 10 克，猪肾 1 对。将猪肾去筋膜、洗净、切块，与骨碎补同炖 1 小时，加盐调味，吃肉喝汤，每日 1 剂。适用于男性不育症。

16. 肉苁蓉 12 克，枸杞子、熟地黄各 10 克，巴戟天 8 克，羊肾 2 对。将羊肾去筋膜、洗净、切块，与前 4 味水煎 1 小时，加盐调味，吃肉喝汤。每日 1 剂。适用于男性不育症。

17. 淫羊藿、枸杞子、山药、肉苁蓉各 100 克。水煎服，每 2 日 1 剂，每日 2 次，每月检查一次精液常规，2～3 个月为 1 个疗程。适用于男性不育症。

18. 糯米 50 克，鱼鳔胶 30 克。先用糯米煮粥至半熟，放入鱼鳔胶同煮熟（不时搅动），每 2 日 1 次，连服 10 次。适用于男性不育症肾阴亏损证。

19. 当归、红花、艾叶各 6 克，鸡蛋 3 枚（把每枚鸡蛋钻 7 个孔），陈酒 600 毫升。同煎至 300 毫升，即可服食，每日 1 次。适

中医偏方全书（珍藏本）

用于男性不育症。

20. 大米 100 克，核桃仁 50 克，枸杞子 15 克，白糖适量。按常法煮粥食用，每日 1 剂。适用于男性不育症肾虚证。

21. 淫羊藿、肉苁蓉、仙茅、枸杞子各 15 克。水煎，每日 1 剂，分 2 次服，6 个月为 1 个疗程。适用于男性不育症。

22. 九香虫 180 克。焙干，研细末，每次 3 克，每日 2 次，温开水送服。适用于男性不育症。

23. 蛤蚧适量。晒干，研细末，每次 2 克，每日 2 次，温黄酒送服。适用于男性不育症。

24. 枸杞子、五味子、柏子仁、生地黄、酸枣仁各 10 克。水煎服，每日 1 剂。适用于男性不育症。

25. 鹿茸片 10 克，麻雀 20 只，面酱、白糖、黄酒各适量。将麻雀去毛及内脏、洗净，加入鹿茸片及适量水，以大火烧沸，改用文火炖熟，去鹿茸片，加入面酱、白糖、黄酒煮至汤汁浓稠即成。适用于男性不育症。

26. 鲫鱼卵 500 克，山药 60 克，肉苁蓉、巴戟天各 30 克，生姜 5 片。将鲫鱼卵入沸水中焯 3～5 分钟，与肉苁蓉、巴戟天、山药、生姜同炖 2 小时，调味后食用。适用于男性不育症。

27. 巴戟天、菟丝子、覆盆子各 15 克，米酒 500 毫升。密封浸泡 7 日后，每次服 1 小杯，每日 2 次。适用于男性不育症。

28. 精羊肉 250 克，大蒜 50 克，生姜 12 克，调料适量。按常法煮汤服食。每日 1 剂。适用于男性不育症。

29. 鲜生地黄 50 克，粳米 100 克，白糖适量。将生地黄洗净切细，加水煎煮 30 分钟，滤取药液，再加水煎取药液，将两次药液合并，兑入粳米粥内，搅匀，调入白糖服食。每日 1 剂，分 2 次服。适用于男性不育症肾阴不足证。

30. 当归、生姜各 10 克，川芎 9 克，鱼头 250 克，米醋、花椒、葱片、淡豆豉、盐、味精各适量。将当归、川芎用纱布包好，鱼头洗净切块，生姜切片，共置沙锅内，加水炖熟，调味服食。每日 1 剂。适用于男性不

育症瘀血停滞证。

31. 杜仲 60 克，猪肚 300 克，生姜 12 克，调料适量。将杜仲、猪肚、生姜洗净切片，共置沙锅内，加水炖熟，调味，吃肉喝汤，每日 1 剂，分 2 次服。适用于男性不育症脾虚精少证。

32. 醋炒鱼骨 50 克，紫河车粉 7 克，炒鸡蛋壳 18 克，白糖 25 克。共研细末。每次服 0.5 克，每日 3 次。适用于男性不育症。

33. 枸杞子 12 克，当归、赤芍各 10 克，牛肉 300 克，调料适量。将牛肉洗净切块，枸杞子、当归、赤芍洗净，共置锅内，加水炖熟，调味，吃肉喝汤。每日 1 剂。适用于男性不育症。

34. 赤小豆、小麦各 50 克，通草 5 克。将通草水煎取汁，兑入赤小豆、小麦煮成的稀粥内，再煮一二沸即成。每日 1 剂，分 2 次服。适用于男性不育症湿热下注证。

35. 鸡睾丸 4 对，龙眼肉 200 克，高粱酒 1000 毫升。将刚开始啼鸣的雄鸡睾丸取下，洗净，上笼蒸熟，然后剖开，晾干，与龙眼肉一同浸入高粱酒内，密封贮存，每 2～3 日摇荡 1 次，2～3 个月即成。每次服 10～15 毫升，每日 2 次。适用于男性不育症。

36. 鲜桑椹 100 克，蜂蜜 300 克。将桑椹洗净，加水煎煮 40 分钟，滤取汁液，再以文火煎熬浓缩至稠厚，加入蜂蜜收膏即成。每次服 1 匙，每日 3 次，以开水冲服。适用于男性不育症。

37. 全当归 30 克，生姜 10 克，猪瘦肉 500 克，调料适量。将当归、生姜洗净，猪瘦肉洗净切块，共置沙锅内，加水炖熟，调味，吃肉喝汤。每 2 日 1 剂。适用于男性不育症气血两虚证。

38. 田螺肉 60 克，米酒 1 碗。将上 2 味共置锅内，炖沸 2～3 分钟即可服食。每日 1 剂。适用于男性不育症湿热下注证。

39. 鹌鹑 1 只，杜仲 18 克，枸杞子 30 克，生姜 10 克，花椒 6 克，蒜片、葱末、盐、味精各适量。将鹌鹑宰杀，去毛及内脏，洗净，杜仲、枸杞子、生姜、花椒洗净，共置沙锅内，加水炖 1 小时，加调料调味，吃肉喝汤。每日 1 剂。适用于男性不育症肾阳

虚衰证。

40. 猪皮 250 克，蜂蜜适量。将猪皮洗净，切成小块，加水煮至烂熟，加入蜂蜜收膏即成。每次服 1 匙，每日 3 次，以温开水冲服。适用于男性不育症肾阴亏损证。

41. 鲜车前草 120 克，淡竹叶 12 克，生甘草 10 克，白糖适量。将前 3 味加水煎汤，去渣，调入白糖，代茶饮用。每日 1 剂。适用于男性不育症湿热蕴结证。

42. 螃蟹、山楂各 150 克，曲酒适量。将螃蟹、山楂焙干，研为细末，每次服 15～20 克，每日 3 次，以曲酒送下。适用于男性不育症气血瘀阻证。

43. 猪肝 150 克，淡豆豉 15 克，陈皮 10 克，生姜 6 克，葱白 2 根，大蒜、酱油、盐、味精、胡椒粉各适量。按常法煮汤服食。每日 1 剂。适用于男性不育症肝气郁结证。

44. 枸杞子 360 克，制黄精、菟丝子、肉苁蓉各 120 克，黑狗肾 1 具，盐 15 克。研末。待女方月经来潮时开始服用，每日 2 次，12 日服完。适用于男性不育症。

【生活调理】

1. 要掌握一定的性知识，了解男性生理特征和保健知识，如果发现睾丸有不同于平时的变化，如肿大、变硬、凹凸不平、疼痛等，一定要及时诊治。

2. 要按时接种疫苗，养成良好的个人卫生习惯，以预防各种危害男性生育能力的传染病，如流行性腮腺炎、性传播疾病等。

3. 如果您经常接触放射性物质、高温及毒物，一定要严格按照操作规定和防护章程作业，千万不要疏忽大意，如果近期想要孩子，最好能够脱离此类工作半年后再生育。

4. 睾丸是一个很娇嫩的器官，它的最佳工作温度要比人的体温低1 ℃左右，如果温度高，就会影响精子的产生，所以任何能够使睾丸温度升高的因素都要避免，如长时间骑自行车、泡热水澡、穿牛仔裤等。

5. 避免穿紧身裤。

6. 要改变不良的习惯，戒烟戒酒；不要吃过于油腻的东西，否则会影响你的性欲；另外还要注意避免接触生活当中的有毒物品，如从干洗店拿回来的衣服要放置几日再穿，因为干洗剂会影响男性的性功能。

7. 要重视婚前的体检，早期发现异常，可以避免婚后的痛苦。结婚以后要经常和你的妻子交流性生活中所遇到的问题，互相配合、互相谅解，这样很多精神性阳痿或早泄就可以避免。

前列腺癌

前列腺癌是男性生殖系最常见的恶性肿瘤，发病随年龄而增长，其发病率有明显的地区差异，欧美地区较高。据报道前列腺癌仅次于肺癌，在男性是癌症死亡的第二位。我国以前发病率较低，但由于人口老龄化，近年来发病率有所增加，同时由于对前列腺癌的诊断方法的不断改进，如酸性磷酸酶的放射免疫测定，前列腺液的乳酸脱氢酶的测定，经直肠的超声显像，CT 检查以及前列腺穿刺针改进等，使前列腺癌得以早期诊断，也使前列腺癌的发病率有所增加。前列腺癌的病理检出率和经验临床上的发病率有很大差异，与肿瘤分型有关。潜伏型、隐匿型皆无局部症状。临床型局部症状与前列腺增生症相类似。早期无症状。当癌肿引起膀胱颈及后尿道梗阻时可出现症状，血尿较少，部分患者以转移症状就诊，表现为腰背痛，坐骨神经痛等。故对男性原发灶不明的转移癌，应排除前列腺癌。侵及膀胱颈后尿道，有尿道狭窄炎性症状，尿频、尿急、尿痛、血尿和排尿困难。患者有慢性消耗症状，消瘦、无力、贫血。

中医学认为本病的发生机制主要有以下几点。①老迈年高，阴气自半，肝肾亏虚，虚火内动；或由房事不节，色欲过度，阴虚火旺，灼液成痰，痰浊凝结而成本症。②过食肥甘厚味或辛辣之品及嗜酒贪杯，酿生湿热，湿热内蕴，郁久化毒，湿热毒邪结于下焦而致本症。③长期的性压抑或欲念过旺，忍精不泄，致肝气不舒，气滞血瘀，瘀血败精结于下焦诱发本症。④疾病后期，久病体虚，耗伤气血，导致全身衰竭。中医治疗前列腺癌采用清热解毒、软坚散结、活血化瘀、扶正祛邪等方法疗效显著。

中医偏方全书（珍藏本）

【偏方集成】

1. 夏枯草 30～60 克，薢蓂、金钱草、王不留行、龙葵各 30 克。水煎服，每日 1 剂，3 个月为 1 个疗程。适用于前列腺癌。

2. 白花蛇舌草 30～60 克，野葡萄根、半边莲、土茯苓各 30 克。水煎服，每日 1 剂，3 个月为 1 个疗程。适用于前列腺癌。

3. 瞿麦 60～120 克。水煎服，每日 1 剂。适用于前列腺癌。

4. 马鞭草 30～60 克。水煎服，每日 1 剂。适用于前列腺癌。

5. 炒车前子 10 克，韭菜子 6 克，核桃仁 3 个，薏以仁 30 克。韭菜子炒黄与核桃仁、薏苡仁、炒车前子加水煮成粥，待温饮服。每日 1 次，连服 10～15 日。适用于前列腺癌湿热下注证。

6. 黄瓜 1 个，芦荟 30 克，瞿麦 10 克，味精、盐、香油各适量。先煎芦荟、瞿麦，去渣取汁，再重煮沸后加入黄瓜片，再加调料，待温食用。适用于前列腺癌。

7. 槐树菌 6～10 克。水煎服。每日 1 剂。适用于前列腺癌湿热下注证。

8. 生地黄、墨旱莲、山药各 15 克，白花蛇舌草、重楼各 30 克，蔗糖适量。前 5 味药煎水去渣，兑入蔗糖冲服，每日 1 剂，连服 20～30 剂为 1 个疗程。适用于前列腺癌肝肾阴虚证。

9. 当归、黄芪各 30 克，羊肉 250 克，生姜 15 克。将羊肉洗净切块，当归、黄芪、生姜用布包好，同放沙锅内加水适量炖至烂熟，去药渣调味服食。每日 1 次，连服 4～5 日。适用于前列腺癌气血两虚证。

10. 党参 9 克，北黄芪 15 克，黄花鱼鳔、紫河车各适量。黄花鱼鳔、紫河车用香油炸酥，研成细末，每次 6 克，用北黄芪、党参煎汤冲服，每日 3 次，连续服。适用于前列腺癌气血两虚证。

11. 野葡萄根、白花蛇舌草各 60 克，半枝莲 30 克，菝葜 120 克。水煎服，每日 3 次。适用于前列腺癌。

12. 熟地黄、龟甲（酥炙）各 180 克，黄柏、知母各 120 克。上为细末，猪脊髓适量蒸熟，捣如泥状；炼蜜，混合拌匀和药粉为丸，每丸 15 克，早、晚各服 1 丸，淡盐水送服。适用于前列腺癌。

13. 老鹳草茎叶 10～30 克。加水 200 毫升，水煎，分 3 次服。适用于前列腺癌引起的阻塞性尿闭、小腹胀痛。

【生活调理】

1. 老年人健康检查时，应特别注意前列腺情况。

2. 食物中保证摄入足量的硒。

3. 日常饮食注意选择富含番茄红素的食物，如西红柿、杏、番石榴、西瓜、番木瓜和红葡萄。

睾 丸 癌

　　睾丸癌是指睾丸的细胞癌变形成的恶性肿瘤。睾丸是男性的两个性腺。它们负责制造并储存精子，同时也是男性雄激素的主要来源。睾丸位于阴茎下的阴囊结构内。睾丸癌只占男性类癌总数的 1％。睾丸癌多发生于 15～39 岁的男性身上，是 20～34 岁男性最常见的癌症。有下列症状时应怀疑睾丸癌，并到医院检查治疗。睾丸出现无痛的肿块；阴囊有沉重感；睾丸出现肿大；男性下腹部、后背或腹股沟（大腿和腹部的连接部位）部位疼痛；阴囊里液体突然增多；其他睾丸不适症状。

　　本病属中医学"寒疝"、"水疝"、"筋疝"、"血疝"等范畴，对睾丸癌的认识可追溯到 2000 多年前的医学典籍《黄帝内经》，特别是隋朝的巢元方在公元 610 年所编著的《诸病源候论》，书中记载的"疝"的临床表现，与睾丸癌类似。金元时期的张子和所撰的《儒门事亲》记载本病的临床表现更为详尽。1000 余年来，传统医学对睾丸癌的治疗积累了一定的经验，在减轻痛苦，延长生存期，提高生命质量方面有一定的优势。

【偏方集成】

1. 棉花根、荔枝核、菝葜、八月札各 30 克，延胡索 15 克。水煎服，每日 1 剂。适用于睾丸癌。

2. 棉花根 30 克，桔梗 10～20 克，乌药 9 克，枳壳 10 克。水煎服，每日 1 剂。适用于睾丸癌。

3. 棉花根、薜荔果各 30 克，王不留行 15 克，小茴香 9 克。水煎服，每日 1 剂。适用于睾丸癌。

4. 白花蛇舌草 120 克，蜂蜜 60 克。水煎，去渣，加蜜熬和，分 2 日 6 次或 8 次服。适用于睾丸癌。

5. 小茴香 15 克，粳米 100 克。先煎小茴香取汁，去渣，入粳米煮为稀粥；或用小茴香 5 克，研为细末，调入粥中煮食。适用于睾丸癌。

6. 八月札 20 克，石上柏 15 克，夏枯草、石见穿各 30 克。水煎服，每日 1 剂。适用于睾丸癌。

7. 核桃仁 30 克，大麦 50 克。加水共煮成粥，早、晚各服食 1 次。适用于睾丸癌。

8. 芒果核 10 克。打烂后水煎服，每日 2 次，连服 2 周。适用于睾丸癌引发睾丸炎和睾丸肿痛。

9. 蟾蜍适量。蟾蜍去内脏，清水煮烂取汁，每日 1 只，饭后半小时服，并取汁涂抹下腹肿块处。适用于睾丸癌。

10. 薜荔果 60 克。水煎服，每日 2 次。适用于睾丸癌。

11. 熟地黄、龟甲（酥炙）各 180 克，黄柏、知母各 120 克。上为细末，猪脊髓适量蒸熟，捣如泥状；炼蜜，混合拌匀和药粉为丸，每丸 15 克，早、晚各服 1 丸，淡盐水送服。适用于睾丸癌。

【生活调理】

1. 及早治疗隐睾，避免睾丸外伤和房事过度。多吃根茎类食物，如红薯、芋头、玉米、板栗等，避免食用激素类养殖、种植的食物，避免食用烧烤、煎炒、炸、过于油腻等食物。

2. 肉类以白色肉为主，红色肉次之，如鱼肉为白、猪肉为红。

3. 作息要规律。

4. 心情要舒畅、积极向上，树立战胜疾病的信心。

中医偏方全书（珍藏本）

第十九章　性传播疾病

淋　病

淋病是淋病奈瑟菌引起的以泌尿生殖系统化脓性感染为主要表现的性传播疾病。最常见的性病。近年来发病率居我国（中国）性传播疾病首位，淋病奈瑟菌为革兰阴性双球菌，呈肾形，成双排列，离开人体不易生存，一般消毒剂容易将其杀灭。多发生于青年男女。在男性，潜伏期 2～14 日，主要表现为尿道炎症状，通常以尿道轻度不适起病，数小时后出现尿痛和脓性分泌物。当病变扩展至后尿道时可出现尿频、尿急。检查可见脓性黄绿色尿道分泌物，尿道口红肿。在女性，通常在感染后 7～12 日开始出现症状，虽然症状一般轻微，自觉症状多不明显而易被忽视，但有时开始就很严重，有尿痛、尿频和阴道分泌物。子宫颈和较深部位的生殖器官是最常被感染的部位，其余依次为尿道、直肠、尿道旁腺管和前庭大腺。子宫颈可发红变脆伴有黏液脓性或脓性分泌物。压迫耻骨联合时，可从尿道、尿道旁腺管或前庭大腺挤出脓液。输卵管炎是常见的并发症。儿童淋病以 3～7 岁的幼女为主，多因接触被淋球菌污染的物品如便器、毛巾和浴盆等间接感染，也可因性虐待而直接被传染，表现为阴道炎、外阴炎及尿道炎。还可有咽喉炎、直肠炎、淋病奈瑟菌性眼炎、播散性淋病奈瑟菌感染等。

中医学认为本病由房劳淫欲过度，肾阴耗损，阴虚生热所致。机体感染娼家秽毒，入于尿管，归于膀胱，而化热生湿。肾虚不能分清泌浊，亦致湿热内生。湿热蕴积下焦，膀胱气化不利，故小水下涩，肾虚则小便数，数而且涩，故淋沥不宣。湿热黏滞，加以热毒煎熬，故窍端出脓浊分泌物。湿热伤及气分，故似白浊，间有伤及血分，又可见赤浊之表现。淋病的病因以湿热为主，病位在肾与膀胱。病初多为邪实之证，久病则由实转虚；如邪气未尽，正气已伤，则表现为虚实夹杂的证候。根据历代医家论述，结合现代认识，淋病的病因病机主要有膀胱湿热、肝气郁滞、肾气亏虚等。

【偏方集成】

1. 苦参 20 克，皂角刺 15 克，虎杖、土茯苓各 30 克。每日 1 剂，水煎成 100 毫升，每次服 50 毫升，每日 2 次，5 日为 1 个疗程。外用时男性取一个比阴茎稍大的开口瓶，倒入药液适量，然后把阴茎插入浸泡 10 分钟左右，每日 1～2 次；女性取一团药棉，用线稍扎几下，留 15 厘米，把药棉浸湿药液，于睡前塞入阴道深部，线头留在阴道口外，第 2 日起床前，拉线头取出药棉团，每日 1 次。适用于淋病。

2. 白刺苋头 1 个，红甘蔗皮 1 握。生地黄、地骨皮、麦冬各 25 克。共煎汤，以冰糖 15 克送下，每日饭前服 2 次。适用于淋病。

3. 五倍子 30 克，甘草 20 克。上 2 味研细末，每次服 1 小匙，淡竹叶煎汤送下，每 2 日再次服。适用于诸淋证已愈，因淋久气化不固、遗精白浊者。

4. 马齿苋 150 克。水煎，每日 1 剂，分早、晚服，连服 10 日为 1 个疗程。适用于淋病。

5. 蒺藜 50 克。加入 2000 毫升水中，煎煮 30 分钟，去渣，每日分 4 次服。适用于淋病。

6. 土茯苓、茶树根各 15 克。水煎，加白糖服。适用于血淋。

7. 向日葵子 30 克，鸦胆子（去皮仁，破者勿用）40 粒。将向日葵子煎汤一碗，送服鸦胆子仁，每日 1 剂，每日 2 次，10 日为 1 个疗程。适用于淋病。

8. 小果倒地铃 9 克，金钱草 12 克，连钱草 6 克。水煎服。适用于淋病。

9. 黄芪 20 克，当归、白术、栀子各 15 克，琥珀（冲服）4 克。水煎服，每日 1 剂，30 剂为 1 个疗程。一段时间内应禁止性生活。适用于淋病。

10. 天葵、萹蓄、车前子各 9 克。水煎服，单用天葵亦可。适用于淋病。

11. 木槿根、白茅根各 60 克。水煎服。适用于淋病。

12. 连钱草 6 克，小果倒地铃 9 克。水煎服。适用于淋病。

13. 木防己 60 克，蝼蛄 2 个。水煎服。适用于淋病。

14. 中华补血草 30 克，萹蓄、车前草、金丝草各 15 克。水煎服。适用于淋病。

15. 牛筋草、金丝草、狗尾草各 15 克。水煎服。适用于淋浊。

16. 鲜酢浆草适量。洗净，绞汁，冲蜜服。适用于血淋、热淋。

17. 鲜绶草根 30～60 克，猪膀胱 1 个。水炖服。适用于淋病。

18. 地豆 30～60 克，车前草 15～25 克。水煎，冲冰糖服。适用于淋病。

19. 鲜锦地罗 60 克，鲜白茅根 30 克。水煎服。适用于淋病。

20. 地龙 1 条，蜗牛 1 个。共捣烂敷脐部，每日换药 1 次。适用于淋病。

21. 田螺 7 个，淡豆豉 10 粒，连须葱头 3 个，鲜车前草 3 棵，盐少许。共捣烂，做饼敷脐部，每日换药 1 次。适用于淋病。

22. 鱼腥草、马鞭草、紫花地丁各 30 克，野菊花 20 克。加水 2000 毫升，煮沸 20 分钟后，取汁待温洗患处，每日 2 次，每次 30 分钟。每剂用 1 日。适用于淋病。

23. 过路黄 30 克。水煎服。适用于石淋。

24. 山菇花 30 克。阴干，捣粗罗为散。每次 9 克。水煎去滓，饭前温服。适用于血

淋脐腹及阴茎痛。

25. 鲜千金藤根 30 克。水煎服。适用于淋浊湿热下注证。

26. 华泽兰 60 克。加少量米酒，水煎服。适用于血淋。

27. 文竹 60 克。水煎，取半碗，每日服 2 次。适用于淋病。

28. 生大黄粉 10 克，鱼腥草 60 克，黄柏 12 克，明矾 5 克，乌梅 3 枚。水煎外洗，每日 2 次，每次 30 分钟。适用于淋病。

29. 金银花、蒲公英各 20 克。水煎，洗涤阴部，每日数次。适用于淋病。

30. 蒺藜 1000 克。加水 2000 毫升，煎 30 分钟，去渣待凉，分 2 次冲洗前阴。每日 1 剂。适用于淋病。

31. 川楝子 20 克。砸碎，水煎 2 次，分早、晚服，5 日为 1 个疗程。适用于淋病。

32. 凤尾草 30 克。开水泡服，每日 3 次。适用于淋病。

【生活调理】

1. 宣传性传播疾病知识，提倡高尚的道德情操，严禁嫖娼卖淫，提倡洁身自好，反对性自由、性解放。

2. 使用安全套，可降低淋病奈瑟菌感染发病率。

3. 性伴侣同时治疗。

4. 患者注意个人卫生与隔离，不与家人、小孩，尤其女孩同床、同浴。

5. 在公共浴池，不入池浴，提倡淋浴。

6. 患病后要及时治疗，以免传染给配偶及他人。

7. 患病后要注意隔离，未治愈前应避免性生活。

8. 应当经常用肥皂清洗阴部和手，不要用带脓汁的手去揉擦眼睛。

梅　毒

梅毒是由苍白密螺旋体苍白亚种引起的慢性、系统性性传播疾病。绝大多数是通过性途径传播，临床上可表现为一期梅毒、二期梅毒、三期梅毒和潜伏梅毒。是《中华人民共和国传染病防治法》中，列为乙类防治

中医偏方全书（珍藏本）

管理的病种。性接触是梅毒的主要传播途径，约占其95%以上。患有梅毒的孕妇可通过胎盘传染给胎儿，引起胎儿宫内感染，多发生在妊娠4个月以后，导致流产、早产、死胎或分娩胎传梅毒儿。一般认为孕妇梅毒病期越短，对胎儿感染的机会越大。感染后2年仍可通过胎盘传给胎儿。苍白密螺旋体苍白亚种也可以间接接触传染，如通过接吻、哺乳和被患者分泌物污染的衣裤、被褥等日常用品造成传播。

本病中医学称"杨梅疮"、"霉疮"、"广疮"、"天柳病"、"花柳病"、"卖疮"、"大疮"、"硬下疳"等，多由性乱或禀受母体之毒而使淫秽疫毒之邪入侵，流窜皮肉筋骨、脏腑经络，甚至侵犯脑系。

【偏方集成】

1. 土茯苓30克，金银花15克，威灵仙、白鲜皮各10克，生甘草5克。水煎服，每日1剂，3周为1个疗程。适用于梅毒。

2. 螺蛳壳、辰砂各等份，片脑少许。为末，搽涂。适用于杨梅疮烂。

3. 儿茶3克，冰片0.9克。上药研匀。将疮先用冷茶或甘草汤洗净挹干，以鸡翎将药扫上。适用于下疳初起流脓。

4. 铜绿（煅红，放地上冷定，又煅又冷定，研细）、儿茶各适量。上药研细和匀。外搽用。适用于梅毒。

5. 白矾、轻粉、儿茶、杏仁各3克。各研细末，和匀，猪胆汁调涂，每日2～3次。适用于梅毒。

6. 土茯苓1500克，生黄芪500克，当归400克。先将土茯苓煎汤，取黄芪、当归拌匀微炒，干磨为末，蜜为丸。每次15克，每日3次。适用于梅毒。

7. 红升丹、白凡士林各10克。混合后外涂患处，每日1～2次。适用于梅毒。

8. 萝卜干适量。烧黑研末，每次半茶匙，每日3次，用清水服。适用于梅毒。

9. 土茯苓180克，金银花60克，甘草30克。水煎服，每日1剂。适用于梅毒。

10. 黄柏、猪膏各等份，轻粉少许。以上3味合炼，敷患处。适用于梅毒。

11. 土茯苓500克，生姜120克。分数次煎服，10日内即愈。其溃处以药汁调面糊敷之。适用于杨梅结毒及玉茎烂完者。

12. 青缸花1.5克（如无，用头刀靛花代之，但不及缸花），珍珠3克（入豆腐内煮数滚，研至极细），真轻粉30克。上3味，研细如面粉，方收入罐。凡下疳初起皮损，搽之即愈；腐烂疼痛者，甘草汤洗净，猪脊髓调搽。

13. 土茯苓30克，甘草、苍耳子、白鲜皮各10克，金银花15克。水煎，每日1剂，分2次服，绿豆汤水送下，2个月为1个疗程。适用于梅毒。

14. 白蜡90克，猪脂油300克，轻粉（研粉）、樟冰（研末）各45克，红粉6克。先将白蜡、猪脂油熔化，离火候温，入轻粉、樟冰搅匀，候稍凝，再入冰片末3克，搅匀成膏，罐收备用。凡用先将甘草、苦参各9克。水煎，洗净患处，再贴此膏。适用于杨梅疮。

15. 槐花120克，白酒适量。槐花炒后入酒2盏，煎十余沸，热服。适用于梅毒。

16. 黄柏（猪胆汁炙）9克，青果核（烧存性）、陈螺蛳（烧存性）各6克，儿茶、轻粉各4.5克。上药研为细末。先以甘草水洗净患处，再以药末搽之。适用于梅毒。

17. 龟甲（酒炙3次焦黄）60克，石决明（煅红，童便溃）、朱砂各6克。上药共研细末，烂米饭为丸，如麻子大。每次3克，量病轻重，饭前后服之。筋骨疼痛，用酒送下；腐烂，用土茯苓汤送下。适用于杨梅结毒，疼痛腐烂，甚至咽喉唇鼻破坏者。

18. 大蒜60瓣，雄黄30克。雄黄研细末，大蒜捣烂，配制成60丸，每次1丸，每日3次，连服20日为1个疗程。适用于梅毒。

19. 红矾、松香各等份。上药研为细末，加麻油调敷。临敷前先用苍术30克，花椒9克，煎水，熏洗患处，然后敷药，盖油纸，再以绢条扎紧，3日换药1次。适用于杨梅结毒，溃烂顽硬，脓水淋漓。

20. 公猪肉丝180克，净轻粉12克，麻油360克。先将公猪肉丝剁成烂泥，再把净轻粉研成细末如面，然后把轻粉和公猪肉丝混合均匀，用水团成绿豆大小的丸，放入麻油内炸，直至黄色为止。成人每次 7 丸，每日 1 次，早晨空腹时，白开水送服。适用于梅毒。

21. 红矾、皂矾（煅）、净松香各 60 克。上药共研细末，加麻油调成膏。用时先以葱、艾汤洗患处，拭干，再厚涂此膏，上盖油纸，3 日 1 洗换 1 次。适用于臁疮溃久，其色紫黑；杨梅结毒，腐烂作臭，脓水淋漓。

22. 包心白菜 5000 克。洗净后切成 3 厘米长片段，以青盐末 2000 克分层撒于菜中，密封 1 周后压榨取汁，加硇砂 10 克，煅石膏粉 100 克，搅匀后冷藏备用。每日搽患处 1～2 次。适用于梅毒。

23. 朱砂 12 克（入铜勺内安火上，上盖红炭数块，炙朱砂紫色为度）、轻粉、冰片各 6 克。上药研为细末。每次用少许，搽于患处，再以琼花膏盖之。适用于梅毒。

24. 雄黄、乳香各 60 克，黄柏 30 克。共为细末，用水调敷，肿处自消。适用于梅毒。

25. 青果核（烧灰存性）适量。上药研为细末，每次 3 克。加冰片 0.6 克，研匀密贮。用时或干掺，或用麻油、猪胆汁调搽患处。适用于男女下疳，腐烂红肿，痛痒难当；及梅毒内蕴，邪火正盛者。

26. 土茯苓、牛膝肉、皂角刺、五加皮各适量。水煎取汁，每日 1 剂，分 2 次温服。适用于梅毒。

27. 番木鳖（煅灰）30 克，冰片 6 克。上药共研细末，每次适量外敷溃疡表面，7 日为 1 个疗程。适用于梅毒。

28. 甘草、蜂蜜各 30 克。为末，调匀，敷患处。每日 1 次。适用于梅毒。

29. 白矾、轻粉、儿茶、杏仁各 3 克。为末和匀，猪胆汁调涂，每日 3 次。适用于梅毒。

30. 马齿苋 30～60 克（鲜品 60～100 克）。水煎或酒水煎服，或外用。适用于梅毒遍身如癞。

31. 葱白适量。捣烂炒热，用布包裹，熨于患处，冷则换上新炒热药再熨。适用于梅毒。

32. 紫花地丁、煅蜂房、乳香、没药、升麻各 9 克。为末，每次 15 克，酒调下。适用于梅毒日夜痛，不能行动。

33. 木鳖子、蜂蜜、葱汁各适量。先用木鳖子煎汤熏洗患处，再将葱汁和蜂蜜混合搅匀，涂之，连敷数次。适用于梅毒。

34. 生姜、土茯苓各 300 克，苦参 100 克。煎汤外洗。适用于梅毒初起。

35. 雄黄、花椒各 15 克。研末，蒸熟杏仁 100 粒，去皮尖，炒，研末，烧酒打面，糊为丸，如梧子大，每日 15 丸，开水冲服。适用于梅毒。

36. 金银花、白鲜皮各 15 克，山慈菇 9 克，白蒺藜 10 克，土茯苓 20 克。水煎服，每日 2 次。适用于梅毒。

37. 川黄连、轻粉、火硝、槐子各 9 克。共研为细末，炼蜜为丸，每次 6 克，每日 2 次，开水送下。适用于梅毒。

38. 轻粉、枯矾、冰片各 3 克，银粉（炒黄）10 克。共研为细末，涂疮上。适用于梅毒。

39. 珍珠 0.6 克，牛黄 3 克，土茯苓 1 片。煎汤服。适用于梅毒。

40. 槐米 20 克，全蝎、酒大黄各 10 克，僵蚕 5 克，猪肉 250 克。猪肉和药炖汤。适用于梅毒。

41. 土茯苓 20 克，黄柏、栀子各 9 克，肉桂 3 克，甘草 6 克。水煎服。适用于梅毒。

42. 凤凰衣（烤脆勿焦）3 克，黄丹 3 克，轻粉 0.5 克。共研为细末，用鸡蛋清调敷。适用于梅毒。

【生活调理】

1. 追踪患者的性伴侣，包括患者自报及医务人员访问的，查找患者所有性接触者，进行预防检查，追踪观察并进行必要的治疗，未治愈前绝对禁止有性生活。

2. 对可疑患者均应进行预防检查，做梅毒血清试验，以便早期发现新患者并及时治疗。

3. 发现梅毒患者必须强迫进行隔离治疗。

4. 对可疑患梅毒的孕妇，应及时给予预防性治疗，以防止将梅毒感染给胎儿；未婚男女患者，未经治愈前不能结婚。

中医偏方全书（珍藏本）

5. 对已接受治疗的患者，应给予定期追踪治疗。

非淋菌性尿道炎

非淋菌性尿道炎是指由淋菌以外的其他病原体，主要是沙眼衣原体、分解尿素支原体所引起的尿道炎。本病目前在欧美国家已超过淋病而跃居性传播疾病首位。我国病例亦日益增多，成为最常见的性传播疾病之一。非淋菌性尿道炎是由性接触传染的一种尿道炎，但在尿道分泌物中查不到淋球菌。女性还有了宫颈炎等生殖道的炎症。病原体多为衣原体、支原体、滴虫、疱疹病毒、念球菌，而衣原体、支原体的感染占80%以上。男性非淋菌性尿道炎表现为尿道不适、发痒、烧灼感或刺疼，尿道红肿，尿道分泌物多为浆液状、稀薄、晨起有"糊口"现象。女性非淋菌性尿道炎表现为子宫颈的炎症和糜烂、分泌物增多，子宫颈分泌物中有多数分叶型白细胞（高倍镜下每视野超过10个），阴道及外阴瘙痒，下腹不适感。有些患者可无症状或症状不典型，易被漏诊。极少数患者可伴发Reifer综合征：尿道炎、关节炎、角膜炎、结膜炎及皮疹。

中医学认为本病是由于不洁夫妻生活，或洗涤用具不洁，或摄生不慎，湿热毒邪侵犯下焦，伤及泌尿生殖系统，继而出现气血瘀阻、脾肾亏虚等证候，所以临床中医治疗该病常采用清热利湿、活血化瘀、补脾益肾等。

【偏方集成】

1. 通草、鱼腥草各30克。水煎，代茶饮，不拘次数。适用于非淋菌性尿道炎。

2. 重楼适量。重楼焙干碾粉，过80目筛，高温灭菌。每次1克，喷入子宫颈处，隔日1次，5次为1个疗程，经期停用，不能同房。适用于非淋菌性尿道炎。

3. 白果适量。炖熟，连汤食之，连服半个月。适用于非淋菌性尿道炎。

4. 梅干2粒。在下午5点先含1粒，其次再含1粒，连续服用3日。适用于非淋菌性尿道炎。

5. 凤尾草、冰糖各适量。浓煎内服，每日2次，连服3～5日。适用于非淋菌性尿道炎。

6. 山药20克，生芡实、知母、阿胶、白芍各10克。水煎，每日1剂，分2次服。适用于非淋菌性尿道炎。

7. 马齿苋适量。加红糖煎熬。煮沸半小时，取汁服，服后盖被出汗，每日1剂，每分2次服。适用于非淋菌性尿道炎。

8. 牛膝30克，乳香3克。酒煮温服，尤适用于血淋，如有遗精史者，则不可服。适用于非淋菌性尿道炎。

9. 千里光、桉树叶各适量。先煎千里光半小时，然后加入桉树叶，再煎3～5分钟，取汁分3次服，每日1剂。适用于非淋菌性尿道炎。

10. 泡桐花适量。加水煎至适量（将花弃去），1次服下，早、晚各服1次。适用于非淋菌性尿道炎。

11. 石菖蒲、萆薢、益智、乌药各30克。水煎，每日1剂，分2次服。适用于非淋菌性尿道炎。

12. 金樱子根、鸡爪勒根各适量。水煎服。适用于非淋菌性尿道炎。

13. 葡萄750克，蜂蜜、盐各适量。将葡萄去皮切片，用蜂蜜泡10分钟，焙干，再浸再焙，连续3次。每次嚼服数片，每日3次，盐水送服。适用于非淋菌性尿道炎。

14. 滑石粉18克，甘草末3克。水冲服。适用于非淋菌性尿道炎。

15. 黑槐子末、大黄末各2克，鸡蛋1枚。将2味药共放于鸡蛋中搅匀，白面糊口煮熟，每次2枚，每日1次，停2日，服后多喝开水。适用于非淋菌性尿道炎。

16. 玉米须30克，灯心草、车前子各10克，猪小肚1个。将玉米须、灯心草、车前子放入沙锅加水煎煮，取汁煮猪小肚（切小块），加盐少许调味，喝汤食猪小肚，连服3～5日。适用于非淋菌性尿道炎。

17. 车前子、木通、五味子各12克，柴胡30克，黄柏16克。水煎，每日1剂，早、晚服。适用于非淋菌性尿道炎。

18. 豌豆苗30克，薏苡仁、粳米各50

克，味精、盐、麻油各少量。先将粳米与薏苡仁煮粥，沸后加入豌豆苗同煮，食时加上述调料。适用于非淋菌性尿道炎。

19. 薏苡仁 30 克，草薢 6～10 克，粳米 100 克。将草薢单煎取汁，与薏苡仁、粳米同煮为粥。适用于非淋菌性尿道炎。

20. 杉树根 50 克，桃仁 6 克，鲜鸡蛋 1 枚。加水适量，煮至蛋熟，吃蛋喝汤，早、晚各 1 次，连服 5 日。适用于非淋菌性尿道炎。

21. 核桃仁 10 克，大麦 3 克，甘草、灯心草各 1 克。将各药加水共煎至 40 分钟，取液，温服。适用于非淋菌性尿道炎。

22. 生黄芪 60 克，鲜鲤鱼 1 条（500 克左右）。加水共煮，入调料后饮汤吃肉。适用于非淋菌性尿道炎。

23. 车前草、鱼腥草、白花蛇舌草、益母草、茜草各 15 克。水煎，每日 1 剂，早、晚各服 1 次。适用于非淋菌性尿道炎。

24. 蕹菜 250 克，冰糖适量。蕹菜摘洗干净，切碎，放入锅中，加清水煮汤，调以冰糖（或蜂蜜）进食。适用于非淋菌性尿道炎。

25. 栀子 10 克，淡豆豉 15 克，荠菜 30 克（鲜品 60 克）。将药先用水浸泡 30 分钟，再煎煮 30 分钟，每剂煎 2 次，将 2 次煎出的药液混合。每日 1 剂，分 2 次服。适用于非淋菌性尿道炎。

26. 荠菜 250 克，猪瘦肉、大米各 100 克，油、黄酒、酱油、盐、淀粉、味精各适量。猪肉剁成泥，加黄酒、酱油、淀粉搅成肉糜，油烧热炒熟待用。荠菜洗净切碎末，大米煮成粥，先加入荠菜末，煮 5 分钟，再调入肉糜，煮沸后调味即可。适用于非淋菌性尿道炎。

27. 鲜海螺 1000 克，水发木耳 10 克，葱、姜、蒜、料酒、醋、盐、味精、湿淀粉、清汤、菜油各适量。将海螺用刀背敲碎，取出螺肉，摘去螺黄和绿筋，去掉头部黑膜，置盆中，加入醋和盐揉搓几下，再用清水洗净，用刀切成 0.3 厘米厚的薄片，将蒜切片，葱切成段。将清汤、料酒、味精、盐、湿淀粉放入碗内调成卤待用。将炒勺内放菜油适

量，置旺火上烧至八成热时下海螺稍炸，随即捞出。勺内放底油，用旺火烧热后，下入姜、葱、蒜煸炒出味，再下入海螺肉、木耳，倒入调好的卤汁，颠翻几下即可盛盘。适用于非淋菌性尿道炎。

28. 苦参、大黄、金银花各 30 克，龙胆、黄柏各 20 克。煎水，浸泡外阴。适用于非淋菌性尿道炎。

29. 葱白（带须不洗，擦去泥）300 克。捣烂如膏，煨热，趁热敷于患者脐孔中央，盖以纱布，胶布固定，每日换药 1～2 次，病愈方可停药。适用于非淋菌性尿道炎。

【生活调理】

1. 治疗期间不许饮酒。

2. 当完成一个疗程后应进行随访。

3. 患者是否按时、按量治疗。

4. 由于目前有多达 45% 的淋病患者在感染淋病奈瑟菌的同时也感染衣原体和支原体，因此，在治疗淋病时，可采取同时治疗非淋菌性尿道炎联合方案。

5. 性伴侣如有感染应同时治疗。

6. 对于已经多所医院治疗而未愈的患者。要详细了解病情和疗程，若按正规疗法而无好转或无效者，应改换另一种方法，甚至联合治疗。联合治疗时一般不要用同类抗生素。

7. 若证实为沙眼衣原体尿道炎患者，再次治疗时把疗程延长到 4～6 周可效。

8. 已有不少报告分解尿素支原体对四环素有耐药性，若怀疑属于这种情况，则及时用其他抗生素。

9. 如果患者反复发作，应警惕并发症，如前列腺炎等，应做相应的细菌学检查，并及时治疗。

10. 有条件的医疗单位，应对每一患者尤其是复发者做详细的临床和细菌检查，并进行针对性的治疗，这样才能彻底治愈。

11. 临床表现与非淋菌性尿道炎的症状不相符合，且化验没有查出病原体，考虑是否为神经过敏症，此时要解释、安慰并使用镇静药，经临床应用博乐欣效果较好。

12. 若为滴虫病、真菌或其他少见病，尤其是真菌性尿道炎，不能一味加用抗生素，

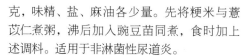

中医偏方全书（珍藏本）

否则对患者危害更大，应查清后对症治疗。

13. 非淋菌性尿道炎治疗时不应滥用抗生素，如绝大多数青霉素药物对衣原体、支原体均无效，一般不应使用。磺胺对衣原体有效而对支原体均无效，链霉素、大观霉素对衣原体无效对支原体有效，庆大霉素、新霉素、黏菌素对衣原体无效。

尖锐湿疣

尖锐湿疣为人乳头瘤病毒所引起的一种性传播疾病。与艾滋病相似，有症状的尖锐湿疣仅代表感染者的"冰山"之顶，所以如考虑亚临床感染在内，人乳头瘤病毒感染可能是发病率居第一位的性病。此感染的传播方式包括直接传播和间接传播，但以性接触最为常见，而且越是近期损害越有传染性；再其次为间接接触，通过污染传染，但因此病病毒尚不能培养，未能证实。女性尖锐湿疣潜伏期平均为2～3个月，病变发展无自限性，症状为局部瘙痒、疼痛，少数患者无症状。生长部位为外阴、阴道、子宫颈、肛周，常见两个部位同时发生，局部表现为淡红色或灰色小丘疹，呈疣状突起，常融合形成菜花样赘生物，有性乱史，用5%的醋酸涂后病变处变白。男性尖锐湿疣通常好发于冠状沟、包皮内、肛门周围。起初为淡红色小丘疹，以后逐渐增大增多，表面凹凸不平，湿润柔软，突起像菜花样、晕样或乳头样，灰色或红色，触之易出血，常发生糜烂、渗液、自觉瘙痒，如有脓性分泌物会散发恶臭。这是一种可致癌的性病。

中医学认为本病属"千日疮"范畴，又称"瘙疣"或"瘙瘊"。中医学认为其发病与内因、外因均有关系。其内因多为"欲火猖动，不能发泄，致败精湿热留滞为患"，其外因多为"娼妇阴器浊未净，辄与交欢，致淫精邪毒感触为患"。其发病机制多为房事不洁，或间接接触秽浊之品，湿热淫毒侵入外阴皮肤黏膜。

【偏方集成】

1. 马齿苋60克，大青叶30克，明矾21克。煎水先熏后洗，每日2次，每次15分钟。熏洗后，外用六一散30克，枯矾粉9克，混合后撒疣体上。适用于尖锐湿疣。

2. 黄芪、黄柏、苦参、薏苡仁各15克。上药研为细末，用竹板敷于患处，轻轻用力摩擦使药粉与患处紧贴。每次0.5～1克，10次为1个疗程。适用于尖锐湿疣。

3. 青黛、苍术、黄柏各40克。上药共研细末，用花生油调匀，涂搽患处，每日2次。适用于尖锐湿疣。

4. 鲜水杨梅、鲜火炭母各250克，鲜六耳棱100克。加水2000毫升煎开15～20分钟后，用一中心开15～20厘米大小口之木板盖住并密封锅面，令患者坐于板上，使药气慢慢熏蒸患处（注意蒸汽温度以患者能耐受为度）。将上3味烘干研末后各取等份，按1克药粉配3克凡士林之比例配成药膏。每日早、晚熏洗各1次，每次熏30～40分钟，熏后用纱布蘸药水轻轻搽洗患处，待干后再涂药膏。10日为1个疗程，每个疗程间隔2日。适用于尖锐湿疣。

5. 苍术、艾叶、土茯苓各20克，板蓝根30～40克。水煎，局部熏洗，每日1～2次坐浴，对会阴部的尖锐湿疣效果最明显，10次为1个疗程，一般外洗1～2个疗程可愈。适用于尖锐湿疣。

6. 薤薹、土茯苓、板蓝根、萹蓄、马齿苋各30克。上药加水煎，取药液500毫升，倒入干净盆中，搽洗患处，然后再坐浴10分钟，早、晚各1次，1周为1个疗程。适用于尖锐湿疣。

7. 马齿苋30克，白鲜皮20克，芒硝、细辛各15克，鸦胆子10克。加水2000毫升，煎取汁，先熏后坐浴，每日2次，每次30分钟，每日1剂。适用于尖锐湿疣。

8. 五倍子5份，雄黄2份，乌梅、枯矾、大黄各1份。将上药共研为细末，取适量食醋调成软膏备用，将软膏涂于疣体。适用于尖锐湿疣。

9. 青黛30克，海螵蛸粉、雄黄粉各10克，轻粉6克。用凡士林调匀，消毒，在疣体上反复涂搽，以看不见油迹为度，每日2次；板蓝根、薏苡仁各30克，木贼、防风各10克，生槟榔6克，每日1剂，水煎服，5

日为 1 个疗程。适用于尖锐湿疣。

10. 生半夏、斑蝥各等份。共研细末，用 10% 的稀盐酸调成糊状。用时局部消毒，用小梅花针叩打疣顶端，待微出血，将药涂于顶端，涂后有烧灼感，继而干燥结痂，1 周后疣体脱落而愈。功效攻毒散结蚀疣。适用于各种寻常疣。

11. 苍术 9 克，陈皮、白芷各 12 克，板蓝根、贯众各 30 克。水煎，趁热洗患处，每次 15～20 分钟，每日 3 次。适用于各种寻常疣。

12. 五倍子、冰片（兑入）、花椒、大青叶各适量。将上药研为细末，过 120 目筛。将湿疣用热毛巾擦个擦洗至潮红，用醋调本品为糊状，涂于疣体上，每日 1～2 次，7 日为 1 个疗程。适用于尖锐湿疣。

13. 菝葜根 500 克，甘草 25 克。水煎 2 次，滤液合并，再以文火浓缩至 100 毫升，每次服 50 毫升，每日 2 次。适用于尖锐湿疣毒热证。

14. 金钱草 150 克，木贼 100 克，三棱 60 克，薏苡 80 克。上药加水 1500 毫升煎至 250 毫升，过滤。将药渣再加水 1500 毫升，煎至 200 毫升，过滤。两次药液混合后浓缩至 200 毫升，加入煮熟糯米粉末 20 克，碱 30 克，石炭酸 1 毫升，95% 乙醇 200 毫升，浸 7 日成糊状。每日涂擦患处 2～3 次，7 日为 1 个疗程。适用于尖锐湿疣。

15. 大蒜适量。将大蒜捣成糊状备用，用胶布将寻常疣根基部皮肤遮盖，75% 乙醇消毒疣体后，用无菌剪剪破疣的头部，以见血为度，随即用适量蒜泥敷贴患处，然后用胶布包扎，4～5 日后疣体即可脱落。适用于尖锐湿疣。

16. 白花蛇舌草 30～60 克。水煎取汁，去渣，调入蜂蜜适量，频饮。适用于尖锐湿疣毒热证。

17. 板蓝根、大青叶各 30 克，金钱草、大黄各 12 克。以上诸药水浸数小时后慢火煎熬半小时。取其汤液一半口服，另一半和药渣用以熏洗或温热敷患处，可反复加温应用 2～3 次，每日 1 剂。对疣体较大者，为加速治愈可用激光或手术刀切刮疣体，然后用本

方治疗，7 日为 1 个疗程。适用于尖锐湿疣。

18. 木贼草 200 克。水煎后滤出液再加热浓缩成糊状。将纱布条在药液中浸泡 2 日后取纱布敷于患处。每日最少用 3 次，如有条件可多敷几次，3～4 周为 1 个疗程。适用于尖锐湿疣大小不超过豆粒者。

19. 板蓝根、苦参、生香附、木贼草、蜂房各 250 克。上药共置容器内，加水 5000 毫升，煎煮 1 小时，去渣过滤，得澄清药液约 2000 毫升，再兑入陈醋 500 毫升，即成搽剂。分装每瓶 500 毫升，密闭避光备用。先用干棉签将尖锐湿疣及其周围正常组织擦干，用 0.1% 苯扎溴铵溶液消毒，然后用棉签蘸药涂于尖锐湿疣上，待干。每日 3～5 次，2 周为 1 个疗程。适用于尖锐湿疣。

【生活调理】

1. 坚决杜绝性乱。

2. 防止接触传染。不使用别人的内衣、泳装及浴盆；在公共浴池不洗盆浴，提倡淋浴，沐浴后不直接坐在浴池的坐椅上；在公共厕所尽量使用蹲式马桶；上厕所前用肥皂洗手；不在密度大、消毒不严格的游泳池游泳。

3. 讲究个人卫生。每日清洗外阴、换洗内裤，个人的内裤单独清洗。即使家庭成员间也应该做到一人一盆，毛巾分用。

4. 配偶患病后要禁止性生活。如果配偶仅进行了物理治疗，虽然外阴部可见的尖锐湿疣消失了，但患者仍带有人乳头瘤病毒，还应该接受口服药及外洗药的综合治疗，治疗后复查。在此期间如果发生性行为，可使用避孕套进行防护。

5. 孕妇患尖锐湿疣后为了避免分娩时感染胎儿，可选择剖宫产。产后不要与婴儿同盆而浴。

生殖器疱疹

生殖器疱疹是由单纯疱疹病毒 Ⅱ（HSV Ⅱ）引起的性传播病。在西方国家其发病率仅次于淋病和非淋菌性尿道炎，在我国亦为常见性传播疾病之一。本病发病率高，可通过胎盘及产道感染新生儿，导致流产及新生

《中医偏方全书（珍藏本）》

儿死亡，与宫颈癌的发生也有关，危害较大，又无特效疗法，已受到人们的重视。原发性生殖器疱疹感染潜伏期为 3～5 日，患部先有烧灼感，出现红斑，很快在红斑的表面发生 3～10 个成簇分布的小水疱，数日后成为小脓疱，破溃后形成糜烂面和浅溃疡，局部红肿，有烧灼样疼痛。女性患者多发生于阴唇、肛门周围、阴道，但约 90% 的患者可同时侵犯子宫颈引起子宫颈炎或子宫炎；男性患者多发生于龟头、冠状沟、尿道口或阴茎体，有时可并发尿道炎。大多数患者有双侧腹股沟淋巴结肿大。

中医学认为本病病性早期属热证、实证，为湿热、毒火阻滞肝脉；后期则伴有肝肾不足。治疗主要是根据症状、体征，结合舌脉，一般将本病分为 3 型，即湿热下注、毒热蕴结、肾气不足，分别给予不同的治疗方法。

【偏方集成】

1. 黄柏、黄芩、黄连、大黄、大青叶各 15 克。上药焙干研成细末后混入医用白凡士林 250 克中，搅拌均匀后备用。使用时药膏均匀敷于疱疹表面，配合激光照射 5～10 分钟，每日 2～3 次。适用于生殖器疱疹。

2. 黄柏 12 克，枯矾、地肤子各 10 克，冰片 3 克，透骨草 15 克。水煎，浸洗患处。适用于生殖器疱疹。

3. 当归、独活、白芷、地榆、薪莫各适量。每日 1 剂，水煎取汁，洗患处。适用于生殖器疱疹。

4. 红花 10 克，鱼腥草、苦参各 30 克，地榆 20 克。水煎服，在饭前服用，药渣煎煮后涂抹患处。适用于生殖器疱疹。

5. 柴胡、紫草、车前子各 10 克，龙胆、金银花各 12 克。水煎服，每日 1 次。适用于生殖器疱疹邪毒炽盛证。

6. 马齿苋、薏苡仁各 30 克，板蓝根、夏枯草各 15 克，猫爪草 15～20 克。水煎服。适用于生殖器疱疹邪毒炽盛证。

7. 鲜苦瓜适量。绞汁 1 杯，开水冲服。适用于生殖器疱疹毒热夹湿证。

8. 半枝莲、马齿苋各适量。捣烂敷于患处，每日 2 次。适用于生殖器疱疹。

9. 新鲜无花果叶数片。洗净捣烂，加食

醋适量，调匀成稀泥状，敷于患处，干则更换。适用于生殖器疱疹。

10. 大青叶 30 克，马齿苋 20 克，野菊花、紫草各 15 克，香附 10 克。水煎，湿敷患处。适用于生殖器疱疹。

11. 生大黄、黄连、黄柏各 30 克，乳香、没药各 15 克。共研细末，用时以麻油调成糊状，涂于疮面上，每日 1 次。适用于生殖器疱疹。

12. 马齿苋、黄柏、苦参各 30 克，白矾 15 克。煎汤，洗患处。适用于生殖器疱疹。

13. 马齿苋、猫爪草、板蓝根各 30 克，白矾 20 克，夏枯草 15 克。水煎，洗患处，每日 1 剂。适用于生殖器疱疹。

14. 青黛散适量。加入香油调成糊剂，用时涂于患处，每日换药 1 次。适用于生殖器疱疹。

15. 紫草 12 克，板蓝根、连翘、生薏苡仁各 30 克。水煎，每周服 2～3 次。适用于预防生殖器疱疹复发。

16. 板蓝根、大青叶各 30 克。水煎，每日 1 剂，分 2 次服。适用于生殖器疱疹。

17. 薏苡仁 60 克。加水适量，煮粥，加入白糖适量食用，每日 1 次。适用于生殖器疱疹。

18. 马齿苋、野菊花、黄柏各 30 克。煎汤约 200 毫升外洗，每日 2 次，每次洗敷 15 分钟。适用于生殖器疱疹。

19. 鲜半边莲适量。洗净后捣如泥，敷于患处，盖上纱布，每日换药 1～2 次。适用于生殖器疱疹。

20. 海金沙藤嫩芽、嫩叶各适量。捣烂绞汁，加盐适量（每 100 毫升加盐 1.5 克），外涂患处，每日 3 次。适用于生殖器疱疹。

21. 鲜马齿苋 120 克。洗净后切碎捣成糊状，涂敷患处。每日换药 2 次。适用于生殖器疱疹。

22. 芒硝 100 克。兑入沸水 300 毫升，待凉后外洗患部。适用于生殖器疱疹。

23. 木贼草、板蓝根各 30 克。煎汤约 200 毫升外洗，每次 30 分钟，每日 2 次。适用于生殖器疱疹。

【生活调理】

1. 要避免性乱，洁身自好。

2. 提倡淋浴，不使用盆浴，洗浴后不直接坐在公共浴池的坐椅上；在公共厕所尽量使用蹲式马桶。

3. 讲究卫生，每日清洗外阴，换洗内裤；不使用他人的盆具、泳衣；上厕所前一定洗手。

4. 家中有人患生殖器疱疹时，患者的内衣、床单以及被患者分泌物污染的用具可用煮沸或消毒液浸泡法消毒。在疱疹活动期，禁止性生活，以免被病毒传染。另外，夫妻一方患病时，另一方也应该前往医院检查、治疗。

5. 孕妇有过单纯疱疹病毒 II 感染史或可疑感染史者，不要隐瞒病情，这样有助于医师在妊娠期间定期为孕妇复查疱疹病毒，并选择适当的分娩方式。如果确认孕妇患病，就应该积极治疗，以免传染胎儿，并根据孕妇的意见决定是否继续妊娠。

中医偏方全书（珍藏本）

第二十章 骨 折

锁骨骨折

锁骨呈"S"形架于胸骨柄与肩峰之间，是连接上肢与躯干之间的唯一骨性支架。锁骨位于皮下，表浅，受外力作用时易发生骨折，发生率占全身骨折的5%～10%。多发生在儿童及青壮年。间接暴力造成骨折多见，如跌倒时手或肘部着地，外力自前臂或肘部沿上肢向近心端冲击；肩部着地更多见，撞击锁骨外端造成骨折。间接暴力造成的骨折多为斜形或横形，其部位多见于中外1/3处。直接暴力造成骨折因着力点不同而异，多为粉碎或横形。幼儿多为青枝骨折。锁骨骨折的典型移位多表现为近端受胸锁乳突肌牵拉向上后移位，远端因肢体重量及胸大肌牵拉向前、下、内侧移位，形成断端短缩重叠移位。临床表现有局部肿胀、皮下瘀血、压痛或有畸形，畸形处可触到移位的骨折断端，如骨折移位并有重叠，肩峰与胸骨柄间距离变短。伤侧肢体功能受限，肩部下垂，上臂贴胸不敢活动，并用健手托扶患肘。幼儿青枝骨折畸形多不明显，且常不能自诉疼痛部位，但其头多向患侧偏斜、颌部转向健侧，此特点有助于临床诊断。有时直接暴力引起的骨折，可刺破胸膜发生气胸，或损伤锁骨下血管和神经，出现相应症状和体征。

中医治疗本病取中药内服外敷是一个非常重要的治疗手段，中医治疗主要以活血化瘀、配合其他辨证治疗，多获得良效，消除肿胀可以根据患者的不同情况，辨证施治，酌情选用。

【偏方集成】

1. 赤小豆适量。水煎，加红糖少许温服之。适用于锁骨骨折。

2. 生螃蟹500克。捣烂，热黄酒冲服250克，余渣敷患处。适用于锁骨骨折。

3. 丹参50克，猪长骨1000克，黄豆250克。丹参洗净，加水煮，取汁，其汁与猪长骨、黄豆同煮，待烂熟，加入少量桂皮、盐即可服食。适用于锁骨骨折愈合期。

4. 鲜湖蟹2只。取肉（带黄），待粳米粥熟时，入蟹肉，再加以适量生姜、醋和酱油服食，常服。适用于锁骨骨折。

【生活调理】

1. 体位要求。首先要保持科学的姿势，要求睡眠时在木板床上仰卧，两肩之间垫高，保持中间高、两肩低的"肩外展后伸位"。此外，要多做深呼吸，多活动躯干和下肢，并勤做握拳、伸指、分开手指、腕部屈伸、肘部屈伸等主动练习，幅度尽量大，逐步增加用力程度。①仰卧位：患者去枕仰卧于床上，肩胛区垫枕以使两肩后伸；②半卧位：用三角巾将患肢悬吊于胸前，不低于心脏水平；③站立位：用三角巾将患肢悬吊于胸前。

2. 锁骨骨折现手术治疗渐多，因术后较舒服。8字绷带相对易松动，现有专用锁骨固定带，平卧不会有不良影响。在卧床期间要鼓励患者练习握拳、屈伸肘部和双手叉腰后伸动作。

3. 粉碎性骨折就是断骨处断裂成几块，如果选用石膏固定，骨头接上，稍有错位，就会留下后遗症，再说石膏并不能固定正骨，因为石膏是软体的，只是在原有的基础上固定而已，石膏上久了，会使关节僵硬，无法弯曲，对以后的生活带来诸多不便。建议用夹板体外固定复位，然后选用野生草药外敷快速接骨，一般3日就可接上，骨头接上时

疼痛明显减轻 80％左右，再用药保养 15～20
日就可痊愈。

肱骨干骨折

肱骨干骨折指发生在肱骨外科颈以下 1～
2 厘米至肱骨髁上 2 厘米之间的骨折。骨折好
发于骨干的中 1/3 及中下 1/3 交界处，下 1/3
次之，上 1/3 最少。肱骨干骨折多见于青壮
年，好发于中部，其次为下部，上部最少。
中下 1/3 骨折易合并桡神经损伤，下 1/3 骨
折易发生骨不连。临床主要表现为骨折局部
肿胀，可有短缩、成角畸形，局部压痛剧烈，
有异常活动及骨擦音，上肢活动受限。合并
桡神经损伤时，出现腕下垂等症状。肱骨干
骨折端的移位除与暴力方向及肢体重力有关
外，更与肌肉的收缩直接有关。当骨折位于
肱骨干上部、三角肌止点之上时，骨折近端
受胸大肌、背阔肌和大圆肌的牵拉向前内移
位，远端受三角肌牵拉向上外移位；肱骨干
中部骨折，骨折处位于三角肌止点以下时，
近端因三角肌和喙肱肌收缩向外前移位，远
端因肱二头肌、肱三头肌收缩向上移位；肱
骨干下部骨折，两端肌肉拉力基本平衡，移
位方向取决于外力方向、肢体所处位置及重
力等。

中医治疗本病主要以活血化瘀、配合其
他辨证治疗，有利于气血通畅，和营生新，
接骨续损，促进早日愈合。药物治疗，仍遵
守三期辨证用药原则进行，多获得良效，消
除肿胀可以根据患者的不同情况，酌情选用。

【偏方集成】

1. 土鳖虫、自然铜、菜瓜子、乳香各 9
克。土鳖虫醋浸炒干，自然铜醋泡 7 次，乳
香去油，瓜子炒去皮，然后将诸药拌匀共研
成极细末，成人每次 6 克，白开水送服，小
儿减半，连服 7 日。适用于肱骨干骨折。

2. 土鳖虫 7 个，猪下颌骨 1 块（火煅成
灰），黄瓜子（炒成黄色）120 克，自然铜 15
克。以上诸药共研成极细末，过筛，每次 3
克，每日 3 次，黄酒冲服。适用于肱骨干骨折。

3. 自然铜 30 克，乳香、没药各 15 克，
土鳖虫 6 克。研末，每次 1.5～3 克，每日 2
次，开水送服。适用于肱骨干骨折。

【生活调理】

1. 手法整复。夹板外固定法。适用于各
种类型的肱骨干骨折，一般在局部麻醉或肩
丛麻醉下手法整复达到或接近解剖复位。后
夹板固定法。一般成人固定 6～8 周，儿童 4
～6 周。夹板固定参照小夹板护理常规。固定
后要早期做伸屈掌指关节、腕关节和耸肩活
动，有利于气血通畅，促进早日愈合。药物
治疗，仍遵守三期辨证用药原则进行。

2. 悬重石膏整复固定后患者按石膏固定
护理常规。

3. 功能锻炼。骨折复位固定后，即可做
伸屈指、掌、腕关节和耸肩活动。肿胀消退
后，做患肢肌肉舒缩活动和用力握拳，以加
强两骨折端在纵轴上的挤压力，防止断端分
离，保持骨折部位相对稳定。一旦发现断端
分离，术者用一手按肩，一手按肘部，沿纵
轴轻轻挤压，每日 1 次，使两骨折断端逐渐
接近，并适当延长三角巾悬吊日期，直至分
离消失，骨折愈合为止。骨折愈合后，应加
大肩、肘关节活动范围，如做肩关节外展、
内收、抬举活动及肘关节伸屈活动等。

（1）复位固定后开始练习指、掌、腕关
节活动，并做上臂肌肉的主动舒缩练习，以
加强骨折端在纵轴上的挤压力。禁止做上臂
旋转活动。

（2）2～3 周后练习肩、肘关节活动。伸
屈肩、肘关节：健手握住患侧腕部，使患肢
向前伸展，再肘后伸上臂，肩关节环转及双
臂上举活动。

（3）解除外固定后的功能锻炼。

4. 帮助患者不断提高生活自理能力。
早、中期严禁做上臂旋转活动，外固定解除
后，逐步达到生活自理。

桡骨骨折

桡骨头表面被有软骨，中部凹入呈杯状，
与肱骨小头关节面相对。当肘关节伸直时，
仅桡骨头之前半部与之相接触。屈肘时两者
全吻合，杯状面之尺侧为一半月形的倾斜面，
于旋前时与滑车之桡侧边缘相接触，桡骨头

《中医偏方全书（珍藏本）》

周边也被有软骨，称柱状唇，与尺骨之桡骨切迹组成上尺桡关节。桡骨头并非正圆形，而系椭圆形。儿童的发病率较低，多发生在成年人。常见有桡骨头骨折和桡尺骨干双骨折，尺桡骨双骨折多见于青少年。直接、间接（传达或扭转）暴力均可造成尺桡骨干双骨折。骨折后局部肿胀、疼痛、肢体畸形，前臂旋转功能障碍，完全骨折者可扪及骨擦音。分为裂纹型、塌陷骨折、粉碎骨折。直接外力引起的骨折很少见，常见的是肘关节伸直位摔倒，手掌着地，外力使桡骨头在外翻位与肱骨小头撞击而产生骨折。常合并肱骨小头损伤与内侧副韧带损伤。多见于成年人且容易漏诊。若不能得到早期治疗，有些患者前臂旋转功能受到限制。伤后局部疼痛、肿胀，可出现畸形姿势，常常合并关节脱位。

中医治疗本病主要以活血化瘀、配合其他辨证治疗，多获良效。

【偏方集成】

1. 鲜桑白皮（去粗皮）120克，生姜皮60克，公鸡（拔去毛）1只。共捣烂如泥，骨折复位，将药摊布上包扎患处，外用小夹板固定。适用于桡骨骨折。

2. 公鸡1只，生天南星120克。公鸡拔毛，与生天南星共捣成糊状贴骨折处，数日换药1次。适用于桡骨骨折。

3. 活螃蟹3～5只，活土鳖虫20只，红糖适量。共捣如泥，摊白布上敷伤处扎紧，15日接稳后去之。适用于桡骨骨折。

4. 韭菜60克，生姜、猕猴桃根各15克，酒适量。正骨后，将前3味捣烂，酒拌，外包患处，隔日换药1次。适用于桡骨骨折。

5. 泽兰适量，螃蟹7只。捣绒，包患处，每日换药1次。适用于桡骨骨折。

【生活调理】

1. 适当多吃一些西红柿、苋菜、青菜、卷心菜、胡萝卜等维生素C含量丰富的蔬菜，以促进纤维骨痂生长和伤口愈合。

2. 早期合理的功能锻炼，被固定的肢体均要做适当的肌肉收缩和放松锻炼。对于没有固定的关节，应及时鼓励患者做主动的功能锻炼，当骨折端已达临床愈合就逐渐加强负重锻炼。临床上功能锻炼有两种形式：主动运动与被动运动。

(1) 主动运动。根据患者的活动能力，在不影响骨折断端移位的前提下，尽早进行肌肉收缩放松运动及未固定关节的各向运动，来促进血液循环，增强体质，减轻创伤对全身反应，防止关节僵硬，因此主动运动应自始至终贯穿在整个骨折修复过程中。具体可分为两个阶段。①第一阶段：骨折1～2周内断端虽经整复，但不稳定，偶尔伴有轻度侧方移位或成角畸形的残余，此时骨折并发的软组织损伤尚需修复，局部疼痛，肢端肿胀仍存在，因此锻炼的主要形式是通过肌肉收缩放松运动及在不影响断端再移位的情况下，进行上下关节屈伸活动，以帮助血液回流，促进肿胀消退，防止肌肉萎缩，同时也通过肌肉收缩和舒张使压力垫效应力增强，对稳固断端和逐渐整复残余畸形有一定作用。例如尺、桡骨双骨折，经复位固定后，即可进行指间关节、指掌关节的屈伸锻炼，手指内收外展，肘关节屈伸和肩关节屈伸、内收外展、旋转等锻炼。骨折2～3周后肢体肿胀疼痛已明显减轻，软组织创伤已基本修复，骨痂开始形成，断端初步连接，除加强进行肌肉收缩与放松运动外，其他关节均可逐渐加大主动活动度，由单一而到几个关节的协同锻炼，在牵引架上的患者，也可通过肌肉收缩、放松和身体其他部位的运动来带动患肢的活动。②第二阶段：此时骨折已达到临床愈合标准，外固定和牵引拆除后，除了固定期间所控制的关节活动需继续锻炼修复外，某些患者由于初期锻炼比较差，固定拆除后，还可能存在关节粘连、关节囊挛缩、肢体水肿等症状，那么必须继续鼓励患者加强功能锻炼，配合中药外洗和推拿来促进关节活动和肌肉力量的迅速恢复。另外，还可据病情需要适当配合物理治疗，但仍应以主动锻炼为主。

(2) 被动运动。①按摩：适用于骨折断端有肿胀的肢体，通过轻微按摩帮助肿胀消退。②关节被动活动：骨折固定初期，少数患者因惧怕疼痛不敢做主动锻炼，宜在医务人员帮助下进行辅助性活动，促使患者更好地做主动锻炼。对早日消除肿胀，防止肌肉萎缩粘连、关节囊挛缩有一定作用，但操作时要轻柔，不使骨折再度移位和加重局部创伤。

指骨骨折

指骨骨折是手部最常见的骨折，亦称竹节骨骨折。骨折可发生在近节、中节或末节，可单发或多发，多见于成人。指骨骨折发病率很高，占四肢骨折的首位，约占全身骨折总量的6.18%。包括近节指骨骨折、中节指骨骨折、末节指骨骨折。骨折有横断、斜形、螺旋、粉碎或波及关节面等。骨折后局部疼痛、肿胀，手指伸屈功能受限。有明显移位时，近节、中节指骨骨折可有成角畸形，末节指骨基底部背侧撕脱骨折有锤状指畸形，手指不能主动伸直。同时可扪及骨擦音，有异常活动。骨折后局部肿胀、疼痛、手指屈伸功能受限。有明显移位时，近节、中节指骨骨折可有成角畸形；末节指骨基底部背侧撕脱骨折有锤状指畸形，手指不能主动伸直。有移位骨折可扪及骨擦音，有异常活动。X线检查可明确骨折部位和类型。

中医认为本病早期宜活血祛瘀、消肿止痛；中期宜接骨续损；后期如无兼证，可免服药物。

【偏方集成】

1. 三角枫60克，白酒250毫升。浸泡7～10日后服用，每次服10～20毫升，每日3次。适用于指骨骨折。

2. 接骨草500克，白酒（或乙醇）适量。将上药捣烂，加少许乙醇炒至略带黄色，然后加水，用文火熬6～8小时，搓挤出药汁过滤，配制成45%乙醇浓度的药酒500毫升。先手法复位，然后用此酒湿敷于（纱布浸透）骨折部位皮肤。外用小夹板固定，必要时加牵引，每日将此药酒滴入夹板下之纱布（成人50毫升，儿童30毫升），每日滴1～2次。适用于指骨骨折。

3. 三叶木通果1个，肿节风（接骨木）、菊叶、三七各30克，细辛1棵，甜酒适量。捣烂，外敷包扎，隔日1次。适用于指骨骨折。

4. 接骨丹、骨碎补、绿葡萄根各60克，白酒适量。共捣烂，骨折复位后，外敷患处，每日用酒浸湿1次，7日换药1次。适用于指骨骨折。

5. 生半夏30克，土鳖虫60克，自然铜120克，醋少许。将土鳖虫与生半夏同炒，待半夏炒成黄色取半夏，另将自然铜放铁瓢内炒红，醋泡7次，每次服6克，每日2～3次。适用于指骨骨折。

6. 骨碎补60克，荷叶15克。水煎服，每日1剂，并配合外用药。适用于指骨骨折。

7. 接骨丹、野麻根、酢浆草、葛根各90克，酒适量。前4味共捣绒，酒炒包患处，外用夹板固定，每日1次。适用于指骨骨折。

【生活调理】

1. 心理护理。护士应用良好的语言、热情真诚的态度，对患者进行安慰、劝解。及时讲解有关疾病知识及术后注意事项，同时在生活上给予关心照顾，使其有安全感和信任感。消除不良情绪，以健康的心理面对现实，增强疾病治愈信心。

2. 疼痛的护理。首先预防性服用止痛药（最常用可塞风8毫克，每4～6小时服1片，一般服3日），分散痛觉感受力。教会患者减轻疼痛的方法如安心放松、看书、听音乐、增加交际活动、散步等，护患共同努力使患者顺利度过疼痛期。

3. 饮食护理。指导患者进食高热量、高蛋白质的食物来补充身体的消耗，同时多吃蔬菜、水果，补充维生素C以促进机体代谢及伤口愈合。骨折患者尤其注意钙质的补充，多吃富含钙的食品如虾皮、虾米、海带、豆腐干等，同时适当地到户外晒太阳，增加钙质的吸收，促进骨折的愈合。

4. 密切观察局部血循环变化，及时发现问题及时处理。为促进肢端血液循环，减轻肿胀，患者术后应采取平卧位，患肢用垫枕抬高于心脏水平，下床活动时，应给予三角巾悬吊患肢，并密切观察石膏托位置、松紧度，及时给予调整，保证肢体功能位，促进骨折恢复。护士通过对患肢指端皮肤颜色、温度、毛细血管充盈度及肿胀情况的观察及时发现血循环变化；正常情况下患手指端皮肤颜色红润，轻微肿胀，若颜色苍白或暗紫均提示有血循环障碍发生，立即通知医师，找出原因给予相应的治疗与调理措施。

股骨骨折

股骨骨折是指由股骨头下至股骨颈基底部之间的骨折。其骨折线绝大多数患者在关节内，故又称为股骨颈囊内骨折，是一种老年人常见的骨折。根据统计，骨折患者中股骨骨折占 3.55%，股骨骨折部的形态分为嵌入型和错位型骨折。这两型股骨骨折的骨折线可表现为致密线和/或透亮线。致密骨折线表示两骨折端的骨小梁有重叠嵌插，而透亮骨折线则意味着两骨折端有分离。嵌入型股骨骨折无明显错位，通常股骨可见模糊的致密骨折线，局部骨小梁中断，局部骨皮质出现小的成角或凹陷，股骨干的外旋畸形较明显。此型骨折属较稳定性骨折。由于骨折发生时外力作用的不同，股骨头可发生不同程度的内收、外旋，前倾或后倾的成角畸形。如出现嵌入端成角畸形较明显，或骨折线的斜度较大、骨折端部分有分离，或股骨干外旋明显时，提示骨折不稳定。错位型股骨颈骨折较常见，亦称为内收型股骨骨折。两折端出现旋转和错位。股骨头向后倾骨折端向前成角，股骨干外旋向上错位，骨折线分离明显。

中医治疗本病主要以活血祛瘀、消肿止痛，并配合其他辨证治疗，多获得良效，可以根据患者的不同情况，辨证施治，酌情选用。

【偏方集成】

1. 山葡萄根适量。将山葡萄根去粗皮，捣成细泥状，少加醋或白酒，外敷伤处，用消毒纱布包扎，胶布固定，隔日 1 次。适用于股骨骨折。

2. 臭梧桐、大麻药各等份。晒干碾成极细粉，混合备用，将药粉加适量乙醇调成糊状贴敷患处。适用于股骨骨折。

3. 接骨草、牛膝、白马分鬃各适量。将以上药物晒干，碾成极细粉，混合均匀备用，药粉加适量白酒调匀敷患处。适用于股骨骨折。

4. 水冬瓜根、骨碎补根、野葡萄根各 60克。将上述鲜药加白酒适量捣烂备用，用时，先行复位，然后再将药外敷患处，用杉树皮小夹板固定，每日乙醇浸湿 1 次，7 日换药 1次。适用于股骨骨折。

5. 土茯苓藤叶、臭梧桐、野棉桃根皮各等份。晒干后研成极细粉末，加水调成糊状贴敷于骨折伤处。适用于股骨骨折。

6. 葛根 50 克，小公鸡 1 只。葛根加水700 毫升煎至 500 毫升，滤过取汁。小公鸡宰杀后去毛、内脏，切块，放锅内用适量油稍炒。兑入葛根药汁、姜丝黄酒，文火焖烂，调入味精、盐服食。适用于股骨颈骨折。

【生活调理】

1. 骨折后卧床的时间比较长时，加强功能锻炼尤为重要。除进行局部功能锻炼外，卧床休息期间还应加强全身锻炼，每日做气功或深呼吸，主动按胸咳嗽排痰，做上肢或健侧下肢的主动或被动的关节活动，做头胸部的自我按摩，以疏通气血。臀部垫圈，并每日定时按摩。

2. 新鲜骨折行闭合复位内固定者，足部需穿"丁"字鞋，以防患肢外旋，避免由于骨折端旋转而影响骨折的稳定性。复位内固定后，即可取半卧位休息，开始进行股四头肌锻炼和踝关节的背伸、跖屈锻炼，禁止做髋关节的内收活动，以防止肌肉萎缩，关节僵直和骨折发生再移位，4～6 周后可在床上做主动或被动的髋膝关节锻炼，但不宜做髋关节内收和外旋运动。2～3 个月扶拐步行锻炼，一般不宜负重太早，在骨折尚未愈合之前，为了防止髋关节内收畸形，并有利于骨折愈合，做到不盘腿、不侧卧、不下地。

3. 室内应经常通风换气，保持空气清新，经常到户外活动，多晒太阳，讲究个人卫生，防止感冒，继续加强功能锻炼，股骨干骨折患者需较长时间扶拐锻炼，因此扶拐是下床活动的必要条件，且扶拐方法的正确与否与发生继发性畸形、再损伤或引起臂丛神经损伤等有密切关系。因此应指导患者正确使用双拐，教会患者膝关节功能疗法。功能锻炼用力应适度，活动范围应由小到大，循序渐进，且不可操之过急，每次应以不感到疲劳为度，以免给骨折愈合带来不良影响。

胫骨骨折

胫骨，小腿双骨之一，位于小腿的内侧，对支持体重重要作用。可分为一体和两端。上端膨大，形成内侧髁和外侧髁，与股骨下端的内、外侧髁以及髌骨共同构成膝关节。两髁之间的骨面隆凸叫做髁间隆起。隆起前后各有一凹陷的粗糙面，分别称为髁间前窝和髁间后窝。上端的前面有一粗糙的隆起，称为胫骨粗隆。外侧髁的后下面有一关节面，接腓骨小头，称为腓关节面。直接暴力和间接暴力均可造成骨折，如重物直接打击，汽车撞击伤等。多在作用处发生横断或短斜形骨折，并多有1～2个碎骨片。如为间接暴力，多为螺旋形或斜形骨折，骨折线多在中下1/3交界处。胫骨约1/3部位于皮下，胫骨的血供较其他有肌肉包裹的骨骼差，胫骨开放骨折多见并且软组织损伤多较重，给临床治疗带来更多困难。感染、延迟愈合和不愈合为常见并发症。

中医学认为本病宜三期辨证治疗，活血祛瘀、消肿止痛、接骨续损，后期如无兼证，可免服药物。解除固定后，可用上肢洗方或汤煎水熏洗患肢。内服外敷对本病起着重要的作用。

【偏方集成】

1. 大黄2份，侧柏叶2份，泽兰、黄柏、防风、乳香各1份。共研细末，用水、蜂蜜调煮，外敷患处。适用于胫骨骨折。

2. 骨碎补15克，生地黄10克，川牛膝20克。水煎服，每日1剂。适用于胫骨骨折复位固定者。

【生活调理】

1. 骨折患者经过整复和固定以后，要特别注意观察石膏或夹板固定是否太紧。注意观察下肢血运，是否肿胀、麻木，排除石膏过紧压迫神经血管，如发现骨折部位的远端（手指或脚趾）有血运障碍，即肿胀严重或皮肤发紫，应及时请医师处理。经常检查石膏或夹板边缘的皮肤有无受压情况，如发红或

破溃时请医师处理。

2. 骨折后长期卧床的患者，应睡木板床有利于健康；还要注意定时翻身，按摩受压的皮肤，防止发生压疮。

3. 加强功能锻炼也很重要，在身体允许的情况下尽早下床活动，不能下床的患者也要在床上做肢体的运动，以促进血液循环，有利于骨折的愈合和功能的恢复。积极进行踝关节的功能锻炼以及脚趾的锻炼。

4. 家属要照顾好患者的饮食起居，注意加强营养，常吃些高蛋白、高维生素食物。常喝些骨头汤，以补充钙质。

跟骨骨折

跟骨是足骨中最大的骨，以松质骨为主，呈长而略弓形，跟骨后端为足弓的着力点之一，跟骨与距骨形成距跟关节，跟骨的载距突与距骨颈接触，支持距骨头并承担体重，跟骨上关节面与距骨远端形成距骨下关节，跟骨与骰骨形成骰跟关节，由跟骨结节与跟骨后关节突的连线与跟骨前、后关节突连接形成的夹角称为跟骨结节，关节角正常时约为40°。跟骨结节与第1跖骨头和第5跖骨头形成足的三点负重，并形成足弓，若跟骨骨折、塌陷，使足底三点负重关系发生改变，足弓塌陷将引起步态的改变和足的弹性、减震功能降低。跟骨骨折是跗骨骨折中最常见者，约占全部跗骨骨折的60%。多由高处跌下，足部着地，足跟遭受垂直撞击所致。

中医学认为本病宜三期辨证治疗，活血祛瘀、消肿止痛、接骨续损，后期如无兼证，可免服药物。解除固定后，可用上肢洗方或汤煎水熏洗患肢。内服外敷对本病起着重要的作用。

【偏方集成】

1. 枸杞子、续断各10克，骨碎补15克，薏苡仁50克。将骨碎补与续断先煎去渣，再入其余2味煮粥进食。每日1次，7日为1个疗程。每1个疗程间隔3～5日，可用3～4个疗程。适用于跟骨骨折。

2. 新鲜接骨草叶500克。捣烂，加少许乙醇，炒至略带黄色。然后文火煎6～8小

时，挤出药汁过滤，配成45％乙醇浓度的药酒500毫升（1∶1浓度）便可应用。也可将接骨草叶量加倍，按上法制成2∶1浓度。外搽患处。适用于跟骨骨折。

【生活调理】

1. 在骨折早期适当补充动物肝脏、海产品、黄豆、葵花子、蘑菇。

2. 骨折早期因忧思少动，气机郁滞，无力推运，常有大便秘结，卧床患者更多见。宜多食含纤维素多的蔬菜，吃些香蕉、蜂蜜等促进排便。

3. 采用抬高患肢，卧床休息，从足趾至踝以上用弹性绷带包缠，施以轻微按摩挤压，自受伤之日起就开始主动活动足趾，待疼痛稍减就开始不负重的踝关节及足的主动运动训练，6周后持拐负重行走康复训练，10周后弃拐行走训练。早期功能活动，有利于局部渗液吸收，改善静脉回流，防止水肿，防止肌腱、关节的粘连，并能使已粉碎不光滑的关节面在活动中逐步得以塑形，恢复光滑。

4. 石膏固定法。无移位的骨折直接用短腿石膏功能位固定，有移位者行手法复位后采用石膏固定，4～6周后拆石膏不负重运动训练，8周后持拐负重行走训练，10周后弃拐行走训练。

脊柱骨折

脊柱俗称脊梁骨，是人体的四肢与头颅连接的中心，也是支持内脏和保护内脏的支柱和后壁。脊柱由33个椎骨组成，其中包括颈椎（7个）、胸椎（12个）、腰椎（5个）、骶椎（5个）、尾椎（4个），成人的骶椎与尾椎均融合为一体，故能活动的椎骨只有24个，脊柱骨折中最为常见的部位是在胸腰椎之间（第12胸椎至第1、第2腰椎），因高空坠下，臀部着地，上身的重力向下冲击，地面的反冲力量向上冲击，两股力量汇合在脊柱前屈最大解位即胸腰椎之间，造成骨折和脱位。脊柱骨折一般可分为两类。①稳定性骨折，包括单纯椎体压缩性骨折、棘突骨折、横突骨折等；②不稳定性骨折，包括椎体压缩性骨折并发关节脱位，或并发脊髓损伤，

治疗困难，预后较差。

中医学认为本病应辨证治疗，以活血化瘀、消肿止痛、续筋接骨、补肝肾、养气血、舒筋活络为主，并兼顾本病的并发症，内服外用辨证治疗。

【偏方集成】

1. 大白背适量。将大白背全草切碎晒干，打粉备用。先对患肢进行手法固定，根据患部的大小取适量药粉和三花酒放入小锅内拌湿为度，然后在火上加热至粉散开不成团，待稍冷后敷患处并用绷带包扎固定。每日1次，一般用药15日左右。适用于脊柱骨折。

2. 麻藤叶适量。将药捣烂后加适量米酒，炒至七八成熟，趁热外敷于复位后的骨折处局部包扎，以小夹板固定，每日换药1次。适用于脊柱骨折。

3. 骨碎补、椰榆根皮各适量。同捣烂，加面粉调成糊状，复位后敷患处，2～3日换药1次。适用于脊柱骨折。

4. 鲜及己根适量，盐少许。共捣烂，烘热敷。另取及己根0.5克，水煎冲酒服。适用于脊柱骨折。

5. 杨桃叶、韭菜根各适量，白酒糟适量。前2味洗净，合白酒糟捣烂敷。适用于脊柱骨折。

【生活调理】

1. 对任何脊柱骨折的可疑者，不得任意搬动，应当用木板或门板搬运，搬运过程中使脊柱保持伸直位置。注意不要使伤者的躯干扭转、屈曲，禁用搂抱或一人抬头一人抬足的方法，因为这样会加重脊髓损伤。对颈椎受伤的患者，要有专人托扶头部，沿躯体纵轴略加牵引，使头颈随躯干一起滚动，睡到木板上后用沙袋或折好的衣服放在颈两侧加以固定，然后转送医院诊治。脊柱损伤复位后，必要时可结合理疗、中西药治疗等方法，促进脊柱骨折的愈合。脊柱骨折比较常见，伤情比较复杂，严重者可危及生命，必须积极预防，正确治疗。

2. 单纯楔状压缩性骨折的治疗，患者可仰卧硬板床上，腰部用枕垫起。枕垫正对骨折部位，保持脊柱过伸位。静卧2～3日后，

骨折处出血停止，疼痛减轻及腹部胀气消退后，即开始腰部背伸肌锻炼。患者需卧床3个月，日日坚持锻炼，大部分患者可获得良好的效果。

3. 脊柱骨折患者不要吃多肉骨头，因为骨再生主要依靠骨膜、骨髓作用在增生骨胶原情况下才能充分发挥。肉骨头的成分是钙和磷，而摄入大量的钙和磷反而会阻碍骨折的早期愈合。要想早期愈合除看医师外，应适当补充新鲜蔬菜、水果、豆制品等。

4. 脊柱骨折是比较常见的骨折，一部分骨折患者是不需要手术治疗的。了解常用的保守治疗的方法，可以更好地配合医师的治疗。

5. 伴有脱位或伴有附件等的脊柱骨折的治疗比较复杂，尤其是颈椎骨折脱位有关节交锁者，危险比较大，须进行闭合复位或切开复位，要特别谨慎。

骨盆骨折

骨盆是由骶骨、尾骨、髋骨、耻骨和坐骨连接而成的漏斗状环形结构。骨盆骨折是一种严重外伤，多由直接暴力骨盆挤压所致。骨盆骨折时，往往先折断副弓；主弓断弓时，往往副弓已先期折断。骨盆边缘有许多肌肉和韧带附着，特别是韧带结构对维护骨盆起着重要作用，骨盆的底部，更有坚强的骶结节韧带和骶棘韧带，骨盆保护着盆腔内脏器，骨盆骨折后对盆腔内脏器也会产生重度损伤。主要由于压砸、轧碾、撞挤或高处坠落等损伤所致，多伴有骨盆大血管和神经损伤。外伤时外力的作用方向决定骨折部位。骨盆骨折大多数为高能量直接暴力所致，如交通事故、地震、土方塌方、矿井塌陷、枪弹、弹片火器伤等；少数为肌肉强力收缩所致肌肉附着点撕脱骨折。如髂前上下棘撕脱骨折，坐骨结节撕脱骨折等。直接暴力作用方向不同可造成不同的骨折类型，半数以上伴有合并症或多发伤。最严重的是创伤性失血性休克，及盆腔脏器合并伤，救治不当有很高的死亡率。

中医学认为本病应三期辨证治疗，药物治疗按损伤三期分期辨证治疗，早期应活血化瘀，消肿止痛。中期可选以续筋接骨为主。后期应以补肝肾、养气血，舒筋活络为主，并兼顾本病的并发症，内服外用辨证治疗。

【偏方集成】

1. 长叶铁角蕨适量。捣成绒状，待骨折复位后包在患处。适用于骨盆骨折。

2. 蕲蛇15克，蜈蚣2条，全蝎、苏木各10克。水煎服。适用于骨盆骨折。

3. 鲜水蜈蚣适量。洗净，捣烂包患处，每日换药2次。适用于骨盆骨折。

4. 芝根皮、细辛各15克，糯米饭适量。共捣烂敷。适用于骨盆骨折。

5. 鲜杉根、茎皮各适量。洗净，捣烂，绞汁约20毫升，调开水或黄酒服，渣和酒糟共捣烂，温敷患处。适用于骨盆骨折。

6. 鲜杨梅根皮、鲜羊角藤根各适量。捣烂敷。适用于骨盆骨折。

7. 鲜赤车适量，生栀子12克，糯米饭、米酒各少许。同捣烂，加热敷。适用于骨盆骨折。

8. 罗汉松根二层皮适量。研末，用水调成膏状，于复位后敷患处，用夹板固定。适用于骨盆骨折。

9. 草珊瑚根15～30克。酒、水炖服。外用鲜叶捣烂，以酒炒敷。适用于骨盆骨折。

【生活调理】

1. 不影响骨盆环完整的骨折

(1) 单纯一处骨折，无合并伤，又不需复位者，卧床休息，仰卧与侧卧交替（健侧在下）。早期在床上做上肢伸展运动、下肢肌肉收缩以及足踝活动。

(2) 伤后1周后半卧位及坐位练习，并做髋关节、膝关节的伸屈运动。

(3) 伤后2～3周，如全身情况尚可，可下床站立并缓慢行走，逐渐加大活动量。

(4) 伤后3～4周，不限制活动，练习正常行走及下蹲。

2. 影响骨盆环完整的骨折

(1) 伤后无合并症者，卧硬板床休息，并进行上肢活动。

(2) 伤后第2周开始半坐位，进行下肢肌肉收缩锻炼，如股四头肌收缩、踝关节背

中医偏方全书（珍藏本）

伸和跖屈、足趾伸屈等活动。

（3）伤后第 3 周在床上进行髋、膝关节的活动，先被动，后主动。

（4）伤后第 6～第 8 周（即骨折临床愈

合），拆除牵引固定，扶拐行走。

（5）伤后第 12 周逐渐锻炼，并弃拐负重步行。

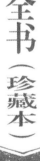

第二十一章 脱 位

肩关节脱位

肩关节脱位好发于 20～50 岁的男性，在全身关节脱位中最多见。肩关节是运动广泛的球凹关节，肱骨头大，肩胛盂小而浅，关节囊和韧带松弛薄弱，关节囊下方无韧带支持，故易发生脱位。肩关节脱位按肱骨头的位置分为前脱位和后脱位。肩关节前脱位者很多见，常因间接暴力所致，如跌倒时上肢外展外旋，手掌或肘部着地，外力沿肱骨纵轴向上冲击，肱骨头自肩胛下肌和大圆肌之间薄弱部撕脱关节囊，向前下脱出，形成前脱位。肱骨头被推至肩胛骨喙突下，形成喙突下脱位，如暴力较大，肱骨头再向前移至锁骨下，形成锁骨下脱位。后脱位很少见，多由于肩关节受到由前向后的暴力作用或在肩关节内收内旋位跌倒时手部着地引起。后脱位可分为肩胛冈下和肩峰下脱位，肩关节脱位如在初期治疗不当，可发生习惯性脱位。固定期间练习手腕和手指活动，外固定解除后应逐步做肩关节各方向主动活动锻炼。并配合按摩推拿、针灸、理疗，以防肩关节软组织粘连与挛缩，促使伤肢的功能逐渐复原。中医对本病的药物治疗，早期患处瘀肿、疼痛明显者，宜内服、外敷，可以起到活血祛瘀，消肿止痛的作用；中期肿痛渐消，宜服舒筋活血，强筋壮骨之剂；后期体质虚弱者，可补益肝肾。

【偏方集成】

1. 鲜百合 250 克，桃仁 20 克。上 2 味药洗净，同置锅中，加清水 500 毫升，急火煮开 3 分钟，文火煮 20 分钟，分次食用，连服 10～15 日。适用于肩关节脱位复位中期，症见关节活动不利者。

2. 牛蹄筋 100 克，白芷 20 克，黄酒、姜、葱、盐各适量。牛蹄筋洗净，切成小块，白芷洗净，纱布包扎，2 味同置锅中，加清水 1000 毫升，急火煮开 3 分钟，去浮沫，加黄酒、姜、葱、盐等，文火煮 3 分钟，分次服用，连服 10～20 日。适用于肩关节脱位复位晚期，症见关节仍僵硬不能伸屈，腰膝酸软乏力者。

3. 干猪蹄筋 100 克，大枣 15 枚，枸杞子 10 克，龙眼肉 15 克。干猪蹄筋水发后洗净，切成小段置锅中，加清水 1000 毫升，加大枣、枸杞子、龙眼肉急火煮开 5 分钟，改文火煮 30 分钟，分次服用，连服 15 日。适用于肩关节脱位复位后期，症见气血虚损，肝肾不足，或有习惯性脱位者。

4. 大枣 10 枚，龙眼肉、粳米各 50 克。龙眼肉、大枣分别洗净，置锅中，加清水 1000 毫升，加粳米急火煮开 3 分钟，改文火煮 30 分钟，成粥。趁热食用，连服 10～20 日。适用于肩关节脱位后期，症见属肾阳虚损、怕冷、手足不温者。

5. 桑树枝、槐树枝、榆树枝、桃树枝、柳树枝各 36 厘米（直径 12 毫米，秋末、冬初采者为宜）。将各树枝切成每段 3 厘米长，放入香油 500 克中炸焦（呈黄色）捞出后，将乳香、没药各 15 克研细，加入油中，边加边搅拌（朝一个方向搅拌），拌匀再加入铅丹 250 克，继续搅拌，呈糊状放温后摊在 25～30 张牛皮纸上备用。待患处洗净，取膏贴患处，5 日换药 1 次。同时，嘱患者加强肩关节功能锻炼。适用于肩关节脱位。

【生活调理】

1. 固定后即鼓励患者做手腕及手指练功

中医偏方全书（珍藏本）

活动，新鲜脱位 1 周后去绷带，保留三角巾悬吊前臂，开始练习肩关节前屈、后伸活动；2 周后去除三角巾，开始逐渐做关节各方向主动功能锻炼，如左右开弓、双手托大、手拉滑车、手指爬墙等运动。复位满意后，采用胸壁绷带固定，将患侧上臂保持在内收、内旋位，肘关节屈曲 60°～90°，前臂依附胸前，用绷带将上臂固定在胸壁。前臂用三角巾悬吊于胸前。固定时间 2～3 周。

肘关节脱位

肘关节脱位即肱尺关节脱位，是最常见的关节脱位，可向前脱位，也可向后脱位，后者多见。根据脱位时暴力不同可合并肘关节骨折，肘关节脱位占全身四大关节脱位总数的一半。构成肘关节的肱骨下端呈内外宽厚，前后薄扁。侧方有坚强的韧带保护，关节囊前后部相当薄弱。肘关节的运动，主要为屈伸。尺骨冠状突较鹰嘴突小关节稳定，主要是依靠关节囊和韧带来约束关节的活动力。肘部的骨性标志主要是肱骨内、外上髁及尺骨鹰嘴凸出部分的三点标志，当肘关节伸直时三点成一直线，在屈曲时，这三点构成一等边三角形，称为"肘三角"。因对抗尺骨向后移动的能力要比对抗向前移动的能力差，所以肘关节后脱位远比其他方向的脱位较为常见。新鲜脱位经早期正确诊断及适当处理后，不会遗有明显的功能障碍。如早期未能得到及时正确的处理，则可能导致晚期严重的功能障碍。此时无论何种精心治疗，都难以恢复正常功能，而仅仅是得到不同程度的功能改善而已。

中医对本病的药物治疗，早期多为瘀血阻络，治宜活血祛瘀，消肿止痛。中期为气血留滞，治宜行气活血，舒筋通络。后期为肝肾不足，治宜补益肝肾，壮骨强筋。外敷用活血散或消瘀散等，每隔 1～3 日换药 1 次。肿胀消退后改用外洗药方，至功能恢复。

【偏方集成】

1. 月季花花瓣 5 克，红茶 3 克。月季花花瓣洗净，与红茶一起开水冲泡饮，每日 1 剂，连服 1 周。适用于肘关节脱位复位早期，

症见瘀肿疼痛较剧者。

2. 小河蟹 5 只，黄酒 150 毫升。小河蟹洗净捣烂，冲热黄酒，隔水炖焖，去渣取其汁，适量温饮，其渣可涂患处，每日 2 次，连续 1 周。适用于肘关节脱位。

3. 赤小豆、绿豆各 100 克，嫩竹笋 30 克。赤小豆、绿豆、竹笋分别洗净，置锅中，加清水 500 毫升，急火煮开 3 分钟，文火煮 20 分钟，即成。分次食用，连服 1 周。适用于肘关节脱位。

4. 鲫鱼 1 条，薤白 25 克，油、黄酒、姜、葱、盐各适量。鲫鱼活杀，去鳃、内脏等，洗净，油锅煎至鱼背微黄，加清水 500 毫升，薤白洗净，纱布包扎，同置锅中，急火煮开 3 分钟，加黄酒、姜、葱、盐等，改文火煮 20 分钟，去薤白。食鱼及汤，每日 2 次，连服 1 周。适用于肘脱位复位早期，症见关节部胀痛明显、关节活动受限者。

5. 蟾酥 30 克，新鲜蒲公英 150 克。洗净后，连根切碎、捣烂如泥，取汁，将药汁直接敷于患处，外盖三层纱布，中间夹一层凡士林纱布，以减缓药汁蒸发，一般每隔 24 小时换药 1 次。若有过敏性皮疹者，不宜继续使用。适用于肘关节脱位。

6. 冰片 30 克，丁香油 25 毫升，大曲酒 500 毫升。先将冰片倒入大曲酒中溶化，再倒入丁香油，充分摇匀。用脱脂棉球蘸适量药液敷搽疼痛的皮肤上，每隔 1～2 小时敷搽 1 次，待疼痛减轻时，可酌情减少次数。适用于肘关节脱位。

【生活调理】

1. 应鼓励患者早期活动肩、腕及掌指等关节，拆除固定后，将上臂置于枕垫之上，进行屈伸及前臂旋前旋后等活动。必须避免肘关节的粗暴被动活动，以防发生损伤性骨化。

2. 早期注意观察手部血运。要观察甲床充盈时间、手指的感觉运动及有无异常变化，以早发现早处理。

3. 若关节积血较多者，可在无菌操作下穿刺，抽出积血后，加压包扎，预防关节粘连与损伤性骨化。在锻炼时强调主动活动为主，切忌他人强行拉扳。

髋关节脱位

髋关节由髋臼和股骨头组成，髋臼的周缘有纤维软骨构成的髋臼唇，加深髋臼的深度。髋臼唇在髋臼切迹处失去软骨成分，由髋臼横韧带横架于切迹上，其下有血管和神经通过。髋关节有较强的稳定性，一般不容易脱位，只有受到强大暴力才会发生。髋关节脱位一般可分为前脱位、后脱位及中心脱位 3 种类型。股骨头脱位后位于髂前上棘与坐骨结节联线之前者为前脱位；反之，为后脱位；向盆腔方向脱位者，为中心脱位。本病是由于外力作用而造成脱位，髋关节脱位多为直接暴力所致，常见为后脱位，偶有前脱位和中心脱位。后脱位，前脱位也可合并髋臼骨折。治疗不当必会引起股骨头缺血性坏死，严重影响关节功能。

中医学认为机体体质虚弱，抗病能力低下，肝肾精血不足，致使骨质疏松，病变涉及肝、脾、肾。肾为先天之本，主骨生髓，肾健则髓生，髓满则骨坚。骨与软骨挫裂伤，气血不通畅，经脉瘀阻，血行障碍，肢体失去营养，再生和修复能力减退，因而产生本病。

【偏方集成】

1. 韭菜 250 克，佛手 200 克。韭菜洗净，切成小段，佛手洗净，切成小片，油锅烧热，将韭菜、佛手同置锅内炒熟，分次服用，连服 10 日。适用于髋关节脱位复位中期，症见关节仍肿胀、活动不利者。

2. 木瓜 250 克，粳米 50 克。木瓜洗净，切成小片，置锅中，加清水 500 毫升，加粳米，急火煮开 3 分钟，改文火煮 30 分钟，成粥，趁热食用，连服 10～15 日。适用于髋关节脱位复位后中期。

3. 猪蹄 2 只，黄豆 100 克，黄酒、姜、葱、盐各适量。猪蹄洗净，剁碎，置锅中，加黄豆，加清水 1000 毫升，急火煮开 3 分钟，加黄酒、姜、葱、盐少许，改文火煮 60 分钟，分次食用，连服 10 日左右。适用于髋关节脱位复位后。

4. 朱砂、乳香、没药各 15 克，冰片 30 克。以上 4 味，捣碎后，装入盛有 500 毫升米酒的瓶中，密封 2 日，取上层清液装入小瓶中，备用。患者疼痛时，用棉签或毛笔蘸小瓶中的药水涂敷痛处，稍干后再涂敷，一般用药后 10～15 分钟疼痛消失，维持 2～3 小时。疼痛时，再用此药水涂敷。适用于髋关节脱位复位后。

【生活调理】

1. 在脱位整复固定后应早期进行踝及足部的功能练习，经常做股四头肌的收缩活动，这样可以增进血液循环，减轻肿胀，避免肌肉萎缩及关节僵直。

2. 脱位整复后，患肢最好置于外展，内旋位。伤后 3 周以内，患者不能盘腿而坐，不要做并腿动作，以防再次脱位。为了避免术后人工关节脱位，应做到三防：①防止内旋或外旋，即置患肢于外展（15°～30°）中立位，穿"丁"字鞋；②防止内收，在两大腿之间放一软枕或梯形枕；③防止过度屈曲和伸直，术后在腘窝处放一小棉枕或适量卫生纸，使膝关节微屈。对单纯脱位复位者，可取伸髋位，将两下肢用绷带绑在一起 3 周，此期间如大便可临时松解绷带，但只许屈健侧髋，而不许屈伤侧髋，防止再脱位。

3. 固定物一般在整复 3～4 周后拆除，并逐渐扶双拐下地活动，在 3 周内活动时不能负重，以免股骨头缺血性坏死后因受压而变形，影响正常的行走功能；术后即可做距小腿关节主动伸屈练习，股四头肌等长收缩运动，保持肌肉张力和髋、膝关节被动活动。

4. 术后 3～5 日，视患者情况，可让患者逐渐下地站立。下地前可先让患者坐于床边，以避免体位改变导致的头晕。指导患者及家属正确的下床方法，准备合适的拐杖（使拐杖的高度及中部把手与患者的身高臂长相适宜），患者健侧腿先离床，并使足部着地，患肢外展、屈髋<45°，中他人协助抬起上身使患侧腿离床并使足部着地，再挂双拐站起，行走时采用三点式行走法，即双拐与患肢一起前进，再移动健肢，注意行走的时间，距离逐渐加长，行走时有人陪护，防止意外。上床时，按相反方向进行，即患肢先上床。

中医偏方全书（珍藏本）

膝关节脱位

膝关节由股骨内、外侧髁和胫骨内、外侧髁以及髌骨构成，为人体最大且构造最复杂，损伤机会亦较多的关节。膝关节没有较稳定的骨性结构，主要靠强大的肌肉和韧带维持关节稳定，当外力引起完全性脱位时，其脱位的方向决定于暴力方向、着地姿势和着力部位。根据胫骨移位方向可将膝关节脱位分为 5 种，即前侧脱位、后侧脱位、内侧脱位、外侧脱位及旋转脱位。

中医治疗对促进关节囊的修补和改善关节功能有着相当重要的作用。关节脱位之初，筋骨受损，气血离经，瘀血阻滞，络道闭塞，此时内服活血散瘀、消肿定痛的药物，可轻快地吸收血肿，防止关节内血肿机化。解除固定后及时应用外敷膏药、熏洗药，对促进关节功能活动也具有显而易见的效果。

【偏方集成】

1. 排骨（肋软骨部位）、脊骨各 250 克，三七 20 克，大枣 10 枚。将排骨、脊骨洗净焯水，三七打碎洗净，大枣去核洗净。把材料一同放入锅内，加入适量清水，大火煮沸后，文火煲 3 小时，加盐调味即可食用。适用于膝关节脱位。

2. 蚕沙 500 克，70°的白酒 250 毫升。二者拌匀后急火翻炒约 5 分钟，待蚕沙似干未干时迅速置于双层纱布袋内，当温度适宜后置于患处热敷，然后再在上面冬盖被，夏盖塑料膜，每次热敷 20 分钟。连用 2 周。适用于膝关节脱位。

3. 冰片 30 克，丁香油 25 毫升，大曲酒 500 毫升。先将冰片倒入大曲酒中溶化，再倒入丁香油，充分摇匀。用脱脂棉球蘸适量药液敷搓疼痛的皮肤上，每隔 1～2 小时敷搓 1 次，待疼痛减轻时，可酌情减少次数。适用于膝关节脱位。

【生活调理】

1. 走路时间不宜太久，当膝盖觉得不舒服时就应立即休息。要有耐心，在锻炼中坚持循序渐进的原则，避免因过度锻炼造成的膝关节疼痛。

2. 避免半蹲、全蹲或跪的姿势，如蹲马步。平躺的直腿抬举运动：平躺时缓慢抬举腿部，离地面约 0.3 米，且维持膝关节伸直，持续 5～10 秒再缓慢放下，双腿轮流进行，每日做 2 次，每次 5～10 分钟。

3. 注意膝盖的保暖，可以穿长裤、护膝来保护膝盖。

4. 少搬重物，少穿高跟鞋。活动严重受限，建议及时就诊，获得治疗和个体化的锻炼方案。

第二十二章　筋　伤

肩部扭挫伤

　　肩部受到外力的打击或扭挖致伤者为肩部扭挫伤。本病可发生于任何年龄，损伤的部位多见于肩部的上方或外上方，以闭合伤为常见，多因跌挫、扭转、打击等因素造成。伤后肩部疼痛、肿胀、压痛，肩关节活动受限，其受限多为暂时性。如肩部肿痛范围较大者，要查出肿痛的中心点，根据压痛最敏感的部位，判定受伤的准确位置。冈上肌腱断裂时，冈上肌肌力消失，无力外展上臂。如果帮助患肢外展至 60°以上后，就能自动抬举上臂。除外肱骨外科颈嵌入性骨折、肱骨大结节撕脱性骨折，注意与肩关节脱位及肩锁关节脱位相鉴别。如外伤暴力不大，但引起严重肿痛者，应除外骨囊肿、骨结核等病变。

　　本病属中医学"筋伤"范畴，根据其临床表现可分为气血瘀滞证和风寒湿痹证两大证候进行辨证治疗。

【偏方集成】

　　1. 韭菜适量。加 10％樟脑油，共捣如泥，涂敷患处，每日换药 1 次。适用于肩部扭挫伤。

　　2. 桃树皮、桃树根、酸味草、韭菜各 30 克。共捣如泥，加酒适量，涂敷患处，每日换药 1 次。适用于肩部扭挫伤。

　　3. 栀子适量。捣烂，加醋调涂患处。适用于肩部扭挫伤。

　　4. 银耳、黑木耳、香菇各 6 克，猪脑 2 副，鹌鹑蛋 5 枚。将银耳放入水中浸泡，拣去杂质；香菇切丝，猪脑去筋，蒸熟切粒；放入开水锅内煮熟，再放入去壳鹌鹑蛋，加入调味品和淀粉即成羹。每日服 2 次。适用于肩部扭挫伤。

　　5. 核桃仁、黑芝麻（捣碎）各 250 克，红糖 50 克。将红糖放入锅内，加水适量，置于火上，熬至稠厚时，加入炒香的核桃仁、黑芝麻，搅拌均匀，再倒在涂有熟菜油的搪瓷盘中，用刀划成小块，贮藏于干燥处，备用。早、晚各食 3 块。适用于肩部扭挫伤。

　　6. 川牛膝、熟狗脊、䗪虫各 40 克，制马钱子 30 克，鹿角胶 60 克。前 4 味焙干，研极细末。鹿角胶烊化，加蜂蜜适量，以文火煎浓。加上述药末调匀，制丸如绿豆大。每日 6 克，分 2～3 次服。10 日为 1 个疗程。适用于肩部扭挫伤。

　　7. 粉光参 3～6 克，白鳗（河鳗）150 克。粉光参切片，和半瓶米酒入锅内。白鳗（河鳗）越大越好，不放盐、酱或调味品，先行一滚，再隔水蒸约 20 分钟，取出，于睡前吃完。适用于肩部扭挫伤。

　　8. 木瓜 2 个，乳香、没药各 6 克。木瓜剖开，加入乳香、没药再缚定，置饭锅上蒸 3～4 次，研烂如泥状，每次取 9 克，黄酒一杯炖化，温时服下。适用于肩部扭挫伤。

【生活调理】

　　1. 耸肩。动作由小到大，由慢到快，在悬吊期内即可开始。

　　2. 耸肩环绕。两臂侧平举，屈肘，以指松散接触肩部按顺时针方向环绕。

　　3. 展旋。单侧或双侧，手心始终向上，自腰侧旋向后方伸直，移向侧方，屈肘，手心仍向上，手背从前方过头、伸肘，顺滑至侧方，沿前方降下，手心仍向上，回复原势。重复进行，双臂同时做亦可，展旋时配合左右弓步及上身前俯后仰。

肩关节周围炎

肩关节周围炎是一种以肩痛、肩关节活动障碍为主要特征的多因素病变的筋伤，简称"肩周炎"。多见于 50 岁以上的中老年人，多数患者呈慢性发病，少数有外伤史。初时肩周微有疼痛，常不引起注意。1～2 周后，疼痛逐渐加重，肩部酸痛，夜间尤甚，肩关节外展、外旋活动开始受限，逐步发展成肩关节活动广泛受限。外伤诱发者，外伤后肩关节外展功能迟迟不恢复，且肩周疼痛持续不愈，甚至转动加重。肩部肿胀不明显，肩前、后、外侧均可有压痛，病程长者可见肩臂肌肉萎缩，尤以三角肌为明显。肩征阳性，此时一手触摸住肩胛骨下角，一手将患肩继续外展时，可感到肩胛骨随之向外上转动，此说明肩关节已有粘连。重者外展、外旋、后伸等各方向功能活动均受到严重限制。此病病程较长，一般在 1 年以内，长者可达 2 年。X 线检查多属阴性，有时可见骨质疏松、冈上肌腱钙化或大结节处有密度增高的阴影。

本病中医学称"肩痹"、"漏肩风"、"五十肩"、"肩凝症"、"冻结肩"等，根据该病的症状情况可从风寒湿型、瘀滞型、气血虚型进行辨证治疗。

【偏方集成】

1. 斑蝥 10 克，大蒜 50 克。共捣如泥浆，每次取 0.5 克，敷于肩髃、天宗、肩井穴上，外以胶布固定，4～8 小时取下，即有一小水疱，刺破后，涂紫药水，隔日 1 次，与巨骨、肩贞、曲池、条口等穴轮换贴敷。适用于肩周炎。

2. 鲜姜 20 克。捣如泥，敷患处，每日 1 次。适用于肩周炎。

【生活调理】

1. 注意防寒保暖。

2. 加强功能锻炼。特别要注重关节的运动，可经常打太极拳、太极剑、门球，或在家里进行双臂悬吊，使用拉力器、哑铃以及双手摆动等运动，但要注意运动量，以免造成肩关节及其周围软组织的损伤。

3. 纠正不良姿势。对于经常伏案、双肩经常处于外展工作的人，应注意调整姿势。

4. 注意相关疾病。如糖尿病、颈椎病、肩部和上肢损伤、胸部外科手术以及神经系统疾病，患有上述疾病的人要密切观察是否产生肩部疼痛症状，肩关节活动范围是否减小，并应开展肩关节的主动运动和被动运动，以保持肩关节的活动度。

5. 功能锻炼。爬墙锻炼，面对墙壁，用双手或患手沿墙壁徐缓地向上爬动，使上肢尽量高举，然后缓慢向下回到原处，反复进行。体后拉双手向后反背，用健手拉住患肢腕部，渐渐向上拉动抬起，反复进行。外旋锻炼，背靠墙而立，双手握拳屈肘，做上臂外旋动作，尽量使脊背靠近墙壁，反复进行。摇膀子，弓箭步，一手叉腰，另一手握空拳靠近腰部，做前后环转摇动，幅度由小到大，动作由慢到快。

肘部扭挫伤

肘关节扭挫伤是常见的肘关节闭合性损伤，凡使肘关节发生超过正常活动范围的运动，均可引起关节内、外软组织损伤。多由直接暴力打击造成肘关节挫伤，间接暴力如跌仆滑倒、手掌撑地时，肘关节处于过度外展、伸直或半屈位，均可致肘关节扭伤。伤后肘关节处于半屈曲位，呈弥漫性肿胀、疼痛、肘关节活动受限，有的可出现瘀斑。压痛点往往在肘关节的内后方和内侧副韧带附着部。严重的扭挫伤要注意与骨折相区别，环状韧带的断裂常使桡骨头脱位并尺骨上段骨折。在成人，通过 X 线摄片易确定有无合并骨折，在儿童骨骺损伤时较难区别，可与健侧同时拍片对比，避免漏诊。部分严重的肘部扭挫伤，有可能是肘关节错缝后已自动复位，只有关节明显肿胀，已无脱位征，易误认为单纯扭伤。在后期可出现血肿钙化，并影响肘关节的伸屈功能。

本病属中医学"筋伤"范畴，《伤科补要·曲脉骱》曰："肘骨者，胳臂中节上下支骨交接处也，俗名鹅鼻骨，上接腰骨，其骱名曲脉。"根据肘部受伤情况，中医可分为气滞血瘀型和虚寒型两种进行辨证治疗。

【偏方集成】

1. 胡椒、花椒各 50 粒。研成粉，再加入冰片 10 克，用医用乙醇调匀，每日取一小团涂患处并用胶布贴好，每日换药 1 次，连用半个月。适用于肘部扭挫伤。

2. 活地龙 100 克，白糖 30 克。将地龙洗净，放入碗中，加白糖，待地龙化成液体，过滤再加适量黄连素，高压消毒。每日擦 7～8 次。2～3 日可消除肿痛。适用于肘部扭挫伤。

3. 蛇床子 15 克，苦参、蜂房各 18 克，苍耳草 40 克。趾间水疱或糜烂者加白矾 20 克，黄柏 18 克。将药物放入瓦罐内加水 1000 毫升，煎至 800 毫升，滤出药渣，再加入 5～6 倍的 40 ℃温水泡肘部，每次泡 20～30 分钟，每晚 1 次，连续 3 次。如未愈，2 周后继续按上述方法治疗。适用于肘部扭挫伤。

4. 栀子、泽兰、白芷、地龙各适量。洗净烘干，与冰片共研为极细末，加麻油、蜂蜜或凡士林熬制成膏，薄摊在纱布上，局部外敷。3 日 1 次，3 次为 1 个疗程。适用于肘部扭挫伤。

5. 白芥子 2 份，黄栀子 8 份。共研细，加面粉适量，以鸡蛋的蛋清调和如糊状，敷于患部，每日换药 2～3 次，至局部呈青紫色。适用于肘部扭挫伤。

6. 酒酿、鲜生地黄各适量。共捣烂，炖热敷患处，每日 1 次。适用于肘部扭挫伤。

7. 鲜木瓜适量。烤熟，捣烂乘温敷于患处，每日 1 次。适用于肘部扭挫伤。

【生活调理】

1. 理筋手法。伤后即来诊治者，宜将肘关节作一次 0°～140°的被动伸屈，这对于微细的关节错位可起到整复作用。然后以两手掌环握肘部，轻轻按压 1～2 分钟，然后用轻按摩拿捏手法，以患者有舒适感为度。尽量避免过大过猛的动作；患者活动需要持重物时两侧胳膊交替进行；注意休息，不要持续劳动。

2. 固定和练功活动。早期肘关节置于功能位，限制肘关节的伸屈活动。7～10 日肿痛减轻后，可逐步练习肘关节的伸屈功能，使粘连逐步松解以恢复正常。肘部损伤后功能的恢复不能操之过急，如做被动伸屈活动，必须是轻柔的，尤其在恢复期，更不能做猛烈的被动伸屈，这样虽能部分拉开粘连，但同时又引起创伤血肿，以后粘连可能更厉害，甚至引起骨化性肌炎。运动员要加强手臂、手腕的力量练习，运动强度要合理，不可使手臂过度疲劳，最主要的是纠正错误的击球样动作。

腕管综合征

腕管综合征是由于正中神经在腕管中受压，而引起以手指麻痛乏力为主的症候群。腕部的创伤，如桡骨下端骨折、腕骨骨折脱位、腕部扭挫伤、腕部慢性损伤，或腕管内有腱鞘囊肿、脂肪瘤，或内分泌紊乱等原因而引起腕管内容物增多、腕横韧带增厚，导致腕管内容积减少，引起肌腱、肌腱周围组织、滑膜水肿、肿胀、增厚，使管腔内压力增高，压迫正中神经，发生腕管综合征。腕管综合征主要表现为正中神经受压后，引起腕以下正中神经支配区域内的感觉、运动功能障碍。患者桡侧 3 个半手指麻木、刺痛或烧灼样痛，肿胀感。患手握力减弱，拇指外展、对掌无力，握物端物时，偶有突然失手的情况。夜间、晨起或劳累后症状加重，活动或甩手后症状可减轻。寒冷季节患指可有发冷、发绀等改变。病程长者大鱼际萎缩，患指感觉减退，出汗减少，皮肤干燥脱屑。屈腕压迫试验，即掌屈腕关节同时压迫正中神经 1 分钟，患指症状明显加重者为阳性。叩击试验，即叩击腕横韧带之正中神经处，患指症状明显加重者为阳性。肌电图检查可见大鱼际出现神经变性，可协助诊断。

中医学认为本病属"筋伤"范畴，根据该病的临床症状，可分为气滞血瘀型和虚寒型进行辨证治疗。

【偏方集成】

1. 鲜丝瓜藤 10 克，乳香、红花、阿魏各 6 克，赤芍、生桃仁、生香附、乌药各 12 克。以上 8 味，共研为细末。用蜂蜜适量，调成糊状，外敷痛处，用纱布固定，24 小时换药 1 次，配合内服补气活血药。适用于腕管综合征。

2. 山慈菇、土贝母、五倍子（瓦上炙透）、独活、生香附各 30 克，生天南星、生半夏各 15 克。以上 7 味，共研为细末，用醋调成糊状，摊贴在患处，膏药敷贴范围应略大于患处疼痛范围，然后用胶布或橡皮膏贴上。每 24 小时换药 1 次。适用于腕管综合征。

3. 大黄、黄柏、威灵仙、独活、牛膝、透骨草各 30 克，芒硝 5 克，陈醋 250 克。上方前 6 味药物用纱布包好，加冷水约 3000 毫升，煎开约半小时后取出药包，把药液倒入盆内，加入芒硝、醋搅匀。熏洗时，先以热气熏蒸，并用毛巾蘸药交替热敷痛处，待水温降至 50 ℃～60 ℃时，将患足浸入盆内浸洗。若水温下降可加温再洗，每次洗约 1 小时。每日 1～2 次。适用于腕管综合征。

【生活调理】

1. 首先治疗原发病，对造成腕管综合征的病因进行治疗。如对糖尿病的控制，甲状腺功能减退的治疗，痛风、类风湿疾病的控制，感染性疾病的治疗，减少相关的工业制剂的接触等。对动力性腕管综合征应减少诱发动作的活动次数，并对患者的工作习惯及所用工具进行分析，找出致病因素，加以改进。

2. 全身用药和夹板固定治疗。将腕关节固定在功能位 3 周，而后仅在夜间继续固定 3 周，可选用腕部或夹板短期固定，待症状缓解后去除。同时给予口服的非甾体类解热镇痛药（水杨酸类制剂、对乙酰胺基酚）、神经营养药（维生素 B_1、维生素 B_6、地巴唑等）治疗。维生素 B_6 作为综合治疗的一个组成部分起一定的作用，但单独使用，即使是大剂量使用，其治疗效果仍不明确。不同的患者对维生素 B_6 的治疗效果的报道各不相同，甚至相反。

3. 局部封闭结合夹板治疗。一般认为非手术治疗局部封闭的疗程为 1～2 个疗程，每周 1 次局部封闭，4～6 次为 1 个疗程。用地塞米松等甾体类药物加 1% 利多卡因或 0.5% 布比卡因进行局部封闭治疗。局部封闭时，在腕横纹处与环指轴线相交处，或掌长肌的

尺侧进针，向桡侧呈 45°穿入腕横韧带。如患者突感麻木或过电感，考虑针头刺中正中神经，则针应向尺侧略偏。虽然直接针刺正中神经或向内注药所引起的损伤是暂时的、可逆的，但还是应避免直接戳刺或向正中神经内注射药物。局部封闭后 24～48 小时内，症状可加重，而后减轻。

4. 功能锻炼。保持良好的操作姿态是避免相关损伤的最佳方法。键盘应放置在身体正前方中央位置，以持平高度靠近键盘或使用鼠标，可以预防腕管受到伤害；手腕尽可能平放姿势操作键盘，既不弯曲又不下垂；肘部活动角度应大于 90°，以避免肘内正中神经受压。前臂和肘部应尽量贴近身体，并尽可能放松，以免使用鼠标时身体向前倾；确保使用鼠标时手腕伸直，坐姿挺直并最好使用优质背垫，双脚应平放地面或脚垫上。显示屏放置在身体前面的高度以不使头部上下移动为宜，当坐正之后，双眼应与屏幕处于平行直线上，确保显示屏的亮度适中。工作期间经常伸展和松弛操作手，可缓慢弯曲手腕，每小时反复做 10 秒；也可每小时持续做 10 秒的握拳活动。

髋关节扭挫伤

髋部扭挫伤是指髋关节在过度外展、外旋、屈伸姿势下扭挫，致使髋部周围的肌肉、韧带和关节囊发生撕裂、水肿等现象，而出现一系列症状。间接暴力扭伤多见，直接暴力挫伤少见。青壮年多因摔跤或高处坠下时，髋关节姿势不正受到扭挫损伤，其肌肉、韧带和关节囊或有撕裂、断裂伤，或有嵌顿现象。损伤后患侧髋部疼痛、肿胀、功能障碍。活动时加重，休息静止时疼痛减轻。患肢不敢着地负重行走，呈保护性姿态，如跛行、拖拉步态、骨盆倾斜等。患侧腹股沟处有明显压痛，在股骨大转子后方亦有压痛，髋关节各方向被动活动时均可出现疼痛加重。偶有患肢外观变长。托马斯（Thomas）征可出现阳性。X 线检查多无异常表现。

本病属中医学"筋伤"范畴，《医宗金鉴·正骨心法要旨》曰："胯骨，即髋骨也，

又名髌骨。"根据本病的临床症状，中医可从气血淤滞型和风寒湿型进行辨证论治。

【偏方集成】

1. 鲜湖蟹 2 只（取肉带黄），熟地黄、骨碎补、炙马钱子、鸡血藤、肉苁蓉各 60 克，三七、净乳香、净没药、老川芎各 30 克。上药研末，炼蜜为丸，每丸 6 克，每次 1 丸，每日 2 次，温开水或黄酒送服。适用于髋关节扭挫伤。

2. 紫丹参 50 克，川芎 6 克，当归、川牛膝、独活、泽泻、红花、穿山甲、枳壳各 9 克，茯苓 12 克，乌药 15 克，陈皮、甘草各 3 克。同煮，取汁，其汁与猪长骨同煎，取其汤饮用，每日 1 剂，分 2 次服。适用于髋关节扭挫伤。

3. 柴胡、枳实、白芍、制香附、广郁金、延胡索各 10 克，甘草 6 克，炙乳香 5 克。将药物研末撒布在胶膏上，敷贴于患处，随即用 60 ℃左右的热毛巾在药膏上敷 30 分钟（以不烫伤皮肤为度）。每日热敷 3 次，5～7 日换药 1 次，可以反复应用。适用于髋关节扭挫伤。

4. 大黄、黄柏、威灵仙、独活、牛膝、透骨草各 30 克，芒硝 5 克，陈醋 250 克。上方前 6 味药物用纱布包好，加冷水约 3000 毫升，煎开约半小时后取出药包，把药液倒入盆内，加入芒硝、醋搅匀。熏洗时，先以热气熏蒸，并用毛巾蘸药交替热敷痛处，待水温降至 50 ℃～60 ℃时，将患足浸入盆内浸洗。若水温下降可加温再洗，每次洗约 1 小时。每日 1～2 次。适用于髋关节扭挫伤。

【生活调理】

1. 康复训练早期（术后 1～2 日）：做患肢股四头肌等长收缩运动及踝、趾关节主动伸屈运动，以促进血液循环，见减轻肿胀及疼痛，使切口早期愈合。检查股四头肌锻炼方法是否正确，可让患者把手放在膝关节上方，感觉到髌骨向上方随肌肉收缩而移动，也可以用手推动髌骨，如推不动，说明收缩股四头肌方法正确，应鼓励患者增加活动量，特别增加髋关节外展肌、屈膝肌的锻炼。

2. 康复训练中期（术后 3～5 日）。鼓励患者自动活动双上肢，握拳、屈伸肘腕关节、前屈后伸、外展内收肩关节等活动，保持上肢肌力，同时有助于保持呼吸功能正常。术后 2～3 日做髋、膝关节屈伸练习，从小角度开始，逐日增加角度，但不能超过 90°，同时加强外展肌锻炼，用手固定患肢外侧，做患肢外展；术后 3～4 日从坐位过渡到下床，护士在旁扶助使上身略向后靠，保持屈髋不超过 90°，并保护好术侧下肢，防止内旋外旋；术后 4～5 日可扶助步器下地行走，锻炼时有人在旁扶助，防止跌倒。指导患者进行功能锻炼。卧位应以平卧或半卧为主，3 个月内避免患侧卧位，坐位时尽量靠坐有扶手的椅子，3 周内屈髋小于 45°，以后逐渐增加，但避免大于 90°。不可将患肢架在另一条腿上或盘腿，站立时患肢外展，6 个月内患肢避免内收及内旋动作。负重指导，术后 2～3 周扶双拐下地（不负重），1 个月后，可单拐行走（稍负重），3 个月后，可弃拐行走，但避免屈患髋下蹲。

3. 康复训练后期（术后 6～7 日）。患者在床上进行直腿抬高训练，允许患者翻身，翻身时两腿之间放一软枕，患肢不可向上，鼓励患者扶拐行走。锻炼时有人在旁扶助，防止跌倒。术后 10～14 日拆线，扶双拐出院。肥胖患者要适当减肥，戒烟戒酒。

膝部韧带损伤

膝关节的关节囊松弛薄弱，关节的稳定性主要依靠韧带和肌肉。以内侧副韧带最为重要，其次为外侧副韧带及前、后交叉韧带。内侧副韧带损伤：为膝外翻暴力所致。外侧副韧带损伤：主要为膝内翻暴力所致。前交叉韧带损伤：膝关节伸直位下内翻损伤和膝关节屈曲位下外翻损伤都可以使前交叉韧带断裂。后交叉韧带损伤：无论膝关节属于屈曲位或伸直位，来自前方的使胫骨上端后移的暴力都可以使后交叉韧带断裂。膝伸直位，膝或腿部外侧受强大暴力打击或重压，使膝过度外展，内侧副韧带可发生部分或完全断裂。相反，膝或腿部内侧受暴力打击或重压，使膝过度内收，外侧副韧带可发生部分或完全断裂，在严重创伤时，侧副韧带、十字韧带和半月板可同时损伤。临床表现为一般都有明显外伤史。受伤时可听到有韧带断裂的响声，很快便因剧烈疼痛而不能继续运动或工作，膝部伤侧局部剧痛、肿胀，有时有瘀斑，膝关节不能完全伸直。韧带损伤处压痛明显，内侧副韧带损伤时，压痛点常在股骨内上髁或胫骨内髁的下缘处；外侧韧带损伤时，压痛点在股骨外上髁或腓骨小头处。

本病属中医学"筋痹"范畴，指肢体关节间接遭受外力后，经脉、筋膜、肌肉等的一种外伤疾病。根据"气伤痛，形伤肿，客于脉中则气不通"的机制，"痛则不通"的原理，通过对患处进行按摩、外敷中药和超短波理疗的综合疗法，使患处气血得以畅通，筋脉得以顺畅，达到清热、解毒、活血化瘀、消肿止痛的功效。

【偏方集成】

1. 川牛膝、熟狗脊、鳖虫各 40 克，制马钱子 30 克，鹿角胶 60 克。前 4 味焙干，研极细末。鹿角胶烊化，加蜂蜜适量，以文火煎浓，加上述药末调匀，制丸如绿豆大。每日 6 克，分 2～3 次服。10 日为 1 个疗程。适用于膝部韧带损伤。

2. 冰片 50 克，75％乙醇 100 毫升。将冰片倒入装有乙醇的磨口玻璃瓶内，搅拌后备用。用脱脂棉球蘸冰片乙醇涂搽于患处。每 30 分钟到 1 小时涂搽 1 次，视疼痛程度，可反复多次涂搽，至疼痛明显减轻为止。适用于膝部韧带损伤。

3. 黄柏、苦参各 30 克，雄黄、白矾、乳香、没药各 15 克，麝香、蟾酥各 2 克，冰片 3 克，硇砂 1 克。以上 10 味，分别研成细末或细粉，混和均匀，用蛋黄油调制成膏。敷患处，每日换药 1～2 次。适用于膝部韧带损伤。

【生活调理】

1. 休息。马上停止运动，不要让受伤的关节再负重。

2. 冷敷。冰块或者其他冷敷可以帮助减少疼痛和肿胀，因为降低温度可以减少血液循环。每次冷敷 15～20 分钟，每日 3～4 次。

3. 压迫。用绷带或其他办法压迫受伤局部可以减少出血、淤血。绷带产的紧度要适

中，你能感觉到有压力但又不会让你支端发麻或缺血。

4. 抬高患肢。抬高患肢的主要目的是减少肿胀，促进血液回流。

半月板损伤

在胫骨关节面上有内侧和外侧半月形状骨，叫半月板，其边缘部较厚，与关节囊紧密连接，中心部薄，呈游离状态。内侧半月板呈"C"形，前角附着于前十字韧带附着点之前，后角附着于胫骨髁间隆起和后十字韧带附着点之间，其外缘中部与内侧副韧带紧密相连。外侧半月板呈"O"形，其前角附着于前十字韧带附着点之前，后角附着于内侧半月板后角之前，其外缘与外侧副韧带不相连，其活动度较内侧半月板为大。半月板可随着膝关节运动而有一定的移动，伸膝时半月板向前移动，屈膝时向后移动。一般情况下，半月板是紧黏合在胫骨平台的关节面上，膝关节在运动的过程中是不移动的，只有在膝关节屈曲 135°位时，关节做内旋或外旋运动，半月板才有轻微的移动，故在此体位时容易造成半月板的损伤。半月板损伤主要机制是膝关节半屈曲时，当体重穿过关节，发生研磨及劈裂的力量，半月板卡在股骨髁与胫骨平台之间，突然的伸直和旋转而造成损伤。临床症状：①大部分患者无外伤史，伤后逐渐肿胀，伤侧较显著。②疼痛往往发生在运动中的某种体位，体位改变后疼痛即可能消失。疼痛部位在两侧关节间隙。③行走可，但乏力，上下楼梯时尤为明显，且伴有疼痛或不适。病程长者，股四头肌会逐渐萎缩。④交锁症状，当运动中股骨髁突入半月板之破裂处而又不能解除，可突然造成膝关节的伸屈障碍，形成交锁。放松肌肉、改变体位、自主或被动地旋转伸屈之后，交锁多可解除。

本病属西医诊断，传统中医文献并无这一病名。但是半月板破裂又属常见病，具有数千年疗伤经验的中医疗法应予重视。多年来，通过理论学习和临床实践，使我在应用中医药解决西医疑难病方面取得了显著的成

绩。其中治疗半月板损伤的"不手术、不固定、多运动"的治疗方法就非常有特色。"凡损药必热，便生血气，以接骨耳"，重视损伤部位的血运，这是其一。其二，西方人对于半月板破裂的保守治疗喜欢用冰敷，我们则不用冰反而用热：用电褥子加热水袋先发其汗而祛其寒，通过改善局部的气血运行而促使受损组织的修复。其三，休息和固定是当今中西医治疗骨伤的要则，我们则不然，反其道而行之，无论急性还是慢性，都要求患者活动，因为"动生气血"。《吕氏春秋》曰："流水不腐，户枢不蠹，动也；形气亦然。形不动则精不流，精不流则气郁。"

【偏方集成】

1. 白扁豆 30 克，莲子 15 克，银耳 10 克，大米 100 克。水适量。把白扁豆、莲子、大米洗净，银耳用冷水发开后洗净切碎，加入适量清水，旺火煮沸，再改用小火熬煮成粥食用。适用于半月板损伤。

2. 羌活、白芷、当归、细辛、芫花、白芍、吴茱萸、肉桂各等份，连须赤皮葱适量。药共为末，每次取适量的药末，与适量的连须赤皮葱捣烂混合，醋炒热，布包，热熨患处。适用于半月板损伤。

3. 紫河车、白及、土鳖虫各 30 克，儿茶、血竭、丹参、骨碎补各 15 克，乳香、没药、象皮各 12 克，茯苓、牛膝各 9 克。共研细末，用开水和蜂蜜少许调敷患处，隔日换药 1 次。适用于半月板损伤。

【生活调理】

1. 抬高患肢。用油布棉枕放在患肢下，以促进血液回流，减轻肿胀。在抬高期间，可根据患者的需要和要求，将患肢下的枕头暂时拿开，放平肢体然后再垫起来。这样移动患肢可使患者减轻疲劳感，增加舒适程度。

2. 练习股四头肌。督促患者练习，目的是把股四头肌锻炼得有力。运动员的肌力强，还可适当在患肢上增加重量练习。在练患肢的同时，也要练习健侧的股四头肌。因为经过一个阶段的卧床时间，健腿肌肉也会因废用而无力。当扶拐下地时，如健腿无力，则行走困难，也容易跌倒。术后 24 小时内即可要求患者股四头肌"绷紧"，做肌肉等长收缩。如果患者术后疼痛或怕痛而练不起来，可嘱患者先练健腿，再学着练患腿。患者练的时候护士应检查练的情况。手术 24 小时后可开始要求患者抬患腿练习股四头肌。抬腿以前，应做好患者的思想工作，患者可能怕痛或怕影响伤口愈合，应给患者解除这些顾虑，鼓励患者主动地练。如果患者不会抬，应耐心教患者，也可先练股四头肌绷紧，接着再试着抬腿。实在不能抬时，也可由护士协助，托起患者小腿，托起之后，再将手拿开，要求患者自己将腿保持在抬高的位置上，然后轻轻放下。患者练会之后，开始每日练 4～5 次，每次 5 分钟左右，以不使患者感到腿累为原则。

3. 饮食上少食油腻、高脂肪食物，多食蔬菜水果，少食细粮，多食粗粮。忌吃牛肉、鸡肉、姜和燥热食物，忌服激素药。

4. 上下楼梯时，必须全神贯注，且踏稳之后，再动第二步，才可避免外伤。

5. 急性损伤后，患肢冰敷止血，制动，抽去瘀血，对症治疗。调节骨质均衡代谢，提高骨细胞和滑膜组织的新陈代谢功能，消除关节的充血、水肿、粘连、挛缩、僵硬、疼痛等症状，增强关节韧带的功能，加强韧带弹性韧性，消除炎症水肿。经保守治疗无效，在关节镜下行半月板修补、撕裂块切除，或手术切除半月板。

髌韧带断裂

髌韧带断裂是临床中较少而又严重的膝关节运动性损伤，主要由于股四头肌强力收缩所致，多见于 40 岁以下的患者。受伤时膝前血肿、局部疼痛及 X 线片上的非特异表现有时会造成漏诊而延误治疗，从而导致陈旧性髌韧带断裂，大大增加了治疗上的困难。髌腱断裂可由直接暴力所致，也可由间接暴力所致。正常情况下伸直位髌腱最松弛，而随屈膝角度增大，其所受的牵拉力也相应增大，因而髌腱断裂多发生于屈膝情况下伸膝装置突然收缩时，而这种动作比较多地出现在跳高、篮球等项目突然起跳或踏跳时以及屈膝落地股四头肌突然收缩时，同样可见于跑步中突然跌倒的情况。髌腱断裂有以下临床特点。①有明确的跳跃或跪地性受伤史，伤后主动伸膝功能丧失，但要注意当两侧张腱未断时，仍可有伸膝动作，但伸膝力量明显减弱，且膝关节不能完全伸直；②髌骨上移，左右活动范围异常增大，股四头肌收缩时张力下降；③髌腱正常轮廓消失，屈膝位可看到，摸到断裂部位的凹陷，髌腱无张力感（正常时膝关节伸 30°～40°时髌腱轮廓最清楚，触之张力最明显）；④断裂端触痛，伸膝抗阻痛，直抬腿试验阳性；⑤X 线片多显示骨与关节正常，但屈膝 30°侧位片可见髌骨上移，髌腱阴影失去连续性。

本病属中医学"筋伤"范畴，目前临床研究提出了气滞血瘀、肝肾亏虚等辨证方法，接近于临床实际，应用于临床取得了良好的疗效。

【偏方集成】

1. 生川乌、生草乌、生杜仲、忍冬藤、当归、五加皮、海风藤各 35 克，乌梅 2 个，白酒 1500 毫升，冰糖、红糖各 100 克。将前 8 味水煎 2 小时，取药液加入冰糖、红糖，待溶化后再加入白酒即成。早、晚各服 1 次，每次 10～20 毫升。适用于髌韧带断裂。

2. 生川乌、生草乌各 50 克，三七、马钱子各 25 克。将川乌、草乌洗净切片晒干，用蜂蜜 250 克煎煮；马钱子去毛，用植物油炸；三七捣碎。混合前药加水煎煮 2 次，第 1 次加水 1000 毫升，浓缩到 300 毫升，第 2 次加水 1000 毫升，浓缩到 200 毫升，两次取液 500 毫升，加白酒 500 毫升即成。每次 10 毫升，每日 3 次，10 日为 1 个疗程。适用于髌韧带断裂。

3. 伸筋草、透骨草、昆布、海藻各 30 克，苏木、制乳香、制没药、木瓜、桂枝、川芎、五加皮、牛膝、防风各 20 克。上方加水 2000 毫升，浸泡 30 分钟，煎开约 10 分钟后将药液滤入盆内，先熏后洗，待药温度不烫你皮肤时，将足跟浸在药液中，若药液温度下降，可加温后再洗，每次浸洗 30 分钟，每日 2 次，每剂再煎 2 次，可连用 3 日，熏洗完毕后，用足跟叩击地面。适用于髌韧带断裂。

4. 大黄、黄柏、威灵仙、独活、牛膝、透骨草各 30 克，芒硝 5 克，陈醋 250 克。上方前 6 味药物用纱布包好，加冷水约 3000 毫升，煎开约半小时后取出药包，把药液倒入盆内，加入芒硝、醋搅匀。熏洗时先以热气熏蒸，并用毛巾蘸药液交替热敷患处，待水温降至 50 ℃～60 ℃时，将患足浸入盆内浸洗。若水温下降可加温再洗，每次洗约 1 小时，每日 1～2 次。适用于髌韧带断裂。

5. 艾叶 60 克，乌梅 10 克，放入水中煎出药汁，倒入盒内，再将砖烧红放入药液盆内，患足放于蒸汽上熏洗，并用衣物遮盖，待药冷至温度适当后，将患足跟底部放于砖块上趁热下压数分钟（药液可以反复使用），每日 1～2 次，连续 7～10 日为 1 个疗程。适用于髌韧带断裂。

6. 鲜山慈菇 30 克，山奈、乳香、没药、大黄、姜黄、栀子、白芷、黄芩各 20 克，小茴香、公丁香、赤芍、木香、黄柏各 15 克，蓖麻仁 20 粒。以上 15 味共研细末，用鸡蛋清调匀即可，调敷患处。每 6 小时换药 1 次。适用于髌韧带断裂。

【生活调理】

1. 休息。马上停止运动，不要让受伤的关节再负重。

2. 冷敷。冰块或者其他冷敷可以帮助减少疼痛和肿胀，因为降低温度可以减少血液循环。每次冷敷 15～20 分钟，每日 3～4 次。

3. 压迫。用绷带或其他办法压迫受伤局部可以减少出血、淤血。绷带的松紧度要适中，你能感觉到有压力但又不会让你支端发麻或缺血。

4. 抬高患肢。抬高患肢的主要目的是减少肿胀，促进血液回流。关于韧带拉伤锻炼中由于外力使关节活动超出正常生理范围，造成关节周围的韧带拉伤、部分断裂或完全断裂，这称作关节韧带扭伤。最容易发生关节韧带扭伤的部位在膝关节、手指关节和踝关节。关节韧带扭伤后，局部肿胀、疼痛、压痛，有皮下出血的可看见青紫区。

5. 髌腱断裂后，仅靠缝合与休养是不可能完全恢复到伤前运动强度的，因此目前国际上比较先进的手法是进行重建手术，即对受损髌腱进行置换。理论上，单纯髌腱断裂患者术后 6～12 个月才能恢复到伤前运动强度。

踝部扭挫伤

距小腿关节由胫腓骨下端与距骨组成，以趾屈、背伸为主。距小腿关节周围主要的韧带有内侧副韧带、外侧副韧带和下胫腓韧带。内侧副韧带又称三角韧带，起于内踝。距小腿关节扭伤甚为常见，是指距小腿关节遭受内、外翻和扭转牵拉外力而引起踝部筋肉的损伤，是常见的软组织损伤之一。可发生于任何年龄，但以青壮年较多，临床一般分为内翻扭伤和外翻扭伤两大类。临床表现为伤后踝部即出现肿胀、瘀斑、疼痛、跛行或不能行走。内翻扭伤时，在外踝前下方肿胀、压痛明显，将足部内翻时疼痛加剧。外翻损伤时，在内踝前下方肿胀、压痛明显，将足部外翻时疼痛加剧。疑有韧带断裂或合并骨折脱位者，应做与受伤姿势相同的内翻位或外翻位 X 线照片检查。一侧韧带完全撕裂，往往显示患侧关节间隙增宽；下胫腓韧带断裂，可显示内外踝间距增宽。

本病属中医学"筋伤"范畴，目前临床研究提出了气滞血瘀、筋脉失养等辨证方法，接近于临床实际，应用于临床取得了良好的疗效。

【偏方集成】

1. 六月雪 15 克，透骨草、秦艽、川乌、草乌、郁金、羌活、川芎各 10 克，木瓜 20 克，全蝎 2 克，鸡血藤 30 克。将上药浸入 60°白酒 1000 克中，15 日后服用。适用于踝部扭挫伤。

2. 五倍子（炒黄）50 克，栀子（微炒）30 克，石膏 20 克。共研为细末，用蜂蜜、醋、酒少许，调成糊状，涂敷患处。间日换药 1 次。适用于踝部扭挫伤。

3. 宝塔菜根 3 克，白芷、防风、牛膝、当归、乳香、没药、蒲公英、紫花地丁、大黄、木瓜各适量。将上药共研成粉，然后调成糊状敷于患处，最后上外翻小夹板，每日换药 1 次，7 日为 1 个疗程。适用于踝部扭挫伤。

4. 栀子 240 克，大黄 18 克，当归、桃仁、地龙、乳香、没药、红花各 10 克。以上诸药共研细末，用鸡蛋清调成糊状外敷患处，每日换药 1 次。适用于踝部扭挫伤。

5. 生姜 30 克，陈面引子 35 克，生花椒 25 克。分别将花椒、陈面引子捣碎成粉状，再将生姜捣烂如泥，三者合成膏药状，敷于患处，外盖纱布，胶布固定。每日换药 1 次。连用 3～5 日。适用于踝部扭挫伤。

6. 炒紫荆皮 4 份，炒独活、炒赤芍、白芷各 2 份，石菖蒲、细辛、香附、炒乳香、炒没药各 1 份。上药共碾细末，低温烘干备用。配制时将医用凡士林熔化，凉至 20 ℃左右，加入药末（1500 克凡士林入药末 500 克），边加边搅拌，调匀，待其完全冷却凝固即可。使用时将五行膏摊于药棉上（面积略宽于肿胀范围 1 厘米，厚度约 0.5 厘米），敷贴患处，绷带固定，隔日换药 1 次。并嘱患者减少患踝活动，肿胀严重时抬平患肢。敷药后若有局部瘙痒、丘疹等过敏现象，应立即停止敷药，并外搽尿素软膏；局部红肿、热象明显者，也不宜使用该药。适用于踝部扭挫伤。

7. 蛇床子 15 克，苦参、蜂房各 18 克，苍耳草 40 克。将药物放入瓦罐内加水 1000 毫升，煎至 800 毫升，滤出药渣，再加入 5～6 倍的 40 ℃温水泡患部，每次泡 20～30 分钟，每晚 1 次，连续 3 次。如未愈，2 周后，继续按上述方法治疗。适用于踝部扭挫伤。

8. 续断、三七、乳香、血竭各 10 克，防风、桔梗、枳实、木通各 20 克。研末，加白酒适量，蒸发成膏状，洗净患处，将膏药摊于纱布上，外敷患处，并用热水袋定时加热，12 小时换药 1 次，连续 2～3 日。适用于踝部扭挫伤。

【生活调理】

1. 对于扭伤早期，较重者宜制动，根据病情给予适当固定，1～2 周后解除固定，进行功能锻炼。

2. 在距小腿关节扭伤的急性期，手法要轻柔和缓，以免加重损伤性出血，同时不要热敷。

中医偏方全书（珍藏本）

3. 在恢复期，手法适当加重，同时可以配合局部热敷，或活血通络之中药外洗，常能收到比较满意的疗效。

4. 注意损伤的局部应防寒保暖。

5. 距小腿关节扭伤严重者，应到医院拍X片检查，以排除骨折和脱位，如发现骨折应立即请医师处理。

6. 24小时内不要用热水敷，24小时之后可以用；外用红花油，内服中华跌打丸，主要还是要休息几日。

跟 痛 症

跟痛症是指患者因长期站立工作或长期奔跑、跳跃等；或因扁平足、足弓塌陷致足跟部疼痛，行走困难的证候。临床表现为站立或行走时，足跟下面疼痛，疼痛可沿跟骨内侧向前扩展至足底，尤其是早晨起床以后或休息后开始，行走时疼痛更明显，活动一段时间后疼痛反而减轻，压痛点在跟骨负重点稍前方的足底腱膜处，X线可见跟骨底有骨刺形成。临床一般可分3类：①跟后痛，主要有跟腱滑膜囊炎、跟腱止点撕裂伤、痹证性跟痛症。②跟下痛，主要有足底腱膜炎、跟骨下滑膜囊炎、跟骨下脂肪垫炎、跟骨骨髓炎。③跟骨骨痛，如跟骨骨骺炎、跟骨骨髓炎、骨结核，偶见良性肿瘤或恶性肿瘤。

《诸病源候论》称足跟痛为"脚根颓"。曰："脚根颓者脚跟忽痛，不得着也，世俗呼为脚根颓。"《丹溪心法》及后世医家都称为"足跟痛"。足跟部为肾经之所主，足少阴肾经起于足下趾，斜行足心，至内踝后，下入足跟。足跟处乃阴阳二跷发源之所，阳跷脉、阴跷脉均起于足跟，阳跷脉、阴跷脉各主人体左右之阴阳，肾为人体阴阳之根本，藏精主骨生髓，因此跟痛与人体肾阴、肾阳的虚损密切相关，是跟痛证多发于中、老年人的原因所在。在肾虚的基础上可挟有寒湿或湿热。足居下，而多受湿，肾虚正气不足，寒湿之邪，乘虚外侵，凝滞于下，湿郁成热，湿热相搏，致经脉郁滞，瘀血内阻，其痛作矣或足部有所损伤，亦可致瘀血内阻。故跟痛症其病，以肾虚为本，瘀滞为标，外邪多

为寒湿凝聚。中医学对跟痛症的辨证分期：早期，治疗宜化瘀消肿止痛；中后期，治疗宜舒筋活血、行气止痛，或补益肝肾。

【偏方集成】

1. 当归、女贞子、菟丝子、枸杞子各12克，川续断、威灵仙、赤芍、牛膝各9克，秦艽、地鳖虫、地龙各6克，甘草3克。加水煎沸15分钟，滤出药液，再加水煎20分钟，去渣，两药液兑匀，每日1剂，分次服。适用于跟痛症。

2. 熟地黄25克，肉桂、牛膝、木瓜、杜仲、枸杞子、当归各9克，防己、甘草各6克。加水煎沸15分钟，滤出药液，再加水煎20分钟，去渣，两药液兑匀，每日1剂，分次服。适用于跟痛症。

3. 红藤30克，忍冬藤、桂枝、丹参、寻骨风、透骨草各15克，麻黄、川乌头、草乌、乳香、没药、地龙、赤芍、白芍、延胡索、桃仁、红花、干姜、附子、细辛各10克。加水煎，煎洗足跟，每日2～3次。适用于跟痛症。

4. 当归20克，川芎、乳香、没药、栀子各15克。共为细末，装入小布袋内，垫足跟处。适用于跟痛症。

5. 夏枯草50克，食醋1000毫升。共煮，熏洗足跟，每日2～3次。适用于跟痛症。

6. 鲜苍耳子叶适量。捣烂，敷足跟，每日5～6次。适用于跟痛症。

7. 威灵仙60克，乌梅、石菖蒲各30克，艾叶、独活、羌活、蜀羊泉、红花各20克。加水1000毫升，食醋500毫升，加热熏洗，每日2～3次。适用于跟痛症。

8. 海桐皮、桑白皮、大腹皮、陈皮各6克，五加皮、透骨草、威灵仙各10克，制乳香、制没药、红花、白芷、花椒各5克。上方煎水，熏洗患足，每次30分钟，每日2次，用一小锤或小木棒，在每次蒸汽熏后，以痛点为俞穴，轻轻锤击足跟，锤击的力量以患者感到舒适为宜，水温降低后，再泡洗患足。适用于跟痛症。

9. 海桐皮、透骨草各30克，艾叶、炙川乌、炙草乌、威灵仙、川牛膝、川黄柏、

三棱、莪术各 20 克，冰片、红花各 15 克。上药（除冰片外）放入较大容器内，加水浸没半小时至 1 小时，再加水适量，煮沸后再煮 15～20 分钟，去渣留汤，加入冰片搅匀，趁热将患足置于盆上熏蒸，待药液降温适度，放入患足外洗，时间超过半小时，每剂用 2 次，每日 1 次，10 次为 1 个疗程。适用于各种原因引起的跟痛症。

10. 鸡血藤、透骨草、白芍、威灵仙各 10 克。上药共为粉末，装入布袋中，将药放在瓷脸盆中，放入冷水浸泡 20 分钟，取出控净水分，备用。取新砖一块，把中间挖成凹窝状，然后放炉火上烧红，拿下，取食醋倒入凹窝中，并将药袋迅速放在砖的凹窝上，患足置放于药袋上，足背部用干毛巾等物覆盖进行熏蒸，直至热气温度消散为止。在使用过程中，要防止热砖烫伤足跟部皮肤。每次 1 剂，每日 1 次，7 次为 1 个疗程。适用于跟足痛。

11. 白芷、白术、防风各 10 克。取棉布一块，将上药包起，放清水内浸泡 10 分钟，另取砖头一块，在平面上拓出一凹窝，放炉火中烧红，离火源后，向砖内的凹窝内倒食醋 100 克，再把药袋放在醋砖上，随即将患足底部踏在药袋上，约 20 分钟即可，每日 1 剂，连用 3～5 剂。适用于跟痛症。

12. 伸筋草、透骨草、昆布、海藻各 30 克，苏木、制乳香、制没药、木瓜、桂枝、川芎、五加皮、牛膝、防风各 20 克。上方加水 2000 毫升，浸泡 30 分钟，煎开约 10 分钟后将药液滤入盆内，先熏后洗，待药温不烫伤皮肤时，将足跟浸在药液中，若药液温度下降，可加温后再洗，每次浸洗 30 分钟，每日 2 次，每剂药煎 2 次，可连用 3 日，熏洗完毕后，用足跟叩击地面。适用于跟痛症。

13. 大黄、黄柏、威灵仙、独活、牛膝、透骨草各 30 克，芒硝 5 克，陈醋 250 克。上方前 6 味药物用纱布包好，加冷水约 3000 毫升，煎开约半小时后取出药包，把药液倒入盆内，加入芒硝、醋搅匀。熏洗时先以热气熏蒸，并用毛巾蘸药液交替热敷患处，待水温降至 50 ℃～60 ℃时，将患足浸入盆内浸洗。若水温下降可加温再洗，每次洗约 1 小时，每日 1～2 次。适用于跟痛症。

【生活调理】

1. 急性期宜休息，以减少承重所致疼痛，症状缓解后亦应减少站立和步行。

2. 宜穿软底鞋或在患足鞋内放置海绵垫。

颈部扭挫伤

颈部扭挫伤是常见的颈部筋伤，各种暴力引起的颈部扭挫伤，除了筋伤外，还可能兼有骨折、脱位，或伤及颈髓，危及生命，临证时须仔细加以区别，以免误诊。中医学没有颈部扭挫伤的提法，其症状散见于"颈部伤"、"脖颈伤筋"、"项背痛"等。在日常工作与生活中，颈部可因突然扭转或前屈、后伸而受伤。如在高速行驶的车上，因意外情况车突然减速或突然停止时，头部因惯性猛烈前冲；篮球投篮时头部突然后仰；嬉闹扭斗时颈部过度扭转或头部受到暴力打击，均可引起颈项部扭挫伤。扭伤者可出现颈项单侧疼痛，在痛处可摸到肌肉痉挛，头常偏向患侧，颈项部功能活动受限。挫伤者局部常见轻度肿胀、压痛。检查时，注意有无手臂麻痛等神经损伤症状，X 光片以排除颈椎骨折及脱位。

中医治疗以手法治疗为主，配合功能锻炼、药物、理疗等治疗。中药治疗主要以活血化瘀为主。

【偏方集成】

1. 五加皮、五味子、山楂各 15 克，透骨草、当归、赤芍、生地黄各 12 克，红花、羌活、独活、防风各 10 克，炮附子 6 克，花椒 30 克。将上述各药装入布袋内扎紧，放在盆中。加水煎煮 15 分钟，稍晾凉，托敷于颈背部，每次 30 分钟，每日托敷 2 次，每剂药连用 4 次。适用于颈部扭挫伤。

2. 白胡椒（研碎）30 粒，红花、桃仁、松香各 6 克，当归、生天南星、生半夏各 12 克，生川乌、羌活、独活各 9 克，白芥子、冰片各 3 克，细辛、猪牙皂各 4.5 克，樟脑 15 克。上药共为细末，酒炒，热熨患处，凉后继续加热，每次 7～8 小时，每日 1 次。适

中医偏方全书（珍藏本）

用于颈部扭挫伤。

3. 蒜苗 5 根，天南星、生川乌、生草乌、羌活、苍术、姜黄、生半夏各 20 克，白附子、白芷、乳香、没药各 15 克，红花、细辛各 10 克。将上药研末加食醋、蜂蜜、白酒及葱白（捣烂），生姜适量，白胡椒（研碎）30 粒，共同炒热后装入布袋，趁热敷患处，每次 30 分钟，每日 2 次，5～7 日为 1 个疗程。适用于颈部扭挫伤。

4. 威灵仙 30 克，鸡血藤 20 克，血竭 3 克，荆芥、地骨皮、透骨草、红花、牡蛎各 10 克，制川乌、制草乌各 12 克，补骨脂、当归、防风、木瓜、徐长卿、丝瓜络各 15 克，制乳香、制没药各 6 克。加水浸泡 1 小时。用小圆竹去竹青后按竹节截成一端有节的竹筒若干个，口部磨平备用。将竹筒浸入以上药液中再泡 1 小时后文火煎煮 30 分钟备用。按腰部疼痛部位，循经取穴加阿是穴。常规消毒后用梅花针针刺穴位皮肤，使之微红出血。然后从热药液中取出竹筒拔于穴位上，每次治疗 3～5 处，每处 15～20 分钟，每周治疗 2 次。适用于颈部扭挫伤。

5. 花椒、鸡血藤、伸筋草各 30 克，老鹳草 20 克，羌活、独活、木瓜、桂枝各 15 克，制川乌、制草乌、胆南星、制马钱子各 10 克。水煎 30 分钟，将煎液倒入盆中，待药液温和后浴洗患部，每日 1 次，每次 30 分钟，30 次为 1 个疗程。每剂中药可重复使用 2～3 次。适用于颈部扭挫伤。

【生活调理】

1. 颈部功能锻炼，以增强颈部力量，减少复发机会，方法如下：两脚开立，与肩同宽，双手叉腰。分别作抬头望月，低头看地，头颈向后转，眼看右方、头颈向左后转，眼看左后方、头颈向左侧弯、头颈向左后转，眼看左后方、头颈向左侧弯、头颈向右侧弯、头颈前伸并侧转向左前下方、头颈前伸并侧转向左前下方、头颈转向右后上方、头颈转向左后上方、头颈左右各环绕 1 周。以上动作宜缓慢，并尽力做到所能达到的范围。不要长期盯这电脑显示屏，10 分钟、半个小时的要多做上述锻炼。

2. 注意改善不良的睡眠习惯。正常人仰卧位，枕高应在 12 厘米左右，侧卧与肩同高、枕头的高低因人而异，约与个人拳头等高为好。颈椎病患者与正常人大致相同，椎体后缘增生明显者，枕头可相应偏高些；黄韧带肥厚、钙化者应偏低些。枕芯内容物要求细碎、柔软。常用谷皮、芥麦皮、绿豆壳、草屑等充填，而海绵、棉絮、木棉等均不适合。枕头的形状以中间低，两端高的元宝形为佳。此种形状可利用中部凹陷部来维持颈椎的生理曲度，对头颈部可起到相对制动与固定作用。

3. 固定姿势以及工作习惯的改善。对于低头工作或头颈部固定在一种姿势下工作的人，首先要使案台与坐椅高度相称，适于自身，尽量避免过度低头屈颈，半坡式的斜面办公桌较平面桌更为有利。

落 枕

落枕多因睡眠姿势不良，睡起后颈部疼痛，活动受限，似身虽起而颈尚留落于枕，故名落枕。好发于青壮年，冬春两季多发。多由于睡眠时姿势不良，头颈过度偏转，或睡眠时枕头过高、过低或过硬，使局部肌肉处于长时间紧张状态，持续牵拉而发生静力性损伤。颈背部遭受风寒侵袭也是常见因素。如严冬受寒，盛夏贪凉，风寒外邪使颈背部某些肌肉气血凝滞、经络痹阻，僵凝疼痛，功能障碍。其主要症状是晨起突感颈部疼痛不适，头常歪向患侧，活动欠利，不能自由旋转后顾，如向后看时，须整个躯干向后转动。颈项部肌肉痉挛压痛，触及条索状硬结，斜方肌及大小菱形肌部位亦常有压痛。风寒外束，颈项强痛者，可有渐渐恶风，身有微热，头痛等表症。其往往起病较快，病程较短，2～3 日内即能缓解，一周内多能痊愈。如痊愈不彻底，易于复发。若久延不愈，应注意与其他疾病引起之颈背痛相鉴别。

中医治疗主要以手法治疗为主，配合药物、理疗等。

【偏方集成】

1. 南山楂、北山楂、杜仲、川续断各 50 克，葛根 20 克，青皮、延胡索各 15 克，羌活 10 克。加水煎沸 15 分钟，滤出药液，再加水煎 20 分钟，去渣，两药液兑匀，每日 1 剂，分服。适用于落枕，颈部筋脉拘急，不能转侧，甚则疼痛。

2. 鲜木瓜 1 个，乳香、没药各 6 克。将木瓜剖开，去心，入乳香、没药，蒸熟，为末，每次取 9 克，黄酒 1 杯，冲服，每日 2 次。适用于落枕。

3. 葛根 50 克，小公鸡 1 只。葛根加水 700 毫升煎至 500 毫升，滤过取汁。小公鸡宰杀后去毛、内脏，切块，放锅内用适量油稍炒。兑入葛根药汁、姜丝黄酒，文火焖烂，调入味精、盐，佐餐食。适用于落枕。

4. 薜荔果 15 克，寻骨风 30 克，炙龟甲、炙鳖甲、炮穿山甲、煅牡蛎（先煎）、骨碎补、补骨脂、杜仲、山茱萸、五加皮、地骨皮各 10 克。水煎 3 次，合并药液，每日 1 剂，分早、中、晚服。适用于落枕。

5. 鲜山慈菇、罂粟壳、桃仁、红花、丹参、当归各 10 克，制半夏、制天南星、猪苓、茯苓各 15 克，牡丹皮、赤芍、黄柏、苦参、大黄、狗脊、桑寄生、淫羊藿、灵芝、制黄精、延胡索、徐长卿各 20 克。水煎 2 次后合并药液，每日 1 剂，分早、晚服。适用于落枕。

6. 鲜辣椒藤 5 根，黄芪、鸡血藤各 30 克，地黄 20 克，补骨脂 15 克，骨碎补、菟丝子、狗脊、川续断、枸杞子、当归、白芍、川芎、葛根各 12 克。水煎，每日 1 剂，分 2 次服。适用于落枕。

7. 三七、重楼、延胡索、山慈菇、芦根、黄药子、川乌各 30 克，冰片 6 克。以上 8 味，共研为细末，一分为二，将其中的 1 份（即含 106 克的药末）加入到 150 克温热的医用凡士林中，充分调匀，装瓶备用。疼痛时，可敷贴于疼痛区的皮肤表面，24 小时换药 1 次。同时，将另 1 份药末，每次 3 克，每日 3 次，温开水送服。适用于落枕。

8. 天南星、生川乌、生草乌、羌活、苍术、姜黄、生半夏各 20 克，白附子、白芷、乳香、没药各 15 克，红花、细辛各 10 克。将上药研末，加食醋、蜂蜜、白酒及葱白（捣烂）、生姜适量，白胡椒（研碎）30 粒，

共同炒热后装入布袋，趁热敷患处，每次 30 分钟，每日 2 次，5～7 日为 1 个疗程。适用于落枕。

9. 铁屑 500 克，陈醋 60～70 毫升。取适量温水与陈醋混合（水：醋＝6：4）再，与铁屑混匀拌匀装入布袋，以棉垫包裹好敷患处，每次 15～30 分钟，每日 1 次，12～15 次为 1 个疗程。适用于落枕。

【生活调理】

1. 按摩。立落枕者身后，用一指轻按颈部，找出最痛点，然后用一拇指从该侧颈上方开始，直到肩背部为止，依次按摩，对最痛点用力按摩，直至感明显酸胀即表示力量已够，如此反复按摩 2～3 遍，再以空心拳轻叩按摩过的部位，重复 2～3 遍。重复上述按摩与轻叩，可迅速使痉挛的颈肌松弛而止痛。

2. 热敷。采用热水袋、电热手炉、热毛巾及红外线灯泡照射均可起到止痛作用。必须注意防止烫伤。

3. 选用正红花油、甘村山风湿油、云香精等，痛处擦揉，每日 2～3 次，有一定效果。

4. 扳法是治疗外伤型落枕的有效方法，只在颈椎棘突有偏歪时使用。操作时用力要求稳而有突发性，以听到有弹响声为佳，但切不可强求有弹响声，要适可而止，不能粗暴用力。行扳法前要明确诊断，排除骨折、脱位或肿瘤等疾病，以免造成不必要的伤害。

5. 头痛严重、颈部不能转动者，可先按揉患侧肩井穴 2～3 分钟，并嘱患者缓缓转动颈项，当疼痛稍减后，再行治疗。

颈 椎 病

颈椎病是指颈椎骨质增生、颈项韧带钙化、颈椎间盘萎缩退化等改变，刺激或压迫颈部神经、脊髓、血管而产生的一系列症状和体征的综合征。本病多见于 40 岁以上中老年患者，由于颈项部日常活动频繁，活动度较大，易受外伤，因而中年以后颈部常易发生劳损。如从事长期低头伏案工作的会计、誊写、缝纫、刺绣等职业者或长期使用电脑工作者；或颈部受过外伤者；或由于年高肝

《中医偏方全书（珍藏本）》

肾不足，筋骨懈惰，引起椎间盘萎缩变性、弹力减小，向四周膨出，椎间隙变窄，继而出现椎体前后缘的骨质增生、钩椎关节的增生、小关节关系改变、椎体半脱位、椎间孔变窄、黄韧带肥厚、变性、钙化、项韧带钙化等一系列改变。椎体增生的骨赘可引起周围膨出的椎间盘、后纵韧带、关节囊的反应充血、肿胀、纤维化、钙化等，共同形成混合性突出物。当此类劳损性改变影响到颈部神经根，或颈部脊髓，或颈部主要血管时，即可发生一系列相关的症状和体征。颈椎病常见的类型有神经根型、脊髓型、椎动脉型和交感神经型，其中最为多见的是神经根型以及同神经根型相关的混合型。

中医学中虽然没有颈椎病的提法，但其相关症状散见于"颈肩痛"、"颈背痛"、"痹证"、"痿证"、"项强"、"眩晕"等方面的论述。中医辨证主要分为早、中、晚三期辨证。

【偏方集成】

1. 寄生、川续断、熟地黄、川芎、僵蚕各 12 克，丹参 20 克，葛根、威灵仙、木瓜各 15 克，黄芪 30 克，牛膝 10 克，乳香、没药各 9 克。水煎服。同时将上方药渣用纱布过滤，包好，加白醋 50 克，上笼蒸 20 分钟，取出稍凉后热敷颈部，每日 2 次，每次半小时，30 日为 1 个疗程。适用于颈椎病。

2. 红花、赤芍、乳香、没药各 9 克，当归、伸筋草、木瓜、狗脊各 12 克，川芎、防风各 6 克，三七 3 克。水煎服。同时将上方药渣用纱布过滤，包好，加白醋 50 克，上笼蒸 20 分钟，取出稍凉后热敷颈部，每次半小时，每日 2 次，30 日为 1 个疗程。适用于颈椎病。

3. 白胡椒（研碎）30 粒，淫羊藿 30 克，鹿角片、鹿角胶、生地黄、熟地黄、肉苁蓉、牛膝、川芎、葛根各 10 克，骨碎补、赤芍、白芍、木瓜、杜仲各 15 克，泽泻 20 克，茯苓 12 克。水泛为丸，每次服 6 克，每日 3 次。适用于颈椎病。

4. 生艾绒、熟地黄、防风、生龙骨各 15 克，山茱萸、山药、茯神、丹参、白术、钩藤、菊花、玉竹、生牡蛎各 30 克，五味子、天麻各 12 克，重楼 10 克。水煎服，每日 1

剂。适用于颈椎病。

5. 嫩母鸡 1 只，丹参、葛根、黄芪、大枣各 18 克，赤芍、当归、羌活各 12 克，白芷、地龙各 9 克，桂枝、炙甘草各 6 克。将上药与母鸡加水煎服，每日 2～3 次。适用于颈椎病。

6. 生川乌、细辛各 10 克，洋金花 6 克，冰片 16 克。先将前 3 味药研末，用 50% 乙醇 300 毫升浸入，冰片另用 50% 乙醇 200 毫升浸入，每日搅拌 1 次，约 1 周后全部溶化，滤去渣，将药液和匀，用有色玻璃瓶贮藏。外敷或外搽。适用于颈椎病。

7. 大葱（捣烂）3 根，丁年健、川牛膝、艾叶各 45 克，透骨草、伸筋草各 36 克，赤芍、桂枝各 30 克，木瓜、桑枝各 90 克，干姜、花椒各 27 克。一起捣碎全部药物，均匀分装于 2 个纱布袋里。用陈醋 250 克泡半小时，再蒸 1 小时。用纱布袋在患处轮换热敷。每次敷 1 小时，每日 1 次。1 剂药可连用 8 日，为 1 个疗程。见效而未痊愈者，可同法再敷 1 个疗程。适用于颈椎病。

8. 五加皮、五味子、山楂各 15 克，透骨草、当归、赤芍、生地黄各 12 克，红花、羌活、独活、防风各 10 克，炮附子 6 克，花椒 30 克。将上述各药装入布袋内扎紧，放在盆中。加水煎煮 15 分钟，稍晾凉，托敷于颈背部，每次 30 分钟，每日托敷 2 次，每剂药连用 4 次。适用于颈椎病。

9. 鲜艾叶 30 克，红花、桃仁、松香各 6 克，当归、生天南星、生半夏各 12 克，生川乌、羌活、独活各 9 克，白芥子、冰片各 3 克，细辛、猪牙皂各 4.5 克，樟脑 15 克。上药共为细末，酒炒，热熨患处，凉后继续加热，每次 7～8 小时，每日 1 次。适用于颈椎病。

10. 鲜透骨草、麻黄、当归尾、附子、红花、干姜、桂枝、牛膝、白芷、荆芥、防风、木瓜、生艾绒、羌活、独活各等份，醋足量。用醋、水各半，将药煎成浓汁，再将铁砂加热后搅拌而成，使用时加醋少许拌匀，置布袋中数分钟，自然发热，热熨颈部。每日 1～2 次，连续应用至病愈为止。适用于颈椎病。

11. 花椒、桂枝、生川乌、摇边竹、鸟不落、防己、羌活、石菖蒲、当归尾各 90 克，红花、三七、乳香、没药各 45 克，苏木、鸡血藤各 18 克，将以上药物于 50% 乙醇 20 千克中浸泡 10～14 日后，去渣备用。将浸泡好的药液浸湿多层纱布，放于患处，再用电吹风加热，旋转移动，使热度均匀，防止烫伤，每次 15～20 分钟，10 次为 1 个疗程。适用于颈椎病。

12. 淫羊藿、仙茅、当归、威灵仙、豨莶草各 12 克，黄芪 15 克，姜黄、羌活、防风、葛根、鸡血藤各 9 克，三七 3 克。加水煎沸 15 分钟，滤出药液，再加水煎 20 分钟，去渣，两煎药液兑匀，分服，每日 1 剂。适用于颈椎病风寒湿证。

13. 紫河车 15 克，龟甲、骨碎补、党参、黄芪、鸡血藤各 12 克，黄柏、知母、熟地黄、天冬、麦冬、葛根各 10 克。加水煎沸 15 分钟，滤出药液，再加水煎 20 分钟，去渣，两煎药液兑匀，分服，每日 1 剂。适用于颈椎病。

14. 石决明、赭石、牛膝、杜仲各 12 克，天麻、钩藤、栀子、首乌藤、黄芩、茯神各 9 克，三七粉 3 克。加水煎沸 15 分钟，滤出药液，再加水煎 20 分钟，去渣，两煎药液兑匀，分服，每日 1 剂。适用于颈椎病肝阳上亢证。

15. 鹿角、龟甲、枸杞子、黄芪、仙茅、淫羊藿、葛根各 12 克，芡实、川芎、白僵蚕各 10 克，人参 6 克，三七 3 克。加水煎沸 15 分钟，滤出药液，再加水煎 20 分钟，两煎药液兑匀，分服，每日 1 剂。适用颈椎病。

16. 白芍 30 克，葛根、秦艽、威灵仙、当归各 20 克，延胡索、川乌头、独活各 10 克，天麻（研、冲）6 克，蜈蚣 3 条。加水煎沸 15 分钟，滤出药液，再加水煎 20 分钟，去渣，两煎药液兑匀，分服，每日 1 剂。适用于颈椎病。

17. 白芍 30 克，葛根 25 克，威灵仙、鸡血藤各 15 克，甘草 6 克，蜈蚣（研、冲）2 条。加水煎沸 15 分钟，滤出药液，再加水煎 20 分钟，去渣，两煎药液兑匀，每

日 1 剂。适用于颈椎病。

18. 生石膏、桑枝、白茅根各 30 克，生地黄 24 克，葛根 18 克，钩藤、桑寄生各 12 克，桂枝、白芍、黄芪、知母各 10 克。加水煎沸 15 分钟，滤出药液，再加水煎 20 分钟，去渣，两煎药液兑匀，分服，每日 1 剂。适用于颈椎病。

19. 鸡血藤 30 克，白芍 20 克，附子、当归、桂枝、防己各 15 克，黄柏、甘草各 10 克，麻黄、川乌头各 5 克。加水煎沸 15 分钟，滤出药液，再加水煎 20 分钟，去渣，两煎药液兑匀，分服，每日 1 剂。适用于颈椎病。

20. 桑枝、葛根各 30 克，威灵仙 15 克，白芷、桃仁、赤芍、延胡索各 10 克，羌活、胆南星、龙胆、川芎、白芥子各 5 克。加水煎沸 15 分钟，滤出药液，再加水煎 20 分钟，去渣，两煎药液兑匀，分服，每日 1 剂。适用于颈椎病。

21. 山药 30 克，熟地黄、枸杞子、莲子、党参、黄芪各 15 克，当归 6 克，母鸡（去毛及内脏）1 只。加水共炖，至熟，饮汤食肉，2 日 1 剂。适用于颈椎病。

22. 丹参 30 克，川芎、当归、赤芍、鸡血藤、威灵仙各 15 克，姜黄、羌活、桂枝各 10 克。加水煎沸 15 分钟，滤出药液，再加水煎 20 分钟，去渣，两煎药液兑匀，分服，每日 1 剂。适用于颈椎病。

23. 丹参 30 克，首乌藤 24 克，钩藤 20 克，茯苓、白芍各 15 克，天麻、半夏、全蝎、僵蚕各 10 克。加水煎沸 15 分钟，滤出药液，再加水煎 20 分钟，去渣，两煎药液兑匀，分服，每日 1 剂。适用于颈椎病。

24. 茯苓 20 克，天麻、竹茹各 15 克，枳实、陈皮、半夏、天南星、菖蒲、浙贝母各 10 克。加水煎沸 15 分钟，滤出药液，再加水煎 20 分钟，去渣，两煎药液兑匀，分服，每日 1 剂。适用于颈椎病。

25. 葛根、姜黄、狗脊、鸡血藤各 30 克，威灵仙 20 克，白芍、桂枝、淫羊藿各 15 克。加水煎沸 15 分钟，滤出药液，再加水煎 20 分钟，去渣，两煎药液兑匀，分服，每日 1 剂。适用于颈椎病。

26. 白芍 240 克，伸筋草 90 克，葛根、

中医偏方全书（珍藏本）

乳香、没药、桃仁、红花各 60 克，甘草 30 克。共为细末，每次服 3 克，每日 3～4 次。适用于颈椎病。

27. 葛根 30 克，鹿衔草 20 克，当归、路路通、黄芪、寻骨风各 15 克，桂枝、全蝎、穿山甲珠、甘草各 10 克，蜈蚣 2 条。加水煎沸 15 分钟，滤出药液，再加水煎 20 分钟，去渣，两煎药液兑匀，分服，每日 1 剂。适用于颈椎病。

【生活调理】

1. 注意改善不良的睡眠习惯。正常人仰卧位，枕高应在 12 厘米左右，侧卧与肩同高，枕头的高低因人而异，约与个人拳头等高为好。颈椎病患者与正常人大致相同，椎体后缘增生明显者，枕头可相应偏高些；黄韧带肥厚、钙化者应偏低些。枕芯内容物要求细碎、柔软。常用谷皮、荞麦皮、绿豆壳、草屑等充填，而海绵、棉絮、木棉等均不适合。枕头的形状以中间低，两端高的元宝形为佳。此种形状可利用中部凹陷部来维持颈椎的生理曲度，对头颈部可起到相对制动与固定作用。

2. 固定姿势以及工作习惯的改善。对于低头工作或头颈部固定在一种姿势下工作的人，首先要使案台与坐椅高度相称，适于自身。尽量避免过度低头屈颈，桌台可适当高些，勿过低，半坡式的斜面办公桌较平面桌更为有利。除改善工作条件外，另一个必须注意的方面是应有工间操，包括颈椎保健操。在长时间工作中，做短暂的颈部前屈、后伸、左右旋转及回环运动，以改善颈肌疲劳，恢复最佳应力状态。另外每日早、晚坚持必要的锻炼，可达到预防及治疗颈椎病的作用。对于专业化程度高的工作，适当改变工种，或定期轮换工作，对预防颈椎病均可起到良好的作用。从事低头工作的人易患颈椎病，但若长时间地保持挺胸、抬头、收颌，可使颈部肌肉紧张，颈椎曲度变直，也可以产生颈椎病。

腰部劳损

腰部劳损是指腰部肌肉、筋膜、韧带软组织的慢性损伤。通常为腰肌劳损、腰骶关节炎、棘上或棘间韧带劳损、腰背筋膜炎、骶髂关节炎、第 3 腰椎横突综合征的统称。长期弯腰工作或工作姿势不对；腰部急性外伤之后，未能获得及时而有效的治疗，损伤的组织未能得到充分修复，迁延成慢性腰痛；由于腰骶部骨骼的先天性结构异常，使肌肉的起止点随之发生异常或该部活动不平衡也易发生腰部劳损；露卧贪凉，汗出当风，风寒湿邪侵袭腰部，使腰部肌肉发生痉挛、水肿、局部充血及慢性无菌性炎症等现象。当发生这些现象后如果没有很好地治疗或休息，则这部分软组织很容易引起损伤，使劳损与寒湿并发。腰部劳损主要表现为腰痛，但疼痛程度和性质往往有一定的差别。一般的疼痛多为隐痛，时轻时重，反复发作，休息后有一定减轻，弯腰工作感到困难，若勉强弯腰则腰部疼痛加剧，常用双手捶腰，以减轻疼痛。腰部劳损疼痛的部位多在腰两侧或腰骶关节周围。少数患者感到臀部和大腿后上部胀痛。腰部感到有明显的压痛点，而病灶所在部位往往就是压痛点的位置。腰部劳损与寒湿并发者，阴雨天或受凉后腰痛加重、腰部不能直立、喜暖畏寒、活动不便。

本病属中医学"腰痛"范畴，中医学认为主要是肾气亏虚，或气滞血瘀，腰失荣养所致。

【偏方集成】

1. 雄乌鸡 1 只（约 500 克），川芎、桃仁、红花各 10 克，鸡血藤 30 克，川牛膝 18 克，桂枝 6 克，地龙、威灵仙各 12 克。雄乌鸡去皮毛及内脏，洗净，将后 8 味药研末置于鸡肚内，加少许黄酒，蒸服。适用于腰部劳损。

2. 生螃蟹（捣烂）500 克，全蝎 8 克，杜仲 18 克，桑寄生 24 克，续断、茯苓各 15 克，橘红 10 克，白术 12 克。水煎，喝汤，吃螃蟹肉，每日 1 剂，30 日为 1 个疗程。适用于腰部劳损。

3. 生姜、黄瓜各 100 克，葱白 23 根，葛根、路路通、桑枝各 30 克，当归、刘寄奴各 15 克，川芎、姜黄、威灵仙、白芷各 12 克，红花、独活、胆南星、白芥子各 9 克。水煎服，每日 1 剂，服 6 剂后停药 1 日，12

日为1个疗程。适用于腰部劳损。

4. 猪骨头1000克，黄豆250克，黄芪、忍冬藤各30克，黄芩、栀子、龙胆各9～15克，制川乌、制草乌各9克。水煎后去渣服，每日1剂，分2次服。适用于腰部劳损。

5. 鸡屎白、麦麸各250克。共入锅内慢火炒热，加入适量乙醇，混匀后用布包好，趁热敷患处，热散后取下。次日可再炒热后加乙醇使用，连用4～5次后弃之。每日1次，7～10日为1个疗程。适用于腰肌劳损。

6. 大蒜头5个，五加皮、五味子、山楂各15克，透骨草、当归、赤芍、生地黄各12克，羌活、红花、独活、防风各10克，炮附子6克，花椒30克。将上述各药装入布袋内扎紧，放在盆中。加水煎煮15分钟，稍晾凉，托敷于腰背部，每次30分钟，每日托敷2次，每剂药连用4次。适用于腰肌劳损。

7. 骨碎补、金毛狗脊、赤芍、当归、熟地黄各10克，没药、川乌头、云木香、甘草各5克。加水煎沸15分钟，滤出药液，再加水煎20分钟，去渣，两煎药液兑匀，分服，每日1剂。适用于腰部劳损。

8. 香附适量。研成细末，每次冲服2克，每日3～4次。适用于腰部劳损。

9. 生山楂、小茴香各30克。加水煎沸15分钟，滤出药液，再加水煎20分钟，去渣，两煎药液兑匀，分服，每日1剂。适用于腰肌劳损。

10. 当归15克，地龙、苏木、桃仁各10克，麻黄、黄柏、肉桂、甘草各5克。加水煎沸15分钟，滤出药液，再加水煎20分钟，去渣，两煎药液兑匀，分服，每日1剂。适用于腰肌劳损。

11. 薏苡仁、何首乌各150克。共为粗末，白酒500毫升，浸泡3日，去渣，每次服20毫升，每日3～4次。适用于腰肌劳损。

12. 地鳖虫7个。焙干，为粗末，用白酒30毫升浸泡1昼夜，去渣，分服，每日1剂。适用于腰肌劳损。

13. 侧柏叶、柳叶、桂枝、杜仲、牛膝各12克，甘草6克。加水煎沸15分钟，滤出药液，再加水煎20分钟，去渣，两煎药液兑匀，分服，每日1剂。适用于腰肌劳损。

14. 嫩桑枝、葡萄藤、野苜蓿、晚蚕沙各30克。加水煎沸15分钟，滤出药液，再加水煎20分钟，去渣，两煎药液兑匀，分服，每日1剂。适用于腰肌劳损。

15. 苍术、黄柏、山茱萸、羌活各15克。加水煎沸15分钟，滤出药液，再加水煎20分钟，去渣，两煎药液兑匀，分服，每日1剂。适用于腰肌劳损。

16. 白术30克，薏苡仁20克，芡实10克。加水煎沸15分钟，滤出药液，再加水煎20分钟，去渣，两煎药液兑匀，分服，每日1剂。适用于腰肌劳损。

17. 杜仲10克。炒黄，为末，每日1次，黄酒冲服。适用于腰肌劳损。

18. 补骨脂10克。炒，为末，每日1次，黄酒冲服，每日1剂。适用于腰肌劳损。

19. 白芥子、黄芥子各10克。为末，酒调敷患处。适用于腰肌劳损。

【生活调理】

1. 避免过劳，矫正不良体位。

2. 适当功能锻炼，如腰背肌锻炼，防止肌肉张力失调。

（1）腰部前屈后伸运动：两足分开与肩同宽站立，两手叉腰，做好预备姿势。然后做腰部充分前屈和后伸各4次，运动时要尽量使腰部肌肉放松。

（2）腰部回旋运动：姿势同前。腰部做顺时针及逆时针方向旋转各一次，然后由慢到快，由大到小，顺、逆交替回旋各8次。

（3）"拱桥式"：仰卧床上，双腿屈曲，以双足、双肘和后头部为支点（五点支撑）用力将臀部抬高，如拱桥状，随着锻炼的进展，可将双臂放于胸前，仅以双足和头后部为支点进行练习。反复锻炼20～40次。

3. 理疗、按摩等舒筋活血疗法。

腰椎间盘突出症

腰椎间盘突出症是腰椎间盘发生退行性变，在外力的作用下，使纤维环破裂、髓核突出，刺激或压迫神经根而引起腰痛及下肢坐骨神经放射痛等症状为特征的腰腿痛疾病，亦是临床最常见的腰腿痛疾病之一。腰椎间盘突出症男性占 1.9％～7.6％，女性占 2.5％～5.0％，易发于 20～40 岁。其临床症状主要以腰痛和坐骨神经痛为主，主要以腰 4/5，腰 5/骶 1 椎间盘突出最多见。

本病属中医学"腰腿痛"、"痹证"范畴。中医学认为"腰为肾之府"，故腰椎间盘突出症与肾关系最为密切，提出肾气虚损，筋骨失养而退变是造成腰椎间盘突出症的根本原因。临床上主要根据本病的发作特点分为早期、急性发作期和晚期分期辨证。

【偏方集成】

1. 过山龙 75 克，马钱子（有毒性，需在医师指导下应用）2 克，威灵仙 15 克。将上药加水 500 毫升，煮取药液 250 毫升。药渣再加水 250 毫升，煮取 125 毫升。将两次药液放入煲中，加小公鸡（去肠杂）1 只，煮熟，食前加五加皮酒或当归酒适量，鸡肉和汤分 2 次服食。适用于腰椎间盘突出症寒湿证。

2. 萆薢、牛膝各 100 克，附子、杜仲、桂心各 30 克，独活、羌活各 15 克，桑寄生 60 克。以上药物洗净风干，打碎末，用布袋盛之，浸入酒 2000 毫升中，密封 10 日后打开。每日饭前 1 小盅，温服。适用于腰椎间盘突出症寒湿证。

3. 马钱子、麻黄各 5 克，地鳖虫 10 克，牛膝 15 克。上药焙干后研粉，分装胶囊，每粒含生药 0.3 克。每晚临睡前服 4 粒，逐日增加 1 粒，最多不超过 8 粒，以黄酒 30～50 毫升送服。适用于腰椎间盘突出症气滞血瘀证。

4. 杜仲 20 克，威灵仙 55 克。分别研粉后混合拌匀，再取猪腰（猪肾）1～2 个，去掉筋膜腺腺，洗净剖开，再放入药粉，摊匀后合紧，共放入碗中，加水少许，慢火久蒸。食肉，喝汤，每日 1 剂，孕妇忌服。适用于腰椎间盘突出症肾虚证。

5. 核桃仁、黑芝麻各 210 克，杜仲、菟丝子、当归各 60 克，川续断、木瓜各 30 克。除核桃仁、黑芝麻外，余药均晒干，研磨过筛备用。将黑芝麻于碾槽内碾碎，再放入核桃仁一起碾，当用手摸无颗粒时，与过筛的药面一起倒入盆中，以炼蜜 250 克分数次加

入盆内搅拌，反复揉搓成团块，再取团块 7 克制成丸子。丸子可放入冰箱内储存。每次 1 丸，每日 2 次，黄酒 20 毫克送下。适用于腰椎间盘突出症。

6. 穿山龙 75 克，川草乌 20 克，威灵仙 15 克。将上药加水 500 毫升，煮成 250 毫升。渣再加水 250 毫升，煮成 125 毫升，将先后煮好的药水放入煲内，再加去肠杂小公鸡 1 只，同煮熟，临食时加酒适量（五加皮酒或当归酒更好）。连肉及汤，分 2 次服完。适用于腰椎间盘突出症寒湿证。

7. 藁本、续断、苏木各 30 克，防风、白芷、附子、川乌、草乌各 20 克，狗脊、独活各 45 克。共研细末，用薄棉布制成布兜，将药末装入其中，日夜穿戴于腰部。适用于腰椎间盘突出症。

8. 生川乌、生草乌各 10 克，马前子 12 克，三七 20 克。共研为细末，用醋调和，敷于患处，用绷带固定。适用于腰椎间盘突出症。

9. 穿山甲 6 克，海马、木香各 10 克，五灵脂、王不留行各 12 克。共研细末，用鸡蛋清调敷患处。适用于腰椎间盘突出症。

【生活调理】

1. 良好的生活工作姿势，注重平时的站姿、坐姿、劳动工作姿势及睡姿的合理性。下床时也不要直接从床上坐起，最好能将身体挪到床缘，向外侧卧，将脚弯曲踩到地后，再用手支撑将身体慢慢侧身坐起。

2. 遵循人体生物力学原理，合理变换体位，防止单一体位的超负荷，劳逸结合，长期站立或久坐的人们，应忙里偷闲，适当变换一下体位，哪怕几分钟也是十分有益。女性应避免长时间穿着高跟鞋，以防止腰部过度受力。

3. 急性期应卧硬板床休息，用腰围固定腰部。最好不要睡太软的床，可以选择能够适当支撑脊椎的硬板床。

梨状肌综合征

梨状肌综合征又称坐骨神经盆腔出口综合征，主要是由于梨状肌的肥大或变异，刺

激或压迫坐骨神经而引起的以臀腿部疼痛为主的临床综合征。它主要以臀部酸胀疼痛为特点，并常出现沿坐骨神经放射样疼痛，严重者可致不能走路或跛行，导致人体的运动功能障碍。

本病属中医学"痹证"范畴，亦称"臀痛"、"腿痛"，伴有腰痛时称"腰腿痛"。中医学认为本病主要因外伤致气滞血瘀、脉络受阻为主，即有"不通则痛"之意，主要分为早期和中晚期辨证施治。

【偏方集成】

1. 鲜湖蟹 2 只，防风、秦艽、当归、生地黄、白芍、川芎、白芷、赤茯苓、连翘各 10 克，槟榔、甘草、地榆、槐角、枳壳、栀子仁、制苍术各 6 克。鲜湖蟹取肉（带黄），其余中药水煎，取汁，用汁水将粳米煮熟，入蟹肉，再加以适量生姜、醋和酱油服食，常服。每日 1 剂。适用于梨状肌综合征。

2. 白萝卜 400 克，威灵仙、骨碎补各 10 克，制川乌 15 克。白萝卜洗净、去皮、切碎，用洁净纱布包好挤榨出汁，后 3 味药水煎后，与萝卜汁兑服，每日 1 剂。适用于梨状肌综合征。

3. 鲜葛根、泽泻、磁石（先煎）各 30 克，炒白术、生半夏各 15 克，川芎 12 克，石菖蒲、川牛膝各 10 克。水煎服，每日 1 剂。适用于梨状肌综合征。

4. 地龙 21 克，乌梢蛇、穿山甲各 9 克。急性发作期用汤剂，每日 1 剂，早、晚各 1 次；恢复期用散剂，即上药焙干研末，每日 2 次，每次 3～4 克，用黄酒冲服。适用于梨状肌综合征。

5. 核桃仁、黑芝麻各 210 克，杜仲、菟丝子、当归各 60 克，骨碎补 45 克，续断、木瓜、延胡索各 30 克，香附 15 克。除核桃仁、黑芝麻外，余药晒干，研碎过筛备用，将黑芝麻于碾槽内碾碎，再放入核桃仁一起碾细，再与药粉一起倒入盆内，以炼蜜 250 克分数次加入盆内，每次 20 克，用黄酒冲服。适用于梨状肌综合征。

6. 鲜白槿花、独活、牛膝各 15 克，威灵仙、杜仲、续断、当归各 12 克，木瓜、千年健、地龙各 10 克，鸡血藤 30 克，红花、

川芎 9 克。水煎，每日 1 剂，分 2 次服。适用于梨状肌综合征。

7. 蜀黍炭 2.5 克，乌蛇 3.5 克，乌木屑 0.05 克，制天南星、白芷、黄柏、川芎、红花、羌活各 10 克，威灵仙 25 克，苍术、桃仁、防己、延胡索、独活各 15 克，龙胆 6 克，神曲、桂枝各 12 克。水煎，每日 1 剂，分 2 次服。3 日为 1 个疗程。适用于梨状肌综合征。

8. 猪头骨（打碎）200 克，党参、当归、木瓜、延胡索、甘草各 60 克，续断 90 克，全蝎、落得打、甘松各 30 克，蜈蚣 20 条，蜂房 2 只。研末炼蜜为丸。每次 6 克，每日 3 次。适用于梨状肌综合征。

9. 威灵仙、乳香、没药各 10 克，制川乌、制草乌、生麻黄、木香各 15 克，虎杖 30 克，骨碎补、土鳖虫各 20 克，蜈蚣 5 条。全部打碎装入玻璃瓶中，浸粮食酒 2000 毫升，每日摇晃 1 次，7 日后敷疼痛处，每日 3 次，饭后服。适用于梨状肌综合征。

10. 生姜 30 克，陈面引子 35 克，生花椒 25 克。分别将花椒、陈面引子捣碎成粉状，再将生姜捣烂如泥，三者合成膏药状，敷于患处，外盖纱布，胶布固定。每日换药 1 次，连用 3～5 日。适用于梨状肌综合征。

11. 炒紫荆皮 4 份，炒独活、炒赤芍、白芷各 2 份，石菖蒲、细辛、香附、炒乳香、炒没药各 1 份。上药共碾研末，低温烘干备用。配制时将医用凡士林熔化，凉至 20℃左右，加入药末（1500 克凡士林入药末 500 克），边加边搅拌，调匀，待其完全冷却凝固即可。使用时将五行膏摊于药棉上（面积略宽于肿胀范围 1 厘米，厚度约 0.5 厘米），敷贴患处，绷带固定，隔日换药 1 次。并嘱患者减少患踝活动，肿胀严重时抬平患肢。敷药后若有局部瘙痒、丘疹等过敏现象，应立即停止敷药，并外搽尿素软膏；局部红肿、热象明显者，也不宜使用该药。适用于梨状肌综合征。

【生活调理】

1. 急性损伤 手法后，嘱患者在 3～5 日内勿参加体力劳动，并隔日复诊 1 次。慢性损伤，每日治疗 1 次，治疗期间勿参加重

体力劳动。

2. 若伤侧臀部及下肢发凉、天气变化痛著者，应在腰、骶部加揉搓手法数分钟，臀部及下肢加捏拿、叩打手法数分钟，使肢体温热为度。疼痛发作时，可用冰敷患处 30～60 分钟，每日数次，连续 2～3 日，然后以同样的间隔时间用热水袋敷患处，也可服用消炎痛等非处方止痛药。每日睡前用热毛巾或布包的热盐热敷腰部或臀部，温度不可太高，以舒适为宜。

3. 损伤超过 1 周者，在手法治疗期间，配合食醋加白酒热敷，20 分钟 1 次，每日1～2次，1 周为 1 个疗程。亦可配合适当的体疗，以提高疗效。

4. 封闭疗法　用 1% 普鲁卡因 5 毫升加醋酸泼尼松龙 25 毫克，作痛点封闭，5 日 1 次，注射 5 次为 1 个疗程。

第二十三章 骨 疾 病

急性化脓性骨髓炎

急性化脓性骨髓炎又称血源性骨髓炎，是指骨质各组成部分受到金黄色葡萄球菌或乙型溶血性链球菌感染而引起的急性感染。病变可侵及骨髓、骨皮质及骨膜。本病破坏性大，发展快。多发生于儿童，男性多于女性。本病起病突然，进展迅速，可出现不同程度的感染中毒症状（高热、寒战、头痛、恶心、呕吐甚至昏迷等）及局部炎性表现（红、肿、热、痛），患肢功能障碍，易发生病理性骨折。多起始于长骨的干骺端，成团的细菌在此处停滞繁殖。病灶形成后脓肿的周围为骨质，引流不好，多有严重的毒血症表现，以后脓肿扩大依局部阻力大小而向不同方向蔓延。如不及时正确地治疗，可以危及生命，或者演变成慢性骨髓炎，形成窦道，经久不愈。治疗成功的关键在于早期控制感染和开窗减压引流，防止骨质广泛破坏和死骨形成。同时强调局部与整体并重，内治与外治兼顾，中医与西医结合的综合治疗原则。

本病中医学称"附骨痈"，并因其发病部位不同命名各异。大腿外侧的称为"附疽症"，内侧的称为"咬骨疽"。《疮疡经验全书·附骨痈疽论》曰："此病之发，盛暑身热，贼风于骨节，与热相持，复遇冷湿，或居劳太过，两足下水，久卧湿地，身体虚弱而受寒，然风热伏结，壅遏附骨而成。"因此本病的形成主要与热毒注骨，外伤感染和正气不足有关；病机特点以邪实为主，其邪气主要与热毒有关。治疗按照三期（脓未成、脓已成、脓已溃）辨证运用"消"、"托"、

"补"三法。

【偏方集成】

1. 人工牛黄、雄黄、活化蟾酥、麝香酮各等份。研末。成人每次服3克，急重症可再进1服，14岁以下减半，儿童服1克。用温开水送下，小儿可用温开水烊化吞服，也可用温开水或陈酒烊化后外涂患处。孕妇、肝肾功能有损害者忌服。适用于急性化脓性骨髓炎。

2. 西红花、红花、制雄黄、蟾酥、制乳香、制没药、血竭、沉香、硼砂、蒲公英、大黄、葶苈子、制穿山甲、牛黄、麝香、珍珠、熊胆、蜈蚣、金银花、朱砂、冰片各适量。除牛黄、麝香、熊胆、冰片、蟾酥外，朱砂、雄黄、珍珠分别水飞或粉碎成极细粉；其余西红花等13味粉碎成细粉。将牛黄、麝香、熊胆、冰片、蟾酥研细，与上述粉末（取出朱砂细粉适量作包衣用）配研，过筛，混匀，水泛为丸，低温干燥，用朱砂粉末包衣，打光，即得，每次1粒，每日2次，开水化服，或将丸放入舌下，待舌麻时吞下，孕妇忌服。适用于急性化脓性骨髓炎。

3. 蜀黍炭2.5克，乌蛇3.5克，乌木屑、珍珠各0.05克，血余炭0.5克，百草霜7.5克，白花蛇1.5克。将白花蛇、乌蛇用滑石粉烫至微黄，凉后粉碎；白花蛇去头、皮，再将珍珠碾细水飞，将以上7味药碾细过筛，调匀即可。每日晚饭后2小时服，每次1包，温开水冲服。适用于急性化脓性骨髓炎。

4. 野葡萄根40％，榔树皮40％，川柏20％，凡士林8∶2。先将前3药磨细，过100目筛，然后将凡士林加热溶化拌匀而成。窦道形成者插入八仙丹药线（条），脓净后改生肌收口之品，可配合手术摘除死骨及加用抗

生素。适用于急性化脓性骨髓炎。

【生活调理】

1. 防治并发症，保持呼吸道通畅，防治肺部感染，应按时翻身、变换体位、协助排痰，必要时作气管切开，如呼吸功能不全，可酌情作辅助呼吸。注意保暖，必要时予以抗生素。

高颈段脊髓炎有呼吸困难者应及时吸氧，保持呼吸道通畅，选用有效抗生素来控制感染，必要时气管切开行人工辅助呼吸。

2. 尿潴留及泌尿道感染的防治 尿潴留阶段，在无菌操作下留置导尿管，每4小时放尿一次，并用1：5000呋喃西林溶液或4％硼酸溶液或生理盐水冲洗膀胱，每日2次。鼓励患者多饮水，及时清洗尿道口分泌物和保持尿道口清洁。每周更换导管一次。泌尿道发生感染时，应选用抗生素。残余尿量少于100毫升时不再导尿，以防膀胱挛缩，体积缩小。

3. 防治压疮，保持皮肤清洁，避免局部受压。每2小时翻身一次，动作应轻柔，同时按摩受压部位。对骨骼突起处及易受压部位可用气圈、棉圈、海绵等垫起加以保护。保持皮肤清洁干燥，对大小便失禁和出汗过多者，要经常用温水擦洗背部和臀部，在洗净后敷以滑石粉。保持床面平坦、整洁、柔软。按时翻身、拍背、吸痰，易受压部位加用气垫或软垫以防发生压疮。皮肤发红部位可用10％乙醇或温水轻揉，并涂以3.5％安息香酊，有溃疡形成者应及时换药，应用压疮贴膜。皮肤紫红、水肿、起疱时，在无菌操作下抽吸液体、涂以龙胆紫、红外线照射，每日2次。水疱破裂、浅度溃烂时，创面换药，可选用抗生素软膏，复盖无菌纱布。坏死组织形成、深度溃疡、感染明显时，应切除坏死组织，注意有无死腔，并用1：2000过锰酸钾溶液或过氧化氢或1：5000呋喃西林溶液进行清洗和湿敷，伤面换药，红外线照射。创面水肿时，可用高渗盐水湿敷。如创面清洁、炎症已消退，可局部照射紫外线，用鱼肝油纱布外敷，促进肉芽生长，以利愈合，如创面过大，可植皮。

4. 康复治疗 早期应将瘫痪肢体保持功能位，防止肢体、关节痉挛和关节挛缩，促进肌力恢复，并进行被动、主动锻炼和局部肢体按摩。预防肢体挛缩畸形，促进功能恢复，应及时地变换体位和努力避免发生屈曲性瘫痪。如患者仰卧时宜将其瘫肢的髋、膝部置于外展伸直位，避免固定于内收半屈位过久。注意防止足下垂，并可间歇地使患者取俯卧位，以促进躯体的伸长反射。早期进行肢体的被动活动和自主运动，并积极配合按摩、理疗和体疗等。

慢性化脓性骨髓炎

慢性化脓性骨髓炎是急性化脓性骨髓炎的延续，一般症状限于局部，由于骨质破坏、死骨形成、窦道经久不愈、反复发作。往往顽固难治，甚至数年或十几年仍不能痊愈。临床上进入慢性炎症期时，有局部肿胀，骨质增厚，表面粗糙，有压痛。如有窦道，伤口长期不愈，偶有小块死骨排出。有时伤口暂时愈合，但由于存在感染病灶，炎症扩散，可引起急性发作，有全身发冷发热，局部红肿，经切开引流，或自行穿破，或药物控制后，全身症状消失，局部炎症也逐渐消退，伤口愈合，如此反复发作。全身健康较差时，也易引起发作。由于炎症反复发作，多处窦道，对肢体功能影响较大，有肌肉萎缩；如发生病理性骨折，可有肢体短缩或成角畸形；如发病接近关节，多有关节挛缩或僵硬。

本病属中医学"附骨疽"范畴。该病的发病原因多由于病后体虚，余毒残留，兼之湿热内感，邪毒窜泛筋骨，以致气血壅滞，经络闭阻不通；或是内热炽盛，火毒深窜入骨，壅滞不行，热胜则肉腐，肉腐则为脓，蕴脓腐骨；或肾中精气不足，阴寒之邪深袭，凝滞内郁；或寒湿之邪因人之虚，深袭伏结，郁久化热，湿热之邪凝滞经脉气血，化腐成脓而得。

【偏方集成】

1. 锦鸡儿、虎杖、瓜子金各16克，金银花、紫花地丁各30克，赤芍9克，牛膝、甘草各6克，徐长卿12克，当归18克，皂角刺15克，蜈蚣、地鳖虫、制乳香、制没药、

三七、红花、炮穿山甲各适量。水煎，每日 1 剂，每日 2 次。适用于慢性化脓性骨髓炎。

2. 猪苓、泽泻、红花各 10 克，甘草 3 克。水煎，每日 1 剂，分 2 次服。适用于慢性化脓性骨髓炎。

3. 骨碎补、续断、黄芪、全当归各 12 克。水煎，每日 1 剂，分早、晚服。适用于慢性化脓性骨髓炎。

4. 阿胶 50 克，蜂房 1~2 个（约 35 克），血余乱发 1 团（约 30 克），穿山甲粉 20 克，白胡椒粉 15 克。先将乱发（投药前用碱水泡洗干净），蜂房加入白酒中浸泡 24 小时，小火加热 5 分钟，捞药渣。再将阿胶加入药酒中浸软，以小火熬至滴水成珠后，再加穿山甲粉和白胡椒粉，搅匀，摊布上外用。适用于慢性化脓性骨髓炎。

5. 鲜萍全草 30 克，活泥鳅 2 条。泥鳅用水养 24 小时，保留体表黏滑物质，洗后用冷开水浸洗 1 次。将萍、泥鳅一起捣烂敷患处，每日 1 次，2 周为 1 个疗程。适用于慢性化脓性骨髓炎。

6. 整块石灰 500 克，开水 4000 毫升。将石灰块放在盆内，再将开水倾入搅匀，放一夜，于次日取净的水（石灰不要）。洁净的布放入石灰水中，浸 15 分钟，取出贴患处，干后再换湿的，初贴时会流出很多黄水，如果没有黄水流出，表明已逐渐痊愈。适用于慢性化脓性骨髓炎。

【生活调理】

1. 应每日测量、记录体温、脉搏、呼吸，发现有异常时应及时处理。

2. 急性期应卧床休息，加强基础护理，做好口腔卫生，经常翻身，预防压疮。

3. 注意患肢疼痛、肿胀情况，用夹板或石膏固定及持续牵引者，应抬高患肢，减少活动，经常观察患者末梢循环情况，注意患肢颜色、温度和感觉变化，如患者有不适感，要及时处理，以免形成压迫性溃疡，影响血液循环，甚至出现缺血性挛缩。

4. 注意患者营养状况，鼓励患者多进食，食物以高蛋白、高维生素、易消化饮食为主，但注意不能食用鸡、羊、鱼肉及辛辣刺激性食物，及时纠正水、电解质、酸碱平衡失调。

5. 应用抗生素前要注意有无过敏史，并应做细菌培养和药敏试验，选择有效抗生素。

6. 脓肿切开或切开引流者，应保持引流通畅，同时观察引流液的量、颜色、气味、有无腐烂物排出等，渗出多者要及时更换敷料。

7. 因病程长、反复发作，患者易产生苦闷、悲观等情绪，所以应注意心理护理，精神上多加安慰，使之精神愉快，增强战胜疾病的信心，早日恢复健康。

8. 炎症控制后，应指导和协助患者进行关节活动，防止关节强直及肌肉废用性萎缩，恢复运动功能。

9. 注意不要剧烈运动，坚持治疗，防止复发。

化脓性关节炎

化脓性关节炎为化脓性细菌引起的关节急性炎症。血源性者在儿童发生较多，受累的多为单一的肢体大关节，如髋关节、膝关节及肘关节等。如为火器损伤，则根据受伤部位而定，一般膝、肘关节发生率较高。细菌侵入关节后，先有滑膜炎，关节渗液，关节有肿胀及疼痛。病情发展后，积液由浆液性转为浆液纤维蛋白性，最后则为脓性。当关节受累后，病变逐渐侵入软骨及骨质，最后发生关节僵硬。关节化脓后，可穿破关节囊及皮肤流出，形成窦道，或蔓延至邻近骨质，引起化脓性骨髓炎。此外，由于关节囊的松弛及肌肉痉挛，亦可引起病理性脱臼，关节呈畸形，丧失功能。化脓性关节炎急性期主要症状为中毒的表现，患者突有寒战高热，全身症状严重，小儿患者则因高热可引起抽搐。局部有红肿疼痛及明显压痛等急性炎症表现。关节液增加，有波动，这在表浅关节如膝关节更为明显，有髌骨漂浮征。患者常将膝关节置于半弯曲位，使关节囊松弛，以减轻张力。如长期屈曲，必将发生关节屈曲挛缩，关节稍动即有疼痛，有保护性肌肉痉挛。

本病属中医学"关节流注"或"流注病"

中医偏方全书（珍藏本）

范畴，中医学认为其发病外感六淫之邪，或因疔疮痈毒湿热内盛，或因跌打损伤瘀血停留，阻于关节，以致营卫不和，气血凝滞，郁而化热生毒，腐肉蚀骨，发生本病。本病以正气虚损为本，以邪毒流窜，经脉相隔，气血凝滞为标，故而临床治疗依据其致病机制，以清热解毒，行瘀透脓为其治疗大法。

【偏方集成】

1. 红糖 150 克，鲜生姜 250 克。将鲜姜切成小块，捣碎，取其汁（用消毒纱布包裹，把姜汁挤出），与红糖、老黄酒搅拌均匀，置锅中烧沸，约 2 大碗，分 2 次在晚上睡前喝卜，令发汗。适用于化脓性关节炎。

2. 黄药子 100 克，酒 1000 毫升。黄药子切片浸酒数日，澄清取上清液，每饭后饮适量，所用之酒为白酒、黄酒、葡萄酒 3 物共等分之混合液，这样的酒醇香，患者易接受，对胃刺激性小。适用于化脓性关节炎。

3. 川芎、当归、白芍、党参、白术、茯苓各 15 克，熟地黄、金银花炭各 25 克，赤芍、甘草各 10 克，鸡血藤、石斛、丹参各 40 克，生地炭 20 克，补骨脂 30 克。水煎服，每日 1 剂。适用于化脓性关节炎。

4. 人参 5 克，晋生耆、老熟地黄各 15 克，生术、茯苓、当归、川白芍、川芎各 10 克，甘草 3 克，肉桂（另包吞服）1.5 克。水煎饮服。适用于化脓性关节炎。

5. 猪骨头 100 克，熟地黄、土茯苓、生黄芪、鸡血藤各 20 克，山药、山茱萸、泽泻、蒲公英、海金沙、焦三仙、骨碎补、透骨草、补骨脂各 15 克，牡丹皮、竹茹各 12 克，斑蝥 5 只，烧干蟾 1 只，土鳖虫 3 个，菊花 10 克，蜈蚣 3 条。上药研末，淡盐水调敷，2 日换药 1 次。适用于化脓性关节炎。

6. 熟地黄、威灵仙各 30 克，麻黄、炮姜各 1.5 克，白芥子 6 克，肉桂、生甘草各 3 克，鹿角胶、路路通各 10 克，补骨脂 20 克，透骨草 15 克，草乌 2 克。研末调敷患处，3 日换药 1 次。适用于化脓性关节炎。

7. 忍冬藤、蒲公英、肿节风、威灵仙、透骨草、龙葵各 30 克，黄柏、刘寄奴各 15 克，徐长卿、天花粉各 20 克，黄芩、土鳖虫、当归、赤芍各 10 克，乳香、没药各 5

克，生甘草 3 克。研末调敷患处。适用于化脓性关节炎。

【生活调理】

1. 及时处理疔、疖及皮肤破损等。保持固定效果，限制患肢活动以减轻疼痛，并防止病理性骨折和关节畸形。冲洗液中抗生素可根据细菌培养和药物敏感试验选用，冲洗时应合理调节滴速，随着冲洗液颜色的变淡逐渐减量，直至引流液变得澄清为止。

2. 患病之后应卧床休息，以防流注，及时止痛，适当给予必要的镇静药、镇痛药。做好心理护理，解除患者对疾病的紧张心理，树立战胜疾病的信心。使用人量抗生素除了应注意观察药物不良反应外，还要警惕发生双重感染。

3. 宜加强营养，并多饮开水或以新鲜西瓜汁代茶饮。

4. 髂窝流注愈后患肢功能障碍者，应适当做下肢伸屈功能锻炼，或早期进行牵引。长期卧床者，应注意防止肺部感染、压疮及泌尿道感染。及时更换冲洗液，及时倾倒引流液。严格无菌操作，引流袋每日更换，避免发生逆行感染。

脊柱结核

脊柱结核占全身骨关节结核首位，其中绝大多数为椎体结核，多发生于儿童和青少年。脊柱结核中以腰椎发病率最高，依次是胸椎、胸腰椎、颈椎、颈胸段和骶尾椎则比较少。椎体结核可分为中心型和边缘型两种。以中心型较多。椎体中心型病变也常有死骨形成，死骨吸收后形成空洞。大多数椎体病变只有一处，少数的椎体病灶在两处或两处以上，每处病灶之间有健康的椎体或椎间盘隔开，因此也叫跳跃型病变。脊柱结核是继发性病变，致病因子为结核分枝杆菌。椎体病灶所产生的脓液先汇集在椎体一侧的骨膜下，形成局限性椎旁脓肿，位于颈椎或胸椎椎体后方的局限性脓肿可压迫脊髓，造成截瘫。脓肿继续增加时其出路有两条：或者继续剥离病椎和相邻椎体的骨膜，形成一个广泛的椎旁脓肿；或者突破椎体骨膜，沿组织间隙向远处流注，形成流注脓肿。最后脓肿可向体表处穿破，形成窦道，或向咽腔、食管、胸腔、肺、支气管、腹腔或肠管穿破，形成内瘘。脓肿穿破后，骨病灶即将发生混合脊椎结核。

本病属中医学"流痰"范畴，古代文献中称为"龟背痰"或"肾俞虚炎"，至清代《疡科心得集》后，一般称为"流痰"或"骨痨"。其致病之因多为先天不足，骨骼柔嫩，或有所损伤、感染疠虫致使气血失和，风、寒、痰浊、瘀血凝聚留于骨骼，流注于筋骨关节而成。

【偏方集成】

1. 鲜浮萍、千年健、桑寄生、木瓜、川牛膝、牛膝、川续断、杜仲各 15 克，鹿角片（先煎）、乌梢蛇各 10 克，生甘草 6 克。用武火先煎鹿角片 10 分钟，再将用水浸泡约 15 分钟许的其他药物和适量的水放入沙锅中。继用武火烧开，并再以文火煎 20 分钟，取汁分早、晚 2 次饭后温服，若服药期间未见明显不良反应，可连服 3 个月。适用于脊柱结核。

2. 猪肚（洗净）1 个，金银花、桑寄生、川续断、鸡血藤、枸杞子、茯苓、威灵仙各 30 克，狗脊、连翘、丹参各 20 克，菟丝子、白术、黄芩、赤芍各 15 克，桂枝 10 克，附子 30 克，木香 6 克。置于猪肚，蒸服，水煎，每日 1 剂，分 2 次服。适用于脊柱结核。

3. 益母草、黄芪各 30 克，防己、鸡血藤、红花、麦冬、独活、五加皮、青风藤各 20 克，丹参、牡丹皮、秦艽各 15 克，蜂房 10 克。加水浸泡 2 小时，加热煎煮 2 次制成 500 毫升原液。适用于脊柱结核。

4. 山药、羌活、独活、川芎、白芷、徐长卿、青木香、苏木、桂枝、当归、制乳香、制没药、细辛各等份，冰片少许。研为细末，与淘洗干净的细砂 2 份拌匀，装入布袋内，放锅内隔水蒸半小时取出，叠在另一个未蒸之药袋上，放于疼痛处，留置 30 分钟至 1 小时，每日 1 次，10 次为 1 个疗程。适用于脊柱结核。

5. 穿山甲、盐、地鳖虫、白薇各 20 克，生天南星、生半夏、续断、细辛各 15 克，生

川乌、生草乌、阿魏各 10 克，白芥子 5 克。用酒炒后研末，与陈醋及童便各半拌湿，再炒热装入布袋热熨患处，每次 20 分钟，每日 1 次，15 次为 1 个疗程。适用于脊柱结核。

6. 威灵仙 30 克，鸡血藤 20 克，血竭 3 克，荆芥、地骨皮、透骨草、红花、牡蛎各 10 克，制川乌、制草乌各 12 克，补骨脂、当归、防风、木瓜、徐长卿、丝瓜络各 15 克，制乳香、制没药各 6 克。加水浸泡 1 小时，用小圆竹去竹青后按竹节截成一端有节的竹筒若干个，口部磨平备用。将竹筒浸入以上药液中，再泡 1 小时后文火煎煮 30 分钟开始进行药浴。适用于脊柱结核。

7. 川椒目、鸡血藤、海藻各 30 克，羌活、独活、制半夏、昆布、木瓜、桂枝各 15 克，制川乌、草乌各 6 克，胆南星 9 克。上药研为粗末，纱布包之，用水 3000，煎 20 分钟，倒入浴缸温水中，水量以浸泡整个人体为度。每次浸泡半小时，每周 2 次。每剂药可用 3 次。无不良反应者，可连续药浴 16 次。适用于脊柱结核。

8. 豨莶草、黄芪各 30 克，防己、鸡血藤、红花、麦冬、独活、五加皮、青风藤各 20 克，丹参、牡丹皮、秦艽各 15 克，蜂房 10 克。加水浸泡 2 小时，加热煎煮 2 次制成 5000 毫升药液，倒入浴缸中进行药浴。适用于脊柱结核。

9. 花椒、鸡血藤、伸筋草各 30 克，老鹳草 20 克，羌活、独活、木瓜、桂枝各 15 克，制川乌、制草乌、胆南星、制马钱子各 10 克。水煎 30 分钟，将煎液倒入盆中，待药液温和后洗浴患部，每次 30 分钟，每日 1 次，30 次为 1 个疗程。适用于脊柱结核。

【生活调理】

1. 应和患者进行心理交流，消除患者的思想顾虑及恐惧感；鼓励患者多吃高热量、高蛋白、高脂肪饮食，以提高患者的手术耐受力。

2. 训练患者在床上进行大小便，以适应术后需要；对发热患者，在及时告知医师的同时，给患者物理降温，降低患者的体力消耗；术后，在患者身心处于极度痛苦的情况下，需及时在精神上给予安慰，鼓励患者树

《中医偏方全书（珍藏本）》

立战胜疾病的信心，积极配合医师治疗，以便使患者早日康复。

3. 患者床铺要保持整洁，皮肤保持干燥，若床铺污染要及时清理更换床单元；为防止压疮的发生，术后早期每2小时翻身一次，翻身的同时给患者按摩肌肉，防止肌肉萎缩。鼓励患者床上活动，防止关节僵直。

4. 患者由于手术创伤及卧床，要求给予流质、无渣、高营养饮食。根据病情可逐渐改为半流质或普食；术后1周左右协助患者下床活动，患者活动时要有专人护理，防止意外的发生，随着锻炼的加强及病情的康复，术后2周左右可在病房自主活动，术后3周左右可户外活动。

强直性脊柱炎

强直性脊柱炎是一种慢性、进行性和炎症疾病，主要累及骶髂关节、脊柱、脊柱骨软组织及四肢关节，表现为椎间盘纤维环和纤维环附近结缔组织的骨化，椎间可动关节和四肢关节滑膜的炎症和增生。部分患者还可累及眼睛、心血管、肺和神经系统，分别表现为虹膜炎或葡萄膜炎、上行性主动脉瓣下纤维化、主动脉瓣关闭不全、心脏传导障碍、肺上叶纤维化、肺大疱、肾淀粉样变、马尾综合征等。本病具有明显的家族集聚发病趋势。90%的患者 HLA-B27 阳性。多见于年轻男性，其发病年龄从4～90岁不等，但以15～20岁多见。

本病属中医学"脊痹"范畴，亦属"顽痹"、"肾痹"范畴。《素问·痹论》指出："骨痹不已，复感于邪，内舍于肾……肾痹者，善胀，尻以代踵，脊以代头"，形象地描述了强直性脊柱炎的晚期症状。因肾虚于先，寒邪深入骨髓，使气血凝滞，脊失温煦所致。是以腰脊疼痛，两胯活动受限，严重者脊柱弯曲变形，甚至脊硬僵直，或背部酸痛，肌肉僵硬沉重感，阴雨天及劳累为甚的肢体痹病类疾病。

【偏方集成】

1. 川椒目、海藻、鸡血藤各30克，羌活、独活、制半夏、昆布、木瓜、桂枝各15克，胆南星9克，制川乌、草乌各6克。上药研为粗末，纱布包之，用水3千克，煎20分钟，倒入浴缸温水中，水量以浸泡整个人体为度。每次浸泡半小时，每周2次。每剂药可用3次。无不良反应者，可连续药浴16次。适用于强直性脊柱炎。

2. 当归、川芎、木瓜、制乳香、制没药各20克，独活25克，狗脊、杜仲、伸筋草、花椒各30克。用纱布包后放入大号沙锅中，加水2000毫升浸泡30分钟，文火煎沸20分钟后将药液倒入熏洗床的贮槽内，加入食醋100毫升。令患者暴露其脊柱及骶髂部周围，仰卧于床上，上盖棉被保暖熏蒸，待药温不烫手时，用棉巾搽洗患处，边洗边按摩，使药力充分到达患处。每次熏蒸时间一般在40分钟左右，也可根据患者体质情况适当调整，熏洗时勿令感受风寒。每日熏洗2次，每剂熏洗2日，30日为1个疗程。适用于强直性脊柱炎。

3. 麝香、丁香、肉桂、斑蝥等按比例配制成药灸粉备用。于暑夏三伏天施灸，让患者俯卧，取药灸粉1～1.8克，沿脊柱正中线（大椎至腰俞穴）上铺敷药粉，再取大蒜1500克捣烂如泥，在药灸粉上铺成宽5厘米、高2.5厘米的蒜泥一条，再在其上放置宽3厘米，高2.5厘米的艾炷一条（断面呈"△"形），然后点燃艾炷两头与中间，使整条艾绒慢慢燃尽，连灸2～3柱，或直到患者自觉口鼻中有蒜味时停火，再以湿毛巾轻轻除去蒜泥。灸后可起水疱，注意预防感染，休息调养1个月。适用于强直性脊柱炎。

【生活调理】

1. 采用正确的工作姿势，特别是长期处于同一姿势工作的人要注意适当地活动。

2. 防止过度疲劳。

3. 正确的睡眠姿势。

4. 防止风寒、潮湿的侵袭。

5. 使用合理、符合健康要求的寝具。不良的寝具是许多脊椎病的祸根。

6. 加强锻炼，特别是颈部和腰部的活动。

原发性骨质疏松症

原发性骨质疏松症病因未明，可能与妊娠和哺乳、雌激素、活性维生素 D、甲状旁腺素、某些细胞因子、钙的摄入量、生活方式和生活环境及遗传因素相关。它是一种以骨量降低、骨结构失常，骨骼脆性增加，易于发生骨折的全身骨骼疾病。患者大多数为中、老年人，尤以绝经后妇女为常见。其特征是骨质减少、骨密度降低、骨组织的微结构退化、骨的脆性增加、易于发生骨折等，患者轻则腰酸背痛、四肢乏力，重可出现驼背、弯腰、骨骼疼痛、身高下降甚至骨折，主要发生在髋部、腕部的股骨颈、脊椎和桡骨远端，还可使患者全身免疫功能下降。

本病属中医学"骨痿"、"骨枯"、"骨痹"、"骨极"范畴。《素问·上古天真论》曰："女子七岁肾气盛，齿更发长。……四七筋骨坚、发长极，身体盛壮……七七任脉虚，天癸绝。丈夫八岁肾气实，发更齿长。……四八筋骨隆盛，肌肉壮满。……八八天癸绝，精少，肾脏衰、形体皆极，则齿发去。"《素问·痿论》曰："肾气热，则腰脊不能举，骨枯而髓减，发为骨痿。"这些论述都说明了年龄的增长与肾精盛衰的关系，以及肾虚后引起骨的衰退。肾为先天之本，肾主骨生髓，肾虚是骨质疏松症的主要病机。老年人的骨质脆弱，易于骨折，与肾中精气不足、骨髓空虚、骨失充养有关，故辨证从肾论治的理论根据即源于此。脾为后天之本，主运化，为气血生化之源。脾气健运，则四肢得以充养，活动强劲有力；若脾失健运，清阳不升，精微不布，四肢失养，则痿弱不用。另外，肾精亏虚，脾失健运，必致脉络受阻，经络不通，则产生疼痛症状，甚至使骨失所养，脆性增加，发生骨质疏松，容易骨折。根据骨质疏松症的病因病机、临床症状和体征，并根据肾主骨的理论、脾肾相关论、血瘀论，将骨质疏松症分为肾阳亏虚、肝肾阴虚、脾气亏虚和气滞血瘀等四型进行辨证施治。

【偏方集成】

1. 新鲜鹿脊骨、炙龟甲、骨碎补、黄芪、补骨脂、乳香、没药、续断、炙牛膝、狗脊、杜仲、当归、炙甘草各适量。取新鲜的鹿脊骨在木火旁烤，去其肉，将骨质烤干、高温灭菌、粉碎。将其他药高温灭菌、烘干、研末。将以上药混合，拌匀后装胶囊中。每粒胶囊 0.25 克，每瓶 60 粒装。每次服 1.5 克，每日 3 次，1 个月为 1 个疗程。适用于骨质疏松症。

2. 鹿角片、紫河车、骨碎补、炙龟甲、熟地黄、牡蛎、黄柏、乳香、没药、三七、鸡血藤、白芍、细辛各 500 克。上药研末，过 60～80 目筛，采用物理消毒方式处理后装入胶囊，每粒 0.3 克，每次服 2 粒，每日 3 次，连续 3 个月为 1 个疗程，症状好转可持续半年至 1 年，以巩固疗效。适用于骨质疏松症。

3. 雄乌鸡 1 只（约 500 克），熟地黄 20 克，山药、杜仲、黄精、枸杞子各 12 克，淫羊藿 15 克，菟丝子、骨碎补、牛膝、茯苓、金樱子各 10 克，芡实 8 克，生甘草 5 克。雄乌鸡去皮毛及内脏，洗净，其余中药切片，纳入鸡肚中，加少量黄酒，隔水清炖，熟后用酱油蘸服，水煎，每日 1 剂，分 2 次温服，每 10 日为 1 个疗程，共治 3 个疗程。适用于骨质疏松症。

4. 麻黄、当归尾、附子、透骨草、红花、干姜、桂枝、牛膝、白芷、荆芥、防风、木瓜、生艾绒、羌活、独活各等份，醋足量。用醋水各半，将药煎成浓汁，再将铁砂加热后搅拌而成，使用时加醋少许拌匀，置布袋中数分钟，自然发热，热熨患部。每日 1～2 次，连续应用至病愈为止。适用于骨质疏松症。

5. 花椒、桂枝、生川乌、摇边竹、鸟不落、防己、羌活、石菖蒲、当归尾各 90 克，红花、三七、乳香、没药各 45 克，苏木、鸡血藤各 18 克。将以上药放于 50％乙醇 20 千克中浸泡 10～14 日后，去渣备用。将浸泡好的药液浸湿多层纱布，放于患处，再用电吹风加热，旋转移动，使热度均匀，防止烫伤，每次 15～20 分钟，10 次为 1 个疗程。适用于骨质疏松症。

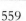

《中医偏方全书（珍藏本）》

【生活调理】

1. 有足够的户外活动时间。

2. 增加钙的摄入。特别是中老年人要十分注意通过食物补钙。牛奶、骨头汤、海产品和绿叶蔬菜中含有较为丰富、可供人体吸收的钙离子，多吃这些食物有利于增加钙的摄入。

3. 充足的蛋白质摄入。摄入充足的食物蛋白如鸡蛋、瘦肉、牛奶、豆类和鱼虾都为高蛋白食物，应当合理搭配，保证供给。

4. 不吸烟和少饮酒。

5. 积极参加适宜的运动锻炼。

痛风性关节炎

痛风性关节炎是一种嘌呤代谢紊乱的遗传性疾病，多因尿酸沉积在关节囊、滑膜、软骨、肾脏、皮下及其他组织而引起的病损及炎性反应。人体嘌呤来源于饮食和体内合成，嘌呤基代谢后形成尿酸自肾脏排出。当体内人体嘌呤基过多生成，超过肾脏清除能力时，尿酸即在体液和组织内积聚，最后结晶析出，形成结石。关节及周围软组织内由于尿酸积聚，沉着而产生炎症反应，引起痛风性关节炎。本病多发于 40 岁以上的肥胖男性，以关节剧痛反复发作、局部红肿压痛为主要特征。多在夜间时因为下肢关节的剧烈疼痛而惊醒，发病的关节有明显的发热、发红与肿胀，好发于拇趾的跖趾关节，其次是距小腿关节、足部小关节以及膝、肘、腕及掌指关节。

本病属中医学"痹证"、"痛风"、"热毒痹"、"历节病"、"白虎历节"等范畴，正如《金匮要略·中风历节篇》指出："趺阳脉浮而滑，滑则谷气实，浮则汗自出"，正是说明脾胃湿热，热蒸液泄，可成为本病。《金匮要略》又言其"历节病"的病因为："少阴脉浮而弱，弱则血不足，浮则为风，风血相搏即疼痛如掣。盛人脉涩小，短气自汗出，历节疼，不可屈伸，此皆饮酒汗出当风所致。诸肢节疼痛，身体尪羸，脚肿如脱，头眩短气，温温欲吐，桂枝芍药知母汤主之"。其中"风血相搏"与"饮酒汗出当风"与痛风性关节

炎发病的诱发因素极为相似。《外台秘要》曰："其昼静而夜发，发即彻髓酸疼不歇，其病如虎之啮，故名曰白虎之病也。"与痛风性关节炎的发病时间多在夜间基本一致。元代以后，中医学所谓的痛风，包括现代医学的多种以疼痛为主的关节炎，痛风性关节炎也在其中。发作据其临床表现，多属"热痹"。本病以蹠跗、跖趾关节等处疼痛，日轻夜重，局部红肿，表皮干燥发亮，伴有发热、头痛、心悸等症状，晚期可出现关节变形、僵直等临床特征。多因机体感受风寒湿热之邪而引起的肢体、关节疼痛、酸楚、麻木以及活动障碍等症。发病有急性期和慢性期之分，急性期多由风湿热痹阻经络，慢性期多由风寒湿邪内侵，病久导致经络阻塞、气血凝滞出现瘀血证。病位在蹠跗、跖趾等关节，可涉及肝、肾等脏腑。

【偏方集成】

1. 鲜艾叶、威灵仙、苍术、土茯苓各 15 克，制天南星、法半夏、桃仁、黄柏、羌活、独活、红花、川芎、鸡内金各 10 克，龙胆、生甘草各 6 克。将上药加水淹没药物 3 厘米许，浸泡 15 分钟，先用武火烧开后再用文火煎 20 分钟，取汁，分早、晚 2 次饭后温服，连服 1 周。适用于急性痛风性关节炎。

2. 野赤小豆、虎杖各 15 克，苍术、独活、黄柏各 9 克，晚蚕沙、桑寄生、紫丹参、臭梧桐、汉防己、冰球子各 12 克，土茯苓 30 克，丝瓜络 6 克，生甘草 5 克。先将上药用水浸泡 30 分钟，再煎煮 30 分钟，每剂煎 2 次，将 2 次煎出的药液混合。每日 1 剂，早、晚分 2 次服。适用于痛风性关节炎。

3. 新鲜丝瓜络 20 克，牡丹皮、百蕊草各 10 克，山豆根、威灵仙、红藤、忍冬藤各 15 克，地龙、三七各 6 克，桑枝、车前草、金钱草各 20 克，石膏 50 克。每剂用水 2000 毫升，煎取 600 毫升，每次服 200 毫升（后 3 味药后下），每日 1 剂，分 3 次服。适用于痛风性关节炎。

4. 猪头骨 1 具，金钱草、石膏各 30 克，泽泻、车前子、防己、知母、黄柏、地龙、赤芍各 10 克，甘草 5 克。寒热清退者，去石膏、知母，加苍术、白术、薏苡仁各 10 克；

病程长者，加海藻 10 克。同煎服，每日 1 剂，分早、晚服。适用于痛风性关节炎。

5. 鲜山慈菇、草薢各 30 克，金钱草、虎杖 15 克，玉米须、薏苡仁各 20 克，菟丝子、牛膝、黄柏、制大黄、桂枝、三七各 10 克。每日 2 剂，早、晚各 1 剂。症状好转后每日 1 剂，维持 2 周后停药。鼓励患者多饮水，低嘌呤饮食，抬高患肢。对高热患者给予生理盐水补液支持治疗。适用于急性痛风性关节炎。

6. 鲜乌蛇肉、麻黄各 6～15 克，桂枝 10～18 克，葛根 24 克，羚羊角粉（冲服）0.6 克，黄芪、石膏各 30 克，红花、防风、防己、羌活、知母、牡丹皮、赤芍、茜草、白芷、制川乌（需先煎 1 小时去毒）、地鳖虫各 10 克。每日 1 剂，肉与药同煮，水煎 2 次，分早、晚 2 次温服。每 15 日为 1 个疗程。适用于痛风性关节炎。

7. 鲜鱼腥草、金银花各 30 克，黄芩 10 克，木瓜、防己、草薢、土茯苓、鹿角霜、薏苡仁各 20 克，黄柏、车前草、制没药、天南星、乌梢蛇各 15 克，鸡血藤 25 克。若关节红肿发热者，加石膏、知母、猪苓；关节疼痛剧烈者，加全蝎、地龙；气血虚者，加黄芪、当归；关节疼痛缓解者，加党参、杜仲、续断。每日 1 剂，水煎 2 次，分早、晚空腹温服。适用于痛风性关节炎。

8. 山茱萸、女贞子、菟丝子各 15 克，石膏 30 克。每日 1 剂，水煎 2 次，分早、晚服。10 日为 1 个疗程，共服 3 个疗程。服药期间戒烟酒，忌食高嘌呤食物，多饮水，少活动。适用于痛风性关节炎。

9. 黄柏、白芷、红花各 30 克，青黛 15 克。混合研末，取药末适量加蜂蜜搅拌成糊状，敷于患处，上面覆盖油光纸，用纱布绷带包裹，每日换药 1 次，7 日为 1 个疗程，坚持治疗 2 个疗程。适用于痛风性关节炎。

10. 鲜小草、鲜鱼腥草、鲜大黄各 10 克，鲜贝母、蛇参各 5 克。将上 5 味药洗净，共研细浆，外敷患处。每日 1 次，肿消痛止停敷。适用于痛风性关节炎。

11. 赤芍、络石藤、薏苡仁各 15 克。上药共研为末，以适量水调和外敷患处。12 小时后去敷药，局部常规消毒，以皮肤针叩刺患处，用火罐拔出少许血液，擦干血，消毒，以无菌纱布包扎患处。隔 1 日后再重复上述方法治疗，治疗 7 次为 1 个疗程。治疗期间，停用其他一切药物，嘱患者饮食清淡，忌食辛辣之品，多饮开水。适用于痛风性关节炎。

12. 黄芩、黄柏、栀子、生大黄各等份。以上诸药共研末，野菊花露拌匀，并加入适量蜂蜜，按疼痛程度及红肿面积贴敷。适用于痛风性关节炎。

13. 芙蓉叶、生大黄、赤小豆各等份。上药共研为细末，按 4∶6 之比例加入凡士林，调和为膏，敷于患处。每日 1 次，10 次为 1 个疗程。适用于痛风性关节炎。

【生活调理】

1. 不进高嘌呤饮食，如动物的心、肝、肾和脑，要避免肥甘厚腻之味，体重超重者当限制热量摄入，必须限制饮酒或禁酒。

2. 适当锻炼身体，增强抗病能力，避免劳累，保持心情舒畅，及时消除紧张情绪。

3. 急性期患者应卧床休息，抬高患肢，局部固定，冷敷 24 小时后可热敷，注意避寒保暖，宜大量饮水，迅速中止急性发作。

骨　瘤

骨组织发生异常的局限性肿大，形成质地坚硬的肿块，称为骨瘤。是一种较常见的良性肿瘤，骨良性肿瘤主要成分为成骨性的结缔组织内形成丰富的新骨组织。好发于颅骨和下颌骨，一般不引起全身症状。仅见局部隆起，可出现压迫症状如眩晕、头痛、癫痫发作等，一般不发生远处转移。骨肉瘤为结缔组织性肉瘤，在发展过程中可形成大量的肿瘤性骨样组织及骨组织，根据新骨的存在与否或多少而有溶骨性和成骨性的区别。病变常见于四肢长骨（胫骨上端和股骨下端），发病年龄多在 10～25 岁。骨肉瘤因生长迅速，瘤中供血不足，以至部分肿瘤坏死形成假囊肿。肿瘤的外观可因成骨的多少，以及继发性出血、坏死的不同而有差异。如成骨极显著，肿瘤呈浅黄色，质地坚硬如象牙；如成骨少，肿瘤呈灰白色，质地较软，瘤中仅夹杂少量砂砾样骨质。若骨瘤血管丰富而发生出血，则瘤组织呈紫红色，若肿瘤生长迅速，可发生坏死和囊性变。

本病属中医学"骨疽"范畴，多为恣欲损耗肾阴，虚火内亢，肾火长期郁遏，肾所主之骨气血阻滞而不畅，伤积而成；或先天禀赋不足，骨骼空虚，痰、湿、浊、毒易于乘虚而留，结成骨瘤；亦有因外伤后，局部骨骼气滞血瘀，正常血液供应不足，六淫或特殊邪毒易于内侵，凝结致病成瘤。

【偏方集成】

1. 三棱、莪术、生半夏、地鳖虫、生川乌、商陆、桃仁、乳香、没药各9克，麝香、斑蝥各0.3克，红花6克，木鳖子0.9克，雄黄3克。上药共研细末，撒布于瘤处，或用蜂蜜调敷于患处，隔日1次。适用于骨瘤。

2. 钟乳30克，白石英、石硫黄、紫石英各20克，丹参8克，海螵蛸、琥珀、大黄、朝燕屎各10克，石矾、干姜各5克，附子3克。水煎服，10剂渐消。适用于骨瘤。

3. 金银花、熟地黄各20克，黄芪、野葡萄根各30克，鹿角片、川芎、重楼各10克，当归8克，补骨脂15克，白芷、炙甘草各5克。水煎，每日1剂，分2~3次服。适用于骨瘤。

【生活调理】

饮食要营养均衡、丰富，要保证"双高"（即高热量、高蛋白）。例如，每日最好能喝2杯牛奶，吃1枚鸡蛋和150克瘦肉，也可以用鱼或豆制品代替。多食新鲜蔬菜，最好每顿有一碟深绿色或黄色蔬菜（如青菜、芹菜、菜花等）。

骨 肉 瘤

骨肉瘤是指肿瘤细胞能直接形成肿瘤性类骨组织或骨组织的恶性肿瘤。骨肉瘤是原发性骨恶性肿瘤中最常见者，约占骨恶性肿瘤的1/3。骨肉瘤多发生在骨骼生长发育的旺盛时期，其恶性程度较高，发展快，转移早，预后差。因此是严重影响劳动生产力并危及生命的重要肿瘤之一。骨肉瘤可发生于任何骨，最常见于四肢长骨，半数以上发生于股

骨的下端及胫骨或腓骨的上端，其次为肱骨上端。颌骨、脊椎骨、肩胛骨和髂骨等较少见。长骨的骨肉瘤发病年龄较小，发生于扁骨者年龄较大。大多数骨肉瘤发生于骨的内部或中央，在长骨位于干骺端，肿瘤在骨髓腔内及向周围骨皮质浸润形成肿块。因骨骺软骨对骨肉瘤的浸润具有一定的抵抗力，在骨骺板闭合骨化之前（17~20岁），一般不侵及骨骺端。少数骨肉瘤发生于骨表面，称为皮质旁骨肉瘤，其临床、X线和病理表现均与一般骨肉瘤不同。疼痛和肿胀为常见的临床表现。开始时常呈间歇性隐痛，迅速转为持续性剧痛。局部疼痛最初为间歇性隐痛，很快转为持续性剧痛，夜间尤甚，压痛明显。初起局部轻度肿胀，随着时间推移和肿瘤的日益增大，肿胀扩展，可形成偏心性纺锤状肿胀或肿块。硬化型者坚硬如石，溶骨型者则柔软如橡皮，带有弹性。局部皮肤因肿胀而发亮，皮温升高，静脉怒张。邻近关节的骨肉瘤可产生关节活动受限。局部肌肉萎缩，在下肢可见跛行。晚期骨破坏严重者可发生病理性骨折。全身症状出现较早，常出现低热，疲乏，消瘦，贫血和进行性衰弱，最后出现恶病质。常伴有肺部转移。

本病属中医学"石疽"、"石痈"等范畴。外因是以寒湿为主的六淫，内因是七情失调，脏腑功能紊乱，阴阳失衡。当机体正气亏损时，外邪乘虚而入，客于肌肉，留滞络脉，造成气滞血瘀、痰凝等病理变化，蕴结日久，凝结成块，发为肿瘤；或因外伤，伤及骨与髓，在肾虚之体长期不愈而诱发本病。

【偏方集成】

1. 补骨脂、杜仲、秦艽、当归各15克，核桃仁25克，威灵仙50克，细辛、川乌各5克，桂枝10克，木香8克。适用于骨肉瘤。

2. 天麻9克，鸭蛋1枚。天麻压极细末，鸭蛋放盐水中浸泡7日后开一小孔，倒出适量蛋清，放器皿中，再把天麻面装入鸭蛋内（如鸭蛋不充盈，可把倒出的蛋清重新装入鸭蛋，至鸭蛋充盈为度）。用麦面和饼将鸭蛋封固，外用鸭面饼包裹，置炭火中煨热备用。早晨空腹服1枚，每日1次，开水送下。适用于骨肉瘤。

3. 党参、黄芪、当归尾、赤芍、白术、王不留行各 9 克，桑寄生、牡蛎各 31 克，陈皮 6 克，木香 5 克，川续断、夏枯草、海藻、海带（包煎）各 12.5 克。水煎，每日 1 剂，分 2 次服。适用于骨肉瘤。

4. 延胡索、乳香、没药、丹参、红花、刘寄奴、牛膝、续断、益母草各 9 克，苏木、血竭各 6 克，土鳖虫 3 克。水煎服。适用于骨肉瘤。

5. 熟地黄、威灵仙各 30 克，白芥子 6 克，肉桂、生甘草各 3 克，炮姜、麻黄各 1.5 克，鹿角胶、路路通各 10 克，补骨脂 20 克，透骨草 15 克，草乌 2 克。研末调敷患处，3 日换药 1 次。适用于骨肉瘤。

【生活调理】

1. 加强体育锻炼，增强体质，提高对疾病的抵抗力，增强免疫功能，预防病毒感染。

2. 减少和避免放射性辐射，尤其在青少年骨骼发育时期。

3. 避免外伤，特别是青少年发育期的长骨骺部。

4. 改变不良生活习惯，少吃或不吃亚硝酸盐浓度高的酸菜、咸鱼等。少吃苯并芘含量高的烘烤熏制及油炸食品，少食发霉、发酵的食物。

5. 饮食应以高蛋白、高热量、高维生素为主，如奶、蛋、面、瘦肉、猪肝、豆制品、胡萝卜、南瓜、西红柿、橘子、大蒜、海菜等，以蒸、炒、炖汤的方法为好。

6. 应保持性格开朗，心情舒畅，遇事不怒。

骨囊肿

骨囊肿为骨的瘤样病变。囊壁为一层纤维包膜，囊内为黄色或褐色液体，预后良好。骨囊肿可能是在胚胎时期少许具有分泌功能的滑膜细胞陷入骨内，结果引起滑液聚集而形成骨囊肿。骨囊肿在其发展过程中很少出现症状，大部分患者是由于外伤造成病理性骨折后产生局部肿痛、肿胀、压痛、不能活动等骨折表现而发现。少数病例表现为局部包块或骨增粗，关节活动多正常，肌肉可轻

度萎缩。发生在下肢的患者，偶有跛行。

中医有"肾生髓，在体为骨"，肾主骨之说。骨是贮存骨髓的地方。骨的杠杆、支架作用及生长发育必须依赖髓的滋养，故《灵枢·卫气失常篇》曰："骨之属者，骨空之所以受益而益脑髓者也，而肾生髓长骨。"即骨髓为肾精所化，肾中精气是骨髓生长发育之本，若骨受损伤或病变后的修复，必然依赖肾精濡养。故本病特以补肾益髓、填精生骨为主以治之。囊肿之形成亦可因外邪侵袭，留滞骨干，气血津液运行受阻，骨骼组织失养，瘀积日久，化水停留，渐成肿瘤。

【偏方集成】

1. 生地黄（酒煮捣膏）、山茱萸各 50 克，山药、牡丹皮、白茯苓各 30 克，人参、当归身、泽泻、麦冬（捣膏）、龙骨、地骨皮各 20 克，木香、砂仁各 10 克，黄柏（盐水炒）、知母（童便炒）各 5 克。上药研细为末，鹿角胶 30 克，老酒化稠，加蜜 30 克，同煎至滴水成珠，和药为丸，如梧子大，每次 6 克，每日 2 次，空腹温开水送服。适用于骨囊肿。

2. 鲜牛蒡草 480 克，鲜凤仙透骨草、苏合香各 40 克，生川乌、桂枝、大黄、当归、生草乌、生附子、地龙、僵蚕、赤芍、白芷、白蔹、白及、肉桂、乳香、没药各 20 克，川芎、续断、防风、荆芥、五灵脂、木香、香橼、陈皮、麝香各 10 克。上 27 味，除苏合香外，肉桂、乳香、没药粉碎成细粉，与麝香配研，过筛，混匀。其余牛蒡草等 22 味，酌予碎断，与食用植物油 2400 克同置锅内炸枯，去渣，滤过，炼至滴水成珠；另取红丹 750～1050 克，加入油内，搅匀，收膏，将膏浸泡于水中。取膏，用文火熔化后，加入苏合香及上述粉末，搅匀，分摊于纸上，即得。外敷患处。适用于骨囊肿。

3. 三棱、莪术、生半夏、地鳖虫、生川乌、商陆、桃仁、没药各 9 克，麝香 0.3 克，木鳖子 0.9 克，红花 6 克，阿魏、雄黄各 3 克。以上 13 味，共研成细末，瓶装，密封，备用。应用时，用蜂蜜调和后涂敷，隔日 1 次。适用于骨囊肿。

4. 熟地黄、土茯苓、生黄芪、鸡血藤各

中医偏方全书（珍藏本）

20 克，山药、山茱萸、牡丹皮、竹茹各 12 克，斑蝥 5 只，烧干蟾 1 只，土鳖虫 3 只，菊花 10 克，蜈蚣 3 条，泽泻、蒲公英、海金沙、焦三仙、骨碎补、透骨草、补骨脂各 15 克。淡盐水调敷，2 日换药 1 次。适用于骨囊肿。

5. 防己、威灵仙、五加皮、羌活、独活、川芎、赤芍、红花、木瓜、鸡血藤、千年健、海风藤、青风藤、桑枝、马钱子、伸筋草、透骨草各 30 克。将上药用冷水浸泡于瓷盆内，2 小时后，文火煎熬 20 分钟，不去渣，待放至温度适宜后，用毛巾蘸药液热敷患处，或直接用药液洗浴患处，再次用时加温即可，加温前可续水。每日 1～2 次，每次 30 分钟，每剂药可用 1 周。适用于骨囊肿。

6. 鹿角霜 6 克，当归、枸杞子、赤芍、生地黄、续断、茯苓、鳖甲、桑枝、牛膝、丹参各 10 克，法半夏 9 克，夏枯草 15 克。水煎，每日 1 剂，分 3 次服。适用于骨囊肿。

【生活调理】

1. 囊肿部位的骨皮质比较薄，易发生病理性骨折，注意避免患处受力。

2. 合理安排膳食。

第二十四章 内 伤

头皮损伤

头皮损伤是指直接损伤头皮所致，常因暴力的性质、方向及强度不同所致损伤各异，可分为开放性头皮擦伤、挫伤、裂伤及撕脱伤等，多为直接暴力损伤所致。头皮损伤是颅脑损伤中最常见的组成部分。它能提供头部受力的部位，冲击力的大体方向和大小及可能伴同的其他颅内病变的信息。头皮损伤分闭合的与开放的两类，前者包括各类头皮血肿，后者则分擦伤、挫裂伤（包括刺戳伤、裂伤及伴有周围组织呈不同程度失活性的挫裂伤）、头皮撕脱伤。

本病属中医学"头痛"、"眩晕"等，多因外伤跌仆引起，以头痛剧烈，如针刺状，舌质暗，苔薄白，脉弦涩等为主要表现。中医治疗主要以活血化瘀、配合其他辨证治疗，多获得良效。

【偏方集成】

1. 女贞子 520 克，墨旱莲、桑椹各 300 克。先将女贞子阴干，再用酒浸 1 日，蒸透晒干，墨旱莲、桑椹阴干，将上 3 味药碾成细末，炼蜜成丸，每丸 10 克。每日早、晚各服 1 丸，淡盐开水送服。适用于头皮损伤。

2. 熟地黄 2000 克，杏仁（汤浸、去皮尖、双仁、研如膏）500 克，诃黎勒皮 250 克。将药捣研为末，入杏仁和匀，炼蜜调和，用杵捣 200～300 下，做成梧子大丸药。每次用温水送下 1 粒，饭前服，渐加至 4 粒为度，忌生葱、萝卜、大蒜。适用于头皮损伤。

3. 莲子草 500 克，杏仁、熟干地黄各 1000 克。将药混合，捣一万杵，色当如漆，即圆如梧桐子大。每日空腹以温酒下 30 丸，

晚再服 1 次。适用于头皮损伤。

4. 黑小豆 500 克，枸杞子 60 克，何首乌 30 克，核桃 12 枚。先煎枸杞子、何首乌，用煎汤煮黑小豆、核桃仁，然后搅拌，阴干，每日早、晚空腹服黑豆 30 粒。适用于头皮损伤。

5. 枸杞子 200 克，茅香 100 克，干柿 5 枚。将药干柿同茅香煮熟，枸杞子焙干，共研末，水泛为丸，如梧子大。每次 50 丸，每日 3 次，茅香汤送服。适用于头皮损伤。

6. 三七、土鳖虫各 9 克，龙骨、自然铜各 15 克，乳香、没药各 5 克，麝香 0.3 克。共为细末，装胶囊。每次服 1.5 克，每日 2 次。适用于头皮损伤。

7. 桑枝 20 克，当归尾 15 克，牡丹皮、赤芍、桃仁、泽兰各 10 克，红花、乳香、甘草各 5 克。水煎服。适用于头皮损伤。

8. 秦艽、羌活、薏苡仁、当归、伸筋草各 20 克，木瓜、川牛膝各 15 克。将上述诸药置入密封瓶中，加进 38°白酒 800 毫升，用盖密封，10 日后即可饮用。每次 10 毫升，早、晚各 1 次。适用于头皮损伤。

9. 黄芪 200 克，轻粉、血竭各 20 克，白芷、防风、紫花地丁各 25 克，桔梗 50 克。上药共研细末，用蜂蜜调成糊状，用药前先剪去不易脱落的坏死组织，将药敷在创面上，每日换药 1 次，直至创面愈合。适用于头皮损伤。

【生活调理】

1. 小心取回被撕脱的头皮，轻轻折叠撕脱内面，外面用清洁布单包裹，要保持绝对干燥，禁止置于任何药液中，随同患者一起送医院处理。头皮损伤的处理原则是清创、止血、包扎，必要时植皮。

中医偏方全书（珍藏本）

《中医偏方全书（珍藏本）》

2. 护送途中，要安慰患者，并给予少量止痛药。可以给患者喝开水或盐开水，或静脉补液以防休克，应力争在 12 小时之内送入医院作清创等妥善处理。头皮血管丰富，皮肤及皮下组织致密，裂伤后不易自行止血，常常因为出血严重而发生休克。且头皮皮下组织内有导静脉与颅骨板障静脉和颅内静脉窦相通，头皮损伤后一旦发生感染容易向深部蔓延而引起脑膜炎、颅骨骨髓炎、硬脑膜外脓肿、脑脓肿等并发症。

颅骨损伤

颅骨损伤即颅骨骨折，系外力直接或间接作用于颅骨所致。其形成取决于外力性质、大小和颅骨结构两方面的因素。颅骨骨折分颅盖骨折和颅底骨折。两者发生率的比率为 4∶1。颅骨骨折的临床意义主要在于并发脑膜、血管、脑和颅神经损伤。按骨折形式分为以下几种。①线性骨折：可单发或多发，后者可能是多处分散的几条骨折线，或为一处多发的骨折线交错形成粉碎骨折。骨折多系内板与外板全层断裂，也可为部分裂开。头颅 X 线摄片可以确诊。单纯的线形骨折无须特别治疗，但对骨折线通过硬脑膜血管沟或静脉窦时，应警惕并发颅内血肿。②凹陷骨折：骨折全层或仅为内板向颅腔凹陷，临床表现和影响视其部位范围与深度不同，轻者仅为局部压迫，重者损伤局部的脑膜、血管和脑组织，并进而引起颅内血肿。有些凹陷骨折可以触知，但确诊常有赖于 X 线摄片检查。

本病属中医学"头痛"范畴，多因外伤跌仆引起，以头痛剧烈，如针刺状，舌质暗，苔薄白，脉弦涩等为主要表现。中医治疗主要以活血化瘀、配合其他辨证治疗，多获得良效。

【偏方集成】

1. 60°以上的白酒 60 克，鸡蛋 2 枚。将鸡蛋和白酒一同放入盘内，用火点燃白酒烧鸡蛋。在酒燃烧的过程中要不断地翻动鸡蛋，并敲裂蛋壳，直至火灭蛋熟。每日 1 剂，于空腹时将鸡蛋服下，25 日为 1 个疗程。轻者

一般治疗 1 个疗程即可痊愈，重者则需 2 个疗程。适用于颅骨损伤。

2. 天麻、川贝母、半夏、茯神、陈皮、菖蒲、甘草各 9 克，茯苓、丹参各 15 克，麦冬 12 克，远志、制天南星、全蝎各 6 克，僵蚕 10 克，琥珀末（分吞）2 克，朱砂（分吞）1 克，竹沥（分冲）30 克，生姜汁（分冲）9 滴。水煎，每日 1 剂，分 2 次服。适用于颅骨损伤。

3. 天南星、白附子各 100 克，僵蚕、红花各 120 克，法半夏、全蝎、桃仁、天竺黄各 60 克，天麻、蜈蚣各 50 克，黄连 30 克。以上药物共同粉碎后研为细面，加粉合剂压片，每片 0.3 克。适用于颅骨损伤。

4. 桃仁 12 克，红花、菖蒲各 10 克，人参、白术、川芎、通天草、赤芍 9 克，黄芪 100 克，熟地黄、枸杞子各 20 克，半夏、炒枣仁各 15 克。上药凉水浸泡 30 分钟后武火煮沸，改文火煎 20 分钟，并浓缩至 100 毫升。分 2 次服用。适用于颅骨损伤。

5. 穿山甲末 100 克，乳香、没药各 20 克，鸡屎藤挥发油 0.5 毫升，冰片少许，乙醇 500 毫升。取乳香、没药浸入乙醇溶液中 20 日备用；穿山甲末，喷入乳香、没药、乙醇浸泡液 70 毫升，然后烘干，加入鸡屎藤挥发油与少许冰片，再以食醋调成稠糊状。使用时，外敷患周，24 小时换药 1 次。适用于颅骨损伤。

6. 紫皮大蒜 100 克，重楼 30 克，芦根 20 克，三七、延胡索、黄药子各 10 克，川乌 6 克，冰片 8 克，麝香适量。先将大蒜洗净，捣烂，取汁备用，将其他 8 味分别研成细末或细粉，充分混合均匀，与大蒜汁拌和调成膏剂，外敷贴于痛处或经络压痛部位，每 24 小时换药 1 次。适用于颅骨损伤。

【生活调理】

1. 掌握伤后意识障碍的各期表现及演变规律。如伤后意识稳定或由昏迷逐渐清醒，常为病情好转的表现，原发性昏迷逐渐加深或原发性昏迷很深，说明脑损伤严重；出现进行性意识障碍，说明有进行性脑受压存在，提示颅内血肿持续增大或脑水肿加重；伤后出现中间清醒期，则是硬膜外血肿的典型

表现。

2. 术后密切观察患者的神志、瞳孔、生命体征。

3. 注意保持敷料的干燥、清洁，防止伤口感染，若发现敷料松动、渗出，应及时更换，并注意无菌操作，观察伤口有无红肿及皮下积液。

4. 对患者早期采用了体育疗法，如保持正确的卧床姿势，按摩，肌肉主动、被动的等长运动等，以及语言疗法，早期对患者进行发音训练、口语训练等。

脑 震 荡

脑震荡系头部受外力打击后大脑发生一时性功能障碍。常见的症状是头部受伤后，即刻发生一时性的神志恍惚或意识丧失，时间持续数秒至二三十分钟不等，清醒后恢复正常，但对受伤时的情况及经过记忆不清。此外，还出现头痛、头晕及恶心、呕吐等。清醒后头痛剧烈，性质多为胀痛、钝痛，常伴眩晕、耳鸣、怕光、呕吐等症状，而且头痛在伤后数日内明显，1～2 周内逐渐好转。有近事忘记的现象，即对受伤的当时情况及受伤后的事情不能记忆，但对往事回忆却十分清楚。脑震荡是最轻的颅脑损伤，一般经卧床休息和对症治疗多可自愈。但在诊疗过程中，要注意是否合并较严重的脑挫裂伤和颅骨血肿等。因此，应密切观察病情，特别要注意脉搏、呼吸及神志的变化。必要时应做进一步检查，如腰脊穿刺、颅骨 X 线摄片、超声及 CT 等，以便即时作出诊断和相应治疗。

本病属中医学"头痛"、"眩晕"、"厥证"范畴，多因外伤跌仆引起，以醒后头痛剧烈，性质多为胀痛、钝痛，常伴眩晕、耳鸣、怕光、呕吐等症状，舌质暗，苔薄白，脉弦涩等为主要表现。中医治疗主要以活血化瘀、配合其他辨证治疗，多获得良效。

【偏方集成】

1. 鲜山慈菇、天麻、川贝母、半夏、茯神、陈皮、菖蒲、甘草各 9 克，茯苓、丹参各 15 克，麦冬 12 克，远志、制天南星、全蝎各 6 克，僵蚕 10 克，琥珀末（分吞）2 克，朱砂（分吞）1 克，竹沥（分冲）30 克，生姜汁（分冲）9 滴。水煎，每日 1 剂，分 2 次服。适用于脑震荡。

2. 天南星、白附子各 100 克，僵蚕、红花各 120 克，法半夏、全蝎、桃仁、天竺黄各 60 克，天麻、蜈蚣各 50 克，黄连 30 克。以上药物共同粉碎后研为细面，加粉合剂压片，每片 0.3 克。1～3 岁，每次服 4 片；4～7 岁，每次服 6 片；8～14 岁，每次服 8 片；成人每次服 10 片，每日 3 次，白开水送服。适用于脑震荡。

3. 黑芝麻 50 克，薏苡仁 60 克，熟地黄 30 克。将黑芝麻、薏苡仁分别炒后，上 3 味捣为粗末，置于净瓶中，加 38°白酒 500～600 毫升浸泡，封严口，6～7 日开封，去渣备用。每日睡前服 1 小杯（约 10 毫升）。适用于脑震荡。

4. 秦艽、白茯苓各 30 克，独活、川牛膝、川芎、防风、杜仲、丹参各 15 克。上药碾细，置于净瓶中，用 38°白酒 1000 毫升浸泡 7～10 日即成，去渣备用。每次 10～15 毫升外擦头部，每日 2 次。适用于脑震荡。

5. 秦艽、羌活、薏苡仁、当归、伸筋草各 20 克，木瓜、川牛膝各 15 克。将上述诸药置入密封瓶中，加进 38°白酒 800 毫升，用盖密封，10 日后即可饮用。每次 10 毫升，早、晚各 1 次。适用于脑震荡。

6. 生川乌、生草乌、细辛各 150 克，羌活 200 克，威灵仙、透骨草、大黄、川芎、当归、鸡血藤、海桐皮、桑枝各 250 克。将上药研成细末，过 45 目筛，取蜂蜜 1000 克，凡士林油膏 300 克。加热至 70 ℃搅拌溶化后，待温度降至 30 ℃左右，加入药末 500 克，逐渐搅拌混合至冷却装入药罐，密封备用，用时将制好的药膏摊在油纸上敷于患处，绷带固定，每日更换 1 次。适用于脑震荡。

【生活调理】

1. 饮食调养 饮低脂肪、低胆固醇奶。食磷和卵磷脂的食物，如鱼、蛋类等，伴有脑水肿时可多供给此类食物。

2. 饮食禁忌 刺激性饮食，如酒、咖啡、浓茶等应忌；生冷、寒凉食物，如冷饮、绿豆、黄瓜、冬瓜、芹菜、荸荠等应忌食；油腻食物，食后可使脾胃运化失常，导致病情加重，故应忌食；辛辣食物，如辣椒、辣油、芥末、韭菜等应忌食。

脑挫裂伤

脑挫裂伤是脑挫伤和脑裂伤的统称，因为从脑损伤的病理看，挫伤和裂伤常是并存的，区别只在于何者为重或何者为轻的问题。通常脑表面的挫裂伤多在暴力打击的部位和对冲的部位，尤其是后者，总是较为严重，并常以额、颞前端和底部为多，这是由于脑组织在颅腔内的滑动及碰撞所引起的。脑实质内的挫裂伤，则常因脑组织的变形和剪性应力引起损伤，往往见于不同介质的结构之间，并以挫伤及点状出血为主。脑挫裂伤的临床表现因致伤因素和损伤部位的不同而各异，悬殊甚大，轻者可没有原发性意识障碍，如单纯的闭合性凹陷性骨折、头颅挤压伤即有可能属此情况。而重者可致深度昏迷，严重废损，甚至死亡。

本病属中医学"头痛"、"眩晕"、"厥证"范畴，多因外伤跌仆引起，以醒后头痛剧烈、性质多为胀痛、钝痛，常伴眩晕、耳鸣、怕光、呕吐等症状，甚至昏迷，舌质暗，苔薄白，脉弦涩等为主要表现。中医治疗主要以活血化瘀、配合其他辨证治疗，多获得良效。

【偏方集成】

1. 鲜蜈蚣、全蝎各 2 克，土鳖虫、水蛭各 6 克，丹参、巴戟天、石菖蒲、广地龙、僵蚕、制胆南星各 10 克，远志、生地黄、熟地黄、炙黄芪各 30 克。水煎服，每日 1 剂。适用于脑挫裂伤。

2. 龙眼肉、银耳各 15 克，鹌鹑蛋 6 枚，冰糖 50 克。银耳用水浸发去杂质，洗净；鹌鹑蛋煮熟去壳。置锅加适量清水，煮沸放入龙眼肉，银耳煮至熟时放入冰糖，待溶解后，把熟鹌鹑蛋放入煮片刻，吃蛋饮汤及各物。适用于脑挫裂伤。

3. 鲜黑豆 20 克，远志、熟地黄、菟丝子、五味子各 10 克，石菖蒲、川芎各 12 克，地骨皮 24 克，白酒 600 毫升。将药浸入酒中，7 日后过滤，去渣取汁，倒入玻璃瓶中，密盖，勿使气泄；每次 10 毫升，早、晚各 1 次，20 日服完 1 剂。适用于脑挫裂伤。

4. 黄芪 100 克，鲜浮萍、熟地黄、枸杞子各 20 克，半夏、炒枣仁各 15 克，桃仁 12 克，红花、菖蒲各 10 克，人参、白术、川芎、通天草、赤芍各 9 克。上药凉水浸泡 30 分钟后武火煮沸，改文火煎 20 分钟，并浓缩至 100 毫升。适用于脑挫裂伤。

5. 黄豆 500 克，白胡椒 70 克，地龙 50 克，远志 15 克。共置锅内，加水 2000 毫升，用文火慢慢煮干，拣取黄豆晒干，瓶装备用。早、晚各取 15～30 粒，嚼烂敷于患处。适用于脑挫裂伤。

6. 黄芪 20 克，天麻 25 克，白芍、当归、甘草、续断各 15 克，白术 10 克。将上药研碎，用消毒纱布包裹好，置于密封瓶中，加入 38°白酒，酒量应淹没药包 3 横指，最后封口。经 7 日后取封，去药包备用。每次温饮 1 盅（大约 10 毫升），每日 1 次。适用于脑挫裂伤。

【生活调理】

1. 准确应用脱水药物，观察脱水效果。

2. 配合做好 CT 检查以确定出血部位及出血量。

3. 补充足够的水分，多食纤维素丰富的食物，以预防便秘。保持大便通畅，并观察胃液及大便颜色，警惕应激性溃疡的发生。

颅内血肿

脑损伤后颅内出血聚集在颅腔的一定部位，造成颅内压增高，脑组织受压而引起相应的临床症状，称为颅内血肿。在正常状态下，颅腔容积等于颅内血容量、颅内脑脊液量和脑组织体积三者的总和。由于颅骨缺乏伸缩性和脑组织缺乏压缩性，只有颅内血容量和脑脊液量能起到代偿作用。当颅内血肿超过代偿限度，即引起颅内压增高，当颅内压增高到一定程度可形成脑疝。根据血肿在脑内的位置不同可分为硬脑膜外血肿、硬脑膜下血肿、脑内血肿。临床以颅内高压征为表现，诊断首先要明确出血的部位和出血量的多少，这对治疗有指导意义。颅内血肿的治疗效果与有无脑疝发生或脑干受压时间长短有密切关系。有生命危险的患者，必须及时抢救，密切观察病情变化，必要时及时请脑外科会诊或转科，千万不可延误抢救时机。严格掌握颅内血肿的开颅手术指征，一经确诊尽快手术，开颅探查，清除血肿，彻底止血，减压。

中医药治疗慢性颅内血肿较有影响的是20世纪70年代用颅内消瘀汤治疗颅内血肿，用补阳还五汤加味治慢性硬脑膜下血肿，此外也有个案及少量中西医结合治疗的临床报告。以中医为主治疗这一病证难度大，但能体现中医药的长处。

【偏方集成】

1. 猪骨头 1000 克，黄豆 250 克，将黄柏、杜仲、知母各 10 克，薏苡仁 30 克，丹参、桑寄生、生地黄、鹿角霜各 20 克，牛膝、女贞子、墨旱莲各 15 克，桂枝 6 克。水煎后去渣，小火烧烂，加盐、姜调味，分饮食之，每日 1 剂。适用于颅内血肿。

2. 细辛、高良姜、川芎各 10 克，白芷 20 克。共研细粉，贮瓶中备用。左侧头痛用手指沾少许药放在右鼻孔中，右侧头痛则放在左鼻孔中，全头痛则两鼻孔均放入少许药粉。一般 15～20 分钟后头痛缓解。此法可反复使用。适用于颅内血肿。

3. 重楼、浙贝母、黄药子、蒲公英、莪术各 100 克。研末，用布袋装作枕头。另用冰片 100 克，麝香 1 克研匀，制成小药袋，一并放入药枕中，令患者枕头部。适用于颅内血肿。

4. 鲜山慈菇、土贝母、五倍子（瓦上炙透）、独活、生香附各 30 克，生天南星、生半夏各 15 克。以上 7 味，共研为细末，用醋膏调成糊状，摊贴在患处，膏药敷贴范围应略大于患处，然后用胶布或橡皮膏贴上。每24 小时换药 1 次。适用于颅内血肿。

5. 红蓼子 60 克，麝香 1.5 克，阿魏、急性子、大黄各 15 克，甘遂 9 克，巴豆 10 粒，白酒 500 毫升。前 6 味捣碎，混合在一起，用白酒拌和均匀，纳入猪膀胱内，外敷疼痛处，痛止停药。适用于颅内血肿。

6. 雄黄、白矾、乳香、没药各 15 克，硇砂 1 克，黄柏、苦参各 30 克，麝香、蟾酥各 2 克，冰片 3 克。以上 10 味分别研成细末或细粉，混和均匀，用蛋黄油调制成膏。适用于颅内血肿。

7. 朱砂、乳香、没药各 15 克，冰片 30克。以上 4 味分别捣碎，装入盛有 500 毫升米酒的瓶内，加盖密封，充分摇匀，2～3 日后取上清液装入小瓶备用。使用时，以棉签或毛笔蘸药水涂敷痛处，稍干后再涂敷 2～3遍，一般用药后 10～15 分钟，疼痛即可缓解或消失，维持 2 小时以上，疼痛时再用药涂敷之。适用于颅内血肿。

8. 乳香、没药、大黄、姜黄、山柰、栀子、白芷、黄芩各 20 克，小茴香、公丁香、赤芍、木香、黄柏各 15 克，蓖麻仁 20 粒。以上 14 味共研为细末，用鸡蛋清调匀外敷贴于患处，6 小时换药 1 次。适用于颅内血肿。

【生活调理】

1. 治疗脑水肿、清除瘀血、促醒：积极进行并发症的治疗，包括抗感染、支持对症处理，促进脑积水的吸收。

2. 注意补充大脑营养。应注意补充卵磷脂，进食要注意选择一些含卵磷脂丰富的食物，如鱼、虾、鸡蛋黄等。注重饮食，多食用对大脑最具保健作用的食品。

3. 应摄取均衡的营养及维生素 A 群、维生素 B 群，维生素 C 及必需脂肪酸的充分摄取。

4. 充分休息，避免心理负担过重及过度劳累生活规律，心情保持愉快，减少无谓的烦恼。

5. 三餐定时定量，宜少量多餐，不可暴饮暴食。

6. 戒烟，避免酒类、咖啡因（咖啡、浓茶、可乐、可可）、辣椒、胡椒等刺激性食物摄取，食物亦不宜过甜过咸及过冷过热。

脑外伤后综合征

脑外伤后综合征（俗称脑震荡后遗症）是指颅脑外伤后 3 个月仍有头痛头晕、目眩耳鸣、心烦心悸、失眠健忘等症状表现，而

中医偏方全书（珍藏本）

神经系统检查又无器质性损伤体征的一种疾病。脑外伤后综合征是患者在脑损伤后 3 个月以上，仍有许多自主神经功能失衡和癔症性样症状，但经神经系统检查并无客观体征的一种临床现象。主要临床表现为自主神经功能失调和癔症样发作，诸如头痛、头晕、精神不振、乏力、耳鸣、多汗、失眠、心悸、情绪不稳、记忆减退等。损伤早期由于有心理损害和损伤所致的颅脑及有关组织损害，从而导致某些结构功能失调。治疗须消除患者顾虑，妥善安排活动（包括太极拳等适当的体育锻炼）和休息。

中医学认为颅脑外伤受损后，气机逆乱，脉络闭塞，气滞血瘀，不通则痛；病程迁延日久，耗气伤血，气血亏损，心脾失养，终致心脾两虚；肾藏精生髓，脑为髓之海；因病久必及于肾，肾阴阳俱虚，髓海不足则脑转耳鸣，故常有眩晕、耳鸣、记忆下降等症状；头脑损伤，病久心、肝、肾阴血不足，虚火上炎，心火不下交于肾，肾水不上济于心，心肾功能失调，故出现失眠等症状。

【偏方集成】

1. 雄乌鸡 1 只（约 500 克），当归、生地黄、柏子仁各 15 克，赤芍、牛膝各 12 克，川芎、柴胡、牡丹皮、枳壳、香附、桃仁、红花各 10 克，牡蛎 30 克。雄乌鸡去皮毛及内脏，洗净，将上药研末纳入鸡肚中，加少量黄酒，隔水清炖，熟后用酱油蘸服。适用于脑外伤后综合征。

2. 莲座蕨、首乌藤、珍珠母各 30 克，延胡索 12 克，党参、徐长卿、生地黄、熟地黄各 10 克。将上药煎煮 2 次，再将 2 次药液合并浓缩成 50 毫升，以 5 剂共 250 毫升装 1 瓶，加防腐剂后灭菌。成人每次服 25 毫升，每日 2 次。30 日为 1 个疗程，一般 1～2 个疗程。适用于脑外伤后综合征。

3. 生螃蟹（捣烂）500 克，女贞子、枸杞子、桑椹、菟丝子各 12 克，党参、黄芪、酸枣仁各 15 克，当归、蒺藜各 10 克，川芎、远志各 6 克，牡蛎 18 克，甘草 3 克。加水煎服，热黄酒 250 克冲服。适用于脑外伤后综合征。

4. 鸦胆子适量。鸦胆子除去皮壳，研成

泥状，然后掺入 80％凡士林搅拌均匀，制成软膏，放置 48 小时后即可涂用。涂敷药膏时，先将患处用 75％乙醇消毒皮肤，后将膏药涂于患处，敷盖消毒纱布固定，经 2 日后第一次换药，以后隔 3 日换药 1 次。适用于脑外伤后综合征。

5. 花椒 200 克。加水煮沸，待温度适宜后将患处泡入药汤内 30～33 分钟，并不断药汁搽洗患处。适用于脑外伤后综合征。

6. 没食子 40 克，皂角 20 克。二药研成细末，加米醋调成糊状，贴敷患处，用胶布固定，每日换药 1 次。连用 10 次为 1 个疗程。适用于脑外伤后综合征。

7. 鲜川楝叶 30～60 克，红糖适量。两者混合捣成膏状，外敷疼痛处，24 小时后更换，一般 2～3 次疼痛可消失。适用于脑外伤后综合征。

8. 仙人掌适量。先将仙人掌两面的毛刺用刀刮去，然后剖成两半，用剖开的一面敷于疼痛处，外用胶布固定，敷 12 小时后再换另一半片，冬天可将剖开的一面放在热锅内烘 3～4 分钟，待烘热后敷于患处，一般于晚上贴敷。适用于脑外伤后综合征。

9. 鲜臭椿树叶 250 克（或干品 100 克）。加水约 1000 毫升，煎沸取汁，加醋酸 150 克，趁热熏洗患处，每日 1～2 次，20 日为 1 个疗程。适用于脑外伤后综合征。

10. 夏枯草 50 克。放入食醋 1000 毫升内浸泡 2～4 小时，然后煮沸 15 分钟，先熏后洗患处 20 分钟，每日 1～3 次，每剂可用 2 日，一般连用 7～8 剂，疼痛即可缓解。适用于脑外伤后综合征。

11. 生川乌、生草乌、细辛各 150 克，羌活 200 克，威灵仙、透骨草、大黄、川芎、当归、鸡血藤、海桐皮、桑枝各 250 克。将上药研成细末，过 45 目筛，取蜂蜜 1000 克，凡士林油膏 300 克，加热至 70℃搅拌溶化后，待温度降至 30℃左右，加入药末 500 克，逐渐搅拌混合至冷却装入药罐，密封备用，用时将制好的药膏摊在油纸上敷于患处，每日更换 1 次。适用于脑外伤后综合征。

【生活调理】

1. 脑外伤后综合征患者除服用药物治疗

外，还应积极参加户外活动，锻炼身体。

2. 生活规律化，纠正不良习惯和嗜好，尽早恢复力所能及的工作，学习新的知识和技能，主动参与社会交往，建立良好的人际关系，做到心情开朗、情绪稳定、工作顺利、家庭和睦，则更有益于身体上、精神上和社会适应上的完全康复。

胸部屏挫伤

本病多因负重屏气或受暴力撞击等所致。胸部屏伤多以伤气为主，导致气机阻滞，运化失职，经络受阻，不通则痛；胸部挫伤则以伤血为主，多因络脉受损，血溢于经络之外，瘀血停滞而为肿。气血是相辅相承、相互联系、相互影响的，故气血往往俱病。但有时气先伤而后及于血，或血先伤而后及于气。

本病属中医学"胸痛"范畴，临床表现为胸胁胀痛或刺痛，痛无定处或压病固定，胸闷气急，翻转困难等。分为伤气型、伤血型、气血两伤型、胸胁陈伤型。治疗上以手法治疗为主，药物总不离活血化瘀，配合行气止痛。

【偏方集成】

1. 炒熟的花生米外衣 3～5 克。研细末，温开水冲服。或用豇豆焙焦，研末，每次 3 克，每日 2 次，用开水或黄酒送下，连服数日。适用于胸部屏挫伤。

2. 鲜湖蟹壳 20 只，熟地黄 120 克，骨碎补、炙黄芪、地鳖虫各 90 克，当归、油酥故纸、西党参、菟丝子各 60 克，续断、五加皮各 45 克，川芎、白芍、杜仲、虎骨、木瓜、川牛膝、三七各 30 克，上桂 24 克。上药共为细末，每次 6～9 克，黄酒调敷患处。适用于胸部屏挫伤。

3. 制川乌、软柴胡、乳香、没药各 1 份，制草乌、白芷各 1.5 份，山柰（食用）2 份。分别研为细末，混匀分装成每袋 4 克。重型患者每次服 4 克，每日 2 次；轻型患者只需每日 1 次。适用于胸部屏挫伤。

4. 猪骨头 1000 克，黄豆 250 克，当归 25 克，苍术、黄柏、黄芩、知母、防风、羌活、泽泻、茵陈、苦参、猪苓各 15 克，甘草 10 克。加水小火烧烂，加盐、姜调味，分饮食之。适用于胸部屏挫伤。

5. 鲜湖蟹 2 只，白芍 20 克，黄芪 60 克，甘草 10 克，生姜 3 片，大枣 5 枚，牛膝、桃仁、红花、桂枝各 15 克。鲜湖蟹取肉（带黄），待粳米粥与后 9 味药熟时，入蟹肉，再加适量生姜、醋和酱油服食。适用于胸部屏挫伤。

6. 侧柏叶、生姜各 150 克，艾叶 100 克。加水 1500 克，用沙锅煎取 500 克，以纱布过滤，加适量红糖，分 6 次服。适用于胸部屏挫伤。

7. 延胡索、乳香、没药、丹参、红花、刘寄奴、牛膝、续断、益母草各 9 克，苏木、血竭各 6 克，土鳖虫 3 克。水煎服。或当归 12.5 克，赤芍、儿茶、雄黄、刘寄奴、血竭各 9 克，乳香、没药各 6 克，西红花 2 克，冰片 3 克，麝香 0.15 克。研末调敷患处，3 日换药 1 次，取下稍加新药重新再敷。适用于胸部屏挫伤。

8. 桑寄生、丹参、女贞子、薏苡仁、肿节风各 30 克，生地黄、茯苓、猪苓、骨碎补、补骨脂、透骨草各 20 克，全蝎、蛇蜕各 6 克，黄柏、山茱萸、墨旱莲、牛膝各 10 克。研末醋调外敷患处。适用于胸部屏挫伤。

9. 熟地黄、土茯苓、生黄芪、鸡血藤各 20 克，山药、山茱萸、泽泻、蒲公英、海金沙、焦三仙、骨碎补、透骨草、补骨脂各 15 克，牡丹皮、竹茹各 12 克，菊花 10 克，斑蝥 5 只，烧干蟾 1 只，土鳖虫 3 只，蜈蚣 3 条。淡盐水调敷，2 日换药 1 次。适用于胸部屏挫伤。

10. 黄芪 200 克，桔梗 50 克，白芷、防风、紫花地丁各 25 克，轻粉、血竭各 20 克。上药共研细末，用蜂蜜调成糊状，将药敷在创面上，每日换药 1 次，直至创面愈合。适用于胸部屏挫伤。

11. 川乌、白芷、赤芍、枇杷叶、芙蓉叶各 18 克，韭菜根 60 克。上药共为细末，用蜂蜜调敷。外用，不可内服。适用于胸部屏挫伤。

《中医偏方全书（珍藏本）》

【生活调理】

1. 加强营养。

2. 坚持每日运动，卧床的时候，如果身体不能动，要 2 小时翻身拍背一次。

肋骨骨折

肋骨骨折指肋骨的完整性破坏或连续性中断。肋骨骨折在胸部伤中占 61％～90％。不同的外界暴力作用方式所造成的肋骨骨折病变可具有不同的特点。作用于胸部局限部位的直接暴力所引起的肋骨骨折，断端向内移位，可刺破肋间血管、胸膜和肺，产生血胸和（或）气胸。间接暴力如胸部受到前后挤压时，骨折多在肋骨中段，断端向外移位，刺伤胸壁软组织，产生胸壁血肿。枪弹伤或弹片伤所致肋骨骨折常为粉碎性骨折。

本病属中医学"胸痛"、"气促"等范畴，临床表现为胸胁胀痛或刺痛，痛无定处或压痛固定，胸闷气急，呼吸困难，翻转困难等。分为气滞血瘀证、瘀血阻络证、气血两伤证。治疗上以手法治疗为主，药物总不离活血化瘀，配合行气止痛。

【偏方集成】

1. 嫩母鸡 1 只，黄芪、生山楂、茯苓皮、薏苡仁、白花蛇舌草各 30 克，当归、乌梅、天花粉各 10 克，狗脊、续断、黄药子各 12 克，山药 15 克。加水同煮汤食用，每日 1 剂。适用于肋骨骨折。

2. 石矾、干姜各 5 克，朝燕屎、海螵蛸、琥珀、大黄各 10 克，白石英、石硫黄、紫石英各 20 克，钟乳 30 克，丹参 8 克，附子 3 克。水煎服，10 剂渐消。适用于肋骨骨折。

3. 猪长骨 1000 克，黄豆 250 克，雷公藤 25 克，生地黄、金银花各 30 克，川牛膝 18 克，赤芍、川续断各 15 克。同煮，待烂熟，加入少量桂皮、盐即成。水煎，每日 1 剂，分 2 次服。适用于肋骨骨折。

4. 松节（研末）40 克、生鸡仔（300～500 克）1 只。把松节炒焦，再将生鸡仔（干，勿粘水）去净毛捣烂，然后与松节炒用，加酒 100 克煮滚饮酒，然后将渣与白及末 20 克和匀敷伤处 2 日（小儿不饮酒只敷药）。适用于肋骨骨折。

5. 驳骨丹、黄连各 10 克，栀子、乳香、没药、姜黄各 6 克，大黄 5 克，天南星、生半夏、川芎各 3 克，梅片、三七各 2 克。各药生研为末，水调煮热敷之。适用于肋骨骨折。

6. 煅自然铜、黄连、血珀各 3 克，象皮（煅）、朱砂、大黄、三七各 6 克，红花、骨碎补、降香各 10 克，白及 15 克，珍珠粉 2 克，羊胆（后入）4 个。共为末，用面粉与酒煮熟敷之。适用于肋骨骨折。

7. 自然铜、骨碎补、血竭、硼砂、当归、乳香、没药、续断、大黄、土鳖虫各 10 克。共研细末，饴糖或蜂蜜调敷患处。适用于肋骨骨折。

8. 当归、续断各 12 克，青皮 5 克，防风、独活、牛膝、五加皮、杜仲各 9 克，羌活、荆芥、红花、枳壳各 6 克。水煎服，每日 1 剂。适用于肋骨骨折。

9. 熟地黄、威灵仙各 30 克，白芥子 6 克，肉桂、生甘草各 3 克，麻黄、炮姜各 1.5 克，鹿角胶、路路通各 10 克，补骨脂 20 克，透骨草 15 克，草乌 2 克。研末调敷患处，3 日换药 1 次。适用于肋骨骨折。

10. 鲜浮萍、桑寄生、丹参、女贞子、薏苡仁、肿节风各 30 克，生地黄、茯苓、猪苓、骨碎补、补骨脂、透骨草各 20 克，山茱萸、墨旱莲、黄柏、牛膝各 10 克，全蝎、蛇蜕各 6 克。研末调醋外敷患处。适用于肋骨骨折。

【生活调理】

1. 患者如过早下床，不适当的翻身或用力均有可能使骨折移位，折端刺伤胸膜继发气胸、血胸。告知患者绝对卧床的重要性及活动的危害性，取得配合。绝对卧床，减少活动，防止断端摩擦引起疼痛，根据患者需要及时调整靠背角度，在腰背部垫一薄枕，以维持其正常前凸曲线，减轻腰肌疲劳。咳嗽时，双手掌按压骨折处，起到固定作用，减少震动。

2. 及时移动下滑身体，以防患者上体前倾影响呼吸，翻身时应健侧在下。必须起床时应有人扶持。移动时需有 3 名护士，一人扶患者背部及健侧，另外两人分别站在床两侧，双手同时插入患者腰部及大腿下，一起用力抬患者上移。再将床单两角固定于靠背顶端，防止床褥下滑。另外，在腘窝部垫一软枕，或用半褥卷成卷，中间穿一粗布带，两头固定于床边，以防膝部过伸，增加支撑面，防止患者上体下滑。

3. 保持患者皮肤清洁干燥，及时更换松软床褥，按摩背部及骶尾部，防止压伤。外敷活血止痛膏，以起到活血祛瘀、止痛作用，给予口服痛力克，必要时做局部封闭，教会患者床上用餐，必要时由护士喂食。及时递送便器，解决生活所需，避免患者下床。做好饮食调护，宜多吃蔬菜、蛋白质和富含维生素的饮食，可防止骨质疏松的发生和发展。骨折早期饮食宜清淡，以利于祛瘀消肿；后期应偏味重，选择合适的饮食调补肝肾，有利于骨折的愈合和功能的恢复；忌食辛辣油腻，防止便秘。避免因用力排便引起骨折端刺破胸膜及肺脏出现继发性气胸、血胸。

气　胸

胸膜腔是两层胸膜间的一个潜在的空隙，胸膜腔内的压力低于大气压，称为负压。胸部受伤后，如刀、子弹、弹片等刺伤胸壁及胸膜，或肋骨断端刺破肺组织，或气管、食管破裂等，均可使空气进入胸膜腔而形成气胸。胸膜腔内积气，称为气胸。气胸多由于肺组织或支气管破裂，空气逸入胸膜腔，或因胸壁伤口穿破胸膜，使胸膜腔与外界沟通所致，一般分为闭合性、开放性和张力性3大类。

本病属中医学"胸痛"、"气促"等范畴，临床表现为胸胁胀痛或刺痛，痛无定处或压痛固定，呼吸困难，胸闷、气促不适等症。分为气滞血瘀证、瘀血阻络证、气血两伤证。治疗上以手法治疗为主，药物总不离活血化瘀，配合行气止痛。

【偏方集成】

1. 河蚌 2 个，熟地黄、山茱萸、党参各 15 克，山药 20 克，茯苓、紫苏子各 10 克，五味子、磁石各 12 克，肉桂 5 克，沉香 3 克，炙甘草 6 克。河蚌洗净后将中药研末等分置于河蚌腹中，加入少许黄酒，蒸服。适用于气胸。

2. 新鲜海带 50 克，葶苈子 12 克，大枣 10 枚，炒白芥子、炒紫苏子、苦桔梗、炒枳壳各 3 克，瓜蒌皮、瓜蒌仁各 15 克，杏仁、茯苓、桑白皮各 9 克。同煎服，每日 1 剂。适用于气胸。

3. 猪脊骨 1 具，大枣 120 克，莲子 90 克，降香、瓜蒌各 12 克，枳壳、茯苓、半夏各 10 克，陈皮、青皮、桔梗各 6 克，生甘草 9 克，甘草 3 克。猪脊骨洗净，放入中药，加水小火烧烂，加姜、盐调味，分多次饮之。适用于气胸。

4. 鲜湖蟹 2 只，柴胡、当归、桃仁、红花、穿山甲、酒大黄、连翘各 9 克，金银花、蒲公英各 15～30 克，瓜蒌 12 克，天花粉 15 克，薏苡仁 39 克。鲜湖蟹取 1 只（带黄），与中药加水同煮汤。盐调味，分多次饮之。适用于气胸。

5. 嫩母鸡 1 只，香附、旋覆花（包煎）、炙紫苏子、光杏仁、桔梗、制半夏、桃仁、红花、当归、赤芍、柴胡各 10 克，云茯苓 18 克，薏苡仁 30 克，延胡索 12 克。加水同煮汤食用，30 日为 1 个疗程。适用于气胸。

6. 河蚌 2 只，炒香附 19 克，延胡索 6 克，防风、川芎、陈皮各 5 克，当归、赤芍、炙地鳖虫、白蒺藜、川郁金、桃仁、杏仁、川续断各 10 克，橘络、甘草各 3 克。将后 15 味研末后分置于两河蚌中，黄酒调匀蒸服。适用于气胸。

7. 鹧鸪蛋若干枚，紫苏子、陈皮、半夏、前胡、厚朴、旋覆花、甘草、川牛膝各 10 克，五味子 10～15 克，山茱萸 10～20 克，赭石 30 克。加水同煎服。适用于气胸。

8. 制川乌、软柴胡、乳香、没药各 1 份，制草乌、白芷各 1.5 份，山柰（食用）2 份。分别研为细末，混匀分装成小袋 4 克。病重患者每次服 4 克，每日 2 次；病轻患者只需每日服 1 次。适用于气胸。

9. 三七、白芥子、桃仁各 1.5 克。共研细末，为 1 包量。每次服 1 包，每日 2 次，用温开水或少量黄酒送服。适用于气胸。

中医偏方全书（珍藏本）

【生活调理】

1. 自发性气胸可反复发作。在建立良好信任的基础上，给患者诚挚的安慰和鼓励。同时，介绍同类患者与其认识，谈体会，消除顾虑，坚定信心，使其愉快地接受治疗，以取得最佳配合。做好家属的工作，帮助解决经济负担，给予心理支持。

2. 提供舒适、安静的休养环境，卧床休息并尽量保持适宜的温度及湿度，定时检查室温表，调节温度在18℃～20℃为宜，湿度应在50%～70%。如果胸腔内气体量少，一般无明显呼吸困难，可不用吸氧，应以限制活动、卧床休息为主，避免过多搬动，气体可逐渐被吸收。如果有明显的呼吸困难或胸痛，应给予半坐卧位，并给予吸氧，应用止痛药对症治疗，必要时给予排气治疗以减轻症状。应多食蔬菜和水果及含粗纤维的食物，以保持大便通畅，或常规给予润肠剂，以减少大便用力引起胸腹腔内压升高，延误胸膜裂口愈合。剧烈咳嗽时要服用镇咳剂，支气管痉挛者可应用支气管扩张剂，可缓解症状。

3. 患者因不同程度的气胸，均伴有呼吸困难。取半卧位，给予氧气吸入，注意观察呼吸情况，预防张力性气胸的发生。呼吸困难严重时，及时报告医师，必要时行胸膜腔穿刺或引流术，观察排气情况及呼吸症状有无改善。必要时吸氧治疗。

4. 患者应戒烟，平时注意补充营养，摄入充足的蛋白质、维生素，不挑食，不偏食，适当进粗纤维食物，以增强机体抵抗力，气胸患者出院后3～6个月不要做牵拉动作、廓胸运动，以防诱发气胸。

血 胸

胸部受伤后，引起胸膜腔积血，称为血胸。引起胸膜腔积血的原因有：①肺组织破裂出血。由于循环的压力较低，一般出血量少而缓慢，多能自行停止。②胸壁血管破裂出血。如果是压力较高的动脉出血，不易自行停止。③心脏和大血管破裂出血。出血多而急，往往于短期内导致失血性休克而死亡。

血胸的症状根据出血量、出血速度和患者的体质而有所不同。小量血胸（500毫升以下）可无明显症状。中等量血胸（500～1000毫升）和大量血胸（1000毫升以上）尤其是急性失血者，常常出现脉搏快、血压下降、呼吸短促等休克症状。血胸并发感染时，出现高热、寒战、疲乏、出汗等症状。

本病属中医学"胸痛"、"气促"、"咯血"等范畴，临床表现为胸胁胀痛或刺痛，痛无定处或压痛固定，呼吸困难，胸闷、气息微弱，甚则咯血不止等症。分为瘀血阻络证、血瘀化热证、气血衰脱证。治疗上以手术治疗为主，药物总不离止血祛瘀。

【偏方集成】

1. 银耳5克，鸡蛋1枚，冰糖25克，猪油少许。银耳煮烂熟；鸡蛋清加水少量搅匀，加入溶化的冰糖水中，煮沸去沫，再倒入银耳锅中。起锅时加猪油少许。每日1剂，连服7日为1个疗程。适用于血胸。

2. 鲜梨（去核留皮）1个，鲜藕（去节）500克，鲜荷叶（去蒂）1张，柿饼（去蒂）1个，大枣（去核）10枚，鲜白菜根（去心）30克。用水煮代茶饮之。适用于血胸。

3. 白果汁、秋梨汁、鲜藕汁、甘蔗汁、山药汁、霜柿饼（捣如膏）、生核桃仁（捣如泥）、蜂蜜各120克。蜂蜜溶化稀释后，先将柿饼膏、核桃仁泥、山药汁加入搅匀，微微加热，溶合后离火，趁温将其余四汁加入用力搅匀，收贮于瓷罐。每次1～2茶匙，不拘时，开水和服，病轻少服，病重多服。适用于血胸。

4. 柴胡15克，鲜黑木耳、郁金、桃仁、红花、大黄、莪术、茯苓、炮甲珠（先煎）各10克，车前子（包煎）12克，延胡索、生甘草各6克。水煎服。适用于血胸。

5. 芦荟100克，柴胡、当归、红花各20克，天花粉、穿山甲、桃仁、甘草各10克，大黄15克。芦荟榨汁，并将后8味中药水煎，水煎后与芦荟汁兑服，每日1剂，分2次服。适用于血胸。

6. 当归、赤芍各12克，黄芪20克，三七（冲）3克。水煎服。适用于血胸。

7. 制川乌、软柴胡、乳香、没药各1

份，制草乌、白芷各 1.5 份，山柰（食用）2 份。分别研为细末，混匀分装成每袋 4 克。病重患者每次服 4 克，每日 2 次；病轻患者只需每日服 1 次。适用于血胸。

8. 乳香（去油）、没药（去油）、血竭、白芷各 6 克，黄丹 15 克，龙骨 9 克，煅石膏 30 克，樟脑 1.5 克。上药共研细末，贮瓶收藏。用时掺伤口上，用纱布盖上，再以橡皮胶外贴。适用于血胸。

【生活调理】

1. 应密切观察生命体征变化，半卧位，鼓励患者深呼吸及有效咳嗽，保持引流通畅，注意观察引流管的水柱波动情况，告知患者任何情况下引流瓶不可高于胸部；指导患者带管下床活动，妥善携带引流瓶，保持密封系统，不需夹管。胸膜腔闭式引流的观察及护理术后观察胸膜腔闭式引流液的颜色、量，患者取半卧位，鼓励患者有效咳嗽，做深呼吸，协助拍背，经常挤压引流管，保持引流通畅，带管下床活动。

2. 饮食调理　患者入院后即告知患者及家属低脂甚至无脂饮食，术前 2 周开始禁食，应用周围静脉高价营养。术后患者禁食，应用周围静脉高价营养 2 周，开始无脂饮食，1 周后改为低脂饮食。

中医偏方全书（珍藏本）

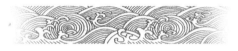

第四篇 妇科疾病

第二十五章　妊娠疾病

妊娠呕吐

妊娠呕吐是指孕妇在早孕期间经常出现择食、食欲不振、轻度恶心呕吐、头晕、倦怠等症状，称为早孕反应，一般于停经40日左右开始，孕12周以内反应消退，对生活、工作影响不大，不需特殊处理。而少数孕妇出现频繁呕吐，不能进食，导致体重下降，脱水，酸碱平衡失调，以及水、电解质代谢紊乱，严重者危及生命。发病率为0.1%～2%，且多见于初孕妇。极少数症状严重，可持续到中、晚期，妊娠者预后多不良。恶性呕吐是指极为严重的妊娠剧吐，患者可因酸中毒、电解质紊乱、肝肾功能衰竭而死亡。

本病中医学称"恶阻"，取其"恶心而阻其饮食"之意。亦称"子病"、"病儿"、"阻病"。妊娠后血聚养胎，胞宫内实，冲脉之气偏盛，冲气上逆，循经犯胃则起恶心呕吐。妊娠呕吐主要有脾胃虚弱、肝胃不和、痰湿阻滞、气阴两亏几种证型，其中气阴两亏又属于呕吐中的重症。

【偏方集成】

1. 乌梅肉、生姜各10克，红糖适量。将乌梅肉、生姜、红糖加水200克煎汤。每次服100克，每日2次。功效和胃止呕，生津止渴。适用于妊娠呕吐肝胃不和证。

2. 鲜麦冬汁、鲜生地黄汁各50克，生姜10克，薏苡仁15克，大米80克。将薏苡仁、大米及生姜入锅，加水煮熟，再下麦冬汁、生地黄汁，调匀，煮成稀粥。空腹食，每日2次。功效安胎，降逆，止呕。适用于妊娠呕吐胃阴虚上逆证。

3. 鲜牛奶200克，生姜汁10克，白糖20克。将鲜牛奶、生姜汁、白糖混匀，煮沸后即可。温热服，每日2次。适用于妊娠呕吐不能进食、服中药则呕的妇女。

4. 鲜鲫鱼250克，砂仁5克。砂仁研成细末，鲜鲫鱼去鳞、内脏，酱油、盐、砂仁末搅匀，放入鲫鱼腹中，用淀粉封住刀口，放入盘中盖严，上笼蒸熟。佐餐食。适用于妊娠呕吐脾虚湿阻证。

5. 糯米250克，生姜汁3匙。炒锅放在文火上，倒入糯米、生姜汁同炒，炒到糯米爆破，研粉即成。每次1汤匙，每日2次，开水调服。5～7次有效。适用于妊娠呕吐阴虚内热者忌用。

6. 竹茹15克，陈皮10克，生姜3克，柿饼1个，白糖适量。将柿饼切碎，生姜切片，与陈皮、竹茹同水煎2次，取汁混匀，加入白糖，代茶饮用，每日1剂。适用于妊娠呕吐肝胃不和证。

7. 猪尾（连带猪尾骨）450克，乌豆75克，龙眼肉1汤匙半，南枣（去核）8粒，姜（拍松）2大片。龙眼肉、南枣、姜洗净。乌豆放入锅中，不用下油，慢火炒至豆壳裂开，铲起洗净。猪尾放入滚水中，煮5分钟，捞起洗净。水适量放入煲内烫滚，放入全部用料煲滚，慢火煲3小时，下盐调味。功效健脾，补肾，补腰，补心气，补血。适用于妊娠呕吐脾肾亏虚证。

8. 紫苏叶、麝香各9克，砂仁、陈皮各6克。加水500毫升，煎5～10分钟，盛于搪瓷杯内备用。趁热置于孕妇鼻下，嗅闻药蒸汽，并嘱患者深吸气，每次5～10分钟，每日次数不限。嗅闻时，稍冷即再加热继续进行。适用于妊娠恶阻气滞证他药不效者（因其中含有麝香，取效即止，不可过用）。

9. 刀豆 5 个，豆蔻 3 克，生姜汁、生紫苏汁、生萝卜汁各 1 小杯。先把刀豆、豆蔻烘干研粉，再取生姜汁、生紫苏汁、生萝卜汁适量与药粉调匀，捣成膏状，备用。用时取药膏加黄酒适量温热，趁势把药膏敷贴于患者脐孔上，外以纱布、塑料纸覆盖，胶布固定。每日换药 1～2 次，敷至呕吐停止，病情稳定为宜。适用于妊娠呕吐。

10. 雄黄、五倍子各 30 克，枯矾 15 克，葱头 6 根，肉桂 3 克，公丁香 2 克，酒适量。上方除葱白外，共研细粉，再令葱白共捣烂，加酒适量调和，软硬适度，制成圆形小药饼备用。取药饼 1 个贴于患者脐中，压紧，上覆纱布，胶布固定，再用艾条隔药悬灸 15～20 分钟，每日 1～2 次。适用于妊娠恶阻。

11. 半夏 20 克，吴茱萸 15 克，生姜适量。前 2 味药粉碎成粗末，加水适量，煎成糊状为度备用。取药糊适量涂抹于脐孔，然后取半分厚生姜片，中间用针刺数个小孔，放于脐部药糊之上，然后在姜片上置艾炷灸之，让艾炷燃尽，感觉灼痛时，再换艾炷施灸。施灸时应防止烧伤皮肤。取效后，再用 1～2 日停用。适用于妊娠呕吐脾胃虚寒证。胃热及肝胃不和之妊娠呕吐禁用。

12. 半夏 15 克，砂仁、豆蔻各 3 克。将上药粉碎，过 80 目筛。另取老姜 250 克，捣取汁 1 小杯。用生姜汁调和药末如糊状备用。药糊不宜过稀，以免流失。临用前先用生姜片擦患者脐孔发热，再把药糊涂敷脐孔上，外用纱布、塑料纸覆盖，胶布固定，每日用药 2～3 次，以效为度。适用于妊娠呕吐。

13. 丁香 15 克，半夏 20 克，生姜 30 克。先把生姜捣碎，加水适量，煎煮 10～15 分钟，滤取姜汁；再把丁香、半夏共研为细粉，用适量姜汁调药粉为稠糊备用。取适量药物涂敷脐部，外覆纱布、塑料纸，胶布固定，呕吐 1 日可止，再敷 3 日巩固疗效。适用于妊娠恶阻脾胃虚寒、胃失和降证。

14. 生姜 60 克。把生姜置 70 ℃～100 ℃下烘干、粉碎，过筛。或直接取市售纯正的姜粉，以水适量调膏备用。选用内关穴，或内关加神阙穴。敷药适量，外用纱布覆盖，胶布固定，或直接用伤湿止痛膏固定。适用

于妊娠恶阻（注意，如止痛膏中含有麝香等走窜性强或竣下药则勿用）。

15. 桂枝、白芍、生姜各 9 克，炙甘草 6 克，大枣 3 枚。水煎，每日 1 剂，分 2 次服（服后饮少量热开水）。呕吐甚者，重用生姜。适用于妊娠呕吐脾胃虚弱、营卫不和证。

16. 紫苏梗、生姜、陈皮各 9 克，大枣 10 枚，红糖 15 克。水煎，代茶饮，每日 1 剂。适用于妊娠呕吐气滞血虚证，症见胃胀、痞闷、口唇淡白、面色无华。

17. 南沙参、玉竹、麦冬、生地黄各 15 克，冰糖 30 克。将前 4 味水煎，取汁加入冰糖调服，每日 1 剂。适用于妊娠呕吐气阴两虚证。

18. 制半夏 10 克，茯苓 15 克，陈皮、藿香各 5 克，生姜 3 克。水煎，每日 1 剂，分 2 次服。功效化痰祛湿，降胃止呕。适用于妊娠呕吐痰湿内阻证。

19. 黄芩 6 克，白术、竹茹各 10 克。水煎，每日 1 剂，分 2 次服。功效清热止呕。适用于妊娠呕吐脾虚胆热证。

20. 黄连 1.5 克，紫苏叶 1 克。用开水冲泡，代茶饮，每日 1 剂。功效清热止呕。适用于妊娠呕吐湿热证热重于湿者。

21. 制香附、佛手、香橼皮各 8 克。水煎，生姜汁数滴送服，每日 1 剂或 2 剂。功效疏肝行气。适用于妊娠呕吐肝郁气滞证，症见胁胀、胸闷、情绪抑郁不舒。

22. 制半夏 10 克，茯苓、生姜各 12 克，陈皮、竹茹各 9 克。共为粗末，水煎，每日 1 剂，分 2 次服。功效降胃止呕。适用于妊娠呕吐痰湿壅盛、胆胃上逆证。

23. 伏龙肝（即灶心土，要烧柴禾的）30 克。加水适量，煎汤一碗，澄清去渣，每隔 2 小时服 1 次，分 4 次服完。功效温胃止呕。适用于妊娠呕吐中焦虚寒证。

24. 竹茹 15 克，白米 50 克，生姜 3 克。将竹茹洗净，放入沙锅内，加水煎汁，去渣；把生姜去外皮，清水洗净，切成细丝；将白米淘洗干净，直接放入洗净的锅内，加清水适量，置于火上，旺火煮沸，加入生姜丝，煮至粥将熟时，兑入竹茹汁，再煮至沸即成。功效清胃和中，除烦止呕。适用于妊娠呕吐。

25. 西洋参 3 克，西瓜汁 100 毫升。将西洋参水煎，取汁兑入西瓜汁混匀服用，每日 1 剂。适用于妊娠呕吐气阴两虚证。

26. 党参 15 克，姜半夏 10 克，蜂蜜 2 勺（约 10 毫升）。水煎，每日 1 剂，分 2～3 次服。功效化痰止呕。适用于妊娠呕吐脾虚证，症见朝食暮吐、暮食朝吐、宿谷不化、面色不华、倦怠无力。

27. 柿蒂 30 克，冰糖 60 克。将柿蒂水煎，取汁，加入冰糖令溶，代茶饮用，每日 1 剂。适用于妊娠呕吐肝热气逆证。

28. 豆腐 2 块，盐适量，味精少许。水开后下豆腐，煮 20 分钟后放入盐和味精，吃豆腐喝汤。功效和胃止呕。适用于妊娠呕吐。

29. 人参、厚朴花、生姜、炙枳壳、炙甘草各适量。水煎，每日 1 剂，分 3 次服。适用于妊娠呕吐脾虚证。

30. 紫苏梗 6 克，陈皮 3 克，生姜 2 片，红茶 1 克。将前 3 味剪碎，以沸水冲泡闷 10 分钟，或加水煎 10 分钟。每日 1 剂，可冲泡 2～3 次，代茶不拘时温服。适用于妊娠呕吐胃阻气滞证。

31. 芦根 60 克，小米 100 克，生姜、蜂蜜各适量。将芦根洗净、切断，小米洗净，生姜洗净、切丝；将芦根水煎，去渣，入小米煮粥，临熟时加入生姜丝煮至粥熟，调入蜂蜜服，每日 1 剂。适用于妊娠呕吐肝胃不和证。

32. 粳米 100 克，茵陈 10 克，青蒿、陈皮各 5 克，大枣 10 枚，白糖适量。每日 1 剂，将茵陈、青蒿、陈皮水煎，取汁备用；大枣、粳米洗净，加水煮粥，快熟时兑入药汁，煮至粥熟，加入白糖，分 2 次服，连服 3～5 剂。适用于妊娠呕吐肝热气逆证。

33. 猪瘦肉 100 克，鲜芦根、鲜芦笋各 50 克，黄芪 15 克。将芦根洗净、切段，芦笋和黄芪洗净、切片，猪肉切片，同炖熟，加盐调味后服食，每日 1 剂。适用于妊娠呕吐气阴两虚证。

34. 粳米 60 克，生姜 50 克，白糖适量。将粳米煮粥；将生姜洗净、切片、捣烂，取汁兑入粳米粥内煮 2～3 沸，加入白糖服食，每日 1 剂。适用于妊娠呕吐脾胃虚弱证。

35. 芦根 60 克。水煎，代茶饮，每日 1 剂。适用于妊娠呕吐胃热上逆证。

36. 生姜适量。捣汁。擦舌，每日数次。或开水冲服。适用于妊娠轻度呕吐，以及不愿意服中药者。

37. 大枣（去核）、肉豆蔻各 1 枚，生姜 2 片。将豆蔻藏于大枣中，加生姜灰中煨熟，食枣。功效温胃止吐。适用于妊娠呕吐痰涎内阻证。

38. 牛奶适量。把牛奶烧开加入 3%～7% 的淀粉或糕干粉、藕粉等，使牛奶变稠，稍加糖即可。适用于妊娠呕吐。

39. 党参、干姜、清半夏各 3 克。共研细末，早、晚各服 1.5 克，服前再加生姜汁 4 滴，调和后服。功效益气温中，化痰止呕。适用于妊娠呕吐脾胃虚寒证。

40. 鲜芦根 150 克，竹茹 15 克，粳米 100 克，生姜 2 片，水适量。将芦根、竹茹放锅中，加水煮开，再小火熬煮 15 分钟，去渣。将淘净的粳米加水，调入芦根、竹茹煮的水，煮成粥，待粥将熟时，放入姜片，煮 2～3 分钟即可服食。适用于妊娠呕吐。

41. 橙子 1 个。洗净，切 4 瓣（带皮），加蜂蜜少许，煎汤，频频饮服。适用于妊娠呕吐。

42. 白扁豆 10 克。煎汁，送服砂仁粉 1.5 克。适用于妊娠呕吐脾胃虚弱证。

43. 西瓜适量。绞汁，频频饮服。适用于妊娠呕吐心胃热郁证。

44. 绿豆 50 克。煎汤，频频饮服。适用于妊娠呕吐。

45. 鲜枇杷叶（刷去毛）、鲜芦根各 10 克。水煎，取汁代茶饮。适用于妊娠呕吐肺胃气热证。

46. 芝麻、红糖各 250 克，生姜汁 5 汤匙，同放锅内炒焦，随意适量嚼食。适用于妊娠呕吐肾虚证。

47. 生姜 15 克，大枣 10 枚，砂仁（捣碎）6 克，伏龙肝（即灶心土，需烧柴禾的灶）60 克。先加水煎煮伏龙肝，澄清去渣，取其药液，再放入姜、枣、砂仁，煎沸片刻，食枣饮汤，每日 1 剂。适用于妊娠呕吐。

48. 胡萝卜 250 克，白糖 25 克，米醋 13

581

中医偏方全书（珍藏本）

克、盐、香油各适量。将胡萝卜去根、叶，洗净，用刀刮去皮，切成 6 厘米长的细丝；将胡萝卜丝放小盆内，撒上盐拌匀；把盐渍的萝卜丝用清水洗净，沥干水，放入碗内，加入白糖、醋、香油拌匀放入盘内即可。适用于妊娠呕吐。

【生活调理】

1. 对妊娠及妊娠后的早孕反应有正确的认识。妊娠是一个正常的生理过程，在妊娠早期出现的轻微恶心呕吐属于正常反应，不久即可消失，不应有过重的思想负担，保持情志的安定与舒畅。

2. 减少诱发因素，如烟、酒、厨房油烟的刺激，居室尽量布置得清洁、安静、舒适。避免油漆、涂料、杀虫剂等化学品的异味，呕吐后应立即清除呕吐物，以避免恶性刺激，并用温开水漱口，保持口腔清洁。

3. 注意饮食卫生，饮食除注意营养及易消化之外，还应避免进食不洁、腐败、过期的食物，以免损伤肠胃。可采取少吃多餐的方法。

4. 保持大便的通畅。妊娠后容易出现大便秘结，应多饮水，或用凉开水冲调蜂蜜，还可以多食新鲜的蔬菜、水果，如橘子、香蕉、西瓜、生梨、甘蔗等。

5. 呕吐较剧者，可在食前口中含生姜 1 片，以达到暂时止呕的目的。呕吐较剧者，应及时到医院就诊，不可耽搁病情。

流　产

流产是指妊娠不足 28 周，胎儿体重不足 1000 克而终止者。其中发生在妊娠 12 周前者，称为早期流产；发生于妊娠 12～28 周，称为晚期流产。自然流产发生率占全部妊娠的 10%～15%，多数为早期流产。中医是根据发病的不同时期有不同的病名。妊娠在 12 周以内，胚胎自然殒堕者，称为堕胎；妊娠 12～28 周内，胎儿已成形而自然殒堕者，称为小产；妊娠 1 个月，不知其已受孕而伤堕者，称为暗产。根据临床表现的不同，称为"妊娠腹痛"、"胎漏"、"胎动不安"、"胎堕难留"、"胎死不下"、"滑胎"。流产的主要症状

是阴道流血和腹痛。根据流产发病时的主要症状及发展过程分为先兆流产、难免流产、不全流产、完全流产。还有几种特殊类型的流产为稽留流产、习惯性流产、流产感染。下面我们将分篇介绍各种类型流产的中医偏方治疗。

先兆流产

先兆流产是指妊娠 28 周前，出现少量阴道流血和（或）下腹疼痛，宫口未开，胎膜未破，妊娠物尚未排出，子宫大小与停经周数相符者；早期先兆流产是临床常表现为停经后有早孕反应，以后出现阴道少量流血，或时下时止，或淋漓不断，色红，持续数日或数周，无腹痛或有轻微下腹胀痛，腰痛及下腹坠胀感。从民间传统的说法上讲，先兆流产的主要依据就是"见红"。先兆流产的原因比较多，例如孕卵异常，内分泌失调，胎盘功能失常，血型不合，母体全身性疾病，过度精神刺激，生殖器官畸形及炎症，外伤等，均可导致先兆流产。出现先兆流产后是否导致流产常取决于胚胎是否异常，如胚胎正常，经过休息和治疗后，引起流产的原因被消除，则出血停止，妊娠可以继续。

中医学将本病归纳为"胎漏"、"胞漏"、"漏胎"、"胎动不安"的范畴。认为本病主要是气虚、肾虚、脾虚、肝气郁滞或血热等原因造成。治疗原则分别采用益气养血安胎，补肾固中安胎，健脾和中安胎，疏肝理气安胎，清热凉血安胎等。

【偏方集成】

1. 络石藤 50 克。加水两碗煎至一碗，分 2 次服。初次可连续服用 1 周，饭前、饭后服用均可，一般用于孕期前 3 个月，接近临产的 3 个月不可服，否则会造成产期延后，但不会影响胎儿健康。适用于先兆流产。

2. 莲子 90 克，葡萄干 30 克。将莲子去皮、心，洗净与葡萄干同装入陶瓷罐里，加水 700～800 毫升，用旺火隔水炖至莲子熟透即可，每日 1 次，一般 5～10 次见效。适用于先兆流产脾肾不足证。

3. 阿胶、艾叶各 10 克。先将阿胶烊化，

再把艾叶焙干研末，然后将艾叶末倒入阿胶汁中调和均匀，制成糊状备用。取药糊直接涂敷于孕妇脐孔中，覆以纱布，胶布固定，再以热水袋置脐上熨之，每日1~2次。适用于先兆流产气血虚弱证。

4. 白药子30克，鸡蛋1枚。先将白药子烘干研粉，再取鸡蛋清调药末如稠膏状。将制好之药膏均匀地涂调脐下，8厘米×10厘米见方，外覆塑料纸，胶布固定，稍干则用凉水润之，6小时换药1次，热退为度。适用于先兆流产。

5. 浮萍、川朴硝、蛤粉、大黄、板蓝根各30克。上药烘干研为细末，取适量，水调敷脐上，干即换新药，热退胎安为度。适用于先兆流产。

6. 黄酒500毫升，鸡蛋黄14枚。上药放在铝锅中，以小火炖煮，至稠黏时即可，待冷，存瓶罐中备用。频频适量内服。功效滋阴润燥，养血安胎。适用于先兆流产。

7. 当归、阿胶（炙）、川芎、人参各30克，大枣12枚，艾一把。上药（除阿胶外）以酒、水各900毫升，煮至900毫升，去药渣，放入阿胶。分3次服。适用于先兆流产，胎动不安，小腹痛引腰络，小便疼，下血。

8. 乌雌鸡（治如食法）1只，茯苓、阿胶各6克，吴茱萸15克，芍药、白术、麦冬、人参各9克，甘草、生姜各3克。上药细切，用水12升，煮鸡取汁6升，去鸡下药煎取3升，内酒3升，并胶，烊尽取3升，放温。每次服1升，每日3次。适用于先兆流产，举重腰痛腹满胞急，卒有所下。

9. 鸡蛋黄5枚，黄酒50克，盐少许。将鸡蛋黄、黄酒加水适量调匀，可酌加盐少许，以锅蒸炖1小时即可。一顿或分顿食用。功效温补肝肾，安胎。适用于先兆流产。

10. 杜仲30克，猪腰1对。将猪腰切口，每口间距0.5厘米，与杜仲共微火炖煮，食腰喝汤。适用于先兆流产。

11. 鹿茸0.8克，海参50克。炖汤1次服，每日1次。适用于先兆流产肾虚证。

12. 鲜苎麻根、糯米各100克，大枣10枚。现将苎麻根加水1000毫升煎汁500毫升，加糯米、大枣共煮成粥。每日2次，随

意食之。适用于先兆流产脾虚血热证。

13. 阿胶珠30克，鸡蛋3枚，米酒60毫升。以米酒煮阿胶至烊化，再将鸡蛋打入，稍煮片刻，加食盐少许调匀，将煮好之药分为3份，每次1份，每日3次，饭前空腹服食。适用于先兆流产脾虚血热证。

14. 南瓜蒂3个。将南瓜蒂切开，煎汤。宜自受孕月开始，每月中服1次，连服5个月，疗效可靠。适用于先兆流产脾虚血热证。

15. 菟丝子12克，桑寄生、续断、阿胶（烊化，冲）各9克，川芎6克。每日1剂，水煎2次，早、晚分服。适用于先兆流产肾虚证。

16. 苎麻根30克，桑寄生20克，续断、阿胶各15克，菟丝子10克。水煎，每日1剂，分2次服。适用于先兆流产肾虚证。

17. 淡豆豉30克，鹿角末1克。以水200毫升煮豆豉，取汁约100毫升，加入鹿角末搅匀，分2次服。适用于先兆流产肾虚证。

18. 母鸡1只，墨鱼干（带骨）1条，糙糯米150克，盐少许。将母鸡宰杀洗净后，连内脏，与带骨墨鱼一同放入沙锅，加水炖烂熟，取浓汤备用。鸡肉、墨鱼捞出佐餐，以浓鸡墨鱼汤煮糙糯米成饮，加盐少许调味。以鸡肉、墨鱼为菜，吃鱼汤糯米饮，每日两餐均可食之。适用于先兆流产肝肾亏虚证。

19. 生黄芪90克，母鸡（未产卵者）1只。将母鸡去肠杂，与生黄芪加水以文火煮极烂，先饮汤，鸡肉可加调料任意食用。适用于先兆流产气血虚弱证。

20. 龟肉90克，党参、杜仲各30克。将龟肉洗净、切块，同后2味同煮熟，早、晚分2次服。适用于先兆流产肾亏气虚，冲任不固证。

21. 杜仲（糯米煎汤浸透，炒去丝）240克，山药180克，续断60克。将杜仲、续断研细末，山药加水煎成糊，调和成丸，饭前送服，每次6克，每日2次。适用于先兆流产肾气不足证。

22. 山药、冰糖各50克，白参10克，莲子（去心）10枚。将白参、莲子、山药水浓煎，调入冰糖令溶，每日1剂，分2次服，连服5~7剂。适用于先兆流产气虚证。

23. 天冬（连皮）50 克，红糖 15 克。将天冬水煎，取汁加入红糖服，每日 1 剂，连服 3～5 剂。适用于先兆流产阴虚证。

24. 鸡肉 250 克，鹿角胶 15 克，高丽参 8 克，调料适量。将鸡肉切块，鹿角胶打碎，高丽参切片，加水适量，用文火蒸 3～4 小时，调味后分 2 次服。适用于先兆流产气虚肾亏证。

25. 羊肾 500 克，杜仲 15 克，五味子 6 克，淀粉、酱油、黄酒、盐、葱、生姜、植物油各适量。将杜仲、五味子水煎浓汁备用；将羊肾洗净、去筋膜，切块，加入药汁、淀粉拌匀，再起油锅，下腰花爆炒至嫩熟，烹入酱油、黄酒、盐，投入葱、生姜炒片刻即成。适用于先兆流产肾虚证。

26. 黄芪、枸杞子各 30 克，芡实 10 克，乳鸽 1 只。将乳鸽去毛及内脏、洗净，加入黄芪、枸杞子、芡实及适量水，蒸熟食用，2～3 日 1 剂。适用于先兆流产气虚证。

27. 猪肝 60 克，当归 10 克，枸杞子 5 克。将猪肝洗净、切片，与当归、枸杞子同炖 1 小时，调味后服食，每日 1 剂，连服 10～15 日。适用于先兆流产肝虚血虚证。

28. 芦根 30 克，白糖 20 克，粳米 60 克。将芦根水煎，去渣，入粳米煮为稀粥，加入白糖，空腹服，每日 1 剂。适用于先兆流产气分有热证。

29. 鲤鱼 1 条，赤小豆 30 克，生姜、醋、盐各少许。将鲤鱼去肠杂（不去鳞），加入赤小豆及生姜等调料炖汤服。每日 1 剂，连服 5 日。适用于先兆流产脾虚水湿证。

30. 莲子（去心）50 克，龙眼肉 25 克，冰糖 30 克。将龙眼肉、莲子洗净，水浓煎，调入冰糖令溶，分 2 次服。功效滋补心脾，养血安胎。适用于先兆流产心脾血虚证。

31. 砂仁（去皮）适量。炒干、研细末，温黄酒送服，每次 5～10 克，每日 1～2 次。适用于先兆流产脾胃气滞证。

32. 鲜山药 90 克，糯米 80 克，苎麻根 15 克，杜仲（续断）6 克。将杜仲和苎麻根布包，糯米、山药洗净，同煮粥服食。适用于先兆流产脾肾亏虚证。

33. 菟丝子 120 克，桑寄生、续断、阿胶各 60 克。前 3 味研末，水化阿胶为丸，每次服 6 克，每日 2～3 次。功效补肾益气，固摄安胎。适用于先兆流产肾虚证。

34. 当归、川芎各 10 克。水煎服，每日 1 剂。适用于先兆流产血瘀证。

35. 阿胶珠 10 克。研末，每日 1 剂，分 2 次白开水调服。适用于先兆流产阴虚血热证。

36. 蚕茧（带蛹）10 个，黄酒适量。蚕茧烧灰存性，研末，泡黄酒温服，每日 1 剂。适用于先兆流产肾虚精亏证。

37. 党参、炒白术、茯苓、当归各 10 克，炙甘草 6 克。水煎服，每日 1 剂。适用于先兆流产脾气虚弱证。

【生活调理】

1. 卧床休息，居室应宁静。

2. 避免重复的阴道检查，减少下蹲动作，避免颠簸和振动。

3. 做好心理护理。孕妇会因此产生焦虑、恐惧、紧张等不良情绪，易加速流产，要多疏导以消除顾虑，保持心情舒畅以利胎安。

4. 保持大便通畅，防止便秘，以减轻腹压。

5. 宜食易消化富有营养的食物，如鱼、肉、蛋，以尽快补充胎儿生长发育的需要；忌辛辣助热之品；宜多吃蔬菜及水果；注意饮食卫生，防止肠道感染，以免因腹泻引起流产。

6. 防寒保暖，预防感冒；禁用妊娠禁忌药物；妊娠 3 个月内勿抬重物，勿攀高，勿远游，避免疲劳，以免伤胎；尽量避免性生活。

难免流产、不全流产和稽留流产

难免流产是指流产已不可避免，多由先兆流产发展而来，妊娠不能继续者。此时阴道流血增多（较月经量多），或阵发性腹痛加重，阴道流水（胎膜已破）。子宫颈口已扩张，可见胚胎组织或胎囊堵塞于子宫颈口内，子宫颈大小与停经月份相符或稍小。中医学称为"胎堕难留"，又称"胎动欲堕"。不全流产指妊娠物已部分排出体外，尚有部分残留于子宫腔或子宫颈内，影响子宫颈收缩，致流血持续不止，甚至流血过多而发生休克。中医学称为"胎堕不全"，又称"殒堕不全"。稽留流产是指胚胎或胎儿在子宫腔内已死亡且尚未自然排出者。患者有停经史及早孕反应，或有早期先兆流产症状，未引起孕妇注意。胚胎或胎儿死亡后子宫颈不再增大反而缩小，早孕反应消失；若已至中期妊娠，不感腹部增大，胎动消失。中医学将胎死腹中，不能自行产出者，称"胎死不下"。以上 3 种类型的流产，宜尽快去除子宫腔内妊娠物，以保母体安康。

中医学认为，冲任损伤、胎元不固是本病的主要病机。"胎元不固"包括胚胎、胎盘的异常及母体中孕胎的精气不足。而母体因素可分为肾虚、脾虚、血热、素有癥瘕等几个方面。

【偏方集成】

1. 跌仆胎动，或子死腹中。川芎适量。研细，服 1 茶匙，酒送下。连服 2 剂，死胎即下。适用于难免流产。

2. 朴硝末 9 克，以热酒和热童便调服，立出。适用于难免流产。

3. 苍术、姜制厚朴、陈皮、炙甘草各 9 克，朴硝（后入）6 克。酒、水各半，煎服。适用于难免流产。

4. 胎动，下血痛极抢心。葱白煮浓汁饮之，（胎）未死即安，已死即出。适用于难免流产。

5. 苎麻根（锉）80 克，金银花 200 克，清酒 1 盅。以水 1 大盅，煎至半盅，去滓；分 2 次温服。适用于妊娠胎动欲堕，腹痛不可忍。

6. 巴豆（去壳）16 枚，蓖麻子（去壳）49 枚，麝香 6 克。合捣如泥，摊于绢帛之上，贴于肚脐上，一时即见效。见效之后取去药并洗净脐部即可。适用于难免流产。

7. 硫黄 60 克，花蕊石 15 克。共打碎，晒干，装瓦罐中，以泥封口，再焙干，以炭火煅过，冷定后，取出研为细末，收存瓶中备用。治跌打损伤，下死胎，落胞衣，去恶血，都很见效。每次 3 克，童便调服。适用

于难免流产。

8. 胎死腹中，或胎衣不下。用红花煮酒服。适用于难免流产。

9. 胎死腹中，或发作后几日还生不出。用瞿麦煮成浓汁服下。适用于难免流产。

10. 当归 24 克，丹参 15 克，肉桂、川芎、牛膝各 9 克。水煎服，胎即下。适用于难免流产。

11. 鹿角屑 3 匙。煮葱豉汤和服，立出。适用于难免流产。

12. 当归、川芎各 10 克。水煎服，每日 1 剂。胎未死可安胎，胎已死可下胎。适用于难免流产。

13. 天花粉（研细末）、猪牙皂（研细末）各 3 克，牛膝 6 克，麝香 0.45～0.6 克。将牛膝用适量开水泡软，捣成泥状，与天花粉、猪牙皂之细末为丸，麝香为衣。每次用 1 丸，以消毒纱布包裹，用卵圆钳送入阴道底部（接近子宫颈口即可），24 小时后取出，少数有恶寒、发热、全身瘙痒等反应，经 1～2 日多自行消失，严重者可服少量镇静药。适用于难免流产。

14. 小白菜 500 克。取间苗拔下之嫩小白菜（以阴干的为佳），加清水 3000 毫升，煎数沸，药液备用。先服药液 500 毫升，余之药液倒入盆中，令产妇坐其上乘热蒸熏（勿今泄气，顿时胞衣下）。适用于难免流产元气亏损，血液凝滞所致胎盘滞留。

15. 石灰 1 块。置石灰于净盆中，以沸汤泼之即成。扶产妇蹲盆上熏之即下，此方较峻。适用于稽留流产。

16. 葱白适量。取上药浓煎，药液备用。取药液趁热熏洗外阴。适用于稽留流产。

17. 川芎、当归各 60 克。上药煎汤。取药液待其温度适宜时洗外阴。适用于稽留流产。

18. 生鸡仔 1 只。将生鸡仔去毛。剖开去肠杂备用。将生鸡毛煮水放盆内备用。取处理好的生鸡仔敷脐上，并令产妇坐盆上熏之。适用于稽留流产。

19. 梧桐树皮（去粗皮）、红糖各适量。梧桐树皮用开水浸泡良久，以手捻取皮上浆涎，兑红糖服之。适用于稽留流产。

20. 榆树皮 60 克，柞木枝 24 克，生姜、童便各适量。水煎服。适用于稽留流产。

21. 萆薢、黑鸡娃各 15 克，刺老包 50 克，荷叶 1 张，芡实叶 12 克，糯米适量。前 5 味水煎去渣，煮糯米稀饭服。适用于稽留流产。

22. 胎死腹中（胞破不生）。用鬼臼不拘多少，研为末。每次 3 克，加酒一碗，煎至八成，一次服下，死胎即出。适用于稽留流产。

23. 死胎在腹，或胞衣不下。取蚁垤土 3 升，装布袋中，拓在产女胸下，死胎或胞衣自出。适用于稽留流产。

24. 胎死不出（或死胎不下）。刺羊血热饮一小碗。适用于稽留流产。

25. 龟甲适量。烧存性，研为末，酒送服一匙。适用于稽留流产。

26. 蓖麻子、巴豆各 2 个，麝香 0.3 克。共研匀，贴脐上并足心。适用于稽留流产。

27. 治死胎不下。用硇砂、当归各 0.3 克。共研为末。分 2 次服，温酒调下。适用于稽留流产。

【生活调理】

各种流产者均应卧床休息，禁止性生活；解除各种思想顾虑，配合治疗，尽量减少不必要的妇科检查，减少对子宫的刺激；刮宫术后患者应用无菌纸垫，保持外阴清洁，2 周内禁止坐浴，预防感染；饮食及日常生活调理方面，建议用当归、山药、枸杞子、大枣、党参等煲乌鸡，每周服用 3～4 次；牛奶、豆浆、瘦肉、鸡蛋等可多吃点，少吃燥热的食物，不能喝酒；平时注意休息，不能熬夜；可加强运动，以温和的运动为主，如太极、瑜伽，量力而行。若配合中药调理，则事半功倍。

习惯性流产

习惯性流产为自然流产连续发生 3 次或 3 次以上者，每次流产往往发生在同一妊娠月份。习惯性流产的原因大多为抗胚胎抗体免疫因素、孕妇黄体功能不全、甲状腺功能低下、先天性子宫畸形、子宫发育异常、宫腔粘连、子宫肌瘤、染色体异常、自身免疫等。习惯性晚期流产常为子宫颈内口松弛所致。多由于刮宫或扩张子宫颈所引起的子宫颈口损伤，少数可能属于先天性发育异常。此类患者在中期妊娠之后，由于羊水增长，胎儿长大，子宫腔内压力增高，胎囊可自子宫颈内口突出，当子宫腔内压力增高至一定程度，就会破膜而流产，故流产前常常没有自觉症状。

本病中医学称"滑胎"，又称"堕胎"、"小产"、"屡孕屡堕"、"数堕胎"等。本病多因素体虚弱，肾气不足或阴虚内热引起。此外与孕后起居不慎，房事不节，情志不调或跌仆损伤等均有密切关系，使冲任二脉受损，胎元失养，致屡孕屡堕。冲任不固，肾失封藏为其主要病机。中医治疗本病具有独特的优势，不仅有明显的疗效，且无副作用，总有效率在 90％左右。

【偏方集成】

1. 菟丝子、桑寄生、川续断、阿胶各 60 克。上 4 味为末，溶化阿胶水为丸，每丸 0.3 克。每次 20 丸，开水服下。适用于习惯性流产。

2. 杜仲（炒去丝）240 克，续断、山药各 60 克。为末，制成蜜丸，梧子大。每次 10 丸，空腹服。治频惯堕胎或 3～4 个月即堕：于 2 个月前服用本方 3 个月，可保胎。适用于习惯性流产。

3. 川断续 20 克，黄芩 9 克，白术 15 克，熟地黄 12 克。水煎，早、晚分 2 次服。每服完 7 剂后，停 1 周，直至临产。功效补脾益肾，清热固胎。适用于习惯性流产脾肾两虚证。

4. 益母草 40 克，鸡蛋 120 克，盐 2 克，味精 1 克。将益母草洗净，切段，放入沙锅内，注入清水适量；将鸡蛋外壳洗净放入沙锅煮至蛋熟，捞出去掉外壳。鸡蛋、盐、味精同入锅中，再煮一段时间，捞出鸡蛋放汤碗中，滤进原汤即成。适用于习惯性流产。

5. 阿胶 10 克，鸡蛋 1 枚，盐适量。阿胶用水 1 碗烊化，鸡蛋调匀后加入阿胶水中煮成蛋花即成。每日 1～2 次，盐调味服。功效补血，滋阴，安胎。适用于习惯性流产阴血不足证。

6. 乌骨鸡1只（约500克），炒杜仲、桑寄生各30克，女贞子20克。先将乌骨鸡闷死（即不用刀放血，而用手将鸡闷死，或将鸡头放入水中闷死），去毛和内脏，用纱布将杜仲、桑寄生、女贞子包好后，放置鸡腹内，加水煮至鸡烂熟后，弃去药渣加少许盐和调料，即可服用。饮汤食鸡，分2～3次服完。适用于习惯性流产。

7. 菟丝子60克，鹿茸8.4克，粳米100克，白糖适量。将菟丝子及鹿茸捣碎，加水煎取汁弃渣，加粳米煮成粥，粥成时加白糖（不喜甜食者，可不加糖，而加少许盐），即可食用。适用于习惯性流产肾阳虚弱证。

8. 活鲤鱼1条（约500克），苎麻根20～30克，糯米50克，葱、姜、油、盐各适量。鲤鱼去鳞及肠杂，洗净切片煎汤。再取苎麻根加水200克，煎至100克，去渣留汁，入鲤鱼汤中，并加糯米和葱、姜、油、盐各适量，煮成稀粥。每日早、晚趁热食，3～5日为1个疗程。适用于习惯性流产。

9. 莲子60克，紫苏梗10克，陈皮6克。将莲子去皮、心，放入陶罐内加水500毫升，用文火隔水炖至九成熟，加入紫苏梗、陈皮及250毫升水，用文火炖熟服食，每日1剂。适用于习惯性流产。

10. 从确诊为妊娠后开始，隔日以苎麻根50克煎汤代水，配以核桃仁30克，莲子20克，山药100克，糯米100克服，连服3个月。适用于习惯性流产。

11. 艾叶12克，鸡蛋2枚。将艾叶、鸡蛋用瓦煲（忌用铁器），文火同煮（鸡蛋煮熟后去壳取蛋再煮）。有滑胎习惯的孕妇，妊娠后第1个月，可每日服1次，连服5～8日；妊娠后第2个月，每日服1次；妊娠后第3个月，每半个月服1次；妊娠后第4个月，每月服1次，直至妊娠足月。适用于习惯性流产。

12. 莲子、苎麻根（包）、糯米各15克，菟丝子（包）9克，冰糖适量。加水适量，煮至莲子、糯米俱烂为度，清晨空腹时服，每月连服3～6剂，直至超过上次堕胎日期。适用于习惯性流产。

13. 菟丝子、艾炷（如黄豆大）各适量。菟丝子研末，加适量辅料做饼约3克，阴干贮藏。用前研末。嘱孕妇卧床，取菟丝子末填满脐窝略高出肚皮1～2厘米，即取艾炷置药末上点燃灸之。按年岁计，每岁灸1壮，每日灸1～2次，灸足岁数之艾炷为止。适用于习惯性流产肾气不固证。

14. 益母草（烧存性）、莲蓬壳（烧存性）、艾叶各15克，食醋适量。将前3味共碾碎为细末，以食醋调如泥状，备用。取药30克，敷贴于患者脐孔上，外覆纱布，胶布固定，每日1次。适用于习惯性流产。

15. 南瓜蒂适量。将其放在瓦片上炙炭存性，研为细末，自受孕之第2个月起，每周食5克，直至过了以往流产日期2个月以上。可拌入米饭中同食。适用于习惯性流产。

16. 黄芪、川芎各40克，炙甘草、吴茱萸（汤泡）各20克。共研为末，每次6克，每日2次，温酒调服。适用于习惯性流产气虚血瘀证。

17. 山药120克，杜仲（盐水炒）90克，续断（酒炒）60克。共研末，糯米糊为丸，每次9克，每日2次，米汤送服。适用于习惯性流产脾肾亏虚证。

18. 熟地黄、菟丝子各20克，人参、枸杞子各15克，杜仲12克。水煎，每日1剂，分2次服。适用于习惯性流产精气虚弱证。

19. 鲜山药90克，糯米80克，苎麻根15克，杜仲6克。将杜仲、苎麻根水煎，去渣，入山药、糯米煮粥食，每日1剂。适用于习惯性流产。

20. 杜仲、熟地黄、益智、鹿角霜各10克。水煎服，每日1剂。适用于习惯性流产肾气虚弱证。

21. 菟丝子、白术、艾叶各15克，桑寄生9克。水煎服，每日1次。适用于习惯性流产肾气虚寒证。

22. 老母鸡1只，紫苏梗1株。将老母鸡去毛及内脏，纳入紫苏梗文火煮烂，加入盐及酱油，佐餐食用，每日1次。适用于习惯性流产气血虚弱证。

23. 芝麻根60克，山茱萸、淫羊藿各40克，大枣30枚，糯米100克。先将芝麻根加水 1000 毫升，煎煮至 500 毫升，去渣取汁加入糯米、淫羊藿、大枣共煮成粥即可服用。适用于习惯性流产。

24. 炒制鱼鳔胶 15 克，猪蹄适量。放一起炖汤食用，连吃 3 次后，再吃猪蹄，每月吃 3～4 次。适用于习惯性流产。

25. 杜仲炭、枸杞子、山药、桑寄生各30 克。上药共研细末，炼蜜为丸。每丸 9 克，每日早、晚各 1 丸。适用于习惯性流产脾肾虚弱证。

26. 猪膀胱 1 个，莲子、白术各 30 克。将莲子放入猪膀胱内同白术煮烂，食用，隔日 1 剂。适用于习惯性流产脾虚不固证。

27. 墨鱼（漂净）120 克，母鸡（去肠）1 只，黑豆（炒半熟）250 克。共煮烂，空腹服，每 3 日 1 剂，连服数剂。适用于体虚型习惯性流产。

28. 玉米嫩衣适量。妊娠后每日以 1 个玉米嫩衣（即紧贴玉米粒之嫩皮）煎汤代茶饮，饮到上次流产期则加倍用量，一直服到分娩为止。适用于习惯性流产。

29. 樱桃适量。每日食 2 枚，适用于习惯性流产气血虚弱证。

30. 小麦秆 30 克，红糖 20 克。水煎服，每日 2 次。适用于习惯性流产。

31. 黑豆 25 克，韭菜子 6 克，合欢花 10克，红糖 30 克。水煎服，每日 2 次。适用于习惯性流产肾虚证。

32. 莲子 15 克，菟丝子 30 克。共研末，每次服 3 克，每日 2 次。适用于习惯性流产脾肾虚证。

33. 莲子 60 克，山茱萸 45 克，糯米适量。共用文火熬至熟后即可食用。不拘量，常服。适用于习惯性流产脾肾虚证。

34. 大枣 5 枚，鸡蛋 2 枚。将大枣放入水中煮至将熟之时，再把鸡蛋打入汤内，等鸡蛋熟后，吃蛋饮汤，每日 1 次。适用于习惯性流产气血虚弱证。

35. 大黄、芒硝、板蓝根、浮萍、海蛤粉各 6 克，黄酒适量。前 5 味研细末，加入黄酒调为糊状，敷于患者脐窝上，盖上纱布，胶布固定，隔日换药 1 次。适用于习惯性流产。

36. 鸡蛋黄 5 枚，黄酒 50 克，盐少许。将鸡蛋黄、黄酒加水适量调匀，可酌加食盐少许，以锅蒸炖 1 小时即可。一顿或分顿食用。适用于习惯性流产脾肾虚弱证。

37. 老母鸡（4～5 年以上者）1 只，红壳小黄米 250 克。将鸡宰杀去毛及内脏，煮汤，用鸡汤煮粥。连续服用。适用于习惯性流产气血虚弱证。

38. 党参 12 克，当归、黄芪各 9 克，川芎、三七末（吞服）各 1.2 克。水煎，每日 1剂，分 2 次服。适用于习惯性流产。

【生活调理】

1. 再次妊娠时要禁重体力劳动，尤其避免屏气、提举重物、用力大便，使腹内压增高而发生流产；忌大温大补；妊娠早期禁止接触 X 线、超声波、放射性同位素，绝对避免用此类设备对腹部进行检查，以防胎儿发生畸形而流产。

2. 应尽量避免到流行性感冒、伤寒、肺炎等流行病区活动，也不应去人群拥挤的公共场所，以减少受感染机会；不要主动或被动吸烟；不接触宠物；不吸入煤气。

3. 生活规律　起居以平和为上，既不可太逸（如过于贪睡），亦不可太劳（如提掣重物或攀高履险等）。孕妇一定要养成良好的生活习惯，作息要有规律，最好每日保证睡够 8小时，并适当活动。孕妇衣着应宽大，腰带不宜束紧，平时应穿平底鞋。要养成定时排便的习惯，还要适当多吃富含纤维素的食物，以保持大便通畅。大便秘结时，避免用泻药。

4. 合理饮食　孕妇要注意选食含各种维生素及微量元素、易于消化的食品，如各种蔬菜、水果、豆类、蛋类、肉类等。胃肠虚寒者，慎服性味寒凉的食品，如绿豆、白木耳、莲子等；体质阴虚火旺者，慎服雄鸡、牛肉、狗肉、鲤鱼等易使人上火的食品。

5. 注意个人卫生　孕妇应勤洗澡、勤换内衣，但不宜盆浴、游泳，沐浴时注意不要着凉。要特别注意阴部清洁，可每晚用洁净温水清洗外阴部，以防止病菌感染。

6. 保持心情舒畅　避免各种不良刺激，消除紧张、烦闷、恐惧心理，尤其不能大喜大悲、大怒大忧。

7. 慎房事　对有自然流产史的孕妇来说，妊娠3个月以内、7个月以后应避免房事，习惯性流产者此期应严禁房事。

流产感染

流产感染多发生于各类流产后阴道流血时间过长，子宫腔内有组织物残留，刮宫时未注意无菌操作，性生活及非法堕胎以后。此时除流产的一般症状外，还可有高热、寒战、腹痛等感染症状。感染可局限在宫内，亦可蔓延至宫旁结缔组织、输卵管、卵巢等，严重时感染可扩展到盆腔、腹腔甚至全身，并发盆腔炎、腹膜炎、败血症及感染性休克等，此种情况称为流产感染。

中医学无本病病名记载，其症状散见于"妊娠腹痛"、"胎漏"等病症中。中医学理论认为流产感染主要是受邪毒感染所致，表现为阴道出血量少，色红或紫暗，质稠，兼有秽臭，治疗上主要是清热解毒，活血化瘀等方法。

【偏方集成】

1. 黄芪（盐水炙）、忍冬藤、忍冬叶各50克，当归12克，甘草节8克。先将药入沙锅内，加水适量，浸泡30分钟再煎煮，每日1剂，分3次服。适用于流产感染。

2. 荸荠粉30克，车前草、滑石各60克，冰糖10克。取清水约30毫升，溶化荸荠粉及冰糖。车前草洗净，与滑石一起放入锅内，加清水约2000毫升，武火煮15分钟，取汁倾入已溶化的荸荠粉、冰糖内，搅匀备用。佐餐食用。适用于流产感染。

3. 陈皮、木香各3克，猪瘦肉200克。先将陈皮、木香焙脆研末备用；在锅内放食油少许烧热后，放入猪肉片，炒片刻，放适量清水烧熟，待熟时放陈皮、木香末及盐并搅匀。食肉及汤，佐餐食用。适用于流产感染。

4. 蒲公英60克，金银花30克，粳米50～100克。先煎蒲公英、金银花，去渣取汁，再入粳米煮成稀粥。每日2～3次，稍温服食，3～5日为1个疗程。功效清热解毒。适用于流产感染。

5. 鲜香椿叶250克，素油500克。将鲜香椿叶洗净切碎，用适量面粉和水调成糊状，加入切碎的香椿叶和盐。然后起油锅，用勺将面糊下入油锅，炸黄后捞出即可。佐餐食用。功效清热利湿，解毒利尿。适用于流产感染。

6. 白茅根30克，黄鳝1条（约250克）。黄鳝去杂、洗净切段，与白茅根共煲汤。佐餐食用。功效凉血清热，利尿。适用于流产感染。

7. 鲜藕汁、葡萄汁各250毫升，生地黄200克，蜂蜜适量。将生地黄发透，再加水煎煮，20分钟取煎液1次，共3次，然后合并煎液，以小火煎熬浓缩至较黏稠时，掺入藕汁、葡萄汁，继续熬成膏状，加入一倍量的蜂蜜，至沸停火，待冷装瓶备用。每次10毫升，每日2次。功效清热养阴，凉血。适用于流产感染。

8. 绿豆、猪肥肉各150克，马齿苋200克，蒜仁4粒，油、盐各适量。绿豆后煮约15分钟，再放其他作料，煮约1小时，至猪肥肉熟烂，调味便可饮用。适用于流产感染。

9. 五月艾（根茎）45克，凤尾草、白茅根各15克，蜂蜜10克。将前3药共制粗末，加水煎取药汁，加入蜂蜜即成。每日1剂，代茶于饭前分2次服。功效清热利湿，利尿消肿，凉血解毒。适用于流产感染。

【生活调理】

1. 注意外阴卫生，所用卫生巾、卫生纸要选用合格产品；卫生巾要勤换；不穿化纤面料的内裤；内裤每日换洗。

2. 禁房事，免劳累，情绪舒畅，饮食有节，寒温适度。

3. 对存在子宫腔感染诱因者，予预防感染措施。

4. 半卧位，可使炎症渗出液局限于子宫直肠陷窝，防止感染扩散。

5. 定时查体温、脉搏、血压，复查血常规。

6. 阴道分泌物培养加药物敏感试验，便于合理用药。

7. 适当的饮食能为因流产造成创伤的机体补充所需的抗感染物质，维生素A对于维

中医偏方全书（珍藏本）

护组织的健康、促进修复有着特别的好处。蛋白质是第二种在感染的预防中不可缺少的营养，大豆、各种肉食、蛋、奶，乃至五谷都能提供大量的蛋白质。

异位妊娠

凡孕卵在子宫体腔以外着床发育，称为"异位妊娠"，亦称"宫外孕"。但两者含义稍有不同，宫外孕指子宫以外的妊娠，如输卵管妊娠、卵巢妊娠、腹腔妊娠、阔韧带妊娠；异位妊娠指孕卵位于正常着床部位之外的妊娠，还可包括子宫颈妊娠、间质部妊娠及子宫残角妊娠。因此异位妊娠的名称含义更广。主要临床表现为腹痛、停经、阴道出血等，异位妊娠中以输卵管妊娠为最常见，占90%～95%，当输卵管妊娠破裂后，可造成急性腹腔内出血，出现晕厥休克，发病急，病情重，处理不当可危及生命，是妇产科常见急腹症之一。

中医学文献中没有"异位妊娠"和"宫外孕"的病名，但在"停经腹痛"、"少腹瘀血"、"经漏"、"经闭"及"癥瘕"等病证中有类似症状的描述。按中医学理论，本病在破损前主要因胎块阻络致瘀血内阻之实证。在破损后则离经之血瘀于少腹，在辨证时根据腹痛轻重与亡血耗气的程度，再结合西医检查来判断属什么阶段，病情是轻是重。卵管破裂，出血量多，少腹剧痛，面色苍白，冷汗淋漓，四肢厥冷，脉微欲绝为气虚血脱之危证。若卵管破损，出血不甚，血瘀于腹腔，又因出血致气血虚弱，故为气虚血瘀之虚实夹杂之证。破损日久，血积成癥，或胚块已殒，停于胞脉日久，瘀血成癥，则为癥块瘀结之实证。

【偏方集成】

1. 大风子、木鳖子、铜绿各 15 克，大枣（去核）10 枚。混合均匀，共研细末，用纱布包好，置于下腹，外加热敷。功效活血通络。适用于异位妊娠破损期。

2. 麝香 0.06 克，樟脑 6 克，血竭、松香、银珠各 9 克。后 4 味药共研细末，摊置布块上用火烤化，最后加入麝香，外贴于下腹包块处。适用于异位妊娠，妊娠试验呈阳性者。

3. 樟脑 6 克，血竭、松香、银珠各 9 克，麝香 0.06 克。前 4 味药共研细末，用时加热成糊状，趁热加麝香贴于腹部癥结处。功效破瘀消癥。适用于异位妊娠瘀血内结证。

4. 桂枝 6 克，茯苓 15 克，牡丹皮 12 克，桃仁、赤芍各 10 克。适用于异位妊娠陈旧性血瘀证。

5. 甲鱼（即鳖，约 200 克）1 条。杀后开水烫，去外衣、内脏，洗净；去皮大蒜 20 克，稍微敲碎。将甲鱼放汤碗中，加黄酒、姜块、葱段、盐，先蒸 20 分钟，捞去姜、葱，加蒜、味精、水适量，再放蒸笼内蒸 40 分钟，喝汤及肉。适用于异位妊娠。

6. 海参 150 克，虾仁若干，其他作料适量。先将海参放锅内，加清水，用小火烧开后离火，发涨至软，剖开刮净内脏，洗净后再用开水烧开焖至发透，切成肉丁；把虾仁用黄酒浸软。锅内放鸡汤，入海参、虾仁，加盐后煮沸 20 分钟。加味精、胡椒粉，湿淀粉勾薄芡，装入汤盆，即可食用。适用于异位妊娠。

7. 肉苁蓉 20 克，粳米 150 克。肉苁蓉煎汁，备用。粳米淘洗后加水煮粥，将成时倒入药汁，稠粥，即可频饮。适用于异位妊娠。

8. 苋菜 500 克，鸡脯肉 100 克。将苋菜洗净，去根，切成每段约 3 厘米长。鸡脯肉切丝。炒锅中放水，先焯苋菜，沥干；锅中放油，待六成热，炒鸡丝使变色，加盐、味精、清汤，倒入苋菜，搅匀，水沸 5 分钟后即可食用。适用于异位妊娠。

9. 丹参、赤芍各 15 克，桃仁 9 克。每日 1 剂，水煎 2 次，混匀服。适用于不稳定性早期异位妊娠。

10. 丹参、赤芍各 15 克，桃仁 9 克，三棱、莪术各 6 克。每日 1 剂，水煎，分 2 次服。适用于异位妊娠。

11. 水蛭 15 克，土鳖虫 10 克，蜈蚣 10 条。共研细末，混匀服，每次 1.5 克，每日 3 次。适用于异位妊娠之血瘀证。

12. 赤芍、丹参各 15 克，红糖 50 克。

先煎赤芍与丹参，去渣后加红糖饮用。适用于异位妊娠。

13. 天花粉 30 克，当归 15 克，红花 12 克，地榆炭、栀子各 10 克。水煎服，每日 1 剂，分 2～3 次服。适用于异位妊娠体积还不大时。

14. 制半夏 15 克，茯苓、赤芍各 12 克，橘红、枳实各 9 克。适用于异位妊娠。

15. 桂枝、茯苓、牡丹（去心）、桃仁（去皮尖，熬）、芍药各等份。上为末，炼蜜为丸，如兔屎大。每日 1 丸，食前服。适用于异位妊娠。

【生活调理】

1. 注意多休息，服装应保持宽松，不要穿过于紧身的，避免重体力劳动。

2. 多吃些富有营养的食物，使身体尽快恢复正常。

3. 一个月内禁止性生活，以防止生殖器官感染。

4. 如果想再次妊娠要等过一年以后。

5. 如果有发热、腹痛或阴道分泌物有异常气味，要及时去医院就诊。

早　产

早产是指妊娠满 28 周至不满 37 足周之间（196～258 日）的分娩。在此期间出生的体重 1000～2499 克、身体各器官未成熟的新生儿，称为早产儿。早产儿死亡率国内为 12.7%～20.8%，国外则胎龄越小、体重越低，死亡率越高。死亡原因主要是围生期窒息、颅内出血、畸形。早产儿即使存活，亦多有神经智力发育缺陷。中国早产占分娩总数的 5%～15%，约 15% 早产儿于新生儿期死亡，近年来由于早产儿治疗学及监护手段的进步，其生存率明显提高，伤残率下降。国外学者建议将早产定义事件上限提前到妊娠 20 周。因此，防止早产是降低围生儿死亡率和提高新生儿素质的主要措施之一。

中医学认为"早产"即"妊娠七月以后，日月未足，胎气未全而产者"属"小产"范畴。在分娩前可按"胎动不安"辨治。早产多因肾虚、气血虚弱、血热、跌仆损伤、服

药等所致。

【偏方集成】

1. 鲜活黄鳝 1 条。鲜活黄鳝去内脏及鳝血，洗净，备用。锅中放入少量水、黄鳝，开中火，待熟后即可食用。适用于早产后第 2 周服。

2. 羊肉（去脂肪）250 克，生姜、当归各 20 克。羊肉、生姜分别洗净；当归略洗，备用。将适量的水倒入锅中，开小火，放入羊肉、生姜、当归等食材，待熟后即可食羊肉饮汤。适用于早产后第 3 周服。禁忌：感冒禁服。

3. 河鳗 1 条，当归 10 克，熟地黄、白芍各 15 克，川芎 5 克，水 5 碗，酒 300 毫升。河鳗洗净，当归、熟地黄、白芍、川芎等中药材略洗，备用。将酒、水及其余食材放入锅中，开中火，待滚后即可食用。适用于早产后第 3 周服。禁忌：感冒禁服。

4. 桑寄生 30 克，白术 5 克。水煎，代茶饮。适用于早产后腰痛者。

5. 人参 2 克，麦冬 6 克。水煎，代茶饮。适用于早产后虚弱。

6. 海参 30 克。水煎取液，兑入牛奶 250 克，代茶饮。适用于早产后虚弱。

7. 熟地黄、当归各 15 克，白芍 10 克，川芎 8 克。水煎，每日 3 次，早、中、晚空腹时服。适用于早产。

8. 当归身、制何首乌各 30 克，柏子仁 10 克。上 3 味，以水 3 杯，文火煮取 1 杯，药渣再煮，取汁 1 杯。适用于早产。

9. 菠菜 300 克，瘦肉 200 克。加油、盐素炒食用。功效补血。适用于早产后血虚。

【生活调理】

1. 一旦发现产兆，先放松心情（如深呼吸、听音乐）、卧床观察与休息（最好左侧卧）、补充水分或其他液体（帮助循环），或打电话到医疗院所询问。

2. 若有落红及破水现象，应立刻去医院就医。

3. 若使用以上方法经过半小时都无法改善的话，应立刻到附近设有"新生儿加护病房"的医院就诊（因为若早产儿出生后再转院，恐怕会错过急救的黄金时间），以便及早

中医偏方全书（珍藏本）

提供最完善的检查、确定治疗方向及必要的处理（例如强迫安静卧床安胎或适当的物理缝合、化学药物的治疗等），以缓解早产的危机。

4. 尽量避免精神创伤，禁止性生活，应注意保持外阴清洁，每日用温水擦洗外阴部，并勤换洗内裤。预防感染。

5. 加强营养　产妇的饮食应本着营养丰富、细软可口易消化的原则，可适当选食蛋糕、小米粥、挂面和各种点心，副食应多吃蛋类、鱼、瘦肉、鸡、鸭、排骨等，为补充维生素，可多吃青菜和各种果汁。避免吃刺激性太强的辛辣食物。为了促进乳汁分泌，可多吃汤类，如鸡汤、排骨汤、肘子汤、猪蹄泡花生米、骨头汤炖黄豆芽、鸡蛋汤、豆腐汤等。

妊娠期高血压疾病

妊娠期高血压疾病是妊娠期所特有的疾病。本病多发生于妊娠 20 周以后，临床表现为高血压、蛋白尿、浮肿，严重时可出现抽搐、昏迷、心力衰竭、肾衰竭，甚至母婴死亡。发病率在我国为 9.4%，国外报道为 7%～12%。该病严重影响母婴健康，是孕产妇及围生儿发病率及死亡率的主要原因。

根据其主要临床表现，本病属中医学"子肿"、"子烦"、"子晕"、"子痫"等范畴。子肿、子烦、子晕、子痫虽为不同病症，但其在病因病机及病情发展趋势上有相互内在联系。中医学认为脾肾阳虚，水湿内停，或气滞湿郁，泛滥肌肤，则生肿胀，称为子肿，亦称妊娠肿胀。若素体虚弱，孕后精血下聚养胎，致肝肾阴虚，肝阳上扰，或气血虚弱，清窍失养，则出现头目眩晕、头痛、视物昏花，此即为子晕，亦称妊娠眩晕。若阴血虚甚，肝阳上亢，肝风内动，或挟痰火上扰，蒙蔽清窍，则发为昏迷、抽搐，此为子痫，亦称妊娠痫症。临床常见证型有脾虚、肾虚、气滞痰郁、肝肾阴虚、气血虚弱、肝风内动、痰火上扰。

【偏方集成】

1. 白术、陈皮、白芍各 10 克，生姜、茯苓各 15 克，青鲤鱼 1 尾（约 500 克）。将鲤鱼去鳞及内脏，余药洗净用干净纱布包裹，与鲤鱼同煮 1 小时，去药包，饭前空腹吃鱼饮汤。每日 1 次，待水肿消停服。适用于妊娠期高血压疾病脾虚水肿证。

2. 鲤鱼 1 条，冬瓜 100 克。先将鲤鱼去内脏、鳃、鳞，洗净，冬瓜洗净切块，放锅内加水适量，待鱼煮熟透加少量盐、油调味，吃鱼喝汤，连服 5～7 次见效。适用于妊娠期高血压疾病脾虚水肿证。

3. 鲤鱼 1 条（约 500 克），杜仲、枸杞子各 15 克，干姜 6 克。先将鲤鱼去鳞及内脏，洗净，余药洗净布包。共放沙锅内，加水适量，同煮 1 小时，去药包。饭前空腹吃鱼喝汤，连用 7 日。适用于妊娠期高血压疾病肾虚水肿证。

4. 天麻 15 克，生地黄 3 克，麻鸭 1 只（约 500 克）。先将鸭宰杀后去毛及内脏，天麻、生地黄洗净切片，麻鸭与上药用沙锅共煮至鸭烂熟。食肉饮汤，食时可调食盐、味精等。宜常服。适用于妊娠期高血压疾病阴虚阳亢证。

5. 芹菜连叶茎、猪瘦肉各 100 克。将芹菜洗净切断，猪瘦肉洗净切成丝。在锅内放适量清水，放入芹菜，煮熟后加入瘦肉，滚片刻加入盐、油、味精调味，即可食用，宜常服。适用于妊娠期高血压疾病阴虚阳亢证。

6. 杭菊花 15 克，大米 100 克。将菊花去蒂及杂质，放入蒸笼蒸后，取出晒干或阴干，再研成细末。大米放锅内，加清水适量，煮至半熟后，加菊花末，再用文火煮至烂熟，加盐少许调味，早、晚分 2 次食用，宜常服。适用于妊娠期高血压疾病阴虚阳亢证。

7. 冬桑叶、菊花、老茶叶各 3 克。上 3 味洗净，用开水浸泡 25 分钟，当茶饮，不拘时服。功效滋阴潜阳，平肝熄风。适用于妊娠期高血压疾病阴虚阳亢证。

8. 乌骨鸡 1 只，天麻 10 克，生地黄、鲜芡实各 30 克，精盐、鸡精各适量。先将鸡洗净，加入诸中药，用 1500 毫升的高汤炖 2 小时后即可。每日分 2 次吃，连服 1 周。功效泻肝清火、养血柔肝。适用于妊娠期高血压疾病。

9. 生白术 6 克，砂仁 2 克，车前子、白茅根各 10 克。将前 3 味研为细末，以白茅根汤调制成糊，敷于脐部，外用纱布固定，每日 1 次。适用于妊娠期高血压疾病。

10. 桂枝、茯苓、苍术、白芍各 3 克，生姜适量。将前 4 味共研细末，以生姜汁调成糊状，敷于脐部，外用纱布固定，每日 1 次。适用于妊娠期高血压疾病肾虚证。

11. 生花生米、醋各适量。将生花生米（带衣者）半碗，用好醋倒至满碗，浸泡 7 日。每日早、晚各吃 10 粒。血压下降后可隔数夜日服用 1 次。可清热、活血，对保护血管壁、阻止血栓形成有较好的作用。适用于妊娠期高血压疾病。

12. 猪脑 1 具，山药 30 克，枸杞子 10 克，盐少许。将山药、枸杞子用纱布包扎好，与猪脑加水共炖，将熟时下盐或调料。食之。每日 1 剂，1 次或 2 次服完。功效补肾益精。适用于妊娠期高血压疾病。

13. 菠菜根 100 克，海蜇皮 50 克，香油、盐、味精各适量。先将海蜇皮洗净成丝，再用开水烫过，然后将用开水焯过的菠菜根与海蜇皮加调料同拌，即可食用。适用于妊娠期高血压疾病之面赤、头痛。

14. 鲜熟木瓜 1 个（约 500 克），生花生米 100 克，鲜猪排骨 250 克，盐适量。将鲜木瓜洗净去皮，并切成粗块备用。用清水把生花生米洗净。用清水把鲜猪排骨洗净血污，斩成粗件，并加用盐稍拌匀。将上述作料同放进汤煲内，加进适量清水，先用武火，后用文火煲煮，煮至花生米熟透变软即可。适用于妊娠期高血压疾病。

15. 白术 30 克，枳壳 9 克，生姜、陈皮各 4.5 克，鲤鱼 1 条（约 500 克）。上药加水煎取汁，另将鲤鱼去鳞及内脏，洗净，加水煮熟，制取鱼汁约 500 毫升，分 2 次冲上药汁服。每日 1 剂，分 2 次服。功效健脾理气、利水安胎。适用于妊娠期高血压疾病。

16. 羚羊角、琥珀、天竺黄、天麻、蝉蜕、地龙各等份。上药共研细末。每次服 1.5～3 克，每日 1～4 次，或发作时急用。功

效平肝定痉、熄风宁心。适用于妊娠期高血压疾病。

17. 黄芩、夏枯草、炒牛膝、白薇、当归、菊花各 9 克。共为细末，每次服 6～9 克，每日 2～3 次。功效平肝泻火。适用于妊娠期高血压疾病。

18. 白扁豆皮 15 克，秋豆角 10 克，红糖适量。前 2 味煎汤取汁，调入红糖，每日 1 剂，分 2 次服。适用于妊娠期高血压疾病。

19. 山药、薏苡仁各 30 克，大枣 20 枚，肉桂 0.5 克。煮粥，每日 1 剂，连服 4～5 剂。适用于妊娠期高血压疾病。

20. 杜仲、枸杞子各 30 克，干姜 10 克，鲤鱼 500 克。前 3 味洗净，装入纱布袋，扎口，鲤鱼去鳞、鳃及内脏，洗净，与药同煮 1 小时，去药袋，饭前食鱼饮汤。适用于妊娠期高血压疾病肾虚证。

21. 干姜、肉桂各 3 克，茯苓（去皮）30 克，面粉、白糖各适量。干姜、肉桂、茯苓分别为末，和匀，加面粉、白糖，与水调和后做饼，入笼蒸熟食。每次服 15～20 克。适用于妊娠期高血压疾病肾虚证。

22. 黄豆芽 250 克，鲜蘑菇片 50 克，调料适量。黄豆芽去根，洗净，加水煮 20 分钟，下蘑菇片，入盐、味精再煮 3 分钟，佐餐食用。适用于妊娠期高血压疾病。

23. 花生米、饭豆各 150 克，陈皮 5 克，大枣 10 枚。诸味洗净加水共煮熟，温热食，每日 1～2 次。适用于妊娠期高血压疾病气滞证。

24. 陈皮、陈瓢各 10 克，鲜竹叶 20 片，白糖适量。煎煮数沸，加白糖，代茶饮。适用于妊娠期高血压疾病气滞证。

25. 鹿头肉 150 克，蔓荆子 15 克，高良姜、炒香子各 10 克，粳米 100 克。将蔓荆子、高良姜、炒香子捣罗为末，每次 10 克。先煮鹿肉，熟后去肉，下粳米与药末同煮粥。临熟少加作料调和即成。分 3 次食，1 日食尽。功效益气健脾，利湿消肿。适用于妊娠期高血压疾病四肢虚肿、喘急胀满。

26. 冬瓜皮、茯苓皮、黄芪各 30 克，生姜皮 10 克，大枣 5 枚，白糖适量。将前 4 味加水 500 克，煮取 300 克，去渣，加白糖适

中医偏方全书（珍藏本）

量。分 2 次服，1 日服完。功效补气，利湿，行水，消肿，健脾。适用于妊娠期高血压疾病。

27. 黑豆 100 克，大蒜、红糖各 30 克。将炒锅放旺火上，加水 1000 克煮沸后，倒入黑豆（洗净）、大蒜（切片）、红糖，用文火烧至黑豆熟即可。每日 2 次，一般用 5～7 次。功效健脾益胃。适用于妊娠期高血压疾病肾虚证。

28. 鲤鱼头 1 个，冬瓜 90 克。将鱼头洗净去鳃，冬瓜去皮切成块，把炒锅放在文火上，倒入鲤鱼头、冬瓜加水，1000 克煮沸，待鲤鱼头熟透即可。吃鲤鱼头饮汤，每日 1 次。一般服 5～7 次。功效利水消肿，下气通乳。适用于妊娠期高血压疾病脾虚证。

29. 薏苡仁、茯苓各 30 克，白扁豆、猪苓各 10 克。水煎服，每日 1 剂，连服 10～15 日。适用于妊娠期高血压疾病脾虚证。

30. 天仙藤 15 克，茯苓 10 克，陈皮 6 克。水煎，每日 1 剂，分 2 次服。适用于妊娠期高血压疾病。

31. 三文鱼 60 克，柠檬汁 15 克，橄榄油 10 克，盐、胡椒粉各 3 克。将柠檬汁、橄榄油混合搅拌均匀。将三文鱼放入上述搅拌汁中，同时撒上少许盐及胡椒粉，腌制约 10 分钟。用橄榄油起锅，放入三文鱼，两面煎熟，然后将腌汁一起加热后淋上即可。适用于妊娠期高血压疾病。

【生活调理】

1. 休息 保证充足的睡眠，取左侧卧位，休息每日不少于 10 小时。左侧卧位可减轻子宫对腹主动脉、下腔静脉的压迫，使回心血量增加，改善子宫胎盘的血液供应。有研究发现左侧卧位 24 小时可使舒张压降低。

2. 镇静 一般不需要药物治疗，对于精神紧张、焦虑或睡眠欠佳者可给予镇静药。如地西泮 2.5～5 毫克，每日 3 次，或 5 毫克睡前口服。

3. 饮食 首先，注意限制热量摄入过多，防止吃得过多过饱，避免引起肥胖。其次，适当减少盐摄入，吃得清淡一点，每日摄盐量 6～8 克。再次，限制脂肪摄入，每日摄入量小于 60 克，以植物油为主，炒菜时最好不用动物油脂。除了上述"三限"外，蛋白质、维生素和矿物质的摄入应当增加一些，例如蛋白质的摄入应高于平日，为 80～100 克，并且动物和植物蛋白各占 1/2，即将豆类或豆制品与瘦肉、鱼虾等，等量搭配。而水果、蔬菜、牛奶等食品，最好天天都能满足机体需要。

4. 情绪稳定 也是不可忽视的重要环节。患者应保持乐观情绪，豁达开朗，不生闷气，不发脾气，不为小事斤斤计较。

胎儿生长受限

胎儿生长受限是指孕 37 周后，新生儿出生体重小于 2500 克，或低于同孕龄平均体重的两个标准差，或低于同龄正常体重的第 10 百分位数。鉴于并非所有低于第 10 百分位数的胎儿均为病理性生长受限，也有作者提出以低于第 3 百分位数为准。我国发生率为 6.39%，是围生儿死亡的第二大原因。死亡率为正常发育儿的 4～6 倍，在死亡中约占围生儿的 40%，不仅影响胎儿的发育，还可影响儿童期和青春期的体格与智能发育。引起胎儿生长受限的病因多且复杂，有些尚不明确，最常见的是母体因素，包括营养方面、妊娠合并症和并发症、不良生活习惯等，占 50%～60%；胎儿因素有染色体异常、内分泌异常等；还有胎盘、脐带病变等因素引起。

本病中医学称"胎萎不长"，亦称"妊娠胎萎燥"、"胎弱症"或"胎不长"。胎居母腹，其生长发育依赖于母体气血津液的滋养。故本病的发病机制是父母禀赋虚弱，生殖之精不健，或孕后调养失宜，如房事不节，劳倦过度等致肾气亏虚，气血不足，以致胎失所养而生长受限。气血不足、胎失所养是本病的主要病机。常见的分型有肾气亏虚、气血虚弱、阴虚内热及胞宫内寒等。

【偏方集成】

1. 杜仲、川续断各 15 克，猪腰 1 对，白酒 25 毫升，油、葱、味精、酱油、大蒜、姜、盐、白糖各适量。先将猪腰洗净切成腰花，加入白糖、盐、酒；另将杜仲、川续断煎取浓汁后加入腰花中。用大火烧热油锅，倒入腰花速炒熟，加入调味品即可食用。每日1次。适用于胎萎不长肾虚证。

2. 小茴香20克，猪腰1对，葱、姜、盐、酒各适量。先将猪腰（即猪肾）洗净后，在凹处剖一口子，将小茴香、盐装入猪腰剖口内。用白线缝合剖口后，放入锅内，加葱、姜、酒、清水适量，用文火炖熟后食用。适用于胎萎不长肾阳虚证。

3. 生地黄20克，山药、枸杞子各50克，大米100克。将生地黄切碎，山药捣碎，和枸杞子、大米共放锅内加水适量煮粥，代早餐食。每日1次。适用于胎萎不长肾阴虚证。

【生活调理】

1. 应卧床休息，减少活动，采取左侧卧位，改善子宫胎盘血液循环，从而促进胎儿发育。

2. 补充营养物质　口服复合氨基酸片1片，每日1～2次；适当补充叶酸、维生素B、维生素E、钙、铁、锌等。提高饮食质量，增加饮食中蛋白摄入量是非常重要的。鸡蛋是很好吸收的优质蛋白质，每日最好能够保证2枚鸡蛋的摄入。因为不同种类的动物肉、鱼肉、蛋及牛羊奶中含氨基酸的种类及数量不同，必须要接受各种食物，合理的荤素搭配，才能改善营养状态。

3. 增加血氧浓度　给予孕妇面罩吸氧，每次20～30分钟，每日2～3次，可改善围产儿身体状况，但胎儿生长模式不能纠正。

羊水过多

正常妊娠时的羊水量随孕周增加而增多，最后2～4周开始逐渐减少，妊娠足月时羊水量约为1000毫升（800～1200毫升），凡在妊娠任何时期内羊水量超过2000毫升者，称为羊水过多。最高可达20000毫升。多数孕妇羊水增多较慢，在较长时期内形成，称为慢性羊水过多；少数孕妇在数日内羊水急剧增加，称为急性羊水过多。羊水过多的发生率，文献报道为0.5%～1%，妊娠合并糖尿病者，其发生率可达20%。羊水过多时羊水的外观、性状与正常者并无异样。

根据本病的临床特征，中医学将本病归纳到"子满"、"胎水肿满"范畴，发病多与脾肾二脏亏虚有关。临治施以健脾补肾、渗湿利水、温阳化气等法，随证化裁，标本兼顾，多能获效。以下各方，可供选用。

【偏方集成】

1. 蜂蜜300毫升，白茯苓1500克，酒300毫升。白茯苓去皮切片，晒干后蒸熟，以热汤淋去苦味，焙干研磨成细末，用酒、蜜调和搅拌均匀，密封勿使泄气，冬50日夏25日，酥油自浮于酒上，掠取，作手掌大块，空室中阴干，色赤如枣。每次15克，饭前服，以酒送下。功效渗湿利水，健脾益胃。适用于羊水过多脾虚不运证。

2. 大枣10克，茯苓、山药各20克，粳米50克，红糖适量。大枣去核，与茯苓、山药、粳米同煮成粥，加适量红糖调味即可。分3次佐餐食用。功效健运脾胃，渗湿利水。适用于羊水过多脾虚水停证。

3. 泽泻20克，山楂25克，决明子15克。水煎服。功效清胃热，利水湿，健脾胃，去痰湿。适用于羊水过多水瘀互结证。

4. 白扁豆衣15克，白术、防风各10克，北芪、茯苓各30克。水煎服。有健脾除湿之效。白术、茯苓、白扁豆衣三者合一，除湿效果更显著，同时可增强免疫力、健脾、祛湿、驱风，体质虚寒者亦宜饮用。适用于羊水过多脾虚风水证。

5. 车前子30克，薏苡仁100克。先将车前子拣杂，淘洗干净，放入双层纱布袋中，扎紧袋口，与薏苡仁同放入沙锅，加水浸泡片刻，大火煮沸，改用小火煎煮30分钟，取出车前子药袋，滤尽药汁，继续用小火煨煮至薏苡仁熟烂如酥，黏稠成粥。早、晚2次，随餐分服。功效益气健脾利水。适用于羊水过多水湿内停证。

6. 山药粉、猪苓粉、白茯苓粉各100克，白糖50克，大麦面粉、小麦面粉各150克。先将山药粉、猪苓粉、白茯苓粉放入大碗中，加水适量，浸泡成糊，蒸30分钟后，调入白糖、植物油及少许面粉，与青、红丝拌搅成馅，备用。取发酵调碱后的软面，擀揉成16个剂子，并将馅分成16份，制成包

中医偏方全书（珍藏本）

子，上笼，蒸熟，取下即成。每次 2 只，每日 2 次，早、晚餐服食，或当点心，随意食用，日进食量控制在 4～6 只。功效益气健脾利水。适用于羊水过多脾虚水停证。

7. 黄芪 30 克，防己、炒白术、生姜（带皮）各 8 克，甘草 4 克。水煎 2 次，去渣留汁，连服 2 个月。适用于羊水过多脾气虚弱证。

8. 茯苓 30 克，白术 10 克，桂枝、甘草各 5 克。水煎服，每日 1 剂。功效健脾利水固胎。适用于羊水过多水饮停阻证。

9. 车前子 20～30 克。水煎，代茶饮，每日 1 剂。功效利水化湿。适用于羊水过多下焦水湿证。

10. 党参、炒白术各 10 克，茯苓 20 克，泽泻 12 克，甘草 5 克。水煎，每日 1 剂，分 2 次服，一般需 7～15 剂。功效益气健脾，利水渗湿。适用于羊水过多脾虚证。

11. 冬瓜皮、西瓜汁、黄瓜汁各 30 克。每日 1 剂，分早、晚温服。功效清热解毒，利水消肿。适用于羊水过多湿热证。

12. 生薏苡仁 30 克，茯苓 15 克，炒白扁豆、猪苓各 10 克。水煎服。功效利水消肿，健脾益胃。适用于羊水过多脾虚水饮证。

13. 茯苓 15 克，泽泻、炒白术、猪苓 10 克，桂枝 6 克。研末，每次取 6～9 克，水煎服。或者作为汤剂直接煎服，一般连服 5～10 剂。功效化气行水，健脾利湿，适用于羊水过多水饮停阻证。

14. 冬瓜皮、西瓜皮、玉米须各 30 克。水煎服。功效清热益肝利尿。适用于羊水过多。

【生活调理】

1. 左侧卧位休息，体位以孕妇感觉舒服为宜。有呼吸困难者，多取半卧位。妊娠期免去体力劳动，生活上给予照顾。

2. 抬高下肢，增加静脉回流，减轻压迫。下肢有静脉曲张者，可涂润滑剂或包扎下肢，防止血管破裂。注意避免因内裤摩擦而导致外阴静脉破裂。

3. 胎儿畸形，尽快终止妊娠。胎儿无畸形，注意休息，或经腹壁羊膜腔穿刺放羊水。

4. 促进心理平衡、给予低盐饮食，家属多陪伴产妇，生活上多给予关心、照料。

羊水过少

妊娠晚期羊水量少于 300 毫升者，称为羊水过少。临床较少见，多发生于妊娠 28 周以后，发生率占分娩总数的 0.4%～4%，且多发生于年轻初孕与合并妊高征的患者。由于本病胎儿发育畸形率、新生儿发病率及围产儿死亡率较正常妊娠增高，且往往是胎儿生长受限的特征之一，若羊水量＜50 毫升，胎儿窘迫发生率达 50% 以上，围生儿死亡率达 88%，故近年来受到越来越多的重视。妊娠早、中期的羊水过少，多以流产告终。羊水过少时，羊水呈黏稠、混浊、暗绿色。

本病在中医古籍中无单独记载，根据其症状特征散见于"胎萎不长"等病中。中医学认为本病多因夫妇双方禀赋不足，胞脏虚损，或因孕后调养失宜，以致脏腑气血不足，胎失所养。临床上常见的病因有气血虚弱，脾肾不足或血热等。治疗上重在养气血、补脾胃、滋化源等。

【偏方集成】

1. 人参、水发香菇各 15 克，母鸡 1 只，火腿、水发玉兰片各 10 克，盐、味精、料酒、葱、生姜、鸡汤各适量。将母鸡宰杀后，退毛去净内脏，放入开水锅里烫一下，用凉水洗净；将火腿、玉兰片、香菇、葱、生姜均切片；将人参用开水泡开，上笼蒸 30 分钟取出；将母鸡洗净，放在盆内，置入人参、火腿、玉兰片、香菇、葱、生姜、盐、料酒、味精，添入鸡汤（淹没过鸡），上笼，在大火上蒸至烂熟；将蒸熟的鸡放在大碗内，将人参切碎，与火腿、玉兰片、香菇摆在鸡肉上，将蒸鸡的汤倒在勺里，烧开，撇去沫子，调好口味，浇在鸡肉上即成。适用于羊水过少气血虚弱证。

2. 猪蹄 2 只，当归 50 克，葱、姜、料酒、花椒、盐等各适量。将猪蹄洗净切成大块，在开水中煮 2 分钟，去其腥味，捞出。然后再在锅内加水烧开放入猪蹄，加入当归及调料适量，用旺火烧开，改用文火煮至猪蹄熟烂。适用于羊水过少气血虚弱证。

3. 当归、党参、山药各 10 克，猪腰 500 克，酱油、醋、姜丝、蒜末、香油各适量。将猪腰切开，剔去筋膜臊腺，洗净，放入铝锅内；将当归、党参、山药装入纱布袋内，扎紧口，放入铝锅内；在铝锅内加适量水，清炖至猪腰熟透，捞出猪腰，冷却后，切成薄片，放在盘子里；将酱油、醋、姜丝、蒜末、香油等与猪腰片拌匀即成。适用于羊水过少气血虚弱证。

4. 猪蹄 1000 克，花生米（带皮）100 克，大枣 40 克，料酒 25 克，酱油 60 克，白糖 30 克，葱段 20 克，生姜 10 克，油、味精、花椒、八角茴香、小茴香各少许，盐适量。花生米、大枣置碗内用清水洗净、浸润；将猪蹄去出毛洗净，煮四成熟捞出，用酱油拌匀；锅内放油，上火烧七成热，将猪蹄炸至金黄色捞出，放在炒锅内，注入清水，同时放入备好的花生米、大枣及调料，烧开后用小火炖烂即可。适用于羊水过少气血虚弱证。

5. 猪腿肉 300 克，鲜荔枝肉（净）100 克，2 枚鸡蛋的蛋清，水淀粉 25 克，白糖 60 克，白醋 30 克，食用红色素 1 滴，盐、料酒各适量，植物油 1000 克（实耗 50 克）。把猪腿肉切成 2 块，用刀背敲松后改刀成四方小块（24 块），加入盐、食用红色素少许、蛋清、水淀粉 15 克，拌匀备用。把鲜荔枝肉一切两半；烧热锅放入植物油，待油烧至六七成热时，把猪腿肉一块块下油锅炸至内熟外脆呈黄色捞出，将锅中的油倒去，加入料酒、水 100 克、白糖、白醋、盐，下水淀粉勾芡，倒入炸好的肉和鲜荔枝肉翻匀，淋上少许熟油，起锅装盘即可。适用于羊水过少气血虚弱证。

6. 炙杜仲 12 克，猪腰 250 克，料酒 25 克，葱、味精、酱油、醋、豆粉、大蒜、生姜、盐、白糖、花椒、猪油、菜油各适量。将猪腰对剖两半，切去筋膜，切成腰花；将炙杜仲放锅内，加清水适量，熬成药液 50 毫升；将姜切成片，葱切成节备用。用药液汁的一半，加料酒、豆粉和盐，拌入腰花内，再加白糖、调料混匀待用。将锅放在炉上，在武火上烧热，倒入猪油和菜油至八成热，放入花椒，投入腰花、葱、生姜、蒜，快速炒散，放入味精，翻炒即成。适用于羊水过少肝肾不足证。

7. 熟地黄 20 克，山茱萸 15 克，鸭肉 80 克。将鸭肉洗净切块，同药材一起加水适量放入炖盅内，隔水炖 3 小时，食用。适用于羊水过少肝肾阴虚证。

【生活调理】

羊水过少者，除了针对母亲疾病作治疗外，另外可由卧床休息、多喝水来增加母亲的血液循环，间接的子宫胎盘的循环也得以增加，而达到增加羊水的目的；还可以使用羊膜腔灌注法，直接增加羊水量。但是如果经评估发现胎儿有感染之象，或胎儿状况不佳，不再适合在子宫内居住的话，都应该立即分娩，作妥善的照顾。另外在家里可以适量吸氧气，因为羊水少胎儿容易缺氧，可以多喝点汤水，但现在作用不是很大了，应定期去医院做胎心监护，每日数胎动。早、中期妊娠，发现羊水过少，从优生角度来看，以终止妊娠为宜。妊娠 28～35 周，发现羊水过少，而 B 超未发现明显胎儿畸形，给予改善胎盘回圈，羊膜腔内注液治疗，以增加宫内羊水量。凡妊娠 35 周以上，发现羊水过少，经处理后，羊水量未见增多，在排除胎儿畸形后，应终止妊娠，产程中严密观察，遇有宫内窘迫者，应予给氧，如短期内经阴道不能结束分娩者，则以剖宫产结束分娩。

过期妊娠

凡平时月经周期规则，妊娠达到或超过 42 周（≥294 日）尚未分娩者，称为过期妊娠。其发生率占妊娠总数的 3%～15%。过期妊娠的围生儿发病率和死亡率增高，并随妊娠期延长而增加。妊娠 43 周时，围生儿死亡率为妊娠足月分娩者的 3 倍，且初产妇过期妊娠胎儿较经产妇胎儿危险性增加。值得指出过期妊娠是影响围生儿发育与生存的病理妊娠。然而预防其发生并不困难，只要加强宣教，使孕妇及家属认识过期妊娠的危害性，定期行产前检查，适时结束分娩，不要等到过期妊娠时再处理，即可降低其发生率。

本病中医学称"过期不产"。主要分为肝

中医偏方全书（珍藏本）

肾不足、气虚血瘀、寒凝脉滞等几种证型。依据其临床特点给予滋养肝肾、益气活血、补气行气、益血活血等对症治疗。

【偏方集成】

1. 黄芪 30 克，大枣 10 枚，当归、枸杞子各 10 克，猪瘦肉 100 克。猪瘦肉切片，与黄芪、当归、枸杞子、大枣共放锅中；加清水适量炖汤，汤成拣去黄芪、当归，调味即可。食肉喝汤，并吃枸杞子与大枣。每日 1 剂，可连用 1～2 个月。功效益气滋补肝肾。适用于过期妊娠肝肾不足证。

2. 杜仲 30 克，牛膝 15 克，猪脊骨 500 克，大枣 4 枚。将杜仲、牛膝、大枣（去核）洗净，猪脊骨斩碎，用开水焯去血水；然后一齐放入锅内，加清水适量；武火煮沸后，文火煮 2～3 小时，调味即成。上汤随量饮用。功效补肾强筋健骨。适用于过期妊娠肝肾不足证。

3. 兔肉 250 克，黄芪 60 克，川芎 10 克，生姜 4 片。兔肉切块，去油脂，用开水焯去血水；然后与黄芪、川芎、生姜一齐放入锅内；加清水适量，武火煮沸后，文火煮 2 小时，调味即成。每日或 2 日 1 剂，随量饮汤食肉。适用于过期妊娠气虚血瘀证。

4. 党参、当归各 15 克，鳝鱼 500 克。将中药放入药袋中扎口，鳝鱼洗净切段；放入料酒、酱油、葱、姜等，与药袋同煮开；去浮沫，改用小火炖 1 小时，捞出药袋；加入味精、香油等调料。1～2 日 1 剂，可连用半个月，吃鱼饮汤。功效益气活血通络。适用于过期妊娠气虚血瘀证。

5. 乳鸽 1 只，三七 2 克。将乳鸽宰杀后去毛及内脏，洗净，放入锅中，加入洗净的三七、姜、盐适量和适量清水，先用大火烧沸，再用小火炖熟即成。可当菜佐餐，吃肉饮汤。功效补气活血。适用于过期妊娠气虚血瘀证。

6. 母鸡 1 只（约 1500 克）。去爪，剖开背脊，抽去头颈骨（留皮），下沸水锅焯水，洗净血秽。将鸡腹向下放在汤碗内，加黄酒 50 毫升，盐适量，鲜汤 1000 毫升，将水发香菇、笋片、火腿片各 25 克摆在鸡面上，随即上笼蒸 2 小时左右，待母鸡酥烂时取出即成。

佐餐食用。功效补气健脾，活血化瘀。适用于过期妊娠气虚血瘀证。

7. 当归 15 克，川芎 10 克。水煎，每日 1 剂，分早、晚服。适用于过期妊娠血瘀证。

8. 山楂、益母草、红糖各 30 克。山楂、益母草水煎，入红糖即可。每日 1 剂，分早、晚服。功效活血散瘀，健脾补血。适用于过期妊娠气虚血瘀证。

9. 芍药、枳实（麸炒）各等份。为末，和饭做成丸子，如梧子大。每次 30 丸，饭前服，温水送下。功效疏肝行气，解痉催生。适用于过期妊娠。

10. 太子参、丹参各 30 克。水煎，每日 1 剂，分早、晚服。功效益气活血化瘀。适用于过期妊娠气虚血瘀证。

11. 当归、车前子各 10 克，白芍、山药各 15 克，滑石 12 克。水煎服，每日 1 剂，连服 1～2 剂，功效养血活血润胎，润燥催生。适用于过期妊娠。

12. 糯米 100 克，禾秆（稻草）300 克。将糯米淘洗，禾秆洗净，切段，用水五碗，煮成一碗后服。如放鸡煮效果更好。功效补中，益气。适用于过期妊娠。

13. 鲜猪肉 1000 克。将肉切大块，急火煎汤，去浮油。令产妇尽量饮用。功效补肾益气，催生保胎。适用于过期妊娠。

14. 大麻子 30 克。将大麻子剥去皮，捣碎成泥状，备用。敷白布上，贴产妇脚心处（涌泉穴）。适用于过期妊娠。

15. 乌梅 1 粒，白胡 7 粒，巴豆 3 粒。上药共研为细末，以白酒适量调匀成膏状，备用。用时取药膏分贴于产妇的两侧三阴交穴上，外以纱布盖上，胶布固定。适用于过期妊娠。

16. 醋龟板 3 克，火麻仁 7 个，麝香 0.3 克。共捣烂成膏，敷贴气海穴上。适用于过期妊娠。

【生活调理】

1. 散步 散步可以帮助胎儿下降入盆，松弛骨盆韧带，为分娩做准备。散步时妈妈最好边走动，边按摩，和宝宝交谈。散步可分早、晚 2 次安排，每次 30 分钟左右，也可早、中、晚 3 次，每次 20 分钟。散步最好选择环境清幽的地方，周围不要有污染物，不要在公路边散步。

2. 体操　手扶桌沿，双脚平稳站立，慢慢弯曲膝盖，骨盆下移，两腿膝盖自然分开直到完全曲屈。接着，慢慢站起，用脚力往上蹬，直到双腿及骨盆皆直立为止，重复数次。

3. 划腿运动　手扶椅背，右腿固定，左腿划圈，做毕还原，换腿继续做，早、晚各做5～6次。

4. 腰部运动　手扶椅背，缓缓吸气，同时手臂用力，脚尖跷起，腰部挺直，使下腹部紧靠椅背，然后慢慢呼气，手臂放松，脚还原，早、晚各做5～6次。

5. 骨盆运动　双手双膝着地，吸气弓背，吐气，同时抬头，上半身尽量往上抬，反复10次。

6. 阴道肌肉运动　仰卧，慢慢收缩阴道肌肉，同时往上收臀部，数到5后慢慢地落下，反复10次。

7. 爬楼梯　平时妈妈可在住处爬爬单元楼内的楼梯，午后可找个小山包走走。如果觉得累的话要及时休息，下楼梯时要留心脚下，注意安全。

母儿血型不合

母儿血型不合是孕妇和胎儿之间血型不合而产生的同族血型免疫疾病，当胎儿从父方遗传下来的显性抗原恰为母亲所缺少时，通过妊娠、分娩，此抗原可进入母体，刺激母体产生免疫抗体。当此抗体又通过胎盘进入胎儿的血循环时，可使其红细胞凝集破坏，引起胎儿或新生儿的免疫性溶血症。这对孕妇无影响，但病儿可因严重贫血、心力衰竭而死亡，或因大量胆红素渗入脑细胞引起核黄疸而死亡，即使幸存，其神经细胞和智力发育以及运动功能等都将受到影响。母儿血型不合，主要有ABO和Rh型两大类，其他如MN系统也可引起本病，但极少见。ABO血型不合较多见，病情多较轻，易被忽视。Rh血型不合在我国少见，但病情严重，常致胎死宫内或引起新生儿核黄疸。

中医学无本病对应病名，根据其临床特点散见于"湿热"、"湿毒"等病症范围。中医学认为本病的发生与孕妇体质有关，多由湿热内蕴，热毒侵袭，以致气血郁阻，脑胎失养，邪毒内犯而成。临床以清热利湿、解毒祛邪、养胎安胎之法。以下各方，临床可视情况选用。

【偏方集成】

1. 茵陈、黄芩各9克，制大黄3克，甘草1.5克。制成冲剂（以上为1袋量）。每日2～3次，每次1袋，自确诊后服至分娩。适用于母儿血型不合。

2. 益母草500克，当归、川芎各250克，白芍240克，广木香12克。共研细末，炼蜜为丸，每丸9克。于妊娠17周起开始服用，每次1丸，每日1～3次。直至分娩方停服。适用于母儿血型不合。

3. 鲜生地黄适量。捣取汁90毫升。糯米90克加水煮粥，粥将熟时入生地黄汁，煮沸食。每日2次，胎安即可。功效滋阴清热，养血安胎。适用于母儿血型不合血热证。

【生活调理】

1. 以预防为主　为加强孕期保健，妊娠前夫妇双方一定要查血型，以便早期发现血型不合，预防治疗。血型不合的夫妇不用担心，其实这种情况只有少数胎儿会产生溶血或流产。如果有可疑（例如有流产史或上一代有因血型不合流产史或生过早期黄疸严重的水肿新生儿），孕妇可到医院检查血中有无相应抗体或抗体水平是否显著升高，便可大致知道胎儿是否安全。另外曾因血型不合致流产史的夫妇用不着发愁，可服用中药预防。

2. 如ABO血型不合抗体效价在1：512以上，Rh血型不合抗体效价在1：32以上，应考虑引产。除非有剖宫产指征，一般不需剖宫，可经阴道分娩。但如临产后产程进展不顺利，应放宽剖宫术指征。

前置胎盘

妊娠28周后胎盘附着于子宫下段，甚至胎盘下缘达到或覆盖子宫颈内口，其位置低于胎先露部，称前置胎盘。前置胎盘为妊娠

中医偏方全书（珍藏本）

晚期出血的主要原因之一，是妊娠期的严重并发症。如处理不当，可危及母儿生命安全。发病率国内报道为 0.24%～1.57%。胎盘前置分为完全性前置胎盘，边缘性前置胎盘和部分性前置胎盘。完全性前置胎盘往往初次出血的时间早，在妊娠 28 周左右，反复出血次数频，量较多，有时一次大量出血即可使患者陷入休克状态；边缘性前置胎盘初次出血发生较晚，多在妊娠 37～40 周或临产后，量也较少；部分性前置胎盘初次出血时间和出血量介于两者之间。临产后每次阵缩时，子宫下段向上牵引，出血往往随之增加。部分性和边缘性前置胎盘患者，破膜后胎先露如能迅速下降，直接压迫胎盘，流血可以停止。破膜有利于胎先露对胎盘的压迫。由于反复多次或大量阴道出血，产妇可以出现贫血，其贫血程度与出血量成正比，出血严重者即陷入休克，胎儿发生缺氧、窘迫，以致死亡。

中医学无本病对应病名，根据其临床表现特征散见于"胎动不安"、"胎漏"等病症之中。中医学认为本病的发病原因主要有肾虚、气血虚弱、血热、血瘀等。治疗上给予益气固肾、补气养血、清热养血、止血安胎等对症治疗。

【偏方集成】

1. 地榆 60 克，槐花、蜂蜜各 30 克。地榆水煎煮 2 次，每次 40 分钟，合并 2 次浓煎液，入沙锅加入槐花，视需要可酌加清水，大火再煎煮 10 分钟，用洁净纱布过滤，去渣，收取滤汁放入容器，待其温热时，兑入蜂蜜，拌均匀即成。早、晚分 2 次服。功效清热凉血止血。适用于前置胎盘阴道出血者。

2. 菠菜 250 克，鸡片、虾仁、海参各 20 克，盐、料酒、胡椒粉、生粉、色拉油、鲜汤各适量，葱、姜各少许。将鸡片、虾仁用盐、料酒、生粉、胡椒粉上足浆，放入热水锅内焯熟。炒锅加鲜汤和调料，开锅后把菠菜煮至熟捞出，控净余汤装盘。炒锅加底油，放入葱、姜炝锅，出香味添鲜汤、调料和辅料，开锅后打准口味，淋在菠菜上即可。上浆时生粉用量不宜过多，焯水必须用热水，保持鸡片、虾仁嫩度。菠菜打焯断生即可，

且菠菜必须是小棵菠菜。适用于前置胎盘之阴道流血。

3. 鲜莲藕 500 克，黑木耳 60 克，老鸭 1 只，盐、鸡精、生姜、黄酒各适量。莲藕洗净，切块待用。黑木耳温水泡发，择洗干净，待用。老鸭洗净，加生姜、黄酒熬汤至八成熟后，放入莲藕、黑木耳煮熟后，放入适量盐、鸡精即可。功效滋阴清热，凉血止血。适用于前置胎盘之阴道流血。

4. 槐花 15 克。将槐花焙焦，研为细末，以米酒送服。功效清热凉血止血。适用于前置胎盘之阴道流血。

5. 棉子饼 100 克。用沙锅焙干，研为细末，以黄酒冲服。功效止血。适用于前置胎盘之阴道流血。

6. 阿胶 30 克，糯米 100 克，红糖少许。糯米洗净，煮粥。粥煮成后加阿胶、红糖，应边煮边搅匀，至阿胶完全溶化即成。适用于前置胎盘血虚不能养胎。

【生活调理】

1. 期待疗法 在确保孕妇安全的前提下保胎。出血期间强调住院观察，绝对卧床休息，纠正贫血，如止血失败，可提前终止妊娠，应用地塞米松促进胎儿成熟。

2. 终止妊娠 适用于反复、多量出血致贫血甚至休克者，无论胎儿是否成熟，为了母亲安全而终止妊娠；适用于胎龄达 36 周以后，胎儿成熟度检查提示胎儿肺成熟者。

3. 剖宫产手术 剖宫产能迅速结束分娩，达到止血目的，使母儿相对安全，是目前处理前置胎盘的主要手段。

4. 阴道分娩 仅适用于边缘性前置胎盘，枕先露，流血不多，估计在短时间内能结束分娩者。决定阴道分娩后先行人工破膜，破膜后胎头下降压迫胎盘止血，并可促进子宫颈收缩加速分娩，如破膜后，生产不顺利，仍有出血，应立即改行剖宫产手术。

5. 紧急转送的处理 患者阴道大量流血，而当地无条件处理，先输液、输血后，在消毒下进行阴道填纱，腹部加压包扎，以暂时压迫止血，并迅速转院治疗。

胎盘早剥

妊娠20周后或分娩期，正常位置的胎盘在胎儿娩出前，部分或全部从子宫壁剥离，称为胎盘早剥。胎盘早剥是妊娠晚期的一种严重并发症，短期起病急、进展快，若处理不及时，可危及母儿生命。国内报道的发生率为4.6‰～21‰，国外的发生率为5.1‰～23.3‰。发生率高低与分娩后是否仔细检查胎盘有关。有些轻型胎盘早剥于临产前可无明显症状，只在产后检查胎盘时，发现早剥处有凝血块压迹，此类患者易被忽略。一旦确诊为胎盘早剥中晚期，应及时终止妊娠，至于终止妊娠的方式应根据具体情况决定。

中医学无本病对应病名，根据其临床特征，散见于"妊娠腹痛"、"胎动不安"、"小产"等病症中。中医学认为本病的发病多由素体阴虚，或失血伤阴，或久病失养，或多产房劳，耗散精血所致；孕后血聚养胎，阴血愈觉不足，虚热内生，热扰胎元；或因瘀血内停，胞脉阻隔冲任不固而致病。治疗上主要给予滋阴清热，化瘀止痛，止血安胎等。

【偏方集成】

1. 青竹茹60克，阿胶20克，黄酒400毫升。将青竹茹切碎与阿胶一同放入黄酒中，上火煮数十沸至阿胶烊化，去渣冷却，装瓶备用。分为3服，早、中、晚各饮1服。功效解痛，止血，清热补虚，安胎，适用于胎盘早剥见下血者。

2. 大枣60克，银耳20克，白糖适量。将大枣洗净，去核，银耳用温水泡发，去杂洗净，撕成小片，备用。锅内加水适量，放入大枣，大火烧沸，改用文火煮10分钟，加入银耳片，再煮2～3分钟，调入白糖即成。每日1剂，连服10～15日。适用于胎盘早剥。

3. 鸡蛋、阿胶、糯米、盐、猪油各适量。先将鸡蛋打入碗内搅散，糯米洗净用水浸泡1小时；锅内放入清水，烧开后加入糯米，再烧滚，改用小火煮成粥，放入阿胶，淋入蛋液，烧两三滚，再放入猪油、盐，搅匀调好口味即成。适用于胎盘早剥。

4. 桑寄生20克，大枣10枚，鸡蛋2枚。大枣洗净去核，桑寄生、鸡蛋洗净，清水3碗煎至1碗，取出鸡蛋，剥去蛋壳后再煮片刻，饮水吃大枣、鸡蛋。适用于胎盘早剥。

5. 艾叶15克，鸡蛋2枚。艾叶、鸡蛋洗净，放锅内，清水2碗煎至1碗，取出鸡蛋，剥去蛋壳后再煮片刻，饮水食蛋。每日1次。适用于胎盘早剥。

6. 黄芪、糯米各20克。洗净黄芪，糯米放锅内加水煮成粥，调味即成。每日2次。适用于胎盘早剥。

7. 苎麻根50克，老母鸡250克。苎麻根洗净，切片；老母鸡洗净，去皮及脂肪，切小块，同放锅内加清水8碗，武火煮沸后文火熬至2碗，加盐调味成汤。食肉饮汤，每日2～3次。适用于胎盘早剥肾虚证。

8. 阿胶30克，糯米100克，红糖少许。糯米洗净，煮粥。粥煮成后加阿胶、红糖，应边煮边搅匀，至阿胶完全溶化即成。适用于胎盘早剥阴血不足，虚热内生证。

9. 棉子一把（约15克）。新瓦上焙黄，研为细末，开水冲服。适用于胎盘早剥出血不止。

【生活调理】

1. 卧床休息，减少活动，采取左侧卧位，改善子宫胎盘血液循环。

2. 补充营养物质　提高饮食质量，增加饮食中的蛋白是非常重要的。鸡蛋是很好吸收的优质蛋白质，每日最好能够保证2枚鸡蛋的摄入。因为不同种类的动物肉、鱼肉、蛋及牛羊奶中含氨基酸的种类及数量不同，必须要接受各种食物，合理的荤素搭配，才能改善营养状态。

3. 如出现流血量增多等现象，必须听从医师指导，不可擅自保胎，以免给自身带来危害。

胎儿窘迫

胎儿在宫内因缺氧和酸中毒危及胎儿健康和生命者，称为胎儿窘迫。其发生率为2.7%～38.5%。胎儿窘迫是一种综合症状，是当前剖宫产的主要适应证之一。胎儿窘迫

中医偏方全书（珍藏本）

主要发生在临产过程，也可发生在妊娠后期。发生在临产过程者，可以是发生在妊娠后期的延续和加重。为围产儿死亡的主要原因，约占42.6%。从胎儿窘迫发生的速度可分为急性、慢性两类。慢性胎儿窘迫多发生在妊娠末期，往往延续至临产并加重。其原因多因孕妇全身性疾病或妊娠期疾病引起胎盘功能不全或胎儿因素所致。临床上除可发现母体存在引起胎盘供血不足的疾病外，随着胎儿慢性缺氧时间延长也可发生胎儿宫内发育迟缓。急性胎儿窘迫主要发生于分娩期，多因脐带因素（如脱垂、绕颈、打结等）、胎盘早剥、宫缩过强且持续时间过长及产妇处于低血压、休克等而引起。临床表现为胎心率改变，羊水胎粪污染，胎动过频，胎动消失及酸中毒。

中医学无本病对应病名，根据其临床特征，散见于"妊娠腹痛"、"胎动不安"、"胎萎不长"、"子痫"等病症中。中医学认为本病的发病多由素体虚弱，或孕后失于调养，或多产房劳，耗散精血所致；孕后血聚养胎，阴血愈觉不足，虚热内生，热扰胎元；或因瘀血内停，胞脉胞隔冲任不固而致病。一般给予补气养血、滋阴清热、扶阳安胎等。

【偏方集成】

1. 花生米100克，大枣10枚，猪蹄2只，盐少许。将花生米、大枣先用水泡1小时，捞出。将猪蹄去毛和甲、洗净、剁开。锅置火上，放入适量清水，加入花生米、大枣、猪蹄。用旺火烧开后文火炖至熟烂，放入精盐调味，即成。适用于胎儿窘迫气血不足证。

2. 母鸡1只，龙眼肉、荔枝肉、小枣各30克，枸杞子、莲子各25克，白胡椒粉、姜片、葱段、盐、冰糖各适量。母鸡洗净后用沸水煮透捞出装盆，放进姜片、葱段、适量水，上屉蒸30分钟取出。枸杞子、龙眼肉、荔枝肉、小枣、莲子上屉蒸熟后，装入鸡腹，加入冰糖，继续蒸至肉烂，取出装盘。将蒸鸡的汤汁烧沸收浓，加盐、白胡椒粉并调好味，浇在鸡身上即可。功效补气益血。适用于胎儿窘迫气血不足证。

3. 鸡肉500克，糯米纸24张，核桃仁60克，鸡蛋2枚，盐、麻油、花生油、白糖、胡椒面、淀粉、姜、葱各适量。鸡肉去皮，切成薄片。核桃仁用开水泡去皮，用花生油炸熟，切成小颗粒。葱、姜切成细末；鸡蛋去蛋黄，留蛋清。鸡片用盐、麻油、白糖、胡椒面、葱末、姜末、核桃仁末、鸡蛋清拌匀。取糯米纸一张放在桌子上，放上鸡片，包成一个长方形的纸包，用淀粉粘一下以防纸包松开。花生油烧至五成热，把糯米纸包好的纸包下锅炸熟（纸呈金黄色即可），捞出放入盘中即可。适用于胎儿窘迫气血不足证。

4. 龙眼肉、猪心、姜、胡椒、绍酒、盐各适量。将猪心剖开，去掉脂肪、筋膜，再将龙眼肉洗净，姜切片；将猪心焯水、过凉，然后加入龙眼肉、姜片及适量水；转小火煮，调好味。适用于胎儿窘迫。

5. 人参10克，苏木15克（或按此比例配药）。苏木研为粗末，每次取6～9克，水煎取汁，人参另煎取汁，两药汁液混匀，分2次服。适用于胎儿窘迫气虚血瘀证。

6. 丹参30克，檀香8克，砂仁6克。水煎服，分2次服，可连服3～7剂。功效行气活血。适用于胎儿窘迫血行瘀阻证。

7. 大枣30克，当归15克。水煎服，连服5～10日。适用于胎儿窘迫脾虚、血虚证。

【生活调理】

1. 妊娠中、晚期（即从妊娠4个月起到分娩）要留心胎动计数。所谓胎动计数是指孕妇自己计数胎儿活动的次数。胎动是指胎儿肢体在子宫颈内的活动，孕妇通常在妊娠18～20周自觉有胎动；当到妊娠28～32周时胎动达到最高峰，38周后逐渐减少，过期妊娠则显著下降。如果胎动监测后发觉不正常，有缺氧的情况可以去医院吸氧治疗。胎动次数每日不同，频率也不同，一般的规律是上午8～12时胎动均匀，之后渐少，到下午2～3时减至最少，而在晚上8～11时又增多频繁。为了准确地测出胎动计数，通常要求孕妇侧卧于安静的室内，把注意力集中在胎动上，并且在早、中、晚固定时间各计1小时的胎动次数，然后将3小时胎动次数相加后再乘4即得12小时胎动数。12小时的胎动数在 30 次以上为正常，若 12 小时的胎动不足 10 次，或比前几日胎动次数减少 1/3，或胎动每小时不足 3 次，或每小时超过 40 次，均提示胎儿有宫内缺氧情况，所以胎动是反映胎儿健康的有用信息。胎动减少至胎动消失往往要经历数日到 1 周，胎动停止至胎心消失（即胎儿死亡）一般不超过 48 小时，因此，一旦发现胎儿胎动减少，就应立即去医院。

第二十六章　产时疾病和产后疾病

协调性子宫收缩乏力

协调性子宫收缩乏力表现为子宫收缩的节律性、对称性及极性正常，但收缩功能低下，收缩强度弱，子宫腔内压力低，小于15毫米汞柱，宫缩持续时间短，间歇时间长且无规律，又称低张性宫缩乏力。根据宫缩乏力出现的时间又分为原发性宫缩乏力和继发性宫缩乏力。从临产开始就出现子宫收缩乏力为原发性宫缩乏力；如果产程开始子宫收缩力正常，产程进展也正常，只是当产程进展到某一时期（多在活跃期或第二产程）子宫收缩力减弱，产程进展缓慢甚至停滞，则为继发性宫缩乏力。

中医学无本病对应病名，根据其临床特征散见于"难产"、"产难"等疾病范畴。中医学认为本病主要是因为孕妇素体虚弱，元气不足；或因临产后用力过早耗气伤力，不能迫胎外出；或临产胞衣早破，水干液竭，致血气虚弱。

【偏方集成】

1. 人参末、乳香末各 3 克，朱砂 1.5 克。共研细，加鸡蛋白 1 枚，生姜汁 3 匙，搅匀后冷服。适用于协调性子宫收缩乏力。

2. 乳香 15 克。研为末，加母猪血和成丸子，如梧子大。酒冲服 5 丸。适用于协调性子宫收缩乏力。

3. 乳香、朱砂各等份。为末，加麝香少许，酒送服 3 克。适用于协调性子宫收缩乏力。

4. 生龟甲 240 克，炒黄丹、铅粉各 50 克，麻油 500 克。前 3 味共研细，加麻油制成丸，如梧子大。每次 3 丸，温水送服。适用于协调性子宫收缩乏力。

5. 野党参、全当归各 30 克，生赭石 60 克。研细末，水煎服，在胞衣破后开始服。适用于协调性子宫收缩乏力。

6. 急性子、车前子各 10 克。水煎服。适用于协调性子宫收缩乏力。

7. 冬苋菜（冬葵）16 克，鸡蛋 2 枚。冬苋菜水煎取浓汁，打鸡蛋 2 枚煮熟服。适用于协调性子宫收缩乏力气血虚证。

8. 鲜蓖麻叶适量。捣烂敷于脚心，厚度约 0.5 厘米，用纱布包扎。适用于协调性子宫收缩乏力。

9. 梧桐（九层皮）根 30 克，桃树皮、小青藤各 15 克。水煎服。适用于协调性子宫收缩乏力。

10. 茨菇草、卷柏各 15 克。水煎服。适用于协调性子宫收缩乏力。

11. 马连安 30 克，白参 9 克。将马连安研末，与白参加水 1 碗煮鸡蛋服。适用于协调性子宫收缩乏力。

12. 马齿苋适量。捣绞取自然汁 100 毫升，入酒 100 毫升。每次服 6～8 毫升。适用于协调性子宫收缩乏力。

13. 鸡蛋 1～3 枚。鸡蛋去清，以食醋 30 毫升投鸡蛋中饮之。适量饮服。适用于协调性子宫收缩乏力。

14. 好胶（炙令得所）100 克，酒 1 升半，白盐 3 克。上以微火，同酒炼胶化，打鸡蛋 1 枚相和。服 1 盏，未产再服。适用于协调性子宫收缩乏力。

15. 酸浆（按自然汁）适量。上药每次服半盏，暖酒半盏调之。一次服完。适用于协调性子宫收缩乏力。

16. 炒蒲黄 50 克，槐子（为末）14 枚。

上 2 味，以酒三盏，煎至二盏，去渣。分 2 次温服，未下再服。适用于协调性子宫收缩乏力。

17. 生地黄（以钢竹刀切，炒）、炒蒲黄、生姜（切、炒）各 50 克。上药切细，用无灰酒三盏，于银器内同煎至二盏，去渣。分 3 次温服，未下再服。适用于协调性子宫收缩乏力。

18. 当归（炙令香，剉）、芍药（剉，炒）各 60 克。上切细，每次 60 克，以无灰酒一盏，入生地黄汁 50 毫升于银器内，慢火煎至七分去药渣。温服，以恶血下为度。适用于协调性子宫收缩乏力。

19. 生姜片 10 克，鸡蛋黄 3 枚。上 2 味先用酒 30 毫升，醋 20 毫升，同煎沸，入姜汁 20 毫升，又煎令沸，用鸡蛋黄 1 枚趁热打入。微温饮服片刻，胎不下，饮尽。适用于协调性子宫收缩乏力。

【生活调理】

1. 应对孕妇进行产前教育，解除孕妇思想顾虑和恐惧心理，使孕妇了解妊娠和分娩是生理过程。如果在分娩过程中发生难产，也不必过分紧张。首先孕妇自己要有充分的信心，不要对阴道分娩存在恐惧心理。通过产前孕妇学校的教育，以及分娩过程中爱人或是有经验的助产士进行陪伴分娩，这都会大大提高孕妇的自信心。目前让其爱人及家属陪伴和家庭化病房，有助于消除产妇的紧张情绪，增强信心，可预防精神紧张所致的宫缩乏力。

2. 分娩前鼓励多进食，如胡萝卜、红苋菜、菠菜、大枣、龙眼肉、猪肝、猪心、羊肝、牛肝、鸡肝、蛋类等补气益血的食物，必要时可从静脉补充营养，休息好，不要过早屏气用力，以保存体力。

不协调性子宫收缩乏力

不协调性子宫收缩乏力又称高张性宫缩乏力。表现为子宫收缩呈极性倒置，宫缩的兴奋点不来源于两侧子宫角部，而是来自子宫下段一处或多处，子宫收缩波由下向上扩散，失去了正常的对称性、节律性和极性；

宫腔内压力虽高，但呈无效宫缩，宫缩时宫底部收缩不强，而是子宫下段强，宫缩间歇时子宫不能完全放松。

中医学无本病对应病名，根据其临床特征散见于"难产"、"产难"等疾病范畴。中医学认为本病是因孕妇临产过度紧张，忧惧惊恐，或产前过度安逸，气血运行不畅，气滞血瘀，碍胎外出，表现为子宫收缩不协调，产程延长，多为实证。

【偏方集成】

1. 龟甲适量。烧存性，研为末，酒送服一匙。适用于不协调性子宫收缩乏力。

2. 龟壳（酥炙）1 个，妇女头发（烧灰）1 把，川芎、当归各 30 克。每次取 21 克水煎服。隔半小时左右，再服药一次。适用于不协调性子宫收缩乏力。

3. 蒺藜子、贝母各 120 克。共研为末，米汤冲服 9 克。过一会如仍不下，可再次服药。适用于不协调性子宫收缩乏力。

4. 龟甲 30 克，川芎、当归各 15 克。上药共研为细末，加入适量麻油煎熬数滚，加入 10 克血余炭、7 个蝉蜕灰、15 克车前子末，同煎熬 15～20 分钟，取出冷却，最后加入适量葱汁，搅拌收膏即成，取 30 克摊于纱布中央，敷贴于脐孔上，固定。功效滋阴补肾，活血化瘀。适用于不协调性子宫收缩乏力。

5. 醋炙龟甲、火麻仁各 3 克，麝香 0.3 克。共研细末，麻油调成糊状，敷肚脐及丹田，覆盖固定。功效滋阴补肾，泻下通滞。适用于不协调性子宫收缩乏力。

6. 蓖麻子 14 粒，朱砂、雄黄各 7.5 克，蛇蜕 30～50 厘米。蓖麻子去壳，朱砂、雄黄研细面，蛇蜕烧存性，共捣匀，以浆水饭和为丸如弹子大。放 1 丸于脐中，用蜡纸数层覆上，阔帛束之。待头生下去药。适用于不协调性子宫收缩乏力。

7. 蛇蜕适量。加热水浸泡，洗浴产门。功效祛风通络顺产。适用于不协调性子宫收缩乏力。

【生活调理】

1. 均衡营养，避免进食太多造成胎儿肥胖。胎儿太大，是现在导致难产的最主要原因。现在人们生活水平提高，再加上都是独生子，家里都很宝贝，于是拼命给孕妇补充营养，导致孕妇胖胎儿也胖，给生产带来很大困难。专家指出：妊娠期间，孕妇的体重增加宜控制在10～14千克的合理范围内。如果婴儿头部太大（BPD超过10厘米），生产将很困难，一旦BPD超过10.5厘米，顺产将不可能。所以，在孕期只要能均衡营养，摄入保障胎儿发育所需的养分就够了。

2. 定期产检，降低或消除母体和胎儿导致的难产因素。产检的作用一方面检查母体是否有有关疾病，另一方面检查胎儿是否发育正常，能有效对整个孕期进行监测。

3. 注重锻炼，助力分娩。

胎位异常

胎位异常一般指妊娠30周后，胎儿在子宫体内的位置不正，较常见于腹壁松弛的孕妇和经产妇。胎位异常包括臀位、横位、枕后位、颜面位等。以臀位多见，而横位危害母婴最大。由于胎位异常将给分娩带来程度不同的困难和危险，故早期纠正胎位，对难产的预防有着重要的意义。

胎儿在子宫内的位置称为胎位。正常的胎位应为胎体纵轴与母体纵轴平行，胎头在骨盆入口处，并俯屈，颏部贴近胸壁，脊柱略前弯，四肢屈曲交叉于胸腹前，整个胎体呈椭圆形，称为枕前位。除此外，其余的胎位均为异常胎位。在妊娠中期，胎位可异常，以后多会自动转为枕前位。如在妊娠后期，仍为异常胎位，则称为胎位异常，亦称"胎位不正"。常见的胎位不正有胎儿臀部在骨盆入口处的臀位，胎体纵轴与母体纵轴垂直的横位或斜位等。引起胎位不正的原因有子宫发育不良、子宫畸形、骨盆狭小、盆腔肿瘤、胎儿畸形、羊水过多等因素。异常胎位在分娩时可引起难产，多需手术助产。如处理不当，甚至会危及母亲及胎儿生命。

中医学文献中无本病对应病名，但可见于"难产"或"产难"。其病因正如《保产要旨》云："难产之故有八，有因子横、子逆而难产者；有因胞水沥干而难产者；有因女子矮小，或年长遣嫁，交骨不开而难产者；……有因体肥脂厚，平素逸而难产者；有因子壮大而难产者；有因气虚不运而难产者。"这与现代医学论述是一致的。其病机主要是气血虚弱与气滞血瘀，临床可见孕妇素体虚弱，正气不足，神疲肢软而无力促胎转正；或因平素过度安逸，或感受寒邪，寒凝血滞，气不运行，血不流畅，气滞血瘀；又因怀孕惊恐气怯，肝气郁滞，气机失畅，而致胎位不正。《妇人大全良方·产难门》指出："妇人以血为主，惟气顺则血和；胎安则产顺。"故治疗应调理气血，使气行则血行，血行则气畅，气血通畅而胎位自然转止。然胞脉者系于肾，补气血的同时要固肾，则胎固气顺。中药纠正胎位异常，无损胎之弊。

【偏方集成】

1. 当归（后下）、川芎、枳壳各6克，陈皮、甘草各9克。水煎，每日1剂，分2次服。连用3日，停药4日后复查1次胎位，作为1个疗程。适用于胎位异常。

2. 白术、黄芩、茯苓各20克。上药加2000克水煎，浸洗双足，每次20分钟。适用于胎位异常。

3. 大蒜适量。将大蒜捣烂成糊状，敷贴在命门、肾俞、三阴交、至阴穴，外用油纸盖好，胶布固定，于2～3日取下换敷，7次为1个疗程。适用于胎位异常，除有明显禁忌证者均可适用。

4. 熟艾（即陈久之艾）500克。上药去尘屑，入容器内，捣碎，去渣滓，取白者，再捣，至揉烂如绵为度，俗称艾绒，再用易燃纸捻卷艾绒，制成直径为1厘米左右的粗状艾条（如制香烟状），备用。用时孕妇取半仰卧位，一下肢屈膝自然下垂着地（膝略低于髋关节），另一下肢伸膝而低于髋关节30°左右自然斜放（舒适为宜）。点燃备用艾条，熏疗伸直膝之足15～30分钟，每日1次，左右足调换体位熏疗。熏疗时孕妇感觉熏疗之足温烫舒适，宫内胎儿翻动力增强，翻动次数增多者佳（孕妇无痛苦）。适用于胎位异常。

5. 车前子9克。烘干研末，和水一次送服，一周后复查，如未成功，隔1周后可再服 1 次。适用于胎位异常。

6. 桑寄生、菟丝子、川续断各 30 克，阿胶（烊）12 克，川厚朴 6 克。水煎服，每日 1 剂。适用于胎位异常。

7. 桑寄生、菟丝子、川续断各 30 克，阿胶（烊）12 克，川朴 6 克。水煎服，每日 1 剂。适用于胎位异常。

8. 当归 12 克，川芎 9 克，升麻 5 克。水煎，每日 1 剂，分 2 次服，连服 13 日。适用于胎位异常。

【生活调理】

1. 解除思想顾虑，不要过度紧张、焦虑和恐惧，否则不利于胎位的转变。不要久坐久卧，过度安逸，要经常活动，如散步、揉腹、转腰等轻柔的活动。

2. 加强营养，提高身体素质，但应忌食寒凉性及一些胀气性食物，如西瓜、山芋、豆类、奶类等。要保持大便通畅。

3. 妊娠 32 周以后，如果宝宝还是"胎位不正"就基本上等于确定了，当然也不排除极少数胎宝宝来个"意外之举"。所以胎位不正最合适的纠正时间为妊娠 30～32 周。可做胎位不正的纠正操。①胸膝位纠正法。孕妇穿上宽松的衣服，排空膀胱，双膝着地，胸部轻轻地贴在地上，尽量抬高臀部。双手伸直或折叠置于脸下均可。每日 2 次，每次保持 15 分钟，连做 1 周后请医师复查。②仰卧位纠正法。这种方法又称"搭桥法"，仰卧，臀部抬高 30 厘米，臀部下方可垫个靠垫。每次保持 10～15 分钟。③侧俯位纠正法。做过纠正操后，可以躺下来休息 30 分钟左右。休息时可采用侧卧，上面的腿向前，膝盖轻轻弯曲，这样可以让胎宝宝背部朝上。如有不适要立即停止。孕妇在做胎位不正纠正操时一定不要过于勉强，以自己的身体感觉为准，如有不适，请立即停止。

胎膜早破

胎膜破裂发生于产程正式开始前称胎膜早破。如发生在孕 37 周后，称足月胎膜早破，占分娩总数的 10%，而发生在妊娠不满 37 周者，称足月前胎膜早破，发生率为 2%～

3.5%。胎膜早破易导致宫内感染，危及胎儿及产妇，尚可伴发羊水过少发生胎儿宫内窘迫，是围产儿死亡及孕产妇感染的重要原因之一。

本病中医学称"胎衣早破"。中医学认为本病发生有内、外因之别。内因是母体气血不足，气虚下陷，或胎衣单薄；外因系妊娠后期外力损伤、房室损伤或接产检查不慎损伤胞衣而致。

【偏方集成】

1. 丹参、刘寄奴、泽兰叶各 15 克，香附、枳壳各 9 克。水煎服，每日 1 剂。适用于胎膜早破气滞血瘀证。

2. 牛肉 1000 克，盐适量，黄酒 250 毫升。将牛肉洗净，切成小块，放入锅中，加水适量，大火煮开，去除血污和浮沫，继用小火煎煮半小时，调入黄酒和盐，煮至肉烂汁稠时即可停火，待冷装盘食用。适用于胎膜早破气血虚证。

3. 童子鸡 1 只，黄酒、生姜、盐、葱白各适量。将鸡宰杀，去除鸡毛和内脏，洗净切块，在汽锅内放入鸡块，并放葱、姜、黄酒、盐等作料，不加水，利用汽锅生成的蒸馏水，制得"鸡露"。适用于胎膜早破气血虚证。

4. 松子仁、核桃仁各 50 克，蜂蜜 25 克。松子仁、核桃仁捣成碎末，与蜂蜜拌匀，上火煮沸遂停火，待冷装瓶备用。每次服 10 克，每日 3 次。适用于胎膜早破气血虚证。

5. 人参 10 克，大枣 5 枚。人参切片备用。大枣洗净备用。人参放入沙锅中，加清水浸泡半日，加大枣，煮约 1 小时即可食用。每日 1 剂。适用于胎膜早破气血虚证。

6. 猪腰 1 个，人参、当归各 10 克，山药 30 克，麻油、酱油、葱白、生姜各适量。猪腰对切，去除筋膜，冲洗干净，在背面用刀划作斜纹，切片备用。人参、当归放入沙锅中，加清水，煮沸 10 分钟后，再加入猪腰、山药，略煮至熟后即捞出猪腰，待冷后加麻油、酱油、葱、姜、拌匀即可食用。每日 1 剂。适用于胎膜早破气血两虚证。

7. 当归、生姜各 10 克，肉桂 3 克，羊肉 150 克。做汤食用。适用于胎膜早破。

8. 小茴香、生姜各 10 克，红糖 30 克。水煎，代茶饮。适用于胎膜早破寒凝胞宫证。

【生活调理】

1. 首先要重视孕期营养，多吃蔬菜、水果，增加维生素 C 的摄入。

2. 积极预防和治疗下生殖道感染，重视孕期卫生指导。

3. 妊娠后期禁止性交。

4. 避免负重及腹部受撞击；子宫颈内口松弛者，应卧床休息，并于妊娠 14 周左右施行宫颈环扎术，环扎部位应尽量靠近子宫颈内口水平。

5. 应该重视产前检查，一旦发现"尿床"要立即就医，以防不测。

产后出血

胎儿娩出后 24 小时内失血量超过 500 毫升称产后出血。是分娩期严重并发症，居孕产妇死亡原因的首位。产后出血的预后因失血的多少、失血速度及产妇体质不同而有差异，如短时间内快速、大量出血可迅速发生失血性休克，危及产妇生命。子宫收缩乏力是本病发生最常见的原因。

根据本病的临床特点将其归纳为中医学"产后血晕"范畴。导致血晕的病因病机，有虚、实二证。虚者属阴血骤亡，心神失守。实者为瘀血上攻，扰乱心神。主要分为血虚气脱、瘀阻气闭两型。

【偏方集成】

1. 三七粉适量。每次服 1 克，每日 3 次。适用于产后大出血。

2. 党参 12 克，全当归 15 克。上药加水 600 毫升，煎取药汁 200 毫升，一次顿服。适用于产后血晕。

3. 荆芥穗 30 克。上药炒炭研末，每次 4.5 克，以热童便半杯调服。如出血过多者加当归 30 克，川芎 10 克，煎浓汁顿服。适用于产后血晕。

4. 鲜益母草适量。上药捣烂，绞取汁一杯，顿服。适用于产后血晕。

5. 人尿 1 杯（约 200 毫升）。上药一次顿服。童便为佳，去头尾，接取中间一段为

佳。适用于产后血晕。

6. 血余炭（头发灰）、百草霜（柴灶烟囱灰）各等份。上药共研细末，每次服 10～12 克，每日 2 次。适用于产后大出血。

7. 党参 120 克。药加水 400 毫升，煎取药汁 200 毫升，分 2 次服或高丽参数片含口中咽汁。适用于产后大出血。

8. 荆芥穗 31 克。取干荆芥穗，炒至焦黑，研细过筛。每次用 6 克，加童便 30 克，调匀趁热频服至血崩止。如口噤者，撬开牙齿灌入；如口闭难启者，采用鼻饲法。适用于产后血晕。

9. 三七 3 克，黑芥穗 30 克，米醋少许。水煎服。适用于产后血晕、不省人事。

10. 大黄 30 克，米醋 120 克。将大黄研为细末，同醋煎为膏状，为丸，如梧子大。每次 15 丸，温醋汤送下。服药后，待下恶血而愈。适用于产后出血。

【生活调理】

1. 饮食及日常生活调理方面，建议用当归、山药、枸杞子、大枣、党参等煲乌鸡，每周服用 3～4 次；牛奶、豆浆、瘦肉、鸡蛋等可多吃点，少吃燥热的食物，不能喝酒。

2. 平时注意休息，不能熬夜；可加强运动，以温和的运动为主，如太极、瑜伽，量力而行。

3. 不能发生性关系（要等到子宫完全恢复以后，最迟 42 日，最长 3 个月以后）。

4. 分娩后反正得坐浴，用热水洗虽然可以，但是若想取得更好的效果可以试试用煮过艾叶的水坐浴，艾草有杀菌效果和补血的作用，能促进会阴切开处恢复正常的作用。凉水里放艾叶后充分地煮，煮完以后晾至 38 ℃～40 ℃，每次 20 分钟，每日 2 次。要注意，艾叶一定要充分地煎煮、坐浴的盆要干净。

5. 促进子宫收缩的最佳办法是让产妇哺婴，婴儿吮吸奶水会刺激子宫收缩，子宫收缩可压紧血管减少出血。

晚期产后出血

分娩 24 小时后，产妇在产褥期内发生的

子宫大量出血，称为晚期产后出血。晚期产后出血的发生率约为 1.29%，足月产后为 0.5%，自然产后为 4.5%，剖宫产后为 0.27%。一般多发病在产后 1～2 周，亦有产后 6 周发病者。临床以少量或中等量阴道出血，持续或间断，或突然大量出血为特征，出血多时常导致严重贫血、休克，甚至危及生命。

中医学将本病归纳为"产后恶露不绝"、"产后血崩"范畴，为妇产科危重症。本病发生的机制主要是冲任不固，气血运行失常。虚、热、瘀是本病基本的病理特征。

【偏方集成】

1. 羊肉 500 克，党参、当归、山药各 25 克，佛手 15 克。羊肉切块，余药布包，加水先用大火煮沸后小火煨炖 2 小时，去药渣，调味后吃肉喝汤，每日 1 次，连服 7～8 日。适用于晚期产后出血。

2. 羊肉 150 克，熟地黄、生姜各 60 克。加酒煎煮，取汁服。适用于晚期产后出血肝肾虚寒证。

3. 母鸡 1 只，黄芪、党参、山药各 30 克，干姜 10 克，大枣（去核）10 枚，盐适量。将鸡杀后去杂、洗净，用药布包，纳入鸡腹内，隔水蒸熟后去药渣。切块调味，分 2 日吃完。适用于晚期产后出血。

4. 益母草 30 克，红花 15 克，桃仁 20 克。上药共研细末，醋调和为饼，敷贴脐部。每日换药 1 次，连用 5～7 日。适用于晚期产后出血。

5. 女贞子 25 克，墨旱莲 30 克，鳖（小者）1 只。将女贞子、墨旱莲用纱布包裹与鳖（去内脏）同炖至鳖肉熟透，去纱布包，以生姜、盐调味，分 2 次服。功效滋阴补肾，补血止血。适用于晚期产后出血。

6. 鹿角霜 20 克，母鸡 1 只。鹿角霜纱布包裹，母鸡去毛及肠杂后与鹿角霜一起加适量水同炖至鸡肉熟透，去鹿角霜，以盐、生姜、花椒调味，分 2 次服。功效补气健脾，温阳止血。适用于晚期产后出血。

7. 马齿苋、鲜藕各 100 克。鲜藕切丝与马齿苋同入沸水中焯过，捞出沥水，用盐、芝麻油、味精、白糖、醋凉拌，分 1 次或 2

次服。功效清热生津，凉血止血。适用于晚期产后出血。

8. 生地黄 15 克，木耳 20 克。生地黄加适量水煎 30 分钟，取汁；木耳用冷水浸泡后，放入前汁煮至烂熟，加糖适量，分 2 次服。功效养阴清热，凉血止血。适用于晚期产后出血。

9. 丹参 60 克。上药研细末，每次 10 克，每日 2 次，童便送服。适用于晚期产后出血。

10. 当归身 15 克，地榆炭 25 克，好白醋 1 杯。上 3 味加水共煎。煎 2 次服。每次煎药快成时加醋一杯，每日 1 剂。适用于晚期产后出血。

11. 蒲黄 6 克，五灵脂 9 克，桃仁 3 克，炮姜 1.5 克。水煎服，每日 1 剂，或按比例加倍研末，每次服 9 克，每日 1 次。适用于晚期产后出血。

【生活调理】

1. 分娩后绝对卧床休息，恶露多者要注意阴道卫生，每日用温开水或 1：5000 高锰酸钾溶液清洗外阴部。选用柔软消毒卫生纸，经常换月经垫和内裤，减少邪毒侵入机会。

2. 使用垫纸质地要柔软，要严密消毒，防止发生感染。

3. 卧床休息静养，避免情绪激动，保持心情舒畅，安慰患者，消除思想顾虑，特别要注意意外的精神刺激。

4. 保持室内空气流通，祛除秽浊之气，但要注意保暖，避免受寒。若血热证者，衣服不宜过暖。

5. 恶露减少，身体趋向恢复时，可鼓励产妇适当起床活动，有助于气血运行和胞宫余浊的排出。

6. 产后未满 50 日绝对禁止房事。

7. 加强营养，饮食宜清淡，忌生冷、辛辣、油腻、不易消化食物。为避免温热食物助邪，可多吃新鲜蔬菜。若气虚者，可予鸡汤、桂圆汤等。若血热者可食梨、橘子、西瓜等水果，但宜温服。

8. 属血热、血瘀、肝郁化热的患者，应加强饮料服食，如藕汁、梨汁、橘子汁、西瓜汁，以清热化瘀。

中医偏方全书（珍藏本）

9. 脾虚气弱的患者，遇寒冷季节可增加羊肉、狗肉等温补食品。肝肾阳虚的患者，可增加滋阴食物，如甲鱼、龟肉等。

产褥感染

产褥感染是指分娩时及产褥期生殖道受病原体感染，引起局部和全身的炎性感染。发病率为1%～7.2%，是产褥期最常见的严重并发症，也是孕产妇死亡的四大原因之一。产褥率是指分娩24小时以后的10日内用口表每日测量4次，体温有2次达到或超过38℃。可见产褥感染与产褥病率的含义不同。虽造成产褥病率的原因以产褥感染为主，但也包括产后生殖道以外的其他感染与发热，如泌尿系感染、乳腺炎、上呼吸道感染等。

本病属中医学"产后发热"范畴。中医学认为本病主要为孕妇产后体虚，感染邪毒，正邪交争，或败血停滞，营卫不通。如热毒不解，极易传入营血或内陷心包。主要可分为感染邪毒，热入营血，热陷心包，血瘀阻滞等证型。

【偏方集成】

1. 黄芪30克，当归6克。水煎，每日1剂，分3次服，10日为1个疗程。适用于产褥感染血虚阳浮证。

2. 绿茶3克，泽泻、泽兰各12克，大枣7枚。同放入茶杯中，以刚烧沸的开水泡沏，盖闷10分钟后饮服。早、中、晚饭后随意喝，不宜空腹服用此茶。功效泄热利水，活血散瘀。适用于产褥感染。

3. 茶叶5克，益母草60克，鸡蛋10枚，精盐、黄酒、八角各适量。将鸡蛋洗净后与茶叶、益母草、精盐、黄酒、八角一起同置锅中同煮；待鸡蛋刚熟时，用勺子将蛋壳轻轻敲破，然后再小火慢煮2小时，以使汁液入味。吃蛋，每日2～3枚。功效益气补血，滋阴利肾，活血化瘀。适用于产褥感染。

4. 绿茶、荆芥、紫苏叶各6克，生姜（洗净切片）2克，冰糖25克。将绿茶、荆芥、紫苏叶、生姜同放入锅中，加水约500克，小火煮沸约5分钟，取汁，其渣再加水复煎，两次共取药汤约500克，用双层纱布过滤，装入碗内；然后将冰糖加50克水煮沸溶化后兑入药液内，半小时1次，趁热分2次服完。功效疏风散寒解表。适用于产褥感染。

5. 鲜车前草60～90克（干品20～30克），猪小肚200克，盐少许。将猪小肚切成小块，加清水适量与车前草煲汤，用盐调味，饮汤食猪小肚。每日2次。适用于产褥感染。

6. 滑石20克，瞿麦10克，粳米50～100克。将滑石用布包扎，与瞿麦同入沙锅煎汁，去渣，入粳米煮为稀薄粥。每日2次分食。3～5日为1个疗程。适用于产褥感染。

7. 绿豆芽500克或者马齿苋100克，白糖适量。将绿豆芽洗净，捣烂，用纱布压挤取汁，加白糖代茶饮服。适用于产褥感染。

8. 鲜芹菜2500克。将鲜芹菜洗净，捣烂绞取汁，加热至沸，每次服60毫升，每日3次。适用于产褥感染。

9. 益母草、蒺藜、车前草、金钱草各30克，龙胆5克。水煎服，每日1剂。适用于产褥感染湿热壅盛证。

10. 淡竹叶、白茅根各10克。放保温杯中，以沸水冲泡，盖闷30分钟，代茶频饮。适用于产褥感染。

11. 鱼腥草60克。水煎服，每日1剂，连服1～2周。功效清热解毒。适用于产褥感染。

12. 金银花30克，灯心草5克。开水浸泡10分钟，代茶饮。功效减轻尿急、尿频、尿痛。适用于产褥感染。

13. 生黄芪、白茅根各30克，冬瓜皮20克，西瓜皮60克。水煎，加适量白糖饮服。每日2～3次。功效补气养阴，清热利尿。适用于产褥感染。

14. 绿豆60克，赤小豆、黑豆各30克。水煎服。适用于产褥感染。

【生活调理】

1. 产前 应加强营养，纠正贫血，治疗妊高征及其他并发症，预防和治疗滴虫阴道炎或真菌性阴道炎；妊娠末期，禁止性交和盆浴，也禁止一切阴道治疗，以免将病菌带到阴道和子宫里，产后引起感染。

2. 临产时 应加强营养，注意休息，避

免过度疲劳；接生器械要严格消毒；尽量减少出血及撕伤。

3. 产后 产妇要注意卫生，尤其是要保持会阴部的清洁；尽量早期起床，以促使恶露早排出；注意营养，多喝水，增强身体抵抗力；产褥期要禁止性生活。

产褥中暑

产褥期间产妇在高温闷热环境中，因体内余热不能及时散发而引起中枢性体温调节功能障碍的急性热病，称为产褥中暑。临床上主要表现为高热、水电解质代谢紊乱、循环衰竭及神经系统功能损害等。本病起病急骤，病情发展迅速，如果处理不当常遗留严重的中枢神经系统障碍的后遗症，甚至死亡。

本病属中医学"产后发热"范畴。是以产褥期内出现壮热、烦渴、汗出为主症，主要分为暑入阳明，暑伤津气，暑犯心包等证型。其主要原因是某些产妇受旧风俗习惯影响，在炎热暑天深居室内，紧闭门窗，身穿厚衣，扎袖口和裤口，恐怕"受风"，因而致使散热受到严重障碍而引起产褥中暑。

【偏方集成】

1. 绿豆 100 克，酸乌梅 30 克。水煎，加白糖适量，待凉后代茶饮。功效清凉解毒，甘酸养阴，生津止渴。适用于产褥中暑。

2. 青蒿、薄荷叶各 150 克，生石膏 120 克，甘草 30 克。上药共研细末，混合均匀，共分成 10 包。每次用 1/3 包，开水冲泡饮服，每日 3 次。功效清凉解暑，生津止渴。适用于产褥中暑。

3. 鲜荷叶 1 张，鲜竹茹 60 克。水煎服。适用于产褥中暑。

4. 绿豆、西瓜皮、冬瓜皮各不拘用量。水煎服。适用于产褥中暑身热汗出。

5. 绿豆适量。水煎服。适用于产褥中暑。

6. 西瓜汁 100 毫升，陈醋 10 毫升。水煎服。适用于产褥中暑暑热亢盛，引动肝风证。

7. 鲜藕（去节）、荸荠（去皮）各 90 克，雪梨 10 个，鲜芦根、鲜麦冬各 60 克。绞汁，温饮或冷饮。适用于产褥中暑。

8. 沉香、檀香各适量。将上述 2 味药烧烟，令香气满室，使患者窍通神醒。适用于产褥中暑。

9. 绿茶 3 克，鲜竹叶 10 克。泡茶饮用。适用于产褥中暑轻症。

10. 枸杞子 15 克，麦冬 20 克，白茅根 30 克。沸水冲泡代茶饮。功效生津止渴，益肝补阴。适用于产褥中暑。有湿热者不宜。

11. 生甘草 3 克，菊花 9 克。将两药洗净晾干，沸水泡开即可。每日代茶频服。适用于产褥中暑。

12. 白扁豆 10 克，薏苡仁 30 克，荷叶 8 克。水煎服。适用于产褥中暑脾胃虚弱证。

13. 滑石 30 克，甘草 5 克。甘草研末，与滑石混匀，每次取 9 克，水煎服，每日 2～3 次。适用于产褥中暑湿热证。

14. 葛根 30 克。水煎服。适用于产褥中暑。

15. 明矾 5 克。研末，和生姜汁 3～5 毫升服下。适用于产褥中暑。

【生活调理】

1. 中暑先兆时，立即将产妇移至凉爽通风处，解开衣服，多喝凉开水或盐开水，使其安静休息。

2. 轻度中暑者，除上述处理外，适度应用仁丹、十滴水内服，涂擦清凉油，体温上升者可采用物理降温如置冰袋、电扇吹风或给予解热药物退热。

3. 重度中暑时，迅速将患者移至通风处，用冰水或冰水加乙醇全身擦浴，在头、颈、腋下、腹股沟浅表大血管分布区放置冰袋，并同时电扇吹风，应尽早尽快送往医院进一步抢救。

4. 预防产褥中暑的发生，应打破旧的传统风俗习惯，经常性对孕妇进行科学教育和产褥卫生教育。居室保持通风，避免室温过高，产妇衣着应宽大透气，有利于散热，以舒适为度。

产褥期抑郁症

产褥期抑郁症是指产妇在分娩后出现抑

郁症状，是产褥期精神综合征中最常见的一种类型。有关其发生率，国内资料极少，国外报道本病的发生率达到30％。通常在产后2周出现症状，表现为易激惹、恐惧、焦虑、沮丧和对自身及婴儿健康过度担忧，常失去生活自理及照料婴儿的能力，有时还会陷入错乱及嗜睡状态。

中医古籍中无此病名记载，根据其临床表现的特征散见于"产后发狂"、"产后癫狂"、"产后脏燥"、"产后乍见鬼状"等病症之中。主要有心脾两虚，肝郁气结，瘀阻气逆等证型，治疗大法是安神定志，虚者补益心神，实者镇惊开窍。

【偏方集成】

1. 核桃仁、黑芝麻、桑叶各50克。将上3味药捣成泥状，做成丸，每丸5克。每次服10克，每日2次。功效滋肾安神。适用于产褥期抑郁症。

2. 皂角15克，石菖蒲、苍耳子各9克，冰片5克，细辛17克。将上药并研细末，装有色瓶中密封备用。将药物入小喷雾器内，喷头对鼻腔喷2～3次即可，此刻患者有喷嚏、流泪、咳嗽，以喷嚏为主。每日3～4次。适用于产褥期抑郁症。

3. 玫瑰花、白菊花各10克，糯米50克，粳米（即普通大米）100克。以上原料洗净，同放入锅中，大火烧沸后，改小火煮至粥成。功效理气解郁，疏肝健脾。适用于产褥期抑郁症肝郁脾虚证。

4. 合欢花、白蒺藜、香附子各10克，香橼、佛手各8克。水煎服。适用于产褥期抑郁症肝郁郁结证。

5. 地龙适量。以朱砂末滚过焙干研面，酒冲服。适用于产褥期抑郁症。

6. 桑椹20克，酸枣仁5克。水煎服，每日1剂。适用于产褥期抑郁症。

7. 首乌藤、合欢皮各30克，川楝子10克。水煎服，每日1剂。功效疏肝宁心。适用于产褥期抑郁症。

8. 佛手3～5片，金柑3～5枚。开水冲泡代茶饮。适用于产褥期抑郁症肝气郁结证，心情不舒畅，咽喉哽噎不适，食欲不佳，口干欲饮者。

9. 当归10克，生姜20克，羊肉500克，大个八角茴香1枚，花椒5～10粒，大蒜5瓣，葱、黄酒、盐各适量。当归用清水浸软，与生姜切片备用。羊肉入开水中略烫，去除血水，切片备用。当归、生姜、羊肉、八角茴香、花椒放入沙锅，加清水、盐，旺火烧沸，去沫，加入大蒜，改小火炖至羊肉熟烂，放入葱花、黄酒即可。食用时捡去当归和生姜，也可加入少量味精。功效温中暖肾，补血祛寒。适用于产褥期抑郁症。

【生活调理】

1. 照顾自己　首先，对自己好一些，确保自己的基本需要得到满足。尽可能多休息。当孩子入睡时，产妇也要小睡一下。保持营养丰富的饮食，多吃谷物、蔬菜和水果。保持良好的健康习惯，适度锻炼身体。不要因为你照顾自己的需要而感到内疚。

2. 积极寻求帮助　一个好妈妈知道何时寻求帮助，当你需要帮助的时刻不要犹豫。帮助可以有很多种形式，例如请丈夫帮助完成家务和夜间喂奶的工作，请家人帮助准备食物或者处理家务等。

3. 和他人分享你的感受，不要独自忍受孤独　和丈夫谈谈，确保他知道你的感受和担忧；找一个信任的朋友，和他谈谈你的感受；和其他新妈咪谈，你也许会惊奇：如此多的女性曾有过类似的感受，你并不孤独。同时你也可以学习她们应对的方法和经验。

4. 户外活动　不要总是和宝贝待在屋里，带着孩子到户外活动活动。新鲜的空气、温暖的阳光对你和孩子都有好处。如果你觉得自己现在还应付不了这样的运动，那么走出户外，在温暖的阳光中坐几分钟，深呼吸几次，也会有好处。

5. 给自己留一点时间　在这个非常时期，你需要关注的不仅仅是孩子，还有你自己和你的丈夫。把宝贝托付给家人照顾一会儿，放松地洗个澡，如果你习惯化妆，就化个淡妆，让自己看起来容光焕发；为自己买几件漂亮的新衣服，让自己衣衫光鲜，会提升你的情绪；出去拜访一个朋友，或者只是走一走；留一段时间和丈夫单独相处，了解他的想法和感受。

6. 合理的期望 改变自己和家人的期望，放弃完美主义的想法，不要期望自己可以像以前一样把家里每一件事都打理得井井有条。不要迫使自己做所有的事情，新生命的到来会占用你太多的时间和精力。在不感到疲惫的前提下尽力而为，其他的就交给别人去做吧。

7. 简化生活，避免改变 在妊娠和分娩后1年内，不要做出任何重大生活改变。重大的改变会造成不必要的心理压力，使生活更加难以应对。每个孩子都有权利拥有一个健康的妈妈，每个妈妈都有权利享受生活和孩子带来的乐趣。不要独自忍受不良情绪的折磨，只要应对得当，产后的生活虽然依旧劳累、繁忙，宝贝和妈妈却都会快乐而幸福。

产后缺乳

产后缺乳是指产妇在产后2～10日内没有乳汁分泌和分泌乳量过少，或者在产褥期、哺乳期内乳汁正行之际，乳汁分泌减少甚至全无而不够喂哺婴儿的，统称为缺乳。乳汁的分泌与乳母的精神、情绪、营养状况、休息和劳动都有关系。任何精神上的刺激如忧虑、惊恐、烦恼、悲伤，都会减少乳汁分泌。乳汁过少可能是由乳腺发育较差、产后出血过多或情绪欠佳等因素引起，感染、腹泻、便溏等也可使乳汁缺少，或者因乳汁不能畅流所致。临床表现为产后乳汁少或完全无乳，不能满足婴儿需要，乳房松软不胀，乳汁清稀，或乳房胀硬疼痛，乳汁浓稠。由于乳汁过少或无乳的最明显表现为新生儿生长停滞及体重减轻，因此产后缺乳会给婴儿的生长、发育造成巨大影响。

本病中医学称"乳汁不行"或"乳汁不足"，认为本病有虚实之分，虚者多为气血虚弱，乳汁化源不足所致，一般以乳房柔软而无胀痛为辨证要点；实者则因肝气郁结，或气滞血凝，乳汁不行所致，一般以乳房胀硬或痛，或伴身热为辨证要点。缺乳的治疗大法，虚者宜补而行之，实者宜疏而通之。

【偏方集成】

1. 芝麻酱100克，鸡蛋4枚，小海米、葱丝、味精各适量，盐少许。先用水将芝麻酱调成稀糊状，然后打入鸡蛋，加适量水搅匀，再加入调料，置锅内蒸熟即可。将蒸熟之羹1次食用。每日2次，一般服用3日。适用于产后缺乳气血虚弱证。

2. 豆腐120克，红糖30克，黄酒1小杯。将豆腐、红糖加水600毫升，入锅中用文火煮，煮至水约400毫升时，即可加入黄酒调服。吃豆腐，喝汤。适用于产后缺乳血虚津亏证，有热者更宜服用。

3. 母猪蹄4只，土瓜根、通草、漏芦各100克，粳米（或糯米）500克。猪蹄洗净，每只切两半入锅内，加水3000毫升，旺火煮至1500毫升，取出猪蹄，放入土瓜根、通草、漏芦再煮，取汁900毫升，然后去滓，将米入汁内煮粥。趁热喝粥，以饱为度，若身热微汗出者佳，不见效再服。适用于产后缺乳脾胃虚弱证。

4. 乌鸡500克，白凤尾菇50克，料酒、大葱、盐、生姜片各适量。乌鸡宰杀后，去毛，去内脏及爪，洗净。沙锅添入清水，加生姜片煮沸，放入已剔好的乌鸡，加料酒、大葱，用文火炖煮至酥，放入白凤尾菇，加盐调味后煮沸3分钟即可起锅。适用于产后缺乳。

5. 猪蹄1只，黄豆60克，萱草根30克。猪蹄洗净剁成碎块，与黄豆、萱草根共煮烂，入油、盐等调味，分数次吃完。2～3日1剂，连服3剂。适用于产后缺乳。

6. 鲫鱼1尾（约250克），当归10克，黄芪15克。将鲫鱼洗净，去鱼鳞和内脏，与当归、黄芪同煮至熟即可。饮汤食鱼，每日1剂。适用于产后缺乳。

7. 西红柿3个，山楂50克，猪骨头500克，粳米200克，精盐适量。将猪骨头砸碎，用开水焯一下捞出，与西红柿（或山楂）一起放入锅内，倒入适量清水，置旺火上熬煮，沸后转小火继续熬半小时至1小时，端锅离火，把汤滗出备用。粳米洗净，放入沙锅内，倒入西红柿骨头汤，置旺火上，沸后转小火，煮至米烂汤稠，放适量精盐，调好味，离火即成。适用于产后缺乳。

8. 猪蹄250克，茭白（切片）100克，生姜 2 片，料酒、大葱、盐各适量。猪蹄入沸水烫后刮去浮皮，拔去毛，洗净，放锅内，加清水、料酒、生姜片及大葱，旺火煮沸，撇去浮沫，改用小火炖至猪蹄酥烂，最后投入茭白片，再煮 5 分钟，加入盐即可。适用于产后缺乳。

9. 豆腐、虾肉、鸡蛋、油、盐、糖、生粉、葱、姜等调味料。先将豆腐切 1～2 厘米厚的片，用油炸熟后剖开一侧，挖出少许瓤，做成酿豆腐；虾肉切碎，用蛋清、生粉、盐、糖等调制后塞入豆腐中，将酿豆腐蒸 10 分钟，而后勾芡汁淋在上面。适用于产后缺乳。

10. 豆腐 2 块，丝瓜 150 克，香菇 20 克，猪蹄 1 只，盐、生姜、味精各适量。先将猪蹄洗净，加水煮烂，再把豆腐切成小块，丝瓜切片，与香菇、调料等再煮约 15 分钟，即可食用。适用于产后缺乳。

11. 鲫鱼 2 条（约 500 克），鸡蛋 1 枚，生姜丝 5 克，盐 6 克，植物油 15 克。将鲜活鲫鱼去鳞、鳃、内脏，用清水洗净，在鱼身两侧划几道斜刀花。煲置火上，放入适量清水，旺火烧开，下鲫鱼及盐 5 克，烧 1 分钟左右，连汤盛入碗内，备用。鸡蛋磕入碗内，加清水 125 克，盐 1 克，搅打均匀，上笼蒸至凝固，取出，随即将鲫鱼放上，浇入煮鱼原汤，撒上姜丝，淋上植物油，再放蒸笼里，上火蒸 5～10 分钟，即可取出食用。适用于产后缺乳。

12. 鸡脚 10 只（约 200 克），花生米 50 克，黄酒 5 克，姜片、盐各 3 克，味精 1 克，鸡油 10 克。将鸡脚剪去爪尖，洗净；花生米放入温水中浸半小时，换清水洗净。锅置火上，加入适量清水，用旺火煮沸，放入鸡脚、花生米、黄酒、姜片，锅加水 500 克，炖煨，加少许盐及味精，吃肉饮汤。适用于产后缺乳。

13. 黄芪 20 克，当归 10 克，炮穿山甲、通草各 6 克。洗净共用布包好，然后猪蹄切碎，同放入炖盅内，加水适量，放锅内隔水炖至猪蹄烂熟，去药，加少许黄酒，分次服食。适用于产后缺乳气血不足证。

14. 母鸡 1 只（约 1500 克），猪排骨 2 块，调料适量。将母鸡宰杀后，去毛、内脏，洗净，与猪排骨同入沸水锅内，加葱、姜、料酒、盐，用文火焖约 3 小时，至鸡肉脱骨入味精，佐餐，每日数次。适用于产后缺乳。

15. 石斛 20 克，花生米 100 克，盐 6 克，大茴香、山楂各 3 克。将石斛切成 1 厘米长的节，锅内加清水，并入盐、大茴香、山楂、石斛，待盐溶后，倒入花生米，烧沸后文火煮约 1.5 小时，至花生米入口成粉质，佐餐用。适用于产后缺乳。

16. 红薯叶 250 克，猪五花肉 200 克，调料适量。红薯叶洗净，切碎；猪肉洗净，切成 2 厘米长、1 厘米宽的块。将 2 味放锅内，加葱、姜、盐、味精等，武火烧沸后，转用文火炖至肉烂，食肉饮汤。适用于产后缺乳。

17. 紫河车 100 克，猪瘦肉 200 克，葱白 3 茎，黄酒 50 毫升，精盐少许。将紫河车洗净，切成长 3 厘米、宽 1 厘米的条；猪瘦肉切成长 3 厘米、宽 2 厘米的薄片。然后将上 5 味一同入锅中，加水 800 毫升，用旺火炖至肉熟，吃紫河车、猪瘦肉，喝汤，一般 3～5 次。适用于产后缺乳。

18. 鲇鱼 1 条（300～400 克），鸡蛋 4 枚。将鲇鱼去内脏洗净，置锅内，加水 700～800 毫升，用旺火煮沸后，改用文火，将鸡蛋打入鱼汤中，稍候片刻，继续用旺火煮至鲇鱼熟透，吃鲇鱼、鸡蛋，喝汤，每日 2 次，一般 3～4 日。适用于产后缺乳。

19. 木瓜 250 克，牛奶 100 克。蒸木瓜，然后加入牛奶，温热 1～2 分钟服食。适用于产后缺乳。

20. 羊肉 250 克，猪蹄 1 只（约 500 克），调料适量。将猪蹄刮洗净，加酒、酱油浸 1 小时，羊肉切成方块，用少许油爆香蒜茸，投入羊肉翻炒至干，烹上米醋，再炒焙干，以去尽膻味，然后投入葱、姜、桂皮及调料，改用文火焖熟，拆去骨，收干卤汁。食羊肉猪蹄膏，每日数次。适用于产后缺乳。

21. 蹄筋 350 克，鸡脯肉 50 克，鸡蛋清 3 枚，料酒、盐、葱末、生粉各适量。将蹄筋切成段，加水烧开片刻后，捞起备用。鸡脯肉去筋放在肉皮上，敲成细茸，放入碗中用水化开，加料酒、盐、生粉和蛋清等调成薄浆。锅内调入清油，烧热后放入蹄筋和调味精，待入味后，将鸡茸浆徐徐倒入，浇上葱末。食肉喝汤。适用于产后乳汁。

22. 炙黄芪 50 克，通草 10 克，母鸡 1 只，盐、黄酒各适量。前 2 味洗净，鸡宰杀后去皮，剖腹，洗净，滤干，切大块，放入瓷盘内，加入 2 药，撒上盐 1 匙（宜淡不宜咸），淋上黄酒 3 匙，不加盖，用旺火隔水蒸 3～4 小时，空腹食或佐餐食。每日 2～3 次吃完。适用于产后缺乳。

23. 黑豆 100 克，糯米、粳米各 50 克。将 3 味加水 1200 毫升（3 大碗），煎汁取 700 毫升。去渣分 3 次服，1～2 剂即可。适用于产后缺乳脾胃虚弱证。

24. 赤小豆 50～100 克。将赤小豆洗净，加水 700 毫升，入锅中，旺火煮至豆熟汤成，去豆饮汤。适用于产后缺乳。

25. 香菇 15 克，瘦肉少许，油、盐等作料各适量。炒熟后食用。适用于产后缺乳脾虚血虚证。

26. 鲫鱼 500 克，通草 9 克。共煮汤，熟后去药，食肉饮汤。适用于产后缺乳之脾虚证。

27. 黑芝麻 30 克，核桃仁 20 克。水煎，食用，以能消化为度。适用于产后缺乳肝肾阴虚证。

28. 花生米 200 克。煮熟食用。功效养脾胃，补充蛋白。适用于产后缺乳。

29. 生黄芪 30 克，人参或者党参 10 克，当归 20 克，川芎、木通各 8 克。水煎服，每日 2 次。适用于产后缺乳气血虚弱证。

30. 金银花 30 克，黄酒适量。金银花用水煎好后加入黄酒饮服。适用于产后缺乳热毒壅滞证。

31. 鸡爪 10 只，花生米 50 克，调料适量。将鸡爪剪去爪尖，洗净，下锅，加入黄酒、姜片煮半小时后，再入花生米、盐、味精，用文火焖煮 1.5～2 小时，撒上葱花，淋入鸡油服食。适用于产后缺乳。

32. 穿山甲珠 5 克，王不留行 10 克，丝瓜络 15 克。将王不留行、丝瓜络水煎，穿山甲珠研末后加入药汁，服用，每日数次，用至乳多为止。适用于产后缺乳络脉瘀阻证。

33. 当归 30 克，鸡血藤、大枣各 15 克。水煎服，每日 3 次。适用于产后缺乳血虚证。

【生活调理】

1. 做好产前检查。发现贫血时，应及时纠正；发现乳头凹陷时，嘱每日洗澡时用肥皂擦洗并向外拉，尽量纠正之，以防止乳头皲裂造成喂养困难。

2. 母婴同室，及早开乳。一般认为，早期母乳有无及泌乳量多少，在很大程度上与哺乳开始的时间及泌乳反射建立的迟早有关。

3. 养成良好的哺乳习惯。按需哺乳，定时哺乳，一侧乳房吸空后再吸另一侧，若乳儿未吸空，应将多余乳汁挤出。

4. 注意营养和休息。要保证产妇有充分的睡眠，避免劳累；同时加强营养，但不要太过滋腻，应鼓励产妇少食多餐，多食新鲜蔬菜、水果，多饮汤水，多食催乳食品，如花生米、黄花菜、木耳、香菇等。

5. 调理情志。产妇宜保持乐观、舒畅的心情，避免过度的精神刺激，以免乳汁泌泄发生异常。

6. 及早治疗。发现乳汁较少，要及早治疗，一般在产后 15 日内治疗效果较好。

产后乳汁自出

产后乳汁外溢是指乳房不能储存乳汁、乳汁不经婴儿吸吮而自然流出。医学上称为产后乳汁自出，属于病理性溢乳，大多产后乳汁外溢为气虚中气不足，产后过于忧虑、悲伤使乳汁外溢所致。

产后乳汁自出是中医学病名，又称"漏乳"、"产后乳汁自溢"、"产后乳汁自漏"等。中医学认为本病的发病机制主要为胃气不固，乳失摄纳；或因肝经郁热，迫乳自出。

【偏方集成】

1. 黄芪、山药、芡实各 30 克，熟地黄、大枣各 15 克，鹌鹑 1 只（约 400 克）。将鹌鹑去毛及肠杂，洗净，切块；其余用料洗净，用清水浸泡约 30 分钟，大枣去核。然后将全部用料放入锅内，加清水适量，文火煮 2.5～3 小时，加盐调味。一日之内分服。功效补气益血，佐以固摄。适用于产后乳汁自出气血虚证，症见产后乳汁自出，质清稀，乳房柔软无胀感；神疲气短；舌淡苔薄，脉细弱。

2. 柴胡、栀子、牡丹皮、大枣（去核）各15克，鲜牡蛎肉60克，黑豆30克。将牡蛎肉及其余用料洗净，黑豆先用清水浸渍1小时。然后将全部用料放入锅内，加清水适量，武火煮沸后，改文火再煮2～3小时，加盐调味。功效疏肝，解郁，清热。适用于产后乳汁自出肝经郁热证，症见产后乳汁自出，量多，质较黏稠，乳房胀痛不适；烦躁易怒或怫郁不乐，善太息，心悸寐差，便秘尿赤；舌红，苔薄黄，脉弦数。

3. 麦芽60～90克。水煎，当茶饮，连用3～5日。适用于产后乳汁自出。

4. 柴胡、郁金各10克，莲子（去心）15克，粳米100克，白糖适量。将莲子捣成粗末；粳米淘洗干净。然后将柴胡、郁金放入锅中，加适量清水煎煮，去渣，加入莲子、粳米煮粥，等粥熟时，加入白糖调味即成。功效疏肝解郁，固摄乳汁。适用于产后乳汁自出肝气郁结证。

5. 粳米100克，党参、覆盆子各10克，大枣20枚，白糖适量。将党参、覆盆子放入锅中，加适量清水煎煮，去渣取汁；粳米淘洗干净。锅置火上，放入药汁、大枣、粳米煮粥，待粥熟时，加入白糖调味即成。功效补气养血，固摄乳汁。适用于产后乳汁自出气血虚证。

6. 芡实、莲子、山药各15克，大枣10克，鸡肉250克，香油、盐、味精各适量。将鸡肉洗净，切片。锅置火上，加入适量清水、鸡肉、芡实、莲子、山药、大枣，用旺火煮沸后，改用文火炖至肉熟透时，放入香油、味精、盐调味即可。功效补气益血，固摄乳汁。适用于产后乳汁自出气血不足、乳汁自漏证。

7. 黄芪、金樱子各30克，粳米150克，白糖适量。粳米淘洗干净。锅置火上，加适量清水、黄芪、金樱子煎煮，去渣，加入粳米煮粥，等粥熟时，加入白糖调味即成。每日1剂，连食3～5日。功效补中气，摄乳汁等。适用于产后乳汁自出气虚证。

8. 人参9克，芡实、莲子（去心）、山

药各15克，大枣10克，羊肉500克，香油、味精、盐各适量。将羊肉洗净，切成小块。锅置火上，加适量清水，放入羊肉块、人参、芡实、莲子、山药、大枣，用旺火煮沸后，改用文火炖至肉熟透时，放入香油、味精、盐调味即成。功效补气养血，固摄乳汁。适用于产后乳汁自出气血不足证。

9. 光嫩母鸡1只，炒麦芽60克，熟猪油15克，鲜汤2000克，盐10克，味精3克，胡椒粉1克，葱、姜各5克。将鸡洗净切成3厘米见方的块，炒麦芽用纱布包好。锅内加猪油烧热，投葱、姜、鸡块煸炒几下，加清汤、麦芽、盐，用小火炖1～2小时，加味精、胡椒粉，取出麦芽包即成。适用于产后乳汁自出。

10. 麦芽150克，猪瘦肉240克，蜜枣30克，盐3克。麦芽用锅炒至微黄。将蜜枣洗净，猪瘦肉用水洗净抹干，切片，加入腌料，腌透入味。将洗净的蜜枣、炒麦芽放入煲滚的水中，继续煲45分钟，放入猪瘦肉，滚至猪瘦肉熟透，以盐调味，即可食用。适用于产后乳汁自出。

11. 荸荠60克，海蜇30克，白糖适量。将荸荠削皮后洗净，海蜇用水泡后洗净，两者一起入锅加适量的清水煲汤，汤好后加入白糖即可饮用，每日1剂，连用4～5剂为1个疗程。适用于产后乳汁自出肝经郁热证。

12. 人参10克，大米60克。将人参锅加适量清水炖煮后留取人参汁备用，大米煮粥，粥成后加入人参汁即可食用，每日1剂，连食3～5日为1个疗程。适用于产后乳汁自出气虚血弱证。

13. 核桃仁、山药各15克，大枣10枚，焦麦芽30克，紫霄花3克。水煎，每日1剂，分2次服。适用于产后乳汁自出气血不足证。

14. 大米60克，益母草12克，香附子9克，芡实18克。后3味用纱布包好，煎汤后去渣，加入大米煮粥服食，每日1剂，3～5日为1个疗程。适用于产后乳汁自出。

15. 炒麦芽30克，向日葵花6克。水煎，代茶饮，每日1剂。功效健脾和胃，养血回乳。适用于产后乳汁自出气血虚弱，脾胃不足证。

中医偏方全书（珍藏本）

16. 太子参 9 克，炙黄芪、炒麦芽各 30 克，向日葵花 6 克，核桃仁 15 克。水煎，代茶饮，每日 1 剂。功效补益脾气，养血回乳。适用于产后乳汁自出气亏血虚证。

17. 郁金、牡丹皮、桑叶各 10 克，焦麦芽 30 克，山茶花 6 克。水煎，代茶饮，每日 1 剂。功效疏肝解郁，清热回乳。适用于产后乳汁自出肝郁化热证。

18. 朴硝 120 克，五倍子 10 克。将五倍子研末与朴硝混匀，装入布袋，敷于乳房，待湿硬后更换之。适用于产后乳汁自出。

【生活调理】

1. 注意休息，切忌操劳过度。

2. 乳汁外溢时，用毛巾外加用罩，保持乳头清洁，防止染湿衣服。

3. 上衣宜宽松适度，不宜过紧，以免乳房受压，乳汁外溢更多。

4. 养成定时哺乳习惯，当哺乳不尽或乳房有胀痛时，可适当定时挤乳，从乳房根部向中间挤压，防止形成乳痈。

5. 加强营养，宜食富于营养之品，如母鸡汤、桂圆汤、大枣红豆汤，以达补气养血固摄之效。同时勤换衣服，可在文胸内垫小毛巾或纱布，及时更换，保持乳头、乳晕的干燥清洁，避免乳汁浸渍皮肤，发生湿疹或炎症。

产后便秘

产妇产后饮食如常，但大便数日不行或排便时干燥疼痛，难以解出者，称为产后便秘，或称产后大便难，是最常见的产后病之一。

本病中医学称"产后大便不通"、"产后大便秘涩"等，认为产妇素体阴血不足，产时用力汗出，产后失血过多或汗出不止，则津液亏损，肠道失于濡润，致大便艰涩，数日不解；或素体气虚，产时产后失血耗气，脾肺之气亦虚，脾气虚则升降无力，肺气虚则升降失司，大肠传送无力，致大便不解或难解。

【偏方集成】

1. 黑芝麻、核桃仁、蜂蜜各 60 克。先将芝麻、核桃仁捣碎，磨成糊，煮熟后冲入蜂蜜，分 2 次 1 日服完。功效滋补肝肾，润肠通便。适用于产后便秘。

2. 番泻叶 8 克，红糖适量。开水浸泡代茶频饮。功效通大便。适用于产后便秘。

3. 红薯 500 克。洗净削去外皮，切成块放在锅内，加水适量，煎至熟烂，再加少量白糖调味，临睡前食用。适用于产后便秘。

4. 生白术 60 克，生地黄 30 克，升麻 3 克。水煎，每日 1 剂，分 2 次服。适用于产后便秘脾虚证。

5. 牛奶 250 克，蜂蜜 60 克，葱汁少许。将葱汁、蜂蜜兑入牛奶中烧开，改用小火煮 10 余分钟即可饮服。适用于产后便秘。

6. 紫苏子、火麻仁各 20 克，粳米 200 克，白糖 30 克。将紫苏子、火麻仁捣烂后加水浸搅，取汁放入锅内，加淘洗干净的米熬粥食用。适用于产后便秘。

7. 海参、猪大肠各 200 克，黑木耳、料酒各 50 克，葱、姜各 5 克，酱油 10 克。锅内放入水烧开，将发好、洗净、切成条的海参、大肠分别焯一下；将大肠放入锅内加水煮至五成熟，放海参、葱、姜、料酒、酱油，煮至海参、大肠酥烂后加木耳，再煮至木耳熟时即可食用。功效养阴清火，益肠通便。适用于产后便秘。

8. 葱白 3 根。水煎，烊化阿胶，再加入蜂蜜适量，饭前温服。适用于产后便秘血虚证。

9. 桑椹、白糖各 30 克，黑芝麻 60 克，火麻仁、柏子仁各 10 克，糯米粉 700 克，粳米粉 300 克。黑芝麻炒香，桑椹、火麻仁、柏子仁煎汁，糯米粉、粳米粉、白糖、药汁、清水一起揉成面团，做成糕，在每块糕上撒上黑芝麻，上笼蒸 15～20 分钟即可，每日早餐时食用。适用于产后便秘。

10. 香蕉 1 根，苹果 1 个。二物去皮切成块，加少量清水煮片刻，放少量糖，每日 2 次服。适用于产后便秘。

11. 猪蹄、昆布各适量。煮食。适用于产后便秘。

中医偏方全书（珍藏本）

中医偏方全书（珍藏本）

12. 小米、芝麻各适量。煮食。适用于产后便秘。

13. 大黄5～10克。研为细末，醋调为稀糊状，置伤湿止痛膏中心，贴双足心涌泉穴，压紧，10～15小时后取下，一般用药2次。适用于产后便秘。

14. 大黄、芒硝各5克。将大黄研为细末，与芒硝混合均匀，清水适量调为稀糊状，放于肚脐孔处，外用敷料包扎，胶布固定，每日换药1次，一般用1～2次。适用于产后便秘。

15. 生大黄粉3克。用50°～60°白酒调成糊状，贴敷十神阙（肚脐）穴，外用敷料胶布固定，每日于局部用50°～60°白酒约5毫升加湿1次，3～5日换药1次。适用于产后便秘。

【生活调理】

1. 学会休息　充分的睡眠是一切之根本，比如奶水充沛、防止产后抑郁和便秘。所以作为母亲，要渐渐将其他工作转交给家庭其余成员，并将自己的生物钟调至和宝宝一致。他睡你就赶紧养神，他醒你就开始"工作"。

2. 不赖床，勤活动　一般自然分娩后6～8小时产妇就坐起，进行一些翻身活动，采取多种睡姿或坐姿，也可自己轻轻按摩下腹部；第2日下地，在室内来回走动，以不疲劳为宜，但避免长时间下蹲、站立。对于剖宫产无合并症者，于产后第2日试着在室内走动，如有合并症则要遵循医师要求，不可过早下床活动。早下地、早活动，既有利恶露的排出，也有助于肠道恢复蠕动，防止尿潴留和便秘。

3. 汤水是个宝　下奶的汤水一般都含有一定量的油分，可以起到润滑肠道，促进排便的作用。

4. 充分利用天然植物通便剂　在保证高蛋白的同时，一定要多吃含纤维素多的水果和蔬菜，如香蕉、韭菜、芹菜等。

5. 有效的提肛运动　①仰躺在床上，双脚的膝盖弯曲，类似分娩前做妇科检查的姿势。②收缩骨盆底肌肉，就像平常解小便中途忽然憋住的动作。③持续收缩约10秒，再

放松10秒，如此重复15次，每日1次。要点：姿势和用力一定要正确；除了提肛肌群，腹部大腿臀部均不需用力；运动次数和收缩强度需要随产妇体质和手术情况而定，最好事先请示医师。

6. 饮食建议　①多吃纤维多的食品，如山芋、粗粮、芹菜等各种绿叶蔬菜。②多吃水分多的食品，如雪梨等富含水分的水果。③多吃能够促进肠蠕动的食品，如蜂蜜、香蕉、芋头、苹果。④多吃富含有机酸的食品，如酸奶，增加消化与通便功能，可常饮用。⑤多吃含脂肪酸的食品，如花生米、松子仁、黑芝麻、瓜子仁。

7. 产妇禁用大黄及以大黄为主的清热泻下药，如三黄片、牛黄解毒片、牛黄上清丸等。可以使用不太刺激肠胃，又不会产生依赖性的缓泻剂，比如甘油灌肠剂塞肛。如果仍不能解决便秘的话，可以遵医嘱在医院进行肥皂水灌肠。

产后排尿异常

产后排尿异常主要为产后尿潴留及小便频数与失禁。是产后常见并发症，以前者为多见。下面分别介绍产后尿潴留及产后小便频数与失禁。

产后尿潴留

产后膀胱充盈而不能自行排尿或排尿困难者称为产后尿潴留。主要是因为排尿反射功能失调，膀胱紧张度及感受性降低，疼痛刺激，精神和心理因素，药物因素等。但尿常规检查多无异常。

本病中医学称"产后小便不通"，主要症状也就是产后小便不通，小腹胀急疼痛。若伴有精神委靡者，多为气虚；若伴有腰膝酸软者，多为肾虚；若有情志抑郁，多为气滞；若小腹胀满刺痛，乍寒乍热，多为血瘀。

【偏方集成】

1. 巴戟天24克，核桃仁30克，猪腰2个（约150克）。将猪腰洗净，切开去脂膜，切片；其余用料洗净。将全部用料放入炖盅，

加开水适量，炖盅加盖，文火隔水炖 2 小时，加盐调味。随意饮用。功效补肾温阳，化气行水。适用于产后尿潴留。

2. 薏苡仁 20 克，玫瑰花、茉莉花各 3 克。将薏苡仁煮熟，倒玫瑰花、茉莉花碗中。闷 2～5 分钟，水煎，每日 1 剂，分 2 次服。适用于产后尿潴留肝郁气滞证。

3. 艾条 1～2 支。取关元、中极、三阴交（双），艾条距施灸穴位 3～5 厘米，每穴每次可灸治 5～7 分钟，使局部皮肤红润并有灼热感，以不烫伤皮肤为原则。以上穴位轮流灸治。直至自行排尿为止，少者用艾条 1 支，多者用艾条 2 支。功效通调三焦，化气行水。适用于产后尿潴留。

4. 大葱 1000 克。去根叶留白，洗净放砧板上，用刀剁成粗末，放锅内炒热（温度以皮肤能适宜为度），用布包成饼状，放于脐下，上面再覆以热水袋（如无热水袋，用 1500 克大葱白为末，包成 2 包，1 包留，1 包热敷，更替使用），以尿通为度。功效温阳，散寒，利小便。适用于产后尿潴留。

5. 盐 30 克，大葱（葱白）5 根，艾炷数个。炒热盐，捣烂大葱做成饼，备用。将炒热的盐待温度适中填入脐内，上置葱饼，再把艾炷放葱饼上，点燃艾炷，待皮肤有灼痛感时再填 1 个艾炷，待有热气入腹难忍即有尿意，小便自解后，可隔日再灸 1～2 个艾炷巩固疗效。适用于产后尿潴留。

6. 麝香 0.2 克，盐 60 克。先研麝香为细末，备用；再将盐炒热，分作 2 份，布包扎成熨药袋备用。先取麝香 0.1 克纳入患者脐中，再用盐袋置患者脐孔上熨之，冷后即换另一包继续熨，通常用 1～2 次即可通利小便。适用于产后尿潴留。

7. 党参 30 克，当归 15 克，川芎、柴胡、升麻各 10 克。将上药加水煎煮，煎 2 次，合滤液浓缩成稠厚膏药，备用。将用时取药膏适量摊于蜡纸或纱布中间，贴敷在患者脐孔及脐下 4.5 厘米的气海穴上，外用胶布固定，2 日换药 1 次，连续用药至小便通利停药。适用于产后尿潴留。

8. 蝉蜕（去头足）9 克，紫菀 12 克。水煎，一次服完，若在 5～6 小时后不能自解时可重复再给 1 次。功效宣肺通调水道。适用于产后尿潴留。

9. 肉桂末（吞）1 克，车前子（包）20 克。水煎服，每日 1 剂。连用 4～5 日。功效通阳化气利尿。适用于产后尿潴留膀胱气滞证。

10. 肉桂 1 克，黄柏、知母各 15 克。水煎服，每日 1 剂。适用于产后尿潴留阴虚热毒证。

11. 车前草、淡竹叶各 30 克。水煎服。适用于产后尿潴留下焦湿热证。

12. 川贝母、苦参、当归各 90 克。上药焙焦研粉，炼蜜为丸，每丸 6 克。每次服 1～2 丸，每日 2 次。适用于产后尿潴留。

【生活调理】

1. 消除其焦虑和紧张情绪，让其情绪稳定，以免情绪紧张焦虑加重平滑肌痉挛，使排尿困难。

2. 调整体位和姿势　酌情协助卧床患者取适当体位，多坐少睡，不要总躺在床上。顺产产妇，可于产后 6～8 小时坐起来；剖宫产产妇术后 24 小时可以坐起。尽可能使患者以习惯姿势排尿；需绝对卧床休息或剖宫产手术后的产妇，应事先有计划地训练床上排尿，以免因不适应排尿姿势的改变而导致尿潴留。

3. 排尿困难的应尊重理解产妇，给予安慰、开导和鼓励，解除怕排尿引起疼痛的顾虑，使其积极配合治疗和护理，还可选用以下方法。①利用条件反射诱导排尿：如听流水声或用热水熏洗外阴，用温开水冲洗尿道口周围诱导排尿，在盆内放上热水，水温控制在 50 ℃左右，然后让产妇直接坐在热水里浸泡，每次 5～10 分钟；也可以用开水熏下身，让水汽充分熏到会阴部，注意要保持身体不接触水，以免烫伤。这两种方法都可以促进膀胱肌肉的收缩，有利于排尿。②热敷、按摩：可放松肌肉，促进排尿。如病情允许可用手按压膀胱协助排尿，或下腹正中放置热水袋，按摩膀胱，刺激膀胱收缩。切记不可强力按压，以免膀胱破裂。③健康教育：指导产妇养成定时排尿的习惯。

中医偏方全书（珍藏本）

《中医偏方全书（珍藏本）》

产后小便频数与失禁

产后排尿次数增多，甚至日夜数十次，或排尿部分或完全失去控制，不能自主排出者为产后小便频数与失禁。产后尿失禁是由于分娩时，胎儿先露部分对盆底韧带及肌肉的过度扩张，特别是使支持膀胱底及上2/3尿道的组织松弛所致。手术中如产钳、臀位牵引损伤所致。如体力不佳，产后咳嗽及一切增加腹压的因素可影响盆底组织复旧，而发生张力性尿失禁。

中医学将产后尿失禁归入"产后小便数候"、"产后尿血候"、"产后遗尿候"范畴，统称"产后排尿异常"。病因为膀胱气化失职所致，与肺、肾有密切关系。因肾司二便，与膀胱为表里；肺主一身之气，通调水道，下输膀胱。产时劳伤气血，脾肺气虚，不能制约水道；或多产早婚，房劳伤肾，肾气不固，膀胱失约所致；产程过长或处理不当，损伤膀胱而发生产后尿失禁。中医认为如小便频数或失禁，其量昼夜相等，多属于气虚；如夜尿特多或遗尿，多属于肾虚；至于膀胱损伤者，多有产伤史，小便常夹有血液。

【偏方集成】

1. 桑螵蛸、白薇、杭芍各9克，益智6克，煅龙骨3克。水煎服。适用于产后小便失禁。

2. 黄芪15克，金樱子、益智各9克，鸡蛋2枚。煎煮之后，喝汤吃蛋。功效益气止遗。适用于产后小便频数、失禁。

3. 猪大肠250克，巴戟天30克，生姜、盐各适量。猪大肠洗净后，放巴戟天于猪大肠内，加4碗水，置炖盅中，加生姜、盐调味，隔水炖2小时出味，喝汤吃猪大肠。功效补肾止遗。适用于产后小便频数、失禁。

4. 黄芪30克，当归头、白及、大枣各15克，猪小肚1个。将猪小肚用盐擦洗净，用沸水烫5分钟；其余用料洗净，大枣去核。将全部用料放入锅内，加清水适量，武火煮沸后，改文火再煮2小时，加盐调味。一日之内服完。功效补气固脬。适用于产后小便失禁。

5. 吴茱萸、附子、桑螵蛸（烧炭存性）、油桂、小茴香各10～15克，黄酒适量。诸药共研为细末，过筛，瓶装，备用。临用时取药粉20～30克，黄酒调如糊状，涂产妇脐窝，纱布盖，胶布固定。待脐部发痒，即去药，一般敷3～4次可愈。适用于产后小便失禁。

6. 鲫鱼1条（约250克），笋肉25克，水发香菇5朵，调料适量。将笋肉、香菇分别洗净，切片，鲫鱼洗净后，用黄酒、盐、胡椒粉腌渍20分钟，取出置碗内，鱼身中间摆放香菇片，两头列笋片，加黄酒、葱段、姜片、味精少许，上屉蒸1.5～2小时，至鱼熟烂拣去葱、姜，即可食用。适用于产后小便失禁。

7. 莴苣250克，海蜇皮150克，芝麻酱30克，调料适量。将莴苣去皮，切细丝，盐腌渍20分钟，挤干水分，海蜇皮洗净切丝，用凉水淋冲沥水，两者相合，调入芝麻酱、麻油、白糖、盐、味精拌匀，佐餐食。适用于产后小便失禁。

8. 韭菜（洗净切段）150克，鲜虾250克。韭菜入油锅炒，然后将鲜虾放入再炒片刻，加盐、胡椒粉，作菜食。适用于产后小便失禁肾阳不足证。

9. 新鲜荠菜（洗净）240克，加水3碗煎至1碗水时，放入鸡蛋1个拌匀煮熟，加盐，饮汤食菜和蛋。每日1～2次。适用于产后小便失禁。

10. 鸡肠（剪开洗净）2～3副。切小段，用花生油炒至熟时，加米酒1～2匙，盐少许，作菜食。适用于产后小便失禁。

11. 益母草30克（或加甘草3克）。水煎，1次顿服。适用于产后小便失禁血瘀证。

12. 麻雀2只，菟丝子、枸杞子各15克。后2味洗净，装入纱布袋内，扎口；麻雀去毛及内脏，洗净，与二药加水同煮熟。食肉饮汤。功效温补肾阳益精。适用于产后小便失禁肾虚精亏证。

13. 益智30克，桑螵蛸15克，猪肚1具。前2味药洗净，用纱布包好，与洗净的猪肚同放沙锅内炖熟，弃药包，调入盐。食肉饮汤，每日1剂。适用于产后小便失禁。

14. 沙苑子 8 克，炒杜仲 9 克，韭菜子 10 克，五味子 6 克。水煎，每日 1 剂，分 2 次服。适用于产后小便失禁肝肾亏虚证。

15. 女贞子 12 克，当归、核桃仁各 6 克，向日葵花 15 克，红茶 3 克。将核桃仁、向日葵花、红茶放入杯中，再将女贞子、当归煎的汤冲入，闷 3～5 分钟即可服。适用于产后小便失禁气血虚证。

【生活调理】

1. 产后应鼓励产妇尽早自解小便，产后 4 小时即让产妇排尿，排尿困难者，应消除产妇紧张怕痛心理，多饮水，鼓励产妇坐起排尿；可用温开水冲洗外阴及尿道口周围诱导排尿；下腹部按摩或放置热水袋，刺激膀胱肌收缩。注意产褥期卫生，避免外邪入脬加重本病或变生他症。

2. 产妇可适当增加运动量，主要是腰部和下肢适当活动，如做左右侧转腰（侧身运动）；坐浴；扩胸等。

3. 服用维生素 C、维生素 B₁ 等神经营养药，日常饮食可适当多食橘子、胡萝卜、鱼汤等。

产后腹痛

分娩后，由于子宫强烈地阵发性收缩，而引起小腹剧烈疼痛者称产后腹痛。本病多见于经产妇，为妇女分娩后常见并发症之一。

中医病名与西医病名相同，又称产后腹痛，包括腹痛和小腹痛，以小腹部疼痛最为常见。大多由于血瘀、气血虚或感受风寒所致。以产后瘀血凝滞（或风冷夹瘀血）为主的名"儿枕痛"，小腹部可摸到硬块，有明显压痛，常兼见恶露不畅或不下，胸腹胀满，脉多弦涩有力，有偏寒、偏热的不同。气血虚的每易外感风寒，多见腹痛喜热按，往往摸不到硬块，头昏目眩，体倦畏冷，甚则心悸、气短、舌质淡、脉虚细或弦涩；如夹瘀血，则少腹硬痛，舌质多紫暗；兼气滞的则有胸闷腹胀、大便溏薄等症。

【偏方集成】

1. 益母草 60 克。上药加水 600 毫升，煎取药汁 300 毫升，加红糖分 3 次服。适用于产后腹痛。

2. 乳香、没药、延胡索各 6 克。上药加水 300 毫升，煎取药汁 150 毫升，每日分 2 次服。适用于产后腹痛。

3. 当归 15 克，白蜜 1 杯。当归研末，同白蜜加水二杯，煎成一杯，顿服。无效再服，直至愈。适用于产后腹痛。

4. 麸炒枳壳、酒炒白芍各 6 克。水一杯煎服。适用于产后腹痛。

5. 川芎 3 克，当归 9 克，黑姜 1.2 克，桃仁 10 粒，炙甘草 15 克。水煎服，每日 1 剂。适用于产后小腹痛。

6. 五灵脂、蒲黄粉各适量。将五灵脂炒热研为细末，加米醋搅匀再炒，待嗅到药味后取出，与蒲黄粉混匀。每次 6～9 克，每日 3 次，黄酒送服。适用于产后腹痛。

7. 山楂糕 300 克，淀粉、精白面粉各 50 克，白糖 150 克，蜂蜜 30 克，植物油 500 克。淀粉、面粉加水调成糊，山楂糕切成手指粗的条放入糊中抓匀，将其逐个下入烧至六七成热的植物油中（不能粘连），炸至金黄色时捞出，另锅内加少许水，入白糖、蜂蜜，文火熬至水尽将成块时，与山楂条倒入，翻炒匀，待冷装瓶，每日服 2～3 次。适用于产后腹痛血瘀证。

8. 生三七末 6 克，子鸡 1 只（约 1000 克），45°米酒 200 毫升。鸡宰后去毛、内脏及鸡皮、脂肪等，切成小块，放炖盅内，加冷开水 2 小碗，隔水炖 3 小时，盐调味。每日用鸡汤送服三七末 2 克，饮酒，并食鸡肉，每日分 2～3 次食完。适用于产后腹痛血瘀证。

9. 艾叶 15 克，黄芪 20 克，小茴香 5 克，猪瘦肉 100 克。艾叶、黄芪、小茴香洗净；猪瘦肉洗净后切薄片，用适量盐、生粉、生油、白糖、酱油等腌制后备用。艾叶、小茴香、黄芪放沙锅内，加清水 3 小碗，煎成 1 碗，加入猪瘦肉煮熟，调味成汤。饮汤食肉，一次食完，每日 1～2 次。适用于产后腹痛子宫虚寒证。

10. 阿胶 30 克，子鸡 1 只（约 1000 克）。鸡宰后去毛、内脏及鸡皮、脂肪等，切成小块，连同阿胶放炖盅内，加冷开水两碗，隔

《中医偏方全书（珍藏本）》

水炖 3 小时，汤成，盐调味。饮汤食鸡肉，分 2～3 次食完。适用于产后腹痛血虚证。

11. 赤小豆 50 克，活鲤鱼 1 条（约 500 克），陈皮、黄花各 5 克，调料适量。将活鲤鱼剖腹洗净，把赤小豆、陈皮、黄花以及调料全都塞入鲤鱼腹内，灌入鸡汤，上笼旺火蒸 1 小时，出笼。食鱼肉喝汤。功效补血理气止痛。适用于产后腹痛血虚证。

12. 红兰花 30 克，白酒 200 毫升。将红兰花与白酒同煎至白酒的一半，去渣候温，每次服 50 毫升。功效行血止痛。适用于产后腹痛。

13. 当归、生姜各 15 克，羊肉 250 克。将羊肉切成小块，与当归、生姜一并入瓷罐中，加水 250 毫升，用旺火隔水炖至羊肉熟透后吃肉喝汤，分 2～3 次服完。适用于产后腹痛血虚虚寒证。

14. 鸡血藤 30 克，紫花地丁、艾叶、香附、葱白各 20 克，生姜 12 克。将上药物置沙锅内，加适量水加热蒸炒，装入小布袋备用。待药袋内药物温度适中，不烫皮肤时，外熨腹部，冷则再热，每次 20～30 分钟，每日 1 次。适用于产后腹痛体虚，肝郁气滞证。

15. 艾叶 200 克。稍发水于艾叶，待潮搓成绒，令产妇平卧，将艾绒铺于脐部，摊平，以纱布覆盖。再用熨斗加热往来熨之；或用热水袋敷其上。适用于产后腹痛。

16. 生蒲黄、五灵脂各 50 克。上药研粗末，密封瓶内备用。每次取 20 克，洒酒少许于药上，放锅内炒热，装布袋内，趁热熨脐部，每次熨 20 分钟，每日熨 1～2 次。适用于产后腹痛血瘀证。

17. 猪牙皂 2.5 克，细辛 1.5 克，葱白 3 根，生姜 3 片。将猪牙皂、细辛共研为细末，再把葱白、生姜混合捣烂，然后与前药粉合 1 次共捣匀。临用时以醋和酒调敷印堂穴，外覆敷料，胶布固定，每日 2 次。适用于产后腹痛。

18. 艾叶 6～9 克，益母草、红糖各 30 克。水煎服，每日 1 剂，连服 3 日。适用于产后腹痛。

19. 当归尾 15 克，川芎、香附、益母草各 10 克。水煎服。适用于产后腹痛气血不足

证，症见气力不佳、面色不华、子宫收缩不良。

20. 鲤鱼鳞 200 克。将鱼鳞洗净，加水适量，文火熬成胶冻状。每次 60 克，黄酒冲化，温服，每日 2 次。适用于产后腹痛血瘀证。

21. 螃蟹数只。洗净，盛碗内，隔水蒸，将熟时加入米酒 1～2 汤匙，再蒸片刻。饮汤，食蟹肉。适用于产后腹痛血瘀证。

22. 生牛膝 200 克，酒 3000 毫升。用酒煮取生牛膝 1200 毫升，去渣。若用干牛膝根，酒渍宿后煮，随个人酒量分次服。适用于产后腹痛。

23. 野鸡 1 只，面粉适量。将野鸡去毛及内脏，洗净，取其肉，剁茸作馅，调味。面粉和面作包馄饨，煮熟，空腹食。适用于产后腹痛。

24. 精羊肉、粳米各 100 克，生山药 50 克。将羊肉与生山药分别煮至极烂，剁如泥状，后入羊肉汤内相和，并下米煮粥，空腹食。适用于产后腹痛。

25. 白芍 30 克，炙甘草 5 克。水煎服。适用于产后腹痛阴虚肝燥证。

【生活调理】

1. 如果腹痛较重并伴见高热（39 ℃以上），恶露秽臭色暗的，不宜自疗，应速送医院诊治。

2. 饮食宜清淡，少吃生冷食物。山芋、黄豆、蚕豆、豌豆、牛奶、白糖等容易引起胀气的食物，也以少食为宜。

3. 保持大便畅通，便质以偏烂为宜。

4. 产妇不要卧床不动，应及早起床活动，并依体力渐渐增加活动量。可对患者行按摩法，具体操作如下：①患者仰卧，医者一掌横置其脐上，另一掌横置于耻骨上，随其呼吸，两掌做上、下起落，轻重适度的按摩，操作 3～5 分钟。②单掌摩腹 5～8 分钟，产前痛者摩时逆时针方向；产后痛者摩时顺时针方向。③以稍重手法点按弹拨三阴交穴 1～3 分钟。④推擦四肢内、外侧面，以热为度，推大腿内侧时，产前腹痛者其方向从上向下，产后腹痛者其方向则从下向上。

5. 禁止房事。

第二十七章 月经疾病和乳腺疾病

无排卵性功能失调性子宫出血

功能失调性子宫出血（简称功血），是指由于卵巢功能失调而引起的子宫出血。常表现为月经周期失去正常规律，经量过多，经期延长，甚至不规则阴道流血等。本病分为无排卵性功血和有排卵性功血两种，前者是排卵功能发生障碍，好发于青春期及围绝经期；后者系黄体功能失调，多见于育龄期妇女。主要症状为月经周期紊乱、经量增多、出血时间延长、淋漓不净等。

中医学根据功血表现，可见于"月经先期"、"月经后期"、"月经先后无定期"、"月经过多"、"月经过少"、"经期延长"、"经间期出血"、"崩漏"病症。"崩漏"系指妇女在非行经期间阴道大量出血或持续淋漓不断，前者称"崩中"或"经崩"，后者称"漏下"或"经漏"。崩与漏在临床上可以互相转化，久崩不止，可致成漏，漏下不止，必将成崩。崩为漏之甚，漏为崩之渐，故临床统称崩漏。中医学认为"肾主生殖"，"肾为生命之源"，"经本于肾"，功血多与肾有密切关系，并与肝、脾及血瘀等也有一定联系。

无排卵性功血较多见，约占该病90%。多见于卵巢开始成熟的青春期和卵巢开始衰退的围绝经期。由于卵巢功能低下，分泌的雌激素不足，因而不能对垂体产生正常的负反馈作用，没有促黄体生成激素的高峰出现，所以卵泡虽能发育但不会成熟，也就没有排卵。子宫内膜在雌激素长时间作用下，表现为过度增生。临床表现为停经一段时间后发生出血，出血量多，持续时间长；也有人表现为经量多，经期长。妇科检查一般正常，

基础体温呈单向，阴道脱落细胞涂片看不出孕激素作用，子宫内膜病理检查没有分泌期变化。

本病中医学可参照"崩漏"范畴辨证论治，其发病机制主要是冲任损伤，不能制约经血，胞宫蓄溢失常，经血非时而下。常见的病因有血热、肾虚、脾虚、血瘀等。

【偏方集成】

1. 当归身12克，川芎、黑荆芥各3克，桃仁（炒开）10粒，黑蒲黄5克。上药加水1000毫升，煎至600毫升，早、中、晚饭前分3次温服。适用于崩漏。

2. 益智、沙苑子各20克，焦艾叶30克。前2味烘干，共研细末。另将焦艾叶煎取浓汁，熬调药末成膏状。敷于脐部，然后用消毒纱布覆盖，再用胶布固定。功效温肾祛寒，收敛固脱。适用于功血下焦虚寒、肾气不固证。

3. 牡蛎适量。火煅研细，用醋调成丸，再煅过通红，候冷研细，出火毒，却用醋调艾末，熬成膏和丸，如梧子大，每次50丸，醋艾汤下。适用于功血。

4. 蚕沙（炒，蚕食桑而粪沙，有清香凉燥之能，单服之亦验，以头二蚕者佳）、阿胶各30克，伏龙肝15克。上药为末，空腹温酒调服6～9克。适用于功血脾虚血虚证。

5. 当归、龙骨（烧赤）、香附子（炒）各3克，棕毛灰15克。上药为末，每次12克，米饮调，空腹服。忌油腻猪鱼鸡等物。功效理气血又涩血。适用于妇女血崩不止。

6. 芍药（炒黄色）30克，侧柏叶（微炒）180克。每次60克，水1升煎六合，入酒5合，再煎7合，空腹分为2次服，亦可为末，酒服6克。适用于功血肝虚肺热证。

7. 黑木耳 120 克。煮熟加红糖 60 克，拌一顿吃完，血渐止，连服 3～5 剂。适用于崩漏。

排卵性月经失调

排卵性月经失调多发生在生育年龄的妇女。下丘脑-垂体-卵巢轴反馈机制已建立，卵巢有排卵，但黄体功能异常。又分为黄体功能不全和黄体萎缩不全两种，前者在月经前刮取子宫内膜表现为分泌不良，临床表现为月经周期缩短或月经前点滴出血；黄体萎缩不全表现为子宫内膜脱落不全，于月经第 5 日刮取的子宫内膜仍有分泌期变化，临床表现为经期延长，基础体温呈双向。

本病属中医学"月经失调"范畴。引起月经不调的病因是多方面的，但主要的有外感六淫，内伤七情，以及饮食、起居、环境的改变等因素。其机制与肝、脾、肾及冲任等脏腑功能失常，气血阴阳失调有关，与妇女的"血少气多"的生理特点也有联系。

【偏方集成】

1. 熟地黄 240 克，当归 60 克，黄连 30 克。上药酒浸 1 夜，焙研为末，炼蜜为丸如梧子大，每次 70 丸，米饮温酒下。适用于排卵性月经失调。

2. 阿胶 3 克。蛤粉炒成珠，研末，热酒冲服。适用于排卵性月经失调。

3. 全当归（切片）、远志肉各 150 克。甘草汤洗，用稀夏布袋，盛甜酒 5000 克浸之，盖好，浸 7 日后，晚温服，随量饮之，勿间断。适用于排卵性月经失调。

4. 黑木耳 30 克，大枣 20 枚。共煮汤服之。每日 1 次，连服。功效补中益气，养血止血。适用于排卵性月经失调气虚证。

5. 紫苏梗、月季花各 12 克，红花、何首乌、大枣各 10 克。将药物研细末，调拌蜂蜜冲服，每日 3 次，连服 7 日。适用于排卵性月经失调。

6. 小茴香、青皮各 15 克，黄酒 250 克。将小茴香、青皮洗净，入酒内浸泡 3 日，即可饮用。每次 15～30 克，每日 2 次，如不耐酒者，可用醋代之。功效疏肝理气。适用于排卵性月经失调。

7. 生山楂肉 20 克，当归 15 克，红糖 30 克。山楂、当归水煎去渣，冲入红糖，热饮。非妊娠者多服几次，经血亦可自下。适用于排卵性月经失调。

8. 路路通、川牛膝各 15 克，鸡血藤 20 克，茜草 10 克。水煎，分早、晚 2 次服，连服 7 日。适用于排卵性月经失调瘀阻证。

【生活调理】

1. 宜清淡饮食；宜多食富含维生素 C 的新鲜瓜果、蔬菜。

2. 避免暴饮暴食，以免损伤脾胃；忌食辛辣及过于寒凉之品。经前期的保健食品有大米、包心菜、韭菜、芹菜、橘子等；经后期的保健食品有牛奶、猪胰、胡萝卜、红花等；经前、经后均可食用的食品有海带、干枣、豆腐皮、高粱、薏苡仁、羊肉、苹果等。

3. 经期禁忌的食品有雪梨、香蕉、荸荠、石耳、石花、地耳等寒凉食品；肉桂、花椒、丁香、胡椒、辣椒等辛辣刺激的食品；菱角、茭笋、冬瓜、芥兰、蕨菜、黑木耳、兔肉等损伤脾胃或肾气的食品。

4. 治疗后应定期随诊。出血时要注意外阴清洁，勤换内裤及月经垫等月经用品；千万不能因有出血而不清洗外阴，相反，行经期一定要每日清洗外阴以去除血污。可用一些外阴清洁剂，也可用温开水清洗，但应避免盆浴；已婚妇女在出血期要避免性生活。若出血量大，可致贫血及机体抵抗力降低，应加强止血措施及酌情抗感染以防炎症及急性传染病的发生。

闭 经

闭经指从未有过月经或月经周期已建立后又停止的现象，通常有原发性闭经和继发性闭经两类。年满 14 岁尚无月经来潮而第二性征不发育者；或年满 16 岁尚无月经来潮，不论第二性征是否正常者，为原发性闭经；多由先天性异常，包括卵巢或苗勒组织的发育异常所引起。月经已来潮又停止 6 个月或 3 个周期者称继发性闭经，多由继发性疾病引起。

中医学将闭经称为经闭，《内经》指出闭经病因系"忧思郁结，损伤心脾"，"失血过多，房劳过度，肝血亏损"，"胞脉闭，心气不得通下"，"寒邪凝血"等。《金匮要略》则认为"因虚，积冷，结气"。《丹溪心法》提出"躯脂满经闭"病因为痰阻之说。《傅青主女科》则强调了闭经与肾水的关系，指出"经水出诸肾"，"经水早断，似乎肾水衰涸"，为后世医家从肾论治闭经提供了依据。综上所述，闭经病因不外乎虚、实两类。虚者多因冲任空虚无血可下所致；实者多因冲任隔阻，经血不得下行所致。

【偏方集成】

1. 鳖甲 30 克，白鸽 1 只，米酒少许。将白鸽去毛和内脏，并将鳖甲打碎，放入白鸽腹内，加清水适量，米酒少许，放瓦盅内隔水炖熟，调味服食。适用于闭经肝肾不足证。

2. 月季花 3 朵，红花 12 克，益母草、冰糖各 20 克。采用开败的月季花，洗净，取水适量，同益母草、红花一起用微火水煎 20 分钟，晾温，每日清晨空腹顿服。适用于闭经瘀血证。

3. 黄花菜根、当归各 20 克，大枣 5 枚，黄芪、猪瘦肉各 30 克，盐少许。先将猪瘦肉切成小薄片，取水适量煎煮 20 分钟，然后把其他药味一起投入，用微火煎熬至药质发软，放入盐，待片刻，停火。待温喝汤吃肉，每日 2 次。连服 10 日为 1 个疗程。适用于闭经，症见面色淡黄、心悸气短、头目眩晕、神疲纳少。

4. 红公鸡心、肝各 1 具，大枣 4 枚，黑矾 120 克，陈麦面 120 克。上药共研细末，调糊为丸，如梧子大，每日 1 次，每次 9 克，开水送下。适用于闭经。

5. 乳香、没药、血竭、儿茶各 6 克，巴豆霜 3 克。共为细末，葱捣碎为丸，如枣大，用白绸布袋装，塞入阴道，1 周后见效。适用于闭经血瘀证。

6. 生地黄 25 克，当归、白芍各 20 克，川芎 8 克。水煎服，每日 1 剂。功效益肝补血。适用于闭经。

7. 泽兰叶 90 克，当归（酒洗）、芍药

（炒）各 30 克，甘草 15 克。上药为粗末，每次 15 克，水 2 盏，煎 1 盏温服。适用于闭经。

8. 大黄 50 克，牵牛子 60 克，木香、红花、血竭各 6 克。共为细末，黑豆面为丸，如梧子大，每日早、晚各服 9 克，黄酒送下。适用于闭经。

【生活调理】

1. 调整饮食习惯 不挑食、不偏食，多吃一些高蛋白食物，如蛋类、牛奶、瘦肉、鱼类、甲鱼、牡蛎、虾等以及蔬菜、水果，以保证足够的营养物质的摄入。积极治疗全身的急慢性疾病，特别是胃肠道疾病、贫血及结核病等，以促进消化吸收，减少消耗。通过以上措施，可使营养不良的闭经患者恢复月经。

2. 保持心情舒畅 避免精神紧张与不良刺激，以免气血紊乱，影响月经的正常来潮。适当地进行体育锻炼和体力劳动，以增强体质，保证气血的正常运行。肥胖者还应控制饮食，少吃甜食及含脂肪类丰富的食物，以消除过度的脂肪对内分泌代谢的影响，促进月经的恢复。

3. 合理的作息时间 生理性的闭经在职业女性中出现较多，就是因为她们为了工作，而忽略了作息规律。长时间的熬夜、饮食不定时，打乱了身体的生物钟，也打乱了内分泌平衡，从而影响卵巢-垂体-下丘脑轴的功能，导致闭经。因此让自己的作息时间合理，并避免过度劳累，不久"老朋友"就会重新登门的。

4. 保持规律的性生活 规律的性生活是一种良性刺激，可使人体内分泌趋于平衡，更符合生理需要，而促进月经的恢复，并使月经来潮规律。

痛　经

痛经是指经期前后或行经期间，出现下腹部痉挛性疼痛，并有全身不适，影响日常生活者。据文献报道全球女性中有 80% 有不同程度痛经，其中约 3/4 影响工作。我国妇女的发病率为 33.1%，其中 13.59% 的女性出现严重影响工作的病态。痛经仅发生在有

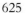

排卵的月经周期，分原发性和继发性两种。经过详细妇科临床检查未能发现盆腔器官有明显异常者，称原发性痛经，又称功能性痛经，病因目前尚未完全明了。初潮不久后即出现痛经，有时与精神因素密切相关。也可能由于子宫肌肉痉挛性收缩，导致子宫缺血而引起痛经。多见于子宫发育不良、宫颈口或子宫颈管狭窄、子宫过度屈曲，使经血流出不畅，造成经血潴留，从而刺激子宫收缩引起痛经。有的在月经期，内膜呈片状脱落，排出前子宫强烈收缩引起疼痛，排出后症状减轻，称膜性痛经。原发性痛经多能在生育后缓解。继发性痛经则指生殖器官有明显病变者，多见于生育后及中年妇女，因盆腔炎症、肿瘤或子宫内膜异位症引起。内膜异位症系子宫内膜组织生长于子宫腔以外，如子宫肌层、卵巢或盆腔内其他部位，同样有周期性改变及出血，月经期间因血不能外流而引起疼痛，并因与周围邻近组织器官粘连，而使痛经逐渐加重，内诊可发现子宫增大较硬、活动较差，或在子宫直肠陷窝内扪及硬的不规则结节或包块，触痛明显。

本病中医学称"经行腹痛"、"经期腹痛"、"经痛"等，认为痛经系由情志所伤，六淫为害，导致冲任受阻；或因素体不足，胞宫失于濡养，致经期或经行前后呈周期性小腹疼痛的月经病。痛经发病有情志所伤，起居不慎或六淫为害等不同病因，并与素体禀赋及经期、经期前后特殊的生理环境有关。其发病机制主要是在此期间受到致病因素的影响，导致冲任瘀阻或寒凝经脉，使气血运行不畅，胞宫经血流通受碍，以致不通则痛；或冲任、胞宫失于濡养，不荣而痛。其病位在冲任、胞宫，变化在气血，表现为痛证。本病实证多见，虚证少见，亦有虚实夹杂者。实证有气滞血瘀、寒湿凝滞、湿热蕴结之别，虚证有气血亏虚、肝肾亏损不同。痛经的治疗原则，以调理冲任气血为主。实证分别予以行气活血，或温经散寒，或清热利湿；虚证则予补气养血，或补益肝肾；虚实夹杂者，治当兼顾。

【偏方集成】

1. 当归 10 克，益母草 30 克，鸡蛋 3 枚。

将当归、益母草、鸡蛋加清水煮至鸡蛋熟后，去壳再煮片刻，去渣取汁，饮汤食蛋，每次 1枚，每日 3 次，连续 5～7 日。功效活血行气，化瘀止痛。适用于痛经血瘀证，症见经色紫暗有块，血排出后疼痛减轻者。

2. 鸡血藤 30 克，河蟹 250 克。将二者洗净后，加清水适量，置瓦罐中，文火炖沸后，调入米酒适量，炖至河蟹熟后，趁热饮服，每日 1 剂，连续 5～7 日。功效活血化瘀，通经止痛。适用于痛经，症见经前或经行小腹胀痛，按压痛甚或伴胸胁乳胀者。

3. 延胡索 10 克，益母草 30 克，大枣 10枚，鸡蛋 3 枚。将延胡索、益母草、大枣、鸡蛋加清水适量，煮至鸡蛋熟后，去壳再煮片刻，去渣取汁，饮汤食蛋，每次 1 枚，每日 3 次。功效活血理气，化瘀止痛。适用于痛经，症见经行量少，舌质紫暗有瘀点或瘀斑者。

4. 延胡索 20 克，益母草 50 克，鸡蛋 2枚。将以上 3 味加水同煮，待鸡蛋熟后去壳，再放回锅中煮 20 分钟左右即可饮汤，吃鸡蛋。适用于痛经。

5. 乌豆（黑豆）60 克，鸡蛋 2 枚，黄酒或米酒 100 毫升。加水同煮熟即可服食。功效调中，下气，止痛。适用于痛经。

6. 干姜、艾叶各 10 克，薏苡仁 30 克。将前 2 味水煎取汁，将薏苡仁煮粥至八成熟，入药汁同煮至熟。功效温经，化瘀，散寒，除湿及润肤。适用于痛经寒湿凝滞证。

7. 生姜 25 克，大枣 30 克，花椒 100 克。将生姜去皮洗净切片，大枣洗净去核，与花椒一起装入瓦煲中，加水 1 碗半，用文火煎剩大半碗，去渣留汤。饮用，每日 1 剂。功效温中止痛。适用于痛经寒证。

8. 鲜韭菜 300 克，红糖 100 克。将鲜韭菜洗净，沥干水分，切碎后捣烂取汁备用。红糖放铝锅内，加清水少许煮沸，至糖溶后兑入韭汁内即可饮用。功效温经，补气。适用于痛经气血两虚证。

9. 山楂干 300 克，低度白酒 500 毫升。将山楂干洗净，去核，切碎，装入带塞的大瓶中，加入白酒，塞紧瓶口，浸泡 7～10 日后饮用。浸泡期间每日摇荡 1～2 次，每次 15

毫升。功效健脾，通经。适用于痛经。

10. 山楂、葵花子仁各 50 克，红糖 100 克。以上用料一齐放入锅中加水适量同煎或炖，去渣取汤。此汤宜在月经来潮前 3～5 日饮用。功效补中益气，健脾益胃。适用于痛经气血两虚证。

11. 红花 200 克，低度酒 1000 毫升，红糖适量。红花洗净，晾干表面水分，与红糖同装入洁净的纱布袋内，封好袋口，放入酒坛中，加盖密封，浸泡 7 日即可饮用。每次服 20～30 毫升，每日 1～2 次。适用于痛经。

12. 延胡索、五灵脂各 10 克，盐 4 克，生姜 1 片。前 3 味药共研细末，将脐部用湿布擦净后，放药末 3 克于脐上。上盖生姜，用艾灸，以自觉脐内温暖为度，隔日 1 次。适用于痛经。

13. 香附 12 克，延胡索 10 克，肉桂 8 克，木香 6 克，鸡血藤 20 克。共捣烂，炒热后外敷贴丹田穴，然后按揉或温灸。适用于痛经气滞寒凝证。

14. 山楂 30 克，向日葵子 15 克，红糖 60 克。将山楂、向日葵子烤焦后研末，加红糖冲服。分 2 次服，每日早、晚各 1 次。于经前 1～2 日开始服或经来即服。每次月经周期服 2 剂，连用 1～2 个月。功效活血化瘀，收敛镇痛，补中益气。适用于痛经气血虚弱证。

15. 全当归 15 克，玫瑰花 10 克，桂枝 5 克，红糖 30～50 克。将全当归、玫瑰花、桂枝装入瓦煲内，加清水 2 碗，用文火煎剩 1 碗时，加入红糖，调匀，煮沸即可服。功效温经通脉，化瘀止痛。适用于痛经寒证。

【生活调理】

1. 在月经来潮前 3～5 日内饮食宜以清淡易消化为主。应进食易于消化吸收的食物，不宜吃得过饱，尤其应避免进食生冷之食品，因生冷食品能刺激子宫、输卵管收缩，从而诱发或加重痛经。

2. 月经已来潮，则更应避免一切生冷及不易消化和刺激性食物，如辣椒、生葱、生蒜、胡椒、烈性酒等。此期间患者可适当吃些有酸味的食品，如酸菜、食醋等，酸味食品有缓解疼痛作用。

3. 在经前或经后，都应保持大便通畅。尽可能多吃些蜂蜜、香蕉、芹菜、白薯等，因便秘可诱发痛经和增加疼痛感。痛经患者平时饮食应多样化，不可偏食，应经常食用些具有理气活血作用的蔬菜、水果，如荠菜、洋兰根、香菜、胡萝卜、橘子、佛手、生姜等。身体虚弱、气血不足者，宜常吃补气、补血、补肝肾的食物，如鸡、鸭、鱼、鸡蛋、牛奶、动物肝肾、鱼类、豆类等。

4. 经期要防寒保暖，避免淋雨、下水、忌食生冷食品；情绪稳定，精神愉悦；膳食合理平衡；生活规律，劳逸结合，保证睡眠；适度参加运动锻炼，但忌干重活及剧烈运动。

经前期综合征

育龄妇女在月经前 7～14 日（即在月经周期的黄体期），反复出现一系列精神、行为及体质等方面的症状，月经来潮后症状迅即消失。由于本病的精神、情绪障碍更为突出，以往曾命名为"经前紧张症"、"经前期紧张综合征"。近年认为本病症状波及范围广泛，除精神神经系症状外还涉及几个互不相联的器官、系统，包括多种多样的器质性和功能性症状，故总称为经前期综合征。但仍有学者突出有关情绪异常方面的症状而提出"晚黄体期焦虑症"。现在临床主要根据下述 3 个关键要素进行诊断。①在前 3 个月经周期中周期性出现至少一种精神神经症状，如疲劳乏力、急躁、抑郁、焦虑、忧伤、过度敏感、猜疑、情绪不稳等，以及一种体质性症状，如乳房胀痛、四肢肿胀、腹胀不适、头痛等；②症状在月经周期的黄体期反复出现，在晚卵泡期必须存在一段无症状的间歇期，即症状最晚在月经开始后 4 日内消失，至少在下次周期第 12 日前不再复发；③症状的严重程度足以影响患者的正常生活及工作。凡符合上述 3 项者才能诊断。

中医学散在记载于"经行头痛"、"经行乳房胀痛"、"经行发热"、"经行身痛"、"经行泄泻"、"经行浮肿"等范畴。后《中医妇科学》将本病称为"月经前后诸证"。中医学认为妇女行经之前，阴血下注冲任，血海充

中医偏方全书（珍藏本）

盈，而全身阴血相对不足，脏腑功能失调，气血失和，则出现一系列证候。因月经的产生与肝、肾、脾的关系尤为密切，故肝、肾、脾功能失调，气血、经络受阻是导致月经前期紧张综合征的重要因素。中医学辨证论治，肝郁气滞证是常见的一种，除此之外，还可分脾肾阳虚证、阴虚肝旺证和心脾两虚证。

【偏方集成】

1. 月季花9克，核桃仁30克，红糖60克，甜酒60毫升。前3味加水适量煎汤，冲甜酒服用。经前每日1次，连服5～7日。功效补肾气，调冲任。适用于经前期综合征肾虚证。

2. 韭菜100克，羊肝150克，葱、姜、盐各适量。韭菜洗净切成段，羊肝切片，加葱、姜、盐，共放铁锅内用明火炒熟。每日1次，佐餐食用，月经前连服5～7日。功效补肝肾，调经血。适用于经前期综合征肾虚证。

3. 当归、益母草各15克，大枣10枚，粳米50克，红糖20克。当归、益母草除去杂质，洗净放入沙锅或不锈钢锅内，加清水600毫升，浸泡1小时。先用大火煮沸，改用小火煎30分钟，用双层纱布过滤，约得药液200毫升，为头煎。药渣加水500毫升，煮法同前，得药液200毫升，为二煎。大枣、粳米拣去杂质，淘洗干净，放入锅内，注入头煎、二煎药液及清水共500毫升。将锅置大火上煮沸，再换小火熬至粳米化汤稠的粥，加红糖，稍煮即成。每日2剂，分早、晚热服，10日为1个疗程，可连服2～3个疗程。功效补血调血，活血止痛。适用于经前期综合征。

4. 山药200克。洗净，刨去外皮，切碎，剁成山药糜糊，备用。将枸杞子15克洗净，放入沙锅，加适量水，中火煨煮30分钟，调入山药糜糊，改用小火煨煮片刻。鲜牛奶200毫升用另一锅煮沸，沸后则离火，缓缓调入枸杞山药糊中，拌和均匀即成。早、晚分食。功效温肾健脾。适用于经前期综合征脾肾虚证。

5. 党参、当归、炙黄芪各15克。洗净，切成片，同入沙锅，加水浓煎2次，每次30分钟，合并2次滤汁，备用。将海参50克泡发，纵剖成细条状，切成黄豆大小的海参丁，待用。将大枣15枚洗净，放入沙锅，加适量水，用大火煮沸，放入党参、黄芪、当归煎汁，改用小火煨煮20分钟，放入海参丁，加红糖20克，共煮10分钟，用湿淀粉勾芡成羹即成。早、晚分食。功效养肝补血定眩。适用于经前期综合征肝血不足证。

6. 猪脑（洗净）1具，天麻（蒸软）10克。切片，一并入锅，加水适量，煮沸后以小火炖60分钟，成稠厚羹汤，拣去药渣，晾温。上为一日量，喝汤吃猪脑，经常食用。适用于经前期综合征。

7. 麦冬6克（或沙参10克），白芍10克。加水适量，水煎20分钟。去渣加枸杞子10克，百合10克，煎汤代茶饮。功效滋养肝阴，清心安神。适用于经前期综合征肝阴不足证。

8. 大枣10枚，莲子15克，龙眼肉、百合各10克，粳米60克。共煮粥。粥稠食粥。每日1剂，连服5剂。功效益气健脾，滋阴安神。适用于经前期综合征气阴双虚、失眠不安证。

9. 月季花、玫瑰花、合欢花各6克。用沸水浸泡，盖闷5分钟后当茶饮。每日1剂，连服5日。功效解郁安神调经。适用于经前期综合征。

10. 合欢皮（或加炒枣仁10克）、合欢花各15克。先将合欢皮（或加炒枣仁）煎汤，15分钟去渣，再加入合欢花共煮。最后加红糖适量。每日1剂，连服5～7剂。功效解郁安神。适用于经前期综合征肝郁不舒证，症见神志不安、失眠多梦者。

11. 鲜藕汁100克，三七粉5克，鸡蛋1枚。将鸡蛋打入碗内，加三七粉，用筷子搅打至匀。将藕汁倒入锅内，加开水200毫升，煮沸再倒入鸡蛋，酌加食油、盐、味精等作料，煮至鸡蛋熟即可。食蛋饮汤，每日1剂，月经前2日开始服用，每月服5～7剂，可连服3～5个周期。功效凉血止血，活血化瘀。适用于经前期综合征。

【生活调理】

1. 放松心情，少吃甜食，多喝水，多吃些新鲜水果，少吃动物脂肪，多吃含纤维丰富的食物，因纤维能清除体内过量的雌激素。少喝酒。

2. 多做运动，而且在月经前的 1～2 周增加运动量，会缓解不适。

代偿性月经

代偿性月经是指与月经周期相似的周期性非子宫出血的一种疾病。出血的部位有鼻黏膜、胃、肠、膀胱、肺、乳腺、皮肤、外耳道、眼等部位，以鼻黏膜出血最多见，其次为胃，常伴有月经过少甚至无月经。好发于青春期女子。若代偿性月经与子宫出血同时发生，则可能前者出血少而后者出血多，或反之。有的闭经时有全身不适及盆腔坠胀感，而代偿性月经一出现，症状即消失，检查时可在相关位置找到出血部位。若在鼻腔则表现为典型的周期性鼻出血。诊断根据临床表现及出血部位活检即可确诊，须排除子宫内膜异位症和其他病变。

中医学将本病归于"经行吐衄"范畴，其他还有"倒经"、"逆经"、"错经"之称。其病因病机，认为多由肝郁气滞化火，灼伤脉络所致；或素体阴虚火旺，迫血妄行；或气滞血瘀，血行不畅而上逆；或湿热内蕴所致。治疗宜疏肝理气、滋阴降火，或理气活血化瘀，或清利湿热之邪。邪气一旦消除，则血自然下行，倒经诸症自可渐除。近年来，对本病的治疗除辨证施治外，主张加用治血化瘀、引血下行之品，具有一定疗效。

【偏方集成】

1. 白芍 22.5 克，生地黄 480 克，牡丹皮、水牛角各 30 克。为粗末，每次服 15 克。功效清热凉血。适用于代偿性月经。

2. 鲜藕 60 克，侧柏叶 10 克。打碎取汁，用陈酒分数次送服。适用于代偿性月经实热证。

3. 大黄、肉桂各 3 克，生赭石 18 克。将大黄、肉桂研细末，和匀，用赭石汤送下，每日 1 剂，分早、晚 2 次服。适用于代偿性月经虚热、实热证。

4. 以冰水浸湿的毛巾或冰袋敷患者前额或颈部。适用于代偿性月经。

5. 木耳、银耳各 15 克，芹菜 300 克，味精、盐、麻油、黄酒各适量。将木耳、银耳用温开水泡后洗净、去根、撕成碎片。芹菜洗净，去根叶后切成小段。然后将三者入沸水烫后，加味精、麻油、黄酒及盐拌食。适用于代偿性月经。

6. 鲜墨旱莲 30～50 克。洗净，捣烂榨汁，煮沸加冰糖适量。待冷分 2 次服，每日 1 剂。适用于代偿性月经。

7. 生地黄、当归、赤芍各 10 克，牛膝 15 克。水煎服，每日 2 次。适用于代偿性月经鼻出血。

8. 韭菜汁 1 杯，童便半杯。兑匀服，每日 1 次，连服 7 日。适用于代偿性月经。

9. 鲜茅根 60 克，土牛膝、桑叶、白茅根各 15 克。水煎服。适用于代偿性月经。

10. 红花 10 克，生地黄 12 克，童便 1 杯。前 2 味煎水，兑童便服，每日 1 剂。适用于代偿性月经。

11. 川贝母（捣碎成末）10 克，梨（削皮切块）2 个。加冰糖适量，清水适量炖服。适用于代偿性月经肝郁气滞证。

【生活调理】

1. 预防性治疗　注意休息，多吃含维生素 C 丰富的食物，以增强血管抵抗力，在月经期尽量减少触碰鼻部或有关部位。有衄血史者平时饮食宜清淡，不可嗜服辛辣煎烤食物，以免伤阴津，引血妄行。

2. 保持心情舒畅，尤其经前或经期更须稳定情绪，防止经血上逆而致衄血。经前可酌服逍遥丸、越鞠丸等以疏泄肝气，调畅情志。阴虚火旺者经前 7 日预服知柏地黄丸，亦可预防吐衄。

3. 有子宫内膜异位症者应同时治疗该病。

4. 平时多吃些含维生素丰富的食品，如水果、蔬菜，或服用维生素 A、维生素 B、维生素 C 等药物，以增强血管的抵抗力。

5. 临床上发现有"倒经"现象的姑娘，随着年龄的增长，往往不治而愈。如果代偿性月经只发生 1～2 次，不严重者可以不进行治疗，以后会自愈。

中医偏方全书（珍藏本）

中医偏方全书（珍藏本）

围绝经期综合征

妇女自生育旺盛的性成熟逐渐过渡到老年的一段时期，生理上亦随之产生一系列变化，有的妇女相应出现这样或那样的症状，称之为围绝经期综合征。世界卫生组织倡导，废除"更年期"而采用"围绝经期"的概念，即从绝经前，出现与绝经相关的内分泌、生物学和临床特征起，至绝经后一年内的时间。绝经提示卵巢功能衰退、生殖能力终止。城市妇女平均绝经年龄 49.5 岁，农村妇女为 47.5 岁。约 1/3 的妇女可以平稳过渡，没有明显不适，约 2/3 的妇女出现程度不同的低雌激素血症引发的一系列症状，称之"围绝经期综合征"。

中医学散在记录其症状于"老年血崩"、"老年经断复来"、"脏躁"、"百合病"等病症中，认为妇女进入围绝经期，肾气渐衰，天癸将竭，冲任二脉虚损，精血不足，气血失调，脏腑功能紊乱，肾阴阳失和而致。临床常见的为肾阴虚、肾阳虚或肾阴阳两虚，故肾虚为致病之本，可以涉及他脏而发病。

【偏方集成】

1. 百合 30 克，大枣 10 枚。水煮，当茶饮。适用于围绝经期综合征心肺阴虚证。

2. 沙参 15 克，冬虫夏草 3 克，枸杞子 10 克，鸭半只。加适量水，炖 1 小时服食。适用于围绝经期综合征肾虚精亏证。

3. 何首乌 15 克，黑豆 100 克，大枣 20 枚。煮排骨汤服食。适用于围绝经期综合征肝肾阴虚证。

4. 莲藕 300 克，红萝卜 100 克，郁金 15 克。煮排骨汤服食。适用于围绝经期综合征血虚血瘀证。

5. 当归、黄芪各 30 克，三七 9 克，霜桑 10 克。上药加水 1000 毫升，煎至 600 毫升，早、中、晚饭前分 3 次温服。适用于围绝经期综合征。

6. 绿茶 3 克，佛手花、茉莉花各 5 克，枸杞子 10 克。水煎服。功效滋阴清热，理气解郁，补益肝肾。适用于围绝经期综合征肝郁气滞证。

7. 鲜韭菜适量。将韭菜洗净，用干净纱布包好，榨取汁液，临服时加点白糖，代茶饮。每次 5～10 克，每日 2 次。功效温阳寒宫。适用于围绝经期综合征，症见形寒肢冷、面色㿠白、精神委靡、腰膝酸冷、经血量少、色淡而清、夜尿多等。

8. 小麦 90 克，甘草 60 克，大枣 4 枚，核桃仁 50 克。上药加水 1000 毫升，煎至 600 毫升，早、中、晚饭前分 3 次温服。适用于围绝经期综合征。

9. 炙百合 30 克，生地黄 15 克。水煎，代茶频饮。适用于围绝经期综合征。

10. 百合、莲子各 30 克，糯米 100 克。加水适量，熬汤服食。适用于围绝经期综合征。

【生活调理】

1. 酸奶、乳制品、糖、肉类易造成皮肤发热，所以饮食中应尽量避免乳制品。可以多吃生菜、海带、鲑鱼（含骨）、沙丁鱼等。

2. 少食多餐。少食多餐有利于调节体温。

3. 多喝水。多喝水或果汁，可以有效地控制体温。

4. 减少咖啡因和乙醇。含咖啡因、乙醇的饮料将刺激某些激素分泌，而诱发皮肤发热。

5. 乐观面对人生。虽然 50 岁左右的你可能会面临很多新问题，比如子女长大成家，可能会带给你一些孤独，但是你依然可以在这一段时间过充实的生活。你不妨接着去上学，学习那些你年轻时想学又没有时间学的东西。或者去做一些自己喜欢的运动，走路、慢跑、骑车、跳舞、跳绳、游泳等都是不错的选择，它们会让你心情舒畅，忘掉烦恼。适宜自身的体育锻炼，可以有效地延缓骨质疏松的进程。

6. 保持规律的性生活。规律的性生活不易使皮肤发热，而且能间接刺激退化的卵巢，以缓和激素系统，且防止雌激素锐减。

7. 补充营养素。

急性乳腺炎

急性乳腺炎是由细菌感染所致的急性乳

房炎症，常在短期内形成脓肿，多由金黄色葡萄球菌或链球菌沿淋巴管入侵所致。多见于产后2～6周哺乳妇女，尤其是初产妇。病菌一般从乳头破口或皲裂处侵入，也可直接侵入引起感染。本病虽然有特效治疗，但发病后痛苦，乳腺组织破坏引起乳房变形，影响喂奶。因此，对本病的预防重于治疗。

本病中医学称"乳痈"、"妒乳"，又称"外吹乳痈"。本病多为肝郁气滞，疏泄失职，使乳络不畅，乳管阻滞，败乳蓄积，化热而成痈肿；或产后饮食不节，嗜食肥甘厚腻，胃热蕴滞，肝胃不和，外加火毒内侵或小儿口气燃热，内热与外邪相搏，蒸腐淤乳，积而成脓，发为乳痈。

【偏方集成】

1. 金银花60克，蒲公英30克，甘草9克，没药（去油）6克，当归尾18克。水、酒各3碗煎1碗，食后服；渣再煎，绞汁服。适用于乳痈。

2. 瓜蒌（研）1枚，皂角刺（烧带生）、没药各15克，乳香、甘草各7.5克。酒1500毫升煎取1000毫升，时时饮之。适用于乳痈痈疽发背。

3. 大当归（洗去泥）1枝，蒲公英、金银花各120克，甘草15克。酒水同煎3大碗，渣再煎服，以一日夜服尽自消。适用于乳痈之热毒血瘀证。

4. 瓜蒌1个，当归、生甘草各15克，没药、乳香（另研）各5克。酒水煎，食后服。适用于乳痈初起肿痛，及一切痈疽或脓出后余毒。

5. 白花地丁、全当归、细生地黄、金银花、甘草各30克。用水1碗煎透，至七八分，加黄酒500克，再煎，又加黄酒250克，不饮酒者，一杯亦可，初起时服之。适用于乳痈。

6. 贝母末适量。酒服6克。仍令人呍之。适用于乳痈气郁证。

7. 瓜蒌1个，乳香6克。酒煎服；外用南星为末，温水调敷。适用于乳痈。

8. 蒲公英30克，忍冬藤60克。捣烂，水2盅，煎至1盅，食前服，其渣敷患处。适用于乳痈红肿。

9. 丹参、白芷、芍药各60克。剉碎，醋淹一夜，猪脂250克，微火煎成膏，去渣敷之。适用于乳痈。

10. 瓜蒌（捣碎）1个，当归尾（酒炒）、赤芍各10克，穿山甲（炒，研末）、甘草各3克。酒、水各半煎服。适用于乳痈气血瘀阻证。

11. 芒硝100克。置入布袋湿热敷乳房，每日2～3次。适用于乳痈热毒壅滞证。

【生活调理】

妊娠后期，常用温水洗乳头。乳头内陷者，洗后轻柔按摩牵拉。产后可用橘核30克，水煎服，一般2～3剂，可防止乳汁淤滞。养成定时哺乳习惯，注意乳头清洁。产妇乳汁过多，哺乳后尚未排尽时，可用吸乳器或用手挤压按摩，使乳汁排出，防止淤积。如有乳头擦伤、皲裂，或身体其他部位有化脓性感染时，应及时治疗。

1. 早期按摩和吸乳是避免转成脓肿的关键。患者或家属可用手指顺乳头方向轻轻按摩，加压揉推，使乳汁流向开口，并用吸乳器吸乳，以吸通阻塞的乳腺管口。吸通后应尽量排空乳汁，勿使壅积。

2. 情志不畅亦与本病有关，要劝导患者解除烦恼，消除不良情绪，注意精神调理。

3. 哺乳期要保持乳头清洁，常用温水清洗乳头；定时哺乳，每次应尽可能将乳汁排空，如乳汁过多，婴儿不能吸尽，应借助吸乳器将乳汁排空；发热，体温达39℃时不宜吸乳。

4. 不宜让婴儿含乳头睡觉，哺乳后用胸罩将乳房托起。

5. 饮食宜清淡，易消化，少吃荤食，忌辛辣。

乳腺囊性增生病

乳腺囊性增生病又称慢性囊性乳腺病，是乳腺实质的良性增生，为妇女常见的乳腺疾病，多发生在30～50岁的妇女。与卵巢功能失调有关，且患者多有较高的流产率。临床特点是乳房胀痛、乳房肿块。少数患者出现乳头溢液，多为棕色、浆液性或血液性液体。病程可以很长，绝经后往往可以自动消失。

本病属中医学"乳癖"范畴，多因肝气不舒、冲任失调，致使乳房气滞血瘀，痰瘀凝结而成。情志内伤，郁怒伤肝，忧思伤脾，以致肝气不舒，脾失健运，又肝气不舒亦可克伐脾土，致水湿失运、痰浊内生，从而使痰气互结于乳房而发病。冲为血海，任主胞胎，冲任又隶属于肝肾。生育过多或多次堕胎等伤精伤血，以致肝肾两亏，冲任失调。冲任失和，下不能通盛胞宫而致月经失调，上不能滋养乳房而致气血凝滞，痰瘀凝结而成本病。

【偏方集成】

1. 蒲公英、金银花、夏枯草各 15 克，土贝母 9 克。白酒 2 碗，煎至 1 碗，空腹热服。适用于乳癖。

2. 全蝎 2 只。夹于馒头或糕点中，每日 1 次，7 日为 1 个疗程，连用 2 个疗程，疗程间可休息 2 日。适用于乳癖。

3. 川乌、商陆、大黄、王不留行、樟脑各等份。将上药加工成细末，按一定比例混匀，分装入半圆形纱布药袋内，每袋 2.5 克，经消毒后置于密封的塑料袋内备用。务使佩戴胸罩时，药袋能紧贴乳房患处。要求在每次月经前 15 日开始用药，7～10 日换用药袋 1 次，经期停用。1～3 个月经周期为 1 个疗程。功效活血化瘀，软坚散结，止痛消肿。适用于乳癖。

4. 金银花、橘皮各 15 克。上药加水 1000 毫升，煎至 600 毫升，早、中、晚饭前分 3 次温服。适用于乳癖。

5. 瓜蒌 30 克，乳香、没药各 6 克，当归、甘草各 15 克。一般从前次月经干净后第 5 日开始服药。每日 1 剂，早、中、晚各服 1 次。连服 20 剂为 1 个疗程。轻者用 1 个疗程，较重者可连续服 2 个疗程。功效疏肝解郁，活血化瘀，化痰散结。适用于乳癖。

6. 山楂片、五味子各 15 克，麦芽 50 克。水煎，每日 1 剂，分早、晚 2 次服。10 剂为 1 个疗程。功效疏肝散结，补肾化痰。适用于乳癖。

【生活调理】

1. 调畅情志　稳定乐观，和谐有趣，胸襟开朗，有度量，遇事不急躁，不疑虑，坦然处之。切忌郁怒激动。

2. 合理改善饮食结构，减少脂肪类的摄入，戒烟及不食含有黄嘌呤的食物与药物，选用合理的胸罩及合适的节育方法。

乳腺癌

乳腺癌是女性最常见的恶性肿瘤之一，据资料统计，发病率占全身各种恶性肿瘤的 7%～10%。它的发病常与遗传有关，40～60 岁、绝经期前后的妇女发病率较高。仅 1%～2% 的乳腺患者是男性。通常发生在乳房腺上皮组织的恶性肿瘤。是一种严重影响妇女身心健康甚至危及生命的最常见的恶性肿瘤之一，男性乳腺癌罕见。乳腺细胞发生突变后便丧失了正常细胞的特性，组织结构紊乱，细胞连接松散，癌细胞很容易脱落游离，随血液或淋巴液等播散全身，形成早期的远端转移，给乳腺癌的临床治愈增加了很大困难。全身重要脏器的转移如肺转移、脑转移、骨转移等都将直接威胁人的生命，因此乳腺癌是严重危及人体生命的恶性肿瘤。主要症状表现为乳腺肿块、乳腺疼痛、乳头溢液、乳头改变、皮肤改变、腋窝淋巴结肿大。20 世纪以来乳腺癌的发病率在世界各地均有上升的趋势。在欧洲、北美占女性恶性肿瘤发病的第一、第二位。中国于 20 世纪 90 年代初有乳腺癌患者 20 万，每年新发病例约 5 万。

本病属中医学"乳岩"、"恶疮"、"失荣"等范畴。中医学认为乳岩的发展与肝郁气滞、冲任失调有关。肝郁气滞，脏腑功能失调而致气滞血瘀、痰凝、邪毒结于乳络而成。七情内伤，忧思郁怒则肝脾气逆，肝郁则气血瘀滞，脾伤则痰浊内生，痰瘀互结，经络阻塞，痰瘀结滞于乳房。肝肾阴虚，阴虚则火旺，火旺则灼津为痰，痰瘀互结乳房而成岩。

【偏方集成】

1. 桃仁 10 克，红花 6 克，金银花 15 克，半枝莲 30 克，粳米 150 克，冰糖适量。前 4 味一并放入沙锅中，加适量水煎煮，煮沸约

30 分钟后，过滤去渣，取汁备用；粳米洗净，置锅中，加清水适量，放火上，先用武火煮沸后，再用文火慢煮，待粥熟后，倒入药汁与冰糖，再稍煮即成。每日 1 剂，分 3 次食完，连续服食 5～7 日。功效活血化瘀，解毒抗癌。适用于乳腺癌瘀毒内阻之证。

2. 老丝瓜 250 克，水发黑木耳 50 克，鸡蛋 2 枚，油、盐各少许。将丝瓜切块，与木耳加水煲汤，至熟烂后，打蛋花及油、盐调味即可。每日分 2 次饮服，连服 7～10 日。功效清热化痰，凉血散结。适用于乳腺癌痰湿不化证。

3. 狼毒 250 克，大枣 500 克。将狼毒放入锅内加水煮，大枣放笼上蒸至熟为度。每次服枣 7 枚，每日 2～3 次。连服 10～15 日。功效祛痰破积，健脾和中。适用于乳腺癌痰湿不化证。

4. 猪瘦肉 100 克，半枝莲 30 克，生姜 10 克，盐、大蒜、酱油、葱段、味精各适量。将猪瘦肉洗净，切成丝；半枝莲洗净，切成段；生姜洗净，切成片。上方一并放锅中，加清水适量煮汤，至熟后，加入盐等调味服食。食肉饮汤。每日 1 剂，分 2 次食完，连续服食 3～5 日。功效补脾益气，清热解毒。适用于乳腺癌气血双亏证。

5. 鲜草菇、鲜猴头菇各 60 克，生姜 10 克，食用油、大蒜、酱油、盐、胡椒粉、葱段、味精各适量。将锅中放入食用油烧热后，倒入洗净、撕成丝之鲜草菇、鲜猴头菇，加入生姜（切成末）、盐等翻炒，再加清水适量煎煮，至熟后调味服食。食草菇、猴头菇，饮汤。每日 1 剂，分 2 次佐餐食完。功效补脾益气，抗癌。适用于乳腺癌气血双亏证。

6. 龟甲 3 块，黑枣肉适量。将龟甲炙黄，研成末，黑枣肉捣烂，二者混合为丸备用。每次 10 克，每日 2 次，用温开水送服，连续服用 5～7 剂。功效滋阴健胃，益气生津。适用于乳腺癌气血双亏证。

7. 枸杞子 15 克，茉莉花 6 克，乌骨鸡 1 只（约 200 克），盐适量。将鸡杀死去毛及内脏；用纱布包好茉莉花置鸡腹中，竹签缝好鸡腹切口；将枸杞子及乌鸡放沙锅中加水炖熟，去茉莉花及竹签，盐调味即可。饮汤食肉，常吃。功效补益气血，扶正抗癌。适用于乳腺癌气血双亏证。

8. 紫茄（切片）2 个，猪瘦肉 60 克，鸡蛋 1 枚，盐、味精、植物油各适量。将紫茄与猪瘦肉放入锅中煎汤。然后将鸡蛋打破入汤调匀散开，熟时加入盐、味精、植物油，即可食用。适用于乳腺癌。

9. 当归 15 克，川芎 6 克，穿山甲肉 50 克。将上料放入沙锅内武火煮沸，然后用文火隔水炖 2 小时，饮汤吃肉（肿块破溃者禁用）。适用于乳腺癌。

10. 香菇（水发，切丝）50 克，螃蟹（洗净去肠杂）1 只。放在盘上加适量味精、盐、油配料入锅内蒸熟服食，每日 1 次。适用于乳腺癌。

11. 佛手 10 克，白花蛇舌草 30 克，半边莲 20 克，大枣 10 枚，甲鱼（去肠杂洗净切块）1 只（约 500 克）。将前 4 味药用水浓煎 2 次，取汁 300 毫升和甲鱼炖熟食用。适用于乳腺癌。

12. 粘米粉 250 克，萝卜 1500 克，腊肉 100 克，虾米 30 克，白糖 50 克，生油 2 汤匙，生酱油 2 茶匙，胡荽 30 克，胡萝卜 1 个。将虾米浸透、剁成茸，腊肉切粒，萝卜去皮刨成丝，倒下烧热之锅中，加油与清水同煮，煮至萝卜完全变色时，加入炒熟粘米及腊肉，再加调料拌匀，连汁水盛起盆内，粘米粉撒于盆中之混合物，不时快手以铲兜匀，倒入已涂油之糕盆内，隔水猛火蒸 1 小时，用筷子插入糕。如无粉粘即可，适量食用。适用于乳腺癌。

13. 莲子（去心）、薏苡仁各 20 克，牡蛎肉 100 克。一起放入锅内，加水适量，加少许姜丝、油、盐，煮沸后转文火炖 50 分钟，即可食用。适用于乳腺癌。

14. 灵芝粉 15 克，豆腐皮 2 张，枸杞子 20 克，番茄 50 克，水发香菇 30 克，猪排骨汤 1000 克。将猪排骨汤倒入沙锅内，入灵芝粉、豆腐皮丝、枸杞子、香菇丝及适量精盐煮熟，再加入番茄、味精即可食。适用于乳腺癌。

15. 青蛙 2 只（约 150 克），金针菜、木耳各 25 克，生姜 4 片，大枣 4 枚。将金针菜、木耳泡发后洗净，与青蛙、大枣一齐放入锅内，加清水适量，武火煮沸后，文火煲1～2小时即成。调味饮汤。功效疏肝养阴，散结通乳。适用于乳腺癌阴虚气滞证，症见胸胁不舒，乳房肿痛或心烦易怒，口干；舌红少苔，脉弦。

16. 肉桂3克，熟地黄、山药各20克，冬虫夏草6克，鹿肉100克，大枣10枚。将鹿肉去油脂，洗净，斩块；其他用料洗净。将全部用料放入锅内，加清水适量，文火煮2.5～3小时。调味食用。功效补养肝肾。适用于乳腺癌肝肾亏损证，症见病侧乳房隐作痛，可摸到肿块，稍硬，可移动；乳头内陷，乳头常流出乳汁样或水样液体，味秽臭；伴腰酸肢冷，带下增多，清稀；舌淡胖，苔白滑，脉沉迟弱。

17. 党参20克，黄芪30克，大枣15枚，枸杞子10克，鹧鸪1只（约150克）。将鹧鸪宰好，去肠杂，斩块；其他用料洗净。将全部用料放入锅内，加清水适量，文火煮1.5～2小时。调味食用。功效补养气血，消癥散结。适用于乳腺癌气血两虚证，症见乳房隐痛，可扪及肿块，肿块稍硬，少气乏力，面色苍白；舌淡白，苔白薄，脉沉细。

18. 玫瑰花（去净蕊蒂）20克，黑豆30克，塘虱鱼150克，生姜8片，大枣8枚，陈皮5克。将塘虱鱼宰杀干净，放镬内用油、姜爆香。将黑豆、陈皮洗净，大枣去核，与爆香的塘虱鱼一齐放入锅内，加适量清水，武火煮沸后，文火煲1～2小时。调味饮汤。功效疏肝解毒，健脾和胃。适用于乳腺癌脾胃气虚，瘀毒内结证，症见神疲乏力，气短纳呆，面色苍白，肢体微肿，舌质淡暗，舌边有瘀点，脉沉涩。

19. 猪蹄150克，乌龟1只（约250克），边条参10克，生姜4片，大枣5枚。将乌龟放盆中，注入开水，烫死，宰杀干净，去内脏，将龟甲、龟肉斩块；猪蹄洗净，斩细块；人参洗净，大枣去核。下油起镬，放入姜片爆香龟甲、龟肉，然后再放入猪蹄、人参、大枣，加清水适量，武火煮沸后，文火煲1.5～2小时。功效健脾补气，滋阴养血。适用于乳腺癌气血两虚，肝肾亏损证，症见气短，神疲食少，手脚麻痹，心悸汗多，疲乏无力，腰膝酸软，眩晕耳鸣；舌质淡胖，薄白苔或白滑苔，脉细弱。

20. 丝瓜250克，水发黑木耳30克，鸡蛋1枚。先将丝瓜去皮切成块，黑木耳洗净，鸡蛋搅匀。用油、盐先将丝瓜、黑木耳煸炒，加水500毫升，煮开后加入鸡蛋，加味精适量调味食用。适用于乳腺癌。

21. 银杏20克，莲子30克，藕粉50克。将银杏敲扁去外壳，莲子去心浸泡半小时，加水同煮约40分钟，至莲子酥烂后加入适量冰糖。藕粉加冷水搅成匀浆，倒进汤锅内，煮开成羹。功效补气养阴，活血化瘀。适用于乳腺癌。

22. 海藻30克，水发昆布丝50克。将昆布丝、海藻洗净，加水适量共煮，加入油、盐、葱、姜、胡椒粉等调味品，作菜食用。功效软坚散结。适用于乳腺癌。

23. 绿茶10克，金橘15克。先将金橘用刀背或木板打扁成饼，与茶叶同置一杯中，用沸水冲泡，待10分钟后即可饮用。适用于乳腺癌。

24. 茄子（洗净、留皮、切块）125克，凤尾菇（洗净、切段）150克，鹅血96克。先将茄子与凤尾菇用花生油、适量盐在锅中文火炒至七八成熟，然后放入鹅血快炒，上碟佐餐。每日1～2剂，可连用7～10日。适用于乳腺癌。

25. 绿豆芽100克，莴笋150克，沙丁鱼片50克，生姜丝10克。将四者在锅内用适量花生油、盐炒熟上碟，当菜佐餐。每日1剂，可连用3～5日，或与其他防癌抗癌菜交替食用。适用于乳腺癌。

26. 昆布（清水洗去杂质，泡涨切块）、鳖甲（打碎）、猪瘦肉各65克。共煮汤，汤成后加入适量盐、麻油调味即可。每日分2次温服，并吃昆布。适用于乳腺癌。

27. 猪血100克，大米50克，枸杞子15克，盐适量。将大米与猪血煮粥（1小时），熟时加入枸杞子、盐即可食用。功效补血止血。适用于乳腺癌。

【生活调理】

1. 强调均衡营养，注重扶正补虚　食疗

应做到营养化、多样化、均衡化。

2. 熟悉性味归属，强调辨证施食 辛味温散，如生姜、葱白；甘味和缓，如山药、芡实、饴糖；淡味渗利，如冬瓜、薏苡仁；酸味收涩，如乌梅、山楂；咸味软坚，如海藻、昆布、牡蛎等。

多囊卵巢综合征

多囊卵巢综合征是以发病多因性、临床症状呈多态性为主要特征的一种内分泌综合征，具有月经紊乱，闭经，无排卵，多毛，肥胖，不孕合并双侧卵巢增大呈囊性改变等症状。患者可具备以上典型症状，也可以只有部分症状，但因排卵障碍而致不孕则是多囊卵巢综合征的主要临床表现。多囊卵巢综合征的确切病因不详，目前认为是卵巢产生过多雄激素，而雄激素的过量产生是由于体内多种内分泌系统功能异常协同作用的结果。多囊卵巢综合征是多内分泌轴功能紊乱所引起的疾病的终期卵巢病理改变。

本病可归于中医学"闭经"、"崩漏"、"癥瘕"等范畴。本病的病因为禀赋不足，素体亏虚，饮食劳倦，情志刺激等；而导致肝、脾、肾功能失调；病变脏器重在脾、肾，涉及于肝；病理重点主要是肝气郁结，脾肾亏虚，阴阳失调，气血不足，瘀血阻滞，痰湿内停。脏腑功能失常，气血失调，冲任二脉受损，胞脉不畅，血海蓄溢失常而发本病。

【偏方集成】

1. 当归、炙黄芪、菟丝子各30克，淫羊藿15克，生姜3片，大枣10枚。水煎，每日1剂，分早、晚2次服。连续服3个月为1个疗程，连用1~2个疗程。功效补气养血，补肾填精。适用于多囊卵巢综合征气血两虚证。

2. 益母草50克，香附15克，鸡蛋2枚。同入锅，加水400毫升，武火煮沸后改文火煮10~15分钟，鸡蛋熟后去壳略煮，去药渣。吃蛋饮汤，每日1次。功效行气活血。适用于多囊卵巢综合征气滞血瘀证，症见月经稀发，胸胁胀痛，乳房及小腹胀痛或刺痛，烦躁失眠，头痛，经闭不通。

3. 白萝卜3个。切碎，用干纱布包好，绞取汁液。每日1剂，分3次服完，宜常服。功效行气化痰。适用于多囊卵巢综合征痰湿证，症见月经稀发，或闭经，或不孕，体型肥胖，晨起痰多，恶心欲呕，食欲不振，脘腹胀闷，口腻不爽。

4. 当归、红花各100克。晒干。60°米酒2升入玻璃瓶或瓷瓶。入当归、红花，加盖密封，浸泡1周，摇匀，过滤服。每次10毫升，每日1~2次。功效活血祛瘀，调经止痛。适用于多囊卵巢综合征血瘀证，症见月经稀发，胸胁胀痛，乳房及小腹胀痛或刺痛，烦躁失眠，头痛，经闭不通。

5. 乌骨鸡250克，当归15克，三七5克。乌骨鸡入沸水中煮5分钟，取起过冷，与当归、三七同入炖盅，加沸水适量，盖好盅盖，隔沸水文火炖2~3小时，调味食。功效补血调经，祛瘀止痛。适用于多囊卵巢综合征血虚有瘀证，症见经行腹痛，月经量少、色暗黑、有瘀块，甚至闭经，眩晕心悸，面色苍白。

6. 嫩母鸡1只（约500克），当归身15克，党参30克，生姜10克。母鸡活宰，取鸡肉，切块，与当归身、党参、生姜同入炖盅，加沸水适量，烧酒少许，炖盅加盖，隔水文火炖3~4小时，调味。食鸡饮汤。功效补气养血，调理月经。适用于多囊卵巢综合征血虚气弱证，症见月经延后，经行量少、色淡质稀，面色萎黄，眩晕心悸。

7. 白鸽1只，鳖甲50克。鳖甲打碎后纳入白鸽腹，同入锅加水1升，武火煮沸后改文火煲1~2小时，待鸽肉煮烂调味。食肉饮汤，每日1次。适用于多囊卵巢综合征肝肾阴虚证，症见月经稀发，迟迟不来，腰膝酸软，午后潮热，手足心热，盗汗，烦躁易怒，失眠多梦。

【生活调理】

1. 适当节制饮食，养成良好的饮食习惯。少食肥甘厚味，酒类也不宜多饮，且勿过饱。多吃蔬菜、水果，尤其是一些具有健脾利湿、化痰祛痰的食物，更应多食之，如白萝卜、荸荠、紫菜、海蜇、洋葱、枇杷、白果、大枣、白扁豆、薏苡仁、赤小豆、蚕豆、包菜等。

2. 坚持长期有效的体育运动。痰湿体质的多囊卵巢综合征患者，多形体肥胖，身重易倦，故应长期坚持体育锻炼，散步、慢跑、球类、游泳、武术、八段锦、五禽戏，以及各种舞蹈，活动量应逐渐增强，让疏松的皮肉逐渐转变成结实、致密之肌肉。气功方面，以动桩功、保健功、长寿功为宜，加强运气功法。

3. 行为治疗，减轻压力，保持良好的心理状态。建立治病信心，耐心治疗。年轻妇女患有本病者而未经治疗，到中老年时患 2 型糖尿病的概率很高。未经治疗的本病被认为是进行性的综合征，一旦出现，终身存在。

4. 戒烟、减少饮酒。避免过度节食和短期内过度减轻体重。

5. 坚持每晚用温水泡脚，至微微出汗，每周可以加 2 次艾叶，有助于祛寒湿。坚持背部撞墙，疏通经络。在泡脚的同时可以按摩双耳、梳头，可以配合做转腰操，健脾开胃。

6. 可以在每日的 11～13 点搓热胳膊上的心经，特别是少海穴，然后再搓热腰部的腰俞穴。

7. 在床上做扭腰操，能有效地疏通腰骶椎以及小腹部的经络，患有妇科疾病的女士，不妨在每晚或早上醒来后，在床上做扭腰操 100 次，在板床上做的效果更好。

8. 注意保暖，一定要注意双腿、双脚和腰部的保暖。

第二十八章　女性生殖系统疾病

阴道炎症

滴虫阴道炎

滴虫阴道炎是常见的阴道炎，由阴道毛滴虫所引起。隐藏在腺体及阴道皱襞中的滴虫于月经前后繁殖，消耗或吞噬阴道上皮细胞内的糖原，阻碍乳酸生成，引起炎症的发作。主要表现为外阴瘙痒、灼热、性交痛和白带增多。白带多呈灰黄或黄白色稀薄泡沫状，沉积于后穹窿，有腥臭味。常伴泌尿道、肠道内滴虫感染，可有尿频、尿痛。约半数带虫者无症状。滴虫吞噬精子常引起不孕，月经后易于复发。若有尿道口感染，则出现尿频、尿痛，甚则尿血。

本病属中医学"阴痒"、"虫蚀"范畴，主要是由于脾虚湿热，素体脾虚，脾虚生湿，湿郁化热，湿热蕴腐成虫而致，以及肝经郁热，肝郁化热，蕴热成虫而致。

【偏方集成】

1. 鲜鸡冠花、白糖各 500 克，鲜藕汁 500 毫升。将鲜鸡冠花洗净，加水适量，煎煮 3 次，每次 20 分钟。合并 3 次煎液，再继续以文火煎煮浓缩，加入鲜藕汁，加热至黏稠时，倒入白糖，停火，混匀晒干，压碎，装瓶备用。每次 10 克以沸水冲化顿服，每日 3 次。适用于滴虫阴道炎。

2. 茯苓粉、车前子各 30 克，粳米 60 克，白糖适量。将车前子布包，入沙锅，加水适量，煎汁去药包，将药汁同粳米、茯苓粉共煮粥，加白糖少许即可。每日 1 剂，连用 5～7 日为 1 个疗程。适用于滴虫阴道炎水

湿证。

3. 虎杖根 100 克，苦参 60 克，白鲜皮 45 克，明矾 15 克，全蝎 3 克。将上药加水 3000 毫升，先浸泡 10 分钟，文火煎 20～30 分钟，滤汁去渣，汁倒入干净盆中，并另取 150 毫升备用。令患者先趁热熏之，待温后（不烫为宜）用干净布擦洗外阴部 10～15 分钟，早、晚各 1 次。再用核桃大小之棉球以长线拴紧，浸入备用药液中（或同放入药中煎），每晚临睡前纳入阴道深处，第二日早晨取出。每剂药可以用 2～3 日，10 日为 1 个疗程。适用于滴虫阴道炎。

4. 苦参、蛇床子各 30 克，生百部、黄柏、地肤子各 15 克。取上药加水 2000～3000 毫升，水煎 30～45 分钟后取用消毒纱布，将上药过滤去渣，熏洗坐浴，每日 1～2 次，每次 20～30 分钟，10 日为 1 个疗程（另将带线消毒纱球约 1.5 克，药液浸透，嘱患者每晚坐浴后自塞 1 个纱球于阴道后穹窿部，线头留在外面，以便次日取出，10 日为 1 个疗程）。一般用药 1～2 个疗程，即可治愈。适用于滴虫阴道炎湿热蕴毒证。

5. 蛇床子 120 克。加水 1200 毫升，煎成 200 毫升，每次用 100 毫升，加开水 100 毫升，冲洗阴道前后穹窿及褶皱处，冲洗后将外阴擦干，连用 7～10 日。适用于滴虫阴道炎寒湿证。

6. 鸦胆子（去皮）30 个。以水一杯半，煎至半茶杯，倒入消毒碗内，用消毒的大注射器将药注入阴道，每次注 20～40 毫升，轻者 1 次，重者 2～3 次。适用于滴虫阴道炎邪毒证。

7. 蛇床子、大风子、枯矾各 3 克，黄柏 30 克，冰片 1 克。以上药味共研为细末，装

瓶备用。另取消毒纱布一块，大小为 10 厘米 ×10 厘米，先涂上少量凡士林，再涂上药粉，后将纱布折叠成条状，晚上临睡时纳入阴道中，次日清晨取出，一次未愈，可用数次不限。适用于滴虫阴道炎湿热蕴毒证。

8. 芦荟 6 克，蛇床子、黄柏各 15 克。以上 3 味煎水，用时先用棉花洗净阴部，后用线扎棉球蘸药水塞入阴道内，患者仰卧，每晚 1 次，连用 3 晚。适用于滴虫阴道炎热毒证。

9. 金钱草、车前草各 30 克，栀子、淡竹叶各 10 克。水煎服，每日 2 次。适用于滴虫阴道炎下焦湿热证。

10. 鸦胆子 20 个，三七粉 1 克。鸦胆子去皮，用水 1 杯，煎成半杯，加入三七粉搅匀溶化。用棉球浸药液塞入阴道，12 小时后取出，每日 1 次，10 次为 1 个疗程。适用于滴虫阴道炎。

【生活调理】

1. 注意个人卫生，尤其是外阴部应保持清洁，注意产褥期、经期的调摄。在治疗期间应避免性交，每日换内裤，对反复发作的患者，应令其爱人同时治疗。

2. 重视饮食的调养，避免辛辣食物刺激。如辣椒、胡椒、咖喱等辛辣食物和羊肉、狗肉、龙眼等热性食物要少吃。忌吃海产品，如虾、蟹、贝等海产品会加重瘙痒。勿吃甜、腻食物，这些食物会增加白带分泌，从而加重瘙痒。忌烟酒。宜多食用含维生素 B 丰富的食物，如小麦、高粱、芡实、蜂蜜、豆腐、鸡肉、韭菜、牛奶等。宜多食水果和新鲜蔬菜。

3. 有外阴瘙痒等症状时，切勿搔抓，以免外阴皮肤黏膜破损，继发感染。

4. 公共浴室内淋浴、浴盆、浴贴等用具应消毒。公共厕所以蹲式为宜。严格管理好游泳池，有滴虫者必须治疗后方能入池。

5. 患者家属也应做检查，发现有滴虫者，应治疗。

6. 治疗后滴虫转阴时，仍应于下次月经干净后继续治疗一个疗程，以巩固疗效。

阴道假丝酵母菌病

阴道假丝酵母菌病是常见阴道炎症，病原体为白假丝酵母菌。白假丝酵母菌为条件致病菌，在全身及阴道局部细胞免疫能力下降，假丝酵母菌大量繁殖，并转变为菌丝相，才出现症状。常见发病诱因有妊娠、糖尿病、大量应用免疫抑制剂及广谱抗生素。妊娠及糖尿病时机体免疫力下降，阴道组织内糖原增加，酸度增高，有利于假丝酵母菌生长。大量应用免疫抑制剂如皮质类固醇激素或免疫缺陷综合征，使机体抵抗力降低。长期应用抗生素，抑制乳酸杆菌生长，从而利于假丝酵母菌繁殖。其他诱因有胃肠道假丝酵母菌、应用避孕药、穿紧身化纤内裤及肥胖，后者可使会阴局部温度及湿度增加，假丝酵母菌易于繁殖引起感染。本病为内源性传染，少部分患者可通过性交直接传染；通过接触感染的衣物间接传染。主要表现为外阴瘙痒、灼痛，严重时坐卧不宁，异常痛苦，还可伴有尿频、尿痛及性交痛。部分患者阴道分泌物增多。分泌物特征为白色稠厚呈凝乳或豆腐渣样，因其由脱落上皮细胞和菌丝体、酵母菌和假菌丝组成。阴道黏膜可见水肿、红斑，小阴唇内侧及阴道黏膜上附有白色块状物，擦除后露出红肿黏膜面，急性期还可能见到糜烂及浅表溃疡。目前根据其流行情况、临床表现、微生物学宿主情况、治疗效果而分为单纯性外阴阴道假丝酵母菌病和复杂性外阴阴道假丝酵母菌病。

中医学认为本病由外感寒湿，湿久蕴热，湿热阻滞带脉所致；内因脾肾两虚，运化失职，湿浊内生，蕴而生虫所致。

【偏方集成】

1. 苦参、蛇床子、白鲜皮、黄柏、五倍子各适量。上药各研成细粉末，经高压消毒后，按 10% 的比例浓度配制成洗剂做阴道冲洗，再放入 5 克药末于阴道内，以达到治疗目的。每日 1 次，7 日为 1 个疗程。适用于阴道假丝酵母菌病。

2. 蛤粉 20 克，冰片、雄黄各 5 克。将上药研成细末，菜油调之，用棉签蘸药涂阴道壁上，每日 1 次。适用于阴道假丝酵母菌病。

3. 鸦胆子 20 个。将药放入 100 毫升水中，用沙罐煎成约 20 毫升备用。每次 20 毫升，用注射器套上导尿管注入阴道内，每日 1 次，连用 2～3 次。适用于阴道假丝酵母菌病。

4. 鲜鬼针草（又名蟹钳草）、鲜蛇泡簕全草各 60 克。水煎出味，将药液倒入盆中，趁热先熏后坐盆浸洗。适用于阴道假丝酵母菌病。

5. 桃叶 50 克，百部 20 克，苦参 15 克。加水煎成 1000 毫升，过滤后，待温时每日晚间临睡前冲洗阴道，6 日为 1 个疗程。适用于阴道假丝酵母菌病。

6. 龙胆、雄黄、苦参、蛇床子、明矾各 12 克。将上药共入沙锅内，加水 1500 毫升，煎至 1000 毫升，去渣，将药液倒入盆中，患者坐于其上，先熏后浸，每次半小时。每日 1 次，连用 3～6 次。适用于阴道假丝酵母菌病。

7. 萹蓄、川萆薢、粳米、冰糖各少许。先将萹蓄、川萆薢以适量水煮取汁去渣，入粳米煮粥，食用时调入冰糖即成。适用于阴道假丝酵母菌病下焦湿热证。

8. 白扁豆、白术、冰糖各适量。白术用袋装，与白扁豆煎汤后去袋，入冰糖，喝汤吃豆。适用于阴道假丝酵母菌病脾虚证。

9. 扁豆花、山药各适量。取含苞未开的扁豆花晒干，研末。用适量山药每日早、晚煮大米粥，粥成调入花末，煮沸即可服食。适用于阴道假丝酵母菌病脾虚证。

10. 黄柏、苦参、蛇床子各 30 克，明矾 15 克。煎汤坐浴。适用于阴道假丝酵母菌病湿热证。

11. 大蒜 50 克。捣碎，配成 20% 溶液，冲洗阴道，每日 1～2 次。适用于阴道假丝酵母菌病热毒证。

12. 马齿苋（捣烂拧汁）100 毫升，鸡蛋清 2 枚。鸡蛋清与苋汁和匀，再炖热。适用于阴道假丝酵母菌病热毒证。

13. 硼砂 1 克，蜂蜜 10 克。将硼砂用水溶化，加入蜂蜜调匀，以带线棉球浸药液塞

入阴道，10 小时后取出。每日 1 次。适用于阴道假丝酵母菌病。

14. 党参、白术、芦荟、海螵蛸各 15 克，巴戟天 10 克。水煎，每日 1 剂，分 2 次服。适用于阴道假丝酵母菌病脾肾亏虚证。

【生活调理】

1. 勤换内裤，用过的内裤、盆及毛巾均应用开水烫洗。不乱用卫生用品。不乱用洗液。

2. 注意合理应用广谱抗生素及激素。糖尿病患者应特别注意皮肤及外阴清洁。阴道真菌常与其他部位的真菌并存或交叉感染，如皮肤瘙痒而用手搔抓则使指甲带有真菌；肛门周围瘙痒的患者，可能有肠道感染真菌。

3. 本病还可通过性生活感染，故在治疗期间应避免性生活，必要时夫妇同时进行诊治。

细菌性阴道炎

细菌性阴道炎是临床常见的妇科疾病，由阴道加特纳菌和一些厌氧菌的混合感染所致，可通过性接触传染，在性关系混乱的人群中发病率较高。临床上通过分泌物涂片检查可发现大量的脓球，并可找到致病菌，但分泌物中不会有滴虫和真菌。临床表现为外阴轻度瘙痒，分泌物稀薄均质，有鱼腥味。

中医学认为妇女由于摄生不慎，或阴部手术消毒不严，或值经期、产后胞脉空虚等，致湿热、湿毒之邪直犯阴器，湿热蕴结，湿毒损伤任带二脉而发为带下病。

【偏方集成】

1. 白术 10 克，茯苓 20 克，薏苡仁、萆薢各 30 克。水煎，每日 1 剂，早、晚各服 1 次。适用于细菌性阴道炎脾虚湿热证。

2. 萹蓄、川萆薢、粳米、冰糖各少许。先将萹蓄、川萆薢以适量水煮取汁去渣，入粳米煮粥，食用时调入冰糖即成。功效利湿通淋，抑菌止痒。适用于细菌性阴道炎。

3. 椿白皮、白鲜皮、黄柏各适量。加水适量煎服。功效清热利湿。适用于细菌性阴道炎。

4. 白扁豆、白术、冰糖各适量。白术用

中医偏方全书（珍藏本）

中医偏方全书（珍藏本）

袋装，与白扁豆煎汤后去袋，入冰糖，喝汤吃豆。适用于细菌性阴道炎。

5. 扁豆花、山药各适量。取含苞未开的扁豆花晒干，研末。用适量山药每日早、晚煮大米粥，粥成调入花末，煮沸即成。功效健脾利湿。适用于细菌性阴道炎。

6. 鲜马齿苋 50 克。洗净，冷开水再浸洗一次，切小段，搅拌机搅烂，榨取鲜汁，加入蜂蜜 25 毫升调匀，隔水炖熟即可，分 2 次饮用。适用于细菌性阴道炎湿热或热毒内盛证。

7. 乌鸡 1 只（约 500 克），白果仁 10 枚，莲子 30 克，糯米 15 克，胡椒少许。乌鸡活宰，去毛、内脏，洗净；把白果仁、莲子、糯米、胡椒洗净，装入鸡腹腔内，封口后，放至炖盅内并加盖，隔水用文火炖 2～3 小时，至鸡熟烂，调味食用（可分 2～3 次食，饮汤，食肉、白果仁等）。适用于细菌性阴道炎脾肾两虚证。

8. 黄连、黄芩、黄柏各 60 克。烘干研碎过 120 目筛，混匀密封备用。用清水冲洗阴道后，取三黄粉 2 克撒布阴道，每日 1 次，5～7 日 1 个疗程。适用于细菌性阴道炎。

9. 大蒜 30 克。煎洗患处。或 50% 大蒜甘油明胶栓剂，塞入阴道内，每日 1 次，连用 7 日。适用于细菌性阴道炎。

10. 鲜薜荔 30 克。水煎服，每日 1 剂。适用于细菌性阴道炎。

11. 肉桂 3 克，粳米 100 克，红糖适量。将肉桂水煎取汁，与红糖一同兑入粳米粥内，稍煮即成。每日 1 剂。适用于细菌性阴道炎肾虚宫寒证。

12. 槐花 10 克，薏苡仁、白糖各 30 克，冬瓜子 20 克，大米 150 克。先将槐花水煎去渣，再入薏苡仁、冬瓜子、大米煮为稀粥，加入白糖服食。每日 1 剂，分 2 次服。适用于细菌性阴道炎。

13. 冬瓜子 30 克，白果 10 枚。洗净，与 1 杯半水一起入锅煮，煮好食用。频频代茶饮，不宜久服。功效清热利湿止带。适用于细菌性阴道炎带脉不约证。

14. 石榴皮 30 克。水煎，代茶饮，每日 2～3 次，连服 1 周为 1 个疗程。功效温肾固脉。适用于细菌性阴道炎。

15. 肉苁蓉 20 克。水煎，代茶饮，每日早、晚各服 1 次。功效温阳补肾。适用于细菌性阴道炎肾虚精亏证。

16. 野菊花 20 克，地肤子 25 克，苦参、苍术各 10 克。水煎，取汁 100 毫升，冲洗阴道，每日 1 次。适用于细菌性阴道炎湿热证。

17. 蛇床子、白鲜皮、苦参、花椒各 30 克。煎汤坐浴，若阴部红肿疼痛者可加野菊花、紫花地丁、紫草各 20 克。适用于细菌性阴道炎湿热蕴毒证。

【生活调理】

1. 治疗期间禁房事；内裤需煮沸消毒，勤换勤晒；月经期禁止用药。

2. 妻子患病，丈夫也要同时治疗；患病期间，本病未治愈，严禁性生活。

3. 忌辛辣食品。辛辣食品（辣椒、姜、葱、蒜等）多食易生燥热，使内脏热毒蕴结，出现牙龈肿痛，口舌生疮，小便短赤，肛门灼热，前后阴痒痛等症状，从而使本病症状加重。

4. 忌海鲜发物。腥膻之品，如桂鱼、黄鱼、带鱼、黑鱼、虾、蟹等水产品可助长湿热，食后能使外阴瘙痒加重，不利于炎症的消退，故应忌食。

5. 忌甜腻食物。油腻食物如猪油、肥猪肉、奶油、牛油、羊油等，高糖食物如巧克力、糖果、甜点心、奶油蛋糕等，这些食物有助湿增热的作用，会增加白带的分泌量，并影响治疗效果。

6. 忌烟酒。吸烟能使本病加重，这是由于烟草中的尼古丁可使动脉血与氧的结合力减弱，酒能助长湿热，故应当禁忌，同样，含酒饮食如酒酿、药酒等均不宜饮用。

7. 注意饮食营养。宜多食新鲜蔬菜和水果，以保持大便通畅；宜多饮水，防止合并尿道感染。

老年性阴道炎

老年性阴道炎又称萎缩性阴道炎，是一种非特异性阴道炎。主要表现为绝经前后多种原因所致的阴道局部抵抗力低下、致病菌感染所致的阴道炎症，严重时可引起阴道狭窄甚至闭锁。多发生在绝经期后的妇女，但是，双侧卵巢切除后或哺乳期妇女也可出现。阴道分泌物增多，分泌物稀薄，呈淡黄色，严重者呈脓血性白带，有臭味。分泌物刺激外阴出现瘙痒、灼热感，阴道黏膜萎缩，可伴有性交痛。有时有小便失禁。感染还可侵犯尿道而出现尿频、尿急、尿痛等泌尿系统的刺激症状。妇科检查可见阴道黏膜呈萎缩性改变，皱襞消失，上皮菲薄并变平滑，阴道黏膜有充血、红肿，也可见黏膜有出血点或出血斑，以后穹窿及子宫颈最明显，严重者也可形成溃疡或外阴潮红糜烂。溃疡面可与对侧粘连，检查时粘连可因分开而引起出血。粘连严重时造成阴道狭窄甚至闭锁，炎性分泌物引流不畅形成阴道积脓或子宫腔积脓。

本病中医学认为年过七七或损伤冲任，导致肝亏损，冲任虚衰，阴虚内热，任脉不固，带脉失约所致。

【偏方集成】

1. 山茱萸 10 克，山药、薏苡仁各适量。将上 3 味共煮，每日 1～2 次，连服 2 周。适用于老年性阴道炎。

2. 莲子、薏苡仁各 60 克，蚌肉 120 克。莲子去皮、心，薏苡仁洗净，蚌肉切成薄片，共入沙锅，加水 750 毫升，文火煮 1 小时即可，连服 7～10 日。适用于老年性阴道炎。

3. 淡菜 60 克，韭菜 120 克，黄酒适量。把炒锅置武火上倒入生油烧热，倒入洗净的淡菜速炒片刻，再加水 2 碗煮沸，然后倒入洗净切好的韭菜和黄酒，略煮 1～2 沸即可。每日 1 剂，1 次服完，5～7 日为 1 个疗程。适用于老年性阴道炎。

4. 鲜桃叶适量。洗净捣烂取汁，取消毒棉球蘸药汁涂敷于阴道。适用于老年性阴道炎。

5. 蛇床子 15 克，苦参、百部、花椒、枯矾各 10 克。将上药煎汤趁热先熏后坐浴，每日 2 次，7 日为 1 个疗程。痒重者将药渣装入布袋内外敷患处 30 分钟。一般 1～2 个疗程。适用于老年性阴道炎。

6. 黄柏、苦参、蛇床子、白鲜皮各 30

克，荆芥 12 克。每日 1 剂，加水浓煎，去渣滤液，趁热先熏后坐浴，早、晚各 1 次，10 日为 1 个疗程，一般 2～3 个疗程。适用于老年性阴道炎。

7. 贯众 1 个。去皮毛，米醋蘸湿，慢火炙熟，研末，每次空腹服 6 克，以愈为度。适用于老年性阴道炎热毒证。

8. 芹菜 100 克。榨汁服用，每日 1 剂，分 2 次服，连服 3～5 日。适用于老年性阴道炎。

9. 芒硝、苦参、蛇床子、黄柏、花椒各 15 克。加水 1500 毫升，煎至 1000 毫升，去渣，倒入盆内，至温热适度，坐浴，浸洗 15～20 分钟，每日 1～2 次，一般连用 3～6 次。适用于老年性阴道炎。

【生活调理】

1. 水果和蔬菜，尤其是大豆类食物，扁豆、谷类、小麦和黑米，以及茴香、葵花子、洋葱等食物平时可多吃。

2. 治疗期间禁房事；内裤需煮沸消毒，勤换勤晒；内裤要宽松舒适，选用纯棉布料，月经期禁止用药。选用的卫生纸应该带有"消准"字样。自己的清洗盆具、毛巾不要与他人混用。

3. 患者饮食宜清淡，可以食用一些具有清热祛湿或健脾利湿作用的饮食，如赤小豆粥、薏苡仁粥、冬瓜汤等，禁食过咸或辛辣食品。

4. 发生老年性阴道炎时不要因外阴瘙痒即用热水烫洗外阴，虽然这样做能暂时缓解外阴瘙痒，但会使外阴皮肤干燥粗糙，不久瘙痒会更明显。清洗外阴时宜使用温水。

宫 颈 炎

宫颈炎是育龄妇女的常见病，有急性宫颈炎和慢性宫颈炎两种，宫颈炎临床上以慢性宫颈炎多见。由于分娩、流产或手术损伤子宫颈后发生。病原体主要为葡萄球菌、链球菌、大肠埃希菌和厌氧菌，其次是淋病奈瑟菌、结核分枝杆菌，原虫中有滴虫和阿米巴。特殊情况下为化学物质和放射线所引起。慢性宫颈炎有多种表现，如宫颈糜烂、宫颈肥大、宫颈息肉、宫颈腺体囊肿等，其中以

中医偏方全书（珍藏本）

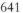

宫颈糜烂最为多见。

本病在中医学大部分归属"带下病"范畴。

【偏方集成】

1. 肥嫩鹌鹑 1 只（约 100 克），薏苡仁 30 克，黄柏 12 克，苍术 6 克。肥嫩鹌鹑活宰，去毛、内脏，洗净；薏苡仁炒至微黄，去火气，备用；黄柏、苍术洗净。把全部用料放入锅，加清水适量，大火煮沸后，小火煲约 2 小时，调味供用，佐餐食用。适用于宫颈炎下焦湿热证。

2. 猪瘦肉 250 克，马齿苋、芡实各 30 克。将马齿苋、芡实、猪瘦肉洗净，一起放入锅，加清水适量，大火煮沸后，改小火煲 2 小时，调味供用，佐餐食用。适用于宫颈炎肾阴虚热毒证。

3. 鲜鱼腥草 60 克，猪肺约 200 克，精盐适量。将猪肺切成块状，用手挤洗去除泡沫，加清水适量与鲜鱼腥草煲汤，用精盐少许调味，饮汤食猪肺。适用于宫颈炎阴虚热毒证。

4. 孩儿茶 15 克，枯矾 10 克，黄柏 5 克，冰片 3 克。将上药共研为极细末，加适量香油或豆油或甘油调成软膏状，装瓶备用。用时，先将阴道子宫颈常规消毒后，再将软膏涂患处，每次 1 次。适用于宫颈炎。

5. 猪苦胆 5～10 个（吹干后约 30 克），石榴皮 60 克。共研成细粉，用适量花生油调成糊状，装瓶备用。用前先以温开水清洗患部，搽干子宫颈分泌物，再将有线的棉球蘸药塞入宫颈糜烂处。每日 1 次，连用多次。功效清热解毒。适用于宫颈炎热毒证。

6. 香油 750 克，紫草 200 克。将紫草筛土除杂质，入香油内炸枯并过滤取油，装瓶密封备用。治疗时以干棉球轻拭宫口分泌物，用紫草油涂擦子宫颈及阴道上端。每隔 1 日涂 1 次，10 次为 1 个疗程。功效清热凉血解毒。适用于宫颈炎血分热毒证。

7. 黄柏、五倍子各 7.5 克，炒蒲黄 3 克，冰片 1.5 克。上药共研细末，装瓶备用。先用 1%绵茵陈煎剂冲洗阴道并拭干，再将上药粉喷洒于宫颈糜烂处，以遮盖糜烂面为度（如果阴道较松者再放入塞子，保留 24 小时，

自行取出）。隔日冲洗喷药 1 次。10 次为 1 个疗程。适用于宫颈炎。

8. 鲜鱼腥草、麻油各 500 克，蜜蜡 60 克。麻油煎开，将洗净晾干的鱼腥草放入油内共煎，5 分钟后用纱布过滤去渣，再将蜜蜡放入滤液内，冷却后成糊状备用。用 1：5000 的高锰酸钾溶液冲洗净阴道，除去子宫颈分泌物后，用消毒带尾的棉球涂上此膏贴在宫颈糜烂处。每日 1 次，至愈为度。功效清热解毒。适用于宫颈炎热毒证。

9. 牡丹皮 1000 克，蒲公英 500 克。将上药加水没过药面煮沸 45 分钟，倾出煎液，再加水没过药面复煎，煮沸 60 分钟，然后将两次煎液浓缩成 1500 毫升，分装小瓶备用。用时，先用窥阴器扩张阴道，干棉球拭净子宫颈黏液后，将棉球在上述药液中浸湿，贴覆于宫颈糜烂面，每日 1 次，10 次为 1 个疗程。功效清热解毒，凉血活血。适用于宫颈炎血分热毒证。

10. 蒲公英 60 克，木棉花 40 克，金银花 35 克，粳米 150 克，白糖适量。将蒲公英、木棉花、金银花水煎，去渣后取汁，然后加入粳米煮粥，加入适量白糖调味，即可食用。每日 1 次，5 日为 1 个疗程。功效清热解毒。适用于宫颈炎热毒证。

11. 莲子、枸杞子各 35 克，猪肠 1 段，鸡蛋 2 枚。将枸杞子和莲子洗净后，加入鸡蛋搅拌均匀，加适量作料后，灌入洗净的猪肠内，两端要用线扎紧，放入水中煮熟即可。切片食用，每日 1 次，10 日为 1 个疗程。功效滋阴补肝益脾。适用于宫颈炎肝脾亏虚证。

12. 鹿茸 6 克，白果仁、山药各 30 克，猪膀胱 1 具。先将猪膀胱洗净，将诸药捣碎，装入猪膀胱内，扎紧膀胱口，文火（小火）炖至烂熟，入盐少许调味，药、肉、汤同服食。功效滋阴补肾益脾。适用于宫颈炎脾肾亏虚、带脉不约证。

13. 猪瘦肉 250 克，蒲公英、薏苡仁各 30 克。蒲公英、薏苡仁、猪瘦肉洗净，一起放入锅，加清水适量，大火煮沸后，改小火煲 1～2 小时，调味供用，佐餐食用。功效清热利湿解毒，滋阴益脾。适用于宫颈炎下焦湿热证。

【生活调理】

1. 用药期间避免性生活。

2. 取鸡蛋 1 枚，低浓度的高锰酸钾溶液适量。将鸡蛋用消毒水洗净，打破，取蛋清备用。阴道用 1：5000 高锰酸钾溶液冲洗后，用药用纱布蘸蛋清涂抹阴道。每日更换 1～2 次。主治宫颈糜烂。

3. 在日常生活中应以清淡的食物为主，另外可多吃新鲜水果和蔬菜。

4. 自我疗法：先把手掌搓热，然后用手掌向下推摩小腹部数次，再用手掌按摩大腿内侧数次，痛点部位多施手法，以有热感为度。最后用手掌揉腰骶部数次后，改用搓法 2～3 分钟，使热感传至小腹部。

5. 在慢性宫颈炎治疗后的 2～3 日，阴道有较多的血性或者黄水样分泌物排出。因此，白天可用全棉织品卫生垫，并且需勤换新垫。还可用温水清洗外阴，早、晚各 1 次。最好穿全棉质内裤，并要勤换洗，以保持外阴清洁。

外阴炎和前庭大腺炎

外阴炎其常见症状为外阴皮肤瘙痒烧灼感和疼痛，在活动、性交和排尿后加重，急性期红肿充血有抓痕，慢性炎症痛痒、外阴发生开裂、苔藓化，有些患者小阴唇内侧肿胀充血糜烂和成片湿疹。前庭大腺是位于大阴唇下方的一对腺体，如某种病因导致其导管闭塞、分泌物不能排出，造成腺体囊状扩张称为前庭大腺囊肿。如腺体被细菌（如葡萄球菌、大肠埃希菌、肠球菌）或淋病奈瑟菌感染后伴随外阴前庭大腺部位红肿、疼痛或脓肿形成称为前庭大腺炎（脓肿）。

本病中医学根据其外阴局部病变特征，归于"阴痒"、"阴痛"、"阴疮"等范畴。

【偏方集成】

1. 薏苡仁、蒲公英各 30 克。水煎服。适用于外阴炎湿热证。

2. 石膏、黄柏各等份。研极细面，然后以香油调成糊状，再敷于阴肿的患部外面覆以无菌纱布，每日按时更换 2 次。适用于外阴炎和前庭大腺炎。

3. 蛇床子、明矾各 20 克，花椒、百部各 15 克。上方可煎汤，趁热先熏后坐浴。每日 1 次，10 次为 1 个疗程。适用于外阴炎和前庭大腺炎下焦湿热证。

4. 女贞子、墨旱莲各 30 克。水煎服。适用于外阴炎肝肾阴虚证，症见外阴瘙痒干燥、灼热，夜间尤甚，白带少，还伴有腰膝酸软、头晕耳鸣等。

5. 苦参 50 克。煎汤去渣，纱布滤净，再加水至 1000 毫升，待温不烫手，坐浴并冲洗外阴，每日 1～2 次，每次 15 分钟。适用于外阴炎和前庭大腺炎下焦局部湿热蕴毒证。

【生活调理】

1. 注意个人卫生，经常保持外阴清洁，做好经期、妊娠期、分娩期及产褥期卫生。保持外阴清洁干燥。

2. 不穿化纤内裤、紧身裤，着棉织内衣裤。局部坐浴时注意溶液浓度、温度及时间、注意事项。并经常换洗内裤。

3. 外阴瘙痒者应勤剪指甲、勤洗手，不要搔抓皮肤，以防破溃感染从而继发细菌性感染。

4. 前庭大腺炎急性期应绝对卧床休息，注意局部清洁，局部冷敷。

5. 重视饮食的调养，避免辛辣刺激。不吃海鲜等极易引起过敏的药物。

6. 不用刺激性的香皂、药物以及太凉或太热的水清洗外阴。

盆 腔 炎

急性盆腔炎

急性盆腔炎多发生于分娩、流产、子宫腔内手术操作时消毒不严，或因经期不卫生，病原体乘机侵入；也可能继发于子宫腔内其他脏器的感染，如阑尾炎、膀胱炎等。主要表现为高热、恶寒头痛、精神不振，食欲差，下腹疼痛，疼痛可向大腿两侧放射，带下量多等。

本病中医学称"妇女腹痛"、"热入血室"、"产后发热"、"带下病"、"癥瘕"等。

中医偏方全书（珍藏本）

本病为感染湿热、湿毒之邪所致，故临床以热毒壅盛、湿毒瘀阻为多见；因属急性期，故治疗遵循"急则治标"的原则，以清热解毒为主。

【偏方集成】

1. 皂角刺30克，大枣10枚。同煎半小时以上，弃渣取药液300～400毫升，加粳米30克煮成粥状，分2次食用。适用于急性盆腔炎。

2. 生大黄15克，鸡蛋5枚。生大黄研末，分5包，鸡蛋敲1个洞，去蛋清，装入生大黄1包，煮熟备用。每次月经干净后，于晚上临睡服1包，连服5晚为1个疗程。适用于急性盆腔炎。

3. 大黄100～200克。上药共研细末，视病变范围而定量加入米醋调成糊状，直接敷于下腹部，保持湿润，随时可以加醋，为防止脱落，可用塑料布敷好，加绷带或橡皮膏固定。第3日可重复第2剂。适用于急性盆腔炎。

4. 芒硝（细末）100克，大蒜泥50克。上药和匀用纱布包好，必要时加入少量温水，和成糊状，敷贴于下腹疼痛处皮肤上，20分钟后皮肤潮红即取下。第3日可重复第2剂。适用于急性盆腔炎。

5. 丹参、赤芍、夏枯草各15克，薏苡15～30克。水煎后去渣浓缩至100毫升，药温38℃～40℃，用灌肠器或大注射器接上较粗的导尿管，经肛门将药水注入直肠深处，保留时间越长效果越好。治疗前应先排尿，治疗后侧卧床30分钟。此法1个月为1个疗程，注意经期应停止治疗。适用于急性盆腔炎。

6. 丹参、苦参、黑木耳各10克，薏苡15克，生薏苡仁30克。水煎，每日1剂，分2次服。适用于急性盆腔炎血瘀湿热证。

7. 蒲公英50克，金银花、赤小豆各20克。水煎，每日1剂，分1～2次服。功效清热解毒。适用于急性盆腔炎热毒证。

8. 冬瓜子、冰糖各30克。将冬瓜子研末，加冰糖，冲开水服，每日2次。功效清热解毒。适用于急性盆腔炎热毒证。

9. 益母草、车前草、马齿苋各30克

（鲜者加倍）。水煎，每日1剂，分1～2次服。功效清热解毒，凉血化瘀。适用于急性盆腔炎热毒血瘀证。

【生活调理】

1. 注意经期、妊娠期及产褥期卫生，预防感染。

2. 做好妇科手术的术前准备。注意保持外阴清洁，术前3日避免性交；术后注意外阴、阴道清洁，用温热水勤洗外阴，及时更换会阴垫及内裤，2～3周内禁止性交。

3. 彻底治愈急性盆腔炎，防止转为慢性。

4. 治疗期间应卧床休息，半卧位，饮食宜清淡，富有营养。

5. 发热患者在退热时一般汗出较多，要注意保暖，保持身体的干燥，汗出给予更换衣裤，避免吹空调或直吹对流风。发热期间宜食清淡易消化食物，对高热伤津的患者可给予梨汁或苹果汁、西瓜汁等饮用，但不可冰镇后饮用。白带黄、量多、质稠的患者属湿热证，忌食煎烤油腻、辛辣之物。少腹冷痛、怕凉、腰疼的患者，属寒凝气滞证，则在饮食上可给予姜汤、红糖水、龙眼肉等温热性食物。心烦热、腰痛者多属肾阴虚证，可食肉蛋类血肉有情之品，以滋补强壮。

慢性盆腔炎

慢性盆腔炎是盆腔生殖器官及周围结缔组织、盆腔腹膜发生的慢性炎症。一般为急性盆腔炎未能彻底治愈，或因体质较差，抵抗力低下，病程缠绵或反复感染所致。可表现为程度不同的下腹疼痛，轻者下腹不适，重者除疼痛外，还伴有腰骶部坠胀感，常在劳累、性交后及月经前及经期加剧。月经量增多，痛经，常在月经前2～3日发作，经期加剧。可并发不孕不育，常继发于慢性输卵管炎引起的输卵管阻塞。

中医学认为，该病是因禀赋不足，摄生不慎，阴户不洁或劳倦过度所致。

【偏方集成】

1. 小茴香、栀子各30克，甘草10克。共研末，每次服2～3克，每日2～3次。适用于慢性盆腔炎寒热夹杂证。

2. 丹参、赤芍、夏枯草各 15 克，败酱草 15～30 克。水煎后去渣浓缩至 100 毫升，药温 38 ℃～40 ℃，用灌肠器或大注射器接上较粗的导尿管，经肛门将药水注入直肠深处，保留时间越长效果越好。治疗前应先排尿，治疗后侧卧床 30 分钟。此法 1 个月为 1 个疗程，注意经期应停止治疗。功效清热解毒，凉血化瘀。适用于慢性盆腔炎血瘀热毒证。

3. 黄芩、黄连、黄柏各 15 克，虎杖 30 克。每日用水煎取 100 毫升，待温度调至 38 ℃左右行保留灌肠，每日 1 次，10 次为 1 个疗程。功效清热解毒燥湿。适用于慢性盆腔炎热毒证。

4. 向日葵茎中白芯 3 克，大枣 10 枚。用水 500 毫升煎至 100 毫升，每日早、晚各服 1 次，连服 3～4 日，或单用向日葵茎 50 克。水煎加糖服，每日 1 剂。适用于慢性盆腔炎。

5. 白茯苓 90 克，芒硝 30 克。为末，糊为丸，如梧子大，每次 20～30 丸，空腹米饮下。适用于慢性盆腔炎。

6. 鸽蛋 5 枚，阿胶 30 克。先将阿胶置碗中，入清水适量，无烟火上烤化，趁热入鸽蛋和匀即成。早、晚分 2 次食用，可连续服用至病愈。适用于慢性盆腔炎。

7. 大黄 100～200 克。上药共研细末，视病变范围而定量加入米醋调成糊状，直接敷于下腹部，保持湿润，随时可以加醋，为防止脱落，可用塑料布覆好，加绷带或橡皮膏固定。第 3 日可重复第 2 剂。适用于慢性盆腔炎。

8. 芒硝（细末）100 克，大蒜泥 50 克。上药和匀用纱布包好，必要时加入少量温水，和成糊状，敷贴于下腹疼痛处皮肤上，20 分钟后皮肤潮红即取下。第 3 日可重复第 2 剂。适用于慢性盆腔炎。

9. 丹参、红藤各 30 克，乳香 5 克。水煎，每日 1 剂，分 2 次服。适用于慢性盆腔炎血瘀热毒证。

【生活调理】

注意个人卫生、增加营养、锻炼身体、增强体质、注意劳逸结合、提高机体抵抗力、

及时彻底治疗急性盆腔炎。

宫颈癌

宫颈癌是最常见的妇科癌瘤，占女性生殖器恶性肿瘤总数的一半以上，多发生在 40～60 岁，随年龄而增长，但绝经后下降。早期常无明显症状，偶于性交、妇检后产生接触性出血，与慢性宫颈炎无明显区别，有时甚至子宫颈光滑，尤其在老年妇女子宫颈已萎缩者，某些颈管癌患者由于病灶位于颈管内，阴道部宫颈外观表现正常，一旦症状出现，多已达中晚期。常见症状如下。①阴道出血，阴道不规则出血是宫颈癌患者的主要症状（80％～85％），尤其是绝经后的阴道出血更应引起注意。②阴道分泌物增多，亦是宫颈癌患者的主要症状。多发生在阴道出血以前。最初阴道分泌物可以没有任何气味，随着癌瘤的生长，癌瘤继发感染、坏死则分泌物量增多，如淘米水样或混杂血液，并带有恶臭味。③疼痛，是晚期宫颈癌的症状。④全身症状，晚期患者因癌瘤组织的代谢，坏死组织的吸收或合并感染而引起发热，体温一般在 38 ℃左右，少数可达 39 ℃以上。由于出血、消耗而出现贫血、消瘦甚至恶病质。⑤其他症状，患者出现尿频、尿急、尿痛、下坠和血尿。

中医古籍中无"宫颈癌"这一病名，属"崩漏"、"五色带"、"恶疮"、"阴疮"等范畴。此病多因冲任二脉受损或外受湿热、毒邪凝聚，阻塞胞络；或因肝气郁结，疏泄失调，气血凝滞，瘀血蕴结；或脾虚生湿，湿蕴化热，久则成毒，湿毒下注以致身体虚弱，脉络亏损所致。辨证施治多酌情选用疏肝理气、解毒散结、滋补肝肾、补中益气等法。

【偏方集成】

1. 胡萝卜 200 克。将其洗净，切成细丁，配加适量凉开水，压榨取汁，每次服 1 杯，每日 1～2 次。适用于宫颈癌痰湿证。

2. 大蒜 200 克，米醋 500 毫升，白糖适量。将大蒜去皮剥成瓣状，洗净沥干，装入加有白糖的米醋中，浸泡 1 个月后即可服食。每次数粒，佐餐食用，经常食用效果好。适

中医偏方全书（珍藏本）

用于宫颈癌热毒证。

3. 甜杏仁 10 枚，牛乳 100 毫升，大枣 5 枚，粳米 50 克，桑白皮 10 克，生姜 3 克。杏仁用水浸泡，去皮尖，加入牛乳绞取汁液，大枣去核，生姜切片，备用。先煮桑白皮、生姜、大枣，煎取汤液，加粳米煮粥，临熟时兑入杏仁汁，再继续煮至粥成，每日 2 次。功效滋阴润燥。适用于宫颈癌阴虚津亏证。

4. 瓜蒌 90 克，酒大黄、赤芍、黄芪各 30 克。共研细末，炼蜜为丸，每丸 9 克，每次服 1 丸，每日 2 次。适用于宫颈癌气虚血瘀证。

5. 田螺数只。洗净，取去螺盖，倒入清净容器内过夜，可得浅绿色水液，加研细冰片适量，调成稀糊状。待阴道内冲洗，并拭去坏死组织后，即用此液涂于创面，每日 1 次。适用于宫颈癌湿热证。

6. 山豆根、草河车、夏枯草各 100 克。将药研细末，炼蜜为丸，每丸 9 克，每次服 2～3 丸，每日 2～3 次。适用于宫颈癌热毒证。

7. 鲫鱼粉 30 克，生穿山甲 10 克，朱砂 6 克，冰片、芒硝各 3 克。将药共研为细末，混匀，撒于宫颈糜烂处，隔日冲洗换药 1 次。适用于宫颈癌血瘀热毒证。

8. 生鳖甲 30 克，乳香、没药各 15 克。将生鳖甲、乳香、没药分别拣杂，生鳖甲洗净后晾干，并与晒干或烘干的乳香、没药共研为极细末，瓶装，防潮，备用。每次取 10 克，每日 3 次，用温开水送服。适用于宫颈癌络脉瘀阻证。

9. 蒲黄、五灵脂各 10 克，乌骨鸡 1 只。先将蒲黄、五灵脂分别拣杂，晒干或烘干，研碎，放入多层纱布袋中，扎紧袋口，备用。将乌骨鸡宰杀，去毛及内脏，入沸水锅中焯透，捞出，用清水过凉，把药袋装入鸡腹，再将鸡放入沙锅，加水适量（以浸没鸡身为度），大火煮沸，烹入料酒，改用小火煨煮至乌骨鸡烂熟如酥，取出药袋，滤尽药汁，加葱花、姜末、盐、味精、五香粉，再煨煮至沸，淋入麻油即成。佐餐当菜，随意服食，吃鸡肉，饮汤汁，当日吃完。适用于宫颈癌血瘀证。

10. 制川乌、艾叶、延胡索各 20 克，蜂蜜 30 克。先将艾叶拣杂，晒干或烘干，切成碎末状，备用。将制川乌、延胡索分别拣杂，洗净，晒干或烘干，切成片，同放入沙锅，加水浸泡片刻，大火煮沸，先煎煮 1 小时，加入艾叶碎末，拌匀，再煎煮 20 分钟，离火，用洁净纱布过滤，去渣，取汁放入容器，待其温热时，兑入蜂蜜，拌和均匀，即成。早、晚分 2 次服。适用于宫颈癌寒湿凝滞证。

11. 泽漆 100 克，鸡蛋 3 枚。加水适量，泽漆与鸡蛋共煮，煮熟后吃蛋喝汤，每日 1 剂。适用于宫颈癌热结夹虚证。

12. 斑蝥、车前子、滑石、木通各 30 克。共研细末，水研为丸，每次服 1 克，每日 1～2 次。此方有毒，体弱者慎用，若有不良反应及时就诊。适用于宫颈癌。

13. 醋制莪术、醋制三棱各 10 克。浓煎 200 毫升，分 2 次服。适用于宫颈癌瘀阻结块证。

14. 北沙参、石斛、女贞子各 20 克，黑木耳 6 克，墨旱莲 30 克。水煎服，每日 1 剂。适用于宫颈癌阴虚证。

15. 制半夏、陈皮各 15 克，茯苓 20 克，枳壳 10 克，生姜 3 片，甘草 5 克。水煎服，每日 1 剂。适用于宫颈癌痰湿凝结证。

【生活调理】

1. 患者放疗时，应以养血滋阴为主，多食牛肉、猪肝、莲藕、木耳、菠菜、芹菜、石榴、菱菜等。

2. 化疗时应以健脾补肾为主，食用山药粉、薏苡仁粥、动物肝、紫河车、阿胶、元鱼、木耳、枸杞子、莲藕、香蕉等。

3. 宫颈手术后，应以补肾为主，可食用猪肝、山药粉、龙眼肉、桑椹、黑芝麻、枸杞子、青菜、莲藕等。

4. 晚期患者应选用高蛋白、高热量食品，如牛奶、鸡蛋、牛肉、鱼、赤小豆及多种水果等。

5. 忌食韭菜、生葱、烟酒。

6. 鲫鱼或鲤鱼鳞、米酒各适量。将鱼鳞用文火熬成鱼鳞胶。每次 30 克，用温米酒兑入水冲服。每日 1 剂，连服 15～20 剂。

子宫肌瘤

子宫肌瘤是女性生殖系统最常见的良性肿瘤，多发生于35～50岁。临床表现为月经异常，如月经过多，经期延长，或不规则阴道流血。阴道排液增多；疼痛、贫血、不育。位于前壁可压迫膀胱，造成尿频尿急或排尿困难、尿潴留。

本病中医学将其归于"癥瘕"，部分症状与"崩漏"、"月经不调"等病症相关。

【偏方集成】

1. 益母草50～100克，陈皮9克，鸡蛋2枚。加水适量共煮，蛋熟后去壳，再煮片刻，吃蛋饮汤。月经前每日1次，连服数次。适用于子宫肌瘤。

2. 延胡索、艾叶、当归各9克，猪瘦肉60克，盐少许。将前3味加水3碗，煎成1碗，去药渣，再入猪瘦肉煮熟，用食盐调味服食。月经前每日1剂，连服5～6剂。适用于子宫肌瘤血虚寒凝证。

3. 未孵出的带毛鸡（鸭）蛋4枚，生姜15克，黄酒50毫升。先将带毛鸡（鸭）蛋去壳、毛及内脏，加黄酒、生姜同煮熟，调味后服食。月经前每日1剂，连服数日。适用于子宫肌瘤。

4. 丝瓜子9克，红糖适量，黄酒少许。把丝瓜子焙干，水煎取汁，加黄酒、红糖调服。月经前每日1次，连服3～5日。适用于子宫肌瘤。

5. 穿山甲20克，当归尾、赤芍各10克，生艾叶30克。装入布袋放于小腹上，再放置热水袋，每次20分钟，30日为1个疗程。适用于子宫肌瘤中寒瘀阻证。

6. 夏枯草、白芥子、制南星各9克，昆布15克，海藻30克。水煎服，每日2次。适用于子宫肌瘤痰湿结块证。

7. 丹参、荔枝核各15克，桃仁、赤芍各10克，三棱6克。水煎服，每日1剂。适用于子宫肌瘤瘀阻痰结证。

8. 鸡蛋2枚，壁虎5只，莪术9克。加水400克共煮，待蛋熟后剥壳再煮，弃药食蛋，每晚服1次。适用于子宫肌瘤瘀阻痰结证。

9. 紫草根粉60克。加蒸馏水500毫升，浸泡30分钟，再用沙锅煮沸过滤即可，每日100毫升，分4次服。适用于子宫肌瘤血分热毒证。

【生活调理】

1. 避免人工流产。人工流产次数多会导致子宫肌瘤，因此夫妻双方应积极采取避孕措施，尽量避免或减少人工流产次数。

2. 调节饮食。妇女应该多吃含蛋白质、维生素的食物。如果月经量过多，要多吃富含铁质的食物，以防缺铁性贫血。

3. 定期去医院复查。如果发现子宫肌瘤，一般应3～6个月复查一次，如肌瘤增大较明显，出血严重，则应进行手术治疗。

4. 保持乐观的心态。

卵 巢 癌

卵巢癌是女性生殖器官常见的肿瘤之一，发病率仅次于宫颈癌和子宫体癌而列居第三位。但因卵巢癌致死者，却占各类妇科肿瘤的首位，对妇女生命造成严重威胁。早期可无症状，多在手术中及病理检查确诊。腹部包块迅速长大，或感腹胀、腹大、消瘦等症状。伴疼痛、发热、贫血、无力及恶病质表现。

中医学对本病无单独记录，其症状、体征常归于"癥瘕"、"五色带"、"痛证"等范畴。

【偏方集成】

1. 大黄、红花各60克，虻虫（去翅、足）10个。大黄与醋熬成膏，红花、虻虫为细末，入膏为丸，如梧子大。每次5～7丸，食后温酒送服。适用于卵巢癌血瘀证。

2. 炒白术、天冬、生鸡内金各等份。上为细末。每次9克，每日2次，开水送服；或用山楂片9克。煎汤，冲化红糖9克，以之送药更佳。适用于卵巢癌脾肾阴虚证。

3. 龙葵、葵树子、白花蛇舌草、土茯苓各40克，蜜枣2枚，猪肉240克，盐少许。将龙葵、葵树子、白花蛇舌草和土茯苓分别用清水浸透，洗干净，备用。蜜枣、猪肉分别用清水洗干净，备用。将以上材料全部放入瓦煲内，加入适量清水，先用猛火煲至水滚，然后改用中火煲 2 小时左右，以少许盐调味。适用于卵巢癌。

4. 马鞭草 40 克，生薏苡仁 80 克，鲜苦瓜 500 克，猪肉 240 克，蜜枣 4 枚，盐少许。将鲜苦瓜切开，去核，切件，洗干净，备用。马鞭草、生薏苡仁分别用清水浸透，洗干净，备用。猪肉、蜜枣分别用清水洗干净，备用。瓦煲内加入适量清水，先用猛火煲至水滚，然后放入以上全部材料，候水再滚起，改用中火继续煲 2 小时左右，加入少许盐调味，即可以饮用。适用于卵巢癌。

5. 麝香适量。双侧足三里穴皮下埋藏麝香 0.1～0.3 克，以后每隔 15 日在双侧足三里、三阴交及关元穴交替埋藏 1 次。适用于卵巢癌血瘀痰结证。

【生活调理】

1. 除牛奶、鸡蛋外，要多食用新鲜蔬菜、水果，补充蛋白质和多种维生素，忌食母猪肉。

2. 术后应注意多服养身调经，滋补肝肾之品，如石榴、罗汉果、龙眼、桑椹、黑芝麻、黑木耳、绿豆、紫河车、鲫鱼、鲤鱼。

葡 萄 胎

葡萄胎又称良性葡萄胎，是一种良性滋养层细胞肿瘤，由于其绒毛间质水肿变性，致使绒毛末端膨大，形成许多水泡，或水泡状胎块、临床以闭经后 2～3 个月或延至 4 个月始，反复阴道出血，子宫增大迅速，大于停经月份，妊娠呕吐及妊娠高血压综合征出现早且症状严重为其特点。

本病属中医学"鬼胎"、"漏下"等范畴。辨证以妊娠期阴道流血、腹大异常为主，结合全身症状及舌脉等，综合分析，指导治疗。治疗以下胎祛瘀为主，佐以调补气血，以善其后。

【偏方集成】

1. 薏苡仁、半枝莲、白花蛇舌草各 30 克。水煎，代茶饮，每日 1 剂。适用于葡萄胎。

2. 天花粉 50 克，猪牙皂粉 30 克。两药分别研成细末混匀，装入胶囊。每颗胶囊含天花粉 0.25 克，猪牙皂粉 0.15 克，每日 1 次，置于阴道后穹窿。适用于葡萄胎。

3. 天花粉 30 克，香附、紫草各 20 克，半枝莲、白花蛇舌草各 25 克。将上药水煎 3 次后合并药液，每日 1 剂，分早、中、晚 3 次服。7 日为 1 个疗程。适用于葡萄胎。

【生活调理】

1. 一般于清宫术后，每周查尿一次，至 HCG 转阴或浓缩尿转阴、放免指标降至正常值后，每 2 周或 1 个月查血或尿 1 次，随诊至 3 个月后。每月或每 2 个月查一次，半年或一年后，改为每半年至一年复查一次，随诊至少 3 年以上，甚至坚持 10～15 年以上，随诊过程中患者出现临床症状，应随时进行其他必要的检查。

2. 葡萄胎经治疗后最少应避孕 1～2 年，为防出院后复发，一般规定每周查血或尿内 HCG 一次，阴性后每月一次，3 个月后每半年一次，至少随诊 2 年。

第二十九章 其他妇科疾病

子宫脱垂

子宫脱垂是妇科的一种常见病。子宫从正常位置沿阴道下降，子宫颈外口达坐骨棘水平以下，甚至子宫全部脱出于阴道口以外，称为子宫脱垂。子宫脱垂常合并有阴道前壁和后壁膨出，患者自觉会阴处有下坠感，阴道有肿物脱出。本病按下脱的程度不同，可分为3度。子宫位置下降，但仍在阴道内，称Ⅰ度；子宫颈及部分宫体露出阴道口，称为Ⅱ度；子宫完全脱出，称为Ⅲ度。

本病中医学称"阴挺"、"阴脱"、"阴菌"等。治疗应本着《内经》"虚者补之，陷者举之"的原则，以益气升提，补肾固脱为主。重度子宫脱垂对妇女危害较大，是难治之病，宜中西医结合治疗。

【偏方集成】

1. 莲子250克，猪肚1个，黄酒适量。将莲子洗净，冷水浸泡半小时，备用，猪肚用冷水内外冲洗后，用细盐反复擦洗内壁，再用冷水冲洗干净，肚子剖开1个缺口，将莲子塞入肚腔内，再用线将猪肚封口，肚子的两头也用线扎牢，再把猪肚放入沙锅内，加冷水将猪肚浸没，用旺火烧开后，加黄酒2匙，再改用小火慢炖3～4小时。如水不够，可再加水，直至肚子酥烂，离火。吃时，将肚子切开，拆线，取出莲子，烘干，磨成粉末，每日3次，每次1匙，开水吞服。莲子也可加白糖当点心吃；肚子蘸酱油佐餐食，也可切片放入汤内，加细盐半匙，再烧片刻，连汤吃。适用于子宫脱垂。

2. 鲜荷叶5张，黑枣250克，猪油、黄酒各适量。将荷叶洗净，并把每张荷叶裁剪成10～12小方块，备用；将黑枣用温水浸透半小时后，洗净，离水，加黄酒3匙拌匀湿润。又将黑枣用荷叶包起来，每小张包1枚黑枣，包时，在黑枣表面涂上一层熟猪油，荷叶要包紧，不使散开。包好后放入瓷盆内，最后将荷叶枣用旺火隔水蒸2～3小时，瓷盆加盖，不让水蒸气进入，以后，每次可取数枚，在饭上蒸热吃。每次4～6枚，每日2次。适用于子宫脱垂。

3. 升麻15克，黑芝麻100克，猪大肠1段（30厘米长），调料适量。将升麻、黑芝麻装入洗净之猪大肠内，两头扎紧，放入沙锅内，加葱、姜、盐、黄酒、清水各适量，文火炖3小时，至猪大肠熟透即可服食。适用于子宫脱垂。

4. 金樱根60克，母鸡1只（约500克）。将鸡宰杀去毛、头足及内脏，洗净，金樱根洗净，切碎，放鸡腹中，加米酒少许，清水适量，放容器内隔水炖熟，调味后饮汤食鸡肉。适用于子宫脱垂。

5. 何首乌末30克，雌鸡1只（约500克）。将鸡宰杀后去毛和内脏，以白纱布两三层包何首乌末（以免粉末漏出）纳鸡腹内，加清水放锅内煲至鸡肉离骨，取出何首乌末，加盐、油、姜、酒调味，饮汤吃鸡肉，1日内分2次服完。适用于子宫脱垂肾虚证。

6. 赤石脂9克，鸡内金、五倍子各6克，冰片0.6克。共研细末贮瓶中密封备用。先用五倍子水煎熏洗外阴部后，擦干，用药末扑敷，并将脱出子宫纳入阴道后，用月经带托住，早、晚各1次。适用于子宫脱垂。

7. 升麻6克，牡蛎12克。上药为1日量，分2～3次空腹服下。子宫脱垂Ⅰ度、Ⅱ度、Ⅲ度患者分别服药1日、2日、3日为1

个疗程，可连服 3 个疗程。适用于子宫脱垂。

8. 升麻（研末）4 克，鸡蛋 1 枚。将鸡蛋顶端钻一个黄豆粒大小的圆孔，把药末放入蛋内搅匀，取白纸 1 小块蘸水将蛋孔盖严，放蒸笼内蒸熟，去壳内服。每日 1 次，10 日为 1 个疗程，间隔 2 日再服第 2 个疗程。适用于子宫脱垂。

9. 猪大肠 250 克，黑芝麻 100 克，升麻 9 克。先将猪大肠洗净，升麻用纱布包好，同黑芝麻一起放入肠中，置沙锅内放水炖烂熟，去升麻加调料，分 2 次吃肠喝汤。每周 2～3 次。适用于子宫脱垂。

10. 五倍子 100 克。煎液。熏洗患处，每日 2 次。适用于子宫脱垂。

11. 升麻 12 克，黄芪 15 克。水煎服。适用于子宫脱垂。

12. 刺猬皮 30 克，韭菜子 10 克。将上 2 味研末，每次服 2～3 克，每日 2 次。适用于子宫脱垂。

13. 枳实、乌梅（火煨）各 100 克。混研为细末，每次服 5～8 克，每日 2 次。适用于子宫脱垂。

14. 黄鳝 1 条。去内脏，切段，水沸后放入酱油、盐各少许共煮，待黄鳝熟之后放入味精调味。每日 1 次。适用于子宫脱垂。

15. 丝瓜络 60 克，好白酒 500 毫升。将丝瓜络烧成炭，研细，分成 14 等份。每日早、晚饭前各服 1 份，用白酒 9～15 毫升送服。7 日为 1 个疗程。间隔 5～7 日服第 2 个疗程，也可连服。适用于子宫脱垂。

16. 麻黄、小茴香各 6 克，炒枳壳 12 克，透骨草 9 克。布包上药，温水浸泡 15 分钟，煎煮数沸，趁热先熏后洗，然后将子宫脱垂部分轻轻还纳，卧床休息。适用于子宫脱垂。

17. 嫩苦参、生枳壳、石榴皮各 30 克。以清水 3000 毫升，将上药浓煎取汁，先熏后坐浴洗外阴，每晚 1 次。同时用蓖麻仁 3 粒，捣烂做成小饼，敷于百会穴。适用于子宫脱垂。

【生活调理】

1. 太极拳锻炼，做到意、气、形合一。

2. 双手扶床边，双脚并拢，做下蹲动作

5～15 次，每日 2 次，有助于子宫收缩。

3. 做提肛锻炼。即肛门一缩一松动作，每日做 2 次，每次 10 分钟左右。

4. 取膝胸卧位，早、晚各 1 次。每次 10 分钟。

5. 重型子宫脱垂，不能用手纳入阴道者，不宜用子宫托，月经期亦不宜使用子宫托。

6. 注意卧床休息，睡时宜垫高臀部或脚部，抬高两块砖的高度。

7. 产后不宜过早下床活动，特别不能过早地参加重体力劳动。

8. 避免长期站立或下蹲、屏气等增加腹压的动作。

9. 保持大小便的通畅。

10. 及时治疗慢性气管炎、腹泻等增加腹压的疾病。

11. 哺乳期不应超过两年，以免子宫及其支持组织萎缩。

12. 增加营养，多食有补气、补肾作用的食品，如鸡、山药、扁豆、莲子、芡实、泥鳅、淡菜、韭菜、大枣等。饮食定时定量，不能暴饮暴食。坚持低脂肪饮食，多吃瘦肉、鸡蛋、绿色蔬菜、水果等。多吃五谷杂粮如玉米、豆类等。常吃富有营养的干果类食物，如花生、芝麻、瓜子。不食羊肉、虾、蟹、鳗鱼、咸鱼、黑鱼等发物。忌食辣椒、胡椒、生葱、生蒜、白酒等刺激性食物及饮料。禁食龙眼、大枣、阿胶、蜂王浆等热性、凝血性和含激素成分的食品。忌食辛辣、酒类、冰冻等食品。

13. 节制房事。

阴道膨出

盆底组织松弛引起子宫脱垂的同时也常导致阴道壁膨出。耻骨膀胱宫颈韧带及周围肌纤维损伤可致阴道前壁膨出，其邻近器官失去依托常随之膨出称膀胱膨出；直肠阴道筋膜、耻骨尾骨肌损伤，直肠失去支持而随阴道后壁脱出称为直肠膨出；耻骨尾骨肌后部损伤严重可形成后穹窿疝，肠管由疝部膨出为后穹窿肠疝。阴道膨出包括前阴道壁膨出（膀胱膨出、尿道膨出）与后阴道壁膨出。

本病属中医学"阴挺"、"阴挺下脱"、"阴菌"范畴，多由素体脾气虚弱，肾气不充，又遇劳力过度，便秘强下，产中用力等诱因而致。

【偏方集成】

1. 黄芪30克，续断12克，枳壳9克。水煎服，每日2次。适用于阴道膨出。

2. 海桐皮60克，乌龟1只，鲜红蓖麻叶1～2张。海桐皮烧炭存性，乌龟取头烤干，共研细末，取约30克备作服，所剩者以红蓖麻叶包裹煨热，再以薄布包裹待用。同时取药末3克服，每日3次，用药包将托出器官托入，并敷于外阴部至药冷为止，每日1次。药包可连用3次，但蓖麻叶需每次更换。适用于阴道膨出。

3. 升麻、小茴香根各20克，鱼腥草30克，蔓荆叶60克。煎汤。患者坐熏，每日2次。适用于子宫脱垂湿热证。

4. 枳壳45克，蛇床子、益母草、乌梅各30克。加水煎浓，熏洗或温浸阴部，能使子宫逐渐缩小，易于纳入。适用于子宫脱垂。

5. 荆芥穗、椿根皮、藿香叶、地肤子各12克。将药物煎汤。外洗阴部。适用于子宫脱垂。

6. 萹草、大叶浮萍各60克，石榴皮12克，升麻10克。煎汤熏洗外阴部，隔日1次。适用于子宫脱垂湿热证。

7. 紫花地丁、金银花各20克，乌梅12克，五倍子10克。将药物煎汤。熏洗外阴部。适用于子宫脱垂气虚证。

8. 猪大肠250克，黑芝麻100克，升麻9克。先将猪大肠洗净，升麻用纱布包好，同黑芝麻一起放入肠中置沙锅内，放水炖烂熟，去升麻加调料，分2次吃猪大肠喝汤，每周2～3次。适用于子宫脱垂。

9. 荔枝1000克，黄酒1000毫升。共浸7日，每日早、晚各饮酒30毫升。适用于子宫脱垂。

10. 甲鱼头5～10个。洗净切碎，置锅内炒黄，研末，每晚临睡前服3克，用米酒或黄酒送服。适用于子宫脱垂。

11. 鸡蛋1枚，何首乌30克。以水煎首乌取浓汁，再入鸡蛋共煮至熟，吃蛋喝汤，每日2次。适用于子宫脱垂。

12. 五味子、牡蛎、龙骨各10克，丹参15克。水煎服，每日1剂，30日为一个疗程。适用于子宫脱垂。

【生活调理】

1. 做提肛肌锻炼，每次10～15分钟，每日2次，对恢复组织功能有一定作用。注意适当营养，避免站立过久及膀胱过于充盈。

2. 由长强穴起，沿脊柱正中捏至大椎穴，每次捏10回，每日1次，10次为一个疗程。

3. 注意卧床休息，睡时宜垫高臀部或脚部抬高两块砖的高度。

4. 产后不宜过早下床活动，特别不能过早地参加重体力劳动，增加营养自疗。

5. 避免长期站立或下蹲、屏气等增加腹压的动作。

6. 保持大小便的通畅。

7. 及时治疗慢性气管炎、腹泻等增加腹压的疾病。

8. 哺乳期不应超过2年，以免子宫及其支持组织萎缩。

9. 适当进行身体锻炼，提高身体素质。

10. 增加营养，多食有补气补肾作用的食品，如鸡、山药、扁豆、莲子、芡实、泥鳅、淡菜、韭菜、大枣等。

11. 节制房事。

不 孕 症

不孕症是指凡婚后有正常性生活，未采取任何避孕措施，同居两年以上而未能受孕者称为不孕症。根据婚后是否流产或生育过又可分为原发性不孕和继发性不孕。前者指婚后从未受孕；后者为曾生育或流产后，未避孕而又1年以上不再受孕。女方不孕因素包括下丘脑-垂体-卵巢轴功能紊乱致无排卵，输卵管阻塞影响。

本病在中医学亦称"不孕症"，或"无子"、"全不产"、"断绪"等。原发性不孕为"无子"、"全不产"，而继发性不孕属中医学"断绪"范畴。辨证治疗主要依据月经的变

中医偏方全书（珍藏本）

化、带下病的轻重程度，其次依据全身症状及舌脉，进行综合分析，明确脏腑、气血、寒热、虚实，以指导治疗。治疗重点是温养肾气，调理气血，使经调病除，则胎孕可成。此外，还须情志舒畅，房事有节，择纲组的候而合阴阳，以利于成孕。

【偏方集成】

1. 鹿鞭 1 只，罐头蘑菇 90 克，带皮猪肉 1000 克，海米 30 克，嫩母鸡 500 克，贝母 30 克，味精、料酒、胡椒粉、鸡油、葱、姜、盐、鸡汤各适量。将鹿鞭温水泡透，用刀沿纵向剖开，将尿道尾用刀削掉，再用开水将外皮烫掉，放锅内用开水煮 1 小时左右，用冷水洗净，放锅内，加鸡汤、贝母、海米、净嫩母鸡，洗净猪肉、葱、姜共炖烂。将炖烂的鹿鞭取出切成斜片。锅内注入鸡汤，加入蘑菇（大的切四半，小的切两半）、料酒、胡椒粉、盐、鹿鞭片同烩，最后加味精，淋上鸡油即成。适用于不孕症。

2. 人参、陈皮各 3 克，鹿尾、母鸡各 1 只，火腿肉、猪瘦肉、水发蘑菇各 50 克，料酒、盐、白糖、葱、姜、高汤适量。将鹿尾用开水稍泡取出，洗净污秽，再下沸水滚烧 10 分钟捞出，煺去毛洗净（可反复烫煺毛）。锅烧热放油烧至八成热时，下入葱、姜煸香后，烹入料酒，加入水，将鹿尾下锅滚烧 10 分钟捞出。再重起油锅煸姜、葱，烹入料酒，加入陈皮、鹿尾、清水滚烧 10 分钟后，捞起姜、葱，再用文火煨 10 分钟后，捞出鹿尾。光鸡洗净后剁去爪，剖成两半，再下沸水锅焯透捞出，剔去大骨待用。猪瘦肉和火腿各切成 3 件，猪瘦肉先下开水锅略焯捞起，洗净后同火腿、蘑菇、鸡放入盘内待用。人参洗净上笼蒸软，切成薄片和陈皮一起放入篮子内，然后再把鹿尾切成两半放在鸡肉的两旁。将高汤倒入锅内，加入白糖，烧开后再倒入盘内，加盖后用湿绵纸密封，上笼蒸 1.5 小时取出，启封放盐调味即成。适用于不孕症。

3. 小茴香 10 克，荔枝核、橘核各 15 克，粳米 50 克。先将荔枝核、橘核、小茴香一起水煎，滤取药液备用，用药液同粳米煮粥，男方随时可服。女方于月经结束一日开

始早、晚各服 1 剂，连服 1 周；又于下个月经周期再服，连用 3 个月。适用于不孕症。

4. 淫羊藿 250 克，熟地黄 150 克，醇酒 1250 毫升。将药共碎细，纱布包贮，用酒浸于净器中，密封，勿通气，春夏 3 日，秋冬 5 日后方可开取饮用。每日适量温饮之，常令有酒力相续，但不得大醉。适用于不孕症。

5. 生姜、红糖各 500 克。将姜捣为姜泥，混入红糖，蒸 1 小时，晒 3 日。共 9 蒸 9 晒，最好在夏季三伏，每伏各蒸晒 3 次即成。在月经期开始时服用，每次 1 匙，每日 3 次，连服 1 个月，服药期间忌房事。适用于不孕症。

6. 青虾 250 克，韭菜 100 克。将青虾洗净，韭菜洗净，切段。先以素油煸炒虾，烹黄酒、酱油、醋、姜丝等调料，再加入韭菜煸炒，嫩熟即可食用。适用于不孕症。

7. 猪脊髓 200 克，鳖 250 克，调料适量。将猪脊髓洗净，鳖用开水烫死，揭去鳖甲，去内脏，放入铝锅内，加水、姜、葱、胡椒面，用旺火烧沸后，改用小火煮至鳖肉熟，再放入猪脊髓，煮熟加味精调味，吃肉喝汤。适用于不孕症。

8. 益母草 30 克，当归 15 克，鸡蛋 2 枚。将药用清水 2 碗煎取 1 碗，用纱布滤渣，鸡蛋煮熟，冷却去壳，划弄小孔数个，用药汁煮片刻后，饮药汁吃鸡蛋。每周吃 2～3 次，1 个月为 1 个疗程。适用于不孕症。

9. 全当归（用手扭断约寸）1 升，大枣 1000 克。称准后去核，用好酒数斤拌过。放沙锅内隔水炖半日，待冰凉后再以好烧酒 10000 克，泡 20 日，取出随量饮。适用于不孕症。

10. 炒月季花 30 克，公鸡 1 只。先将鸡退毛开膛去杂洗净，炒月季花布包，同放沙锅内文火炖熟，食肉喝汤。每月 5 剂，于经期服用，连服 2～3 个月为 1 个疗程，2～3 个疗程见效。适用于不孕症。

11. 雄鸡 1 只，香附米 50 克，童便、生姜汁、陈醋各 1 盏。将雄鸡煮熟去肉，取全骨 1 副，嘴爪俱要。用童便、生姜汁、好陈醋各 1 盏，将鸡骨纳入沙锅，或置新瓦上，微火焙炒，陆续将童便、生姜汁、陈醋三汁，

渐渐洒在骨上，留三汁小半，待鸡骨焙松，即打碎，加香附米再同焙，仍将所留三汁洒在骨上焙之，俟鸡骨酥脆，去香附不用，将骨研成细末。分 3 次服，好绍酒调服。适用于不孕症。

12. 制香附、菟丝子各 90 克，当归 20 克，茯神 15 克。共研细末，炼蜜为丸，每丸 9 克。早、晚各服 1 丸，淡米汤送下，连服 2～3 丸更佳。适用于不孕症。

13. 鸡蛋 1 枚，藏红花 1.5 克。鸡蛋打一口，入藏红花搅匀蒸熟。月经来时每日吃 1 枚蛋，连吃 9 枚。下次月经来时再如法服。一般 3～4 个周期。适用于不孕症。

14. 丹参 30 克，香附、桃仁、络石藤、红花各 9 克。水煎，每日 1 剂，分 2 次服。适用于输卵管梗阻性不孕症。

【生活调理】

1. 讲究经期卫生，如不讲究卫生，则很容易患各种妇女病如月经不调、痛经、外阴炎、阴道炎、宫颈炎、子宫内膜炎、附件炎、盆腔炎等，这些病症均会妨碍婚后受孕。

2. 月经不调应早治，月经不调是指经期、经色、经量发生变化或发生闭经、痛经、崩漏等不孕妇女大都不同程度地存在着这些症状象。

3. 月经迟来要晚婚，有的少女月经初潮时间较晚，直到 18～20 岁以后才见月经，并且量少色淡、质稀。这说明生殖系统的功能比较低下，婚后不但不能妊娠，而且月经情况每况愈下，直到闭经或并发其他病症。因此，凡是月经迟来、发育比较迟缓的少女应认真锻炼，适当辅以药物调理。

4. 调节情志，不孕症会有来自各方面的压力，且影响着内分泌的调节，必须正确处理。夫妻间感情的调节以及科学方法的掌握，尤为重要。注意清心寡欲。

5. 择月经中期交媾。

子宫内膜异位症

子宫内膜异位症是指具有不同程度功能的子宫内膜出现在子宫腔以外的部位而发生的病变。本病虽为良性病变，但具有类似恶性肿瘤远处转移和种植生长能力。病变部位多见于盆腔内，如卵巢、子宫、直肠、宫底韧带、阴道直肠膈等，其中以侵犯卵巢多见，约占 80%；也可出现在子宫颈、阴道、外阴、脐等部位，身体其他部位如肾、膀胱、输尿管等均可发生，但较罕见。常见的子宫内膜异位症的临床表现为继发性进行性加重的痛经；月经失调表现为阴道不规则出血，月经过多，经期延长以及经前 2～3 日阴道少量出血；不孕；深部性交痛；急性腹痛。

中医学认为本病病机关键是瘀血。患者素体虚弱，正气不足，因情志不遂，或感受外邪，或产育受伤，而致肝郁、脾虚、肾亏、冲任受损，胞脉不利，瘀血阻滞，不通则痛，引起痛经、不孕、癥瘕等征象。临床可根据痛经发生的时间、性质、部位和月经的期、量、色、质的变化及舌脉与其他全身症状以辨其属肝郁血瘀，寒凝血瘀，气虚血瘀，肾虚血瘀，热郁血瘀中的哪一型而分别论治。

【偏方集成】

1. 桃仁 21 枚，生地黄 30 克，桂心 10 克，粳米 100 克，生姜 1 克。将桃仁去皮尖，桂心研成末，将生地黄、桃仁、生姜以适量酒绞取汁。先用水煮粳米成粥，沸后下桃仁汁，继续煮至熟，再调入桂心末。适用于子宫内膜异位症。

2. 毛冬青、薢蓣、忍冬藤各 6000 克，枳壳 3000 克。煎液配成 20% 浓度（装瓶备用）100 毫升，每晚保留灌肠，每日 1 次，月经期停用。灌肠前排空大便，灌肠后保证药液停留 4 小时以上效果更佳。适用于子宫内膜异位症。

3. 醋制生大黄、醋制炙鳖甲、琥珀按 2∶2∶1 比例研粉制丸，每次 2.5 克，每日 2 次，饭前开水送服，月经期不停药，连服 3 个月为 1 个疗程。适用于子宫内膜异位症。

4. 生三七、丹参各 3 克，鸡蛋 2 枚。3 味加水同煮。鸡蛋煮熟后去壳再同煮，至药性完全煮出来后，服用鸡蛋和汤。每日 1 剂。适用于子宫内膜异位症。

5. 地龙、䗪虫、蜈蚣、水蛭各等份。研粉末，装瓶备用或装入胶囊备用，每次 2～3 克，每日 2～3 次。适用于子宫内膜异位症。

中医偏方全书（珍藏本）

【生活调理】

1. 对可能导致经血倒流的各种妇科情况，如重度子宫后倾、生殖道下段闭锁或狭窄，采取适当措施加以纠正。

2. 尽可能防止医源性子宫内膜异位症的发生，避免在月经即将来潮前做输卵管通气检查术，以及对子宫后倾者做徒手复位术，以防止子宫内膜碎屑经输卵管被推送到盆腔。尽可能不采用剖宫取胎术作为终止中期妊娠的方法，而代之以药物引产。尽量不以人工流产作为节育措施，而采用安放宫内节育器或服用避孕药等方法。做剖宫产术时宜用纱布保护腹壁切口，防止子宫内膜碎屑入腹壁组织，在缝合腹膜后，用生理盐水洗净腹壁伤口，再分层缝合。

3. 规律的体育运动有可能减少异位症的发生。

4. 适龄婚育和药物避孕。

盆腔静脉淤血综合征

盆腔静脉淤血综合征（又称盆腔瘀血症）是由于慢性盆腔静脉瘀血所引起的特殊病症，是妇科慢性盆腔疼痛的主要原因之一，多见于30～50岁的经产妇。常表现为①下腹部疼痛：多数为慢性耻骨联合上区弥漫性疼痛，或为两侧下腹部疼痛，常常是一侧较重，并同时累及同侧或下肢，尤其是大腿根部或髋部酸痛无力，开始于月经中期。②低位腰痛。③痛经。④性交时有不同程度的痛感，多为深部性交痛，有的几乎难以忍受，不但当时疼痛，次日下腹痛、腰痛、白带多等症状都明显加重。⑤70%以上的患者伴有瘀血性乳房疼痛、肿胀。⑥外阴和阴道内肿胀、坠痛感，或有外阴烧灼、瘙痒感。⑦绝大多数患者伴有某些自主神经系统的症状。

中医学无本病对应病名，据其临床表现体征，可归属"腹痛"、"痛经"、"带下"等范畴，病机主要是瘀血阻滞、脉络不通。

【偏方集成】

1. 鹿角胶9克。晚间用酒浸至次晨，重汤炖化服下，或午后再加1服更好。适用于盆腔静脉淤血综合征。

2. 贯众1个。炭火烧枯，刮下末，又用旧棕1把，烧灰存性，共为细末，每次9克，空腹热酒送下。适用于盆腔静脉淤血综合征。

3. 五灵脂50克。炒，烟尽为末，每次3克，温酒调服，或用9克，水酒、童便煎服。适用于盆腔静脉淤血综合征。

4. 杏仁适量。黄皮烧存性为末，每次9克，空腹酒炖服。适用于盆腔静脉淤血综合征。

5. 桃仁9克，大黄12克，桂枝、芒硝各6克。前3味加水1400毫升，煮取450毫升，去渣后再加入芒硝，用文火微沸即成。饭后温服150毫升，每日3次。适用于盆腔静脉淤血综合征。

6. 红藤、丹参、三棱、莪术各等份。浓煎取汁100毫升，经净后3日保留灌肠。每日1次，7日为1个疗程。适用于盆腔静脉淤血综合征。

7. 血见愁1大把。切碎浓煎，露1夜，加酒1杯，空腹调服，又入百草霜9克更好。适用于盆腔静脉淤血综合征。

8. 凌霄花（紫薇）9克。焙干为末，酒调下。适用于盆腔静脉淤血综合征。

9. 荆芥穗适量。灯火烧焦，为末，每次9克，童便调下。适用于盆腔静脉淤血综合征。

10. 防风（去芦，炙赤）适量。为末，每次6克，每日2次，空腹酒煮白面清汤调下。适用于盆腔静脉淤血综合征。

11. 肉桂适量。为末，每次0.5～2克，米饮调下。适用于盆腔静脉淤血综合征。

12. 槐角适量。烧存性为末，每次方寸匕，酒调下。适用于盆腔静脉淤血综合征。

13. 乌梅肉适量。为末，酒调下6克。适用于盆腔静脉淤血综合征。

14. 韭根适量。洗净，切碎，捣汁半小杯，冲童便半小杯，温服。适用于盆腔静脉淤血综合征。

15. 豆腐250克，好醋120克。2味同煮熟，每次饭前吃，忌辛辣刺激性食物。适用于盆腔静脉淤血综合征。

16. 丝瓜络15克。烧灰冲酒服。适用于盆腔静脉淤血综合征。

17. 木耳 120 克。煮熟加红糖 60 克，拌一顿吃完，血渐止，再吃 60 克即愈。适用于盆腔静脉淤血综合征。

18. 鸡冠花（连根）60 克。水煎，冲酒服。适用于盆腔静脉淤血综合征。

19. 伏龙肝末 15～18 克。米泔水半碗，调服即止。适用于盆腔静脉淤血综合征。

20. 贯众适量。炒为末，每次 9 克，醋调服或煎服。适用于盆腔静脉淤血综合征。

21. 香附适量。炒黑为末，每次 9 克，米饮调服。适用于盆腔静脉淤血综合征。

22. 真紫降香 9 克。为细末，水 2 杯煎八分，露半夜至鸡鸣时，热服之。适用于盆腔静脉淤血综合征。

23. 乱发适量。洗净，烧研，空腹温酒服 1 克。适用于盆腔静脉淤血综合征。

24. 蒲黄（炒存性）15 克。研末，开水冲服。适用于盆腔静脉淤血综合征。

25. 红花 6 克，红糖 60 克。水煎去渣，陈酒冲服。适用于盆腔静脉淤血综合征。

26. 全当归、丹参各 30 克。水煎服。适用于盆腔静脉淤血综合征血虚血瘀证。

【生活调理】

1. 加强计划生育宣传，防止早婚、早育、性交过频及生育较密，提倡最多生两个孩子，两次生产至少应有 3～5 年的间隔。宣传科学方法避孕，不采用性交中断避孕法，也不主张禁欲。

2. 重视体育锻炼，增强体质，改善一般健康情况，对某些体质较弱的人尤为重要。

3. 加强产后卫生宣传，推广产后体操，对促使生殖器官及其支持组织的恢复有很大好处。休息或睡眠时避免习惯性仰卧位，提倡两侧交替侧卧位，有利于预防子宫后位的形成。防止产后大便秘结及尿潴留，有助于生殖器官的恢复及盆腔静脉的回流。

4. 注意劳逸结合，避免过度疲劳，对长期从事站立或坐位工作者，有可能时应开展工间操及适当的活动。此外，不论能否入睡，中午躺在床上休息一段时间，可消除疲劳。但值得提出的是，卧床休息或睡眠时，不同的姿势对消除疲劳、改善盆腔血运有不同的效果。从力学的观点来说，仰卧位时，盆腔大部分静脉的位置均低于下腔静脉，其静脉压力虽较站立或坐着时减低不少，但较侧俯卧位时明显增高。前人在养身功中就有"站如松、坐如钟、卧如弓"的名言。所以，提倡从习惯上采取曲腿俯卧位，对防止甚至治疗某些轻症的盆腔瘀血症，都有很好的效果。

外阴瘙痒

外阴瘙痒是一种症状，可由各种原因引起。局部原因有特殊感染（如真菌性阴道炎、滴虫阴道炎、阴虱、疥疮、蛲虫病）、慢性外阴营养不良、药物过敏或化学品刺激、不良卫生习惯、皮肤病等。糖尿病、黄疸、白血病、维生素 A 缺乏、维生素 B 缺乏等慢性病患者也常有外阴瘙痒。部分患者无明显的局部或全身原因，可能与精神或心理因素有关。患有此病者应查明病因，对症下药。

本病中医学称"阴痒"，亦称"肛门瘙痒"。本病的发生主要是肝、肾、脾功能失常。临床上常见肝经湿热、肝肾阴虚和血虚生风。应根据阴部瘙痒的情况，带下的量、色、质、气味以及全身症状进行辨证。阴部干涩、灼热，或皮肤变白、增厚或萎缩，甚则皲裂，夜间痒甚者为肝肾阴虚；阴痒伴带下量多，色黄如脓，稠黏臭秽，多为肝经湿热；阴部瘙痒，如虫行状，甚则奇痒难忍，灼热疼痛，伴有带下量多，色黄如泡沫状，或如豆渣状，臭秽，多为湿虫滋生。治疗着重调理肝、肾、脾的功能，同时要注意"治外必本诸内"的原则，采用内服与外治、整体与局部相结合进行施治。

【偏方集成】

1. 杏仁适量，麝香少许。将杏仁烧成灰，研成细末，然后加入麝香。用上述药末敷局部，如疮口深，用绢袋装满药结口，睡前炙热，纳入阴道中。适用于外阴瘙痒。

2. 蛇床子 30 克，没食子、黄柏各 15 克，枯矾 10 克。前 3 味药煎水至 1000 毫升，弃渣存药汁后加枯矾溶化即可。外洗，每日 2 次，每次 15 分钟，10 日为 1 个疗程。适用于外阴瘙痒。

中医偏方全书（珍藏本）

中
医
偏
方
全
书
（
珍
藏
本
）

3. 苦参 150 克，明矾 50 克，萆草 25 克，加水 1500 克共煮 10 分钟，温洗患部，每日 1 次。药汁次日可再用，但需再煮沸 15 分钟。适用于外阴瘙痒。

4. 鳖甲 20 克。烧灰备用，用时把药灰直接涂在疮面上，或用香油调成膏状搽患处。每日 2 次，外用纱布和胶布固定。适用于外阴瘙痒。

5. 马齿苋 30 克，紫草、生地榆各 20 克。水煎后待凉，用纱布（5～6 层）蘸药液湿敷患处，每次 20 分钟，每日 2～3 次。适用于外阴瘙痒。

6. 蕺菜 20 克。加水 500 毫升，熬至 250 毫升，用吸管吸以上药汁滴于阴痒部位，每日 2 次，10 日为 1 个疗程。适用于外阴瘙痒。

7. 苦杏仁 100 克，麻油 450 克，桑叶 150 克。先将杏仁研成粉末，用麻油调成稀糊状。用时将桑叶加水煎汤冲洗外阴、阴道，然后用杏仁油涂搽，每日 1 次，或用带线棉球蘸杏仁油塞入阴道 24 小时后取出，连用 7 日。适用于外阴瘙痒。

8. 蛇床子、百部各 15 克。共研成细末，用甘油或凡士林调成硬膏。分成 4 份，每次取 1 份，用两层纱布包后，针线缝好并留一段缝线；用时将它慢慢纳入阴道内，将缝线拴在裤带上，过 1 小时左右不痒时取出。每晚 1 次。每包药可连用 1 周，只需每次更换纱布。适用于外阴瘙痒。

9. 地榆根 30 克，马齿苋、兰花草、虎杖各 20 克。将药物煎汤，熏洗外阴部。适用于外阴瘙痒湿热证。

10. 白鲜皮、龙胆、荆芥各 20 克，金银花 30 克。将药物煎水。外搽洗。适用于外阴瘙痒湿热证。

11. 鸡冠花 30 克，薏苡仁 50 克，粳米 150 克，作料适量。将鸡冠花（去子）洗净，与薏苡仁及粳米同置沙锅中煲粥。至粥熟烂时，下作料调味即可食。适用于外阴瘙痒。

12. 土茯苓（鲜品更佳）、猪骨各 500 克，荸荠（去皮）200 克，作料适量。将土茯苓与猪骨同煮取汁留骨，然后加入荸荠，用文火慢炖半小时，加作料即可分次服。适用于外阴瘙痒。

13. 生地黄、枸杞子各 15 克，白菊花 12 克，冰糖适量。将上料加水适量同煎，去渣加冰糖顿服。适用于外阴瘙痒。

14. 鲜马鞭草 60 克（干品为 30 克），猪肝 100 克。将马鞭草洗净切成小段，猪肝切片，混匀后用瓦碟载之，隔水蒸熟服食，每日 1 次，3～4 次为 1 个疗程，停 1 周后可再服。适用于外阴瘙痒。

15. 甲鱼 1 只（约 400 克），山药 50 克，米醋适量。先用醋炒甲鱼，再加山药放沙锅内共煮汤，熟后服食。隔日 1 次，连服 1～5 次。适用于外阴瘙痒。

16. 白果 10 枚。去壳捣烂，与豆浆 1 碗共煮，每日 1 次；鸡蛋 1 个，打一孔，将白果仁 2 枚切碎塞入蛋内，蒸熟服，早、晚各 1 次，连用 7 日。适用于外阴瘙痒。

17. 蕺菜 20 克。加水 500 毫升，熬至 250 毫升，分 3 次空腹服，每日 1 剂。适用于外阴瘙痒。

18. 蛇床子、苦参各 60 克。水煎为半碗服。适用于外阴瘙痒。

19. 蛇蜕、蝉蜕各 250 克，蜈蚣 25 克。上 3 味药共研细末。每次 10 克，每日早、晚白开水送下。适用于外阴瘙痒。

20. 煅龙骨、牡蛎、枯矾各等份。上方共为细面，炼蜜为丸。每次 9 克，每日 3 次。开水冲服。适用于外阴瘙痒。

21. 鲜桃叶 500 克。水煎，熏洗患部，每日 2 次，或用洋桃叶适量捣烂，用纱布包好塞入阴道内，每日换药 2 次，连用 1 周。适用于外阴瘙痒。

22. 葱白（连根）50 克，花椒 50 粒。加水 500 毫升烧开，洗阴部，每日 2 次，连洗 3 日。适用于外阴瘙痒。

23. 生姜 120 克，艾叶 90 克（鲜品 200～250 克）。生姜洗净连皮打碎，与艾叶一起入锅，加水 1500 毫升，煎沸 20 分钟后去渣，将药液倒入盆内，患者坐在盆上令蒸气先熏阴部，待水温度适宜，洗 10～15 分钟，每日 1～2 次，连洗 3 日。适用于外阴瘙痒。

24. 龙胆 9 克，茯苓 15 克，朱砂 1 克。除朱砂外，其余药加水适量，煎取药汁，冲朱砂服，每日 1 剂。适用于外阴瘙痒。

25. 虎杖 100 克，苦参、木槿皮各 50 克。上药加水 4500 毫升，煎取 4000 毫升，过滤待温，取 2000 毫升，坐浴 10～15 分钟，每日 2 次，7 日为 1 个疗程。适用于外阴瘙痒。

26. 老苋菜根 30 克，蛇床子 10 克。将上药共研为细末，用凡士林调药末，制成手指大的条形，临睡前塞入阴道内，12 小时后取出，连用 3～5 日。适用于外阴瘙痒。

27. 猪肝 1 小块，硫黄 15 克，青黛、桃仁各 10 克。将后 3 味药共研为细末，涂在猪肝上，每晚睡前放入阴道内，第 2 日早晨取出，连用 3 日。适用于外阴瘙痒。

28. 苍术 15 克，苦参 20 克，艾叶 5 克。将上药共研为粗末，制成小条，灸外阴部，每日灸 3～5 次，连用 3 日。适用于外阴瘙痒。

29. 鲤鱼 1 条，猪油适量。将鲤鱼去头、肉，取鱼骨捣烂，用沙锅煎成黄褐色，然后加入猪油混合成膏状，装绢袋内。纳入阴中痛痒处。适用于外阴瘙痒。

【生活调理】

1. 注意经期卫生，行经期间勤换月经垫，勤清洗。

2. 保持外阴清洁干燥，不用热水烫洗，不用肥皂搓洗。

3. 忌乱用、滥用药物，忌抓搔及局部摩擦。

4. 忌酒及辛辣食物，不吃海鲜等极易引起过敏的药物。

5. 不穿紧身兜裆裤，内裤更须宽松、透气，并以棉制品为宜。

6. 治疗期间和愈后半个月内，忌食辛辣、油炸、煎炒食物，严禁喝酒，禁房事。

第五篇 儿科疾病

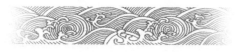

第三十章　新生儿疾病

新生儿黄疸

新生儿黄疸可分为生理性黄疸和病理性黄疸。生理性黄疸一般随着孩子的肝脏功能的逐渐成熟，10～14 日会自然消退，不需治疗。若于生后 24 小时内就出现黄疸，2～3 周后仍不消退，甚至继续加深，或退而复现，此为病理性黄疸。

本病中医学称"胎黄"或"胎疸"。临床上按寒、热及有无肝脾大或是否出现惊厥分为湿热胎黄、寒湿胎黄、瘀血胎黄、胎黄动风。根据阳黄与阴黄的不同，分别治以清热利湿退黄和温中化湿退黄。气滞瘀积证以化瘀消积为主。由于初生儿脾胃薄弱，故治疗过程中尚须顾护后天脾胃之气，不可过用苦寒之剂，以防苦寒败胃，克伐正气。

【偏方集成】

1. 茵陈 6～10 克，白茅根 10～15 克，茯苓、车前草各 5～6 克。水煎服。适用于新生儿黄疸。

2. 玉米须 10 克，冰糖 3 克。将玉米须洗净，加水煎取浓汁约 20 毫升，冲入冰糖调化。分 1～2 次灌服。每日 1 剂，连服 3～5 日。如无玉米须，可取剥去玉米的蕊轴 20～30 克替代。适用于新生儿黄疸。

3. 羊胆 2～3 个。取鲜羊胆洗净，刺穿留取胆汁，置冰箱内保存待用，或用冰糖少许调味。每次 1～3 毫升，每日 2～3 次，连服 2～3 日。适用于新生儿黄疸。

4. 雪梨 1 个，酸醋若干。将雪梨洗净，连皮切成片状，置酸醋中浸泡 8 小时后取出晾干，然后捣烂榨取汁液。每次取 3～5 毫升灌服。每日 3～5 次。适用于新生儿黄疸。

5. 茵陈、白术各 3 克，干姜 2 克，乳汁 100 毫升。前 3 味水煎取汁 50 毫升，兑入乳汁中和匀，每次服 20～30 毫升，每日 3～4 次。适用于新生儿黄疸。

6. 丹参 30 克，灵芝 15 克，田鸡（青蛙）250 克。将田鸡去皮洗净同煲汤，盐调味，饮汤食肉。适用于新生儿黄疸。

7. 瓜蒌 60 克，广郁金、片姜黄、神曲各 15 克。共研细粉，每次 1 克，每日 3～4 次，白糖水冲服。适用于新生儿黄疸。

8. 茵陈、薏苡仁各 10～15 克，丹参 5～10 克，甘草 1～3 克。加水 150 毫升煎至 50 毫升，加少许蜂蜜或葡萄糖喂服，每日 1 剂，3～5 剂为 1 个疗程。适用于新生儿黄疸。

9. 茵陈、丹参各 15 克，车前子 6 克，甘草 3 克。水煎，每日 1 剂，取汁 80～100 毫升，分 3～5 次服。适用于新生儿黄疸。

10. 鲜牡蛎肉 100 克，玉米须 150 克。先将玉米须洗净，切成小段，放入纱布袋中，扎紧袋口，备用。再将鲜牡蛎肉洗净，用快刀斜剖成片，与玉米须药袋同放入沙锅，加清水适量，快火煮沸，然后改用小火煨煮。待牡蛎肉熟烂后，取出药袋，滤尽药汁，加葱花、姜末、盐、味精各少许，拌匀，再煨煮至沸即成。此汤分 2 次服食。适用于新生儿黄疸。

11. 鲜蒲公英 500 克，稠米汤 200 毫升。将鲜蒲公英捣烂后，用洁净纱布包裹，绞压取汁，对入米汤中，搅拌均匀。早、晚分 2 次服，或当饮料，分数次饮用。适用于新生儿黄疸。

12. 玉米须 200 克，鲜芦笋、薏苡仁、粳米各 50 克。先将芦笋、玉米须洗净，与薏苡仁、粳米同放入沙锅，快火煮沸后，改用

中医偏方全书（珍藏本）

小火煨煮 30 分钟，粥黏稠即成。早、晚分 2 次服。适用于新生儿黄疸。

13. 茵陈 15～30 克，大枣 30～50 克，甘草 6 克。水煎后少量多次服，每次 5 毫升，每日 1 剂，分 5～8 次服。适用于新生儿黄疸。

14. 茵陈 15 克，黄芩 9 克，制大黄 3 克，甘草 1.5 克。制成冲剂或用生药煎剂内服。适用于新生儿黄疸。

15. 赤小豆、丝瓜蒂各 7 粒，鲜茵陈绞汁适量，白矾少许。除茵陈汁外，其余 3 药共研为末，过筛后，与茵陈汁调拌成糊填满脐孔，外加纱布覆盖，胶布固定。每日换药 1～3 次，勤贴频换，直至黄疸退尽。适用于新生儿黄疸。

16. 瓜蒌 60 克，广郁金、片姜黄、神曲、生甘草各 15 克。共研细粉，3 岁每次 2 克（可随年龄大小的而增减），每日 3～4 次，白糖水冲服。适用于新生儿黄疸。

17. 小麦苗秆适量。绞汁，饮 150 毫升，昼夜 3～4 次饮之，3～4 日可愈。适用于新生儿黄疸。

18. 小麦适量。捣水绞汁，服 1 次，顿服。适用于新生儿黄疸。

19. 东引稻浪，细切如筋 1 把，水 1 升，煎八分，温空腹顿服，勿令妇女、鸡、犬见。适用于新生儿黄疸。

20. 鸡蛋 1 枚。连壳稍击破，烧灰为末，以醋 1 合调服无时，不过 3 枚。适用于新生儿黄疸。

21. 猪脂 240 克，乱发如鸡子大 2 块。同煎，临服搅去发，分 2 次服。适用于新生儿黄疸。

22. 皂矾、面各 50 克。和为饼，将皂矾包裹在内，慢火爆熟，俱为细末，以煮熟大枣去核，捣和为丸，如梧子大，每次 40～50 丸，滚汤送下。适用于新生儿黄疸。

23. 丝瓜连子适量。烧灰存性，为末，每次服 6 克。适用于新生儿黄疸。

24. 威灵仙根适量，鸡蛋清 1 枚。威灵仙根烘干研为细末，每次取 9 克，与鸡蛋清搅匀，用菜油或麻油煎后服用。每日 3 次，连服 3 日。适用于新生儿黄疸。

【生活调理】

1. 仔细观察黄疸变化　黄疸是从头开始黄，从脚开始退，而眼睛是最早黄，最晚退的，所以可以先从眼睛观察起。可以按压身体任何部位，只要按压的皮肤处呈现白色就没有关系，是黄色就要注意了。

2. 观察宝宝日常生活　宝宝看起来愈来愈黄，精神及胃口都不好，或者出现体温不稳、嗜睡，容易尖声哭闹等状况，都要去医院检查。

3. 注意宝宝大便的颜色　要注意宝宝大便的颜色，如果是肝脏、胆道发生问题，大便会变白，但不是突然变白，而是愈来愈淡，如果再加上身体突然又黄起来，就必须带给医师看。

4. 家里不要太暗。

5. 勤喂母乳。

新生儿寒冷损伤综合征

新生儿寒冷损伤综合征又称新生儿硬肿症，是新生儿的一种严重疾病，由于局部或全身血液循环障碍致皮下脂肪凝固形成硬肿，常发生在严寒季节出生的新生儿，尤其是未成熟儿，病死率较高。

中医学没有本病的专门记载，据其临床表现可归属"胎寒"、"五硬"中。认为其病机除阳气虚衰、寒凝血涩外，与血瘀密切相关。益气温阳，活血化瘀，其中阳虚者温补脾肾，寒甚者散寒通阳，血瘀者行气活血。同时配合复温、中药外敷等法，可增强疗效。

【偏方集成】

1. 人参、熟附子各 6 克，枳实 2 克。上药分别捣碎，加水 250 毫升，文火煎熟附子，90 分钟后加入人参、枳实，再煎 20 分钟至药液 50 毫升。重度患儿 24 小时内用滴管频频服尽，轻度患儿 48 小时服尽，未愈者照前法再服，病愈即止。适用于新生儿寒冷损伤综合征。

2. 鲜韭菜 200～250 克，清水 2500～3000 毫升。煮沸至韭菜熟而发黄，并散发其特有的芳香气味，即熄火放置，待其降温至 40 ℃～42 ℃备用。在 26 ℃～28 ℃室温中将患儿包被解开及衣服脱光，立即放入备好的40℃～42℃韭菜水中沐浴，除患儿头面部外，身体其他部位均浸在韭菜水中，并用煮熟变软的韭菜给患儿轻轻揉摩皮肤，尤其是硬肿部位，着重按摩，洗浴5～10分钟，水温下降至37℃～38℃时即抱起患儿，擦干身体，用包被包好取暖，每日1～2次。适用于新生儿寒冷损伤综合征。

【生活调理】

1. 复温是治疗本病的重要措施之一，方法多种。轻者可放在26℃～28℃室温中，置热水袋，使其逐渐复温。重者先置26℃～28℃室温中，1小时后置28℃暖箱中，每小时提高箱温1℃，至30℃～32℃，使皮肤温度达36℃左右。也可因地制宜，采用其他各种保暖和复温方法，在12～24小时内使体温恢复正常。

2. 注意消毒隔离，防止交叉感染。患儿衣被、尿布应清洁柔软干燥，睡卧姿势须勤变换，严防发生并发症。对吸吮能力差的新生儿，可用滴管滴奶，必要时鼻饲，或静脉点滴葡萄糖注射液、血浆。

新生儿脐炎

新生儿脐炎是由于断脐时或出生后处理不当，脐残端被细菌侵入引起的急性脐蜂窝织炎。最常见的是金黄色葡萄球菌，其次为大肠埃希菌、铜绿假单胞菌、乙型溶血性链球菌等。轻者脐轮和脐周皮肤轻度红肿，可有少许浆液性分泌物。重者脐部及周围明显红肿，有脓性分泌物，伴臭味。

脐带脱落前后，脐部湿润浸淫，久而不干，称为脐湿；脐周皮肤红、肿、热、痛，或形成脓疡，称为脐疮；发于脐带脱落之后者，称落脐疮。脐湿、脐疮二者，是一个疾病的两个阶段。脐湿为脐疮的初起阶段，脐疮则是脐湿的发展和加重。治疗脐湿、脐疮以祛湿生肌、清热解毒为总原则。若热毒炽盛，邪陷心肝则凉血清营，熄风镇惊。配合外治法可增强疗效。

【偏方集成】

1. 车前子适量。洗净、焙干（或炒干），研成极细粉末。用生理盐水将患儿脐部洗净，清理创面后，将车前子粉撒布于脐上，以药粉覆盖创面为宜。适用于新生儿脐炎。

2. 荆芥30克。上药加水500毫升，浓煎200毫升，去渣取液，趁热用消毒纱布蘸药液洗涤患处。每日2次。适用于新生儿脐炎湿秽渍脐证，症见脐带脱落后，脐窝仍湿润浸渍不干，创面微红、肿胀，全身状况良好者。

3. 马齿苋20克。上药烧后，研末，敷脐。每日1次。适用于新生儿脐炎毒热内侵证，症见脐部红肿痛，甚则糜烂，脓水流溢，恶寒壮热，啼哭烦躁，口干欲饮，唇红舌燥，舌质红，苔黄腻，指纹紫。

4. 五倍子50克，生龙骨25克，冰片0.2克。共研细末。取适量以陈醋调成膏状，敷贴于脐部，每日1次。适用于新生儿脐炎。

5. 枯矾、煅龙骨各6克，麝香少许。研细末，干撒脐中，每日1～2次。适用于新生儿脐炎。

6. 伏龙肝10克。研细末，敷脐。适用于新生儿脐炎。

7. 黄连、黄柏、五倍子各等份。共为细末。撒脐部病灶处。适用于新生儿脐炎。

【生活调理】

1. 不宜用脐带粉和龙胆紫，因为粉剂撒在局部后与分泌物粘连成痂，影响伤口愈合，也增加感染机会，而龙胆紫只能起到表面干燥作用。

2. 新生儿洗澡后涂用爽身粉时，应注意不要落到脐部，以免长期刺激形成慢性脐炎。

3. 新生儿脐带未脱落前，洗澡时只能擦浴，不能将新生儿放在水盆中，因为将脐带浸湿后会导致延期脱落且易致感染。脐部要保持干燥，应选择质地柔软的衣裤以减少局部摩擦。

4. 尿布不宜过长，避免尿湿后污染伤口。有条件可用消毒敷料覆盖保护脐部。同时可用95%乙醇擦脐部，每日4～6次，促进脐带及早干燥脱落。

新生儿破伤风

新生儿破伤风是由破伤风杆菌引起的一种急性感染疾病。新生儿破伤风早期症状可有牙关紧闭，吸乳困难，继之面肌痉挛呈苦笑面容。四肢肌肉阵发性强直性痉挛，腹直肌痉挛强直如板状，颈项强直呈角弓反张。呼吸肌、喉肌痉挛可致窒息、呼吸衰竭、心力衰竭。因此新生儿破伤风的治疗原则是针对上述特点采取措施，主要目的是解除或减轻痛苦，防止死亡。

本病中医学称"脐风"、"撮口脐风"，又称"四六风"、"七日风"、"锁口风"。邪毒由脐带侵入后，使经络脉隧受阻，营卫壅滞，经脉为邪毒所闭，邪毒流注脏腑，引动肝风致成本病。病位主要在肝，亦可殃及其他脏腑。毒入心脾结于口舌，毒入肝肾筋脉拘急，毒入于肺喘促屏气。本病的治疗重在驱风止痉，宣通经络。痰涎较盛者，加以豁痰开窍。大便不通者，宜理气通腑。如寒邪化热，应佐以清热解毒。后期痉挛渐止，诸脏已伤，则应调理气血，滋补肝肾，扶正固本，以利于康复。

【偏方集成】

1. 淡豆豉、天南星、白蔹、赤小豆各适量。共为细末。水调为糊状，敷于脐之四边，每次 5 克，每日 1 次。适用于新生儿破伤风。

2. 蜈蚣 1 条，蝎梢 5 个，僵蚕 7 个，瞿麦 1.5 克。为细末。每次取 0.3 克吹入鼻中。适用于新生儿破伤风痉挛期。

3. 蝉衣 15 克，黄酒 250 克。将蝉衣入黄酒内同煮，若酒少，蝉衣淹没不住，可兑少量水同煎，煎后去蝉衣，饮酒。适用于新生儿破伤风。

4. 蟾酥 6 克，全蝎、天麻各 15 克。蟾酥化为糊。全蝎炒，天麻炒，研末，与蟾酥调成绿豆般大小的丸。每次 1～2 丸，粮食酒送服。适用于新生儿破伤风。

5. 蝉衣 35 克。炒焦研末，黄酒冲服。适用于新生儿破伤风。

6. 鸡屎白（白鸡屎）3～9 克。用烧酒冲服。适用于新生儿破伤风。

7. 紫苏、前胡、炒僵蚕各 15 克。将上药水煎去渣，以棉花蘸药滴入患儿口中，频滴，以开口为度。适用于新生儿破伤风撮口。

8. 蜈蚣 1.2 克，蝎尾 0.6 克，僵蚕 1.8 克，朱砂（水飞）0.3 克。上药共研细末，和匀，用竹沥调拌分服，每次 0.9～1.5 克，每日 2～4 次。适用于新生儿破伤风痉挛期。

【生活调理】

1. 避免环境对新生儿的刺激，维持呼吸道通畅，维持营养，避免发生感染等。

2. 破伤风抗毒素治疗　及早注射破伤风抗毒素，中和未结合的游离毒素。注射破伤风抗毒素可使新生儿破伤风的病死率由 90％下降至 17％。

3. 及时进行彻底的消毒或清创，使脐部或创口不再有破伤风杆菌繁殖和产毒，是治疗新生儿破伤风的重要措施。

第三十一章　小儿内科疾病

病毒性心肌炎

病毒性心肌炎是病毒侵犯心脏，引起局限性或弥漫性心肌炎性病变的疾病。多见于学龄及学龄前儿童。临床症状轻重不一，预后大多良好，轻者可无明显自觉症状，重者可发生心力衰竭、严重心律失常、心源性休克，甚至猝死。

中医学无"心肌炎"之病名，结合本病病位、病性及主症，主要归属中医学"心悸"、"怔忡"范畴。中医学认为正气亏虚，邪毒内侵，肺卫失调，心气不足，邪毒闭阻心脉为本病发病的根本原因。病变日久，气虚运血无力，可致瘀血内停。虚、毒、瘀三者并存、互生，可致病情恶化。采用中医辨证论治的方法，可有效地阻止病变的发展，并使其逆转。

【偏方集成】

1. 龙眼肉 30 克，远志、丹参各 15 克。水煎，加红糖，每日 2 次，代茶饮。功效补血活血，宁心安神。适用于病毒性心肌炎心虚气滞，心神不宁证。

2. 莲子心 2 克，生甘草 3 克。开水冲泡代茶饮，每日数次。功效清心解热。适用于病毒性心肌炎心火内盛证。

3. 丹参 30 克。加水 300 毫升，煎取 200 毫升，去渣，加冰糖适量，微甜为度，每次饮 30 毫升，每日 2 次。功效活血化瘀。适用于病毒性心肌炎心血瘀阻证。

4. 酸枣仁 50 克，粳米 100 克。酸枣仁捣碎，浓煎取汁，以粳米煮粥，半熟时入酸枣仁汁同煮，温服，淡食或加糖均可。功效补血安神。适用于病毒性心肌炎心神不宁证。

5. 五味子 250 克。水洗净浸半日，煮烂滤去渣，浓缩，加蜂蜜适量，收膏贮藏，每次服 20 毫升，每日 2～3 次。功效益气敛神。适用于病毒性心肌炎心气不足，心神不敛证。

6. 猪心 1 个，朱砂 1.5 克。猪心洗净挖一深孔，入朱砂用线绳捆紧，防止朱砂外溢，然后放入水锅内煮烂，吃肉饮汤，分 2 次吃完。适用于病毒性心肌炎。

7. 贯众 10 克，金银花、穿心莲、板蓝根各 30 克。煎水，代茶饮，每日 1 剂。适用于病毒性心肌炎。

8. 莲子适量。磨成粉，与等量的莲藕混合煎汤吃，连吃数周，或连续煎吃，以之代茶饮。适用于病毒性心肌炎。

9. 鸡蛋 2 枚。煮熟，取蛋黄，置勺内烤出油（即蛋黄油），加点水饮之，每日 1～2 次。适用于病毒性心肌炎。

10. 龙眼核 500 克，大乌枣（去核）500 克。龙眼核去黑皮，水煮极烂，加大乌枣捣烂如泥，和丸。每日晨淡盐汤下 9 克。适用于病毒性心肌炎。

11. 龙眼肉 250 克。切碎，装入瓷瓶中，加 60°白酒 400 毫升浸泡 15～20 日。每日服 10～20 毫升。适用于病毒性心肌炎。

12. 猪心 1 个，大枣 15 克。猪心带血剖开，与大枣置碗内加水，蒸熟食之。适用于病毒性心肌炎。

【生活调理】

1. 采用低热量饮食，以减轻心脏的负荷。

2. 少量多餐，每餐不可吃太饱，晚餐应尽量少吃。

3. 应补充蛋白质，膳食宜平衡、清淡和富有营养，保证心肌的足够营养供给，促进患者早日康复。

4. 避免过冷、过热和刺激性食物。

5. 注意钠、钾平衡，适当增加镁的摄入。

6. 心肌病并发左心衰者，胃肠道功能紊乱，饮食更应注意。应适当限制盐类。

充血性心力衰竭

充血性心力衰竭是指在静脉回流正常的情况下，由于原发的心脏损害引起心排血量减少和心室充盈压升高，临床上以组织血液灌注不足以及肺循环和（或）体循环瘀血为主要特征的一种综合征。

本病属中医学"喘促"、"水肿病——心水"等范畴。认为本病内因缘于素体虚弱，正气不足，外因缘于感受六淫，饮食劳倦，痰浊阻肺，心气虚衰及心肾阳虚，气阴两亏等均可导致本病。病位主要在心，并与肺、肾关系密切，病情严重时则见五脏俱损之危候。病性属本虚标实，在本为心肾阳虚，血脉无力，在标为痰饮、瘀血阻滞于内。临证之时重在分清轻重缓急。伴见喘息不得卧，汗出淋漓，四肢厥逆，甚则昏迷者，属急、重症，须当机立断，急以救逆，不得贻误病情。

【偏方集成】

1. 葶苈子 30～50 克，大枣 5 枚，枳实 30 克。水煎服，每日 1 剂。适用于充血性心力衰竭阳虚水泛、水气凌心证。

2. 人参、三七、檀香各若干。将 3 药等分为末，每次 2～3 克，温开水送服，每日 2～3 次。适用于充血性心力衰竭气虚血滞证。

3. 葶苈子、桑白皮、丹参、生黄芪各 30 克，泽泻 15 克。以上为 1 日剂量。每剂浓煎成 200 毫升，病重时每日 2 剂，分 4 次服。病情转轻后，每日 1 剂，分 2 次服。适用于充血性心力衰竭。

4. 黄芪 30～60 克，粳米 100 克，红糖少量，陈皮末 1 克。先将黄芪浓煎取汁，再入粳米、红糖同煮，待粥成时调入陈皮末少许，稍沸即可，早、晚温热分服。适用于充血性心力衰竭。

5. 万年青 15～30 克，附子 15～40 克，葶苈子 30～45 克。水煎，每日 1 剂，分 3 次服。早、中、晚各服 1 次，3 日为 1 个疗程。适用于充血性心力衰竭肾阳虚衰证。

6. 茯苓 15 克，白芍 12 克，白术、生姜、制附子各 10 克。水煎，每日 1 剂，分 2次温服，7 日为 1 个疗程。适用于充血性心力衰竭。

【生活调理】

1. 限制钠盐的摄入　以预防和减轻水肿，应根据病情选用低盐、无盐、低钠饮食。

2. 限制水的摄入　充血性心力衰竭中水的潴留主要继发于钠的潴留。身体内潴留 7 克氯化钠的同时，必须潴留 1 升水，才能维持体内渗透压的平衡，故在采取低钠饮食时，可不必严格限制进水量。对于严重心力衰竭，尤其是伴有肾功能减退的患者，由于排水能力减低，故在采取低钠饮食的同时，必须适当控制水分的摄入，否则可能引起稀释性低钠血症，此为顽固性心力衰竭的重要诱因之一。

3. 钾的摄入　对长期使用利尿药治疗的患者，应鼓励其多摄食含钾量较高的食物和水果，例如香蕉、橘子、枣子、番木瓜等。必要时应补钾治疗，或将排钾与保钾利尿药配合应用，或与含钾量较高的利尿中草药，如金钱草、苜蓿草、木通、夏枯草、牛膝、玉米须、鱼腥草、茯苓等合用。

4. 热能和蛋白质不宜过高。一般说来，对蛋白质的摄入量不必限制过严，每日每千克体重 1 克，每日 50～70 克，但当心力衰竭严重时，则宜减少蛋白质的供给，每日每千克体重 0.8 克。此外，肥胖还将加重心脏本身的负担，因此宜采用低热能饮食。

5. 碳水化合物的摄入　供给按 300～350克/d，因其易于消化，在胃中停留时间短，排空快，可减少心脏受胃膨胀的压迫。宜选食含淀粉及多糖类食物，避免食入过多蔗糖及甜点心等，以预防胀气、肥胖及甘油三酯升高。

6. 限制脂肪　肥胖者应注意控制脂肪的摄入量，宜按 40～60 克/d。

7. 补充维生素　膳食应注意富含多种维

生素，如鲜嫩蔬菜、绿叶菜汁、山楂、鲜枣、草莓、香蕉、橘子等，必要时应口服补充维生素 B 和维生素 C 等。维生素 B₁ 缺乏可导致脚气性心脏病，并诱发高排血量型的充血性心力衰竭。叶酸缺乏可引起心脏增大伴充血性心力衰竭。

高热惊厥

高热惊厥是小儿较常见的危急重症，是中枢神经系统以外的感染所致体温 38 ℃以上时出现的惊厥。在 5 岁以下小儿中 2%～5% 曾有高热惊厥，在小儿中，5%～6% 发生过高热惊厥。首次发病多见于 6 个月至 3 岁之间，6 个月以下及 6 岁以上发病者甚少。高热惊厥常发生于病毒性感染，最常见于上呼吸道感染。惊厥发作的时候，表现为意识突然丧失，而且伴有两眼上翻、凝视或斜视；面部肌肉和四肢强直、痉挛，或者不停地抽动。惊厥发作一次持续几秒至几分钟不等，有时会反复发作，甚至出现持续状态。如果持续时间过长，或反复发作，会引起小儿的脑损害。

本病属中医学"急惊风"范畴。中医学认为，小儿高热惊厥的发生是由于感受外邪，入里化热，热极生风所致。中医治疗小儿高热惊厥采用急则治标，缓则治本的原则。

【偏方集成】

1. 冰片适量。研细末，加 3～4 倍的蒸馏水，混合调匀。用消毒纱布蘸液擦浴全身皮肤和颈部、腋部、腹股沟、腘窝、肘窝表浅大血管等处，以红为度。适用于高热惊厥。

2. 石菖蒲适量。捣烂绞汁，3～4 匙，加老姜汁数匙，混匀灌下。适用于高热惊厥。

3. 活地龙 10～20 条，白糖 15 克。活地龙清水洗净置碗内，加白糖，取其所化之水饮下。适用于高热惊厥。

4. 桃仁、栀子、白面粉各等份。桃仁捣泥，栀子研末，与面粉混合，加鸡蛋清调拌匀。用时贴敷两足心，包扎固定。适用于小儿急惊风、壮热。

【生活调理】

1. 防止窒息，使患儿平卧，头偏向一侧，解开衣领，保持呼吸道通畅，保持安静，避免一切不必要刺激，及时清除呼吸道分泌物和呕吐物，防止舌咬伤，用纱布包裹压舌板放在上下齿之间。

2. 注意安全，防止坠床及碰伤，加强皮肤护理，保持衣被、床单清洁干燥平整，以防皮肤感染及压疮的发生。

3. 高热惊厥者，应及时给予物理降温或药物降温。

4. 高热惊厥的患儿饮食注意　高热量的食物如油炸的，辣的，烘烤类食物（如面包，饼干等），巧克力，糖果等不能吃。不能吃温补的食物如羊肉，牛肉，鸡肉，狗肉。不能吃的三种水果是荔枝，龙眼，橘子。

胃　炎

胃炎多发生于成人，可是近年在儿科门诊发现慢性胃炎的患儿并不少见，而且有逐年增多的趋势，尤其是 3～6 岁的学龄前儿童较多见。儿童慢性胃炎以胃窦炎多见，萎缩性胃炎比较少见。以上腹部或脐周的反复疼痛和不适感为主，可伴恶心和呕吐。

中医学根据本病的症状表现称"胃脘痛"，多与体质较弱、外感、伤食、情志失常等有关，其基本治则为健脾理气、和胃止痛。

【偏方集成】

1. 沙参、玉竹各 15 克，老鸭 1 只（约800 克）。将鸭子洗净去内脏，切块，加沙参、玉竹与适量水同煮，加少许姜、葱、盐、酒调味，吃鸭肉喝汤。适用于胃炎。

2. 鸭瘦肉（粉碎成糜状）100 克，麦片、干菱粉各 30 克，鸭汤 500 克。将鸭肉糜加菱粉、盐、味精、蛋清 3 枚和清水适量拌和成白色鸭茸。鸭汤烧滚后加入麦片调成糊状，然后徐徐倒入鸭茸，用勺子轻轻调稠。在滚开时加入精制油拌匀，使油渗入鸭茸和麦片内为佳，起锅盛碗中。可作菜肴常吃。适用于胃炎。

3. 花菜 250 克，鲜蘑菇 50 克，胡萝卜75 克。将用料洗净切碎，在油锅中略加爆炒后盛入大锅中，加水至 750 克烧开。待花菜等酥烂时，用菱粉勾芡，稍稠时，将盐、精

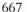

制油等慢慢调入芡内搅匀出锅。适用于胃炎。

4. 猪瘦肉 200 克，白芍、石斛各 10 克，猴头菇 1 个。猪瘦肉、胡萝卜切块，白芍、石斛、猴头菇洗净。把全部用料一起放入锅内，加清水适量，煮 1～2 小时，调味即成。适用于胃炎。

5. 鲫鱼 2 条，草豆蔻、陈皮各 3 克，薏苡仁 60 克。将草豆蔻捣烂，放入洗净的鱼腹内，将鲫鱼与陈皮、薏苡仁一起放入锅，加清水适量，武火煮沸后，文火煮 1 小时。适用于胃炎。

6. 猪肚 1 个，胡椒 9～15 克。将猪肚洗净，胡椒粉碎后放入猪肚内，用线扎紧猪肚口，加清水适量，武火煎沸后，文火煮 1～2 小时，调味即成。适用于胃炎。

7. 柴胡 20～30 克。加入冷水 400 毫升，文火煮沸后，倒入杯中，徐徐饮下，1 日服完，连续用 1～3 个月。适用于胃炎。

8. 鲜女贞子约 250 克。加水煮，加入红糖至汤有甜味为度。然后装入 12 磅保温水壶内，当茶频频饮服，1 水壶为 1 剂，连服至愈。适用于胃炎。

9. 绿豆 25 克，大蒜 2.5 瓣，白糖或冰糖适量。绿豆、大蒜（去皮）一起放入沙锅内加水煎烂，再放入白糖。早、晚各服 1 次。以饭前或空腹服用为佳，1 个半月至 2 个月为 1 个疗程。适用于胃炎。

10. 鲫鱼 250 克，生姜 30 克，橘皮 10 克，胡椒 3 克。鲫鱼去鳞、鳃、内脏，洗净，生姜洗净切片，与橘皮、胡椒同包扎在纱布中填入鲫鱼肚内，加水适量，小火煨熟，空腹喝汤吃鱼肉。适用于胃炎脾胃虚寒证。

11. 甜橙皮（切丝）50 克，山药（切片）200 克。加水共煮成粥，入饴糖少许，空腹食用。适用于慢性胃炎。

12. 莱菔子 15 克。洗净，加水共煮 30 分钟，取汁弃渣，下粳米 100 克煮粥，空腹分次服用。适用于慢性胃炎饮食停滞证。

13. 猪肚（洗净）1 个，黄豆 100 克。加水适量，武火炖酥，分顿食用。适用于慢性胃炎。

14. 肉鸽 1 只，丁香适量。鸽子弄净后放进大碗中，将丁香放于鸽腹中。入盐、姜、酒等调味品。加适量的水蒸熟。吃鸽肉喝汤。适用于胃炎。

15. 鲢鱼肉（背及腹为佳，去骨打咸鱼糜）约 100 克，豆腐（切碎）250 克，花椒（研碎）3 克。将 3 物在油锅煸炒一下后，加汤、盐、酒等调煮，熟后盛起即可食。适用于胃炎。

16. 羊腿肉（切块）500 克，鲜山药（去皮切块）300 克，嫩生姜（去皮切片）15 克。上 3 物放入沙锅中。加酒、盐、酱油、葱及少许汤水红烧即可食。适用于胃炎。

17. 豆蔻粉 1.5 克，面粉 300 克。加入发酵粉 起混匀，做成馒头若干只。蒸熟后，可作点心和正餐食用。适用于胃炎。

18. 银耳、枸杞子各 10 克。银耳泡发后与枸杞子一起加入淘净的粳米 60 克中，加水熬成粥，可加少许冰糖或佐菜肴食用。适用于胃炎。

19. 北沙参、山药各 30 克。将北沙参、山药分别洗净切碎，一同入锅，加适量水，先浸渍 2 小时，再煎煮 40 分钟，取汁；药渣加适量水再煎煮 30 分钟，去渣取汁，合并两次药汁。每日 1 剂，分早、晚 2 次温服。适用于胃炎。

20. 黄芪 10 克，白花蛇舌草 30 克。水煎，每日 1 剂，分 3 次服。适用于慢性胃炎。

21. 牛奶 220 毫升，蜂蜜 30 克，鹌鹑蛋 1 枚。将牛奶先煮沸，打入鹌鹑蛋，再煮数分钟后加入蜂蜜即成。每日早晨服。适用于胃炎。

22. 饴糖 20 克。冲入豆浆 250 毫升内，煮沸后空腹饮用。适用于胃炎。

23. 白萝卜 500 克，蜂蜜 150 克。将萝卜切丁，放于沸水中煮熟捞出，晾晒半日，再放锅内加蜂蜜用小火煮沸，调匀，冷却后装瓶，每日服 3 汤匙。适用于胃炎。

24. 莲子、糯米、薏苡仁各 50 克，红糖 15 克。莲子用开水泡涨，剥皮去心，放入锅后加水煮 30 分钟后加糯米及薏苡仁煮沸，小火炖至烂，放红糖后食用。适用于胃炎。

25. 桂心（切）60 克。以水 1 升 2 合，煮取 8 合，去渣顿服。适用于胃炎。

26. 生地黄 1 味。随人所食多少，捣绞

中医偏方全书（珍藏本）

取汁，扦面作馄饨，或冷淘食。忌用盐，久服，适用于胃炎。

27. 高良姜适量。细锉为末，米饮调下 1.5 克。适用于胃炎。

28. 鲜佛手 12～15 克（干品 6 克）。开水冲泡服。适用于胃炎。

29. 三七末适量。每次服 1.5 克，每日 2～3 次。适用于胃炎。

30. 威灵仙 30 克，鸡蛋 2 枚，红糖 5 克。水煎威灵仙，去渣，加鸡蛋、红糖煮成蛋汤服。每日 1 剂。适用于胃炎。

31. 生韭菜 1 把。洗净捣汁，温水送服。适用于胃炎。

32. 杏仁 7 粒，醋 15 克。水煎服。适用于胃炎患儿。

【生活调理】

1. 忌饮食无规律　应以清淡、对胃黏膜刺激小的食物为主，应以饮食规律，勿过饥过饱，少食多餐为原则。尤其是体弱，胃肠功能减退者，每日以 4～5 餐为佳，每次以六七成饱为好。食物中注意碳水化合物、脂肪、蛋白质的比例，注意维生素等身体必需营养素的含量。

2. 忌过冷、过热、坚硬食物　过凉的食物和饮料，食入后可以导致胃痉挛，胃内黏膜血管收缩，不利于炎症消退；过热的食品和饮料，食入后会直接烫伤或刺激胃内黏膜。胃炎患者的食物应软硬适度，过于坚硬粗糙的食品、粗纤维的蔬菜、用油煎炸或烧烤的食品，食用后可加重胃的机械消化负担，使胃黏膜受到摩擦而损伤，加重黏膜的炎性病变。

3. 忌不洁饮食　胃炎患者要特别注意饮食卫生，生吃瓜果要洗净，不要吃变质食品。

4. 食物需细、软、嫩、烂，小儿是生长发育的个体，因此食物还要富有营养，如牛奶、炖蛋、鱼、豆制品、面条、粥、新鲜蔬菜、水果等。另外可以吃一些对胃消化功能有帮助的食品，如山药、扁豆、莲子、鸡肫、猪肚、薏苡仁等。不宜多吃的食物有芹菜、竹笋、肥肉、各种油炸食品等。

小儿腹泻

小儿腹泻是各种原因引起的以腹泻为主要临床表现的胃肠道功能紊乱综合征，多发于夏秋季节，有时又称"秋季腹泻"。根据病因不同，本病又分为感染性和非感染性两种。前者是由细菌、病毒、真菌及寄生虫感染引起，大便镜检有较多的白细胞或红细胞。后者多见于婴幼儿，常有喂养不当的病史，大便中含有不消化饮食物、脂肪球或粪糖原阳性。临床分为轻、中、重三型，重型患儿，每日腹泻 10 次以上，伴有明显的脱水及电解质紊乱的表现，须住院治疗。大便稀薄或水样便，排便次数增多，周岁以内每日 5 次以上，2 周岁以上每日多于 3 次，即可诊断为小儿腹泻。

本病中医学称"泄泻"。泄泻之本，无不由于脾胃。小儿脾胃薄弱，运化功能尚未健全，是泄泻发病最基本的内在因素。小儿饮食不知自节，寒温不知自调，内易为饮食所伤，外易为六淫之邪侵袭，容易发生泄泻。小儿泄泻，可因水泻不止，津液和阳气相应消耗，容易发生伤阴和伤阳的变证。泄泻治疗，以运脾化湿为基本法则。实证以祛邪为主，根据不同的证型分别治以消食导滞、祛风散寒、清热利湿。虚证以扶正为主，分别治以健脾益气、补脾温肾。泄泻变证，分别治以益气养阴、酸甘敛阴、护阴回阳、救逆固脱。

【偏方集成】

1. 用左手固定患儿拇指，右手拇指推患儿拇指桡侧 100～500 次，同法推示指桡侧 100～500 次，同法推示指桡侧 100～500 次，再揉足三里 50～100 次。让患儿仰卧，家长用四指（拇指除外）按顺时针方向揉患儿中脘至脐中 5～10 次。最后，患儿俯卧，家长用双手提捏脊。适用于小儿腹泻。

2. 刮痧：主刮脊柱两旁，臂内侧直至肘窝、天枢、足三里。呕吐加刮内关经穴部位，腹胀加刮内庭经穴部位，发热加刮合谷、曲池经穴部位，泻甚加刮阴陵泉经穴部位。操作方法，轻刮以上各经穴部位 3 分钟左右。

中医偏方全书（珍藏本）

适用于小儿腹泻。

3. 吴茱萸、苍术、胡椒各 30 克，丁香 6 克。用火焙干研粉，混合均匀，装瓶备用。用时取药粉 2 克，用茶油或热米汤拌匀敷贴脐部，外用纱布封贴脐部，每日 1 次。适用于小儿腹泻。

4. 鲜荠菜 30 克。加水 200 毫升，文火煎至 50 毫升，1 次服完，每日 2～3 次。适用于小儿腹泻伤食证，症见腹胀腹疼，泻前哭吵，大便酸臭如蛋花状、口臭、不思食等。

5. 绿茶、干姜丝各 3 克。放在瓷杯中，以沸水 150 毫升冲泡，加盖温浸 10 分钟代茶随意饮。适用于小儿腹泻风寒证，症见腹泻大便稀薄如泡沫状、色淡、臭气少、肠鸣腹痛，或伴有发热、鼻塞流涕等。

6. 糯米（略炒）30 克，山药 15 克。共煮粥，熟后加胡椒末少许、白糖适量调服。适用于小儿腹泻风寒证。

7. 乌梅 10 只。加水 500 毫升煎汤，酌加红糖代茶饮，每日服数次。适用于小儿腹泻湿热证，症见腹泻大便如水样伴有不消化食物、呈草绿色或黄色、有少量黏液，小便黄少等。

8. 大枣 10 枚。洗净晾干，放在铁锅内炒焦，取洁净橘皮 10 克，二味一起放入保温杯内，用沸水浸泡 10 分钟，饭后代茶饮，每日分 2 次服。适用于小儿腹泻。

9. 栗子 3～5 枚。去壳捣烂，加适量水煮成糊状，再加白糖适量调味服。适用于小儿腹泻脾虚证，症见腹泻时泻时止，或久泻不愈、大便稀薄或带有白色奶块、食后便泻、面色苍白等。

10. 蒜适量。剥皮洗净，用刀削去蒜瓣的头尾和蒜的膜皮。拉肚子时，大便后先温水坐浴，再将削好的蒜送入直肠里，越深效果越好，一般情况下，放入蒜后泻肚即止，5～6 小时后排便即成条形。每次放一两瓣，连放 2～3 日。适用于小儿腹泻。

11. 白胡椒粉适量。敷于肚脐上，上面用消毒棉纱盖住，最外面用虎骨麝香膏或伤湿止痛膏封住，几小时后从脐内有水分排出。适用于小儿腹泻。

12. 蒜瓣若干。放火上烧熟，然后蘸上白糖，每次吃 2～3 瓣，每日早、中、晚 3 次，连吃 3 日。适用于小儿腹泻。

13. 洗净的苹果，放入碗中隔水蒸软即可，吃时去掉外皮，每日 3～5 次。适用于小儿腹泻。

14. 鲜姜剁成碎末，放在一块药布上，贴在肚脐处，用橡皮膏粘牢即可。适用于小儿腹泻。

15. 核桃叶 1 把（250 克左右）。放盆中，倒入多半盆开水，盖上闷 10 多分钟，等能下手时，用手洗脚和小腿肚子（膝关节下部），洗到能下脚时，把双脚放入盆中，直到水不热为止，最好用铝盆放在火上烧热后再洗第二次，每日洗 2 次，每日换新叶，洗到病好为止。适用于小儿腹泻。

16. 枣树皮 100～150 克。洗净，加适量清水煎 30 分钟，得 200～300 毫升汤液，一次服下，连服 2～3 次。适用于小儿腹泻。

17. 熟鸡蛋黄 10 枚。用沙锅慢火烤，油烤出来随时用勺盛出，剩下的黑渣就不要了。烤出的油分 3 日服完，每日早、中、晚分 3 次或多次服，饭前饭后均可。轻者 1 剂，如不愈再服 1 剂。适用于小儿腹泻。

18. 干姜末适量。以粥调饮下 3 克。适用于小儿腹泻。

19. 五倍子 150 克。为末，面糊丸如梧子大。每次 50 丸，每日 3 次，米饮送下。适用于小儿腹泻。

20. 石榴皮适量。研末，每次 9 克，米汤下。适用于小儿腹泻。

21. 车前子（炒）3 克，米 1 撮。同煎数沸，澄清，冷服。适用于小儿腹泻。

22. 山药适量。切片炒研末，入粥内食之。适用于小儿腹泻。

23. 益智 60 克。浓煎饮之。适用于小儿腹泻，腹胀忽泻，日夜不止。

24. 鲜稻根不拘多少。洗去泥熬成膏，早、晚滚水冲浓，入白糖 3 克，调匀服。适用于小儿腹泻五更泻。

25. 猪肚 1 个。入蒜头煮糜，捣烂为丸，如梧子大，每次 30 丸，米饮下。适用于小儿腹泻脾胃虚证。

26. 五倍子适量。研末，水调糊，贴肚

脐。适用于小儿腹泻湿热证。

27. 白扁豆适量。研粉，每次 12 克，每日 3 次，温水送服。适用于小儿腹泻。

28. 红薯 1 个，红糖 30 克，独头蒜 3 个。将红糖、独头蒜装入红薯内，烤熟红薯后随意食之。适用于小儿久泻。

29. 鲜艾叶 300 克。加水 2000 毫升熬汤，去渣，趁热熏洗双足，每日 3～4 次。适用于小儿腹泻。

30. 仙鹤草 15 克。水煎服。适用于小儿腹泻食泄。

31. 杨树花（俗称杨树吊吊儿）适量。水煮当茶饮。适用于小儿腹泻。

32. 酸石榴适量。捣烂成泥，倒入温开水中，再用干净纱布滤出石榴水，放点白糖饮用。适用于小儿腹泻。

33. 鲜马齿苋 100 克。洗净煎汤，加 2 小勺红糖，倒进奶瓶内喝。适用于小儿腹泻。

34. 五倍子（炒黄）2 份，干姜 2 份（或生姜 4 份），吴茱萸 1 份，丁香 1 份。将众药研细合匀，每次取 9～15 克，用 75％乙醇或白酒调成糊状，敷于患儿脐部，然后覆盖纱布块，其周围胶布固定，每日换药 1 次。适用于小儿腹泻。

35. 吴茱萸 6 克，桂楠（肉桂中的桂板）、广木香各 5 克，丁香、地榆各 4 克（以上是一次量）。众药共研成细粉，合匀，撒于肚脐上，先盖纱布块，再盖塑料布，然后用胶布固定，48 小时后换药 1 次。适用于小儿腹泻伤食泻。

【生活调理】

1. 平时常用肥皂洗手，养成良好的个人卫生习惯。

2. 不使用没有消毒过的地下水、井水或山泉水。

3. 不吃生冷食物，食物应充分煮熟并以热食为宜。

4. 注意奶瓶消毒及食物保存方式。

5. 给予安静舒适的环境。

6. 注意宝宝体温变化，测量体温时宜用腋下测温或量耳温，避免由肛门测温以减少刺激。

7. 观察宝宝脸部表情、皮肤紧张度及干燥度、排尿情形、意识状态。

8. 观察大便的颜色、性质、量、气味、次数。

9. 注意排泄物及换洗衣物的处理，预防传染他人。

10. 常换尿布，大便后用温水洗净，保持臀部清洁干燥，避免红臀产生。

11. 补充水分及电解质。

急性肾小球肾炎

急性肾小球肾炎又称急性肾炎，本病是感染后肾小球免疫性炎症，常发生于感冒、扁桃体炎、急性咽炎或皮肤疮疡感染之后。本病预后大多良好，不留任何后遗症，如果发病早期处理不当，或一些严重病例，则可转为慢性肾小球肾炎甚至肾衰竭，危及儿童的生命。在发病前 1～4 周常有急性扁桃体炎、皮肤脓疱疮等先驱感染。开始有低热、咳嗽、头晕、恶心、呕吐、食欲减退、疲乏无力等症状。血尿和浮肿是诊断本病的特点，一般浮肿先从患儿的眼睑开始，继而波及全身。浮肿时尿量明显减少，甚至没有尿，1～2 周内尿量逐渐增多，浮肿也逐渐消退。大部分患儿的血尿是肉眼可见的，只有少部分患儿有肉眼不可见的血尿。血尿的颜色呈鲜红色似洗肉水样或似浓茶色。一般这种肉眼可见的血尿在 1～2 周内消失。高血压患儿的表现就是恶心、呕吐、头晕，如果血压上升过急，就出现严重的并发症。发病早期患儿尿量显著减少，浮肿加重，呼吸急促，心率加快，烦躁不安，进而病情可急剧恶化，出现呼吸困难，不能平卧，面色灰白，四肢冰冷，频繁咳嗽，咳出粉红色泡沫样痰，说明患儿有心力衰竭发生。如患儿在发病的早期头晕严重，呕吐、恶心，并出现一过性失明，或者突然惊厥、昏迷，则为高血压脑病的表现。严重的病例在早期出现急性肾衰竭。

本病属中医学"风水"范畴。外因为感受风邪、水湿或疮毒入侵，内因则在于脏腑失调。其发病与肺、脾、肾三脏关系最为密切。肺主通调水道，脾主运化水湿，肾主水液排泄。肺、脾、肾三脏功能失调，水液的气化和排泄障碍，则发生水肿。在急性期，病位主要在肺、脾，治疗多以发汗、利水为主，以祛邪外出。恢复期则以虚证为主要表现，病位主要在脾、肾，治疗多采用健脾益肾，调补阴阳的方法，以扶正补虚。

【偏方集成】

1. 冬瓜 400 克，赤小豆 50 克。加水适量煮粥食用。适用于急性肾小球肾炎初期，浮肿、少尿者。

2. 糯米 60 克，生姜 5 片。共捣烂，入连须葱 5 茎，熬粥。加米醋 5 毫升，趁热饮用，温覆取汗。适用于急性肾小球肾炎初期，浮肿以头面为主者。

3. 生姜 5 片，粳米 50 克。煮粥，快熟时放入葱、醋适量，趁热食用，覆被取汗。适用于急性肾小球肾炎初期，头面浮肿伴有发热、无汗、头痛、恶心者。

4. 小白菜 500 克，薏苡仁 60 克。薏苡仁煮稀粥，加洗净切好的小白菜，菜熟，不可久煮。无盐或低盐食用，每日 2 次。适用于急性肾小球肾炎浮肿少尿者。

5. 赤小豆 100 克，鲤鱼 1 条（250～500克）。将鲤鱼去内脏，淘净，文火同煨 1 小时，食时不加盐。每日 1～2 次。适用于肾炎水肿。

6. 大蒜 30～45 克，西瓜 1 个（约 1500克）。先在西瓜皮上挖一个洞，大蒜剥皮纳入西瓜内，再用挖出的瓜皮塞住洞口，将洞口向上用小盘盖好，隔水蒸熟。趁热一日内分次吃完。适用于小儿急性肾小球肾炎。

7. 乌骨母鸡 1 只（约 1500 克），赤小豆300 克，黄酒 1 匙。乌骨母鸡宰杀后去毛、剖腹、洗净、沥干、切小块，赤小豆洗净，取大瓷盆一个，先倒入一半鸡块，再倒入赤小豆，铺上鸡块及鸡内脏，淋上黄酒。喜甜食者，鸡块上面加白糖，撒入小半匙盐。旺火隔水蒸 3 小时。当点心或佐膳食，每次一小碗，每日 2 次。适用于小儿急性肾小球肾炎。

8. 鲜鱼肚适量。在火上焙干，然后碾成细末，分成数份；然后将鱼肚末夹在炸好的荷包蛋（炸得老些）中，趁热吃下，每日 2次不间断。与此同时，将从柳树上摘下的鲜柳叶泡在开水中，每日代茶饮用。适用于小

儿急性肾小球肾炎。

9. 白茅根、西瓜皮、芦根、鲜丝瓜秧各等份。熬水当茶饮，每日数次，连用 1 周。适用于小儿急性肾小球肾炎。

10. 鲜马齿苋 500 克左右。洗净、捣烂，用纱布分批包好挤出汁来，加上少许白糖和白开水一起喝。每日早、晚空腹喝 1 次，连用 1 周。适用于小儿急性肾小球肾炎。

11. 浮萍、白茅根各 100 克，赤小豆 30克。水煎服。适用于小儿急性肾小球肾炎。

12. 黄芪 50 克。水煎代茶，每日饮用。适用于小儿急性肾小球肾炎。

13. 薏苡仁、赤小豆、绿豆各 30 克，粳米 100 克。如常法煮粥服食。适用于小儿急性肾小球肾炎脾虚夹湿证。

14. 冬瓜皮、葫芦各 50 克。水煎，代茶饮。每日 1 剂。适用于小儿急性肾小球肾炎水肿和小便不利者。

【生活调理】

1. 急性肾小球肾炎患者最好卧床休息，保持病室安静，注意通风，但应防止感冒。

2. 急性肾小球肾炎患者饮食以易消化为宜，忌生冷油腻及发物，如虾、蟹等。

3. 急性肾小球肾炎患者保持二便通畅。大便秘结者，可服用麻仁丸等，以润肠通便。

4. 有外感发热者，服发汗药后，注意观察出汗情况，汗后要及时拭干，保持皮肤清洁和干燥。

5. 复查 发病最初 3 个月内，每周验尿常规 2～3 次，病情稳定后每周验尿 1 次，以观察病情变化，防止复发。

肾病综合征

小儿原发性肾病综合征是一种常见的儿科肾脏疾病，是由于多种病因造成肾小球基底膜通透性增高，大量蛋白从尿中丢失的临床综合征。主要特点是大量蛋白尿、低清蛋白血症、严重水肿和高胆固醇血症。根据其临床表现分为单纯性肾病、肾炎性肾病和先天性肾病 3 种类型。在 5 岁以下小儿，肾病综合征的病理类型多为微小病变型，而年长儿的病理类型以非微小病变型（包括系膜增

生性肾炎、局灶节段性硬化等）居多。

本病属中医学"水肿"之"阴水"及"虚劳"等范畴。小儿禀赋不足，脾肾素亏，或久病体虚，护养失宜，致肺、脾、肾三脏功能虚弱是本病发生的内因。水肿治疗，以通利水道为基本法则。治以扶正祛邪，健脾宣肺，温阳利水。阴水复感外邪，则应注意急则治标，邪去方治其本。

【偏方集成】

1. 鱼腥草 100～150 克。加开水 1000 毫升，浸泡半小时后代茶饮，每日 1 剂，3 个月为 1 个疗程，疗程间隔 2～3 日。适用于肾病综合征各种证型。

2. 龟 1000 克左右，芡实、莲子各 60 克，料酒 1 匙，盐、味精各少许。将龟宰杀，取肉切块，同芡实、莲子共入锅中，加冷水浸没，旺火烧开，加入料酒和盐，改小火慢炖 3 小时，至龟肉酥烂，调入味精即成，吃肉喝汤，每日 2 次，每次 1 小碗，2 日内吃完，连用 6 日为 1 个疗程。适用于肾病综合征。

3. 商陆 3 克，五花肉（猪颈肉）60 克，加水 400 毫升，用文火煨至 300 毫升，1 日分 3 次饮用（不吃肉）。适用于肾病综合征。

4. 玉米 30 粒，蝉衣 3 个，蛇蜕 1 个。加水适量煮粥吃。适用于肾病综合征。

5. 母鸡 1 只（约 900 克），黄芪 120 克。共炖烂，喝汤吃肉，隔日或 3 日吃 1 只鸡，每只鸡分 2 日食完。适用于肾病综合征。

6. 龙葵、白英、蛇莓各 30 克，蜂房 9 克。水煎取汁，每日分次服。适用于肾病综合征。

7. 梓树荚 60 克，炙甘草 15 克，大枣 20 枚。水煎服，每日 1 剂。适用于肾病综合征水肿并有尿蛋白者。

8. 生黄芪、石韦各 15～30 克，玉米须、白茅根各 30 克。水煎服，每日 1 剂。适用于肾病综合征各种证型。

9. 黑大豆 250 克，山药、苍术各 60 克。共研细末，水泛为丸，每次 6～9 克，每日 2～3 次。适用于肾病综合征恢复期。

10. 活田螺 2～3 只，盐 3 克。捣烂炒热，放于 9 厘米×9 厘米塑料薄膜上，敷脐下

气海穴，然后用绷带包扎，每日换药 1 次。适用于肾病综合征有腹水征的患者。

11. 大田螺 4 个，大蒜（去皮）5 个，车前子（为末）9 克。3 味共捣研成饼，贴脐中，以手帕缚之。适用于肾病综合征。

12. 雄猪胆 1 个，大蒜 120 克。猪胆内入大蒜，煮烂淡食 5～6 个，忌盐、酱、醋。适用于肾病综合征。

13. 大豆 90 克。以水 360 毫升，煮令熟，出豆澄汁，加白酒 3000 毫升，微火煎如汤，服 60 毫升，渐增之，令小便下。

14. 金樱子根（晒干）500 克。用黄酒 1500 克煎成 500 克，分 3 日服。每日早、晚饭后各服 1 次。忌食生冷及盐类。或金樱子根 30 克，水煎，加糖服。适用于肾病综合征。

15. 赤小豆、黄米各 180 克，生薏苡仁、神曲各 120 克，猪肝（竹刀切碎）1 具。煮粥食用。适用于肾病综合征。

16. 黄芪、白茅根各 30～60 克，益母草 15～30 克，大枣 10 枚。水煎，每日 1 剂，分次服。适用于肾病综合征脾虚兼血瘀、湿热者。

17. 生黄芪、石韦各 15 克，玉米须、白茅根各 30 克。水煎服。适用于肾病综合征。

【生活调理】

1. 充足的能量可提高蛋白质的利用率，氮热比＝1：200 适宜。

2. 在能量供给充足的条件下，肾病综合征患者蛋白质适宜的供给量应是 0.8～1.0 克/（kg·d）。

3. 碳水化合物应占总能量的 60%。

4. 高血脂和低蛋白血症并存，应首先纠正低蛋白血症；脂肪占总能量应≤30%，限制胆固醇和饱和脂肪酸摄入量，增加不饱和脂肪酸和单不饱和脂肪酸摄入量。

5. 明显水肿者，应限制进水量。进水量为前日尿量加 500～800 毫升。

6. 钠　一般控制在 3～5 克/d，水肿明显者应根据血总蛋白量和血钠水平进行调整。

7. 钾　根据血钾水平及时补充钾制剂和富含钾食物。

8. 适量选择富含维生素 C、维生素 B 类

中医偏方全书（珍藏本）

的食物。

9. 增加膳食纤维，能辅助降低血氨，减轻酸中毒。

维生素 D 缺乏性佝偻病

维生素 D 缺乏性佝偻病是婴幼儿时期常见的慢性营养缺乏性疾病。临床以多汗，夜啼，烦躁，枕秃，肌肉松弛，囟门迟闭，甚至鸡胸肋翻，下肢弯曲等为特征。是目前我国儿科重点防治的四病之一。本病常发生于冬春两季，多见于 3 岁以下小儿，尤以 6～12 个月婴儿发病率较高。

根据本病的临床特征，散见于中医学"汗证"、"五迟"、"五软"、"鸡胸"、"肾疳"等疾病。由于先天禀赋不足，后天喂养失宜，脾肾虚亏所致。本病病机为脾肾虚亏。盖肾为先天之本，脾为后天之源。脾肾不足，可影响其他脏腑，故病变之初，不仅出现脾肾虚弱，还可出现心肝火旺、肺卫不固等证候。肾主骨髓，病之后期，症状较重，常见肾虚髓亏，骨气不充，骨质疏松，成骨迟缓，甚至骨骼畸形。由于佝偻病患儿体质虚弱，肺脾气虚，抗病能力低下，感受风邪后，常易蕴郁肺络，肺气闭塞而引起肺炎喘嗽；或因乳食不节，脾失健运，导致泄泻。治疗原则为健脾益气，补肾填精。病之早期，证属脾肺气虚者，治以健脾补肺；证属脾虚肝旺者，治以健脾平肝。症状较重者，多为肾精亏损，治以补肾填精为主。

【偏方集成】

1. 黄芪 12 克，党参 9 克，黄精 10 克，公丁香 0.5 克。水煎服。适用于维生素 D 缺乏性佝偻病。

2. 黄芪 30 克，五味子 3 克，猪肝 50 克，猪腿骨（连骨髓）500 克。先将猪骨髓敲碎，与五味子、黄芪一起加水煮沸，改用文火煮 1 小时，滤去骨片与药渣，将肝切片入汤内煮熟，加盐和少许味精调味，吃肝喝汤。一剂可 1 顿服完，宜常服，直至病愈。适用于维生素 D 缺乏性佝偻病脾肾虚弱证。

3. 鹿茸 100 克，附片 30 克，猪蹄 2 只。将鹿茸切薄片，猪蹄洗净，3 味同入锅，微火

煮数沸，调味食用。适用于维生素 D 缺乏性佝偻病。

4. 生板栗 500 克，白糖 250 克。先将板栗加水煮半小时，待凉，剥去皮，放在碗内再蒸 40 分钟，趁热用刀将板栗压拌成碎泥，加入白糖搅匀，再把栗泥填平成饼状，摆在盘中即成色味俱佳的食品，可供患儿经常食用。适用于维生素 D 缺乏性佝偻病。

5. 龟甲（即乌龟的腹部甲壳）若干。将龟甲用清水浸泡 3 日，但需每日换水。刮去污垢，放入沙锅内，加多量的水用文火煮，每日煮 8～10 小时，连煮 3 日，取出晒干，碾为细末。每次 1 克，每日 2～3 次，开水吞服。适用于维生素 D 缺乏性佝偻病。

6. 捏脊方法：自尾骶部起，沿脊柱两旁向上推捏至大椎穴，反复 3～5 次，捏至第 3 次时，每捏 3 把，将皮肤提一下，提完后，以拇指按摩两侧肾俞数次，每日 1 次，6 次为 1 个疗程。用 2～3 个疗程。适用于维生素 D 缺乏性佝偻病。

7. 鸡蛋皮若干。将鸡蛋皮洗净，烤干，研粉过箩极细。1 周岁以下，每次服 0.5 克；1～2 岁，每次 1 克。每日 2 次。适用于维生素 D 缺乏性佝偻病。

8. 猪脊骨或腿骨 150 克，红萝卜 200 克。将二者洗净共煲汤服食。适用于维生素 D 缺乏性佝偻病肾脾虚弱证。

9. 黄芪、菟丝子、白术各 10 克。上药煎成 200 毫升，装入瓶中备用，每次服 10 毫升，每日 3 次，2 个月为 1 个疗程。适用于维生素 D 缺乏性佝偻病。

【生活调理】

1. 加强户外活动，多晒太阳，增强小儿体质。并积极防治慢性病。

2. 提倡母乳喂养，及时增添辅食。多食含维生素 D 及钙磷较丰富的食物。

3. 每日服维生素 D 400 IU 预防。

4. 患儿不要久坐、久站，防止发生骨骼变形。不系裤带，穿背带裤，防止肋骨外翻。

5. 帮助患儿做俯卧抬头动作，每日 2～3 次，防止鸡胸形成。

6. 直接照射阳光，同时注意防止受凉。

小儿厌食症

小儿厌食症是指小儿见食不贪，食欲不振，甚则拒食，食量较同年龄正常儿童明显减少，连续 2 个月以上。多见于 1～6 岁小儿。现代医学认为与微量元素缺乏（尤其是锌）有关。

中医学称厌食为纳呆，主因脾胃功能失调。由于脾胃素虚，或喂养不当、饮食不节，伤及脾胃所致。临床分为虚、实两证。偏实证者治以消导为主；偏虚证者治以调补为主，并结合临床随症加减。实证常因停食停乳引起脾胃失调，食欲减退，恶心呕吐，手足心热，睡眠不安，腹胀或腹泻，舌苔黄白腻，脉滑数。治以消食化滞。

【偏方集成】

1. 山楂 30～40 克，大米 50～100 克，白糖 10 克。先将山楂入沙锅，煎取浓汁，去渣，后入大米、白糖煮粥。可作为上、下午点心食用。以 7～10 日为 1 个疗程。适用于小儿厌食症脾运失健证。

2. 山楂片 20 克，大枣 10 枚，鸡内金 2 个，白糖少许。将山楂片及大枣烤焦呈黑黄色，加入鸡内金、白糖及适量水煎煮，温服。每日 2～3 次，连服 2 日。适用于小儿厌食症脾运失健证。

3. 鲜白萝卜 500 克，蜂蜜 150 克。将萝卜洗净切小块，放沸水内煮沸即捞出，晾晒半日，再回锅，加蜂蜜以大火煮沸，调匀，待冷。每次饭后食用数块，连服数日。适用于小儿厌食症脾运失健证。

4. 莱菔子 10 克，橘子皮 7 克，白扁豆 20 克。将白扁豆放锅内炒黄，打碎，然后与莱菔子、橘子皮加清水适量，共煮取浓汁。每日 1 剂，分 1～2 次饮完，连服 5～7 日。2 岁以下小儿酌减。适用于小儿厌食症脾运失健证。

5. 谷芽 30 克，麦芽 24 克，焦锅巴 50 克。将上述 3 味混合共放锅内，加清水适量煮取浓汁。每日 1 剂，分 1～2 次饮完，连服 3～5 日。1 岁以下小儿酌减。适用于小儿厌食症脾运失健证。

6. 炒芝麻 30 克，炒牵牛子 30 克。上药共为末，1 岁每次 1.5 克，每增 1 岁加 1 克，掺饭中吃。适用于小儿厌食症脾运失健证。

7. 大麦芽、鸡内金各 30 克。将上药各炒，共研末，1 岁左右每次服 2～3 克，每日 3 次，年龄大者酌加。适用于小儿厌食症脾运失健证。

8. 莲子末 18 克，山药 24 克，酸柠檬 13 只，冰糖 50 克。将莲子末、山药洗净，用温开水泡浸至软，与柠檬一起捣成酱状，冲入适量沸开水，盖闷 15 分钟，然后加入冰糖调化。每日 1 剂，分 2～3 次饮完，连服 3～5 日。2 岁以下小儿酌减。适用于小儿厌食症胃阴不足证。

9. 雪梨汁 100 毫升，酸梅 10 只，白糖 50 克。将酸梅洗净，用温开水少许泡软，加白糖共擂成浆，滤去酸梅核，冲入梨汁，用凉开水调至 500 毫升，置冰箱内保存备用。1～2 岁小儿每次 15 毫升，3～5 岁者每次 30 毫升，6 岁以上每次 50 毫升，每日 3～5 次，连服 3～5 日。适用于小儿厌食症胃阴不足证。

10. 生姜、党参、山药各 250 克，蜂蜜 300 克。生姜捣碎取汁，党参、山药研末，同蜂蜜搅匀，煎膏。每次 1 汤匙，每日 3 次，热粥送服，连服数日。适用于小儿厌食症脾胃气虚证。

11. 牵牛子、莱菔子、神曲各适量。水煎服。适用于小儿厌食症。

12. 鸡内金、苍术各 15 克，香附子 3 克。研末蒸猪瘦肉食，每日 1 次，分早、晚 2 次服。功效消积健脾。适用于小儿厌食症，症见不思纳食，或食物无味，甚则拒食，精神状态一般无特殊异常，大小便基本正常。

13. 黑鲤鱼 1 尾，白酒、冰糖各适量。先将鱼去内脏，但不去鳞，切成小块用白酒浸泡，加盖闷数小时，然后将酒过滤，取汁 500 克，加冰糖 50 克，即成。饭后 2 小时服 100 克，每日 2～3 次。适用于小儿厌食症。

14. 枯矾 1 份，蜂蜜 2 份。将枯矾研末，放入蜂蜜中，搅拌均匀。每次饭前服 10 毫升。适用于小儿厌食症。

15. 苹果 1 个，猪肚 1/3 个或 1/4 个，蜜

枣1枚。以水4碗煎成2碗，作汤饮服。适用于小儿厌食症。

16. 砂仁2～3克，大米50～75克。先把砂仁捣碎为细末；再将大米淘洗后，放入小锅内，加水适量，如常法煮粥，待粥煮熟时，调入砂仁末，稍煮即可。每日可供早、晚餐，温热服食。适用于小儿厌食症。

17. 金橘500～700克，白糖500～600克。取新鲜金橘洗干净后，用木块把每一个金橘压扁，去核。加入白糖腌渍1昼夜，待金橘浸透糖后，稍加温水，再以小火煨熬至汁液耗干，停火晾凉，再拌入白糖，然后放入搪瓷盘中风干数日，装瓶备用。可当果脯随意食用。适用于小儿厌食症。

18. 砂仁2～3克，木香1～2克，藕粉30～50克，白糖适量。将砂仁同木香一同放入碾槽内，研为细末，每次取1/5～1/3的药末，同藕粉及白糖一起放入碗内和匀，用刚煎沸的开水冲泡，搅拌成糊状即可。每日1～2次，可当点心温热食用，连用2～3日。适用于小儿厌食症。

19. 皂荚适量。洗净、切开，放入铁锅内，先武火后文火煅存性，去皮研为细末，瓶装备用，每次1克，每日2次，用糖拌匀吞服。适用于小儿厌食症。

20. 用三棱针点刺双侧四缝穴，并挤出黄白色黏液少许。然后燃着艾卷，灸足三里，施雀啄法（上下移动艾卷）3～5分钟，可隔2日针灸1次，一般2～3次即有食欲。适用于小儿厌食症。

21. 木香、丁香、肉桂、莱菔子各等份。上药共研细末，装瓶备用，每次取5～10克，用鸡蛋清调和外敷肚脐，并用敷料固定，每日换药1次，3日为1个疗程，同时针刺四缝穴。适用于小儿厌食症。

22. 炒麦芽、焦山楂、炒神曲各10克，炒鸡内金5克。共为细面，加白面和水调成糊状，睡前敷患儿脐上，外用纱布固定，次晨取下，每日1次，5日为1个疗程。适用于小儿厌食症。

23. 槟榔2份，高良姜1份。共研细末，装瓶备用。用时将药末填脐中，以纱布、胶布固定。适用于小儿厌食症。

24. 木香1.5克，陈皮、香附各3克，鹅不食草6克。水煎服，每日1剂，连服3～7日。适用于小儿厌食症。

25. 鸡内金1个。研末蒸羊肝或鸡肝食，每日1次，连续3～5日。适用于小儿厌食症。

26. 鸡内金、香橼皮各10克。共研细末，每次服1～2克。适用于小儿厌食症。

27. 大黄、甘草以4∶1配制，蜂蜜适量。先将大黄、甘草研细末备用，每次0.5克调以蜂蜜服，每日3次，连服2日。适用于小儿厌食症。

28. 山药200克，茯苓100克，酒糟曲150克，丁香20克。上药研极细末，过筛，装瓶备用。每次15克，每日3次，饭后用温开水或加少许糖调服。适用于小儿厌食症。

29. 蜂蜜1杯。隔水蒸熟后，于饭前空腹1次服下，每日3次，连服2～3周。适用于小儿厌食症。

【生活调理】

1. 西瓜、番茄各适量。西瓜取瓤去籽，用洁净纱布绞挤取液；番茄用沸水冲烫剥皮，再用洁净纱布绞挤取液。二液合并，代饮料随量饮用。

2. 保证小孩有充足的睡眠。一般小孩需9～10小时的睡眠。

3. 食物尽可能地做到丰富多彩，防止单调；更不能怕麻烦，叫小孩随便到外面买些东西吃。

4. 就餐时不要批评孩子，或问这问那，破坏孩子的就餐情绪。

5. 父母间的意见分歧不要在就餐时争论，那样同样会影响孩子的食欲。

6. 前一日的晚餐不要太丰富，消化不良也会影响下一顿的食欲。

小儿肥胖症

肥胖包括单纯性肥胖和症状性肥胖两种。单纯性肥胖多数与食欲旺盛、活动过少、进食过多或遗传因素有关；小儿时期以单纯性肥胖为多，男孩多于女孩。

中医学认为饮食自倍，恣食肥甘为本病

的主要原因。小儿脾常不足，若饮食不当，则脾胃受损，痰湿内生，阻于络脉而成本病。

【偏方集成】

1. 生大黄 5 克。泡茶，饮后无腹泻者可渐加量，至有轻度腹泻为度。适用于小儿肥胖症。

2. 鲜荷叶 1 张，粳米 100 克，冰糖少许。粳米淘净，鲜荷叶洗净，切成一寸方的块。鲜荷叶放入锅内，加清水适量，用武火烧沸后，转用文火煮 10～15 分钟，去渣留汁。粳米、荷叶汁放入锅内，加冰糖、清水适量，用武火烧沸后，转用文火煮至米烂成粥。每日 2 次，作早、晚餐食用。适用于小儿肥胖症。

3. 赤小豆 30 克，粳米 50 克。将赤小豆、粳米洗净，入锅，加清水煮至米烂成粥。每日 2 次，作早、晚餐食用，久服可利水湿，健脾。适用于小儿肥胖症。

4. 燕麦片 50 克。将燕麦片放入锅内，加清水煎至水开时，搅拌，煮至熟软。或以牛奶 250 毫升与燕麦片煮粥即可。每日 1 次，早餐服用。功效降脂、减肥。适用于小儿肥胖症。

5. 嫩黄瓜 500 克，海蜇皮 100 克，胡荽、生姜、盐、酱油、醋、味精、香油各适量。将嫩黄瓜洗净消毒后，切如火柴梗丝。海蜇皮温水泡发，去沙洗净，切丝后入温开水中略焯，即捞入冷开水中投凉。胡荽洗净切段，生姜去皮，洗净切丝。将盐、酱油、醋、味精、香油同置一碗中，兑成调味色清汁。将黄瓜丝、海蜇丝分层码入盘中，上撒胡荽段、姜丝，浇上调味色清汁，拌匀即可食用。适用于小儿肥胖症。

6. 发菜 100 克，青蒜苗、茭白各适量，盐、味精、胡椒末、麻油各少许。将发菜用温水泡发，入笼蒸熟。青蒜苗、茭白切成极细丝，加盐稍腌，和发菜装盘，撒入味精、胡椒末拌匀，淋上麻油即可食用。适用于小儿肥胖症。

7. 嫩笋叶 500 克，干红辣椒 70 克，盐、酱油、醋、味精、香油、花椒、姜末各适量。将嫩笋叶洗净，切成段放碗中，加盐腌至出水。干红辣椒去籽切段。将腌笋叶中的水分

挤干，放碗中加酱油、味精、醋，放上姜末及辣椒段。净锅上火加香油、花椒，浸炸出香味，捞出花椒不用，将热油泼在辣椒段上，拌匀即可。适用于小儿肥胖症。

8. 嫩白菜心 500 克，嫩藕 400 克，干红辣椒、胡荽、生姜、盐、白醋、味精、白酱油、香油各适量。白菜心洗净只取嫩叶，切丝后放碗中加盐，腌 5 分钟。胡荽洗净切段，干红辣椒去籽，用温水泡软，生姜去皮，均洗净切丝。嫩藕去泥，洗净，切段，再切成丝，放清水中泡去粉汁，入沸水中烫脆，捞出用冷水投凉，控干水分。碗中加盐、白醋、味精、白酱油、香油对成调味清汁。将白菜丝挤去盐水，加入藕丝、胡荽段、姜丝、辣椒丝，浇上调味汁，拌匀即可食用。适用于小儿肥胖症。

9. 水发木耳 100 克，荸荠 150 克，生油、鲜汤各适量，酱油、白糖、醋、湿淀粉各少许。水发木耳用冷水洗净，沥干水。荸荠洗净去皮，用刀拍碎。炒锅中放生油，烧七成热，把木耳、荸荠同时下锅煸炒，加酱油、白糖、醋、鲜汤，烧沸后用湿淀粉勾芡，起锅装盘即成。适用于小儿肥胖症。

10. 鲜荷叶 8～10 张，猪小排骨 1000 克，粳米 300～400 克。荷叶洗净，一张切成四块备用。粳米，加八角茴香 2 只，用小火同炒。炒至粳米呈金黄色时，离火冷却，磨成粗粉备用。将排骨洗净，切成大块，放入大瓷盆内，加酱油半碗，黄酒 4 匙，细盐半匙，味精、葱白各少许，拌匀，腌浸 2 小时以上，并经常翻拌使之入味。然后，将每块排骨的两面，粘上一层炒米粉，用事先切好的荷叶将排骨包好，每包 1～2 块，视排骨大小而定，包紧扎牢。蒸笼底层垫上一张新鲜的荷叶，再将包好的排骨放入蒸笼，盖上笼盖。打开荷叶包，热食，佐餐食用。适用于小儿肥胖症。

【生活调理】

1. 根据孩子的年龄、身高、体重，计算一下孩子每日需要的营养量，为他们制定一份食谱。孩子每日需要的热量与年龄有密切的关系。在 5～10 岁的儿童，每日需要热量 800～1000 千卡（相当于 3300～4200 焦耳）；

中医偏方全书（珍藏本）

10～14 岁的孩子需要热量 1000～1200 千卡（相当于 4220～5000 焦耳）。

2. 在一日三餐中，每餐的比例应当是 3：4：3。

3. 按照体重计算，每千克体重需要 1～2 克蛋白质。脂肪的供应应该严格加以控制。

食品应当以蔬菜、水果、谷类为主。为了使孩子不致于产生饥饿感，可以给他们吃一些热量少、体积大的芹菜、白菜等。

4. 饮食治疗的过程中，家里尽可能不要放零食，减少孩子看到食物的机会，以免激起食欲。

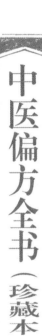

第三十二章 小儿感染性疾病

急性假膜型念珠菌口炎

口腔念珠菌病是由念珠菌属（主要是白色念珠菌）感染所引起的口腔黏膜病，种类较多，最常见的一种类型为急性假膜型念珠菌口炎，又称雪口病或鹅口疮。本病多见于婴幼儿，好发于唇、颊、舌、腭黏膜。其特征是病区黏膜先有充血、水肿，随即出现许多白色小点。小点略为高起，状似凝乳，可融合成白色绒面状假膜，边界清楚，状若铺雪，此膜不易拭去，勉强撕去时，可见出血面，不久再度形成白色假膜。一般患者不感疼痛，全身症状亦不明显。个别小儿可有低热、哭闹、拒食、口腔干燥等症状。

中医学认为本病的发生可因孕母体内积热，热伏胞中，遗于胎儿，复加初生时口腔不洁，感染秽毒，内外合邪，热积心脾，火热上炎口舌以致发病；或因患儿素体阴亏，久病损阴，肾阴不足，水不制火，虚火上浮，熏于口舌，发为本病；又可因喂哺失宜，或久病、久泻，损伤脾胃，脾失健运，酿成湿浊，湿浊之邪上泛于口舌，亦可生成本病。本病可分为实火与虚火两证，前者治以清热泻火解毒，后者治以滋阴潜阳降火。均当配合外治疗法。

【偏方集成】

1. 黄连适量。为末，每次1.5克，卧时温水送下。适用于小儿急性假膜型念珠菌口炎心经实热证。

2. 血余炭适量。为细末，猪脂和敷。适用于小儿急性假膜型念珠菌口炎。

3. 孩儿茶适量。为极细末，敷之。适用于小儿急性假膜型念珠菌口炎。

4. 鸡蛋4～5枚。取蛋清服之。适用于小儿急性假膜型念珠菌口炎。

5. 马牙硝适量。研细于舌上掺之。适用于小儿急性假膜型念珠菌口炎。

6. 生姜自然汁漱口数次，涎出。适用于小儿急性假膜型念珠菌口炎。

7. 枯矾3克，朱砂0.6克。为末。每次以少许敷之，每日3次。适用于小儿急性假膜型念珠菌口炎。

8. 地龙2条，白糖适量。将地龙洗净，放入杯中，撒白糖适量，片刻即有渗出液。用竹筷蘸药液搽患处，每日2～3次。适用于小儿急性假膜型念珠菌口炎。

9. 淡竹叶6克，灯心草1.5克，乳汁100毫升。先将淡竹叶、灯心草水煎取汁，入乳汁中和匀，每日数次敷，不拘多少。适用于小儿急性假膜型念珠菌口炎心脾积热证。

10. 牛黄0.3克。为末。用竹沥调匀，沥在小儿口中。适用于小儿急性假膜型念珠菌口炎。

11. 天青4克，黄连3克。上2味细切，以水300毫升，煮取120毫升，每日1剂。适用于小儿急性假膜型念珠菌口炎。

12. 白矾1勺。热水1盆调匀，将小儿两足频频洗之。适用于小儿急性假膜型念珠菌口炎。

13. 白僵蚕适量。炒黄为末，蜜和敷之。适用于小儿急性假膜型念珠菌口炎。

14. 朴硝适量。含之。适用于小儿急性假膜型念珠菌口炎。

15. 天南星末适量。醋调贴脚心。适用于小儿急性假膜型念珠菌口炎。

16. 青果2～3粒。放入口内约15分钟，吐出唾液，或将青果嚼细咽下。适用于小儿急性假膜型念珠菌口炎。

17. 金银花、连翘、薄荷、甘草各适量。煎汤漱口。适用于小儿急性假膜型念珠菌口炎。

18. 赤小豆适量。研末，醋和涂。适用于小儿急性假膜型念珠菌口炎。

【生活调理】

1. 注意哺乳卫生，保持口腔清洁，防止损伤口腔黏膜。

2. 加强营养，增强体质，提高机体免疫能力。

3. 避免滥用广谱抗生素，防止消化道菌群失调。

风　疹

风疹是由风疹病毒引起的较轻的出疹性传染病。多发生于冬春两季，1～3岁小儿多见，所以极易在托儿所、幼儿园发生流行。风疹全身症状比较轻，有低热及很轻的感冒症状。初期可咳嗽、喷嚏、流涕、咽疼等，发热1～2日内即可出疹，一般由面部蔓延到躯干和四肢，往往第1日出疹子即布满全身，但手掌、足心大都无疹子，皮疹呈浅色，稍稍隆起，分布均匀，4～5日皮疹即退。发热即出疹，热退疹也退是风疹的典型特点，并且常常有耳后、枕部、颈部的淋巴结肿大。

本病中医学称"风痧"，以其形似痧子故名。风热时邪，由口鼻而入，郁于肺卫，蕴于肌腠，与气血相搏，发于皮肤所致。以疏风清热解毒为原则。邪在肺卫者，治以疏风清热透疹；邪在气营者，治以清热凉营解毒。

【偏方集成】

1. 浮萍6克，香薷10克。水煎，代茶饮。适用于风疹遇冷加重证。

2. 女贞子、墨旱莲、忍冬藤各10克。水煎，代茶饮。适用于风疹阴血不足证，症见反复发作，夜间或午后加剧，心烦口干，舌红少津或舌淡。

3. 薄荷3克，白鲜皮10克。沸水浸泡代茶饮。适用于风疹内热袭肺证，症见发病急，风团色红，剧痒，伴发热、恶寒、咽喉肿痛，或呕吐腹痛，遇热加重。

4. 醋半碗，红糖100克，姜50克。醋、红糖与切成细丝的姜一同放入沙锅内煮沸2次，去渣。每次1小杯，温服，每日2～3次。适用于风疹。

5. 金银花、地鲜皮、苦参各5克。放在一起捣好。每次抓半小把，放在碗里用开水冲泡或水煮。澄清后再喝，当茶饮，每小碗泡两回后再泡新的。适用于风疹。

6. 麻黄3克，苦参、白鲜皮各15克，地肤子20克。水煎服，每日1剂，连用7日。适用于风疹。

7. 胡荽的根须十几棵。洗净切段，煮5分钟，调上蜂蜜，连吃带饮。适用于风疹。

8. 浮萍、牛蒡子、地肤子、防风各15克。水煎，每日1剂，分3次服。适用于风疹。

9. 芋头茎30～60克，猪排骨适量。将芋头茎洗净，加适量猪排骨同炖熟食。适用于风疹。

10. 鲜地骨皮（枸杞根）30克。水煎，每日1剂，分2～3次服。适用于风疹。

11. 棕榈果（棕榈子）10～15克。每日1剂，分2次服。适用于风疹。

12. 蒿草250克。如夏天用鲜蒿更好，用开水泡开，趁热用毛巾蘸水擦身，全擦到，每日2～3次，再换新药泡洗。适用于风疹。

13. 小白菜500克。洗净泥沙，甩干水分，每次抓3～5棵在患处搓揉。每日早、晚各1次。适用于风疹。

14. 地肤子、白蒺藜各16克，浮萍15克，花椒3克。上药加水煎煮，去渣备用，温洗瘙痒部，每日数次。适用于风疹。

15. 蚕沙3小杯。加水240克，用时入沙锅或瓦罐内，放文火上，煎成糜状，收贮备用。每日稍加温，涂于患处。适用于风疹。

16. 鲜西红柿汁15毫升，白糖5克。拌匀，1次服下，每日2次。适用于风疹。

17. 梨皮15克，绿豆6克。水煎服，每日2～3次。适用于风疹。

18. 菊花6克，淡竹叶3克，生甘草1克。水煎服，每日1～2次。适用于风疹。

19. 益母草30克。熬水熏洗患部。适用于风疹。

20. 冬瓜适量。煎汤外洗。适用于风疹。

21. 老陈醋适量。涂搽患处，每日 3 次。适用于风疹。

【生活调理】

1. 不要去抓患处。不要用过热或过冷的水洗患处，不用刺激性强的外用药。

2. 不要吃刺激性的东西，不要吃海鲜和动物蛋白性食物。饮食在患病期间保持清淡，多吃新鲜水果和蔬菜。

3. 患儿卧床休息，给予流质、半流质易消化食物，多喝水，帮助解毒发汗，还要保持皮肤及口腔的清洁卫生。

幼儿急疹

幼儿急疹又称婴儿玫瑰疹。临床特点是持续高热 3～5 日，热退疹出，疹出后病情很快恢复，无明显并发症。发病年龄多见于 6～18 个月的小儿。3 岁以后少见。春、秋季节发病较多，感染后有终身免疫力。

本病中医学称"婴儿玫瑰疹"，又称"假麻"或"奶疹"。中医学认为，本病为外感风热时邪所致。主要病机为邪蕴肌腠，阻滞气血，伤及脾肺。病位主要在肺、脾。以清热生津为治疗的主要方法。

【偏方集成】

1. 推下天柱骨（即颈椎，手法是从上往下推），揉风池穴、太阳穴，推三关、六腑。每日做 1 次，连做 2～3 日，一个穴位推拿 3～5 分钟。适用于幼儿急疹。

2. 桑叶、板蓝根各 15 克，连翘 10 克。加水煎煮，去渣取液，以药液熏洗，每次 15～20 分钟，每日 1～2 次，连续 1～2 日。适用于幼儿急疹热蕴肺胃证。

3. 紫浮萍 30 克，白鲜皮 10 克。加水煎煮，去渣取液，洗浴，每次 15～20 分钟，每日 1 次，连续 1～2 日。适用于幼儿急疹热透肌肤证。

4. 滑石 50 克，紫草 30 克。共研细末，撒敷患处，每日 1～2 次。适用于幼儿急疹。

5. 浮萍 50 克，荆芥 6 克，生甘草 10 克。水煎，洗患处，每日 1 次。适用于幼儿急疹。

6. 鲜紫薇全草 500 克（干品 250 克）。水煎过滤，取药液擦洗患处，每日 1 次。适用于幼儿急疹。

7. 青黛 3 克，地骨皮、寒水石、藿香各 9 克。水煎，每日 1 剂，分 4 次服。适用于幼儿急疹早期及出疹期。

8. 食醋 2 份，白酒 1 份。混匀后擦洗患处，连擦几次。适用于幼儿急疹。

9. 紫荆树（春天未长叶前，先开紫花）的花、茎各适量。水煮，熏洗，每日早、晚各 1 次，连用 2 日。适用于幼儿急疹。

10. 鲜胡荽 100 克，白酒 30 毫升。将胡荽洗净，揉成团，在患者头面、四肢、躯干皮肤上搓滚，边搓边滴白酒，搓至皮肤潮红为度，每日 1～2 次，每次 10～20 分钟。适用于幼儿急疹。

11. 西河柳 30 克，鲜胡荽 30 克。将上药加酒、水各 100 毫升，煎 5～6 沸，先熏蒸患者口鼻，再用毛巾蘸药滚擦四肢和胸腹部。适用于幼儿急疹疹出不快，或出又隐没者。

12. 醋半碗，红糖 100 克，生姜 50 克（切成细丝）。同放沙锅内煮 2 沸，去渣，每次 1 小杯，加温水和服，每日 2～3 次。适用于幼儿急疹。

13. 地肤子、红糖各 30 克。地肤子加水 500 毫升，煎至 250 毫升，过滤，冲红糖，趁热服下，然后盖被使微出汗，每日早、晚服 1 次。适用于幼儿急疹。

14. 鲜韭菜汁适量。外涂。适用于幼儿急疹。

15. 紫背浮萍 120 克。加水煎汤，去渣，趁温洗浴。适用于幼儿急疹。

16. 路路通适量。煎水洗。适用于幼儿急疹。

17. 皮硝 60 克。泡滚水，热洗。适用于幼儿急疹。

18. 首乌藤 6～12 克。连叶煎汤，外洗。适用于幼儿急疹。

19. 蝉衣 5 个，池塘里浮萍 250 克，水煎服，每日 2 次。适用于幼儿急疹。

【生活调理】

1. 应保持室内空气新鲜、流通。

2. 密切观察病情变化，防止小儿高热时出现惊厥。

3. 在冬春季节或疾病流行期间，应避免或少去公共场所。

4. 卧床休息，注意避风寒；饮食给予易消化食物，多饮水。

5. 高热时及时降温，亦可用物理方法降温，如冷敷额头、枕冰袋、温水浴等，如果小儿有汗，切忌再使用以上方法。

流行性腮腺炎

流行性腮腺炎，是由腮腺炎病毒引起的一种急性呼吸道传染病。此病多发生于冬末春初，常见于 2～15 岁的儿童。流行性腮腺炎一般潜伏期为 2～3 周，发病后患者开始有畏寒、发热、头痛、咽喉痛、食欲不振等症状。1～2 日后患者的一侧耳垂下方肿大、疼痛，张口、咀嚼或进食酸甜食物时均可使疼痛加重。3～4 日以后，对侧的腮腺也会出现肿大、疼痛的症状。流行性腮腺炎是一种自限性疾病，患者一旦感染后可获得终生免疫。但是，由于腮腺炎病毒可随血液扩散至全身各系统，几乎可累及所有的组织和器官。所以，可使患者并发睾丸炎或卵巢炎，严重的还可并发心肌炎、胰腺炎、脑炎甚至耳聋。

本病中医学称"痄腮"、"虾蟆瘟"、"搭腮肿"等，俗称"大嘴巴"、"猪头风"等；中医学认为本病由外感风热时毒，内分积热蕴结所致。风热毒邪壅阻少阳经络，胆胃积热上攻，少阳经脉失和，气血郁滞，凝聚成肿。少阳胆经与厥阳肝经相表里，若循脉下行则可致睾丸肿痛；若温毒炽盛、热极生风，或犯手足厥阴，即可致昏迷、痉厥等变证。轻症发热恶寒较轻，仅腮部肿盛痛；重症则壮热烦躁，头痛剧烈，腮肿坚痛，咽部红肿疼痛。本病变证有热感动风，邪入心包，邪窜肝脉等。本病治疗，着重于清热解毒，佐以软坚散结。初起温毒在表者，以疏风清热为主，若病情较重，热毒壅盛者，治宜清热解毒为主。腮肿硬结不散，治宜软坚散结，清热化痰。软坚散结只可宣、通之剂，以去其壅滞，不要过于攻伐，壅滞既去，则风散毒解，自然会达到消肿止痛的目的。对于病情严重出现变证，如邪陷心肝，或毒窜睾腹，则按熄风开窍或清肝泻火等法治之。

【偏方集成】

1. 板蓝根 30～50 克。加水 200～300 毫升，煎至 60～100 毫升，分次服，每日 1 剂，连服 3～5 剂。适用于流行性腮腺炎。

2. 鲜马齿苋若干，冰糖 20 克。将马齿苋洗净，捣烂绞取原汁 50～100 毫升，加入冰糖，放碗内置锅中隔水蒸化，候温用。将所余渣滓加红糖适量，擂如烂泥，摊布上外敷患处，每日 1～2 次。适用于流行性腮腺炎。

3. 吴茱萸、虎杖、紫花地丁各 10 克，胆南星 5 克，食醋适量。将上药共研细末，装瓶备用。每次取药 6～15 克，用食醋调为糊状，敷双足心涌泉穴，外盖塑料薄膜，再覆以纱布，用胶布固定。连续外敷 2～3 次。适用于流行性腮腺炎。

4. 胡黄连、大黄、吴茱萸各 15 克，胆南星 5 克。共研细末，用食醋适量调为稀糊状，涂敷于双足心涌泉穴，外盖消毒纱布，胶布包扎固定。每日换药 1～2 次，连续用药 3～5 日。适用于流行性腮腺炎。

5. 鲜仙人掌、鲜板蓝根各 50 克，冰片 5 克。鲜仙人掌去皮刺，洗净，共捣烂成糊状，外敷于患处，敷料覆盖，胶布固定。每日换药 1 次，连续外敷 2～3 日。适用于流行性腮腺炎。

6. 鲜仙人掌 50 克，明矾 5 克，鸡蛋清 1 枚。将鲜仙人掌切碎，洗净捣烂，与明矾、蛋清拌匀成糊状，摊于纱布上，外敷于患处，胶布固定。3 日换药 1 次，连续外敷 2 次。适用于流行性腮腺炎。

7. 鲜白花败酱 50 克，生石膏 10 克。将两药合捣碎敷于患处，用敷料包扎，每日换药 1 次，一般用药 3～5 日。功效清热解毒，消肿散结。适用于流行性腮腺炎。

8. 鲜白头翁 20 枚，鸡蛋 3 枚。先将白头翁煮沸后，再将鸡蛋打入药中，勿搅动，以免蛋散。待鸡蛋熟后，捞出鸡蛋，撇去药渣，吃蛋喝汤，使患者微微汗出。病重者，翌日可再服 1 剂。功效清热解毒消肿。适用于流行性腮腺炎。

9. 黄柏、生石膏各 10～20 克。将黄柏研为细末与石膏混匀，用水（或醋）调成糊状，摊于纱布上，厚约 0.5 厘米，敷于患处，用胶布固定，每日 1～2 次，连用 2～3 日。适用于流行性腮腺炎。

10. 金银花、土茯苓各 10 克。水煎服，每日 1～2 次。适用于流行性腮腺炎。

11. 豆腐 30 克，绿豆 6 克，冰糖 5 克。水煎，喝汤吃豆腐，每日 1 次。适用于流行性腮腺炎。

12. 大青叶、野菊花各 6 克，生蒲黄 2 克。水煎服，每日 1～2 次。适用于流行性腮腺炎。

13. 夏枯草、蒲公英、马勃各 15 克。将药物加水煎，每日 1 剂，分 2 次服，连服 3 剂。适用于流行性腮腺炎。

14. 赤小豆 50～100 克，白糖 20 克。将赤小豆洗净，置温开水中浸泡至软，取出捣如烂泥，加入白糖及清水少许调匀，放锅内隔水蒸化，凉后可用。每日 1 剂，1 次服完，连服 3～5 日。适用于流行性腮腺炎。

15. 白糖 500 克，板蓝根 150 克，夏枯草 100 克。将板蓝根、夏枯草置锅中，加水 1500 毫升，用文火熬煮至 500 毫升，去渣，再倒入白糖熬炼成膏状，取出候凉，装瓶备用。1～2 岁小儿每次 10 毫升，3～5 岁者每次 15 毫升，6 岁以上者每次 20 毫升，温开水送服。每日 2～3 次，连服 7～10 日。适用于流行性腮腺炎。

16. 粳米 50 克，牛蒡根、白糖各 30 克。将牛蒡根洗净剁碎，放锅内加清水煮取浓汁，去渣，再加入粳米及水适量煮成稀粥，倒入白糖溶化，凉后可用。每日 1 剂，早晨空腹 1 次服完，连服 5～7 日。2 岁以下小儿酌减。适用于流行性腮腺炎。

17. 鲜马齿苋若干，冰糖 20 克。将马齿苋洗净，捣烂绞取原汁 50～100 毫升，加入冰糖，放碗内置锅中隔水蒸化，候温用。1 次饮完，每日 1～2 剂，连用 5～7 日。适用于流行性腮腺炎。

18. 昆布 50 克，海藻 40 克，小茴香 3 克。将昆布、海藻洗净，切成小段，与小茴香共放锅内加清水适量煮取浓汁，去渣，凉后分 1～2 次饮完。每日 1 剂，连服 7～10 日。适用于流行性腮腺炎。

适用于流行性腮腺炎。

19. 生苦瓜 2 根。先将苦瓜洗净捣烂如泥，加入适量盐拌匀，半小时后去渣取汁，再将苦瓜汁煮沸，然后放入适量淀粉，将其调成半透明的羹状即可，每日分数次食用。适用于流行性腮腺炎。

20. 鲜嫩丝瓜 100 克，紫菜 10 克。先将丝瓜洗净切片，加入适量清水煮沸 5 分钟，再加入紫菜、少许盐稍煮一会儿，然后放入味精、麻油即可，每日分数次食用。适用于流行性腮腺炎。

21. 荆芥、薄荷各 10 克，粳米 50 克。先将荆芥、薄荷加水煮沸数分钟，去渣留汁，然后放入粳米和适量的清水，将其煮成稀粥，每日分 1～2 次食用。适用于流行性腮腺炎。

22. 鲜蒲公英 100 克。先将蒲公英洗净后切碎，再用沸水浇烫后加入适量的调味品，每日分 3 次食用。适用于流行性腮腺炎。

23. 山慈菇 10 克，粳米 50 克。先将山慈菇洗净后去皮，用冷水浸泡 10 分钟后用武火煮沸，再改用文火煮 10 分钟，之后加入粳米煮成稀粥，一次服用。适用于流行性腮腺炎。

24. 绿豆、金银花各 100 克。水煎服，4 小时后服第 2 次。功效清热解毒。适用于流行性腮腺炎。

25. 板蓝根 30 克，柴胡 6 克，甘草 3 克。水煎服。功效清热解表，消肿解毒。适用于流行性腮腺炎。

26. 蒲公英、紫花地丁各 30 克，薄荷 6 克。水煎服，每日 1 剂。功效清热解毒，消肿散结。适用于流行性腮腺炎。

27. 车前草 15～30 克（鲜品 30～60 克）。加水 300 毫升煎至 150 毫升；再加水 200 毫升煎至 100 毫升。将 2 次药液混合，分 2 次服，每次加白酒 5 毫升同服，每日 1 剂。连服 3～5 日。适用于流行性腮腺炎。

28. 全蝎 30 克，麻油 60 克。用清水洗全蝎去杂质，晾干备用。麻油烧热将全蝎放入，炸至焦黄取出。每日 15 克，分早、晚 2 次服，最多服 5 次。适用于流行性腮腺炎。

29. 威灵仙 15 克，米醋 90～150 克。煎沸后倒出一半，待冷后外涂患处；其余另加

《中医偏方全书（珍藏本）》

水 250 克，再煮沸后分 2 次内服。一般用药 2 次。适用于流行性腮腺炎。

30. 鲜紫花地丁根 2 根，鸡蛋 2 枚。鲜紫花地丁洗净切碎，用鸡蛋搅拌均匀后，水煎服。适用于流行性腮腺炎。

31. 板蓝根 18 克，夏枯草、金银花、甘草各 10 克。水煎 2 次，混合后分 3 次服，连服 3 日，每日 1 剂。适用于流行性腮腺炎。

32. 生石膏 50 克，黄芩、连翘、夏枯草各 10 克。水煎服，每日 1 剂，连服 3～4 次。适用于流行性腮腺炎。

33. 青黛 1.5 克，生甘草 6 克，金银花 15 克，瓜蒌 0.5 个，酒 50 毫升。水煎温服，每日 1 剂。适用于流行性腮腺炎。

34. 牛蒡根 30 克，粳米 30～50 克。牛蒡根煎汁过滤后，用汁加入粳米，常法煮粥食用。适用于流行性腮腺炎初起，腮部肿胀、压痛者。

35. 蛇蜕 6～10 克（10 岁以下儿童用 6 克，10 岁以上用 10 克），鸡蛋 2 枚，盐少许。先把蛇蜕洗净后细切碎，再将鸡蛋打入碗内加入蛇蜕碎末及细盐，一并反复搅拌；然后在锅内加入素油，将加入蛇蜕末和盐的鸡蛋如常法炒熟即可。每日 1 次，1 顿食下，连用 1～2 日。适用于小儿流行性腮腺炎。

36. 板蓝根 20 克，贯众 15 克，甘草 3 克。水煎，每日 1 剂，分 2 次服，连服 5 日。适用于流行性腮腺炎。

37. 赤小豆粉适量，冰片 3 克，青黛 6 克。以赤小豆粉加冰片末、青黛末，一同调敷在患部，用水调和极易干燥，故要随时更换，每日涂 5～6 次，连涂几日。适用于流行性腮腺炎。

38. 仙人掌 60 克，朴硝 6 克。共捣成糊状，涂患处，每日 1～2 次。适用于流行性腮腺炎。

39. 雄黄 30 克，青黛 15 克。共研细末，每次用少许，鸡蛋清调成膏状，涂腮部，每日 1 次。适用于流行性腮腺炎。

40. 活地龙 30 条，白糖 30 克。将地龙剖开，去泥土，洗净，置容器内，加入白糖拌和，30 分钟后即浸出蜂蜜状液体。用此液体涂患处，外以湿纱布覆盖防其干燥。每日涂 3～4 次。适用于流行性腮腺炎。

41. 蒲公英 100 克。将鲜蒲公英捣烂如泥，敷患处，每日换 3～5 次。适用于流行性腮腺炎。

42. 鱼腥草 30 克。洗净，再用第一道淘米水洗一次，取出后捣烂如泥，敷于肿痛部位，用纱布包扎固定。每日换药 1 次，连用 2～3 日。适用于流行性腮腺炎。

【生活调理】

1. 患者要与健康人分开隔离，居室要定时通风换气，保持空气流通。

2. 患者要注意休息，调节饮食。由于腮腺肿大可引起进食困难，因此要吃一些富有营养、易于消化的半流质饮食或软食，如稀饭、面片汤、鸡蛋羹等。不要吃酸辣、甜味及干硬的食物，以免刺激唾液腺分泌，使腮腺的肿痛加重。

3. 患者要注意口腔卫生，经常用温盐水或复方硼砂液漱口，以清除口腔内的食物残渣，防止出现继发性细菌感染。

4. 患者如果发热超过 39 ℃，可采用头部冷敷、温水擦浴等方法，或在医师的指导下服用退热止痛药，如阿司匹林、对乙酰氨基酚等以缓解患者的症状。

5. 患者如果出现睾丸肿大，伴有压痛感时，可用冷水浸过的毛巾对局部进行冷敷，并用丁字形布带将睾丸托起来，以改善患者的局部症状。

6. 忌吃海带、鱼虾、香椿等发物。

传染性单核细胞增多症

传染性单核细胞增多症是由 EB 病毒引起的一种急性或亚急性自限性传染病。临床以发热、咽峡炎、肝脾大及淋巴结肿大以及外周血液中出现较多的异型淋巴细胞为特征。本病可发生于任何年龄，但以儿童和青少年多见。

本病属中医学"温病"、"温疫"范畴。由于外感温热之邪，温热毒邪从口鼻而入，首犯肺卫，肺被邪气所遏，故引起高热等证。热毒蕴肺，使肺失清肃，津液不布，炼液为痰，痰热互结，久而成瘰。可见热毒之邪为致病的主要因素，而痰和瘀则是病变过程的病理产物，同时又形成了新的致病因素，因此，引发出诸多复杂的证候表现。辨证的关键在于分清卫、气、营、血的不同阶段，抓住热、薄、痰、瘀的病机本质。

【偏方集成】

1. 板蓝根 9～15 克。水煎服。适用于传染性单核细胞增多症。

2. 当归、芍药各 9 克，益母草 10 克，木香 3 克。水煎至 100 毫升，分 2～3 次服。适用于传染性单核细胞增多症肝脾大，气滞血瘀者。

3. 取外关、血海、曲池、合谷为主穴。采用泻法，不留针，每日 1 次。适用于传染性单核细胞增多症初起，热势较重者。

【生活调理】

1. 注意观察体温变化及伴随的症状，体温超过 38.5 ℃应给予物理和药物降温。

2. 发病初期应卧床休息 2～3 周，减少机体耗氧量，避免心肌受累。

3. 饮食应给予清淡、易消化、高蛋白、高维生素的流质或半流质食物，少食干硬、酸性、辛辣食物，保证供给充足的水分，每日饮水量小儿为 1000～1500 毫升，年长儿为 1500～2000 毫升。

4. 皮肤的护理　注意保持皮肤清洁，每日用温水清洗皮肤，及时更换衣服，衣服应质地柔软、清洁干燥，避免刺激皮肤。保持手的清洁，应剪短指甲，勿搔抓皮肤，防止皮肤破溃感染。

5. 肝脾的护理　肝大、转氨酶高时可口服维生素 C 及葡醛内酯以保护肝脏。此病不会引起慢性肝炎。脾大时应避免剧烈运动（特别是在发病的第 2 周），以免发生外伤引起脾破裂。

6. 淋巴结肿大的要注意定期复查血常规，因淋巴结消退比较慢，可达数月之久。如发现颈部淋巴结肿痛、体温升高等情况，及时去医院就诊。

中医偏方全书（珍藏本）

第三十三章　小儿心理障碍性疾病

注意缺陷障碍

　　注意缺陷障碍是儿童时期较为常见的一种心理行为异常问题。以注意力不集中，活动过多，智力正常或基本正常为主要临床特征，可伴有学习困难，动作不协调或性格异常等。本症系由于多种生物因素，心理因素及家庭、社会问题等多种原因综合作用所引起的一种临床综合征。不同原因引起的患儿，伴随症状可能会有所不同，症状特征也会有所不同。

　　本病属中医学"烦躁"、"健忘"范畴。本病的发生与先天不足、后天失护、久病伤阴、思虑惊恐等有关。病机为阴虚阳亢，虚火内动，或痰热内盛，扰动心神，或心脾肾虚，脑神失养。病位主要在心、肝、脾、肾。病性可实可虚，亦可见虚实夹杂之证。

【偏方集成】

　　1. 鲜猪脑（或羊脑）1 具，三七粉 3 克。猪脑洗净，加入三七粉，加少许盐及葱、姜等。隔水炖熟当菜服之。适用于注意缺陷障碍瘀血内阻证。

　　2. 龟甲 30 克，远志 60 克，龙骨、雄鸡各 100 克，九节菖蒲 150 克。制成糖浆 500 毫升。每次服 10～15 毫升，每日 3 次。适用于注意缺陷障碍。

　　3. 鲜桑椹 10～15 克（干品 5～8 克）。水煎服。10～15 日为 1 个疗程，服 2～3 个疗程，每个疗程之间停服 1 周。适用于注意缺陷障碍肝肾阴虚或心脾两虚证。

　　4. 龙眼肉 500 克（鲜品更佳），白糖 50 克。将龙眼肉放碗中加白糖，反复蒸晾 3 次，使色泽变黑，将龙眼肉再拌以少许白糖装瓶备用。每次 4～5 颗，每日 2 次，连服 7～8

日。适用于注意缺陷障碍心脾两虚证。

　　5. 木贼草、黑芝麻各等份。以上 2 味研末，每日服 10 克。适用于注意缺陷障碍。

　　6. 以梅花针叩刺背部夹脊、膀胱经、督脉，叩至皮肤潮红为度。对心俞、肾俞穴做重点叩刺。每日或隔日 1 次，10 次为 1 个疗程。适用于注意缺陷障碍。

【生活调理】

　　1. 出生后注意饮食调理，增强体质。

　　2. 努力营造一个和谐、温馨的家庭和社会环境。

　　3. 合理安排作息时间，养成良好的生活及学习习惯。

　　4. 对待患儿要循循善诱，耐心教导，调其情志，切不可歧视、打骂。

　　5. 给予患儿良好的教育和正确的心理疏导，不可在精神上施加压力，以免引起对立情绪。

　　6. 饮食宜清淡而富有营养，忌多食甜品及肥腻辛辣之品。

　　7. 小指末节罗纹面、示指末节罗纹面。医者以拇指分别由指根向指尖方向直推小指、示指罗纹面。反复 100～500 次。

　　8. 取拇指末节罗纹面、中指末节罗纹面。医者以拇指向掌根方向直推拇指末节罗纹面，旋推中指末节罗纹面。适用于心脾气虚者。

抽动秽语综合征

　　抽动秽语综合征，又称多发性抽动征。特征包含抽动，为慢性、波动性、多发性的运动肌快速抽动及不自主的发声和语言障碍，故名。发病在 2～15 岁。有复发性、不自主、重复、快速、无目的的动作。并影响到多组肌群，常始于头面肌肉，如点头、皱眉、眨眼、噘嘴、嗅鼻等，以后发展到耸肩、抬臂、扭腰、踢腿等肩、臂、躯干及下肢肌肉。发作频繁可达每日数百次之多。以至发展到喉肌抽搐，出现轻咳、干咳、喊叫、犬吠、吼叫等声音，并时伴谩骂、粗言秽语、刻板的模仿语言和动作。但能受意志遏制动作数分钟至数小时。上述症状在数周或数月内的强度有不同的变化。

本病属中医学"筋惕肉瞤"、"瘛疭"、"抽风"、肝风"范畴。内因为先天不足，后天脾虚，久病体弱及热病伤阴；外因为过食肥甘，情志所伤或六淫所感，五志化火，导致肝风内动，痰火扰神，脾虚肝亢或阴虚风动。

【偏方集成】

1. 珍珠粉适量。每次服 1 克，每日 3 次。功效镇惊安神。适用于抽动秽语综合征。

2. 蝉衣适量。焙干研为细末，装瓶备用。每次服 2 克，每日 2 次。功效祛风止惊，安神。适用于抽动秽语综合征。

3. 金银花、菊花、胖大海各 3 克。泡茶饮，每日 1 剂。适用于抽动秽语综合征。

4. 钩藤 10 克。开水冲泡，当茶饮，每日 1 剂。适用于抽动秽语综合征肝热生风证。

5. 地龙适量。焙干研为细末，装瓶备用，每次服 3 克，每日 2 次。功效祛风止抽。适用于抽动秽语综合征。

6. 莲子、百合粥各适量。上两药加粳米共煮成粥食，每日早晨 1 次。适用于抽动秽语综合征心肺阴虚证。

7. 蝉蜕 3～6 克。酒调服。适用于抽动秽语综合征肝热风动证。

8. 丝瓜蒂 2.5 克。为末，井水 1 盏调下，即大吐得睡，不易惊起。适用于抽动秽语综合征。

9. 郁金 210 克，白矾 90 克。共为末，和面为丸，滚水下 9 克。适用于抽动秽语综合征痰蒙心窍证。

10. 无灰酒 2 碗，麻油 120 克。同煎。杨枝 20 条，每搅 1～2 下，换一次杨枝。煎至油酒如膏，约七分。狂者强灌之，令熟睡，或吐或不吐。适用于抽动秽语综合征。

11. 麻仁 4 升，水 6 升。猛火煮令芽生，去滓，煎取 7 升，平旦空腹服，或发，或不发，或多言语，勿怪之，但人摩手足须定。适用于抽动秽语综合征。

12. 僵蚕适量。为末，每次服 1～1.5 克，每日 3 次。适用于抽动秽语综合征。

13. 金灯花根（似蒜者）1 个。以茶清研如浆，正午时以茶调下，即卧。日中良久，吐物。如不吐，再以热茶投之。适用于抽动秽语综合征。

14. 生白矾 30 克，细茶 15 克。为末。炼蜜为丸如梧子大，每次服 50 丸。适用于抽动秽语综合征。

15. 九节菖蒲适量。黑猪心（阄割过的猪）1 个。九节菖蒲去毛，木臼捣末，以猪心劈开，砂罐煮汤，调服 9 克，每日 1 次。适用于抽动秽语综合征。

16. 牵牛子适量。研成细末，加蜂蜜制成丸，每丸 3 克，每次 1 丸，每日 3 次，连服 3 个月以上。适用于抽动秽语综合征。

17. 甘遂末适量。每次 1.5 克，装入胶囊，晨起空腹服，每日 1 次，连服 2～3 日。适用于抽动秽语综合征。

18. 蛇黄适量。火煅，醋淬 7 次，为末，每次酒调 6 克。适用于抽动秽语综合征。

19. 地龙 3～6 克。水煎服，每日 1 次。适用于抽动秽语综合征。

20. 苦参适量。研细，炼蜜为丸如梧子大，每次 10 丸，薄荷汤下。适用于抽动秽语综合征。

【生活调理】

1. 养成按时睡眠的好习惯，形成一生物钟现象。每日到点就睡，睡时环境要安静、无光，全身放松。另外白天多参加体育锻炼，让身体有疲乏感后睡眠更好。睡前不吃东西，不喝茶，不吃巧克力等使大脑兴奋的东西。养成睡前用热水泡脚的习惯，也有利于睡眠。

2. 动物脑子及骨髓。蒸煮均可，常食可益肾填髓，提高注意力及记忆力。

3. 鱼类含有许多有益于智力开发的物质，清蒸食用，成分破坏少，有益智作用。

4. 不宜食煎炸类食品、肥甘厚味、生冷食品。

5. 应合理安排患儿的日常生活和活动，避免过度兴奋、紧张和疲劳。引导患儿进行健康有益的文体活动。

第六篇 传染性疾病

第三十四章　病毒感染疾病

流行性感冒

流行性感冒（简称流感），是由流感病毒引起的急性呼吸道传染病。一般起病急骤，比普通感冒重，通过咳嗽、喷嚏，经空气传播和流行。按其病毒内部和外部抗原结构，可分为甲型、乙型、丙型。甲型流感呈暴发或小流行，可引起大流行，是人类流感的主要病原；乙型流感呈暴发或小流行；丙型流感常为散发；其中甲型流感对人群威胁性最大。

本病中医学称"时行感冒"，乃时令疫疠之邪侵及肺卫，使肺卫失宣，肺气壅塞；以急起发热、咽喉肿痛、头身疼痛为主要表现的流行性疾病。

【偏方集成】

1. 蒲公英、半枝莲各 30 克，忍冬藤 20 克，生甘草 5 克，常山 3 克。每日 1 剂，水煎 2 次，取液混合，加糖浓缩成 100 毫升。每次 20 毫升，每日 4～6 次，饭后服。适用于流行性感冒。

2. 大青叶、板蓝根、紫草各 50 克。每日 1 剂，用温水浸泡半小时，再以文火煎煮沸 3～5 分钟（忌煎时间过长），分 2 次服（小儿以少量昼夜服）。适用于流行性感冒。

3. 生石膏、荆芥穗各 20 克。每日 1 剂，水煎石膏 10 分钟，再入荆芥穗煎 10 分钟。去渣，顿服。适用于流行性感冒。

4. 柴胡 40 克，菊花、常山、草果各 10 克。水煎服，每日 1 剂。适用于流行性感冒。

5. 生姜（切片）、大蒜（去皮）各 25 克，大葱 1 根，红糖 20 克。水煎服，每日 1 剂。适用于流行性感冒。

6. 荆芥穗、黄连各 20 克，陈皮 15 克。水煎 15 分钟，去渣顿服，每日 1 剂。适用于流行性感冒。

7. 生石膏 30 克，川芎、白芷各 10 克。水煎服，每日 1 剂。适用于流行性感冒。

8. 荆芥穗 60 克，大青叶 40 克。水煎 15 分钟，去渣顿服，每日 1～2 剂。适用于流行性感冒。

9. 艾叶 30 克。水煎 10 分钟，去渣顿服，每日 1 剂。适用于流行性感冒。

10. 贯众 20 克，防风 15 克，荆芥 10 克。水煎服，每日 1 剂。适用于流行性感冒。

11. 黑芝麻 30 克，紫苏叶 20 克，生姜（切片）、茶叶各 10 克。水煎服，每日 1 剂。适用于流行性感冒。

12. 贯众 60 克，佩兰叶 20 克。水煎服，每日 1 剂。适用于流行性感冒。

13. 蒲公英、忍冬藤、半枝莲各 30 克，生甘草 5 克，常山 3 克。水煎，每日 1 剂，分 3 次服。适用于流行性感冒。

14. 灯笼草、荆芥穗、岗梅根各 30 克，甘草 9 克。水煎服，每日 1～2 剂，3 日为 1 个疗程。适用于流行性感冒。

15. 生石膏 25 克，马鞭草、大青叶、南沙参各 9 克，淡竹叶 6 克。水煎，每日 1 剂，分 3 次服。适用于流行性感冒。

16. 黄芩 10 克。研为细末，每次 5 克，每日 2 次，茶酒送服。适用于流行性感冒，头痛以两侧太阳穴处为著，甚则呕吐。

17. 紫苏叶、车前草各 15 克，桑叶 10 克，野菊花 6 克。水煎，每日 1 剂，分 2 次服。适用于流行性感冒。

18. 贯众、板蓝根、佩兰叶各 20 克。水煎服，每日 1 剂。适用于流行性感冒。

19. 川芎、茶叶各 10 克。每日 1 剂，水煎服。适用于流行性感冒。

20. 贯众 60 克。水煎服，每日 1 剂。适用于流行性感冒。

21. 鲜地龙 20 条，白糖 10 克，冰片 2 克，75％乙醇 5 毫升。将地龙置白糖中 1 小时，去地龙，加入冰片、乙醇，用洁净纱布蘸涂于神阙、囟门穴，每日 3 次。适用于流行性感冒。

22. 针刺少商（双）放血，再针风池（双）、太阳（双）、头维（双）、合谷（双）、迎香（双）、大椎等穴，中等刺激手法，不留针。适用于流行性感冒。

23. 鲜芭蕉根 500 克，盐 30 克。共捣如泥，敷于胸背，干后再换。适用于流行性感冒。

24. 天南星 20 克，雄黄 3 克。共研细末，加面粉适量，用水调成饼状，涂敷于足底涌泉穴，纱布包扎，每日换药 1 次。适用于流行性感冒。

25. 葱白、生姜各 30 克。切碎，置药罐内煎沸，抱患儿对准药罐熏蒸，以面部出汗为度，每日 2 次。适用于流行性感冒初起。

26. 生姜、艾叶各 10 克。洗净，捣烂，纱布包，贴敷于前囟处，每日换药 4～6 次。适用于流行性感冒。

27. 绿豆、粳米各 50 克，冰糖适量。将绿豆、粳米洗净煮粥，加冰糖调服。佐餐食用，每日 3 次。功效清热利湿。适用于流行性感冒。

28. 青椒、淡豆豉各 250 克，食用油、盐各适量。将青椒和淡豆豉用食用油分开炒熟，然后拌匀略炒，加盐调味，佐餐食用。功效发汗。适用于流行性感冒。

29. 嫩豆腐 250 克，淡豆豉、葱白各 15 克，水适量。将豆腐洗净、切块；淡豆豉洗净，与豆腐、葱白入沙锅内，加水煮开后改用文火炖 5 分钟即可。趁热顿服。功效发汗解表，散寒通阳。适用于流行性感冒。

30. 白萝卜 25 克，苦瓜 1 条，葱白 1 段，水适量。将苦瓜洗净，纵向切成两半，去籽、切薄片；白萝卜洗净、去皮、切片；锅内装入苦瓜、白萝卜、葱白，加水煮开后改用文火炖熟。热服，早、晚各 1 次。功效清心涤热，化痰止咳。适用于流行性感冒。

31. 金银花 30 克，山楂片、蜂蜜各 15 克，水适量。将山楂片洗净，放沙锅内加水煮开，改用文火煨，同时加入金银花炖 10 分钟；加入蜂蜜调匀，去渣，取汁代茶饮。功效行气健胃，破气散瘀，清热解毒。适用于流行性感冒。

32. 糯米 100 克，葱白 1 段，生姜 6 片，米醋 1 匙。将糯米洗净，放入锅中煮开，加入葱白、生姜煮至粥烂，改用文火煨，加入米醋、盐、味精即可。热服，早、晚各 1 次。功效辛温散寒，健脾养胃。适用于流行性感冒。

33. 菊花、桑叶各 6 克，淡豆豉 3 克。把菊花、桑叶洗净、切细，淡豆豉洗净。先把菊花和桑叶放沙锅中煎 10 分钟，再加入淡豆豉，略煮即成。取汁代茶饮，每日数次。功效清热止咳。适用于流行性感冒。

34. 鲜广藿香 5 克，白糖、清水各适量。把广藿香洗净、切细，放入沙锅煎 10 分钟后加入白糖搅匀，取汁代茶饮，每日数次。功效芳香发散。适用于流行性感冒。

35. 白米 25 克，鲜紫苏叶 5 克，清水适量。将白米洗净、煮粥；紫苏叶洗净、切细，待粥煮熟后，加入紫苏叶搅匀即可。凉服，每日 2 次。功效发汗散寒，养胃益气。适用于流行性感冒。

36. 绿豆芽 15 克，白菜头 1 个，清水适量。将白菜头洗净、切片，绿豆洗净，然后一起放入沙锅中煎半小时，取汁代茶饮，每日数次。功效益气补虚，补血活血祛寒。适用于流行性感冒。

37. 生姜片 30 克，青大蒜片 20 克，红糖 50 克，水 700 毫升。共入小锅内水煎半小时，煮至 500 毫升，睡前 1 次顿服，连服 3～6 次。适用于流行性感冒。

【生活调理】

1. 室内经常开窗通风，保持空气新鲜。

2. 少去人群密集的公共场所，避免感染流感病毒。

3. 加强户外体育锻炼，提高身体抗病能力。

4. 秋冬季节气候多变，注意加减衣服。

5. 多饮开水，多吃清淡食物，禁吃咸食，禁食甜腻食物，禁食辛热食物，不宜吃烧烤煎炸的食物。

流行性乙型脑炎

流行性乙型脑炎（简称乙脑）是由乙型脑炎病毒引起的急性中枢神经系统传染病。动物尤其是猪为主要传染源。传播媒介主要是蚊子。本病有明显的季节性，多在夏季流行。小儿多见，死亡率较高，部分患者可留下后遗症。

本病属中医学"暑温"、"暑瘟"范畴。是因夏秋之交，暑热疫毒之邪随蚊子叮咬而进入人体、上犯于脑，扰乱神明。以暑季骤起高热、头痛、呕吐、项强，甚则神昏、抽搐为主要表现的疫病类疾病。

【偏方集成】

1. 石膏 60 克，贯众、连翘各 30 克，知母 15 克。水煎服，每日 1～2 剂。适用于流行性乙型脑炎。

2. 大青叶 500 克。加水 3000 毫升，以文火煎至 1600 毫升（即每 100 毫升含生药 30 克）。5 岁以下每次服 50 毫升，每 6 小时 1 次；6～10 岁每次服 100 毫升，每 6 小时 1 次；11 岁以上每次服 100 毫升，每 4 小时 1 次。待体温降至正常后 3 日停药。适用于流行性乙型脑炎。

3. 生石膏 100 克，白茅根、芦根各 50 克。水煎 20 分钟，代茶饮，每日 1 剂。适用于流行性乙型脑炎。

4. 白矾 2 克，鲜地龙 10 条，75% 乙醇适量。地龙洗净，入乙醇内浸泡 3 分钟，撒上白矾末，敷于脐孔上，外盖塑料薄膜、纱布包扎（体温降后取下）。适用于流行性乙型脑炎。

5. 嫩鲜藕 500 克，白糖 200 克，蜜枣、青梅各 100 克，水淀粉 25 克，鸡蛋 3 枚，清水适量。将鲜藕洗净、去皮，切细丝，沸水焯一下捞出；蜜枣、青梅均切成细丝，取蛋清放碗中加相当于其一半的水拌匀，倒入大盘中以武火蒸 5 分钟，成 3 厘米厚的白色固体蛋羹；把各丝分 5 条摆于蛋羹上（两端为藕丝，中间为蜜枣、青梅丝）。在沙锅内加水 200 克，加白糖以武火烧沸后加入湿淀粉，勾成白色甜汁，浇到菜上，即可随意服食。功效健脾开胃，清热除烦。适用于流行性乙型脑炎。

6. 粳米 100 克，生石膏 30～60 克，绿豆 30 克，水牛角 15 克，玄参 10 克，鲜荷叶半张，清水适量。将水牛角、玄参、荷叶洗净，与石膏加水煎汁，再与粳米、绿豆煮粥，温服，每日 2～3 次。功效清热凉血解毒。适用于流行性乙型脑炎。

7. 西瓜皮 15 克，大青叶、鲜荷叶、淡豆豉各 9 克。分别洗净，同入沙锅加水煎，取汁加白糖调服，每日 1 剂，连服 4～5 日。功效辛凉透表解毒。适用于流行性乙型脑炎。

8. 粳米 100 克，白糖 20 克，淡豆豉 15 克，桑叶、甘菊花各 10 克。先将桑叶、甘菊花、淡豆豉水煎，去渣后入洗净的粳米煮粥，加白糖调服，每日 1 剂。功效疏风散热，利窍止痛。适用于流行性乙型脑炎。

9. 水牛角 50～100 克，地龙 9 克。水牛角切片，放沙锅内水煎 2 小时，再入地龙煎煮，每日 1 剂，分 2 次服。功效清营凉血，熄风止痉。适用于流行性乙型脑炎。

10. 鲜荸荠 250 克，生石膏 30 克。先将荸荠洗净、去皮，与石膏同置于锅内加冰糖少许，水煎 30 分钟，即可不拘时服食。功效清热解毒。适用于流行性乙型脑炎。脾胃虚寒者慎用。

11. 鲜淡竹叶、白糖各适量。将鲜淡竹叶炙烤，收集竹沥，加入白糖、清水拌匀即可。每次 50～100 毫升，口服或鼻饲，每日 2～3 次，连服 2～3 日。功效清热解毒，除烦止渴。适用于流行性乙型脑炎昏厥期。

12. 鲜荸荠 250 克，苋菜 50 克，冰糖适量。将鲜荸荠去皮、洗净，水煎 10 分钟，加入洗净的苋菜，再煮 15 分钟即成。每日 1 剂，当茶饮。功效清热解毒。适用于流行性乙型脑炎。

13. 鲜香蕉根 1000 克，蜂蜜适量。香蕉根去皮、洗净，捣烂后绞汁，水煎，加入蜂蜜调服。功效清热生津，益气养阴。适用于流行性乙型脑炎初期。

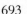

中医偏方全书（珍藏本）

14. 豆瓣酱 1 杯，白开水适量。将豆瓣酱水洗，纱布过滤，取渣捣烂，加白开水调服。功效清热解毒。适用于流行性乙型脑炎中毒期。

【生活调理】

1. 在本病的后遗症期，应采取中西医结合方法（包括针灸、推拿）进行后期治疗，并应加强其功能训练，对有智力障碍的孩子，家长要反复启发诱导，从患儿所熟悉的人或物以及简单的文字或词句开始，锻炼患儿的记忆力，从而达到恢复智力的目的。

2. 对有肢体功能障碍的孩子，要每日为患儿做数次肢体锻炼，以改善肢体的血液循环，增加肌肉弹性，以减轻肢体的萎缩，并教育患儿主动进行锻炼，可以逐渐恢复中枢神经系统的功能。

3. 对有吞咽障碍的患儿，应哺喂流质饮食，从一滴一滴地喂，到一口一口地喂，逐步过渡到半流质饮食，逐渐训练患儿的吞咽功能。喂食过程中要保持环境的安静和适宜的光线。

4. 对生后 6 个月的孩子就应接种流行性乙型脑炎疫苗，直到 15 岁前，孩子每隔 4 年都应加强接种 1 次。

5. 养成孩子的良好生活习惯，既要有合理的营养，又要有足够的睡眠，以提高身体的抵抗力。

脊髓灰质炎

脊髓灰质炎是由脊髓灰质炎病毒引起的急性传染病。临床上以发热、肢体疼痛等为主要表现，少数可出现弛缓性瘫痪。因本病多见于小儿，故又称小儿麻痹症。本病终年可见，以夏、秋季为多，可散发或流行。流行时瘫痪病例（与隐性感染者）和无瘫痪病例之比高达 1∶1000。由于婴幼儿广泛应用疫苗，近年发病年龄有增高趋势，以学龄儿童和少年为多，成人病例也有所增高。

【偏方集成】

1. 茯苓、桂枝、白术各 9 克，甘草 6 克。水煎服，每日 1 剂。兼有湿热者，加苍术、黄柏、白芍各 6 克；日久虚寒者，加附子 3 克。适用于脊髓灰质炎。

2. 针刺督脉经穴和夹脊穴。下肢瘫软加针环跳、阳陵泉、绝骨、髀关、足三里；腰脊软加针委中、肾俞、带脉；足向外翻加针申脉、昆仑；足向内翻加针照海、太溪；足趾屈曲加针行间；发热抽搐加针大椎、曲池、合谷、外关。适用于脊髓灰质炎后遗症。

3. 针刺承筋、五里、风市、阳陵泉、足三里、委中、三阴交、手三里、曲池、合谷、尺泽、大椎、昆仑，留针 20 分钟。功效平补平泻。适用于脊髓灰质炎后遗症。

【生活调理】

1. 前驱期及瘫痪前期，患者卧床持续至热退 1 周，以后避免体力活动至少 2 周。卧床时使用踏脚板，使脚和小腿有一正确角度，以利于功能恢复；瘫痪期，患者卧床时身体应成一直线，膝部稍弯曲，髋部及脊柱可用板或沙袋使之挺直，距小腿关节成 90°。疼痛消失后立即做主动和被动锻炼，以避免骨骼畸形。

2. 应给予营养丰富的饮食和大量水分，如因环境温度过高或热敷引起出汗，则应补充钠盐。厌食时可用胃管保证食物和水分摄入。

3. 恢复期及后遗症期，体温退至正常，肌肉疼痛消失和瘫痪停止发展后应进行积极的功能恢复治疗，如按摩、针灸、主动和被动锻炼及其他理疗措施。

流行性腮腺炎

流行性腮腺炎是由腮腺炎病毒引起的急性呼吸道传染病。临床特征为发热、腮腺肿痛，小儿易并发脑膜炎，成人易并发睾丸炎、卵巢炎、胰腺炎等。本病好发于儿童和青少年，好发于冬、春季节，有于 2～4 周前与流行性腮腺炎患者接触史。表现为突起发热，腮腺肿大，单侧或双侧。肿胀以耳垂为中心，表面不红，边缘不清，轻度触痛，有弹性感。张口及咀嚼时疼痛明显，尤以吃酸性食物为甚。腮腺导管口可以红肿，挤压无脓性分泌物，可并发脑膜炎、睾丸炎、卵巢炎及胰腺炎，出现相应的症状及体征。

中医偏方全书（珍藏本）

【偏方集成】

1. 鲜车前草 30～60 克（干品 15～30 克）。水煎 2 次，第 1 次加水 300 毫升煎至 150 毫升；第 2 次加水 200 毫升煎至 100 毫升。2 次药液合并，分 2 次服，每次加白酒 5 毫升调服。病情重者可酌加药量。适用于流行性腮腺炎。

2. 大葱白 30 克，蛇蜕 6 克，面粉适量。将葱白、蛇蜕洗净切细，加入面粉调制成饼，烙熟食。为 10 岁儿童 1 次用量，每日 1 剂，一般 1～3 日即可痊愈。功效祛风消肿散结。适用于流行性腮腺炎。

3. 鲜积雪草适量（3～5 岁服 30 克；6～10 岁服 60 克；11～14 岁服 90 克；14 岁以上服 120 克）。洗净切碎，每日 1 剂，水煎 30 分钟，取液再煎，2 次水煎液混合，分 3 次服。适用于流行性腮腺炎。

4. 青木香、青山虎（又称花榈木，取根去粗皮）各 10 克，白酒 20 毫升。共磨成浓汁，口服 6 克，余药涂敷患处，药干再涂，连敷 1 小时。适用于流行性腮腺炎。

5. 全蝎 30 克。洗去杂质和咸味晾干。以香油 60 克烧热后将全蝎炸至焦黄取出。每日 1 剂，早、晚分服。适用于流行性腮腺炎。

6. 板蓝根 30 克，大青叶 20 克，金银花、甘草各 10 克。水煎 20 分钟，去渣，加入白糖，顿服，每日 1～2 剂。适用于流行性腮腺炎。

7. 荆芥 30 克。加水 1000 毫升浓煎，去渣，滤液放保温瓶中，分次频饮。同时用纱布浸醋贴敷患处，每日换药 3～4 次。适用于流行性腮腺炎。

8. 板蓝根、生石膏各 15 克，蒲公英、柴胡、黄芩各 10 克。水煎 20 分钟，去渣顿服，每日 1～2 剂。适用于流行性腮腺炎。

9. 紫花地丁、大青叶、蒲公英各 30 克，青茶叶 9 克。水煎，每日 1 剂，代茶饮。功效清热解毒，消肿散结。适用于流行性腮腺炎。

10. 白背叶 30 克，防风 12 克（以上为 8～12 岁的儿童用药量，余按年龄增减）。每日 1 剂，水煎 2 次，分 2 次温服。适用于流行性腮腺炎。

11. 鲜蒲公英 30～60 克，白糖 30 克。加水 400 毫升煎浓，取液，加糖溶化后用纱布过滤，每日 1 剂，分 2 次服。适用于流行性腮腺炎。

12. 炒僵蚕 15 克，蝉蜕、大黄各 10 克，姜黄 5 克。共研细末，每次取 10 克，加黄酒适量，分 2 次用冷开水冲服。适用于流行性腮腺炎。

13. 白花蛇舌草、白茅根各 30 克，赤芍 15 克。加水浓煎，去渣，加红糖煎沸，每日 1 剂，分 3 次服。适用于流行性腮腺炎。

14. 浮萍 90 克，大葱白 3 根。将浮萍研成细末，每次 3 克，每日 2 次，以葱白煎汤冲服。功效疏风消肿。适用于流行性腮腺炎。

15. 板蓝根 30 克，金银花 10 克，薄荷 5 克（后下）。水煎，每日 1 剂，分 2 次服。功效清热解毒。适用于流行性腮腺炎。

16. 大青叶、忍冬藤各 30 克。水煎，每日 1 剂，分 2 次服。功效清热解毒。适用于流行性腮腺炎。

17. 野菊花、蒲公英各 30 克，山豆根 10 克。水煎，每日 1 剂，分 2 次服。功效清热解毒。适用于流行性腮腺炎。

18. 板蓝根 20 克，金银花、甘草各 10 克。水煎，早、晚各服 1 次，连服 3 日。适用于流行性腮腺炎。

19. 决明子 30 克。水煎，去渣含服，每日 1 剂。适用于流行性腮腺炎。

20. 蜂房 1 个。焙干，研末，每日 1 次，黄酒冲服。适用于流行性腮腺炎。

21. 野菊花 30 克。水煎，去渣顿服，每日 1 剂。适用于流行性腮腺炎。

22. 柳树根毛 150 克。水煎，每日 1 剂，分 2 次服。适用于流行性腮腺炎。

23. 板蓝根 100 克。水煎服，每日 1 剂。适用于流行性腮腺炎。

24. 樟脑 45 克，芒硝 30 克，花椒 15 克，冰片 6 克。先将花椒粉碎铺锅底，再将余药撒在花椒上，用瓷碗覆盖药上。以泥盐封固碗口，文火烧 30 分钟，冷却后揭开瓷碗，药呈白色针状结晶体，研成细末，每取适量，撒于胶布上贴患处，每日换药 1 次。适用于流行性腮腺炎。

《中医偏方全书（珍藏本）》

25. 白胡椒 30 克，血竭、雄黄、蟾酥各 6 克，冰片 1 克。共研细末，每次取少许，均匀地撒在膏剂上（可用药店出售的黑膏药，其膏药的面积，视患处大小而定）贴敷患处，2 日换药 1 次。适用于流行性腮腺炎。

26. 生大黄、黄柏、五倍子、芒硝各 20 克，生天南星 10 克。共为细末，过 120 目筛，加凡士林调成 30% 软膏。将药膏平摊于纱布上（约 2 毫米厚），贴敷患处，外以胶布固定，每日换药 1 次。功效消肿止痛。适用于流行性腮腺炎。

27. 凡士林 300 克，大黄、芒硝、赤小豆各 100 克，白矾 20 克（研为细末）。凡士林溶化后与药末调和成膏，每次取适量，摊纱布上，贴敷患处，外以胶布固定，每日换药 1 次。适用于流行性腮腺炎。

28. 大黄、芒硝、赤小豆各 100 克，白矾 20 克，凡士林 30 克。将前 4 味研为细末，凡士林加热熔化后与药末调敷肿处，外以纱布覆盖、胶布固定，每日换药 1 次。适用于流行性腮腺炎。

29. 鲜仙人掌（去刺）120 克，青黛 15 克，枯矾 5 克。共捣成泥，将黑布用陈醋浸泡后晾干，剪成肿胀部位大小，药摊布上，贴敷患处，药布发热、烫手时取下另换。适用于流行性腮腺炎。

30. 冰硼散 3 瓶（每瓶 3 克），鸡蛋 1 枚。先将蛋清倒入碗中，再加入药粉搅匀，用淡盐水洗净患处后敷药，不必包扎，干后换药，每日 6～8 次。适用于流行性腮腺炎。

31. 吴茱萸 12 克，浙贝母、大黄各 9 克，胆南星 3 克。共研细末，加醋适量调和，左侧患病敷右足心，右侧患病敷左足心，外以塑料布覆盖、胶布包扎，每日换药 1 次。适用于流行性腮腺炎。

32. 半夏、天南星、僵蚕（直者）各 3 克，巴豆（去皮油）7 粒。共为细末，用少许生姜汁调涂肿处。功效疏风化痰，散结消肿。适用于流行性腮腺炎。

33. 煅寒水石、黄柏末各 30 克，芒硝 15 克。共为细末，每次取 3 克加冷水调敷患处。功效清热解毒，消肿止痛。适用于小儿流行性腮腺炎。

34. 马兰草（全草）、山苦瓜根各等份。共研极细末，用凡士林配制成 30%～50% 软膏。每次用适量，敷患处，每日换药 1 次。适用于流行性腮腺炎。

35. 积雪草 50 克。洗净后用冷开水冲洗，晾干，捣烂取汁，加米醋少许调敷患处，每日 3～4 次。适用于流行性腮腺炎。

36. 鲜泽漆 50 克，生半夏末 3 克。水煎泽漆 30 分钟，去渣，入半夏末收成膏，敷患处，每日 2～3 次。适用于流行性腮腺炎。

37. 大黄、赤小豆、川芎各 30 克，白及、青黛各 15 克。共研细末，每次取 10～20 克，加温开水调敷患处，每日换药 1 次。适用于流行性腮腺炎。

38. 石蒜、蒲公英各适量。洗净、捣如泥状，加上等香醋适量调敷于患处，外以纱布包扎，每日 1～2 次。适用于流行性腮腺炎。

39. 鲜威灵仙 50 克，米醋 25 毫升。将威灵仙洗净捣烂，加醋浸泡 3 日，用棉签蘸搽患处，每 3 小时 1 次。适用于流行性腮腺炎。

40. 大黄、黄柏、白矾各 15 克，栀子 10 克。共研细末，加蛋清调敷患处，每 4 小时再加蛋清湿润 1 次。适用于流行性腮腺炎。

41. 大青叶 50～150 克。研为细末，加水调敷患处，每次 2 小时，每日 2 次。适用于流行性腮腺炎。

42. 白矾、白糖各 10 克，葱白 2 根。共捣烂，混匀，敷患部，每日 2～3 次。功效清热消肿散结。适用于流行性腮腺炎。

43. 相思子 30 克，鸡蛋 1 枚。将相思子炒黄、研细末，加蛋清调成膏状摊油纸上，贴敷患处，每日换药 1 次。适用于流行性腮腺炎。

44. 黄柏粉、生石膏各 10 克。加米醋适量调敷患处，外以纱布包盖，每日换药 1 次。适用于流行性腮腺炎。

45. 赤小豆、连翘、生大黄、赤芍各 10 克，青黛 6 克。共为极细末，加醋调敷患处，每日换药 4～6 次。适用于流行性腮腺炎。

46. 重楼、冰片、板蓝根、仙人掌各 10 克。共研末混匀，敷患处，每日 6 次。适用于流行性腮腺炎合并颌下腺炎。

47. 雄黄、白矾各 20 克（研极细末），米醋 120 毫升。共调匀，每次取适量敷患处，每日 6 次。适用于流行性腮腺炎。

48. 银朱 6 克，黄连、黄柏、栀子各 3 克，蜈蚣 2 条。共为细末，以鸡蛋清调敷患处，每日 2～3 次。适用于流行性腮腺炎。

49. 大蒜 10 克，米醋 10 毫升。将大蒜去皮、捣烂，加醋调敷患处。功效消炎散结。适用于小儿急性腮腺炎。

50. 鲜白花蒿蓂 50 克，生石膏 10 克。共捣烂，敷患处，每日 2～3 次。适用于流行性腮腺炎。

51. 芒硝 30 克，青黛 10 克。共研末、混匀，加入米醋适量调敷患处，每日换药 1 次。适用于流行性腮腺炎。

52. 赤小豆 50～60 克。研粗末，加蜂蜜（或鸡蛋清）调成糊状，摊白布上贴敷患处，每日换药 1 次。适用于流行性腮腺炎。

53. 腌鸡蛋（或鸭蛋）的盐水适量。加土和泥，敷患处，每日换药 4～6 次。适用于流行性腮腺炎。

54. 大黄、青黛、栀子各 10 克。共研极细末，以鸡蛋清调涂患处，每日 4～6 次。适用于流行性腮腺炎。

55. 金黄散 30 克，青黛 10 克。共研末、混匀，加蜂蜜适量调敷患处，每日换药 1 次。适用于流行性腮腺炎。

56. 防风通圣散 15 克，血竭 2 克。共研细末，加米醋适量调涂患处，每日 6 次。适用于流行性腮腺炎。

57. 鲜地龙 5～6 条。去土，加白糖捣烂，敷患处，每日 4 次。适用于流行性腮腺炎。

58. 青黛粉 15 克，鸡蛋 1 枚。用蛋清调敷患处，干后再涂，每日 6～8 次。适用于流行性腮腺炎。

59. 天花粉 50 克，白芷 20 克。共为细末，好醋调涂患处，每日 3～4 次。适用于流行性腮腺炎。

60. 蟾蜍 1 只。剥其背皮，皮面向里，贴患处。干后蘸水再贴，至肿消为止。适用于流行性腮腺炎。

61. 银朱 6 克，蜈蚣 2 条。共研细末，用鸡蛋清调敷患处。适用于流行性腮腺炎。

62. 瓦松、侧柏叶各等份。共研细末，以鸡蛋清调涂患处，每日 2～3 次。适用于流行性腮腺炎。

63. 白药子 20 克。醋磨，取汁涂敷患处，每日 3 次。适用于流行性腮腺炎。

64. 仙人掌（去皮刺）30 克。捣烂，敷患处，每日 3～4 次。适用于流行性腮腺炎。

65. 韭菜适量。加盐少许，捣烂，敷患处，每日 2～4 次。适用于流行性腮腺炎。

66. 重楼 10 克。为细末，加醋调涂患处，每日 2～4 次。适用于流行性腮腺炎。

67. 合谷、翳风、列缺。针刺，留针 20 分钟，每日 1 次。适用于流行性腮腺炎。

68. 耳尖穴（双侧）。以三棱针点刺放血，每日 1～2 次。适用于流行性腮腺炎。

69. 土豆适量。烧熟，捣烂，敷患处，每日 2～4 次。适用于流行性腮腺炎。

70. 八角莲 20 克。用米醋放碗底研磨，涂敷患处，每日 6 次。适用于流行性腮腺炎。

71. 鲜蒲公英适量。捣烂，敷患处。适用于流行性腮腺炎。

72. 绿豆、白菜心各 100 克，冰糖适量。将绿豆洗净，加水煮至快熟时加入洗净、切碎的白菜心，再煮至熟，加冰糖调服。每日 1 剂，分 2 次服。功效清热解毒，软坚散结。适用于流行性腮腺炎。

73. 枸杞子（连梗）500 克，陈皮 5 克，鲫鱼 1 条（200 克），生姜 2 片，调料适量。按常法煮汤食用，每日 1 剂，分 2 次服。功效消肿散瘀止痛。适用于流行性腮腺炎。

74. 鲜鬼针草 60 克，蛇蜕 3 条，鲜猪瘦肉 100 克，盐少许。水煎，去渣服食，每日 1～2 剂。适用于流行性腮腺炎。

75. 淡豆豉 100 克，豆腐 20 克，鲜姜 3 克，咸青果 3 枚，盐适量。按常法煮汤服食，每日 1 剂。功效清热解表，散血化瘀。适用于流行性腮腺炎。

76. 金针菜 20 克，盐适量。将金针菜洗净、切碎，加水煮汤，加盐调服，每日 1 剂。功效清热平肝，利尿消肿。适用于流行性腮腺炎。

中医偏方全书（珍藏本）

77. 山药、粳米各 30 克，大枣 15 克。用文火煮粥服。适用于腮腺炎脾虚大便溏薄者。

78. 金银花、白菊花、野菊花各 15 克。水煎，加白糖饮服。适用于腮腺炎目红溲赤者。

79. 山慈菇 30 克，陈皮、浙贝母各 10 克。水煎，代茶饮。适用于腮腺炎淋巴结肿大者。

【生活调理】

1. 居室要定时通风换气，保持空气流通。

2. 卧床休息，病情轻者或退热后可适当活动。

3. 科学合理安排患儿的饮食，多吃些富含营养、易于消化的半流质饮食或软食，不要吃酸、辣、甜味及干硬食品，以免刺激唾液腺使之分泌增多，加重肿痛。

流行性出血热

流行性出血热属于病毒性出血热中的肾综合征出血热，是由病毒引起的以鼠类为主要传染源的自然疫源性疾病。临床主要以发热、出血、休克和急性肾功能损害为特征，基本病理变化为全身广泛性小血管、毛细血管损害所致血液循环障碍，广泛出血，组织水肿，多器官出血性炎变和坏死。我国流行的有以黑线姬鼠为传染源的野鼠型和以褐鼠为传染源的家鼠型，两者临床症状相同，但前者多重症。

本病属中医学"疫斑热"范畴，多因接触鼠类动物，致使温热疫毒之邪入侵血脉，伤及心肾所致。是以骤起壮热，热退病反加重，容易发斑出疹，血压低，小便先少后多为主要表现的疫病类疾病。

【偏方集成】

1. 石膏 30～100 克，知母 12 克，甘草、粳米各 10 克。水煎，每日 1 剂，分 3 次服。适用于流行性出血热。

2. 桔梗、川贝母、巴豆（去油）各 3 克。共研细末，每次服 0.5 克，每日 1 次。适用于流行性出血热。

3. 大黄、芒硝各 60 克。水煎去渣，每日 1 剂，分 4～6 次服。同时用上述剂量，水煎去渣，保留灌肠。适用于流行性出血热少尿或无尿期。

4. 熟地黄、山药各 30 克，益智、桑螵蛸各 15 克，乌药 10 克。水浓煎至 300 毫升，每日 1 剂，分 2 次服。适用于流行性出血热多尿期。

5. 白及 50～100 克。水煎，去渣，分 3～4 次服。适用于流行性出血热之消化道出血。

6. 车前草 3 株，大葱 3 根。洗净捣烂，涂敷脐孔中，外以塑料布覆盖、胶布固定，每日换药 1 次。适用于流行性出血热。

7. 嫩羊肉 250 克，地骨皮 15 克，陈皮、六神曲各 10 克。将后 3 味加清水煎煮 40 分钟，去渣，浓缩成稠液，备用。把羊肉洗净、切丝（或羊肝 250 克，洗净，去筋膜切丝），用芡粉汁拌匀，以素油爆炒至熟，再加药液和葱丝、豆豉、盐、糖、黄酒各适量，收汁即可分若干次服用。功效清热祛湿，健脾理气。适用于流行性出血热出现的弛张热或稽留热阶段。

8. 党参、当归各 15 克，母鸡 1 只。将母鸡去毛、内脏，纳入当归、党参，放入姜、葱、黄酒、盐各少许，加清水以小火炖服，分多次服。功效补益气血，益气提神。适用于流行性出血热恢复期。

9. 生地黄、粳米各 60 克，生姜 2 片。先将粳米淘净煮粥，煮沸数分钟后，加入去渣后之生地黄煎液及生姜，煮成稀粥即可服食，每日适量。功效清热生津，凉血止血。适用于流行性出血热后期。

10. 冬瓜 250～500 克，赤小豆 60～90 克。将赤小豆洗净，把冬瓜洗净、切块（连皮），然后同入锅中煮汤，熟后放入调料即可。每日 1 剂，早、晚分 2 次服。功效清热利湿，健脾益胃。适用于流行性出血热的恢复期。

11. 乌龟 250～500 克。去头、内脏，洗净、切块，先以素油煸炒，加入姜、葱、花椒、冰糖等，再入酱油、黄酒后加水以小火煨至熟烂即可。每日 1 次，连服 1 周。功效健脾益气。适用于流行性出血热恢复期。

12. 莲子、山药、白扁豆各 500 克。共洗净、晒干，研成粉末，放在不透气的容器中保存。每次取 30～60 克加适量白糖做成点心，佐餐服食。功效健脾利湿，益气和胃。适用于脾虚型流行性出血热。

13. 鲜猪皮 100 克，大枣 30 克。将猪皮洗净、切块，大枣洗净，同入锅中煎煮至熟烂即可。每日 1 剂，连服半个月为 1 个疗程。功效补血利尿，清热祛湿。适用于流行性出血热高热、瘀血期。

14. 大西瓜 1 个，大蒜适量。将西瓜切开蒂，去瓤，装满大蒜瓣将蒂盖好，用湿纸封固，埋于糠火中煨透，取出研成细末。吞服，每次 3 克，每日 2 次。功效健脾利湿，清热祛斑。适用于流行性出血热。

15. 柿饼、藕节各 30 克，荠菜 15 克。水煎去渣，待凉加入蜂蜜 10 毫升调服。顿服，每日 1 剂，连服 15 日为 1 个疗程。功效清热止血。适用于流行性出血热高热期。

16. 花生衣 30 克，大枣 30 枚。将大枣洗净，与花生衣同煎 30 分钟，去渣，顿服，每日 1 剂，连服 5 日为 1 个疗程。功效健脾利湿，清热补血。适用于流行性出血热。

【生活调理】

1. 抓好灭鼠防鼠工作。这是本病预防的主导措施，防鼠为切断传播途径，灭鼠为消灭传染源。

2. 大力宣传出血热的危害、临床表现及防治措施，做到"三早一就"，即早发现、早休息、早治疗，就近就医。

3. 对鼠或患者的血液、唾液、排泄物及鼠尸等均应及时进行消毒处理，防止污染环境，剩饭菜必须加热食用，粮食储藏要防止鼠类侵入。

4. 疫区居民及进入疫区活动或参加野外劳动的人员，应特别注意个人卫生，如皮肤有破损，应及时用碘酊消毒处理、包扎。田间劳动时要穿胶鞋、长裤、长袖衫，并扎紧裤脚口、腰带和袖口。

5. 预防接种。

病毒性肝炎

病毒性肝炎是由多种肝炎病毒引起的一组全身性常见传染病，主要累及肝脏。病理学上以弥漫性肝细胞炎症和坏死病变为主。目前已知存在 5 种病毒性肝炎：甲型病毒性肝炎（简称甲肝）、乙型病毒性肝炎（简称乙肝）、丙型病毒性肝炎（简称丙肝）、丁型病毒性肝炎（简称丁肝）、戊型病毒性肝炎（简称戊肝）。甲型和戊型肝炎病毒主要通过粪-口途径传播，多为急性发作。乙型、丙型、丁型肝炎病毒通过血液和体液传播，形成慢性肝炎。无症状感染者常见，部分病例出现黄疸，其中少数发展为重症肝炎，慢性肝炎可演变为肝硬化和肝细胞癌。

急性肝炎属中医学"肝热病"，急性重症肝炎属中医学"肝瘟"，慢性肝炎属中医学"肝著"。多因湿热或湿热疫疠之邪入侵机体，蕴结中焦，脾胃升降失司，湿热熏蒸肝胆，或热毒内陷营血所致。

【偏方集成】

1. 木贼、板蓝根各 30 克，茵陈 15 克（如用鲜品均加倍用量）。水煎至 100 毫升，成人每次服 50 毫升；小儿 5 岁以下，每次服 20 毫升；6～10 岁，每次服 30 毫升；11～16 岁，每次服 40 毫升，每日 2 次。适用于病毒性肝炎。

2. 黄栌适量。成人每日 30 克，小儿减半，水煎 2 次，合并药液，早、晚分服。服药困难者，可浓缩制成黄栌糖浆、水丸或片剂。成人每次 3 克，小儿减半，每日 3 次，1 个月为 1 个疗程。服药 1 个月后，复查肝功能。适用于病毒性肝炎。

3. 白术 50 克，柴胡 20 克，大枣 15 枚。水煎，每日 1 剂，分 2 次服。适用于病毒性肝炎。

4. 金橘 30 克，白糖（后下）20 克，五味子 10 克，大枣 10 枚。水煎取汁，每日 1 剂，加白糖调味，分 2 次服，连服 10～15 日。适用于病毒性肝炎。

5. 山楂片 30 克，五味子 20 克，白糖（后下）15 克。水煎取汁，每日 1 剂，加入白糖调味，分 3 次服。适用于病毒性肝炎之转氨酶增高者。

6. 虎杖、茵陈、板蓝根、蒲公英各 30 克，陈皮 10 克。水煎，每日 1 剂，分 2 次服。适用于急性病毒性肝炎。

7. 紫金牛 60 克，鲜地柏枝、鲜白马骨各 30 克。水煎服，每日 1 剂。服药期间忌食酒、肉、面及冷食。适用于病毒性肝炎。

8. 茵陈 20 克，白芍 15 克，枳实 10 克，柴胡 6 克，甘草 5 克。水煎 2 次，每日 1 剂，分 2～4 次服。小儿酌减。适用于病毒性肝炎。

9. 土茯苓、对坐草、平地木各 30 克，泽兰、薢蓣各 15 克。水煎服，每日 1 剂。适用于病毒性肝炎。

10. 大腹皮、槟榔各 10 克。水煎服，每日 1 剂。阴伤者，加南沙参、麦冬各 10 克。适用于病毒性肝炎。

11. 五倍子 30 克。焙干，研成细末，每次服 3 克，每日 2～3 次。适用于病毒性肝炎。

12. 白茅根 30 克，金银花 20 克，杭白菊 15 克。水煎，每日 1 剂，分 2 次服。适用于急性病毒性肝炎。

13. 茵陈 15 克，生栀子 10 克，生大黄 6 克。水煎，每日 1 剂，分 2 次服。适用于病毒性肝炎。

14. 苍术（包煎）30 克，赤小豆 20 克。水煎服，每日 1 剂。适用于病毒性肝炎。

15. 白茅根 120 克。水煎，去渣服，每日 1 剂。适用于病毒性肝炎。

16. 满天星、凤尾草、海金沙、木贼、车前草各 9 克。水煎，每日 1 剂，分 2 次服。适用于病毒性肝炎。

17. 葫芦条、白茅根各 15 克，毛姜、鸡血藤各 9 克。水煎服，每日 1 剂。适用于病毒性肝炎。

18. 柴胡 30 克，食醋 100 毫升。水煎，每日 1 剂，分 2 次服。适用于病毒性肝炎。

19. 香附、山楂各 20 克。水煎，每日 1 剂，分 2 次服。适用于病毒性肝炎。

20. 紫花地丁、黄花地丁、金钱草各 15 克。水煎，去渣分服，每日 1 剂。适用于病毒性肝炎。

21. 夏枯草 60 克，大枣、白糖各 30 克。水煎服，每日 1 剂。适用于病毒性肝炎。

22. 米醋 1000 毫升，鲜猪骨 500 克，红糖、白糖各 120 克。共入锅内（不加水）煮沸 30 分钟，候冷，取汁饭后服，成人每次 30～40 毫升，小儿每次 10～15 毫升，每日 3 次，连服 1 个月。高热者不宜用。功效消炎解毒，养肝护肝。适用于病毒性肝炎。

23. 蜂王浆、蜂蜜各适量。将蜂王浆、蜂蜜配成 1% 浓度，装瓶备用。温开水或米汤送服，4 岁以下每次 5 克，5～10 岁每次 10 克，10 岁以上每次 20 克，每日 2 次。功效滋补强壮，补气益血，解毒护肝。适用于病毒性肝炎。

24. 鲜鱼腥草 100 克，白茅根、赤小豆各 50 克。将鱼腥草洗净，用调料拌匀食用。同时将白茅根、赤小豆水煎服，每日 1 剂，连服 5～7 日。功效清热解毒，利尿消肿。适用于病毒性肝炎。

25. 鲜茅根 100 克，鲜小蓟 50 克，芝麻 10 克，白糖 30 克（后下）。水煎取汁，加入白糖调服，每日 1 剂，连服 5～7 日。功效清热解毒，凉血利尿，散结消肿。适用于病毒性肝炎。

26. 泥鳅 300 克。将泥鳅去肠杂、洗净，放入烘箱焙干，研为细末。每次 10 克，每日 3 次，温开水送服，连服 15 日。功效补中益气，祛湿除邪。适用于病毒性肝炎。

27. 山药、香附各 20 克，红糖适量。将山药、香附研为细末，酌加红糖，每次 10 克，每日 2 次，以开水冲服。功效补中益肺，理气解郁。适用于病毒性肝炎。

28. 猪瘦肉 100 克，黄芪 15 克，灵芝 10 克，调料适量。将猪肉切块，与黄芪、灵芝同水煎 1 小时，调味后服食，每日 1 剂，连服 7～10 日。功效益气滋阴，补肝养血。适用于病毒性肝炎。

29. 泥鳅 100 克，金针菜 30 克，调料适量。将泥鳅去杂质、洗净，与金针菜同水煎，用调料调味。每日 1 剂，连服 7～10 日。功效清热利湿，益气解毒。适用于病毒性肝炎。

30. 鲜芹菜 150 克，蜂蜜 30 克。将芹菜洗净、捣烂，取汁兑入蜂蜜，代茶饮。每日 1 剂，连服 7～10 日。功效平肝清热，解毒养肝。适用于病毒性肝炎。

31. 鲜小蓟（又称刺儿菜）、鲜白茅根各 50 克，白糖（后下）20 克。水煎取汁，加入白糖调服，每日 1 剂。功效清热利尿，凉血解毒。适用于病毒性肝炎。

32. 猪肝 100 克，珍珠草 50 克，调料适量。按常法煮汤服食。每日 1 剂，连服 7 日。功效清热平肝，和血解毒。适用于病毒性肝炎。

33. 鲜马齿苋 100 克，白糖 20 克。将马齿苋洗净、切碎，水煎取汁加入白糖服，每日 2 剂。功效清热解毒，散瘀杀虫。适用于病毒性肝炎。

34. 薏苡仁 100 克，白糖 20 克。将薏苡仁煮粥，加入白糖服食，每日 1 剂，连服 5～7 日。功效健脾利湿，清热排脓。适用于病毒性肝炎。

35. 粳米 100 克，山药 60 克。煮粥食用，每日 1 剂，分 2 次服。功效补中益气，固肾止泻。适用于病毒性肝炎。

【生活调理】

1. 保证充足的热量供给，应增加蛋白质供给，特别应保证一定数量优质蛋白，如动物性蛋白质、豆制品等的供给。

2. 保证维生素供给。维生素 B_1、维生素 B_2、尼克酸以及维生素 C，对于改善症状有重要作用。除了选择富含这些维生素的食物外，也可口服多种维生素制剂。

3. 供给充足的液体。适当多饮果汁、米汤、蜂蜜水、西瓜汁等，可加速毒物排泄及保证肝脏正常代谢功能。

4. 忌油煎、炸等及强烈刺激性食品，限制肉汤、鸡汤等含氮浸出物高的食品，以减轻肝脏负担。

麻　疹

麻疹是由麻疹病毒引起的急性呼吸道传染病，主要表现为发热、眼结膜炎、上呼吸道炎症，颊黏膜上有麻疹斑和皮肤出现斑丘疹。患者是唯一的传染源，主要借飞沫直接

传播，病后可产生持久免疫力。

【偏方集成】

1. 蒲公英、大青叶各 50 克。将蒲公英加温水（50 ℃左右）4 倍浸泡 30 分钟，文火煎 1 小时取液后，加水 3 倍再煎，去渣取液，混合，再浓缩成 50 毫升。大青叶亦按上法浸煎浓缩，加等量 95％乙醇，静置 24 小时，取上层清液用精制棉过滤，再减压蒸馏，除尽乙醇，在常压下蒸至 50 毫升，与蒲公英浓缩液混合，加适量糖浆、香精、防腐剂，每岁每次服 10 毫升，每日 3 次。适用于麻疹。

2. 连翘 90 克，牛蒡子 60 克，桔梗 12 克，麻黄、升麻各 9 克。制成流浸膏 90 克，加糖浆 10 克。1～2 岁每日 10 毫升，分 6 次服；3～5 岁每日 10 毫升，分 4 次服；5～7 岁每日 15 毫升，分 3 次服。3 日后各加 5 毫升。适用于麻疹出疹期。

3. 金银花、板蓝根各 10 克，荆芥、紫草各 6 克，甘草 3 克。每日 1 剂，水煎 2 次，取液混合，加糖适量，分次服。脾虚胃弱泄泻者，去板蓝根；鼻塞流涕者，加葱白根须 5 根。适用于麻疹。

4. 黄泥、忍冬藤（去头、尾）各 30 克，陈皮 3 克。将黄泥加清水 1 碗半溶解煮沸，取澄清液加余药煎沸 5 分钟，温服。2 岁以下分 3 次服，2 岁以上分 2 次服。适用于麻疹伴高热。

5. 紫草、浮萍各等份，共为粗末。每日 1 剂，水煎 10 分钟，分次服下。1～5 岁 10 克，6～10 岁 15 克，11 岁以上 20 克。适用于麻疹发热、流泪、轻度咳嗽。

6. 牛黄、天竺黄各 2 克。共研极细末，以鲜梨蘸食。1～3 岁每次 0.5～1 克；4～6 岁每次 1.5 克；7 岁以上每次 2 克，每日 1～2 次。适用于麻疹后期。

7. 赤圣柳、葛根各 10 克，紫草 5 克。水煎服，每日 1～2 剂。适用于麻疹咽颊部有灰白色斑点。

8. 紫苏叶、连翘、黄芩、薄荷各 10 克。水煎 10 分钟，徐徐饮下，每日 1～2 剂。适用于麻疹初期。

9. 紫草 10 克，金银花、连翘、升麻各 6 克，甘草 3 克。水煎服，每日 1～2 剂。适用

于麻疹已出、疹色鲜红。

10. 蒲公英、大青叶、板蓝根、金银花各25～30克。每日1剂，水煎3次，合并药液，分3～4次服。适用于麻疹。

11. 川贝母10克，三七5克。共研细末，每次1～2克，每日1～2次，开水冲服。适用于麻疹疹后声音嘶哑、语声难出。

12. 紫草15克，葛根、桑叶各10克，甘草6克。水煎，每日1剂，分3～4次服，连用1周。适用于麻疹。

13. 白梅花心绿蒂适量。花将开时摘取，阴干，临用时取干花10克，加清水略煎，代茶频饮。适用于麻疹疹透不畅。

14. 芦根20克，钩藤6克，蝉蜕、僵蚕、片姜黄各3克。水煎，代茶频饮。适用于麻疹。

15. 芦根30克，葱须20克，赤小豆10克，胡荽根5克。每日1剂，水煎代茶饮。适用于麻疹。

16. 丹参、党参、甘草、红花各10克。水煎服，每日1～2剂。适用于麻疹欲出不出、身热不退。

17. 枇杷叶、桑白皮、生石膏各15克。水煎服，每日1～2剂。适用于麻疹已出、咳嗽频繁。

18. 紫草、升麻、桔梗、甘草、金银花各10克。开水冲泡，代茶饮，每日1剂。适用于麻疹。

19. 紫草6克，绿豆、黑豆、赤小豆各9克。水煎代茶饮，每日1剂。适用于麻疹。

20. 紫花地丁20克，桑叶、淡竹叶各15克。水煎，每日1剂，分3次服。适用于麻疹。

21. 紫花地丁、忍冬藤、车前草各15克。水煎代茶饮，每日1剂。适用于麻疹。

22. 荸荠、芦根各20克。水煎服，每日1～2剂。适用于麻疹。

23. 鲜紫草、鲜浮萍、鲜胡荽各30克。共洗净、捣烂，加黄酒适量炒热，纱布包，热熨脐腹部、脐周，由上而下熨20分钟，每日1次。适用于麻疹。

24. 白矾30克，牵牛子15克，面粉10克。前2味共研细末，与面粉和匀，加米醋

调敷双足涌泉穴，外以纱布固定，每日换药1次，3日为1个疗程。适用于麻疹。

25. 诃子、栀子、苦楝子各15克。水煎，每日1剂，将封罐纸戳一小洞，对准药罐熏双眼，每日3次。适用于麻疹目赤流泪。

26. 向日葵盘1个。洗净，上笼蒸20分钟，取出候温，揉搓小儿胸背部。适用于麻疹隐陷、热毒攻心。

27. 鲜葱白、紫苏叶、胡荽各15克，面粉10克。共洗净，捣烂，加面粉调敷神阙、涌泉等穴，外以纱布固定，每日换药1次。适用于麻疹。

28. 活鸡1只，雄黄粉3～9克。用刀剖开鸡胸（不去内脏），撒入雄黄粉，热敷胸口，凉后取下，每日1次。适用于麻疹。

29. 鸡蛋1枚，生葱3根，胡荽子2.5克。水煎至蛋熟后，趁热搓患儿身体，从头面至躯干，再至上下肢，蛋冷后再煮再搓，连搓3～4次，搓后盖被取汗。功效发汗透疹。适用于麻疹。

30. 胡荽60克，生姜、葱白各30克。共洗净、捣烂，纱布包，蘸热酒在全身上下抹擦，擦后盖被保温。擦时应避风，重点擦疹点未出部分或虽出而疹点稀少部分，每日1次。功效透疹解表。适用于麻疹初期疹点已现而迟迟不透。

31. 胡荽150克，胡萝卜200克，荸荠100克。共洗净、切碎，水煎，取汁加白糖调服，每日1剂，分2～3次服，连服3日。功效清热生津，祛风透疹。适用于麻疹透发不畅。

32. 紫草5克，白糖15克。将紫草加水2碗浸泡2小时，入沙锅内煎至1碗，取汁加白糖饮服，每日1剂。功效清热解毒，凉血透疹。适用于麻疹。

33. 樱桃、赤小豆、黑豆、绿豆各30克。将樱桃洗净，水煎1小时，去核，再入洗净的绿豆、赤小豆、黑豆煮至熟烂即成。每日1剂，分2次服。功效发汗解表，解毒透疹。适用于麻疹初期及预防麻疹。

34. 羊肉、胡荽各50克，白酒数滴。将羊肉、胡荽洗净，加水、白酒煮1小时即成。每日1剂，分2次服。功效解表透疹。适用

于麻疹透发不畅、身上麻疹不均或含而不露。

35. 豆腐 250 克，鲫鱼 2 条，盐适量。按常法煮汤食用。每日 1 剂，分 2 次服，连服 3 日。功效清热散血，和胃消胀，止咳定喘。适用于麻疹出齐后出现的咳嗽咽痛、饮食不多、大便干结。

36. 鲜蘑菇 50 克，鲫鱼 1 条，盐少许。将蘑菇洗净、切块，鲫鱼去内脏（留鳞），同加水煮至白色，加盐调服，每日 1 剂。功效清热透疹。适用于麻疹透发不畅。

37. 樱桃核 30 个，连须葱白 3 根，白糖适量。将樱桃核捣烂，葱白洗净、切碎，同水煎，取汁加白糖调服，每日 1 剂，分 2 次服，连服 3～5 日。功效辛凉透发。适用于麻疹初期。

38. 糯米酒 100 克，鲜荸荠 10 个。将荸荠洗净、去皮、切片，与糯米酒同入锅内加水煮食，每日 1 剂，分 2 次服。功效清热透疹。适用于麻疹。

39. 甘蔗 500 克，荸荠、胡萝卜各 250 克。共洗净、切碎，水煎，取汁冷服，每日 1 剂。功效清热透疹。适用于麻疹出齐后低热不退。

40. 鲤鱼 400 克，胡荽 20 克。加水及少量盐，文火炖服，每日数次。适用于麻疹。

41. 鲜胡荽 30 克，红糖 10 克。水煎，频饮，并以鲜胡荽搓身。适用于麻疹透发不良、壮热不退。

【生活调理】

1. 发热或出疹期间，饮食宜清淡、少油腻。忌食生冷酸辣及油脂食物。

2. 退热或恢复期，逐步给予容易消化、吸收，且营养价值高的食物。

3. 有合并症时，可用高热量流质及半流质饮食。多食牛奶、鸡蛋、豆浆等易消化的蛋白质和含维生素 C 丰富的果汁和水果等。

4. 疹发不畅，可食胡荽汁、鲜鱼、虾汤、鲜笋汤等。

5. 出疹期间及恢复期宜吃荸荠、甘蔗汁、金针菜、莲子、大枣、萝卜等煮食。

水　痘

水痘是由水痘-带状疱疹病毒经呼吸道或直接接触引起的小儿急性传染病，临床特征为在皮肤和黏膜相继出现红色斑疹、丘疹、水疱疹、脓疱和结痂；可伴有轻度的周身反应。本病多可自愈，预后良好。

【偏方集成】

1. 芦根 60 克，青果 30 克。共研为粗末，水煎，代茶饮，每日 1 剂。适用于水痘初期发热、咽红肿痛等。

2. 白扁豆 15 克，滑石 6 克，淡竹叶 20 片，灯心草 10 根，白糖适量。水煎，每日 1 剂，分 2 次服。适用于小儿水痘。

3. 土茯苓 15 克，紫花地丁、腊梅花各 9 克，甘草 3 克。水煎，每日 1 剂，分 2 次服。适用于水痘发热、咳嗽。

4. 金银花 30 克，菊花 15 克，淡竹叶 10 克。水煎，代茶饮，每日 1 剂。适用于水痘轻症。

5. 板蓝根 20 克，芦根 15 克，荆芥、防风各 10 克。水煎，每日 1 剂，分 2 次服。适用于水痘。

6. 黄芩 10 克，车前子 5 克（包煎）。水煎服，每日 1 剂，连服 10 日。适用于水痘轻症。

7. 金银花 10 克，甘草 3 克。水煎，每日 1 剂，代茶频饮。适用于水痘。

8. 燕子窝泥 15 克，铅粉 3 克，生萝卜 1 个，鸡蛋清 1 枚。将萝卜去皮、切碎，与燕子窝泥、铅粉共捣如泥，加蛋清搅匀，每取适量敷脐孔，外以塑料布覆盖、胶布固定，每日换药 2 次，4 日为 1 个疗程（注意：不可入口）。适用于水痘。

9. 五倍子、白芷各 10 克。共研细末，有脓水者，撒药末于患处；无脓水者，用清油涂敷，每日 2 次。适用于水痘。

10. 毛老虎（又称山香）150 克。水浓煎，取汁熨洗全身，每次 20 分钟，每日 2 次。适用于水痘。

11. 青黛 10 克。研细末，用脱脂棉扑敷患处，每日 4 次，5 日为 1 个疗程。适用于水痘。

12. 煅赤石脂、煅炉甘石、制石膏各 3 克。共研细粉，涂擦患处。适用于水痘化脓溃烂。

13. 苦参、芒硝各 30 克，浮萍 15 克。水煎，取汁洗患处。适用于水痘轻症。

14. 胡萝卜 100 克，胡荽 60 克。共洗净、切碎，水煎，代茶饮，每日 1 剂。功效发汗透疹，健脾化滞。适用于水痘。

15. 绿豆 100 克。洗净，加水煮烂，加白糖调匀，代茶饮，每日 1 剂。功效清热解毒，利水消肿。适用于水痘。

16. 山药、冬瓜皮各 30 克。水煎，代茶饮，每日 1 剂。功效补脾祛湿。适用于水痘。

【生活调理】

1. 多休息。防止继发细菌性感染，应注意手、皮肤、口腔的清洁。儿童应注意修剪指甲，睡眠时可将双手包扎，以免无意中抓破疱疹，导致继发感染。

2. 患病期间应给孩子做一些清淡易消化的营养食物，多饮开水，忌食辛辣、油腻食物。

3. 保持室内外环境卫生和空气流通。

4. 养成良好的个人卫生习惯，打喷嚏、咳嗽和清洁鼻子后要洗手，不要共用毛巾，勤晒衣被，多参加户外活动，增强身体素质。少去人群密集、空气不流通的公共场所。

轮状病毒腹泻

轮状病毒腹泻是由轮状病毒引起以急性腹痛、腹泻、呕吐为主要临床表现的胃肠疾病。病毒主要侵犯十二指肠和空肠，引起分泌性腹泻，大量的吐泻引起水、电解质紊乱。本病为自限性疾病，小儿较成人多发，多由日常生活接触，通过粪-口途径传播。

【偏方集成】

1. 马齿苋 50 克，山楂、鸡内金、白糖各 30 克，茶叶 15 克。把马齿苋洗净，茶叶、山楂去灰，鸡内金焙干、研细末，同入沙锅水煎 15 分钟，加入白糖随意饮用。每日 1 剂，早、晚各 1 次。适用于轮状病毒腹泻引起的消化不良、食欲缺乏。

2. 山楂 15 克，谷芽、麦芽各 10 克，广藿香 6 克。先将山楂、谷芽、麦芽煎沸后加入广藿香，取汁代茶饮，每日 1 剂。适用于轮状病毒腹泻。

3. 粳米 50 克，陈皮 6 克。将陈皮研成细末（不研，煎取浓汁煮粥亦可），粳米煮作稀粥，入陈皮末稍煮片刻即可。每日早、晚餐温热服食，5 日为 1 个疗程。功效理气解郁，消积导滞。适用于轮状病毒腹泻。

4. 猪瘦肉 200 克，橙子 1 个。将橙子切掉帽顶、挖去肉心，把猪肉剁碎、做成肉丸。将肉丸放入橙子中，并加适量清水，盖上帽顶用竹签插紧，放入碗中，隔水以文火蒸 2 小时（至肉丸烂熟），取出肉丸服食。功效健脾暖胃，行气止痛。适用于轮状病毒腹泻。

5. 橙子 1 个，蜂蜜 50 克。先将橙子用水浸泡（去酸味），带皮切成 4 瓣，加清水适量，放入蜂蜜，同煮 20～25 分钟，去橙子，取汁代茶饮。功效消食下气，行气止痛。适用于轮状病毒腹泻。

6. 蘑菇、糖、果味有机酸各适量。将蘑菇切碎、热水浸泡，去渣。把过滤液放在低于 10 ℃的环境中，添加糖和果味有机酸调匀，随意饮用。功效提高抵抗力，开胃助消化。适用于轮状病毒腹泻。

7. 鲜嫩广藿香叶、嫩胡豆各适量。将胡豆炒好，广藿香叶洗净、切碎，放入胡豆中拌匀佐餐食用。功效化食，和中，开胃。适用于轮状病毒腹泻引起的脾胃不健、食后腹胀等症。

【生活调理】

1. 平时注意经常到户外锻炼身体，增强体质。

2. 休息、睡眠规律，饮食注意增加营养，多食用新鲜的水果和蔬菜，保证充足的饮水。

3. 通过提高机体的免疫功能，避免呼吸道感染，减少被轮状病毒感染的机会。

艾 滋 病

艾滋病即获得性免疫缺陷综合征，是由感染人类免疫缺陷病毒（HIV）引起的机体免疫功能障碍，继发多种病原体感染和恶性肿瘤的临床综合征。HIV 侵入人体后，选择性地攻击 T 淋巴细胞和脑细胞、脊髓细胞、周围神经细胞，致细胞免疫缺陷、防御功能丧失，则病原微生物入侵及各种条件致病菌大量繁殖，继发各种感染；同时又失去免疫监视功能而发生恶性肿瘤。HIV 存在于人的血液、精液、汗液、泪液、乳汁及组织液中，主要通过性交、母婴垂直感染及输血和血制品传播，是一种致死性疾病，1 年病死率为 50%，5 年病死率达 100%。近几年来在用中医药防治本病方面积累了不少的经验，认为其病因为：①感染疫邪，邪毒直中。②内伤，脏腑气血亏损，正气不足，致疫毒乘虚而入，影响气、血、水的代谢运行，正愈虚，邪愈盛，最终致阴阳离绝。临床分 3 期：①艾滋病潜伏期，常见气血亏虚证、正盛邪伏证；②艾滋病相关综合征期，常见外感发热证、肺脾气虚证、阴虚证、阳虚证；③完全艾滋病期，常见痰瘀阻络证、痰火内盛证、阴阳两衰证。

【偏方集成】

1. 粳米 100～150 克，炙黄芪 30～50 克，人参 3～5 克或党参 15～30 克，白糖少许。先将黄芪、人参或党参切薄片，用冷水浸泡 30 分钟，入沙锅煎沸后改用小火煎浓，取汁后，加水再煎汁，去渣，2 次煎液合并，分 2 份于每日早、晚同粳米加水煮成粥，加白糖调服（人参也可制成参粉，调入黄芪粥中煎煮服食），早、晚分食。功效补正气，疗虚损，健脾胃。适用于艾滋病各期气虚证。

2. 狗肉 100 克，大枣 30 克，黄芪、肉苁蓉各 15 克，姜、葱、盐、味精、八角茴香各适量。将肉苁蓉用黄酒浸 24 小时，去皮、切片；黄芪切片、纱布包，枣去核，将狗肉在沸水中焯一下漂净，与上药及枣肉、姜、盐、八角茴香加适量清水，用旺火煮沸后改小火煮至熟烂，弃药，加葱、味精调味即可吃肉喝汤。功效补肾壮阳，益气补血。适用于艾滋病气血虚衰、肾阳不足型。

3. 冬虫夏草 10～15 克，甲鱼 1 只（500 克）。将甲鱼去头及内脏、洗净，把冬虫夏草纳入甲鱼腹中，置于汤锅加水 500 毫升及盐、味精，用武火煮沸后转用文火炖至熟烂即可。

药食同吃。功效滋阴凉血，补肺益肾。适用于艾滋病阴血不足、肺肾两虚证。

4. 粳米 100 克，阿胶 20 克，红糖适量。将洗净的粳米加水适量，用武火煮沸后转用文火煮成粥，加入阿胶粉、红糖边煮边搅至阿胶溶化即可，早、晚分食。功效养血止血。适用于艾滋病阴血不足证。

5. 蒲公英 40～60 克（鲜品 60～90 克），粳米 30～60 克，金银花 20 克，连翘 10 克。先洗净蒲公英、金银花、连翘，切碎。水煎去渣，取汁，入粳米同煮为稀粥，早、晚分食。功效清热解毒，消肿散结。适用于艾滋病热毒蕴结证。

6. 鲜苦瓜 100 克，盐 1 克，麻油适量。将苦瓜去瓤及籽、洗净、切片，加入盐、麻油拌匀，佐餐食用。功效除邪热，解劳乏，清心明目。适用于艾滋病。

7. 粳米 100 克，白术 30 克，猪肚 1 个，生姜少许。洗净猪肚，切小块，同白术、生姜煎熟，去渣，取汁同粳米煮粥（猪肚可取出，适当调味后即成），早、晚饭温食。功效益气健脾。适用于艾滋病。

8. 猪瘦肉 200 克，莲子、百合各 30 克。分别洗净后加水炖熟，适当调味随意食用。功效补肺肾之阴。适用于艾滋病肺肾阴虚证。

【生活调理】

1. 艾滋病病毒感染者和患者更要特别注意饮食均衡和食物卫生，以保持体重，补充体力。饮食要全面均衡，还需足够的热量和水分。所有食物必须先洗净和彻底煮熟才可进食，不宜吃未经烹煮的食物。

2. 充分的休息和睡眠是十分重要的。也应该定时做运动，选择一些自己喜欢而体力能够承受的运动，如散步、缓步跑、游泳等。

3. 在保持身体健康方面应尽量减少吸烟和喝酒。

4. 尽量减少压力和避免忧虑，可考虑将自己的困扰向信任的人倾诉。

5. 受艾滋病毒感染人士要定期复诊，接受身体及血液检查，以便医师监察病情。

中医偏方全书（珍藏本）

第三十五章　细菌感染疾病

细菌性痢疾

细菌性痢疾（简称菌痢）是由志贺菌属所引起的急性肠道传染病，少数可成为慢性或反复发作。细菌一般通过污染的食物或水源经口传染。细菌及其毒素破坏结肠黏膜，引起结肠化脓性炎症与全身中毒症状。本病全年均可发病，夏、秋季节多见，儿童发病率高。

【偏方集成】

1. 山楂、红糖各 60 克，白酒 30 毫升。将山楂于文火上炒至略焦，加酒搅拌后炒至酒干，加水 200 毫升煎 15 分钟，去渣，加入红糖煎沸，趁热温服。适用于细菌性痢疾。

2. 青梅 1500～2500 克。洗净、去核、捣烂，用布过滤，放入陶瓷盆内在日光下晒至凝固如胶，瓶中储存，放 5～10 年。随时取酸梅膏溶于水中饮服，成人每次 9 克，每日 3 次，饭前服。适用于细菌性痢疾。

3. 生山楂 30 克，金银花 20 克，赤芍、白芍各 10 克，生甘草 6 克。3～6 岁每日 1/2～2/3 剂，3 岁以下每日 1/3 剂，6 岁以上每日 1 剂，水煎 2 次，取液混合，分 3 次服。适用于细菌性痢疾。

4. 石榴皮 1000 克。洗净，加水 5000 毫升以文火煮沸半小时，用纱布过滤，然后另加温水照上法重煎 1 次。将 2 次滤液混合，浓缩至 2000 毫升，每次服 30 毫升，6 小时 1 次。适用于细菌性痢疾。

5. 地榆、金银花各 30 克，黄连 6 克。水煎，每日 1 剂，分 2 次服。适用于细菌性痢疾。

6. 生山楂、焦山楂、炒小麦面各 500

克。共研末混匀，2～5 岁取 60～120 克，6～9 岁取 120～250 克，10～15 岁取 250～400 克，加红糖适量，以温开水或茶水调服，分 6 次服。适用于细菌性痢疾。

7. 生山药末 30 克，三七末 6 克，鸦胆子（去皮捣碎）50 粒。将山药末加水调和，入锅煮粥，熟后送服三七末、鸦胆子。每日 1 剂，分 2 次服。适用于细菌性痢疾。

8. 白头翁、马齿苋各 30 克，青皮 10 克，甘草 5 克。水煎 15 分钟，滤出药液，加水再煎 20 分钟，去渣，两次煎液兑匀，分服，每日 1 剂。适用于细菌性痢疾。

9. 炒陈冬米、豆腐各 60 克。把陈冬米洗净、炒干、研细末，豆腐研细末，每次 6～10 克（食后宜饿半日不进食），空腹温开水调服。适用于细菌性痢疾。

10. 石榴皮、焦山楂炭各 15 克，红糖 10 克。共入沙锅内水煎半小时，去渣，分 3 次服，每日 1 剂。适用于细菌性痢疾。

11. 马齿苋、槟榔各 10 克。将马齿苋洗净、切段，槟榔切碎，同入沙锅内水煎 20 分钟，代茶饮，每日数次。适用于细菌性痢疾。

12. 马齿苋 30 克，白头翁 15 克，黄柏 10 克。水煎，每日 1 剂，分 2 次服。适用于细菌性痢疾。

13. 山楂 20 克，秦皮 12 克，黄柏、黄芩各 10 克。水煎，1～3 岁每日 1/3 剂，3～6 岁每日 1/2 剂，6～9 岁每日 2/3 剂，9～12 岁每日 1 剂，分 3 次服。适用于细菌性痢疾。

14. 芭蕉树根、车前草、竹茹各 15 克，伏龙肝 50 克。先将伏龙肝加水 500 毫升，搅拌、澄清后取液 300 毫升浓煎前 3 味，每日 1 剂，分 3 次服。适用于细菌性痢疾。

15. 鲜马齿苋 60 克（干品 30 克），红糖

15克。将马齿苋水煎，取汁加入红糖调服。每日1剂，分2次服。适用于细菌性痢疾。

16. 刘寄奴适量。水煎2次，合并药液浓缩后，加水和淀粉压成片剂，每片含生药1克。成人每次服6片，每日4次。适用于细菌性痢疾。

17. 木槿花30克。研为细末，每次2克，2小时1次，温开水送服，连服3～5日。适用于细菌性痢疾。

18. 大蒜2个，醋15毫升，油条2根。将大蒜去皮捣烂，加入醋，拌食油条，每日1～2次。适用于细菌性痢疾。

19. 马鞭草、仙鹤草各90克，海蚌含珠60克，大蒜（去皮）20克。水煎，每日1剂，分2次服。适用于细菌性痢疾。

20. 乌梅30克，山楂20克，龙胆15克，地榆12克。水煎，每日1剂，分2次服。适用于细菌性痢疾。

21. 牡荆叶500克，酒曲50克，白糖250克。共研细末，和匀，每次3～6克，每日3次，温开水送服，连服5日为1个疗程。适用于细菌性痢疾。

22. 白芍35克，山楂30克，白芷、木香各12克，甘草6克。水煎，每日1剂，分2次服。重者每日2剂，小儿减量。适用于细菌性痢疾。

23. 干姜9克，生姜15克，赤石脂30克。水煎，每日1剂，分2次服，连服1周为1个疗程。适用于细菌性痢疾寒湿证。

24. 酸醋90～160毫升。用文火煮开服，每次30～80毫升，每日2次。适用于细菌性痢疾。

25. 白头翁30克，金银花15克，黄连、木香各6克，甘草5克。水煎，每日1剂，分2次服。适用于细菌性痢疾。

26. 蒺藜30克（鲜品60克）。水煎服，每日2剂。适用于细菌性痢疾。

27. 丝瓜、白糖各30克，山楂20克，炮姜10克。水煎，每日1剂，分2次服。适用于细菌性痢疾。

28. 苦参30克。水煎，每日1剂，分2次服。适用于细菌性痢疾，症见下痢脓血、时发时止、腹痛里急呕吐等。

29. 马齿苋30克，白术15克，干姜10克，黄连6克。水煎，每日1剂，分2次服。适用于细菌性痢疾。

30. 苦参1200克，木香600克，生甘草150克。共研细末，水泛为丸。每次服6.5克，每日3次。适用于细菌性痢疾。

31. 党参、生牡蛎各30克，荷叶、荷梗、荷蒂各15克。水煎，每日1剂，分2次服。适用于细菌性痢疾。

32. 花椒3～6克。洗净、晾干、碾碎，水煎15分钟，少量频饮。适用于细菌性痢疾。

33. 马鞭草、辣蓼、蛇莓各15克。加水500毫升煎至200毫升，每日1剂，分2次服，连服5日为1个疗程。适用于细菌性痢疾。

34. 吴茱萸15克，黄连9克，木香6克。共研细末，每次取2克，加水调成糊状敷足心，胶布固定，每日换药1次。适用于细菌性痢疾。

35. 地榆30克，铁苋菜15克，桃金娘20粒。水煎，每日1剂，分2次服，5日为1个疗程。适用于细菌性痢疾。

36. 鲜益母草200克。水煎，每日1剂，分2次服。适用于细菌性痢疾。

37. 白矾、雄黄、儿茶各20克。研末，装入胶囊，每粒重0.5克。每次服4～5粒，每日3～4次。适用于细菌性痢疾。

38. 桦树皮90克，枣树皮30克。研末，压片，每片0.5克。每次服4～6片，每日3～4次。适用于细菌性痢疾。

39. 黄连120克，木香30克。共为细末，炼蜜为丸，每丸10克。每次服1丸，每日3次。适用于细菌性痢疾。

40. 鲜马齿苋、鲜萝卜叶各250克，大蒜子30克。捣烂，绞汁，加醋顿服。适用于细菌性痢疾。

41. 鲜凤尾草60克（干品30克）。水煎，每日1剂，分2次服。适用于细菌性痢疾。

42. 山药30克，白术15克，干姜10克。水煎，每日1剂，分2次服。适用于细菌性痢疾。

43. 地榆 50 克，仙鹤草、女贞子各 30 克。水煎，每日 1 剂，分 2 次服。适用于细菌性痢疾。

44. 山楂 30 克，厚朴 15 克。水煎，每日 1 剂，分 2 次服。适用于细菌性痢疾。

45. 黄芪 30 克，乌梅 18 克。水煎，每日 1 剂，分 2 次服。适用于细菌性痢疾。

46. 地锦草、地榆各 100 克。研末，压片，每片 0.5 克。每次嚼 5～6 片，每日 3～4 次。适用于细菌性痢疾。

47. 白头翁 30 克，白芍、槟榔、黄连各 15 克。水煎，每日 1 剂，分 2 次服。适用于细菌性痢疾。

48. 红糖 20 克，红茶叶、山楂各 15 克，木香 10 克。水煎，每日 1 剂，分 2 次服。适用于细菌性痢疾。

49. 车前子、六神曲、赤石脂、滑石各等份。共为细末，每次 9 克，每日 3 次，糖水调服。适用于细菌性痢疾。

50. 萹蓄 200 克。加水 400 毫升煎至 80 毫升，每次服 40 毫升，每日 2～3 次。适用于细菌性痢疾。

51. 陈皮、干姜、石榴皮各适量。共研细末，每次 3 克，空腹开水冲服。适用于细菌性痢疾。

52. 金银花 50 克。研为细末，水煎，每日 1 剂，加红糖 20 克，分 3 次服。适用于细菌性痢疾。

53. 苦参 60 克。研末，装入胶囊，每粒 0.5 克，每次服 4 克，每日 3～4 次。适用于细菌性痢疾。

54. 马齿苋 500 克。水煎，每日 1 剂，分 2 次服。适用于细菌性痢疾。

55. 杨树花 500 克。研末，压片，每片 0.5 克。每次服 4 片，每日 4～6 次。适用于细菌性痢疾。

56. 白木耳 30 克，红糖、冰糖各 10 克。加水文火炖熟服食。适用于细菌性痢疾。

57. 大蒜 60 克，炒山楂 30 克。水煎服，每日 2 剂。适用于细菌性痢疾。

58. 马齿苋 30 克，白木槿花、秦皮各 15 克。水煎，每日 1 剂，分 2 次服。适用于细菌性痢疾。

59. 板栗壳 500 克。煮熟、焙干、研末。每次服 2～3 克，每日 3～4 次。适用于细菌性痢疾。

60. 墨旱莲 30 克，黄连、百部各 15 克。水煎，每日 1 剂，分 2 次服。适用于细菌性痢疾。

61. 鲜苍耳草 30 克，白糖 10 克。水煎，每日 1 剂，分 2 次服。适用于细菌性痢疾。

62. 鸦胆子 30 克。去壳，以龙眼肉包裹，每次服 30 粒，每日 1～2 次。适用于细菌性痢疾。

63. 苦楝子 150 克。炒焦，研末。冲服，每次 1～3 克，每日 1～3 次。适用于细菌性痢疾。

64. 地锦草 100 克。水煎去渣，加白糖调服，每日 1 剂。适用于细菌性痢疾。

65. 胖大海、红糖各 20 克。水煎服，每日 1 剂。适用于细菌性痢疾。

66. 滑石粉、白糖各 50 克。以黄芪煎汤冲服，每晚 1 次。适用于细菌性痢疾。

67. 牛膝 60 克。研为细末，酒浸，开水冲服。每次 10 克，每日 3 次。适用于细菌性痢疾。

68. 黄芪、当归各 30 克，黄连 15 克。水煎，每日 1 剂，分 2 次服。适用于细菌性痢疾。

69. 山楂 200 克。炒黄，研末，糖水冲服，每次 6 克，每日 3 次。适用于细菌性痢疾。

70. 土大黄 20 克。水煎，去渣，加糖调服，每日 1 剂。适用于细菌性痢疾。

71. 仙鹤草 30 克。研细末，开水冲服。每次 5 克，每日 4～6 次。适用于细菌性痢疾。

72. 茶叶 15 克。水煎服，每日 1 剂。适用于细菌性痢疾。

73. 带皮大蒜 2 个。以火烤黑，去皮食，每日 1～2 次。适用于细菌性痢疾。

74. 胡椒、砂仁各 15 克。共为细末，每日 1 剂，分 3 次冲服。适用于细菌性痢疾。

75. 仙鹤草、鬼针草各 20 克。水煎，每日 1 剂，分 2 次服。适用于细菌性痢疾。

76. 金针菜 30 克，红糖 60 克。共煮熟食。适用于细菌性痢疾。

77. 前胡 30 克。研细末，冲服，每次 6 克，每日 3 次。适用于细菌性痢疾。

78. 铁苋菜 30 克。水煎，每日 1 剂，分 2 次服。适用于细菌性痢疾。

79. 狼尾草（又称珍珠草）100 克。水煎，每日 1 剂，分 2 次服。适用于细菌性痢疾。

80. 乌梅 7 枚。焙干，研末。每日 1～2 剂，黄酒送服。适用于细菌性痢疾。

81. 鹿衔草 120 克。水煎，每日 1 剂，分 2 次服。适用于细菌性痢疾。

82. 鲜辣蓼 100 克。水煎，每日 1 剂，分 2 次服。适用于细菌性痢疾。

83. 白矾 3 克。以白开水 100 毫升冲服，每日 1～2 次。适用于细菌性痢疾。

84. 蛇泡草果 500 克。水煎，每日 1 剂，分 2 次服。适用于细菌性痢疾。

85. 厚朴 20 克。水煎，每日 1 剂，分 2 次服。适用于细菌性痢疾。

86. 鲜黄瓜藤 60 克。水煎，每日 1 剂，分 2 次服。适用于细菌性痢疾。

87. 椿皮 15 克。水煎，每日 1 剂，分 2 次服。适用于细菌性痢疾。

88. 茵陈 60 克。水煎，每日 1 剂，分 2 次服。适用于细菌性痢疾。

89. 夏枯草 60 克。水煎，每日 1 剂，分 2 次服。适用于细菌性痢疾。

90. 牡荆叶 15 克。水煎，每日 1 剂，分 2 次服。适用于细菌性痢疾。

91. 白头翁 30 克。水煎，每日 1 剂，分 2 次服。适用于细菌性痢疾。

92. 翻白草 30 克。水煎，每日 1 剂，分 2 次服。适用于细菌性痢疾。

93. 石榴皮 30 克。水煎，每日 1 剂，分 2 次服。适用于细菌性痢疾。

94. 黑姜 10 克。每次 3 克，每日 3 次，以米汤送服。适用于细菌性痢疾。

95. 苦参 100 克。研为细末，装瓶备用。每次取 8 克，以温水调敷于脐部，外用纱布固定，每日换药 1 次。适用于细菌性痢疾。

96. 珠黄散 3 克。加生理盐水 20 毫升，加温灌肠。适用于细菌性痢疾。

97. 吴茱萸 10 克。研末，以醋调敷两足心。适用于细菌性痢疾。

98. 黄连、黄芩、黄柏各 10 克。共为细末，每次取 2 克加生理盐水 20 毫升，加温搅匀，灌肠，每日 2～3 次。适用于细菌性痢疾。

99. 六月雪 30 克，生诃子 20 克。共研细末，加棉花少许，装布袋中，缝合，戴于腹部，5 日换药 1 次。适用于细菌性痢疾。

100. 滑石、车前子各 50 克，黄连 10 克。共研末，每次取 2 克，填敷脐孔，外以胶布固定，每日换药 1～2 次。适用于细菌性痢疾。

101. 山药 250 克，白糖 100 克，黑芝麻 10 克，植物油适量。将山药去皮，切成菱形块；黑芝麻炒香；将植物油烧至六成热，放入山药块，炸至外硬内嫩、浮在油面上，即可捞出。将锅烧热后用油滑锅，放白糖、清水煮至糖汁呈米黄色，用筷子挑起糖汁成丝状时，将山药块倒入不停翻动，使山药块外面包上一层糖浆，最后撒上黑芝麻即成。随意服食，每日数次。功效健脾止泻。适用于细菌性痢疾。

102. 鲜马齿苋 500 克，独头蒜 30 克，葱白 20 克，芝麻 15 克。将马齿苋去杂质老根、泥沙，洗净，折成 5～6 厘米长的段，用沸水焯透，捞出沥干水；蒜捣泥，芝麻去泥沙、炒香、捣碎；葱白切成马耳形。将马齿苋用盐、味精拌匀，加入蒜泥、葱白，撒上芝麻即可。饭后 1 小时服，每日 1～3 次。功效清热凉血止痢。适用于细菌性痢疾。

103. 白糖 500 克，红茶、鲜生姜各 200 克。将红茶水煎 3 次，每 20 分钟取煎汁 1 次，合并煎液，用小火煎熬浓缩至干时加入鲜姜汁，加热至黏稠停火，待温拌入白糖，混匀、晒干、压碎、装瓶备用。沸水冲服，每次 10 克，每日 3 次，连服 7～8 日为 1 个疗程。功效健脾利湿。适用于细菌性痢疾。

104. 白糖 500 克，乌梅、木瓜、紫苏叶、甘草各 75 克。将乌梅去核，同木瓜、紫苏叶、甘草研末，再同入盆内拌匀。将白糖加清水煎，用勺不断搅动至糖水呈黏状，待凉，加入药粉拌匀，制成子弹大小的药丸，

中医偏方全书（珍藏本）

放入药盒内。含化，每次 2 丸，每日早、晚各 1 次。功效收敛止泻，健脾益气。适用于细菌性痢疾。

105. 粳米 100 克，紫皮大蒜 30 克，白及粉 5 克。将大蒜洗净、去皮、切成细末；粳米淘净。然后把大蒜末放入沸水锅中煮 1 分钟捞出，再将粳米放入用武火烧沸后转用文火煮成粥，加入白及粉、蒜末即成。每日早、晚分服。功效理气止痛。适用于细菌性痢疾。

106. 苦瓜、冰糖各 100 克，粳米 60 克，马齿苋 15 克。将苦瓜洗净、去瓤、切成小块；马齿苋洗净、切碎；粳米洗净，加水煮至米粒开花，放入马齿苋末、冰糖熬成粥服。每次 1 小碗，每日 2 次。功效清热祛暑。适用于细菌性痢疾。

107. 鲜葡萄、生姜各 50 克。分别洗净、晾干、捣碎，分别用纱布取汁 50 毫升，用沸水冲浓茶 1 杯，泡出茶味后去渣留水，兑入葡萄汁、姜汁、蜂蜜，顿服，每日 3 次。功效涩肠止痢，止泻。适用于细菌性痢疾。

108. 粳米 100 克，鱼腥草 50 克。将鱼腥草洗净，切成颗粒状，粳米淘净。把粳米、鱼腥草放入锅内，加入盐、清水各适量，用武火烧沸后转用文火煮成粥即可。每日早、晚分服。功效清热止痢，解毒祛湿。适用于细菌性痢疾。

109. 乌梅肉 30 克，红糖 20 克，生姜 10 克，绿茶 6 克。将生姜、乌梅肉切细，与绿茶同入保温杯中冲入沸水泡 30 分钟，加入红糖代茶饮，每日 1～2 剂。功效清热利湿，涩肠止痢。适用于细菌性痢疾。

110. 鲜藕 1500 克，红糖 200 克，蜂蜜 300 克。将鲜藕洗净、捣碎、取汁，加红糖煎膏，入蜂蜜煎沸停火，待冷装瓶。沸水冲化，顿服，每次 1 汤匙，每日 3 次。功效健脾止痢。适用于细菌性痢疾。

111. 荠菜花、粳米各 50 克，马齿苋 30 克。将荠菜花和马齿苋用热油微炒后，加入洗净的粳米以及盐、水各适量，煮成咸粥食用。每日 1 剂，分 2 次服。功效清热利湿，散瘀解毒，止血。适用于细菌性痢疾。

112. 赤小豆 30 克，鹌鹑 1 只，生姜 5 片，调料适量。将鹌鹑去毛及内脏、洗净、切块，与赤小豆、生姜片同加水煮至肉熟豆烂，加入调料服食，每日 2 剂。功效清热解毒，滋补五脏。适用于细菌性痢疾。

113. 鲜马齿苋 50 克，白糖 30 克，茶叶 20 克。将马齿苋、茶叶水煎 3～5 分钟，取汁加白糖，代茶饮，每日 1 剂。功效清热利湿，凉血解毒。适用于细菌性痢疾。

114. 粳米 60 克，白糖 15 克，茉莉花、白槿花各 5 克。将粳米洗净，加水煮熟时加茉莉花、白槿花、白糖，再煮沸即成，每日 1 剂。功效理气和中，开郁辟秽。适用于细菌性痢疾。

115. 茯苓粉、粳米各 50 克，干姜 30 克，红糖 20 克。将干姜水煎，去渣后入粳米煮粥，将熟时加入茯苓粉、红糖，再煮至沸即成。每日 1 剂，分 2 次服。功效温中散寒，健脾利湿。适用于细菌性痢疾。

116. 马齿苋、金针菜各 50 克，红糖（后下）30 克。水煎，取汁加入红糖调服。每日 1 剂，分 2 次服。功效清热利湿，凉血解毒。适用于细菌性痢疾。

117. 陈茶 3 克，萝卜汁 100 毫升，生姜汁、蜂蜜各 30 毫升。将前 3 味用沸水冲泡，候温，兑入蜂蜜，代茶饮。每日 1 剂，连服 3 日。功效抗菌消炎，收敛止泻。适用于细菌性痢疾。

118. 茶叶 15 克，木棉花（赤痢用红色花，白痢用白色花）10 克。将木棉花、茶叶混匀，分 3 次用沸水冲泡，代茶饮，每日 1 剂。功效清热利湿，解毒止血。适用于细菌性痢疾。

119. 鲫鱼肉 300 克，粳米 100 克，食盐、花椒末、姜丝、葱末各适量。将鲫鱼肉、粳米煮粥，熟后加入调料即成。每日 1 剂，分 2～3 次服。功效补中益气，祛寒利湿。适用于细菌性痢疾。

120. 鲜马齿苋、薏苡仁各 50 克。将薏苡仁洗净、煮粥，熟时入洗净切碎的马齿苋再煮数沸即成。每日 2 剂，连服 3～5 日。功效清热解毒，健脾利湿。适用于细菌性痢疾。

121. 龙眼肉、冰糖各 15 克，橘饼 1 个。先将龙眼肉和橘饼煎 1 碗水，加入冰糖。再将碗用干净纱布盖好，放在外面露1宿，加温再服。功效下气，消积，健脾，益胃。适用于细菌性痢疾。

122. 粳米50克，扶桑花、扁豆花各10克。后2味共研细末。粳米洗净、煮粥，熟后加入药末即可服食，每日1剂。功效清热利湿，凉血解毒。适用于细菌性痢疾。

123. 红糖30克，细茶15克，生姜6克。将生姜洗净切丝，与红糖、茶叶同用沸水冲泡，代茶饮，每日2剂。功效杀菌，收敛。适用于细菌性痢疾。

124. 粳米100克，红糖15克，金银花10克，白头翁5克。将金银花、白头翁水煎，去渣后入粳米煮成粥，加白糖调服，每日1剂。功效清热解毒，凉血止痢。适用于细菌性痢疾。

125. 槟榔、细茶各9克，盐3克。将细茶与盐同炒，去盐不用，再将茶叶与槟榔水煎，代茶饮，每日2剂。功效清热利湿，化滞止痢。适用于细菌性痢疾。

126. 粳米100克，鲜车前草（干品30克）60克，葱白3根。将车前草、葱白水煎，去渣后入粳米煮粥食用，每日1剂，分2次服。功效清热利湿，凉血止痢。适用于细菌性痢疾。

127. 绿豆30克，生姜10克。水煎服，每日2剂。功效清热利湿，和胃止呕。适用于细菌性痢疾湿热证。

128. 苦瓜300克，红糖100克。将苦瓜洗净、去瓤、捣烂，加入红糖拌匀，腌渍2小时，取汁顿服，每日2剂，连服3～5日。功效清热解毒，清心明目。适用于细菌性痢疾。

129. 扁豆花20克，鸡蛋1枚，盐少许。将扁豆花洗净，水煎后打入鸡蛋搅匀，加入盐即成，每日1剂。功效清暑化湿，健脾和胃。适用于细菌性痢疾肛门灼热。

130. 金银花30克，绿茶15克，生姜丝10克。每日1剂，分2～3次以沸水冲泡30分钟，代茶饮。功效清热解毒。适用于细菌性痢疾。

131. 龙井茶30克，独头蒜1个。将独头蒜去皮、洗净、捣烂，与龙井茶用沸水冲泡，代茶饮，每日2剂。功效清热解毒，破瘀除湿。适用于细菌性痢疾。

132. 鸡冠花20克，白酒少许。水煎数沸，取汁饮用，每日1剂（红痢用红色花，白痢用白色花）。功效清热凉血，止血。适用于细菌性痢疾肛门灼热。

133. 生姜9克，鸡蛋2枚。将生姜捣烂，鸡蛋打入碗内，调匀后隔水蒸熟，空腹顿服，每日2剂。功效解表祛邪，扶正解毒。适用于细菌性痢疾初期恶寒发热者。

134. 豆腐200克，菱角肉100克，豆油、花椒、姜丝、葱末、米醋、味精各适量。按常法煮汤食用，每日1剂。功效益气健脾，清热解毒。适用于细菌性痢疾。

135. 荠菜花30克，大枣10克。把荠菜花清漂、阴干、研末，用大枣煎汤送服（并食枣），每次6克。功效利五脏，健脾胃。适用于细菌性痢疾。

136. 绿茶5克，葡萄汁100毫升，生姜汁、蜂蜜各30毫升。将前3味用沸水冲泡，候温，兑入蜂蜜，代茶饮，每日1剂。功效清热解毒，健脾祛湿。适用于细菌性痢疾。

137. 陈皮、生姜、陈茶各10克。将陈皮、生姜水煎10分钟，取汁趁热冲泡陈茶，代茶温服，每日2～3剂。功效清热利湿，理气和中。适用于细菌性痢疾肛门灼热。

138. 粳米100克，茶叶、白糖各20克。先将茶叶水煎，去渣后入粳米煮粥，熟后加入白糖服食，每日1剂，分2次服。功效清热利湿，健脾益气。适用于细菌性痢疾。

139. 粳米50克，啤酒花10克。先洗净啤酒花，水煎20分钟，去渣后入洗净的粳米煮粥食用，每日1剂。功效清热利湿，开胃消食。适用于细菌性痢疾肛门灼热。

140. 粳米100克，金银花15克，莲子10克。将金银花水煎，去渣后入莲子、粳米煮粥食用，每日1剂，分2次服。功效清热解毒，补脾止痢。适用于细菌性痢疾。

141. 黄鳝1条，炒红糖6克。将黄鳝去肚、洗净，以新瓦焙干，加红糖研末。用温开水冲服，每次6克。功效温胃补益。适用于细菌性痢疾体虚乏力者。

142. 山楂、红糖各30克，绿茶10克。

将山楂水煎 30 分钟，加入红糖、绿茶，候温，代茶频饮，每日 1 剂。功效清热解毒，收敛止泻。适用于细菌性痢疾初期。

143. 黑木耳 50 克。加水 1000 克煮至熟。先以盐、醋蘸食木耳，后服其汁，每日 2 次。功效活血止痢。适用于细菌性痢疾腹中疼痛。

144. 槟榔片 15 克，粳米 100 克。将槟榔片水煎，去渣后入粳米煮粥食用，每日 1～2 剂。功效杀虫消积，行气利水。适用于细菌性痢疾肛门灼热。

145. 乌梅 30 克。将乌梅洗净、去核，用小火烧成灰末，加入白糖用温开水冲服，每次适量。功效收敛生津。适用于细菌性痢疾。

146. 藕 500 克，蜂蜜适量。将藕洗净，捣汁，和入蜂蜜，隔水炖成膏服，每次 60 克，每日 3 次（或频饮之）。功效清热凉血，补虚。适用于细菌性痢疾。

147. 山茶花 20 克，白糖 10 克。将山茶花阴干、研细末，加入白糖调匀，隔水蒸食，每日 1 剂，分 2 次服。功效散瘀消肿，凉血止血。适用于细菌性痢疾。

148. 萝卜汁 100 毫升，蜂蜜 30 克。把萝卜汁与蜂蜜相合，加水煎沸。每日早、中、晚分服。功效消积，下气，健脾。适用于细菌性痢疾。

149. 青葙花 30 克，粳米 50 克。将青葙花水煎 15 分钟，去渣后入洗净的粳米煮粥食，每日 1 剂。功效清热凉血，解毒。适用于细菌性痢疾。

150. 蔷薇花 15 克，桂花 5 克。沸水冲泡，代茶饮，每日 1 剂。功效疏肝理气，化湿止血。适用于细菌性痢疾肛门灼热。

151. 山楂 120 克，红糖、白糖各 60 克。将山楂炒至黑色，加红糖、白糖同水煎，每日 1 剂，分 2 次服。功效活血化瘀，止痢。适用于细菌性痢疾。

152. 胡萝卜、马齿苋各 50 克，白糖（后下）20 克。前 2 味水煎，取汁加白糖调服，每日 2 剂。功效清热解毒，健脾化滞。适用于细菌性痢疾早期。

153. 茶叶 5 克，胡椒 10 粒，乌梅 5 枚。

共研细末，沸水冲泡，代茶饮，每日 2 剂。功效清热解毒，涩肠止痢。适用于细菌性痢疾。

154. 玫瑰花 15 克。用沸水冲泡，代茶饮，每日 1 剂。功效疏肝和胃，理气活血。适用于细菌性痢疾肛门灼热。

155. 大蒜 20 克，红糖 15 克。将大蒜捣成泥，加红糖以沸水冲服，每日 2～3 剂。功效消炎解毒，破瘀除湿。适用于细菌性痢疾早期。

156. 扶桑花 30 克。分 3 次以沸水冲泡，代茶饮，每日 1 剂。功效清肺化痰，凉血解毒。适用于细菌性痢疾。

157. 粳米 60 克，薏苡仁 30 克，生姜 10 克，大枣 10 枚。共煮粥食，每日 1～2 剂。功效健脾益气，散寒除湿。适用于细菌性痢疾。

158. 蜂蜜 15 克，鲜苦瓜花 12 朵。将苦瓜花洗净、捣烂，取汁兑入蜂蜜调服，每日 3 剂。功效清热解毒。适用于细菌性痢疾。

159. 千日红花 15 克，黄酒少许。将千日红花水煎 20 分钟，取汁兑入黄酒调服，每日 2 剂。功效清肝散瘀。适用于细菌性痢疾。

160. 糯米 200 克，薤白 60 克。共煮粥食。适用于细菌性痢疾。

【生活调理】

1. 患儿应卧床休息。每次大便后用温水洗净臀部，并用鞣酸软膏涂于肛门周围的皮肤上，防止红臀；患儿腹痛时可在腹部放置热水袋，注意热水袋不要直接和皮肤接触，以免烫伤，应在热水袋外面包裹一条毛巾。

2. 注意饮食护理。应给予患儿淡盐水或少油腻的流质饮食，如藕粉、豆浆等。待病情好转，即应及早进食。这时可以给予少渣、易消化的半流质饮食，如麦片粥、蒸蛋、煮面条等，牛奶易引起腹泻胀气，应尽量限制，待大便成形后再适当添加，并且应多补充水分。

百 日 咳

百日咳是由百日咳鲍特菌所引起、以阵发性痉挛性咳嗽为特征的小儿呼吸道传染病，病程长达 2～3 个月。患者是唯一传染源，通过空气飞沫传播，病初 2～3 周传染性最强，病后可获得持久免疫力。

【偏方集成】

1. 鲜鹅不食草 500 克。加水 1000 毫升煎至 500 毫升，为第 1 次煎液；药渣加水 700 毫升煎至 500 毫升，为第 2 次煎液。合并 2 次煎液，浓缩至 500 毫升，加糖浆 50 毫升，过滤，放凉。加入 2% 苯甲酸作防腐剂即得。1 岁以下每日 3～4 毫升，1～2 岁每日 5～7 毫升，3～4 岁每日 8～10 毫升，5～6 岁每日 11～15 毫升，7～8 岁每日 16～20 毫升，分 3 次服。适用于百日咳。

2. 冰糖 60 克，黄豆 90 克，鲜车前草 30 克，陈艾叶 15 克。将后 3 味加水 1000 毫升煎至 500 毫升（以黄豆煮烂为度），去渣，滤汁加入冰糖煎至溶化。1 岁以下每次服 30 毫升，每日 3 次；2～5 岁每次服 40～60 毫升，每日 4 次；6～10 岁每次服 80～100 毫升，每日 5 次，10 日为 1 个疗程。适用于百日咳。

3. 白面 60 克，甘遂、芫花、京大戟各 12 克。后 3 味共研细末。将白面炒黄、调成糊状，与药末制为丸（如黄豆大）。开水送服，1～2 岁 1 粒，3～4 岁 2 粒，5～6 岁 3 粒，7～8 岁 4 粒，每日早、晚各服 1 次，连服 5 日。在服药期间，禁服甘草及辛辣食物。适用于百日咳。

4. 杠板归、海浮石各 30 克，百部、黛蛤散（包煎）各 15 克，朱砂 1.5 克。将前 4 味水煎，取液浓缩成膏，朱砂研细末，加糖适量，制成冲剂。1 岁以下每次服 1/3 包，1～3 岁每次服 1/2 包，3～5 岁每次服 2/3 包，5～10 岁每次服 1 包，每日 2 次。适用于百日咳。

5. 百部 50 克，苦杏仁、桔梗各 20 克。加水 700 毫升煎至 350 毫升，去渣，取液加白糖 60 克煎溶。1 岁以下每次服 2～4 毫升，1～3 岁每次服 4～6 毫升，4～6 岁每次服 7～9 毫升，7～9 岁每次服 10～13 毫升，10 岁以上每次服 15 毫升，每日 3 次。适用于百日咳。

6. 白芥子 25 克，蜜炙枇杷叶、苦参各 15 克，麻黄 6 克，大黄 5 克。前 3 味加水 350 毫升煎沸，加入麻黄、大黄煎至 45 毫升，分 3 次温服。此为 1 周岁小儿 1 日量，其他年龄可酌情增减。适用于百日咳。

7. 天竺黄 15 克，秦皮、百部各 12 克，罂粟壳、甘草各 10 克。水煎 2 次，去渣，取液加糖浓缩成 100 毫升，6 个月～1 岁每日 8～10 毫升，1～3 岁每日 10～15 毫升，3～6 岁每日 15～20 毫升，饭前分 5 次服。适用于百日咳。

8. 枇杷叶（去毛）180 克，百部 120 克，竹茹 60 克。加水 1000 毫升煎至 500 毫升，加糖 120 克浓缩至 300 毫升。饭前服，1 岁以下每次 10 毫升，2～5 岁每次 15 毫升，5 岁以上每次 20 毫升。适用于百日咳。

9. 黄连 500 克。水煎 7 次，每次 2 小时，取液混合，浓缩成 500 毫升。1 岁以下每日 5 毫升，1～2 岁每日 10 毫升，2～5 岁每日 15 毫升，5 岁以上每日 20 毫升，分 3 次加饱和糖浆 5～10 毫升混服。适用于百日咳。

10. 百部 120 克，白及、鲜芦根各 60 克，麻黄 12 克。加水 1000 毫升浸泡 8 小时，再以文火煎至 600 毫升，去渣，取液加糖浆 200 毫升浓缩至 500 毫升。饭后温服，3 岁以下每次 10 毫升，每日 3 次。适用于百日咳。

11. 百部 50 克，苦杏仁、桔梗各 20 克。加水 700 毫升浓煎，去渣，取液加白糖 60 克浓缩至 300 毫升。1 岁以下服 5 毫升，1～3 岁服 10 毫升，3～6 岁服 15 毫升，7～9 岁服 20 毫升。适用于百日咳。

12. 马齿苋 500 克。加水 2000 毫升浸泡 4 小时，以武火煎 2 小时，去渣，取液加水 1000 毫升浓煎，两次煎液兑匀，加红糖 500 克浓缩至 1000 毫升，加 0.2% 苯甲酸。每次服 10 毫升，每日 4 次。适用于百日咳。

13. 青黛、蛤粉各 30 克，川贝母、甘草各 15 克。共研细末，饭后服，每次 1.5 克，每日 3 次，7～10 日为 1 个疗程。适用于百日咳。

14. 葶苈子、百部、车前子各 12 克。每日 1 剂，水煎 2 次，取液混合，加糖浓缩至 100 毫升。1 岁以下每次服 5 毫升，4 岁以上每次服 10 毫升，8 岁以上每次服 15 毫升。每日 4 次，7 日为 1 个疗程。适用于百日咳。

〈中医偏方全书（珍藏本）〉

15. 白糖 250 克，百部 30 克，鲜猪胆汁 20 克。先将白糖加热溶化，再将百部、猪胆汁焙干、研末，然后同煎 3 分钟后制成丸（如梧桐子大），1～3 岁每次服 2 丸，4～6 岁每次服 4 丸，每日 2 次。适用于百日咳。

16. 百部、红糖各 50 克。将百部加水 300 毫升浓煎，去渣，取液加糖再煎至 200 毫升。3 岁以下每次服 10 毫升，4～7 岁每次服 15 毫升，7 岁以上每次服 20 毫升，每日 3 次，3 日为 1 个疗程。适用于百日咳。

17. 大枣 500 克，甜葶苈子 120 克，红糖 30 克。将葶苈子炒黄、研细末，大枣煮熟、去核、去皮，红糖加水溶化，再与药粉和匀，隔水蒸热成膏，分 4 日食用，1 剂为 1 个疗程。适用于百日咳。

18. 活蟾蜍 1 只，黑胡椒 7 粒。将蟾蜍用开水烫死（不去肠杂），黑胡椒纳入口内，置瓦片上以炉火煅烧，研成细末，每取 1/2 以温开水冲服，隔日 1 次，5 日为 1 个疗程。适用于百日咳。

19. 黄药子 500 克，白糖 50 克。将黄药子切片，加水 1000 毫升浓煎，去渣，取液 500 毫升加糖煎至溶化。3 岁以下每次服 10 毫升，3 岁以上每次服 15 毫升，每日 4 次，7 日为 1 个疗程。适用于百日咳。

20. 鱼腥草 75 克，牡荆叶、南沙参各 50 克，六月雪 25 克。水煎 2 次，去渣，取液加糖 50 克浓缩至 500 毫升。每次服 15～25 毫升，每日 3 次，5 日为 1 个疗程。适用于百日咳。

21. 川贝母 15 克，郁金、葶苈子、桑白皮、白前各 6 克。共研细末，1～3 岁每次服 0.6 克，4～7 岁每次服 1.5 克，8～10 岁每次服 2 克，每日 3 次。适用于百日咳。

22. 生大蒜（去皮切碎）60 克。加冷水 300 毫升浸泡 10 小时，去渣，取液加白糖适量，3 岁以下每次服 10 毫升，5 岁以上每次服 15 毫升，每日 6 次。适用于百日咳。

23. 鲜侧柏叶 30 克，蜂蜜 20 克。侧柏叶水煎，取液 100 毫升加蜂蜜调服；1 岁以下每次服 15 毫升，1～3 岁每次服 15～30 毫升，4 岁以上每次服 30～50 毫升，每日 3 次。适用于百日咳。

24. 白芥子 25 克，蜜炙枇杷叶、苦参各 15 克，麻黄 6 克，大黄 5 克。水浓煎，每日 1 剂，分 3 次温服，1 周为 1 个疗程（1 岁以上剂量酌加）。适用于百日咳。

25. 半边莲、鹅不食草各 120 克。水煎 2 次，去渣，取液浓缩至 300 毫升，加蜂蜜 60 毫升调服，3 岁以下每次服 15 毫升，每日 3 次，5 日为 1 个疗程。适用于百日咳。

26. 白糖 15 克，荔枝草、棉花根二层皮各 12 克，陈皮、甘草各 9 克。加水 500 毫升浓煎至 300 毫升，每次服 5～15 毫升，每日 2 次。适用于百日咳。

27. 天冬、麦冬各 15 克，百部 9 克，瓜蒌、橘红各 6 克。水煎 2 次，1～3 岁分 3 次服，4～6 岁分 2 次服，每日 1 剂。适用于百日咳。

28. 白糖 20 克，猪胆粉、淀粉各 10 克。混匀，1 岁以内每次服 0.1 克，每日 3 次；5 岁以上每次服不超过 0.5 克。适用于百日咳。

29. 葱管 5 根，豆腐 1 块，冰糖适量。将冰糖研细末，灌入葱管中，置豆腐上，放锅内隔水蒸熟，取浸出液温服，每日 2 次。适用于百日咳。

30. 白芥子 25 克，炙枇杷叶、苦参各 15 克，大黄 5 克，麻黄 3 克。先煎前 3 味，后 2 味后下，每日 1 剂，分 3 次温服。适用于百日咳。

31. 紫皮大蒜 50 克，猪胆汁 100 毫升。将大蒜捣烂，加水滤汁 200 毫升，入猪胆汁混匀，饭前服，每岁每次服 3 毫升，每日 3 次。适用于百日咳。

32. 郁金、葶苈子、桑白皮、白前各 30 克，川贝母 15 克。共研细末，以白糖水冲服，每次 1～2 克，每日 3～4 次。适用于百日咳。

33. 炙蜈蚣、甘草各 10 克。共研为末，1～3 岁每次服 0.6～0.9 克，4～6 岁每次服 1.2～1.5 克，7～12 岁每次服 1.8～2.4 克。每日 3 次。适用于百日咳。

34. 百部 6 克，款冬花、川贝母（研末，冲）各 3 克，蜈蚣 1 条，鸡苦胆（焙干，研末，冲）1 个。水煎服，每日 1 剂。适用于百日咳。

35. 川贝母、甘草各 10 克，白花蛇 5 克。共研细末，饭前服，1～3 岁每次服 0.5～1.5 克，4～6 岁每次服 2～3 克，每日 3 次。适用于百日咳。

36. 杠板归、海浮石各 15 克，黛蛤散（冲）、百部各 10 克。杠板归、海浮石、百部水煎，冲黛蛤散服，每日 1 剂，分 2 次服。适用于百日咳。

37. 鲜一支黄花 60 克，葱白 2 根。加水浓煎，去渣，取液加冰糖 20 克煎溶，分 2 次服（1 岁以下儿童减半）。适用于百日咳。

38. 百部、鲜桑叶各 100 克，枇杷叶（去净毛）30 片。水煎浓汁，去渣，加入白糖制成糖浆，频服。适用于百日咳。

39. 白及、款冬花、川贝母各 10 克。共研细末，1 岁以下每次服 1.5 克，1～3 岁每次服 1.5～2 克，每日 2 次。适用于百日咳。

40. 黄豆 30 克，茶叶 15 克，车前草 10 克。每日 1 剂，水煎至豆烂，去渣，加入冰糖适量，分 2 次服。适用于百日咳。

41. 蜂蜜 20 克，鲜三叶青根（切碎）10 克。共置锅中蒸 30 分钟，连渣分 3 次服。适用于百日咳。

42. 全蝎 1 只，鸡蛋 1 枚。将全蝎焙黄研末，鸡蛋煮熟去壳，以鸡蛋蘸全蝎末食，每日 1～2 次。适用于百日咳。

43. 白糖 60 克，大蒜（捣烂）2 头。加水 200 毫升，搅匀，取汁服，每次 10 毫升，每日 4 次。适用于百日咳。

44. 雪梨 1 个（切成 3 片），硼砂（夹在梨片中）4 克。置盘中蒸熟，每日 1 剂，分 3 次服。适用于百日咳。

45. 百部 30 克。研细末，炼蜜为丸。1 岁以下每次 0.5 克，2～4 岁每次 1～3 克，每日 3 次。适用于百日咳。

46. 白糖 50 克，淀粉、猪胆汁（烘干，研粉）各 20 克。共研匀，每次服 3 克，每日 2～3 次。适用于百日咳。

47. 川贝母 18 克。水煎，每日 1 剂，分 3 次服（此为 5 岁小儿用量，应当随年龄增减）。适用于百日咳。

48. 蜂蜜 100 克，鲜鸡胆 5 只。共置碗中，以文火炖 15～20 分钟，每次服 5 毫升，

每日 4 次。适用于百日咳。

49. 炙百合、炙款冬花、炙桑白皮各 9 克，炒苦杏仁、莱菔子各 5 克。水煎服，每日 1 剂。适用于百日咳。

50. 绿豆 20 克，鸡胆粉 5 克，雄黄 2 克。共研细末，每次服 0.1～0.3 克，每日 3 次。适用于百日咳。

51. 玉米穗 30 克，板栗叶 15 克。每日 1 剂，水煎，去渣，加入白糖，分服。适用于百日咳。

52. 青皮 10 克，大蒜（捣烂）1 个。水煎，去渣，加入蜂蜜，分服，每日 1 剂。适用于百日咳。

53. 百部 12 克，鲜芦根、白及各 6 克，麻黄、薄荷各 3 克。水煎服，每日 1 剂。适用于百日咳。

54. 鸡胆 1 个。以针刺破，挤出胆汁，加白糖适量，顿服，每日 2～3 次。适用于百日咳。

55. 白糖 20 克，田鼠窠丸 1 对。共捣极烂，加温开水适量调和，顿服。适用于百日咳。

56. 侧柏叶 15 克，大枣 15 枚。水煎，去渣，频服，每日 1 剂。适用于百日咳。

57. 钩藤、薄荷各 10 克。水煎 15 分钟，去渣，分服，每日 1 剂。适用于百日咳。

58. 马齿苋 30 克。水煎，去渣，加白糖适量，分服，每日 1 剂。适用于百日咳。

59. 鲜萝卜汁 100 毫升，薄荷霜 0.1 克。和匀，分服，每日 1 剂。适用于百日咳。

60. 马兰花草根 30 克。水煎，去渣，加白糖适量，分服，每日 1 剂。适用于百日咳。

61. 鲜侧柏叶 20～60 克。水煎，去渣，加白糖适量，分服，每日 1 剂。适用于百日咳。

62. 百部 15 克。水煎，去渣，加白糖适量，分服，每日 1 剂。适用于百日咳。

63. 黄连末 6 克，紫雪散 4 克。混匀服，每次 1～2 克，每日 3 次。适用于百日咳。

64. 黄连 5 克（研粗末）。水煎，去渣，分服，每日 1 剂。适用于百日咳。

65. 黄药子 10 克。水煎，去渣，加白糖服，每日 1 剂。适用于百日咳。

66. 车前子 15 克。水煎，去渣，频服，每日 1 剂。适用于百日咳。

67. 面粉、甜酒各 10 克，麻黄 3 克。先将麻黄研末过筛，与面粉混合；再将甜酒炒热，和药末揉制成饼（纱布包），热熨肺俞穴（双侧），冷后加热，每次 15～30 分钟，每日 3 次，熨后另取 1 饼，贴敷第三椎骨处。适用于百日咳。

68. 盐 250 克，白芥子、紫苏子、莱菔子各 40 克，生姜 5 片。共焙干、研细末，炒热至 50 ℃左右，装布袋内在患儿脊背两侧及腋下来回熨烫 30 分钟，每日 3 次，每剂可用 3 日。适用丁百日咳。

69. 蒜瓣（捣烂）2 枚。每晚睡前贴敷双足涌泉穴，次晨取去，连贴 3 晚。适用于百日咳。

70. 冰糖 500 克，花生米 250 克。先将冰糖入铝锅中加水少许，以文火煎至用铲挑起即成丝状而不黏手时停火，趁热加入炒熟的花生米，搅匀后倒在涂有食用油的平底盘中，压平，待稍冷，用刀切成小块即可随意食用。功效清肺润燥。适用于百日咳。

71. 大蒜 60 克，白糖 30 克。将大蒜去皮、洗净、捣烂，加冷开水 300 毫升浸泡 10 小时，滤取清液，加入白糖调匀即成。5 岁以上每次服 15 毫升（5 岁以下减半），2 小时 1 次。功效止咳祛痰。适用于百日咳。

72. 胡萝卜 200 克，大枣 25 克，冰糖 20 克。将胡萝卜洗净、切片，大枣洗净、去核，同入沙锅内加水炖 20 分钟，调入冰糖即成。每日 1 剂，分 2 次服。功效健脾生津，润肺止咳。适用于百日咳。

73. 白糖 30 克，鸡胆 1 个。将鸡胆汁烘干、研末，拌入白糖即成。温开水送服，1 岁以下 3 日 1 剂，2 岁以下 2 日 1 剂，2 岁以上每日 1 剂，每日 2～3 次。功效清热润肺定咳。适用于百日咳。

74. 鸡蛋黄适量。入铁锅内以文火煎至出油即成。5 岁以下用 3 枚蛋黄油，每日 2 次（5 岁以上可酌加），连服 15 日。功效滋阴润燥，养血熄风。适用于小儿百日咳。

75. 冰糖 50 克，鸭蛋 2 枚。先将冰糖加水煮溶，候冷打入鸭蛋搅匀，上笼蒸熟即成。

每日 1 剂，分 2 次服。功效清热润肺，益气养阴。适用于小儿百日咳。

76. 麦芽糖 20 克，白萝卜汁 30 毫升。加适量沸水搅匀，顿服，每日 3 剂。功效下气化痰，缓急止咳。适用于小儿百日咳。

77. 冰糖 15 克，川贝母 9 克，米汤 200 毫升。同上笼蒸熟食用，每日 1 剂。功效润肺止咳化痰。适用于小儿百日咳。

78. 麻黄 6 克，大雪梨 1 个。将雪梨洗净，去皮、核，纳入麻黄，上锅蒸熟后去麻黄，吃梨喝汤。每日 1 剂，分 2 次服。功效润肺止咳。适用于小儿百日咳。

79. 冰糖 10 克，柿饼 3 个，罗汉果半个。将罗汉果、柿饼切碎，水煎，入冰糖调服。每日 1 剂，分 3 次服。功效清肺祛痰止咳。适用于小儿百日咳。

80. 冰糖 9 克，麻雀（去皮毛、内脏）1 只。共炖食，每日 1～3 剂。适用于百日咳。

81. 白糖 15 克，活鲫鱼（去内脏）250 克。蒸熟食鱼饮汤。适用于百日咳。

82. 胡萝卜 120 克，大枣 10 枚。水煎，去渣，随意饮用，每日 1～2 剂。适用于百日咳。

【生活调理】

1. 发现百日咳患儿及时隔离 4～7 周。注意休息，保证室内空气新鲜，阳光充足，避免接触异味、烟尘等刺激物。

2. 痉咳时可采用头低位，从上向下拍背有利痰液引流。

3. 到户外适当活动，可减少发作，并保持患儿精神愉快。尤其要保证患儿夜间的睡眠，婴儿期尽量不惹其哭闹，较大的患儿发作前应加以安慰，消除其恐惧心理。发作时可帮助患儿坐起，轻拍背部，随时将口鼻分泌物和眼泪擦拭干净。

4. 阵咳发作常致胃口不佳，应选择营养高、易消化、较黏稠的食物，少食多餐，尤以咳后进食较好，如吐出，吐后即时做口腔清洁并应随时重喂。

白　喉

白喉包括咽白喉和喉白喉。以咽白喉最

常见，一般起病较缓，咽部有疼痛或不适、中度红肿，扁桃体上有片状假膜，呈灰色，周缘充血，假膜不易剥脱，用力擦去局部有渗血。常有颌下淋巴结肿大、压痛。全身有轻度发热、乏力、食欲减退等症状。婴幼儿表现为不活泼、哭闹、流涎。依据病变范围与中毒症状轻重分为3型。①轻型：咽部轻痛、红肿。假膜局限于扁桃体，其一侧或两侧有点状或小片状假膜，全身有低热、乏力等症状。②重型：普通型未及时治疗，假膜迅速扩大，由扁桃体扩展至腭垂、软腭、咽后壁、鼻咽部和喉部。假膜厚，边界清楚，呈灰黄色、污秽灰色或黑色，周围黏膜红肿明显。扁桃体明显肿大。颈部淋巴结肿大、压痛，周围组织可有水肿。全身有高热、面色苍白、高度乏力等严重症状，常并发心肌炎和周围神经麻痹。③极重型：起病急，假膜范围广泛，多因出血而呈黑色。扁桃体和咽部高度肿胀，阻塞咽门，影响呼吸，或因有坏死形成溃疡，有腐臭气息。颈淋巴结肿大，软组织水肿明显，形如"牛颈"。全身中毒症状极重，有高热、面色苍白、呼吸困难、脉细数、血压下降、皮肤黏膜出血，可出现心脏扩大、心律失常、奔马律等。白细胞总数（10～20）×10⁹/L，中性粒细胞增高。喉白喉多为咽白喉向下蔓延所致，原发性少见，主要表现为进行性梗阻症状，有声音嘶哑或失音、呼吸困难、犬吠样咳嗽、呼吸时有蝉鸣音。梗阻严重者吸气有三凹征，并有惊恐不安、大汗淋漓、发绀，甚或昏迷。如未及时作气管切开，常因窒息缺氧和衰竭而死。假膜也可向下延至气管、支气管，形成气管、支气管白喉。此时呼吸困难更重，气管切开后，一度缓解的呼吸困难短期内再度加重，假膜如被吸出或咳出后，呼吸困难立即减轻或缓解。

【偏方集成】

1. 鲜火炭母叶150克，蜂蜜5克。将火炭母叶捣烂取汁，加蜂蜜兑服。少量多服，每日1剂。适用于白喉。

2. 土牛膝90克，板蓝根60克，无患子根30克。共洗净切片，加水2500毫升煎至1000毫升，加糖调服。1～2岁每次40毫升，

$\underline{}$

$$733 \text{ of } 856$$

3～5岁每次50毫升，7～12岁每次100毫升（重症用量加倍），每日5次。适用于白喉。

3. 鲜土牛膝60～90克。洗净切碎，加温开水捣烂，取汁放入白糖调服，每日分多次服，连服7日。同时，用喷雾器将土牛膝鲜根汁直接喷于咽喉部，每日3～4次。适用于白喉。

4. 金银花15克，甘草6克，山豆根、射干各3克。水煎服，每日1剂。适用于白喉。

5. 雄黄30克，巴豆（去皮油）14粒，郁金3克。共研细末，加米醋调成糊服，每次0.5～0.8克，每日3次。适用于白喉。

6. 鲜芦根15克，玄参9克，生甘草3克。水煎服，每日1剂。适用于白喉。

7. 蛙胆1个。每次用凉开水送服，连服数个。适用于白喉。

8. 五倍子、白矾各30克，人工牛黄4.5克，冰片0.9克，珍珠0.3克。将五倍子煅成炭、白矾煅枯，共为细末。再将珍珠煅碎，共为极细末。与人工牛黄、冰片混匀。以喷粉器喷入患部，2～3小时1次。适用于白喉。

9. 百草霜20克，鲜卷柏根10克，冰片6克。将百草霜与冰片研末、混匀，卷柏根用米醋研磨成汁。术者用压舌板暴露咽喉，以棉签蘸药汁涂刮假膜，吐出黏液，再用竹筒将药粉吹于患处，闭口2分钟，每小时1次。适用于白喉。

10. 蟾蜍170克，白矾30克。共捣烂，涂在纱布上，置前颈部，固定。稍许，喉部有清凉舒适感，咽部分泌物逐渐减少，5～6小时换药1次。适用于白喉。

11. 巴豆（去壳）、朱砂各0.5克。共研细末，撒胶布上，贴敷印堂、天突穴8小时，去药后用75％乙醇局部消毒，再用消毒针头挑破水疱，涂抹紫药水，每日1次。适用于白喉。

12. 鲜益母草200克。洗净捣烂，去渣滤汁，加食醋20％调和，用棉签蘸涂于患处，每日6次。如喉间有分泌物阻塞，可用棉签涂搅，以吐出黏液。适用于白喉。

13. 鲜龙舌草（又称卤地菊）100克。洗净、捣烂，取汁加米醋1/4调和，用棉签蘸

中医偏方全书（珍藏本）

药涂敷咽部假膜上，每日 3 次。亦可用本药 50 克，水煎浓服。适用于白喉。

14. 生黄连 3 克。水浓煎，每次取液 100 毫升漱口，每日 3 次。适用于白喉。

15. 鲜猪胆汁、白糖各等份。共混合后上锅蒸 30～60 分钟即成。托儿所小孩，每次服 1～2 毫升，幼儿园小孩，每次服 2～3 毫升，每日 2 次，连服 4 日。咽拭子培养阳性者，隔 1 个月再服 4 日。适用于白喉。

16. 萝卜 200 克，鲜芦根 50 克（干品减半），葱白 7 根，青橄榄 7 个。水煎，代茶饮，常饮有效。适用于白喉。

【生活调理】

1. 在百日咳流行地区，不要带小孩串门或去公共场所，更不要让孩子与患儿接触。

2. 应忌腥辣香燥食物。如茴香、五香粉、咖喱粉、八角、辣椒、辣油等。

3. 根据咽喉病损严重情况而进流质和半流质饮食。如绿豆汤、稀饭等。

4. 多吃富含维生素和易消化的食物，如蛋、乳、瘦肉、芋艿、面食等。

伤寒和副伤寒

伤寒、副伤寒分别是由沙门菌属伤寒沙门菌（伤寒杆菌）、副伤寒沙门菌（副伤寒杆菌）感染引起的急性肠道传染病。伤寒沙门菌、副伤寒沙门菌经污染食物由口进入消化道，入侵淋巴组织繁殖，进入血液循环，产生大量毒力很强的毒素，引起炎症病变和临床症状。其基本病理改变为全身单核吞噬细胞系统受损，远端回肠微小脓肿及肠壁溃疡形成。本病经粪-口传播，人群普遍易患，发病以青年、年长儿多见。全年散发，以夏季多见，也可引起暴发流行。

本病中医学称"湿温"、"湿瘟"。多因湿热疫疠之邪，经口鼻而入，蕴结中焦，阻滞气机，湿热熏蒸弥漫而成，以持续发热、脘痞腹胀、苔腻脉缓、神情淡漠、玫瑰疹或白㾦、左胁下痞块、白细胞减少为主要表现的疫病类疾病。

【偏方集成】

1. 马齿苋、败酱草、大血藤（切细）各 30 克，茯苓、地榆各 15 克。共洗净，入沙锅内煎 20 分钟左右，加白糖调服，每日 2 次，连服 5～7 日。适用于肠伤寒。

2. 凤尾草、鱼腥草各 50 克，茵陈、广藿香各 10 克。水煎服，每日 1 剂。适用于肠伤寒。

3. 南沙参、槐角各 15 克，细辛 5 克。水煎服，每日 1～2 剂。适用于肠伤寒。

4. 穿心莲（洗净）30～60 克。水煎，每日 1 剂，连服 5～7 日。适用于肠伤寒高热不退、伴头痛、全身无力、腹泻等症。

5. 大蒜片（鲜大蒜洗净、切薄片）3 克。口服，每次 4 小片，服至体温正常后继续用药 7～9 日，9～16 日为 1 个疗程。适用于肠伤寒。

6. 鲜鹿肠 1 条。切段，以炒盐渍之。每次食鹿肠 30 克，饮汤 20 毫升，每日 1～2 次。适用于肠伤寒。

7. 乌梅 5～6 枚。洗净，水煎浓汁，饭前空腹服。适用于肠伤寒。

8. 陈皮（或鲜橘皮）50 克，白糖 25 克。将陈皮洗净、切细末，与白糖加水（浸过陈皮）煮沸后再用文火煮至余液将干时，将陈皮盛出待冷，再投入陈皮量的 1/2 白糖拌匀即可，每日早、晚各服 1 次。功效清热利暑，理气止痛。适用于肠伤寒发热、腹胀、恶心呕吐、食欲缺乏。

9. 蜂蜜 1000 克，乌梅 500 克。乌梅先用冷水泡发、去核，加水煮沸后以小火煎煮，每 20 分钟取煎液 1 次，再加水煎煮，共取煎液 3 次后合并，再以小火煎至膏状，兑入蜂蜜至煮沸后停火，冷却后以沸水冲服，每次 1 匙，每日 2～3 次，连服 8～10 日。功效健脾止泻。适用于肠伤寒脾胃虚寒证。

10. 鲜芦根、梨子、荸荠、鲜藕各 50 克，鲜麦冬 20 克。将芦根洗净，梨子削皮、去核，荸荠去皮，鲜藕去节、洗净，然后同切成细末，用净纱布包扎绞汁，随意饮用，每日数次。功效清热除烦，利湿消肿，生津止渴。适用于肠伤寒发热、头痛、全身无力、食欲缺乏、恶心呕吐、腹胀腹泻等症。

11. 蜂蜜 300 克，鲜石榴皮（干品 50 克）100 克。将石榴皮洗净、切碎，水煎 2

次，每 30 分钟取煎汁 1 次，合并煎汁，以小火煎至黏稠时加蜂蜜至沸停火，冷却后用沸水冲服，连服 7～10 日。功效理气疏肝。适用于肠伤寒脾虚肝郁证。

12. 番茄 500 克，西瓜 1 个（约 1000 克）。将西瓜取瓤去籽，用净纱布包扎后绞汁，番茄用开水冲洗剥皮、去籽，也用净纱布包扎绞汁。将两汁混合，代茶饮，每日数次。功效清热利暑，祛热除烦。适用于肠伤寒。

13. 马齿苋（鲜品加倍）60 克，扁豆花 10～20 克。共洗净，水煎 20 分钟，或马齿苋烧灰（存性）研末。汤液加红糖，每日分 2 次服；灰末加糖调服，每次 6 克，每日 2 次。饭前空腹饮。功效疏肝止泻。适用于肠伤寒泄泻不止。

14. 西瓜 1 个（约 1200 克）。最好用白皮、白瓤、白籽的三白西瓜。取西瓜瓤、去籽，用净纱布包好后绞汁，代茶饮用。功效止渴生津，清热利暑。适用于肠伤寒、副伤寒早期。

15. 百合、白糖各 60 克，糯米 50 克。将百合捣成细末，与糯米熬粥，加白糖搅匀温服，每日 1 次。功效滋润除烦，缓中止痛。适用于肠伤寒腹中满痛。

16. 绿豆 250 克。洗净，加水煮粥食。功效清热，解毒，止渴。适用于肠伤寒热病烦渴。

【生活调理】

1. 患儿需卧床休息。体温超过 39 ℃可适当予以物理降温，如冰枕、额部冰敷等；必须保持皮肤与口腔的清洁卫生，防止发生皮肤感染和口腔炎。

2. 应给予高热量、高维生素的流质或无渣半流质饮食，如藕粉、蛋花汤、米汤等，少食多餐。忌食油腻及肥甘、胀气的食物。

3. 恢复期患儿宜给少渣饮食，饮食需限制，保持大便通畅。对于便秘的患儿可用开塞露通便，忌用泻剂。要保证足够的水分，使尿量增加，从而促进伤寒沙门菌毒素排出体外。

细菌性食物中毒

细菌性食物中毒是指由于进食被细菌及其毒素所污染的食物而引起的急性中毒性疾病，发病多呈暴发形式，夏、秋季节发病较多。由于病原及发病机制不同，临床上可分为胃肠型与神经型（肉毒中毒）。

中医学认为本病多因食入含有邪毒的食物，或因寒湿暑热等邪气内侵，损伤脾胃，使胃肠气机紊乱，运化功能失常所致的胃肠疾病。

【偏方集成】

1. 面粉 1000 克，豆蔻 3 克，酵母 50 克。将豆蔻研细末；面粉与酵母用温水和成面团，捂盖 2 小时，待面粉发酵后加碱适量，撒入豆蔻末揉匀，制成馒头坯，上笼用武火蒸 15 分钟至熟后随意食用，每日数次。功效开胃健脾，理气消胀。适用于细菌性食物中毒引起的食欲缺乏、胸腹胀满等症。

2. 炒麦芽、大枣（切细）各 10 克，炒山楂 3 克。共入沙锅内水煎 20 分钟，取汁代茶饮，每日数次。适用于细菌性食物中毒。

3. 芥菜 100 克，大头菜 20 克。分别洗净、晾干，大头菜切片，芥菜切段。共入沙锅内水煎，取汁代茶饮，每日数次。功效健胃，下气，宽中。适用于细菌性食物中毒食积不化、脘闷腹胀、饮食不佳等症。

4. 炒麦芽 10 克，炒山楂片 3 克，红糖适量。同入沙锅内水煎，取汁代茶饮，每日数次。功效消食化滞，和胃止呕。适用于细菌性食物中毒引起的饮食停滞、呕吐酸腐、脘腹胀满、嗳气厌食或腹痛拒按等。

5. 谷芽 110 克，姜汁适量，食盐少许。将谷芽研细末，加入姜汁、食盐和匀，做成饼食。每次 5 克，每日 3 次。功效醒脾开胃，宽中止呕。适用于细菌性食物中毒后引起的消化不良、脘闷腹胀、呕恶、食欲缺乏等症。

6. 苹果、山药各 30 克。苹果洗净、干燥，与山药共研细末，加白糖适量，每次 15～20 克，温开水送服。功效健脾胃，助消化，止泄泻。适用于细菌性食物中毒引起的泄泻不止、消化不良或久泻等。

中医偏方全书（珍藏本）

中医偏方全书（珍藏本）

7. 莱菔子 15 克。研成细末，用温开水调服，每日数次。功效消食理气宽中。适用于细菌性食物中毒引起的小儿食积证，症见胃纳减退、恶心呕吐，腹胀而硬，大便酸臭。

8. 陈仓米 60 克，柿饼霜 30 克。先把陈仓米洗净放锅内以小火微炒香黄，加水煮沸后倒入碗内，放入柿饼霜，调化澄清（伺时也可以细细咀嚼焦米），随意食用，每日数次。功效补脾胃，消积滞，开胃提神。适用于细菌性食物中毒后引起的脾胃不和、消化不良、脘痞虚胀等症。

9. 六神曲、丁香各 15 克。沸水冲泡，代茶饮，每日数次。功效暖胃，消积，止呕。适用于细菌性食物中毒呕吐、呃逆等症。

10. 诃子 30 克。洗净、去核，以水 500 毫升烧 2～3 沸后下诃子煎 3～5 沸，入盐少许，取汁代茶饮，每日数次。功效下气消食。适用于细菌性食物中毒泄泻不止、饮食不化等症。

【生活调理】

1. 进食后不久的中毒者，如未呕吐，可用筷子、手指等刺激咽后壁、舌根催吐，如已发生呕吐，则不必止吐；如胃内容物已呕完仍恶心呕吐不止，可用生姜汁 1 匙加糖冲服，以止呕，亦可用清水或 1：5000 高锰酸钾溶液洗胃。

2. 若中毒者能饮水，应嘱其多饮茶水、淡盐水，以补充水分及盐分；若不能饮水，应送往医院输液。

3. 中毒者须卧床休息、注意保暖、禁食 8～12 小时；病情好转后可吃易消化的半流质食品，如米汤、稀粥、面条等。3～5 日内尽量少吃油腻食物。

霍　乱

霍乱是由产霍乱毒素的霍乱弧菌引起的急性细菌性肠道传染病，临床上以剧烈无痛性吐泻，米泔样大便，严重脱水，肌肉痛性痉挛及周围循环衰竭等为特征。临床上根据病情严重程度分为轻、中、重三型。霍乱最明显特征是暴发突然、传播快、可跨地区和年份流行，甚至引起全球性大流行。传染源是霍乱患者和带菌者，带菌者无症状却排菌，更易感染他人，是重要的传染源。霍乱弧菌为革兰染色阴性细菌，经食物和水传播。霍乱具有普遍易感性。

中医霍乱的范围较广，包括西医的霍乱、副霍乱、急性胃肠炎及细菌性食物中毒等疾病。为了加以区别，有人将霍乱、副霍乱称为"真霍乱"，将急性胃肠炎、细菌性食物中毒等称为"类霍乱"。本病多发生于夏秋季节，患者又大多有贪凉和进食腐馊食物等情况，故认为主要由于感受暑湿、寒湿秽浊之气及饮食不洁所致。本病的发生，尚与患者的体质有关，如患者中阳素亏，脾不健运或重感寒湿，或畏热贪凉，过食生冷瓜果，则病从寒化而成寒霍乱；如患者素体阳盛，或湿热内蕴，或冒暑远行，复感时令热邪，以及过食辛辣醇酒厚味等食物，湿热自内而生，则病从热化而成热霍乱。如饮食先伤脾胃，重感秽浊之气，邪阻中焦，升降之气窒塞，上下不通，则发为干霍乱，症见欲吐不得吐，欲泻不得泻，腹中绞痛，脘闷难忍等，俗称"绞肠痧"，乃霍乱中之严重证候。

【偏方集成】

1. 陈茶叶 15 克。水煎浓如墨，去渣，加食盐 30 克，频服。适用于霍乱吐泻转筋。

2. 番薯藤、辣蓼各 30 克。每日 1～2 剂，水煎服。适用于霍乱吐泻。

3. 炒盐 30 克，开水 100 毫升。混合，频服。适用于霍乱吐泻。

4. 针刺委中青筋，放血 0.5 毫升。适用于霍乱吐泻。

5. 白矾 15 克。为末，开水冲服。适用于霍乱吐泻。

【生活调理】

1. 重型患者绝对卧床休息至症状好转。

2. 剧烈吐泻暂停饮食，待呕吐停止腹泻缓解可给流质饮食，在患者可耐受的情况下缓慢增加饮食。

3. 水分的补充为霍乱的基础治疗，轻型患者可口服补液，重型患者需静脉补液，待症状好转后改为口服补液。

猩 红 热

猩红热是由乙型溶血性链球菌 A 族引起的急性呼吸道传染病。临床特征为发热，咽峡炎，全身弥漫性鲜红色皮疹和疹退皮肤脱屑。少数患者由于变态反应可引起心脏、肾脏、关节等并发症，传染源为患者与带菌者。主要为空气飞沫传播，2～10 岁儿童发病率最高。

【偏方集成】

1. 菊花、金银花、山楂各 50 克。水煎，取汁加白糖调匀，温服（2 岁以下药量酌减），每日 1 剂。适用于猩红热初期。

2. 生石膏（先煎）50 克，板蓝根、大青叶各 30 克，生甘草 20 克，红糖（后下）10 克。水煎，去渣，浓缩至 200 毫升，再兑入红糖，每日 1 剂，分 4～5 次服完。适用于猩红热。

3. 绿豆 30 克，生地黄、金银花各 20克。将生地黄、金银花水煎，去渣后入绿豆煮汤饮服，每日 1 剂，分 3 次服。适用于小儿猩红热。

4. 金银花 15 克，桑树枝、苦参各 10克。水煎，每日 1 剂，分 2 次服。适用于猩红热。

5. 黄芩 10～15 克。水煎服，每日 1 剂，连服 3 剂。适用于猩红热。

【生活调理】

1. 患儿宜进食清淡易消化的流质或半流质食物，并可少量多餐。宜多食蔬菜和水果，补充足够的水分，保证一定的热量和蛋白质的摄入。忌食辛辣刺激油腻之品。

2. 一旦发现有儿童患有猩红热，就应及时隔离，直至症状消失，并且卧床休息。部分患儿在发病后 2～3 周可能发生非化脓性变态反应性疾病，如风湿热、肾小球肾炎等。

3. 流行期，儿童应避免去公共场所，戴口罩，不与猩红热、咽峡炎、扁桃体炎患者接触。

第三十六章　钩端螺旋体病

钩端螺旋体病

钩端螺旋体病（简称钩体病）是由致病性钩端螺旋体（简称钩体）引起的急性传染病。受感染的鼠类和猪将带钩体的尿排出污染田水和土壤，农民赤足下田通过皮肤黏膜而被感染；渔民和矿工接触疫水亦可能受染。本病中医学称"稻瘟病"，多因暑湿疫毒，蕴于肌腠脉络，或内攻脏腑，伤及营血所致；是以骤起高热、全身酸痛、黄疸、小腿肌肉尤为疼痛、目赤、肌肤发斑为主要表现的疫病类疾病。

【偏方集成】

1. 鲜假海芋（尖尾芋）、白芥子、虎耳草根茎各 250 克。分别洗净、切薄片，共加食盐炒干，加水 1000 毫升煎至 250 毫升，每日 1 剂，分 2 次服（服至病情好转）。假海芋有毒，服药后有恶心、呕吐、喉头发痒等反应，加盐处理和延长煎熬时间，可大大减少其毒性和不良反应。适用于钩端螺旋体病。

2. 紫金牛（切碎）、大枣各 60 克。水煎 30 分钟，去渣，温后代茶频饮。每日 1 剂，适用于钩端螺旋体病。

3. 土茯苓（切片）60 克，甘草 9 克，姜片 2 片。水煎服，每日 1 次，连服 1 周。适用于钩端螺旋体病。

4. 大枣 250 克，茵陈 60 克。将茵陈、大枣洗净，共入沙锅内水煎至枣肉熟烂，喝汤食枣，每日分 2 次服食。适用于钩端螺旋体病。

5. 土茯苓 60 克，地榆、白茅根、青蒿各 30 克，水煎。高热期每日 2 剂，分 2 次服；热退后每日 1 剂，分 2 次服。适用于钩端螺旋体病。

6. 黄芩、金银花、连翘各等份。共制成浸膏或片剂，每克含生药 7.5 克，每次服 2.5～6 克，每日 2 次。适用于钩端螺旋体病。

7. 鱼腥草 15～30 克。制成片剂，分 3 次服，10 日为 1 个疗程。适用于钩端螺旋体病。

8. 土茯苓 60 克，甘草 10 克。水煎服，每日 1 剂。适用于钩端螺旋体病。

9. 茵陈、粳米各 60 克，白糖适量。先将茵陈洗净，水煎 30 分钟后，取汁加粳米煮粥，加入白糖温服，每日 1 次。适用于钩端螺旋体病，症见身目黄色鲜明、发热口渴等。

10. 羊肉 250 克，黄花菜 30 克。先将羊肉洗净、切块，放入沙锅内加水炖至七成熟，加入黄花菜、酱油、黄酒、葱段、生姜继续炖至肉熟即可服食，每日 1 次，1 周为 1 个疗程。功效凉血止血，利水退黄，益气补虚，温中暖下。适用于钩端螺旋体病。

11. 猪瘦肉 250 克，鲜白茅根 150 克。先将白茅根洗净、剪成小段，加入盐、葱、生姜各适量，与猪肉共入锅内煎至猪肉烂熟即可吃猪肉喝汤，每日分 2 次服。功效清热利湿，补肝益血。适用于钩端螺旋体病。

12. 泥鳅 500 克，豆腐 250 克。先将泥鳅养于清水中漂去泥后，去头尾、肠杂，加水适量以小火清炖五成熟，加入豆腐、盐继续炖熟即可佐餐服食。功效补中健脾，利水祛湿。适用于钩端螺旋体病。

13. 大田螺 20 个，黄酒 50 毫升。先将田螺养于清水中，漂去泥，捶碎其壳，取肉加入黄酒拌，置锅内加水炖至肉熟烂即可吃肉喝汤。功效利湿热，退黄疸，行气活血。适用于钩端螺旋体病。

14. 鸡蛋1枚，针砂2克。先将鸡蛋开1个小孔，装入针砂，外用湿纸封口，放入锅内加水煮熟，去蛋壳，顿服，每日1枚。功效补血，祛湿，扶正。适用于钩端螺旋体病。

15. 鲜牛奶200毫升，秦艽30克。共以小火煎煮至150毫升，去渣，温服。功效补虚损，益肺胃。适用于钩端螺旋体病。

16. 雪梨2个，米醋适量。先将雪梨洗净，去果皮、核，切成薄片，加米醋浸泡2小时，随意食用。适用于钩端螺旋体病。

【生活调理】

1. 控制传染源　一般以加强田间灭鼠，家畜（主要为猪）粪尿的管理为主要措施。

2. 切断传播途径　主要措施包括个人防护用具的应用，流行环境的改造以及减少和不必要的疫水接触。

3. 预防接种及化学预防。

中医偏方全书（珍藏本）

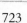

第三十七章　原虫感染疾病

肠阿米巴病

肠阿米巴病是由溶组织内阿米巴引起的肠道感染，其中以近端结肠和盲肠为主要病变部位。病原体以滋养体和包囊两种形态存在于人体。包囊随粪便排出体外，经手或污染的食物由口进入胃肠道，到达小肠末端、结肠上部，被肠液消化变薄、破裂，变为滋养体。多数感染者处于病原体携带状态而无症状；滋养体侵入结肠，溶解黏膜下组织，使之坏死，形成溃疡，排出而使粪便呈红棕色果酱样，带腥臭。临床表现以腹泻或痢疾为症状特征者称阿米巴痢疾。

本病中医学称"奇恒痢"，多因饮食不节或不洁，湿热、寒湿、虫毒之邪内侵，蕴结大肠，肠络受伤所致。是以腹痛、腹泻暗红色果酱样粪便为主要表现的疫病类疾病。

【偏方集成】

1. 鸦胆子 30 克，赤石脂、乌梅各 60 克，盐 10 克，陈米饭适量。将鸦胆子去油（打碎去壳），再用吸水纸反复将油质吸干；乌梅去核（用温水泡涨即可去核）、捣烂；赤石脂研细末。共搅拌均匀，加入陈米饭、盐捣烂如泥状，制成绿豆大小药丸。饭后温开水送服，成人每次 15～20 丸，小儿每次 5～10 丸，每日 2 次。适用于肠阿米巴病。

2. 金银花 15 克，紫皮大蒜 10 克，甘草 2 克。大蒜去皮、捣烂，金银花洗净，加入甘草同用沸水浸泡（亦可稍煎），加入白糖，代茶饮，每日数次。适用于肠阿米巴病。

3. 生山药（研末）30 克，三七粉 6 克，鸦胆子（去皮）20 粒。先将山药粉煮为粥，加入三七粉、鸦胆子，早晨空腹服，每日 2 次。适用于肠阿米巴病。

4. 陈茶叶、净紫苏叶、老生姜、白糖各 9 克，乌梅 3 枚。（除白糖外）共水煎 40 分钟，加入白糖（白痢即时服，赤痢将煎液露 1 宿温服）。适用于肠阿米巴病。

5. 鲜瘦风轮菜（又称剪刀草）30 克，白糖或红糖适量。将鲜瘦风轮菜洗净、切段，水煎，加入白糖或红糖服（赤痢加白糖，白痢加红糖），每日数次。适用于肠阿米巴病。

6. 莲子、白术、陈米各 30 克。先将陈米炒焦，研粉，再将 3 味分别研细末，服用时合在一起后调匀，用开水冲服，每次 15 克，每日 3 次。适用于肠阿米巴病。

7. 白头翁 60 克，山药 30 克。水煎，去渣，取汁加白糖送服三七粉 1 克和鸦胆子仁 10 粒（装入胶囊内），每日 1～2 剂。适用于肠阿米巴病。

8. 金银花 20 克，白芍 15 克，三七（研末）3 克，鸦胆子（龙眼肉包）10 粒。先将鸦胆子用温开水送服。后将前 3 味水煎，温服，每日 1 剂。适用于肠阿米巴病。

9. 燕窝 6 克，人参 1.5 克。隔水炖服，每日数次。适用于肠阿米巴病。

10. 石榴皮 60 克。加水 200 毫升煎至 100 毫升，每次 20 毫升，每日饭后服 3 次，6 日为 1 个疗程。适用于肠阿米巴病。

11. 白头翁 30 克，黄连、黄柏、秦皮各 9 克。水煎，每日 1 剂，分 2 次服。适用于肠阿米巴病。

12. 白头翁、苦参各 15 克。水煎服，每日 1～2 剂。适用于肠阿米巴病便脓血。

13. 鸦胆子仁 10 粒。以枣肉包，吞服，每日 3 次。适用于肠阿米巴病便脓血。

14. 粳米 100 克，红糖 15 克，砂仁、豆蔻各 9 克。将砂仁、豆蔻去壳，洗净灰沙，捣成粉末；粳米洗净，同煮粥，加入红糖，早、晚趁热服食。功效开胃消食，行气温中，散寒燥湿。适用于肠阿米巴病。

15. 精羊肉 100 克，胡椒、炮干姜各 15 克，诃子皮 4 枚，白面适量。将中间 3 味捣碎、研末，羊肉洗净切细，与药末调匀，加水和面，裹肉做馄饨，煮熟空腹服，以饱为度，每日 1 次。功效温阳止痢。适用于肠阿米巴病。

16. 核桃仁 30 克，生姜、红糖各 9 克，细茶 6 克。核桃仁切细，生姜切末，加细茶共煎 40 分钟，取汁 400 毫升加入红糖，分 2 次空腹热服。功效温中健脾，补肾止痢。适用于肠阿米巴病。

17. 生姜、茶叶各 10 克。生姜洗净、切薄片，与茶叶同入沙锅内，水煎 5～10 分钟，过滤，取汁热饮，每日 1 剂，分 2～3 次服。功效健脾，化湿，止痢。适用于肠阿米巴病。

18. 大鲫鱼 1 条，白矾 10 克。鲫鱼洗净(不去鳞鳃，下作 1 窍)，去肠肚，入白矾，纸包，煨香熟。用盐、醋调食之，每日 1 次。功效健脾，利湿，解毒，止痢。适用于肠阿米巴病。

19. 羊脂、蜂蜡、阿胶各 60 克，黍米 90 克。将黍米洗净，与羊脂、阿胶、蜂蜡同入沙锅煎熬为汤。每次取适量服，每日 2 次。功效补虚，养血，止痢。适用于肠阿米巴病。

20. 粳米 100 克，葱 30 克。将葱洗净、切细，粳米淘净、煮粥，再加入葱稍煮即可。每次适量，每日 2 次，空腹服。功效发表，通阳，解毒，利便。适用于肠阿米巴病。

21. 淡豆豉、薤白各 30 克。将薤白洗净、切段，与豆豉同入沙锅内，水煎至 250 毫升。顿服，每日 2～3 次。功效行气散结，温阳止痢。适用于肠阿米巴病。

22. 糯米 250 克，姜汁适量。用姜汁将糯米拌湿，烘干，研细末，每次 10～15 克，每日 3 次，沸水冲服。功效益气养胃，降逆通滞。适用于肠阿米巴病。

23. 紫色苋菜 250 克，粳米 60 克。先以苋菜水煎，去渣，取汁入淘净的粳米煮粥。每日数次，空腹服。功效清热解毒。适用于肠阿米巴病。

24. 醋、豆腐各 250 克。把豆腐漂洗干净，放锅中煎黄，加入醋即可服食。每次适量，每日 2 次。功效清热解毒，益气和中。适用于肠阿米巴病。

25. 白糖 250 克，乌梅 1 枚。加水 2 碗煎至 1 碗。每日数次，频饮。功效补肺，缓肝，涩肠。适用于肠阿米巴病。

【生活调理】

1. 患者应隔离，对其衣物及用品严格消毒。大力消灭苍蝇和蟑螂，加强粪便及水源的管理，避免本病的传染与流行。

2. 卧床休息，给予易消化、高热量、高维生素饮食。

3. 注意个人饮食卫生，做到不吃未消毒的生菜，不吃不洁瓜果，不吃变质腐败的食物，不吃未经加热处理的剩饭菜，教育小孩养成饭前便后洗手的好习惯。

疟　疾

疟疾是由蚊传播疟原虫而引起的传染病，临床以间歇性寒战、高热，大汗后缓解为特征。间日疟常有复发，恶性疟的发热不规则，常侵犯内脏，可致凶险发作。其临床症状系疟原虫的红细胞内裂体增殖及其代谢产物所致。全年均有发病，以夏、秋季为多，农村高于城市。疟疾患者和无症状带虫者是传染源。本病中医学亦称"疟疾"，多因摄生不慎，饮食所伤或劳倦太过，加之蚊叮咬，疟邪入血，卫气与疟邪交争为病。以往来寒热，休作有时，头痛，汗出而解，日久左胁下有痞块等为主要表现的疫病类疾病。

【偏方集成】

1. 鹅不食草 30 克。水煎 15 分钟，滤出药液，加水再煎 20 分钟，去渣，两次煎液兑匀，分服，每日 1 剂。适用于疟疾周期性、规律性发作。

2. 苍术、白麦面各 500 克，大枣 100 克，小茴香 60 克，生甘草 50 克。先将苍术浸 3 日，取出切片、焙干、研末，小茴香、生甘草研末，大枣焙干、研末，白面盐炒，同和匀，每次 6 克，每日 2 次，盐汤送服。

中医偏方全书（珍藏本）

适用于疟疾。

3. 马鞭草 30～60 克，大枣 15 克，生姜 10 克。将马鞭草洗净、切细，用沙锅煎半小时后加入生姜、大枣再煎 15 分钟即可。在发作前、后各温服 1 剂，连服 1 周。适用于疟疾初起。

4. 水蜈蚣（又称金钮子、散寒草、发汗草）50 克。水煎 4 小时至棕红色浓茶样，发作前 2 小时顿服，每日 1 次。适用于疟疾。

5. 嫩丁香叶适量。研细末，发作前 3 小时冲服 6 克，疟发后 1 小时再冲服 6 克。适用于间日疟。

6. 刘寄奴 30 克。水煎，取汁于发作前顿服，每日 1 剂。适用于疟疾。

7. 豨莶草 30 克。水煎，代茶饮。每日 1 剂。适用于疟疾。

8. 醋炙鳖甲适量。研末，加入雄黄少许冲服，每次 6 克，每日 2 次。适用于疟疾久不愈。

9. 牛膝 40 克。水煎，去渣，发作前 2 小时服，每日 1 剂。适用于疟疾久不愈。

10. 爵床 30 克。水煎，去渣，发作前 2 小时服下，每日 1 剂。适用于疟疾。

11. 常山 10 克，甘草 3 克。水煎服，每日 1 剂。适用于间日疟。

12. 地龙 5～6 条。焙研成粉，冲服。适用于疟疾。

13. 嫩桐树芽适量。生食。适用于疟疾。

14. 苍术、白芷、川芎、桂枝各 3 克。共焙干、研极细末，每次取 0.5 克，用绸布包成椭圆状，尾端用线扎紧，塞鼻孔内 4 小时，待疟疾发作后至出汗期取出（不可中途取出），发作时间移动者，可连续使用。适用于疟疾。

15. 甘草、甘遂各等份。共研为细末，每次取 0.5～1 克，用棉花包裹成球状，在发作前 3 小时置于脐窝中，外用胶布固定（四周粘紧，勿使泄气），每次贴药 1～2 日。适用于疟疾。

16. 毛茛 1～2 根。捣烂，取一铜钱置内关穴上，药放铜钱孔中，纱布包扎，以起疱为度，每日 1 次。适用于疟疾。

17. 红糖 25 克，马齿苋枝头（未开花含

苞）7 个。共捣如泥，敷于双侧内关穴上，24 小时换药 1 次。适用于疟疾。

18. 独头大蒜 1 枚。去皮、捣烂，于发作前 3 小时贴敷于内关（或间使）穴，发疱后去掉。适用于疟疾。

19. 槟榔 20 克，吴茱萸 9 克。共为细末，于发作前 2 小时以茶水调敷内关穴，每日换药 1 次。适用于疟疾。

20. 石菖蒲 6 克。洗净，捣成泥状，涂敷桡动脉处（男左女右），每日 1 次。适用于疟疾。

21. 大枣 15 克，生姜（切片）10 克，鸡 1 只（约 500 克）。将鸡去毛、内脏，并洗净；生姜切片，大枣洗净；同入沙锅内加水煎至鸡肉熟后加入白酒、油、盐、葱花，再略煮片刻即可服食，每日分数次服，隔 5 日服 1 只。功效清热解毒，利湿，补益。适用于疟疾恢复期。

22. 生姜 50 克，赤小豆 15 克，鲤鱼 1 条，大枣 10 枚，陈皮 1 片。将赤小豆洗净，鲤鱼去内脏、洗净，同入沙锅内水煎至熟后加入大枣、陈皮、生姜再煮 15 分钟左右即可，加入油、盐调味，1 次温服，隔日 1 次。功效清解里热。适用于疟疾初发。

23. 生姜 15 克，大枣 10 枚，鸭子 1 只（约 1000 克），白酒适量。将鸭子去毛及内脏、洗净；生姜切片，大枣去核；同入沙锅内加水煎至鸭肉熟后，加入少量白酒和盐、油、葱花等即可服食，每日 1 次，连服 2～3 日。功效清热利湿，增强抵抗力。适用于疟疾各期。

24. 黄狗肉 250 克，黑狗肉 150 克，生姜 100 克，陈皮 10 克，大枣 10 枚。先将狗肉洗净、切块，用温水漂去腥味，加入生姜、大枣、陈皮水煎 1 小时，加入油、盐调味即可佐餐服食，每周 1 次。功效调和营卫，扶正祛邪。适用于疟疾后期。

25. 黑豆 150 克，陈皮 10 克，田鼠 2 只，大枣 10 枚。先将田鼠去毛及内脏、洗净沥干，与黑豆、大枣、陈皮同放入沙锅内水煎至肉熟即可服食，每日 1 剂，连服 3 日。功效辛温达邪，祛寒止疟。适用于疟疾中期。

26. 胡子鲇鱼 200 克，黑豆 150 克，陈

皮 3 克，大枣 10 枚。将鲇鱼、黑豆、陈皮和大枣同洗净，入沙锅内水煎至熟即可服食，每日 1 次，连服 3 日。功效清解里热。适用于疟疾早期。

27. 生地黄 60 克，粳米 50 克，生姜 2 片。先将生地黄水煎取汁，粳米淘净煮粥，然后加入生地黄煎液及生姜煮成稀粥即可服食，每次适量，每日 1 剂。适用于疟疾后期。

28. 核桃仁（捣碎）15 克，细茶 9 克，川芎 3 克。沸水冲泡，趁热频饮（服至临发时也不可停），发作前 1～2 小时 1 剂。功效补肾，强筋骨，止寒热。适用于寒热疟疾。

29. 独头蒜 7～10 个，白酒适量。把独头蒜洗净捣烂，加入加热的白酒，于发病前 2 小时服，连服 2 日。功效辛温达邪，祛寒止疟。适用于疟疾。

30. 鲜地骨皮（研粗末）30 克（干品 15 克），茶叶 3 克。沸水冲泡，代茶饮，于发作前 2 小时服完。功效清热利水，凉血止渴。适用于疟疾。

31. 苹果 500 克。去皮、切成块，加水炖成膏，每次服适量，每日 2 次。功效补中，益气，生津。适用于疟疾。

32. 米醋 200 克，鸡蛋 3 枚。将鸡蛋打破去壳入沙锅内加入米醋煮沸。1 次温服，每日 2 次。功效辛温达邪，祛寒止疟。适用于疟疾寒战、高热、剧烈头痛等。

33. 生姜 120 克。洗净、捣烂，于发病前 4 小时包敷两膝盖处，外用纱布固定。每日 1 次，连敷 3～5 日（如皮肤发痒则须除掉）。适用于疟疾。

34. 青蒿（去杂质）50 克，薄荷 3 克。共研粗末，开水冲泡，代茶饮，每日 1 剂。功效清热止疟。适用于间日疟及恶性疟。

35. 马兰头适量。洗净，用净纱布包好绞汁，于发作前 2 小时服。功效清解里热。适用于疟疾间歇性寒战、高热、多汗。

36. 鲜鸡蛋 2 枚，白酒 40 毫升。取鸡蛋清和入白酒内调匀，于发作前 1～2 小时顿服。功效清热解毒，养血熄风。适用于疟疾。

37. 羊骨 250 克，盐少许。将羊骨洗净、捣碎，水煎，加盐调味。于疟疾发作前 3 小时顿服。功效补肾，强筋骨。适用于疟疾。

38. 何首乌 24 克，甘草 3 克。水浓煎 2 小时，每日 3 剂，饭前服。功效养血益肝，固精补肾。适用于疟疾日久不愈。

【生活调理】

1. 发作期及退热后 24 小时应卧床休息。

2. 要注意水分的补给，对食欲不佳者给予流质或半流质饮食，至恢复期给高蛋白饮食；吐泻不能进食者，则适当补液；有贫血者可辅以铁剂。

3. 寒战时注意保暖；大汗应及时用干毛巾或温湿毛巾擦干，并随时更换汗湿的衣被，以免受凉；高热时采用物理降温，如高热患者因高热难忍可药物降温；凶险发热者应严密观察病情，及时发现生命体征的变化，详细记录出入量，做好基础护理。

4. 按虫媒传染病做好隔离。患者所用的注射器要洗净消毒。

中医偏方全书（珍藏本）

第七篇 眼耳鼻咽喉口腔科疾病

第三十八章　眼科疾病

睑腺炎

睑腺炎是指化脓性细菌侵犯眼睑腺体而引起的一种急性炎症，又称麦粒肿。睑腺炎可分为外睑腺炎与内睑腺炎，前者为 Zeiss 氏腺的急性化脓性炎症，俗称"针眼"；后者是指睑板腺的急性化脓性炎症。外睑腺炎初起眼睑红肿，明显压痛，数日后近睑缘部位形成硬结，发病 3～5 日后软化，形成黄色脓点，可自行破溃，排出脓液，一周左右痊愈。内睑腺炎睑板腺开口处轻度充血，睑结膜下出现黄色脓点，其后脓点开口于睑结膜面，将脓排进结膜囊内或经睑板腺开口排出而愈。

本病相当于中医学的"针眼"。中医学认为针眼的病因病机为风邪外袭，客于胞睑化热，风热煎灼津液，变生疮疖；或过食辛辣炙热之品，脾胃积热，循经上攻胞睑，致营卫失调，气血凝滞，局部酿脓；或身体余热未清，热毒蕴伏；或素体虚弱，卫外不固而易感风邪者，常反复发作。临床可分为风热外袭、热毒上攻、脾胃伏热或脾胃虚弱等证型。风热外袭型治宜疏风清热。热毒上攻型治宜清热泻火解毒。脾胃伏热或脾胃虚弱型治宜清解脾胃伏热或扶正祛邪。治疗上对未成脓者，应退赤消肿，促其消散；已成脓者，当促其溃脓或切开排脓，使其早愈。本病酿脓之后，切忌挤压，以免脓毒扩散，变生他症。平素应注意用眼卫生，增强体质，预防发病，或避免反复发作。

【偏方集成】

1. 金银花适量。金银花用水浸泡后，煎煮蒸馏即得。每日饮 50 毫升，分次服用。功效疏风清热。适用于睑腺炎风热外袭证，初起局部微有红肿痒痛，伴头痛、发热、全身不适。

2. 菊花 15 克，北粳米 50 克。将菊花去蒂择净，磨成菊花末待用。北粳米合冰糖少许，加水 500 毫升，煮至米开汤未稠时，调入菊花末，改文火稍煮片刻，待粥稠停火，盖紧闷 5 分钟待服。每日 2 次，稍温服食。功效疏风清热。适用于睑腺炎风热外袭证，初起局部微有红肿痒痛，并且有头痛、发热、全身不适等症。

3. 苦瓜 250 克，猪油、葱、姜、盐各适量。苦瓜切丝，烧热锅，放猪油，烧至油九成热时，将苦瓜倒入，加葱、姜、盐、爆炒至熟即成。佐餐食用。功效清热泻火解毒。适用于睑腺炎热毒上攻证，胞睑局部红肿，硬结较大，灼热疼痛。

4. 蚌肉 200 克，金针菜 100 克。蚌肉、金针菜同煮汤，加入调料，佐餐食用。功效清热泻火解毒。适用于睑腺炎热毒上攻证，胞睑局部红肿，硬结较大，灼热疼痛，口渴喜饮，便秘溲赤。

5. 山药（去皮）200 克，茯苓、大枣各100 克，蜂蜜 30 克。将山药蒸熟捣烂，大枣煮熟，去皮、核，留肉；茯苓研细粉，与山药、枣肉拌匀，蒸成糕，熟后淋上蜂蜜即可。功效扶正祛邪。适用于睑腺炎脾胃虚弱证，针眼反复发作，诸症不重。

6. 鲜嫩牛蒡叶 250 克，作料适量。将牛蒡叶洗净切成小块，急火爆炒，加入黄酒及调料拌匀停火，装盘佐食。功效疏风散热，清热解毒。适用于睑腺炎风热外袭证。

7. 栀子仁（捣为末）6 克，粳米 50 克。粳米煮粥，临熟时下栀子仁末，搅匀，趁温服。功效清热解毒，凉血和胃。适用于睑腺炎热毒炽盛证，目赤肿痛，热病虚烦不眠等症。

8. 石榴叶 10 克，绿豆 30 克，白糖适量。将石榴叶、绿豆洗净，加水煎至豆烂，拣出石榴叶，调入白糖饮服。每日 2 剂。功效清热解毒，利湿消肿，降压明目。适用于睑腺炎。

9. 新收薏苡仁 50 克，人参叶 6 克，粳米 100 克。参叶水煎取液 200 毫升。薏苡仁、粳米淘净，放入锅中，加参叶煎液，加水适量，烧至沸后，文火炖至熟烂，食用。功效健脾益胃，利尿渗湿。适用于睑腺炎脾虚气弱证。

10. 山楂 50 克，苦瓜 3 条。按常法煮汤服食。每日 1 剂，分 2 次服。功效解热消肿，清心明目，活血化瘀。适用于睑腺炎。

11. 白菊花 10 克。头煎内服，第 2 煎洗眼，每日 2 剂，分早、晚用。适用于睑腺炎。

12. 牛蒡子 15 克，桔梗 12 克，薄荷 3 克，淡豆豉 9 克。同煎汤，去渣，热饮。功效发散祛邪。适用于睑腺炎初起局部红肿痒者。

13. 鲜芦根 1 支。洗净，取其嫩白部位，生嚼咽汁。功效清热利尿。适用于睑腺炎伴口渴尿少者。

14. 牛蒡子 30 克，粳米 50 克。煎汁过滤，加入粳米煮成牛蒡粥，加冰糖适量，食用。功效清热解毒。适用于睑腺炎眼睑红肿伴头痛身热者。

15. 荔枝干 10 只，山药 20 克，大枣 10 枚。同煮至酥，加糖适量。每日食用。功效补脾和胃消食助运。适用于睑腺炎脾胃虚弱，积食而发者。

16. 鲜藕 2 节，荸荠 20 只。洗净后同榨为匀浆，冲入凉开水适量，加白糖，频频饮用。功效清热凉血散瘀。适用于睑腺炎伴口干苦者。

17. 竹叶 12 克，薄荷 3 克。同煮水去渣，代茶饮用。功效疏风清热。适用于睑腺炎头痛发热者。

18. 全蝎 3 克，大黄 1.5 克，金银花 9 克，甘草 1 克。共为细末，每次服 1 克，每日 2 次。适用于睑腺炎。

19. 决明子 30 克。加水 1000 毫升，煎至 400 毫升，1 次服下。每日 1 剂，小儿酌减。功效散风清热，泻火通便。适用于睑腺炎。

20. 金银花、蒲公英各 30 克。加水煎 20 分钟左右，每日 1 剂，分 2 次服。适用于睑腺炎。

21. 野菊花、夏枯草各 15 克。加水煎浓服，每日 1 剂。适用于睑腺炎。

22. 紫花地丁 30 克。水煎服，每日 1 剂。适用于睑腺炎。

23. 粳米 60 克，白糖 30 克，淡竹叶 50 片，生石膏 90 克。在锅内加水放入生石膏，烧开煎 20 分钟，再放入淡竹叶煎 8 分钟，取汁加米煮粥，食前加糖。适用于睑腺炎。

24. 鲜荸荠、丝瓜藤各 30 克，茶叶 6 克。水煎服，每日 3 次。适用于睑腺炎。

25. 绿豆 30 克，石榴叶 10 克。水煎服，每日 3 次。适用于睑腺炎。

26. 黄瓜 1 根，苦参 20 克。水煎服，每日 2 次。适用于睑腺炎。

27. 石决明 25 克，决明子 10 克，白菊花 15 克，粳米 100 克，冰糖适量。先将石决明炒至出香味起锅，再将白菊花、决明子、石决明入沙锅煎汁去渣，粳米洗净与药汁同煮成稀粥加冰糖食用（此方宜在夏季用）。适用于睑腺炎。

28. 秦皮 15 克，大黄 10 克。水煎，每日 1 剂，分 2 次服（孕妇忌服）。适用于睑腺炎。

29. 野菊花 30 克，红花 10 克。水煎，每日 1 剂，分 1～2 次服。适用于睑腺炎。

30. 蒲公英 60 克，菊花 15 克。加水煎，头煎内服，第 2 煎熏洗患眼，每次洗 15～20 分钟，每日 2～3 次。适用于睑腺炎。

31. 生南星、生地黄各 20 克，黄连 6 克。将上述药物共研细末，用凡士林调成糊状，外敷太阳穴，每日 1 次。适用于睑腺炎。

32. 生地黄、金银花各 30 克，白菊花 20 克，大黄 10 克，枯矾 2 克。取上药一半剂量水煎顿服，取另一半剂量研末，用蛋清调成膏状，外敷患处，每日 3 次。适用于睑腺炎早期。

33. 黄连 3 克。泡进人乳汁内，2 小时后即可用消毒棉签蘸药液涂红肿处，每日 6～8 次，2 日即可消散。适用于睑腺炎。

34. 芙蓉花、薄荷叶各 5 克。共捣烂。外敷患处，每日 2～3 次。适用于睑腺炎。

35. 鲜生地黄 50 克。捣烂取汁，与醋同量调匀。外敷患处。适用于睑腺炎。

36. 夏枯草、蒲公英各 20 克，穿心莲、野菊花各 15 克，鱼腥草 25 克。煎液，熏洗患处。适用于睑腺炎。

37. 枯矾 5 克。研末，用鸡蛋清调匀，涂患处。适用于睑腺炎。

38. 金银花 30 克。煎汁去渣。小毛巾一块浸入金银花水中，加温至热，绞干。趁热外敷于睑腺炎处。毛巾凉后再温，反复多次。功效清热消肿。适用于睑腺炎初起尚未破溃者。

39. 生南星、生地黄各 20 克，凡士林 100 克。前 2 味研细粉，加凡士林调匀成软膏。剪一块指甲盖大小胶布，取绿豆大小的软膏置于胶布中央，贴于两侧太阳穴，每日换药 1 次，至红肿消退、炎症吸收为止。适用于睑腺炎。

40. 苍术 10 克，白芷、薄荷、金银花各 6 克。加水 200 毫升，盖严煮沸。将药汁倒入小口玻璃杯内熏眼，并不断转动眼珠，每次熏 10～20 分钟，每日熏 3～5 次，药液可重复使用数次。适用于睑腺炎。

41. 生清油、茶叶末各适量。用等量生清油与茶叶末调为糊膏，装入瓷罐备用，挑清油膏涂于纱布上贴于眼睑病灶处固定，热敷，每日 3 次，每次 20 分钟。功效清热解毒，消肿止痛，生肌。适用于睑腺炎。

42. 鲜鸭跖草适量。茎断处流液涂搽患处。适用于睑腺炎。

43. 鲜蒲公英适量。洗净捣烂外敷。适用于睑腺炎。

44. 天南星、生地黄各等份。将上药共研为细末，用蜂蜜调匀即成，外敷同侧太阳穴。适用于睑腺炎。

45. 吴茱萸适量。将上药研末，加醋调成糊状，敷于双足涌泉穴。适用于睑腺炎。

46. 黄芩、黄连、生大黄各 15 克。每日 1 剂，水煎，一半内服、一半乘热熏蒸敷洗患处。功效清热燥湿，泻火热毒。适用于睑腺炎。

47. 天花粉、天南星、生地黄、蒲公英各等份。将上药共焙干后，研成细粉，用食醋和液状石蜡油调成膏状，经高压消毒后备用。用时，根据睑腺炎的大小，用不同量的膏剂，涂在纱布或胶布上敷贴局部，每日换药 1 次。适用于睑腺炎。

48. 穿心莲、野菊花各 15 克，鱼腥草 25 克，夏枯草、蒲公英各 20 克。将上述药物煎水，将煮沸后的药水过滤倒入杯中或小热水瓶中，将患眼对准杯或瓶口熏洗，每次 15～20 分钟，每日 3 次。适用于睑腺炎。

49. 全蝎粉（将全蝎焙黄研细末）。每次 3 克，温开水送服，每日 1 次，儿童酌减。适用于睑腺炎。

50. 白及适量。磨人乳，涂患处，每日数次。适用于睑腺炎。

51. 黄连 3 克。捣碎置于瓶内，加入乳汁，以浸没药物为度。浸泡 1 日后，滤出其汁，以此涂搽患处，每日 3～4 次，3 日为 1 个疗程。适用于睑腺炎。

52. 盐 15 克。用开水溶解，待温，用消毒纱布蘸盐水先洗患处，再按湿敷法敷患处，轻者 3～5 小时换 1 次，重者 1～2 小时换 1 次，3 日为 1 个疗程。适用于睑腺炎。

【生活调理】

1. 进食清淡饮食，多吃新鲜水果、蔬菜、保持大便通畅。少吃有碍脾胃的食物，如过分油腻、膏粱厚味的食物。不宜食过甜的食物。补充维生素 A 和维生素 C。禁忌烟酒。

2. 避免眼睛接触化妆品、脏毛巾或污染的手是非常重要的。

3. 为防止污染在家庭成员中传播，保证使用清洁加压处置的衣服，不共用浴衣和毛巾，注意眼部卫生，增强体质。

4. 睑腺炎初起以疼痛充血为主，在尚未形成硬结和脓点时，用温热毛巾局部湿敷可以加速眼睑部位的血液循环，促进炎症消退，使睑腺炎化消于脓点出现之前，阻止病程发展。一旦初期用上法而无效者，则应促使睑腺炎早些成熟，然后采用手术切开引流。万不可用手挤捏排脓，以免引起严重的并发症。

睑 缘 炎

睑缘炎是因细菌、脂溢性皮肤炎或局部的过敏反应所导致的睑缘表面、睫毛，毛囊及其腺组织的亚急性或慢性炎症。根据临床的不同特点，睑缘炎可分为鳞屑性睑缘炎、溃疡性睑缘炎、眦角性睑缘炎3类。鳞屑性睑缘炎自觉刺痒，睑缘潮红，睫毛根部和睑缘表面附有头皮样鳞屑。睫毛易脱落，但可再生，少数病例皮脂集中于睫毛根部呈腊黄色干痂，除去后，局部只见充血，并无溃疡面。病程缓慢，有时能引起睑缘肥厚，外翻。溃疡性睑缘炎的症状较前者重，为三型中最严重者，睫毛根部有黄痂和小脓疱，将睫毛粘成束，剥去痂皮，露出睫毛根部有出血的溃疡面和小脓疱。因毛囊被破坏，睫毛脱落后，不能再生而造成秃睫。溃疡愈合后形成瘢痕，瘢痕收缩时牵引邻近未脱落的睫毛而使其乱生，刺激眼球。如病程日久，睑缘肥厚外翻，泪小点闭塞，可造成溢泪。眦角性睑缘炎自觉刺痒，多为双侧，外眦部常见。共特点为内、外眦部皮肤发红、糜烂、湿润，有黏稠性分泌物。重者出现皲裂，常合并眦部结膜炎。

本病属中医学"睑弦风"、"睑弦赤烂"、"眦帷赤烂"范畴，俗称烂眼边或烂弦风。中医学认为本病多因脾胃蕴热，或脾胃湿热，或心火内盛，复受风邪，风、热、湿三邪相搏，上攻睑弦而发。风盛则痒，湿盛则烂，热盛则赤，故致睑弦虹赤、溃烂、刺痒。治以祛风清热除湿为主。

【验方集成】

1. 黄连、防风、柴胡各3克。煎水，煎好后先以其热气熏患眼，待药水转温后用水洗患眼。适用于睑缘炎。

2. 防风、千里光、蛇床子、野菊花、秦皮各等份。煎水服。适用于睑缘炎。

3. 金银花15克，薏苡仁30克。将金银花水煎3次，去渣取汁；另将薏苡仁加水煮粥，待薏苡仁粥七八成熟时，入药汁共煮熟至成粥，入冰糖适量调味。每日2次，连服3日。适用于睑缘炎。

4. 绿豆120克，老鸭1只，土茯苓24克，油、盐各酌量。将老鸭剖开洗净去内脏，将绿豆、土茯苓同老鸭一起放入锅内，用清水5碗，约煮4小时，调味服食。适用于睑缘炎。

5. 瓶尔小草15克。水煎服或同时用鲜品适量捣烂敷患处。适用于睑缘炎。

6. 带叶鲜柳枝条400～500克。用直径25～30厘米，新黑色土陶盆1个，带叶鲜柳枝，洗净编成圆帽状放入盆内，加凉开水1500～2000毫升，置阳光下晒5～6小时，取水早、中、晚洗眼，次日更换，7日为1个疗程。适用于睑缘炎。

7. 地肤子15克，白矾3克，清水适量。煎汤过滤外洗，每日2～3次。适用于睑缘炎。

8. 千里光60克（鲜者加倍量），秦皮15克，水500毫升。煎沸后加入硫酸锌5克，去渣取汁。待温后用棉球洗敷局部，每日3～4次，每次半小时许。此药液加温后可反复应用数次。适用于睑缘炎。

9. 龙胆（酒炒）、防风、生甘草、细辛各5克。上药各捣粗末，先以水1碗半煎龙胆1味，煎至一半，再加其余3味，再煎至小半碗，去渣，滤过。取药液乘热洗，每日洗5～7次，每次洗毕，合目片刻。适用于眦部睑缘炎见两目睑眦灼热，多眵泪，隐涩不能开视。

10. 艾叶、黄柏、黄连、车前子各等份，枯矾适量。上药用布包裹，煎汤备用。取药液乘热熏洗患处，每日3次。适用于烂弦风、黏眵，风痒等症。

11. 皮硝、大枣各500克，黄连末适量。将皮硝滚水泡化，澄清，去渣。将大枣去核，入硝汁内浸泡1日，取起晒干，又浸，如此数次，以汁尽为度。于大枣内装入黄连末6～10克，将枣仍合之，勿令泄气。临用时取枣1个，入滚开水内泡之，不时洗眼患处。适用于不论年久之烂弦风眼。

12. 苦参20克，黄连6克，黄柏10克。

水煎，用棉蘸药汁洗涤睑缘患处，每剂洗2日，每日洗3次。用药期注意眼部卫生，禁止揉、擦，忌烟、酒、辛辣、腥味及其他发物。适用于睑缘炎。

13. 鸡蛋黄油适量。搽患处。适用于睑缘炎。

14. 甘菊花、浮萍各9克，明矾、胆矾各3克。用开水冲泡15分钟后，滤取药液，于每晚睡前用纱布浸之，洗眼10分钟。每剂洗1次。功效祛风热，收敛退赤。适用于睑缘炎。

15. 豆瓣绿鲜草适量。捣烂敷患处，或煎水洗患处，每日2～3次。适用于睑缘炎。

16. 苦参20克，川黄连6克，黄柏10克。上药加清水煎沸，过滤取汁，待药温适宜后浸洗双足。每次20分钟，每日3次，每剂用2次。功效清热泻火，解毒止痒。适用于睑缘炎。

17. 白芷、荆芥各15克，防风、杏仁各30克。上药加清水适量，煎沸后，将药液倒入浴盆内，待水温40℃左右时浴足20分钟，每日2～3次。功效祛风退肿，去腐敛疮。适用于风眩赤眼（睑缘炎）。

18. 菊花、灯心草、艾叶、黄柏各15克。将上药用绢布包煎，取药液浴足。每日2～3次，每次20分钟。功效清热散风，利尿除湿。适用于溃疡性睑缘炎。

19. 优质绿茶12克。茶叶加水1500～2000毫升，煎煮至1000毫升，取汁，候至适度即可应用。每日1剂，用1块清洁毛巾或纱布沾洗患眼，时时洗之（3～4次）。功效消炎，明目。适用于溃疡性睑缘炎。

20. 薄荷适量。以生姜汁浸一宿，晒干为末，每次3克，沸汤泡洗。适用于睑缘炎。

21. 羊胆（腊月取）数只。米纸套罩，密封悬挂，待药霜出，扫下上药霜，点眼特效。适用于睑缘炎。

22. 黄连25～50克。用720毫升水煎至300毫升，用汤液洗眼睛。适用于睑缘炎。

23. 热鸡蛋黄1～3枚。放入锅内，以文火煎熬，色黑如油，制甘石、冰片各少许（研为极细末）入油内，和匀，涂擦患处。适用于睑缘炎。

24. 蜂蜜适量。外涂，每日3次。适用于睑缘炎。

25. 野菊花、艾叶、苦参、蛇床子各20克。将上药水煎3次，每次加水500毫升，然后将3次药汁放在一起，再分成3次洗眼，每日1剂，早、中、晚各洗1次，水温以冷却为宜。适用于睑缘炎。

26. 五倍子25克。加水1000毫升，约浸2小时后文火煎沸50分钟，浓缩至500毫升，待冷后用10层纱布过滤去渣，用10%氢氧化钠调整pH至7左右，通过滤球精滤后加入0.001%硝基苯汞防腐抑菌，即成5%的五倍子滴眼液，灌瓶封装，经高压消毒后备用。溃疡性、鳞屑性睑缘炎，首先去痂皮，用棉签蘸5%五倍子滴眼液涂擦患处，使睑缘清洁后，结膜囊点该眼液1～2滴，每日6次，3日为1个疗程。眦部睑缘炎、婴儿睑缘炎用5%五倍子滴眼液10毫升加入蒸馏水100毫升，用纱布块清洗结膜囊分泌物，再用棉签蘸5%五倍子滴眼液涂擦患处，结膜囊点本品1～2滴，每日6次，3日为1个疗程。适用于睑缘炎。

27. 黄连9克。研细末后与麻油调敷患处，每日3次。一般2日即愈。适用于睑缘炎。

28. 薏苡仁24克，黄芩、炒栀子各10克。水煎2次，取汁，相隔3～4小时分开服，每日1剂。适用于睑缘炎。

29. 薏苡仁24克，荸荠10个，生石膏90克。水煎2次，取汁，每日2次，相隔3小时，分开服。适用于睑缘炎。

30. 白矾、菊花各9克。水煎滤去渣，用棉签蘸药水洗患处，每日3～4次。适用于睑缘炎。

31. 菊花15克，蒲公英、金银花各30克，蝉蜕10克。温水浸泡30分钟，武火煎沸3～5分钟，不去药渣，药液蒸气熏眼（避免烫伤），等药液温凉时，用干净纱布或棉球洗眼。每次熏洗30分钟，每日洗3次，每剂洗2日，10日为1个疗程。适用于睑缘炎。

32. 明矾3克，大枣10枚。煎水去渣，外洗患眼，每日2～3次。适用于睑缘炎。

中医偏方全书（珍藏本）

33. 黄连 3 克，野菊花 9 克。将上述药装入纱布袋内，加水 30 毫升，煮沸 30 分钟，过滤取汁，药渣再煎，过滤取汁，将二者混合，再反复过滤。得澄清液后，浓缩至 200 毫升，用纱布或药棉蘸药液做湿敷，每日 3 次。适用于睑缘炎。

34. 黑山羊胆 1 只，蜂蜜 9 毫升。将羊胆剪口，灌入蜂蜜，用线扎好口，挂通风处阴干。用时取出胆汁少许，温水熔化，再调入人乳少许，每日点眼 2 次。适用于睑缘炎。

35. 珍珠末 0.3 克，龙脑 0.15 克，琥珀 0.3 克，朱砂 0.15 克。同研细末，取少许，点目内眦，每日 2～3 次。适用于睑缘炎。

36. 凤仙花 30 克。洗净，晾干，捣碎。临卧敷红眼边处。适用于睑缘炎。

37. 地龙粪 1 块（如弹子大），密陀僧（研末）1.5 克，白糖适量。将地龙粪与密陀僧共研细，加白糖和作饼子，贴于眼角鱼尾纹处，每日 1 次。适用于睑缘炎。

38. 蚕沙 90 克，麻油适量。将蚕沙研细，入麻油内浸一宿，搅匀成膏。涂抹患处，每日 2 次。或以晚蚕沙置瓦上熔焦，研细，以麻油调成膏，敷患处。适用于睑缘炎。

39. 黄柏 30 克。用蜜浸 2 小时。无皮炭烧火，炙令干，不要焦碎，研为末。每次用 15～18 克，煎汤洗眼，每日洗 1～2 次。适用于睑缘炎。

40. 薄荷不拘多少，生姜汁适量。薄荷以生姜汁浸一宿，晒干，研为细末。每用 3 克，以沸水泡，洗眼，每日 1～2 次。适用于睑缘炎。

【生活调理】

1. 不要揉擦眼睛 睑缘炎患者常常在睫毛根部有脓疱状物隆起，当揉擦眼睛时，易使发炎的睑缘出血，脓疱破溃，睫毛脱落。

2. 避免长期熬夜 睡眠不足，诱发或加重本病。

3. 戒除烟酒，少吃辛辣刺激性食物 烟酒及辛辣刺激性食物，可使脾胃湿热蕴积，诱发或加重本病。

4. 避免精神紧张 如果长期处于精神紧张的状况下，神经系统和内分泌系统调节紊乱，免疫功能低下，容易诱发睑缘炎或使本

病加重。

泪 腺 炎

泪腺炎是一种较常见的眼病，是鼻泪管下端阻塞，泪液和细菌滞留在泪囊内所引起的慢性炎症。分为慢性泪腺炎和急性泪腺炎。任何年龄都可发生，以老年女性多见。平时多见于流泪、结膜充血，以内眦部明显；此外皮肤也有浸渍痕迹、糜烂或粗糙等现象。双侧或单侧发病，睑部泪腺较眶部泪腺易受累。沙眼、鼻炎或副鼻窦炎等疾病是引起阻塞的常见原因。常见之病原菌为葡萄球菌、肺炎链球菌等，少数病例为病毒引起。慢性泪腺炎在临床上较急性泪腺炎普遍，常与全身感染有关。多为原发性，亦可由急性转变而来。经过缓慢，病变多为双侧，腺组织逐渐扩大使上睑外上侧有一无疼痛之隆起，但可有触疼，肿物还可触及分叶状，伴有眼球向下内方移位，上转受限，而发生复视或导致上睑下垂表现。急性泪腺炎为泪腺的急性炎症，多单侧发病，可单独侵犯睑部泪腺（急性睑部泪腺炎）或眶部泪腺（急性眶部泪腺炎），多数为全部泪腺同时发生。

中医学认为本病多系风热邪毒外袭，以致热壅血滞，蓄腐成脓；或脾胃蕴热，痰热互结所致。治以清热解毒为主。

【验方集成】

1. 猪肝 50 克，胡萝卜 150 克。切碎加一碗水，少加些油、盐煮烂，一次吃完，每日 3 次，连用 1 周。忌韭菜、洋葱、大蒜、辣椒。适用于泪腺炎。

2. 苹果皮 10 克，白糖 15 克。将苹果皮加白糖入锅，再加食粮、水共煎煮，即成。连续饮用。适用于泪腺炎引起的流泪。

3. 猪肝（切片）100～200 克，枸杞子 30 克。共煮汤，煮半小时后加适量盐调味食用。适用于泪腺炎引起的流泪。

4. 枸杞子 200 克，白酒 300 毫升。将枸杞子洗净，沥去水分，剪碎后放入细口瓶内，加入白酒，密封瓶口，每日振摇 1 次，浸泡 7 日以上。饮完后可加酒再浸泡 1 次，最后可将酒泡过的枸杞子拌白糖食用，每日 10～20

毫升，晚餐或睡前饮用。适用于泪腺炎引起的流泪。

5. 猪蹄1个，冰糖3克。放适量水，置高压锅内煎烂，连汤食，连食7日。如没根治再食7日。适用于泪腺炎引起的流泪。

6. 乌骨鸡1只，川芎6克，当归、白芍、熟地黄各10克。将鸡洗净去内脏，以上药物洗净用双层纱布包好，再加入清水和适量姜、葱、酒、盐，炖至鸡肉及骨架软，去药包，食肉饮汤。适用于泪腺炎引起的流泪。

7. 大枣10枚，枸杞子30克，子鸡1只（约500克）。将鸡洗净去内脏，与大枣、枸杞子同炖至鸡烂熟，加入少许盐调味，吃鸡喝汤。适用于泪腺炎引起的流泪。

8. 青鱼胆1个，孩儿茶10克。一起煮熟，候冷，用青鱼胆汁水点眼内，每日2～3次。适用于泪腺炎。

9. 炙全蝎3克，陈皮1.5克。共研末，每日服1.5克。适用于慢性泪腺炎。

10. 生地黄、熟地黄、花椒（去子）各等份。焙干研细，炼蜜为丸如梧子大，每日服30～50丸，分2～3次服，连服2个月，忌食辛辣食物。适用于慢性泪腺炎。

11. 五倍子、五味子、胆矾各6克，盐1.5克。将前3味药放入沙锅内加水2碗，煎至1碗，用纱布过滤3次去渣，将盐下入滤液中，再煎片刻即可。每日用药液洗眼3～5次。功效燥湿收敛。适用于泪腺炎。

12. 板蓝根20克。上药加水500毫升，用文火煎40分钟，放冷至30 ℃，沉淀，用纱布过滤，配成4％溶液，盛入无菌瓶内备用。使用期为3日，过期则重新配制。用注射器抽入上药液5毫升，换上6号无尖针头，按一般常规泪道冲洗法冲洗，至泪道内无脓血性分泌物时为止。冲洗完后在结膜内滴上药2～3滴。如鼻泪管不通时，先行常规探通，置探针20～30分钟后拔针，再冲洗，每日冲洗1次。7日为1疗程。每次治疗后静坐5分钟方可离去。适用于泪腺炎。

13. 黄柏25克，蜀葵子18克，硼砂12克，冰片4克。上药加蒸馏水500毫升煮1小时滤出药液，再以同法取第2次药液。将2次药液合并浓缩至半流质状态冷却，加入

95％乙醇（为半流质状药液的3倍）静置24小时后，取上清液过滤2次，挥发至乙醇无味，加蒸馏水1000毫升，调pH至6，分装消毒备用。对慢性炎症者，先挤压泪囊部存留脓液，生理盐水冲洗后再注入上药1毫升；对单纯性泪道狭窄者，可直接将上药注入泪道。每日1次。适用于泪腺炎。

14. 黄连0.9克，杏仁（去皮）10克，胆矾0.12克。上药共煎汤备用。取药液涂搽目。适用于泪腺炎。

15. 贝母1枚，胡椒7粒。共研为细末，点眼。适用于泪腺炎。

16. 冬桑叶10克。煎水，倒入净杯中熏洗患目，每日2次。适用于泪腺炎。

【生活调理】

1. 经常锻炼身体，提高机体的抵抗力。

2. 寻找到原因者，应积极针对病因治疗，如抗结核，梅毒，抗真菌治疗。

3. 泪腺萎缩引起眼干燥者，可滴人工泪液保护角膜。

泪 囊 炎

泪囊炎是因沙眼、鼻窦炎、结核等原因引起鼻泪管阻塞、泪囊里泪液潴留并继发细菌感染所致的泪囊与鼻泪管的炎症，较常见。症见经常流泪及视物模糊、眼部烧灼感等，用手指压迫泪囊处，常有脓液或黏液由泪点流出。急性泪囊炎的泪囊区皮肤红肿、疼痛，数日后化脓穿破，可遗留瘘管。泪囊炎除少数因发育异常见于初生儿外，多见于女性成人及老人。临床上常见的有慢性、急性和先天性泪囊炎（新生儿泪囊炎）。

慢性泪囊炎类似于中医学的"漏睛"，又称"窍漏"、"睛漏"、"眦漏"、"目脓漏"等，是一种眼眦部的疾病，系因肝经风热或心火炽盛所致。急性泪囊炎相当于中医学的"漏睛疮"，是指大眦睛明穴下方突发赤肿硬痛高起，继之溃破出脓为特征的眼病。由于本病发病部位同漏睛，而又有红肿出脓等疮疡的特征，故名漏睛疮。多由漏睛演变而来，亦可突然发生。治疗一般以疏风清热，清心泻火为原则。

中医偏方全书（珍藏本）

【偏方集成】

1. 鲜竹叶心 12 克。洗净，开水冲泡，代茶常饮。功效清心火、明目。适用于慢性泪囊炎，症见泪液浊稠，舌苔黄腻者。

2. 牛蒡子 12 克，薄荷 3 克。水煎去渣，代茶饮用。功效疏风清热。适用于慢性泪囊炎，症见眦部红肿疼痛，头痛发热恶寒者。

3. 蔷薇花、石榴皮各 12 克。水煎去渣，代茶饮用。功效疏风清热。适用于慢性泪囊炎，症见内眦部皮肤微红，浊泪者。

4. 苦瓜 2 只。去瓤切片，生炒，加嫩黄瓜 1 条所切之片。佐餐用。功效清热解毒。适用于慢性泪囊炎。

5. 莲子（去心）60 克，藕 1 段。同煮至酥，加糯米 100 克，煮为莲子藕粥。每日食用。功效健脾化湿。适用于慢性泪囊炎病程已长久者。

6. 西瓜汁、甘蔗汁各适量。随意饮用。功效清热解渴。适用于慢性泪囊炎伴口干渴者。

7. 白扁豆 50 克。入锅水煮至酥，加冰糖和大米适量，煮为粥，将成，盖入新鲜荷叶 1 张。取荷叶香味。每日食用。功效和胃涩肠、止泄泻、化湿热。适用于慢性泪囊炎伴脾虚泄泻者。

8. 金银花 15 克。加水 200 毫升，煎至 100 毫升，每日 1 剂。一般服药 4～5 剂。适用于泪囊炎。

9. 甘菊花 6 克，枸杞子 9 克。每日泡茶作为饮料，如症状较严重者，加巴天戟肉、肉苁蓉各 6 克，一同煎服。适用于泪囊炎引起的流泪。

10. 菊花 6 克，生石膏 15 克。每日煎水作饮料，症状较严重者，另加入黄芩、黄连各 6 克，一同煎服。适用于泪囊炎引起的流泪。

11. 猪肝、枸杞菜各适量。熬汤吃。适用于泪囊炎引起的流泪。

12. 枸杞子 250 克。与黄酒适量同浸，密封 20 日，每日饭后适量饮服，每日 2 次。适用于泪囊炎。

13. 炙全蝎 3 克，陈皮 1.5 克。共研细末，装瓶备用。每日服 1.5 克。功效祛风通

络、健脾除湿。适用于急性泪囊炎。

14. 天仙子 3～6 克，生甘草 6 克，大枣 5 枚。水煎服，每日 1 剂。功效明目摄泪。适用于泪囊炎。

15. 木耳（烧存性）、木贼各 30 克。共研为末。每次 6 克，以清淘米水煎服。适用于泪囊炎。

16. 车前子、熟地黄（酒蒸后火焙）各 90 克，菟丝子（酒浸）25 克。共研为末，加炼蜜和丸，如梧子大。每次 30 丸，温酒送下。每日 2 次。适用于泪囊炎。

17. 炼过的松脂 500 克，米 2000 克，水 8000 毫升，酒曲适量。造酒频饮。适用于泪囊炎。

18. 生青珉瑠、羚羊角各 30 克，石燕子 1 双。共研为末，每次 3 克，薄荷汤送下。每日 1 次。适用于泪囊炎。

19. 煅石膏、川芎各 60 克，炙甘草 15 克。共研为末。每次 3 克，葱白茶汤调下。每日 2 次。适用于泪囊炎。

20. 野菊花、夏枯草、蒲公英各 20 克。水煎服，每日 1 剂。适用于泪囊炎。

21. 淡竹叶、木通、土黄连各 15 克。水煎服，每日 1 剂。适用于泪囊炎。

22. 五倍子、五味子、胆矾各 6 克，盐 1.5 克。将前 3 味药放入沙锅内加水 2 碗，煎至 1 碗，用纱布过滤 3 次去渣，将盐下入滤液中，再煎片刻即可。每日用药液洗眼 3～5 次。功效燥湿收敛。适用于泪囊炎。

23. 板蓝根 20 克。上药加水 500 毫升，用文火煎 40 分钟，待冷至 30 ℃，沉淀，用纱布过滤，配成 4% 溶液，盛入无菌瓶内备用。使用期为 3 日，过期则重新配制。用注射器抽入上药液 5 毫升，换上 6 号无尖针头，按一般常规泪道冲洗法冲洗，至泪道内无脓血性分泌物时为止。冲洗完后在结膜内滴上药 2～3 滴。如鼻泪管不通时，先行常规探通，置探针 20～30 分钟后拔针，再冲洗，每日冲洗 1 次。7 日为 1 个疗程。每次治疗后静坐 5 分钟方可离去。适用于慢性泪囊炎。

24. 黄柏 25 克，蜀葵子 18 克，硼砂 12 克，冰片 4 克。上药加蒸馏水 500 毫升煮 1 小时滤出药液，再以同法煎取第 2 次药液。将 2

次药液合并浓缩至半流质状态冷却，加入95%乙醇（为半流质状药液的3倍）静置24小时后，取上清液过滤2次，挥发至乙醇无味，加蒸馏水1000毫升，调 pH 至6，分装消毒备用。对慢性炎症者，先挤压泪囊部存留脓液，生理盐水冲洗后再注入上药1毫升；对单纯性泪道狭窄者，可直接将上药注入泪道。每日1次。适用于慢性泪囊炎。

25. 车前草的叶片适量。在火上烤，柔软之后敷在眼皮患处，脓可排出，而后涂抹麻油少许即可。适用于泪囊炎。

26. 桃仁适量。榨压桃仁取其油汁，涂在患处。适用于泪囊炎。

27. 小檗的枝20克。用500毫升水熬煮，用其汁洗眼。适用于泪囊炎。

28. 苍术、菊花各10克。上药用300～500毫升沸水浸泡，待药水至温热后洗服。每日2次，连洗3～5日。趁热用其蒸气熏眼。适用于泪囊炎。

29. 桑叶15克，芒硝3克。水煎，洗眼。每日2～3次。适用于泪囊炎。

30. 炉甘石（火煅，童便淬7次）120克。放在地上出毒3日，研细后点眼。点前用椒汤洗目。临卧点3～4次，次晨用温茶洗去。适用于泪囊炎。

31. 炉甘石（火煅）500克，用黄连200克煎的水淬7次。研炉甘石，加片脑少许，点眼。适用于泪囊炎。

32. 炉甘石、石膏各3克，海螵蛸1克。共研细，加少量片脑加麝香，点眼。适用于泪囊炎。

33. 黄连30克。煎水，加入童便半碗，再煎，又加入朴硝30克，再煎。另取炉甘石60克，火煅后放入先制的煎水中淬过。淬后又煅，煅后又淬，反复7次，研成细末。加密陀僧50克，共研后贮存，用时点眼。适用于泪囊炎。

34. 盐少许。点眼中，冷水洗数次即愈。适用于泪囊炎。

35. 贝母1枚，胡椒7颗。共研为细末，点眼。适用于泪囊炎。

36. 鱼腥草50克。煎水湿敷患处，每日2～3次，每次30分钟。适用于泪囊炎。

37. 穿心莲30克，菊花、防风各10克。水煎2次，两煎液混合，分2次服，每日1剂。适用于泪囊炎。

38. 车前子、淡竹叶、金银花各12克，黄连6克。水煎2次，两煎液混合，每日1剂，分2次服。适用于泪囊炎。

39. 鲜车前草、鲜南刘寄奴、鲜木贼各20克。水煎2次，两煎液混合，每日1剂，分2次服。适用于泪囊炎。

40. 黄连20克，甘草10克。水煎，用纱布滤取药液，冲洗泪道，每日1次。适用于泪囊炎。

41. 车前草30～60克，葱白1～2茎，粳米50～100克。将新鲜车前草洗净切碎，同葱白煮汁后去渣，然后放粳米煮粥。每日1剂，代早餐。适用于泪囊炎。

42. 金银花10克，红糖适量。用开水浸泡，代茶饮。适用于泪囊炎。

43. 马齿苋子15克，青葙子50克。将药捣罗为散，以布裹入铜器中于饭甑上蒸。熨眼时，须药热熨，脓水自绝。适用于泪囊炎。

44. 鲜芙蓉叶、野菊花各适量。洗净捣烂，外敷患处。适用于泪囊炎。

45. 蒲公英适量。捣烂外敷，每日2～3次。适用于泪囊炎。

46. 白狗胆、龙骨各等份。共研细末，点眼漏孔内，每日2～3次。其管自化，其脓水自干。适用于泪囊炎。

47. 冰片（研）、芒硝各15克，绿豆粉3克。研极细末，用玻璃棒蘸药点于患处，每日点4～5次。适用于泪囊炎。

48. 轻粉3克，胆矾10克，冰片0.1克。共研极细末，用唾沫调药，用鸭毛搽药于漏管内。适用于泪囊炎。

【生活调理】

1. 忌食辛辣炙煿等有刺激性的食物。

2. 多吃有清火作用的新鲜蔬菜和水果。

3. 避免烟雾、油烟刺激。

4. 保持眼部清洁，每日挤压泪囊区2～3次，脓液排干净后点抗生素眼药水（如氯霉素、利福平等），每日3～4次。切忌用手挤压排脓。

中医偏方全书（珍藏本）

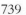

流泪症

流泪症是指泪液不能顺泪道流入鼻腔而溢出于眼睑之外的眼病。流泪症的发病是由于泪腺炎、泪腺囊肿、泪囊肿瘤；服用作用强烈的副交感神经兴奋剂；过度的精神兴奋；眼部、鼻腔的各种炎症、各种异物、灰尘、冷、热、强光等化学性或物理性刺激；三叉神经痛、偏头痛、面神经麻痹、脊髓痨、甲状腺功能亢进、老年性泪囊萎缩，使眼疲劳、睑轮匝肌功能不全；药物和食物中毒，均可导致泪液分泌细胞受到损害等多种因素所致。

本病中医学称"迎风流泪"、"冲风泪出"、"无时泪下"、"目泪出不止"。本病有的表现为迎风流泪，平素目无赤烂肿痛，亦不流泪，但遇风则泪出，而无风即止，或仅在冬季或春初遇寒风刺激时泪出汪汪，泪液清稀无热感，有的表现为无时流泪，即不分春夏秋冬，无风有风，不时泪下，迎风尤甚。本病多见于老年人，多因肝血不足，泪窍不密，遇风邪引泪而出所致；或因气血不足，肝肾两虚，不能约束其液，而致冷泪常流。治疗当以补益肝肾，养血散风为法。

【偏方集成】

1. 菊花 9 克。泡茶饮用。功效清肝明目。适用于流泪症，症见头昏目眩，溢泪者。

2. 枸杞子 60 克，猪肝 250 克。猪肝切片，入锅煸炒，加入枸杞子，煮开，作料调味，佐餐用。功效补肝阴，养肝血。适用于流泪症，症见肝阴虚引起泪溢者。

3. 天仙子 3 克，甘草 6 克，大枣 12 枚。同煎水，去药渣，喝汤，食枣。功效补脾健胃。适用于流泪症，症见迎风流泪者。

4. 石榴皮、肉苁蓉各 9 克，芸豆 50 克。前 2 味同煎水，去渣，加入芸豆煮至熟烂。佐餐用。功效温肾补脾、固摄泪道。适用于流泪症，症见时常流泪，形寒肢冷者。

5. 枸杞子 80 克。拍碎，用醇酒 250 克浸泡，封 7 日，饮用，每日 1～2 盅。功效养肝明目，滋肾益髓。适用于流泪症。

6. 腊月雪水，洗患眼，或用腊月雪水煮茶、煮粥食用。功效清肝明目，祛风清热。适用于流泪症。

7. 石螺蛳喂养于盆内，取 1 只，用注射器吸取螺蛳水点眼，每日 3 次。功效明目泻火。适用于流泪症。

8. 新鲜藕段 1 节。切顶留用，将绿豆灌入藕心之中。盖回藕顶，加水煮至酥熟。切片加白糖拌食。功效清热解毒。适用于流泪症。

9. 苦瓜适量。去瓤切细丝。用熟猪油炒食。佐餐用。功效清热养肝，明目润肺补脾。适用于流泪症。

10. 白蒺藜 25 克，金蝉衣 10 克，墨旱莲、女贞子各 15 克。加清水三碗煲至一碗温服。适用于流泪症。

11. 乌骨鸡 1 只，川芎 6 克，白芍、当归、熟地黄各 10 克。将鸡洗净去内脏，以上药物洗净用双层纱布包好，再加入清水和适量姜、葱、酒、盐，隔水炖至鸡肉及骨架软，去药包，食肉饮汤。适用于流泪症。

12. 大枣 10 枚，枸杞子 30 克，子鸡 1 只（约 500 克）。将鸡洗净去内脏，与大枣、枸杞子同炖至鸡烂熟，加入少许盐调味，吃鸡喝汤。适用于流泪症。

13. 豌豆苗 120 克。佐餐食用。适用于流泪症。

14. 党参、黄芪、芡实各 20 克，猪肾 1 个。上述各味共煮汤食用，每日 1 剂，连服 3～5 日。适用于流泪症。

15. 苦瓜、蒲公英、小蓟各 30 克。水煎服，每日 2 次。适用于流泪症。

16. 羊肝 1 具，百草霜 6 克，羊胆 1.5 克。和匀作数块分食。适用于流泪症。

17. 炙全蝎 3 克，陈皮 1.5 克。共研细末，装瓶备用。每日服 1.5 克。功效祛风通络，健脾除湿。适用于流泪症。

18. 天仙子 3～6 克，生甘草 6 克，大枣 5 枚。水煎服，每日 1 剂。功效明目摄泪。适用于流泪症。

19. 煅石膏、川芎各 60 克，炙甘草 15 克，葱白、茶叶各适量（或各 3 克）。将前 3 味共研细末，备用。每次取上末 3 克，用葱白、茶叶加水煎汤，温服，每日 2 次。功效祛风散寒，通窍明目。适用于流泪症。

20. 桑叶适量。上药加水煎汤备用。取药液温洗眼部，每日1次。适用于流泪症。

21. 黄连0.9克，杏仁（去皮）10克，胆矾0.12克。上药共煎汤，取药液涂搽目。适用于流泪症。

22. 干姜末15克，雄黄（细研）、细辛各30克。上药研末，过细罗为散，入雄黄更研令匀。每次取少许，每日3～5次，点眼，至次日早晨，嚼青盐津洗眼，如此10日，泪止。适用于流泪症。

23. 苍术、菊花各10克。上药用300～500毫升沸水浸泡，待药水至温热后洗服。每日2次，连洗3～5日。适用于流泪症。

24. 桑叶15克，芒硝3克。水煎，洗眼。每日2～3次。适用于流泪症。

25. 麝香0.1克，苍术3克，香附、花椒各6克。共研极细末，密贮，用时令患者口含凉开水，每次用本散少许洗鼻，每日3次，5日为1个疗程。适用于流泪症。

26. 珍珠散适量。点眼，每日2～3次。适用于流泪症。

27. 贝椒散适量。共研极细末，点眼，每日2次。适用于流泪症。

28. 菊花、巴戟天、肉苁蓉、枸杞子各9克。水煎服。适用于流泪症。

【生活调理】

1. 禁忌烟酒及辛辣刺激食品，如大蒜、葱、姜、韭菜等。

2. 多吃水果和新鲜蔬菜。

3. 多吃有平肝明目，通络清热功效的食物。

眼干燥症

眼干燥症又称干燥性角膜结膜炎，为一症状学名称。可为一孤立病变，当伴有口腔干燥症时，称为单纯型Sjögren综合征。除结膜、角膜、口腔黏膜干燥外，与全身性疾病如类风湿关节炎或红斑狼疮并发，称为Sjögren综合征（重叠型）。病因不明确。常染色体隐性遗传。中年以上女性较多见。临床表现症状差异较大，轻症者眼干涩不适、痒感等，严重患者眼干燥、烧灼感、畏光、

视力减退等。本病早期表现为泪液减少，结膜轻度充血，结膜失去光泽，角膜表面粗糙无光，有浅层点状上皮脱失、丝状角膜炎。病变发展，角膜干燥、角化、混浊，视力严重受损。结膜囊内少量黏丝状分泌物、穹窿部可有细小束状睑球粘连。Schirmer试验显示泪液分泌量减少。

本病属中医学"神水将枯"证，又称"神气枯瘁"。《眼科大全》谓本病："目珠外，神水枯涩而不润泽"，"睛不清而珠不莹润"。道出了本病的特点。多为脾胃虚弱，运化失司，气血不足，精气不能上承，目失所养；或阴虚内热，虚火上炎，耗灼津液；或邪毒久郁，客于眼络，窍道瘀阻，泪液减少，因失濡润而致。本病虚多实少，治疗上以补虚为主。可给予养阴清热，健养脾胃等治疗。

【偏方集成】

1. 梨2个，粳米100克。梨洗净后连皮带核切碎，加粳米煮粥。可用作秋季保健食品。功效生津润燥，清热化痰。适用于眼干燥症。

2. 白木耳（浸泡发涨）5～10克，粳米100克，大枣3～5枚。同煮粥食。白木耳味甘性平，有滋阴润肺、养胃生津的作用。适用于眼干燥症。

3. 鲜百合60克，冰糖适量，粳米100克。煮粥食。功效清心润肺。适用于眼干燥症。

4. 黑芝麻适量，粳米100克。黑芝麻淘洗干净，晒干后炒熟研碎，每次取30克，同粳米煮粥。芝麻可润五脏、补虚气。适用于眼干燥症。

5. 麦冬20～30克，粳米100克，冰糖适量。麦冬煎汤取汁，再以粳米煮粥待半熟，加入麦冬汁和冰糖适量同煮。麦冬可养阴生津，对肺燥、干咳、少痰等症效果较好。适用于眼干燥症。

6. 菊花50克，粳米100克。菊花煎汤，再与粳米同煮粥，具有清暑热、散风热、清肝火、明眼目的作用，对风热感冒、心烦、咽燥、目赤肿痛等有一定效果。适用于眼干燥症。

7. 桑叶、菊花各15克，芦根、梨皮各

30 克。煎水服。如伴咽干疼痛、口唇裂开者可用红萝卜加荸荠、杏仁、蜜枣及两片陈皮，加水煎饮。适用于眼干燥症。

8. 胡萝卜 150 克，鳝鱼 250 克，花生油、盐、酱油各适量。先将胡萝卜去皮，洗净，切片备用。鳝鱼洗净，切薄片备用。大火将锅烧热，加少许花生油，烧至八成热，放入鳝鱼片和胡萝卜片一起炒熟，然后放入盐、酱油调味食用。每日 1～2 次当菜吃，15 日为 1 个疗程。适用于眼干燥症。

9. 苍术粉 3 克，当归粉 6 克。每日 1 剂，分 3 次温开水冲服。一般服药 4～5 日。适用于眼干燥症。

10. 鲜鲫鱼适量。洗净，清炖成汤，食鱼饮汤。适用于眼干燥症。

11. 鸡肝 2 副，谷精草 15 克，夜明砂 10 克。将鸡肝洗净，同谷精草、夜明砂放入盆中，加少量清水，隔水蒸熟，吃肝饮汁。功效清热明目，养血润燥。适用于眼干燥症。

12. 胡萝卜 150 克，粳米 150 克。胡萝卜洗净，切碎，与粳米一道煮粥，粥熟后加入葱、姜、盐调味，或加适量白糖食用。适用于眼干燥症。

13. 苍术 15 克，苜蓿 10 克。煎服 2 次，每日 1 剂，连服 10 剂。适用于眼干燥症。

14. 菠菜 500 克，谷精草 30 克，羊肝适量。水煮，吃肝喝汤，每日 1 剂。适用于眼干燥症。

15. 满天星 30 克，猪肝 60 克。蒸服，吃肝喝汤，每日 1 次。适用于眼干燥症。

16. 叶下珠 90 克，鸭肝 1 具。水煮服，每日 1 剂。适用于眼干燥症。

17. 鸡肝 3 具。将鸡肝蒸熟焙干研末，小儿一岁每次服 6 克，每增一岁加 5 克，最大量为 30 克。每日 3 次，开水冲服；成人每次服 30 克，每日 3 次。适用于眼干燥症。

18. 胡萝卜 100 克。水煮服，每日 2 次。适用于眼干燥症。

19. 鲜侧柏叶适量。捣烂取汁，每次服 1 小杯，每日 3 次。适用于眼干燥症。

20. 猪肝 120 克，苍术 15 克。将猪肝切片和苍术同放沙锅内用米泔水煮熟，去药，临睡时顿服，每日 1 剂。适用于眼干燥症。

21. 马尾松树毛适量。将松树毛洗净捣烂，按 1∶1 比例加水煎汁。口服，每次 200 毫升，每日 3 次。适用于眼干燥症。

22. 夜明砂 15 克。布包水煎，另用猪肝煎汤兑服，每日 1 剂。适用于眼干燥症。

23. 熟附子 6 克，白术、干姜各 10 克，党参 12 克，炙甘草 6 克。水煎 2 次，煎液混匀，分 2 次服，每日 1 剂。适用于眼干燥症。

【生活调理】

1. 平时用眼得当，切忌"目不转睛"，经常眨眼，眨眼至少要保证 4～5 次 /min。

2. 避免长时间连续操作电脑，注意中间休息。通常连续操作 1 小时，休息 5～10 分钟。休息时，可以远眺或做眼保健操。房间光线较暗时，打开日光灯，缓解屏幕光线对眼睛的集中照射；周围环境的光线要柔和，电脑屏幕的亮度要适当，清晰度要好，桌椅的高度要和电脑的高度匹配，使双眼平视或轻度向下注视荧光屏。

3. 不吹太久的空调，避免座位上有气流吹过，并在座位附近放置茶水，以增加周边的湿度。

4. 多吃水果、蔬菜、乳制品、鱼类等富含维生素的食品。多喝水对减轻眼睛干燥也有帮助。

5. 如果你本来泪水分泌就少，眼睛容易干涩，在电脑前就不适合使用隐形眼镜，要戴框架眼镜，要随身携带人工泪液，定时点眼药。

结 膜 炎

结膜炎是由细菌或病毒感染所引起的一种传染性极强的流行性眼病，由于本病发作时，有畏光、流泪、刺痛和有稀薄的分泌物，同时眼睑肿胀，眼结膜因扩张的血管和出血使之成为红色，故俗称"红眼病"，主要由病毒引起，少数是细菌感染造成。起病急，双眼同时或先后发病；眼睑红肿，有刺痒或异物感；重者畏光、灼热，但视力一般不受影响；球结膜充血水肿，并可能有出血斑点。细菌引起者，眼分泌物多，为黏液性或脓性，晨起封眼难睁开；病毒感染所致者，分泌物多为水样，还伴有耳前、颌下淋巴结肿大及压痛。其共同症状是羞明、流泪、结膜充血、结膜浮肿、眼睑痉挛、渗出物及白细胞浸润。常见的结膜炎有急性细菌性、病毒性、疱性、流行性、出血性、沙眼、变态反应性及慢性结膜炎。公共场所或家庭内接触传染。患者手摸眼睛，再摸门把、桌面、电话或是共用毛巾，就会将病毒传给他人。

中医学所称的"暴风客热"、"天行赤眼"、"白涩症"、"目痒"等均属"结膜炎"范畴，基本病机为风热邪毒侵目所致。

【偏方集成】

1. 桑叶、菊花各 10 克，红花 3 克。上药置杯中，沸水浸泡。水煎服。温服药液，1 剂可用 2 次。每日 2～3 剂。忌刺激性食物。适用于结膜炎。

2. 紫花地丁 30 克（鲜品加倍）。每日 1 剂。上、下午各煎服 1 次，局部以冷开水随时洗净分泌物，保持清洁。用此方不可点任何眼药。适用于结膜炎。

3. 决明子 15 克，夏枯草 9 克。将决明子炒至稍鼓起，微有香气，凉后碾碎；夏枯草切碎。每日 1 剂，冲入开水当茶频饮。此方对青光眼、高血压头痛也有效。适用于结膜炎。

4. 黄豆 30 克，桑叶 10 克，杭菊、夏枯草、白糖各 15 克。前 4 味加水共煎煮至豆熟，服饮时，去药渣，加白糖调味服用。功效疏风清热，解毒明目。适用于急性结膜炎。

5. 菊花 10 克，甘草 6 克，荸荠 200 克。加清水共煮汤，代茶饮。功效清热，降火，解毒，明目。适用于结膜炎。

6. 木耳 25 克，绿茶叶 5 克，鸡蛋 2 枚。加清水 2 碗煮成 1 碗。每日饮服 2～3 次。适用于结膜炎。

7. 夏枯草 120 克。水煎服，每日 2 剂。适用于结膜炎。

8. 黄连 10 克，黄柏、秦皮、谷精草各 15 克。水煎服，每日 1 剂。适用于结膜炎。

9. 生栀子、炒苍耳子各 60 克，木贼草 15 克。上药共研细末，装瓶备用。每次 9 克，儿童酌减，每日 3 次服。适用于结膜炎。

10. 番泻叶适量。用上药 3 克，泡水代茶饮。适用于结膜炎。

11. 冬桑叶、杭菊花各 15 克，绿豆 60 克，白糖 20 克。将绿豆洗净与前 2 味中药共煎汤。清水 3 碗煎至 1 碗，去药渣，加白糖，即可饮用，每日 2 次。功效消炎散风，清肝明目。适用于结膜炎。

12. 猪胰 1 具，荸荠 250 克，蝉蜕、菊花各 10 克。先将猪胰洗净，荸荠去皮切片，同蝉蜕、菊花一同入锅，加清水煨汤，饮汤食肉，每日 1 次。功效清热平肝，消炎明目。适用于结膜炎。

13. 苦瓜 250 克，猪油 10 克，葱、姜、盐各少许。将苦瓜洗净，去子，切丝，猪油置锅内烧至八成热，下苦瓜丝爆炒，加入调料翻炒片刻即可食用。功效清热明目。适用于慢性结膜炎。

14. 猪肝 100 克，菊花 10 克，珍珠草 30 克。共煎至肝熟，食肝饮汤。功效清热明目，补肝益目。适用于结膜炎。

15. 鲜桑叶 15 克，菊花 10 克，猪肝 100 克，盐少许。桑叶、菊花浸泡洗净，猪肝切片，加清水煮汤，食时加盐调味，可饮汤吃猪肝。功效清热明目。适用于结膜炎。

16. 玄参 15 克，菊花 10 克。水煎，当茶饮服。功效清热解毒，滋阴明目。适用于结膜炎。

17. 枸杞子 15 克，菊花 10 克。以开水冲泡代茶饮用。功效疏风清热，养肝明目。适用于结膜炎。

18. 鲜羊胆 1 个。洗净，以碗盛之，加蜜糖 1 匙，隔水炖 1 小时，用小刀将羊胆刺破，使胆汁流出，饮其胆汁。3 日服 1 次，可服 3 次。功效清肝明目。适用于学龄儿童患结膜炎反复发作者。

19. 桑椹、杭菊花各 15 克，黄豆 60 克，白糖 30 克。将黄豆洗净与前 2 味中药加水 3 碗煎至 1 碗，去渣，加白糖即可饮用。每日 2 次。功效清肝明目，消炎散风热。适用于急性结膜炎，红肿刺痛，畏光怕亮。

20. 黄花菜、马齿苋各 30 克。将黄花菜、马齿苋洗净，放入锅中，加适量水煮成汤即可。饮服，早、晚各 1 次，连服 4 日。功效清热解毒。适用于急性结膜炎属火毒证。

左侧栏竖排：中医偏方全书（珍藏本）

21. 鲜芹菜叶 60 克，鲜枸杞叶 30 克，大米 80 克左右，盐适量。将芹菜叶洗净切碎，枸杞叶洗净，与大米一同放入沙锅，加适量水煮成菜粥，将熟时加少量盐调味。现煮现吃，早、晚温热食。需坚持服用。功效清热，平肝，固肾。适用于结膜炎肝火上升证。

22. 昆布 25 克，决明子 12 克。昆布用水浸软泡发，洗净后切成丝，放入锅中，加适量水和决明子共煮成汤。早上空腹食用，食昆布喝汤。功效清肝明目。适用于结膜炎。

23. 苦瓜 400 克。苦瓜洗净、去子，加适量水煮成汤。喝汤吃苦瓜。功效解毒明目。适用于急性结膜炎。

24. 冬瓜 200 克，胡荽 10 克，葱、姜各少许，调料适量。先将冬瓜去尽青皮及瓤、子，切成薄片，油炒后入葱、姜、调料等，加水煮沸至熟，出锅时加入胡荽佐餐。功效疏风清热散邪。适用于结膜炎。

25. 西瓜皮 200 克，盐、味精、葱、姜各适量。西瓜皮刨去衣，洗净，切丝，加入调料，拌匀后佐餐食用。功效清热泻火，解毒散邪。适用于结膜炎肺胃积热证，患眼灼热疼痛，眼睑红肿，白睛赤丝鲜红满布，眵泪黏稠，兼有头痛烦躁，便秘溲赤。

26. 马兰头 50 克，猪肝 100 克。把马兰头洗净，同猪肝加盐、味精等调料，共炒食。功效清热凉血，解毒散邪。适用于结膜炎疫热伤络证，白睛或睑内有点状或片状溢血，患眼灼热疼痛，眵泪黏稠。

27. 白茅根 60 克。白茅根切段，水煎代茶饮。功效清热利肺。适用于结膜炎邪热留恋证，白睛遗留少许赤丝细脉，迟迟不退，睑内亦轻度红赤，畏光流泪，干涩不爽。

28. 银耳 5 克，大枣 5 枚，粳米 100 克，冰糖适量。银耳水发后，同大枣、冰糖、粳米入锅，加清水适量，用武火烧沸，转用文火煨，至粳米、银耳熟透即成。功效滋阴润肺。适用于结膜炎肺阴不足证，眼干涩不爽，泪少，久视容易疲劳，甚则视物不清。

29. 鲜荸荠 40 只。荸荠洗净后连皮煮食。功效清利湿热，宣畅气机。适用于结膜炎肝胃湿热证，眼干涩隐痛，白睛淡赤，口臭，便秘。

30. 菠菜、猪肝各 100 克。上 2 味加调料煮汤佐餐用。功效补肝益肾，滋养阴血。适用于结膜炎肝肾亏损、阴血不足证，眼干涩畏光，双目频眨，视物欠清，白睛隐隐淡红，久视诸症加重。

31. 菊花脑、鸡蛋各适量。把菊花脑择洗干净、蛋打匀。锅内放水，水开后先打入鸡蛋成蛋花，再放入菊花脑（因菊花脑不能长煮，基本上一过开水就行）。调入盐、鸡精、麻油即成。适用于结膜炎。

32. 决明子、菊花、蔓荆子各 10 克，木贼 6 克。水煎 2 次，混合后分上午、下午服。每日 1 剂。适用于急性结膜炎属风热证。

33. 生大黄、金银花各 10 克，黄连 6 克，甘草 3 克。水煎 2 次，混合后分上、下午服，每日 1 剂。适用于急性结膜炎属火毒证。

34. 龙胆 10 克，黄柏、决明子各 15 克。水煎 2 次，混合后分 3 次服，每日 1 剂。适用于急性结膜炎属火毒证。

35. 鲜蚌肉 100 克，盐适量。将鲜蚌肉洗净，捣烂，放入锅中，加少许水炖熟，快熟时加少许盐调味。吃肉喝汤。每日服 2～3 次。功效解毒，明目，除热。适用于结膜炎。

36. 枸杞子 10 克，杭菊花 5 克，绿茶包 1 袋。枸杞子、杭菊花与绿茶一起放入保温杯，冲入沸水 500 毫升，加盖焖 15 分钟，滤渣即可饮用。适用于结膜炎。

37. 决明子 10 克，绿茶 1 茶匙（约 3 克），褐色碎冰糖 15 克。所有材料加水 600 毫升，滚后小火续煮 5 分钟，滤渣即可饮用。适用于结膜炎。

38. 左手香的生叶 3～5 片，柳橙原汁 200 毫升。将左手香的生叶充分洗净，加上柳橙原汁，用果汁机拌匀，宜趁鲜饮用。适用于结膜炎。

39. 茵陈 20 克，藿香、川芎、白芷、地肤子、金银花、栀子、防风、白术、滑石各 10 克，薄荷 6 克，甘草 4 克。将上述药物水煎，每日 1 剂，分 2 次服。15 岁以下儿童酌减药量。适用于结膜炎，症见突然双目奇痒、畏光、流泪，双眼结膜呈暗紫、肥厚，近角巩膜处重于眼球结膜，角巩膜缘呈堤状暗紫色。

40. 白菊花、霜桑叶、蒲公英各 20 克，浮萍 15 克。每日煎服或洗之。适用于急性结膜炎。

41. 绿豆 200 克，黑豆、薏苡仁各 100 克，赤小豆 150 克，甘草 6 克。同煮粥，可随时食用。适用于急性结膜炎。

42. 青葙子、黄芩、龙胆各 15 克，菊花 20 克，生地黄 25 克。水煎 2 次，混合后分上、下午服，每日 1 剂。适用于急性结膜炎属火毒证。

43. 川黄连 1.5 克，枯矾 6 克，防风 9 克。水煎后过滤，洗眼。适用于结膜炎。

44. 黄柏 30 克，菊花 15 克。加开水 500 毫升，浸泡 2 小时，用纱布过虑，外敷或洗涤患眼，每日 2 次，每次约 10 分钟。功效清热解毒，泻火明目。适用于结膜炎。

45. 活蚂蝗 3 条，生蜂蜜 6 毫升。置蚂蝗于蜂蜜中，6 小时后将浸液滤清洁瓶内备用。每日滴眼 1 次，每次 1～2 滴。适用于急性结膜炎。

46. 车前子 50 克，薄荷 10 克。每日 1 剂，煎 2 次，2 次药液合并为 500～600 毫升。待凉后用消毒纱布浸药水洗患眼，每日洗 3～5 次。适用于结膜炎。

47. 黄连、黄柏、秦皮各 6 克，玄明粉 0.6 克。煎水洗患眼。每日 3 次，每周用 5 剂，30 剂为 1 个疗程。适用于结膜炎，症见两眼奇痒灼热难受，揉后剧，畏光，流泪，两眼有黏丝状分泌物，反复发作。舌质红，苔黄而腻，脉数。

48. 鲜柳叶 50 克。把 250 毫升容量瓶及滤菌器高压灭菌消毒，取鲜柳叶用沸水浸泡 30 分钟后，经加工提取制成 250 毫升柳叶液，用 0.45 微米滤膜抽滤柳叶液，滤后药液为淡黄色透明液体，在无菌箱内装入 250 毫升无菌瓶内。洗眼，每日 4～6 次，每次15～20 毫升。适用于流行性出血性结膜炎。

49. 黄连（打碎）3 克，人乳适量，冰片 0.6 克。放干净杯中，盖好，隔水蒸透，取汁点眼，每日 4～6 次。或用黄连（或胡黄连）（研为细末）10 克，人乳适量。调成稠膏，敷

两脚心（涌泉穴）。外盖纱布，胶布或绷带固定，每日 1 换。适用于急性结膜炎。

50. 黄柏 30 克，菊花 15 克。上药加开水 500 毫升浸泡 2 小时，用纱布滤过备用。外敷或洗眼，每次 10 分钟，每日 2 次。适用于结膜炎。

51. 黄连粉 10 克，硼砂粉 3 克。上药混匀，加蒸馏水适量煎 1 小时过滤至澄清，然后自滤器上加蒸馏水至 100 毫升，盛瓶密闭煮沸半小时备用。药液点眼，每日 4 次。适用于结膜炎。

52. 活地龙 3～5 条。洗净，放干净碗内，加白糖 10～15 克，待地龙溶成水后，用其点眼，每次 2～3 滴，每日 3～5 次。儿童用时，可用凉开水稀释。适用于急性结膜炎。

53. 朴硝 20 克（无朴硝可用芒硝或玄明粉代替）。放干净瓷碗内，加 200 毫升白开水沏开（浓度为 10%），待凉后用消毒的棉棒蘸药液洗患眼，每日 3 次，冲洗后休息半小时。适用于急性结膜炎。

54. 大黄、龙胆各 9 克。开水泡浓汁，用纱布蘸药汁，贴敷双眼上，每日 2～3 次。适用于急性结膜炎。

55. 桑叶、菊花各 10 克，红花 3 克。上药置杯中，沸水浸泡。熏法：硬纸做成喇叭形杯罩，小口对患眼，熏治。适用于结膜炎。

56. 仙人掌适量。切片，外贴患眼周围。适用于急性结膜炎。

57. 芒硝适量。研为细末，鸡蛋清调成稠膏，敷两太阳穴，外盖塑料薄膜，纱布，胶布固定。药干则换，连敷数日。适用于急性结膜炎。

58. 吴茱萸、附子各 10 克。共研细末，用醋调成稠膏，做成 2 个饼状，敷两脚心（涌泉穴）。外盖纱布，胶布或绷带固定，每日换药 1 次。适用于急性结膜炎。

59. 白矾 1 小块。在瓷碟内加几滴水，用白矾研之（使之加速溶化），再洗一根大葱白，用大葱蘸已研好的白矾溶液，往眼内滴入 1～2 滴，滴后眼内有刺痛，但无副作用，痛 1 分钟左右，眼内立即不磨不痛，清凉，血丝被清除。适用于急性结膜炎。

60. 千里光、木贼各 9 克，金银花、陈

艾叶各 6 克，花椒 10 粒。水煎 2 次，混合后分上、下午服，每日 1 剂。也可用上方加水 800 毫升，煎沸，趁热倒入暖水瓶内，患眼对准瓶口，利用药物热气熏蒸，待药液温度不高时，用消毒棉花或纱布蘸洗患眼。每日 2 次，每次约 10 分钟。适用于急性结膜炎风热证。

61. 鲜千里光叶、鲜夏枯草各 50 克，鲜野菊花 100 克。以上 3 味药用清水洗净，加水适量煎煮 3 次，分别取汁。第一次汁液可一日内分次内服，第二、第三次汁液待凉，分早、晚洗患眼各 1 次。每日 1 剂，连用 3～5 剂，可显效或愈。适用于结膜炎。

62. 葱白 1 根，生附子 10 克。捣烂，敷涌泉穴（足心）。每日 1 次。适用于结膜炎。

63. 大枣（去核）6 枚，葱白 4 根。共捣烂，敷眼。每日 2～3 次。适用于结膜炎。

64. 干姜细粉 6 克。用凉开水调糊，敷涌泉穴，每日 1 次。适用于结膜炎。

65. 生大蒜适量。捣烂装入小口瓶中，以瓶口对患眼，使蒜气熏眼部，每日数次。适用于结膜炎。

66. 黄柏 120 克，炉甘石 30 克，冰片 0.9 克。先煎黄柏 1 小时，纱布过滤，加入冰片、炉甘石，文火再煎沸。待澄清后用滤纸过滤装瓶。每日用药水冲洗患眼 3～5 次，连用 3～5 日。适用于结膜炎。

67. 黄连 5 克，花椒 8 粒，白矾 2 克，荆芥 3 克，生姜 2 片。用水煎为半盏，趁热洗眼，每日洗 6 次，次日见效。适用于急性结膜炎。

68. 薄荷、鹅不食草各 7 克，川芎、青黛各 15 克。前 3 味药研为细末，加入青黛调匀，再研一遍，装瓶贮备。用时，取药粉适量，薄棉或纱布裹之，塞健侧鼻中，每日数次。适用于急性结膜炎。

69. 绿茶水适量。每日洗眼 3～5 次，一般连用 2～3 日。忌吃酒、辣物。适用于结膜炎。

【生活调理】

1. 结膜炎患者忌食葱、韭菜、大蒜、辣椒、羊肉、狗肉等辛辣，热性刺激食物。

2. 不要用公共毛巾及面盆。患者的毛巾、手帕、面盆要单独使用，用后煮沸消毒，以免再传染。

3. 点眼药水瓶口勿触及病眼及分泌物，以免发生交叉感染。

4. 酒酿、荠菜、雪里红、象皮鱼、带鱼、黄鱼、鳗鱼、虾、蟹等海腥发物，结膜炎患者以不吃为宜。

5. 马兰头、枸杞叶、茭白、冬瓜、苦瓜、绿豆、菊花脑、香蕉、西瓜等具清热利湿解毒功效，可做辅助性治疗结膜炎。

结膜下出血

结膜下出血是指位于眼球前方的结膜下的微血管破裂，渗出的血液在结膜与眼球之间凝结，造成急性红眼睛。球结膜下出血的形状不一、大小不等，常呈片状或团状，也有波及球结膜成大片者。少量呈鲜红色，量大则隆起呈紫色，多发生在睑裂区，随着时间的推移，出血常有向角膜缘移动的倾向，也有因重力关系而集聚在结膜下方者。出血先为鲜红或暗红色，以后变为淡黄色，最后消失不留痕迹。出血多为炎症或外伤所致，自发的出血多见于老年人、高血压、糖尿病、血液病等。发病时自觉症状不明显，一般多为他人发现，发病 3 日以内者出血可有增加趋势，一般 1 周左右可以消退，不留痕迹。本病轻者一般可以自愈，初起宜冷敷，3 日后可酌情热敷。由剧烈呛咳、呕吐、外伤、酗酒等所致者，主要针对病因治疗。

本病中医学称"白睛溢血"。白睛溢血是因热邪郁肺，血热妄行，或小儿顿咳、女子逆经所致，也有因饮酒过度，或外伤引起的，以白睛浅层下见血色鲜红，状如胭脂为主要表现的外障类疾病。古代医籍称白睛溢血为色似胭脂证。重者早期宜清肺凉血，后期血变紫暗时，可酌加通络散血之品，以促进瘀血早日消散；由肺热引起者，治宜清肺散血；心营耗损，肝肾不足者，治宜平补肝肾，养血补心。

【偏方集成】

1. 鲜墨旱莲 50 克，大枣 8～10 枚。洗净加清水 2 碗煎至 1 碗，去渣饮汤。适用于结膜下出血。

2. 夏枯草 12 克，桑叶、菊花各 10 克。将夏枯草、桑叶加入适量的水浸泡半小时后煮半小时，最后加入菊花煮 3 分钟，即可代茶饮。可用冰糖或蜂蜜调味。适用于结膜下出血。

3. 金银花、茵陈各 15 克。将金银花、茵陈加入适量的水浸泡半小时后煮半小时，即可代茶饮。可用黑糖或片糖或蜂蜜调味。适用于结膜下出血。

4. 猪胆汁 120 克，绿豆粉 80 克。拌匀晾干研末，每次服 6 克，每日 2 次。适用于结膜下出血。

5. 菊花适量。采摘去蒂，烘干或蒸后晒干，或阴干，然后磨粉备用。先以粳米 100克，加水如常法煮粥，待粥将成时，调入菊花末 10～15 克，稍煮一二沸即可。适用于结膜下出血。

6. 刀豆根 30 克，红茶 3 克。水煎服。适用于结膜下出血。

7. 鲜芹菜（切碎）60 克，粳米 100 克。放沙锅内，加水如常法煮粥，每日早、晚温热服食。应现煮现吃，不宜久放。适用于结膜下出血。

8. 枸杞子、菊花各适量。枸杞子先煮 30分钟，加入菊花后再煮 3 分钟，就可作茶饮。适用于结膜下出血。

9. 冬瓜 200 克，胡荽 10 克，葱、姜等调料各适量。先将冬瓜去尽青皮及瓤、子，切成薄片，油炒后入葱、姜等调料，加水煮沸至熟，出锅时加入胡荽佐餐。适用于结膜下出血。

10. 西瓜皮 200 克，盐、味精、葱、姜各适量。西瓜皮刨去衣，洗净，切丝，加入调料，拌匀后佐餐食用。适用于结膜下出血。

11. 马兰头 50 克，猪肝 100 克。马兰头洗净，同猪肝加盐、味精等调料，共炒食。适用于结膜下出血。

12. 白茅根 60 克。白茅根切段，水煎代茶饮。适用于结膜下出血。

13. 菠菜、猪肝各 100 克。上 2 味加调料煮汤佐餐用。适用于结膜下出血。

14. 黑木耳 10 克，豆腐 30 克，红糖、麻油各适量。水煎服，每日 1 剂。适用于结膜下出血。

15. 绿豆 30 克，杭菊花、桑叶各 12 克。水煎 2 次，取汁加白糖 15 克，调匀饮服，每日 1 剂。适用于结膜下出血。

16. 鲜蒲公英 120 克（干品 60 克）。水煎两碗滤净。一碗内服，一碗外洗患眼。适用于结膜下出血。

17. 菊花 15 克，连翘 20 克。水煎，熏洗。适用于结膜下出血。

18. 鸡蛋清、黄连末各适量。置碗中，用箸打至泡起取浮沫点眦内。适用于结膜下出血。

19. 菊花 15 克，鱼腥草 30 克。水煎 2次，先熏眼后服，每日 1 剂。适用于结膜下出血。

20. 地胆头、珍珠草、墨旱莲各 30 克。水煎服，每日 1 剂。适用于结膜下出血。

21. 鲜鸭跖草 1～2 株。洗净后去除花和叶片，点燃酒精灯，烤其茎的结节部，此时在茎的一端有无色透明的液体流出，将此液点眼，双眼各 1 滴，每日 1 次，连用 4 日。适用于结膜下出血。

22. 芦荟叶剥开，用其内面汁轻擦眼结膜，每日 4 次，连用 3 日。适用于结膜下出血。

【生活调理】

1. 发生球结膜下出血，2 日内要进行眼部冷敷，目的是止血，防止出血症状加重；2日后可用热水熏蒸，促进眼部淤血吸收，具体方法是取开水一杯，眼睛在杯口上方，利用热气进行熏蒸；同时也可以使用抗生素眼药水，防止发生感染。一般经过 7～10 日，球结膜下出血基本就会被吸收，并且也不会给眼睛留下什么后遗症。

2. 生活规律，有高血压及糖尿病的人，要平稳控制血压、血糖；45 岁以上者要定期体检，保持情绪稳定；饮食上不要盲目大补，宜饮食清淡，多食用蔬菜、水果等维生素含量高的食物。保持大便通畅，避免搬重物及用力咳嗽等增加腹腔压力的动作。同时避免酗酒，使劲揉眼及外伤等。

3. 如果频繁发生球结膜下出血，则有可

能是血液疾病，需要去血液科详细检查。

巩 膜 炎

巩膜炎主要为内源性抗原抗体免疫复合物所引起，且多伴有全身胶原病，故属于"胶原病"范畴，与自身免疫有关，是由于风湿、结核、梅毒、红斑狼疮和其他原因不明的感染造成的非特异性炎症。其特征是病情进展缓慢，巩膜前半部最易受侵犯。巩膜炎的共同点是自觉疼痛、畏光流泪，炎症局部有深红色结节隆起并有压痛，伴结膜充血水肿。一般不形成溃疡，病程缓慢，易复发。根据炎症侵犯的范围及部位可分为浅层巩膜炎和深层巩膜炎、前巩膜炎和后巩膜炎。浅层巩膜炎常在外眼角巩膜出现扁豆形或椭圆形紫红色隆起结节，结节表面球结膜不同程度充血或水肿，触及结节时有疼痛感，蔓延到角膜缘时，患者可有怕光、流泪，疼痛常在夜间更重。视力一般不受影响。有的人炎症持续数周，一个结节消退，另一个结节又出现，连续复发，也有双眼同时发病者，但预后良好。深层巩膜炎常见于青年，女性多于男性。一般为双眼患病。巩膜呈弥漫的暗红或紫红色浸润，局部明显水肿，病变表面及周围的球结膜显著充血，浸润性结节可围绕角膜蔓延成环形巩膜炎，严重者常影响葡萄膜，形成灰蓝色瘢痕，有的可导致巩膜葡萄肿。自觉十分疼痛，夜间疼痛难以入睡。急性期由于有睫状体水肿，可出现暂时性近视，病程可持续数周甚至数月。

本病属中医学"火疳"范畴。多因肺热亢盛，气机滞塞，久而成瘀，混结白睛深层而成紫红色结节。治疗一般以清肺泻心，清热利湿，养阴润燥为原则。

【偏方集成】

1. 鲜河菱适量。每日生食 10 只，或洗净后带皮水煮，饮汤食菱。功效清暑解热，除烦止渴。适用于巩膜炎伴舌红少苔。

2. 绿豆芽、白菜茎各 60 克。绿豆芽沸水烫过，白菜茎切细丝。亦用沸水烫过。同拌，佐餐用。功效清热除湿。适用于巩膜炎伴舌尖红肿。

3. 水发银耳 20 克，鲜百合 30 克。同煮为羹，每日食 1 剂。功效润肺止燥。适用于巩膜炎伴肺热痰壅。

4. 佛手瓜 1 只。切片生炒，加入陈皮所泡之水，收入佛手片中，佐餐用。功效理气宽胸。适用于巩膜炎伴急躁易怒口苦者。

5. 莲子心 3 克，淡竹叶 6 克。同用沸水冲泡，代茶饮。功效清心火。适用于巩膜炎伴心火上亢，舌尖红碎者。

6. 马齿苋 30 克。水煮取汁，去渣，一次饮尽。功效清肺热，祛顽痰。适用于巩膜炎肺热痰黄者。

7. 山药、薏苡仁、白扁豆各 12 克，面粉 60 克。前 3 味药同打粉，加面粉和匀后做蒸糕食用。功效健脾化湿。适用于巩膜炎伴便溏脾虚者。

8. 藕节 15 克。水煎，代茶饮。功效理血。适用于巩膜炎伴月经不调。

9. 野菊花、夏枯草各 50 克。水煎服。适用于巩膜炎。

10. 玄参 15 克，金银花、菊花各 10 克，红花 3 克。水煎，入适量冰糖，不拘时饮服。适用于巩膜炎。

11. 老桑枝 60 克，老鸭 1 只。将鸭去毛除内脏洗净，入锅与桑枝加适量清水熬汤，调味后酌量饮食。适用于巩膜炎。

12. 龙胆、秦皮、红花、生地黄各等份。上药水煎过滤去渣，药液备用。取药液乘热熏洗和热敷患眼，每日 3 次，每次半小时。适用于浅层或深层前部巩膜炎。

13. 鲜野白菜（大丁草）适量。捣烂外敷患处，每日换药 1～2 次，连续敷药 3～5 日。适用于巩膜炎。

14. 野麦冬 5 粒，盐少许。共捣烂，用橘叶包囊剪去一端，塞鼻一夜。左病塞右，右病塞左。适用于巩膜炎。

15. 猪苓、茯苓、白术、泽泻各 9 克，桂枝 3 克。水煎服。适用于巩膜炎。

16. 黄芩、黄柏各 12 克，黄连 10 克，红花 6 克。水煎 2 次，两煎液混匀。分 2 次服，每日 1 剂。适用于巩膜炎。

17. 千里光 30 克。煎水，先熏后洗，每日 1 剂，分 2 次用。适用于巩膜炎。

18. 薄荷 0.5 克，麝香 0.1 克，熊胆 0.2 克。研成粗末，然后加入煮沸的蒸馏水 100 毫升，加盖密封，加热半小时。冷后用纱布滤去渣，剩下液体为薄荷浸液。然后将麝香、熊胆放入一洁净乳钵，加入薄荷浸液 10～20 毫升，充分研磨，再加入剩下的薄荷浸液，用滤纸过滤至完全澄清，加蒸馏水至 100 毫升，密封。每次取少量点眼，每日 4～6 次。适用于巩膜炎。

19. 西月石粉（将生月石研细，在沙锅内微炒至松为度，用纸包裹，放在土上 10 日以去火毒）45 克，冰片 9 克，麝香 0.9 克，犀黄 1.2 克。和匀共研 1～2 小时，然后再加入西月石粉共研，至无声、无黏、无渣为度。使用时取半粒芝麻大小点于目内眦内，闭眼 5～10 分钟。每日 2～3 次。适用于巩膜炎。

20. 黄连 15 克，硼砂 0.6 克，西红花 1.5 克，风化硝 9 克。将上述药物加水 1.5 升，煎 30 分钟，然后过滤 2 次，再加入少许防腐剂，装瓶备用。每次取少许滴眼，每日 4～6 次。适用于巩膜炎。

21. 犀黄 3 克，珍珠粉、朱砂各 2.1 克。共研细末，再加入麝香共研，试舌上无渣为度，瓷瓶收贮。每日点眼 3～4 次。适用于巩膜炎。

22. 龙胆、生地黄、红花各等份。加水煮沸 15 分钟，去渣后取汁熏洗和热敷患眼，每次 20～30 分钟，每日 2～3 次。适用于巩膜炎。

【生活调理】

1. 饮食宜清淡，忌食辛辣刺激及肥甘厚腻的食物。

2. 加强锻炼，增强体质。

3. 如患有慢性类风湿关节炎等全身疾病，要积极进行治疗。

4. 多食素淡果品之类，以清利明目。多食清润之品，使大便通畅，有助于导火邪下行。另外，应戒烟忌酒，以免辛热助火。

5. 避免大怒伤肝，以免引起肝火上逆而诱发本病。

角膜炎和角膜基质炎

角膜炎是一种严重的眼科疾病，是导致失明的主要原因之一。角膜炎的病因有多种，外伤、其他眼部或全身感染性疾病都可能导致角膜感染，而引起角膜感染的病原体可以是细菌、真菌或病毒，个别病例是由过敏反应所引起，角膜炎分溃疡性角膜炎（又称角膜溃疡）、非溃疡性角膜炎（即深层角膜炎）两类。患眼有异物感，刺痛甚至烧灼感。球结膜表面混合性充血，伴有怕光、流泪、视力障碍和分泌物增加等症状。

角膜炎是指由于外伤，或感染细菌、病毒、真菌而致的角膜炎症性病变，包括单纯疱疹病：毒性角膜炎、浅层点状角膜炎、角膜变性、化脓性角膜炎、角膜基质炎和束状角膜炎等，中医学分别称"聚星障"、"银星独见"、"枣花翳"、"凝脂翳"、"混睛障"和"风轮赤豆"等。临床主要表现为黑睛混浊，畏光流泪，视力下降。基本病机为外感风热，或热毒上攻，蕴于黑睛。治疗一般以疏风散热，清肝泻火，化湿健脾，滋阴散邪为原则。

角膜基质炎或称角膜间质炎，又称非溃疡性角膜炎，是指发生在角膜基质层的非溃疡性、非化脓性炎症。梅毒螺旋体、结核分枝杆菌、麻风分枝杆菌和单疱病毒感染是常见的病因。主要表现为角膜基质水肿、淋巴细胞浸润，常有深层血管形成，不形成溃疡。视力呈不同程度下降是其特征。该病的主要临床症状是患眼有怕光、流泪、眼痛、异物感和视力减退等症状。眼睑常处于痉挛状态，难以自行睁开。角膜混浊一般从边缘部开始，逐渐向角膜中央扩展；炎症高潮时，角膜因肿胀而变得很厚，但从不出现溃疡。根据感染途径不同可分为先天性和后天性两种。先天性发病年龄多为 5～20 岁，双眼同时或先后发病；后天性临床上极为少见，患者年龄较大，有梅毒病史，多为单眼受累。

角膜基质炎属中医学"混睛障"范畴。本病属风轮疾病，内应于肝胆，故本病多因肝经风热或肝胆热毒蕴蒸于目，热灼津液，瘀血凝滞引起；或邪毒久伏，耗损阴液，肝肾阴虚，虚火上炎所致；肝经湿热所致者病程更长。

【偏方集成】

1. 羊肝 100～150 克，谷精草、白菊花各 20～25 克。一同煮服，每日 1 次。适用于角膜炎和角膜基质炎。

2. 黄瓜 250 克，白糖、醋各 50 克，盐适量。黄瓜用凉开水洗净，两面切斜刀，深度达 3/5 以上，用盐腌 20 分钟后放入凉开水中浸泡，去掉咸味，捞出挤干水分备用。把白糖和醋放在一个大碗内调成酸甜汁，把黄瓜切成 1.5 厘米长段，放在汁内浸泡 1 小时，中间翻几次以使上下黄瓜交替，吃时码在盘内即成。适用于角膜炎和角膜基质炎。

3. 鲜黄花菜 15 克。洗净，入沸水中约煮 5 分钟，捞出沥水切段，酌加盐、味精、麻油拌匀即成。煮菜之汤可适量饮服。适用于角膜炎和角膜基质炎。

4. 青鱼胆汁 10 滴。放入黄酒 50 毫升中混匀即成。每日 2 次，每次 10 毫升。功效明目消炎。适用于角膜炎并发急性结膜炎者。

5. 鲜荷叶 1 张，嫩藕 1 节，粳米 100 克。前 2 味水煎取汁，去荷叶后与粳米共煨粥。食藕喝粥，每日 2 次，每次 200 毫升。适用于角膜炎和角膜基质炎。

6. 莲子（去心）、百合各 15 克。加水浸泡去皮，共煨汤。每日 1 次。适用于角膜炎和角膜基质炎畏光流泪者。

7. 鲜青壳蛤蜊 250 克，鸡蛋清 1～2 枚。水煮至蛤蜊壳张开，打入鸡蛋清，待蛋凝后加调味品和葱花。作蛤蜊蛋汤。佐餐用。功效滋阴降火补元气。适用于角膜炎畏光流泪明显。

8. 土豆、笋各 100 克，植物油 20 克，花椒 20 粒，精盐适量，味精 2 克，姜 1 片。将土豆洗净去皮切细丝，用沸水焯熟，放入凉开水中冷却后捞出沥干，笋切与土豆同样的丝，沸开水焯一下，放入凉开水中冷却后捞出沥干。将两种原料放在一个盘中，撒上精盐，味精用温开水浸泡开浇在原料上。勺（锅）上火加油烧热，放花椒、姜片小火炸出香味，去掉花椒、姜片，把油淋在原料上即成。适用于角膜炎和角膜基质炎。

9. 土豆 150 克，植物油 250 克（实耗 50 克），番茄酱 50 克，白糖 20 克，蛋清半枚，淀粉 30 克，味精 1 克，盐适量，料酒 5 克，高汤少许（水可代替）。将土豆去皮切小丁，用开水加料酒、盐，把土豆丁煮到八成熟，用蛋清与 25 克淀粉和味精，少许盐调匀，把土豆丁放入浆糊中入味上浆。勺上火加油，待三四成热时把土豆丁滑一下，捞出沥净油备用。勺内留少许油煸炒番茄酱，炒出红油时放盐、白糖、少量高汤，把 5 克淀粉用水调稀，勾芡，用土豆丁香油炒，加点明油颠匀装盘。适用于角膜炎和角膜基质炎。

10. 猪肝 100 克，桑叶 15 克。猪肝切成片状，与桑叶加清水适量煲汤，用盐少许调味，每日 2 次，饮汤食猪肝。适用于角膜炎和角膜基质炎。

11. 桑叶 10 克，鱼腥草 30 克，大枣 10 枚。水煎，取头、二煎汁，每日 2 次，头、二煎汁分开服，相隔 3 小时。适用于角膜炎和角膜基质炎。

12. 蝉花 5 克，薏仁 15 克，瘦肉或鸡肉 100 克。慢火煮汤，饮汤食肉。功效养肝肾，健脾胃。适用于角膜炎修复期。

13. 羊肝 60～90 克，谷精草、白菊花各 12～15 克。一同煮服，每日 1 次。适用于角膜炎修复期。

14. 葡萄汁适量（葡萄罐头也可以）。上午 10 点服 1 小碗，晚上 10 点服 1 小碗。连续服用 3 日。适用于角膜炎和角膜基质炎。

15. 菠菜子、野菊花各 9 克。水煎服。每日 2 次，连服数日。适用于角膜炎和角膜基质炎。

16. 杭菊、夏枯草各 15 克，黄豆 30 克，桑叶 10 克。水煎煮至豆熟，服饮时去药渣，加入 15 克白糖调味。适用于角膜炎和角膜基质炎。

17. 猪肝 100 克，菊花 10 克，珍珠草 30 克。共煎至肝熟，食肝饮汤。适用于角膜炎和角膜基质炎。

18. 枸杞子 15 克，菊花 10 克。以开水冲泡代茶饮用，也可用玄参代替枸杞子。适用于角膜炎和角膜基质炎。

19. 鲜荷叶 1 张。煮汤水，去渣。加入新鲜藕、菱同煮至藕菱熟。食用。功效清热利咽去火。适用于角膜炎伴口渴咽喉不利。

20. 板蓝根 30 克。水煎，代茶饮。功效清热解毒。适用于角膜炎伴热象。

21. 鲜鱼腥草 90 克。洗净，去根，切寸长段。凉开水漂过，捞出用酱油、麻油拌之，佐餐用。功效清热解毒，利咽。适用于角膜炎伴头胀口苦舌苔黄燥。

22. 鲜百合 30 克。去皮衣，加水两大碗，煮开入百合，至百合酥而不烂。加糖食用。功效润肺阴，降虚火。适用于伴咳嗽的角膜炎。

23. 鲤鱼 1 条（250 克），鱼腥草 6 克，葱白 2 段。鲤鱼去鳞鳃、内脏，加入鱼腥草、葱白，放水煮之，再加调味品，佐餐用。功效滋阴散邪。适用于角膜炎久发体质虚弱。

24. 鲜蛏子 250 克。洗净后入油锅煸炒，加姜、蒜、葱白，佐餐用。功效清热滋阴。适用于角膜炎伴烦热口渴。

25. 杏仁、薏苡仁各 9 克，粳米 50 克。前 2 味同煮汤，加粳米煮为粥，每日食用。功效健脾化湿。适用于角膜炎过食膏粱。

26. 鲜半枝莲适量。洗净，捣烂绞汁，取汁滴眼。适用于角膜炎和角膜基质炎。

27. 鲜蛇莓根 3～5 株。洗净，捣烂，置净杯内，加入菜油 1～2 匙，每日蒸 1 次，点眼用，每次 2～3 滴，每日 3～4 次，每剂可用 5～7 日。适用于角膜炎和角膜基质炎。

28. 鲜蛇含 3 株。洗净，捣烂，敷患眼眉弓，1～2 日换药 1 次。适用于角膜炎和角膜基质炎。

29. 鹅不食草 9 克，闹羊花 3 克，香白芷 2 克，麝香 0.3 克。以上方药共研细末，用细布包裹塞入鼻内，每次塞一侧鼻孔，交替使用。适用于角膜炎和角膜基质炎。

30. 鸡冠花子、白菊花各 15 克，龙胆 6 克。水煎服，每日 1 剂。适用于角膜炎和角膜基质炎。

31. 山芹菜叶及茎 3 克。蒸蜂蜜点眼，每日 2 次。适用于角膜炎和角膜基质炎。

32. 苦荬菜根、威灵仙各 6 克，毛茛根 3 克，六月雪（华泽兰）根 30 克。水煎服，每日 1 剂。适用于角膜炎和角膜基质炎。

33. 四季青 30～60 克，精盐少许。共捣如泥，闭目敷于患眼的眼皮，每晚 1 次，连敷 3 次。适用于角膜炎和角膜基质炎。

34. 鲜鹅不食草适量。开水洗净，捣烂后塞入鼻孔，每日 1 次。适用于角膜炎和角膜基质炎。

35. 大石韦叶 3～4 片，鸡蛋 2 枚。将鸡蛋打碎和石韦叶共煮食之，每日 2 次，连服 1 周。适用于角膜炎和角膜基质炎。

36. 青鱼胆汁 6 克，荸荠粉 3 克，冰片 0.3 克。取青鱼胆汁加荸荠粉调匀晒干，加入冰片研匀，用灯心草蘸此药末少许，点入患眼的大眼角内，早、晚各 1 次。适用于角膜炎和角膜基质炎。

37. 番茄 250 克，芹菜 300 克，小冰块 2 块，柠檬汁适量。前 2 味洗净干净，一起投入榨汁机榨成汁，纱布过滤，滤液倒入玻璃杯中，加入柠檬汁调匀。加冰块，上午、下午分服，每日 1 剂。适用于角膜炎和角膜基质炎。

【生活调理】

1. 禁烟戒酒，忌食辛辣食品。宜多食河鲜、蔬菜、瓜果。避免暴饮暴食和容易损伤脾胃功能的食品。

2. 及时和正确治疗，选用适当抗生素和抗病毒药物是治疗的关键。

3. 为防止角膜炎，应避免角膜外伤。当有风沙吹入眼内时，切勿用脏手揉擦或用尖物挑拨，应该到医院请眼科医师消毒冲洗。发生角膜炎后，要注意避光休息或戴墨镜保护。

4. 注意养成健康的生活习惯。注意充分休息，让眼睛多与新鲜空气接触，听轻松音乐，避免熬夜、饮酒、感冒发热、日光暴晒。此外，一旦感觉眼睛不舒服、红肿、疼痛，就要到医院检查，及时确诊。

白 内 障

白内障是一种主要的致盲性眼病，老化、遗传、代谢异常、外伤、辐射、中毒和局部营养不良等可引起晶状体囊膜损伤，使其渗透性增加，丧失屏障作用，或导致晶状体代谢紊乱，使晶状体蛋白发生变性，形成混浊。不论晶体混浊的部位、程度以及是否影响视力，均可称白内障。白内障可以按病因，发生年龄、发展速度、晶体混浊程度和部位进行分类，其分类较为复杂，最常见的是将其分为老年性白内障、先天性白内障、代谢性白内障、并发性白内障、外伤性白内障等 8 类，其中尤以老年性白内障的发病为最普遍，最广泛。

中医学将晶体称做晶珠，晶珠混浊分别属"圆翳内障"，"胎患内障"及"惊震内障"范畴，其病因有先天不足，肾精不实，引起肝肾不足而致晶珠失养；有因年老体衰，肝肾亏损，精血不足而致晶珠失养；有因身体其他部位有病，损伤脾肾，后天精血化生之源不足而致晶珠失养；有因肝经有热，循经上攻于目而致晶珠受灼；更有眼部受挫伤或锐器伤，局部气血失和，甚至瘀血停留，以致精华不得上输，晶珠失养；种种原因，皆可致晶珠混浊而产生翳障。临床主要分为内治与外治疗法，侧重中药外用滴剂的研制。多采用滋补肝肾、活血化瘀、退翳明目、抗衰老药物。

【偏方集成】

1. 枸杞子 20 克，龙眼肉 20 枚。水煎服，连续服用有效。适用于白内障。

2. 黑芝麻适量。炒熟，研成粉，每次以 1 汤匙冲入牛奶或豆浆中服用，并可加入 1 汤匙蜂蜜。适用于白内障。

3. 猪肝 150 克，鲜枸杞叶 100 克。先将猪肝洗净切条，与枸杞叶共同煎煮，饮汤吃肝，每日 2 次。功效明目清肝，改善视功能。适用于白内障。

4. 大枣 7 枚，枸杞子 15 克。加适量水煎服，每日 1 剂，连续服用。适用于白内障。

5. 水发银耳 25 克，鸡肝 100 克，枸杞子 15 克。鸡肝洗净切片，加水豆粉、料酒、姜、盐、味精拌匀，与银耳、枸杞子同煮汤，佐餐食用。功效补益肝肾。适用于白内障肝肾两亏证，症见视物模糊，头晕耳鸣，腰膝酸软，面白畏寒，小便清长。

6. 枸杞子 200 克，白酒或黄酒 1000 毫升。枸杞子泡入酒中，1 周后即成，每日饮 30～50 毫升。功效补益肝肾。适用于白内障肝肾两亏证，症见视物模糊，头晕耳鸣，腰膝酸软，舌淡，脉细。

7. 土豆 500 克，牛肉 250 克。土豆去皮，与牛肉加酱油、盐、味精等煮食。功效补脾益气。适用于白内障脾虚气弱证，症见视物昏花，精神倦怠，肢体乏力，面色萎黄。

8. 鸡肉、馄饨皮各 100 克。鸡肉剁馅，加入葱、姜、盐、味精，包馄饨食用。功效补益脾气。适用于白内障脾胃气弱证，症见视物昏花，精神倦怠，痿软乏力，食少便溏。

9. 决明子 100 克。决明子炒香，分成每包 10 克纱布袋装好。每日 1 包，沸水冲泡，量不宜多，代茶饮用。功效清热平肝。适用于白内障肝热上扰证，症见头痛目涩，口苦咽干，急躁易怒。

10. 莲子心 10 克，薏苡仁 30 克，粳米 100 克。上 3 味加水 500 毫升，煮粥，早、晚食用。功效滋阴清热，宽中利湿。适用于白内障阴虚夹湿热证，症见目涩视昏，烦热口臭，大便不畅或溏薄，小便短赤，舌红、苔黄腻。

11. 夜明砂、菟丝子各 9 克，山药 30 克，粳米 60 克，红糖适量。将夜明砂、山药、菟丝子用布包好，加水 5 碗，煎成 3 碗，去渣后入粳米、红糖煮成粥。每日 1 剂，连服 15～20 日。功效健脾益肾，清热明目。适用于老年性白内障脾虚气弱证。

12. 五味子 60 克，低度白酒 500 克。将五味子洗净晾干，浸泡在酒内封固，10 日后即可饮用。每晚睡前饮用一小盅。功效滋肾敛肺，涩精明目。适用于老年性白内障肺肾阴虚证。

13. 豆粉、料酒各 10 克，肉丝 120 克，白糖 3 克，味精 0.3 克，酱油 20 克，枸杞子、猪油各 30 克。将肉丝、豆粉与酱油拌匀。铁锅烧热，入猪油 15 克，再入枸杞子略炒，加水少许，炒至枸杞子变青，肥软，出锅待用。再将猪油旺火烧开，爆炒肉丝，入调料后放入枸杞子炒匀，加入味精，出锅即成。功效滋肾健脾，养肝明目。适用于老年性白内障肝肾亏虚证。

14. 桑椹 250 克，低度白酒 500 克。将桑椹置于酒中，浸泡 30 日，每晚睡前饮用小盅。功效补益肝肾，滋液明目。适用于老年性白内障肝肾阴虚证。

15. 鲜甘菊嫩芽或幼苗 15～30 克，粳米

60 克，冰糖适量。摘取甘菊嫩芽洗净切细，同粳米、冰糖常法煮粥。功效清肝明目。适用于老年性白内障肝阳偏亢证。

16. 桑叶 100 克，黑芝麻 120 克。桑叶烘干，研为细末，黑芝麻捣碎，和蜂蜜加水煎至浓稠，入桑叶末混匀，制成糖块，每次嚼食约 10 克。功效滋补肝肾，清肝明目。适用于老年性白内障肝阳偏亢证。

17. 枸杞子 12 克，菊花、桑叶各 6 克，谷精草 3 克。上品共研粗末，装入纱布袋内，沸水冲泡，代茶饮用。功效滋养肝肾，清肝明目。适用于老年性白内障肝阳偏亢证。

18. 山药 60 克，大枣 30 克，粳米 100 克。将山药切成颗粒，与大枣、粳米共煮成粥，加糖调味，分 1～2 次吃。功效补益脾胃，滋养明目。适用于老年性白内障脾虚气弱证。

19. 珍珠母 60 克，苍术 24 克，人参 3 克。上药水煎饮，早、晚各 1 次。功效健脾燥湿，退翳明目。适用于老年性白内障脾虚气弱证。

20. 鲜红薯（选红紫皮黄心者）300 克。将红薯洗净，放入炉灶或烤箱中烤熟酌量分食。功效健脾益肾。适用于老年性白内障脾虚气弱证。

21. 山药 50 克，白糖适量。山药切成小块，加水煮熟，加入白糖，略煮片刻即成，每日 1 次。功效健脾固肾。适用于白内障。

22. 珍珠粉 1 克。每次服 1 克，每日 3 次，2 周为 1 个疗程。视力提高再服 2 周，以后改为每次 1 克，每日 1 次，维持半年。适用于老年性白内障。

23. 鸡肝 100 克，水发银耳 15 克，枸杞子 5 克，茉莉花 24 朵。将鸡肝洗净切片，放入碗中，加湿淀粉、料酒、姜汁、盐备用。将汤锅置火上，放入鸡汤，加入料酒、姜汁、盐和味精，随即入银耳、枸杞子、鸡肝煮沸，去浮沫，待鸡肝刚熟，撒入茉莉花，装碗即成。适用于白内障。

24. 动物肝 100～150 克，粳米 100 克，葱、姜、油、盐各适量。粳米加水按常法煮粥，待米粒开花时，加入动物肝及葱等调料，煮沸至肝熟粥稠时即可食用。每日 1 次，早

晨空腹顿服。适用于老年性白内障肝血虚证。

25. 党参 20 克，枸杞子 15 克，猪肝 30 克，大米 60 克。煮粥服食。适用于老年性白内障肝脾不足证。

26. 燕窝 3 克。放入碗内，用温水浸泡至松软时，除去燕毛，并用清水洗净，沥干水分，撕成细条，放入干净碗内备用。取净锅（无油），加清水约 250 毫升，冰糖 30 克，用文火烧沸至冰糖溶化，撇去浮沫，用纱布滤净糖液。净锅内放燕窝冰糖液，用文火烧沸后即成。适用于老年性白内障肝肾阴虚证。

27. 枸杞子 20 克，杭菊花 15 克。用沸水充分浸泡，去渣取汁加入蜂蜜适量，搅匀即可饮服。功效清肝养肝，明目。适用于老年性白内障，症见烦躁口干，视物模糊，眼睛胀闷不适。

28. 黑豆 30 克，龙眼 15 克。洗净，加适量水共以小火炖煮，至豆熟后即可服食。功效养血明目，适用于老年性白内障，症见头晕体倦，心悸失眠，视物模糊。

29. 黑芝麻（炒熟）20 克，羊肝（洗净、切细）50 克，枸杞子 30 克，粳米 100 克。一起煮成稠粥即可饮服。功效滋阴养肝。适用于老年性白内障，症见视物模糊，大便干结。

30. 枸杞子 30 克，龙眼肉 20 克。放碗中，加水蒸至烂熟，分 2～3 次服。功效滋养肝肾，益血明目。适用于老年性白内障肝肾阴虚证。

31. 菊花、决明子各 10 克。煎取药汁，代茶饮服，每日 1 剂。适用于老年性白内障肝阳偏亢证。

32. 谷精草 15 克，白菊花 3 克，绿茶 2 克。谷精草拣去杂质、洗净，晒干或烘干，与白菊花、绿茶同放入大杯中，用沸水冲泡，加盖闷 10 分钟，即可饮用，当茶频服，一般可冲泡 3～5 次。适用于老年性白内障肝阳偏亢证。

33. 白术、白及、云苓各 50 克。研为细末，经过细筛后，以 10 克为 1 包，可包制13～15 包，待服用。即每日晚饭后、临睡前用制好的药粉一包，加适量净水配 1～3 枚鸡蛋煎饼食之。做时用植物油少许，亦可加入

少量的面粉和适量的盐，注意药粉要与鸡蛋混合均匀，用文火煎成饼，切不可大火爆炒。此方对初患白内障者一剂药粉服完即可治愈。患者若将一剂药粉服完一半后或全部服完后，感到病情明显好转者，可继续再服1～2剂或数剂，待完全正常方可停药。一剂药粉可服13～15次，即15日为1个疗程。适用于白内障。

34. 胡萝卜适量。食用。适用于老年性白内障。

35. 鲜西红柿适量。开水烫洗，去皮后，每日早、晚空腹时吃1个，或将鲜鸡蛋与西红柿烧汤，调味食用。适用于老年性白内障。

36. 车前子、地黄、麦冬各等份。共研为末，炼蜜为丸，如梧子大。每日1～2次，每次服20～30丸。适用于久患白内障。

37. 菟丝子15克，五味子8克，枸杞子、谷精草各10克。水煎，每日1剂，分2次服。适用于白内障。

38. 蛇蜕1克，蝉衣3只，白菊花5克。煎至1碗汤1次服下，每日3次，连用20日。适用于白内障。忌吃酒、羊肉、狗肉。

39. 枸杞子10克，陈皮3克，龙眼肉10个，蜂蜜1匙。将枸杞子、陈皮放在用纱布做的袋内后，与龙眼肉一起放于锅中，加水适量用火煮沸半小时后，取龙眼肉与汤加蜂蜜食用。适用于白内障。

40. 核桃仁泥1匙，黑芝麻粉1匙，牛奶或豆浆1杯，蜂蜜1匙。将核桃仁打成粉，黑芝麻用铁锅炒干，打成粉，放入煮沸的牛奶或豆浆内加蜂蜜冲服。适用于白内障。

41. 猪肝100克，葱白3根，淡豆豉15克。将葱白、淡豆豉捣烂，用花生油微炸，放入猪肝和水少许煮熟，加盐调味即可吃。适用于白内障。

42. 蝉蜕（洗焙）、蛇蜕（洗焙）、黄连各15克，甘草6克，绿豆30克。共研细末，每次6克，用新汲水调服，此方忌酒。适用于白内障。

43. 木贼草（烧成灰）120克，青鱼胆（焙干）4～5个，硼砂1.5克，熊胆2枚，麝香3克。以上各药共研细末，用灯心草将药点入眼球白翳患处。适用于白内障。

44. 蛇蜕1个，冰片0.6克，银珠0.3克。先将蛇蜕烧存性，后和其他药物共研细末。每日3次，每次放眼内少许。适用于白内障。

45. 青皮、密蒙花各100克，芒硝50克。以水3000毫升煎开煮20分钟，加入芒硝煎10分钟，过滤后滴眼。早、晚各滴眼1次，每次间隔1分钟滴1滴，每日2次。功效清热祛湿，理气化瘀，软坚止痛。适用于白内障初期（及老年性），玻璃体混浊。

46. 苦瓜适量。切片，将苦瓜内种子挖干净，加自来水煮1小时，将煮烂冷却的苦瓜皮敷在眼皮上，苦瓜水滴在眼球内，每日治疗半小时。治疗时间最好在睡觉前。适用于白内障。

47. 皮硝10克，豨莶草10克。用阴阳水煎擦洗眼睛，洗之即愈。每日洗2～3次。再用麻油、铜钱刮两悬厘穴，针刺两小骨空穴。适用于白内障。

48. 活水蛭3～5只，蜂蜜5克。将水蛭浸入蜂蜜6小时后，将蜜水装入消毒瓶中，每日1次点眼。适用于白内障。

49. 石胡荽3克。按塞鼻中。适用于白内障。

50. 白丁香适量。研极细末，加冰片少许研匀，以浮汁调如糊状，取少许点眼，每日3～5次。适用于白内障。

51. 荸荠适量。捣烂滴眼。适用于白内障。

【生活调理】

1. 避免强烈的日光照射。在户外活动时，戴上太阳镜或遮阳帽，可有效预防射线对晶体的损伤。

2. 营养平衡的饮食，饮食宜含丰富的蛋白质、钙、微量元素，多食含维生素A、维生素B、维生素C、维生素D的食物。平时多食鱼类，多饮水，少吃盐。及早戒烟。

3. 积极防治慢性病，包括眼部的疾患及全身性疾病。尤其是糖尿病最易并发白内障，要及时有效地控制血糖，防止病情的进一步发展。

4. 加强用眼卫生，平时不用手揉眼，不用不洁手帕、毛巾擦眼、洗眼。适当控制读写和看电视时间。阅读、写字和看电视时间应控制在1小时之内，用眼过度后应适当放松，久坐工作者应间隔1～2小时起身活动10～15分钟，举目远眺，或做眼保健操。要有充足的睡眠，及时消除疲劳。

5. 饮食起居要规律，注意劳逸结合，锻炼身体。

青 光 眼

青光眼俗称青眼，是眼内压调整功能发生障碍使眼压异常升高，因而视功能障碍，并伴有视网膜形态学变化的疾病。因瞳孔多少带有青绿色，故有此名。青光眼分为原发性、继发性与先天性3种。原发性青光眼又有充血性（闭角型）和单纯性（开角型）之分。前者常有偏头痛，恶心呕吐，虹视、雾视。单纯性青光眼，常出现过早劳视，频频换镜，仍不能解决眼疲劳的症状。闭角型青光眼多发生于老年妇女，前房较浅，有远视眼者易发。开角型青光眼多见于中青年，前房较深。闭角型青光眼体征常有角膜水肿，角膜后有棕黄色沉淀物，房水轻混，瞳孔扩大，晶体轻度混浊，眼底视乳头动脉血管搏动，生理凹陷扩大，眼前部可见混合性充血。单纯性青光眼此症状较轻，仅在眼底视乳头可见青光眼杯，并以晚期为多见。急性发作一般见于闭角型青光眼，为中年和老年性疾病，发病年龄多在40岁以上，尤以50～70岁居多，女性较男性多24倍，为双眼疾患，但常为一眼先发病。其症状有眼球胀痛，视力急剧下降及同侧偏头痛，甚至有恶心、呕吐、体温增高和脉搏加速等；球结膜充血、角膜水肿、前房极浅、瞳孔变大、晶体混浊、眼压高、眼球坚硬如石。特别要注意的是，也有一些青光眼患者眼压很高，但却无任何症状，但其后果更为严重，有的患者已经失明了才被发现，此时治疗为时已晚。

中医学对本病早有认识，闭角型青光眼属"绿风内障"，开角型多属"青风内障"。中医学认为本病多与情志有关，肝郁气滞，化火上逆，劳神过度，阴血暗耗，水火不济，火炎于目，也有脾虚痰湿内结，久郁化火，

痰火升扰清窍，或肝胆火旺升扰于目所致。

【偏方集成】

1. 白菊花适量，羚羊角粉0.3克。白菊花泡茶送服羚羊角粉。每日2次。适用于闭角型青光眼伴头痛项强者。

2. 天冬、麦冬各15克，粳米120克，冰糖适量。粳米洗净，加天冬、麦冬所煎之水，煮成二冬粥。加冰糖适量，每日2次，每次1小碗。适用于闭角型青光眼伴口干唇燥，大便干结者。

3. 面粉250克，天麻粉50克。面粉加入天麻粉，做成馒头，每日食1剂。适用于闭角型青光眼伴头痛血压升高者。

4. 龙眼肉20克，大枣20枚。龙眼肉、大枣同煮龙眼大枣汤。每日1剂。适用于老年人青光眼缓解期少气乏力者。

5. 白扁豆、豌豆各35克，米粉250克。白扁豆、豌豆磨粉，加入米粉，蒸为豆糕，分次食用。适用于闭角型青光眼。

6. 甲鱼1只（约250克），杜仲9克，料酒、盐各适量。甲鱼活杀去内脏，加杜仲（纱布包）。入碗以料酒、盐调味，隔水蒸熟，去杜仲。食甲鱼喝汤。适用于开角型青光眼者及耳鸣、腰酸、舌红少苔者。

7. 鲤鱼1条（约500克），赤小豆40克，葱花、料酒、精盐各适量。鲤鱼活杀洗净，加赤小豆（纱布包），入锅同煮，至鱼熟汤浓，加葱花、料酒、精盐调味，去赤小豆。喝汤食鱼，每日2次，每次1小碗。适用于开角型青光眼，眼睑水肿、小便不利者。

8. 鲜香橼2只，麦芽糖60克。鲜香橼切片入碗，加麦芽糖，加盖隔水蒸至香橼化水，待冷后成香橼糖浆。每日2次，每次1汤匙，开水冲服。适用于开角型青光眼伴头痛眩晕者。

9. 核桃仁35克，枣仁20克，黑芝麻1000克。核桃仁、枣仁、黑芝麻文火炒至黄，碾碎。每次1汤匙，每日1次，嚼服或开水调服。适用于开角型青光眼。

10. 粳米120克，鲜梅花10克。粳米洗净，加入鲜梅花，煮成梅花粥。每次1小碗，每日2次。适用于开角型青光眼视物模糊伴胸闷腹胀者。

中医偏方全书（珍藏本）

中医偏方全书（珍藏本）

11. 绿豆 150 克，决明子 30 克。先将绿豆洗净，与决明子一同放入沙锅内，加水适量，煎煮成汤。每日 1 剂，可经常食用。适用于青光眼双目红赤肿痛等。

12. 向日葵花 3～4 朵。水煎，一半内服，一半熏洗眼部。适用于青光眼。

13. 槟榔 10 克。水煎服，服后轻泻为度，若不泻可稍加大用量。如有呕吐、腹痛等为正常反应。适用于青光眼眼压升高。

14. 羌活 20 克，白糖适量。水煎服，可加适量白糖。适用于青光眼。

15. 牛奶 250 克，炒核桃仁 20 克，蜂蜜 30 克，鸡蛋 1 枚。先将炒核桃仁捣烂；再将鸡蛋打散，冲入牛奶，另加核桃仁和蜂蜜，煮沸后食用。每日 1 次，连服数日。适用于原发性青光眼。

16. 沙参、枸杞子各 15 克，牛膝、决明子各 9 克，蜂蜜适量。前 4 味煎水，冲蜂蜜服。每日 1 剂，连服数剂。适用于青光眼。

17. 车前草 9 克，细辛 1.5 克，大枣 7 枚，羚羊角粉 0.5 克。将车前草、大枣、细辛（后下）水煎后，冲羚羊角粉内服。每日 1 剂，连服 5～6 剂。适用于青光眼。

18. 羊肝 100 克，谷精草、白菊花各 15 克。水煎。吃羊肝饮汤。适用于青光眼。

19. 生石决明 18 克，生地黄 15 克，桑叶 9 克，黑芝麻（布包）12 克，白糖适量。水煎服，每日 1 剂，连服 6～7 剂。适用于青光眼。

20. 鲎肉（或卵）适量。将鲎肉或卵煮熟食。每日 1 次，疗程不限。适用于青光眼。

21. 赤小豆、黄花菜各 30 克。加水煮熟，服食。适用于青光眼。

22. 生地黄 15 克，青葙子 9 克，陈皮 6 克，粳米 60 克。前 3 味加水煎汤，去渣后入粳米煮粥食。适用于青光眼。

23. 车前草 10 克，大枣 7 枚。水煎，每日 1 剂，分 2 次服完。适用于青光眼。

24. 枸杞子 100 克，鲜猪肝 250 克，青菜叶少许，调料适量。枸杞子洗净，猪肝剔去筋膜洗净，切成薄片；青菜叶洗净，将猪肝片加入盐少许和淀粉少许，搅拌均匀，另把酱油、绍酒、盐、醋、湿淀粉和鲜汤兑成滋汁。炒锅置武火加热，加植物油 1000 克至油七八成热时，放入拌好的肝片划透，漏勺沥去油，锅内剩油约 50 克，放入蒜、姜略煸后，下入肝片，同时将青菜叶、枸杞子下入锅内翻炒几下，然后倒入滋汁炒匀，淋上明油少许，下入葱丝，起锅即成，佐餐食用。功效滋补肝肾。适用于青光眼阴虚火旺证。

25. 柴胡、茯苓各 15 克，母鸡 1 只（约 1000 克），葱、生姜、料酒、盐各适量。母鸡宰杀后，去毛和内脏洗净，将柴胡、茯苓放入鸡腹，置沙锅内，加入葱、生姜、料酒、盐、清水各适量，将沙锅置武火烧沸，然后用文火煨炖，直至鸡肉炖烂即成，可分餐食用，吃肉喝汤。功效疏肝理脾。适用于青光眼肝郁脾虚证。

26. 白术 15 克，白酒 60 克。白术用酒浸泡后，加水 150 毫升，文火煎熬，煮取 50 毫升饮用。功效燥湿和中，祛风利窍。适用于青光眼风痰上扰证。

27. 菊花脑 100 克，大米 50 克。加水常法煮粥，早、晚各 1 次。功效清肝明目。适用于青光眼肝火上扰而致眼压升高。

28. 决明子、车前子各 15 克，大米 100 克。前 2 味水煎取汁，去渣入大米，稍加水常法煮粥，早、晚服。功效清肝明目，润肠通便。适用于青光眼眼压升高、大便干燥。

29. 金针菜、赤小豆各 30 克，蜂蜜 3 匙。将金针菜与赤小豆加水煮，待赤小豆烂后加入蜂蜜。当点心，每日 1 次。宜长期服用，可降低眼内压。功效利水除湿。适用于青光眼眼压升高。

30. 母鸡 1 只，天麻 15 克，水发冬菇 50 克。天麻洗净切成片，放碗内上屉蒸熟（约 10 分钟）。将鸡去骨切成 3 厘米见方的块，加入调料，用小火焖 40 分钟。加天麻片蒸 5 分钟左右，用淀粉勾芡。功效祛风，化痰，明目。适用于青光眼舌苔白腻。

31. 水发银耳 15 克，鸡肝 100 克，枸杞子、茉莉花各 10 克。鸡肝洗净切片，汤勺置火上，放入清汤、料酒、姜汁、盐和味精，随下银耳、鸡肝及枸杞子煮沸，打去浮沫，待鸡肝刚熟，倒入碗内，撒入茉莉花即可，每日 3 次，佐餐服。功效补益肝肾。适用于青光眼后期肝肾亏虚证。

32. 枸杞子 15～30 克，薏苡仁 30 克，南枣 6～8 枚，鸡蛋 2 枚。枸杞子、薏苡仁洗净与南枣、鸡蛋加水同煮；鸡蛋熟后，去壳取蛋，再煎片刻，吃蛋喝汤。功效健脾胃，养肝肾，利水湿。适用于青光眼肝郁脾虚证。

33. 羊肝 60～90 克，谷精草、白菊花各 12～15 克。将羊肝洗净，切片，同谷精草、白菊花煮汤。喝汤食肝，每日 1 剂，连服数剂。功效疏风清热明目。适用于青光眼风热证。

34. 绿茶 5 克。放入瓷杯中，以沸水冲泡，盖闷 5 分钟，再调入蜂蜜适量，趁热顿服。功效健脾解毒。适用于青光眼。

35. 红茶 5 克。放入瓷杯中，以沸水冲泡，盖闷 10 分钟，再调入蜂蜜适量，趁热顿服。功效温胃止痛。适用于青光眼。

36. 洁净的丝瓜花 10 克。放入瓷杯中，以沸水冲泡，盖闷 10 分钟，再调入蜂蜜适量，趁热顿服，每日 2～3 次。功效清热解毒、降眼压。适用于开角型青光眼。

37. 鲜葡萄、生姜各适量。洗净，分别捣碎或切碎，用洁净的纱布绞汁备用，再以沸水冲浸浓绿茶一杯，兑入葡萄汁和姜各 50 毫升、蜂蜜适量，趁热顿服。功效补气健脾。适用于开角型青光眼。

38. 钩藤 50 克，白术 30 克，冰糖 20 克。白术加水 300 毫升，文火煎半小时，加入钩藤，煎煮 10 分钟，去渣取汁约 100 毫升，加入冰糖烊化后服用。每日 1 次，全部饮用。功效凉肝熄风，健脾化湿。适用于青光眼头痛眼胀、眼压升高等症。

39. 升麻、苍术各 15 克，荷叶 1 张，冰糖 20 克。升麻、苍术加水 300 毫升，文火煎煮半小时，将荷叶覆盖在药上面，再煎煮 10 分钟，去渣取汁约 100 毫升，加入冰糖烊化。每日 1 次，全部饮用。功效升清降浊，燥湿和中。适用于青光眼。

40. 莱菔子 20 克，胡萝卜适量。先将莱菔子装入小纱布袋中与切成碎末的胡萝卜共同炖煮，待胡萝卜熟后，取出莱菔子，饭汤食用。每日 1 次。功效降眼压。适用于青光眼。

41. 白茅根、决明子各 25 克。洗净后加适量水煮成汁即成。每日 2 次，早、晚服。功效降眼压，明目。适用于青光眼。

42. 蜂蜜 15 克，决明子、薄荷叶各 5 克。共同用沸水冲泡，代茶饮，长期饮用具有明目、降眼压作用。适用于青光眼。

43. 枸杞子、决明子各 15 克，菊花 20 克。水煎服。每日 1 剂。适用于青光眼。

44. 羌活 15～25 克。水煎，与粟米适量共煮粥服食。适用于青光眼。

45. 猪肝 1 具，苍术 15 克，粟米适量。共煮粥服食。适用于青光眼。

46. 决明子 10 克。研末，米汤饮服。适用于青光眼。

47. 木贼草 12 克，牡蛎 20 克，菊花 30 克，石决明 15 克，夜明砂 10 克。先把药用水浸泡 30 分钟，再放火上煎 30 分钟，每剂煎 2 次，将 2 次煎出的药液混合。每日 1 剂，早、晚分服。适用于青光眼，症见头痛或眩晕，眼痛，视力障碍，目红，便秘，舌红，脉弦数等。

48. 菊花、夏枯草各 15 克，黄芩 10 克。水煎服，每日 2 次。适用于青光眼。

49. 水牛角 60 克，白菊花 30 克。水煎服，每日 2～3 次。适用于青光眼。

50. 冬瓜（连皮洗净）500 克，赤小豆 30 克。共煮汤，饮汤吃瓜。适用于青光眼。

51. 莲子、百合各 30 克。加水适量，文火炖烂，用白糖调饮，每日 1 剂，睡前食用。适用于青光眼。

52. 淮小麦 50 克，大枣 10 枚。加水适量共煎汤，每日 2 次，早、晚各 1 次，食枣饮汤。适用于青光眼。

53. 鲜枸杞叶 500 克，羊肾 1 对，大米 250 克。鲜枸杞叶洗净切碎，羊肾洗净去臊筋后，切碎，大米淘净共煮成粥，分数餐食用。适用于青光眼。

54. 猪眼 1 只，龙眼肉 7 枚。猪眼切碎，加龙眼肉和油、盐各适量，每日吃 1 剂，连吃半个月，忌吃鹅肉、动物血。适用于青光眼。

55. 生地黄、绿豆各 30 克，西瓜皮 60 克，茜草 15 克。每日 1 剂，水煎服。适用于

中医偏方全书（珍藏本）

青光眼。

56. 人参、枸杞子各 15 克，牛膝、决明子各 9 克。煎汤去渣，用蜂蜜冲服，每日 1 剂。适用于青光眼。

57. 白菜 500 克，薏苡仁 30 克。白菜洗净切碎与薏苡仁同放入锅中，加水适量，煮至米熟烂即可。喝汤吃菜。每次 200～300 毫升，每日 1 次。适用于青光眼。

58. 白萝卜 250 克，紫菜 15 克，陈皮 10 克。白萝卜洗净，切丝；紫菜切碎；陈皮用纱布包好，同放入锅中，加水适量，煎煮半小时，去掉陈皮即可。吃萝卜、紫菜，喝汤。适用于青光眼。

59. 鲜竹笋 500 克。洗净，切丝，锅内入食油少许，与笋同炒，待笋熟时加少许盐即可。佐餐食用。每次 300 克，每日 1 次。适用于青光眼。

60. 鲜绿豆芽 500 克。洗净，锅内放食油少许，先将油烧热，再放入豆芽炒，等豆芽熟时加少许盐即可。佐餐食用。适用于青光眼。

61. 韭菜 100 克，小青虾 50 克。韭菜洗净，切段；小青虾洗净，同放入锅中，炒熟后加盐少许即可，佐餐食用。适用于青光眼。

62. 绿豆 50 克，大米 100 克，鲜猪肝 100 克。前 2 味洗净，放入锅中，加水适量煮粥，待米熟烂时加入洗净切碎的鲜猪肝，继续煮至猪肝熟即可。勿加盐。每次 200 毫升，每日 2 次。适用于青光眼。

63. 车前子 30 克，菊花 15 克，五味子 9 克。水煎服，每日 1 剂。适用于青光眼。

64. 土豆汁、藕汁各等份。点眼。每次 1～2 滴，每日 2～3 次。适用于青光眼。

【生活调理】

1. 多食用富含维生素 A、维生素 B、维生素 C、维生素 E 等抗氧化物食品。蔬菜、水果、粗粮、植物油中含有丰富的维生素，可适当多食。要尽量避免喝浓咖啡和茶。饮酒绝对不能过量。

2. 情绪不要急躁。对生活中的不如意要保持乐观，不要因此而影响情绪。

3. 多活动。应该在上班前 1 小时和下班后 1 小时到外面散散步，因为缺氧会对血管

造成损害。避免眼睛疲劳。

4. 避免干重体力活。要尽量避免便秘和低着头做事，血涌上头对青光眼患者有害。

葡萄膜病

葡萄膜又称色素膜，由虹膜、睫状体和脉络膜组成。葡萄膜病中以葡萄膜炎最为常见，其发病原因复杂，约有半数原因不明，常见的原因有创伤、邻近组织炎症的蔓延，现多认为葡萄膜病是一种自身免疫病。临床上常按解剖部位或临床表现分类，按解剖部位分为前葡萄膜炎、后葡萄膜炎、周边部葡萄膜炎、全葡萄膜炎；按临床表现分为浆液性前葡萄膜炎、纤维素性前葡萄膜炎、化脓性葡萄膜炎和肉芽肿性葡萄膜炎。

本病中医学称为瞳神疾病，归“内障”范畴，属常见眼病。按五轮学说，瞳神为水轮，内应于肾。因肝肾同源，故发病多责之于肝肾。多因肝经风热、肝胆实火、湿热内蕴、阴虚火旺所致。

【偏方集成】

1. 雷公藤、茺蔚子、菟丝子、墨旱莲各 10 克。文火煎 1 小时，每日 1 剂，分 2 次服。适用于葡萄膜病。

2. 生石膏 50 克，粳米 100 克。先将石膏水煎半小时，去渣后，放入粳米熬粥。每日 1 剂。适用于葡萄膜病。

3. 炒夏枯草、醋炒香附各 60 克，炙甘草 12 克。共研细末，每次 9 克，每日 2 次，清茶送服。适用于葡萄膜病。

4. 石决明 18 克，菊花 9 克，甘草 3 克。水煎服，每日 1 剂。适用于葡萄膜病。

5. 金银花、菊花各 50 克，绿茶 20 克。上药混合共为粗末，用纱布分装成袋，每袋 15 克。每次 1 包，代茶饮用。适用于葡萄膜病。

6. 蔓荆子 15 克，粳米 50 克。将蔓荆子捣碎，加水 500 毫升，浸泡后煎取汁，入粳米煮粥，空腹食用。每日 1 剂。适用于葡萄膜病。

7. 青葙子 15 克，绿茶 5 克。将青葙子和绿茶置于纱布袋中，沸水泡 10 分钟饮服。

每日 1 剂。适用于葡萄膜病。

8. 决明子 100 克。将决明子炒香，分成每包 10 克，纱布袋装好。每日 1 包，沸水冲泡代茶饮。适用于葡萄膜病。

9. 藕 1 节，绿豆 30 克。将藕洗净切成小块，与绿豆同煮至熟烂后食用。每日 1 剂。适用于葡萄膜病。

10. 生薏苡仁 30 克，杏仁（捣碎）6 克，粳米 100 克。三物共用水煮，至米开粥稠即可食用。每日 1 剂。适用于葡萄膜病。

11. 冬瓜 300 克，香菇 20 克，调料适量。冬瓜去皮瓤、洗净。二味用油炒后，烧熟，调味食用。每日 1 剂。适用于葡萄膜病。

12. 菊花 10 克，紫茄子 2 个，精盐、醋、麻油各适量。将菊花洗净后放入锅，加适量水，煎煮至沸，取菊花汤汁，备用。紫茄子与菊花汤汁同放入碗中，隔水蒸熟，放入适量麻油、精盐、醋，拌匀，即可食用。适用于葡萄膜病。

13. 当归、生地黄各 13 克，夏枯草 9 克，茺蔚子 6 克。水煎服，每日 1 剂。适用于葡萄膜病。

14. 夏枯草、制香附各 9 克，生甘草 6 克。水煎服，每日 1 剂。适用于葡萄膜病眼痛夜间加剧。

15. 生大黄、甘草各 10 克，蒲公英 30 克。水煎服，每日 1 剂。适用于葡萄膜病。

16. 西瓜皮、鳝鱼各 250 克，芹菜 150 克，鸡蛋清、干淀粉、盐、味精、香醋、料酒、葱花、姜末、精制油各适量。将西瓜皮洗净，沥干，切碎后捣烂，用纱布滤汁备用。鳝鱼剖腹去骨后洗净，切成丝，用干淀粉、鸡蛋清、西瓜皮汁调匀拌好。将芹菜洗净，除去根、叶，切成小段。锅置火上，加精制油烧至六成热时，倒入鳝鱼丝，快速划开，加料酒、葱花、姜末，煸炒后用盐、味精、香醋，拌炒均匀，即可食用。适用于葡萄膜病。

17. 银耳 30 克，嫩豆腐 250 克，香菜叶 10 克，精盐、味精、湿淀粉各适量。将银耳用冷水浸泡，洗净，放在沸水锅中焯透，捞出，均匀地摆放在炖盘中。将嫩豆腐用清水漂洗干净，压碎成泥，加盐、味精、湿淀粉，

搅拌均匀，装入碗中，上面撒布香菜叶，上笼蒸 5 分钟左右，取出后均匀放在装银耳的炖盘里，备用。锅置火上，加适量清水，烧沸后，加少许盐、味精，用湿淀粉勾芡，浇在银耳炖盘中，即可食用。适用于葡萄膜病。

18. 黄芩、桃仁各 12 克，野菊花 15 克。水煎服，每日 1 剂。适用于葡萄膜病。

19. 茺蔚子、生地黄各 10 克，丹参 15 克，大黄 9 克。先用白酒拌大黄，再与其他 3 味药同煎，每日 1 剂。适用于葡萄膜病。

20. 土茯苓 30 克，生甘草 10 克。水煎服，每日 1 剂。适用于葡萄膜病。

21. 龙胆、黄芩各 10 克，茵陈 20 克，金银花 30 克。水煎服，每日 1 剂。适用于葡萄膜病。

22. 青葙子、龙胆、谷精草、蔓荆子、柴胡各 9 克。水煎服，每日 1 剂。适用于葡萄膜病。

23. 盐黄柏、盐知母各 30 克。晒干共研细末，每晚服 9 克。适用于葡萄膜病。

24. 黄连适量。研成细末，用水调成糊状，外敷足心。适用于葡萄膜病。

25. 猪胆汁适量。用生理盐水配成 10%溶液点眼，每日 3 次。适用于葡萄膜病。

26. 赭石 2 克，生石膏 1 克。共研成细末，调凉开水敷眼头尾及太阳穴。适用于葡萄膜病。

27. 黄连 6 克。水煎取汁 10 毫升，加入新鲜人乳 30 毫升，混匀后点眼，每日 6 次。适用于葡萄膜病。

28. 荠菜根 30 克。水煎，去渣过滤，口服或浓缩后点眼，每日 3 次。适用于葡萄膜病。

29. 鹅不食草（洗净晒干）10 克，青黛、川芎各 3 克。煎前共研细末，过细筛，固封备用。应用时，含冷开水一口，不可咽下与吐掉，即用上药 0.2～0.3 克，纳入或吹入患者病眼一侧鼻孔内，两眼有病则药加倍纳入两侧鼻孔。纳后即眼泪鼻涕交流，待眼自觉症状轻快，方把口含开水吐掉，鼻内药亦可去掉，每日 2～3 次。适用于葡萄膜病。

30. 柴胡、薄荷各 10 克。煎汤，过滤去渣。熏洗患眼，每日 3 次。适用于葡萄膜病。

31. 野菊花 15 克，黄连 5 克。将菊花与黄连放在 2 层纱布做的袋内，加蒸馏水 500 毫升，煮沸 1 小时，取出药液，过滤；药渣再加水煎如上法，并将 2 次滤过的药液混合，反复过滤几次，得澄清药液，再浓缩至 300 毫升，用棉花蘸药液洗患处，后作湿敷，每次湿敷 20 分钟，每日 3 次。适用于葡萄膜病。

【生活调理】

1. 葡萄膜炎患者，应定期复查，预防复发，如自觉有复发症状，应及早诊治。

2. 饮食宜清淡易消化并富有营养。多食新鲜蔬菜、豆制品、水果等，忌食辛辣、烟、浓茶、咖啡等物。

3. 保持眼部卫生，勿用不干净的毛巾擦眼。

4. 注意劳逸结合，保持身心健康。

5. 积极锻炼身体，增强体质，预防感冒。

玻璃体积血

玻璃体积血通常来自视网膜和葡萄膜破损的血管或新生的血管。少量积血，可以全部吸收；大量积血，看不到眼底。多由睫状体、视网膜或脉络膜的血管损伤引起。少量出血时，可有眼前黑影飘动、视力下降、玻璃体内可见混浊漂浮物；大量出血时，视力急剧减退或仅有光感。

本病属中医学"云雾移睛"、"暴盲"、"目衄"、"血灌瞳神"等范畴。多为血热妄行，阴虚阳亢，瘀血阻滞等。

【偏方集成】

1. 侧柏叶、藕节各 15 克，生地黄 12 克，艾叶、防风各 6 克。水煎服，每日 1 剂。适用于玻璃体积血。

2. 决明子 12 克，当归尾、赤芍各 9 克，川芎 6 克。水煎服，每日 1 剂。适用于玻璃体积血。

3. 水蛭粉 1.5 克。吞服，每日 3 次。适用于玻璃体积血。

4. 谷精草、墨旱莲各 9 克，白木耳 10 克。水煎服，每日 1 剂，每剂药煎 2 次，每

日上、下午服。适用于玻璃体积血。

5. 三七 3 克。一次冲服，每日 2 次。适用于玻璃体积血。

6. 当归、地黄、白芍各 9 克，川芎、龙胆各 5 克。水煎服，每日 1 剂。适用于玻璃体积血。

7. 车前子 90 克，党参 60 克，黑玄参 30 克，细辛 3 克。共为细末，每次服 6 克，每日 2 次。适用于玻璃体积血。

8. 酸枣仁、玄明粉、青葙子各 15 克。共为细末，每次服 6 克，每日 2 次。适用于玻璃体积血。

9. 密蒙花 21 克，木贼草、决明子、青葙子各 12 克，荆芥子 6 克。水煎服，每日 1 剂。适用于玻璃体积血。

10. 侧柏叶 30 克，鲜生地黄 12 克，黑艾叶 6 克。水煎服，每日 1 剂。适用于玻璃体积血。

11. 大黄 9 克，没药、血竭、芒硝各 5 克。研末，每日 2 次，黄酒调服。适用于玻璃体积血。

12. 鲜藕 1 块。捣烂取汁，点眼，每日 4~5 次。适用于玻璃体积血。

13. 桃叶适量，鸡蛋清 1 枚。桃叶捣烂，调鸡蛋清敷眼，每日 2~3 次。适用于玻璃体积血。

14. 生地黄 30 克，杏仁 20 粒。共捣敷眼，每日 3~4 次。适用于玻璃体积血。

【生活调理】

1. 注意休息，不要过度用眼，常做眼保健操。

2. 饮食宜清淡易消化并富有营养。多食新鲜蔬菜、豆制品、水果等，忌食辛辣、烟、浓茶、咖啡等物。

3. 定期测量血压，检验血脂、血糖，以及必要的检查，一旦发现异常，要慎重对待。

4. 积极锻炼身体，增强体质，预防感冒。

玻璃体混浊

玻璃体混浊是指玻璃体内出现不透明的物质。多由眼内组织炎性渗出、出血等侵入

玻璃体内，或由玻璃体本身退行性改变所引起。其典型症状是眼前出现飘动的黑影，形态不一、深浅不等，漂浮不定，轻者在注视时产生干扰，重者出现遮挡视线。镜检时可见红色背景下的黑色漂浮物。

本病中医学称"云雾移睛"。多由湿热熏蒸，血热妄行或脾肾两亏所致。

【偏方集成】

1. 枸杞子适量。为末，每晚冲服9克。适用于玻璃体混浊。

2. 冬桑叶、黑芝麻各60克，青葙子15克。共为细末，每次服6克，每日2次。适用于玻璃体混浊。

3. 党参60克，车前子90克，玄参30克，细辛3克。共为细末，每次服6克，每日2次。适用于玻璃体混浊。

4. 夜明砂、龙胆各30克，望月砂、石决明、熟地黄各60克。上药共研细末备用。用菊花、潼蒺藜煎汤送服此散，每晚睡前服。适用于玻璃体混浊。

5. 昆布30克，海藻15克。水煎2次分服，每日1剂。适用于玻璃体混浊。

6. 白茅根30克，海螵蛸10克。水煎，每日1剂，分2次服。适用于玻璃体混浊。

7. 黄精15克，枸杞子、菟丝子各9克。水煎2次分服，加红糖适量，每日1剂，连服10～15日。适用于玻璃体混浊。

8. 紫草适量。研末，每次6克，加蜂蜜1匙，用温开水调匀后服下，每日2次。适用于玻璃体混浊。

9. 三七3克，丹参10克，鸡蛋3枚。加水同煮，鸡蛋熟后去壳再煮，入少量冰糖，吃蛋饮汤。适用于玻璃体混浊。

10. 枸杞子20克，焦山楂30克。放入保温杯中浸泡半小时后饮用，每日2次。适用于玻璃体混浊。

11. 决明子15克，白菊花10克，粳米100克，白糖5克。决明子炒香后与菊花同煎汁，去渣，取汁，与淘净米同入锅，加适量清水煮粥，食用时加白糖，每日1次。适用于玻璃体混浊。

12. 枸杞子15克，熟地黄50克，粳米100克。先将地黄用水泡1小时，再煎煮2

次，去渣取汁。将枸杞子与粳米淘净，放入药液，文火熬粥。每日1次，连服10日。适用于玻璃体混浊。

13. 黑木耳、白木耳各10克，冰糖5克。以温水将木耳泡发并洗净，适量加水及冰糖，在碗中蒸1小时。每日2次，吃木耳饮汤。适用于玻璃体混浊。

14. 酸枣仁、玄明粉、青葙子各15克。共为细末，每次服6克，每日1次。适用于玻璃体混浊。

15. 枸杞子120克，熟地黄90克，菊花60克，炒山药15克。共研细末，炼蜜为丸，每次9克，每日3次。适用于玻璃体混浊。

16. 当归、生地黄、白芍各15克，龙胆、川芎各7.5克。水煎，每日1剂，分2次服。适用于玻璃体混浊。

17. 人参、川芎各5克，黄芪20克，当归25克，白芍15克。水煎，每日1剂，分2次服。适用于玻璃体混浊。

18. 酸枣仁、玄明粉、青葙子各25克。将上药一起研成细末，每日服10克，分1～2次服。适用于玻璃体混浊。

19. 党参100克，车前子150克，黑玄参50克，细辛5克。上4味药一起研成细末，每次服10克，每日2次。适用于玻璃体混浊。

20. 赤芍、当归尾各15克，决明子20克，川芎10克。水煎，每日1剂，分2次服。适用于玻璃体混浊。

【生活调理】

1. 注意休息，避免劳累，工作、休息要有规律，长时间用眼每隔1小时休息5～10分钟，使用电脑时间不要过长。

2. 适当地服用护眼保健品，还可以多进食含有维生素C的食物。

3. 积极锻炼身体，增强体质，预防感冒。

糖尿病视网膜病变

糖尿病视网膜病是糖尿病的严重并发症之一，是糖尿病患者失明的重要原因。糖尿病视网膜病是视网膜微血管对新陈代谢、内分泌及血液学损害的反应。视网膜血管扩张是糖尿病患者对周身与局部刺激的正常自我调节反应。长期血管扩张则产生微血管与其他血管结构的改变。毛细血管周细胞退行性变、基底膜增厚与内皮细胞增殖是糖尿病视网膜病变最早的组织病理学改变。糖尿病性视网膜病变一般分为单纯型（或称非增殖型或背景型）和增殖型两类。糖尿病视网膜病变早期可无任何症状，中心视力可完全正常，眼底病变仅在常规眼底检查时发现。当病变累及黄斑部有明显囊样水肿时，中心视觉丧失，视力减退。当视网膜前出血侵犯黄斑、玻璃体出血或有广泛增殖性视网膜病变时，视觉可突然丧失，视力减退更严重。

本病属中医学"消渴目病"范畴。消渴日久，肝肾亏虚，目失所养，因虚致瘀，目络阻滞是糖尿病视网膜病变发病的重要病机。本虚标实、虚实夹杂是本病的发病特点，本病病位在视网膜，晚期累及视神经，与心、肝、脾、肾有关。

【偏方集成】

1. 鲜嫩藕1节。洗净，捣烂榨取汁，适量饮用，连服7～10日。功效清热生津，凉血散瘀。对糖尿病视网膜病变眼内反复出血且积血难散者尤为适宜。

2. 山药100克，黄芪50克。水煎服，每日2次。适用于糖尿病视网膜病变。

3. 猪瘦肉100克，玉米须90克，天花粉30克。先以清水炖猪瘦肉，将熟时，加入玉米须及天花粉，文火煎成汤，饮汤。适用于糖尿病视网膜病变。

4. 芹菜100克。捣烂，绞汁，煮沸饮，或适量水煎服，每日2～3次。适用于糖尿病视网膜病变各型患者。

5. 蚕蛹适量。洗净，用植物油炒熟，或煎成汤剂，当菜食用或饮汤，每次用20只。适用于糖尿病视网膜病变。

6. 麦冬15克，黄连2克。将麦冬、黄连洗净后，切成薄片，放入有盖杯中，用沸水冲泡，加盖闷15分钟，即可饮用。适用于糖尿病视网膜病变。

7. 麦冬15克，乌梅6枚。将麦冬、乌梅分别洗净，麦冬切碎后，与乌梅同入沙锅，加足量水，中火煎煮20分钟，过滤，取煎液约200毫升，即可食用。适用于糖尿病视网膜病变。

8. 鲜山药、天花粉各100克。将山药、天花粉分别洗净、晒干或烘干，研成极细末，混合均匀，瓶装，密封，贮存备用。每日取30克，放入沙锅，加足量清水，中火煎煮20分钟，取汁饮用。适用于糖尿病视网膜病变。

9. 猪胰1个。将猪胰清洗干净，用小火焙干，或切片烘干，研成细末，瓶装，收贮备用。每次服3克，每日2次。适用于糖尿病视网膜病变。

10. 苦瓜150克，猪肉100克。将苦瓜去蒂，洗净，切片。将猪肉洗净，切丝，与苦瓜片同入油锅，加葱、姜、盐、味精、黄酒等调料，急火熘炒至肉丝熟烂，即可食用。适用于糖尿病视网膜病变。

11. 玉米须30克，枸杞子、蚕豆花各15克，兔肉250克。同煮，煮熟为度，并煎成浓汁，吃兔肉，喝浓汁，每日1剂。适用于糖尿病视网膜病变。

12. 鲜胡萝卜或鲜白萝卜（切碎）100克，枸杞子30克，粳米150～200克。一起煮粥食用。适用于糖尿病视网膜病变。

13. 菊花、槐花、绿茶各3克。将上3味放入保温杯内，以沸水冲泡，20分钟后即可。每日可代茶频饮。适用于糖尿病视网膜病变早期。

14. 枸杞子10克，山药、薏苡仁各20克，粳米60克。煮粥常服。适用于糖尿病视网膜病变。

15. 麦冬、天冬各10克，牛奶250毫升。将麦冬、天冬分别洗净，备用。将牛奶倒入锅内，锅置火上，放入麦冬、天冬，中火烧沸后改用微火煮至沸，即可食用。适用于糖尿病视网膜病变。

16. 嫩豆腐250克，香菇100克。嫩豆腐洗净，切成小块；香菇洗净，与豆腐同入沙锅中，放入适量盐和清水，中火煮沸改文火炖15分钟，加入酱油、味精，淋上香油，即可食用。适量服食，不宜过热。适用于糖尿病视网膜病变。

17. 兔肉100克，鸡蛋1枚。兔肉洗净剁成肉末，放入鸡蛋，加豆粉、味精、盐、葱等调匀，按常法包成馄饨。适用于糖尿病视网膜病变。

18. 槐花、茉莉花茶各 3 克，枸杞子 10 克。上 3 味放入保温杯内，以沸水冲泡开即可。适用于早期糖尿病视网膜病变肝肾阴虚证。

19. 鲜苦瓜 1 个，绿茶 50 克。将鲜苦瓜上 1/3 处截断，去瓤，纳入茶叶后，用竹签插合，并以细线扎紧，放通风处阴干。苦瓜干后，外部用洁净纱布蘸温开水擦净，连皮切碎，混合均匀，每次取 10 克，放入有盖杯中，用沸水冲泡，加盖闷 30 分钟后，即可饮用。适用于糖尿病视网膜病变。

20. 鲜白萝卜 250 克，豆浆 250 毫升。将白萝卜用清水反复洗净其外皮，用温开水冲一下，连皮（包括根在内）切碎，放入家用榨汁机中，快速榨取浆汁，用洁净纱布过滤，所取滤汁与豆浆充分混合，放入沙锅，用小火或微火煮沸即成。或将豆浆用小火或微火煮沸，调入萝卜滤汁，混匀，即可食用。适用于糖尿病视网膜病变。

21. 泥鳅粉、麦冬粉各 30 克，西洋参粉 3 克。将泥鳅粉、西洋参粉、麦冬粉充分混合均匀，一分为二，装入绵纸袋中，挂线封口即成。每次 1 袋，放入杯中，用沸水冲泡，即可食用。适用于糖尿病视网膜病变。

22. 韭菜 100～150 克。炒熟，可入盐或酱油。吃至 5000 克即止，过清明后勿吃，与饮食疗法配合使用。适用于糖尿病视网膜病变。

23. 鲜芹菜 500 克，麦冬、天冬各 15 克。将鲜芹菜择洗干净，放入温开水中浸泡 30 分钟，捞出，切碎，立即放入家用榨汁机中，快速榨取汁，用洁净纱布过滤，盛入碗中，备用。将麦冬、天冬拣去杂质后洗净，晒干或烘干，研成极细末，一分为二，放入绵纸袋中，挂线封口。每次取药袋 1 个，放入杯中，用沸水冲泡，加盖闷 15 分钟，倒入适量芹菜汁，混匀，即可食用。适用于糖尿病视网膜病变。

24. 西洋参 1 克，玉竹、麦冬各 15 克。将西洋参洗净，晒干或烘干，研成极细末。玉竹、麦冬分别洗净，晒干或烘干，研成极细末。与西洋参粉混合均匀，一分为二，装入绵纸袋中，挂线封口，备用。每次 1 袋，用沸水冲泡，加盖闷 15 分钟后，即可饮用。适用于糖尿病视网膜病变。

25. 豆浆 800 毫升，虾皮 3 克，油条 25 克，榨菜 15 克，盐、葱、酱油、醋各适量。将酱油、盐、味精放入锅中，加水 50 毫升，一起煮沸，离火，晾冷后加入适量醋，调匀成酱醋混合调料。油条切丁，榨菜、葱切成细末。取 4 个空碗，分别放入油条丁 7 克，榨菜细末、虾皮、葱末以及酱醋混合调料各适量。将豆浆煮沸冲入盛有调料的碗中，即可食用。适用于糖尿病视网膜病变。

26. 罗汉果 20 克，天冬、麦冬各 15 克，西洋参 3 克。将西洋参洗净，晒干或烘干，研成极细末。将罗汉果、天冬、麦冬分别择洗干净，切成饮片，一起放入沙锅，加水浓煎 2 次，每次 30 分钟，合并两次煎汁；残渣保留勿弃，盛入碗中。将煎汁放入沙锅再煮，补足至 2000 毫升，调入西洋参细末，拌和均匀，小火或微火煮沸，即可食用。适用于糖尿病视网膜病变。

27. 黄连 5 克，鲜山药 200 克。将黄连洗净，晒干或烘干，切成薄片，放入纱布袋中，扎口，备用。将鲜山药洗净，除去须根，连皮切成薄片，与黄连药袋同放入沙锅，加足量水，大火煮沸后，改用小火炖煮 30 分钟，取出药袋，即可食用。适用于糖尿病视网膜病变。

28. 鲜生地黄 150 克。洗净捣烂，用纱布挤汁备用，用粳米煮粥后，将生地黄汁兑入，改文火，再煮一沸即可。每日 2～3 次，稍温食。功效清热凉血，养阴生津。本粥不宜长期食用。适用于糖尿病视网膜病变。

29. 鲜枸杞叶 100 克，糯米 50 克。枸杞叶洗净加水 300 毫升，煮至 200 毫升去叶，入糯米，再加水 300 毫升，煮成稀粥，早、晚餐食用。适用于糖尿病视网膜病变。

30. 黑木耳、黄花菜各 10 克，猪瘦肉 30 克，鸡蛋适量。前 2 味用温水浸泡开，洗净。木耳撕成小块，黄花菜切成小段，鸡蛋 1 枚，打匀，猪瘦肉切成小薄片。先炒鸡蛋，取出，

中医偏方全书（珍藏本）

再用旺火将猪瘦肉煸熟取出，然后将木耳和黄花菜煸炒后，加入鸡蛋、肉片、调料同炒即可食用。适用于糖尿病视网膜病变。

31. 泥鳅 100 条，荷叶适量。将泥鳅阴干，除去头、尾，烧灰，荷叶等量为末，混匀，每次 10 克，每日 3 次，用温开水送服。适用于糖尿病视网膜病变。

32. 苦瓜 250 克，蚌肉 60 克。煮汤，以盐调味，早、晚餐食用。适用于糖尿病视网膜病变。

33. 玄参 30 克，麦冬、细生地黄各 24 克。水煎服，每日 1 剂。适用于糖尿病视网膜病变。

34. 生地黄 15 克，麦冬 12 克，石膏 30 克，知母、牛膝各 10 克。水煎服，每日 1 剂。适用于糖尿病视网膜病变。

35. 生石膏（先煎）30 克，熟地黄 24 克，麦冬、知母、牛膝各 9 克。水煎服。适用于糖尿病视网膜病变。

【生活调理】

1. 注意节制肥甘厚味，避免七情内伤，节制房事，建立有规律的生活作息。

2. 严格遵照饮食控制疗法，积极有效控制血糖、血脂，同时注意治疗糖尿病引起的各种并发症。

3. 眼底出现新鲜出血时要多卧床休息，避免过劳。

4. 积极锻炼身体，增强体质。

高血压视网膜病变

高血压视网膜病变是由于血压长期持续性升高，引起了视网膜的一些病理性改变，患者除伴有高血压病外，实验室检查常发现有血黏度的异常及血脂的增高。

本病属中医学"视瞻昏渺"、"青盲"、"暴盲"等范畴。多因肾阴亏虚，水不制火，虚火上扰清窍；或酒食不节，损伤脾胃，蕴湿生痰，痰湿阻滞气血，上蒙清阳；或抑郁恼怒，肝气郁而化火，或肝阳上亢，从而发展形成为本病。治疗上早期以凉血止血为主；出血停止即活血化瘀；后期则在活血化瘀的同时加软坚散结，明目滋阴之品。

【偏方集成】

1. 马兰根 5 克，生地黄 30 克。水煎，每日 1 剂，2 次分服。适用于高血压视网膜病变。

2. 荠菜 100 克，豆腐 200 克。煮成羹食用。适用于高血压视网膜病变。

3. 煅石决明 30 克，粳米 100 克。先将煅石决明打碎入沙锅内，加水 200 毫升，大火煎 1 小时，去渣取汁，入粳米，再加水 600 毫升，煮为稀粥。每日早、晚温热食，5～7 日为 1 个疗程。功效平肝潜阳，清热明目。适用于高血压视网膜病变。

4. 决明子 15 克，白菊花 15 克，粳米 100 克。决明子炒出香味，凉后与白菊花同煎汁，去渣，将洗净的粳米与药汁同入锅，加适量清水煮成粥，食时加入白糖。每日 1 次，1 周为 1 个疗程，春夏季服食。功效清肝明目，润肠通便。适用于高血压视网膜病变。

5. 鲜山楂 10 个，白糖 30 克。将山楂打碎，加糖，水煎服，每日 1 剂。适用于高血压视网膜病变。

6. 昆布（切丝）1 小碗，决明子 15 克。水煎，吃昆布喝汤，每日 1 次。适用于高血压视网膜病变。

7. 石斛 25 克，羚羊角 0.5 克，枸杞子 20 克，决明子 15 克，黄连 10 克。水煎服，每日 1 剂。适用于高血压视网膜病变。

8. 菊花 6 克，生山楂、决明子各 15 克。将上 3 味放入保温杯内，以沸水冲泡，盖上盖浸半小时即可。每日可多次冲泡频饮。适用于视网膜病变肝阳上亢证。

9. 菜花 250 克，香菇 15 克，肉汤适量。将菜花、香菇洗净，用素油炒，加入肉汤、作料，再稍煮片刻，常食。适用于高血压视网膜病变。

10. 茄子（洗净）、昆布各 50 克，石决明 15 克。水煎，吃昆布喝汤。每日 1 次。适用于高血压视网膜病变。

11. 带红衣的花生米适量。浸入醋中泡 7～10 日，每晚临睡时嚼花生米 4～5 粒，连服数月。适用于高血压视网膜病变。

12. 黑木耳、白木耳各 10 克，冰糖 30

克。木耳洗净泡发，放入碗中，加冰糖和水，隔水蒸 1 小时，熟后食用。适用于高血压视网膜病变。

13. 银耳 10 克，谷精草、墨旱莲各 9 克。水煎，每日 1 剂，每剂煎 2 次，上午、下午各服 1 次。适用于高血压视网膜病变。

14. 菊花、密蒙花各 10 克，红花 3 克。滚开水冲泡，加冰糖适量，代茶饮。适用于高血压视网膜病变。

15. 蔓荆子、青葙子各 20 克，栀子 15 克，猪肝 250。前 3 味用温水浸泡 30 分钟，入锅水煎取汁。再将猪肝洗净，切成薄片，入药汁内煮沸 15 分钟，入调料，待温服食。适用于高血压视网膜病变。

16. 鲜白茅根 500 克，冰糖适量。白茅根洗净，用木槌轻砸破裂，加水煎煮 30 分钟，取汁入冰糖烊化。代茶饮，连服 10～15 日。适用于高血压视网膜病变。

【生活调理】

1. 定期健康检查，早发现，早治疗，防止并发症。

2. 治疗中消除患者恐惧紧张，不要单纯依靠药物。劳逸结合，方能战胜疾病。

3. 饮食宜清淡，少吃动物脂肪及内脏，忌饮酒。肥胖者应节制食量。

4. 积极锻炼身体，增强体质。

视 盘 炎

视盘炎又称视乳头炎，系指视盘局限性炎症，多发生在儿童或者壮年，以单眼多见，预后较好。发病原因常见于全身性急性或慢性传染病，如脑膜炎、流行性感冒、麻疹、伤寒、腮腺炎、结核、梅毒等，也可继发于眼眶、鼻窦、牙齿等炎症。病因不明者仍占 1/2 左右，可能与变态反应有关。临床表现为视力急剧下降，多在 0.1（20/200）以下，亦有视力减退不明显者。早期（1～2 日）有前额疼痛、眼球及眼眶深部痛，眼球运动时有牵引痛，系因视神经鞘膜与眼肌肌腱有密切关系，特别是上直肌和内直肌的肌腱一部分直接起自视神经，当眼球转动时会引起眼球疼痛。瞳孔常散大，直接对光反应迟钝或消

失，间接对光反应存在。

本病属中医学"暴盲"范畴，部分起病缓慢、视力渐渐下降者，属"视瞻昏渺"范畴。其病因多为肝胆火热，上炎目窍；或肝气郁结，气机不畅，气血失和或肝肾虚弱，目失濡养等所致。

【偏方集成】

1. 羚羊角 3 克，菊花 20 克，决明子 25 克，五味子 15 克。水煎，频频代茶饮。适用于视盘炎。

2. 芦荟、丁香、牵牛子各 50 克，磁石 100 克。上药共研细末，混匀，装入胶囊内。依据病情，早、晚服，每次 3～5 粒（2～4 克），饭后 1 小时服用。适用于视盘炎。

3. 白羊肝（竹刀切片）1 具，黄连 30 克，熟地黄 60 克。将黄连、熟地黄研末。与白羊肝同捣为丸，如梧子大，茶水送服 6～9 克，每日 3 次。适用于视盘炎。

4. 炒鸡冠花、炒艾根、炒牡荆根各 15 克。上药水煎服，每日 2～3 剂。适用于视盘炎。

5. 石斛兰或花、淫羊藿、苍术各 30 克。共研细末，每次 10 克，空腹米汤调服。适用于视盘炎。

6. 菊花、霜桑叶各 30 克。共以水熬透，去渣，再熬浓汁，少兑蜂蜜成膏，每次 9 克，白开水冲服。适用于视盘炎。

7. 百合花 3 朵，皂角子 2 个。水煎，加蜂蜜或白糖调服，每日 1 剂。适用于视盘炎。

8. 杭菊花、松子仁、黑芝麻、枸杞子各 15 克。水煎服，每日 1 剂。适用于视盘炎。

9. 夏枯草 15 克，香附 30 克。共研为末，每次 3 克，茶饮服，不拘时服。适用于视盘炎。

10. 防风草 5 克，决明子 9 克。水煎，每日 1 剂，分 2 次服。适用于视盘炎。

11. 白花蛇舌草、半枝莲各 30 克。水煎，每日 1 剂，分 2 次服。适用于视盘炎。

12. 赤小豆、玉米须、白茅根各 30 克。水煎，每日 1 剂，分 2 次服。适用于视盘炎。

13. 重楼、仙鹤草、金钱草各 15 克，金线吊白米 30 克。水煎，每日 1 剂，分 2 次服。适用于视盘炎。

中医偏方全书（珍藏本）

14. 蒲公英、板蓝根各 30 克，夏枯草 15 克。水煎，每日 1 剂，分 2 次服。适用于视盘炎。

15. 赤小豆、薏苡仁各 30 克，金针菜、白扁豆各 15 克。水煎，每日 1 剂，分 2 次服。适用于视盘炎。

16. 黄豆、黑豆各 100 克。水泡磨成浆，煮开加入适量白糖饮之。适用于视盘炎。

17. 金银花、莲子各 30 克。先用金银花煮水，去渣后用水煮莲子，至莲熟透后，加入少量白糖，食之。适用于视盘炎。

18. 鸡肝 2 具，朱砂 0.3 克。鸡肝洗净，切成小块，与朱砂 0.3 克拌匀，盛于碗内，置蒸笼中蒸熟。每日 1 次。适用于视盘炎。

19. 兔肝 1 具，枸杞子、女贞子各 9 克。加水煎煮，取汁煮兔肝至熟，加盐，吃兔肝，喝汤。适用于视盘炎。

20. 黑豆 100 粒，黄菊花 5 朵，皮硝 18 克，水 1 大杯。煎至七成，趁热熏洗，常洗患眼，每日 3 次，5 日 1 换。适用于视盘炎。

21. 蒲公英 30 克，山菊花 20 克。水煎，熏洗患眼，每日 2～3 次。适用于视盘炎。

22. 白菊花、绿豆皮、决明子、荞麦皮、蚕沙各适量。装成药枕用。适用于视盘炎。

23. 黄连、桑叶、生姜各适量。水煎，洗患眼，每日 2～3 次。适用于视盘炎。

24. 石膏 6 克，冰片（另研）3 克。共研为细末。每次用时，以一纸筒许药末，吸入患者鼻孔中，每日 2～3 次。适用于视盘炎。

【生活调理】

1. 寻找病因，清除病灶。

2. 注意节制肥甘厚味辛辣之品，避免七情内伤。

3. 多食富含维生素的水果、蔬菜。

4. 注意眼部卫生，预防细菌感染。

5. 加强锻炼，提高身体抵抗力。

视神经萎缩

视神经萎缩为视神经的退行性变。以眼底视盘苍白及视功能障碍为特点。常见病因为青光眼、视神经视网膜的病变、肿瘤、外伤、颅内炎症，少数为遗传因素、中毒或梅毒所致。临床分为两类，即原发性视神经萎缩以及继发性视神经萎缩。前者视神经以往无水肿或炎症迹象，后者则因以前曾有水肿或炎症所致。主要表现为视力减退、视野损害、视盘色淡或苍白等症，严重者甚至可完全失明。

本病中医学属"青盲"范畴，又称"黑盲"。病变多因先天禀赋不足；或久病体虚气血不足；或劳伤肝肾，精气不足亏损，致目系失养；或肝肾气滞，气机不达；或外伤头目，经络受损，气滞血瘀等致目络瘀阻，玄府闭塞。病因及全身病机虽有多端，但最终局部病机主要有二：一为目系失养；二为目络瘀阻。

【偏方集成】

1. 龙眼肉、薏苡仁、大枣（去核）各 50 克，水适量。先将薏苡仁、大枣煮烂，入龙眼肉，再煮成粥状即可食之。适用于视神经萎缩。

2. 苍耳子（取汁）15 克，大米 250 克。沙锅煮粥，分次食用。功效健脾祛湿，通窍明目。适用于视神经萎缩。

3. 木贼草（去节）、苍术（泔水浸）各 30 克。煎汤当茶饮，每次服 6 克。或共研细末，炼蜜为丸服。适用于视神经萎缩。

4. 木贼草、羊肝各适量。木贼草研为细末，与羊肝捣和为丸，如梧子大。早、晚各服 6 克，白开水送下。适用于视神经萎缩。

5. 菟丝子 150 克，熟地黄 90 克。将菟丝子酒浸 5 日，晒干，研为细末；熟地黄捣研为末。炼蜜为丸，如梧子大。每日早晨空腹用温酒服下 30 丸，晚饭前再服 1 次。适用于视神经萎缩。

6. 地肤子（研粉）500 克，鲜生地黄（捣汁兑粉）250 克。晒干，捣罗为细末。空腹以酒调服，每次 6 克，晚睡前以温开水再送服 1 次。适用于视神经萎缩。

7. 决明子、蔓荆子各 200 克，酒 1000 克。将前 2 味药入酒中煮，至酒尽。曝干，研细、捣罗为散。每次 6 克，以温水调，饭后及临卧前服。适用于视神经萎缩。

8. 嫩桑叶 100 克，黑胡麻子 120 克，白蜜 500 克。将嫩桑叶去梗洗净，晒干研细末；黑胡麻子洗净，捣碎，熬浓汁和白蜜炼至滴水成珠，入桑叶末为丸，如梧子大。每次9克，空腹盐汤送下。适用于视神经萎缩。

9. 珍珠母（打碎先煎）50克，苍术18克，人参3克。水煎，每日1剂，分早、晚2次饭后服。适用于视神经萎缩。

10. 决明子适量。炒黄为末。每次3克，每日3次。适用于视神经萎缩。

11. 槐角子适量。将槐子仁浸入牛胆中，阴干百日。取食之，每次用1枚。适用于视神经萎缩。

12. 当归、白芍、熟地黄各6克，川芎5克，远志、石菖蒲各3克。水煎服，每日2次。适用于视神经萎缩。

13. 地肤子、芡实、枇杷核各30克。共捣罗为散。每次6克，不计时以温酒调服。适用于视神经萎缩。

14. 紫苏子适量。研细末，和蜜为丸，如梧子大。每次10～20丸，每日2～3次，饭后米汤饮下。适用于视神经萎缩。

15. 熟地黄、桑椹各30克，丹参15克，覆盆子9克。水煎服，每日2次。适用于视神经萎缩。

16. 决明子、蔓荆子各等份。上药共研细末，每次6克，每日1次，饭后温开水调服。适用于视神经萎缩。

17. 菊花、槐花、芥菜花（或叶）各10克。上药用开水冲泡，代茶饮。适用于视神经萎缩。

18. 黑豆100粒，黄菊花5朵，皮硝18克。上药加水1杯，煎成七分。趁热熏洗，5日1换。适用于视神经萎缩。

19. 桑树皮30克。烧灰存性，水1杯煎至八分，澄清洗眼。适用于视神经萎缩。

20. 枣树皮、老桑树皮各等份。烧灰存性，共研为末，每次6克，水煎澄清洗眼，每日洗3次。适用于视神经萎缩。

21. 杨梅青、胡黄连各0.3克，槐芽4.5克，冰片0.75克。前3味共研细粉，再入冰片更研匀，密收。每晚临睡前先温水净漱口，仰卧，用苇筒吹药粉0.75克入两鼻孔中，感觉眼中凉冷为好。适用于视神经萎缩。

22. 珍珠60克，白蜜200毫升。共研细末，微火煎，过滤，点眼，每日4次。适用于视神经萎缩。

23. 樟脑、白糖各3克，铜青1.5克，黄连末15克，炉甘石末9克。共为细末，点眼，每日3～4次。适用于视神经萎缩。

【生活调理】

1. 平时注意休息，不要过度用眼睛，避免形成近视。切忌"目不转睛"，自行注意频密并完整的眨眼动作，经常眨眼可减少眼球暴露于空气中的时间，避免泪液蒸发。

2. 不吹太久的空调，避免座位上有气流吹过，并在座位附近放置茶水，以增加周边的湿度。

3. 多吃各种水果，特别是柑橘类水果，还应多吃绿色蔬菜、粮食、鱼和鸡蛋。多喝水对减轻眼睛干燥也有帮助。

4. 保持良好的生活习惯，睡眠充足，不熬夜。

5. 避免长时间连续操作电脑，注意中间休息，通常连续操作1小时，休息5～10分钟。休息时可以看远处或做眼保健操。

6. 保持良好的工作姿势。保持一个最适当的姿势，使双眼平视或轻度向下注视荧光屏，这样可使颈部肌肉放松，并使眼球暴露于空气中的面积减到最小。

7. 调整荧光屏距离位置。建议距离为50～70厘米，而荧光屏应略低于眼水平位置10～20厘米，呈15°～20°的下视角。因为角度及距离能降低对屈光的需求，减少眼球疲劳的概率。

8. 如果你本来泪水分泌较少，眼睛容易干涩，在电脑前就不适合使用隐形眼镜，要戴框架眼镜。在电脑前佩戴隐形眼镜的人，也最好使用透氧程度高的品种。

9. 40岁以上的人，最好采用双焦点镜片，或者在打字的时候，配戴度数较低的眼镜。

10. 如果出现眼睛发红，有灼伤或有异物感，眼皮沉重，看东西模糊，甚至出现眼球胀痛或头痛，休息后仍无明显好转，那就需要上医院了。

11. 平时注意不让强光直射眼睛。另外防止眼外伤。

《中医偏方全书（珍藏本）》

老年性黄斑变性

老年性黄斑变性是一种随年龄增加而发病率上升，并导致中心视力下降的眼病。发病年龄一般在50岁以后，多双眼发病，可先后不一。无性别倾向。本病的发病机制尚不完全清楚。目前，大多数学者认为本病与视网膜色素上皮的代谢功能衰退有很大关系。黄斑区长期慢性的光损伤可能为导致视网膜色素上皮代谢功能衰退的重要原因。干性老年性黄斑变性多表现为双眼对称性的视力缓慢进行性下降。湿性老年性黄斑变性多表现为一眼视力突然发生障碍，而另一眼视力正常。

中医学对本病无明确记载，根据病程的不同，本病可归属中医学的"视瞻昏渺"、"视瞻有色"、"青盲"等范畴。多因老年体衰，肝肾亏损，目失所养；或脾气虚弱，脾失健运，水湿停滞，上泛于目；或脾不统血，血溢络外而致。

【偏方集成】

1. 黑芝麻适量。文火炒香，磨细，每次1～2汤匙，加白糖或蜂蜜，开水冲服。适用于老年性黄斑变性。

2. 猪腿骨1根，昆布1把。煨炖至烂，加盐、味精适量食用。适用于老年性黄斑变性。

3. 动物肝1具。以豉汁作粥，空腹食之。适用于老年性黄斑变性。

4. 羊肝1具，谷精草30克。将羊肝切破（不用水洗），放瓦罐中（忌铁器），与谷精草加水共煮至熟。适用于老年性黄斑变性。

5. 紫菜100克，蜂蜜250克。紫菜研末，每次取6克，加开水冲1小杯，加蜂蜜1匙，调匀后吃。适用于老年性黄斑变性。

6. 荠菜、花生米各100克。用水煮至花生米熟透，吃花生米喝汤，每日1剂。适用于老年性黄斑变性。

7. 黄芪、枸杞子各30克。水煎，每日1剂，分2次服。适用于老年性黄斑变性。

8. 核桃仁泥、黑芝麻粉各15克。冲入煮沸之牛奶或豆浆内，并加蜂蜜1匙，调匀后服，每日1～2次。适用于老年性黄斑变性。

9. 川芎150克，决明子、菊花各250克。研细末，拌匀入布囊作枕枕之。适用于老年性黄斑变性。

10. 鲜苦菜适量。洗净，用餐时与面酱一起服用，可减轻苦感，每日3次，一次至少20克，连用5～6日。适用于老年性黄斑变性。

【生活调理】

1. 老年人若发觉视力下降、视物模糊，应及时检查眼底，注意黄斑区变化。

2. 在强光下宜戴深色眼镜，使黄斑区免受强光损害。

3. 出血期宜安静休息，避免情绪刺激。平时宜注意调节情绪，不饮酒，不要过度使用目力。

4. 患者应积极治疗高血压、肾小球肾炎、糖尿病等全身病，定期检查眼底，以期早发现。

5. 调整心态，保持乐观情绪。

6. 饮食宜清淡，忌食辛辣之品；节制烟酒。

7. 注意休息，不要过于操劳。

近 视 眼

近视眼是指在无调节状态下，平行光线进入眼内，经屈光系统折射后，在视网膜前方形成焦点，从而导致不清晰物像的病症。临床分为真性近视和假性近视两种。真性近视又分为轴性近视和屈光性近视。轴性近视与眼球发育不良和遗传有关，或不良的工作习惯也可加速其发展；屈光性近视是由屈光间质的屈光力超出常度，如角膜膨隆或圆锥角膜、球形晶状体、早期老年性白内障等。假性近视是因为调节痉挛引起，多见于青少年。真性近视望远距离视物模糊，而近距离则较清楚，并有视力疲劳，如眼胀痛、头痛、视物有重影，严重者，外观可见眼球突出或外斜视，检查眼底常可见视盘颞侧有弧形斑或视网膜呈豹纹状眼底改变，玻璃体混浊或液化。

中医学认为，肝肾不足、气血亏损是导致近视发生的主要原因，因此可以吃一些补益肝肾气血的食品来防治近视。

【偏方集成】

1. 白菊花 3 克，桑叶 2 克。每日用开水泡饮（可泡 3 遍），连用 1～3 个月。功效补肝明目。适用于近视眼。

2. 生苦瓜 1 条，白糖 60 克。先将苦瓜洗净捣烂如泥，加入白糖后拌匀，2 小时后将水汁滤出，一次凉饮之。功效清热通窍，滋阴润燥，利肝明目。适用于近视眼。

3. 当归 10 克，羊肝 60 克（或猪肝）。当归与肝同煮，肝熟后切片，作为正餐之辅助菜食之。功效养血润肤，益肝，明目。适用于近视眼。

4. 绿豆 50 克，猪肝（切片）、陈粳米各 100 克。将绿豆和陈粳米洗净同入锅，加水 1000 毫升，先旺火后文火煮熬成粥，再放入肝片，肝熟即成。每日 3 次。适用于近视眼。

5. 羊肝（切碎）、白米各 50 克。如常法煮米做粥，临熟入羊肝，煮熟调匀，晨起食之。功效补肝虚，明目。适用于近视眼。

6. 鲜蚌肉 50～100 克。将蚌肉捣烂，取水炖煮，每日食 2～3 次，温吃。适用于近视眼。

7. 鸡肝 2 具，大米 100 克，盐少许。将鸡肝切碎，与大米同煮作粥，熟时调入盐，早、晚分 2 次服食。适用于近视眼。

8. 侧柏叶适量。研成细末，作枕枕之。适用于近视眼。

9. 龙眼肉、龙眼核、枸杞子各适量。加水煮成茶，龙眼核不必打碎。当一般茶喝，每日喝，至少连喝 2 个月。适用于近视眼。

10. 黑豆粉 1 匙，核桃仁泥 1 匙，牛奶 1 包，蜂蜜 1 匙。将黑豆粉、核桃仁泥冲入煮沸过的牛奶后加入蜂蜜，每日早晨或早餐后服用，或与早点共进。可增加补肾力量，增强眼内肌力，加强调节功能，改善眼疲劳的症状。适用于近视眼。

11. 枸杞子、桑椹、山药各 5 克，大枣 5 枚，粳米 100 克。将上述原料熬成粥食用。视力疲劳者可每日早、晚两餐，较长时间服用。适用于近视眼。

12. 黑芝麻、核桃仁各 25 克，牛奶 20 克。黑芝麻、核桃仁炒香，捣细，放入牛奶煮沸，1 次饮。适用于近视眼。

13. 枸杞子 50 克，猪肝 250 克，猪油、盐、料酒、味精各少许。枸杞子用温开水浸泡 2 小时捞出，猪肝切片，同盐、料酒拌匀，用猪油炒至将熟时，加入枸杞子同炒至熟，放入味精即出锅。分顿佐餐。适用于近视眼。

14. 净乌鸡肉 100 克，粳米 200 克。上 2 味调以葱、姜、盐、胡椒粉、麻油，煮粥食。适用于近视眼。

15. 酸枣仁 30 克，粳米 50 克。将酸枣仁捣碎，用纱布袋包扎，与粳米同入沙锅内，加水 500 毫升，煮至米烂汤稠停火，然后去掉纱布袋，加红糖适量，盖闷 5 分钟即可服。每晚临睡前 1 小时，温热服食。适用于近视眼。

16. 猪肝 150 克，鸡蛋 1 枚。将猪肝洗净切片，入锅内加油煸炒，烹黄酒，加水煮沸，打入鸡蛋，加盐少许，服食。适用于近视眼。

17. 银耳、枸杞子各 20 克，茉莉花 10 克。上述 3 味水煎汤饮，每日 1 剂，连服数日。适用于近视眼。

18. 枸杞子 10 克，陈皮 3 克，龙眼肉 10 枚，蜂蜜 1 匙。将枸杞子、陈皮放在纱布内扎好，然后与龙眼肉一起，放在锅内，加水适量，煮沸半小时后，取龙眼肉及汤，并加蜂蜜，当点心吃。适用于近视眼。

19. 羊肝 1 具，葱子、大米各 30 克。将羊肝切细，大米淘净。先将葱子水煎取汁，加羊肝、大米煮为稀粥。待熟后调入盐适量服食。适用于近视眼。

20. 龙眼肉、枸杞子、山茱萸各 15 克，猪（牛、羊）眼 1 对。猪眼洗净加龙眼肉、枸杞子、山茱萸隔火炖服之。适用于近视眼。

21. 鸡蛋 1 枚，牛奶 1 杯，蜂蜜 1 匙。将鸡蛋打碎，冲入加热的牛奶中，用小火煮沸，鸡蛋熟后待温，再加蜂蜜服食。适用于近视眼。

22. 枸杞子 30 克，大豆 100 克。同煮为粥。适用于近视眼。

23. 鲜猪肝 100～200 克，大米适量。猪

中医偏方全书（珍藏本）

肝洗净切碎，与米同煮烂熟加调味品食之。适用于近视眼。

24. 枸杞子 20 克，芡实 30 克，大米适量。煮至浓烂后加调味品食之。适用于近视眼。

25. 黑木耳、冰糖各适量。将黑木耳洗净，用清水浸泡一夜取出，蒸 1 小时，加冰糖。睡前服用，连服至症状缓解为止。适用于近视眼。

26. 生姜（焙）120 克，天冬（去心）160 克，炒枳壳、菊花各 60 克。上药为细末，炼蜜为丸，如梧子大。茶清或温酒下 100 丸。适用于近视眼。

27. 远志（甘草水浸）、石菖蒲各 60 克，茯苓 90 克，人参、黄芪（蜜酒炙）各 120 克。上为细末，炼蜜为丸，如梧子大。每次 100 丸，空腹米汤或温酒下。适用于近视眼。

28. 杏子 3 个，苹果皮 20 克，苍术 15 克。水煎，每日 1 剂，分 2 次服。适用于近视眼。

29. 乌梅 3 个，豌豆 20 克，菠菜根 15 克。水煎，每日 1 剂，分 2 次服。适用于近视眼。

30. 枸杞子、菊花各 12 克，生地黄 30 克，山药 25 克，鸡眼草 10 克。水煎，每日 1 剂，分 2 次服。适用于近视眼。

31. 黄花菜、玉米叶各 50 克。水煎服，每日 2～3 次。适用于近视眼。

32. 西瓜皮 100 克，木贼 20 克。水煎服，每日 2～3 次。适用于近视眼。

33. 粳米 50 克，芡实米 30～50 克，冰糖少许。先把芡实米洗净，加水煮熟研成泥状，再将粳米洗净，加清水及芡实米泥煮成粥，熟后加入冰糖少许即可服食。适用于近视眼。

34. 莲子粉 15～20 克，粳米或糯米 100 克。煮粥。适用于近视眼。

35. 黄芪粉 20 克，山药粉 50 克，水 500 毫升。将水烧沸后倒入黄芪、山药粉，边煮边搅，沸后再煮 5 分钟，加入白糖，每日早餐食之。适用于近视眼。

36. 黄芪 20 克，大枣（去核）50 克，水 500 毫升。小火同煮至枣烂，加入少量白糖，吃枣喝汤。适用于近视眼。

37. 远志、菖蒲各 30 克，党参、白茯苓各 15 克。水煎服，每日 1 剂。适用于近视眼。

38. 决明子 15 克，夏枯草 9 克。先将决明子炒至稍微鼓起，微有香气后放凉打碎或碾碎，夏枯草切碎，每日用开水泡代茶饮用。适用于近视眼。

39. 生姜、明矾（研末）各 6 克，黄连（研末）、冰片（研末）各 0.6 克。将生姜洗净去皮，捣烂如泥，调入后 3 味拌匀备用。患者取仰卧位，用 12 厘米长、3 厘米宽的两层纱布条盖着眼睛，然后在眉上 1 横指往下，鼻上 1 横指往上，两边至太阳穴区域内，用药泥敷上，眼区部可略厚一些。敷药后静卧至药泥干裂为止。每日 1 次，连敷 7～10 日。功效清热明目，改善视力。适用于近视眼。

40. 鲜红薯叶 150 克（用红皮黄瓤的红薯叶最好），羊肝 200 克。将红薯叶洗净切碎，羊肝切片加水同煮。熟后食肝饮汤，每日 1 次，连服 3 日。适用于近视眼。

41. 猪肾 1 对，黑豆 150 克，陈皮 1 片，生姜 15 克，大枣 4 枚，盐少许。先将猪肾洗净去筋膜，略切花刀，用醋、黄酒洗去其腥臊味后待用。黑豆、大枣分别洗净，生姜洗净切片，与陈皮、猪肾同放炒锅内加适量清水炖煮，煮烂后加入少许盐调味即能服食。适用于近视眼。

42. 菟丝子 30 克，粳米 60 克，白糖适量。菟丝子洗净捣碎，加水煎煮，去渣取汁加入粳米煮粥，食用时加白糖。每日 1 剂，分 2 次服。适用于近视眼。

43. 决明子、白菊花瓣各 5 克。把决明子、白菊花瓣放入瓷杯内，用沸水冲泡代茶饮用，一日内可连续冲泡饮。适用于近视眼。

44. 鲫鱼 1 尾（约 2000 克），枸杞子 10 克。将鲫鱼洗净去内脏，和枸杞子一起煮汤，吃肉饮汤。适用于近视眼。

45. 枸杞子 100 克，猪瘦肉 300 克，青笋（或玉兰片）10 克，猪油 100 克，作料适量。将猪瘦肉洗净，切成 6 厘米长左右的细丝，青笋同样制作，枸杞子洗净。待油七成热时，下入肉丝、笋丝煸炒，加入料酒、酱油、盐、味精，放入枸杞子，翻炒几下，淋入麻油即可。适用于近视眼。

46. 陈皮 150 克，白莘茶 100 克，铁观音茶 10 克，桂皮、八角各 20 克。把陈皮、白莘茶、铁观音茶、桂皮、八角切碎或碾碎，均匀掺合在一起，每次取用这种混合的配料 4～5 克放入杯中，加入开水浸泡或放入锅中加水煮沸，等待开水温凉时把水饮尽。每日 2 次，早、晚各 1 次。适用于近视眼。

47. 菠菜、猪肝各 125 克，熟猪油、生姜、葱白、清汤、盐、水豆粉、味精各适量。菠菜洗净，在沸水中烫片刻，脱去涩味，切段，将猪肝切成薄片，与盐、味精、水豆粉拌匀，将清汤浇沸，加入洗净拍破的生姜、切成短节的葱白、熟猪油等。煮几分钟后，放入拌好的猪肝片及菠菜，至肝片、菠菜煮熟即可，佐餐常服。适用于近视眼。

48. 羊眼珠 2 枚，枣汁适量。将熟羊头眼中的白珠子加枣汁于细石上共研如泥，取如小豆大小点眼，昼、夜各 2 次。适用于近视眼。

【生活调理】

1. 注意用眼卫生，纠正不良习惯，如躺着、走路、乘车看书；在强光下或暗处长时间或过近距离阅读。

2. 参加体育锻炼及做眼保健操。

3. 已确诊有近视，以至影响学习与工作者，应配戴适度眼镜，以免因用眼过度，使近视加深。

4. 对青少年假性近视，可用睫状肌麻痹剂（1% 阿托品），针灸疗法，或雾视疗法（戴＋1.5D 的透镜），以及近视明等滴眼剂，使睫状肌松弛，以提高视力。

5. 多食富含营养的食物，如猪瘦肉、牛肉鸡、鱼、蛋、牛奶、各种肝类、豆制品及蔬菜。不可偏食。

中医偏方全书（珍藏本）

第三十九章　耳科疾病

外耳道炎

外耳道炎是由细菌感染引起的外耳道弥漫性非特异性炎症。以耳痛或痒，外耳道肿胀为主要特征。急性外耳道炎的临床表现是耳痛，局部皮肤红肿，表皮糜烂。有少许稀脓性分泌物，带少量血液。耳周淋巴结肿大，有压痛，鳞状上皮脱落后可形成胆脂瘤，鼓膜充血。慢性外耳道炎的症状是外耳道皮肤增厚、深处有干的碎屑脱落，有时可见灰褐色或绿色有臭味的分泌物，鼓膜光泽消失，增厚，标志不清或有小肉芽形成，日久失治者可形成耳道狭窄症。

本病中医学称"耳疮"、"耳疖"等，多由风热外袭、肝火上炎，或肝胆湿热循经上犯所致。

【偏方集成】

1. 鹧鸪1只，蛤蚧1对，生姜2片，酒少许。将蛤蚧和鹧鸪剖开洗净，去内脏，切成小块，用酒浸洗，然后与生姜置炖盅内隔水炖3小时，调味即可服用。适用于外耳道炎肾阳虚证。

2. 大黄、芒硝、黄柏各10克，冰片3克。将大黄、黄柏倒入适量水煎沸10分钟后，加冰片、芒硝滤入带盖缸内温用。用时用纱布蘸药液外洗患处。每日1～2次，洗后擦干外涂甲紫。适用于外耳道炎肝胆湿热证。

3. 猪脊髓200克，熟地黄、生地黄各15克，麦冬、天冬各20克。将全部用料洗净后放入炖盅内，加清水适量，文火炖3小时调味食用。适用于外耳道炎肾阴虚证。

4. 水鸭1只，鹿茸5片，枸杞子20克，生姜2片。将水鸭去毛与内脏，切块，与鹿茸、枸杞子、生姜同炖3小时，调味食之。适用于外耳道炎肾阳虚证。

5. 甘草、乙醇各适量。将甘草切片盛于容器中，倒入75%乙醇，以浸没甘草为度，2周后将甘草压榨取液并过滤，所剩药渣可二度浸泡2周，再榨取棕褐色溶液，2次溶液相混即得甘草酊，分装小瓶待用。使用时清洁外耳道，必要时用3%过氧化氢洗耳，然后用甘草酊滴耳。每日3次，5～7日为1个疗程。适用于外耳道炎风热邪毒证。

6. 枣肉15克，龙眼肉、枸杞子各20克，粳米100克。煮粥，粥煮好后加适量白糖调味服用。每日2次。适用于外耳道炎肾阴虚证。

7. 黄芩、黄柏各12克，枯矾6克，冰片3克，麻油500毫升。先将黄芩、黄柏放入麻油中浸泡24小时，然后放入铁锅内煎炸至黑黄色，取出后研末，与冰片、枯矾细末同时放入麻油中，过滤装瓶备用。用棉签蘸药液局部涂抹或浸小纱布条入外耳道，每日换药1～2次。适用于外耳道炎肝胆湿热蒸耳证。

8. 羊肉60克，巴戟天、肉苁蓉各15克，薏苡仁20克，生姜3片，大蒜30克。将羊肉洗净切块，与上同煮，煮时先武火煮开，改文火煮3小时，调味服用。适用于外耳道炎肾阳虚证。

9. 防风50克，浮萍15克，蜈蚣、血竭、枯矾各10克。药物炮制存性，加入冰片5克。研极细末，装瓶备用。用时常规消毒耳门、耳郭皮肤，用3%过氧化氢擦干外耳道分泌物，将药粉吹入耳道，要求药粉分布均匀。隔日或2日吹药1次。适用于外耳道炎风热邪毒袭耳证。

10. 冰片、黄柏、薄荷各适量。以75%乙醇浸泡黄柏饮片24小时（以浸没黄芩饮片为度），过滤后加入冰片、薄荷。取药液滴耳，然后喷撒青黛粉于患处，每日1次。适用于外耳道炎肝胆湿热蒸耳证。

11. 六神丸纱条（剪取纱条0.5厘米×3厘米）100根。将六神丸（市售成药）300粒研细末，以液状石蜡适量将药粉调成糊状，加入纱条搅匀。清洁外耳道后，将纱条1～4根置入患侧外耳道内，每日换药1次。适用于外耳道炎风热邪毒袭耳证。

12. 枯矾8克，黄柏2克，黄连、猪胆汁粉各1.5克，冰片0.2克。上药共研为极细粉，装入大口瓶中（紫外线照射45分钟）。用时先用3%过氧化氢清洁外耳道，拭干后将药粉撒于患处。隔日1次。适用于外耳道炎肝胆湿热蒸耳证。

13. 三黄粉30克（大黄、黄柏、黄芩、苦参各等份，研末过100目筛），10%鱼石脂软膏30克，核桃油30克（核桃仁25克，植物油50克，炸枯后过滤去渣），医用石炭酸1毫克。将石炭酸溶于核桃油中，加入鱼石脂软膏搅拌后投入三黄粉调匀，浸入消毒棉纱条（1.5厘米×2.5厘米）备用。清洁外耳道后敷塞纱条，每日换药1次。适用于外耳道炎血虚邪毒滞耳证。

14. 熟地黄30克，海参60克。同放入炖盅内，加清水适量，文火炖2小时调味食用。适用于外耳道炎肾阴虚证。

15. 黄连、冰片各2克，密陀僧1克，儿茶0.5克。先将黄连、密陀僧、儿茶3味药碾成粉末，过细筛，再将冰片加入研钵，研成细末，最后将黄连、密陀僧、儿茶三味和冰片调匀，装瓶备用。用药棉蘸药膏涂患处。适用于外耳道炎肝胆湿热蒸耳证。

16. 喉风散适量。将小纱条浸液状石蜡，使用时往纱条上喷匀喉风散粉剂（市售成药），清洁外耳道，置药条于外耳道内。隔日更换1次，5次为1个疗程。适用于外耳道炎风热邪毒袭耳证。

17. 煅石膏80克，黄丹、轻粉各10克。以上方药共研细末，贮瓶备用。用棉签将耳内脓液清洗干净后，以一小块凡士林纱布蘸上药粉少许，轻轻地塞入疖疮处，使药粉恰好位于脓液穿破的地方。每日换药1次。适用于外耳道炎肝胆湿热蒸耳证。

18. 乳香、没药、血竭、孩儿茶各6克，朱砂1.5克。将乳香、没药麸炒去油，与余药共研细末，加适量蜂蜜调匀成膏备用。用药棉制成粗细适中的棉栓，涂上药膏后塞敷患处，每日1次。适用于外耳道炎血虚邪毒滞耳证。

19. 福地中黄膏（含菜籽油66.6%，黄柏末2%，栀子末2.25%，黄连末2.25%，郁金末2.8%，木蜡24.1%）。涂于外耳道壁。适用于外耳道炎肝胆湿热蒸耳证。

20. 雄白散：雄黄、松香、明矾、枯矾、黄丹各等份。共为细末。用3%过氧化氢清洗疮面，涂1%红霉素软膏后，撒雄白散粉于疮面上涂匀，每日2次。适用于外耳道炎风热邪毒袭耳证。

21. 苦参15克，黄柏5克，枯矾、冰片各3克，麻油150克。把焙干研粗末的苦参、黄柏放入烧开的麻油中，待炸焦变黑即捞出。药油冷却后，再放入已研为细粉的冰片、枯矾，瓶装备用。用前先用3%过氧化氢清洗外耳道，再用消毒棉栓蘸药液放入外耳道，每日1次。适用于外耳道炎肝胆湿热蒸耳证。

22. 黄柏、枯矾、黄连、苦参各10克，冰片5克，香油250克。前5味药均为细末，烧开香油后先加入枯矾、冰片，再放入黄柏、苦参，待药成褐黄色时停火，等温度稍降后放入黄连粉末。涂药液于病变区2～3分钟，每日1次。适用于外耳道炎肝胆湿热蒸耳证。

23. 苍耳子虫100条，冰片1克。将在8～10月份采到的活苍耳子虫（即苍耳草秆内的寄生虫），放入麻油中浸泡，每50毫升麻油内加冰片1克，浸苍耳子虫100条左右，7日之后即可使用。治疗时取苍耳子虫1条或半条（视疖肿范围大小而定），放在疖肿红肿隆起处。也可将苍耳子虫研成糊状后，放在疖肿表面，若有空隙用蘸有苍耳子虫浸油的小棉球填满，使苍耳子虫能与疖肿紧密接触。若疖肿在外耳道的下方或肿胀较剧而空隙较小，上药后不易移动者，也可不用小棉球固定。直到第二日换药时取出，每日换药1次。

适用于外耳道炎。

24. 鲜一点红适量。洗净，用开水浸润，捣烂取自然汁，先洗净患耳，再将药汁滴入，每日2～3次。功效排脓，消肿，止痛。适用于外耳道炎风热邪毒袭耳证。

25. 鲜马兰叶适量。洗净，捣烂，取汁滴耳。每日2～3次。适用于外耳道炎风热邪毒袭耳证。

26. 苦参、威灵仙各30克。加水250毫升，煎取汁约60毫升，过滤，待药凉后加入冰片2克，密封阴凉处保存备用。每次取药液约2毫升，以棉棒清洗外耳道后滴入药液2滴，每日2次，15日为1个疗程。适用于外耳道炎肝胆湿热蒸耳证。

27. 老生姜、雄黄各等份。取老生姜除掉叉枝，挖一洞，姜的四周留约0.5厘米厚，然后装进雄黄粉末，再用挖出的生姜末把洞口封紧，放在陈瓦上用炭火慢慢焙干7～8小时，焙成黄色，脆而不焦，一捏就碎时研细为末，过80目细筛，将筛下的药粉装瓶备用。用时将药粉撒在棉球上置于患处，每日换药1次。适用于外耳道炎血虚邪毒滞耳证。

28. 甘油1000毫升，黄连120克，枯矾45克，冰片0.6克。先把黄连煎水2次，浓缩成1000毫升，过滤，然后加入枯矾再过滤，最后加入冰片和甘油拌匀，每次取适量冲洗外耳道。适用于外耳道炎肝胆湿热蒸耳证。

29. 路路通15克。水煎服。适用于外耳道炎肝胆湿热蒸耳证。

30. 蒲公英、菊花各适量。水煎，最后用汤水清洗外耳道。适用于外耳道炎风热邪毒袭耳证。

31. 黄柏15克，石首鱼8个，冰片3克，麻油60克。前3味药共研细末，过筛后，装入瓶内，然后倒入麻油浸泡1小时，拌匀即可使用。用时将药棉蘸上药油填入耳内，每日换药2次。适用于外耳道炎肝胆湿热蒸耳证。

32. 鲜刺蓼适量。洗净，捣烂，取汁滴耳。每日2～3次。适用于外耳道炎风热邪毒袭耳证。

33. 雄黄1000克，白矾6000克，枯矾3000克。上药研为粉末，装瓶备用。用时先将外耳道、耳甲腔及耳周用3%过氧化氢清洗干净，而后用棉签滚动涂上鱼石脂软膏。再配素金丹粉黏附于上，形成素金丹药栓，填于外耳道，耳甲腔及耳周弥漫性红肿渗出，用素金丹粉涂薄薄一层。每日1次，3日为1个疗程。适用于外耳道炎。

【生活调理】

1. 凡有化脓性中耳炎、耳疖肿、婴儿湿疹者，更应格外注意局部的干净与干燥，保持耳及其周围清洁，并要注意不要乱掏耳朵。

2. 切忌水洗。如其污秽或痂皮堆积，可先用植物油涂擦，待其疏松之后，再用纱布或消毒过的软纸轻轻擦净。实在必须洗涤者，用苦参汤。

3. 按时更换外用药，按时进服内服药。

4. 痒时忌搔抓，必要时泡些食盐水，滴在痒处，其浓度以能达到止痒为标准。

5. 患病期间，忌酒类、辛辣食品（如大葱、大蒜、韭菜、辣椒、胡椒、芥菜、雪里红、姜、咖喱）、腥物、淡水产品、海鲜。

6. 洗澡、理发、浴身，注意防止污水入内，在洗头、游泳之前可以用特制的橡皮塞或干净的棉球堵塞外耳道。

7. 患病之后禁止游泳。

化脓性中耳炎

化脓性中耳炎是由细菌感染所致的中耳的化脓性病变，主要表现为耳流脓、听力下降等，分急性和慢性两种。临床主症：急性型，起病急剧，耳内痒感、肿胀、疼痛剧烈、听力减退、耳鸣、流脓后疼痛消失或减轻，常伴有发热、发痛等。慢性型常为急性传染病后期而诱发，耳内肿胀疼痛。流出黑臭或清白稀脓、断续不停，日久可有头晕、听力减退、耳鸣等。

本病中医学称"耳脓"。长久不好的又称"耳疳"。多因肝胆、三焦蕴热，复感外邪、风热上扰、凝聚于耳底，蕴久腐化成脓，经气阻塞，不通则痛。常用清热解毒，散风化湿，滋阴降火等治法。

【偏方集成】

1. 核桃仁 500 克，冰片 0.9 克。核桃仁研细末，煮 30 分钟，趁热用双层纱布包好榨油，将冰片细末加入油中，加温搅拌，入瓶备用。用时先用过氧化氢洗去分泌物，蘸干，滴 2～3 滴油，每日 2～3 次。适用于化脓性中耳炎湿热蕴耳证。

2. 糖冬瓜 30 克，鲜九龙吐珠叶 13 片。用 1 大碗水煎成半碗，每日 1 剂，连服 5 日。适用于化脓性中耳炎风热犯耳证。

3. 活大田螺适量。将田螺洗净外壳，放置冷水中让其吐出污泥。放置时间越长，吐纳就越清洁。用时先用棉签蘸生理盐水或过氧化氢反复拭干耳内脓液，然后侧卧，使患耳朝上；将田螺剪开尾部（螺尖）呈漏斗状，对准患耳的外耳道，用物刺激田螺盖，使田螺体收缩，释出清凉黏液滴入患耳，滴数不限。患者突感舒适、清凉，侧卧片刻。每日 1 次。适用于化脓性中耳炎肾虚骨腐证。

4. 全蝎、枯矾各等份。研细末，将患耳洗净拭干，撒入药粉少许，每日 1 次，连用 3～5 日。适用于化脓性中耳炎湿热蕴耳证。

5. 薏苡仁 18 克，金银花 12 克，柴胡 9 克，鳖甲 15 克，红糖适量。将金银花、柴胡、鳖甲煎汤取汁，与另二味煮粥服食，每日 1 剂，连服 5 剂。适用于化脓性中耳炎湿热蕴耳证。

6. 取晶莹透彻的明矾 3 克。在木炭火上烤焦，随即取出研细末，分成 2 等份，每份 1.5 克，分 2 次吹入耳内。适用于化脓性中耳炎湿热蕴耳证。

7. 人发 20 克，冰片 0.5 克。取头发剪成 2 寸长，放入铁勺内加热焙焦成炭，待冷后置研钵内，加冰片共研成细末，装瓶备用。耳内流脓多时，先用 3%过氧化氢清洁耳道脓液，再取细末少许直接吹入耳内，每日 1 次。若脓少，用盐水清洁外耳后，可将细末用香油调成稀糊状，滴耳内，每日 2 次。适用于化脓性中耳炎。

8. 野冬苋 15 克，夏枯草 10 克，忍冬藤 30 克。水煎服，每日 1 剂，连服 2～4 剂。适用于急性中耳炎。

9. 冰片 3 克，枫香脂 1 克，鲜猪苦胆 1 个。前 2 味共研细末，取胆汁 4 毫升与上药混合，装入瓶内备用。用前将耳内脏物用药棉清理干净，然后注入上述药液 3～5 滴，每日 3 次。适用于化脓性中耳炎湿热蕴耳证。

10. 鲜蒲公英全草适量。上药洗净凉干，捣成糊状取汁。将耳道污物清洗干净滴入药汁，每日 3 次。3～5 岁每日用蒲公英 3 株，6～10 岁每日用 5 株，10 岁以上每日用 7 株。适用于中耳炎各种证型。

11. 海参 20～30 克，猪脚（蹄）500～700 克。同置砂罐内，加水文火炖烂，再加食盐少许食用。连用 2～3 剂。适用于化脓性中耳炎肾阳虚证。

12. 冰片、枯矾各 9 克，麝香 0.5 克，樟丹 12 克，龙骨 15 克。共研极细末，装瓷瓶内密封备用。用时先取过氧化氢洗净患耳脓汁，拭干后吹入药末少许，每日用药 1 次。适用于慢性中耳炎。

13. 黄柏、黄连、大黄、栀子各 10 克，冰片 4 克。碾为极细末，装入大口玻瓶内，将香油 100 克倒入瓶内与上药混合，用筷子搅拌数次，一日后将上清油倾入另一容器中备用。用时先用 3%过氧化氢滴入耳内冲洗脓液，用棉花擦干，再用小滴管吸出药油滴入耳内 2～3 滴，在耳内约停留 10 分钟后倾出。每日早、晚各滴 1 次。适用于化脓性中耳炎湿热蕴耳证。

14. 蜂房 30 克，黄柏 15 克，枯矾 6 克，冰片 3 克。前 2 味放瓦上焙黄，研末，再加后二味，共研细末，装瓶。用时，先按常规消毒，然后用麦（草）管或小纸管将药末吹入耳内，或用麻油调匀，滴入耳内 3～5 滴，每日 2 次，一般用药 2～3 日，慢性者 5～10 日。适用于中耳炎。

15. 知母适量。清洗干净后放在锅里加水煎半小时取出服用，每日喝 2 次，每次喝一小碗，小儿的剂量要减半。每日 1 剂。适用于化脓性中耳炎湿热蕴耳证。

16. 白术 15 克，山药 18 克，白扁豆 20 克，红糖适量。白术煎汤取汁入其他 3 味煲烂吃，每日 1 剂，连用 7～8 日。适用于化脓性中耳炎气阴两虚证。

17. 活鲤鱼胆 1 只。用时先以棉签将耳内脓液拭净，滴入鲜胆汁少量，再用棉球塞住耳孔，每日1次。适用于化脓性中耳炎肾阳虚证。

18. 麻雀5只，猪瘦肉200克，黄酒、生粉各适量。麻雀肉与猪瘦肉共剁成肉泥，加入黄酒、生粉和匀，做成圆饼，置饭面上蒸熟食用。适用于慢性中耳炎。

19. 鸡蛋6枚。煮熟，取蛋黄，置铜锅内，文火熬煎出油，若不出油，可滴入数滴花生油作引子。用时先用过氧化氢洗净拭干外耳道后，滴入中耳3～4滴，每日2次。适用于化脓性中耳炎肾阳虚证。

20. 鹧鸪1只，蛤蚧1对，生姜2片，酒少许。将蛤蚧和鹧鸪剖开洗净，去内脏，切成小块，用酒浸洗，然后与生姜置炖盅内隔水炖3小时，调味即可服用。适用于慢性中耳炎。

21. 核桃油适量。先用过氧化氢清洗积脓，然后把核桃油滴入患耳3滴，每日3次，连续使用7日。适用于化脓性中耳炎湿困耳窍证。

22. 蜈蚣3条，麻油100毫升。把蜈蚣用麻油炸黑，去蜈蚣，取油滴耳，每日2次，直到治愈为止。适用于化脓性中耳炎热毒炽盛证。

23. 白茯苓15克，粳米50克。白茯苓研细末，与粳米同放入锅中，加水500毫升，煮成稠粥温服，每日2次，分早、晚服。适用于慢性中耳炎。

24. 川黄连10克，硼酸粉3克。加蒸馏水100毫升，煎煮1小时后过滤，再加蒸馏水至100毫升，密封备用，滴耳用，每次2滴，每日2次。适用于慢性化脓性中耳炎。

25. 枯矾30克，冰片3克。调匀研细末，用时先洗净耳内，取药末少许倒入耳内（每次1粒黄豆大小）。每日1次。下次上药前，将前次的药粉先洗净。适用于慢性化脓性中耳炎湿热蕴耳证。

26. 鲜猪胆汁（或鸡胆汁）50克，冰片5克。滴耳，每次3～4滴，每日3次。适用于慢性中耳炎肾阴阳两虚证。

27. 大黄100克，冰片10克。大黄水煎，过滤，加入冰片后密封。用时滴入耳道，每次2滴，每日3次。适用于慢性化脓性中耳炎风热袭耳证。

28. 猪胆若干个，明矾适量。取胆汁倒入消毒杯中，文火焙干，压成粉，加等量或2倍量明矾粉，调匀，瓶装备用。使用前先用过氧化氢洗净外耳道，拭干后将药粉均匀喷入患处，每次喷入少许即可，切勿堵塞耳道。每日喷药1～2次。适用于因肾阳虚而导致的慢性化脓性中耳炎。

29. 青黛5克，冰片3克，海螵蛸2克。共研极细末，用时先洗净耳道，然后以细棉签蘸生理盐水后，蘸少许药粉涂于患处。适用于化脓性中耳炎湿热炽盛证。

30. 黄丹1克，冰片5克，白矾10克。分研细末，混合装瓶备用。先用过氧化氢清洗耳内积脓、污垢，后用消毒棉签揩干，再取上药适量，用干净吸管吹入耳内，每日1次，3日为1个疗程。适用于化脓性中耳炎。

31. 蛾蚕茧10个，冰片0.15克。将茧壳剪碎，置瓦上煅存性，加入冰片，共研极细末，贮瓶中备用。取药末少许，吹入耳中，每日2次。适用于慢性中耳炎单纯型。

32. 枯矾5克，冰片3克。共研极细末，装瓶备用。用时先以过氧化氢冲洗外耳，棉签吸干。再取本药少许，吹入耳内，每日1次，连用3次。适用于急、慢性中耳炎，听力减退，有脓液外溢者。

33. 黄连10克，冰片1克。先研黄连，然后加冰片再研匀，装瓶。用时，先按常规消毒（用3%过氧化氢，或生理盐水，或浓茶水清洗外耳道脓液和药痂，并用清洁药棉擦干）。然后用麦、草管或小纸管将药末吹入耳内，每日2～3次，一般3～5日见效。适用于化脓性中耳炎湿热蕴耳证。

34. 陈皮炭（炒黑）3克，青橄榄（瓦上煅透）2枚，石榴花（瓦上焙枯）1.5克，梅片0.6克。上药（除梅片外）共研细末，再入梅片同研和匀，贮瓶备用，勿泄气。先用药棉卷去脓水，另以药棉蘸药，掺入耳底自干，每日换药1次。功效行散郁热、燥湿止痛、疗疮。适用于慢性中耳炎湿热蕴耳证。

35. 冰片、玄明粉、硼砂各1克，朱砂0.3克。上药各研极细末，混合均匀，贮瓶备用。先用棉签将患耳中的脓液擦干净，如耳中脓液较多者，则用过氧化氢洗耳，然后用喷粉器将药粉少许均匀地喷撒入耳腔，在粉膜上涂薄薄一层淡赭色粉末为度。功效清热，消肿，止痛。适用于急性中耳炎和慢性中耳炎。

36. 红升丹 60 克，冰片 3 克，麝香 0.5 克。上药共研成极细末，用脱脂药棉搓成长 2～3 厘米，直径 0.1 厘米药稔，消毒备用。首先清除外耳道脓性分泌物，再以 2％过氧化氢擦拭干净，然后以 75％乙醇浸湿药稔，将药粉沾匀，置于外耳道底部（注意药稔应与鼓膜保持约 2 毫米之距离，以免刺激鼓膜，产生不适）即可。每日换药 1 次，分泌物少时可隔日 1 次。功效清热解毒，散瘀利湿，宣窍收敛。适用于化脓性中耳炎湿毒炽盛证。

37. 猪胆汁 30 毫升，枯矾 30 克。先将枯矾研为细末，再与猪胆汁混合拌匀，晾干研末，装瓶备用。取棉签将耳内脓水揩净，取少许药末置于适量香油中调匀滴耳。适用于化脓性中耳炎湿热蕴耳证。

38. 煅龙骨、枯矾各等份。上药分别研末，过 120 目细筛，然后将 2 药混合拌匀，装瓶密封，放阴凉干燥处备用。用药前先用 3％过氧化氢把耳道内脓液及分泌物洗净，患耳周围用 75％乙醇常规消毒，停 2～3 分钟后，用消毒棉签擦干耳道，然后取塑料管或麦秆蘸取药粉，轻轻吹入患耳道内，每日 1 次。如渗出液较多，可早、晚各用药 1 次，直至痊愈。适用于化脓性中耳炎肾虚骨腐证。

39. 马钱子 1 粒，茶油 50 克。将马钱子捣碎，放入碗中，加入茶油，放在文火上炖数十沸即成。用前将脓耳揩拭干净，然后用药棉蘸马钱子油塞入耳中，早、晚各换药 1 次。适用于化脓性中耳炎湿毒炽盛证。

40. 鲜野菊花叶适量，冰片少许。鲜野菊花叶捣烂取汁，加冰片少许调匀，滴入耳内，每日 2 次。适用于化脓性中耳炎风热袭耳证。

41. 蛇蜕、穿山甲各 10 克，明矾 2 克。将蛇蜕、穿山甲火煅成炭，加入明矾，同研细粉，装瓶备用。使用时以 3％过氧化氢洗净耳腔脓液，用 0.9％生理盐水冲洗耳腔，然后

用干棉签擦干，用麦秆将药粉吹入耳腔，早、晚各 1 次，一般 3～5 日可愈。适用于化脓性中耳炎肾虚骨腐证。

42. 鲜桑叶数片。上药洗净捣烂取汁，每次将桑叶汁滴入耳内 1～2 滴，每日 3 次，一般 2～3 日即愈。适用于化脓性中耳炎。

43. 鲜虎耳草、冰片各适量。将虎耳草洗净晾干后捣烂，用纱布包裹绞拧取汁，加冰片溶解后备用。或用鲜虎耳草捣烂取汁，在每 100 毫升药汁中加入 75％乙醇 20 毫升，制成中耳炎药水。使用前用过氧化氢将患耳洗净，周围以 75％乙醇常规消毒，滴入上药水于患耳，每日 3～4 次。适用于化脓性中耳炎风热袭耳证。

44. 六神丸 90 粒，枯矾 6 克，冰片 3 克。共研成细末，涂于外耳道，每日 1 次至痊愈。适用于化脓性中耳炎湿热蕴耳证。

45. 猪胆汁 250 克，榄核莲粉 60 克，黄连粉 30 克，枯矾粉 15 克。将猪胆汁蒸发部分水分，除枯矾外，其余加入煮沸，后再加入枯矾，倒出晒（焙）干，研成细末。取适量吹入耳内，每日 1～2 次。适用于慢性中耳炎。

46. 芭蕉水 10 毫升，冰片 18 克。芭蕉水，加冰片备用。用时先按常规清除外耳道积脓，然后用上药滴耳，每日 2～3 次，每次 1～2 滴。适用于化脓性中耳炎风热袭耳证。

【生活调理】

1. 平时要加强身体锻炼，提高身体的抵抗力。避免伤风感冒，不要过度疲劳。烟酒过度也是复发的原因之一。

2. 伤风感冒并发急性鼻炎很难避免。应当注意拧鼻的方法，即用手指压住一侧鼻孔，稍用力向外吹气，对侧鼻孔的鼻涕即可擤出。一侧拧完，再拧另一侧。或者手帕、卫生纸放在鼻前方，不压鼻孔，用手轻轻扶放在鼻两侧，只是用力由鼻孔向外吹气，将鼻涕拧在卫生纸或手帕中。如果鼻涕过于黏稠，不易拧出时，可以滴用麻黄碱药液，使鼻腔黏膜血管收缩，鼻道增宽，然后再拧，就容易将鼻涕拧出了。

3. 及时治疗咽鼓管周围的器官炎症，如鼻炎、鼻咽炎、咽炎、扁桃体炎等，避免这

中医偏方全书（珍藏本）

些部位的细菌蔓延到咽鼓管。

4. 避免污水进入中耳。另外，患了急性中耳炎应及早治疗，当发热减退之后，还要继续用抗生素一周，以求彻底治愈，防止转成慢性。

5. 因为患化脓性中耳炎，鼓膜必然穿孔，所以平时洗脸、洗头、洗澡时不要使污水进入耳道内。化脓性中耳炎的患者也不能游泳，否则不仅耳内的脓液会污染游泳池的水，有碍公共卫生，而且污水灌入耳内也会加重病情。即使耳朵已不流脓，也需经过医师检查，证明鼓膜确实已修复，才可游泳，否则进水极易复发。

梅尼埃病

梅尼埃病（美尼尔综合征）又称膜迷路积水，是由于内耳膜迷路水肿而致发作性眩晕、波动性耳聋和耳鸣为主要表现的内耳疾病。一般为单耳发病，青壮年多见。

本病属中医学"耳眩晕"范畴。中医学认为眩晕一证，虚者居多。再有，肝火上扰，痰湿内停也可引起眩晕。故从治疗方法上以虚则补之，实则泻之的原则。

【偏方集成】

1. 白术、陈皮各 10 克，鸡蛋 2 枚，面粉 300 克。将白术、陈皮水蒸使软，切成碎末；鸡蛋打至起泡沫，用小苏打、香精、猪油、盐、白糖适量拌和，再与白术末、陈皮末及面粉揉和，捏成油酥面团。将面团摊成薄饼，放在油锅内煎烤 15 分钟左右，表面成为金黄色即成。可作早、晚餐主食。功效健脾化痰，益气止眩。适用于梅尼埃病痰湿中阻证。

2. 白菊花 5 克，绿茶 10 克。白菊花、茶叶一起放入杯内，开水冲泡，代茶频饮。功效清肝泻火，祛风止眩。适用于梅尼埃病阴虚阳亢证。

3. 黄芪 30 克，西洋参片 3～4 片，丝瓜 200 克。丝瓜切成小块或小片，加入黄芪、西洋参及清水 300 毫升，煎煮 20 分钟左右。喝汤，吃洋参片、丝瓜。功效益气养阴，升清降浊。适用于梅尼埃病气阴两虚证。

4. 茯苓 15 克，赤小豆 18 克，粳米 60 克。先把赤小豆、粳米加水适量，如常法煮粥；茯苓研成粉，等粥将成时加入调匀。早、晚分食，连用数日。功效益气健脾，化痰除眩。适用于梅尼埃病痰湿中阻证。

5. 葡萄、芹菜各适量。把葡萄、芹菜洗净，捣烂取汁。以上汁液用温开水送服，每日 3 次，连用 1 周。功效滋阴养阴，清热平肝。适用于梅尼埃病阴虚阳亢证。

6. 荔枝草 100 克，鲜猪肝适量。将上药与猪肝加水过药面，文火煎煮半小时，连续煎煮 2 次，合并 2 次煎液内服，每日 1 次，晚上服。适用于梅尼埃病气郁痰壅耳窍证。

7. 陈皮、竹茹各 9 克，薏苡仁 30 克，珍珠母 20 克。先把陈皮、竹茹、珍珠母用布包好，加水煎去渣取汁，用药汁与薏苡仁煮粥，待粥将成时，加入红糖调味。每日 1 剂，顿服或分 2 次服食。可连用 1 周。功效健脾化痰，平肝潜阳。适用于梅尼埃病痰湿中阻证。

8. 天麻 9 克，钩藤 12 克，石决明 15 克，藕粉 20 克。前 3 味用布包加水适量，煎取汁液，用煮沸的药液冲藕粉，加入白糖调味。每日 1 剂，连用 4～5 日。功效平肝潜阳，熄风止眩。适用于梅尼埃病阴虚阳亢证。

9. 龙眼肉、炒枣仁各 10 克，芡实 12 克。合煮成汁，随时饮之。每日 1 剂，连服 5～8 日。适用于梅尼埃病气郁痰壅耳窍证。

10. 黄芪 40 克，羊脑 1 只。黄芪入沙锅内水煎取浓汁，再放入羊脑，旺火烧开后加黄酒 2 汤匙，放葱、姜适量，炖煮烂熟，吃羊脑喝汤。每日 1 剂，连服 15 剂为 1 个疗程。适用于梅尼埃病气血两虚证。

11. 何首乌 50 克，粳米 90 克，大枣 4 枚。将何首乌加水煎汤，去渣取汁，再与粳米、大枣共同煮粥，粥成时调入冰糖。每日早、晚分食。适用于梅尼埃病气血两虚证。

12. 猪肝、猪肺各 1 具，陈皮、青盐各 125 克。猪肝、猪肺如常法冲洗干净，加入陈皮、青盐，下锅煮至肝肺熟烂。饮汤吃肝、肺。功效益气养血，滋补肝肾。适用于梅尼埃病气郁痰壅耳窍证。

13. 山药 30 克，茯苓 20 克，嫩豆腐 400

克，鲜虾仁 200 克。先将鲜虾仁加入生粉、盐、料酒各适量，腌渍 10 分钟左右；嫩豆腐切成丁，山药、茯苓切成薄片。豆腐置于白色碗内，山药、茯苓铺在豆腐周围，隔水蒸约 10 分钟，将虾仁、麻油倒在豆腐上面，撒上葱花、姜末，再蒸 10 分钟即可。佐餐食用。功效健脾益气，升阳止眩。适用于梅尼埃病脾虚气陷证。

14. 天麻 3～5 克，绿茶 1 克。天麻切成薄片，干燥储存，备用。每次取天麻片与茶叶放入杯中，用刚沸的开水，冲泡大半杯，立即加盖，5 分钟后可以饮服。饭后热饮，头汁饮完，略留余汁，再泡再饮，直至冲淡，弃渣。适用于梅尼埃病痰湿瘀阻耳窍证。

15. 冬虫夏草 10 克，猪脑（去血筋洗净）1 具。冬虫夏草洗净入沙锅内，水煎后去渣留汁，再入瓷盆内，加猪脑黄酒 1 汤匙、冷水 2 汤匙、盐少许，然后上蒸笼蒸 2 小时。每日分 2 次服。连服 3～5 剂。适用于梅尼埃病肾虚证。

16. 大枣 7 枚，黄瓜蔓一把。水煎，加少许黄酒服，出汗。适用于梅尼埃病。

17. 独活 20 克，鸡蛋 4 枚。将药加水共煮，蛋熟去壳再煮 15 分钟，使药汁渗入蛋内，去汤及药渣，单吃鸡蛋，每次 2 枚，每日 2 次，3 日为 1 个疗程，连用 2～3 个疗程。适用于梅尼埃病痰湿瘀阻耳窍证。

18. 苍耳子 10 个（为一日量）。水煎，分 2 次服，5～7 日可愈。适用于梅尼埃病。

19. 泽泻 30 克，白术 15 克，牛膝 10 克。水煎，每日 1 剂，分 2 次服。适用于梅尼埃病痰湿瘀阻证。

20. 粳米、核桃仁各 50 克。将粳米加水 800 毫升，煮成稀粥后，核桃去皮捣烂，加入稀粥，再用小火煮数滚，见粥稠表面有油为度，温热服食，早、晚各 1 次，连服数日。适用于梅尼埃病气郁痰壅耳窍证。

21. 山羊角（切片）12 克，川芎 9 克，天麻 6 克。先煎山羊角 1～2 小时，再加后 2 味药同煎 10～20 分钟，去渣温服，每日 1 剂。适用于梅尼埃病气郁痰壅耳窍证。

22. 桑叶 60 克，菊花、枸杞子各 20 克，决明子 10 克。加水煎 2 遍，去渣，分 3 次服，

每日 1 剂。适用于梅尼埃病湿热炽盛证。

23. 乌梅 15 克，当归、山药、酸枣仁、龙眼肉各 10 克，白糖 20 克。将乌梅、当归、山药、酸枣仁 4 味加水 400 毫升，煮沸后改文火煮 20 分钟，滤去药渣，加入龙眼肉、白糖稍煮即成。每日 1 剂，分 2～3 次饮服。功效益气养血，安神定眩。适用于梅尼埃病气血两虚证。

24. 鲜猪肝 150 克，荔枝草（雪见草）100 克，泽泻 30 克，金银花 20 克。加水共煮熟，晚上顿服，并食猪肝，每日 1 剂。适用于梅尼埃病痰湿瘀阻证。

25. 白果仁 60 克，干姜、大枣各 12 克，黄芪 20 克。前 2 味药烘干共研末，分成 8 份，每份 9 克，每日早、晚饭后以大枣、黄芪煎水各服 1 份。适用于梅尼埃病。

26. 五味子、酸枣仁、山药各 10 克，当归 6 克，龙眼肉 15 克。水煎，每日 1 剂，分 2 次服。适用于梅尼埃病气郁痰壅耳窍证。

27. 鸡蛋、红糖、豆油各适量。豆油放锅内烧热，将 2 枚鸡蛋、30 克红糖（放一点水搅拌）倒入锅内煎熟，空腹服用，连服 10 日。适用于梅尼埃病气血两虚证。

28. 篱栏 25 克，带壳鸡蛋 1 枚，大米 50 克。煮成稀粥，可加适量油、盐、味精调味。煮熟后，去篱栏渣和蛋壳，每日 2 次食粥和鸡蛋，一般连续食用 3 日，头晕头痛症状即有明显好转。适用于梅尼埃病。

29. 夏枯草、生杜仲各 25 克，生白芍 15 克，黄芩 10 克。先煎前 3 味药，放入 3 茶盅水，熬 30 分钟，从火上拿下来，稍停再加入黄芩，煎 5 分钟即成，每日早、晚各服 1 次。适用于梅尼埃病。

30. 鸭蛋 1 枚，赤小豆 20 粒。搅匀蒸熟，早晨空腹服，每日 1 次，连用 7 日。适用于梅尼埃病气血两虚证。

【生活调理】

1. 保持情绪稳定，切忌烦躁、焦虑，树立信心，战胜疾病。

2. 饮食宜清淡，不宜咸食；尽量少喝水。

3. 注意调摄情志，忌大喜大怒，惊恐悲观。

4. 起居有常，保证睡眠充足，勿劳力或劳神过度。

5. 平时注意适当锻炼身体，增强体质。

6. 经常做一些可以让自己开心的事情。平时可以培养一些爱好或者是多参加一些体育活动。不要整天工作，应该给自己一点时间去购物或者是去旅游。

7. 日常的生活中作息一定要规律，尤其到了年纪比较大的时候，每日一定要保证充足的睡眠，因为老年人睡眠越来越少，更加应该要注意休息。起床的时候要慢慢地起床，不要因为过快而头发晕。

8. 每日的饮食要清淡并且要富有营养，可常食用鱼、肉、蛋、蔬菜、水果等食物，而肥腻辛辣的食物，如肥肉、烟、酒、辣椒、胡椒等。容易助热、耗气，最好是要少吃一些。

特发性突聋

特发性突聋是突然发生的、原因不明的感音神经性听力损失。患者的听力一般在数分钟或数小时内下降至最低点，少数患者可在 3 日以内达到最低点，可伴有耳鸣及眩晕。目前，又将特发性耳聋称为"突发性耳聋"。好发于中老年者，脑力劳动者有多发倾向。目前公认与病毒感染和内耳循环障碍有关。

本病属中医学"暴聋"范畴。中医学认为本病是由于肝火亢盛，痰火阻滞，上扰于耳，或肾精亏虚，脾胃虚弱，不能上充于清窍，耳部经脉空虚所致。

【偏方集成】

1. 黄精、茯苓各 15 克，葛根 10 克，糯米 150 克。将上 4 味加水浸泡 30 分钟，用文火煮成粥。早、晚分食。功效健脾益气，升阳聪耳。适用于特发性突聋痰火闭阻证。

2. 枸杞子 50 克，红花 20 克，低度白酒 300 毫升。将红花、枸杞子一同浸泡于白酒内，1 个月后即可。随量饮用。功效养血活血，通窍聪耳。适用于特发性突聋血瘀耳窍证。

3. 百合 90 克。研成粉末，每次用温水冲服 9 克，每日 2 次，对阴虚火旺所致的耳鸣及听力减退疗效较好。适用于特发性突聋。

4. 葛根、太子参各 15 克，绿茶叶 10 克。将葛根、太子参和绿茶放入茶杯内，开水泡茶。代茶频饮。功效益气健脾，升清聪耳。适用于特发性突聋脾胃虚弱证。

5. 核桃仁 12 克，黑芝麻、面粉各 30 克。先将核桃仁、黑芝麻分别碾碎；另将面粉放在锅内炒熟，最后将核桃仁、黑芝麻、面粉及白糖一起搅拌均匀即可。每日 1 次，用时以少量开水冲泡成糊状。功效滋阴养血，补肾聪耳。适用于特发性突聋肾精亏损证。

6. 柴胡 500 克，香附、川芎各 250 克。上药共研成细末，制成水丸，早、晚各服 5 克，10 日为 1 个疗程。适用于特发性突聋肝火犯耳证。

7. 枸杞子 30 克，山茱萸 15 克，嫩鸡半只（约 600 克），香肠 50 克。将香肠切片，鸡剁成 3 厘米见方的鸡块，加入酱油、蚝油、食油、料酒、白糖、生粉、盐、麻油、胡椒粉拌匀，腌渍 15 分钟。把枸杞子、山茱萸、香肠片、姜片与鸡块拌匀，放在盆内，加盖放入微波炉，用高功率火转 8 分钟。取出，翻动一下鸡块，撒少许葱段，再转 1 分钟即可。佐餐食用。功效养阴补肾，通窍聪耳。适用于特发性突聋肾阴亏虚证。

8. 竹茹、陈皮各 10 克，粳米 50 克。陈皮切细丝备用；竹茹加水煎煮，去渣取汁，用其汁与粳米一起煮粥，待粥将成时，撒入陈皮丝，稍煮即可。早、晚分食。功效清热化痰，和胃除烦。适用于特发性突聋痰火闭耳证。

9. 鳅鱼 60 克，鸡蛋 1～2 枚。将蛋打碎，盛于碗内，再放入鳅鱼，加水适量，拌匀蒸熟食之，饭后食，每日 1 次，至愈为度。适用于特发性突聋肾精亏损证。

10. 陈皮 9 克，陈茯苓 15 克，磺石 18 克，莲子 30 克。前 3 味加水煎，去渣取汁，入莲子、红糖煮至烂熟。每日 1 剂，早、晚分食。功效清热泻火，化痰开郁。可连用数剂。适用于特发性突聋痰火闭耳证。

11. 连根芹菜 120 克，粳米 250 克。芹菜洗净，切碎，与粳米一起加水适量煮粥。早、晚分食，每日 1 剂，连用数剂。功效清肝泻火。适用于特发性突聋肝火犯耳证。

12. 狗肉 500 克，黑豆 100 克。将狗肉洗净，切成块，和黑豆一起加水煮沸后，炖至烂熟，加五香粉、盐、糖、姜调味服食。适用于特发性突聋肾精亏损证。

13. 细玉米面 500 克，黄豆粉 150 克，白糖 200 克，桂花酱 5 克，栀子粉 25 克。将以上五物倒在一起拌匀，加温水适量和成面团，揉匀后，搓成圆条，再揪成 50 克 1 个的小面团，制成小窝头，上屉用旺火蒸熟。早、晚作主食。功效清心泻肝，解毒。适用于特发性突聋肝火犯耳证。

14. 雄黄、防风（去叉）、菖蒲、矾石、乌头（去皮脐）、花椒（去目并闭口炒出汗）各 0.3 克，大枣核 10 枚。上 7 味，共捣罗为散，以香炉安艾一弹子大，后着黄柏末 1.5 克于艾上，再以白芍 6 克着药上即成。取上药丸火燃向耳熏之。适用于特发性突聋风邪闭耳证。

15. 羊肾 1 对，肉苁蓉 30 克。将羊肾洗净，切细丁，和肉苁蓉一起放入沙锅内，加水适量，文火炖熟。加胡椒、味精、盐适量，调味服食。适用于特发性突聋肾精亏损证。

16. 艾叶 30 克，磁石（烧灰）21 克，珍珠（煅）0.15 克，麝香少许。上药黄蜡融摊纸上，卷筒即成。取药筒烧熏，气通后仍艾塞避风。适用于特发性突聋属气闭者。

17. 石榴皮 50 克，黄柏 15 克。将上述药加水煎 2 次，合并煎液，浓缩成 150 毫升。滴入耳内数滴，5 分钟后，用消毒棉签拭干，再滴再拭，反复 3～5 次，每日 2 次。适用于特发性突聋风邪闭耳证。

18. 乌头（烧灰）、石菖蒲各等份。上药共研细末，每次取适量用纱布包药塞在耳内，每日 2 次。适用于特发性突聋痰火闭耳证。

19. 湿土瓜根适量。将上药截长半寸即成。取半寸长药段、塞耳中向上，经艾炷灸七壮，每日勿绝，以瘥为度。适用于特发性突聋、耳鸣不问久近者。

20. 小珍珠 2 粒，生半夏粉 3 克。将珍珠入米汤内打湿，滚半夏粉在上约黄豆大，用丝棉裹好放入耳，每日 2 次。适用于特发性突聋痰火闭耳证。

21. 蝉蜕适量，麝香 3 克。蚕蜕作纸捻，入麝香即成。将上纸捻入笔筒烧烟熏之，3 次即可。适用于特发性突聋肝火犯耳证。

22. 槟榔 1 个，麝香少许。槟榔以刀从脐剜取一眼子大，灌以麝香，坐于所患耳内。从药上以艾炷灸之，不过 2～3 次效。适用于特发性突聋痰火闭耳证。

23. 当归 15 克，黑豆、红糖各 30 克。首先把当归和黑豆洗干净，放进锅里，在锅里装上水，再放点红糖，开火。用水煎服大约 1 小时。适用于特发性突聋血瘀耳窍证。

24. 猪皮 100 克，葱 50 克，盐适量。蒸服，连用 3 日，每日 1 剂。适用于特发性突聋伴有耳鸣者。

25. 生姜 49 片，全虫 49 个。同炒，以姜干为度，共研为细末，温酒冲服，过 2～4 小时，再进 1 服。适用于特发性突聋痰浊上升、壅塞清窍证，症见两耳蝉鸣不息，有时闭塞憋气，听音不清，头昏沉重，胸闷脘满，苔腻，脉滑。

26. 参须、京菖、茶叶各 3 克。沸水冲泡，代茶饮，每日 1 剂，以味淡为度。适用于特发性突聋体虚，听力减弱，耳鸣者。

27. 白毛乌骨雄鸡 1 只，甜酒 120 毫升。同煮熟食，连服 5～6 只。适用于特发性突聋肾虚证，症见耳鸣耳聋，腰膝酸软，阳痿遗精。

28. 牡荆子（微炒）200 克，酒 1000 毫升。浸泡，冬 7 日，夏 3 日，取上清液即得，去渣任意饮之，勿醉为度，虽久聋亦瘥。适用于特发性突聋血瘀耳窍证。

29. 绿茶 1 克，北五味子 4 克，蜂蜜 25 克。先以五味子 250 克，文火炒微焦为度，备用。用时按上述剂量加开水 400～500 毫升，分 3 次温饮，每日 1 剂。适用于特发性突聋伴有耳鸣、腿软乏力者。

【生活调理】

1. 有残余听力者，可借助听器，提高其听力，以便更好地学习，方便生活。

2. 平时应避开剧烈震荡或巨音声浪袭击，作业者应戴上防护用品，以防巨响震耳致气机闭阻，血行紊乱。

3. 饮食宜清淡而富营养，忌油腻、煎炸

之品，戒烟酒。

4. 注意身体保健，避免长期接触噪声，预防老年性心血管疾病，一旦发现高频听阈下降，应在医师指导下服降胆固醇药、血管扩张剂及维生素 A、维生素 D 及维生素 E。

5. 养成良好的生活习惯，不良的生活习惯、劳累、通宵不睡觉、紧张、吸烟、喝酒等都对耳朵有很大影响。比如吸烟可导致血管痉挛，影响内耳血液供应而出现功能障碍等。

6. 清淡饮食至关重要，耳朵保健与饮食的关系非常大。饮食清淡、营养均衡，可减少肥胖及高血脂、冠心病等的发病可能，使脑、耳的血液供应尽可能保持在正常水平，而听力的退化就可能得到延缓。平时见到一些高龄老人，耳聪目明，其平时的饮食多为简单、清淡的。

7. 慎用耳毒性药物，滥用药物引起耳聋也是一个不容忽视的问题。现在人们有一定的医药知识，随意用药的现象比较普遍。可引起耳鸣、耳聋的药物很多，而其中又以某些解热镇痛药，如阿司匹林类，某些抗生素如庆大霉素、链霉素等危害较大。因此，提倡在医师指导下用药，避免因为随意用药而带来的烦恼。

感音神经性聋

感音性或神经性聋是由于螺旋器毛细胞、听神经、听传导径路或各级神经元受损害，致声音的感受与神经冲动传递障碍者。感音神经性聋是一种症状，可以发生于很多疾病，发病率随年龄的增加而增加，是一种较难确诊其病因的疾病。

本病中医学称"久聋"，是因脏腑失调，气血阴阳亏虚，耳窍失养，或经脉阻痹，气滞血瘀所致，以听力渐退，病程长为主要表现的耳病。

【偏方集成】

1. 百合 90 克。研成粉末，每次用温水冲服 9 克，每日 2 次。适用于感音神经性聋阴虚火旺证。

2. 银杏叶 2～3 片。泡茶喝 1 日。银杏

干叶有一定毒性，因此第一遍茶水不能喝。适用于感音神经性聋气血虚弱、耳窍失养证。

3. 枸杞子 50 克，红花 20 克，低度白酒 300 毫升。将红花、枸杞子一同浸泡于白酒内，1 个月后即可。随量饮用。适用于感音神经性聋气血虚弱、耳窍失养证。

4. 天麻 5 克，葡萄 60 克，粳米 100 克，冰糖 10 克。天麻洗净放入锅内，加水 1000 毫升，用武火煮沸 20 分钟后，将葡萄、粳米分别洗净放入锅内，煮沸 10 分钟，后改用文火煨至粥成，加冰糖调匀即成。早、晚各吃 1 小碗，最后吃天麻。适用于感音神经性聋肝肾阴虚、耳窍失濡证。

5. 核桃仁 12 克，黑芝麻、面粉各 30 克。先将核桃仁、黑芝麻分别碾碎；另将面粉放在锅内炒熟，最后将核桃仁、黑芝麻、面粉及白糖一起搅拌均匀即可。每日 1 次，用时以少量开水冲泡成糊状。适用于感音神经性聋气血不和、瘀阻耳窍证。

6. 狗肉 500 克，黑豆 100 克。用姜、盐、五香粉及少量糖调味，炖烂食之。适用于感音神经性聋肝肾阴虚、耳窍失濡证。

7. 菊花、芦根、冬瓜皮各 30 克。水煎，每日 1～2 次。适用于感音神经性聋气血虚弱、耳窍失养证。

8. 细玉米面 500 克，黄豆粉 150 克，白糖 200 克，桂花酱 5 克，栀子粉 25 克。将以上五物倒在一起拌匀，加温水适量和成面团，揉匀后，搓成圆条，再揪成 50 克 1 个的小面团，制成小窝头，上屉用旺火蒸熟。早、晚作主食。适用于感音神经性聋。

9. 天麻适量。研碎，用纸将天麻粉末包成锥子状，塞入耳内，1～2 日换药 1 次。适用于感音神经性聋肝肾阴虚、耳窍失濡证。

10. 猪肾 1 对，粳米 160 克，葱白 2 根，人参 1 克，防风 6 克。共同煮粥，食用。适用于感音神经性聋肾阳亏虚、耳窍失温证。

11. 枸杞子 30 克，山茱萸 15 克，嫩鸡半只（约 600 克），香肠 50 克。将香肠切片，鸡剁成 3 厘米见方的鸡块，加入酱油、蚝油、食用油、料酒、白糖、生粉、盐、麻油、胡椒粉拌匀，腌渍 15 分钟。把枸杞子、山茱萸、香肠片、姜片与鸡块拌匀，放在盆内，

加盖放入微波炉，用高功率火转 8 分钟。取出，翻动一下鸡块，撒少许葱段，再转 1 分钟即可。佐餐食用。适用于感音神经性聋肾阳亏虚、耳窍失温证。

12. 石菖蒲 20 克，生甘草 10 克。先用冷水浸泡 1 小时，然后水煎，每日 1 剂，分 2 次服，10 日为 1 个疗程，一般 1～2 个疗程。适用于感音神经性聋肝肾阴虚、耳窍失濡证。

13. 黄鱼脑（火内烧存性）适量。研细末，用菜油调后，滴入耳内。适用于感音神经性聋肾阳亏虚、耳窍失温证。

14. 熟地黄 50 克，黄柏、石菖蒲各 10 克。将上述药物放入沙锅内加水 500 毫升，浓煎至 250 毫升温服，每日 1 剂。适用于感音神经性聋肝肾阴虚、耳窍失濡证。

15. 路路通 15 克。先用冷水浸泡 1 小时，然后水煎成药液频饮，5 日为 1 个疗程，一般 1～2 个疗程。适用于感音神经性聋气血不和、瘀阻耳窍证。

16. 鲜芦根、瓦松、灯心草各 10 克。水煎，当茶饮，1 个月为 1 个疗程。适用于感音神经性聋气血不和、瘀阻耳窍证。

17. 地龙适量。入盐，立即放葱管内化水，将上述药水滴入耳内。适用于感音性或神经性聋肝肾阴虚、耳窍失濡证。

18. 生草乌 15 克。浸泡于 50 毫升 75％ 乙醇中，7 日后即可用，每日滴耳 1～2 次，一般 3 次即可治愈。适用于感音性或神经性聋气血不和、瘀阻耳窍证。

19. 甘遂、甘草各 0.6 克。各研成细面，用棉花包药塞耳（左耳塞甘遂，右耳塞甘草），每日睡前塞入，次晨取出，连续至愈。适用于感音神经性聋气血不和、瘀阻耳窍证。

20. 桑椹 30 克，木耳 10 克，荷叶 15 克。水煎服，每日 1～2 次。适用于感音神经性聋肝肾阴虚、耳窍失濡证。

21. 柿、粳米、淡豆豉各适量。同煮，每日食之。适用于感音性或神经性聋肾阳亏虚、耳窍失温证。

22. 芹菜 100 克，槐花 20 克，车前子 20 克。水煎服，每日 2 次。适用于感音性或神经性聋气血虚弱、耳窍失养证。

23. 羊肾适量。煮粥食，每日 1 次。适

用于感音性或神经性聋肾阳亏虚、耳窍失温证。

24. 生地黄适量。截断塞耳，10 日易之，以瘥，或用纸裹，微火中煨之用良。适用于感音神经性聋肝肾阴虚、耳窍失濡证。

25. 骨碎补适量。烧去毛，用盐水炒，为末，煨猪肾，食肾。适用于感音神经性聋肾阳亏虚、耳窍失温证。

26. 猪皮 100 克，葱 50 克，盐适量。蒸服，连用 3 日，每日 1 剂。适用于感音性或神经性聋气血虚弱、耳窍失养证。

27. 北细辛 3 克。研末，将黄蜡化开和成丸，如绿豆大，纱布裹住，塞耳内，2～3 次愈。适用于感音神经性聋肝肾阴虚、耳窍失濡证。

28. 粳米 100 克，白糖 10 克，白梅花 6 克。前 2 味煮成粥，入白梅花，每日食白梅粥一小碗。适用于感音神经性聋肾阳亏虚、耳窍失温证。

29. 穿山甲 9 克，鲜丝瓜 2 条。穿山甲煎汁，加鲜丝瓜，共煎成汤，饮之。适用于感音神经性聋肝肾阴虚、耳窍失濡证。

30. 豆腐 100 克，海带 30 克，菠菜、生菜、胡萝卜各 50 克，排骨汤 150 毫升。做成汤菜吃。适用于感音神经性聋肝肾阴虚、耳窍失濡证。

31. 桃仁 15 克，大枣 12 枚。桃仁水发后洗净，入大枣，煮成大枣桃仁汤，加红糖 1 匙，趁热饮用。适用于感音性或神经性聋气血虚弱、耳窍失养证。

32. 玫瑰花瓣 10 克。沸水冲泡，加盖闷 10 分钟后饮之。适用于感音神经性聋气血虚弱、耳窍失养证。

33. 人参 3 克，核桃仁 9 克。水煎服，每日 1 剂。适用于感音神经性聋肾阳亏虚、耳窍失温证。

34. 鲜荔枝核（盐水炒）、木香各 50 克，五味子 20 克。共研细末，白酒 750 克浸 3～5 日，每日早、晚空腹服 2～3 盅。适用于感音性或神经性聋气血不和、瘀阻耳窍证。

【生活调理】

1. 早期发现婴幼儿耳聋，尽早治疗或尽早做听觉言语训练。

中医偏方全书（珍藏本）

2. 提高生活水平，防治传染病，锻炼身体，保证身心健康，减缓老化过程。

3. 避免颅脑损伤，尽量减少与强噪声等有害物理因素及化学物质接触。

4. 戒除烟酒嗜好。

5. 严格掌握应用耳毒性药物的适应证，尽可能减少用量及疗程，特别对有家族药物中毒史者、肾功能不全、孕妇、婴幼儿和已有耳聋者更应慎重。用药期间要随时了解并检查听力，发现有中毒征兆者尽快停药治疗。

第四十章 鼻科疾病

急性鼻炎

急性鼻炎是机体因受凉、过劳、抵抗力降低，或鼻腔黏膜防御功能受到破坏时，病毒侵入机体、生长繁殖而产生的鼻腔黏膜急性炎症，常伴有急性鼻咽炎。俗称"伤风"或"感冒"。本病常发生于气候变化不定的季节，为病毒经飞沫传播所致。常见的致病病毒为鼻病毒、腺病毒、流行性感冒和副流行性感冒病毒以及冠状病毒等。临床表现主要为初期有鼻内干燥、烧灼和痒感、继有打喷嚏、流大量清鼻涕、鼻塞、嗅觉减退。全身症状有发热、咽干、四肢倦怠、全身不适、鼻腔黏膜弥漫性红肿、流大量水样或黏液性分泌物（后期可为脓性分泌物）。

本病中医学称"伤风鼻塞"、"急鼻窒"。多由风寒或风热之邪壅塞肺系，犯及鼻窍所致。由于所感之邪毒有别，侵犯之途径不同，故有风寒、风热之分。

【偏方集成】

1. 豆腐（切块）120克，鲩鱼头1个，胡荽15克，淡豆豉、葱白各30克。将豆腐、鲩鱼头、淡豆豉先煮熟，再放胡荽、葱白煮沸一下，便可食用。适用于急性鼻炎风寒袭鼻证。

2. 白菜心250克，白萝卜100克。水煎，加红糖适量，吃菜饮汤。适用于急性鼻炎风热袭鼻证。

3. 白芷30克，薄荷、辛夷各15克，炒苍耳子7.5克。共研细末，每次6克，每日3次，饭前葱茶汤送服。适用于急性鼻炎风热袭鼻证。

4. 胡荽30克，葱白2根，大蒜1根，粳米60克。先将粳米煮粥，熟时将大蒜、胡荽、葱白放入粥内煮沸一下，然后调味便可食用。适用于急性鼻炎风寒袭鼻证。

5. 白萝卜（切片）250克，丝瓜藤60克。水煎取汤去渣，加适量白糖服。适用于急性鼻炎风热袭鼻证。

6. 辛夷、白芷、桃仁、红花各10克，干姜、细辛各3克，葱、蒜各2根。加水适量煎煮20分钟后即可服用。功效活血解表，温通鼻窍。适用于急性鼻炎风寒或虚寒性外感鼻塞不通者。

7. 生姜15克，切丝加入适量红糖（或饴糖），沸水冲泡或煎煮10分钟后，稍冷趁热饮用。功效辛温散寒解表。适用于急性鼻炎风寒证。

8. 生姜、大枣各9克，红糖70克。上述药物加水煎，取汁。代茶饮用，每日1剂，连用3～5日。适用于急性鼻炎风寒袭鼻证。

9. 桑叶、菊花、辛夷、白芷各10克，薄荷5克。沸水冲泡10分钟后饮用。功效辛凉解表。适用于急性鼻炎风热外袭证。

10. 葱白、蒜白各3～5根，生姜10～15克。沸水冲泡或煎煮10分钟，代茶饮用。功效辛温散寒解表。适用于急性鼻炎风寒证。

11. 荆芥、防风10克，大枣5枚，通草根15克。加水适量，煎煮20分钟后饮用。功效补虚解表。适用于急性鼻炎卫表气虚证。

12. 白萝卜250克，鸡蛋1～2枚。白萝卜洗净切碎，取汁待用，鸡蛋打匀起沫后，倒入沸水锅中，加姜丝少许，葱花、蒜叶各1把，待煮开后将萝卜汁兑入再开即可食。功效解表发汗，补虚通气。适用于急性鼻炎。

13. 鲜鱼腥草、野菊花、辛夷各等份。共捣烂为糊。将药糊布包绞汁，用吸管取药汁滴入患鼻腔，每次 2～3 滴，每日 2～3 次。若与鼻炎净滴剂交替使用，症状消失后可不再复发。适用于急性鼻炎风热袭鼻证。

14. 薄荷 5 克，紫苏叶 10 克。沸水冲泡 10 分钟后饮用。功效发散解表。适用于急性鼻炎风热袭鼻证。

15. 月季花、牡丹花各 3 朵，菖蒲 3 克，辛夷花 6 克，路路通 10 克，葱花 1 把。加水适量，煎煮 15 分钟，兑黄酒适量后饮用。功效温通，活血，开窍。适用于急性鼻炎。

16. 羊肉 500 克，当归 50 克，大枣 10 枚，粳米 150 克。羊肉洗净加水煮开，倒去水，当归纱布包裹，人枣、粳米加水适量煮开后，文火炖至羊肉烂，粥即成。功效活血，温通，补虚。适用于急性鼻炎。

17. 昆布 60 克。加米醋适量煮吃。胃溃疡、十二指肠溃疡、胃酸过多者忌用。适用于急性鼻炎风寒袭鼻证。

18. 黄连、辛夷各 3 克，冰片 0.6 克。共研为末，早、中、晚用少许吹鼻。适用于急性鼻炎风热袭鼻证。

19. 鲜鱼腥草 60 克，猪肺约 200 克。加清水适量煲汤，用盐少许调味，饮汤食猪肺。适用于急性鼻炎风热袭鼻证。

20. 辛夷 12 克，鸡蛋 2 枚。加清水适量同煮，蛋熟后去壳再煮片刻，饮汤吃蛋。适用于急性鼻炎风寒袭鼻证。

21. 炮姜 15 克，炙甘草 25 克。将炮姜和炙甘草洗干净，放入煎锅中加水煎煮半小时，取汁服用，每日 1 次。适用于急性鼻炎风寒袭鼻证。

22. 鲜生葱若干。将生葱去皮洗干净，把葱白捣烂后，取出汁液后装入小瓶，每日将药棉蘸葱汁轮流放入患鼻炎的鼻孔内。适用于急性鼻炎风寒袭鼻证。

23. 丝瓜根、干净的猪瘦肉各适量。将晒干的丝瓜根打成粉末后，将猪肉剁碎搅拌做成肉丸煮熟，连续服用半个月。适用于急性鼻炎风寒袭鼻证。

24. 麻油适量。消毒棉球蘸取麻油涂于鼻腔患处。适用于急性鼻炎风寒袭鼻证。

25. 大蒜适量。去皮绞成汁，加入少许米醋，晚上临睡前用盐水洗净鼻腔，再用脱脂棉球蘸汁塞入鼻腔，左右鼻孔交替塞，每日 1 次。适用于急性鼻炎风寒袭鼻证。

26. 鹅不食草 30 克，白芷 2 克，羌活 15 克，菊花 12 克，冰片 5 克。研粗末，倒入洗净的空葡萄糖瓶内，加开水，待瓶内放出蒸气时，将患者鼻孔对准瓶口吸入蒸气。每日 2 次，连用 3～5 日。适用于急性鼻炎。

【生活调理】

1. 避免与传染病者接触。鼻部有病变者，如鼻中隔偏曲、鼻息肉等应及早治疗。

2. 在冬春寒冷季节或感冒流行期间，外出须戴口罩。

3. 避免公众集会，尽量少去公共场所，对发病者做好隔离工作。

4. 平时应注意体育锻炼，增强体质。

5. 勿过度劳累或暴冷暴热。

6. 注意营养，多食富含维生素的食物及水果。

7. 多饮水，食宜清淡易消化，保持大便通畅。

慢性鼻炎

慢性鼻炎是因全身、局部或职业环境等因素引起的鼻腔黏膜和黏膜下层的慢性炎症。包括单纯性鼻炎和慢性肥厚性鼻炎两种。前者临床表现为鼻塞，呈交替性和间歇性；多涕，常为黏液性涕。后者临床表现为鼻塞严重，多为持续性，鼻涕不多，较黏稠，不易擤出等。病变迁延不愈，可影响到嗅觉功能。

本病属中医学"鼻渊"、"鼻鼽"、"鼻槁"等范畴。中医学认为，本病多因素体肺脾气虚，卫外不固，加之调摄不慎，反复感受风寒或风热之邪，内外相合而成。病久疾病深入于里，络脉不通，气滞血瘀，致鼻窍窒塞，顽固难愈。临床辨证主要分为风寒、风热和气滞血瘀 3 个证型。

【偏方集成】

1. 近根部的丝瓜藤 3～5 克，猪瘦肉（切块）60 克。洗净，同放锅内煮汤，至熟加少许盐调味，饮汤吃肉，5 次为 1 个疗程，连用 1～3 个疗程。适用于慢性鼻炎急性发作，萎缩性鼻炎，鼻流脓涕。

2. 辛夷 15 克，鸡蛋 2 枚。辛夷入沙锅内，加清水 2 碗，煎取 1 碗；鸡蛋煮熟去壳，刺小孔数个，将沙锅复火上，倒入药汁煮沸，放入鸡蛋同煮片刻，饮汤吃蛋。功效解毒，消炎。适用于慢性鼻炎伴有流脓涕者。

3. 猪脑 1 对，鸡蛋 2 枚。猪脑取其血筋，不可落水；鸡蛋打碎，加陈酒、冰糖共入碗中，蒸熟食用。适用于慢性鼻炎肺脾气虚证。

4. 胖头鱼 100 克，黄花 30 克，大枣（去核洗净）、白术各 15 克，苍耳子、白芷各 10 克，生姜 3 片。胖鱼头洗净后用热油两面稍煎待用。与其他共放沙锅内一起煎汤，待熟吃肉饮汤。适用于慢性鼻炎。

5. 黄芪 400 克，白术 230 克，防风 240 克，桔梗 120 克，甘草 60 克，米 20 克。除了米之外，将其他材料磨成粉，拌匀，放入干燥容器（有盖）保存。将 400 毫升水和米放入锅里，大火煮沸，再用小火煮 20 分钟。将 10 克磨粉放入锅里，小火煮沸，关火盖上盖等 5 分钟即可。适用于慢性鼻炎肺脾气虚证。

6. 大蒜头 2 头，荷花 30 克，淡竹叶 10 克，甘草 6 克。以上 4 味共加水煎煮，去渣留汁。每日 1 剂，分 2 次饮服。适用于慢性鼻炎肺经郁热、邪犯鼻窍证。

7. 猪鼻肉 66 克，生柏叶 30 克，金钗斛 6 克，柴胡 10 克。同放沙锅内，加清水 4 碗煎取 1 碗，滤除药渣，冲入蜜糖 60 克，30°米酒 30 克，和匀饮之。适用于慢性鼻炎伴有鼻流臭涕者。

8. 羊睾丸 1 对。洗净后，放瓦片或沙锅内焙黄（不可炒焦炒黑），研成细末，用温开水或黄酒送下。每对睾丸 1 日分 2 次服完，连续用 2～3 日。适用于慢性鼻炎肺脾气虚证。

9. 白芷 30 克，薄荷、辛夷花各 15 克，炒苍耳子 7.5 克。共研细末，每次 6 克，每日 3 次，饭前葱茶汤送服。适用于慢性鼻炎肺经郁热、邪犯鼻窍证。

10. 菊花、桑叶各 15 克，粳米 60 克。将菊花、桑叶加水煎煮，去渣取汁，放入粳米煮粥服用，每日 1 次。适用于慢性鼻炎肺经郁热、邪犯鼻窍证。

11. 麻油适量。每侧鼻腔滴 2 滴，每日 2 次。功效润燥，清热，消肿。适用于慢性鼻炎、鼻炎秋季发作干燥难受者。

12. 熟地黄 9 克，陈皮 6 克，龟甲 15 克，蜂蜜适量。前 3 味煎水冲蜂蜜服，每日 1 剂，连服 5～10 日。适用于慢性鼻炎邪毒久留，瘀阻鼻窍证。

13. 米醋适量，鸡蛋 1 枚。将鸡蛋打碎，去黄留蛋清在蛋壳内，注入米醋，放在一个预先备好的铁丝架上。置火上煮至微沸，取下放凉，再置火上煮微沸，如此 3 次，趁热服之。功效散瘀消肿，润燥生津。适用于慢性鼻炎肺经郁热证，症见咽痛、鼻疮、干呕、头痛。

14. 鲜大蓟根 60 克，鸡蛋 3 枚。加水同煮至蛋熟即可。每日 1 次，连服 1 周。功效润肺解毒，育阴止血。适用于慢性鼻炎肺经伏火证。

15. 桃仁 12 克，大枣 20 枚。桃仁水发，去杂质，加大枣，同煮至桃仁透明酥烂。加糖适量，食用。适用于慢性鼻炎肺经郁热、邪犯鼻窍证。

16. 老干丝瓜 2 条。烧灰研末保存。每次 15 克，每日早晨用开水送服。功效化瘀，解毒。适用于慢性鼻炎伴有流臭鼻涕者。

17. 北黄芪 20 克，山药 15 克，大枣（去核）8 枚，生姜 3 片。将乳鸽去毛与内脏，与上列药物放入炖盅内，加开水适量，文火炖 3 小时，调味吃肉饮汤。适用于慢性鼻炎肺脾气虚、邪滞鼻窍证。

18. 蜂巢 1 片。经常嚼食之，10 分钟左右吐渣，每日 3 次。适用于慢性鼻炎肺经郁热、邪犯鼻窍证。

19. 苦葫芦子 30 克。将上药捣碎并置于净瓶中，以 150 毫升好酒浸之，1 周后开封，去渣备用。用时取少许滴入鼻中，每日 4 次。适用于慢性鼻炎鼻塞、眼目昏痛者。

20. 桑叶、甜杏仁各 9 克，菊花 18 克，粳米 60 克。将前 2 味药煎水去渣，加菊花、粳米煮粥食之。每日 1 剂。适用于慢性鼻炎肺脾气虚、邪滞鼻窍证。

21. 儿茶适量。研为细末，吹鼻，每日 3 次。功效清热化痰，消肿排脓。适用于慢性

787

鼻炎伴有流脓者。

22. 苍耳子 30～40 个，麻油 50 克。苍耳子轻轻捶破，放入小铝锅内，加入麻油，文火煎炸苍耳子，待苍耳子炸枯时，滤取药油装入清洁瓶内备用。用时以消毒小棉球蘸药油少许涂于鼻腔内，每日 2～3 次，2 周为 1 个疗程（注：药油涂入鼻腔时，应尽量涂进鼻腔深部。使用本法应持之以恒，尽量不要间断，治愈为止）。适用于慢性鼻炎肺经郁热、邪犯鼻窍证。

23. 丝瓜根 60 克，猪瘦肉 200 克。取晒干的丝瓜根研成粉，与猪瘦肉拌和，做成肉丸煮熟。适用于慢性鼻炎肺脾气虚、邪滞鼻窍证。

24. 辛夷 15 克，豆腐 250 克。同煮，喝汤吃豆腐，每日 1 次。适用于慢性鼻炎，症见鼻塞、头胀痛、流涕者。

25. 桃仁 10 克，当归 6 克，粳米 50 克。当归煎水取汁，桃仁去皮研碎，与淘洗干净的粳米一起放入当归汁中煮粥食用。功效活血化瘀，养胃利窍。适用于慢性鼻炎气滞血瘀证。

26. 鲜椰子肉（榨汁）150 克，黑枣（去核）20 枚，鸡肉（切块）200 克，枸杞子（洗净）50 克。同碗隔水蒸熟。加调味品后食之。适用于慢性鼻炎伴黏稠鼻涕多，头胀重，大便溏薄。

27. 苍耳子 10 克，粳米 50 克，蜂蜜适量。先煮苍耳子，去渣取汁。米入药汁中煮成粥，加蜂蜜调匀。早、晚各服 1 次。功效润肺通鼻。适用于慢性鼻炎肺经郁热、邪犯鼻窍证。

28. 芥菜头适量，白米 50 克。将芥菜头洗净，切成小片，同米煮粥。晨起作早餐食。功效健脾开胃，通鼻利窍。适用于慢性鼻炎邪毒久留、气滞血瘀证。

29. 桃仁 6 克，泽泻 10 克，桂鱼 100 克。桂鱼去鳞、鳃、内脏，与桃仁、泽泻一起，加入葱、姜等作料，一同炖熟。食鱼喝汤。适用于慢性鼻炎肺经郁热、邪犯鼻窍证。

30. 潮湿处的青苔适量。用小刀割下装在瓶内，然后用消毒纱布沾一点青苔，卷成小卷，放入两个鼻孔，交替塞，每 3～4 小时更换 1 次，一般最长 5 日。适用于慢性鼻炎邪毒久留、瘀阻鼻窍证。

31. 猪脑 2 具，川芎 15 克，辛夷 10 克。猪脑洗净，剔去筋膜，将川芎、辛夷煎水取汁，入猪脑和盐、胡椒，炖熟，分 2 次吃。适用于慢性鼻炎肺脾气虚、邪滞鼻窍证。

32. 菊花 10 克，栀子花 10 克，薄荷 3 克，葱白 3 克，蜂蜜适量。将上述药物用沸水冲泡，取汁加蜂蜜调匀，代茶频饮，每日 1 剂，连用 3～5 日。或上述药物加水煎，取汁加蜂蜜调匀，代茶饮用，每日 1 剂。适用于慢性鼻炎肺经郁热、邪犯鼻窍证。

33. 生姜、大枣各 9 克，红糖 70 克。上述药物加水煎，取汁代茶饮用，每日 1 剂，连用 3～5 日。适用于慢性鼻炎肺脾气虚、邪滞鼻窍证。

34. 白酒 500 克，橘红 30 克。橘红浸入白酒中，封固 1 个月。每晚睡前服一小盅（约 20 毫升）。适用于慢性鼻炎邪毒久留、瘀阻鼻窍证。

35. 炮姜 10 克，炙甘草 20 克。上述药物加水煎，取汁即可。早、晚分服，每日 1 剂。适用于慢性鼻炎肺脾气虚、邪滞鼻窍证。

36. 梅花冰片、檀香各 2 克，生硼砂 4 克，薄荷 9 克。上述药物共研为细面，取少许置指上，按于鼻孔，吸入，每日每孔 3 次，交替使用。若用后鼻孔发干，可先涂些香油后再吸。适用于慢性鼻炎肺经郁热、邪犯鼻窍证。

37. 鲜枸杞根 90～120 克，甘草 9～12 克。水煎，代茶饮，连用 1 个月。适用于慢性鼻炎肺脾气虚、邪滞鼻窍证。

38. 白芷 10 克，冰片 1 克。白芷烘极干后研细末，与冰片粉调匀即成。取少许，置指尖放鼻孔前吸入，每日双侧鼻孔各 3 次。适用于慢性鼻炎肺经郁热、邪犯鼻窍证。

39. 嫩柳叶 100 克，无花果叶 30 克。上药加水适量，煮沸 15 分钟后熏鼻。每次 30 分钟，每日熏 1～2 次，7 日为 1 个疗程。适用于慢性鼻炎肺脾气虚、邪滞鼻窍证。

40. 鱼腥草、桔梗各 30 克，野菊花 24 克，淡豆豉、姜、丝草各 15 克，地金牛根 6 克。水煎服，每日 2 次。适用于慢性鼻炎肺经郁热、邪犯鼻窍证。

41. 鲜大蓟根 60 克，鸡蛋 3 枚。上 2 味同煮至蛋熟即成。每日 1 次，连服 1 周。适用于慢性鼻炎邪毒久留、瘀阻鼻窍证。

42. 嫩蒲公英、嫩紫花地丁各 30 克。蒲公英、紫花地丁洗净，放入沸水煮开烫熟，切细蘸酱食。适用于慢性鼻炎肺经郁热、邪犯鼻窍证。

43. 大蒜 3～5 瓣。去皮浸在一瓶陈醋内，过 2 日后，再用新红砖一块，放火上烧烫取下，将两汤匙醋倒在热砖上，此时有大股热气上冒，患者用鼻吸其热气，每日 2 次，连用 7 日。适用于慢性鼻炎。

44. 苍耳子 40 余粒，香油 50 克。将苍耳子捶破放入锅中，倒入香油，用文火煎炸。待苍耳子炸枯时，用筷子夹出苍耳子，然后把锅内的油盛到碗中。待油冷却后，装入玻璃瓶备用。使用时，用消毒棉浸油少许，于每晚睡前塞入鼻腔内，每日 1 次，1 周即可见效。适用于慢性鼻炎。

45. 大枣（焙干去核）500 克，生姜 50 克，炒甘草、盐各 60 克。四物合而为末，每日晨起空腹用滚开水冲服 6～10 克。功效散寒通窍。适用于慢性鼻炎肺脾气虚证。

46. 山楂 10 枚，川芎 10 克，辛夷 5 克。上 3 味水煎，代茶饮。功效活血通窍。适用于慢性鼻炎气滞血瘀型。

【生活调理】

1. 应积极治疗急性鼻炎（感冒）和牙痛。

2. 鼻腔有分泌物时不要用力擤鼻，应堵塞一侧鼻孔擤净鼻腔分泌物，再堵塞另一侧鼻孔擤净鼻腔分泌物。

3. 及时、彻底治疗鼻腔的急性炎症和矫正鼻腔畸形。

4. 加强体育锻炼，增强体质，预防感冒。

5. 饮食宜易消化吸收食物。慢性鼻炎的保健忌食生冷、烟酒、辛燥刺激之品。

6. 用温开水将鼻腔结痂洗净，再以棉签蘸生蜂蜜涂鼻腔患处，每日 1 次，至鼻腔无痛痒，无分泌物结痂，嗅觉恢复为止。

7. 采用自我鼻按摩手法，用两手食指和中指同时按摩眼内角鼻梁处，由上到下为 1 次，共 80 次；用中指揉按在鼻翼两旁约 1 厘米处，作旋转状按摩，共 70 次；两手示指、中指、无名指同时按摩眉心中央，然后沿眉毛向外按摩到两侧太阳穴，共 60 次。可反复按摩，早、中、晚各 1 次。能有效地防止鼻炎的发生，同时对慢性鼻炎的保健也起到作用。

8. 鼻塞时不可强行擤鼻，以免引起鼻腔毛细血管破裂而发生鼻出血，亦可防止带菌黏液逆入鼻咽部并发中耳炎。

9. 慢性鼻炎的保健包括增加体育锻炼，选择医疗保健操、太极拳、五禽戏、打乒乓球、舞剑等项目，持之以恒，能增强体质，提高机体的抗病能力。从夏季开始，坚持用冷水洗面擦鼻，增强耐寒能力。寒冷或气候剧变时应避免受凉，防止感冒，外出时要戴好口罩。尽量找出致病因素，及时预防与治疗。

干燥性鼻炎

干燥性鼻炎是以鼻腔黏膜的黏液腺体萎缩、分泌减少和鼻腔干燥为特点的一种特殊类型的慢性鼻炎。其发病与气候和职业因素有关。表现为鼻腔前部干燥、分泌物黏稠、鼻中隔黏膜糜烂或溃疡穿孔、鼻涕带血、鼻内刺痒感等。无鼻黏膜和鼻甲萎缩现象。嗅觉一般不减退。鼻镜检查可见鼻黏膜深红色，表面干燥无光，鼻道有丝状分泌物。鼻中隔前下区黏膜糜烂，可有小片薄痂附着，去之常出血。

本病中医学称"鼻燥"。多发于体质较虚者和经常吸入不洁气体者。治法则以滋阴润燥为主。

【偏方集成】

1. 金银花、菊花、白芷、藿香各适量。水煎，取药汁适量兑清水稀释后加入加湿器中，关闭门窗，使水汽弥漫房间。适用于干燥性鼻炎郁热熏鼻证。

2. 鲜大蓟根 60 克，鸡蛋 3 枚。加水同煮至蛋熟即可。每日 1 次，连服 1 周。适用于干燥性鼻炎燥邪伤鼻证。

中医偏方全书（珍藏本）

3. 鲜石斛 20 克，粳米 30 克，冰糖适量。先将鲜石斛加水煎煮，去渣取汁；用药汁熬粳米成粥，加入冰糖，早、晚服食。适用于干燥性鼻炎燥邪伤鼻证。

4. 芝麻、蜂蜜各 50 克，粳米 200 克。先将芝麻炒熟，研成细末；用慢火熬粳米，待米"开花"后，加入芝麻末和蜂蜜，熬至粥成。早、晚食用。适用于干燥性鼻炎燥邪伤鼻证。

5. 天冬、玉竹各 10 克，麦冬、黑芝麻各 15 克。水煎，每日 1 剂，分 2 次服，7 日为 1 个疗程。适用于干燥性鼻炎燥邪伤鼻证。

6. 蜜糖、芝麻油各适量，冰片少许。混匀，滴鼻。适用于干燥性鼻炎郁热熏鼻证。

7. 女贞子、墨旱莲各 9 克，地黄 12 克，天冬 10 克。水煎，每日 1 剂，分 2 次服，7 日为 1 个疗程。约需 2 个疗程。适用于干燥性鼻炎燥邪伤鼻证。

8. 冰片、野菊花、黄连各 10 克，蜂蜜 60 克。野菊花、黄连共放碗内隔水蒸 1～2 小时，去野菊花、黄连，加入冰片与蜂蜜调匀装瓶备用，治疗时用棉签蘸药液涂搽鼻腔内，每日 3～5 次。适用于干燥性鼻炎。

9. 鱼腥草、白芷各 30 克。煎水冲洗，清除痂皮及减少鼻腥臭味。适用于干燥性鼻炎脱皮较甚者。

10. 当归、生地黄各 20 克，黄连、黄柏各 10 克，麻油 300 毫升，黄蜡适量。上药除黄蜡外，全部放入麻油中浸泡 1 夜，然后用文火煎熬至药枯黄，去渣后滤清，再入黄蜡以文火搅烂溶化后收膏，装瓶备用。治疗时用以涂搽鼻腔，每日 3～5 次。适用于干燥性鼻炎郁热熏鼻证。

11. 鱼脑石粉 9 克，冰片 0.9 克，辛夷 6 克，细辛 3 克。共为细末。适量吹鼻可清除鼻内痂皮脓涕。功效养血生肌。适用于干燥性鼻炎阴血亏虚证。

12. 苍耳子 100 克，辛夷、白芷各 10 克，麻油 500 毫升，甘油 20 毫升。先将前 3 药打碎后入麻油中浸泡 24 小时，然后用文火煎熬至药渣枯黄，冷却过滤后加入甘油混匀，外用涂搽于鼻腔，每日 3～5 次。适用于干燥性鼻炎。

13. 当归 10 克，白芷 6 克，薄荷 3 克，冰片 1 克，蜂蜜适量。水煎 2 次，浓缩，然后与蜂蜜混匀，装瓶备用。每次滴少许入鼻。适用于干燥性鼻炎燥邪伤鼻证。

14. 肉苁蓉、淫羊藿叶、当归、桂枝、黄芪各 300 克。煎水 2 次，浓缩成浸膏，加液状石蜡 500 毫升，混合。适用于干燥性鼻炎郁热熏鼻证。

【生活调理】

1. 改善生活环境和工作环境，避免长期吸入干燥、多灰尘及刺激性气体。

2. 平衡饮食，纠正营养不良，戒除嗜烟酒等不良习惯。

3. 定期滴、涂有营养及润泽鼻腔的制剂，避免使用强烈收缩血管的制剂。

4. 少吃辛辣、煎炸等刺激性食物。

萎缩性鼻炎

萎缩性鼻炎是一种以鼻黏膜慢性炎症和进行性萎缩、嗅觉消失、鼻腔内结痂形成为特点的鼻病。多见于女青年。分为原发性和继发性两种，后者多为鼻腔疾患或鼻腔手术中过多损坏鼻腔组织所引起。表现为鼻和鼻咽部干燥、鼻塞、鼻出血、嗅觉障碍、恶臭、头痛等，检查可见鼻腔宽大，有灰绿色脓痂充塞，自幼发病者鼻梁宽平如鞍状。

本病中医学称"鼻槁"，是一种脏腑不足，阴津亏损所致的鼻病。常见证型有肺脏亏虚型；鼻失滋养型；脾弱湿困型；肾虚水涸型。

【偏方集成】

1. 玄参、生地黄、麦冬各等份。共为末，炼蜜为丸，每丸 9 克，早、晚各 1 丸，鼻内点麻油加蜜清汁，每日 3 次。适用于萎缩性鼻炎肺阴亏虚证。

2. 大蒜适量。大蒜捣取汁，以生理盐水配成 40% 大蒜液，用时以棉球蘸取涂布鼻腔，每日 3 次。适用于萎缩性鼻炎。

3. 赤小豆 30 克，龙眼肉 6 克，鹌鹑 2 只。上 3 味加水煮至鹌鹑烂熟，分 2 次吃。功效健脾除湿，益气养血。适用于萎缩性鼻炎脾气虚弱证。

4. 麦冬 12 克, 百合 10 克, 梨 1 个, 胖大海 4 个。将前 3 味煎水取汁, 煎洗后冲泡胖大海, 代茶饮。适用于萎缩性鼻炎肺阴亏虚证。

5. 大蒜、甘油各适量。大蒜捣烂取汁 25 毫升, 加入甘油 25 毫升混匀。置瓶中数日, 取汁液每日数次滴鼻用。适用于萎缩性鼻炎。

6. 黑芝麻 500 克, 白糖 250 克。将黑芝麻文火炒熟, 研细。加入白糖搅匀, 每晚 1～2 匙。适用于萎缩性鼻炎肾虚水涸证。

7. 粳米 50 克, 生地黄 30 克, 海参、葛根各 20 克。地黄、葛根煎汤取汁, 用汁煮粳米成粥, 将熟放入发好、切成小块的海参至熟, 早餐服用。功效养阴益精, 润燥, 益气生津。适用于萎缩性鼻炎肺阴亏虚证。

8. 白人参 70 克, 白茯苓 150 克, 鲜生地黄 750 克, 蜂蜜 (炼净) 500 克。将人参、茯苓研为细末, 再将生地黄捣汁去渣, 另用绢滤蜜, 将四物和匀, 放入瓷器内封固, 放汤锅内, 煮 3 昼夜取出, 用蜡封口, 放凉处, 凉后再放入旧汤内煮 1 日, 出水气。每日晨起空腹服一匙。功效补气健中, 养阴润燥。适用于萎缩性鼻炎脾气虚弱证。

9. 百合、银耳、白糖各适量。百合 (去皮洗净)、银耳加水文火煮焙, 加白糖, 常服。适用于萎缩性鼻炎肺阴亏虚证。

10. 瓜蒌根 15 克, 冬瓜 1000 克。瓜蒌根水煎取汁, 冬瓜去皮、子捣取汁, 二汁混匀, 加少许白糖, 代茶饮。适用于萎缩性鼻炎肺阴亏虚证。

11. 山药 50 克, 甘蔗汁 30 克, 石榴汁 18 克, 生鸡蛋黄 4 枚。山药煎汤一大碗去渣, 再将其余 3 味调入, 分 3 次温服。适用于萎缩性鼻炎肺阴亏虚证。

12. 白萝卜 3～4 个。放入锅中加清水煮, 沸后即用鼻吸蒸气, 数分钟后, 鼻渐畅通, 头痛消失。也可将萝卜切片泡于杯中, 用鼻吸蒸气。适用于萎缩性鼻炎脾弱湿困证。

13. 绿萼梅 6 克, 地黄 12 克, 菊花、桑叶、天冬各 9 克。水煎服, 每日 1 剂, 7 日为 1 个疗程。适用于萎缩性鼻炎肝郁脾虚证。

14. 山药 15 克, 薏苡仁 30 克, 大枣 50 克。前 2 种研成细末; 大枣煎水取汁、去核,

捣烂入前末及白糖共煮熟, 分 1～2 次吃。适用于萎缩性鼻炎脾气虚弱证。

15. 燕窝 50 克, 白梨 3 个, 蜂蜜适量。燕窝摘净, 白梨去皮、核, 与蜂蜜合而蒸食。适用于萎缩性鼻炎脾气虚弱证。

16. 大枣 10 枚。水煎服, 每日 3 次, 或生食大枣, 每次 10 克, 每日 3 次。适用于萎缩性鼻炎气血虚弱证。

17. 麻油适量。每侧鼻腔滴 2 滴, 每日 2 次。功效润燥, 清热, 消肿。适用于萎缩性鼻炎。

18. 大枣 10 枚, 大麦 100 克。水煎, 每日 2～3 次。大枣水煎时掰开煎为好, 煎熬时不宜加糖。适用于萎缩性鼻炎气血虚弱证。

19. 猪鼻肉 (刮洗干净) 66 克, 生侧柏叶 30 克, 金钗斛 6 克, 柴胡 10 克。同放沙锅内, 加清水 4 碗煎取 1 碗, 滤除药渣, 冲入蜜糖 60 克, 30°米酒 30 克, 和匀饮之。功效消炎通窍, 养阴扶正。适用于萎缩性鼻炎鼻流臭涕者。

20. 鲜白菊花、蜂蜜、枸杞子各适量。隔水同蒸, 去渣备用。滴鼻腔, 每次数滴, 每日 2～3 次。适用于萎缩性鼻炎。

21. 肉苁蓉、淫羊藿叶、当归、桂枝、黄芪各 300 克。煎水 2 次, 浓缩成浸膏, 加液状石蜡 500 毫升, 混和。滴鼻腔。每次数滴, 每日 2～3 次。适用于萎缩性鼻炎肾虚水涸证。

22. 黄连 6 克。煎取汁 1 酒杯, 另取大蒜头 1 个, 捣取汁, 与黄连汁混合, 滴鼻, 每次数滴, 每日 3～5 次。适用于萎缩性鼻炎脾弱湿困证。

23. 生蜂蜜适量。滤净。用温开水将鼻腔洗干净后, 用蜂蜜滴鼻, 每次 3～5 滴, 每日 2 次。适用于萎缩性鼻炎鼻失滋养证。

24. 胖头鱼 100 克, 黄花 30 克, 大枣、白术各 15 克, 苍耳子、白芷 10 克, 生姜 3 片。鱼头洗净后用热油两面稍煎待用。将大枣去核洗净, 与黄花、白术、苍耳子、白芷、生姜共放沙锅内与鱼头一起煎汤, 待熟吃肉饮汁。功效扶正祛邪, 补中通窍。适用于慢性萎缩性鼻炎。

【生活调理】

1. 改善生活、工作环境。经常接触粉尘及化学气体的工作人员应戴口罩。

2. 多饮水，多吃蔬菜，多吃水果。忌烟酒、辣椒、咖啡及煎炸食品。

3. 禁用麻黄碱液、滴鼻净等鼻黏膜收缩剂。

4. 本病患者宜长期戴口罩。夏天更可用水湿润后戴，随干随即加湿。

5. 冬天烤火时火炉上放上水壶，不加壶盖，让蒸汽尽量蒸发以润空气。

6. 加强营养，补充维生素。

变应性鼻炎

变应性鼻炎又称过敏性鼻炎，是机体对某些物质敏感性增高而出现的。发病部位以鼻黏膜为主的变态反应性炎症。多呈阵发性发作，有一定的时间规律，或者与过敏源接触后突然发生，发作过后可以恢复正常，主要表现为鼻痒、打喷嚏、流清涕、鼻塞及嗅觉减退或消失等。

本病中医学称"鼻鼽"，或称"鼽嚏"。中医学认为本病多因肺气虚弱，气机阻滞，多兼脾肾气虚。治宜温补肺气，祛风散寒，健脾益气。

【偏方集成】

1. 辛夷20克，鸡蛋2枚。加水煮熟，蛋熟后去壳再煮片刻，吃蛋喝汤，每日1次，连服1周。适用于变应性鼻炎鼻塞、流涕较甚者。

2. 辛夷15克，豆腐250克。同煮，喝汤吃豆腐，每日1次。适用于变应性鼻炎鼻塞、头胀痛、流涕较甚者。

3. 苍耳子40个，麻油200毫升。将苍耳子去刺，打碎，浸入麻油中，置10日后用棉棒蘸取药液涂于鼻腔内。每日3次，连用1个月。适用于变应性鼻炎肺虚不固、鼻窍感寒证。

4. 菊花、桑叶各15克，粳米60克。将菊花、桑叶加水煎煮，去渣取汁，放入粳米煮粥服用，每日1次。适用于变应性鼻炎头胀痛、流脓涕及嗅觉功能障碍者。

5. 大葱10克，半夏6克，冰片少许。将半夏烘干，研为细末、过筛，和大葱共捣成膏泥状，加入冰片调匀；取少量用纱布包裹塞鼻中，左右两侧交替使用30分钟后拿掉，每日2～3次。适用于变应性鼻炎鼻塞较甚者。

6. 花生（不去衣）45克，粳米100克。同煮为粥，加冰糖适量，食用。适用于变应性鼻炎脾胃虚弱证。

7. 大枣10枚，苍耳子9克。同煮汤，饮汤食枣。适用于变应性鼻炎脾气虚弱证。

8. 茯苓30克，面粉250克。茯苓煮水3遍，去渣，留汤，和面粉、猪瘦肉和葱姜拌为馅，制作包子。每日食用数只。适用于变应性鼻炎伴面色黄胖、大便溏稀者。

9. 苍耳子、茶叶各12克，白及9克，葱白13根。用沸水冲泡当茶饮。适用于变应性鼻炎伴鼻塞畏寒者。

10. 生姜6片，葱白6段。共煮汤，加红糖适量，趁热饮用。适用于变应性鼻炎发作者。

11. 辛夷2克，紫苏叶6克。用沸水冲泡当茶饮。适用于变应性鼻炎伴鼻塞畏寒者。

12. 蜂窝50克。用开水冲泡喝水，每日早、晚各1次，连服1个月。适用于变应性鼻炎肺脾气虚、鼻窍失养证。

13. 菟丝子15克，细辛5克，粳米100克，白糖适量。将菟丝子洗净后捣碎和细辛水煎去渣取汁，入粳米煮粥，粥熟时加白糖即可。适用于变应性鼻炎。

14. 黄鳝250克，猪肾100克。将黄鳝洗净，切段，猪肾洗净去筋膜，同煲熟，调味即可。适用于变应性鼻炎肾虚证。

15. 肉苁蓉、金樱子各15克，精羊肉、粳米各100克，盐少许，葱白2根，生姜3片。先将肉苁蓉、金樱子水煎去渣取汁，入羊肉、粳米同煮粥，待熟时，入盐、生姜、葱白稍煮即可。适用于变应性鼻炎肾阳亏虚，鼻窍失温证。

16. 生姜6克，连须葱白6根，糯米60克，米醋10毫升。先将糯米洗后与生姜同煮，粥将熟时放入葱白，最后入米醋，稍煮即可食用。每日1次。适用于变应性鼻炎风寒证。

17. 黄芩 15 克，猪肚 250 克，葱段、生姜片、酱油、盐、味精各适量。将猪肚洗净、切丝；黄芩洗净并包纱布，与葱段、生姜片、酱油共放入沙锅中，加适量水，共炖至猪肚烂熟，去药包，调入盐、味精即成。佐餐食用，每周 2 次。适用于变应性鼻炎。

18. 灵芝 15 克，大枣 10 枚，鹌鹑蛋 5 枚，冰糖适量。将鹌鹑蛋煮熟去壳；灵芝洗净切碎；大枣去核，同放入锅中加水，烧开后加入冰糖小火炖 30 分钟即成。每日 1 剂，晨起或睡前服。适用于变应性鼻炎。

19. 野菊花 15 克，白芷 10 克，连须葱白 3～4 根。连须葱白洗净，和野菊花、白芷一起放入沙锅中，加水 3 碗煎至 1 碗取汁后留渣。再加 1 碗水煎至半碗。将头煎、二煎混合，分 2 次温服，连服用 3 日。功效润脏腑和营卫，止痛解毒。适用于变应性鼻炎肺脾气虚、鼻窍失养证。

20. 鱼头 2 只（150 克），细辛 3 克，辛夷、白芷各 12 克，生姜 15 克。将鱼头去鳃、洗净。辛夷用纱布另包；细辛、白芷、生姜洗净。把全部用料一齐放入锅内。加清水适量，武火煮沸后，文火煮 2 小时，调味即可。随量饮用。功效祛风散寒，宣通鼻窍。适用于变应性鼻炎肺虚不固、鼻窍感寒证。

21. 菊花、白芷各 10 克，大葱、胡荽、鲜姜各 50 克。将大葱洗净切碎、鲜姜切丝，与上药水煎 10 分钟，去渣趁热服之，早、晚各 1 次，连服 3～5 日。适用于变应性鼻炎，遇冷流清涕，打喷嚏较甚者。

22. 大枣（去核）10 枚，葱白 5 段，鸡肉（连骨）100 克，胡荽、生姜各 10 克，粳米 100 克。将粳米、鸡肉、生姜、大枣共煮，待粥将熟时加入葱白、胡荽，调味食用，每日 1 次。适用于变应性鼻炎肺虚不固、鼻窍感寒证。

23. 蜂巢 1 片。经常嚼食之，10 分钟左右吐渣，每日 3 次。适用于变应性鼻炎。

24. 淡豆豉、红糖各 10 克。淡豆豉煮汤，去渣，加入红糖趁热饮用。功效通窍散寒。适用于变应性鼻炎伴鼻塞畏寒者。

【生活调理】

1. 季节性变应性鼻炎患者，当该季节降临时，应尽量避免接触花和花粉，减少户外活动。

2. 常年性变应性鼻炎患者要改善居室环境。

3. 不养猫、狗、花、鸟。

4. 不用毛料的地毯和羽绒褥垫，保持室外内通风，减少接触灰尘。

5. 加强锻炼，提高身体免疫力。

化脓性鼻窦炎

鼻窦炎系指鼻窦发生化脓性炎症，以慢性居多，临床常表现为鼻腔多量脓性分泌物、鼻塞、嗅觉失灵、头闷头痛、记忆力减退、耳鸣、听力减退等。

急性化脓性鼻窦炎

急性化脓性鼻窦炎是鼻窦黏膜的急性炎症，由于各鼻窦开口细小，稍有狭窄和阻塞便影响鼻窦的通气和引流，易发生急性炎症。一窦感染往往累及邻近的数窦，因此统称鼻窦炎。其中以上颌窦炎发病率最高，其次为筛窦、额窦和蝶窦。临床症状如下。①鼻塞：由鼻黏膜充血肿胀和分泌物增多引起。②流脓涕：为脓性和黏脓性，重症患者可带血性涕。③头痛：由窦内脓性分泌物滞留，压迫神经末梢引起。急性上颌窦炎前额部痛或上颌窦区疼痛，晨起轻，午后重。

本病中医学称"急鼻渊"。多因外感风寒，肺经风热，胆腑郁热，脾经湿热，肺脾气虚等所致。

【偏方集成】

1. 嫩蒲公英 30 克，嫩紫花地丁 30 克。蒲公英、紫花地丁洗净，放入沸水煮开烫熟，切细蘸酱食。功效清热解毒，排脓。适用于急性化脓性鼻窦炎肝胆湿热证。

2. 葱白 10 克。葱白捣烂，绞汁，涂鼻唇之间，每日 2 次；或用开水冲后，趁温熏口鼻。功效祛风通窍。适用于急性化脓性鼻窦炎风热犯窦证。

第四十章 鼻科疾病

中医偏方全书（珍藏本）

3. 蜂蜜适量，近根丝瓜藤1米。丝瓜藤切碎，晒干焙至焦黄，研末加蜂蜜制成6克重蜜丸，每次1丸，每日3次。适用于急性化脓性鼻窦炎胃热熏窦证。

4. 苍耳子6克，茶叶6克。两物置杯中，泡开水代茶饮。功效祛风通鼻窍。适用于急性化脓性鼻窦炎风热犯窦证。

5. 上等龙井茶30克，川黄柏6克。共研细末。以少许药末嗅入鼻内两侧，每日多次。功效清热泻火，解毒排脓。适用于急性化脓性鼻窦炎湿热蒸窦证。

6. 藿香、佩兰各10克，黄芩9克，滑石15克，甘草6克。水煎服，每日1剂，连服2～3周。适用于急性化脓性鼻窦炎肝胆湿热证。

7. 苦葫芦子30克。葫芦子捣碎置瓶中，加150毫升醇酒浸泡7日。去渣后，少许纳入鼻中。每日2～4次。功效通鼻窍。适用于急性化脓性鼻窦炎风热犯窦证。

8. 老干丝瓜2条。将老干丝瓜烧灰存性为末。每次服15克，每日早晨用开水冲服。功效化瘀解毒。适用于急性化脓性鼻窦炎胃热熏蒸证。

9. 菊花10克，茉莉花茶5克。将上2味用开水冲泡，趁热熏鼻后频频饮服，每日1剂。适用于急性化脓性鼻窦炎肝胆湿热证。

10. 辛夷10～20克，鸡蛋2枚。用辛夷、鸡蛋加水适量同煮，蛋熟后去壳再煮片刻。饮汤吃蛋。功效解毒，通鼻窍，滋阴。适用于急性化脓性鼻窦炎胃阴亏虚证。

11. 苍耳子30～40个，麻油50克。苍耳子轻轻捶破，放入小铝锅内，加入麻油，文火煎炸苍耳子，待苍耳子炸枯时，滤取药油装入清洁瓶内备用。用时以消毒小棉球蘸药油少许涂于鼻腔内，每日2～3次，2周为1个疗程。注：药油涂入鼻腔时，应尽量涂进鼻腔深部。使用本法应持之以恒，尽量不要间断，治愈为止。适用于急性化脓性鼻窦炎胃热熏蒸证。

12. 儿茶适量。研为细末，吹鼻，每日3次。功效清热化痰，消肿排脓。适用于急性化脓性鼻窦炎流脓较甚者。

13. 鹅不食草650克，辛夷150克。煎水2次，药液混合，浓缩成1500毫升，加盐酸麻黄碱粉3.75克，葡萄糖粉15克，过滤消毒。每日滴鼻3～4次，每侧2～4滴。适用于急性化脓性鼻窦炎肝胆湿热证。

14. 鲜大蓟根60克，鸡蛋3枚。上2味同煮至蛋熟即成。每日1次，连服1周。功效润肺解毒，育阴止血。适用于急性化脓性鼻窦炎阴血亏虚证。

15. 松花粉50克。洗净焙干，研为极细末，每次用示指蘸药末少许，置患鼻孔处嗅吸，每日3次，1个月为1个疗程。适用于急性化脓性鼻窦炎胃热熏蒸证。

16. 黄连9克，大蒜头1个。将黄连加水100毫升煎成50毫升。大蒜头捣烂取汁，两药液混合，滴鼻，每次2～4滴，每日3～5次。适用于急性化脓性鼻窦炎风热犯窦证。

17. 辛夷12克，儿茶、乳香各6克，冰片1.5克，甘油适量。将上药前4味研为细末，混匀，和甘油调成糊状，用棉片吸附药液至饱和状态备用。让患者擤出鼻涕后，在中鼻道和下鼻道各放置药棉片一块，令患者低头，行体位引流15～20分钟，取出药棉片，排出鼻腔分泌物。每日1次，4次为1个疗程。适用于急性化脓性鼻窦炎胃热熏蒸证。

18. 鲜蕹菜适量，雄黄少许。捣烂，塞鼻腔内。适用于急性化脓性鼻窦炎胃热熏蒸证。

19. 蜈蚣兰30克。水煎，冲黄酒服。适用于急性化脓性鼻窦炎肝胆湿热蒸窦证。

20. 鲜铺地黍根30～60克，冰糖少许。水炖服。适用于急性化脓性鼻窦炎风热犯窦证。

21. 小花鬼针草（鹿角草）、白芷、天麻、猪脑髓各适量。水煎服。适用于急性化脓性鼻窦炎胃热熏蒸证。

22. 水百合15克，天麻、刺梨花各9克。水煎服。另用水百合适量捣敷局部。适用于急性化脓性鼻窦炎肝胆湿热蒸窦证。

23. 鹅不食草12克，细辛、白蓝翠雀花、辛夷各6克，麝香0.3克。共研为末，每次用少许（约2粒米大）吸入鼻中，每日3～5次。适用于急性化脓性鼻窦炎胃热熏蒸证。

【生活调理】

1. 增强体质，改善生活和工作环境。

2. 谨防感冒和其他急性传染病。积极治疗贫血和糖尿病。

3. 及时合理治疗急性鼻炎以及鼻腔、鼻窦、咽部和牙的各种慢性疾病，保持鼻窦通气引流和防止感染扩散。

4. 加强营养，适当补充一些维生素。

5. 勿过度劳累，注意休息。

慢性化脓性鼻窦炎

慢性化脓性鼻窦炎是由于急性化脓性鼻窦炎治疗不当或未经治疗后引发的鼻窦慢性炎症，较急性化脓性鼻窦炎更为多见，而且常累及多个鼻窦或一侧至两侧所有鼻窦，称全鼻窦炎。但往往以某个鼻窦的炎症为主，其中以慢性上颌窦炎最多见。临床症状主要有以下几点。①流脓涕，呈黄色、灰黄色或灰绿色，前组鼻窦炎易从前鼻孔擤出，后组鼻窦炎有回吸性脓涕。患者感咽部不适有异物感，常有干咳、痰多。如脓涕较多，与上颌窦有关。脓涕有恶臭应排除齿源性上颌窦炎。②鼻塞：多由鼻腔脓性分泌物阻塞引起，如伴有中鼻甲息肉样变或下鼻甲肿大，则鼻塞加重。③头痛：为钝痛、昏胀感，或为间歇性痛，症状较急性化脓性鼻窦炎明显减轻。④嗅觉减退。

本病中医学称"慢性鼻渊"，又称"脑渗"，"脑漏"，"脑崩"等。中医学认为多因急性化脓性鼻窦炎治疗不彻底，或因肺、脾、肾三脏虚损，或反复感受外邪，使内外邪毒滞聚鼻窍而成。临床分肺经郁热证、肺虚邪滞证和脾虚邪滞证。

【偏方集成】

1. 鱼脑石粉9克，辛夷6克，细辛3克，冰片0.9克。共研细末，每日3次吹鼻。适用于慢性化脓性鼻窦炎胆腑郁热、上犯窦窍证。

2. 菟丝子、山药各9克，枸杞子15克，龟甲12克，牛膝10克。同煎水，去渣，代茶饮用。功效益肾祛腐通窍。适用于慢性化脓性鼻窦炎肾虚寒凝、困结窦窍证。

3. 菊花10克，茉莉花5克。用沸水冲泡，饮用。或用此两味药煎沸时蒸气出后熏鼻窍。功效芳香通窍。适用于慢性化脓性鼻窦炎气虚邪恋、留滞窦窍证。

4. 桑叶、菊花各50克，蜂蜜适量。将前2味水煎两次，每次30分钟，两液合并，文火浓缩后兑入蜂蜜，文火熬至黏稠即成。每次5克，每日2次，温开水冲饮，或调入米粥中服食。适用于慢性化脓性鼻窦炎胆腑郁热、上犯窦窍证。

5. 鲜薤白全草、鸡蛋、调味品各适量。将薤白择净，切碎，与鸡蛋、调味品等拌匀后放入热油锅中煎熟服食。每日1剂。适用于慢性化脓性鼻窦炎风寒外袭证。

6. 蜂蛹40只，高粱酒1000毫升。浸泡1个月后饮酒，每次3毫升，每日3次，饭后服。20日为1个疗程。适用于慢性化脓性鼻窦炎肾虚寒凝、困结窦窍证。

7. 龙爪菊花50克，黄鱼肚150克，调料适量。将菊花洗净备用，黄鱼肚发开，锅内放猪油适量，烧至六成热时，下鱼肚划后捞出，改刀切块；而后在油温七成热时，放入鱼块炸5分钟，将炸好的鱼块洗净，切为薄片，放入鸡汤中煨20分钟。锅内放奶汤适量煮沸后，放入鱼肚片、菊花、盐、绍酒、味精等，煮沸3～5分钟后，淋上鸡油即成。每日1剂。适用于慢性化脓性鼻窦炎风热外袭证。

8. 葱白（连根）3根，生姜3片，淡豆豉15克，调料适量。将葱、姜洗净，切碎，放锅中加食用油、盐、淡豆豉煸炒后，加入适量水煮汤，至熟后调味服食。每日1剂。适用于慢性化脓性鼻窦炎风寒外袭证。

9. 白芷30克，薄荷、辛夷各15克，炒苍耳子7.5克。将上药共研为细末，混匀，饭前用葱茶汤送服，每次6克，每日3次。适用于慢性化脓性鼻窦炎胆腑郁热、上犯窦窍证。

10. 辛夷、紫苏叶各10克，大米100克。将辛夷、紫苏叶择净，放入锅中，加清水适量，浸泡5～10分钟后，水煎取汁，加大米煮为稀粥。或将紫苏叶洗净，切细，待粥熟时调入粥中，再煮一二沸即成。每日1～

2 剂。适用于慢性化脓性鼻窦炎风寒外袭证。

11. 鸡脯肉 300 克，菊花 5 朵，辛夷 10 克，调料适量。将鸡脯肉洗净，切片，用淀粉拌匀备用。锅中加清水适量煮沸后，下调味品及鸡片，文火煮熟后，下菊花、辛夷、味精各适量，再煮一二沸即成。每日 1 剂。适用于慢性化脓性鼻窦炎风热外袭证。

12. 鲜大羊睾丸（羊卵子）1 对。将羊睾丸洗净，放瓦片或沙锅内焙黄，不可炒焦炒黑。研成细末，用黄酒送服，每日 1 对，分 2 次服。适用于慢性化脓性鼻窦炎肾虚寒凝、困结窦窍证。

13. 绿豆 50 克，决明子 10 克，红糖适量。将前 2 味洗净，同入锅中，加清水适量同煮至绿豆烂熟后，红糖调服。适用于慢性化脓性鼻窦炎胆腑郁热、上犯窦窍证。

14. 鲜荷叶 1 张，荷花 1 朵，扁豆花 5 朵，大米 100 克。将鲜荷叶洗净、切细；先取大米煮粥，待熟后调入荷叶、荷花、扁豆花，再煮一二沸服食。每日 2 剂。适用于慢性化脓性鼻窦炎胆腑郁热、上犯窦窍证。

15. 梅花、冰片、檀香各 2 克，生硼砂 4 克，薄荷 9 克。上述药物同研为细面，取少许置指上，按于鼻孔，吸入，每日每孔 3 次，交替使用。若用后鼻孔发干，可先涂些香油后再吸。适用于慢性化脓性鼻窦炎胆腑郁热、上犯窦窍证。

16. 鲜玉蜀黍须 120 克，当归尾 30 克。将玉蜀黍须晒干，切成寸长；另将当归尾置锅中微焙后，切成细丝状。把两药混合，贮于干燥处，用新旱烟管将上药装入烟斗内，如吸烟方法吸取其烟，每日 5～7 次，每次吸 1～2 烟斗。适用于慢性化脓性鼻窦炎气虚邪恋，留滞窦窍证。

17. 苍耳子 12 克，辛夷、白芷各 6 克，葱 30 克。将上药洗净切细，晒干或烤干，共研成细末，加入冰片少许混匀，每日午睡及晚睡前先用冷盐水清洗鼻腔，再用药棉蘸其药粉塞鼻中。适用于慢性化脓性鼻窦炎胆腑郁热、上犯窦窍证。

18. 藿香（连梗叶）120 克，猪胆 4 只。将猪胆汁拌入藿香内，晒干微炒，共研细末，炼蜂蜜为丸，每日早、晚各服 9 克，饭后开

水送下。适用于慢性化脓性鼻窦炎肾虚寒凝、困结窦窍证。

19. 栀子花 1 朵，金银花、野菊花各 10 克，茶叶 5 克。将四者择净，放入茶杯中，冲入沸水适量，浸泡 10～20 分钟后饮服。每日 1 剂。适用于慢性化脓性鼻窦炎胆腑郁热、上犯窦窍证。

20. 麻黄、辛夷、甘草、茶叶各等份。水煎后过滤，每日 3 次点鼻。适用于慢性化脓性鼻窦炎胆腑郁热、上犯窦窍证。

【生活调理】

1. 多做低头、侧头动作，以利鼻窦内脓涕排出。清洁鼻腔，去除积留的脓涕，保持鼻腔通畅。

2. 积极预防感冒，在上呼吸道感染期及时治疗。

3. 工作环境粉尘、污染较重的地方，应戴口罩，避免细菌进入鼻腔。

4. 积极治疗慢性鼻炎。

5. 注意不用力擤鼻，脓涕多者可先滴药、再擤鼻，以免单个鼻窦炎因擤鼻不当，将脓涕压入其他鼻窦而导致多个鼻窦发炎。

6. 禁食辛辣、肥腻刺激性食品，戒除烟酒。

鼻 出 血

鼻出血又称"鼻衄"，原因多由于鼻中隔下部（梨氏区）黏膜的小血管破裂，少数由于鼻腔肿瘤或高血压等疾病引起。还有外伤、挖鼻、鼻黏膜干燥、高热、传染病等原因，如不及时治疗，出血过多，导致不良后果。

中医学认为，本病主要是由于（肺、胃、肝）火热偏盛，迫血妄行，血溢清道而出血。治疗应以清热泻火、凉血止血为主要原则。

【偏方集成】

1. 杨桃压汁（原汁不加开水），3 颗左右，掺些甘草粉，在下午 2 点左右喝下约 1 碗，连续服用 3 日。适用于鼻出血胃热熏鼻证。

2. 黄鳝 1 条，绿豆 30 克。将绿豆加水煮烂；取黄鳝割开其尾部，让血滴入滚沸的绿豆汤中；待血流净，把鱼放入共煮至烂熟。

剔去鱼刺和内脏。吃鱼肉和豆，喝汤，每2～3日服1剂。适用于鼻出血气虚鼻衄证。

3. 鲜丝瓜1000克，薄荷叶8片，精盐适量。鲜丝瓜加薄荷叶同煎汤，用精盐调味后饮用。适用于暴晒后，面赤脑胀，鼻出血者。

4. 番茄500克，熟鸡蛋黄2枚，白糖适量。将番茄洗净，放入沸水锅中余后入凉水中，捞出后削去皮，切成半月形块，装在盘中。将蛋黄放在番茄块中央，并将白糖撒在蛋黄和番茄块上。每日1剂服食。适用于鼻出血气虚鼻衄证。

5. 带红衣花生米20克，大枣（去核）20克，龙眼肉15克。将带红衣花生米、大枣、龙眼肉同煎为汤。每日1剂，分2次服。适用于鼻出血气虚鼻衄证。

6. 黑木耳30克，粳米100克，大枣3枚，冰糖50克。黑木耳浸泡半日，捞出洗净后与粳米、大枣同煮为稀粥，加入冰糖，煮沸温服。适用于鼻出血。对小儿疗效更好。

7. 猪鼻肉120克，鲜蘑菇60克。盐、味精各适量。先将猪鼻肉洗净切碎，鲜蘑菇洗净切片，一同入锅，加水适量，炖至熟烂，加盐、味精调味。饮汤吃肉和蘑菇，每日服1剂，分早、晚2次温服。适用于气血亏虚型鼻出血。

8. 芥菜花15克，柿饼30克，藕节35克，蜂蜜10克。芥菜花、柿饼、藕节分别洗净切碎。同入沙锅，加水适量煮熟。去渣待凉，加蜂蜜调化。1次服完，每日1剂，15日为1个疗程。适用于鼻出血风热伤鼻证。

9. 白木槿花10克，生石膏、白糖各30克，白豆腐250克。先煎生石膏，再入白木槿花和白豆腐，文火煎至豆腐有小孔再入白糖，喝汤吃豆腐。适用于鼻出血胃热熏鼻证。

10. 青鱼螺200克，盐适量。青鱼螺洗净用文火炖化，加盐少许。每次1匙，每日2次，连服4日。适用于鼻出血头晕腰酸膝软者。

11. 鲜芥菜90克（干品30克），蜜枣5枚。先将芥菜、蜜枣洗净，一同放入锅中，加清水适量，煨汤，开后去渣。饮汤吃枣。适用于鼻出血胃热熏鼻证。

12. 生地黄汁约50毫升（或用干地黄60克），粳米100克，生姜2片。先用粳米加水煮粥，煮沸后加入地黄汁和生姜，煮成稀粥食用。适用于鼻出血肝火郁热证。

13. 嫩枸杞叶60克，青椒350克，植物油50克，淀粉少许，酱油（油食品）、白糖、味精、米醋、葱丁、蒜片各适量。将枸杞叶洗净，在开水中略焯一下，捞出，沥干水分待用。把青椒洗净，除去柄、子，与葱、蒜一起切成瓣块，把酱油、白糖、米醋、味精、淀粉和少许水对成卤汁顺着勺边泼入，颠翻几个滚，出勺即成。适用于鼻出血胃热熏鼻证。

14. 白鸡冠花30克，鸡蛋2枚。将白鸡冠花洗净，放入沙锅内，加清水800克煎至400克，去渣，将鸡蛋去壳加入汤中煮熟。每日1剂，连服3～4次。适用于鼻出血胃热熏鼻证。

15. 生地黄、桑白皮、白茅根各30克，党参10克。水煎，每日1剂，分2次服。适用于鼻出血肝火郁热证。

16. 狗心1个，料酒、盐各适量。狗心洗净，加料酒、盐各适量，文火炖至烂熟，饮汤食肉。适用于鼻出血耳鸣目花，腰酸乏力者。

17. 石榴皮30克。将石榴皮研成细末，内服并吹入鼻中。适用于鼻出血。

18. 粳米50～100克，栀子仁3～5克。将栀子仁碾成细末，先煮粳米为稀粥，待粥将成时，调入栀子末稍煮即可。适用于鼻出血风热伤鼻证。

19. 白萝卜数个，白糖少许。将白萝卜洗净切碎绞汁，白糖调服。每次50克，每日3次，连服数剂。适用于鼻出血脾气虚弱证。

20. 菊花、墨旱莲各15克，藕粉30克，白糖适量。前2味煎汤，趁热冲熟藕粉，加白糖调服。每日1剂，连服3～4剂。适用于鼻出血胃热熏鼻证。

21. 龙眼肉、大枣、白糖参各15克，粳米100克。将白糖参单煎取汁，然后同大枣、粳米、龙眼肉一并煮粥，亦可加少许白糖。适用于鼻出血脾气虚弱证。

22. 红鸡冠花1朵，侧柏叶15克，白糖适量。水煎服，每日 1 剂，连服 4～5 剂。适用于鼻出血肺热证。

23. 韭菜根 120 克，白糖 30 克，鸡蛋 1 枚。以上 3 味加水适量同煮至蛋熟，去渣去壳食用，每日 1 剂。适用于小儿鼻出血肺胃郁热证。

24. 鲜荷叶半张，竹茹 10 克，鲜白茅根 30～60 克，绿豆 30 克。先将鲜荷叶等洗净，绿豆先加适量水煮，待绿豆煮开花后，下其余各味，取汁去渣，分 2～3 次服。适用于小儿鼻出血胃热证。

25. 马兰头 250 克，青壳鸭蛋 10 枚。先将马兰头洗净，与鸭蛋同煮至蛋熟，再将蛋壳敲碎，继续煮至乌青色。每日适量吃蛋喝汤。适用于小儿鼻出血肺胃郁热证。

26. 藕节 15 克，雪梨 2 个，猪瘦肉 100 克。加水煮熟。吃肉喝汤，分 2 次服，连服 5～7 日。适用于鼻出血肾阴不足证。

27. 藕 200～250 克，生侧柏叶 60 克。将鲜藕洗净，切薄片，放铝锅内，加水烧沸，文火煮 20 分钟取汁，再将侧柏叶捣汁倒入藕汁中，搅匀，加白糖代茶饮。适用于鼻出血血热证。

28. 糯米粉、藕粉、白糖各 250 克。一起放盆中加适量水，揉成面团，上笼蒸 15～20 分钟。作早、中餐温热服食。适用于鼻出血体虚食少者。

29. 藕 500 克，白糖 120 克，血余炭少许。藕洗净切片，与白糖、血余炭（布包）水煎服，每日 1 剂，连服 3～4 剂。适用于鼻出血胃热熏鼻证。

30. 鲜石榴花 10 朵，粳米 100 克。先将粳米淘洗干净，放入锅中，加水 1000 克，置火上烧开后熬煮成粥，将熟时放入漂洗干净的石榴花，稍煮即成。每日 1 剂，分 2 次服。适用于鼻出血胃热熏鼻证。

31. 生地黄汁、藕汁各 40 克，生姜汁 2 克，益母草汁、蜂蜜（蜂蜜食品）各 10 克，粳米 100 克。先将淘洗干净的粳米入锅，加水 1000 克，用旺火烧开，再转用文火熬成粥，加入前 5 味，稍煮即成。每日 1 剂。分早、晚 2 次服，适用于鼻出血风热伤鼻证。

32. 鲜蚕豆花 60 克，冰糖适量。鲜蚕豆花水煎后去渣，溶化冰糖适量，每日 1 剂，分 2～3 次服。适用于鼻出血胃热熏鼻证。

33. 塘角鱼 2 条（约 150 克），黑豆 200 克左右。塘角鱼去肠杂，与黑豆入沙锅内，加水适量煮熟，可加少许盐、油，喝汤吃鱼、豆。每日 1～2 次。适用于鼻出血气虚鼻衄证。

34. 藕、萝卜、白糖各 100 克。共煎汤。吃藕和萝卜，每日 2 次，连服 2～4 日。适用于鼻出血肺火上升、血热妄行证。

35. 藕、荸荠、萝卜各 500 克。分别洗净切片，水煎服，每日 1 剂，连服 3～4 剂。适用于鼻出血气虚鼻衄证。

36. 炮姜、血余炭各 30 克，肉桂 90 克。将上药共研为细末，贮罐备用。每次 3 克，每日 2 次，米汤送服。适用于鼻出血脾不统血证。

37. 大枣 15 枚。将枣洗净，浸泡 1 小时，用文火炖烂，每日 1 剂，分 3 次服，7 日为 1 个疗程。适用于鼻出血脾不统血证。

38. 绿茶 1 克，鲜白茅根 50～100 克（或干品减半量），鲜车前草 150 克。后 2 味药加水 300 毫升，煮沸 10 分钟，加入绿茶，每日 1 剂，分 2 次服。适用于鼻出血胃热熏鼻证。

39. 人参 6 克，大枣 15 枚，粳米 30 克。将枣去核，与另两味同煮为粥。每日 1 剂，连用数日。适用于鼻出血脾气虚证。

40. 猪鼻子 1 副，沙参 25 克，生地黄 10 克。将上味共入沙锅以清水大火炖约 30 分钟后，喝汤吃肉，每日 1 剂。连吃 7 日。适用于鼻出血各种证型。

41. 生姜汁 1 份，萱草根汁 2 份。混合，每次 15 毫升，每日 2 次，温开水送服。适用于鼻出血，症见出血色红，咽干口渴，舌红，苔薄黄，脉浮数或数。

42. 生黑芝麻适量。每次用半汤匙倒入口里，细嚼后吞下，每日 3～5 次，连用 1 个星期。适用于鼻出血脾气虚证。

43. 白萝卜或雪梨 500 克，泡参 100 克。酌加少量水煮食，每日 1 次，分 2 日吃完，连吃 15 日左右。适用于鼻出血气虚鼻衄证。

44. 黑大豆、大枣各 50 克，龙眼肉 15

克。同放锅内，加清水 3 碗煎至 2 碗，分早、晚 2 次服。适用于鼻出血胃热熏鼻证。

45. 核桃（去壳取核桃仁）5～8 个，五味子（洗净）2～3 克，蜂蜜适量。共捣成糊状服食，每日 2 次。适用于鼻出血风热伤鼻证。

46. 甘蔗 2000 克，白茅根 500 克。将甘蔗洗净，削皮切段，榨汁。将白茅根洗净，放入温开水中浸泡片刻，切碎后捣烂取汁。甘蔗汁与白茅根汁混合，上、下午分服。适用于鼻出血肝火郁热证。

47. 百合、蜂蜜各 100 克。蒸 1 小时后取出放凉，每日早、晚各服 1 汤匙。或用百合煮大米粥，吃时加蜂蜜，常吃效果颇佳。适用于鼻出血气虚鼻衄证。

48. 绿茶 1 克，鲜丝瓜 200 克。丝瓜去皮切片，加水 450 毫升，煮沸 3 分钟，加入绿茶，每日 1 剂，分 3 次服。适用于鼻出血。

49. 金荞麦根（切片）90～120 克，鸡蛋 5～7 枚。一起炖，煮开后改小火炖 2～3 小时。每日早晨或者晚上吃 1 枚鸡蛋，同时喝汤。适用于鼻出血气虚鼻衄证。

50. 鲜藕汁 150 毫升，蜂蜜 30 克。上 2 味调匀服，每日 2 次，连服数日。适用于鼻出血气虚鼻衄证。

51. 大蒜 30 克。捣烂成泥，敷双足心以布包扎，每次 3～4 小时，每日或隔日 1 次，一般敷 1 小时鼻出血可止。适用于鼻出血胃热熏鼻证。

52. 醋、粗纸各适量。粗纸浸醋贴在囟门、印堂二穴的中间。囟门位于前发际正中直上 2 寸，印堂位于两眉间。适用于鼻出血胃热熏鼻证。

53. 带须大葱 4 根。捣如泥，敷于出血鼻孔之对侧足心，如双侧鼻出血贴双侧足心，10 分钟血止。适用于鼻出血风热伤鼻证。

54. 鲜山白菊根、白茅根、万年青根、球子草各 10 克。加水煎汤饮服，每日 1 剂，连服数日。适用于鼻出血胃热熏鼻证。

55. 茶叶 5 克，陈墨 1 块。沸水冲泡茶 1 杯，以茶水研墨，再用茶水冲服。适用于鼻出血风热伤鼻证。

56. 干姜 1 块。将干姜削尖，用湿纸包裹。放火边煨，塞入鼻孔。适用于鼻出血不止。

57. 大蒜 2 个。去皮捣烂如泥，左患贴右足心，右患贴左足心，盖以纱布，胶布固定，同时贴百会更好。说明：百会穴位于后发际上 7 寸，两耳尖连线中点。适用于鼻出血胃热熏鼻证。

58. 独头蒜 1～2 个，黄丹 3～6 克。共捣烂如泥，如上方之法使用，不必敷百会。适用于鼻出血风热伤鼻证。

59. 葱白适量。捣烂取汁，入酒少许搅匀，滴 3～4 滴于鼻中。适用于鼻出血风热伤鼻证。

60. 大蒜 5 个，生地黄 15 克，韭菜根适量。前 2 味捣如泥。韭菜根捣取汁半小杯，加开水适量。将药泥摊在青布上，做 1 个约如铜钱大，厚 1 分许的蒜泥饼，左鼻孔出血贴右足心，右鼻孔出血贴左足心，二鼻孔俱出血，两足心俱贴之，同时服用已稀释好的韭菜根汁。适用于鼻出血胃热熏鼻证。

61. 糯米的稻子根 1 株，小胡子鱼 1 条（最好是野生的）。加冰糖少许炖后喝汤，鱼也可以吃。可以连续服用，也可以隔几日一次，一般 3～4 次后即可痊愈。适用于鼻出血肝火郁热证。

62. 鲜无根草 15～30 克，猪瘦肉适量。水、酒各半炖服。适用于习惯性鼻出血。

63. 毛果杜鹃花、白石榴花、马兰各 15 克。加水煎汤饮服，每日 1 剂，连服数日。适用于鼻出血气虚熏鼻证。

64. 鲜凤尾莲叶 60 克。水煎，待冷服。适用于鼻出血胃热熏鼻证。

65. 龙眼肉、藕节、白糖各 30 克，藕粉 50 克。将藕节洗净，晒干，研粉备用。龙眼肉入锅，加水适量，煨煮 30 分钟，趁热加入藕节、藕粉、白糖，边加边搅拌成羹状即成，上午、下午分服。适用于鼻出血胃热熏鼻证。

66. 鲜瓦松 1000 克。洗净，阴干，捣烂，用纱布绞取汁，加白糖 15 克拌匀，倾入瓷盘内，晒干成块，每次服 1.5～3 克，每日 2 次，温开水送服。忌辛辣刺激食物和热开水。适用于鼻出血气虚熏鼻证。

67. 马蔺子 6 克，白茅根 30 克，仙鹤草

15 克。水煎服。适用于鼻出血胃热熏鼻证。

68. 鲜荷叶 1 张，鲜生地黄、鲜侧柏叶、鲜艾叶各 30 克。水煎服，每日 2 次。适用于鼻出血胃热熏鼻证。

69. 元宝草 30 克，金银花、墨旱莲各 15 克。水煎服。适用于鼻出血肝火郁热证。

70. 鲜韭菜 150 克。洗净韭菜，用布包裹韭菜，挤出汁来，连喝 2 杯，血即止住。适用于鼻出血胃热熏鼻证。

71. 山稔子 15 克，塘虱鱼 2 条。以清水 3 碗，煎至大半碗服之。适用于鼻出血风热伤鼻证。

72. 小连翘 30～60 克。水煎服。或加龙芽草、鳢肠各 30 克。适用于鼻出血胃热熏鼻证。

73. 小巢菜适量。煮醪糟服。适用于鼻出血不止。

74. 甘草 10 克，大枣 5 枚，小麦 30 克。加清水 2 碗煎至 1 碗，去渣饮汤。每日 2 次。适用于鼻出血风热伤鼻证。

75. 藕节 3 克，头发适量。藕节烧干碾成粉，头发烧成灰，一起吹入出血鼻孔，每日 2 次，连用 5 日。适用于鼻出血肝火郁热证。

76. 剪金花莲茎叶适量。阴干，浓煎汁，温服。适用于鼻出血胃热熏鼻证。

77. 活泥鳅 200 克。去肠杂及头，油煎至金黄色，再加适量水煮熟，加盐，吃肉喝汤。适用于鼻出血气虚熏鼻证。

78. 猪腰 1 个，杜仲 15 克。猪腰洗净切片，加杜仲，水煮后吃腰子并喝汤。适用于鼻出血气虚熏鼻证。

79. 大蒜 1 头。将大蒜切成 5 分钱硬币厚薄，每晚临睡前贴双足心涌泉穴，胶布固定，第 2 日早上去掉，连贴 5～10 日。适用于鼻出血风热伤鼻证。

80. 黑大豆 15 克，浮小麦 50 克。将浮小麦用干净布包好，同大豆一起加水煮至大豆熟，吃豆喝汤。适用于鼻出血风热伤鼻证。

81. 黑枣（去核）50 克，糯米 100 克。同煮成稀饭，可加糖。适用于鼻出血气虚熏鼻证。

82. 葱白 1 根，白酒适量。捣烂，入少许酒，滴入鼻内。适用于鼻出血风热伤鼻证。

【生活调理】

1. 鼻出血时，保持镇静，取坐位或半卧位，头稍向前倾，用盆或碗接鼻血，使精神放松，然后，采取手法止血。

2. 鼻子刚出血时，或出血之后可在额部和颈部进行冷敷，用于冷敷的毛巾要每 2 分钟浸冷水 1 次。

3. 多食蔬菜、水果及清凉爽口的食品，禁食性热的食物如羊肉、葱、姜等。

4. 培养良好的卫生习惯，不要用手挖鼻孔，不做有危险的游戏，防止鼻子碰伤等。

5. 气候干燥时，要多喝水。

6. 对于反复出血的患者应去医院诊治，以免延误病情，出现危险。

第四十一章　口腔科疾病

白　塞　病

白塞病又称眼、口、生殖器综合征，以眼色素膜炎，反复性口腔溃疡，外生殖器溃疡和皮肤损害为特征的多系统受累的疾病。病因不明，以往有病毒感染学说，近年来有人认为是一种胶原病或自身免疫病。

本病类似中医学的"狐惑病"、"阴疮"等。常因先天禀赋不足，肝肾阴虚，虚火内炽，上扰口眼，下注阴部，外及皮肤；或因湿热内蕴口眼皮肤，下注肝经；久病往往气血不足而湿热未尽，形成正虚邪恋之局面。治宜清热利湿，宣畅气机等法治疗，辅以西药治疗。

【偏方集成】

1. 红参 6 克，黄芪 30 克，甘草 10 克。若见湿热重者，酌情加车前子 10 克、茯苓 15 克、黄芩 6 克等。水煎，每日 1 剂，分 2～3 次服。另用药渣局部外敷。适用于白塞病。

2. 黄连 3 克，蒲公英 30 克，黄芩、甘草各 9 克。水煎服，每日 1 次。适用于白塞病急性发作期。

3. 金银花、野菊花各 9 克。泡水代茶，每日多次冲饮。适用于白塞病口腔溃疡者。

4. 生地黄 12 克，淡竹叶、木通各 9 克，甘草 6 克。水煎，每日 1 剂，早、晚分服。口腔溃疡用碘化钾 0.25 克加入 3％过氧化氢 4 毫升内，漱口，每日 1 次。过敏体质者慎用。适用于白塞病。

5. 水牛角粉 3 克。上药吞服，每日 2 次。适用于白塞病。

6. 制附子 9～15 克，干姜 9 克，党参、当归尾各 30 克。水煎服，每日 3 次。适用于白塞病。

7. 蒲公英 50 克，生地黄 20 克，粳米 80 克，白糖适量。先将蒲公英加水煎煮去渣；生地黄洗净切碎同粳米一起放入药汁中，煎煮成粥，加入白糖，温热食用。每日 2～3 次。适用于白塞病。

8. 鲜马齿苋 300 克，猪肉末 30 克，面粉 200 克，葱、姜、油、盐、味精、酱油、醋各适量。将马齿苋洗净切碎，与猪肉末、葱、姜等佐料制作成馅，再和面包成馄饨，煮熟调入酱油、醋等，供午餐食用。适用于白塞病。

9. 金银花、菊花各 30 克，决明子 10 克，山楂 15 克。取以上诸药，加水煎煮，去渣取汁当茶温饮。每日 4～5 次。适用于白塞病。

10. 薏苡仁 40 克，夏枯草 15 克，粳米 50 克，白糖适量。先取夏枯草加水煎煮，去渣留汁；再将薏苡仁、粳米加入夏枯草煎液中，煎煮成粥，放入白糖即成。早、晚餐时，温食。适用于白塞病。

11. 枸杞子 30 克，决明子 10 克，天花粉 15 克，粳米 60 克，白糖适量。将枸杞子、决明子、天花粉和粳米分别淘洗干净，放入锅中，加水煎煮，待粥成时，放入白糖搅匀，供早、晚餐食用。适用于白塞病。

12. 菟丝子 100 克，青葙子 50 克，面粉 200 克，油、盐各适量。先将菟丝子、青葙子研成细粉，再与面粉混匀，加水、盐和成面团，油烧热烙饼。午餐食用。适用于白塞病。

13. 菊花 10 克，山楂、生地黄各 15 克，白糖适量。取菊花、山楂、生地黄煎煮取汁，放入白糖即成。当茶温饮，每日 3～4 次。适用于白塞病。

中医偏方全书（珍藏本）

14. 胡萝卜、粳米各 60 克，补骨脂 15克。将胡萝卜洗净切片，补骨脂捣碎，与粳米同放入锅内粥。早、晚餐食用。适用于白塞病。

15. 鲜竹叶 30 克（或干品 15 克），生石膏 45 克，粳米 50 克，白糖适量。生石膏先煎 20 分钟，再放入竹叶同煎 10 分钟，取汁加米煮粥，加白糖搅匀，放温凉后食用。适用于白塞病。

16. 西瓜 1 个。去籽，榨取汁液，频服。适用于白塞病。

17. 大青叶 10 克，番泻叶 3 克，白糖适量。将大青叶、番泻叶洗净切碎，沸水冲泡后加糖代茶饮。适用于白塞病。

18. 麦冬、天冬、玄参各 10 克，粳米 50克，白糖适量。将前 3 味药加水煎沸 10 分钟，去渣留汁，加米煮粥，最后加糖搅匀，温凉后食用。适用于白塞病。

19. 牛膝、石斛各 15 克，白糖适量。牛膝、石斛水煎 10 分钟，取汁，加糖频服。适用于白塞病。

20. 生地黄 12 克，淡竹叶、木通各 9克，甘草 6 克。水煎，每日 1 剂，早、晚分服。适用于白塞病。

21. 花椒 5 克，挂面 100 克，植物油、酱油各适量。将花椒用温火煸干，研成细末；挂面用水煮熟；将油烧热，加入花椒末和酱油，拌面食用。适用于白塞病。

22. 炙甘草 10 克，粳米 50 克。将炙甘草水煎沸 10 分钟，取汁加糯米煮粥。即可服食。适用于白塞病。

23. 大枣 200 克，红糖 150 克，面粉适量。大枣煮熟去皮、去核，加入红糖调匀，用放好碱的发面包成糖包，蒸熟后食用。适用于白塞病。

24. 橘叶、薄荷各 30 克。将 2 味洗净切碎，水煎，代茶饮，宜温凉后饮用，避免热饮刺激。适用于白塞病。

25. 黄菊花、决明子各 10 克，木通 3克，蜂蜜适量。前 3 味水煎取汁，兑入蜂蜜，温服。适用于白塞病。

26. 鲜竹叶 45 克，生石膏 60 克，白糖少许，粳米适量。鲜竹叶洗净，同生石膏水煎后去渣留汁，放入粳米煮粥，每日 2 次。适用于白塞病。

27. 白菊花 100 克，绿茶叶 50 克。2 味共杵为粗末，用纱布袋分装，每袋 15 克。每次用 1 袋，沸水冲泡，代茶饮。适用于白塞病。

28. 土茯苓、猪骨各 500 克，荸荠 200克，作料适量。将土茯苓与猪骨同煎取汁去骨，然后加入荸荠（去皮），用文火慢炖半小时，加作料后即可分次服。适用于白塞病。

29. 生地黄、枸杞子 15 克，白菊花 12克，冰糖适量。前 3 味加水适量同煎，去渣后加入冰糖顿服。适用于白塞病。

30. 菊花、密蒙花各 10 克，红花 3 克，冰糖适量。用滚开水冲泡前 3 味药，加入冰糖代茶饮。适用于白塞病。

31. 板蓝根 100 克。煎水冲洗患处，每日 2 次。适用于外阴白塞病。

32. 苦参 25 克，白鲜皮、黄柏、地肤子各 15 克。煎汤熏洗患处，每日 2 次。适用于外阴白塞病。

33. 苦参、蒲公英各 30 克。煎水熏洗，每日 2 次。适用于二阴溃疡白塞病。

34. 黄芩、黄连、黄柏各 10 克，硼砂、冰片各 3 克，外阴糜烂加苦参 10 克。上药共研细末，外敷患处。适用于外阴白塞病。

35. 炉甘石 6 克，黄丹、煅硼砂各 1.5克，三黄粉 3 克，冰片 0.9 克。共研细末，瓶装备用。使用时，先用茶水洗净创面，再将药粉撒布于外阴溃疡上，用消毒纱布包裹住阴茎以免摩擦，每日或隔日换药 1 次。适用于外阴白塞病。

36. 雄黄 9 克，艾叶 1 团。雄黄研末，将艾叶作团，然后把雄黄粉撒于艾叶上点燃，再用一铁筒或纸筒将火罩住，令患者蹲坐其上，针对肛门溃疡处熏之。适用于后阴白塞病。

37. 蔷薇根 30 克。加水 500 毫升，煎至100 毫升，去渣，待温时含口中漱之，每次漱口 1～2 分钟，每日 5～6 次。适用于口腔白塞病。

38. 槐根白皮、柳根白皮、桑根白皮、桃根白皮各 30 克。加水 3000 毫升，煎至

1500 毫升，去渣，先熏后洗患处，每日 2～3 次。适用于二阴白塞病。

39. 黄芩、黄连、大黄各 10 克，五倍子（捣）3 克。加水 1000 毫升，煎至 500 毫升去滓，放温后漱口，每日 5～6 次，每次漱口 1～2 分钟。适用于口腔白塞病。

40. 藏青果 9～15 克，木贼草 9 克，金莲花 6 克。煎取浓汁，漱口，每日 2～3 次。适用于口腔白塞病。

41. 苦参、百部、地榆、大黄、天花粉、蛇床子、金银花、连翘、野菊花、九里光、枯矾等，选用 2～3 味，各 30 克，煎水清洗患处。功效清热除湿。适用于白塞病口腔、外阴溃疡者。

【生活调理】

1. 本病患者多表现为孤僻忧郁，因此，精神调护至关重要，要善于开导，使之心情舒畅，性格豁达，遇事不怒、不悲、不忧、不躁。

2. 注意口腔清洁，可常用玄麦甘橘汤煎汁含于口腔内，或漱口，刷牙时不宜太猛，以防损伤黏膜；外阴区域也应经常清洗且保持洁净。

3. 宜食清淡易于消化的食物，忌食辛辣、油煎枯香之品；口腔反复溃疡者，不宜食鸡血及蛋白。

复发性口疮

复发性口疮是指口腔黏膜反复发生数个圆形或椭圆形散在或浅层的小溃疡。又称复发性口腔溃疡、复发性阿弗他溃疡。临床以周期性反复发作，有剧烈自发性灼痛为特征。患病率居口腔黏膜病的首位，一年四季均可发生。以青壮年为多，女性略多于男性，二者之比约为 3：2。本病发病的病因比较复杂，多数学者认为某些细菌或病毒感染、代谢障碍、维生素缺乏、内分泌异常、消化功能紊乱及精神因素等均可引发本病。睡眠不足、精神紧张、消化不良、便秘及月经来潮均可成为本病的诱发因素。

中医学认为本病多由外感风热之邪，与心脾积热上攻口舌，或因思虑过度，睡眠不足，以致心肾不交，虚火上炎而成。临床一般好发生在唇、颊黏膜或舌边缘，可见豆大圆形或椭圆形溃疡点，全身症状不明显。常反复发作。

【偏方集成】

1. 人参 9 克，茯苓、干姜、炙甘草各 6 克。水煎服，每日 1 剂。适用于复发性口疮。

2. 当归、黑豆各 15 克，鸡蛋 1 枚。加水 200 毫升煎煮至黑豆烂为止，连同黑豆、鸡蛋 1 次温服，每日 1 剂。适用于复发性口疮。

3. 鲜苦瓜 160 克（干品 80 克）。以开水冲泡代茶饮。每日 1 剂。适用于复发性口疮实热证。

4. 生甘草 10 克。用水煮沸 10 分钟（不可久煎），取汁含服；也可用沸水冲泡当茶饮。适用于复发性口疮。

5. 明矾 10 克。加开水 200 毫升溶解。每次用 15～20 毫升漱口 2～3 分钟，每日 3～5 次。适用于复发性口疮。

6. 龙胆 9 克，黄柏 12 克，黄连 6 克，升麻 3 克。煎汤含漱。适用于复发性口疮实热证。

7. 佛手 250 克。佛手轧碎成粗末，每次 10 克，泡水代茶饮。适用于复发性口疮。

8. 麦冬、天冬、玄参各 10 克，粳米 50 克，白糖适量。将前 3 味水煎沸 10 分钟，去渣取汁，加米煮粥，加白糖搅匀，温凉后食。适用于复发性口疮属阴虚火旺证。

9. 苹果、柿子各 500 克，白糖 50 克。苹果、柿子去皮、核，切片，剁成泥，用凉开水适量，浸泡 3～5 分钟，用白布绞取汁液，加入白糖，拌匀即成，每日 2 次，每次 25～30 克。适用于复发性口疮心火上炎证。

10. 生萝卜数个，鲜藕 500 克。上 2 味洗净捣烂绞汁含漱，每日数次，连用 3～4 日。适用于复发性口疮。

11. 花椒 5 克，挂面 100 克，植物油、酱油各适量。将花椒用温火焙干，研成细末，将油烧热，加入花椒末和酱油，拌面食用。适用于复发性口疮脾胃虚寒证。

12. 白木耳、黑木耳、山楂各 10 克。水煎，喝汤吃木耳，每日 1～2 次。适用于复发性口疮。

13. 白菜根 60 克，蒜苗 15 克，大枣 10 枚。水煎服，每日 1～2 次。适用于复发性口疮。

14. 核桃 30～50 克。熬水 2 次，每日早、晚各服 1 次。适用于复发性口疮。

15. 淡竹叶 6 克，灯心草 5 克，牛奶 100 毫升。将淡竹叶、灯心草洗净，同放入沙锅中，加适量水煎煮，与牛奶和匀，煮沸即可。每日 1 次。适用于小儿口疮心火上炎证。

16. 黄连 3 克，金银花 6 克，乳汁（人乳或牛乳）100 毫升。将前 2 味洗净，同放入沙锅中，加适量水煎煮 3 次，取汁 50 毫升，兑入乳汁和匀。每次 30～50 毫升，每日 3 次，连服 5～6 日。适用于小儿口疮心火上炎证。

17. 西瓜半个。挖出西瓜瓤，挤取汁液，瓜汁含于口中，2～3 分钟后咽下，再含新瓜汁，反复数次。适用于复发性口疮。

18. 西红柿汁适量。含口中，每次含数分钟，每日多次。适用于复发性口疮。

19. 黄芩 9 克，生地黄、淡竹叶各 15 克，白糖适量。前 3 味水煎，取汤汁，调入白糖。每日 1 剂，分 2 次饮用，或代茶频饮。适用于复发性口疮。

20. 莲子心 3 克，栀子 9 克，甘草 6 克。以上诸物加入开水浸泡。每日 1 剂，代茶频饮，可连用 3 剂。适用于复发性口疮。

21. 莲子 15 克，甘草 2 克，绿茶叶 5 克。将上物一并放入茶杯内，冲入开水浸泡。代茶频饮。适用于复发性口疮。

22. 生地黄 9 克，莲子心、甘草各 6 克。三者加水，一同煎煮，去渣取汁。每日 1 剂，连用数日。适用于复发性口疮。

23. 生地黄 15 克，石斛 10 克，甘草 2 克，青梅 30 克。将生地黄、石斛、甘草、青梅加水适量，同煮 20 分钟，去渣取汁。每日 1 剂，分 2～3 次饮服，可连用数日。适用于复发性口疮。

24. 大荸荠 20 个，冰糖适量。把大荸荠洗净削皮后放到干净的搪瓷锅里捣碎，加冰糖和水煮熟，睡前服食。适用于复发性口疮。

25. 大青叶 6 克。水煎，每日 1 剂，分 3～5 次服。适用于小儿复发性口疮。

26. 仙鹤草 9 克。水煎，每日 1 剂，分 3 次服。适用于小儿复发性口疮。

27. 翻白草 6 克。水煎，每日 1 剂，分 3 次服。适用于小儿复发性口疮。

28. 黄连 9 克。研为细末，每次 1 克，每日 1 次，用蜜水兑服。适用于小儿复发性口疮。

29. 木通、黄芩各 3 克。水煎，每日 1 剂，分 2 次服。适用于小儿复发性口疮。

30. 栀子 6 克，淡竹叶 3 克。水煎，每日 1 剂，分 3 次服。适用于小儿复发性口疮。

31. 半边莲 6 克。水煎，每日 1 剂，分 3～5 次服。适用于小儿复发性口疮。

32. 莲子心 1 克。水煎，每日 1 剂，分 3 次服。适用于小儿复发性口疮。

33. 生石膏 9 克，生大黄 3 克。水煎，每日 1 剂，分 3 次服。适用于小儿复发性口疮。

34. 薄荷 2 克，僵蚕、生草薢各 6 克。水煎，每日 1 剂，分 3～5 次服。适用于小儿复发性口疮。

35. 鸡内金 9 克，冰片、生白矾各 3 克。上药共研细末，密封瓶内备用。使用时将药粉撒于溃疡面上，每日行数次。适用于复发性口疮。

36. 煅炉甘石、青黛各 2 克，人中白（煅）1 克，冰片 0.3 克，枯矾 0.5 克。上药共为极细末，放瓶中收贮，将药末搽于患处，每日 1 次。适用于复发性口疮。

37. 黄连（黄连叶可代）、吴茱萸各 20 克，大黄 40 克，天南星 30 克。将四药晒干研细末，用醋调，敷涌泉穴，用布包好，每日 1 换，一般用 2 次。适用于复发性口疮。

38. 带萼的小月季花 8～9 朵。捣烂，加一小酒杯蜂蜜调成糊状，涂口疮患处，一般用 3～5 次。适用于复发性口疮。

39. 细辛 10 克。捣碎。加适量温开水调成糊状，填入脐窝，上覆塑料薄膜，外用纱布盖上，胶布固定，24 小时后取下，4 小时后再敷。适用于复发性口疮。

40. 吴茱萸、地龙各等份。为末，米醋调涂足心。适用于复发性口疮。

41. 鸡内金适量。烧灰敷患处。适用于复发性口疮。

42. 吴茱萸（醋炒）、炮干姜各 15 克，木鳖子 5 枚。共为细末，每次 1.5 克，冷开水调，贴脐。适用于复发性口疮。

43. 莱菔子、芥菜子各 30 克，葱白 15 克。放一起捣烂，贴于足心，每日 1 次。适用于复发性口疮。

44. 黄连 6 克，蛋黄油适量。将黄连洗净，晾干或晒干，研末，加入蛋黄油，调匀备用。涂抹患处，每日多次。适用于小儿复发性口疮属心火上炎证。

45. 柿饼霜、冰片各 3 克，西瓜皮 30 克。先把西瓜皮切小块，用小火炒焦，然后同冰片、柿饼霜共研细末，涂溃疡处，每日 3 次。适用于复发性口疮。

46. 青果 5 粒，乌梅 5 个，霜后茄子 1 个。将上药煎水作漱剂，每日 4 次。适用于复发性口疮。

47. 儿茶若干。将儿茶干品研末备用。用时以消毒棉签蘸药末涂患处，每日 2～3 次。适用于复发性口疮。

48. 青黛 15 克，冰片 3 克，薄荷冰 0.6 克。共研细末，密封保存，用时以消毒棉签蘸药末涂敷溃疡面，每日 4～5 次。适用于复发性口疮。

49. 吴茱萸、细辛各 10 克，上肉桂 2 克。上药共研细末，醋调，取蚕豆大小 1 粒敷足底涌泉穴，覆盖纱布，胶布固定，每日换药 1 次。适用于复发性口疮。

50. 绿豆 7 粒，白矾 3 克，硼砂 2 克，青黛、冰片各 0.5 克。先将绿豆、白矾、硼砂装入一个蚕茧内，用镊子夹住，置香油灯上燃烧，以蚕茧焦黑、白矾开花为度，然后再掺入少量的青黛、冰片，共研极细末，储瓶内备用。用时吹撒患处，每日 3～4 次。适用于复发性口疮。

51. 羊肉 120 克，绿豆 30 克，生姜 5 片，大枣 10 枚。加水适量炖烂服，每日 1 剂，连服 3 剂。适用于复发性口疮脾阳虚衰、热毒内蕴证。

52. 生姜适量。为末，擦拭患处，每日 2～4 次。适用于复发性口疮。

53. 黄连 30 克，细辛 10 克，麻油适量。前 2 味药研为细末，麻油调膏，治疗时取药少许敷患处，每日 2 次，每次适量。适用于复发性口疮。

54. 青黛 6 克，五倍子 6 克，冰片 2 克，柿霜面 6 克。共研极细末，装瓶备用。每次用时以棉棒蘸麻油少许，再蘸药面涂口腔患部，每日涂 2～3 次。适用于复发性口疮。

【生活调理】

1. 多食含锌食物，以促进创面愈合，如牡蛎、动物肝脏、瘦肉、蛋类、花生、核桃等。

2. 多吃富含维生素 B_1、维生素 B_2、维生素 C 的食物，有利于溃疡愈合。故应多吃新鲜蔬菜，如番茄、茄子、胡萝卜、白萝卜、白菜、菠菜等。

3. 忌烟、酒、咖啡及刺激性饮料。

4. 多喝开水，尽可能避免刺激。

5. 避免过多食用酸、碱、辣或烤炸的食物。

原发性疱疹性口炎

原发性疱疹性口炎常由首次感染Ⅰ型单纯疱疹病毒所引起。临床上表现为急性疱疹性龈口类，以口颊、舌、上腭、齿龈等处发红、起疱、溃烂等为特征。本病一年四季皆可发生，以 6 岁以下的儿童多见，尤其是 6 个月至 2 岁的婴幼儿更多，近来，青壮年发病也常有之。

中医学对本病的名称不一，有"口疮"、"口舌生疮"、"口糜"、"口疳"、"热毒口疮"等。主要是由于风热外侵，困结于口，聚而不散，络脉不畅，气血失和，肌膜受损而为病；或膏粱厚味太过，热积心脾，不得宣泄，加之风热外袭，引动积热上攻，内外火热蕴于口，灼腐肌膜，发为口疮。常分为风热外侵证和心脾积热证。本病治疗，应分标本虚实。初发实火者，重在清热泻火；病程较长而势缓属虚火者，重在滋阴，佐以降火。

【偏方集成】

1. 金银花、黄芩、淡竹叶各 10 克。煎汤含漱，不拘次数。适用于原发性疱疹性口炎。

2. 半边莲、寒刺泡根、大叶积雪草各 6 克。水煎服，每日 2 剂。适用于原发性疱疹性口炎。

3. 仙鹤草 30 克。水煎服，每日 1 剂。适用于原发性疱疹性口炎。

4. 一枝黄花 30 克。水煎服，每日 1 剂。适用于原发性疱疹性口炎。

5. 板蓝根 15～30 克。水煎服，每日 1 剂。适用于原发性疱疹性口炎。

6. 大青叶 15～30 克。水煎服，每日 1 剂。适用于原发性疱疹性口炎。

7. 鸡蛋 1 枚，绿豆适量。鸡蛋打入碗内拌成糊状，将绿豆适量放陶罐内冷水浸泡十几分钟，再放火上煮沸 1～5 分钟即可，不宜久煮；这时绿豆未熟，取绿豆水冲鸡蛋花饮用，每日早、晚各 1 次。适用于原发性疱疹性口炎。

8. 金银花、淡竹叶、白芷、薄荷各 10 克。水煎，含漱。适用于原发性疱疹性口炎。

9. 金银花、紫花地丁、侧柏叶各 15～30 克。水煎，含漱。适用于原发性疱疹性口炎。

10. 板蓝根 30 克，桑叶 6 克，灯心草 1.5 克，淡竹叶 10 克。水煎服，每日 3 次。适用于原发性疱疹性口炎。

11. 生大黄 3 克。用 50～100 毫升水煮沸 1～2 分钟，少量多次饮服 2 日，每日服用次数不少于 4 次。适用于小儿原发性疱疹性口炎。

12. 蜂房、白芷、板蓝根各适量。煎汤含漱，亦可咽下，每日数次。适用于原发性疱疹性口炎。

13. 仙鹤草、冬凌草、紫草各适量。煎汤含咽。每日数次。适用于原发性疱疹性口炎。

14. 大青叶 120 克，淡竹叶、石膏各 90 克。前 2 味洗净晒干切细研末，石膏捣碎研末，三药混合过筛，每次 9 克，每日 3 次，开水送服。适用于原发性疱疹性口炎。

15. 桃仁 10 克，当归 6 克，粳米 50 克。桃仁去皮尖研碎，当归煎水取汁，与粳米一起如常法煮粥，一次食。适用于原发性疱疹性口炎。

16. 黄连、芦荟各等份。为末，每次蜜汤服 1.5 克。适用于原发性疱疹性口炎。

17. 吴茱萸 18 克，肉桂 12 克。共研细末，醋调成糊状，捏成饼状敷双足涌泉穴，用绷带固定，晚上敷药，白天去除。每日 1 次，3 日为 1 个疗程。适用于原发性疱疹性口炎。

18. 细辛、吴茱萸各 3 克，丁香、肉桂各 2 克。共研为细末，用麻油调成糊状，涂神阙穴位上（以上为一次用量）。并将艾叶捏成直径 2 厘米、高 1.5 厘米的圆锥形艾炷，艾炷置神阙穴的药糊上。然后，点燃艾炷，令其自燃，直到感觉温热舒适或发烫时更换新的艾炷。共灸 7 壮，灸至局部发红，但注意防止烧伤。此灸法每日 1 次，重者可加灸 1 次。适用于原发性疱疹性口炎。

19. 青黛、人中白、冰片各 6 克。研细和匀，吹入口疮。每日 1 次。适用于原发性疱疹性口炎。

20. 乌梅（火煨）1 个，冰片 1.5 克。研极细末，吹入患处。适用于原发性疱疹性口炎属阳虚浮火型。

21. 白茅花（烧炭）15 克，冰片 1.5 克。共研细末，敷患处。适用于原发性疱疹性口炎。

22. 细辛末 6 克。水调成糊状，敷脐部，上覆纱布，用胶布固定，每日换药 1 次，连敷 3 日。适用于原发性疱疹性口炎。

23. 附子末 5 克。醋调敷于双侧涌泉穴，上覆纱布，外用胶布或绷带固定，每晚 1 次。适用于原发性疱疹性口炎。

24. 芙蓉叶 60 克，梅片少许。共研细末，凡士林调膏搽患处。适用于原发性疱疹性口炎。

25. 冰硼散、珠黄散或人中白散适量。吹患处，每日 5～6 次。适用于原发性疱疹性口炎属实热者。

26. 柳花散、青吹口散或锡类散适量。吹患处，每日 5～6 次。适用于原发性疱疹性口炎属虚热或虚实兼夹者。

27. 龙葵、五倍子各 15 克，石榴皮 30 克。水煎取汁，湿敷患处。适用于原发性疱疹性口炎。

28. 黄连 15 克，吴茱萸 9 克。共研细末，醋调成糊状，捏成饼状敷双足涌泉穴，用绷带固定，晚上敷药，白天去除。每日 1 次，3 日为 1 个疗程。适用于原发性疱疹性口炎。

29. 黄连、朴硝、白矾各 15 克，薄荷叶 30 克。上为粗末，用腊月黄牛胆纳之，风前挂 2 个月，取下。研细末，敷患处。适用于原发性疱疹性口炎。

30. 大枣 5 枚，白矾 10 克，苦瓜叶、青黛各 5 克，冰片 1.5 克。大枣去核，将白矾打碎放在大枣中，于火上煅至白矾枯白，大枣焦黑为度，冷后加入苦瓜叶共研细末，再加入青黛、冰片，研成极细末，装瓶密封。用时先用冷盐水含漱后，将药粉撒布患处，每日 1～2 次。适用于原发性疱疹性口炎。

31. 蜂房 15 克，枯矾 5 克。将蜂房剪碎炒焦，与枯矾共研细末，用香油调敷或用干末均可，每日 1～2 次。适用于原发性疱疹性口炎。

32. 生马铃薯 1 个。洗净，切细后加凉开水 50 毫升，捣碎后去渣即可。每日服 8～10 次，共服 7 日。适用于原发性疱疹性口炎。

33. 细辛、吴茱萸、肉桂按 1∶2∶2 的比例研末过筛装瓶备用。取药粉 20 克，用醋调成糊状敷双足涌泉穴，并以敷料剂及胶布固定，每日换药 1 次。适用于原发性疱疹性口炎。

34. 细辛 6 克。研成细末，用醋调成糊状，敷于脐上，连敷 2～3 日。适用于原发性疱疹性口炎。

35. 茄蒂适量。烧黑，用蜂蜜调和后含于口中，每日 3～5 次，2 日即可。适用于原发性疱疹性口炎。

36. 石榴皮适量。烧黑后研成粉末，涂于患处即可。适用于原发性疱疹性口炎。

37. 盐适量。化水含漱，每日数次，2～3 日即可。适用于原发性疱疹性口炎。

【生活调理】

1. 注意口腔卫生，养成正确的漱口习惯。

2. 增强体质，预防感冒。

3. 不宜过食膏粱厚味及辛辣之品。少食

多餐，吃清淡半流食，多饮水，多吃蔬菜、水果。

4. 小儿避免接触病家，以免传染。

5. 已感染患者，注意口腔卫生，可用板蓝根煎水漱口；或用 3% 过氧化氢拭洗疮面，保持局部清洁。

6. 消除诱因。对消化功能障碍或月经不调等全身性疾病进行治疗。

复发性疱疹性口炎

复发性疱疹性口炎是潜伏在体内的单纯疱疹病毒在一定条件下如感冒、发热、过度劳累等，使机体发生复发性损害。复发感染常在口唇或近口唇处出现小水疱，进而溃破、渗出、结痂，故又称复发性唇疱疹。

本病中医学称"热疮"或"热气疮"。多由外感风热之毒阻于肺胃二经，蕴蒸皮肤，发于口唇、鼻孔周围。或因嗜食辛辣肥甘之品以致脾胃运化失健，积热上蒸，致使口唇或口周红肿起疱，发为热疮，且易反复。另外素禀阴虚之体或热邪伤阴，而为阴虚内热，加之脾失健运，痰湿内生，积热上冲口唇，使口唇热疮反复不已也是重要病因。

【偏方集成】

1. 马齿苋 30 克，板蓝根、紫草、薜荔各 15 克。水煎服，每日 1 剂。适用于复发性疱疹性口炎。

2. 紫草 12 克，板蓝根、连翘、生薏苡仁各 30 克。煎汤，每周服 2 次。适用于复发性疱疹性口炎。

3. 大黄、黄芩、黄柏、苍术各 500 克。研细成末和匀，轧片，每片 0.3 克，每次服 5 片，每日 2 次。适用于复发性疱疹性口炎。

4. 马齿苋 30 克。煎水待凉，用纱布叠 5 层浸湿湿敷，每次 20 分钟，每日 2～3 次。适用于复发性疱疹性口炎初起或糜烂渗出者。

5. 五倍子 10 克，白矾 3 克。将五倍子与白矾一起研成细末，每次少量，涂于患处。适用于复发性疱疹性口炎。

6. 鲜柳叶 3～5 片（以尖嫩叶为好）。将柳叶放火上焙焦，和白糖一起研细，涂于患处即可。涂上后很疼，次日即可痊愈。适用

中医偏方全书（珍藏本）

于复发性疱疹性口炎。

【生活调理】

1. 注意保持口腔清洁，常用淡盐水漱口。

2. 戒除烟酒。

3. 坚持体育锻炼，饮食清淡，多吃蔬菜水果，少食辛辣、厚味的刺激性食品，保持大便通畅。

4. 妇女经期前后要注意休息，保持心情愉快，避免过度疲劳。

5. 生活起居有规律，保证充足的睡眠。

牙 髓 病

牙髓病是牙髓组织发生的疾病，包括牙髓充血、牙髓炎、牙髓坏死和牙髓变性，其中以牙髓炎最常见。牙髓病多由感染引起，感染又多来自近髓或已达髓腔的深龋洞。牙髓的感染不仅引起牙齿剧烈疼痛，而且还可经根尖孔扩散到尖周组织，甚至继发颌骨炎症，或成为病灶影响全身健康。

本病属中医学"牙痛"、"齿痛"范畴。病因多样，外感内伤、胃热肾虚、气滞血瘀等均可引起牙痛，有寒热、虚实之分。

【偏方集成】

1. 鲜萝卜 250 克，桑叶 15 克。文火煎汤，每日 1 剂，代茶饮。适用于牙髓病。

2. 茶叶 6 克，黑鱼 1 条。茶叶纳入黑鱼腹中，加水适量，煮 1 小时，食鱼喝汤。适用于牙髓病胃火上蒸证。

3. 黄连、栀子各 9 克，黄芩、黄柏各 6 克。水煎，每日 1 剂，分 2 次服。适用于牙髓病胃火上蒸证。

4. 猫眼草、火炭母草、十大功劳、积雪草各 30 克。水煎，每日 1 剂，分 2 次服。适用于牙髓病胃火上蒸证。

5. 地锦草根茎 60 克。水煎，每日 1 剂。适用于牙髓病胃火上蒸证。

6. 马兰全草 20 克，粳米 60 克。马兰全草洗净切细备用。粳米先煮熟，然后放入切细的马兰全草再煮成粥，食用。适用于牙髓病胃火上蒸证。

7. 青壳鸭蛋 10 克，马兰头 250 克，地骨皮 30 克。上药同煮，蛋熟后，将壳敲碎，再煮蛋至乌青色。每日适量，吃蛋喝汤。适用于牙髓病阴虚火旺证。

8. 活地龙 3～5 条，鸡蛋 3 枚。将地龙放盆内排出污泥，洗净后切碎同鸡蛋炒熟后服用，每日 1 次。适用于牙髓病阴虚火炎证。

9. 金银花、地骨皮各 15 克，鸡蛋 2 枚。前 2 味药水煎取汁，趁热打入鸡蛋，食蛋喝汤。适用于牙髓病阴虚火炎证。

10. 玄参、苍耳子各 15 克。水煎服，每日 1 剂。适用于牙髓病牙痛。

11. 龙舌草、白英各适量。上药捣烂，取汁用水冲服。渣用盐、饭少许拌涂患牙处，每日 2 次。适用于牙髓病属风火相炽证。

12. 花椒、冰片各等份。研末，绵裹置牙痛处。适用于牙髓病牙痛。

13. 荜茇、细辛、白芷各等份。研末擦牙。适用于牙髓病牙痛。

14. 五倍子、花椒各 60 克，雄黄 6 克。共研细末，用纱布包成黄豆粒大小，酒泡装瓶备用。痛时取 1 粒置痛牙上咬 10 分钟即可。适用于牙髓病牙痛。

15. 白薇、五灵脂、细辛、骨碎补各适量。共为细末，与水调糊，敷患牙，每日 3 次。适用于牙髓病牙痛。

16. 生半夏粉 10 克，生苍术粉 5 克，细辛粉 2 克，冰片 0.5 克。充分和匀，用棉球蘸粉填在牙痛处，痛不止再换药填上。适用于牙髓病牙痛。

17. 白芷、吴茱萸各等份。煎水含漱。适用于牙髓病牙痛。

18. 大黄、白芷、生石膏、熟石膏各 3 克。研末擦牙。适用于牙髓病牙痛。

19. 白芥子、舶上莎罗、芸薹子各 30 克。上药研为细末，和匀。治疗时取少许药末吹鼻，每日 3 次。适用于牙髓病风火相炽证。

20. 田字草适量。上药捣烂，贴于患牙处，每日 2 次。适用于牙髓病属胃火上蒸证。

21. 辛夷、花椒、蜂房、防风各 10 克。水煎，以药汁频频含漱。适用于牙髓病风火相炽证。

22. 鲜乌桕嫩叶（连心）适量。上药合

糯米饭粒（加葱头或米醋更佳）捣烂敷患牙处，每日 3 次。适用于牙髓病胃火上蒸证。

23. 乌梅 1 枚，生甘草 2 克，冰片 1 克。上药捣烂，制成药丸放于患牙洞内。适用于牙髓病阴虚火炎证。

24. 细辛、川乌头各 2 克，乳香、白芷各 3 克。上药研为细末，和匀。治疗时取少许药末涂擦患牙处，每日 3 次。适用于牙髓病引起的根尖周病风寒证。

25. 五倍子适量。煎汁含漱，每日数次，缓解牙痛。适用于牙髓病。

26. 五倍子 30 克。捣成细末，用醋调成糊状敷于患处，每日 3 次，直至疼痛消减。适用于牙髓病引起的疼痛。

27. 蒜 1 个。去皮，放火上煨热，趁热切开贴敷患牙，蒜凉即换。适用于牙髓病风寒证牙痛。

28. 蜂房适量。放入纯乙醇中，点火燃烧，待蜂房成灰时用指头蘸之敷患牙，一般数分钟即可止痛。适用于牙髓病。

29. 补骨脂 60 克，青盐 15 克。炒研细末，涂擦痛处。适用于牙髓病。

30. 鹅不食草适量。研为细末，贮瓶。取少许，棉裹，塞鼻中。适用于牙髓病。

31. 油菜籽、白芥子、茴香各 10 克。研为细末，贮瓶。取少许，棉裹，塞鼻中。适用于牙髓病。

32. 川乌、草乌、高良姜、细辛、白芷各 3 克。粉碎浸于白酒 60 毫升内，片刻后煨热，药棉蘸 0.5～1 毫升，涂敷于牙痛处，过 5～10 分钟可再敷 1 次。适用于牙髓病。

33. 细辛 1.5 克，胡椒 5 粒，石膏 10 克。研为细末，治疗时冷水调敷患牙龈，每日 2～3 次。适用于牙髓病。

34. 鲜韭菜根 30 克，花椒 3 克。捣烂，涂患侧面颊，每日 1 次。适用于牙髓病。

35. 荜茇 10 克，高良姜 9 克，细辛 4 克，冰片 3 克。共研细末，过筛装瓶备用，牙痛取药粉少许，塞入鼻孔内用力吸入。适用于牙髓病。

36. 雄黄、没药各 3 克，乳香 1.5 克。研为细末，治疗时放于痛牙一侧鼻孔及耳中，每日 1 次。适用于牙髓病。

37. 花椒 7 粒，巴豆（去皮）1 粒，细辛 0.2 克。研为细末，治疗时取药末用薄棉花裹好，塞入患牙洞中，每日 1 次。适用于牙髓病。

38. 荜茇、细辛、高良姜、地骨皮各 3 克。水煎，含漱，每日 4～6 次。适用于牙髓病。

39. 制川乌头、制草乌头、白芷、细辛、冰片各等份。研为细末，和匀，用凡士林调糊状成膏。将药膏直接放入龋洞内，上下轻度咬合，每日 2 次。适用于牙髓病。

40. 高良姜、草乌头、细辛、荆芥穗各等份。研为细末，和匀。治疗时取少许药末擦患牙处，有涎则吐之，每日 3 次。适用于牙髓病。

41. 川黄连、大黄各 50 克。共为极细末，先用少量药末分别同冰片 10 克，薄荷冰 5 克研细，最后混匀研细，密封备用。一枚牙齿用 0.5～1.0 克，加热开水调成极稠的糊状敷患牙（冬季或牙齿遇凉痛加重者用温白酒调）。适用于牙髓病。

42. 雄黄、干姜各 3 克。研为细末，和匀，治疗时以纸筒取少许药末，放于牙痛对侧鼻孔中，每日 1 次。适用于牙髓病。

43. 细辛、草乌各等份。研为细末，和匀，痛时把药面涂患牙周围，每日 2 次，每次少许。适用于牙髓病。

44. 鹤虱、细辛、白芷、甘松各等份。研为细末，和匀。治疗时取药末少许塞龋洞中，每日 1 次。适用于牙髓病。

45. 雄黄、大枣各适量。研为细末，调成糊状，搓成丸，放龋洞内，每日 2 次。嘱患者勿咽下。适用于牙髓病。

46. 晒干的西瓜翠衣适量。烧灰研成细末，敷于牙痛处，痛立止。适用于牙髓病。

【生活调理】

1. 进食流质或半流质食物，温度不宜过热、过冷。

2. 忌食辛辣油腻及过酸过甜食物。

3. 注意口腔卫生，养成早、晚刷牙，饭后睡前漱口的习惯。

4. 及时治疗口腔疾病，如龋齿、牙龋齿、牙龈炎等。

龋 病

龋病俗称"虫牙"，是在以细菌为主的多种因素影响下，牙齿硬组织在色、形、质各方面均发生变化的一种慢性进行性破坏性疾病。本病是人类广泛流行的一种口腔常见和多发病，它不仅使牙体硬组织崩溃、破坏咀嚼器官的完整性，还可继续向深部发展引起牙髓炎、根尖周病、颌骨及颌周炎症，甚至成为病灶，影响全身健康。

本病属中医学"蛀牙"、"虫牙"等范畴。多将本病病因归纳为虫蚀、饮食肥甘厚味及外感风寒或骨髓气血不能荣盛所致。

【偏方集成】

1. 生石膏（先煎）45 克，细辛 4.5 克。水煎，每日 1 剂，一半分 2 次服，一半漱口。适用于龋病牙痛胃火湿热证。

2. 夏枯草、桑白皮、香附、生甘草各 30 克。水煎，每日 1 剂，分 2 次服。适用于龋病牙痛胃火湿热证。

3. 苍蝇草 15 克，寸金草 10 克。水煎，每日 1 剂，分 2 次服。适用于龋病牙痛胃火湿热证。

4. 鲢鱼头 1 个，白扁豆 20 克。加少许盐和调味品，煮烂后食用。适用于龋病牙痛胃火湿热证。

5. 路边青 60 克，野花椒根 15 克，猪肉 120 克。炖服，每日 1 剂，分 2 次服。适用于龋病牙痛风热上犯证。

6. 苍耳 9 克，鸡蛋 2 枚。将苍耳炒黄去外壳，把苍耳子研成糊，再把鸡蛋打碎同煎（不用油和盐），待煎熟后 1 次口服。适用于龋病牙痛风热上犯证。

7. 菠菜 250 克，鸡血 200 克。煮汤，加少许盐和调味品后，趁热食用，每日 1 次。适用于龋病牙痛肾虚火炎证。

8. 虾米 30 克，豆腐 250 克。加少许盐和调味品，炖熟后食用，每日 1 次。适用于龋病牙痛肾虚火炎证。

9. 黄蜂窝、鸡蛋各 1 枚。将黄蜂窝置火炭中煨 2 分钟，取出去灰与鸡蛋同煮至蛋熟，去渣壳即成，1 次服下。适用于龋病牙痛肾虚火炎证。

10. 莲子心 6 克，冰糖 10 克。加适量水，用文火煮 15 分钟，稍凉，频频饮用。适用于龋病牙痛。

11. 黄连、二梅各 6 克。上药研为细末，分成 4 份。每日 1 份，涂在患牙处。适用于龋病牙痛胃火湿热证。

12. 大黄、白芷、生石膏、熟石膏各 30 克。上药研为细末，涂擦患牙。适用于龋病牙痛胃火湿热证。

13. 雄黄 10 克，麻油 50 毫升。调成糊状，取少许涂擦患牙，痛止后用水漱口。适用于龋病牙痛胃火湿热证。方中雄黄有毒，注意不要咽下。

14. 马鞭草、地苦胆、射干各等份。将上药洗净、切碎，用乙醇浸泡 2～3 日，用棉球蘸药液涂患牙处。适用于龋病牙痛胃火湿热证。

15. 枯矾 3 克。上药研为细末，治疗时取少许药末擦患牙处，每日 2 次。适用于龋病牙痛胃火湿热证。

16. 鲜玉米根茎 20 克。捣烂榨汁，将汁晒干成粉。治疗时取少许药粉塞入患牙与牙龈空隙处，如未生效，续用 2～3 次。适用于龋病牙痛胃火湿热证。

17. 白胡椒末适量。塞入龋洞中。适用于龋病牙痛。

18. 生地黄 4 克，冰片 0.4 克。共捣碎，制成丸，将丸放入龋洞中。适用于龋病牙痛。

19. 花椒 10 粒，白酒 30 克。将花椒浸在酒内，10 分钟后用酒含，每次 10 分钟，每日 2 次。适用于龋病。

20. 荜茇 10 克，高良姜 9 克，细辛 4 克，冰片 3 克。将上药共研细末，过筛装瓶备用。牙痛时取药粉少许，塞入鼻孔内用力吸入。适用于龋病。

21. 生地黄 20 克。放入 100 毫升的白酒浸泡 24 小时。待酒色发红后，含酒置于龋齿处，含不住时吐出，连含数口即可止痛。适用于龋病。

22. 细辛少许。研末，涂搽痛牙的牙龈处。适用于小儿龋齿。

23. 铁观音茶（或乌龙茶、绿茶、红茶

等）3 克。将茶用开水冲泡，频饮并漱口，每日 1～2 剂。适用于龋病牙痛胃火湿热证。

24. 鲜漆姑草适量。水煎，频频含漱。适用于龋病牙痛胃火湿热证。

25. 桃叶 1 把。将药捣烂，用醋煎汁含之，每日 6 次。适用于龋病牙痛胃火湿热证。

26. 苦楝树皮适量。水煎，以药汁漱口，每日 6 次。适用于龋病牙痛胃火湿热证。

27. 使君子适量。水煎，以药汁频频漱口。适用于龋病牙痛胃火湿热证。

28. 苦葫芦子适量。研为细末，炼蜜为丸，如半枣大。每日早晨漱口后，含 1 丸，仍涂牙龈上，涎出，吐去。适用于龋病牙痛胃火湿热证。

29. 生乌头 10 克。切成薄片，浸泡在 500 毫升低度酒中，密封 10 日即可使用。患者取坐位或者站位，用镊子将蘸有药液的小棉球放入龋洞中，嘱患者咬牙。1～3 分钟后疼痛即止。此后可令患者将棉球吐出。但嘱患者勿将唾液咽下。此时患者出现口舌麻木，为正常现象，可自行消失。适用于龋病牙痛。

30. 黄柏根 50 克。煎 20 分钟，取药汁充鸡汁适量，含后吞服，含完为止。适用于龋病牙痛。

31. 鲜毛茛叶 10～20 克。取鲜毛茛叶洗净后捣烂如泥，用纱布包绞取汁，将脱脂棉浸药汁，填敷患处。或用鲜毛茛叶 2～4 克，洗净后捣烂如泥，清洁口腔及患部牙缝中的积垢，将药泥填敷龋齿孔洞中，待流涎水、牙痛症状完全消失后，清除药渣，用水漱口。适用于龋病牙痛。

32. 玄明粉 30 克。取上药适量置于牙痛处，上下牙轻度咬合，用口涎含化，后将药液吞服，连续使用。一般 30 分钟可止痛。适用于龋病牙痛。

33. 五倍子 15 克。煎浓汁含漱口，每日数次。适用于龋病牙痛。

34. 拳参 1 片。放在牙痛部位，用牙咬住 20 分钟左右。适用于龋病牙痛。

35. 夏枯草、萹蓄各 30 克，玄参 15 克，细辛 5 克。水煎，每日 1 剂，分 2 次服。适用于龋病牙痛。

36. 蒜瓣芯（独头蒜为佳）15～20 个，

升汞末适量。将蒜瓣芯捣烂，与升汞末混合成糊状，纳入杏核壳内，以杏核壳装满为度，倒扣敷于手合谷穴处，用胶布固定以防脱落。右侧牙痛贴于左手合谷，左侧牙痛贴右手合谷。忌用金属器皿置药。适用于龋病牙痛。

37. 雄黄、冰片、樟脑各 10 克，细辛 5 克，鲜猪瘦肉 120 克。将猪瘦肉置瓦片上文火焙干，或草纸包或外裹黄泥烘干研末，各药分别研末，混合备用。用棉签取药末适量，放入患牙周围，含 3～4 分钟，然后将药吐掉。一般 2～4 次可愈。适用于龋病牙痛。

38. 虎杖 25 克，生甘草 5 克，75% 乙醇 500 毫升。将前 2 味药浸入乙醇中 15 日，滤去药渣，装瓶备用。用药棉签蘸药液，搽在患牙局部。一般涂搽 1～6 次，牙痛可愈。适用于龋病牙痛。

39. 五灵脂 50 克，乌头（炮裂去皮脐）25 克，大枣 20 枚，醋 100 毫升。以醋煮大枣，醋尽为度。余药共为细末，与枣肉共和为丸（如绿豆大），用棉裹 1 丸放于痛处咬之，勿咽津。适用于龋病牙痛。

40. 蜂房适量。煎水漱口，每日数次；或细辛适量，煮浓汁，含漱。适用于龋病牙痛。

41. 两面针根 50 克，乙醇 100 毫升。共浸泡 24 小时，每用少许搽涂患处。适用于龋病牙痛。

42. 空心菜根 200 克，醋 250 毫升。将空心菜根洗净切碎，与醋同入沙锅内，加水煎汤。待凉频频含漱。功效消炎止痛。适用于龋病牙痛。

43. 独头蒜 2～3 个。去皮，放火上煨熟。切开趁热熨烫痛处，凉则换，连续数次。功效消炎杀菌，解毒。适用于龋病牙痛。

44. 白胡椒 3 粒，巴豆（去油）1 粒。共研细末，用白布包住，置痛处咬住，半小时取出，用冷水漱口。适用于龋病牙痛。

45. 蜂房 1 个。放入乙醇中点火烧成黑灰，搽龋齿。功效收敛止痛。适用于龋病牙痛。

46. 花椒 15 克，白酒 50 毫升。共泡 10～15 日，过滤去渣。每次以棉球蘸药酒塞蛀孔中。适用于龋病牙痛。

中医偏方全书（珍藏本）

47. 生猪油、新棉花各少许。用棉花裹猪油烤热，置患牙处咬片刻，每日换药 1～2 次。适用于龋病牙痛。

【生活调理】

1. 减少或消除病原刺激物，减少或消除菌斑，改变口腔环境。

2. 减少或控制饮食中的糖。

3. 增强牙齿的抗龋性。可通过氟化法增加牙齿中的氟素，特别是改变釉质表面或表面的结构，增强其抗龋性。

4. 早发现、早治疗。有领导、有组织地开展口腔保健工作。

5. 早、晚有效地刷牙，饭后漱口。

牙 龈 炎

牙龈炎是发生于牙龈组织的炎症，临床以刷牙和咀嚼食物时牙龈出血为特征。多由于口腔不洁、牙菌斑、牙石堆积、食物嵌塞、不良修复体及牙颈部龋的刺激所引起；部分患者存在全身诱发因素，如慢性血液病、内分泌功能紊乱、维生素 C 缺乏及某些药物影响等。本病是世界范围广泛存在的疾病，治疗及时，多能痊愈，否则可发展为牙周炎。

本病属中医学"齿衄"范畴。多因胃腑积热或肾阴不足，相火上炎所致，因牙龈属胃，牙齿属肾，阳明传入少阴，二经相搏则血出于牙缝。

【偏方集成】

1. 生石膏（先煎 30 分钟）30 克，黄连 5 克，生地黄 10 克，牡丹皮 9 克，升麻 6 克。水煎服，每日 1 剂，连服 3～5 剂。适用于牙龈炎。

2. 淡竹叶 9 克，生地黄 15 克，木通 10 克，生甘草 6 克，生石膏（先煎）30 克。水煎服，每日 1 剂。适用于牙龈炎。

3. 车前草 30 克，鲜薄荷 15 克，绿皮鸭蛋 1 枚。先将前 2 味药煎煮后滤去药渣，鸭蛋去壳入药液煮熟，加少许盐后吃蛋饮汤，每日 1 次。适用于牙龈炎。

4. 姜适量。水煎，用热姜水清洗牙，然后用热姜水代茶饮用，每日 1～2 次，一般 6 次左右。适用于牙龈炎。

5. 生西瓜籽 50～100 克。水煎服，每日 1～2 次。适用于牙龈炎。

6. 毛姜、熟地黄、生地黄各 15 克，鸡蛋 1 枚。水煎服，吃蛋喝汤。适用于牙龈炎。

7. 徐长卿 12 克。水煎 2 次，混合后分 2 次服，每日 1 剂。适用于牙龈炎。

8. 马鞭草 30 克。水煎服，每日 1 剂。适用于牙龈炎。

9. 一枝黄花 30 克。水煎服，每日 1 剂。适用于牙龈炎。

10. 风毛菊 3～6 克。水煎汤加白糖服，每日 1 剂。适用于牙龈炎。

11. 萱草根 30 克。水煎服，每日 1 剂。适用于牙龈炎。

12. 贻贝（淡菜，为海产品）、肉苁蓉各 30 克，黑豆 150 克。洗去贻贝沙泥，黑豆洗净，肉苁蓉切片，共放锅里加清水适量熬煮 1 小时以上，然后去渣取汁，1 次服完。每日 1 剂。适用于牙龈炎。

13. 人参、玄参各 15 克。水煎服，每日 1 剂。适用于牙龈炎。

14. 金银花 15 克，白芷 6 克。水煎，每日 1 剂，分 2 次服。适用于牙龈炎。

15. 地骨皮 15 克，生甘草 3 克。水煎，每日 1 剂，分 2 次服。适用于牙龈炎属阴虚型。

16. 青鱼肉 120 克，韭菜 200 克。青鱼肉切片，韭菜切段，用武火炒熟，入调味品，连食数次。适用于牙龈炎肾虚亏损证。

17. 白扁豆 30 克，大枣 50 克，粳米 100 克，山药 15 克，黄芪 20 克。同煮，待粳米熟后服用。每日 1 剂，分 2 次服。适用于牙龈炎气血不足证。

18. 核桃树根 100 克（干品减半）。加水适量，浓煎、候温，含漱 15 分钟后吐掉。每日 3 次。轻者 1 日治愈，重者 3 日可愈。适用于牙龈炎。

19. 白茅根 30 克（鲜品 80 克），天花粉 15 克，生石膏 45 克（先煎半小时）。水煎取汁 450 毫升，凉后含漱，每日 4～6 次，每日 1 剂。适用于牙龈炎。

20. 苦参 100 克，僵蚕 40 克。共研细末，吹入患处及齿缝，每日 3 次。适用于牙龈炎。

21. 姜黄 5 克，蒜 1 瓣。共捣烂和匀，敷双足心涌泉穴。适用于牙龈炎。

22. 黄连 3 克，生蜂蜜 4 克。黄连蜜炙 7～8 次，研末，搽患处。适用于牙龈炎。

23. 鲜冬青树叶适量。切碎捣烂，用棉棒蘸药涂患处；也可将叶晒干焙末，每 10 克干粉加 1 克冰片涂患处。适用于牙龈炎。

24. 青果（或盐青果）3 个，冰片 2.5 克。青果火煅存性研末，加冰片搽患处。适用于牙龈炎。

25. 五倍子 15 克。煎浓汁含漱。适用于牙龈炎。

26. 葱白 1 根，白矾 15 克。将上药共捣烂，置于牙痛处，每隔 5 小时换药 1 次。适用于牙龈炎。

27. 老蒜 2 瓣，轻粉 5 克。二者捣烂贴经渠穴，用小蚌壳盖住，或以他物盖上亦可，捆好，少时觉微辣揭下，内起一泡，用针挑破，流净黄水即愈。经渠穴在两手大拇指根上，脉下小窝处。适用于牙龈炎。

28. 生姜、大蒜各 6 克，茶叶、威灵仙各 12 克。将药物捣烂，调拌麻油、蛋清，外敷贴合谷穴、涌泉穴。适用于牙龈炎。

29. 生石灰、白糖各等份。混合研匀，取少许敷患处。适用于牙龈炎。

30. 黑豆、黄酒各适量。以黄酒煮黑豆至稍烂，将其汁漱口多次。适用于牙龈炎。

31. 75％乙醇 20 毫升，鸡蛋 1 枚。将鸡蛋打入乙醇中搅匀漱口，每日数次。适用于牙龈炎。

32. 满天星适量。捣烂，然后用醋调匀，取汁含漱，每日 3～5 次。适用于牙龈炎。

33. 瓦松、白矾各等份。水煎，徐徐漱之。适用于牙龈炎。

34. 大蒜适量。将大蒜捣泥，温热后外敷痛处。适用于牙龈炎。

35. 竹茹 30 克，浸泡在米醋内 12 小时，取药醋含在口中，3～5 分钟，每日 3～6 次。适用于牙龈炎。

36. 墨旱莲 60 克，青黛 15 克。同炒焦，研末刷牙，早、晚各 1 次。适用于牙龈炎。

37. 香附 60 克，青黛 15 克。研末酌加姜汁刷牙，早、晚各 1 次。适用于牙龈炎。

38. 丝瓜藤（连根）6 克，蜂蜜适量。将丝瓜藤焙燥研为细末，蜂蜜调匀。治疗时取药末少许涂牙龈乳头，每日 4～6 次。适用于牙龈炎。

39. 苦参 5 克，枯矾 2 克。研为细末，取药少许涂擦患牙处，每日 4～6 次。适用于牙龈炎。

40. 红花、当归尾各 4 克，生蒲黄（包煎）、没药各 6 克，大青叶 12 克。水煎，取汁漱口，每日 4 次。适用于牙龈炎。

41. 大黄炭 90 克，地骨皮 150 克。水煎，取滤液 600 毫升，加入米醋 200 毫升，混匀，每日 4 次含漱。适用于牙龈炎。

42. 贯众、黄连各 15 克，冰片少许。前 2 味药水煎，入冰片，时时漱口。适用于牙龈炎。

43. 地骨皮 15 克，麦冬 5 克。共取汁 300 毫升，贮于有盖茶杯内，治疗时口内不时含少量药液，漱口后吐出。适用于牙龈炎。

44. 刘寄奴、马齿苋、百草霜各 6 克，蒲黄 10 克。研为细末，和匀。每次取药末少许，塞在患牙处，每日 3 次。适用于牙龈炎。

45. 芦荟适量。切开，中盛盐，再把芦荟合成原状，用铅线扎紧，置火中烧干，研末。治疗时取药末少许，涂擦于患牙处及牙龈上，每日 2 次。适用于牙龈炎。

46. 桃树皮 30 克，鲜白茅根（捣烂）60 克。开水冲泡，取药汁含漱，每日 3 次。适用于牙龈炎。

47. 生香附、生半夏各等份。研为细末，和匀。鸡蛋清调和做药饼，贴足底涌泉穴，男左女右，每日 1 次。适用于牙龈炎。

【生活调理】

1. 早、晚有效地刷牙，饭后漱口。克服用口呼吸的不良习惯，养成清晨排便习惯。

2. 持续地、及时地清除牙面的菌斑，保持相对清洁的牙面。

3. 进餐要规律，细嚼慢咽，多食蔬菜，如胡萝卜、菠菜、木耳。适量进食水果，如山楂、苹果。

中医偏方全书（珍藏本）

牙周炎

牙周炎一般由牙龈炎发展而来，通常表现为牙龈、牙周膜、牙槽骨及牙骨质部位的慢性破坏性病损，其主要特征为牙周袋形成和袋壁的炎症，牙槽骨吸收与牙齿逐渐松动，它是导致成人牙齿丧失的主要原因。

本病属中医学"牙宣"范畴。中医学认为，齿为骨之余，乃肾之标，而上下牙床为手足阳明经所属，齿及齿龈均需气血的濡养，故本病主要由胃火上蒸、肾阴亏虚、气血不足等原因引起。

【偏方集成】

1. 金银花 20 克。水煎，每日 1 剂，分早、晚 2 次服。适用于牙周炎。

2. 栗子根、棕树根各适量。煎水煮蛋吃，每日 1 剂。适用于牙周炎。

3. 水芹菜根 30 克，鸡蛋 1 枚或猪头肉适量。煮熟吃，每日 1 次。适用于牙周炎。

4. 鲜碎米稞（又名草豆稞、牙痛草）30～60 克。加水 500 毫升，煎 1 小时，去渣内服，每日 1 剂，连服数日。适用于牙周炎。

5. 白马骨、蒲公英、犁头草各 15 克，威灵仙 10 克。水煎服，每日 1 剂。适用于牙周炎。

6. 骨碎补、玄参、蜂房各 9 克。水煎，每日 1 剂，分 2 次服。适用于牙周炎。

7. 黄连 9 克，生石膏 30 克。水煎，每日 1 剂，分 2 次服。适用于牙周炎。

8. 菊花、生甘草、海螵蛸各 30 克。先捣碎海螵蛸，然后入菊花和生甘草，并加水 800 毫升，浸泡 30 分钟后，大火煎 15 分钟，至药液浓缩成约 500 毫升，早、晚饭前各服 1 次，忌烟酒、辛辣等刺激性食物。适用于牙周炎。

9. 姜数片。加水适量，煮片刻，先用热姜水漱口，然后将姜水代茶饮，每日 1～2 次。适用于牙周炎。

10. 马鞭草适量。晒干切碎，取 30 克水煎服，每日 1 剂。适用于牙周炎。

11. 枸杞子 30 克。蒸猪瘦肉，每日服 1～2 次。适用于牙周炎肾阴亏虚证。

12. 红花椒、小茴香各等份。微炒后研细末，炼蜜为丸，每次服 3～6 克，每日 2 次，连服数月。适用于牙周炎。

13. 百合、莲子、大米各适量。煮粥，冷却后食用。每日 1 次。适用于牙周炎。

14. 荸荠、生藕、鲜白茅根各适量。水煎，取汁饮用，每日数次。适用于牙周炎。

15. 附子 3 克，肉桂 6 克，淫羊藿 9 克，黄芪 15 克，骨碎补 10 克。水煎服，每日 1 剂。适用于牙周炎。

16. 大米适量，生地黄 100 克。煮成粥，粥成加白糖适量，冷后服。适用于牙周炎。

17. 生地黄 30 克，鸡蛋 2 枚。生地黄水煎取汁，趁热打入鸡蛋，搅匀，加冰糖融化。每日早晨空腹服。适用于牙周炎。

18. 鸡蛋 2 枚，沙参 30 克。加水 500 毫升同煮，蛋熟去壳再煮半小时，加冰糖 30 克，喝汤吃蛋。适用于牙周炎。

19. 党参 30 克，北芪 50 克，猪脊骨 200 克。同放入沙锅内文火煎煮 3 小时，饮汤食肉。适用于牙周炎气血亏虚证。

20. 枸杞子 20 克，枣肉 30 克，粳米 60 克，白糖适量。先将枸杞子、枣肉和粳米煮熟，最后加入白糖食之。适用于牙周炎肾精亏虚证。

21. 牛肉 250 克，黄芪 15 克，龙眼肉、山茱萸各 10 克，绿豆苗少许。先将牛肉切片，用水煮成清汤，去除泡沫和浮油，再放入黄芪、山茱萸、龙眼肉煮至水减半即可。最后入酒、盐调味，再配入豆苗煮熟服食。适用于牙周炎气血亏虚证。

22. 黄鳝 300 克，黄芪、枸杞子各 30 克，大枣（去核）6 枚，生姜 3 片。先将黄鳝洗净，用盐腌去黏液，并用沸水去血腥，切片备用。起油锅，将生姜爆香，加入少许米酒，片刻取出。然后将黄芪、枸杞子、大枣、鳝肉等一起放入沙锅中，加清水适量，武火煮沸后，改文火煮 1 小时，调味食用。适用于牙周炎气血亏虚证。

23. 猪腰 2 个，肉苁蓉 60 克，菟丝子 30 克，大枣（去核）10 枚。先将猪腰切开，去白脂膜，切片，然后和诸药放入炖盅内，加水适量，隔水炖 2～3 小时，调味服。适用于牙周炎肾精亏虚证。

24. 绞股蓝、杭菊花各 10 克，大米 100 克，白糖适量。将绞股蓝、杭菊花择净，放入锅中，加清水适量，浸泡 5～10 分钟后，水煎取汁，加大米煮粥，待熟时调入白糖，再煮一二沸即成，每日 1 剂。适用于牙周炎。

25. 陈皮 500 克，鲜荷叶 100 张，生薏苡仁、生山楂各 1000 克。将夏日采集的新鲜荷叶洗净、切丝、凉干。与其他 3 味药混匀分成 100 袋，每日 1 袋，开水冲泡代茶饮。适用于牙周炎。

26. 苦瓜、茶叶、蜂蜜各适量。将鲜苦瓜 1 个，截断去瓤，纳入茶叶，对合，悬挂通风处阴干，去苦瓜，取茶叶备用；使用时每次取 3～5 克，沸水冲泡，纳入蜂蜜适量，频频饮服，每日 1 剂。适用于牙周炎。

27. 金银花、菊花各 10 克，扁豆花 2 朵，绿茶 3 克。将前 3 味择洗干净，与绿茶同置杯中，冲入沸水，浸泡 3～5 分钟后饮服，每日 1 剂。适用于牙周炎。

28. 银杏叶、罗布麻各 50 克，菊花 30 克，决明子 10 克。决明子炒香备用。将决明子与银杏叶、罗布麻、菊花等同放杯中，冲入沸水适量，密封浸泡 10～20 分钟后饮服，每日 1 剂。适用于牙周炎。

29. 鸽蛋 2 枚，枸杞子 15 克，白糖适量。枸杞子择洗干净。将鸽蛋煮熟去壳，同枸杞子共放碗中，加清水适量，蒸熟，白糖调味服食。每日 1 剂。适用于牙周炎。

30. 核桃仁 100 克，鸡肉 250 克，调料适量。将核桃仁炸黄备用。鸡肉洗净，切丁；锅中放植物油适量烧热后，下鸡丁炒至七成熟时，下核桃仁。调味，炒至鸡丁熟透即成。适用于牙周炎。

31. 滑石粉 18 克，甘草粉 6 克，朱砂面 3 克，雄黄、冰片各 1.5 克。共研为细面，早、晚刷牙后撒患处；或以 25 克药面兑 60 克生蜂蜜调和，早、晚涂患处。适用于牙周炎。

32. 醋 50 毫升，冷开水 50 毫升。混合后反复漱口，每日 2 次，连续 14 日。适用于牙周炎。

33. 墨旱莲 60 克，青盐 15 克。同炒焦

研末擦牙，每日 2 次。适用于牙周炎。

34. 生石膏适量。研粉刷牙。每日 2 次。适用于牙周炎。

35. 白茅根 500 克（或鲜品 60 克），花粉 15 克，生石膏（先煎半小时）45 克。水煎至 50 毫升，凉后含漱，每日 4～6 次，每日 1 剂。适用于牙周炎。

36. 红豆适量。碾成细末，泡汤漱口，每日 3 次。适用于牙周炎。

37. 黄芩、淡竹叶、白芷各适量。加水煎汤，温热适宜后含漱，每日数次。适用于牙周炎。

38. 金银花、生石膏、薄荷、赤芍、盐各适量。加水煮汤，待温后含漱，每日数次。适用于牙周炎。

39. 生附子适量。研末，口水调敷两脚心。适用于肾阴虚型牙周炎。

40. 羊胫骨 60 克，青盐 6 克。羊胫骨煅研为末，加青盐同研为末擦牙。适用于牙周炎肾阴虚证。

41. 香附适量。用姜汁浸泡一宿，凉干研末，加水适量，用此药液反复漱口。坚持数月。适用于牙周炎。

42. 烧白羊胫骨灰、升麻各 30 克，黄连 15 克。共为末，每日用以揩牙。适用于牙周炎之牙齿松动。

43. 鸡蛋清 1 枚。加等量白酒（是指 50 度以上的白酒）搅匀，喝一口，含口中，5 分钟后吐掉。每日 2 次（一日 1 枚蛋），2～3 日消火止痛，并痊愈。适用于牙周炎。

44. 樟脑 6 克，龙骨、透骨草、甘草各 3 克。上药研细浸入高度白酒中（酒浸没药即可），然点燃酒，如酒度数低点不燃可先加热白酒后再点燃，待火自行燃灭后，酒稍冷却即口含药酒汁 30 分钟左右（浸泡痛牙）吐掉。适用于牙周炎。

45. 大蒜适量。捣烂，温热后敷在疼点上。适用于牙周炎。

46. 升麻、骨碎补、生石膏各等份。三药共研细末，制成合剂，含漱，每日 3 次。适用于牙周炎。

47. 黄芩 50 克，玄参 20 克，紫花地丁 40 克。适用于牙周炎阳明热壅证。

中医偏方全书（珍藏本）

48. 海螵蛸粉 50 克，槐花炭、地榆炭、儿茶各 5 克，薄荷脑 0.6 克。兑匀装瓶备用，取少量每日刷牙 3 次。适用于牙周炎肾虚证牙齿动摇。

49. 珍珠黄、五倍子各 30 克。分别烘脆碾成极细粉，再同炒盐 90 克，取少量每日刷牙 3 次。适用于牙周炎。

50. 墨旱莲、骨碎补、青盐各 31 克。共研极细末，用时取少量药粉按摩牙龈，每日 3 次。适用于牙周炎。

51. 五谷虫 20 个，冰片 0.3 克。将五谷虫以油炙脆，与冰片共研细末，装瓶备用，温水漱口，药面拭干，将药末撒于齿龈腐烂处，每日 5～6 次。适用于牙周炎。

52. 老月黄 10 克，雄黄 5 克。上药共研细末，装瓶备用。在患处揉少许即可。适用于牙周炎。

【生活调理】

1. 保持良好的口腔卫生。每日正确刷牙 2 次，每 2～3 个月换一次牙刷。

2. 养成良好的饮食和咀嚼习惯。尽量不抽烟。少喝酒、浓茶、咖啡、可乐，少吃巧克力等色素沉着严重食品。多吃蔬菜、水果。勿进过于酸、辣、甜、冷、热、硬的食物。

3. 如果发现口腔内不舒服，就选择正规卫生的医院。

4. 可以早、晚进行叩齿各 30 次。上下牙空咬，用力要轻。

智齿冠周炎

智齿冠周炎是指智齿（第三磨牙）萌出不全或阻生时，牙冠周围软组织发生的炎症，表现为智齿周围牙龈及筋瓣红肿疼痛，甚则腮颊肿痛，牙关开合不利。由于阻生智齿的牙冠和被覆的龈瓣之间有一个盲袋，食物及细菌极易嵌塞于内，加之龈部牙龈因咀嚼食物而易损伤形成溃疡，当全身抵抗力下降、局部细菌毒力增强时可引起冠周炎的急性发作。

本病中医学称"牙咬痈"、"合架风"、"尽牙痈"、"角架风"。本病多因饮食不节，

过食辛辣厚味，胃肠蕴热，兼感风热之邪，外邪引动内火，风火相煽，循经搏聚于尽牙咬合处，气血壅滞，热灼肉腐则化脓成痈。

【偏方集成】

1. 黄连 6 克，黄芩 20 克，黄柏 15 克，栀子 9 克。水煎服，每日 1 剂。适用于智齿冠周炎红肿疼痛。

2. 蒲公英 30 克，紫花地丁、金银花各 24 克，野菊花、天葵子各 15 克。水煎服，每日 1 剂。适用于急性智齿冠周炎红肿波及颜面者。

3. 黄芩 12 克，薄荷 3 克，淡竹叶、白芷各 9 克。将上药混合加水煎汤 500 毫升。每日 1 剂，分 4～6 次含漱。适用于智齿冠周炎初期者。

4. 生地黄、砂仁各适量。水煎服，每日 2 次。适用于智齿冠周炎。

5. 苍耳子 10 克，鸡蛋 2 枚。苍耳子炒黄去刺捣破，同鸡蛋共煮半小时，去渣，喝汤吃蛋。适用于智齿冠周炎。

6. 生石膏 40 克，黄连、白芷、川芎各 20 克，细辛 3 克。将上药研末，过 7 号筛，混匀，以 5 克 1 小瓶分装密封保存。每次 3～10 克，每日 3 次，温开水送服，5 日为 1 个疗程。服药期间每日用生理盐水或 3%过氧化氢冲洗局部 1 次。孕妇、产妇忌用。适用于智齿冠周炎。

7. 金银花、黄芩各 12 克，甘草 6 克。将上药加水煎液 200 毫升，每日 1 剂，分 3～4 次含漱。连用 2～5 日。适用于智齿冠周炎溢脓的局部漱洗。

8. 荜茇、地骨皮各 5 克，高良姜 8 克，细辛 3 克，黄芩 12 克。将上药加水煎煮成汤，每日 1 剂，分 4～6 次含漱。适用于智齿冠周炎局部消炎止痛。

【生活调理】

1. 保持充分的睡眠，增强机体抗病力。

2. 勤刷牙，勤漱口，保持口腔清洁，防止炎症发生。

3. 尽早拔除阻生智齿，防止冠周炎和邻牙龋坏。

4. 注意饮食，勿过食辛辣，以免引起或加重智齿发炎。

第四十二章　咽喉科疾病

急性咽炎

　　急性咽炎是咽部黏膜、黏膜下组织的急性炎症，常累及咽部淋巴组织。很少单发，常与受凉感冒、急性鼻炎、鼻窦炎、扁桃体炎同时发生。主要由溶血性链球菌感染所引起，烟酒过度及刺激性强的气体，也是本病的重要诱发因素。临床主要症状为咽部红肿，烧灼疼痛，咽中有堵塞感，吞咽不利，声音嘶哑，初起可伴有头痛，咳嗽多痰而稠。

　　本病中医学称"急喉痹"，多因风寒，风热之邪侵袭咽部所致。治法有宣肺利咽，清热利咽之分。

【偏方集成】

　　1. 绿茶叶适量。泡浓茶，加入 25 克蜂蜜搅匀，每日 1 剂，分几次漱喉并慢慢咽下，连用 3～5 日。适用于急性咽炎。

　　2. 优质绿茶 20 克，金银花 10 克。放入茶壶中，用 300 克沸水泡之，加盖 30 分钟后倒出约 200 克浓汁，待其冷却之后再加入 50 克优质蜂蜜，搅匀后待用。然后，每隔 30 分钟用此茶 50 克漱喉咙 2 分钟后徐徐咽下。适用于急性咽炎。

　　3. 鲜威灵仙全草（或单用茎、叶）60 克（干品减半）。洗净煎汤服，或当茶饮，每日 1 剂。适用于急性咽炎。

　　4. 麦冬、乌梅各 100 克。将麦冬去心、焙干，乌梅劈开去核取肉，微炒，上 2 味研末过筛，装瓶收贮。临用时，每次取 10 克，水煎服，每日 2 次。适用于急性咽炎。

　　5. 红皮萝卜 200 克，饴糖适量。取萝卜洗净，切成细丝，装盘调入饴糖拌匀，放置半小时即可食用。适用于急性咽炎。

　　6. 鲜橄榄 50 克，酸梅 10 克，白糖适量。将橄榄、酸梅劈开，加清水煎煮 20 分钟，去渣取汁，以白糖调味服用。每日 1 次。适用于急性咽炎。

　　7. 米醋 15 克，金银花 5 克，桔梗 2 克，鸡蛋 1 枚。米醋中加水 30 克，煮沸后加入金银花、桔梗，共煮 3～4 分钟，滤出药液；另取生鸡蛋打一小孔，倒出蛋清加入醋药汁搅匀，放火上熬成膏，食用时用筷子挑 1 小块入口，每隔 20 分钟含服 1 次。适用于急性咽炎。

　　8. 蜂蜜 1 勺。放入口中，含在咽喉部，间隔 3～5 分钟后再慢慢咽下去。不喝水，也不要在蜂蜜中兑水。连含 3～4 次。适用于急性咽炎。

　　9. 白萝卜 300 克，杨桃 1 个，生姜 50 克。将这 3 种原料分别切碎，包入纱布挤出汁，将 3 种汁水混合，再加些蜜糖饮用。适用于急性咽炎。

　　10. 金银花、菊花、薄荷、栀子各 15 克，甘草 10 克。冲泡饮用。每日 1 次。适用于急性咽炎。

　　11. 地力粉 70 克，海浮石 30 克，冰片 3 克。先将海浮石研成细末，与地力粉和匀，然后加入冰片，缓慢研匀至微细粉末，以密闭保存备用。用时取药末少许口含，待其津液徐徐而生，缓缓漱口，渐渐吞咽，使其药物与津液溶为一体，则疗效增。适用于急性咽炎。

　　12. 胖大海 2 个，蝉衣 3 只。加一茶杯开水泡好后，加 25 克蜂蜜搅匀。每日 1 剂，每日分几次漱喉并慢咽下，连用 15 日。适用于急性咽炎。

　　13. 蒲公英 30 克（鲜品量加倍）。用清

《中医偏方全书（珍藏本）》

水 450 毫升，煎 10～15 分钟，去渣温服。二煎再服，每日 1～2 次，同时用淡盐汤漱喉，每日 3～4 次。适用于急性咽炎。

14. 金银花 12 克，野菊花 15 克，赤芍 10 克。用清水 500 毫升小火煎 5～10 分钟。头两次煎汁合并，每日 1～2 剂，分 2 次服。适用于急性咽炎。

15. 生鸭梨 2 只，盐适量。将梨洗净去核，不去皮，切成块状（如大枣大），加盐 3～4 克，放置 15 分钟。每次将一块含于口中，嚼细慢吞咽，每日 4～6 次。适用于急性咽炎。

16. 粉葛 120 克，凉粉草 60 克。将以上两味入沙锅煎汤。饮汤，每日 1 剂，分 3 次服。适用于急性咽炎。

17. 刺黄连（去粗皮）60 克。水煎，每日 1 剂，分 2 次服。适用于急性咽炎。

18. 腊梅花 15 克。水煎，放白糖服。适用于急性咽炎。

19. 扁竹根 1 把，山豆根 6 克，慈竹根 12 克。煎浓汁服，每日数次。适用于急性咽炎。

20. 洋葱汁、米醋各 1 份。洋葱汁与煮开的醋调匀服之。适用于急性咽炎。

21. 鲜沙梨 250 克。沙梨连皮用米醋浸渍后取出捣烂，榨汁取液，慢慢咽服，早、晚各 1 次。适用于急性咽炎。

22. 石榴子肉 500 克。石榴子肉榨汁，加冰糖适量制成糖浆，用以含漱或内服。适用于急性咽炎。

23. 腌酸梅 3 枚，海带 10 克，冰糖 30 克。共加水 250 毫升炖化，分早、中、晚 3 次饭后服。适用于急性咽炎。

24. 罗汉果 15～30 克。切碎后，放杯中冲泡，温浸后饮服。适用于急、慢性咽炎。

25. 霜老丝瓜（即霜降后采摘的丝瓜，皮已是金黄色）1 条（约 20 克）。将丝瓜洗净切一节，连皮、瓤、籽一起切碎，装入碗内，加水适量，上锅蒸 20 分钟，加白糖一匙调匀，去瓜皮、瓤、籽，取汁，趁温热慢慢咽下。适用于急、慢性咽炎。

26. 胡萝卜 50 克，青果 30 克，粳米 100 克。胡萝卜洗净，切片，与青果同煎取汁，入粳米中共煮为粥。每日 1 剂，连服 5～7 剂。适用于急性咽炎。

27. 绿豆 20 克，百合 15 克，冰糖适量。上料加适量清水煎煮，分 2 次服。适用于急性咽炎。

28. 青果 60 克，酸梅 10 克。稍捣烂，加清水 3 碗煎为 1 碗，去渣取汁，加白糖适量饮服。适用于急性咽炎。

29. 鲜芝麻叶适量。洗净备用。每次 6 片，嚼细后缓咽下，每日 3 次。适用于急性咽炎。

30. 玄参 12 克，藏青果 4 个，桔梗 4 克，生甘草 3 克。开水冲泡代茶。适用于急性咽炎。

31. 藕节 1 枚。将生藕节去皮洗净，放入盐里贮存 2 周以上备用。用时取出藕节，以开水冲洗后放入口中含服。每次 1 枚，每日 2 次。适用于急性咽炎。

32. 生牛蒡子 6～10 克。将上药去壳扬净，15 岁以下和 50 岁以上者每次 6 克，16～49 岁每次 10 克，每日早、晚用白开水送服。适用于急性咽炎。

33. 荸荠 500 克，冰糖适量。将鲜荸荠洗净，去皮切碎，用洁净纱布包裹挤其汁液，加冰糖冲服。每次 120 毫升，每日 2 次，连服 3 日。适用于急性咽炎。

34. 金银花、蜂蜜各 30 克。煎金银花水约两碗，放凉后去渣，服用前加入蜂蜜，调匀后饮用。每日 2 次。适用于急性咽炎。

35. 白萝卜 250 克，生姜 50 克。洗净切碎绞渣取汁，加鸡蛋清 2 枚、冰糖少许，开水冲服。每日 2 次。适用于急性咽炎。

36. 芦根 100 克，萝卜 250 克。加水适量煎 10 分钟，加蜂蜜少许后饮用，每日 2 次。适用于急性咽炎。

37. 西瓜（去籽、切碎）、西红柿各等份。捣烂，绞渣取汁，加冰糖少许，开水冲服，每日 2 次。适用于急性咽炎。

38. 无花果 150 克。水煎，加冰糖适量服。每日 2 次。适用于急性咽炎。

39. 山豆根、僵蚕、蝉衣各 10 克。水煎服，每日 1～2 剂。适用于急性咽炎。

40. 玄参 15 克，麦冬 9 克，甘草 3 克。

煎水代茶饮。适用于急性咽炎。

41. 昆布 300 克，白糖适量。拌食。适用于急性咽炎。

42. 罗汉果 9 克，柿霜 3 克。开水泡服。适用于急性咽炎。

43. 荆芥 9 克，桔梗 12 克，甘草 6 克，粳米 60 克。水煎服，每日 2 次。适用于急性咽炎。

44. 蒲公英 20 克，板蓝根 10 克。水煎频饮或含漱。适用于急性咽炎。

45. 金银花、野菊花、桑叶、桔梗各 20 克。水煎频饮。适用于急性咽炎。

46. 牛黄 5 克，麝香 1 克，薄荷 20 克，硼砂 15 克。上药共研细末，装入瓷瓶或玻璃瓶内密封备用。使用时，用吹药器喷药末于红、肿、痛处。适用于急性咽炎。

47. 山豆根 1 克。洗净，含于口中，每日 2 次。适用于急性咽炎。

48. 灯心草适量。烧灰，加冰片吹入。适用于急性咽炎。

49. 蝎尾（末节有毒针部分）2 只。分别置两块胶布中心（约 1 厘米×1 厘米大小），贴压在双侧扶突穴上，1～2 日后取下。适用于急性咽炎。

50. 紫苏叶 60 克。煎水作蒸气吸入。适用于急性咽炎。

51. 桉叶、牡荆子各 30 克，薄荷 20 克。加盖水煎，作蒸气吸入或雾化吸入，每日 2 次，每次 20 分钟。适用于急性咽炎。

52. 桔梗 3 克，甘草 6 克。水煎服。适用于急性咽炎风热郁肺证。

【生活调理】

1. 应避免过食辛辣、炙烤食品。

2. 多食蔬菜、水果。

3. 戒烟、少饮酒。

4. 积极治疗感冒，防治邻近器官疾病，如鼻炎、扁桃体炎等。

5. 改善环境，减少空气污染，加强个人卫生防护。

慢性咽炎

慢性咽炎多由急性咽炎转变而来。临床常有急性咽炎病史，反复发作；咽痛不适，伴有微咳，口干欲饮。

本病属中医学"喉痹"范畴，症系肝肾不足，虚火上炎。在中医学上分为阴虚型、阳虚型、气虚型、痰郁型等，但以阴虚型多见。阴虚型主要表现为咽部不适，咽干咽痒，红肿疼痛，手足心发热，口燥，腰膝酸软等症状。中医治法为养阴润肺，滋阴降火。

【偏方集成】

1. 鲜荸荠适量。将荸荠洗净去皮，切碎后用洁净纱布绞取汁液，不定量冷饮。适用于慢性咽炎。

2. 麦冬、白莲子各 15 克，冰糖适量。加水同煲后代茶饮用。适用于慢性咽炎。

3. 青果 2 枚，绿茶 1 克。将青果连核切成两半，与绿茶一同放入杯中，倒入开水加盖闷泡 5 分钟即可饮用。适用于慢性咽炎。

4. 麦冬、桔梗各 10 克，薄荷 15 克。代茶冲服。适用于慢性咽炎。

5. 菊花适量。洗净后放入杯中，倒入开水浸泡数分钟，待菊花沉入杯底后，再加入少许蜂蜜摇匀，每隔 10～15 分钟含服 1 次，然后徐徐咽下。适用于慢性咽炎。

6. 甘草 12 克，玄参 30 克，金银花 18 克。研末，以 6 克为 1 剂，泡茶喝，每日 1 剂。适用于慢性咽炎。

7. 金钗石斛或铁皮石斛 3 克。泡开水饮用。适用于慢性咽炎。

8. 木蝴蝶、石斛、胖大海、桔梗各 15 克，甘草 10 克。开水冲泡饮用。适用于慢性咽炎。

9. 金莲花 15 克。开水冲泡当茶饮。适用于慢性咽炎。

10. 核桃 10 枚。去硬壳取仁，不去衣，分早、晚 2 次服。15 日为 1 个疗程。适用于慢性咽炎。

11. 百合花、木蝴蝶各适量。泡开水当茶喝。适用于慢性咽炎。

12. 鲜藕、蜂蜜各适量。将鲜藕绞汁 100 毫升，加蜂蜜调匀饮用，每日 1 次，连服数日。适用于慢性咽炎。

13. 鲜嫩丝瓜适量。切片放入大碗中，捣烂取汁。每次 1 杯，顿饮。适用于慢性咽炎。

14. 苋菜适量。洗净，捣烂取汁，加白糖调匀，每日2次。适用于慢性咽炎。

15. 胖大海适量。洗净，放入茶杯中，加入蜂蜜适量，用开水冲泡，加盖闷3分钟后即可饮用。适用于慢性咽炎。

16. 雪梨、罗汉果各适量。去皮、核，切成碎块，罗汉果洗净，二者共放锅中，加适量水，煮30分钟即可饮用。适用于慢性咽炎。

17. 百部20克。水煎100毫升。反复漱口，约10分钟，然后吞服，每次50毫升，每日1次。适用于慢性咽炎。

18. 半夏（砸碎）500克。醋2500毫升。将醋、半夏入锅内浸泡24小时，煮沸捞弃半夏，加入苯甲酸钠（量按药液的0.5%加），过滤，分装100毫升瓶备用。每次服10毫升，每日1～2次。适用于慢性咽炎。

19. 金银花、菊花各10克，胖大海3枚。将药放入开水瓶中，冲入沸水大半瓶，瓶塞塞严15分钟后，当茶频频饮用，1日内饮完。每日1次。适用于慢性咽炎经年不愈者。

20. 胖大海5枚，生地黄12克，冰糖30克，茶适量。上药共置热水瓶中，沸水冲泡半瓶，盖闷15分钟左右，不拘次数，频频代茶饮。根据患者的饮量，每日2～3剂。适用于慢性咽炎肺阴亏虚证。

21. 青果、绿茶各3克，胖大海3枚，蜂蜜1匙。先将青果放入清水中煮片刻，然后冲泡胖大海及绿茶，盖闷片刻，入蜂蜜调匀，徐徐饮之。每日1～2剂。适用于慢性咽炎。

22. 绿萼梅、绿茶、橘络各3克，女贞子6克。先将女贞子捣碎后，与前3味共入杯内，以沸水冲泡即可。每日1剂，不拘时饮服。适用于慢性咽炎。

23. 桑叶、菊花、杏仁各10克，冰糖适量。将杏仁捣碎后，与桑叶、菊花、冰糖共置保温瓶中，加沸水冲泡，盖闷约15分钟后即可当茶水饮用，边饮边加开水，每日1剂。适用于慢性咽炎。

24. 板蓝根15克，山豆根、甘草各10克，胖大海5克。共置保温瓶中，用沸水冲泡，盖闷20分钟后即可当茶水饮用。也可加水煎煮后，倒保温瓶中慢慢饮用，每日1剂。适用于慢性咽炎。

25. 鲜马鞭草50克，绿豆、蜂蜜各30克。将绿豆洗净沥干，鲜马鞭草连根洗净，用线扎成2小捆，与绿豆一起放锅内，加水1500毫升，用小火炖1小时，至绿豆酥烂时离火，捞去马鞭草，趁热加入蜂蜜搅化即可饮汤食豆。每日1剂，分2次服，连服数日。适用于慢性咽炎。

26. 胖大海5克，蝉衣3克，石斛15克。水煎，代茶饮。适用于慢性咽炎。

27. 生山楂、丹参各20克，夏枯草15克。使用时，先用清水洗去浮尘，然后加水煎30分钟后，滤取药汁，每日数次，当茶频饮。适用于慢性咽炎而咽部淋巴滤泡增生明显者。

28. 白糖50克，鸡蛋清2枚。用鸡蛋清将白糖化开，每次服1～2匙，每日2～3次。适用于慢性咽炎。

29. 昆布50克，白糖25克。海带洗净切细，加水适量，煮熟，加入白糖，饮汤。适用于慢性咽炎。

30. 金银花50克。开水250毫升冲泡，代茶频频饮服。坚持服用半个月，即可缓解或消除病症。适用于慢性咽炎。

31. 鲜嫩马齿苋60～100克。洗净，切成米粒大小，加糯米粉或黄豆粉，用文火煎熬成粥，再加入适量蜂蜜或红糖，每日分2～3次服下。适用于慢性咽炎。

32. 芒果适量。煎水代茶频饮。适用于慢性咽炎。

33. 百合、绿豆、冰糖各25克。加水煮熟烂成糖汤，候温食用，每日2次。适用于慢性咽炎。

34. 香蕉（去皮）2只，百合15克。加适量冰糖和水，炖15～30分钟。饮汁，并吃香蕉和百合，早、晚各1次。适用于慢性咽炎。

35. 玄参、大青叶、黄芩各15克，薄荷（后入）3克。水煎含漱。适用于慢性咽炎。

36. 白糖、白芝麻各100克，蜂蜜50

克，茶叶 25 克。将茶叶、白糖、蜂蜜用沸水冲泡 5 分钟，待能拉丝时，倒入炒黄的白芝麻拌匀，然后扣在抹过油的面板上，压成片，切块含食。适用于慢性咽炎。

37. 鲜藕 50 克，绿豆、粳米各 30 克，白糖适量。先煮绿豆至沸，入粳米煮半熟，加入鲜藕片，煮至粥熟，加糖服用。适用于慢性咽炎。

38. 雪梨 3 个，白莲 10 克，粳米 50 克。梨去皮、核，切薄片，先适量煮梨，继入白莲，煮烂后备用，将粳米煮粥，熟后掺入雪梨、白莲搅匀，加糖适量，待温服之。适用于慢性咽炎。

39. 生梨 1 个，青果 3 枚。将生梨去皮切碎，用白糖渍半小时，再加捣烂的青果 3 枚，冲入开水凉后，当茶缓慢咽下。适用于慢性咽炎。

40. 硼砂面 15 克，大豆适量。先用温水将大豆浸泡膨胀，然后煮熟，取出，加硼砂面不断搅拌，使大豆表面拌匀硼砂面为度，每次咀嚼熟豆 4～5 粒，嚼烂后徐徐咽下，每日 3 次，5～7 日为 1 个疗程。适用于慢性咽炎。

41. 茶叶、蜂蜜各适量。将茶叶用纱布袋装好，置于杯中，用沸水泡茶，凉后用蜂蜜搅匀，每隔半小时用此液漱口并咽下，见效后连用 3 日。适用于慢性咽炎。

42. 豆浆 250 毫升，鸭蛋 1 枚，冰糖适量。将鸭蛋去壳打成糊状，豆浆煮沸，倒入鸭蛋糊烧开，冰糖调服，每日 3 次。适用于慢性咽炎。

43. 鸡蛋 1 枚，麻油适量。将鸡蛋打入杯中，加麻油搅匀，冲入沸水约 200 毫升，趁热缓缓饮下，以清晨空腹为宜。适用于慢性咽炎。

44. 杏仁 10 克，梨 1 个，冰糖 30 克。先将梨削去核，切成小块，与杏仁、冰糖共置碗中，加适量水放锅内隔水蒸或炖 1 小时即可食梨喝汤，每日 1 次。适用于慢性咽炎。

45. 板蓝根 15 克，山豆根、甘草各 10 克，胖大海 5 克。共置保温瓶中，用沸水冲泡，盖闷 20 分钟后即可当茶水饮用。也可加水煎煮后，倒保温瓶中慢慢饮用，每日 1 剂。

适用于慢性咽炎。

46. 沙参 12 克，桑果 15 克，冰糖适量。加水同煮，饮汁食桑果。适用于慢性咽炎。

47. 鸭蛋 1～2 枚，青葱（连白）数根。加水适量同煮。饴糖适量调和，吃蛋饮汤，每日 1 次，连服数日。适用于慢性咽炎。

48. 胖大海 3 个，蜂蜜 15 克。胖大海洗净，放入茶杯中，加入蜂蜜适量，用开水冲泡，加盖，3 分钟后开盖搅匀即可。适用于慢性咽炎。

49. 牛蒡子 20 克，麦冬 15 克，金银花 30 克，甘草 10 克。加水适量，煎汤取汁代茶饮。以上为一日量。适用于慢性咽炎。

50. 沙参、党参各 15 克，白术 24 克，陈皮 6 克，板蓝根 12 克。每日 1 剂，分 2 次服，连服数日。适用于慢性咽炎。

51. 胖大海 15 克，玄参 30 克。将胖大海洗净，与玄参同煎，水煎取汁 200 毫升。每日 1 剂，早、晚分服。适用于慢性咽炎。

52. 猫爪草 25 克，绿豆 50 克。上药加适量水，煎取 500 毫升，分 3 次饮用。适用于慢性咽炎。

53. 乌梅、薄荷、绿茶、甘草各适量。上 4 味以 2:1:1:1 的比例，按袋泡茶剂生药型要求制作，每袋 4 克，每次 1 袋，每日 3 次，泡水频服，15 日为 1 个疗程。按病情不同可分别服药 1～3 个疗程。适用于慢性咽炎。

54. 猪肺 200 克，鲜鱼腥草 30 克，大枣 5 枚，盐、味精各适量。先将猪肺用清水反复灌洗干净挤干水后切成小块，再用清水漂洗干净；鲜鱼腥草洗净切段，大枣（去核）洗净，把猪肺、大枣一齐放入锅内，加清水适量，用大火煮沸后打去浮沫，再用小火慢煮 1 小时，然后下鱼腥草再煮 10 分钟，加入盐、味精即可出锅食用，每日 1 剂。注意鱼腥草下锅后不宜久煮，以免影响药物疗效。适用于慢性咽炎。

55. 藕 1 段，红肖梨 1 只，杏干适量，柿饼 250 克。将藕刮皮，切片，入锅加水煮开后捞出，将柿饼撕入藕内，煮几滚后离火，闷泡 2 小时后，将柿饼碾烂，红肖梨洗净去核切片，与洗净的杏干及熟藕片一起，放入柿糊中拌匀，即可食用，每日吃2次，每次一小块。适用于慢性咽炎。

56. 猪腰（或羊腰）1对，山药100克，蜂蜜、冰糖各50克。将山药洗净后去皮切碎，猪腰去外面筋膜，片去中间腰筋，用刀剁成茸与山药一起放入铝锅内加蜂蜜、冰糖及水。烧开后，改微火焖至山药熟烂，再碾成泥食用。每次1匙，每日2次。适用于慢性咽炎。

57. 青果、胖大海各10克，桔梗9克，薄荷、生甘草各6克。水煎，每日1剂，分2次服，连服7日。适用于慢性咽炎。

58. 吴茱萸60克。研细末，分作4份。每次取1份，用适量盐水调成糊状，外敷双足心涌泉穴，外加纱布覆盖固定。每日1次。适用于慢性咽炎。

59. 紫金锭、三七各1克。用红霉素软膏调糊状外敷天突穴（胸骨上窝正中），外用纱布或油纸覆盖，胶布固定，每日1次。孕妇忌用。适用于慢性咽炎。

【生活调理】

1. 注意劳逸结合，防止受冷，急性期应卧床休息。

2. 平时多饮淡盐开水，吃易消化的食物，保持大便通畅。多食蔬菜、水果。

3. 戒烟、少饮酒。避免辛辣、过冷、过烫刺激食物。

4. 积极治疗感冒，防治邻近器官疾病，如鼻炎、扁桃体炎等。

5. 注意口腔卫生，养成饭后漱口的习惯，使病菌不易生长。

6. 不要长时间讲话，更忌声嘶力竭地喊叫。

急性扁桃体炎

急性扁桃体炎是由乙型溶血性链球菌等致病菌引起的腭扁桃体的急性非特异性炎症。其主要临床表现有咽痛、发热，伴有全身不适，儿童尚可因高热而抽搐、呕吐和昏睡。如不及时诊治，常可有局部并发症和全身并发病，如中耳炎、咽旁脓肿、风湿热、急性肾小球肾炎等。

本病中医学称"烂乳蛾"、"喉蛾风"。多因内有积热，复感风热之邪，风热相搏，上蒸咽喉所致；或因痰郁生热，木火刑金，灼津生痰，痰热相搏，壅滞咽喉所致。慢性多由急性迁延失治转化而成，或由素体虚弱，虚火上炎，或由邻近器官组织炎症蔓延而成。

【偏方集成】

1. 玄参10克，生石膏25克，板蓝根15克，儿茶5克。水煎，每日2剂，分2次服。适用于急性化脓性扁桃体炎。

2. 九里明12克，一点红9克，射干、甘草各6克。水煎，每日1剂，分2次服。适用于急性化脓性扁桃体炎。

3. 金银花15～30克，山豆根9～15克，硼砂（冲服）1.5克，生甘草9克。水煎，每日1剂，分2次服。适用于急性化脓性扁桃体炎。

4. 蛇蜕（即蛇皮，中药店有售）3～5克，猪瘦肉100克。置锅中，加水煎取汁200～250毫升，饭后一次服下。每日1剂。可连服2～3剂。病情较重伴发热者，加鬼针草10～15克同煎。适用于急性化脓性扁桃体炎。

5. 金莲花、茶叶各6克。沸水冲泡，代茶饮。适用于小儿急性化脓性扁桃体炎。

6. 酸梅6克，青果25克，白糖适量。将酸梅及青果放入沙锅内浸泡半日，然后煎煮，服时加白糖调味。适用于小儿急性化脓性扁桃体炎。

7. 胖大海4～6枚，冰糖适量。将胖大海洗净放入碗内，加入冰糖适量调味。冲入沸水，加盖闷半小时左右，慢慢饮用。隔4小时再泡1次，每日2次。适用于急性化脓性扁桃体炎。

8. 青果12个，明矾1.5克。先将青果用冷开水洗干净，用刀将每个青果剖4～5条纵纹，将明矾研末掺入纵纹内，每1～2小时吃2个，细嚼慢吞，有痰吐痰，无痰将汁咽下，吐出青果渣以免妨碍消化。适用于小儿急性化脓性扁桃体炎。

9. 川贝母10克，母鸭胸脯肉120克。将鸭肉清炖至八成熟时，入川贝母、盐少许，再炖至熟，饮汤食肉，每日1次。适用于急性化脓性扁桃体炎。

10. 黄精、冰糖各 30 克。黄精洗净，与冰糖加水，用文火同煮 1 小时，饮汤食黄精，早、晚分服。适用于急性化脓性扁桃体炎。

11. 生大黄 15 克（小儿剂量 10 克）。加沸水 250 毫升冲泡，候温慢慢咽服。每隔 1 小时冲泡 1 次，1 剂可连泡 4 次。适用于急性化脓性扁桃体炎。

12. 鲜马鞭草 100 克（干品 50 克）。加水 500 毫升，慢火浓煎成 300 毫升，每次取 100 毫升加盐少许，候冷，含口中缓缓咽下，每日 1 剂，分 3 次含服。适用于急性化脓性扁桃体炎。

13. 鲜丝瓜 3 条。切片，捣烂，取汁 1 杯，1 次顿服。适用于急性化脓性扁桃体炎。

14. 生甘草 3～5 克，桔梗 5～10 克。开水冲泡，含漱、饮服。适用于急性化脓性扁桃体炎。

15. 昆布 500 克，白糖 250 克。昆布漂洗干净，切丝，放开水中煮烫，捞出，用白糖腌渍一日后即可食用。每次 50 克，每日 2 次。适用于急性化脓性扁桃体炎。

16. 青果、粳米各 50 克，萝卜 100 克，蒲公英 15 克。将上物捣烂，装入小布袋中，加水适量，水煎 20 分钟后，捞去药袋，再加入淘净的粳米，温开水适量，煮成稀粥，每日 2 次，当日服完。适用于急性化脓性扁桃体炎。

17. 木蝴蝶（剪碎）3 克。冰糖适量。开水冲泡 10 分钟，代茶频饮。适用于急性化脓性扁桃体炎。

18. 李子 5 粒。每粒切成数片，放大碗中加蜂蜜，10 分钟后可服用。中午 1 点服，此时吃下功效佳。适用于急性化脓性扁桃体炎。

19. 黑木耳 30 克。炒干研成粉，每次用半勺粉与蜂蜜调匀口服，每日 2 次，连服 5 日。适用于急性化脓性扁桃体炎。

20. 金银花 30 克，麦冬 20 克。用开水冲泡，当茶饮。适用于急性化脓性扁桃体炎。

21. 白萝卜汁 30 毫升，甘蔗汁 15 毫升。加适量白糖，水冲服，每日 3 次。适用于急性化脓性扁桃体炎。

22. 酸梅（梅子腌制而成）10 克，鲜橄榄（连核）60 克。稍捣烂，加清水 1500 毫升煎成 500 毫升，去渣加白糖适量调味饮。适用于急性化脓性扁桃体炎。

23. 鲜石榴果肉适量。捣烂，加开水一杯，浸泡半小时后，置消毒纱布中绞汁，含汁漱口。每日数次。适用于急性化脓性扁桃体炎。

24. 鲜白萝卜 1 个，青果 10 个，冰糖少许。煎水代茶饮，每日 2 次。适用于急性化脓性扁桃体炎。

25. 苋菜 150 克。洗净，捣烂取汁，加白糖调匀，每日 2 次。适用于急性化脓性扁桃体炎。

26. 大青叶、蒲公英各 9～15 克。捣汁或煎水服，每日 2 次。适用于急性化脓性扁桃体炎。

27. 鲜鸭跖草 9～15 克。捣汁服。或用干品水煎服，每日 2 次。适用于急性化脓性扁桃体炎。

28. 鲜薜荔 30 克。捣汁服；或干品 9 克，水煎频频当茶饮，每日 2 次。适用于急性化脓性扁桃体炎。

29. 射干 6 克，山豆根、金果榄各 9 克。水煎服，每日 2 次。适用于急性化脓性扁桃体炎。

30. 生甘草 3 克，金银花 9 克，荸荠 14 个。水煎服或漱口。每日 2 次。适用于急性化脓性扁桃体炎。

31. 金银花、玄参、青果各 9 克。水煎代茶频饮，每日 2 次。适用于急性化脓性扁桃体炎。

32. 蒲公英、野菊花各 30 克，土牛膝根 15 克，薄荷（后下）4.5 克。煎水含漱，每日数次。适用于急性化脓性扁桃体炎。

33. 大青叶、芦根各 30 克，金银花 15 克。煎水含漱，每日数次。适用于急性化脓性扁桃体炎。

34. 蒲公英、板蓝根、重楼、土牛膝根各 30 克。水煎服。每日 2 次。适用于急性化脓性扁桃体炎。

35. 鱼腥草、鸭跖草、蒲公英各 15～30 克。水煎服。每日 2 次。适用于急性化脓性扁桃体炎。

36. 浙贝母 9 克，金果榄 5 克，马勃、甘草各 3 克。水煎服，每日 2 次。适用于急性化脓性扁桃体炎。

37. 威灵仙 60 克，一枝黄花 30 克。水煎服，每日 2 次。适用于急性化脓性扁桃体炎。

38. 明矾 6 克，盐 3 克。用开水溶化，冷却后含漱。适用于急性化脓性扁桃体炎。

39. 金银花 30 克，甘草 9 克。煎水含漱。适用于急性化脓性扁桃体炎。

40. 丝瓜 250 克，香油 10 克，生蒜（切片）6 枚，青黛、盐各 3 克。丝瓜切成 0.7 厘米厚的切片，与其他炒成菜肴，随主食吃，每日 2 次。适用于急性化脓性扁桃体炎。

41. 绿豆芽 500 克，葱白 3 克，花椒 1 克，植物油 15 克。将花椒放入八成热的油锅里炸焦，随即放葱白末、洗净的绿豆芽翻炒，加适量盐炒匀，每日 2 次。适用于急性化脓性扁桃体炎。

42. 山豆根、桔梗、麦冬各 10 克。水煎服。适用于急性化脓性扁桃体炎。

43. 白矾 3 克，白糖 30 克。和匀，用开水冲泡，凉后饮之。适用于急性化脓性扁桃体炎。

44. 土牛膝根 15～30 克，冰片 1.5 克。煎水含漱，连漱口数次，每日数次。适用于急性化脓性扁桃体炎。

45. 紫菜 12 克，鸡蛋清 2 枚，香豉 3 克。水煎片刻，迅速加入适量盐、酱油、香油调味食用。适用于急性化脓性扁桃体炎。

46. 桔梗、金银花各 9 克，生甘草 4.5 克。用开水冲泡代茶饮。适用于急性化脓性扁桃体炎。

47. 黑木石 10 克。焙干，研成细末，用小细管吹至咽喉，每日 2 次。适用于急性化脓性扁桃体炎。

48. 青盐、白矾、硼砂、玄明粉各 3 克。共研极细末，吹之至咽喉，每日 2 次。适用于急性化脓性扁桃体炎。

49. 羌活 9～12 克，板蓝根 15～30 克。水煎服，每日 1 剂。适用于急性化脓性扁桃体炎。

50. 板蓝根 30～60 克，山豆根、桔梗各 9 克，生甘草 6 克，水煎服，每日 1 剂。适用于急性化脓性扁桃体炎。

51. 金银花 15～30 克，山豆根 9～15 克，生甘草 9 克，硼砂（冲）1.5 克。水煎服，每日 1 剂。同时配合锡类散吹患处。适用于急性化脓性扁桃体炎。

【生活调理】

1. 养成良好的口腔卫生习惯，做到饭后漱口，每日至少早、晚各刷牙 1 次。临睡前不吃甜食。

2. 适量饮茶能杀灭口腔致病菌及增加机体代谢，有利于毒素的排出。

3. 饮食宜清淡，食性宜凉、宜寒，多服清凉润肺、泻火败毒的饮料，如鲜藕汁、鲜芦根汁、金银花露、绿豆汤等。多食新鲜蔬菜、水果和瓜类，以补充维生素。避免过食辛辣刺激食物，戒烟忌酒，以防热毒上攻。

4. 平时积极锻炼身体，根据体质选择项目，能增强体质和提高机体的抗病能力。

慢性扁桃体炎

慢性扁桃体炎多由急性扁桃体炎反复发作或因隐窝引流不畅，而致扁桃体隐窝及其实质发生慢性炎症病变。也可发生于某些急性传染病之后。鼻腔有鼻窦感染也可伴发本病。病原菌以链球菌及葡萄球菌等最常见。主要症状是反复发作急性扁桃体炎。也有部分患者无明显急性发作史，表现为经常咽部不适、异物感、发干、痒、刺激性咳嗽、口臭等症状。儿童过度肥大的扁桃体可引起呼吸、吞咽、语言障碍。若伴有腺样体肥大可引起鼻塞、鼾声及中耳炎症状。由于经常咽下分泌物及隐窝中的细菌毒素，可致消化不良、头痛、乏力、低热等症状。

本病属中医学"虚火乳蛾"、"阴蛾"、"慢蛾"等范畴。多因风热乳蛾或温热病后，余邪未清，邪热灼伤肺阴，津伤则咽窍少濡；炼津为痰，痰热结聚喉核，故喉核红肿为病。或因乳蛾日久，由肺及肾，金燥水涸，肾阴亏虚，阴亏液乏则咽窍失滋，阴虚火旺则喉核受灼，喉核挛缩为病。治法多用清热养阴，滋补肝肾之法。

【偏方集成】

1. 天冬 15～20 克，粳米 51～100 克，冰糖少许。先煎天冬取浓汁，去渣。入粳米煮粥，沸后加入冰糖适量，再煮成粥。适用于慢性扁桃体炎。

2. 生姜、陈皮各 5 克，白糖少许。加 400 毫升的水，煎汤，分 3～4 次饮用。适用于慢性扁桃体炎。

3. 百合 15 克，去皮香蕉 2 个，冰糖适量。上 3 味加水同炖，服食之。适用于慢性扁桃体炎。

4. 百合 20 克，桑叶 9 克。百合去衣，加桑叶所煎出的汁，合煮为羹，每日食 1 小碗。适用于慢性扁桃体炎。

5. 枸杞子 30 克，猪肉 500 克。二味加入调料炖汤，佐餐食用。适用于慢性扁桃体炎。

6. 石斛、玄参、金银花各 9 克，生甘草 3 克。煎水代茶频饮。适用于慢性扁桃体炎。

7. 人参叶 9 克，青果 30 克。煎水或泡茶频饮。适用于慢性扁桃体炎。

8. 桔梗、射干各 6 克，麦冬 9 克。水煎服，每日 2 剂。适用于慢性扁桃体炎。

9. 蒺藜、麦冬、桔梗各 9 克，甘草 6 克。水煎服，每日 2 剂。适用于慢性扁桃体炎。

10. 重楼 19 克，金果榄 5 克，薄荷（后下）、甘草各 3 克。水煎服，每日 2 剂。适用于慢性扁桃体炎。

11. 玄参 9 克，青果 4 个。水煎，代茶频饮。适用于慢性扁桃体炎。

12. 玄参 30 克，龙眼肉 9 克。水煎代茶常服。适用于慢性扁桃体炎。

13. 枸杞叶（或根）适量。水煎，当茶饮。适用于慢性扁桃体炎。

14. 山豆根、桔梗、玄参各 10 克，甘草 6 克。水煎服。适用于慢性扁桃体炎。

15. 萝卜、荸荠、甘蔗各等份。各绞汁 1000 毫升，和匀饮用。适用于慢性扁桃体炎。

16. 绿茶、合欢花各 3 克，胖大海 2 枚，冰糖适量。沸水冲泡饮汁。适用于慢性扁桃体炎。

17. 川贝母 6 克，雪梨（去核）2 枚，冰糖、水各适量。隔水炖后，饮汁食梨。适用于慢性扁桃体炎。

18. 麦冬、白莲子各 12 克，冰糖、水各适量。隔水炖后饮汁食莲子。适用于慢性扁桃体炎。

19. 枸杞子 12 克，凤凰衣 6 克，冰糖、水各适量。隔水炖后饮汁食枸杞子。适用于慢性扁桃体炎。

20. 南沙参 12 克，桑果 15 克，冰糖、水各适量。隔水炖后饮汁食果。适用于慢性扁桃体炎。

21. 豆浆 250 毫升，鸭蛋 1 枚，冰糖适量。将豆浆煮沸后，冲鸭蛋加冰糖饮用。适用于慢性扁桃体炎。

22. 白糖 50 克，鸡蛋清 2 枚。用鸡蛋清将白糖化开，每次服 1～2 匙，每日 2～3 次。适用于慢性扁桃体炎。

23. 水发海带 500 克，白糖 250 克。将海带漂洗干净。切丝，放锅内加水适量煮熟，捞出，放在盆里，拌入白糖，腌渍 1 日后即可食用。每次 50 克，每日 2 次。适用于慢性扁桃体炎。

24. 经霜老丝瓜 1 条。洗净，切取 1 节约 20 克，然后把这 1 节丝瓜的皮、瓤、籽一起切碎，装入碗内，加水适量，上锅蒸 20 分钟，加白糖 1 汤匙调匀，去瓜皮、瓤、籽，取其汁，趁热慢慢咽下。适用于慢性扁桃体炎。

25. 金银花 15 克，大米 100 克，白糖适量。将金银花洗净，加清水适量，浸泡 5～10 分钟后，水煎取汁，加大米煮粥，待熟时调入白糖。再煮沸即成，每日 1～2 剂，连续用 3～5 日。适用于慢性扁桃体炎。

26. 牛蒡子 15 克，大米 50 克，白糖适量。将牛蒡子洗净，放入锅中，加清水适量，浸泡 5～10 分钟后，水煎取汁，加大米煮粥，待熟时调入白糖，每日 1～2 剂，连续用 3～5 日。适用于慢性扁桃体炎。

27. 白花蛇舌草 7 克，乌梅、橘络、红花、生甘草各 4 克。泡开水代茶饮，每日 2 次。适用于慢性扁桃体炎。

28. 鲜白萝卜 1 个，青果 10 个，冰糖少许。煎水代茶饮，每日 2 次。适用于慢性扁桃体炎。

29. 酸梅 10 克，青果 50 克。放入沙锅内浸泡一日，然后煎煮，服用时加白糖适量。适用于慢性扁桃体炎。

30. 苋菜 150 克。洗净，捣烂取汁，加白糖调匀服，每日 2 次。适用于慢性扁桃体炎。

31. 青果、粳米各 50 克，萝卜 100 克，蒲公英 15 克。将上物捣烂，装入小布袋中，加水适量，水煎 20 分钟后，捞去药袋，再加入淘净的粳米，温开水适量，煮成稀粥，每日 2 次，当日服完。适用于慢性扁桃体炎。

32. 一见喜 10～15 克。水煎服，每日 1 剂。适用于慢性扁桃体炎。

33. 金银花、麦冬各 9 克，生甘草、桔梗各 6 克，冰糖适量。上药用开水浸泡，代茶饮，每日 2 次。适用于慢性扁桃体炎。

34. 石斛、生地黄各 10 克，雪梨 1 个。加适量水炖 1 小时，白糖适量调味，食雪梨饮汤，每日 2 次。适用于慢性扁桃体炎。

35. 甘草 1.5 克，胖大海 2 个，金银花、玄参各 1 克。开水冲泡当茶喝，每日 2 次。适用于慢性扁桃体炎。

36. 山豆根 10 克，桔梗 5 克。水煎服，每日 1 剂。适用于慢性扁桃体炎。

37. 点地梅 30 克。水煎服，每日 1 剂。适用于慢性扁桃体炎。

38. 竹筒蜂 5 个，六月雪根 15 克。水煎服，每日 1 剂。适用于慢性扁桃体炎。

39. 鲜石榴果肉适量。捣烂，加开水一杯，浸泡半小时后，置消毒纱布中绞汁，含汁漱口。每日数次。适用于慢性扁桃体炎。

40. 黑木石 10 克。焙干，研成细末，用小细管吹至咽喉。适用于慢性扁桃体炎。

41. 山豆根、山慈菇各等份。研末，吹患处，每日 2 次。适用于慢性扁桃体炎。

42. 木耳 10 克。置火上烧透，研末，吹患处，每日 2 次。适用于慢性扁桃体炎。

43. 明矾 0.3 克，天葵块根 3 克。研末，吹患处，每日 2 次。适用于慢性扁桃体炎。

44. 野荞麦根 120 克，醋 150 克。野荞麦根捣碎，加醋浸几分钟去渣，取醋漱喉，每日数次。适用于慢性扁桃体炎。

45. 山豆根 10 克，硼砂 3 克，冰片 0.6 克。共研细末，吹患处，每日 2 次。适用于慢性扁桃体炎。

46. 鲜白河车 60 克。洗净，捣汁，取少量滴扁桃体，每日 2 次。适用于慢性扁桃体炎。

47. 鼠妇 40 个，冰片少许。共研细末，吹患处，每日 2 次。适用于慢性扁桃体炎。

48. 穿山甲、鸡内金各 15 克，冰片 1 克。共研细末，吹患处，每日 2 次。适用于慢性扁桃体炎。

49. 龙虾壳 15 克，冰片 1 克。龙虾壳烧透，研末，吹患处，每日 2 次。适用于慢性扁桃体炎。

50. 豪猪刺 2 根，桑螵蛸 3 只，人指甲 2 片。置瓦上共烧灰，研末，用小竹管将药末收入喉内，每日 2 次，每次少许。适用于慢性扁桃体炎。

【生活调理】

1. 慢性扁桃体炎的患者应养成良好的生活习惯，保证充足的睡眠时间，随天气变化及时增减衣服，去除室内潮湿的空气。

2. 坚持锻炼身体，提高机体抵抗疾病的能力，不过度操劳，若劳累后应及时调整休息。

3. 患扁桃体急性炎症应彻底治愈，以免留下后患。

4. 戒除烟酒，是预防慢性扁桃体炎的重要一点。

5. 注意饮食调养，少食辛辣刺激食物，多食水果。

会 厌 炎

会厌炎是会厌上方组织的进展迅速的细菌性蜂窝织炎。可导致气道入口的狭窄，有气道梗阻的危险，是内科的急症。95％病例的致病菌为 B 型流感嗜血杆菌。少见者为 A 群链球菌、肺炎链球菌、白喉棒状杆菌和结核分枝杆菌。会厌炎的症状包括吞咽异常困难并伴有疼痛、流涎、发热、喘鸣，当病情恶化时，喘鸣可变小。呼吸进行性加重，患儿可能想要坐起来，以便呼吸容易些。舌头发青，皮肤有时也会发青。

本病属中医学"猛疽"、"喉痈"、"咽喉生痈"、"咽喉生疮"、"下喉痈"、"会厌痈"范畴。病理病机与喉痈相类似，皆因外邪侵犯，引动肺胃蕴热，循经上犯于咽喉，内热外邪搏结于会厌，致气滞血瘀，壅聚作肿；若热毒较甚，熏灼血肉，终致肉腐成痈。临床上，病之初期为外邪侵袭，热毒搏结；中期则热毒困结，肉腐成脓或热入营血；后期多为痈溃脓出，热毒外泄的病机。治疗上宜根据病情灵活考虑。如痈肿未成，宜内治为主，配合吹药、含漱、针刺、推拿等疗法；若脓肿已成，则宜早行切开排脓之法，使热毒外泄；若有痰鸣气急、烦躁不安等急喉风症状，则内治外治并重，必要时还需行气管切开术。

【验方集成】

1. 桃树皮 9 克，薄荷 12 克，鱼腥草 20 克，蝉蜕、甘草各 6 克。水煎，每日 1 剂，分数次服。适用于急性会厌炎。

2. 甘草粉 300 克，硼砂、盐各 15 克，玄明粉 30 克，酸梅（去核）750 克。共研为细末，以荸荠粉 250 克为糊制丸，每丸 3 克。每次 1 丸，每日 2 次，温水服下。适用于急性会厌炎。

3. 硼砂末 15 克，霜梅肉 30 克。捣烂和匀为枣核大小药丸。每次 1 丸，嚼化咽下。适用于急性会厌炎。

4. 雄黄（飞）、郁金各 30 克，巴豆霜 14 枚。共为细末，醋糊为丸，如绿豆大。热茶送下 7 丸。吐出顽涎即愈。吐再服，大效。适用于急性会厌炎。

5. 月石 15 克，牙硝 45 克，白僵蚕 3 克，冰片、雄黄各 6 克。共为细末，每次用 1.5 克吹入喉中。适用于急性会厌炎。

6. 活地龙 1 条，鸡蛋清 1 枚。活地龙浸泡洗净捣烂，加冰糖适量，与鸡蛋清调和，顿服。每日 1～2 次。适用于急性会厌炎。

7. 蒲公英 15 克，薄荷 6 克。水煎取汁 300 毫升，与鲜雪梨汁 500 毫升混合均匀，频频代茶饮用。适用于急性会厌炎。

8. 猪牙皂 1.5 克。研细末与 1 枚鸡蛋清和匀，慢慢噙含。4～6 小时 1 次。适用于急性会厌炎。

9. 金锁银开 9 克。水煎服及含漱，每日 2～3 次。适用于各型会厌炎。

10. 白矾（枯）、炒僵蚕、月石、皂角（炙油后）各等份。共为细末，每次用少许吹入喉中。适用于急性会厌炎。

11. 蛇床子适量。烧烟于瓶中，口含瓶嘴，吸烟。适用于急性会厌炎。

12. 鲜土牛膝 15 克。煎汤漱喉，每日 2～3 次。适用于各型会厌炎。

【生活调理】

1. 加强锻炼，增强机体抵抗力，及时治疗邻近器官的急性炎症，防止蔓延感染。

2. 改善生活、工作环境。经常接触灰尘及化学气体的操作工人，应戴口罩，并采取各种安全措施。

3. 少食辛辣炙煿之物，戒烟酒，病中宜多饮水，保持二便通畅。

4. 保持口腔卫生。

5. 避免咽喉部受到异物刺伤及其他不良刺激。

6. 科学营养，睡眠充足。随气候变化增减衣服。

急性喉炎

急性喉炎是喉黏膜的急性炎症。常继发于急性鼻炎和急性咽炎。临床以吸气性呼吸困难，喉间痰鸣，干咳无痰，声音嘶哑，甚至张口抬肩，不能言语为其特点。本病多发生于成人，男性多于女性，若发生于儿童则病情多较为严重。因为小儿抵抗力低下，喉腔狭小，喉软骨柔软，黏膜下淋巴管丰富，组织疏松，炎症后肿胀显著，容易发生喉阻塞。在老年人可能并发肺炎。本病如及时治疗，一般短期可愈，否则可能转为慢性喉炎。

本病中医称"暴喑"，属实证。根据中医学辨证，主要分为风寒袭肺、风热犯肺、肺胃热盛三型。

【偏方集成】

1. 野菊花 15 克，生甘草、薄荷各 6 克。水煎服，每日 2～3 次。适用于急性喉炎。

中医偏方全书（珍藏本）

中医偏方全书（珍藏本）

2. 鲜橄榄（连核）60 克，酸梅 10 克。将鲜橄榄、酸梅稍捣烂，加清水 3 碗煎成 1 碗，去渣，加白糖调味饮用。每日 2 次。适用于急性喉炎。

3. 生丝瓜（以新摘的为佳）3 条。将新鲜丝瓜切片，放入大碗中捣烂，取汁 1 杯，1 次顿饮。适用于急性喉炎。

4. 荸荠 500 克，冰糖适量。将鲜荸荠洗净，去皮切碎，用洁净纱布包裹挤其汁液，加冰糖冲服。每次 120 毫升，每日 2 次，连服 3 日。适用于急性喉炎。

5. 金银花、连翘各 9 克，胖大海 6 枚，冰糖适量。先将金银化、连翘置于盅内，加水 300 毫升煮至 200 毫升时，再放入胖大海，加盖闷半小时后加冰糖适量，趁热饮用。适用于急性喉炎。

6. 金银花 15 克，木蝴蝶 10 克，桔梗 6 克，甘草 3 克。上 4 味用沸水浸泡，代茶饮。适用于急性喉炎。

7. 金果榄 10 克。水煎服，每日 1 剂。适用于急性喉炎。

8. 桃仁、杏仁各 50 克，花生米 150 克，芹菜 250 克。将桃仁、杏仁泡发洗去皮，花生米泡发洗净，加作料共煮熟，勿煮过久，将芹菜洗净切断，用开水焯过待凉，与桃仁、杏仁、花生米拌匀，加入少量盐即可食用，可作正餐小菜食用。适用于急性喉炎。

9. 鲜鱼腥草 60 克。洗净捣烂，用米泔水 1 碗煮沸冲调，加适量白糖，每日 2 次。适用于急性喉炎。

10. 黑木耳 30 克。炒干研成粉，每次用半勺粉与蜂蜜调匀服，每日 2 次，连服 5 日。适用于急性喉炎。

11. 酸梅（梅子腌制而成）10 克，鲜橄榄（连核）60 克。稍捣烂，加清水 1500 毫升煎成 500 毫升，去渣，加白糖适量调味饮。适用于急性喉炎。

12. 芥菜种头。烧灰研末，泡水服。适用于急性喉炎。

13. 胖大海、金银花、麦冬、生甘草各 9 克。上药用开水约 200 毫升冲泡当茶饮，或水煎服，每日 2 次。适用于小儿急性喉炎。

14. 鲜樱桃 30～60 克。早、晚各嚼食 1 次。适用于急性喉炎。

15. 白萝卜 100 克。带皮切片，加 200 克水，煮沸 20 分钟，取汁加适量白糖或冰糖，一次服完，每日 2 次，连服 3 日。忌食海鲜。适用于急性喉炎。

16. 金银花 12～30 克。冲 2～3 杯开水，当茶饮。适用于急性喉炎。

17. 柠檬适量。去皮捣烂，泡开水当茶喝。适用于急性喉炎。

18. 绿茶 10～15 克。沸水冲泡，凉温后加蜂蜜，漱喉，30 分钟后咽下。适用于急性喉炎。

19. 白萝卜 200 克，柠檬 1 个，蜂蜜 15 克。将白萝卜捣碎，柠檬切片，置于广口瓶中，倒入蜂蜜，放置半日取汁饮之。适用于急性喉炎。

20. 西瓜皮适量。洗净削去老皮，晒干。煎水滤汁，加蜂蜜适量，调匀饮用，每日 2 次。适用于急性喉炎。

21. 豆浆 250 克。煮沸，调冲划溶的鸭蛋 1 枚，加冰糖适量，每日 2 次。适用于急性喉炎。

22. 青葱数根，鸭蛋 1～2 枚。加水同煮，用饴糖适量调和，吃鸭蛋饮汤，每日 1 次。适用于急性喉炎。

23. 鲜藕适量。榨汁 100 毫升，加蜂蜜 20 克，调匀服用，每日 1 次。适用于急性喉炎。

24. 青橄榄 4 枚，芦根 30 克。水煎，滤汁代茶饮。适用于急性喉炎。

25. 百合 20 克，绿豆 50 克。加水煮汤，加冰糖调味，每日 1 次。适用于急性喉炎。

26. 乌梅肉 1 个，水浸斑蝥虫 3 个。共捣烂拌匀，外敷喉部约 20 分钟即起疱，挑破出黄水。适用于急性喉炎。

27. 大蒜适量。将大蒜捣泥，敷足心，时间不得超过半小时。适用于小儿急性喉炎。

28. 食醋适量。加等量水漱口，可减轻疼痛，每日多次。适用于急性喉炎。

29. 西瓜霜适量。取少许吹咽部，每日 3 次。适用于急性喉炎。

30. 鱼腥草 20 克，蝉蜕、生甘草各 6 克。水煎，每日 1 剂，分 2 次服。适用于急性喉炎。

【生活调理】

1. 加强体育锻炼，增强体质，预防感冒。

2. 尽量少讲话，忌大声叫喊，使声带得到休息。

3. 节制烟酒，忌食冷饮，少吃辛辣、油煎食物。

4. 卧床休息，多饮水，保持大便通畅。

5. 对小儿要密切观察病情，注意呼吸情况。

6. 注意气候变化，及时增减衣服，避免感寒受热。

7. 在感冒流行期间，尽量减少外出，以防传染。

8. 生活要有规律，饮食有节，起居有常，夜卧早起，避免着凉。在睡眠时，避免吹对流风。

9. 保持口腔卫生，养成晨起、饭后和睡前刷牙漱口的习惯。

10. 适当多吃梨、生萝卜、话梅等水果、干果，以增强咽喉的保养作用。

慢性喉炎

慢性喉炎是指喉部黏膜、黏膜下及淋巴组织的一般性病菌感染所引起的慢性炎症。多由于急性喉炎之后，反复上呼吸道感染所致，常与慢性咽炎并存。因病变程度的不同，可分为慢性单纯性喉炎、肥厚性喉炎和萎缩性喉炎。其主要症状是①声音嘶哑；②喉部分泌物增加；③喉部干燥，说话时感喉痛。

本病相当于中医学"虚火喉痹"，其病因病机为肺肾阴虚导致的虚火上升、咽喉失养。治宜滋养肺肾、清热化痰、润喉利咽。主要证型有虚火上炎证，肺脾气虚证，痰热证，痰瘀互阻证等。

【偏方集成】

1. 青果、绿茶各6克，胖大海3枚，蜂蜜1匙。先将青果放入适量水中煎沸片刻，然后冲泡绿茶、胖大海，盖闷片刻，加入蜂蜜调匀，徐徐饮汁。适用于慢性喉炎。

2. 丝瓜750克。研汁频频饮服。适用于慢性喉炎。

3. 核桃10枚。去硬壳，不去衣，分早、晚2次服。15日为1个疗程。适用于慢性喉炎。

4. 西瓜皮250克。加入两大碗水，熬至一大碗，加入少许冰糖，冷而饮之。适用于慢性喉炎。

5. 昆布300克，白糖适量。将昆布洗净，切丝，用沸水烫一下捞出，加适量白糖腌3日，佐餐。适用于慢性喉炎。

6. 茶叶、蜂蜜各适量。将茶叶用小纱布袋装好，置于杯中，用沸水泡茶，凉后加蜂蜜搅匀，每隔半小时用此溶液漱口并咽下，见效后连用3日。适用于慢性喉炎。

7. 鸡蛋1枚，麻油适量。将鸡蛋打入杯中，加麻油搅匀，冲入沸水约200毫升趁热缓缓饮下，以清晨空腹为宜。适用于慢性喉炎。

8. 青果2枚，绿茶1克。将青果连核切成两半，与绿茶同放入杯中，冲入开水加盖闷5分钟后饮用。适用于慢性喉炎。

9. 鲜藕、蜂蜜各适量。将鲜藕绞汁100毫升，加蜂蜜调匀饮服，每日1次，连服数日。适用于慢性喉炎。

10. 成熟大老黄瓜1条，明矾适量。将老黄瓜切开顶端，挖去瓜瓤和瓜籽，填满明矾，仍以原盖盖上，用竹签插牢，用绳拴住瓜体，挂在阴凉通风处。数日后，瓜上出现一层白霜，用洁净的鹅毛轻轻扫下，装入瓶中备用。需要时用笔管将黄瓜霜吹于咽喉部。适用于慢性喉炎。

11. 金银花、麦冬、木蝴蝶、胖大海、生甘草各3～5克。开水冲泡，频服。适用于慢性喉炎。

12. 绿豆、昆布各30克，白糖少许。将绿豆与昆布（切丝）放于锅中，加水煮烂，后入白糖调味，每日当茶喝。适用于慢性喉炎。

13. 罗汉果1个。将罗汉果切碎，用沸水冲泡10分钟后，不拘时饮服。每日1～2次，每次1个。适用于慢性喉炎肺阴不足、痰热互结证。

14. 胖大海5枚，生地黄12克，冰糖30

克，茶适量。上药共置热水瓶中，沸水冲泡半瓶，盖闷15分钟左右，不拘次数，频频代茶饮。根据患者的饮量，每日2～3剂。适用于慢性喉炎。

15. 杏仁10克，雪梨1个，冰糖30克。先将梨削皮去核，切成小块，然后与杏仁、冰糖共置碗内，加水适量，放入蒸锅内蒸1小时左右，食梨喝汤，每日1次。适用于慢性喉炎。

16. 绿萼梅、绿茶、橘络各3克，女贞子6克。先将女贞子捣碎后，与前3味共入杯内，以沸水冲泡即可。每日1剂，不拘时饮服。适用于慢性喉炎。

17. 银耳、北沙参各10克。加水适量熬煮取汁。然后打入鸡蛋1～2枚，蛋熟后加少量冰片服用。适用于慢性喉炎。

18. 胖大海5克，蝉衣3克，石斛15克。水煎代茶饮。适用于慢性喉炎伴有声音嘶哑者。

19. 鲜马鞭草50克，绿豆、蜂蜜各30克。将绿豆洗净沥干，鲜马鞭草连根洗净，用线扎成2小捆，与绿豆一起放锅内，加水1500毫升用小火炖1小时，至绿豆酥烂时离火，捞去马鞭草，趁热加入蜂蜜，搅化即可饮汤食豆。每日1剂，分2次服，连服数日。适用于慢性喉炎。

20. 生山楂、丹参各20克，夏枯草15克。使用时，先用清水洗去浮尘，然后加水煎30分钟后，滤取药汁，每日数次，当茶频饮。适用于慢性喉炎。

21. 百合20克，绿豆50克，冰糖适量。将百合、绿豆加清水适量煮熟，加入冰糖饮服，每日1剂。适用于慢性喉炎。

22. 金银花、菊花各10克，胖大海3枚。将药放入开水瓶中，冲入沸水大半瓶，瓶塞塞严15分钟后，当茶频饮用，1日内饮完。每日1次。适用于慢性喉炎。

23. 雪梨1个，罗汉果半个。将雪梨洗净，连皮、核切碎，罗汉果洗净，然后放入沙锅，加适量清水共煎，煮沸30分钟，去渣饮汤。每日2次。适用于慢性喉炎。

24. 梨3个，粳米100克，冰糖60克。将梨洗净后去皮、核，切成块，粳米淘洗净，

两味同冰糖一起下锅，加适量清水煮成粥，食梨肉粥。每日1～2次。适用于慢性喉炎。

25. 大雪梨1个，川贝母末2～3克，冰糖15克。将雪梨去皮，挖心，装入川贝母末，加入冰糖一同放入锅内，加适量水煮，即可食之。适用于慢性喉炎。

26. 经霜老丝瓜1条。洗净，切取一节约20克，然后把这一节丝瓜的皮、瓤、籽一起切碎，装入碗内，加水适量，上锅蒸20分钟，加白糖一汤匙调匀，去瓜皮、瓤、籽，取其汁，趁热慢慢咽下。适用于慢性喉炎。

27. 麦冬、白莲子各15克，冰糖适量。加水适量同煲后，代茶饮用。适用于慢性喉炎。

28. 无花果25克，冰糖适量。加水煲之饮用，每日1次。适用于慢性喉炎。

29. 鲜鸭蛋（去壳）1～2枚，青葱（切碎）4～5根。加水适量同煮，饴糖调味，吃蛋喝汤，每日1次。适用于慢性喉炎。

30. 百合20克，香蕉（去皮）2～3只，冰糖适量。加水同煲。每日1次服食。适用于慢性喉炎。

31. 鹅蛋1枚，香油、蜂蜜各30克，大蒜3瓣。上锅蒸熟。每日早晨空腹服。适用于慢性喉炎。

32. 薄荷9克，麦冬、桔梗各6克。上药当茶叶冲开水，频频少量含咽，每日1剂。适用于慢性喉炎。

33. 地黄100克，青果150克，蜂蜜适量。地黄、青果煎水取汁，浓缩，加蜂蜜熬成稠膏，每次吃2匙。适用于慢性喉炎。

34. 紫苏叶60克，葱30克，青椒10克，盐、麻油各少许。前3味洗净，并为碎末，加适量盐、麻油等调料，可为正餐之凉菜。适用于慢性喉炎。

35. 葱白2根，桔梗6克，甘草3克。桔梗、甘草先煮沸5～7分钟，之后加入葱白，焖1～2分钟后趁热饮用。每日早、晚各1次。适用于慢性喉炎。

36. 猪牙皂1.5克，鸡蛋1枚。将猪牙皂研为细末，与鸡蛋清调匀，噙口内或以开水送服，使口水流出为度。适用于慢性喉炎。

37. 金银花12克，野菊花15克，赤芍

中医偏方全书（珍藏本）

10 克。用清水 500 毫升小火煎 5～10 分钟。头、二煎分 2 次服，每日 1～2 剂。适用于慢性喉炎。

38. 蒲公英 30 克（鲜品量加倍）。用清水 450 毫升煎 10～15 分钟，去渣温服。二煎再作一次服，每日 1～2 次，同时淡盐汤漱喉，每日 3～4 次。适用于慢性喉炎。

39. 鲜丝瓜花、蜂蜜各 20 克。将丝瓜花洗净撕成小片，放入带盖茶杯中，加适量沸水冲泡，盖闷 15 分钟后，加入蜂蜜搅匀，趁热频饮，每日 1～2 剂。适用于慢性喉炎。

40. 板蓝根、山豆根各 15 克，甘草 10 克，胖大海 5 克。将上述药品共置保温瓶中，用沸水冲泡，盖闷 20 分钟后当茶频饮；也可加水煎煮后，取汤置保温瓶中慢慢饮用。适用于慢性喉炎。

41. 鸭蛋 1～2 枚，鲜薄荷 30 克，盐、味精各适量。先将沙锅内加适量水，烧沸后打入鸭蛋，煮至半熟时放入薄荷、盐及味精，煮沸片刻即可食蛋喝汤；每日 1 剂，连服 5～7 日。适用于慢性喉炎。

42. 桑叶、菊花、杏仁各 10 克，冰糖适量。将杏仁捣碎后与桑叶、菊花、冰糖共置保温瓶中，加沸水冲泡，盖闷 15 分钟后，当茶频饮，每日 1 剂。适用于慢性喉炎。

43. 薏苡仁 100 克，香蕉、白糖各适量。将薏苡仁用沙锅煮成粥，加入香蕉薄片（香蕉 2～3 个剥皮），适量白糖，搅匀，再煮数分钟即可。分早、晚 2 次食下。适用于慢性喉炎。

44. 柠檬 1 只，荸荠 10 只。水煎服，每日 1 次。适用于慢性喉炎。

45. 石榴 1 个，水 400 毫升。将石榴切成适当大小，和水一起煮。煮开后再煮 30 分钟左右，取煎汁漱口。适用于慢性喉炎。

46. 梨皮、西瓜皮、甘蔗皮、胖大海各 30 克。共用水煎，每日分 3 次饮用。适用于慢性喉炎。

47. 山楂、岗梅根、冰糖各 30 克，茶叶 6 克，胖大海 10 克。共用水煎，每日分 3 次饮用。适用于慢性喉炎。

48. 草珊瑚 15 克，胖大海 10 克，木蝴蝶 20 克。用开水泡水喝，每日 1 次。适用于慢性喉炎。

49. 玄参、麦冬各 3 克，胖大海 2 枚。用开水泡水喝，每日 1 次。适用于慢性喉炎。

50. 甘草 2 克，桔梗 3 克，金银花 5 克。用开水泡水喝。每日 1 次。适用于慢性喉炎。

51. 黄连 10 克，生栀子、金银花各 12 克，生甘草 3 克。放入水中，小火煮煮 5～6 分钟，口中含漱。适用于慢性喉炎。

52. 生甘草 5 克，桔梗 10 克。开水冲泡服，每日 1 次。适用于慢性喉炎。

53. 生地黄、玉竹各 60 克，桂枝 6 克。水煎，每日 1 剂，分 2 次服。适用于慢性喉炎。

54. 白萝卜 1 只，香果 3 只。水煎后捞出，用白糖适量，代茶饮，每日 2 次。适用于慢性喉炎。

55. 芝麻 50 克，粳米 100 克。红糖适量。先将芝麻炒熟，研成细末。粳米煮粥，待粥煮至黏稠时，拌入芝麻、红糖稍煮片刻即可食用。适用于慢性喉炎。

56. 大枣 5 枚。在火上将皮烧焦，加白糖水喝。适用于慢性喉炎。

57. 鲜竹叶适量。水煎代茶饮。适用于慢性喉炎。

58. 鲜橄榄 5 枚，鲜芦根 5 段。水煎代茶饮。适用于慢性喉炎。

59. 鲜沙梨 250 克，米醋适量。沙梨连皮用米醋浸渍后取出捣烂，榨汁取液，慢慢咽服，早、晚各 1 次。适用于慢性喉炎。

60. 马兰全草 15～30 克。水煎汤后频服。适用于慢性喉炎。

61. 鲜无花果、猪瘦肉各 120 克。鲜无花果与猪瘦肉加水适量，隔水炖熟，调味食用。适用于慢性喉炎。

62. 芒果适量。煎水代茶频饮。适用于慢性喉炎。

63. 腊梅花 6 克。沸水冲泡，代茶慢咽细饮，连饮半个月。适用于慢性喉炎。

64. 洋参（切成薄片）、蝉衣各 6 克。共放入杯中，冲入白开水，泡 15 分钟后开始饮用，细咽慢饮。干后再冲入开水，从早喝到晚，连饮 1 周以上。适用于慢性喉炎。

65. 枸杞子 15 克，糯米 150 克。糯米、

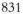

枸杞子分别洗净，加水放置 30 分钟，以文火煮制成粥即可。每日服 1 碗。适用于慢性喉炎咽喉干燥者。

66. 乌梅、薄荷、绿茶、甘草各适量。上 4 味以 2：1：1：1 的比例，按袋泡茶剂生药型要求制作，每袋 4 克，每次 1 袋，每日 3 次，泡水频服，15 日为 1 个疗程。按病情不同可分别服药 1～3 个疗程。适用于慢性喉炎。

67. 吴茱萸 60 克。研为细末，分为 4 份，用盐水适量调为糊状，外敷双足心涌泉穴，每日 1 次。适用于慢性喉炎。

68. 大蒜 2 只。大蒜捣烂后贴鱼际穴、大椎穴。适用于慢性喉炎。

69. 小独头蒜 30 克，醋 50 克。将蒜放醋中捣烂，外敷患处。适用于慢性喉炎。

70. 牛黄 5 克，麝香 1 克，薄荷 20 克，硼砂 15 克。上药共研细末，装入瓷瓶或玻璃瓶内密封备用。使用时，用吹药器喷药末于红、肿、痛处。适用于慢性喉炎。

【生活调理】

1. 尽量少讲话，尤其不能高声叫喊。

2. 严禁烟、酒、辛辣食物。少吃冷饮、油炸、腌制食物；多吃一些新鲜的水果、蔬菜，多吃一些富含维生素的水果。多吃富含胶原蛋白和弹性蛋白的食物，如猪蹄、猪皮、蹄筋、鱼类、豆类、海产品等，有利于慢性喉炎损伤部位的修复。

3. 生活、工作环境要保持空气清新，预防感冒。

4. 生活起居有常，劳逸结合。及时治疗各种慢性疾病，保持每日通便，清晨用淡盐水漱口或少量饮用（高血压、肾病者勿饮盐开水）。

5. 饮食不宜过咸、过甜、过干、过燥、过饱。

6. 在变声期、月经期和感冒期要慎重用嗓。

7. 治疗鼻、口腔、下呼吸道疾病，包括病牙。

声带小结和声带息肉

声带小结指两侧声带边缘前中 1/3 交界处出现对称性结节样增生，妨碍声门闭合致声音不利，甚则嘶哑失声。多因长期用声不当或用声过度所致。喉镜下可见两侧声带边缘前中 1/3 处有苍白色小凸起，半透明，表面光滑，基底可见小血管，发声时妨碍声带闭合。其主要症状为声音嘶哑，咽喉干痒疼痛。

声带息肉是指发生于一侧声带的前中部边缘的灰白色、表面光滑的息肉样组织，多为一侧单发或多发，有蒂或广基，常呈灰白色半透明样，或为红色小突起，有蒂者常随呼吸上下移动，大者可阻塞声门发生呼吸困难，影响发音。位置多位于声带前中 1/3 交界处。其病因多为发声不当或过度发声所致，也可为一次强烈发声之后所引起，所以本病多见于职业用声或过度用声的患者，也可继发于上呼吸道感染。慢性喉炎的各种病因，均可引起声带息肉，特别是长期用声过度，或用声不当，有着极其重要的激发因素，此病常见于职业用声者和用声过度的人，成人、儿童均可患病。也常继发于上呼吸道感染。吸烟、内分泌紊乱、变态反应也与本病有关。其临床表现主要是声嘶，程度视息肉大小和类型而异。小的局限性息肉仅有轻微的声音改变，基底广的息肉声嘶较重，音调低沉而单调，不能唱歌，甚至失音。大息肉可致喉鸣和呼吸困难。

本病属中医学"慢性喉喑"或"久喑"范畴。中医学认为长久发声不当，或用声过度，伤耗气津，肺系受损，或扰乱气机，气血郁滞；肺生燥热，灼津成痰，痰热互结；导致痰凝气滞血痹以及肺肾两亏而成本病。临床一般可分为四型辨治。①肝郁痰滞型：息肉呈乳白色，息肉块较大，喉痒咳嗽有痰，情怀不畅，胸闷胁胀，舌苔白腻，脉弦滑。治宜疏肝理气，化痰散结。②气虚湿阻型：声带水肿较重，色灰白，气短神疲，自汗易感，食少便溏，脘痞腹胀，舌质淡，苔白腻，脉濡弱。治宜健脾益气，利湿散结。③气滞血瘀型：声带充血、出血较重，或组织增生明显，身有痛处，月经涩少，舌质暗或有瘀斑，脉弦涩。治宜理气活血，散瘀通络。④肺肾阴虚型：声带侧缘圆形物颜色红，或小结节呈粟粒状，表面干燥欠光滑，伴干咳少痰，心烦少寐，咽干喉燥，手足心热，腰膝酸软，大便干结，舌红苔少，脉细数。治宜滋养肺肾，润喉开音。

【偏方集成】

1. 乌梅、僵蚕、桔梗、丹参各 10 克，甘草 5 克。共研细末，蜂蜜为丸，每丸 5 克，每次服 2 丸，每日 3 次。适用于声带小结和声带息肉。

2. 鲜橄榄 5 枚，鲜芦根 5 段。水煎，代茶饮。适用于声带小结。

3. 青果、玄参各 6 克，桔梗 3 克，甘草 1.5 克。水煎，代茶饮。适用于声带小结。

4. 鲜竹叶适量。水煎，代茶饮。适用于声带小结。

5. 胖大海 5 枚。水煎，代茶饮。适用于声带小结。

6. 薄荷 9 克，石菖蒲 4 克，胖大海 2 枚。沸水泡服。适用于声带小结。

7. 焦山楂 30 克。水煎 2 次，取汁 1500 毫升，凉后慢慢服完。每日 1 剂。适用于声带息肉。

8. 麦冬、胖大海各 10 克，甘草 6 克。煎水代茶饮。适用于声带息肉。

9. 天名精、石龙芮、龙葵、龙须草、白英各 10 克。水煎服，每日 1 剂。适用于声带息肉。

10. 山楂 40 克，陈皮 10 克，红糖适量。山楂打碎，陈皮切碎，加水煎汤，加红糖适量温服。适用于声带息肉气滞痰凝血瘀证。

11. 紫菜、桃仁各 15 克，陈皮 30 克，白萝卜 250 克。紫菜撕碎，萝卜切丝，陈皮剪小块，共入锅煮半小时，去渣，取水煎液 300 毫升。桃仁打细粉，以水煎液调冲，并加调味品，即可食用，每日 1～2 次。适用于声带息肉气滞痰凝血瘀证。

12. 桃仁、杏仁各 50 克，花生米 150 克，芹菜 250 克。将桃仁、杏仁泡发洗去皮，花生米泡发洗净，加作料共煮熟，勿煮过久；将芹菜洗净切断，用开水焯过待凉，与桃仁、杏仁、花生米拌匀，加入少量盐即可食用，可作正餐小菜食用。适用于声带息肉气滞痰凝血瘀证。

13. 麝香、冰片各 0.1 克，硼砂 2 克，黄连末 3 克。将诸药共研极细粉，放入竹管少许，吹入喉中，或以笔头蘸药点患处。每日 3 次，饭前用药。适用于声带小结。

14. 鸦胆子油适量。涂声带息肉，隔日 1 次，10 次为 1 个疗程。适用于声带息肉。

15. 生山楂 20 克，柴胡 4 克。开水浸泡代茶饮，每日频频饮用。适用于声带息肉。

16. 生山楂 20 克，柴胡、蝉蜕各 4 克。开水浸泡代茶饮，每日频频饮用。适用于声带息肉。

【生活调理】

1. 纠正发声方式，正确发声，不要大喊大叫。

2. 注意从饮食中补充维生素 A、维生素 C 和维生素 B。

3. 少吃过冷、过热食物。

4. 不要过度饮酒及食用过于辛辣的东西。

5. 生活起居有节，以防劳累，加重病情。感冒时要注意声带休息。

中医偏方全书（珍藏本）

第四十三章　眼耳鼻咽喉与全身相关性疾病

咽异感症

咽异感症是一种临床常见的症状，既可为器质性病变所引起，也可为非器质性者，后者以30～40岁女性患者较多。临床表现为自觉咽喉部有堵塞感，颈部发紧，痰黏着感，或呈小球样"团块"在咽部上下活动，既不能咽下，也不能吐出，于吞咽唾液时更为明显，但进食无妨碍。本症体征不显，检查时可仅有轻微咽部病变表现，甚至正常。

本病属中医学"梅核气"范畴。中医学认为多与情志有关，五脏所伤以肝郁为主。情志失调，肝郁气滞，脾胃受侮，运化不健，则津液不能输布而内聚成痰，痰气受阻，结于咽喉状如梅核，吐之不出，吞之不下，形成了梅核气病。治疗多从肝论治，以疏肝理气、健脾化痰为主。

【偏方集成】

1. 青果、桔梗、夏枯草各15克，甘草10克。开水冲泡饮用。适用于咽异感症。

2. 生地黄、玄参、麦冬各15克。开水冲泡饮用，适用于咽异感症。

3. 绿茶、月季花、玫瑰各3克，桔梗、山茱萸各6克。研为细末，开水冲泡代茶饮。适用于咽异感症。

4. 绿萼梅、绿茶、合欢花各3克，枸杞子5克。开水冲泡代茶饮。适用于咽异感症。

5. 生蜂蜜20克，鸡蛋1枚，麻油数滴。鸡蛋打入碗中搅匀，沸水冲熟，调入蜂蜜及麻油，顿服，每日2次，早、晚空腹服。适用于咽异感症。

6. 合欢花10～12克，猪肝100～150克。合欢花放碗中，加清水少许，泡浸4～6小时，再将猪肝切片，同放碗中，加盐少许调味，隔水蒸熟，食猪肝。适用于咽异感症。

7. 玫瑰花瓣6～10克。放茶盅内，冲入沸水，加盖闷片刻，代茶饮。适用于咽异感症。

8. 鲜柚皮1个。在炭火上将外层黄棕色烧焦，刮去表层，然后放入清水中泡浸1日，使其苦味析出。再切块加水煮，将熟时以葱2棵切碎加入，用油、盐调味，佐膳。适用于咽异感症。

9. 栀子、干姜各等份。研末，每次4.5克，开水冲服，每日2～3次。适用于咽异感症。

10. 生萝卜汁400毫升，生姜汁50毫升，蜂蜜50克。共煎频服。适用于咽异感症。

11. 青果（连核）2颗，绿茶适量。青果切碎，与绿茶用沸水冲泡，加盖闷5分钟后饮用，可反复冲泡至味淡，过夜不宜再饮。适用于咽异感症。

12. 金莲花1.5克，茶叶0.9克。沸水冲泡饮服。适用于咽异感症。

13. 槐肉20～30克。上药用白酒浸泡7日即可饮用。每次服10～15毫升，每日3次。适用于咽异感症。

14. 水发海带500克，白糖250克。将海带洗净，切丝，放锅内加水煮熟，捞出，拌入白糖腌渍1日后食用，每次50克，每日2次。适用于咽异感症。

15. 山豆根10克，桔梗5克，麦冬4克，金银花3克。水煎，每日1剂，分2次服。适用于咽异感症。

16. 金银花5克，桔梗2克，米醋25克，生鸡蛋1枚。以洁净水50毫升与醋混合后放入瓷杯中，加热煮沸后加入前2味药煮3分钟，滤去药渣，将鸡蛋清倒入药汁中搅匀，煎成膏状，取小块药膏含化，每日多次。适用于咽异感症。

17. 党参6克，橘络、厚朴、红茶各3克。共为粉末，放茶杯中，沸水冲泡，代茶频饮，适用于咽异感症。

18. 女贞子6克，绿萼梅、绿茶、橘络各3克。开水冲泡，频频饮之。适用于咽异感症。

19. 麦冬10克，木蝴蝶、川厚朴花各5克，生甘草3克。开水冲泡，可服15～30日。适用于咽异感症。

20. 青梅适量。含于口中，取汁下咽。功效利咽生津。适用于咽异感症。

21. 芹菜500克，蜂蜜适量。芹菜洗净捣汁，加蜂蜜少许，文火熬成膏，每日半匙，开水冲服，连用30日。适用于咽异感症。

22. 白梅数枚。将未成熟梅果经盐渍而成白梅，用白梅干含咽。适用于咽异感症。

23. 青果、夏枯草、桔梗各15克，甘草10克。水煎，每日1剂，分2次服。适用于咽异感症。

24. 玄参125克，香橼65克，大枣1000克。上药入沙锅，加水适量，文火煎煮至水尽，取大枣晾干即成药枣。每次服5～7枚，每日3次，或不定时随便服用，但每日不超过30枚为宜。适用于咽异感症。

25. 蜂房80克，鸡内金40克，黄蜡、蜂蜜各120克。将前2味药研成细末，炼蜂蜜溶黄蜡制丸，每丸3克。每次3丸，每日3次，空腹服。上方1剂为1个疗程。1个疗程未愈者，可隔2日再继行第2个疗程。适用于咽异感症。

26. 金银花、绿萼梅、胖大海各10克。上药放入保温杯中，加开水浸泡20分钟后饮用，每日饮用4～5次。杯中水饮完后，可再加开水泡服。适用于咽异感症。

27. 厚朴花10克，焙干，沸水冲泡，代茶频饮。适用于咽异感症。

28. 厚朴花、佛手花、红茶、绿茶各3克，党参、炒麦芽各6克。捣成粗末，沸水冲泡，代茶徐徐饮。适用于咽异感症。

29. 青果、绿茶各3克，胖大海3枚，蜂蜜1匙。先将青果放入清水中煮片刻，然后冲泡胖大海及绿茶，盖闷片刻，入蜂蜜调匀，徐徐饮之。每日1～2剂。适用于咽异感症。

30. 马兰头150克，鹌鹑蛋2枚。煮食。适用于咽异感症。

31. 桔梗、山茱萸各6克，月季花、玫瑰花、绿茶各3克。共为粗末，放杯中用沸水冲泡，代茶饮。每日1剂。功效行气化瘀。适用于咽异感症。

32. 佛手片12克，厚朴花6克。共入杯内，用沸水冲泡，代茶饮。每日1剂，连服2～3周。适用于咽异感症。

33. 金银花30克，牛蒡子20克，麦冬15克，甘草10克。水煎取汁，代茶饮。每日1剂。适用于咽异感症。

34. 枸杞子5克，绿萼梅、绿茶、合欢花各3克。共入杯内用沸水冲泡，代茶饮。每日1剂。适用于咽异感症。

35. 白梅花3克。放杯内用沸水冲泡，代茶饮。每日2剂。适用于咽异感症。

【生活调理】

1. 细心开导，解除思想顾虑，增强治疗信心。

2. 少食煎炒、炙煿、辛辣食物。

3. 加强体育锻炼，增强体质，或用咽喉部的导引法进行锻炼。

功能性失声

功能性失声亦称癔病性失声或精神性失声，是癔病的一种表现。本病较多见于女性，大部分患者与精神过度紧张或情绪剧烈波动有关，如发怒、激动、恐惧、忧虑、悲伤等；少数患者发生于睡眠后醒转时或患重病之后；也可见于月经失调者。常表现为突然失声或仅能发出耳语声，但咳嗽或哭笑时声音往往如常。大多数患者经治疗后突然恢复，少数可自行恢复，也有愈后再发者。

本病属中医学"暴喉喑"、"急喉喑"范畴。治疗一般以疏肝解郁，养心安神为原则。

中医偏方全书（珍藏本）

【偏方集成】

1. 雪梨（捣烂）3 个，蜂蜜 50 克。水煎服，每日 2 次。适用于功能性失声。

2. 罗汉果 1 个。切片，水煎，待冷后，频频饮服。适用于功能性失声。

3. 乌梅 30 克。水煎，晚上服，连服 3 次。适用于功能性失声。

4. 鸡蛋 1 枚。打入碗内，加醋一勺，搅匀蒸熟食用，每日 1 剂，连吃 2～3 日。忌辣。适用于功能性失声。

5. 胖大海适量，放入沙锅内，加清水用文火煎煮 10 分钟左右，此时胖大海的外壳会破裂，再煮 5 分钟，取出外壳，加冰糖少许，冰糖溶化后即可出锅。早、晚饮用。适用于功能性失声。

6. 葛根、乌梅、桔梗、甘草各 15 克。水煎，每日 1 剂，分 3 次服，6 日为 1 个疗程。适用于功能性失声。

7. 鸡蛋 1 枚，红茶、冰糖各适量。将鸡蛋打破取出蛋清，用筷子搅拌均匀，放入红茶和冰糖，用开水冲沏，趁热饮用。适用于功能性失声。

8. 金银花 30 克，麦冬 20 克。用开水冲泡，当茶水喝。适用于功能性失音。

9. 银耳适量。泡涨洗净，撕成条块状先用水烫过，再用清水洗净加醋拌食，每日 2 次。适用于功能性失声。

10. 去红衣花生米适量。水煮，饮汤食用，每日 3 次，食量不限。适用于功能性失声。

11. 胖大海 2 个，蝉衣 3 只。加一茶杯开水泡好后加 25 克蜂蜜搅匀，每日分几次漱喉并慢慢咽下，每日 1 剂，连用 15 日，忌吃烟酒、一切辣物和有刺激性的食物。适用于功能性失声。

12. 无花果 30 克。水煎取汁，加冰糖适量，分次饮用。适用于功能性失声。

13. 胖大海 5 枚，甘草 3 克。水煎，代茶饮。适用于功能性失声。

14. 鲜石斛片适量。含口内，慢嚼细咽。适用于功能性失声。

15. 白萝卜 1 只，川芎 3 克。水煎后捞出，加白糖适量，代茶饮，每日 2 次。适用

16. 白豆腐 1 块，冰糖 3～4 小块。将豆腐洗净后切半挖孔。放入冰糖，再将豆腐放入水中，盖上盖子炖熟服用。适用于功能性失声。

17. 花生叶 30 克，乌梅 12 克，冰糖 20 克。沸水冲泡频服。适用于功能性失声。

18. 蜂蜜 30 克，冰片 0.6 克。混匀冲入开水，每日分多次缓缓咽下。适用于功能性失声。

19. 薄荷、杭菊花各 6 克。泡开水当茶饮，每日 1 剂。适用于功能性失声。

20. 芹菜若干。把芹菜洗净，切段，烫过加醋拌吃，每次一小盘，每日 2 次。适用于功能性失声。

21. 茶叶 25 克。用开水冲一大杯浓茶水，冷却后经常饮。适用于功能性失声。

22. 鲜鸡蛋 1 枚。磕到饭碗里打成鸡蛋液，烧一些滚烫的开水，浇到蛋液里把鸡蛋冲成蛋花儿，加少许白糖和香油，趁热喝下。适用于功能性失声。

23. 菊花、绿茶各 15 克。水煎服。适用于功能性失声。

24. 去心莲子 50 克，百合 30 克，猪瘦肉 200 克。加水煲汤。调味，佐餐用。适用于功能性失声。

25. 猪心 1 个，柏子仁 10 克。猪心洗净，将柏子仁置于猪心内，加水放盅内炖熟，调味服用。适用于功能性失声。

26. 蝉衣、生甘草各 3 克，牛蒡子 9 克，桔梗 5 克。共为粗末，置保温瓶中，以沸水冲泡，盖闷 15 分钟，代茶频饮。每日 1 剂。适用于功能性失声。

27. 生枇杷叶 15 克，蝉蜕 14 只，丝瓜络 1 条。水煎服，每日 1 剂。适用于功能性失声。

28. 蝉蜕 6 克。水煎服，每日 1 剂。适用于功能性失声。

29. 雪梨（去核）1 个，川贝母末 3 克，蜜 30 克。把川贝母末填雪梨里同煎服，每日 2 剂。适用于功能性失声。

30. 野薄荷、青黛各 30 克。研末，炼蜜为丸，如梧子大，每 2 小时含服 1 丸。适用

于功能性失声。

于外感或用声过度引起的失声。

【生活调理】

1. 保持精神安定、生活规律，忌食辛辣厚味，有烟酒嗜好者宜戒绝之。

2. 应避免长时间高声说话，以及用力清喉咙、咳嗽等动作。

3. 多喝温开水，保持咽喉湿润。

4. 保持充足的睡眠，就寝之前不要吃太多东西。

5. 喉糖、罗汉果、枇杷膏或胖大海等，只能稍微缓解症状，不可过度依赖。

6. 感冒时应尽量减少说话，此时更须多喝温开水与声带保养。

7. 适当运动，常保持心情愉快与放松。

中医偏方全书（珍藏本）

图书在版编目（ＣＩＰ）数据

中医偏方全书（珍藏本）豪华精装版/ 周德生主编. -- 长沙 ： 湖南
科学技术出版社，2018.8
（实用中医方药丛书）
ISBN 978-7-5357-9830-5

Ⅰ．①中… Ⅱ．①周… Ⅲ．①土方－汇编 Ⅳ.①R289.2

中国版本图书馆 CIP 数据核字(2018)第 139870 号

实用中医方药丛书

中医偏方全书 （珍藏本） 豪华精装版

主　　编：周德生　张雪花
责任编辑：李　忠
出版发行：湖南科学技术出版社
社　　址：长沙市湘雅路 276 号
　　　　　http://www.hnstp.com
湖南科学技术出版社天猫旗舰店网址：
　　　　　http://hnkjcbs.tmall.com
邮购联系：本社直销科 0731-84375808
印　　刷：长沙湘诚印刷有限公司
　　　　　（印装质量问题请直接与本厂联系）
厂　　址：长沙市开福区伍家岭新码头 95 号
邮　　编：410008
版　　次：2018 年 8 月第 1 版
印　　次：2018 年 8 月第 1 次印刷
开　　本：710mm×1020mm　1/16
印　　张：53.25
字　　数：1440000
书　　号：ISBN 978-7-5357-9830-5
定　　价：118.00 元